주요 근육의 개요

전체 목록은 인덱스 참고

근육
복부근
장무지외전근
장 · 단내전근
대내전근
무지내전근
주근
상완이두근
대뇌이두근
상완근
완요골근
오훼완근
삼각근
횡격막
두개표근
척추기립근(경)
척추기립근(흉, 요)
장 · 단요측수근신근
자측수근신근
지신근(손)
단지신근(발)
장지신근(발)
단무지신근
장무지신근
시지신근
장 · 단무지신근
요측 · 자측수근굴근
장지굴근
심지굴근과 천지굴근
장무지굴근
단무지굴근
장무지굴근
비복근
상 · 하쌍자근
대둔근
중둔근과 소둔근
박근
슬괵근
장요근
극하근

근육
늑간근
골간근(손)
외측익돌근
광배근
견갑거근
경최장근과 두최장근
경장근과 두장근
충양근(손)
교근
내측익돌근
다열근(경)
다열근(흉, 요)
내복사근과 외복사근
상두사근과 하두사근
외폐쇄근
내폐쇄근
후두전두근
견갑설골
장장근
치골근
대흉근
소흉근
장비골근과 단비골근
이상근
족척근
광경근
슬와근
방형회내근
원회내근
대퇴방형근
요방형근
대퇴사두근
복직근
전두직근과 측두직근
대후두직근과 소후두직근
대능형근과 소능형근
경회선근
흉회선근과 요회선근
봉공근

근육
사각근
반막근
두반극근과 경반극근
반건양근
전거근
하후거근
상후거근
가자미근
두판상근과 경판상근
흉쇄유돌근
쇄골하근
후두하근
견갑하근
회외근
극상근
측두근
대퇴근막장근
대원근
소원근

근육
흉요근막
전경골근
후경골근
복횡근
하승모근
중승모근
상승모근
상완삼두근

근육그룹
표정근육
소지구근
설골하근
골반저근
족저근(심층)
족저근(천층)
흉견갑 활주 공간
설골상근
무지구근

근막 통증유발점 도수치료

근막통증과 기능장애의 이해 및 치료

대한정형도수물리치료학회 옮김

Manual Trigger Point Therapy

Recognizing, Understanding, and Treating Myofascial Pain and Dysfunction

Roland Gautschi, MA, PT
Senior Instructor
Interest Group for Myofascial Trigger Point Therapy
Baden, Switzerland

영문출판사

■ **옮긴이** (가나다 순)

김명준 경동대학교 물리치료학과 교수
김선엽 대전대학교 물리치료학과 교수
김윤환 군장대학교 물리치료과 교수
김지혁 경남정보대학교 물리치료과 교수
김진영 전주비전대학교 물리치료과 교수
박종항 광양보건대학교 물리치료과 교수
박현식 서울바른병원 물리치료실
송현승 첨단우암병원 물리치료실
신영일 한국복지대학교 의료보장구과 교수
심현보 강남세브란스병원 물리치료실
양성화 경인의료재활센터 물리치료실
이재남 경인의료재활센터 물리치료실
이준용 서울특별시 북부병원 재활치료실
이호종 조형준 정형외과 물리치료실
전재국 우리들병원 척추건강치료실
정기용 예미담요양병원 재활센터
정민근 바로서기 정한의원 교정운동센터

Manual Trigger Point Therapy

Recognizing, Understanding, and Treating Myofascial Pain and Dysfunction by Roland Gautschi

중요 참고 사항: 의학은 지속적으로 발전되고 있는 끊임없이 변화하는 과학이다. 연구와 임상 경험은 우리의 지식, 특히 적절한 치료 및 약물 요법에 대한 지식을 지속적으로 확장시키고 있다. 독자는 이 책에서 논의되는 용량이나 응용프로그램에 한해서는 저자와 편집자 및 발행인이 참고문헌에 있는 책 제작 당시의 지식 상태를 바탕으로 적용하록 노력을 기울였음을 확인할 수 있다.
그럼에도 불구하고 책에 명시된 투여 지침 및 적용 형태와 연관하여 출판사의 보증 또는 책임을 포함하거나 암시하거나 표현하지 않았다. 모든 사용자는 각 약물과 함께 제공되는 제조업체가 설명한 설명서를 주의깊게 검토하고, 필요한 경우 의사 또는 전문가와 상의하여 여기에 언급된 복용량 일정이나 제조업체가 언급한 금기 사항이 현재 책에 나와 있는 내용과 다른지 확인해야 한다. 특히, 이러한 검사는 거의 사용되지 않거나 시장에 새로 출시된 약물에서 중요하다. 모든 투여 일정 또는 사용되는 모든 형태의 응용 프로그램은 전적으로 사용자 자신의 위험과 책임에 따른다. 저자와 발행인은 모든 사용자가 발견한 불일치나 부정확성을 발행인에게 알려줄 것을 요청한다. 출판 후 책에서 오류가 발견되면 제품 설명 페이지의 www.thieme.com에 정오표가 게시된다.

이 책에 언급된 일부 제품명, 특허 및 등록 디자인은 교재에 항상 사실이 언급되어 있지는 않지만 실제로는 등록 상표 또는 소유권이 있다. 따라서 소유권이 지정되지 않은 제목이 공공영역에 속한다는 게시자의 표현으로 해석되어서는 안 된다.

근막 통증유발점 도수치료

근막통증과 기능장애의 이해 및 치료

2022년 6월 21일 초판인쇄
2022년 6월 30일 초판발행

지은이 : Roland Gautschi
옮긴이 : 대한정형도수물리치료학회
발행인 : 박 병 조
발행처 : 도서출판 영문출판사
등행록 : 1987년 12월 21일 제2-419호
주행소 : 서울시 강남구 삼성동 69-1
전행화 : (02) 514-5590, 776-5590
팩행스 : (02) 756-8943
E-mail : yeongmunsa@empas.com
홈페이지 : www.ymsbook.net
정 가 : 90,000원
ISBN 978-89-7224-523-0 93510

※ 파본은 교환해 드립니다.

목차
Contents

부록(Appendix)

영상
Videos

머리말
Foreward

이 포괄적인 책은 아직 불완전하게 이해되지 않은 병리학에서 실제 치료법에 이르기까지 실질적으로 근막유발점의 거의 모든 측면을 다루고 있다. 이 책의 주제는 매우 중요하다. 선진국 인구의 기대 수명이 늘어남에 따라 근골격계질환도 더욱 증가되고 있다. 인구 고령화 외에도 신체활동 부족과 건강하지 못한 영양상태는 근골격계 질환의 유병률을 증가시키는 추가적인 요인이다.

이러한 맥락에서 매우 중요한 결점은 적어도 독일에서 많은 의사들이 환자의 신체적 검사를 하지 않는다는 것이다. 그 이유는 보험회사들, 특히 독일의 보험회사들이 완전한 신체검사를 위한 돈을 전혀 내지 않거나 불충분하게 지불하기 때문이다. 또 다른 이유는 의대생들이 근육 촉진을 사용하는 진단기술을 교육받지 못하기 때문이다. 대부분의 국가에서 근육통증을 특별히 다루는 의학수련 분야는 없다. 이런 의미에서 근육계는 사실상 "고아 기관"이다. 근육통증이 인구의 가장 흔한 호소 중 하나라는 점에서 상황은 더욱 이해할 수 없다. 비교적 치료하기 간단한 유발점을 가진 많은 환자들은 그들의 증상을 완화시켜줄 누군가를 찾을 수 없기 때문에 의사들 사이에서 힘들어한다. 유발점 환자는 정상적인 검사값을 가지고 있고, 현대의 영상의학기술은 근육의 변화를 전혀 확인할 수 없다. 만약 의사와 물리치료사가 유발점 진단이나 기능적인 근육통증을 인식하는 교육을 받지 않았으면, 환자는 건강염려증(hypochondriac) 환자로 오진할 위험이 있다. 전반적으로 전문치료사의 부족은 건강관리 비용과 근무일 손실의 형태로 막대한 경제적 부담으로 이어진다. 게다가 부족한 지식 기반과 유발점을 받아들이지 않은 것은 환자들이 치료사의 회의론을 느끼기 때문에 추가적인 심리적 스트레스를 나타낸다.

근막유발점의 형성과 많은 다른 만성 근육 질환은 가설 기반만 가지고 있기 때문에 현재까지 일반적으로 인정되는 인과 치료법이 없다. 따라서 여러 가지 치료적 접근법이 있으며 그중 다수는 정밀 검사 시 확실한 근거가 없다. 이 책은 관심 있는 독자에게 유발점 환자의 치료에 대한 지침을 제공한다. 또한 다양한 치료 방법의 한계를 설명하고 있다.

임상 치료와 마찬가지로 연구상황도 부족하다. 현재까지도 유발점의 조직학에 대한 체계적인 연구는 없다. 오스트리아 연구 그룹에서 단일 대규모 연구를 사후강직이 발생하기 전에 표본을 취득하는 문제를 해결하고, 사후생검을 사용했다. 환자와 정상적인 근육의 개방생검을 통한 대조군 연구가 필요하다. 많은 검토자들이 이런 문제에 잘 알지 못하기 때문에 현재까지 연구에 대한 재정 지원은 거의 불가능하다. 회의 발표에서 불행히도 근육통과 침술 점의 유발점으로서 같은 의미로 언급되어, 근막유발점이 정의가 부족하고, 신뢰할 수 없고, 약간 난해하다는 인식을 준다.

따라서 견고한 기반 위에 유발점의 설명을 배치할 시기이다. 바로 이 책이 실현하는 것이다. 기본과 치료적 접근법의 비판적이고 근본적인 치료의 측면에서, 이 책은 독일 의학 문헌의 공백을 메우고, David Simons과 Janet Travell의 미국 유발점 핸드북과 가장 밀접하게 일치한다. 저는 이 책이 널리 보급되고, 이 책을 통해 근막유발점의 병인, 진단, 치료와 연관된 많은 모호성을 해소할 수 있기를 바란다.

Siegfried Mense, MD
Professor, Department of Anatomy and Cell Biology Medical Faculty Mannheim of the University of Heidelberg
Center for Biomedicine and Medical Technology, Mannheim(CBTM)
Section of Macroscopic Anatomy
Mannheim, Germany

머리말
Foreward

2010년 Roland Gautschi가 이 책의 독일어판을 완성했을 때, 나는 그가 복잡한 소재와 개념에 대한 탄탄한 개요, 전체 컬러 삽화, 최신 정보를 뛰어난 재능으로 통합했을 뿐만 아니라 근거 정보 지침과 우수한 임상적 지식을 제공하는 정보의 방대함에 감명받았습니다. 다시 말하면, 이 책은 학문적으로만 매력적인 것이 아니라 의사, 물리치료사, 척추지압사, 정골의사, 작업치료사 등 임상가들의 요구를 충족시켰습니다. 저자와 함께 스페인 톨레도에서 열린 회의에 참석하는 동안 이 책은 영어와 다른 언어로 번역될 가치가 있다고 이야기했지만, 이 책에 더 많은 시간을 할애한다는 생각 자체가 너무 부담이 된다는 것을 느꼈습니다. 이 글의 분량으로 볼 때, Gautschi가 이 정도의 저서를 집필하기 위해 가족과 친구들과 떨어져 지냈을 수많은 시간을 상상할 수밖에 없습니다.

9년이 지난 후에 영어 번역을 진행하고 있고, 나는 이 책이 곧 전 세계의 많은 개업의들의 치료실에 놓이게 될 것이라고 확신합니다. 이제 이 훌륭한 책이 훨씬 더 많은 치료사들이 이용할 수 있게 되어 많은 영어권 임상의와 연구자가 이 놀라운 자료를 통해 근막 통증 및 통증유발점에 대한 지식을 새롭게 하거나 특정 환자의 임상치료에 대한 아이디어를 얻을 수 있기를 바랍니다. 물론, 9년 동안 우리는 연구에서 많은 발전이 있었습니다. 원본 책의 일부 정보와 참조된 연구는 후속 독일어 버전에서 업데이트되었지만 다른 개념은 그대로 유지되므로 이 첫 번째 영문판에도 포함됩니다. 예를 들면, 독일어판의 출판 이후로 명명법은 근막 통증 문헌에서 약간 변경되었으며 1차, 2차 및 위성 통증유발점의 개념은 그 이후로 폐기되었습니다. 영어책으로서는 스위스와 독일의 근막통증 사회의 발전이 많은 독자들에게 그다지 흥미롭지 않을 수도 있지만, 동시에 다른 나라의 임상의들의 경험을 배울 가치가 있습니다. 안타깝게도 이 책에는 미국, 스페인, 이탈리아 등과 같은 나머지 국가의 트리거 포인트 코스 개발에 대한 정보가 많이 포함되어 있지 않습니다. 그럼에도 이 책에는 그러한 사소한 세밀함 이상으로 풍부한 정보가 있습니다.

처음 여섯 개의 장은 근막 통증의 진단 및 병태생리학 및 통증유발점의 임상적 중요성에 대한 훌륭한 개요를 제공합니다. 저자는 현재의 통증 과학 개념을 근막 통증 “이야기”에 통합하여 임상 도수치료 관리 원칙의 기초를 만들었습니다. 도수기법은 주로 스위스 류마티스 전문의인 Beat Dejung의 연구를 기반으로 합니다. 임상 장은 특정 신체 영역으로 구분되어 일관되게 구성되어 있습니다. 각 장은 연관 해부학의 개요와 임상 기법 및 도수치료 자세에 대한 여러 고품질 컬러 사진으로 풍부하게 설명되어 있습니다. 각 근육에는 “치료사를 위한 팁” 섹션이 포함되어 있어, 특히 최근 졸업생에게 Gautschi의 풍부한 임상 경험을 활용할 수 있는 혜택을 제공합니다.

요약하면, 이 책은 근막 통증에 대한 영문 문헌의 공백을 채웁니다. 나는 이 책이 독일 모체의 발자취를 따를 것이며 곧 전 세계 클리닉의 필수품이 될 것이라고 기대합니다. 이 서문을 준비하게 된 것을 영광으로 생각하며 Roland Gautschi의 업적을 축하드립니다.

Jan Dommerholt, PT, DPT, MPS, DAIPM
President and CEO
Bethesda Physiocare
Bethesda, Maryland

서문
Preface

이 책의 영어판에 대해 매우 기쁘게 생각한다. 이는 이 책의 이전 판(독일어 2010, 3판 2016)이 받은 지속적이고 뜨거운 반응 덕분에 가능해졌다. 나는 이것을 이 주제에 대한 깊은 관심 덕분으로 본다: 유발점과 근본적인 변화로 인해 발생하는 문제를 인식하고 이해하고 치료하는 것. 나는 또한 이것을 Thieme 출판사에 의해 가능해진 유발점 책의 개념에 대한 감사의 표시로 본다.

나는 이 책에 대한 폭넓은 피드백에 매우 기뻤다. 매우 오랜 전문 경력을 가진 많은 동료 치료사들은 책장에 먼지가 쌓인 채 보관된 기법(technique) 문헌과 유발점 치료 책은 다르다고 하였다. 오히려 이 책은 항상 그들의 치료테이블에 올려 놓을 수 있으며, 일상 업무에서 요구되는 유용한 정보의 지속적인 원천을 제공한다. 많은 젊은 치료사들 역시 이 유발점 부록을 통해 실제 연구에서 귀중한 도움과 지원을 얻었다고 강조해 왔다.

이 책에서 강조된 특성은 무엇입니까?

유발점 치료와 연관하여 가끔 표현되는 의문점은 주로 세 가지 사항을 포함한다.

1. 근막 문제와 유발점은 이차적인 문제일 뿐이다.
2. 유발점 치료는 직접 치료하는 것으로 환자가 치료나 치료사에 의존하게 된다.
3. 유발점 치료는 환자가 견딜수 없는 통증을 유발한다.

유발점 치료에서는 대개 통증이 있지만, 통증은 치료하는 동안에 발생할 수 있고 치료적으로 사용될 수도 있다. 환자들은 대개 통증이 있음에도 불구하고, 치료사가 "아픈 곳"을 발견하면 안심하고, 확실히 치료가 되면 고마워한다.

통증유발점 치료의 목표는 환자의 독립성이며, 치료사는 목표를 달성하기 위해 유발점 치료를 활용한다. 환자는 치료에 많은 기여를 할 수 있으며, 치료 단계에서 환자가 근막 문제를 해결하고 재발을 방지하기 위해 자가 관리를 사용하여 달성할 수 있는 일을 명확하게 설명해야 한다. 물론 근막 문제는 이차적으로 발생할 수 있지만, 종종 통증과 기능장애를 일으키는 주요 원인이 된다. 많은 경우에서 만성 통증의 일차–이차적 가정된 선형 관계는 더 이상 유효하지 않다. 대신, 이 책에서 강조한 것처럼 자극 가중의 문제가 있을 수 있다.

이 영어판은 책을 개정, 보완 및 업데이트할 수 있는 기회를 마련했다. 근막에 대한 관심이 크게 증가하고 근막 연구가 발전함에 따라 근막의 주제는 이 영어판에서 훨씬 더 중점을 두고 있다. 이 책은 결합 조직의 구조와 특성 및 기능에 대한 부분, 근막유발점(mTrP)의 발달과 지속에서의 중요성과 근막 변화 부분, 근육–근막 상호작용(굽힘 동안에 근육근막 주기와 투석기효과와 같은)이 설명하는 근막 기능장애에서 수축성 및 비수축성 구성 요소의 연결 및 상호 작용에 대한 부분을 구성하고 있다. "신장"과 "기능적 훈련" 부분도 근막 관점에서 수정하고 강화되었다. 위의 내용 외에도 mTrP가 임상적, 병태생리학적 관점(병인) 모두에서 어떻게 발달되는지에 대한 질문과 mTrP의 임상 진단 조사와 연관된 중요한 논란을 검토하고 있다. 이 논의에서는 mTrP가 말초 원인의 현상과 중추원인의 현상의 규모를 밝히고, mTrP의 발달 과정에서 말초성 진행과 중추성 진행이 어떻게 협력할 수 있는지를 다루고 있다. "포착성 신경병증" 장에서는 도수 통증 유발에 의해 생성되는 증상의 원인인 신경인지 근막구조인지를 감별하는 데 도움이 되는 임상적 도움에 대한 정보뿐만 아니라 내–외 신경포착의 감별에 대한 정보를 강화하고 있다. "근막통증 진단" 장과 "선별 검사"와 "금기" 섹션이 수정 및 보완되었다(이제는 직접적인 경구 항응고제에 대한 논의가 포함되었다).

책 내용의 시각화를 개선하기 위해 약 1,200개의 그림이 포함되어 있으며, 18개의 영상이 진단 조사 절차(선별 검사 및 촉진 진단)와 유발점 및 근막의 도수치료를 보여준다.

감사의 글

이 책을 가능하게 한 다행스러운 상황에 매우 감사드린다.

특히, 다음분들께 매우 감사드린다.

- 부모님
- 모든 선생님들, 특히 인내하고 관대한 선구자이자 유발점 도수치료의 창시자인 Dr. Beat Dejung은 자신의 풍부한 지식을 우리에게 헌신적으로 전달했다.
- 통증을 문제뿐만 아니라(또한) 기회로 받아들여 헌신하고 인내하며 신뢰해준 환자
- 유발점을 명확히 하는 데 도움이 된 다양하고 철저한 질문에 대한 유발점 치료의 많은 이전 과정의 참가자
- IMTT 강사 팀의 동료들, 특히 Johannes Mathis – 20년 전 우리는 첫 번째 유발점 코스를 함께 가르치기 시작했고, 체계적인 근육 강의의 "빈칸"을 만듦 – 뿐만 아니라 영감을 주는 피드백을 전해주고, 전체 실기 부분의 원고를 검토한 Yvonne Mussato
- Dr. Siegfried Mense 교수는 근육 연구 분야에서 국제적으로 인정받는 권위자로서 이 책의 서문을 작성했고, 유발점치료와 과학적 연구 사이의 격차를 해소하는 데 도움을 주었다.
- Dr. Robert Schleip와 Hugo Stam은 도움되는 자극을 가져오려는 의지뿐만 아니라 연관 장(근막구조 또는 신경역동학적 측면) 전문 지식을 검토하는 열망으로 귀중한 정보를 제공했다.
- 임상 사진에 대한 검토와 제안을 제시한 Dr. Daniel Grob, Dr. Heinz O. Dr. Hofer, Dr. Gunnar Licht, Dr. Hans-Werner Weisskircher(9.3장)
- Malibu Forrer(모델)와 Oskar Vogl(사진가)은 치료 섹션을 위한 사진 촬영 동안 흔들리지 않는 끈기와 인내를 보여 주었으며, Thomas Basler는 책의 이론 부분에 대한 모델로서 충분히 친절하게 반응했다.
- 제 아내 주디스와 딸 모이라와 베라.

나는 이 영어 번역이 독일 제1판 이후 9년만에 출판할 수 있게 되어 매우 기쁘다. 정확한 번역을 해주신 Alan Wiser, 저의 두 대면 독자인 Becca Tormey와 Heinz O에게 감사드린다. Hofer의 귀중한 피드백과 조언, Thieme 출판사, Angelika-M의 Delia DeTurris에게 감사드린다. Findgott, Gabriele Kuhn-Giovannini 및 Thieme 출판사의 Joanne Stead, Stuttgart, Nidhi Chopra와 Prakash Naorem(델리)의 유연성과 전문성; 그들은 모두 이 영어판을 가능하게 도움을 주었다. 이 영어판의 완성도를 높여주는 정교하고 민감한 서문에 대해 Dr. Jan Dommerholt에게 특별히 감사드린다.

전망

여기에 제시된 근막장애와 유발점 치료에 대한 접근 방식은 현상학적 관점을 기반으로 한다("접근법" 참고). 이를 통해 유발점 치료의 본질을 독립적으로 검토하고 확인하거나 거부하고 더 발전시킬 수 있다. 이 유발점 책은 아직까지는 불완전하다. 완전하기 위해서는 귀하와 귀하의 치료적인 관심이 필요하다. 그래야 꽃이 피고 열매를 맺을 수 있다. 감사합니다. 이 책을 즐겁게 사용하십시오!

Roland Gautschi, MA, PT

이 책에 대하여
About the Book

"근막의 산(Mount Myofascialis)" 등반

독자는 이 책을 "근막의 산(Mount Myofascialis)"을 탐험하기 위한 탐험 보고서나 가이드북으로 사용하도록 초대받았다. 이 발견의 여정에 오신 것을 환영한다!

이 책의 부제인 근막통증과 기능장애의 인식과 이해 및 치료는 그 의제를 요약한 것이다.

- **근막 문제의 인식:** "근막 풍경(myofascial land-scape)"은 어떻게 나타나는가? 근막 경로를 가리키는 징후는 무엇인가? 우리의 여정을 안내하는 표지는 무엇인가? 실제로 근막 문제를 어떻게 인식하는가?
- **근막 문제의 이해:** 근막통증과 기능장애에 대해 현재 우리가 알고 있는 것은 무엇인가? 어떤 가설과 개념적 모델이 우세한가? 지난 30년 동안 가장 중요한 과학적 연구와 개념을 검토하고 상황에 적용한다. 이 과정을 통해 모자이크와 같은 근막 지형지도가 나타난다.
- **근막 문제의 치료:** 최신의 과학적 연구를 기반으로 근막 질환 치료에 대한 근거 정보와 근거 기반 치료가 자세히 제시된다.

이 교재는 주로 실무자를 대상으로 한다. 실무자의 일상 경험을 바탕으로 실제 사용하기 위해 특별히 개발되었다. 바쁜 실무자가 700페이지 분량의 책을 한 장 한 장씩 읽을 시간이 거의 없다. 따라서 이 책은 실무자가 어느 섹션에서나 펴고 읽을 수 있도록 설계되었다.

목차는 개요 및 적절한 진입점에 대한 초기 방향을 제공한다. 책의 장과 구절을 언급하는 본문 내에서는 보다 상세한 내용, 해당 사항, 보다 심층적인 정보를 제공하는 상호 참고가 많이 존재하기 때문에 본문 내에서 안내 역할을 한다. 주요내용은 주황색 상자로 강조 표시되어 자료를 빠르게 살펴볼 수 있다. 파란색 배경으로 표시된 요약은 섹션 끝에 있는 필수 사항을 검토한다. 이 책의 이론적인 부분에서는 이론적 기초의 책의 실기부분과 교차 연결되는 방식으로 노란색 배경의 "임상정보"라는 제목으로 표시되어 임상 치료와 임상적 연관성을 제시한다. 마지막으로 색인을 통해 원하는 정보를 직접 찾을 수 있다.

책의 내부 구성은 목차에 반영되었다. 실제 임상 부분과 기본 원칙을 다루는 부분 두 가지 주요한 부분이 있다.

임상 부분

이 책의 실제적이고 임상적인 부분은 개별 근육과 그 치료를 서면 형태로 제시하고 있다(해부학, 기능, 연관통증 패턴, 유발점에 의해 나타난 증상, 유발점 형성을 이끄는 요인, 환자에 대한 권고 사항, 치료사에 대한 조언을 포함). 치료사). 또한 그림은 연관통증 패턴, 유발점과 근막의 도수치료, 신장기법을 보여준다(7장). 앞 표지 안쪽의 근육에 대한 개요 목록과 반달 색인은 광범위한 장에 대한 빠른 가이드를 제공한다. 유발점으로 인한 단단한 띠는 말초 신경에 압력을 가하여 이차 신경 문제를 일으킬 수 있기 때문에 일반적으로 발생하는 신경근 포획의 국소화와 치료에 특히 주의를 기울인다(8장). 마지막으로, 우리는 근막 통증이 어떻게 분화되는지, 그리고 일상적인 임상 실습 과정에서 어떻게 근막유발점을 식별할 수 있는지 보여준다(9장). 일반적 임상 증상(9.3장)을 위한 선별 검사(9.1장)와 통증 가이드(9.2장)를 제공한다.

기본 원칙 부분

치료는 현재 이용 가능한 최고의 과학적 지식으로 뒷받침되어야 한다. 기본 원리를 다루는 부분에서는 이러한 기본 사항을 제공한다. 1장에서는 근막 통증 현상(1.1장)과 다양한 유형의 유발점(1.2장)을 소개한다. 또한 발생률(1.3장)과 근막유발점의 중요성(1.4장)에 대해 논의하고, 유발점의 과학적 뿌리에 대한 짧은 역사적 검토를 제공하며(1.5장), 유발점 치료를 위한 적절한 과학적 근거(1.6장)를 설명한다.

2장에서는 근막유발점이 임상적으로 어떻게 나타나는지(2.1장), 어떤 병태생리학적 변화가 근막 통증과 기능장애의 기초가 되는지, 현재 논의 중인 근막 통증에 대한 설명 모델(2.2장), 유발점이 진행되는 방법이 무엇인지에 대한 질문을 다룬다(2.3장). 유발점 활성에 의해 야기되거나 지속되는 장애는 다양하다(3장). 근막유발점은 직접(3.1장) 및 간접적으로(3.2장) 운동계 문제를 일으킬 수 있다. 근막 통증의 진단 정밀 검사(4장)는 신경근골격계의학(4.1장)의 임상 추론 과정의 일부이다. 검사 원칙(4.2장)과 감별진단 단서를 제시한다(4.3장). 근막 통증 치료(5장)에는 좁은 의미의 근막 유발점과 근막 치료(5.1장)뿐만 아니라 다중 양상 치료 프로그램의 통합된 일부로, 다른 치료적 접근법에서 사용되는 근막 통증 관리가 모두 포함된다(5장). 유발점 도수치료에 영향을 주는 다양한 수준에 대한 역학적적, 생화학적, 반사적, 인지-행동-중심적, 활동적, 총체론적 관점에 대해 구체적으로 설명한다(5.2 장). 유발점 치료에 대한 적응증(6.1장)과 금기 사항(6.2장)에 대한 설명은 책의 이론적 부분을 마무리하고 치료 부분으로 이어진다.

근막 통증유발점 치료
Myofascial Trigger Point Therapy

요약

근골격계의 급성과 만성 통증의 대부분은 근육에서 발생하며 근막유발점(mTrP) 및 연관 근막 장애로 인해 유발된다(Travell과 Simons 1999; Dejung 2009).

MTrP는 신경근골격계 의학의 범위 내에서 견고하게 연구되고 과학적 현상과 연관 있다. 다음은 병태생리학적으로 입증되었다: mTrPs 중심의 국소 저산소증(Brückle 등 1990); 운동종말판의 오작동 신호로 해석되는 수정된 EMG 전위(Travell과 Simons 1999); 물질 P, 칼시토닌 유전자 연관 펩타이드 및 브라디키닌의 농도가 현저하게 증가하는 생화학적 환경의 특징적인 이상과 pH값이 명확하게 감소했다(Shah 등 2005, 2008). 경직복합체는 mTrP의 중심 영역(미오신과 액틴 필라멘트가 최대 근사 위치에 유지됨) 내의 근절 가장자리가 과신장된 반응을 보인 조직학적인 변화를 나타내고(Travell과 Simons 1999), 결합 조직 변화(Feigl-Reitinger 등 1998)가 나타난다. 또한 mTrP가 근육 활성화 패턴과 운동과 근골격계 기능(또한 기능장애)에 상당한 영향을 미친다는 것이 보고되었다(Arendt-Nielsen와 Graven-Nielsen 2008; Ge 등 2012, 2014; Ibarra 등 2011; Ivanichev 2007; Lucas 등 2004, 2010).

기본적인 임상 진단 기준(근육의 단단한 띠, 단단한 띠 내의 최대 유발점, 증상의 재현)을 통해 숙련된 검사자가 일상적인 임상치료에서 mTrP를 안정적으로 진단할 수 있다(Gerwin 등 1997; Licht 등 2007).

MTrP는 근육의 과부하 또는 외상성 과신장으로 인해 발달되며, 종종 근육에 산소가 부족한 영역(저산소증)이 형성된다. 저산소증은 아데노신삼인산이 부족하게 되며, 이로 인해 이 부위의 미오신과 액틴필라멘트가 서로 분리될 수 없어(강직 복합체) 국소 반응성 연부조직 변화(수축, 유착)를 유발한다. 영향을 받은 근육 조직의 이러한 작은 부위에서 mTrP가 촉진될 수 있다. 압력에 의한 통증 유발은 종종 신체의 다른 부위로 방사된다(방사통이라고 함). MTrP는 통증뿐만 아니라 감각 이상, 원발성 위축이 없는 근육 약화, 제한된 가동 범위, 협응 장애가 있는 고유수용 장애 및 자율신경 반응을 유발할 수 있다. "근막 증후군(myofascial syndrome)"은 활동성 mTrP와 연관 근막 장애로 인한 모든 증상의 더해서 설명하는 데 사용되는 용어이다. 경험에 비추어 볼 때, 표적 유발점 치료는 일반적으로 장기적인 증상의 경우일지라도 이러한 문제를 해결할 수 있다.

유발점 도수치료는 장애를 유발하는 mTrP의 잠재력을 비활성화하고 수반되는 결합 조직 변화를 치료하며 재발을 방지하는 것을 목표로 하는 체계적인 도수치료 중재 전략이다. 여기에 표현된 유발점 치료 형태는 체계적인 6단계 프로그램(스위스 접근법)을 포함한다. 이 프로그램은 4가지 도수치료 기법(기법 I–IV)을 사용하여 유발점을 선택적으로 비활성화하고, 특히 만성 통증 환자의 경우 반응성으로 변형되고 단축된 결합 조직을 신장시킨다. 신장/이완을 위한 가정운동(기법 V)은 일하는 자세의 단조로움을 깨뜨리고 근육이 재생되도록 유도한다. 기능 훈련(기법 VI)은 더 나은 인체 공학을 통해 손상 부하를 줄이면서 근육을 더 탄력적으로 만드는 적절한 체중 부하 운동과 움직임을 통해 치유 과정을 지원한다. mTrP와 근막 장애의 국소 치료 외에도 만성 근막 통증 치료에서 지속 가능한 성공을 달성하기 위해 지속적인 요인을 확인하고 치료에 포함시켜야 한다. 여기에 설명된 형태의 유발점 도수치료는 차별화된 방법이며 특별히 훈련된 물리치료사와 의사가 수행한다.

유발점 도수치료는 기계적, 반사적, 생화학적, 에너지적, 기능적, 인지–정서적, 행동학적으로 효과적인 현상을 결합한다(Gautschi 2008). 따라서 유발점 도수치료는 말초 유해성 통증뿐만 아니라 동시에 신체의 통증 처리과정과 출력역학도 관여된다.

근막 통증유발점 치료 :

- 근육이 통증 및/또는 기능장애의 발생 및 지속에 어느 정도까지 관여하는지(감별 진단 측면에서) 명확히 하는 데 도움이 된다.
- 근막 통증과 기능장애와 연관된 mTrP와 근막 변화를 찾을 수 있다.
- 수축할 수 없는 근육 영역을 이완시켜(목표 방식으로) 장애를 유발할 수 있는 mTrP의 잠재력을 비활성화시킨다.
- 결합 조직 유착과 병리학적 가교(근육 간 및 근육 내 콜라겐 조직의 단축)를 신장하고 이완한다.
- 지속 요인을 인식하고 이를 치료 계획에 통합한다.
- 통증의 원인 부위가 종종 통증의 인지 부위와 일치하지 않는다는 사실을 인정한다.

역자 서문

Manual Trigger Point Therapy의 국내 번역을 정형도수물리치료학회에서 진행하게 되는 것을 영광으로 생각하고 여러 역자들과 함께 근막통증유발점 치료의 심도 높은 내용을 선후배 물리치료사들께 전달할 수 있는 기회를 제공할 수 있어서 감사한 마음을 전합니다.

본 정형도수물리치료학회에서도 근막통증유발점에 대한 중요성을 인식하고, 1997년에 근막통증증후군에 대한 치료법을 소개하고자 미국 인디아나 주립대학 Mary Ann Shurig 교수와 Carol Mongomery 교수로부터 'Myofacial Mobilization'에 대한 교육을 진행하였습니다. 이러한 교육을 바탕으로 임상에서 통증을 호소하는 환자를 치료하면서 그동안 해결되지 못한 문제들이 근막의 기능장애에 의해서 나타날 수 있다는 것을 확인할 수 있게 되었고, 근막의 치료를 통해 물리치료사의 역할인 통증과 기능회복을 할 수 있다는 실증적인 경험을 하게 되었습니다.

이 책은 근막에 대한 기본인식을 다루고, 근막의 문제를 해결하기 위한 다양한 가설과 개념적 모델에 대한 검증하였고, 말초신경에 대한 근막의 기계적인 문제 유발등, 최신의 과학적 연구와 30년간의 개념과 연구를 바탕으로 한 임상적 치료방법을 제시하고 있습니다.

근막치료에 대한 근거 기반의 과학적인 연구와 최신 정보가 구체적으로 임상에서 환자를 돌보고 있는 물리치료사들을 위해, 신경근골격에 대한 임상 추론의 과정, 감별진단 등을 실제적으로 사용할 수 있도록 여러 가지 그림과 사례들를 예시하여 쉽게 적용할 수 있도록 제작된 책입니다.

또한 이 책의 또다른 장점은 좁은 의미에서의 근막 통증유발점과 근막의 치료에 대한 생화학적, 기계적, 인지적인 측면만을 다룬 것이 아닌, 신경포착증후군과 관절의 문제에 의한 기능부전의 해결책을 통합적인 관점에서의 다중 요법의 일부로 치료적인 접근을 독자들에게 제공한다는 점에서 매우 수준 높고 활용도가 폭넓은 책이다.

이 책을 접하게 되는 독자들은 근막 통증유발점 치료의 이해를 바탕으로 임상에서 환자를 통증과 기능장애에서 자유롭게 해주시길 바랍니다.

이 책이 번역되기까지 많은 도움을 주신 영문출판사 직원 여러분들의 노고에 역자진을 대표하여 감사드립니다.

역자 대표

대한정형도수물리치료학회장 박현식

1 개요
Introduction

"강요할 의견이 아니라, 누구나 자신의 방식으로 수단을 사용할 수 있다는 것을 전달하는 방법의 문제이다."

(Goethe to Hegel, October 7, 1820)

만성통증은 환자, 치료사 및 의료 시스템에 대한 시험대이다. 이 책은 유발점치료가 어떻게 이 시험을 받아들이고 이것을 정면으로 충족시키는 데 기여할 수 있는지를 보여준다. 유발점(TrP)은 말 그대로 각 환자에게 전형적인 특정 증상이 일반적으로 언급된 통증의 형태로 "발통"되는 지점이다.

유발점 치료에 대한 워크숍에서 각 참가자는 촉진 순서를 통해 척추 아래 근육의 긴장된 근육 섬유 다발에서 최대 압통 지점을 찾고 엄지 손가락을 사용하여 이러한 부위에 압력을 가한다. 이로 인해 참가자의 70~90%에서 통증이 유발되고, 압력을 유발하는 부위뿐만 아니라 신체의 다른 부분으로 방사된다 – 어깨(전방 및 후방 측면 및 "관절의 깊은 곳"), 상완(앞, 가쪽)뿐만 아니라 팔꿈치, 전완, 아래로 손과 손가락까지(▶ 그림 1.1). 이러한 유형의 방사통을 연관통이라고 한다.

어깨 뒤쪽에 위치한 척추 아래 근육의 이러한 민감한 지점은 TrP로, 어깨 앞쪽 또는 "관절 내 깊숙한 곳"에서 느껴지는 통증뿐만 아니라 팔꿈치와 전완에도 통증을 유발할 수 있다. TrP는 통증을 유발할 뿐만 아니라 이상감각(저림감과 팽팽함 또는 무거움) 및 약증을 유발한다.

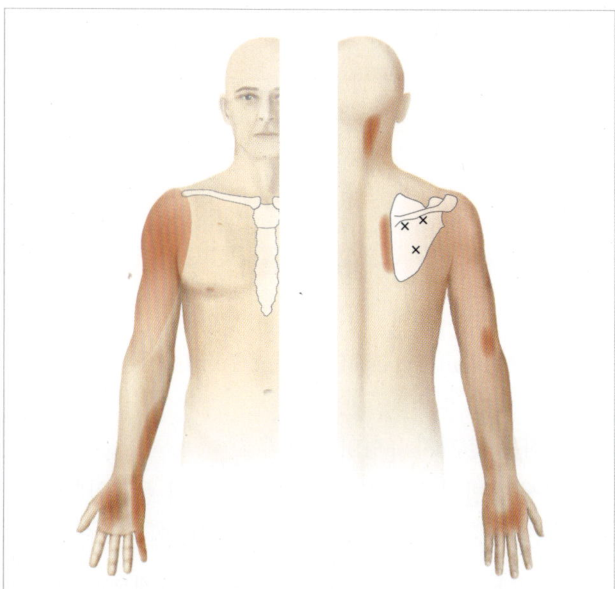

그림 1.1 극하근에서의 근막 유발점(x)과 연관통(적색)

방사통의 국재화는 방사성 분절 신경지배 패턴(즉, 피부분절과 일치하지 않음)을 나타내지도 않고 특정 말초신경에 의해 신경 분포된 영역에 해당하지도 않는다. 따라서 국재화되지 않은 통증을 설명하는 데 사용되는 현재 개념은 자주 발생하는 연관통 현상을 설명할 수 없다. 이것은 아마도 지금까지 TrP에 의해 유발된 근막통이 종종 인정되지 못한 이유일 것이다.

> **주요내용**
>
> 연관통의 퍼져나가는 통증의 진단과 치료전략을 적절하게 세우지 않은 신경근골격계의 만성통증을 치료하기 위한 의학적 접근법은 실패하게 되고, 통증의 만성화를 가속화시키게 된다.

이 책의 목적은 신경근골격계에서 통증 및 기능장애의 기원과 영속화에서 근육근막유발점(mTrP)의 중요성을 설명하고 TrP에 대한 표적화되고 효과적인 도수치료를 달성하는 방법을 보여주는 것이다.

이 책의 첫 부분에서는 기본원칙을 제시한다: mTrP의 임상 양상(2.1장), 병리학(2.2장) 및 병인학(2.3장)이 강조되어 있으며, 근막장애진단(4장)과 치료에 대한 옵션(5장)이 강조되어 있다. 이 책은 유발점 치료의 두 가지 보완적인 측면을 제시한다. 하나는 치료기법으로서 치료를 나타낸다–이는 mTrP가 장애를 유발할 가능성을 비활성화하는 치료적 중재 전략이다(5.1장). 다른 측면은, 근막장애로 인한 통증, 기능장애의 진단 및 치료를 위한 전체적인 치료 개념을 설명한다(5.3장). TrP에 의해 직 · 간접적으로 발생하는 장애(3장)와 유발점 도수치료의 효과(5.2장)뿐만 아니라 유발점 치료에 대한 적응증 및 금기사항(6장)에 특히 주의를 기울여야 한다.

이 책의 두 번째 부분은 근육의 도수치료(7장)에 대한 철저한 문서적, 시각적 표현을 제공하고 나서 일반적인 신경근포획증후군(8장)에 대해 논의한다. 일반적인 임상 실기로의 전환을 쉽게 하기 위해 책은 선별검사 부분(9.1장)과 일반적인 임상양상(9.3장)에 대한 통증지침(9.2장)을 제공한다.

1.1 현상학
Phenomenology

"장미는 장미가 장미인 것."
(Gertrude Stein)

섬유 방향에 수직으로 근육을 촉진할 때 검사자는 종종 수축된 근육다발을 느끼게 된다. 이 단단한 띠 중 하나를 검사하는 손으로 따라가면 균일하게 부드럽지 않다는 것을 알 수 있다. 다른 것보다 분명히 더 부드럽거나 덜 부드러운 영역이 있다. 압력을 가하여 최대 압통 부위를 자극하면 통증이 유발된다. 이 통증은 국소적일 수도 있지만, 더 자주 발산된다. 따라서 압력 유발부위뿐만 아니라 원래 부위에서 멀리 떨어진 신체의 다른 부위로 퍼지는 통증이 있다. 이러한 방사통 현상을 연관통이라고 한다(Travell과 Simons 1999; ▶ 그림 1.1, ▶ 그림 1.2).

특정 지점에 압력을 가함으로써 환자가 일상 활동 중에 경험하는 것과 동일한 통증(국소 또는 전파)이 유발되면 그 지점이 활성 유발점(TrP)이다. 현상학적 관점에서 TrP에 압력을 가하여 환자의 증상을 재현하는 것이 TrP의 핵심 기준이다.

근육에 의한 통증이 빈번하지만(1.3장) 원인관계는 인정받지 못하는 경우가 많다. 통증이 발생하는 부위와 실제로 통증이 느껴지는 부위는 대개 멀리 떨어져 있기 때문에, 그들은 종종 원인으로 간과되는 경우가 많다(▶ 그림 1.3). 예를 들면, 요통의 원인은 종종 복부 근육(1)에 있다; 두통은 경부근육(2)에서 발생할 수 있다; 많은 환자의 경우, 팔꿈치 문제의 원인은 목과 어깨 근육(3)에 있다. 다리 통증은 일반적으로 둔부근육(4)에서 비롯된다. 그리고 아킬레스 힘줄 통증은 종아리(5)에서 발생한다.

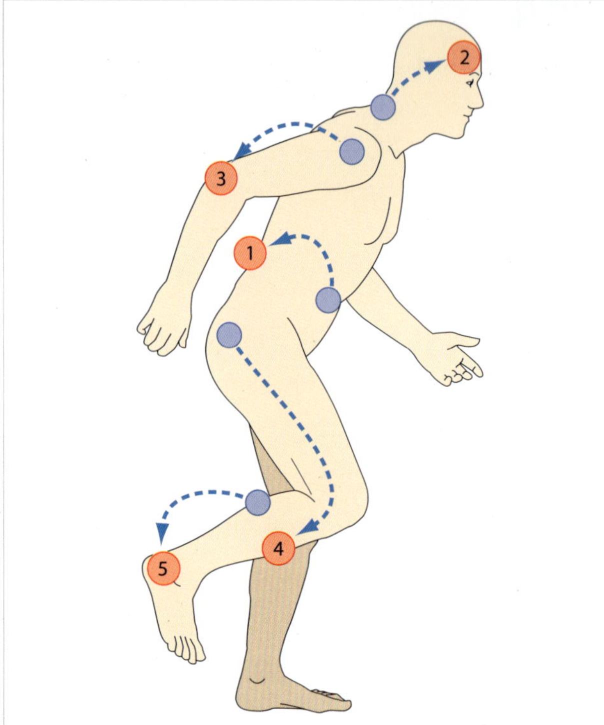

그림 1.3 증상적 통증을 유발하는 유발점은 종종 통증 부위에서 멀리 떨어져 있다. 1. 복부 근육의 요통 통증 유발, 2. 목 근육의 두통 유발, 3. 목과 어깨 근육의 팔꿈치 통증 유발, 4. 둔부 근육의 다리 통증, 5. 아킬레스건 통증은 종아리에서 비롯된다.

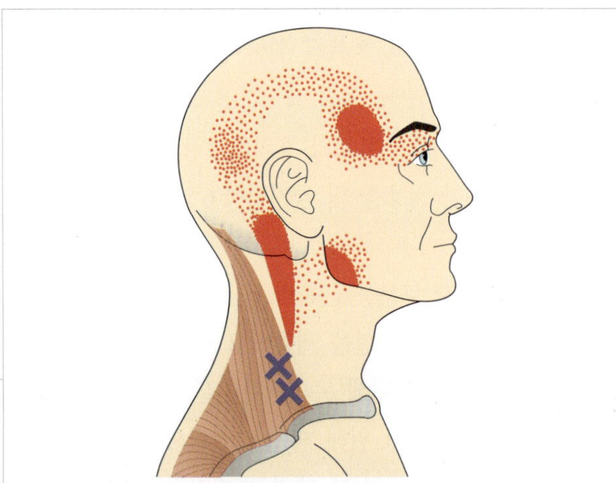

그림 1.2 상승모근의 근막 유발점(x) 및 연관통(빨간색)(Travell과 Simons 1999).

주요내용

통증이 발산되는 현상(연관통)은 매우 흔하다. 신경근골격계의 적절한 치료는 많은 경우 통증이 느껴지는 부위에서 비롯된 것이 아니라는 것을 항상 인식해야만 제공될 수 있다.

1.2 유발점 유형
Diffenrent Types of Trigger Points

유발점은 몇 가지 유형이 있다.

- **활성 유발점**은 생리학적인 스트레스와 움직임뿐만 아니라 휴식 시에도 특징적인 통증패턴을 보여준다. 압력이나 신장을 통해 활성유발점을 기계적으로 자극하면 환자가 증상이 있는 통증과 동일한 통증(국소 또는

방사)이 재현된다.

- **잠복 유발점**은 휴식하거나 생리적 스트레스 또는 움직임 중에 자발적으로 통증이 없는 과민성 조직 부위이다. 임상적으로는 조용하다. 통증은 방사통이고, 촉진(압력 자극)에 의해 유발될 때까지 나타나지 않는다. 하지만 통증은 환자가 일상 활동에서 경험하는 통증이 아니다. 잠복 유발점은 활성 유발점의 모든 임상적 특징을 나타낼 수 있지만 한 가지 예외가 있다. 잠복 유발점에서 현재 증상을 재현하는 것은 불가능하다(부수적으로 모든 사람은 잠재 유발점을 가지고 있으며 대부분의 경우 잘 처리된다).
- 근육 조직의 부드럽고 과민성 부위를 근막 유발점(mTrP)이라고 한다(▶ 그림 1.1). 근육 이외의 조직에 위치하는 경우 **건**, **인대**(▶ 그림 1.4), **골막** 또는 **피하 유발점**(▶ 표 1.1)으로 명명한다. MTrP는 가장 일반적이고 가장 잘 연구된 TrP 유형이다.
- TrP는 출현 유형과 발생 시기에 따라 **일차 TrP**, **이차 TrP** 및 **위성 TrP**로 나타난다(용어집, p. 759 참고).

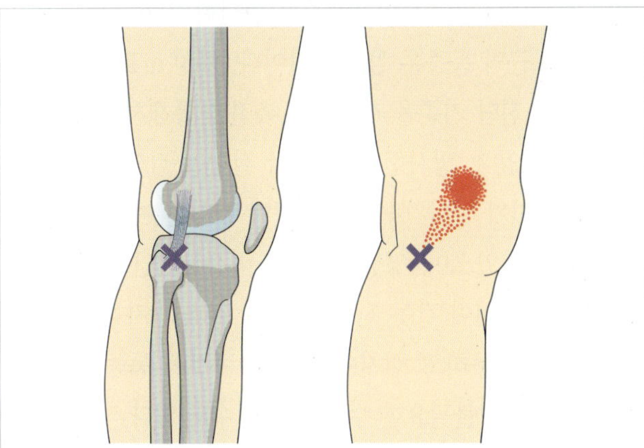

그림 1.4 비골측부인대의 연관통(적색)을 동반한 비골측부인대 유발점(X)(Travell과 Simons 1999).

표 1.1 조직 유형에 따라 다른 유발점 유형(Travell과 Simons 1999)

조직	유발점 유형
근육	**근막** 유발점(Myofascial trigger point)
힘줄	**힘줄** 유발점(Tendinous trigger point)
인대	**인대** 유발점(Ligamentous trigger point)
골막	**골막** 유발점(Periosteal trigger point)
피하조직	**피하** 유발점(Subcutaneous trigger point)

TrP와 유발점 및 섬유근육통증후군을 감별하려면 4.3.5장을 참고하라.

1.3 유병률
Prevalence

"전체 유기체까지는 아니더라도, 현재 우리가 정의한 유발점은 운동계에서 가장 흔한 통증 증상이다."
(Dejung 2009 소개글 중 Karl Lewit 교수)

근육은 인체의 가장 큰 기관을 형성하는 집합체이다. 모든 골격근섬유을 더하면 체중의 평균 40~50%를 구성한다. 숙련된 보디빌더의 경우, 이 비율은 약 65%까지 상승할 수 있다(Schünke 2000). 순수한 정량적 접근법에서도 골격근에서 직접 통증이 발생할 수 있다는 것은 명백하다. 따라서 현대의학 교육과 통증 진단에 관한 의학서적에서 일반적인 근육과 특히 mTrPs에 거의 관심이 없었다는 것은 더욱 놀라운 일이다(Mense 등 2003).

의료 상담에서 활성화된 mTrPs의 발생률은 선택한 환자 그룹에 따라 달라진다. Skootsky(1989)는 일반적인 의료행위에서 검사한 61명의 환자 중 인플루엔자, 설사, 기침, 불면증, 피부 눈물 및 절단, 알코올 및 약물 남용, 맹장염, 알레르기 비염과 함께 약 30%가 일차 근막통을 앓고 있는 것으로 나타났다. 전문 통증 센터에서 검사된 환자에 대한 한 연구에서는 283명의 환자 중 85%(Fishbain 1986)에서 활성 mTrPs가 발견되었고, 다른 연구에서는 96명의 환자 중 93%(Gerwin 1995)가 발견되었다. 머리와 목에 통증이 있는 치과의사 256명을 대상으로 한 연구에서 Friction(1990)은 통증이 환자의 55%에서 주된 원인이 근육에 있다고 판단했다. Travell과 Simons은 이 자료를 근거로 다음과 같이 결론내렸다: "활성 근막유발점은 분명히 매우 흔하며 근골격계 통증과 기능장애의 주요 원인이다"(Travell과 Simons 1999). 이 평가는 긴장성 두통(Alonso-Blanco 등 2012a, Bendtsen 등 2011, Buchmann 등 2007, Couppé 등 2007, Fernande-de-las-Penas, 2006c)을 포함하여 많은 유형의 문제가 있는 환자에게서 매우 일반적으로 mTrPs가 역할을 한다는 것을 보여주는 여러 연구에 의해 입증되었다. 2009); 편두통(Buchmann 등 2008, Calandre 등 2006, Fernande-de-las-Penas 2006d, Giamberardino 등 2007, Tali 등 2014); 목통증(Fernandez-de-las-Penas 등 2007, Gerber 등 2014, Munoz-Munoz 등 2012, Vazquez-Delgado 등 2009); 편타손상 후 문제(Castaldo 등 2014, Dommerholt 등 2015, Ettlin 등 2008, Freeman 등 2009); 비특이적 요통(Borg-Stein 등 2006, Chen과 Nizar 2011, Iglesias-Gonzales 등 2013, Nice 등 1992, Nioo와 van der Does 1994, Simons 등 1983); 비특이적 목, 어깨 및 팔 통증(Fernandez-de-las-Penas 등 2012), 어깨 통증(Buchmann 등 2009, Bron 2011, Bron 등 2011, Ge 등 2007, Hains 등 2010a, Hidalgo-Lozano 등 2013, Paz 등 2014, Sergienko와 Kalichman 2015, Sola 등 1955) 및 견봉하 충돌과 연관된 어깨 통증(Alburquerque-Sendín 2013, Hidalgo- Lozano 등 2010); 외측 팔꿈치 통증(Fernandez-Carnero 등 2007, 2008, Fernandez-de-las-Penas 2012, Gonzalez-Iglesias 등 2011, Shmushkevich와 Kalichman 2013); 전완과 손의 통증(Hwang 등 2005); 컴퓨터 사용과 연관된 자세 및 스트레스 연관 통증(Treaster 등 2006); 무릎통증(Henry 등 2012, Mayoral 등 2013); 측두하악관절(Ardic 등 2006, Fernández-Carnero 등 2010, Itoh 등 2012, Vazquez 등 2010); 이명(Rocha와 Sanchez 2007); 방광 및 비뇨생식기 부위 통증(Anderson 등 2006, 2009, 2011, Doggweiler-Wiygul 2004, FitzGerald 등 2009, Jarrell 2004, Weiss 2001).

이 자료들(Bron 2011, Bron 등 2011 및 Fernandez-de-las-Penas 등 2006b, 2007, 2012 제외)을 보완하기 위해 주로 의료 분야에서 정보를 수집하지만 현재까지는 물리치료를 위해 특별히 고안된 연구가 부족한 실정이다. 그러나 선택의 의학적 분포로 인해 평균보다 높은 통증 비율이 근막이 원인이라고 가정할 수 있다.

주요내용

유발점은 여러 부위에 존재하고, 통증의 가장 흔한 원인이다.

1.4 연관성
Relevance

근골격계통의 통증은 매우 흔하고 높은 의료비를 유발한다. Dejung(2009)은 통증 장애로 인한 비용을 조사하였다. 독일의 경우 1997년 허리통증으로 인한 장애로 인한 간접비용이 약 137억 달러(약 137조 원)로 추산됐다. 그중에서도 만성질환 환자의 소그룹에서 직간접 비용(Dejung 2009에서 인용)의 대부분이 발생하고 있다.

mTrPs가 근골격계 만성 통증의 가장 일반적인 원인 중 하나이기 때문에(Fishbain 1986, Rosomoff 등 1989, Masi 1993, Gerwin 1995, 2014, Travell과 Simons 1999, Dejung 2009), 유발점 치료는 불필요한 만성통증을 완화하는 데 도움이 될 뿐만 아니라 건강관리비를 감소시키기 때문에 치료–윤리적 관점에서 높은 중요도로 간주된다.

왜 근막통증이 자주 인식되지 않는 것일까?

한 가지 이유는 통증은 근육에서 흔히 발생하는 통증으로 알려져 있기 때문이다. 통증을 느끼는 부위와 통증 발생 부위가 동일하지 않으며, 이 사실은 근육의 문제(mTrP)와 통증의 임상증상 사이에서 연관성을 판단하기 어렵게 만든다.

반면에 근막 통증은 임상 진단이다. 활성 mTrP는 명확하게 정의된 진단 기준을 사용하는 촉진을 통해서만 확실하게 식별할 수 있다. 방사선 또는 화학 실험실 검사에서는 비정상적인 결과가 없다. 불행히도, 근막 통증은 여전히 너무 자주 오진되고 있으며, 영상진단에서 비정상적인 발견으로 인해 통증의 원인이 잘못 진단된다. 그 결과 환자들은 적절한 치료를 받지 못하고 심지어 치료받는 것이 통증의 원인이 아니기 때문에 불필요한 수술을 받을 수도 있다.

이런 이유로 Dejung(2009)은 통증 및 근골격계 의학의 새로운 패러다임을 상정하고 설명한다: "근골격계의 많은 통증은 근육에서 비롯된다. 과부하 또는 과도한 스트레칭으로 인해, 근원섬유가 이완할 수 없는 근육 안에서 수축영역이 발달할 수 있고, 이 근육의 중심부는 허혈성이기 때문에 통증이 나타난다. 근육의 손상된 영역은 부드러운 반점이 있는 단단한 띠로 만져질 수 있다. 이러한 지점들(유발점)에서, 우리는 종종 신체의 다른 부위로 전파되는 통증을 유발할 수 있다. 적절한 치료를 적용함으로써, 이 병리학은 오랜 기간 존재했더라도 교정될 수 있다"(Dejung 2009).

1.5 역사적 고찰
Historical Review

근골격계 통증의 가능한 많은 원인이 지난 100년 동안 고려되었다. 신경병증, 퇴행성 및 염증성 관절질환 또는 관절기능장애("폐쇄"), 중추 신경계(CNS)의 신경가소성 변화에 대한 관심이 높아지면서 흥미의 중심이 되고 있다. 통증의 가능한 원인으로서 근육은 원칙적으로 간과되어 왔고, 오늘날에도 근육은 통증과 기능적 제한의 주요 원인으로 외면되는 경우가 많다. 예를 들면, 요통에 관한 연구는 "특이적" 요통과 "비특이적" 요통을 구별한다. 특이적 요통은 알려진 구조별 원인(예: 허리디스크, 척추협착증, 척추전방전위증, 불안정성, 우울성 골절, 종양)을 가지며, 사례의 20% 미만을 차지한다. 수십 년 동안 요통 연구의 오피니언 리더들은 약 80%의 사례에서 요통의 원인을 알 수 없다는 데 동의했다(예: Nachemson 1985, 1992, Haldemann 1990, Dejung 2009). 이러한 소위 말하는 비특이성 요통 사례의 상당 부분이 비특이적인 것이 아니라 특정 원인, 즉 근육에 의해 야기되는 문제를 나타낼 수 있으므로 치료에 접근할 수 있게 한다는 것(9.3.8장 참고)은 현재까지 조사되지 않았다. 예를 들면, Müller(2001)는 요통의 감별 진단에서 고려해야 할 46가지 경우를 제시했지만, mTrPs는 포함되지 않았다.

그러나 수세기 동안 통증을 유발하는 근육의 포인트는 다양한 문화 그룹에서 반복적으로 설명되고 제시되었으며 성공적으로 치료되었다. 예를 들면, 마사지 치료는 1000년 전보다 훨씬 이전에 지어진 극동 사원의 석조 부조 조각에 그려져 있다.

서양 문화에서 근육연구에 대한 최초의 설명은 약 500년 전으로 거슬러 올라간다. 이미 16세기에 프랑스의 의사 de Baillou(1538~1616)는 우리가 현재 알고 있는 근막 증후군(Ruhmann 1940)을 임상적으로 설명했다. 영국의 의사인 Balfour는 1816년에 통증이 주변 영역으로 퍼지는 근육 조직의 부종 및 비후의 결절성, 압력에 민감한 영역을 언급했다(Stockman 1904). 독일 외과의사 Froriep은 1843년 "근육 굳은살(muscle callus)"을 근육의 민감한 경화로 설명하고 도수치료를 통해 완화될 수 있다고 보고했다. 독일 의사 Strauss는 1898년 통증의 원인과 연관하여 부드러운 결절과 통증이 있고 만질 수 있는 단단한 띠를 언급하였다.

그 후, 근막의 진단을 지칭하기 위해 많은 용어가 사용되었다. Adler는 1900년에 "근육 류머티즘" 현상을 지칭하며 심지어 통증의 근원에서 발산되는 자극적 통증으로 설명했다. Gowers는 1904년에 "섬유염"이라는 용어를 만들었다. Telling은 1911년에 "섬유근염"으로 말하고, Llewellyn과 Jones는 1915년에 방사통이 있는 민감한 결절을 "근섬유염"의 전형적인 것으로 설명했다. Schmidt는 1916년에 같은 현상을 "근육통"이라고 명명하고 수축된 근육섬유다발을 특징적인 것으로 언급했다. Schade는 1919년에 근육의 점도 변화를 가정하는 "근경화증(myogelosis)"이라는 용어를 만들었다. F. Lange는 1925년에 마취나 사망 후에도 지속되는 "근육경화(muscle hardening)"를 설명했다. 그는 신경지배에 의해 발생하지 않은 촉진할 수 있는 의미로 관찰한 결과를 해석하였다. Albee는 1927년에 "근막염(myofasciitis)"이라는 명칭을 사용했다. Claton과 Livingston은 1930년에 "신경섬유염(neurofibrositis)"을 사용했다. Good은 1941년에 "류마티스성 근육통"을 사용했고, Gutstein은 1954년 "근막신경증"이라는 용어로 우리가 알고 있는 것을 설명하기 위해 "근막 증후군(myofascial syndrome)"을 사용했다. M. Lange는 1931년 근육의 통증 지점에 대한 첫 번째 매뉴얼을 썼는데, 여기에서도 그는 국소경련반응(local twitch response, LTR)에 대해 설명하지만 연관통에 대해서는 언급하지 않았다. 1931년 그는 너클과 나무막대를 사용하여 통증을 치료했다. 1937년, Kraus는 통증부위를 염화에틸로 치료한 것을 최초로 기록했다.

주요내용

근육조직의 병리학적 변화를 이해하고 근골격계통증을 특징짓기 위해 오래된 전문 문헌에서 자주 사용되는 용어의 예:
- 근경화증(myogelosis)
- 근육경화(muscle hardening)
- 근육 굳은살(muscle callus)
- 근육 류머티즘(muscular rheumatism)
- 류머티즘성 근육통(rheumatic myalgia)
- 근막염(myofasciitis)
- 섬유염(fibrositis)
- 근섬유막염(myofibrositis)

- 신경섬유염(neurofibrositis)
- 근신경장애(myodysneuria)
- 근육통(myalgia)
- 근육병증(myopathy)

이후 "근막통증", "근막 증후군", "근육통증후군"이라는 용어는 근막통증의 형태 근육통증의 발생유발 기질로 "근막 통증유발점(myofascial trigger point)"이라는 용어가 받아들여졌다.

영국 의사 Jonas H. Kellgren은 처음으로 통증 방사 패턴을 조사했다. 그는 고농축 심염수를 근육에 주사하고 통증이 발산되는 부위를 설명했다. 그는 특정 근육에 대한 각각의 전달된 통증이 반복적인 시험에서 재현 가능하다는 것을 입증했다. 동시에 그는 주사로 유발된 통증이 허혈성 상태(압박)하에 근육이 수축할 때 경험한 것과 동일하다고 판단했다. 그는 1938 년에 그의 연구를 "근육에서 발생하는 연관통에 대한 관찰"이라는 제목으로 발표했다. 그가 설명했듯이 연관통이 피부 분절 경계를 넘어서는 안 된다는 Kellgren의 믿음에도 불구하고 – 오늘날 더 이상 공유되지 않는 견해 – 근육 조직이 방사성 통증을 유발할 수 있다는 개념은 오늘날 mTrP를 이해하는 데 중요한 이정표가 되었다(▶ 그림 1.5).

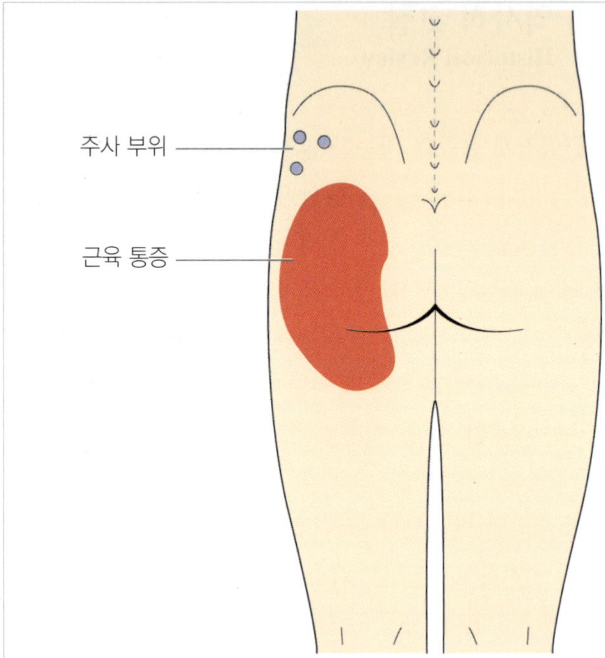

그림 1.5 중둔근의 세 지점에 6% 식염수용액을 주사한 후 나타나는 통증 방사영역(그림자 부위)(Kellgren 1938).

Steindler는 1940년에 둔부 근육에서 발생하는 근막 통증에 대해 발표한 논문과 연관하여 "유발점(trigger point)"이라는 용어를 제안했다(Steindler 등 1938, Steindler 1940).

미국 대통령 J. F. Kennedy와 L.B. Johnson의 주치의인 Janet Travell(1901~1997)은 근막통증에 대한 지식을 많은 의료 종사자와 치료사에게 인식시켜주고, "근막 유발점(mTrPs)"이라는 용어를 널리 알리고, 일반적으로 받아들여지게 한 위대한 선구자로 인정받고 있다(▶ 그림 1.6). 1930년대에 심장 전문의사이자 의학 조사자로서 Travell은 다양한 출판물에서 방사통에 대한 설명을 읽은 후 근골격계 통증에 관심을 갖게 되었다(Travell 1968). 1942년 Travell은 "촉진에 대한 국소 압통", "방사통" 및 "감소된 가동범위" 특성을 가진 근육 TrP의 임상 설명을 처음으로 사용했다. 1946년 Travell과 Bigelow는 분절 패턴을 따르지 않고 통증이 확대되고 유지되는 근육통이 전파되는 환자의 관찰 결과를 발표했다. 1950년대 초에 Travell과 Rinzler는 근육과 유사한 근막에서 발생하는 통증방사 패턴의 발생에 주목했다. 이는 근육과 근막 사이의 밀접한 관계와 상호 작용을 강조하기 위해 "근막 통증"이라는 용어를 사용하도록 유도했다(Travell과 Rinzler 1952, Travell 1968). 1952년 Travell은 처음 32개의 "연관통 패턴"을 발표했다. 1957년에 그녀는 처음으로 근막 TrP가 휴식 시 EMG에서 증가된 활동을 보인다고 보고했다. 또한 1953년 Bonica는 통증 환자에게 근막 TrP가 갖는 중요성을 인식하고 강조했다. 미국에서 카이로프랙터 Nimmo와 Vannerson은 근육의 통증 지점을 설명하고 치료했으며 Travell의 출판물을 접한 후 "통증유발점(trigger point)"이라는 용어를 사용했다. 유럽에서 Gutstein은 Gutstein(1938, 1940)이라는 이름하에 몇 개의 논문에서 근육 TrPs와 도수치료를 설명하였고, 이후에 Good(1942, 1950)의 연구가 발표되었다. 동시에 호주에서 Travel의 연구와 "섬유염(fibrositis)에 대한 Kelly의 일련의 논문들(Kelly 1941, 1945, 1946, 1963)이 발표되었다.

Travell은 자신의 후배 Simons(▶ 그림 1.6)과 함께 1983년에 *근막통증과 기능장애 – 유발점 매뉴얼(Myofascial Pain and Dysfunction-The Trigger Point*

Manual)의 첫 번째 책을 출판했다. 이어 1992년에 두 번째 책이 출간되었다. 1997년 Travell이 사망한 후, 1998년까지의 mTrPs에 관한 상세한 지식 상태를 보여주는 두 번째 확장판이 1999년에 출판되었다(Travell과 Simons 1999, Dejung 2009, Dommerholt 등 2006b, Shah 등 2008 b, 그리고 IMTT 2008의 강의 노트).

1983년 취리히에서 열린 제7회 FIMM 국제학회에서 Simons은 mTrPs의 개념과 분사신장치료법(spray-and-stretch technique)을 소개했다. 그 결과, 스위스 윈터아더에 사는 류머티즘 학자이자 재활의학 전문의인 Dejung은 도수기법으로 TrP를 치료하기 시작했다. TrPs 부위의 "허혈성 압박"에 추가적으로 결합조직을 신장시키는 기법을 자신의 치료법 안으로 포함시켰다; 특히, 이러한 조직들은 만성 통증 환자들에서 반응적으로 변화하고 짧아진다. 이를 위해, 그는 Ida Rolf의 심부 마사지와 결합조직 기법을 사용하고 적응시켰다(▶ 그림 1.7). 그녀와 그녀의 제자들은 1960년대 이후 많은 나라에서 "롤핑(Rolfing)"이라고 불리는 이 기술을 자세 개선을 목표로 결합조직 구조를 느슨하게 하는 기법을 가르쳐왔다. 이 기술은 1977년 Rolf에 관한 책으로 출판되었다. 1988년, 유발점과 결합조직 치료는 2개의 논문지(*물리치료와 스위스 스포츠 의학회지*)에 처음으로 게재되었다(Dejung 1988a, b). Dejung은 2003년 그의 기본저서인 『유발점치료(*Triggerpunkt-Therapie*)』에서 그의 오랜 경험의 종합(▶ 그림 1.8)을 발표했다. [*도수 유발점 치료와 건식 니들링을 이용한 급성 및 만성 근골격계치료*] (Dejung, 3판, 2009).

1990년대 중반 이후 근막통증장애에 대한 과학적 수준을 강화하고 확장하고자 수준 높은 치료전문가의 네트워크를 구축한다는 목표로 국내외 전문조직이 생겨났다.

1995년 미국 국제근막통협회(IMS)를 설립하여 과학 연구를 촉진하고 지속적인 교육을 발전시키며 회원들 간의 개인적인 교류를 장려하기로 결정했다. IMS의 전문 저널은 *근골격계 통증 저널*로 매년 2~4회 발표된다. 2010년 IMS는 47개 국가에서 800여 명의 회원을 보유하고 있으며, 이들 중 대다수가 의사이다(http://www.myopain.org에서 추가적인 정보 제공 가능). Dejung은 1998년 텍사스 주 샌안토니오에서 IMS가 주관하는 "통증에 대한 초점" 학술대회에서 통증유발점 치료법을 소개하도록 초청받았다. 근막

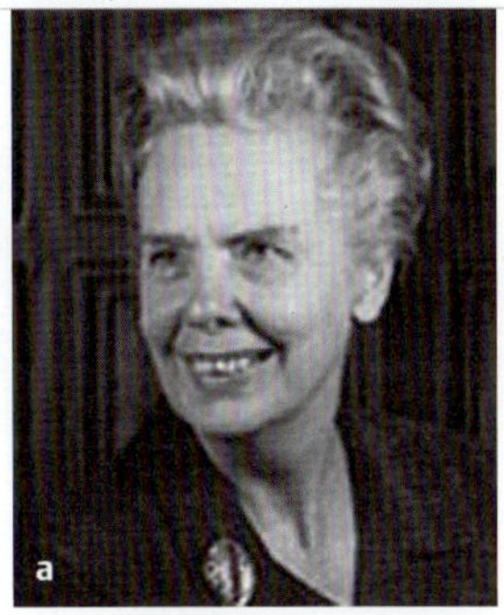

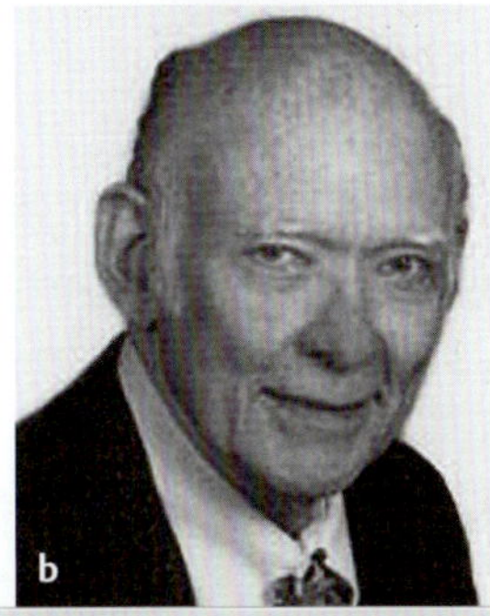

그림 1.6 과학적 통증유발점 의학의 창시자와 선구자
a Janet G. Travell(1901~1997)
b David G. Simons(1922~2010)

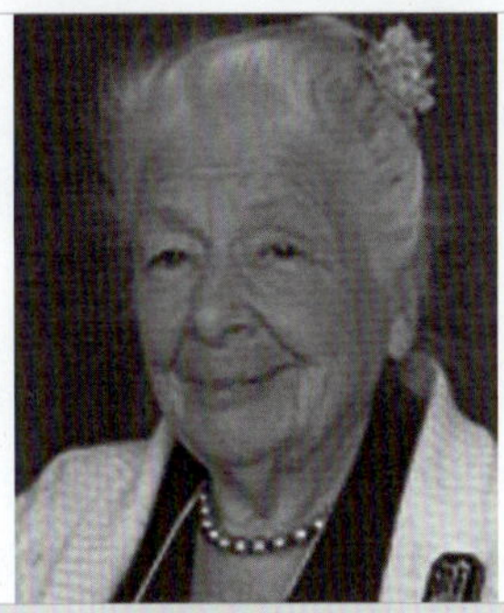

그림 1.7 Ida P. Rolf(1896~1979): 심부결합조직치료의 선구자이며 롤핑기법(구조적 통합이라고도 함)의 창시자

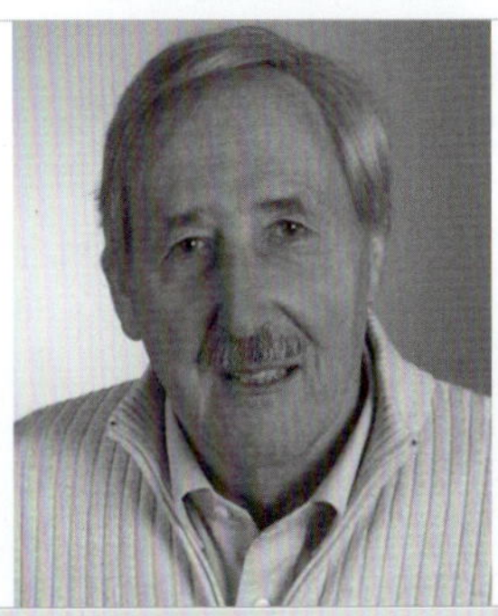

그림 1.8 Beat Dejung(1934 출생): 유발점 도수치료와 결합조직 치료의 창시자 및 선구자

표 1.2 통증유발점 치료의 발달에 대한 사건 연대기

연도	사건
1938	방사통 현상에 대한 최초의 체계적인 연구. Kellgren은 고장성 식염수를 근육에 침습시켜 통증이 방사되는 해당 영역을 설명하였다. 특정 근육에 대한 각각의 방사 통증은 재현 가능하다. 동시에 주사로 유발되는 통증은 허혈성 상태(압박)에서 근육이 수축하는 동안 경험한 것과 동일하다는 것이 명확하다. Kellgren(1938)은 그의 임상 연구를 다음 제목으로 발표했다. "근육에서 발생하는 방사통증에 대한 관찰"
1940	"유발점"이라는 용어가 Steindler에 의해 소개되었다(Steindler 1940).
1942	Janet Travell은 근육TrP의 첫 번째 임상적 특성으로 "촉진에 대한 국소 압통", "방사 통증" 및 "가동범위 감소"를 제시하였다.
1950	근육과 근막에서 발생하는 방사통 패턴이 매우 유사하다는 발견으로 Travell과 Rinzler가 "근막 통증" 용어를 만듦(Travell 등 1952).
1952	Travell이 처음으로 32개의 "연관통 패턴"을 소개하였다.
1957	Travell은 처음으로 근막 TrP가 휴식 시 EMG에서 증가된 활동을 보인다고 보고하였다.
1980	Gunn은 건식 니들링이 소위 "비특이적" 요통 치료에 효과적이라는 무작위 통제 연구를 발표하였다(Gunn 등 1980).
1983	『근막통증과 기능장애』 초판-유발점 매뉴얼(Travell과 Simons 1983). 근막유발점 의학에 대해 권위 있는 책으로 처음으로 TrP에 의해 유발된 통증과 기능장애의 패턴을 포괄적이고 체계적으로 설명한다. 삽화는 근육의 해부학적 영역과 각 근육의 정형화된 연관통 패턴을 설명한다.
1983	David G. Simons는 취리히에서 열린 제7회 FIMM 국제학술대회에서 TrPs의 개념과 분사신장기법으로 치료하는 것을 소개했다.
1983/ 1984	스위스 윈터아더의 류머티즘 학자이자 재활의학 전문의이며 스위스 도수의학회(SAMM)의 강사팀의 일원인 Beat Dejung은 FIMM 학술대회의 Simons의 발표에 자극되어 광범위한 근막통증증후군을 치료하기 시작했다. 스위스 윈터아더에서 치료하면서 TrPs 치료에 대한 특정한 도수치료 접근법을 개발했다. 특히 만성 통증 환자에서 TrPs 부위의 "허혈성 압박" 외에도, 그는 종종 반응적으로 변화되고 짧아지는 결합 조직을 신장시키기 시작했다. 그렇게 하면서 Ida Rolf와 그의 제자들이 개발한 심부 마사지와 결합조직 기법을 활용해 자세 개선을 목표로 결합조직 구조를 느슨하게 하였다.
1988	Dejung은 근막 TrPs의 치료 접근법에 대한 첫 번째 논문을 "유발점과 결합치료-물리치료와 재활의학의 새로운 방법" 논문(독일어 원문)을 *물리치료 논문지*와 *스위스 스포츠의학회*에 발표했다(Dejung 1988a, b).
1990	근위축 유발점에서 산소 부분 압력 측정을 통해 저산소증 발생이 입증되었다(Brückle 등 1990).
1993	Hubbard 등은 추가 조사를 위한 토대가 되는 TrPs의 EMG 검사에 관한 일련의 논문을 발표했다.
1994	스트레스는 mTrPs의 측정 가능한 EMG 활동이 증가시키는 반면에, 인접한 건강한 근육에서는 아무런 변화가 없었다(McNulty 1994).
1995	스위스에서 근막 유발점 치료에 대한 관심 그룹(IMITT) 창립. IMTT는 통증 치료 분야에서 의료 분야 간 협력을 촉진하고 근막 질환 분야의 연구를 지원한다. 높은 수준의 치료를 위해 최선을 다하고 있으며, 유발점 치료에 대한 기초 교육 프로그램을 제공한다. 이를 위해 물리치료사와 의사를 대상으로 16일 교육 과정(Trigger Point Therapist, IMTT)을 개설했다. 과정을 수료하면 인증 시험을 볼 수 있다. IMTT는 유발점 치료에서 명확한 품질 방법을 소개하고 발전시키는 데 선구적인 역할을 한다. 추가 정보는 http://www.imtt.ch 및 http://www.triggerpunkt-therapie.eu에서 제공한다. 침 바늘로 mTrP를 치료하는 건식 니들링이 스위스에서 Beat Dejung 박사의 치료에서 소개되었다. 스위스에서 물리치료사 위한 건식 니들링 교육 과정.
1997	국제 근막통 협회(IMS) 창립. 진단 기준이 명확하고 검사자 경험이 있는 경우, mTrP를 진단할 때 검사자 간 신뢰도가 높다고 확인되었다(Gerwin 등 1997).

표 1.2 통증유발점 치료의 발달에 대한 사건 연대기(계속)

연도	사건
1998	Dejung은 텍사스 주 샌안토니오에서 IMS가 주관 "Focus on Pain" 학술대회에 초청되어 통증유발점 치료를 소개했다. 근막 통증 치료에 대한 특정 도수치료기법을 미국에서는 "유발점 치료에 대한 스위스접근법"이라고 한다.
1999	Dejung은 장기 추적 연구를 통해 통증유발점 치료가 "비특이성 요통"에 효과적이라는 것을 발표했다(Dejung 1999).
2001	Mense와 Simons는 근막통증을 이해하기 위한 기본적인 저서를 출간했다. *근육통증: 특성, 진단 및 치료의 이해* (Mense 등 2001a).
2003	Dejung은 근막 통증 치료에 대한 수년간의 경험을 책으로 출간했다: 『통증유발점 치료: 통증유발점 치료와 건식 니들링을 이용한 급성과 만성근골격계 통증 치료』(Dejung 2003, 3판. 2009).
2004	통증에 따라 잠복성 mTrP가 근육의 활성화 패턴을 크게 변화시켜 기능장애를 유발할 수 있음을 검증했다. 잠복성 mTrP의 치료는 근육 활성화 패턴을 정상화시킨다(Lucas 등 2004).
2005	mTrP의 생화학적 환경에 대한 연구에서 통증과 염증 매개체(물질 P, CGRP, 브라디키닌 등)의 농도는 매우 증가하는 반면에 pH 값은 동시에 감소했다. 건식 니들링에 의한 국소 경련 반응은 정상화시키기 위해 생화학적 환경에서 중기적인 변화를 일으킨다(Shah 등 2005, Shah 등 2008a).
2006	IMTT의 독일 파트너 조직인 근막통증의학회(MGMS)의 설립(추가 정보: http://www.mgms-ev.de).
2006	IMTT와 스위스 도수의학회 간의 공동 계약. 2007년부터 의사의 요구를 충족시키기 위해 특별히 고안된 치료 교육과정 시행.
2007	Licht는 mTrP의 임상 진단에 대해서 검사자간 신뢰도(kappa 0.71~0.82)가 우수하거나 탁월함을 보고했다(Licht 등 2007).
2007	온라인으로 유발점 도수치료사에 대한 안내. IMTT 과정을 통해 유발점 도수치료의 교육 자격을 충족한 물리치료사와 의사의 주소를 독일과 오스트리아, 스위스에서 http://www.triggerpunkt-therapie.eu 주소를 통해 온라인으로 제공한다.
2008	유발점 도수치료는 새롭게 작성되어 *도수물리치료*(***Manual of Physical Terapy***)(Ebelt-Paprotny 등 2008)를 출간하였고, 현재 6판이 되었으며, 유발점에 대한 물리치료 중재전략의 공식적인 표준이 되었다.
2010	취리히 응용과학대학(ZHAW)에서 근막통증과 기능적 장애의 임상적, 진단적, 치료적 측면을 통합하여 근골격계 물리치료학의 고급연구 석사과정을 운영한다.
2011	스위스 연방 보건국장회의에서 적절한 교육을 받은 스위스의 물리치료사에 의해 시행되는 건식 니들링을 권고했다.
2012	독일에서 물리치료사를 위한 건식 니들링 교육과정이 2012년부터 시행되었다(전제조건: 물리치료사와 대체의학 의로서 실무교육 완료)
2013	국제 유발점의학과 통증학회는 2014년부터 유발점 치료에 대한 IMTT의 교육과정과 질적 표준을 교육 프로그램에 채택하기로 결정했다.
2015	2015년 이후 독일 근골격계 의학협회(DGMSM)와 협력하여 의사 교육과정을 시행했다(2007년부터 스위스에서 SAMM과 협력하여 수행한 의사과정과 유사함).

통증 치료에 대한 이 구체적인 도수치료접근법은 미국에서 때때로 "스위스 방식의 유발점 치료"라고도 불린다.

근막 유발점 치료의 관심그룹(IMTT)는 1995년 스위스에서 창립되었다. 오늘날 IMTT는 650명 이상의 회원이 있고, 주로 물리치료사와 몇몇 의사들이 유럽의 독일어권에서 활동하고 있다. IMTT의 주요 업무는 교육, 연구, 홍보 분야이다. IMTT의 교육 프로그램은 인증된 20여 명의 강사와 보조강사들에 의해 스위스와 해외에서 16일간의 교육 과정을 운영하고 있고, 성공적인 과정 종료 시 인증서를 발급한다. 현재까지 수천 명의 물리치료사와 수백 명의 의사가 유럽 내 IMTT의 강좌를 수료하였다(http://www.imtt.ch 및 http://www.triggerpunkttherapie.eu에서 추가적인 정보 제공).

독일 IMTT의 협력 기관으로는 2006년에 설립된 MGMS(Medical Society for Study of Myofascial Pain)가 있다. IMTT와 마찬가지로 경제적, 정치적, 종교적

유대관계도 자유로운 협회이다. 이 협회의 목표는 내 근막 통증과 기능장애를 연구하고, 이 분야의 지식 기반을 강화, 확대하고, 유능한 실천에 연관된 교육 프로그램을 제공하는 것이다(http://www.mgms-ev.de의 정보 참고).

유발점 치료와 연관된 문헌은 많이 있다. 유발점 도수치료의 연대기에 대한 개요에서 중요한 단계는 강조하였다 (▶ 표 1.2).

1.6 접근법
Approach

이 책에 제시된 형태의 유발점 치료는 근막장애로 인한 기능장애와 통증 관리를 위한 치료개념, 근육유발점과 근막의 표적 치료 기법의 같은 방법으로 구성한다.

이 책은 (1) 관찰, (2) 설명 및 (3) 설명의 과학적 3요소에 전념하고 있다. 이 작업은 이러한 근막 문제에 대한 전반적인 현상학적 접근법이다. 시작점과 기준은 구체적이고 실체적인 현상이다: 이러한 것은 과거력을 통해 듣거나, 선별검사에서 보거나 촉진하면서 검사하는 동안 느낄 수 있고, 도수치료를 시행하는 동안 확인할 수 있다. 이러한 현상은 현재 알려져 있고 논의 중인 연구 및 모델과 상관관계가 있으며, 관찰된 현상을 설명하기 위해 상호 연관성을 확인하는데 도움을 준다. 관찰된 현상을 설명할 수 있고 기초 연구에서 얻은 지식과 일치하는 모델은 과학적으로 유효한 것으로 간주된다. 기초연구(예: Brückle 등 1990, Shah 등 2005, 2008a에 의한 mTrP 영역 내 생화학적 환경 측정)와 근거 기반 연구는 모두 자리 잡은 과학적 관점의 중요하고 가치 있는 기본부분을 형성한다. 근거 기반과 근거 정보 기반한 치료에는 외부 및 내부 증거가 모두 중요하다.

과학적 담론에서 "설명(explanation)"이 3위에 불과하다는 점은 주목할 만하다. 가장 중요한 것은 "관찰(observation)"과 "설명(description)"이다. 이 책은 근골격계에 문제가 있는 환자를 대상으로 목적 있고 자세한 평가를 위한 훈련 보조와 지원으로 간주되어야 한다. 진단과 치료는 현상학적으로 연결되어 있기 때문에 치료사의 자체 평가와 연구 및 실험을 기반으로 언제든지 검토하고 확인 또는 반박하거나 추가로 개발할 수 있다.

Gadamer(1960, 2010)가 *진리와 방법(Wahrheit und Methode)*에서 설명했듯이 모든 인식(그리고 모든 과학적 검사)은 또한 지각자(이 경우 검사자)에 달려 있다. 경험, 기대, 선택된 관점 등 – 이 모든 것들은 지각이 형성되는 방법과 인식되는 것에 영향을 미친(*구성주의*, Pörksen 2015). 우리의 세계관은 우리가 인식하거나 인식하지 못하는 것에 뚜렷한 역할을 한다. 이 책은 전통적인 의료 관점의 맥락에서 주로 유발점 치료를 검토하고 제시한다. 동시에 유발점 치료는 다른 관점에서도 볼 수 있다. 예를 들면, 요가는 모든 신체 현상(몸)이 정신적 측면(마음)과 동시에 불가분하게 연결되어 있으며 모든 정신 현상이 신체적 구성 요소와 연결되어 있다고 가정한다. 따라서 요가 관점은 유발점 치료의 여러 주요 측면에 중점을 둔다. 대체의학적 관점에서 유발점 치료의 다른 관점은 중요하다 – 의사소통과 관계(자신, 타인, 스트레스 상황, 스트레스, 위기, 최대 부하 등), 정신역동적 또는 기본 심리사회적 행동 패턴(각인, 패턴 인식과 단절 가능성) 그리고 탄력성(스트레스 상황에서도 효과적으로 일을 처리할 수 있는 능력). 이러한 다면적인 측면이 이 책에서 직접 다루어지지는 않지만 이러한 확장된 상호 연결에 대해 몇 가지 주의를 기울인다. 명시적으로 표시되지는 않지만 항상 바탕에 존재한다.

2 근막 통증유발점
Myofascial Trigger Point

"근막 통증유발점은 만성 통증의 가장 흔히 지나치게 되는 원인이다."

(David G. Simons 교수)

2.1 근막 통증유발점의 임상 양상
Clinical Aspects of Myofascial Trigger Points

근막 통증유발점(mTrPs)은 인대나 건, 골막 그리고 피하조직 TrP와 비교할 때 가장 일반적이며, 이것은 임상적으로, 과학적으로 다양한 연구결과가 보고되고 있다.

2.1.1 근막 통증유발점의 특성
Characteristics of Myofascial Trigger Points

MTrPs는 특별한 증상을 보인다. 만약 환자가 이러한 증상을 설명하거나 치료사가 신체 검사 시 이러한 특징들이 발견된다면, 이것은 근막 장애로 인해 발생하거나 기여할 수 있는 문제의 근거로 인식되고 심각하게 받아들여야 하는 징후이다. MTrPs의 임상적 특성은 다음 단원에서 설명할 것이다.

통증

통증의 질

MTrPs 환자는 대개 통증을 호소한다. 활성(active) mTrPs에 의해 발생되는 통증의 질은 매우 다양할 수 있다. 통증은 종종 "둔한(dull)" 또는 "칼로 베이는(drawing)" 듯하다고 설명되지만 "찌르는 듯한(sticking)" 또는 "타는 듯한(burning)"으로 표현될 수도 있다. 때때로 환자는 실질적인 통증보다는 마비되는 느낌이나 이상감각(paresthesias, 따끔거림과 개미 기어가는 느낌)을 경험한다.

통증의 국소화

환자가 종종 통증이 나타나는 부위를 정확하게 국소화하는 것은 어렵다. 환자들이 가끔 명확하게 통증이 천층부의 피하조직에서, 근육에서 또는 "관절 깊은 곳에서" 나타난다고 말한다. MTrP가 있는 부위를 촉진할 때 통증이 그 부위에서 나타날 수 있지만, 대다수의 경우 통증은 몸의 근위 또는 원위 부위로 방사되기도 하는데 대개는 말초 부위로 향한다. 환자들 중 10%는 통증이 단지 국소 부위에서 나타나지만, 5%에서는 말초부에서 중심부로 향해 방사된다.

관절통

모든 근육에는 자체적으로 전형적인 연관통 패턴이 있다. 전이되는 통증은 mTrP로부터 바깥쪽으로 방출될 수 있으며, 또는 근원부(Dejung 2009)로부터 떨어진 거리에 국소 부위에서 단독적으로 발생될 수 있다. Travell과 Simons(1999)은 그들의 기본적 작업물인 *근막 통증과 기능장애 – 유발점 매뉴얼(Myofascial Pain and Dysfunction-The Trigger Point Manual)*에서 각각의 근육들에 대한 연관통 패턴 특성에 대해 처음으로 체계적인 설명에 대해 기여했다. 그들은 특정 근육에 있는 TrPs로부터 일어나는 통증이 방사하는 확률이 높다는 것을 설명하였다(▶ 그림 2.1, ▶ 그림 2.2). Dejung(2009) 또한 1,500 개 이상의 개별적 관찰 결과를 기반으로 연관통의 전이 패턴을 기록하였다. 이 두 패턴은 미국과 스위스에서 각각 기록되었고 대체로 일치하지만, 일부는 차이가 있다(▶ 그림 2.1, ▶ 그림. 2.2). 지금이나 그때나 확립된 방사 패턴에 대해 개별적인 편차가 있을 수 있다. 이 책의 실무 부분에서 제시하는 통증 패턴은 Travell과 Simons(1999), Dejung(2009), Baldry(2004), 그리고 Irnich(2013)가 20년 이상의 개인적 임상 경험(7장)을 기반으로 한 것이다.

실제 개인별로 환자에 의해 통증이 느껴지는 연관통 부위를 그림에 표시한 전체 부위가 포함될 수 있다(7장). 그러나 종종 연관통이 나타나는 전체 부위 중 일부 부위만 아프다고 설명된다. 예를 들면, 한 환자의 대퇴근막장근(▶ 그림 2.2)에 있는 mTrPs의 연관통 패턴은 mTrPs 국소적인 압통으로 발생할 수 있으며, 방사된 통증이 원위부에서 대전자 부위로 전이될 수 있는 반면, 대퇴근막장근에 mTrPs를 가진 일부 환자는 거의 국소적인 통증을 느끼지 못할 수도 있다. 이들 mTrPs에 압박 시 증상이 유발될 수 있으나, 유발통(triggers pain)은 대퇴부 원위부나 하퇴에 외측부에

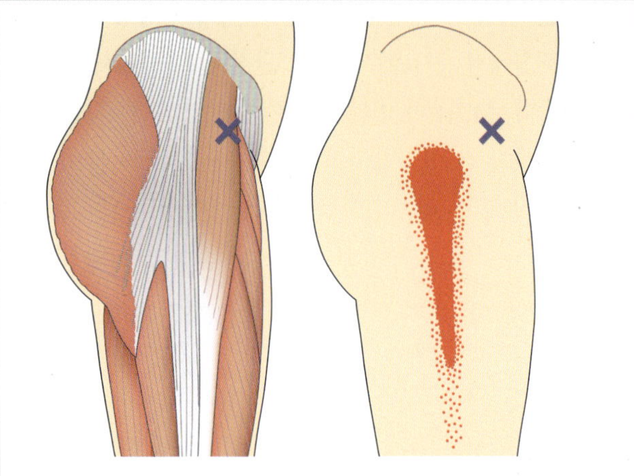

그림 2.1 대퇴근막장근에 근막 통증유발점(x)과 연관통(빨강)(출처: Travell과 Simons 1999).

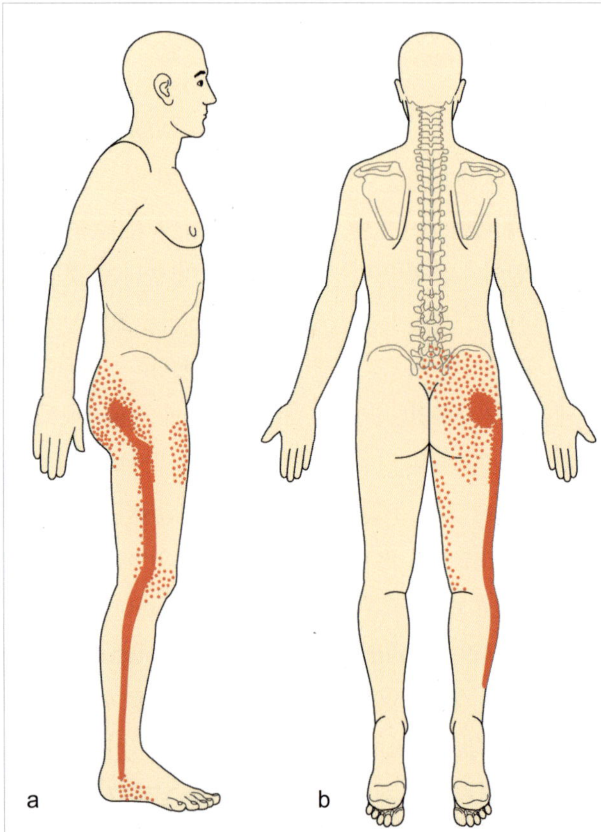

그림 2.2 대퇴근막장근의 연관통(적색) 발생 부위(출처: Dejung 2009).

서 통증이 유발된다. 따라서 개개인별로 통증 발생 부위는 일관성 있게 나타나지 않을 수 있다.

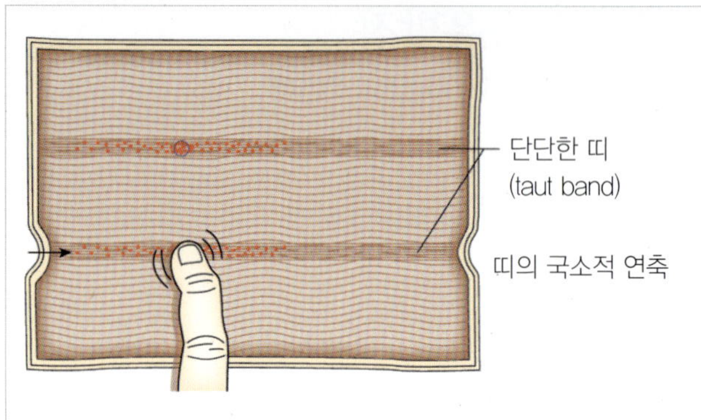

그림 2.3 국소 연축 반응(local twitch response). 유발점을 기계적으로 자극하면, 단단한 띠(taut band)에 근다발들이 수축하는데 종종 번개 같은 속도로 수축하고 바로 다시 이완된다(출처: Travell과 Simons 1999).

통증의 인지

환자 자신이 일상 생활에서 경험하는 것과 동일한 통증이 촉진이나 신장 및 긴장(tension) 검사 또는 침(dry needling) 자극 시 증상이 재현된다면 활성 mTrP가 존재하는 것이다. 이러한 통증 인식은 활성 TrP가 있다는 가장 중요한 근거가 된다.

근육의 단단한 띠

MTrP는 항상 존재하고 있는 근육 섬유의 단축을 일으킨다. 이렇게 수축한 근육 다발들은 그 근육이 위치한 천층 부위에서 쉽게 촉진할 수 있다. 이 단단한 띠는 그 근육의 기시부에서 정지부로 향하는 섬유 방향을 가로지르며 촉진할 때 가장 명확하게 느낄 수 있다. mTrP가 성공적으로 치료되면 이러한 촉진한 소견은 덜 뚜렷해지고 때로는 완전히 사라지게 된다.

결절

만약 촉진하는 손으로 근육에 단단한 띠가 만져진다면, 종종 긴장된 섬유 다발 안에서 두꺼워진 결절을 느낄 수 있다. 이는 팽윤(swelling)으로 인해 부어오른 부위와 같이 느껴진다. 만성 근막 통증의 경우, 이것들은 결합 조직 결절(connective tissue nodules)처럼 느껴진다 – 이것은 이전부터 근경화증(myogelosis)이라 칭하였다(용어 참고).

이렇게 두꺼워진 결절 내에서 최대 압통 부위라고도 정의된다. 이것들은 직경이 1mm 미만이며 실제 mTrP로 나타난다. 최대 민감도가 있는 중심 부위에서 1mm만 떨어져도, 압력에 의해 유발되는 통증은 상당히 적어진다. 부은 부종성 결절에는 많은 민감한 점이 나타날 수 있으며, 만성인 경우, 결합 조직에서도 가끔 1cm 이상의 두께로 나타낼 수 있다(Dejung 2009). 이러한 팽윤 현상은 각각의 단단한 띠와 함께 승모근에 상부와 중간부에 위부분에서 아주 흔히 발생한다.

국소 연축 반응

만약 mTrP가 기계적으로 자극되는 경우, mTrP가 있는 근육 다발은 갑자기 수축하여 종종 번개같이 빠르게 수축하고 즉시 다시 이완된다(▶ 그림 2.3). 이러한 국소적 연축 반응(local twitch response; LTR)은 항상 mTrP가 존재한다는 객관적인 신호가 된다.

관절가동범위의 제한

활동성 mTrP는 거의 필수적으로 수동적 관절가동범위(ROM)의 제한을 일으킨다. 가동성의 감소는 다음과 같은 것으로 인해 발생한다:

- 단단한 띠(taut bands, TrPs에 의해 단축된 근육 다발의 결과물)
- 통증은 단축된 단단한 띠에서 mTrP의 역치 수준을 넘는 기계적 자극에 의해 촉발된다.
- 통증이 있는 움직임에 대한 공포
- 결합 조직의 단축, 찰과상 및 섬유증, 이것들은 만성 환자의 경우 전체 ROM을 더 방해한다(Dejung 2009).

TrPs에 의해 발생된 가동성의 제한은 다른 근육(예: 광배근)과 다르게 일부 근육(예: 견갑하근)에서 더 뚜렷이 나타난다.

만약 단단한 띠와 제한된 ROM이 오랫동안 지속된다면 길항근은 증가된 저항에 대항하는 운동을 해야 한다. 이러한 비생리학적 부하는 TrPs에 영향을 받는 일차 근육의 길항근에 이차적 mTrPs의 형성을 일으킬 수 있다.

> **임상정보**
>
> **슬관절 전방부 통증**
>
> 슬관절 전방부 통증 환자에서, 통증은 내측광근, 중간광근, 대퇴직근에 있는 mTrP로부터 방사된 통증으로 흔히 발생되며, 때때로 외측광근, 내측광근과 장요근에 있는 mTrPs으로부터 발생되기도 한다. 증상 개선은 대개 발견된 mTrP의 치료 후에 일어나지만 때때로 일시적으로 나타난다.
>
> 많은 경우에, 초기 평가에서 슬관절의 신전에 문제가 있다는 것이 발견된다. 슬괵근 근육군과 슬와근 그리고 가자미근에 촉진 검사 시 종종 명확하게 mTrP가 나타난다(특히 대퇴이두근의 단두와 슬와근에서). 이러한 mTrP가 활성화되어질 때 때때로 내측광근이 있는 앞쪽으로 통증이 방사되지만, 종종 전혀 방사되지 않기도 한다(잠복성 유발점). 그러나 매우 강한 국소적 압통이 나타난다. 잠복하고 있는 이러한 통증 패턴을 보이는 이러한 TrPs도 기능장애(잠복성 mTrPs로 인해 제한된 ROM)에 대한 책임이 있을 수 있다. 슬관절 전방부 통증의 지속적인 개선과 신전 장애의 해결은 후방부 근육군에 있는 일차성 TrPs의 치료 후에만 일어난다.

근육의 신장 시 발생되는 통증

근육이 신장되면 TrPs에 의해 발생된 단단한 띠는 안정된 근육에서 보다 더 많은 영향을 받는다. 신장성 스트레스는 단단한 띠 안에 위치한 TrPs에 의해 스트레스 원인으로 작용하여 유발통을 일으킬 수 있다.

근수축 시 발생되는 통증

TrPs가 있는 근육에 강력한 수축은 대개 통증을 일으킨다. 이러한 영향은 특히 저항에 대항하는 근육이 긴장되거나 또는 이것은 이미 부분적으로 수축하고 있는 상태에서 더 강한 수축을 하게 되는 경우 더 두드러지게 나타난다. 수축을 할 때 근육 내에는 신장성 스트레스가 증가하게 되어, mTrP에 기계적 자극을 일으키고 통증을 유발한다.

고유수용감각의 장애

MTrP과 근막 기능장애와 연관하여 유발되는 고유수용감각의 장애는 다음과 같은 현상들을 일으킬 수 있다;

- 불안정한 지지면에서 보행 시 균형 장애
- 현기증
- 협응 장애

운동 활동과 협응의 장애

MTrP는 근육 작용에 지연, 느린 회복, 빠른 피로 그리고 근육 약화로 이어질 수 있다(Travell과 Simons 1999). 따라서 운동 조절 장애를 유발할 수 있다(Ervilha 등 2005, Arendt-Nielsen과 Graven-Nielsen 2008). 50번의 빠른 손목 굴곡과 신전 동작을 반복 수행한 피험자는 mTrP가 없는 피험자에 비해 손의 굴곡근(또는 신전근)에 mTrP가 있는 경우 이 과제를 완료하는 데 50% 이상의 시간이 더 필요하다(▶ 표 2.1, Ivanichev 2007). EMG 기록에는 mTrP가 존재할 때 근육이 작용할 때 확실히 더 자극된다는 것을 보여준다. MTrP가 없는 대상자가 손목의 굴곡/신전 동작을 빠르게 번갈아 수행하면, EMG에는 주동근과 길항근에서 활성 단계와 이완 단계 사이의 변화가 빠르고 잘-조절되는 형태로 왕복해서 일어나는 것이 나타난다. 활성 단계와 그 다음 단계 사이에는 EMG 활동이 없는 짧은 회복 단계가 나타난다(▶ 그림 2.4 **a**). 만약 단단한 띠와 mTrP가 있다면, mTrP가 있는 근육군의 작용 패턴에 큰 장애를 받는다. 예를 들면, mTrP가 손목 신전근에 존재한다면, 손목 굴곡근이 작용하는 단계에서는 이 손목 신전근은 비활성화되어야 하나 EMG 활동이 나타나게 된다(▶ 그림 2.4 **b**). 결국 리듬 있게 교대로 나타나는 수축과 이완 단계에 장애가 일어나고, 협응 능력이 심각하게 손상되어 빠르게 감속하는 능력에 뚜렷한 소실과 빠른 피로가 나타난다(▶ 표 2.1).

잠복성 mTrP에 의해서도 근육의 작용 패턴을 현저히 변화시킬 수 있다. MTrPs가 임상적으로 아직 통증을 일으키지 않더라도 기능장애를 유발시키고 지속시킬 수 있다(Ge 등 2012, 2014; Ibarra 등 2011; Lucas 등 2004, 2010).

어깨 근육의 예를 들면, Lucas 등(2004, 2010)은 어깨의 견갑골을 안정화하는 근육 중 하나에서 발생된 잠복성 mTrPs는 어깨에 전체 근육들에 작용 패턴을 크게 변화시킨다는 것을 입증하였다. 근육이 활성화되는 타이밍에 변화로 인해 영향을 받는 견갑골 안정근들에 근 작용 패턴뿐만 아니라, 회전근개에서 멀리 떨어져 있는 상지의 운동 사슬에 포함되어 있는 근육에도 영향을 준다. 견갑골 안정근 부근의 발생된 mTrPs의 치료는 영향을 받는 어깨 근육의 활성화 패턴의 정상화로 이어진다(▶ 그림 2.5). 견갑골 안정근에 있는 잠복성 TrPs의 치료는 견갑골 안정근들의 타이밍을 정상화할 뿐만 아니라 동시에 운동 사슬(Gautschi 2007)

표 2.1 유발점으로 인한 협응장애. 손과 손목을 50번의 빠른 교대 저측굴곡/배측굴곡 운동을 수행하는 데 소요되는 평균 시간(Ivanichev 2007)

MTrP가 없는 대상자(*N*=20)	13.4s (±1.69s)
손목 굴곡근에 mTrps가 있는 대상자 (*N*=20)	21.5s (±2.4s)
손목 신전근에 mTrPs가 있는 대상자 (*N*=20)	20.3s (±1.8s)

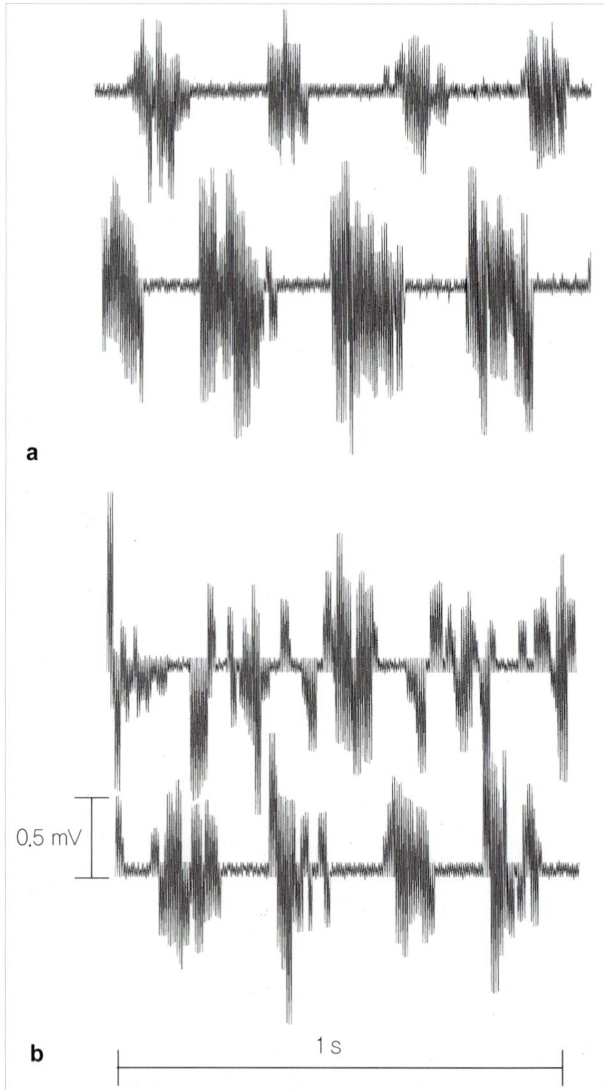

그림 2.4 MTrP가 협응 능력에 미치는 영향(Ivanichev, 2007). 빠르게 손목 굴곡과 신전을 반복하는 운동 동안의 번갈아하는 운동 중에 EMG 기록(위쪽: 손목 신전근에 EMG 활동; 아래쪽: 손목 굴곡근에 EMG 활동).
a 대조군에 결과: mTrPs 없음.
b 신전근에 mTrPs가 있는 대상자.

의 원위부에 위치한 극하근의 타이밍도 정상화시킨다는 점이 주목할 만하다.

운동 조절 장애는 mTrPs에 의해 직접적으로 유도되거나, 또는 통증에 의한 간접적인 결과로도 발생되며(Hodges 등 2011, Tucker 등 2009), 이러한 mTrPs는 유해성 자극으로도 작용할 수 있고, 또는 단단한 띠와/또는 결합 조직의 변화에 결과로도 작용한다 – 이러한 질문들은 치료 과정 중에 종종 실제로 이루어진다(치료의 시도).

주요내용

근막 유발점은 항상 운동 시스템에 장애를 일으킨다(Dejung 2009).

원발성 근위축을 동반하지 않은 근 약화

MTrP는 영향을 받은 근육이 많거나 적은 수준에 뚜렷한 약화로 이어진다. 근육 약화는 일차적으로 근위축과 연관이 없다 – 이것은 통증으로 인한 반사성 약화이며, 이것은 EMG로 검출해 낼 수 있다. "근전도 연구에 의하면, 활동성 TrPs를 가진 근육은 근육 피로 증상으로 시작하여, 빠르게 피로가 발생되고, 정상 근육에 비해 더 빨리 탈진하게 된다" (Travell과 Simons, 1999). 결과적으로, 생리학적 운동 패턴이 방해되고, 보상작용을 위해 원발성 TrPs로 의해 약화된 근육의 기능을 길항근이 대신하게 된다. 이것은 길항근에 이차적 mTrP 발생의 원인이 된다.

이러한 상태에서는 근력 강화 훈련을 통해 근육 약화와 감소된 근육의 탄력성이 개선될 수 있다는 믿음으로 많이 시도되고 있다. 비활동성 TrPs가 있는 근육은 근력강화 훈련 프로그램으로 시작하는 것이 근약화를 위해 좋고 이차적인 TrPs가 발생된 길항근에도 추가적인 스트레스를 줄 수 있다. TrPs에 의해 영향을 받는 것은 일차적으로 근육이다. 그러나 훈련에 의해서는 영향을 받지 않고, 근육은 약화가 더 일어난다(Mense 2014, Nijis 등 2014, Travell과 Simons, 1999). 장애가 발생된 근육 부위에 집중적인 기능 훈련을 하는 대신 길항근 군과 근육에 보상적 훈련을 받게 할 수도 있다.

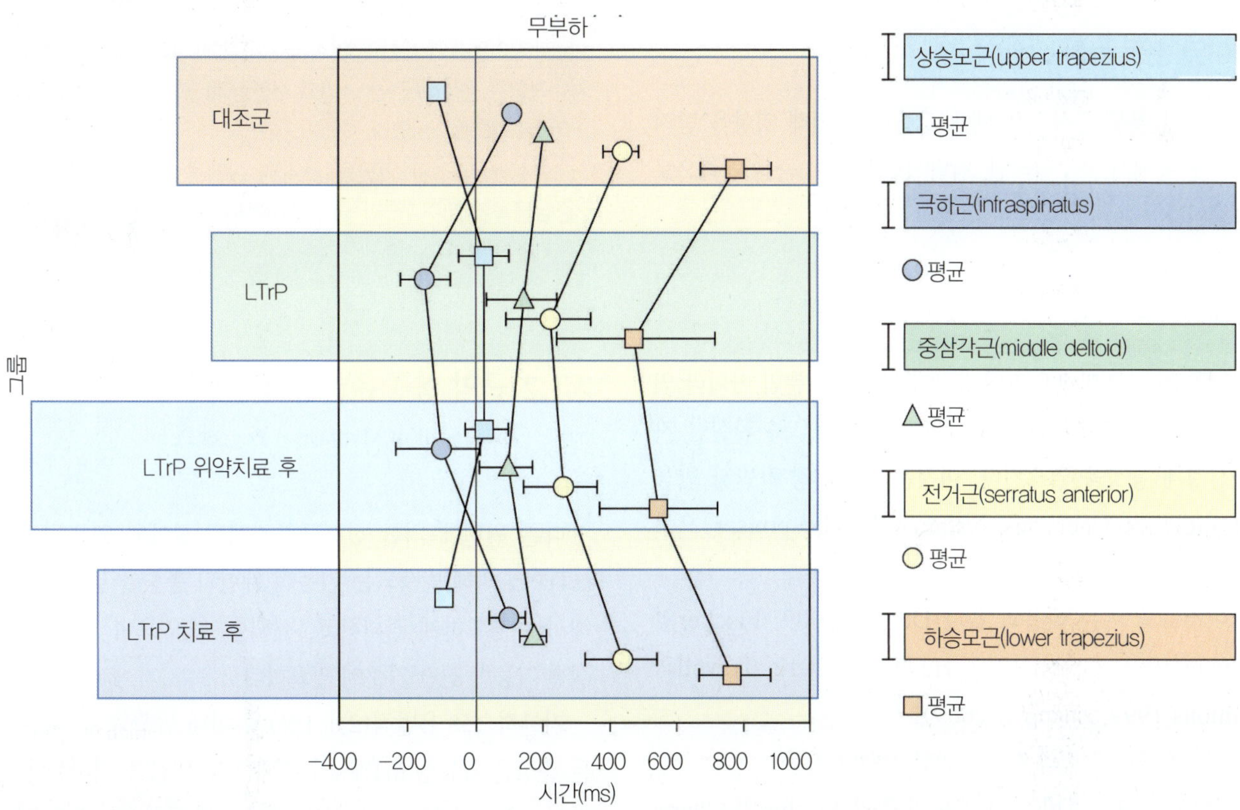

그림 2.5 MTrP이 운동 기능에 미치는 영향(Lucas 등 2004). 근작용에 대한 EMG 결과는 잠복성 근막 유발점(LTrP) 있는 군이 없는 군(대조군)에 비해 더 상승된 것을 보여준다.

임상정보

근력강화 치료

대퇴사두근에 약화가 있는 경우를 예를 들면, 대퇴사두근 자체에 대한 훈련은 근육 약화를 일으키는 mTrPs(종종 내측광근과 슬괵근에 발생된)의 치료 후에만 의미가 있다.

허리 근육의 약화에 대한 적절한 재활 프로그램을 시작하기 전에 근약화에 대한 원인이 되는 mTrPs를 반드시 치료해야 한다. 이들은 복부 근육들에 전방부에서 있는 장요근과 요방형근에서 자주 나타나고, 후방부에 체간 심부 기립근(다열근, 회전근)에서 나타난다.

전이된 감각 증상

연관통(referred pain)은 전이되는 감각 증상의 가장 흔한 유형이다. 통증 이외에도, mTrPs는 전이되어지는 부위에서 압력 민감도의 증가 또는 감소 그리고 촉각장애(dysesthesias)(따끔거림, 무거운 감각, 무감각 또는 팔이 부은 느낌)와 같은 감각 증상을 일으킬 수 있다(Travell과 Simons 1999).

전이된 운동 증상

전이된 운동 증상들은 때때로 TrPs에 의해 영향을 받지 않는 근육에서 불수의적인, 깜박거림과 같이 근육 연축으로 관찰된다.

자율신경계 증상

MTrPs는 일반적으로 유발점이 있는 부위뿐만 아니라 연관통이 발생된 부위 모두에서 다양한 방식으로 확실한 자율신경계 증상을 일으킨다. 이것은 교감신경계 반사 반응(sympathetic nervous system reflex responses)으로 해석된다(Dejung 2009).

이것들의 예는 다음과 같다(Dejung 2009, Fischer와 Chang 1986, Gröbli 1997, Haddad 등 2012, Travell과 Simons 1999, Zhang 등 2009):

- 국소적 혈관수축의 결과로 인한 창백한 피부
- 활성 mTrPs 주변 피부 온도의 증가(Fischer와 Chang 1986, Simons 1988) 또는 감소(Haddad 등 2012)
- MTrP에 의한 연관통 발생 부위에 피부온도 증가나 감소.
- 통증 부위나 연관통 부위 모두에 땀 분비의 증가
- 연관통 발생 부위에 피부 영양 변화(trophic changes)(예를 들면, 수근관증후군의 결과로 인해 위성 TrPs [satellite TrPs]가 발생할 수 있다.)
- 눈물 분비의 증가
- 입모(pilomotor) 효과(예를 들면, 승모근의 횡섬유 부위에 발생된 mTrP는 팔을 따라 소름을 돋게(goose bumps)하고 떨리는(shudder) 현상을 일으킬 수 있다.
- 구역질(mausea)
- 어지러움(dizziness)
- 수면 장애
- 이명(tinnitus)
- 만성 통증(교감신경계의 활동은 만성 통증의 발달과 지속에 대한 근본적인 역할을 한다.)

요약

유발점에 임상적 양상

활성 mTrPs의 다양한 증상들은 연속적으로 일어날 수 있는데, 대부분은 통증이다. 환자들은 대개 급성 또는 만성 통증 문제로 의사나 물리치료사에게 오게 된다. 그러나 운동 시스템의 기능장애(이동성의 제한, 근약화와 협응장애) 그리고 자율신경계의 자극(혈관 운동장애, 땀 그리고 수면장애) 또한 결과적으로 활성 TrPs로 발전할 수 있다.

활성 mTrPs과 연관된 근막의 장애로 인해 기인한 모든 증상들을 합하여 "근막 증후군(myofascial syndrome)"(3.3장)이라 칭한다.

2.1.2 근막 통증유발점의 진단

Diagnosis of Myofascial Trigger Points

다른 원인에 의한 신경근골격계의 장애와 연관된 활성 mTrP에 의해 발생되는 기능적 제한과 통증을 감별하기 위해서는 명확하게 정의하고, 신뢰할 수 있으며 임상적으로 실현 가능한 진단 기준이 필요하다.

기본적으로 유발점(2.1.1장)에 의해 발생될 수 있는 모든 증상은 활동성 mTrPs가 존재할 수 있음을 의미한다. 따라서 mTrP의 임상적 특성에 대한 전체 목록은 mTrPs에 대한 가능성 있는 임상적 진단 기준이 된다. 그러나 모든 임상적 양상이 모든 mTrP에서 나타나지는 않는다.

임상적 진단 기준

특이도와 타당도

정의에 따르면, 환자의 증상이 한 지점에 압력을 가할 때 증상을 다시 재현시킬 수 있다면 이것은 활동성 TrP라 할 수 있다.

따라서, 임상적 진단 기준에서 "증상의 재현"은 특이적(specific)이고 100% 타당하다고 한다.

"운동 범위의 제한"이나 "고유수용감각 장애"와 같은 다른 임상적 특성들은 덜 구체적이고 타당성이 낮다: 그들은 mTrPs에 의해 확실하게 유발되지 않으며 모든 유발점에서 나타나지는 않는다.

표준 기준

현재 어떤 기준이 mTrP를 임상적으로 정의할 수 있는지에 대해선 아직 일반적인 합의가 이루어지지 않았다(Myburgh 등 2008, Tough 등 2006, Travell과 Simons 1999). 따라서 현재까지 이루어진 모든 과학적 연구들에서 mTrP의 진단에 사용되는 기준과 조사 절차를 반드시 명시하고 설명할 필요가 있다.

필수 및 보완 기준

일상적인 임상 현장에서는 활동성 mTrP을 진단하고 감별하는 데 필요한 주된 기준은 필요하고 도움이 된다. 이러한 필수 기준("반드시" 필요한 기준)은 일상 생활에서 구체적이고 타당해야 하며 신뢰할 수 있으며 다루기 쉬워야 한다. 보완 기준은 진단을 확인하는 데 필요하지만 활동성 mTrP(▶ 표 2.2)를 진단하는 데는 필수적이지는 않다.

필수 진단 기준

연관된 특이도, 타당도 그리고 신뢰도에 대한 연구와 Travell과 Simons(1999)가 제시한 것을 반드시 참고해야 하며, 활동성 mTrPs의 촉진에 의한 진단 방법에 대한 다음의 세 가지 기본 기준을 실제 임상에서 실험해 보는 기회를 가져야 한다;

표 2.2 활동성 근막유발점의 임상적 진단 기준 (Travell과 Simons 1999)

필수 진단 기준	
(1)	단단한 띠
(2)	단단한 띠 내에 최대 유발점이 있다.
(3)	통증 인지 기계적 자극에 의해 증상이 재현된다 (압박, 신장 또는 침자극)
보완적 진단 기준	
•	연관통 또는 다른 부위로 전이되는 증상 (감각, 운동 또는 자율신경계)
•	결절: 근육의 단단한 띠 내에 조직의 비후 또는 국소적, 부종성 팽윤
•	국소적 연축 반응
•	근육의 신장 시에 증상 재현
•	근육의 수축에 의해 증상 재현
•	근위축 없는 근 약화
•	협응 능력 손상을 가진 고유수용감각 장애
•	자율신경계 증상

- **단단한 띠**: 활동성 mTrP가 의심되는 근육의 섬유 방향에 수직으로 촉진하면, 수축된 근육 섬유 다발을 찾을 수 있다(▶ 그림 4.10~▶ 그림 4.12). 때로는 실제 단단한 띠와 생리학적으로 단단해진 근육 섬유 다발을 구별하기는 어려운데, 이러한 예는 흉최장근(longissimus thoracic)에서 일어날 수 있다. 회전근이나 다열근, 방형근과 같이 심부에 위치한 근육이나 비만 환자에서 단단한 띠의 식별은 어렵거나 거의 불가능할 수 있다.
- **최대 압통 지점**: 형성된 단단한 띠를 따라가면 최고로 심한 유발점을 발견할 수 있다. 필요한 경우, 압력에 대한 민감도는 압통측정기(dolorimeter)를 사용하여 객관적으로 측정될 수 있다. 다양한 연구에서 유발점을 결정하는 데 압통측정기가 우수한 신뢰도와 타당도가 있음이 검증되었다(Fischer 1987, Bocker 등 1995, Hong과 Simons 1998).
- **증상의 재현(통증 인지)**: 만약 환자가 통증과 촉각 장애와 같은 일반적인 증상이 있다면, 이는 기계적 자극(손가락 압력 또는 바늘)에 의해 최대 압통 부위를 찾을 수 있고, 활동성 mTrP의 진단이 확인된 것으로 간주한다. 다른 활

동성 mTrPs가 통증을 생성하는 데 기여하는 경우에는 통증의 재현이 불완전하게 나타날 수도 있다(복합 통증 패턴).

주요내용

활동성 mTrP는 환자의 일반적인 통증이나 국소적 또는 전이되어 나타나고, 근육의 단단한 띠 내에서 국소적인 최대 압통 지점을 명확하게 일으킨다.

보완 기준

다음은 일반적으로 볼 수 있는 확인을 위한 기준이다:

- **방사통이나 기타 전이되는 증상**: 연관통이나 촉각장애와 같은 전이성 감각 증상들은 매우 흔하다. 전이되는 운동 증상들은 아주 드물게 발생한다.
- **조직의 비후(결절)**: 단단한 띠 내에 국소적인 부종성 팽윤이나 조직의 비후; 통증의 만성 단계, 유발점의 주변은 결합 조직에 의해 싸여 있을 수 있으며, 이러한 결합 조직 결절이 만져질 수 있다.
- **국소적 연축 반응(local twitch response; LTR)**: 단단한 띠의 번개같이 – 빠른 수축은 시각적으로나 촉진을 통해 느낄 수 있다. LTR은 mTrP에 특이적이고 명확한 임상적 징후이지만, 모든 mTrP에서 유발되지 않을 수 있다. 이것은 오히려 드물며, 단지 손가락 촉진 시에만 LTR을 일으킬 수 있다. 만약 mTrP를 직접 관통하기 위해 건침(dry needling)을 사용하는 경우 일정한 LTR을 유발할 수 있다. 이는 진단적으로나(mTrP를 명확하게 식별) 치료적으로(mTrP를 관통하여 비활성화시킨다) 모두 가치가 있다. 어떻게 LTR이 일어나는지에 대해서는 아직 해명되지 않았다. 동물 연구에 따르면 LTR은 피질에 영향을 주지 않고 나타나는 현상이다(Hong과 Torigoe 1994). Hong과 Torigoe(1994)는 LTR이 척추 반사 반응에 의한 것일 수 있다고 가정하였다. 그러나 이것은 해부학적 관점에 근거를 두어서는 사실일 수 없다: α–운동신경원은 단일 근육 섬유다발에만 지배하지는 않는다, 항상 여러 개 심지어 수백 개의 근육 섬유를 지배한다(운동 단위와 ▶ 그림 2.20 참고). 척추 반사(여기서 원심성 섬유는 α–운동신경원으로 구성)에서는 단일 근섬유 다발에 국소적 연축(local twitch)을 일으킬 수 없으며; 척추 반사에서는 운동 단위(motor unit)(많다는 의미)에 포함된 모든 근섬유들을 활성화시킨다. Mense(구두 전달 2015)는 근육의 막에 국소적 손상이 과민성의 증가를 일으킬 수 있다고 가정하였고, 따라서 활동 전위가 촉진이나 바늘 삽입과 같은 기계적 자극에 의해 유발되고, 연관된 근육 섬유 다발에서 LTR가 발생된다. LTR은 심한 통증이 예상하지 않은 자극에 의해 유발될 경우 발생되는 불수의적 전신 경련을 의미하는 "점프 징후(jump sign)"와 감별되어야 한다. 점프 징후는 비특이적이며, LTR과는 다르게 신경, 관절 또는 인대와 같은 비근막성 구조가 자극될 때에도 발생할 수 있다.
- **근육을 신장 시 증상이 재현**: 만약 움직임의 끝 범위에서 통증이 생긴다면, 이것은 늘어난 근육군 안에 활동성 mTrPs가 있을 가능성이 있다는 것을 의미한다. 문제가 있는 근육은 이후에 활동성 mTrP가 존재하는가에 대해 세 가지 필수 기준을 이용하여 철저히 검사해야 한다.

주요내용

끝 범위에서의 통증이 있는 제한된 ROM은 흔히 신장된 근육군에 mTrPs의 존재함을 의미한다.

- **근수축에 의해 증상이 재현**: 가해지는 저항에 대항하여 등척성 수축을 할 때 환자가 알고 있는 증상이 재현된다면, 그 다음에 이 근육군은 세 가지의 필수 진단 기준을 이용하여 활동성 mTrPs의 존재 여부를 검사해야 한다.
- **원발성 근위축이 없는 근약화**: 근력의 감소와 갑작스런 피로는 활동성 mTrPs에 의해 발생되는 일반적인 증상이다(Travell과 Simons 1999).
- **고유수용감각 장애**: 쥐기 민첩성(grasping dexterity)의 소실과 불안정한 보행 또는 반복적인 발목 회외 손상은 유발점으로 인해 유발된 협응장애의 가능성을 의미한다(▶ 표 2.1). 문제가 있는 근육들은 세 가지 필수 진단 기준을 사용하여 특별한 검사를 받아야 한다.
- **자율신경계 증상**: 발한과 현기증, 붉어지거나 창백해지는 것과 같은 자율신경계 증상들이 병력에서 확인되거나, 도수치료 과정에서 발생하는 경우에는 mTrPs에 의해 자주 발생한다. 명확한 진단을 하기 위해서는 세 가지 필수 진단 기준을 확인할 필요가 있다.

언급한 임상적 진단 기준은 활동성 mTrPs를 확인하는 데 적절하다. 잠복성 mTrP는 필수 기준이 부족하다는 점에서 활동성 mTrPs와는 다르며, "증상 재현(reproduction of symptoms)" 모든 다른 기준들이 잠복성 mTrPs에서도 발생할 수 있다.

활동성 mTrPs가 임상적 진단 기준에 의해 평가되고, 실험적 치료가 성공할 경우 환자가 설명한 증상들은 근막성이다(근막 통증 증후군). 활동성 mTrP가 발견되지 않는 경우는, 통증에 대한 또 다른 원인이 있는 것이다(4장 참고, 자세한 내용은 근막성 통증의 진단 참고).

신뢰도

검사자간 신뢰도

도수적 촉진은 mTrP를 식별하는 데 가장 간단하고 일반적으로 사용하는 방법이다. 다양한 연구에서 유발점 촉진의 신뢰도를 연구하였고, mTrP를 식별하는 검사자간 신뢰도가 크게 다르며 검사자의 지식과 경험에 따라 달라짐을 보여주었다. 즉, k-값은 연구들에 따라 매우 가변적이며, 훈련되지 않은 또는 경험이 없는 검사자(Lucas 등 2009, Nice 등 1992, Wolfe 등 1992)에서는 좋지 않은 재현성(k=0.35)을 보였고, 특별히 훈련되고 숙련된 검사자에서는 중간 수준(Hsieh 등 2000, Nijoo 등 1994)에서 높은 수준까지의 재현성(k=0.8)을 보였다(Bron 등 2007, Gerwin 등 1997, Licht 등 2007, Myburg 등 2011, Sciotti 등 2001). (Kappa 값 [k-값]은 한 검사자가 반복된 실험을 할 때의 일관성과 확률에 대한 보정 후 다른 검사자 간에 일관성을 통계적으로 측정한 값이다 [Patjin 2002].)

Gerwin 등(1997)에 연구에서, 임상적 진단 기준인 "단단한 띠", "최대 유발점", "증상의 재현" 평가에 대해 서로 다른 검사자들이 85%와 95% 사이에서 동의하였다(▶그림 2.6). "국소 연축 반응"과 같은 다른 진단 기준은 다소 낮은 수준의 신뢰성 일치도를 나타냈다(▶그림 2.6). Licht 등(2007)은 상승모근의 예를 사용하여 mTrP가 비정상적으로 높은 검사자간 신뢰도를 확인하였다. Sciotti 등(2001)은 검사한 근육 내에서 mTrP의 정확한 위치가 신뢰할 수 있음을 입증하였다. 이제는 다음의 두 가지 조건이 충족되는 경우에만 검사자간 신뢰도를 높일 수 있다는 데 동의하고 있다(Bron 등 2007, Gerwin 등 1997, Hsieh 등 2000, Licht 등 2007, Myburgh 등 2011, Sciotti 등 2001, Timmermans 2006, 2014):

- 평가하는 모든 검사자들은 반드시 구체적으로 지시되어야 하며 검사에서 사용할 명확하게 정의된 기준을 정확히 알아야 한다.
- 평가하는 모든 검사자는 반드시 촉진에 대한 경험이 있어야 하며, 이는 활동성 mTrP 진단에 대한 교육을 받아야 한다는 의미이다.

주요내용

다른 검사자(예를 들면, 의사와 임상 물리치료사)들이 적절하게 교육되고 촉진에 대한 훈련을 받은 경우, 같은 환자에 같은 근육에서 MTrPs를 식별할 때 높은 수준의 동의(agreement) 수준과 신뢰도를 가질 수 있다.

양측 내측광근에 활동성 mTrPs가 있는 27명(일부는 슬관절 통증이 있고 일부는 없는)의 대상자가 참여한 Heitkamp 등(2014)의 연구에서, 교육받거나 숙련된 검사자들이 총 54개 검사 근육들을 검사한 기록에서 5개의 양성 소견이 진단되었고 kappa 값은 1(우수한 동질성)이었다.

이 검사자간 신뢰도는 압력 유발 검사("증상의 재현")를 기준으로 확실하게 우수한 결과이며 주목할 만하다(Gerwin 등 1997, k=0.79–1; Heitkamp 등 2014, k=1; Bianchi 등 2015, k=–0.04–0.64). 이것은 "단단한 띠"(Gerwin 등 1997, k=0.4–0.46; Heitkamp 등 2014, k=0.2; Bianchi 등 2015, k-value 등의 높은 유병율 결과로는 결정할 수 없다)나 "최대 유발점 부위"(Gerwin 등 1997, k=0.48–1; Heitkamp 등 2014, k=0.57; Bianchi 등 2015, k=0.04–0.50) 등과 같은 촉진에 기초한 기준과는 대조적이다. 향후 측정자간 신뢰도에 대한 연구들은 반드시 이러한 이전에 경험들을 고려해야 한다. 또한 다음에 근막 유발점에 임상적 진단의 확장된 개념 단원에 제시한 정보를 참고하라.

측정자간 신뢰도

측정자간 신뢰도가 높은 것으로 확인되었다고 측정자 내 신뢰도도 좋을 것이라고 말할 수는 없다(측정자간 신뢰도는 동일한 검사자가 시간 간격을 두고 동일한 환자에 동일한 근육에서 TrPs를 찾으려고 할 때 mTrPs를 진단하는 신

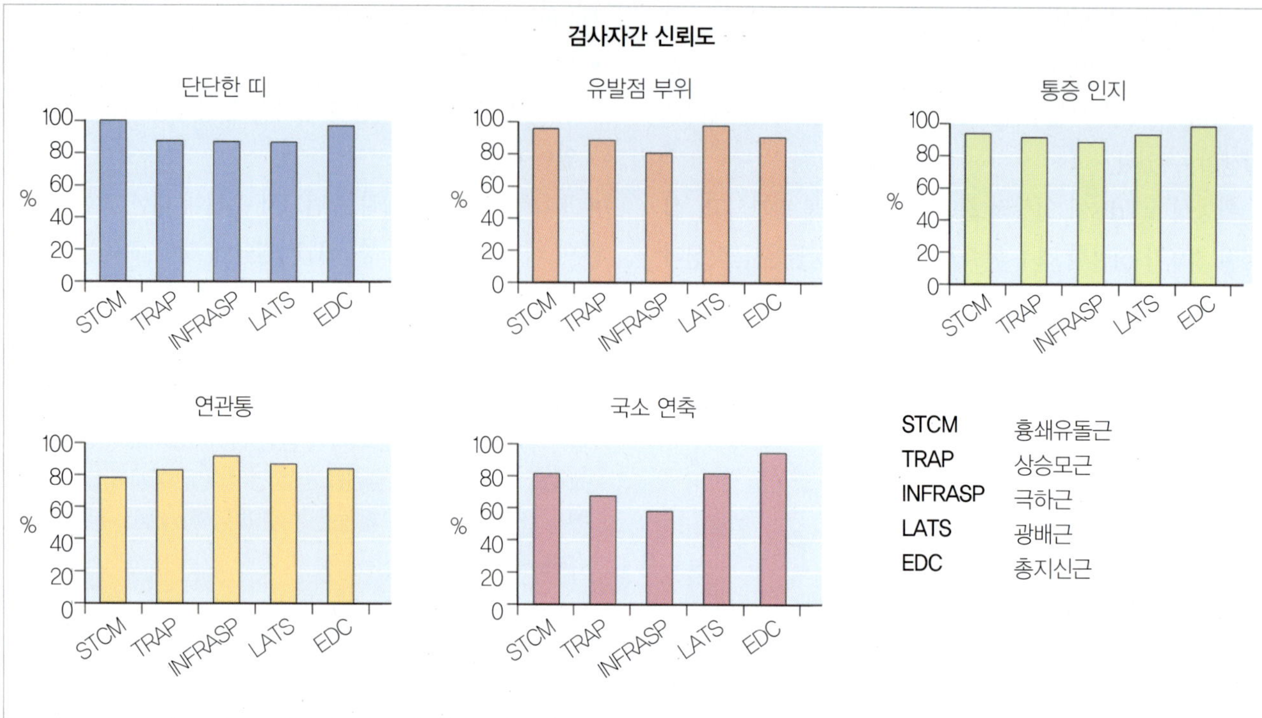

그림 2.6 검사자간 신뢰도. 다양한 수준의 일치도를 보이는 다른 검사자들에 의해 검사된 각 근육들에 있는 mTrPs의 단일 임상 특성. 가장 신뢰할 수 있는 것은 mTrP에 대한 세 가지 필수 진단 기준이다(Gerwin 등 1997).

뢰도를 말한다). Al-Shenquiti 등(2005)과 Barbero 등(2012)의 연구에서 이러한 가정을 확인되었고 양호(good)에서 우수(excellent) 수준의 검사–재검사 신뢰도를 보여주었다.

mTrP에 대한 임상적 진단 기준은 활동성 mTrP를 비활성화시키기 위해 시행하는 치료적 조치들의 효과를 모니터링하는 데도 또한 적합하다. 다음의 진단 기준의 변화는 치료 과정과 치료 전후의 상태를 비교하는 데도 사용될 수 있다(4.2.5장 재평가 부분을 참고):

- 단단한 띠의 긴장 상태
- mTrP의 국소적 압통
- 통증 인식이나 보완적 기준을 유발하는 데 필요한 압력 강도
- 이동성(mobility)의 개선
- 근력과 협응 수준의 개선

근막 통증유발점의 임상 진단에 대한 확장된 고려 사항

이 단원에서의 설명들은 매우 구체적이며 정교한 것으로 쉽게 오해될 수 있다. 그들은 유발점의 진단에 대한 지식과 임상적인 경험을 이미 가지고 있거나 과학적 연구를 수행하고자 하는 독자들을 일차적으로 대상으로 한다.

임상적 진단 기준과 그 분류에 대한 선행된 논의들은 Travell과 Simons(1999)과 유발점 치료의 강사로서 수년간의 교육 경험을 기반으로 하고 있다. 그들은 실제로 광범위하게 자신을 입증했다.

그러나 때때로 단단한 띠를 식별하기가 어렵거나 불가능할 때도 있다. 생리학적으로 단단해진 근육 코드(muscle cord)와 근육의 단단한 띠를 서로 구별하는 것은 어려울 수 있고, 흉최장근(longissimus thoracis)과 전거근에서 흔히 볼 수 있으며 또한 검사하는 근육이 다른 근육(종종 더 긴장되어 있는) 또는 비만 환자의 지방 조직들에 덮여 있는 매우 깊은 곳에 위치하고 있을 수 있다. 이로 인해 깊은 부위에 있는 근육 조직에서 단단한 띠를 구별하는 것이 불가능하게 될 수 있다(극상근, 전거근, 중둔근, 소둔근, 이상근, 상쌍자근(superior gemellus), 하쌍자근, 외폐쇄근(obturator internus), 내폐쇄근, 후경근, 족저방형근(quadratus plantae) 그리고 회전근과 다열근, 척추기립근과 대후두직근(rectus capitis posterior major), 소후두직근 등에서 나타날 수 있다). 덮고 있는 근육 아래에 부드러운 근육층이

표 2.3. 활동성 근막 통증유발점의 임상적 진단 기준(새로운 분류)

필수 기준("Must" criterion)	• **기계적 자극**(압력, 스트레칭 또는 바늘 자극)에 의해 증상의 재현(통증 인지)
안내 기준(Guiding criteria)	• **단단한 띠** • 단단한 띠 안에 **유발점** • **결절:** 단단한 띠 안에 조직의 비후 또는 국소, 부종성 팽윤
확인 기준(Confirmatory criteria)	• **연관통**이나 기타 전이성 증상(감각, 운동 또는 자율신경계) • **국소적 연축 반응**
보완 또는 참고 기준 (Supplementary or reference criteria)	• **근육의 신장 시 증상이 재현** • **근수축 시에 증상이 재현** • **근위축 없는 근력 약화** • **협응장애/운동조절장애** • **자율신경계 증상**

있는 경우, 종종 덮고 있는 근육에 있는 단단한 띠를 식별하기는 어려운데 그 이유는 그 근육 밑에 딱딱한 부분이 없기 때문이다(예를 들면, 복근과 대둔근). 따라서 이러한 경우 활동성 mTrPs의 진단에 필수적인 기준 중 하나는 안정적으로 충족될 수 있으나 만족스러운 상황은 아니다.

임상적 진단을 명확히 하는 과제가 있다:

- 유발점이 존재하는지 여부.
- TrPs가 활동성 상태인지 잠복성인지 여부(잠복성 TrPs는 "필수" 기준과, "증상의 재현"을 제외한 모든 기준들을 나타낼 수 있다).
- 어떤 조직에 TrP가 발생되었는지(근막, 건, 인대, 또는 골막).

실제로 임상에서 사용되는 평가과정과 연관이 있고 활동성 mTrP를 가장 적절히 찾아내는 과정을 도와주는 진단적 기준 분류를 찾는 것이 바람직하다. 임상적인 치료와 교육적 관점 모두에서 현재의 분류 체계와 현상학적 측면에서 지지되는 활동성 mTrPs를 식별하는 데 사용되는 임상적 진단 기준이 되는 새로운 분류 시스템에 대해 검토하고 논의하는 것이 현 시점에서 적절해 보인다(▶ 표 2.3). 일상적인 임상에서 병력과 기능 검사(전반적인 개요 검사)가 촉진 검사(상세한 검사)(4.2장)에 앞서서 이루어진다는 점에 유의해야 한다.

필수 기준

- **증상의 재현**(**통증 인지**, **pain recognition**): 현상학적(phenomenologic) 관점에서, 활동성 유발점을 식별하기 위해 충족되어야 하는 단 하나의 기준이 있다: 그 하나는 압력이나 스트레칭 또는 바늘 자극(needling)을 이용한 유발점의 기계적 자극에 의해 환자의 증상(일반적으로 통증)이 재현될 수 있어야 한다.

이러한 기준이 충족된다면, 그때 활동성 유발점은 의심할 여지없이 존재하는 것이다. 활동성 유발점에 대한 의문이 남아 있지만, 어떤 구조물에 유발점이 위치하고 있는지, 그리고 이와 연관하여, 이것은 근막, 인대, 건 또는 골막 유발점으로 분류되어야 한다. 활동성 유발점이 단단한 띠 안에서 발견된다거나 LTR을 유발하게 될 수 있는 경우 이것은 근막성 TrP이다. 마찬가지로, 근육의 능동적인 수축을 하는 중에 TrP가 수축하는 기질(substrate) 내에 발생되는 것을 알 수 있게 되면 이것은 근막성 TrP이다. 깊은 조직에 발생된 활동성 TrP가 자극되는 경우, 이러한 구조-특이적 분류(structure-specific classification)는 종종 결정적으로 적용될 수는 없다.

안내 기준

촉진적(palpatory) 진단 작업을 하는 동안, 검사자는 세 가지 기준에 의해 안내를 한다:

- **단단한 띠**(**taut band**): 첫째, 해부학적 특성을 이해한다면, 치료사는 근섬유의 방향에 수직으로 촉진하면서 긴장된 근육 다발을 찾을 수 있다. 환자의 증상을 재현시킬 수 있는 부위가 촉진하는 단단한 띠 내에 있는 경우는 구조-

특이적 분류(structure-specific classification)를 적용할 수 있다: 그 부위가 실질적인 근막성 TrP이다.

- 단단한 띠 안에서 **최대 압력 민감도(유발점)를 보이는 국소 지점**이 있다: 두 번째는 섬유의 방향을 따라 촉진하는 치료사는 최대로 압통이 심한 국소 지점을 식별하게 된다. 이러한 "핫스팟(hot spots)"이 기계적 자극(압박이나 바늘 자극)에 의해 환자의 증상을 재현시키는 경우, 이것을 활동성 TrP으로 구분한다. 만약 재현되지 않는다면 이것은 잠복성 TrP이다. 이와 동시에, 이러한 기준은 명확하게 공간적인 경계를 정할 수 없을 경우 "압통점(tender point)"(섬유근육통증후군, fibromyalgia syndrome)으로 구별할 수 있게 한다(4.3.5장).
- **결절**(**Nodule**): 만성 근막 문제인 경우, 검사자는 일반적으로 섬유 방향을 따라 촉진 시 단단한 띠 내에서 두꺼워진 조직의 결절(국소적, 결합 조직 또는 부종성 팽윤)을 찾게 된다. 이러한 두꺼워진 부위에 가해진 기계적 자극(압박, 바늘 자극)은 종종 환자의 증상을 재현시키고, 결국 활동성 mTrP이란 것을 식별하게 된다. 이러한 촉진성 "결절"은 이전에 "근경화증(myogelosis)이라 알려진 유발점 복합체이다".

이러한 세 가지 안내 기준은 활동성 mTrP의 임상적 식별을 위한 가장 직접적이고 신뢰할 수 있는 방법이다. 이것들은 촉진적 진단 업무를 하고 있는 치료사를 가이드하고 그들이 "환자의 증상 재현"에 대한 필수(must) 기준을 충족하는 수준으로 가장 빨리 갈 수 있도록 지도한다.

확인 기준

- **연관통** 또는 기타 전이성 증상(감각, 운동 또는 자율신경계): 만약 통증이나 기타 증상들이 특정 부위에서 방사되는 경우는, 항상 유발점이 존재한다. 그러나, 유발점이 방사통을 유발하지 않고 단지 국소적인 통증만을 일으키는 활동성 mTrP도 있는데, 종종 삼각근이나 회전근, 척추기립근의 다열근에서 발생된다:
  - 만약 동시에 "필수" 기준(증상의 재현)에도 충족되면 이것은 활동성 TrP(아닌 경우 잠복성 TrP)이다.
  - 만약 TrP가 단단한 띠 안에 있거나, LTR이 발생하는 경우, 이것은 구조-특이 분류로 근막성 TrP이라 할 수 있다.
- **국소 연축 반응**(**local twitch response**): 불수의적 연축 반응은 TrP가 있다는 것을 의미하며, 구조-특이 분류로 근막성 TrP이라는 것이 확실해진다:
  - 만약 동시에 "필수" 기준인 "증상의 재현"도 충족하게 되면 활동성 TrP(아니라면 잠복성 mTrP)이다.

보완 또는 참고 기준

여러 개의 추가적인 진단 기준이 있다면 활동성 mTrPs의 존재를 의미할 수 있다. 그러나 이것들은 모두 비특이적(TrP 대 비TrP, 잠복성 대 활동성 TrP, 그리고 근막이나 건등과 같은 범주와 연관된)이며, "필수", 안내 또는 확인 기준에서 보류된 경우에는 긍정적인 진단적 가치가 있다. 일반적인 개요 검사 내에서의 임상적 추론 과정에서, 다음에 보충적 기준은 일반적으로 촉진적 진단 작업(상세 검사)을 하는 부위에서 mTrPs에 대한 검색을 집중해야 한다:

- 근육 스트레칭 시에 증상이 재현
- 근육 수축에 의해 증상이 재현
- 근위축 없는 근육의 약화
- 협응장애/운동조절장애
- 자율신경계 증상

임상적 진단 기준에 대해 제안된 새로운 분류는 mTrPs의 촉진적 진단 검사를 더 수월하게 정의하게 한다.

임상적 진단의 관점에서:

- *활동성* 유발점은 "증상의 재현" 기준을 반드시 충족해야 한다.
- 활동성 유발점은 "증상의 재현" 기준에 추가하여 "단단한 띠" 또는 "국소적 연축 반응" 기준 중 하나를 반드시 충족해야 한다.
- *잠복성* 유발점은:
  - "증상의 재현" 기준을 절대 충족해서는 안 된다.
  - "단단한 띠" 기준과/또는 "국소적 연축 반응" 기준을 반드시 충족해야 한다.
  - 추가하여 "유발점", "결절" 또는 "연관통"이라는 기준 중 적어도 하나를 충족해야 한다.

새롭게 제안된 임상적 진단 기준 분류는 mTrPs(Bianchi

등 2015, Heitkamp 등 2014) 진단에 대한 검사자간 신뢰도의 최신 연구 결과들로 제시되었고, mTrPs의 임상적 진단 영역에서 종종 혼란을 일으키는 부분에 있어 명확성을 제공하는 데 도움이 될 수 있었다. 임상적 진단 기준을 명확하게 분류하였다는 이유로, 이것은 얻을 수 있는 최상의 임상-연관 결과들을 얻을 수 있게 되었다 - 임상적 일상 수행과 향후 과학적 연구 영역에서 모두. 이것은 "필수" 기준, "증상의 재현"에 대한 오래된 연구(Gerwin 등 1997, k=0.79-1)와 가장 최근의 연구(Heitkamp 등 k=1; Bianchi 등 2015, k=-0.04 - 0.64)에서 모두 가장 높은 검사자간 신뢰도 값을 보였기 때문이다. 이것은 "단단한 띠"와 같은 기준과 명확한 대조가 된다(Gerwin 등 1997, k=0.4 - 0.46; Heitkamp 등 2014, k=0.2, PABAK[prevalence-adjusted and bias-adjusted kappa value, 보정된 유병률과 편향-보정 kappa 값]=0.58; Bianchi 등(2015)은 높은 유병율로 인해 k-값을 알아내지 못하였다) 그리고 "압통점(spot tenderness)"(Gerwin 등 1997, k=0.48 - 1; Heitkamp 등 2014, k=0.57 [PABAK=0.70]; Bianchi 등 2015, k=-0.04 - 0.50). MTrPs의 임상적 진단 조사에서, 다른 도수치료적 과정의 임상적 진단 작업에서와 동일한 현상이 발생하였다: 촉진적 통증-유발 검사에 의한 진단은 통증-유발 없는 촉진적 진단 검사보다 더 우수하다. 특정 관절에 대한 도수치료적 진단 검사에 대한 자세한 내용은 Conradi와 Smolenski(2005), Hestboek와 Leboeuf-Yde(2000), Stochkendahl 등(2007), van der Wurff 등(2000)의 연구를 더 참고하라. 신경/신경역동학적 기계적 민감성(neurodynamic mechanosensitivity)에 대해서는, Schmid 등(2009)을 참고하고 또한 "신경 구조물의 촉진과 도수적 자극(Palpation and Manual Stimulation of Neural Structures)"과 비교해 본다. 따라서 mTrPs의 진단은 반드시 촉진 자극의 의한 통증에 의해 얻어진 기준에 일차적으로 의존해야 하고("증상의 재현"과 "연관통"); 통증 자극없이 촉진에 의해 얻은 기준("단단한 띠"와 "결절")은 보완과 확인을 위한 역할을 한다.

용어를 명확히 하고 구별하기 위해, "활성화" 또는 "잠복성" 유발점 그리고 "근막성" 또는 "비근막상" 유발점이란 용어를 임상적 특성을 구성할 때(▶ 표 2.4) 사용되는 어휘장(word-field) 분석 형태로도 나타낼 수 있다.

2.2 병리생리학

Pathophysiology

2.2.1 의학적 검사 방법

Medical Examination Methods

영상 절차

MTrP는 방사선 사진이나 일상적으로 수행되는 초음파, CT 또는 MRI와 같은 영상 진찰 절차를 사용하여 시각화할 수 없다.

그러나 특수 초음파 장치와 진동 탄성초음파영상(sono-elastography)과 같은 방법을 통해, 실시간으로 단단한 띠(Shankar와 Reddy 2011, Shankar와 Cummings 2013)와 mTrPs 부근의 조직 변화를 시각화할 수 있었다(Ballyns 등 2011, Sikdar 등 2008, 2009, Turo 등 2013). 이 기술을 이용한 결과, mTrP는 11~16mm^{2}의 단면적을 가진 한 점의 타원형 모양을 한 고에코(hyperechoic) 영역으로 설명되었다(Sikdar 등 2008, Sikdar 등 2009).

임상 검사

임상적 검사는 기본적으로 실시하나, mTrps의 존재 여부를 알아내지는 못한다.

근전도

근육이 활동적이지 못한 경우, 표면 EMG는 mTrP가 있어도 침묵하는 상태로 유지된다. 바늘형 EMG 전극으로 근육 깊은 부위에 있는 조직에 적용한다면 mTrP의 중심부에서 발생되는 변화된 전기적 전위 패턴을 명확히 알 수 있다. 1957년 초반, Weeks와 Travell은 mTrP(Weeks와 Travell 1957)에서 특정한 EMG 활동이 일어난다는 것을 처음으로 보고하였다. 그 이후로부터 mTrPs는 전기적 진단 방법(Hubbard와 Berkoff 1993, Hong과 Torigoe 1994, McNulty 1994)으로 반복적으로 연구되었다. 모든 검사들은 작은 진폭의 고주파 전위가 잠복성과 활동성 mTrPs 모두에서 발생되고 이것은 건강한 근육 조직(▶ 그림 2.7)에서 나오는 EMG 전위와는 크게 다르다는 것을 보여주었다.

측정된 EMG 활동의 평균값은 잠복성 mTrPs(▶ 그림

표 2.4 어휘 분석

	유발점				활동성 유발점(통증과 연관된)	
	활동성(active)		잠복성(latent)		근막성(인대, 골막 등)	비근막성(인대, 골막 등)
임상 양상	통증	기능장애	통증	기능장애		
증상의 재현	항상 (always)	때때로(약하게)	전혀 없음 (never)	전혀 없음	항상	항상
단단한 띠 (taut band)	발생 가능 (possible)	발생 가능	발생 가능	발생 가능	항상	전혀 없음
최대 압통	항상	항상	항상	항상	항상	항상
단단한 띠 내에 결절 (nodule)	때때로 (sometimes)	때때로	때때로	때때로	때때로	전혀 없음
연관통(pain)	가끔 (often)	발생 가능	가끔	발생 가능	가끔	가끔
국소 연축 반응						
• 도수적 자극 시	드물다 (rare)	드물다	드물다	드물다	드물다	전혀 없음
• 바늘 자극 시	가끔	가끔	가끔	가끔	가끔	전혀 없음
증상의 재현						
• 근 신장에 의해	가끔	발생 가능	전혀 없음	전혀 없음	가끔	발생 가능
• 근 수축에 의해	가끔	발생 가능	전혀 없음	전혀 없음	가끔	발생 가능
근 위축 없는 근약화	발생 가능	가끔	전혀 없음	전혀 없음	발생 가능	발생 가능
협응 장애	발생 가능	가끔	전혀 없음	전혀 없음	발생 가능	발생 가능
자율신경계 증상	발생 가능	때때로 (occasionally)	전혀 없음	전혀 없음	발생 가능	발생 가능

2.8)보다 활동성 mTrPs(▶ 그림 2.7)에서 명확하게 더 컸다.

이러한 mTrP에 대한 전형적인 EMG 신호의 해석은 아직도 논란이 있다. Hubbard와 Berkoff(1993)는 신호가 교감신경적으로 유도된 추내근섬유의 수축에서 비롯되었고, 결국 근방추의 오작동(근방추 가설)에 의한 결과라는 가설을 제안하였다. 그러나 오늘날 많은 연구자들은 신호가 mTrPs의 중심부에서 비정상적으로 높은 주파수와 진폭으로 발생된 소형 종판전위로 구성된다는 가설을 선호하고 있다(Simons 등 1995). 따라서 그들은 기능장애를 보이는 운동 종판(motor endplates) 징후(Simons의 종판설)로 변화된 EMG 신호를 보인다고 해석하였다.

주요내용

MTrP의 EMG 신호는 특징적으로 변화된다.

2.2.2 조직학적 검사

Histological Examination

MTrP의 병리생리를 이해하기 위한 전제 조건은 생리학적 관계에 대한 지식이다. 골격근의 구조와 기능은 – 유발점의 병리학적 이해 그리고 유발점 치료의 효과와 연관된 범위 내에서(5.2장) – 다음과 같다. 그 후에, mTrP의 조직병리학적 특성을 제시하였고 논의되었다.

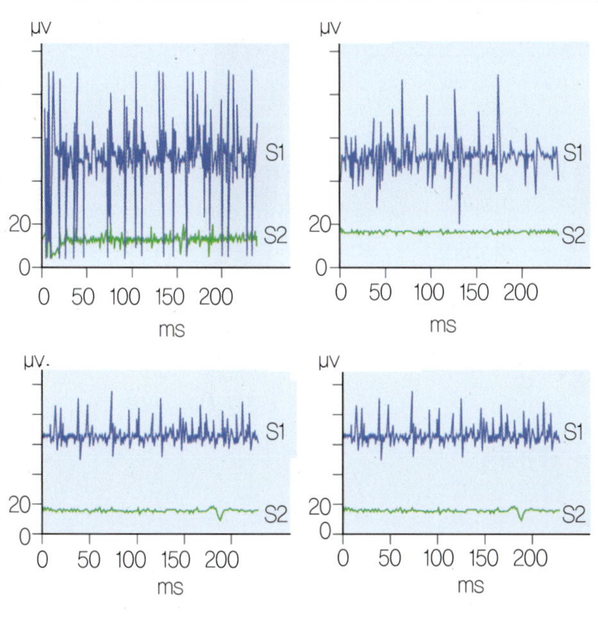

그림 2.7 네 명의 환자에서 상승모근 활성 유발점(S1)과 유발점에서 1cm 떨어진 같은 근육의 비민감점(S2)에서의 자발성 EMG 활성(Hubbard와 Berkoff 1993).

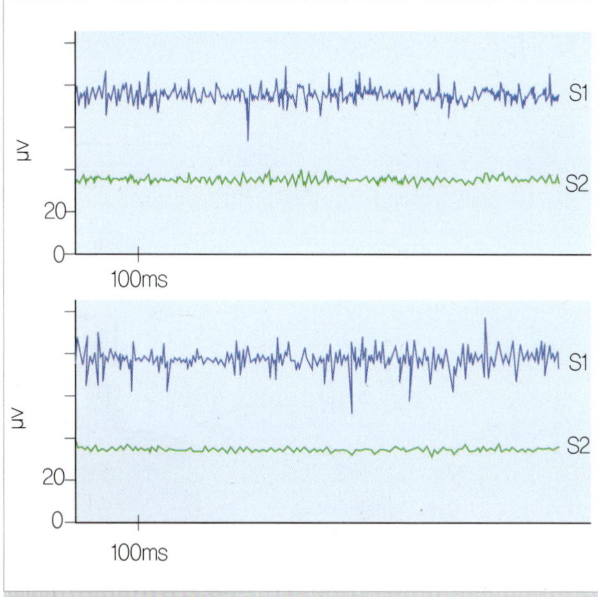

그림 2.8 두 명의 상승모근 잠복성 유발점(S1)과 유발점에서 1cm 떨어진 같은 근육의 비민감점(S2)에서의 자발성 EMG 활동(Hubbard와 Berkoff 1993).

생리학적 상태

골격근의 구조

횡문 골격근의 구조에 대한 개요(▶ 그림 2.9)는 다음과 같다:

- 각 근육들은 근막(**근상막, epimysium**)으로 둘러싸여 있다. 이 팽팽한 결합 조직의 구조물은 주변의 조직들을 분리하는 동시에 이것들을 연결한다.
- 전체 근육은 **근섬유 다발**(**bundles**)이나 근다발(fascicles)(삶은 쇠고기의 "섬유들")로 구획화되어 있으며, 성인의 경우 약 250개의 단일 근육 섬유들(근육 세포)로 구성되고, 근육 섬유 묶음 자체는 결합조직층(**근외막, perimysium**)으로 둘러싸여 있다.
- 개별 **근육 섬유**(근육 세포)의 길이는 20cm 이상(보통 10cm 미만)이고 두께는 20~100μm이며 섬세한 결합 조직층인 **근내막**(**endomysium**)으로 둘러싸여 있다.
- 개별 근육 세포는 1000~2000개의 **근세섬유**(**myofibrils**)로 구성되며, 그 근필라멘트(myofila-ments)(마이오신과 액틴 필라멘트) 덕분에 근육 세포가 능동적으로 수축할 수 있다.

주요내용

근섬유와 근육 결합 조직은 골격근에서 서로 단단하게 결합되어 있다. 근막 단위로서 이것들은 기능적 집단을 형성한다.

근육 결합 조직

결합 조직 구조는 서로 다른 계층적 수준(hierarchical levels)에서 근육의 필수적 구성 요소이다. 근육 결합 조직은 윤활집(sheaths)의 형태로 배열되어 있다. 근육은 전체적으로, 근육-섬유 다발과 각 개별 근육 섬유들은 결합 조직으로 둘러싸여 있다(▶ 그림 2.9). 이러한 근막성 구조는 세포외 기질(extracellular matrix, ECM)이라고도 하며, 여기에는 근내막(endomysium), 근외막(perimysium) 그리고 근상막(epimysium)이 포함된다. 이것들은 십자 모양(가위 격자와 같은)과 탄성 그물망(meshworks) 형태로 이어진 콜라겐 섬유로 구성되어, 근육에 필요한 안정성(stability)과 탄력성(elasticity)을 제공한다. 근육을 기시부와 정지부(Hill의 근육 모델, ▶ 그림 5.11)를 연결하는 기능적 단위로 본다면, 건과 편평한 근막 구조(예: 흉요근막 및 장경대)는 힘의 전달과 에너지 저장에 사용되는 기능을 제공하고 근육 결합조직의 확장된 개념도 포함한다.

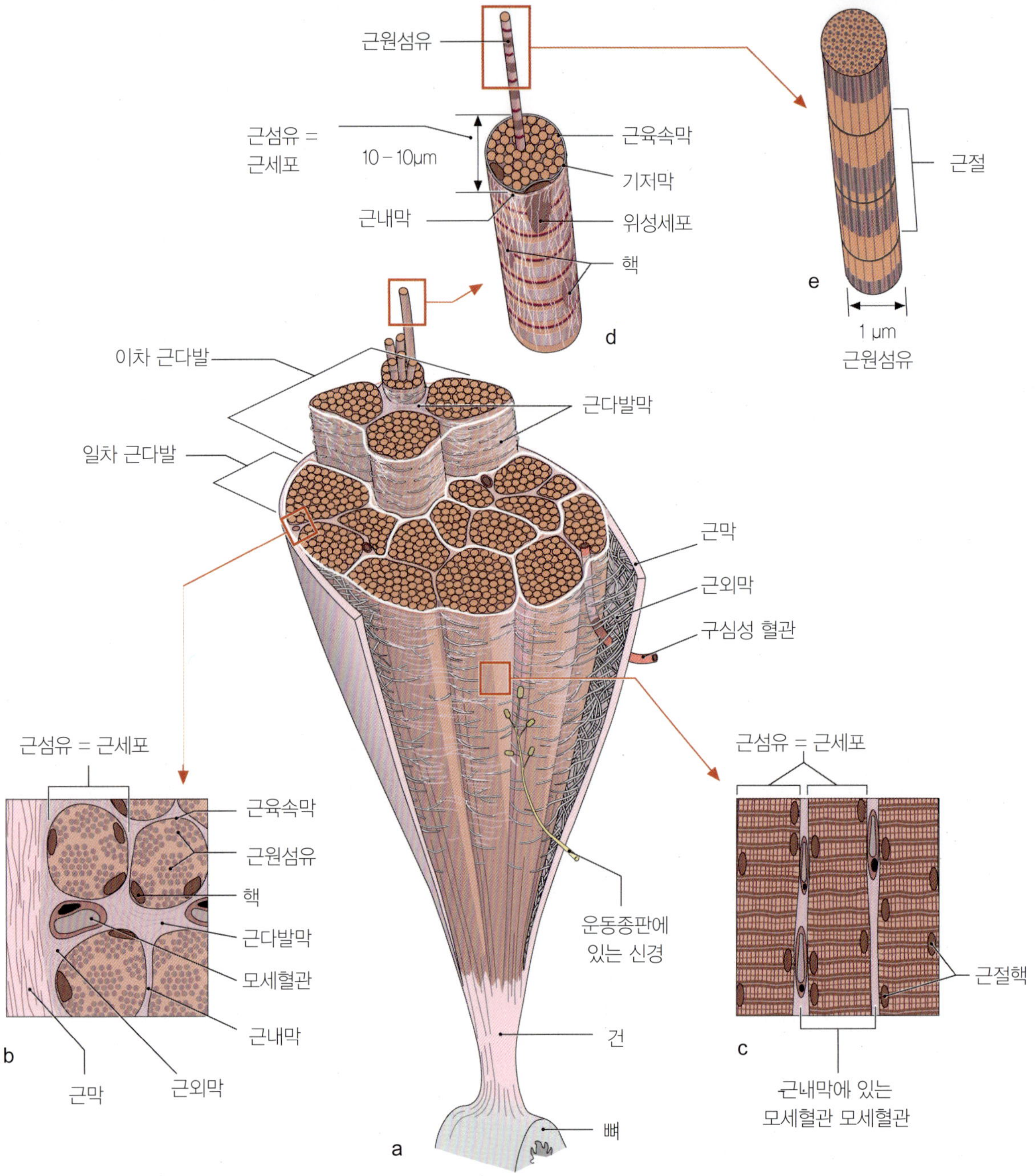

그림 2.9 골격근의 구조
a 골격근에 단면
b **a**를 확대한 모습(단면)
c **a**를 확대한 모습(종단면)
d 근섬유에 구조(근세포)
e 근원섬유에 구조
출처: Schuenke M, Schulte E, Schumacher U. THIEME Atlas of Anatomy. General Anatomy and Musculoskeletal System. Illustrations by Voll M and Wesker K. Second Edition. New York: Thieme Medical Publishers; 2014

결합조직 구조

제1회 국제 근막 연구 학술대회(Findley와 Schleip 2007, Huijing와 Langevin 2009)에서 근막의 개념을 처음 정의하였고, 근막 조직에는 몸 전체에서 힘의 전달 체계를 담당하는 모든 콜라겐-함유 섬유 조직들을 포함시킨다(Schleip 등 2012 a). 근막 조직은 조직의 밀도에 따라 느슨한 근막 조직과 조밀한 근막 조직으로 구분할 수 있고, 그물망과 같이 짜여진(다방향성) 결합 조직과 평행하게 배열되는(단방향성) 섬유로 구분할 수 있다(▶ 그림 2.10).

- 치밀(tight) 결합 조직은 무거운 하중을 견디기에 적합하며, 감각수용기가 거의 없다.
- 소성(loose) 결합 조직은 최소한의 부하를 처리할 수 있고, 이것은 많은 수용기를 가지고 있으며 고유수용감각과 내수용(interoception) 감각에 반응한다.

다양한 형태의 결합 조직의 특성(치밀 또는 느슨함, 평행 또는 불규칙한 섬유의 방향)들은 주로 각각의 목적에 따라 결정된다. 예를 들면, 규칙적으로 신장되는 스트레스를 받는 근막 조직은 건과 같이 섬유 방향과 평행하게 치밀결합조직으로 발전한다. 만약 받는 스트레스가 좀 더 다방향성이고 일방적이지 않다면 그물망과 같은 근막 구조로 발전하게 된다(예: 흉요부 근막). 근외막(perimysium), 근상막(epimysium)과 건 조직은 치밀한 결합 조직의 비율이 더 높은 반면, 근내막(endomysium)은 주로 느슨한 결합 조직으로 구성된다(▶ 그림 2.41 **b**).

결합 조직이 보여주는 모든 다양성(diversity)에 기본 구조는 균일하다. 결합 조직은 세포와 세포외(extracellular) 성분으로 구성된다(van den Berg 2003 참고).

- 세포 구성 요소: < 10 %
  - 자발성(autochthonous)(고정) 세포
    - 결합 조직 세포 또는 좀 더 구체적으로: 섬유아세포(fibroblasts)(▶ 그림 2.11)와 섬유세포; 연골 아세포(chondroblasts), 연골 세포; 골아세포(osteoblasts) 및 골 세포
    - 기타 자발성 세포: 비만 세포, 지방 세포
  - 이동성(mobile) 세포: 대식세포(macrophages), 백혈구, 과립세포(granulocytes), 무과립세포(림프구, 단핵구)
- 세포외 구성 요소(세포외 기질): > 90 %
  - 섬유(약 ⅓)
    - 콜라겐 섬유(▶ 그림 2.12 **a**): 많은 섬유
    - 탄력 섬유(▶ 그림 2.12 **b**): 일부의 섬유
  - 콜라겐과 탄력 섬유가 있는 부위에 병리학적 변화는 섬유 얽힘(entanglement)의 형태로 나타난다.
  - 바탕질(ground substance)(약 2/3)
    - 글라이코스아미노글라이칸스(glycosaminoglycans), 프로테오글라이칸스(proteoglycans) 또는 프로테오글리칸스 응집체는 세포와 콜라겐 그리고 탄성 섬유를 연결하고 물과 결합한다.
    - 물(▶ 그림 2.13): 근막 조직은 약 60~70%가 수분

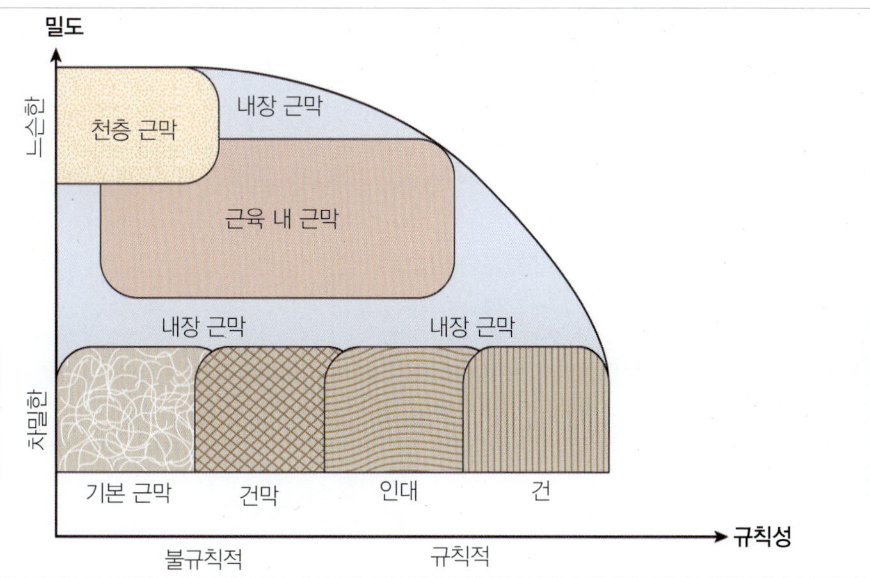

그림 2.10 근막의 종류. 콜라겐 섬유의 밀도 및 정렬 방향에 따라 다양한 유형의 결합 조직으로 분류된다(Schleip 등 2012a).

으로 구성된다; 건강한 신체에서는 바탕질에 있는 물에 50% 이상이 결합 상태(액체 결정)로 보이며, 나머지는 액체 상태인 물의 특성을 가지고 있다.

◦ 바탕질 부위에 병리학적 변화는 밀도(바탕질의 경화)에 변화로 나타난다.

▶ **기질(matrix)**. 섬유소(fibrils)(예: 콜라겐 섬유와 탄력 섬유)와 무형태(amorphic) 거대 분자(예: 글라이코스아미노글라이칸스와 프로테오글라이칸스)는 결합 조직 세포(섬유 아세포 및 섬유 세포)가 함유된 결합 조직 기질을 형성한다. 글라이코스아미노글라이칸스와 프로테오글라이칸스는 물과 매우 견고하게 결합되어 조직에 최적의 압력을 제공한다. 또한 이것들은 세포외 기질의 섬유소들이 질서 정연하게 배열되도록 한다(Mett 2015). 결합 조직 세포는 기질의 구성 요소들과 합성하기 위해 다양한 자극을 필요로 하며, 그중 움직임에 의해 발생하는 긴장력이 매우 중요하다(Schleip 등 2012 a). 콜라겐 섬유는 개별 분자들 간에 공유결합성 가교(covalent crosslinks)에 의해 기계적으로 안정화된다. 이러한 가교(그림 2.12 **b**)는 조직의 기계적 인성(toughness)과 강성(rigidity)을 결정한다(Purslow와 Delage 2012). 생리학적 가교와 병리학적 가교를 구별하는 것이 중요하다.

▶ **섬유아세포(fibroblasts)**. 결합 조직의 자발성(autochthonous) 세포인 섬유아세포는 주로 콜라겐과 탄력 섬유를 생성한다. 이들은 또한 글리코아미노글라이칸스와 프로테오글라이칸스뿐만 아니라 결합 조직에 안정성을 제공하기 위해 단백질을 연결하고 가교를 만드는 역할을 하는 다양한 비콜라겐성 단백질을 형성한다(▶ 그림 2.11). 더욱이, 섬유아세포는 소량으로 콜라게나제(collagenase)를 분비하고 식균 작용을 할 수 있다. 콜라게나제는 콜라겐의 분자 구조를 분해할 수 있는 효소이다(van den Berg 2011). 이것은 오래된 콜라겐 분자를 분해하고 새로운 분자들로 대체될 수 있게 하므로 중요하다. 콜라게나제는 수소 브릿지(hydrogen bridges),

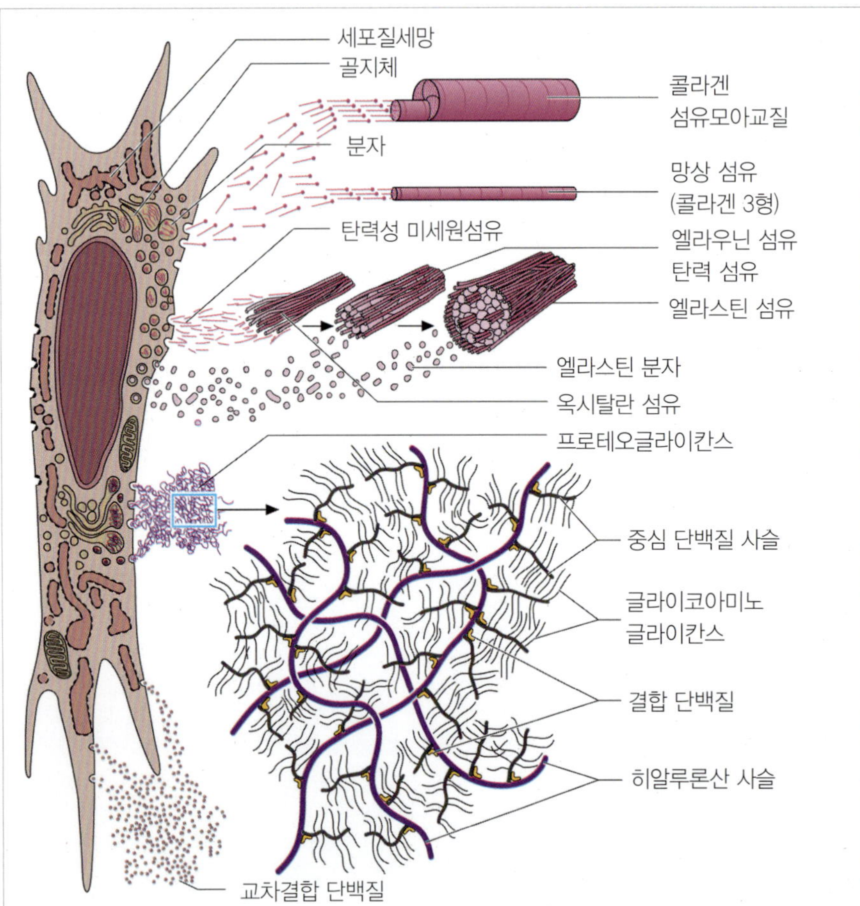

그림 2.11 결합 조직 세포: 섬유아세포와 이것을 결합하는 세포외 구성물질(van den Berg 2011).

이황화물 브릿지(disulfide bridges) 그리고 콜라겐 분자들 내 또는 사이에 공유 결합(covalent bonds)과 같은 결합 조직 내에서 발생된 다양한 고정된 연결들을 분해시킬 수 있다(van den Berg 2011). 이러한 효과는 다양한 치료적 방법으로 이용될 수 있다(스트레칭 효과와 생화학적 측면 참고).

▶ **근섬유아세포(myofibroblasts)**. 섬유아세포는 상처 치유 과정에 중심적인 역할을 하는 것처럼, 섬유아세포의 특별한 형태인 근섬유아세포도 특별한 연관성을 갖는다(van den Berg 2011). 근섬유아세포는 세포 내에 액틴 필라멘트를 가지고 있어 수축하는 능력이 있다. 따라서 그들은 새로 형성된 결합 조직의 안정성을 담당한다. 동시에 상처 조직들의 가장자리에 모여서 상처를 더 작게 만들거나 완전히 닫히게 할 수 있다(상처의 수축). 상처의 치유 과정뿐만 아니라 류마티스 질환과 같은 염증 과정에서도 근막 장애란 측면에서 근섬유아세포의 수를 증가시키고 활성화시킬 수 있다(▶ 그림 2.39).

▶ **콜라겐 섬유의 방향(orientation of the collagen fibers)**. 콜라겐 섬유들의 방향은 가해지는 힘의 선을 따라 진행되기 때문에, 콜라겐 섬유소는 가장 큰 장력성 긴장(신장)이 일어나는 방향으로 자신들이 향하게 한다.

- 다방향성 결합 조직(multidirectional connective tissue): 표층에 있는 근막에서, 근복(belly) 근처에 콜라겐 섬유들은 대둔근과 같이 근섬유 방향에 대해 종종 길이방향이나 십자형 형태로 만들어진다. 가위형 격자와 같은 독특한 배열의 경우는 근막이 길이 방향뿐만 아니라 근육 섬유의 진행 방향을 가로지르는(근복 부위를 서로 고정하기 위해) 방향으로 스트레스를 받고 있음을 나타낸다.
- 단일방향 결합 조직(unidirectional connective tissue): 근육–건 연결 부위(muscle-tendon transition zones)에 있는 결합 조직의 섬유 방향은 주로 길이 방향으로 되어 있어 근섬유의 진행 방향과 평행하다. 이러한 특성은 콜라겐 섬유가 주로 단일 방향으로 평행한 패턴을 가진 건에서도 나타난다.

주요내용

- "근막"이란 용어에는 모든 섬유성, 콜라겐성 결합 조직들이 포함된다.
- 섬유성 조직은 전신에서 긴장성 네트워크를 형성한다. (텐세그리티 [Tensegrity] 모델).
- 근육에 있는 결합 조직은 이러한 광범위한 전신에 근막 네트워크의 한 부분이다.

근육 결합조직의 특성

결합 조직의 특성과 기능은 다면성(multifaceted)이다.

▶ **슬라이딩 표면(sliding surface)**. 근막의 중요한 기능 중 하나는 최적의 근육 내 가동성(mobility)(근섬유와 층 사이)과 근육 간 가동성(인접 근육과 근육군 사이)을 확보하는 것이다.

적절한 근육 내 및 근육 간 움직임을 위한 슬라이딩 표면을 제공하는 동안 근막층(fascial layers)은 마찰성 저항을 감소시켜 결국 근육이 수축과 이완 단계를 반복하는 동안 비경제적인 힘의 손실을 줄인다(Schünke 2000).

▶ **분리–연결(separation-connection)**. 다양한 근육의 결합 조직 초들(근내막, 근외막, 근상막[epimysium])은 근육을 구획으로 분할하고 개별 근육을 서로 분리시킨다(활주 기능, 보호 기능). 그와 동시에 이러한 요소들은 결합 조직(이동과 소통 기능 그리고 힘의 전달)에 의해 상호 연결된다.

▶ **구조적 연속성–힘의 전달(structural continuity-force transmission)**. 근막 구조는 구조적 연속성이 있다. 근육 내 결합 조직은 근상막성(epimysial) 구조(Huijing 2014, Purslow와 Delage 2012)와 근육–건 연속체의 건 부분에서 이음새 없이 부드럽게 전환된다(Gillies와 Lieber 2011, Purslow와 Delage 2012). 따라서 근막 구조는 장력의 전달을 가능하게 하며, 이렇게 되는 것은 이것들이 뼈에 연결될 뿐만 아니라(Hill의 근육 모델, ▶ 그림 5.11) 콜라겐 섬유의 상당 부분이 인접한 근막 조직으로 방사된다(▶ 그림 5.43; Moccia 등 2015, Schleip 등 2012a). 이러한 방식으로 힘은 협

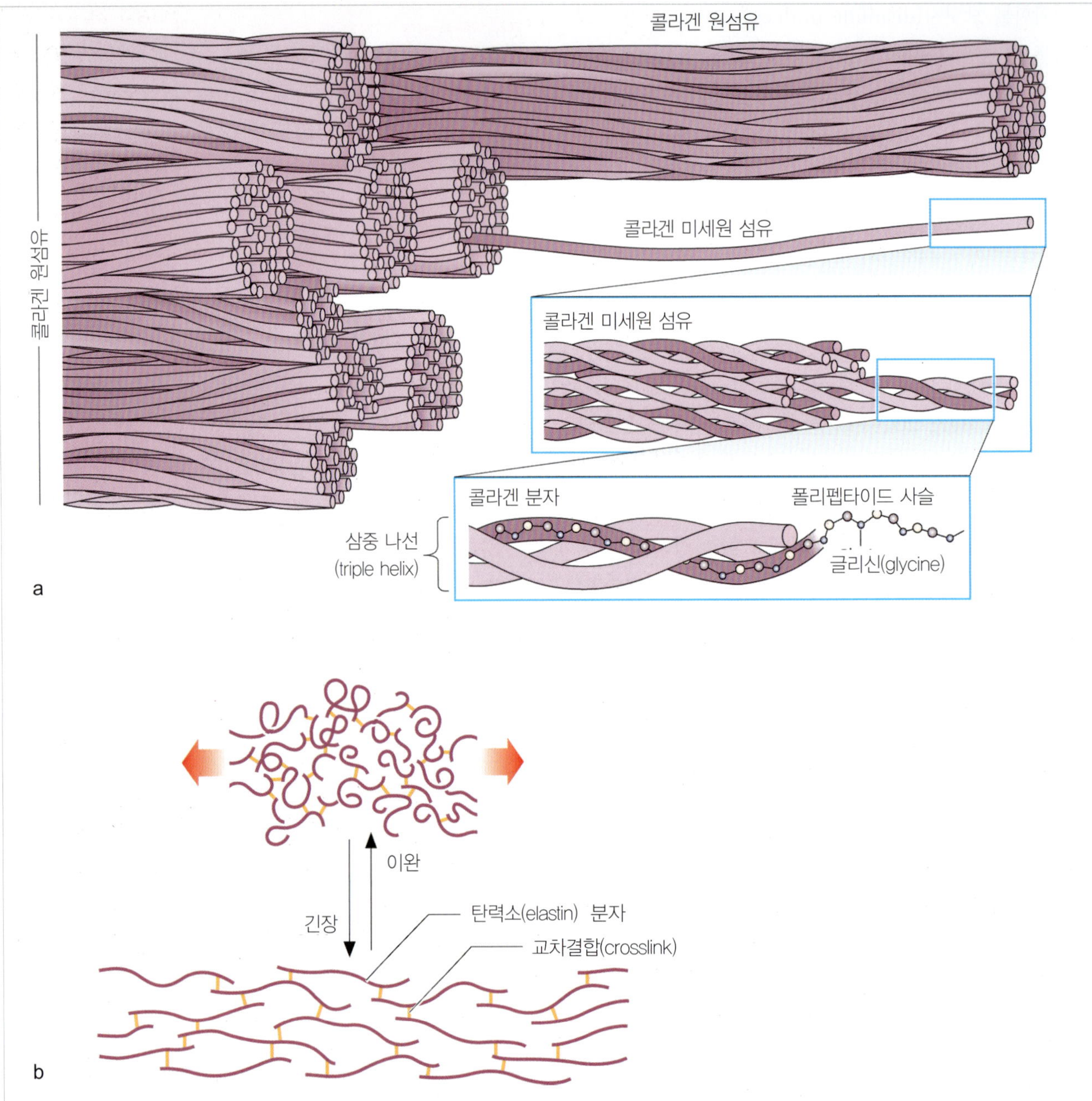

그림 2.12 결합조직에 기질(van den Berg 2011).
a 콜라겐 섬유: 콜라겐 섬유는 현미경상으로 볼 때 콜라겐 원섬유와 미세원섬유가 나선형으로 서로 꼬여 있다. 이 섬유는 콜라겐 분자들로 구성되어 있다.
b 탄력 섬유: 스트레스를 받을 때나 이완될 때의 탄력성 네트워크의 작용.

력근과 길항근 모두로 전달될 수 있다(Huijing 2003, 2014). 따라서 근육 결합 조직은 전신에 근막 네트워크에서 가장 큰 장력-전달 시스템의 일부가 된다(▶ 그림 2.10).

▶ **수용기 기관(receptor organ)**. 근막은 감각 기관(고유수용감각, 심부 민감성, 유해 감각)으로서 중요한 기능을 한다.

▶ **이동과 소통 기관(transport and communication organ)**. 혈관과 신경의 전달층(conducting layers)으로서 근육 결합 조직은 또한 중요한 공급 기능(supply

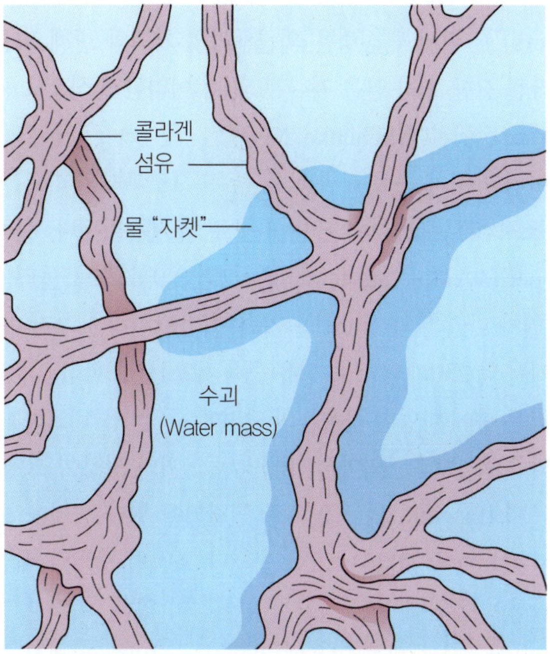

그림 2.13 물: 콜라겐 섬유 주위에 액성–결합성 수분으로 된 물 "재킷"(Water "jacket"); 결합 조직은 주로 물로 구성된다.

function)을 담당한다(Schünke 2000, van den Berg 2011). 결합 조직과 결합된 물은 정보 전달자(information carrier)와 촉진자(facilitator)로서 중요한 기능을 한다(van den Berg 2011).

▶ **적응성(adaptability)**. 결합 조직의 콜라겐 섬유는 기능적으로나 구조적인 긴장성 변형(tensile strains)에 적응되어 있다. 결합 조직은 노출되는 긴장성–하중(tensile-loading) 자극에 적절하게 스스로 형성된다. 부하 자극이 변경되면 그 근막 구조도 새로운 상황에 적응한다.

▶ **근막 가소성(fascial plasticity)**. 만약 결합 조직이 점탄성 한계(viscoelastic limit) 이상의 장력 스트레스를 받게 되면 가소성(plastically) 변형이 일어난다(스트레스가 너무 커져 최종적으로 단열이 일어나기 직전까지). 이후에 스트레스가 해제되더라도 결합 조직은 원래의 형태로 되돌아가지 않고 대신에 잔류 변형(residual deformation)이 일어난다(▶ 그림 5.25).

▶ **근막 수축(fascial contraction)**. 근막은 수축성 요소를 가지고 있다. 평활근(smooth muscle)과 같은 세포가 다리의 심부 근막에 있다는 기록이 있으며(Staubesand 등 1996), 저자들은 이러한 근막성 근육과 같은 세포들 덕분에 근육 근막의 초기 장력이 자율신경계의 경로를 통해 조절될 수 있다는 가설을 세웠다. Schleip 등(2004)은 사람의 흉요부 근막 부위에 평균 이상의 근섬유아세포가 있다는 것을 알아냈고, 평활성 액틴 근섬유 덕분에 평활근과 유사한 방식으로 능동적으로 수축하고 이완할 수 있다고 하였다.

▶ **에너지 저장(energy storage)**. 결합 조직의 콜라겐 섬유는 탄성 에너지의 저장 장치로 사용할 수 있다. 따라서 근육–근막 단위의 경제적 효율성을 가능하게 한다(투석기[catapult] 효과).

근육에 결합조직의 비율

현재까지의 전문 문헌에는 인체에 전체 근육 용량에서 결합 조직 구조가 차지하는 평균 비율을 정량화한 기록은 없었다. Mackey 등(2004)은 인간에 외측광근은 7.2 %로, 그는 근상막(epimysium)만 검사한 반면, 근육의 결합 조직에 근외막과 근내막 부분은 측정에 포함시키지 않았다고 기록하였다. 지근(tonic muscles)은 속근(phasic muscle)보다 근육 내 결합 조직이 훨씬 더 많은 것으로 나타났다. 쥐를 대상으로 한 연구에 의하면, 속근보다 지근에서 근육 내 결합 조직이 평균 약 84% 더 많은 것으로 나타났다(Kovanen 1984). 따라서 더 많은 느린–연축 섬유 구성 요소(지근) 또는 더 많은 빠른–연축 섬유 구성 요소(속근)가 있는 근육들의 구성 특성에 따라, 골격근의 평균 부피에 약 12~20%가 근막 구조임을 추정할 수 있다(Schleip, 구두 전달, 2009). Purslow와 Delage(2014)는 근육 근막 조직의 비율과 구조는 신체의 각 근육별로 다 다르다는 것을 제시하였다.

개별과 군별 근막, 근육간 중격

개별 근막(individual fascia)이란 단일 근육을 둘러싸는 근막을 의미하는 반면, **군별 근막(group fascias)**은 흔히 기능적 단위를 형성하는 근육군(예: 슬괵근)을 둘러싸고 있는 것을 의미한다. 두 개의 군별 근막이 합쳐지면 그 결과로 **근육간 중격**(**intermuscular septum**)이 생기고 깊은 부위에 있는 뼈에 부착된다(▶ 그림 2.14). 근육 근막과 근육간 격막 그리고 인접한 뼈는 함께 근육과 신경, 혈관이 위치한 골섬유성 관(osteofibrous canals)을 형성한다(Schünke 2000).

근상막

가장 바깥쪽에 있는 근육 근막 바로 아래에 근육과 근육의 바깥 근막 사이를 연결하는 느슨한 콜라겐 결합 조직층인 근상막이 있다(▶ 그림 2.9 **a**, **b**). 큰 혈관과 림프관 그리고 신경 섬유들이 이 결합 조직층 안을 지나고 있다(Schünke 2000).

근외막

외근주막(**external perimysium**)이라고 칭하는 결합 조직 격막(connective tissue septa)은 근내막으로부터 근육쪽으로 깊이 뻗어 있다(▶ 그림 2.9 **a**). 그들은 수 밀리미터의 두께로 근육 섬유 다발(이차 다발)을 둘러싸고 있고, 육안으로는 쉽게 알아볼 수 있다("고기 섬유[meat fibers]"). 혈관과 신경은 외근주막의 가지와 함께 느슨한 콜라겐 결합 조직 안을 지나게 되며, 이러한 방식으로 근육 내부로 진행된다(Schünke 2000).

이러한 이차 근육 다발은 외근주막으로부터 분리되는 결합 조직의 분지에 의해 일차 다발로 더 세분화된다. 내근주막(perimysium internum)(▶ 그림 2.9 **a**)으로 둘러싸인 이 일차 다발은 약 1mm^2 크기의 평균 단면적을 가지며, 성인에서 약 250개의 근육 섬유(근육 세포)를 포함하고 있다.

같은 종에 다양한 근육들의 단면에 근외막을 비교하면 각각의 근육 내에 근외막성 그물막의 크기와 모양이 크게 다른 근속(fascicle)의 모양으로 연결되어 있다는 것을 보여준다(Purslow 2005). 또한 근외막 조직의 강도와 배열과 연관하여 유의해야 할 중요한 차이점이 있다. 이러한 결과는 아마도 서로 다른 근육에 가해지는 다양한 기계적 요구로 인해 발생하며, 근외막이 각각 근육들의 생리적 기능에 중요한 역할을 한다는 것을 의미한다(Purslow와 Delage 2012).

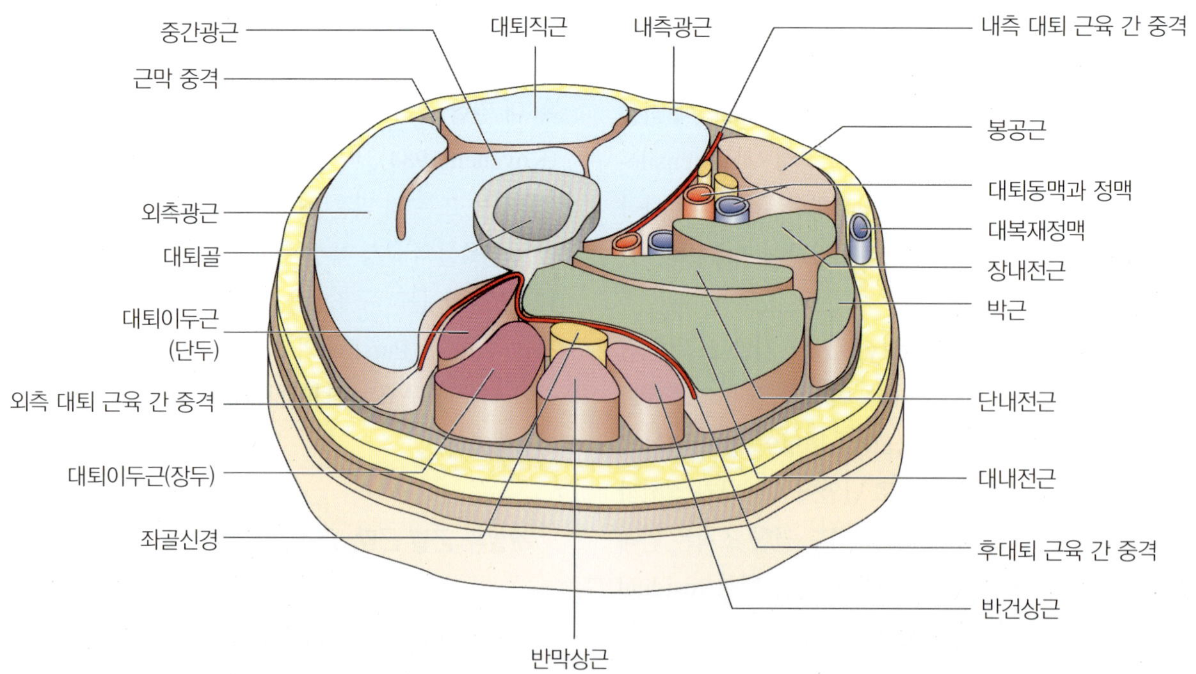

그림 2.14 근막: 우측 대퇴부의 단면적(원위부). 강조된 부분은 근육 간 중격.

장축 방향의 신장에 대한 근육의 저항 시에 근외막에 대한 중요성에 대해서는 다양한 의견들이 있다. Purslow와 Delage(2012)에 의하면, 근외막은 인간의 정상적인 운동 범위를 훨씬 넘어서는 가장 극단적인 신장에 직면했을 때만이 높은 인장(tensile) 강도와 인장성 변형(tensile strain)에 대한 저항성을 나타낸다. 그들은 근외막의 신장 특성이 근내막의 특성과 일치하고, 근속 내에서 발생된 내강경유성 전달력(transluminal shear force)이 인접한 근속으로 전달될 것이라고 가정하였다(Purslow와 Delage 2012).

이와 대조적인 새로운 연구에서 Gillies와 Lieber(2011)는 근육이 장축 방향으로 신장될 때 힘의 전달과, 근육의 늘어나는 것에 대한 저항과 연관하여 근외막의 중요성을 강조하였다.

근내막

각각의 근육 섬유들은 섬세한 결합 조직 구조인 **근내막**(▶ 그림 **a**-**d**)으로 둘러싸여 있고, 그 안에서 그 신경들의 운동 종판과 말단 가지 그리고 수많은 모세혈관(단위 mm^2 당 300~400개의 모세 혈관)이 지나간다(Schünke 2000).

근내막은 전단력을 통해 서로 인접한 근육 섬유를 밀접하게 결합시키는 연속적인 3차원 매트릭스를 형성하고, 근육 근막 내에 힘 전달을 조절하여 섬유들이 서로 동기화되도록 유지시킨다. 근내막은 전단성 변형(shear strain)을 통해 인접한 근육 섬유 사이에 힘을 전달하는 동시에 근육이 수축하는 중에는 근섬유에 필요한 길이와 직경의 변화와 같은 방식으로 네트워크 내에서 약간 변형을 일으킬 수 있고, 이완은 방해되지 않는다(Purslow 2002, Purslow와 Delage 2012).

주요내용

2007년 보스턴에서 개최된 제1회 국제 근막 연구 학술회 이후 오늘날까지 근막은 더 이상 단순한 편평한 표면 근막으로만 알려져 있지 않다. 현재 근육 내 결합 조직, 관절낭 그리고 인대도 근막 조직으로 간주되고 있다. 근막은 수많은 수초와 막, 주머니 그리고 중격으로 구성되어 몸 전체를 상호연결하는 긴장성 네트워크를 형성한다.

근세포

근육 섬유(근육 세포)는 근막 단위의 수축성 요소를 형성하여 근육이 수축을 하도록 한다. 근육 섬유는 다음과 같이 구성된다:

근섬유 세포

골격근 세포(▶ 그림 2.9 **d**)는 인체에서 가장 큰 세포 중 하나이다. 이 세포는 일반적으로 20~100μm 범위로 평균 직경이 60μm이며 단면은 원형에서 타원형인 관(tubular)의 형태이다. 각 세포의 길이는 20cm 이상(Audette 등 2013)일 수 있지만 일반적으로는 10cm 미만이다. 세포의 길이 때문에 각 근육 세포들을 섬유 또는 골격근섬유라고 칭한다(Schünke 2000).

각각의 근육 섬유 세포는 수천 개의 핵을 포함한 통합 세포 복합체(consolidated cell complex)인 다핵(multinucleated) 세포이다. 수많은 핵(약 50~100개 핵/mm당)은 세포막 바로 아래에 있다. 이 매우 많은 수의 핵(세포당 최대 10,000개의 핵)들은 사슬 모양으로 배열된 근육 세포 전구체(precursors)(근육아세포)가 서로 융합되어 융합체(syncytium)를 형성하는 배아 발달(embryologic) 과정에서 발생한다(Schünke 2000). 골격근 세포의 최대 80%는 수축성 요소인 근원섬유(myofibrils)로 구성된다.

근원섬유

각각의 골격근섬유에는 1,000~2,000개의 근원섬유가 포함되어 있다(▶ 그림 2.9 **d**-**e**). 근원섬유는 근섬유의 수축성 단위(contractile units)이다. 그들은 근육아세포의 융합과 분화를 통해 만들어진다. 근원섬유와 이것들의 소단위인 액틴과 마이오신 필라멘트는 서로 평행하게 근세포의 장축을 따라 배열되어 있다. 이것들은 판 모양의 단백질 구조로 구성된 가로로 달리는 중격(Z-원판)에 의해 약 1.5~2.5μm 길이의 단위(근절, sarcomeres)로 나누어진다.

근절

근절(▶ 그림 2.9 e, ▶ 그림 2.15)은 1,500개 이상의 두꺼운 마이오신과 약 3,000개의 얇은 액틴 필라멘트로 구성되어 있다. 직경이 약 6nm로 얇은 액틴 필라멘트는 Z-원판에 의해 고정된 근절의 주변에 위치하며, 이 필라멘트에서 각각 절반씩 2개의 인접한 근절 안으로 펼쳐진다. 직경이 약 10nm인 두꺼운 마이오신 필라멘트는 근절의 중앙에 있으며 액틴 필라멘트에 의해 바깥쪽에 중첩된다(▶ 그림 2.15 **a**).

광학이나 전자 현미경으로 볼 때 밝은 줄무늬와 어두운 줄무늬 그리고 띠가 번갈아 나타나는데 즉, 횡문형의 근육 모양이다. **골격근의 이러한 특징적인 횡무늬(줄무늬)**는 각각의 근육 세포 내에서 근원섬유와 그 소단위(액틴과 마이오신 필라멘트)의 규칙적인 배열과 마이오신과 액틴 필라멘트의 중첩 위치의 결과로 발생된다(▶ 그림 2.15, ▶ 그림 2.18).

마이오신과 액틴 필라멘트

마이오신 필라멘트(두꺼운)는 직경이 10~12nm이며 각각 200~300개의 개별 마이오신 분자로 구성된다. 마이오신 필라멘트는 직선의 축(가벼운 메로마이오신

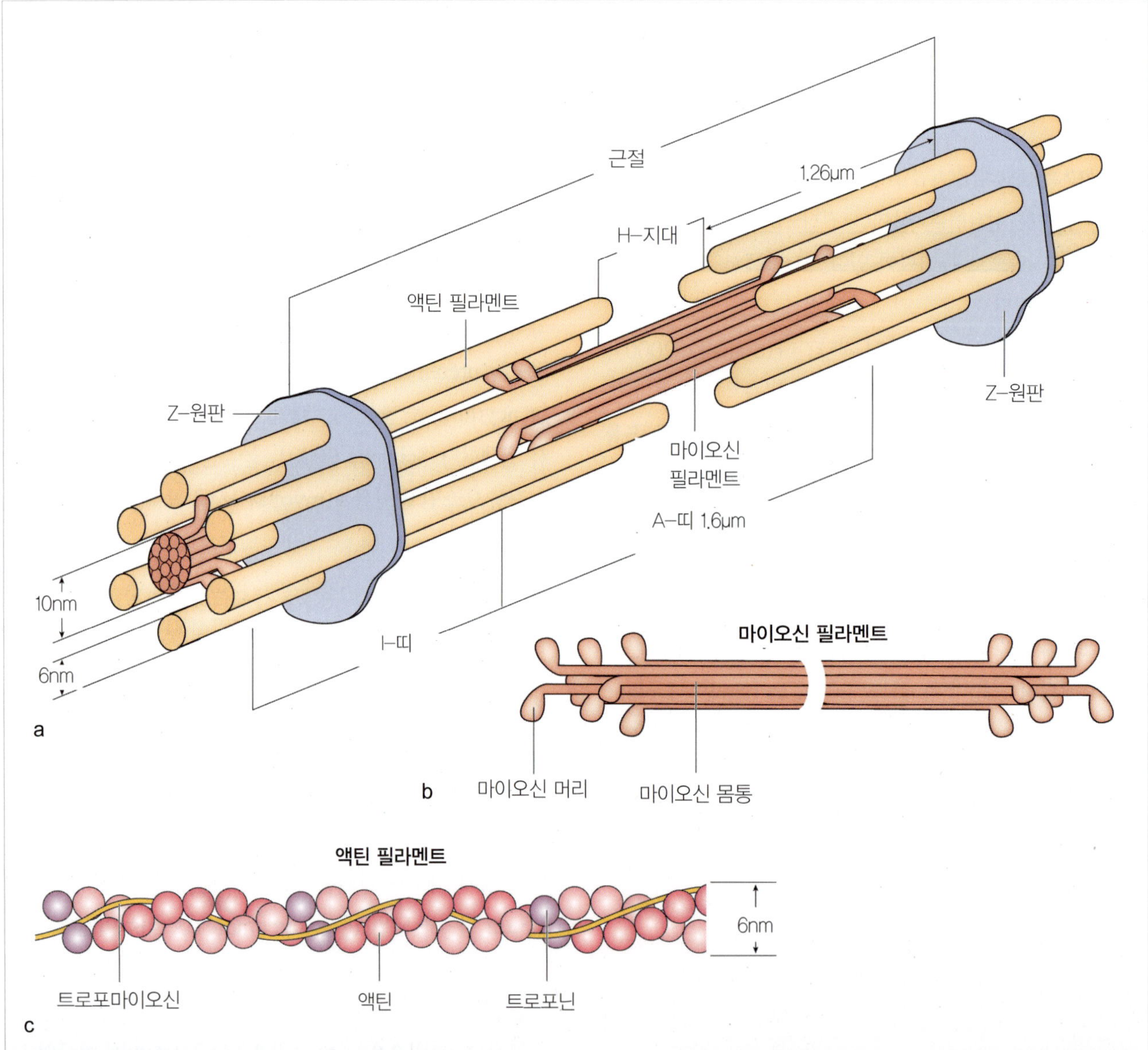

그림 2.15 근절의 구조(Silbernagl와 Despopulos 1991).
a 개요
b 마이오신 필라멘트
c 액틴 필라멘트

[meromyosin])과 공 모양의 머리 조각(무거운 메로마이오신)의 두 조각으로 나눌 수 있다(▶ 그림 2.15 **b**). 마이오신 머리는 액틴과 결합하는 역할을 하며, 그들은 ATPase를 활성화시킨다. ATPase 절단으로 마이오신 머리는 F-액틴에 결합하고 액틴 필라멘트를 따라 미끄러진다.

액틴 필라멘트(얇은)의 직경은 5~8nm 정도이다. 그들은 구상 단백질 분자(globular protein molecule)(G-액틴)인 액틴으로 구성된다. 이 단백질 분자 중 약 400개는 구슬처럼 각각의 사슬(F-액틴)을 형성하고, 이중 나선(double helix) 모양으로 배열된 각 두 개의 체인이 액틴 필라멘트를 형성한다(▶ 그림 2.15 **c**). 사슬의 각 분절에서 길쭉한 트로포마이오신(tropomyosin) 분자에 정확히 7개의 액틴 단량체(actin monomers)가 얽혀 있으며, 반복되는 패턴으로 7번째 단량체 이후의 트로포마이오신 사슬에 구형 트로포닌(globular troponin)이 삽입된다(▶ 그림 2.15 **c**). 이러한 패턴은 액틴과 마이오신 간에 상호 작용을 조절하는 데 특히 중요하다. 6개의 액틴 필라멘트가 마이오신 필라멘트 주위를 육각형 패턴으로 배열되어 있다.

근원섬유(mofibril) 소단위로서 마이오신과 액틴 필라멘트는 근육 수축을 가능하게 한다.

기타 구조 단백질

많은 다른 구조 단백질(▶ 그림 2.18)이 힘 전달에 사용된다. 따라서 **데스민(desmin)**의 중간 필라멘트는 근원섬유를 세포막에 결합시키고 그 위치를 안정화시킨다. 또 다른 예는 근절 내에서 매우 탄력적인 "스프링" 역할을 하는 **티닌(titin)**이다.

근형질

각각의 근원섬유들은 글리코겐(glycogen), 마이오글로빈(myoglobin), 해당 효소(glycolytic enzymes), 크레아틴 인산염(creatine phosphate) 그리고 아미노산을 포함하여 수축 과정과 에너지 생성 과정에 중요한 물질들이 용해되는 **근형질**로 둘러싸여 있다.

T-시스템

세포막(sarcolemma)은 근육 세포 깊숙한 곳으로 규칙적인 간격으로 침투하는 **가로세관(transverse tubules)**을 형성한다. 이들은 막 소매(membrane sleeves) 형태로 근원섬유를 둘러싸고 있으며, 이것들을 총칭하여 T-System(▶ 그림 2.16)이라고 한다. 결과적으로 근-섬유 막의 표면적은 5배에서 10배까지 확장되고 세포외 공간(extracellular space)은 근섬유의 전체 단면에 걸쳐 퍼지게 된다. 이로 인해 근육 섬유의 깊숙이 활동전위(action potential)가 빠르게 전파될 수 있게 된다(Schüncke 2000).

근형질세망(L-시스템)

내형질세망(endoplasmic reticulum)은 특별히 근육 세포에서 형성되며 근형질세망(sarcoplasmic reticulum)으로 알려져 있다. 이것은 세관(tubule)과 같은 폐쇄된(세포 내 또는 세포외 공간과 연결되지 않은) 방을 형성하며, 주로 근원섬유들이 장축으로 이어져 **종축 세관(longitudinal tubules)**이라고 한다(종축 시스템 또는 L- 시스템이라고도 한다, ▶ 그림 2.16). 골격근섬유의 근형질세망은 칼슘

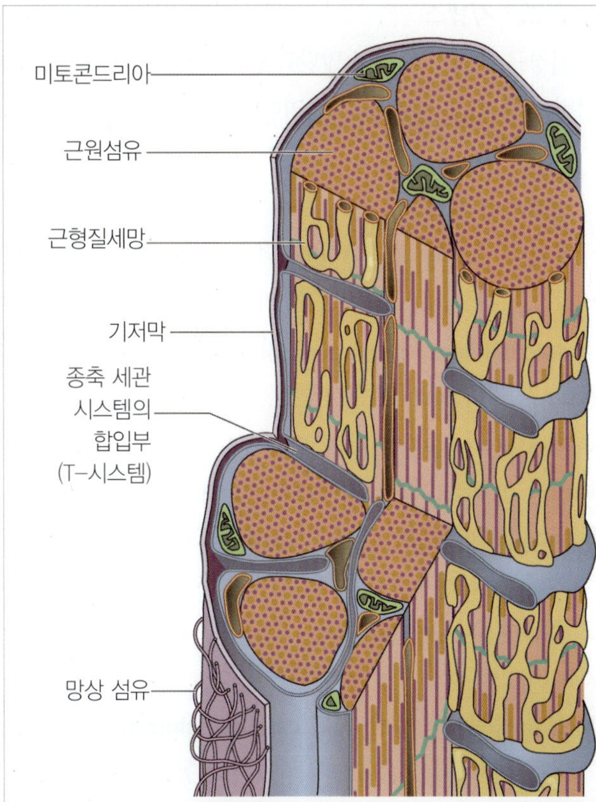

그림 2.16 근형질세망(sarcoplasmic reticulum)의 근섬유에 구조(종축 세관[L-시스템]과 횡축 세관[T-system]으로 구성) (van den Berg 2011).

이온을 저장하는 역할을 한다. 활동 전위가 전달되면 근형질세망의 벽에 있는 이온 채널이 열리고 1초 내에 칼슘 이온이 종축 세관에서 방출되어 근육 수축이 시작된다(전기역학적 결합, electromechanical coupling).

운동종판

모든 근육 섬유는 운동 신경(섬유 유형 Aα)에 의해 신경지배를 받는다. α-운동 신경원의 세포체는 척수의 전각(anterior horn)에 있다. 신경 섬유와 근육 사이에 접촉 지점을 **운동종판**이라고 한다(▶ 그림 2.9 **a**, ▶ 그림 2.17). 이 신경근 전달 지점은 일반적으로 근섬유의 중간 부위에 위치한다(▶ 그림 2.20). 신경 섬유(축삭)로부터 전달된 전기적 신호(활동 전위)로 인해 신경근 시냅스 부위에서 화학적 신경전달 물질인 아세틸콜린이 방출되기 시작한다. 아세틸콜린은 시냅스 틈새를 통과하여 근육 섬유의 세포막(sarcolemma)에서 또 다른 전기 신호를 생성한 다음 T-시스템을 통해 전체 근육 섬유로 퍼진다.

신경근 시냅스

신경근 시냅스는 신경 말단과 근육 사이에 있으며 50nm 너비의 간격(또는 갈라진 틈)이다(▶ 그림 2.17).

시냅스전 말단

축삭 말단부(axon terminal)에는 많은 수의 미토콘드리아가 있다(▶ 그림 2.17). 여기에 고농도로 발생된 시냅스 소포(synaptic vesicles)에는 아세틸콜린(acetylcholine, ACh)뿐만 아니라 칼시토닌 유전자-연관 펩타이드(calcitonin gene-related peptide, CGRP), 산화 질소(nitric oxide, NO), 아데노신(adenosine) 그리고 물질 P(substance P, SP)도 포함된다. ACh의 시냅스 틈새로의 방출은 칼슘 이온(Ca^{2+})에 따라 좌우되며 이것은 역동적으로 조절된다(Audette 등 2013).

▶ **운동 종판에서 칼슘 채널(calcium channels)의 조절.** 운동종판에서 칼슘(Ca^{2+}) 채널의 역동적 조절은 교감신경계에 의해 영향을 받는다. α-아드레날린성 수용기의 자극은 ACh 방출을 증가시키고, β-아드레날린성 수용기의 자극은 ACh 방출을 감소시킨다. 활성화된 아데노신 수용기의 유형에 따라 아데노신은 칼슘 채널의 활성 수준을 감소 또는 증가시켜 ACh의 방출을 억제하거나 강화할 수 있다(Audette 등 2013).

시냅스후 막

▶ **시냅스후 막의 천층부 비대(superficial enlargement).** 세포막은 많은 수의 Ach 수용기와 함께 시냅스후 표면의 면적을 커지게 할 수 있도록 현저한 정도로 접힌다(▶ 그림 2.17). Ach-분해 효소인 아세틸콜린에스트라제(acetylcholinesterase)가 바로 그 근처에서 발견된다.

▶ **시냅스후 막의 흥분성 조절.** 시냅스후 막의 흥분성은 CGRP의 농도와 교감신경계에 의해 유도된 고리형 일인산아데노신(cyclic adenosine monophosphate, cAMP)과 같은 다양한 요인들에 의해 영향을 받는다(자세한 내용은 Audette 등 2013 참고).

> **주요내용**
>
> 시냅스 전 ACh 방출의 역동적 조절과 시냅스후 막의 흥분성 변화는 - 운동단위에 활동 전위가 도달하지 않더라도 - 근섬유의 수축을 강하게 할 수 있으며, 따라서 국소적으로 주변 근육 분절에 지속적인 긴장을 유발할 수 있다. 이러한 지속적인 국소 수축은 mTrP의 발달과 지속성 그리고 결국 근막 통증을 촉진한다.

근육 신경지배-신경 섬유의 유형

모든 근육은 다양한 유형의 신경 섬유를 통해 운동 신경과 감각 신경에 의한 신경지배를 받는다. 근육의 운동 기능과 감각 기능에 대해 아래를 참고하라.

- **그룹 I형 섬유**(큰 수초화된 섬유): Aα 섬유는 근육에 운동 신경 지배를 제공하고; Ia 구심성 섬유는 근방추에서 자극을 전달하고 골지건 기관에는 Ib 섬유를 전달한다.
- **그룹 II형 섬유**(중간 크기의 수초화된 섬유): 경미한 수준으로, Aβ 섬유는 추외근(수의근)과 추내근(근방추)에 운동 신경을 지배하고, 그들은 또한 Pacini와 Ruffini 소체와 근방추에도 감각성 구심성 신경을 제공한다.
- **그룹 III형 섬유**(얇은 수초화된 섬유): Aγ 섬유는 근방추의 추내근에 운동 신경 지배를 제공하고, 이것은 열과 냉

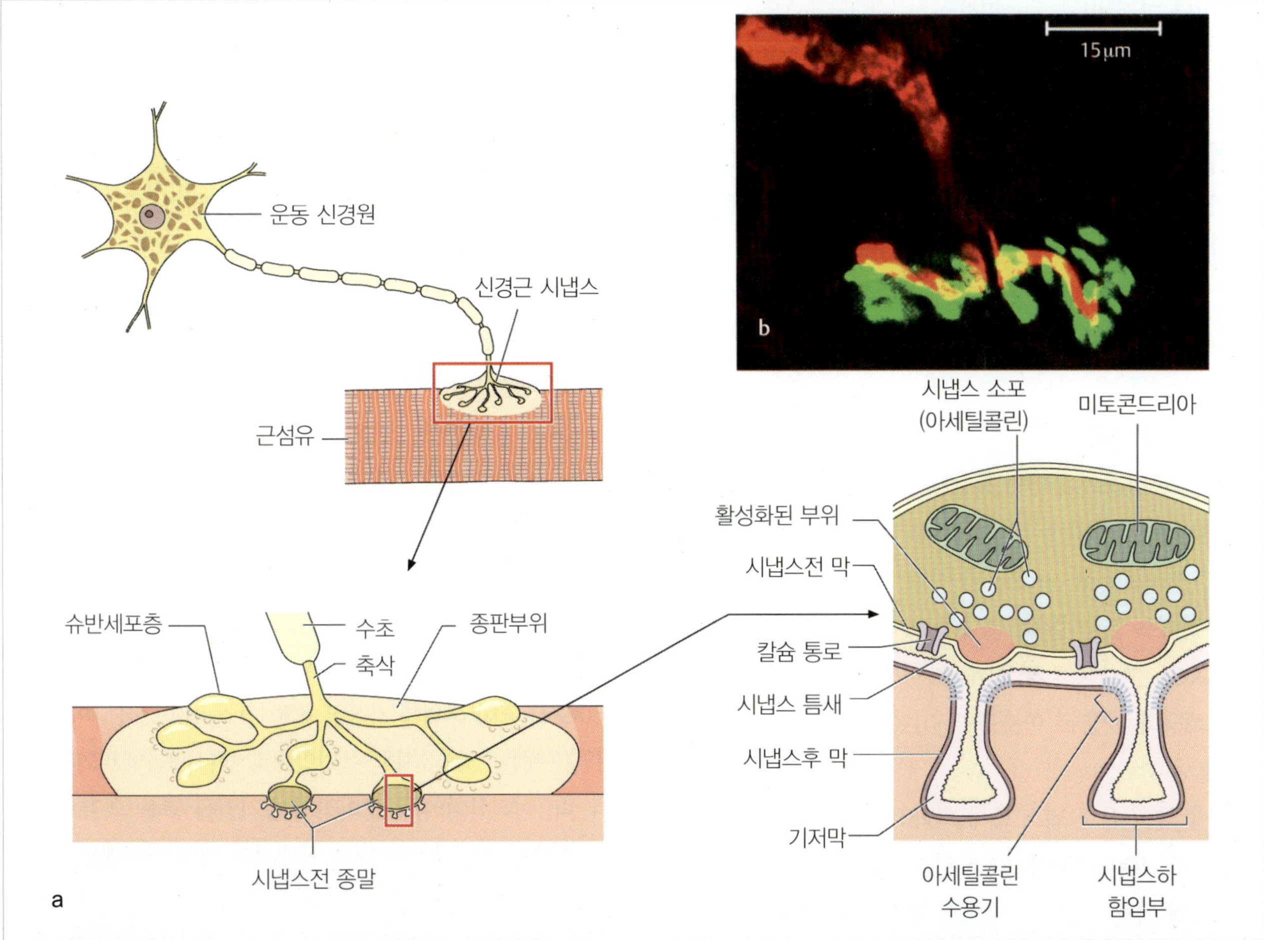

그림 2.17 운동 종판(Motor endplate)(Müller−Wohlfahrt 등 2014).
a 도식화한 자료
b 공초점 레이저 현미경(Confocal laser microscopic image)으로 찍은 인간의 골격근 영상. 종으로 자른 근육 섬유(영상의 하반부)에는 라벨이 없다.
적색 =신경
녹색 = 시냅스후 막(postsynaptic membrane)
노랑색 = 중첩된 구조
(영상 출처: Dr. Dieter Blottner, ZWMB, Charité, Universitätsmedizin Berlin)

그리고 통증 신호를 전달하는 Pacini−모양의 수용기와 자유신경종말로부터의 감각성 구심성 자극을 전달한다 (피부의 Aδ 섬유와 유사).

- **그룹 IV형 섬유**(얇고 수초화되지 않은 섬유): 기계적 감각과 유해성 자극(피부의 C 섬유와 유사)의 전달을 위해 자유신경종말에서부터 시작되는 구심성 감각 신경.

골격근의 기능

근육은 서로 다른 기능을 가지고 있다:

- 실행(Effector) 기능 →근육의 수축
- 감각(Receptor) 기능 → 심부 민감성, 고유수용감각 그리고 유해수용기
- 회복(Reparative) 기능 → 손상 후에 근육을 재생시키는 능력

근수축

근육 세포가 능동적으로 단축하는 능력은 특별한 단백질 구조(근원섬유)의 존재를 전제로 한다. 얇은 액틴 필라멘트와 좀 더 두꺼운 마이오신 필라멘트를 근원섬유 내에서 볼 수 있다. 근육 수축을 위한 분자 수준에 기초는 필라멘트−

슬라이딩 기전(filament-sliding mechanism)을 기반으로 하며, 이 기전은 액틴과 마이오신 필라멘트가 병렬로 배열되어 있으면서 삼인산아데노신(adenosine triphosphate, ATP)이 제공하는 에너지에 의해 서로 미끄러지게 지나간다. 이 과정에서 근절의 Z-원판은 개별 필라멘트가 원래의 길이를 유지하면서 각 근절이 짧아지는 방식으로 가까워진다. 이러한 방식에서 최종적인 결과는 근육 세포의 단축이다(Schünke 2000).

근수축의 순서

- α-운동 신경원에 의해 전달된 활동 전위(전기적 정보 전송)는 단일 섬유의 운동 종판에 도달한다. 이것은 전압-민감성(voltage-sensitive) 칼슘 채널을 연다. 이것은 차례로 소포에서 시냅스 틈새(소포당 한 번에 약 10,000개의 ACh 분자 ≈ 1 묶음(packet) 또는 "양자(quantum)"에 해당하는 양)로 아세틸콜린(ACh)을 방출하는 방아쇠 역할을 한다.
- 아세틸콜린은 시냅스 틈새(화학적 정보 전송)를 통해 확산되고, 100~200개 ACh 양자(quanta)의 역치값을 초과하게 되면 시냅스후 막에서 종판 전위(EPP)가 유발된다. Ach이 근육의 막 수용기와 결합하면 나트륨(Na^{+}) 채널이 열리고, 근육 세포가 탈분극(depolarization)된다. 여기에 "실무율(all-or-nothing) 원리가 적용된다: 만약 특정한 민감성 역치값(sensitivity threshold)을 초과하면 종판이 있는 근육 쪽에서 활동 전위가 발생하여 결과적으로 각각의 근육 섬유에 완전한 연축(twitch)이 발생한다. 역치 값을 초과하지 않으면 아무 일도 일어나지 않는다.
- 휴식 중에는 지속적으로 자발적인 작은 양의 ACh이 발생한다. 이것은 근육 수축과 연관이 없는 미세한 종판 전위(miniature endplate potential, MEPP)로 이어진다(Audette 등 2013).
- 방출된 ACh는 시냅스 틈새 내에서 아세틸콜린에스테라제(acetylcholinesterase)에 의해 매우 빠르게 비활성화된다. 이 반응에 의해 발생된 콜린(choline)은 시냅스전 신경 종말에 의해 다시 흡수되고 그 다음 Ach으로 재합성된다.
- 만약 역치값을 초과하여 시냅스후 종판 전위(EPP)가 생성되면 그 다음 활동 전위가 T-시스템(▶ 그림 2.16)을 통해 모든 근육 섬유(전기적 정보 전달)로 순식간에 근육 쪽으로 퍼진다.
- 도착된 활동 전위는 원형질세망(sarcoplasmic reticulum)(▶ 그림 2.16)의 종측 세관 벽에 있는 이온 채널을 열고 순간적으로 칼슘 이온이 투과할 수 있게 한다. 그 다음 근육 세포의 세포질(cytoplasm)보다 약 10,000배 더 많은 Ca^{2+} 농도를 가진 이 이온의 저장소 역할을 하는 근형질세망으로부터 많은 수의 칼슘 이온이 유입된다. 근육 세포의 Ca^{2+} 농도는 약 1,000배까지 잠시 상승한다.
- 근육 섬유에 칼슘 이온이 충분히 넘치면 전체적으로 일련의 반응이 유발되어 결국 근육 연축(twitch)(전기기계적 결합)이 발생한다.
- 유입되는 칼슘 이온은 트로포닌(troponin)과 결합하여 트로포마이오신(tropomyosin)에 의한 액틴-마이오신 결합에 대한 억제 효과를 잃게 한다. 액틴 분자에서 마이오신 결합 부위를 자유롭게 한 결과, 마이오신 머리는 노를 젓는 것과 유사한 움직임으로 액틴 필라멘트와 결합한다. 이러한 마이오신 머리의 움직임을 통해 약 2nm의 마이오신 필라멘트에 대해 상대적인 액틴 필라멘트의 이동이 일어나며, 이는 근절 길이의 약 1%에 해당한다.
- 마이오신과 액틴 필라멘트는 서로 미끄러질 수 있는 방식으로 배열되어 있다(▶ 그림 2.15 **a**). 실제적인 기계적 수축 운동은 마이오신 머리가 액틴의 결합 부위에 도킹하고(▶ 그림 2.19 **a**) 이어서 마이오신 머리가 약 40~45° 기울어지는 움직임을 통해 발생한다(▶ 그림 2.19 **b**–c). 만약 충분한 ATP를 사용할 수 있는 경우 마이오신 머리가 액틴 필라멘트의 결합 부위에서 분리되고(ATP "연화 효과(softening effect)") 그들의 원래 위치로 가 다시 곧게 펴져 마이오신 머리를 "팽팽하게(tightening)" 한다(▶ 그림 2.19 **d–f**). 마이오신과 액틴 필라멘트의 배열로 인해 수십억 개의 도킹된 마이오신 머리의 반복적인 노젓는(oar-stroke) 것과 같은 기울임(tilting) 운동이 합해져 마이오신과 액틴 필라멘트가 서로 안으로 미끄러지도록 유도한다. 완전한 근육 수축을 위해 이러한 동기화된 "노젓기" 움직임이 무수히 반복된다(초당 약 10~100회).
- 힘의 전달 그리고 탄력성과 안정성의 지속을 위해 각 근절 내에서 그리고 인접한 근절 사이에서도 다른 구조 단백질들이 액틴과 마이오신에 추가로 역할을 한다: 티닌

필라멘트는 근절 내부에서 고탄성 분자 "스프링"과 같은 역할을 한다.

프로포마이오신, 프로포닌 그리고 네뷸린(nebulin)은 모두 얇은 액틴 필라멘트에 인접해 있다. 마이오메신(myomesin), 근육-특이 크레아틴 키나아제(muscle-specific creatine kinase) 그리고 M-, C-, X-, H-단백질은 마이오신 필라멘트 근처에 위치한다. α-액틴은 인접한 액틴 필라멘트를 서로 연결하고; 데시민(desmin)은 옆에 있는 근원섬유에 근절들을 묶는다(▶ 그림 2.18; 자세한 내용은 van den Berg 2011 참고).

- 근육 수축을 한 후에 정상적인 이완을 위해서는 세포질로 흘러 들어온 칼슘 이온은 즉시 원형질세망의 막 내에 위치한 칼슘 이온 펌프에 의한 활성 수송(active transport)을 통해 원형질세망의 세관(tubules)으로 다시 이동되어야 한다. ATP의 한 분자는 두 개의 칼슘 이온을 운반하기 위해 소비된다. 근육의 이완 조차도 에너지를 필요로 하는 활동적인 과정이다.

ATP의 역할

분자, 생화학적 과정을 자세히 설명하지 않고 요약을 하자면 이 단원에서 **삼인산아데노신(ATP)**이 근육의 수축과 이완에 여러 가지 역할을 한다는 점에 주목하는 것이 중요하다.

- ATP는 마이오신 머리의 기울임 운동을 위한 에너지원으로 필요하다. ATP가 이인산아데노신(adenosine diphosphate, ADP)과 무기 인산염(inorganic phosphate, Pi)으로 가수분해되는 동안 에너지가 방출된다.
- 에너지 운반자로서의 ATP는 세포질로 흘러 들어온 칼슘 이온을 30ms 이내에 다시 원형질세망으로 운반하는 데 필요하다(칼슘 이온 펌프를 통한 능동 운반). 방출된 칼슘 이온의 이러한 갑작스러운 재흡수는 근섬유의 수축성 연축을 중단시킨다. 만약 ATP가 부족하면 칼슘 이온이 원형질세망으로 다시 이동하는 것이 손상되어 칼슘 이온 농도가 증가하여 수축 요소들이 계속 활성화된다. 이것은 악순환을 일으킬 것이다: 칼슘 이온 펌프에 연료가 되는 ATP가 부족하면 지속적인 수축을 하게 되어 ATP가 증가하는 등의 문제가 발생한다.

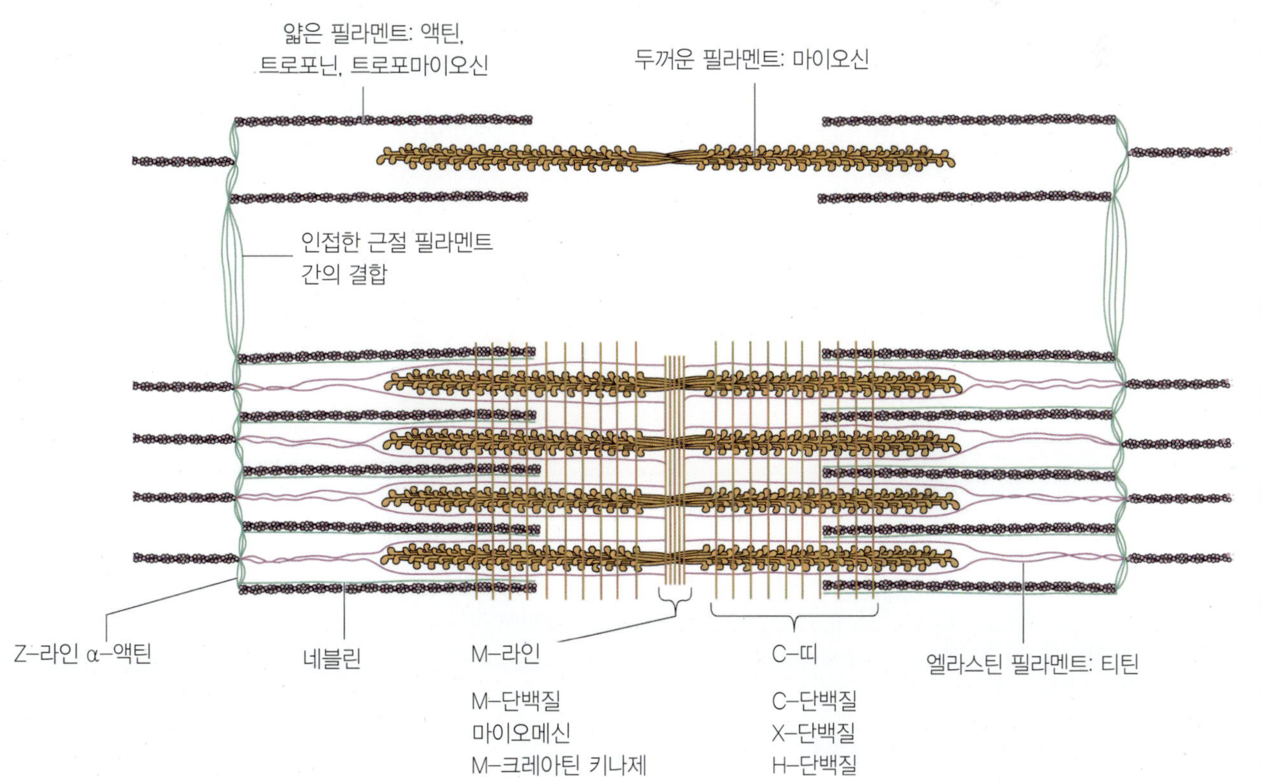

그림 2.18 하나의 근절에 있는 단백질(Billeter와 Hoppeler 1994).

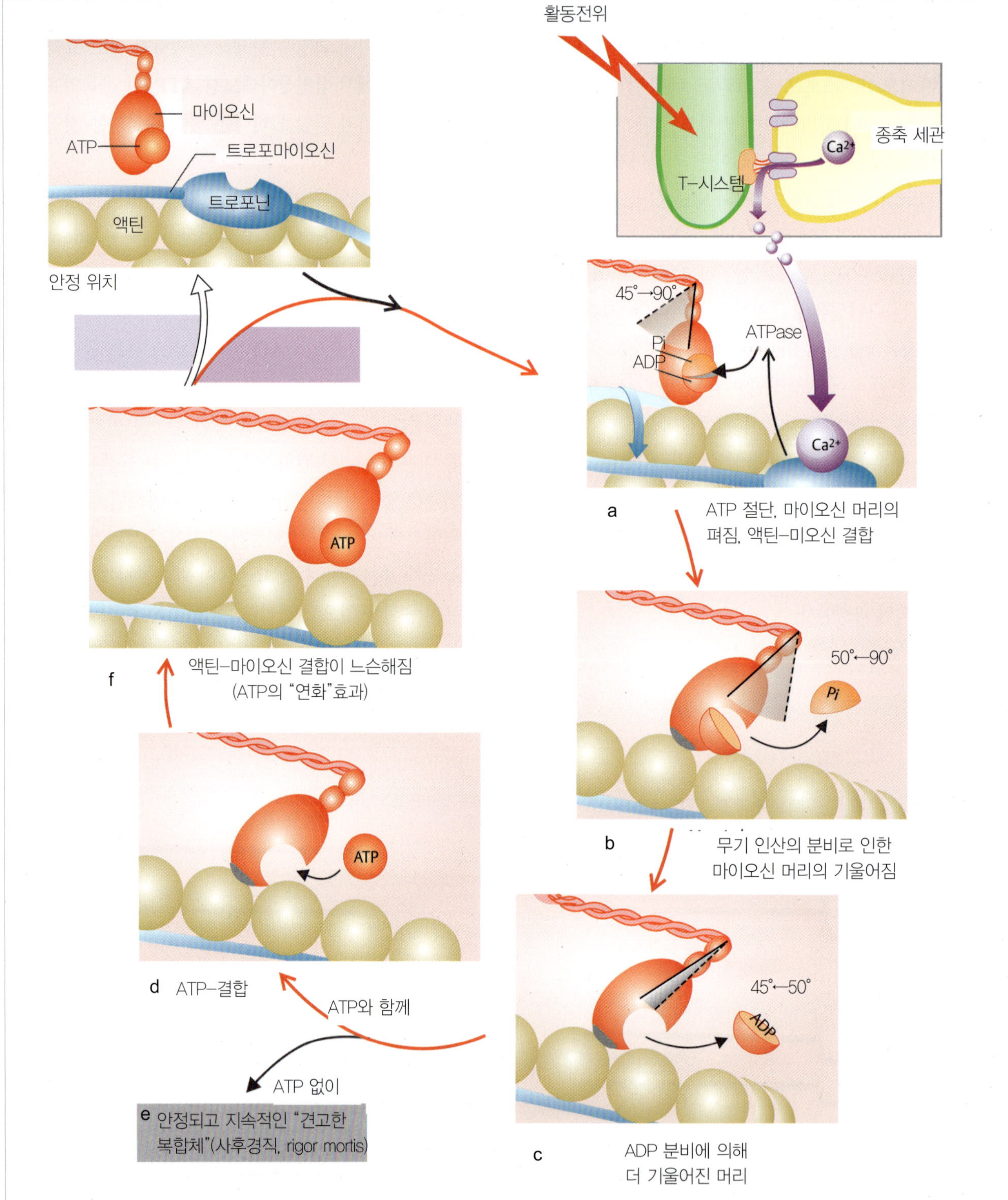

그림 2.19 미끌어지는 필라멘트의 작동 주기, 등장성 수축(Silbernagl과 Despopulos 2012).
a 액틴-마이오신 결합, ATP 분열.
b 무기 인산염의 방출로 인한 마이오신 머리의 기울어짐.
c ADP 분비 후 최종적 머리의 위치.
d ATP를 이용한 경우: ATP는 마이오신에 결합한다(f의 전제 조건).
e ATP가 없는 경우: ATP의 "연화 효과"가 없기 때문에 안정된 "견고한 복합체"가 지속된다(사후경직과 유사).
f ATP의 "연화 효과"로 인해 액틴-마이오신 결합이 느슨해져, 마이오신 머리가 똑바로 세워진다.

- 기울임(tilting) 운동이 끝나면(▶ 그림 2.19 **c**) 액틴-마이오신 복합체는 안정된다. 마이오신 머리에서 ATP의 새로운 결합이 일어나야만(▶ 그림 2.19 **d**) 마이오신과 액틴 필라멘트가 서로 분리될 수 있다(ATP의 "연화 효과(softening effect)", ▶ 그림 2.19 **f**). 만약 ATP가 부족하면 마이오신과 액틴 필라멘트는 안정된 강성 복합체의 형태로 결합된 상태를 유지하게 된다(▶ 그림 2.19 **e**).

ATP를 사용 가능하게 만드는 과정은 다양한 방식으로 발생할 수 있다:

- **근육에 있는 ATP**의 경우, 근육의 약 5μmol ATP/g이 즉시 사용 가능하며 약 10회의 수축이 가능하다.
- 근육에는 사용 가능한 에너지 비축량으로 **크레아틴인산(creatine phosphate, CrP)**이 포함되어 있다; 이 에너지가 풍부한 인산염 결합은 ADP로 전달되어, ATP를 혐기성으로 재생한다. 근육에 공급되는 약 25μmol CrP/g은 이 비축량이 고갈되기 전에 약 50회의 추가적인 수축을 가능하게 한다. CrP에 의한 에너지는 최고 성능의 단기적인 폭발(short-term burst)(10~20초)을 일으킬 수 있다(예: 100m 단거리 달리기).
- **혐기성 해당(anaerobic glycolysis)** 과정에서 ATP가 얻어지고, 근육에 저장된 글리코겐과 혈액에서 나온 포도당이 젖산으로 분해된다. 이러한 방법으로 이루어지는 ATP 준비는 호기성 회복 시보다 약 2.5배 더 빠르게 진행된다. 그러나 혐기성 해당 과정은 젖산의 축적에 의해 제한되며, 이는 젖산에 의한 산-염기 완충(acid-base buffering)의 결과로 발생한다. 혐기성 해당 과정 동안에 ATP의 순수한 증가는 최대 포도당 2mol ATP/mol을 추가시킨다.
- 지속적인 근육의 작동은 에너지 공급이 유산소일 때만 가능하다. **호기성 해당(aerobic glycolysis)** 과정에서 ATP는 구연산(citric acid, Krebs) 주기에서 얻어진다. 호기성 해당 과정이 일어나는 동안 ATP의 순이득은 포도당 36mol ATP/mol 정도이다. 글리코겐은 근육이 수축하는 동안 ATP 생성을 위해 에너지를 공급하는 주 원료이다. 근육에서 사용할 수 있는 글리코겐의 공급량은 대략 근육에 100μmol 글리코겐/g이다. 글리코겐의 분해는 지속적인 수축을 위한 풍부한 에너지원을 제공한다.
  - 호기성 대 혐기성 ATP 이득의 비는 12 : 1이다.

주요내용

혐기성 포도당에서 얻은 ATP와 호기성으로 얻은 ATP 사이의 에너지의 균형은 실질적으로 다르다-혐기성 해당 과정을 통해 얻은 ATP는 2mol ATP/mol 포도당이지만 36mol ATP/mol 포도당은 호기성 해당 과정에 의해 얻은 것이다!

운동 단위

척수의 운동 신경 세포에서 나오는 각각의 축삭은 이것의 가지가 뻗어 있는 근육 섬유는 단지 몇 개에서 수백 개까지 공급할 수 있다. 운동 신경 섬유(α-운동 신경원)에 의해 지배되는 모든 근육 섬유는 종합적으로 **운동 단위**로 알려져 있다(▶ 그림 2.20).

- 미세하고 차별화된 움직임을 해야 하는 근육(예: 손가락 근육, 씹는 근육, 외안근)에 운동 단위에는 대개 몇 개의 근섬유가 포함된다. 이것은 단일 신경 섬유가 약 50~100개의 근육 섬유를 지배하는 **작은 운동 단위**이다.
- **큰 운동 단위**는 수천 개의 근육 섬유(예: 대둔근)를 지배한다. 운동 단위가 클수록 덜 미세하게 구별되는 움직임을 하게 되며, 자세유지 기능에 더 우세할 가능성이 높을 수 있다(Schünke 2000).

근섬유의 유형

골격근은 **추외근섬유**(활동을 하는 근육 섬유)와 근방추 섬유인 **추내근섬유**로 구분된다.

추외근섬유는 다음과 같이 나뉜다:

- **I형 섬유(느린-연축 섬유 또는 적근섬유**라고 함): 이 섬유가 활성화되면 75ms 기간의 "느린-연축"이 발생한다. 이 느린-연축 섬유는 역치값이 낮고 피로가 느리게 나타나며 최소한의 소모성(exhaustibility)을 나타낸다. 이것들은 지속적인 활동을 위해 설계되었기 때문에 주로 정적인 활동을 하고 주로 자세유지근에서 발견된다. 그들은 마이오글로빈(산소를 저장하는 역할을 하는 헤모글로빈과 연관된 단백질)이 풍부하여 붉은 색을 띠게 된다(그래서 "적근섬유"라는 용어). 이것은 산화 대사(oxidative metabolism)와 연관된 수많은 미토콘드리아를 가지고

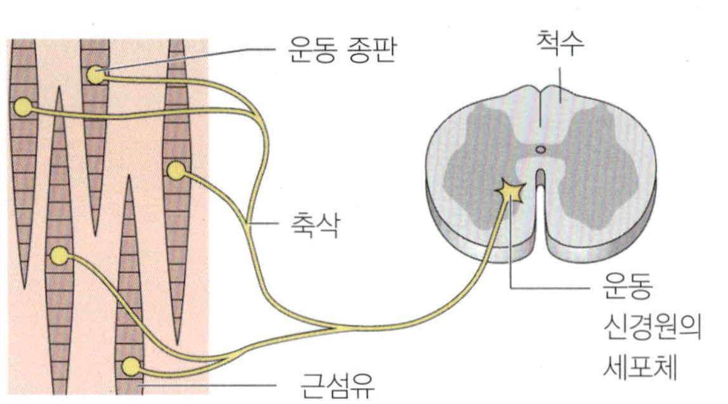

그림 2.20 운동 단위(Müller-Wohlfahrt 등 2014).

있다. 에너지 생성은 주로 호기성으로 발생하기 때문에 I형 섬유는 산소 결핍에 매우 민감하다. I형 섬유는 두꺼운 모세관 네트워크와 우수한 관류(perfusion)를 가지고 있다. 느린-연축 섬유는 이것들의 안정 시 긴장도를 증가시켜 결국 단축되는 경향이 있다(Schünke 2000).

- **IIb형 섬유**(**빠른-연축과 백근섬유**라고도 함): 활성화하면 25ms 기간의 "빠른 연축"이 발생한다. 이러한 빠른-연축 섬유는 주로 움직이는 기능을 수행한다. 그들은 역동적인 기능을 수행하고 빠르고 짧은 강력한 수축을 담당한다. 이것은 I형 섬유보다 더 빨리 지치고 수행 효율성(performance efficiency)이 빠르게 줄어든다. 그들은 확실히 더 적은 마이오글로빈(따라서 "흰색"의 근육 섬유)과 더 적은 미토콘드리아가 포함된다. 그들은 주로 혐기성으로 작동하며 주로 포도당 분해(혐기성 해당 과정)를 통해 단기적으로 높은 에너지를 요구하므로 많은 글리코겐 저장이 필요하다. 휴식 시 빠른-연축 섬유는 짧아지는 경향이 없지만 정기적으로 훈련하지 않으면 휴식 시 긴장도가 쉽게 감소된다(Schünke 2000).
- **IIa형 섬유와 IIc형 섬유**(변이형, **중간 근육 섬유**라고도 함): 이것들의 특성은 I형과 IIb형 **섬유 중간**에 있다. I형 섬유보다는 확실히 더 빨리 수축하고, 호기성 대사를 주로 하기 때문에 빠른-연축 섬유보다 피로에 더 강하다(Weineck 2007).

▶ **지근(tonic muscles)-속근(phasic muscles)**. 인간의 경우 모든 골격근은 I형과 II형 섬유의 비율이 다르며, 구성 요소의 비는 각각 근육의 주요 기능에 따라 다르다.

- 주로 I형 섬유로 구성된 근육을 **지근**이라고 하며, **속근**은 주로 빠른-연축 섬유들로 구성된다. 근육 생검 시에 특정 근육에서는 특정 섬유 유형의 발생률이 20~80% 사이에서 개별적으로 다르다는 것을 보여주었다(Howald 1984). 느린-연축 섬유와 빠른-연축 섬유의 기본적인 분류 패턴은 유전적으로 결정되지만, 최종적인 조성은 그 사용 용도에 따라 후에 결정된다. 목표로 하는 근육 훈련을 통해 I형 과 II형 섬유의 비율은 제한적 수준에서 영향을 미칠 수 있다(Weineck 2007).
- **활성화 패턴**: 근육이 작동되는 중에 I형 섬유가 낮은 역치 값을 가지고 있기 때문에 일반적으로 먼저 활성화된다(Weineck 2007). 단지 더 무거운 부하가 가해질 때 IIb형 섬유의 활성화가 일어난다. 즉, 부하나 움직임은 먼저 지근(느린-연축 섬유)을 활성화시켜 초기에 정적 활동과 안정성(약한 부하)를 제공한다. 그 다음에 속근(빠른-연축 섬유)은 일차 안정화가 일으킨 후 이차적으로 활성화된다. 지속적인 부하(고정과 자세 유지 활동)에는 느린-연축 섬유가 지속적으로 사용된다(임상정보 참고).
- 지근에는 속상근보다 **근육 내 결합조직**이 훨씬 더 많다. 쥐를 대상으로 한 연구에 따르면, 속근보다 지근에서 근육 내 결합 조직이 평균 84% 더 많다(Kovanen 1984).

근 활동의 유형

근육의 활동은 다양한 형태로 구별할 수 있다:

- **동적-구심성(dynamic-concentric) 근육 활동**: 힘이 증가하는 수축 단계에서 근육이 짧아진다(예: 축구공을 찰 때 대퇴사두근의 활동). 동적-구심성 근육 활동에서 얇은 액틴 필라멘트와 두꺼운 마이오신 필라멘트가 서로 미끄러져 겹치는 부분이 증가한다.
- **동적-원심성(dynamic-eccentric) 근육 활동**: 힘이 증가하는 수축 단계에서 근육이 길어진다(예: 내리막길을 걸을 때나 점프 후 착지 시 완충 작용을 할 때의 대퇴사두근의 작용). 동적-원심성 근육 활동에서 액틴과 마이오신 필라멘트는 감속하면서 서로 멀어지므로 겹치는 부분이 감소한다. 이러한 형태의 근육 활동은

매우 도전적이고 과부하와 손상에 취약하다.

- **등척성(isometric) 근육 활동**: 힘이 증가하는 수축 단계에서 근육 길이에 변화가 없다(예: 내리막 스키 경주에서 운동선수가 쭈그리고 앉은 자세로 장시간 여행할 때 대퇴사두근의 활동). 등척성 근육 활동에서, 마이오신 머리와 액틴 필라멘트 사이에 동일한 상호작용 위치가 계속 유지되고, 액틴 필라멘트와 마이오신 필라멘트가 서로 상대적으로 미끄러지지 않으므로 겹치는 부분은 변하지 않는다.
- **등장성(isotonic) 근육 활동**: 수축 단계에서 같은 수준의 힘을 유지되는 동안 근육 길이는 변한다(단축 또는 연장)(예: 일정한 무게 또는 저항으로 근력 운동 중 대퇴사두근의 활동). 등장성 근육 활동 시에 얇은 액틴 필라멘트와 두꺼운 마이오신 필라멘트는 일정한 힘을 일으키면서 서로 미끄러지거나 서로 멀어진다.

길이-장력 관계

근육이 발휘할 수 있는 힘은 근육이 활성화될 때의 길이에 따라 다르다(▶ 그림 2.21). 이 길이-장력 관계는 실험적으로 쉽게 테스트할 수 있다. 등척성 근육 활동에서 근육이 활성화되었을 때 늘어나거나 단축된 상태에 있는 근육은 휴식(중립) 길이에 있을 때 작용하는 것에 비해 훨씬 적은 힘을 발휘한다.

최대 등척성 힘을 발휘하는 것은 근절이 안정 위치(2.0~2.5μm)에 있는 경우에만 가능하다(van den Berg 2011). 이 위치에서 액틴-마이오신 브릿지(actin-myosin bridges)의 수가 최대로 크기 때문이다(▶ 그림 2.21 **b**). 근육이 늘어나면 근절의 길이가 길어지고 마이오신과 액틴 필라멘트의 잘 겹쳐지지 않는다(▶ 그림 2.21 **a**); 액틴-마이오신 브릿지의 수가 적어지면 힘이 덜 발휘된다. 만약 근육이 좀 더 근접된(approximated) 위치에 있으면 근절은 안정 시 때보다 짧아진다(▶ 그림 2.21 **c**). 그러면 얇은 액틴 필라멘트가 서로 겹칠 수 있게 되므로 기능적으로 효과적인 마이오신-액틴 브리지가 더 적어지고 따라서 더 적은 힘이 발휘될 수 있다(van den Berg 2011).

근육은 자세 작업을 취하거나 안정화를 위한 기능을 제공할 때 또는 자신의 길이가 안정 자세에 위치한 경우에만 경제적으로 지속적인 등척성 근활동을 일으킬 수 있다. 만약 근육이 장시간 늘어난 위치 또는 근접한 위치에 있는 동안 등척성으로 작용을 하는 경우는 비경제적이며 쉽게 근육에 과도한 스트레스를 주어 결국 mTrPs를 형성하게 한다(Cinderella Hypothesis 참고).

주요내용

등척성 수축을 하는 동안, 근육이 안정 길이에 있으면 근육은 가장 큰 힘을 생성할 수 있다. 근접한 위치나 늘어난 위치에서는 어느 정도의 힘을 발휘하려면(예: 안정화를 위해) 더 강한 수준의 근육 활동이 필요하므로 mTrP 발생의 위험이 더 있다.

임상정보

근접한 위치에서는 등척성 근육 활동의 적절하지 않은 길이-장력 관계를 갖는다.

안정화 또는 정적 활동(등척성 근육 활동)을 수행하는 근육은 중립 길이에 있을 때 이것을 경제적으로 달성할 수 있다. 근육이 장시간 늘어난 위치나 근접한 위치에 있을 때 등척성 활동하는 경우는 이를 위해 에너지 소비를 더 증가시켜야 하며(▶ 그림2.21), 이것은 비경제적이고 mTrPs의 형성을 촉진한다. 이러한 사실의 임상적 중요성은 다음과 같은 경우에서 볼 수 있다:

- 머리의 위치(head position): 만약 머리가 전방 자세(▶ 그림 4.8a)를 하고 있다면 뒤쪽에 있는 근육이 짧은 위치에 있게 되어 그 동안 지속적인 정적 활동을 수행해야 한다. 이것은 두 가지가 비경제적이다. 한 가지는, 정적인 관점에서 정적 활동이 증가하고(머리의 무게 균형에 비해) 이러한 추가적인 정적 활동은 근육에 불리한(근접된) 자세를 제공하게 된다. 또 다른 하나는, 머리의 전방 위치로 가기 때문에 근접해진 근육(예: 흉쇄유돌근)과 늘어나는 근육(예: 경장근과 두장근)이 경제적으로 작동하지 않아 mTrP의 발생을 촉진한다.
- 견갑골의 위치: 만약 견갑골이 외측/전방 그리고/또는 상부에 위치한다면, 견갑골이 흉곽 위에서 힘을 경제적으로 사용하기 위해 안정화될 수 없다. 견갑골의 측방화(lateralization)를 위해서는 후방부 안정근(능형근, 중승모근)이 늘어난 상태에서 등척성으로 활성화되어야 한다. 이와 동시에, 전방 안정근(전거근, 소흉근, 쇄골하근)은 근접된 위치에서 등척성으로 작동되어야 한다. 따라서 이러한 근육들은 좀 더 쉽게 과부하가 일어나 mTrPs가 발생시킬 수 있다. 습관적 어깨 상승은 이때 짧은 위치에서 작동하는 근육(능형근, 견갑거근, 상승모근)과 늘어난 위치(하승모근, 전거근의 하부 섬유)에 있는 근육과 동일한 영향을 준다.
- 컴퓨터 작업(마우스, 키보드)으로 인한 어깨 통증은 외회전근에 과부하로 인한 결과이다.

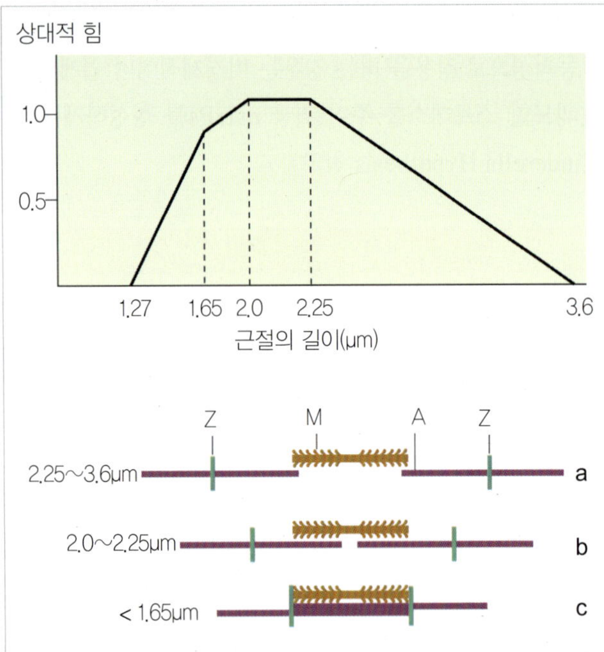

그림 2.21 근육의 힘과 길이 간에 관계(van den Berg 2011).
a 신장된 자세에서 근절(또는 근육)
b 안정(중립) 길이에서 근절(근육)
c 단축된 자세에서 근절(근육)

소근육 시스템과 대근육 시스템

골격근은 움직임을 생성하고 움직임을 억제하는 임무가 있다. 전체 기관으로서의 근육계는 이러한 반대 작업을 수행할 수 있도록 특화된 특정 근육 시스템으로 구별되어 있다. 소(local) 근육 시스템과 대(global)근육 시스템에서 안정근(stabilizers)("움직임 억제근, movement inhibitors")과 운동근(mobilizers)("운동근, movers")으로 구분할 수 있다(Bergmark 1989, Richardson 등 1995, Hamilton 2002).

소안정근(local stabilizers)은 다음과 특성이 있다:

- 운동축에 가깝게 있다(Proximity to the fulcrum).
- 심부에 위치한다.
- 짧고, 단일 관절을 덮고 있다.
- 주된 근육섬유는 I형(느린–연축).
- 안정근으로 작용("움직임 억제근")하고 분절성 안정성과 운동 조절을 담당한다(관절의 중립 지대[neutral zone]의 보호).
- 소안정근의 작용은;
  - 움직임의 방향과 무관
  - 예측성(anticipatorily) 작용(근육 활동은 실제적인 움직임이 발생하기 전에 50~125ms 증가한다.)
  - 최소의 부하(최대 힘의 3~25%)시
- 작동되는 동안 근육의 길이는 거의 변하지 않지만 부피는 변한다(수축하는 중에 근육의 직경이 증가한다).
- 기능장애가 발생되면 이것은 억제되는 반응이 일어난다.

소안정근의 예:

- 다열근(multifidus), 회전근(rotatores)
- 장요근(심부, 후부 근속(fascicles))
- 횡돌기간근(intertransversarii), 극간근(inter-spinales)
- 요방형근(quadratus lumborum)(중간 섬유)
- 회전근개(견갑하근, 극상근, 극하근, 소원근)

대안정근(global stabilizers)의 특성은 다음과 같다:

- 운동축에서 먼 곳에 있다.
- 천층부에 위치한다.
- 주로 단일 관절을 덮고 있다.
- 근섬유: I형(느린–연축)과 II형(빠른–연축)
- 움직임에 방향에 따라 다르다.
- 각(angular) 운동 조절 감각에 따라 지나가는 관절에서 선택적으로 작용한다.
- 일반적으로 낙상을 방지하기 위해 닫힌 사슬에서 중력(자세)에 대항하여 작동한다.
- 주로 근육 작용을 방해하는 역동적 원심성 운동을 한다(예: 계단 내려가기).
- 기능장애가 발생하면 짧아지는 경향이 있다.

대안정근(global stabilizers)의 예는 다음과 같다:.

- 복부의 외복사근
- 장극근(iliocostalis lumborum)
- 상승모근

대운동근(global mobilizers)의 특징은 다음과 같다:

- 운동축에서 먼 부위에 위치
- 천층부에 위치
- 길고 하나 이상의 관절을 덮고 있다.
- 작용은 움직임의 방향에 따라 다르다.
- 열린 사슬(open chains)에서 주로 역동적 구심성 근육 활동("운동근")을 한다.

- II형 근섬유가 우세하다(빠른–연축).
- 기능장애가 발생 시 근약화가 일어난다.

다음의 근육은 대운동근(global mobilizers)의 예이다:

- 복직근
- 흉쇄유돌근

이러한 근육 시스템의 특성은 위에서 언급한 근육의 모순적인 기능인 운동성 안정성을 충족시키는 데 매우 유리하다. 심부 소근육의 초기 활성화는 모든 각 운동(angular movement) 중에 관절을 보호하는 데 필요한 국소적이고 부절적 안정성을 보장한다. 소안정근은 조직 내 심부에 운동축 근처에 위치하기 때문에 매우 적은 토크를 생성하며, 각 운동을 일으키는 주동근으로 저항이 거의 발생하지 않는다. 따라서 근막성 긴장 시스템(myofascial tension system)은 대근육의 움직임을 시작할 수 있게 하는 동시에 소근육의 도움을 받아 큰 에너지의 소비없이 분절의 안정성(또는 운동 조절)을 보호한다 – 이것은 매우 효율적인 시스템이다(Valerius 등 2007).

감각수용기 기능

근육은 수축하는 능력으로 인해 자세 유지와 움직임을 가능하게 하는 효과기(effector)일 뿐만 아니라 동시에 감각수용기이기도 하다. 전체적으로 유기체(organism)(고유수용감각, 심부 감수성, 유해감각)로서 그리고 특히 움직임의 조절(근방추 구심성, 고유수용감각, 심부 감수성)에 대한 조직 내 깊은 부위에서 오는 정보를 감지하는 것이 필수적이다(▶ 그림 2.23).

말초신경은 일반적으로 혼합 신경으로 운동신경과 혈관운동(vasomotor) 신경 그리고 감각 섬유를 동시에 전달한다(천층과 심부 감각). 운동신경으로 디자인된 신경조차도 실제로는 혼합신경으로 되어 있어 운동 섬유만을 가지고 있지 않다는 것이 놀라운 일이다(다양한 유형의 신경 섬유 명명법(nomenclature) 참고). 비복근과 가자미근의 외측두를 지배하는 경골 신경이 이 지나는 지점에서 채취한 고양이의 샘플에서 경골 신경의 각각에 신경 섬유를 분류한 결과, 신경 섬유의 약 40%가 혈관운동성이고, 감각 신경이 42%, 운동 신경은 20% 미만이었고, 모든 신경 섬유의 10% 미만(모든 구심성 운동 신경의 절반 이상을 의미함)이 추외근을 지배하는 Aα 섬유이었다(▶ 표 2.5, ▶ 그림 2.22). 이것은 "운동 신경"의 모든 섬유에 약 90%가 바로 수의적 근육 활동을 직접적으로 지배하지 않고, 최적의 근육 기능에 간접적으로 연관되어 있음을 의미한다.

- 근방추로 가는 원심성 신경 섬유(Aγ 섬유는 모든 신경 섬유에 거의 10%를 구성하지는 않으며, 운동 섬유의 50%를 구성하지 않는다)는 추내근까지 진행된다(▶ 그림 2.23 **b**). 수축하는 과정에서 근방추의 감지 기능을 사용하여 보호하고, 동시에 근방추가 감지하는 민감도를 수정할 수 있다.

표 2.5. 운동 신경의 구성. 고양이에 경골 신경의 예를 사용한 운동섬유와 감각 및 혈관운동 섬유의 비율(비복근과 가자미근의 외측두에 공급하는 지점에 있는 신경의 단면)(Mitchell와 Schmidt 1977)

		수	백분율(전체 신경 섬유에 대한)	백분율(하부그룹의 신경섬유에 대한)
신경섬유	전체	4200	100	
운동	전체	720	17.1	
	Aα(추외근: 수의적 운동)	382	9.1	53.0
	Aβ(추외근과 추내근)	14	0.3	2.0
	Aγ(추내근: 근방추)	324	7.7	45.0
혈관운동	전체	1700	40.5	
감각	전체	1780	42.4	
	I & II형(골지, 파시니안, 파시니안형, 루피니)	370	8.8	20.8
	III & IV형(간질수용기(interstitial receptors): 자유신경종말)	1410	33.6	79.2

- 혈관운동(vasomotor) 섬유(약 40%)는 근육 내로의 혈액 공급을 조절하는 정보를 전달하는 데 중요하다.
- 감각 섬유(약 42%)는 섬유의 가장 큰 비율을 구성하며, 고유수용감각, 심부 민감성 그리고 유해감각을 담당한다(▶ 그림 2.23 **a**).

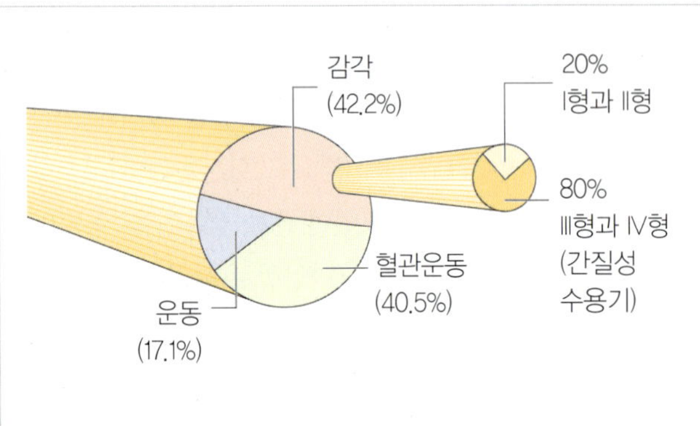

그림 2.22 운동 신경(경골 신경)의 비율적 구성. 전형적인 운동 신경(예: 고양이의 경골 신경)은 운동 신경원의 두 배 이상이 감각 신경으로 구성된다. 감각 신경원 내에서 감각 입력의 약 20%는 I형 및 II형 기계적 감수기에 해당하고, 나머지 80%는 풍부한 간질성 수용기 네트워크(자유신경종말, III형 및 IV형 섬유)에서 비롯된다(Schleip 2003).

따라서 운동 신경에 가장 큰 비율은 감각 섬유로 구성된다! 이것은 운동 신경원보다 두 배 이상의 감각 신경원을 운반한다는 것이다(▶ 그림 2.22). 이에 따라 신경은 운동 관리(motor organization)보다 훨씬 더 어렵고 중요한 인체의 감각 분화(sensory differentiation)를 하는 유기체(organism)로 생각할 수 있다(Schleip 2003).

근육에 있는 감각신경의 말단은 수용기 역할을 한다. 수용기가 감지하는 자극의 유형에 따라 다음과 같을 수 있다;

- **기계적 수용기(mechanoreceptors)**: 조직을 손상시키지 않는 기계적 자극에 의해 흥분한다. 이것은 압력과 진동, 긴장 그리고 신장 수용기로 근육에서 작용한다.
- **유해수용기(nociceptors)**: 조직의 손상이나 잠재적인

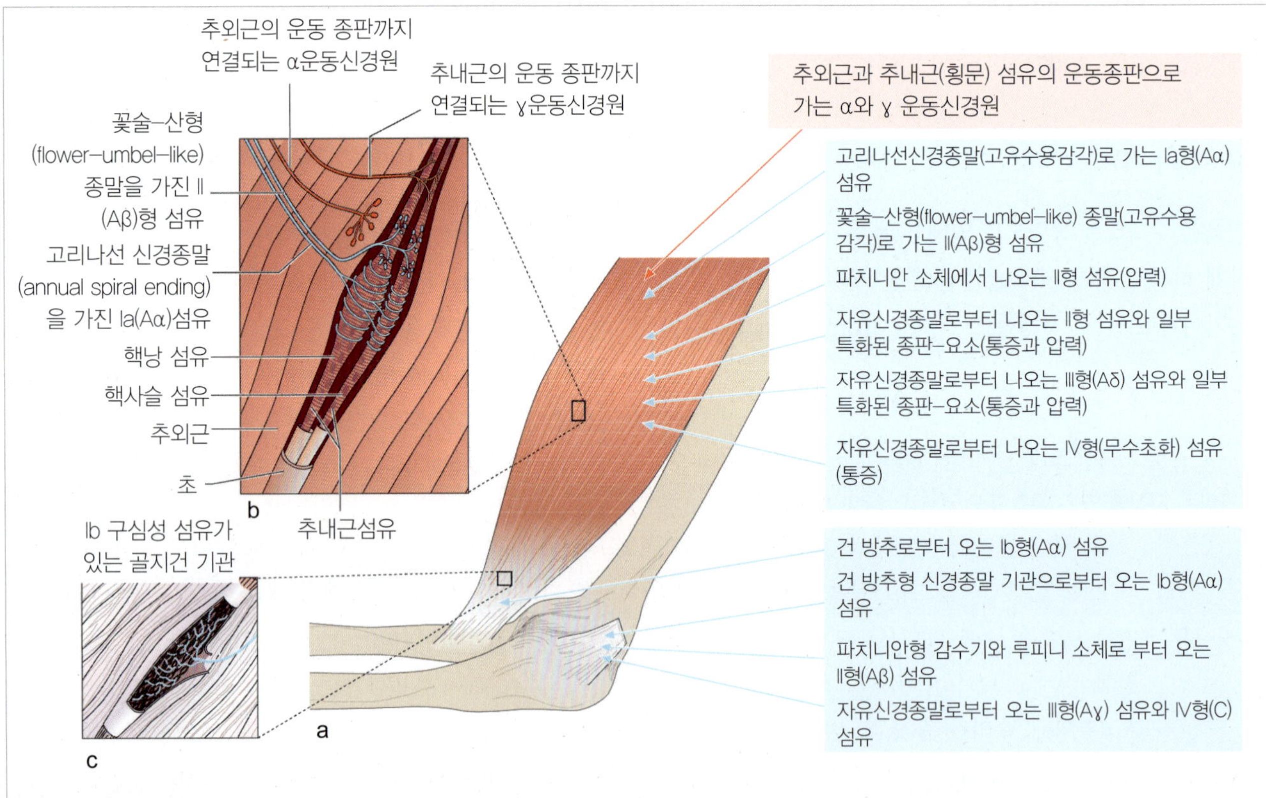

그림 2.23 효과기(effector)와 감수기(receptor) 기관으로서의 근육. 도식적 개요에서 원심성 섬유(운동신경: 빨강)와 구심성 섬유(감각신경: 파랑)(Müller-Wohlfahrt 등 2014).

a 모든 근육과 관절감수기 그리고 구심성 신경섬유와 원심성 신경섬유에 대한 개요

b 근방축

c 골지건 기관

표 2.6 근막성 기계적 수용기(수정 자료 Schleip 2003)

수용기	위치	민감도	효과
골지(Golgi) 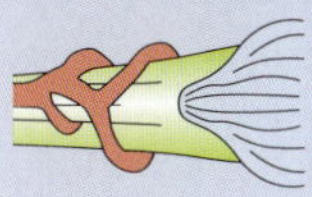 Ib형 섬유	• **근건접합부** • 건 • 건막(aponeuroses)의 부착 부위 • 말초 관절의 인대 • 관절낭	**골지건 기관:** • 근육의 수축과 신장에 관여 **기타 골지 감수기:** • 오직 강한 신장 자극에만 관여	연관된 근섬유의 **긴장도에 감소**
파시니안(Pacini) (그리고 파시니안형) 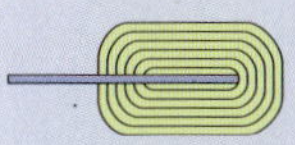 II형(그리고 III형) 섬유	• **근건 접합부** • 깊은 관절낭 층 • 척추부 인대 • **싸고 있는 근막** • **근육 중격(군 근막)**	**빠른 압력에 변화와 진동 자극**	운동 조절을 위한 고유수용 감각 피드백(**운동감각**)
루피니(Ruffini) 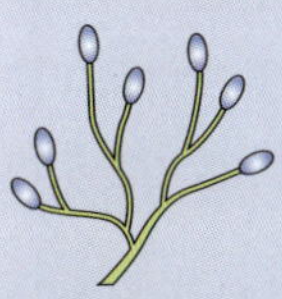 II형 섬유	• **피부** • 말초 관절의 인대 • 경막(dura matter) • 외측부 관절낭 • 규칙적인 신장과 연관된 기타 조직들	**빠른 압력에 변화**(파시니안과 유사)나 지속적인 압력에 자극 **접선력(tangential force)**에 대해 특히 민감함(측방 신장)	**교감신경계 활동의 억제**
간질(Interstitial) (자유신경종말) 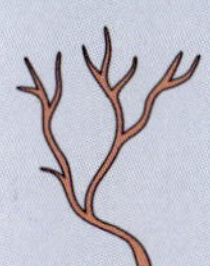 II형(흔하지 않음) 과 IV형(매우 흔함)	• **가장 흔한 감수기의 유형으로**, 뼈의 내부뿐만 아니라 거의 모든 부위에서 발견된다. • 골막 부위가 가장 밀도가 높다. • **근육 내부**: 근육의 결합조직과 근육내 혈관의 내벽에서도 발견된다.	**지속적인 자극과 움직이는 자극** 모두에 **변화** 50%는 **높은** 역치에 50%는 **낮은** 역치에 반응	**혈관확장**이 증가하고 아마도 **플라즈마의 혈장 유출**도 일어날 수 있다.
근방추(Muscle spindles) 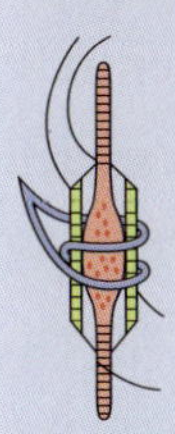 la & II형 섬유	• **근육의 내부에** 전체적으로	**근육의 길이 변화** (강도와 속도) **신장**	고유수용감각 **운동감각(kinesthetics)** 안정 시 긴장도 **긴장도 조절**

조직 손상의 가능성 있는 자극에 대한 특정한 방식으로 반응한다.

- **열수용기(thermoreceptors)**: 손상되지 않는 수준에 온도 상승이나 감소(열 수용기와 냉 수용기) 자극에 의해 작동된다.

따라서 근육 내에 민감성 구조물은 심부 민감성(deep sensitivity), 고유수용감각과 유해감각을 위한 수용기 역할을 한다. 근방추를 제외한 감각기는 결합 조직층(근육 결합조직)과 근육–건 연접부 근처에 위치한다(▶ 그림2.23).

수용기의 유형

이것들의 형태학적(morphological) 구조에 따라 근육에 있는 수용기는 두 가지 주요 그룹으로 나눌 수 있다(파치니소체, 파치니-형 수용기, 루피니 소체, 골지건 기관과 근방추)(▶ 그림. 2.23, ▶ 표 2.6).

▶ **자유신경종말**(**free nerve endings**). 자유신경종말(▶ 그림 2.23 **a**)의 구심성 섬유는 대부분 유수(myelinated) 섬유로 되어 있지 않는다(IV형 섬유, 직경 0.5~1.0μm). 이 외에도 얇으나, 구심성(III형 섬유, 직경 1~4μm) 유수 섬유도 나타난다. 유수 섬유와 무수(non-myelinated) 섬유, 이 두 유형 모두 끝은 수초가 있는 자유신경종말로 끝난다. 자유신경종말은 인간에서 발견되는 가장 많은 수용기다(Mense 2007). 그들은 거대하고 숨겨진 네트워크를 형성한다. 이것들은 간질 공간(interstitial space)에서 끝나기 때문에 틈새 수용기(interstitial receptors)라고도 부른다(Schleip 2003). 전자 현미경을 사용하면 다양한 형태의 자유신경종말을 구별할 수 있다. 일부 신경종말들은 콜라겐 섬유 다발들과 특별한 공간적 연관성을 보여 주고 있으며, 이것은 기계적 민감성(mechanosensitivity) 기능을 의미한다고 할 수 있다(Mense 2007).

기능적 측면에서 기계적 수용기, 유해수용기, 열 수용기 그리고 화학적 수용기를 구별할 수 있으며, 많은 것이 다중 모드(multimodal)인 것으로 간주되고 있다. 자유신경종말의 대부분은 기계적 **민감성 기능**을 가지고 있으며, 이 중 약 50%는 높은 역치 값을 가지며 강한 기계적 자극에만 반응한다. 역치 값이 낮은 나머지 절반은 최소의 압력 자극(Schleip 2003)과 약한 움직임 자극(Mense 2007)에도 반응한다. 한 연구에 의하면 턱 근육 주위에 있는 간질 수용기(interstitial receptors)가 하악의 위치가 약간 변화되어 아주 최소한으로 일어나는 근막의 이동에 반응하여 유해수용기의 기능뿐만 아니라 **고유수용감각 기능**도 자유신경종말이 수행하게 된다고 하였다(Sakada 1974).

주요내용

모든 자유신경종말이 통각수용기는 아니다. 많은 간질 수용기(자유신경종말)들은 기계적 수용기이며 내수용감각(interoception)과 고유수용감각 기능을 한다.

▶ **파치니안 소체**(**Pacinian corpuscles**). 이것은(기능적으로 파치니-형 수용기와도 유사함) 매우 낮은 역치 값을 가지며 매우 빠르게 적응한다. 따라서 그들은 압력과 움직임의 빠른 변화에 의해 자극을 받고, 느린 변화에 의해서는 자극을 받지 않는다. 또한 그들은 움직임을 제어하는 고유수용성 피드백의 의미에서 가속 감지기(acceleration detectors) 역할을 한다. 그들은 또한 진동 감각의 전달자이기도 하다. 그들은 모든 근막 조직, 특히 관절 주위의 결합 조직, 근육을 싸고 있는 근막(단일 및 군 근막), 척추부 인대, 근육-건 연결부위 그리고 골막에서 볼 수 있다.

▶ **루피니 소체**(Ruffini corpuscles). 이 유형의 수용기의 수용성 신경 말단은 결합 조직 섬유의 진행 방향을 따라 정렬되어 있고; 역치 값이 낮으며 매우 느리게 적응한다. 주로 피부와 관절낭(섬유층)에서 발견되지만 규칙적으로 늘어나는 다른 모든 유형의 근막 조직(예: 흉배부 근막과 말초 관절 인대)에서도 발견된다. 이것은 천천히 미끄러지는 움직임에 의해 자극을 받는 신장성 수용기이며, 특히 접선력(tangential forces)(측방 신장)에 의해 반응한다(Kruger 1987). 루피니 소체의 중요한 자극 반응은 신체의 교감신경 활동의 감소이다(Schleip 2003).

임상적 조언: 이것은 근육 근막(물론 루피니 소체가 있는 위에 있는 피부도)을 너클(knuckles) 부위를 이용하여 느리고 얇은 판을 미끄러지게 문지르는(laminar strokes) 방법으로, 접선 방향의 신장(tangentially stretched)을 적용하는 근막 신장 기법(fascial stretching technique)(기법 III)을 하는 이유를 설명할 수 있다. 대부분의 환자들은 이것이 매우 유익하고 편안하다고 생각한다.

▶ **골지건 기관**(Golgi tendon organ). 이 수용기 유형은 주로(90% 이상) 근육-건 접합부(주로 근육의 연결 부위, ▶ 그림 2.23 **c**)에 위치하지만, 건 자체와 다른 근막 조직에서도 발견할 수 있다(예: 건막의 끝 부위, 관절낭과 많은 인대). 골지 수용기는 천천히 적응하는 기계적 수용기에 속한다. 이것은 골격근의 전형적인 장력 감지기(tension sensors)이며 근육의 수축과 신장 모두에 의해 자극된다. 이것의 자극 반응은 이것이 위치한 운

동 단위에 반사적 억제이다. 이전의 가정과는 다르게 골지건 기관은 매우 강하게 발휘하는 힘에 의해서만 활성화되는 높은 역치의 수용기가 아니고, 척추 운동신경원의 억제를 통해 과부하로부터 반사적으로 보호하는 역할을 한다. 현재까지의 지식 수준에 의하면 골지 수용기는 하나 또는 몇 개의 운동 단위의 수축에도 반응하고, 생리학적 근육 수축이 일어나는 경우에도 활성화될 수 있다(Mense와 Gerwin 2010a).

▶ **근방추(muscle spindles)**. 이것은 근육의 변형 감지기(strain sensor) 역할을 한다. 모든 근방추(▶ 그림 2.23 b)는 특수한 근육 섬유(추내근섬유)와 감각 신경(Ia과 II 섬유), 운동 신경(Aγ 섬유), 그리고 신경 종말과 주머니가 있는 증식성(vegetative) 신경 섬유들로 구성된다. 추내근섬유는 근내막(endomysium)의 세포들로 둘러싸여 있다. 근방추의 이러한 결합 조직 껍질은 결합 조직 주머니(길이 2~10mm) 모양으로 추내근섬유를 둘러싸고 있으며, 이것들는 활동을 하는 근육에 횡문근(추외근) 섬유들과 평행하게 배열된다. 이러한 심부 조직의 배열에 의해 두 가지 유형으로 추내근섬유를 분리할 수 있다. 핵낭(nuclear bag) 섬유는 주로 담당하는 근육의 길이에 동적 변화를 감지하고 등록한다. 이것은 Ia섬유로 구성되어 있으며, 근방추 당 1~3개가 있다. 핵사슬(nuclear chain) 섬유는 근육의 정적 길이 상태를 감지하고 등록하는 이차적인 역할을 한다(Ia섬유와 추가적으로 II형 섬유, 근방추 당 3~7개). 따라서 근방추는 동적 그리고 정적 민감성을 모두 가지고 있다.

근방추는 다른 모든 수용기들과는 차이가 나는데, 이것의 민감도는 원심성 γ섬유에 의해 조절될 수 있다. 따라서, 이것은 **이중의 기능(double function)**을 가지는데 수용기와 동시에 효과기(effector)이기도 하다. 수용기로서 근방추는 수축 전과 수축 중, 수축 후에 근육의 길이를 모니터한다. 그렇게 함으로써 신장되는 정도뿐만 아니라 길이가 변하는 속도도 측정한다. 따라서 근방추는 변화에 비례하는 수용기이다. 길이를 측정(신장 수용기)해야 하므로 근방추는 추외근의 근섬유 방향과 평행하게 배열되어 있다. 골격근이 수축하면 근방추도 짧아져 이것의 방전 빈도(discharge frequency)가 감소한다. 수축을 하는 동안 추내근이 수축하게 되어 근육이 신장되는 상태(즉, 근육의 길이)에 대한 적절한 정보를 얻을 수 있게 된다. 이것은 근방추들의 특별한 구조로 인해 가능하다. 추내근섬유의 중간 부분에는 단지 몇 개의 근원 섬유만이 포함되어 있고 이것들은 수축성 조직이 아니다. 감각 신경의 말단부에 구심성 신경 섬유(Ia형과 II형)는 비수축성이며 추내근의 확장 가능한 중간 영역의 주위에 얽혀 있다. 수용기의 구조는 고리나선형(annulospiral) 종말로도 알려져 있다. 이것은 **근방추(수용기 기능)**의 **신장-민감성 하부 구조**이다. Aγ 섬유로 되어 있는 γ-운동 신경원에 의해 지배되는 **수축성 부위(contractile areas)(효과기(effector)** 기능)은 추내근섬유의 양쪽 끝에만 위치한다. 이러한 수축 영역에는 두 가지의 목적이 있다:

- 골격근가 수축하는 동안 근방추의 기능을 측정하기 위해서는 추내근과 추외근섬유가 동시에 단축되어야 한다(α-γ-공동활성화).
- 이것들은 긴장을 감지하는 "근방추"(자체적인 수용기 활동의 감지)의 민감성을 조절하고 변경할 수 있다. 근방추들의 수용기 기능에 민감성의 조절과 변화는 척수의 전각 부위에 위치한 세포체에 있는 γ-운동 신경원으로부터 발생한다. 각각의 γ-운동 신경원은 여러 개의 근방추를 지배하기 위해 분지를 한다. 그러나 이와 반대로 모든 근방추들은 여러 개의 γ-운동 신경원에 의해 공급받는다. 몸이 쉬고 있을 때에도 γ-운동 신경원은 높은 안정기 방전 주파수(resting discharge frequency)를 나타내므로 근육의 안정기 긴장도를 유지한다. 높은 핵의 구심성 섬유(척수 신경원간 풀, 망상체)는 γ-운동 신경원의 안정기 방전 주파수를 수정하여 이러한 방식으로 긴장도를 효과적으로 조절한다.

근육 자체에서 기인하여 오랜 시간 동안 지속되는 유해성 자극은, 한편으로는 근육의 γ-활성화와 운동 활동을 억제하는 동시에 길항근의 활동을 증가시킨다. 그러나 관절이나 비근육성 결합 조직으로부터 장기간 지속되는 유행성 입력 정보는 γ-활성을 증가시켜 운동 활동을 증가시킨 다음, 증가된 시간 범위에 따라 다시 활동을 감소시킨다(Audette 등 2013).

근방추는 모든 골격근에서 발견되며, 지지하는 기능을 하는 근육(자세유지근)과 미세한 운동 움직임을 수행하는 근육에서 자주 나타난다. 근방추들은 전체적으로 근육계에서 발견되며; 각 근육별로 약 40~500개의 근방추가 있다. 예를 들면, 목 뒤쪽에 깊은 근육과 눈의 외안근과 후두부 근육들에서 특히 고밀도의 근방추가 발견된다.

근방추의 구심성 신경을 제외한 근육에 대한 모든 감각 정보들은 근막에서 비롯된다. 수용기의 배열 상태는 근막 구조에 따라 다르다. 따라서 근육의 감각 체계는 근육의 결합 조직의 근막 구조에 의해 영향을 받는다.

심부 민감성: 내부감각, 고유수용감각

근막 구조에서 대부분의 감각 신경 종말은 수용기 역할을 한다(위 내용 참고). 따라서 기계적-민감성 구조물(▶ 표 2.6)은 **심부 감각 체계**를 구성하고 있다.

내부감각(가벼움이나 무거움, 넓음이나 좁음, 압력 또는 압력 분해(pressure resolution) 등과 같은 신체의 민감성)과 **고유수용감각**(사지의 위치와 움직임, 신체 전체의 자세에 대한 정보)은 몸의 모양에 대한 자가-인식에 큰 영향을 미치고, 행복감이나 부족감에 대한 인식에 크게 기여한다. 사람이 자신의 신체를 얼마나 어떻게 잘 인식하는지 여부는 근막 수용기로부터 받는 피드백에 크게 좌우된다. 이전까지 고유수용감각이 주로 관절 수용기로부터 받은 정보를 기반으로 한다고 가정했지만, 이제는 관절 수용기가 거의 전적으로 운동의 끝 범위에서 피드백을 제공하는 것으로 알려져 있다. 생리학적 운동 범위 내에서 피드백은 지레 축으로부터 멀리 떨어져 있는 근육의 결합 조직에 있는 근막 수용기로부터 많은 것이 발생하는 것으로 보인다(Schleip 2009). 심부에 있는 감각기의 끝을 자극하는 것이 항상 의식적인 감각으로 이어지지는 않지만(Mense 2007), 그 대신 종종 무의식적으로 처리된다.

주요내용

근막 구조를 가진 근육은 인체에서 가장 풍부한 감각 기관을 구성하게 된다. CNS는 이것들로부터 가장 많은 수의 구심성 신경원을 제공받으며, 이것들은 믿을 수 없을 정도로 풍부한 정보를 제공한다. 근육(근막 기관)은 몸 내부를 향하는 인간의 귀와 같다(내부감각, 고유수용감각).

유해수용기

▶ **유해수용기**. 횡문근에서 자유신경종말(▶ 그림 2.24)은 일반적으로 끝에서 분지되며, 유해수용기 역할을 한다. 유해수용기는 조직의 손상과 잠재적인 조직 손상 자극들을 입력하는 데 특화되어 있다. 자유 종말의 미세구조의 차이는 아직 자세히 알려지지 않다. 이것은 예를 들면, 꼬집거나 쥐어 짜는 것과 같은 강한 기계적 자극에만 반응하는 기계적-유해수용기인 단일형 유해수용기(unimodal nociceptors)와 기계적, 열 그리고 화학적 자극에 민감성을 갖는 다봉형 유행수용기(polymodal nociceptors)로 구분할 수 있다. 근육에 있는 대부분의 유행수용기는 다봉형이며(Mense 2007, Weiss와 Schaible 2008) 기계적, 열, 화학적 발생원에 의한 유해한 자극에 반응할 수 있다.

근육 유해수용기는 상대적으로 높은 민감도 역치를 가지고 있다. 기계적 민감성 유해수용기의 역치값은 일반적인 기계적 수용기(Schmidt와 Thews 1999)보다 약 1,000배 높으며, 근육의 신장과 수축과 같은 생리학적 자극은 유해수용기를 자극하지 않다. 유해성 자극(예: 직접적인 외상, 과도한 강한 압력이나 장력, 허혈 또는 내인성 염증 매개체)은 유해수용기의 흥분을 유발하며, 이는 III형(얇고 수초화된 Aδ 섬유) 또는 IV형(얇고 수초화된 C섬유)을 통해 CNS로 전달되어 주관적 통증으로 인식된다(▶ 그림 2.23 **a**, ▶ 그림 2.24, ▶ 그림 2.53).

▶ **근육 대 피부 통증**. 근육으로부터 오는 통증은 피부나 내장에서 오는 통증과는 여러 측면에서 차이가 있다. 발생하는 근원 부위가 다를 뿐만 아니라 통증의 임상적 패턴도 다르다. 따라서 치료적 관점에서 보면 이것은 근육통과 피부 통증을 구분하는 것과 연관이 있다. 임상적으로 나타나는 근육통과 피부 통증의 가장 중요한 차이는 ▶ 표 2.7에 요약되어 있다.

근육통과 피부 통증의 중앙 처리 과정은 피질의 동일한 영역에서 발생하지는 않는다. PET(positron emission tomography, 양전자 방출 단층 촬영)와 같은 영상 기법을 사용해 인간의 피질 활동을 측정한 결과, 골격근에 통증을 일으키는 자극은 그 근육을 덮고 있는 피부를 자극할 때와 다른 피질 영역을 자극하는 것으로 나타났다(Svensson 등 1997). 근육에 가한 통증 자극은 전방 대상회(cingulate gyrus)에서 명확하고 강한 활성을 일으킨다. 대상회는 통증의 정서–감정적(affective-emotional) 요소와 연관되어 있고, 통증 자극에 대한 주의력 증가와 연관이 있다. 이러한 결과는 근육통의 보다 강력한 정서적 영향과 일치한다(Mense 2003a).

근육통과 피부 통증은 신경계의 모든 면에서 서로 분명하게 다르다(말초성 유해감각, CNS의 자극 처리 과정과 피질의 발현). 따라서 피부 통증의 기전을 근육통으로 옮기는 시도는 적절하지 않다(Mense 2003a)(지금까지 통증에 관한 대부분의 과학적 설명은 피부 통증과 연관된 연구들로부터 비롯된 것이다).

주요내용

근육통은 피부 통증과 확실히 다르다. 임상적 양상과 통증의 발생 부위, 자극의 전달 과정 그리고 피질의 활성화 패턴 – 이 모든 것들은 근육통과 피부 통증을 비교하는 데 있어 상당한 차이가 있다.

국소적 근육통은 근육에 있는 통각 수용기의 역치를 넘는 자극에 의해 유발되며, 손상받은 부위에서 느껴진다. 연관통에 의한 현상에서 보이듯이, 두 가지 상태 모두 명확하지는 않다. 피부 통증과는 달리 근육통은 방사되는 경향이 강하여, 환자는 손상 받은 근육 부위(mTrP)에서 뿐만 아니라 상당한 거리에 있는 부위에서 통증을 감지할 가능성이 있다(Mense 2003a).

- **유해수용기의 원심성 기능(Efferent function of the nociceptors)**. 유해수용기의 섬유의 신경 말단에는 신경 펩타이드(예: 물질 P, CGRP와 성장억제호르몬 [somatostatin])이 저장되어 있다. 자극이 발생하면 이러한 펩타이드가 방출되어 그들과 인접한 부위에 화학적 환경을 변화시킨다. 물질 P와 CGRP는 특히 강력한 혈관활동(vasoactive)을 한다. 그들은 국소적 관류(local

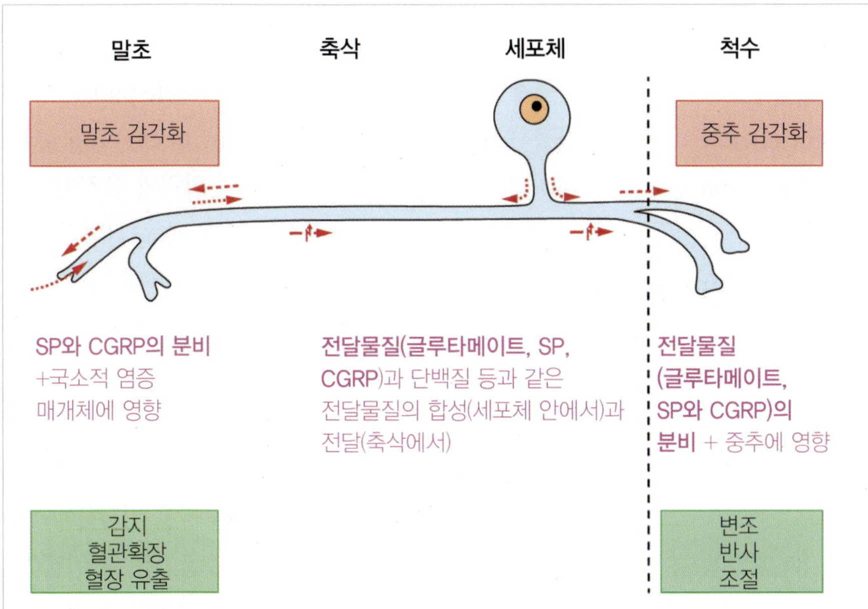

그림 2.24 말초와 중추 민감화(peripheral and central sensitization). 일차 유해감수성 구심성 신경원은 말초 조직(피부, 근육, 관절낭 등)과 척수(이나 뇌간, 척수 삼차 핵의 경우) 사이의 경계를 형성하며, 말초성 민감화와 중추성 민감화 모두에 영향을 줄 수 있다. 연속되는 화살표: 전기적 자극; 중단된 화살표: 분자의 수송(Jänig과 Baron 2011, Böhni 등에 의해 수정, 2015).

표 2.7 근육과 피부 통증 간에 임상적 차이(Mense에 의하 수정, 2008b)

	근육통(Muscle pain)	피부 통증(Skin pain)
통증에 대한 묘사의 정확성	종종 명확하지 않으며, 확산되어 나타남	정확함
부위	심부	천층
통증 부위의 경계부	명확하게 제한되지 않음	경계가 명확함
특성	둔한, 찢어지는 듯한, 경련, 압박	명료함, 찌르는 듯한, 타는 듯한, 잘리는 듯한
전이되는 통증의 성향(연관통)	매우 흔함	없음
정서적 인식	견디기 어렵다	더 잘 견딜 수 있다
전기적 신경 자극에 대한 반응	단지 한 가지 통증	첫 번째 통증 후에 두 번째 통증이 이어진다.

perfusion)에 영향을 미치고, 혈관의 팽창과 투과성을 증가시켜 인해 국소 부종이 발생할 수 있다. 따라서 유해수용기는 신경 펩티드를 방출하여 주변 조직의 미세 순환에 영향을 미칠 수 있다(Mense과 Gerwin 2010a). 물질 P와 CGRP는 혈관의 활성화뿐만 아니라 신경 활성화(neuroactive)도 일으키기 때문에 동시에 유해수용기의 민감화도 일으킨다.

▶ **유해수용기의 민감화(Sensitization of the nociceptors)**. 유해수용성 자유신경종말의 중요한 특성은 흥분성 역치 값을 변화시킬 수 있다는 것이다. 다음의 예는 유해수용기의 민감화를 유발할 수 있는 요인이다:

- **산성 pH 값(Acid pH value)**: 산성 pH 값(pH 5~6)이나 고농도의 수소 이온(H^+)은 유해수용기를 민감화에 대한 핵심 요소이다(Mense 2013).
- 손상된 근육 세포로 나오는 **삼인산아데노신(ATP)**은 유해 수용성 구조들을 민감하게 한다(Mense 2013).
- **물질 P나 CGRP**와 같은 신경 펩티드: 물질 P는 특히 유해수용성 신경종말에서 흔히 나타나며 CGRP와 마찬가지로 통증 민감화를 증가시킬 수 있다(Lawson 등 1997).
- **내인성 염증 매개체(Endogenous inflammatory mediators)**: **브라디키닌**(혈장 단백질 칼리덴[kalliden]의 분해에서 의해 발생), **세로토닌**(혈전세포로부터 분비), **프로스타글란딘 E2**(내피 세포에서 분비)와 같은 물질들이 말초성 민감화를 촉진한다(Mense와 Gerwin 2010a).
- **신경 성장 인자(Nerve growth factor, NGF)**: NGF는 근육에서 합성되고 근육의 유해수용기를 민감하게 한다(Hoheisel 2005, 2007). NGF의 합성은 염증이 있는 근육에서 더 증가한다(Mense와 Gerwin 2010a).
- **인터루킨(Interleukin) 6**(IL−6): IL−6은 단핵구에 의해 생성되며 유해수용기에 대한 민감성 효과가 있다.
- **수용기 막의 조절(Modulation of the receptor membrane)**: 유해수용성 자유신경종말은 **막**에서 특정한 **수용기 분자**를 배출한다. 병리학적 상태에서 이 수용기 분자의 변화로 막의 하부 구조는 변화되고 그로 인해 유해수용기의 민감화를 일으킬 수 있다.
- **교감 신경의 활동(Sympathetic nerve activity)**: 노르에피네프린의 방출은 말초부에 유해수용기를 더욱 민감하게 할 수 있다(Jänig 2008).

일차성, 유해수용성 신경 세포(▶ 그림 2.24)는 말초 조직(피부, 근육, 관절낭, 내장 등)과 척수 또는 뇌간(척수 삼차핵) 사이의 연결을 형성한다. 이것은 구심성(유해수용성)으로 활동하는 동시에 세포체에서 다양한 물질들(신경 펩티드 [SP, CGRP], 글루탐산염[glutamate], 신경 성장 인자, 단백질, 효소 등의 생산)을 생성하고, 이들을 축삭 내에서 말단부와 중앙부(축삭 형질 수송, axon plasma transport) 모든 방향으로 운반한다는 점에서 효과적이다(▶ 그림 6.9). 말초부와 CNS 사이의 중간매채체로 이것은 말초성 그리고 중추성 민감화 모두에 중요하게 관여할 수 있다(▶ 그림 2.24) – 두 가지 민감화 과정 모두는 mTrPs 발생과 연관이 있다.

▶ **근육통의 발달(Development of muscle pain)**

- **근육 병변 후 발생하는 통증(Pain occurring after muscle lesions)**: 손상된 근육의 압력과 움직임에 대한 민감성은 근육에서 분비되는 물질(예: 브라디키닌, 세로토닌, 프로스타글란딘)에 의한 근육 유해수용기의 민감성에 따라 달라지지만, ATP와 낮은 pH 값도 중요한 역할을 한다.

  손상이 발생하면 **브라디키닌**(BK)과 **프로스타글란딘** E2(PG E2)와 같은 내인성 물질들이 방출된다. PG E2는 BK에 대해 반응하여 자유신경종말을 민감하게 하는 반면, BK는 그 부분에 대한 유해수용기를 더 민감하게 한다. 이러한 관계는 두 물질이 실제로 항상 손상된 조직 내에서 함께 방출된다는 점에서 임상적으로 연관이 있다. 그러나 PG E2와 같은 내인성 화학 물질들은 다른 화학 물질과 마찬가지로 유해수용기를 민감하게 할 수 있다. 또한 이것들은 유해수용기의 민감성을 직접 증가시켜 결국 매우 약한 자극에도 반응하게 한다. 이러한 상황에서는 약간의 압력에도 통증으로 느끼게 된다. 따라서, 브라디키닌과 프로스타글란딘 E2와 같은 내인성 매개체에 의한 근육의 유해수용기의 민감화는 근육 손상 환자의 움직임에 의한 통증과 압통의 원인 중 하나가 된다

(Mense 2008b).

근육통의 발생에서 특히 중요한 두 가지 화학적 자극은 삼인산아데노신(ATP)과 양성자(protons)(H^+ 이온)이다. 이러한 자극제는 신경종말의 막에 위치한 수용기 분자와의 연결을 통해 신경종말을 자극하게 된다(Mense와 Gerwin 2010a의 세부 사항 참고).

ATP는 모든 신체 세포에 존재하며 모든 조직 손상 시에 방출된다. 쥐에 최소한의 농도로 ATP를 주입하더라도 근육의 유해수용기가 자극된다(Reinöhl 등 2003). 근육 세포는 특히 고농도의 ATP를 가지고 있으며, 이것은 타박상 또는 뒤틀린 근육과 같은 근육의 외상이나 괴사성 근염(necrotizing myositis)과 같은 다른 병리학적 변화에서도 통증의 요인으로 작용할 수 있다(Mense와 Gerwin 2010a).

- 유해수용기는 양성자-민감성 칼슘(Ca^{2+})과 나트륨(Na^+) 채널을 가지고 있으며, 이것은 염증과 같이 **조직의 pH 감소에 반응**한다. 따라서 유해수용기는 **양성자의 흡수**(즉, 낮은 pH값)에 의해 민감해진다(Issberner 등 1996). 산성 조직의 pH 값은 근육통을 유발하는 가장 중요한 자극 중 하나이다(Mense와 Gerwin 2010a).

> **주요내용**
>
> 산성 조직에 pH값은 근육통을 유발하는 가장 중요한 자극 중 하나이다.

- **허혈성 근육통(ischemic muscle pain)**: 만약 근육이 최대 힘의 5~30% 이상(근육에 따라 다름)으로 긴장하며 수축하게 되면 자신의 혈관을 압박하기 때문에 허혈이 발생할 수 있다(Järvholm 등 1988). 근육 긴장으로 인해 발생된 통증은 pH가 감소하고 통증을 유발하는 내인성 물질(주로 브라드키닌, ATP, H^+)이 방출되어 근육 허혈의 주요 원인이 된다(Mense와 Gerwin 2010a). MTrPs는 국소적인 혈관 압박에 의해 자신에게 혈액 공급을 차단시킨다. 따라서 근막 통증은 주로 허혈성 통증이다(Dejung 2009, Mense 2008b).

> **주요내용**
>
> TrPs로 인한 유발되는 근막 통증은 허혈성 통증이다(Dejung 2009).

침묵(silent) 또는 "휴지기(sleeping)"의 유해수용기는 염증 상태에서 민감해지는 특정한 유해수용기 그룹을 나타낸다. 그들은 처음에 그러한 민감화 단계를 거친 후에만 기계적 자극에 반응한다(Mense와 Gerwin 2010a).

> **주요내용**
>
> 만성 근육통(2.2.5장)과 연관통(2.2.6장)은 말초와 중추성 민감화 과정의 결과로 국소 근육통을 일으킬 수 있다.

> **요약**
>
> **근육통**
>
> - 근육통은 피부나 내장 통증과는 확연히 다르다.
> - 골격근의 유해수용기 구조는 자유신경종말로 구성된다. 그들은 복합적이며 기계적, 열적 그리고 화학적 유해 자극에 의해 흥분된다.
> - 유해수용기의 민감화 역치 값은 변경 가능하다.
> - 근육의 유해수용기는 주로 경보 기능으로 사용된다. 기계적 부하와 생화학적 환경을 기준으로 한 생리학적으로 결정된 역치 값의 편차를 기관에 등록하고, 필요한 경우 구조물을 보호하기 위한 대응 조치를 시작한다.
> - 과도한 말초 그리고/또는 중추성 민감화에 의해 국소 근육통의 원래 보호 기능에 이상이 생겨 결과적으로 만성 근육통(2.2.5장) 그리고/또는 연관통(2.2.6장)이 발생한다.

기능적 모델

운동(locomotor) 시스템의 주 임무는 자세와 움직임을 가능하게 하는 것이다. 이러한 기능을 경제적으로 수행하기 위해서 유기체(organism)는 어떻게 스스로를 조직화하는가? 다양한 기능적 모델들은 적용할 수 있는 다른 전략들을 강조한다.

보존적 기계 모델

일반적인 지각(perception)은 특정한 것에서 일반적인 것으로 이동한다. 개별적인 근육과 뼈는 해부학에 대한 확립된 이해를 기초로 형성된다. 근육은 두 개의 뼈를 연결하고, 기시점(origin)과 정지점(insertion)으로 구분한다. 근육의 임무는 이 두 지점을 근접화하거나(이는 움직임을 의미) 거리를 유지하는 것이다(이는 움직임을 억제 함을 의미). 고전적 물리학의 관습적인 관점에서 이에 대한 이해는 기계적 이해(mechanical understanding)이며 이는 인간의 자세(정적)와 움직임(운동학)으로 연결된다. 이 모델에 따르면 척주는 척추체가 서로 겹쳐진 개별적 블록을 쌓고 각각 아래의 척추가 위에 척추를 지지하는 쌓은 탑으로 볼 수 있다(▶ 그림 2.25). 제1경추 위에 올려져 있는 머리의 무게는 경추에 의해 지지되고 있다. 골격은 일반적으로 압박되는 구조물로 보여진다: 각 요소는 압박하에 있어 압축력(compressive forces)을 더 잘 전달하므로 가장 낮은 빌딩 블록은 그 위에 놓인 모든 블록의 총 무게와 부하를 지면으로 전달해야 한다. 이 모델에서, 근육은 각각의 압축 요소를 안정화하고 다른 것을 기준으로 하여 움직이게 한다. 이러한 기존의 개념에서, 결합 조직은 각각의 뼈와 근육(혈관 등) 사이에 간질성 공간(interstitial spaces)을 채우고 있으나, 거의 고려되지 않고 있다.

그러나 이 모델에서는 고려되지 않은 연관 요인이 있다. 예를 들면, 이 모델(단단하고, 무게를 지탱하는 구조)에서 쌓여 있는 척추체에 의해 형성된 모양은 실제 척주의 모양과 동일하지 않으며, 실제적인 형태는 추간판(결합 조직)에 의해 훨씬 더 크게 결정된다. 여기에서 팽팽해진 결합 조직이 견인력에 직면하여 더 강하게 단단해진다는 것도 주목할 만하다(▶ 표 2.8). 결합 조직 구조는 이것이 받는 스트레스 자극에 따라 스스로 형성되기 때문에(van den Berg 2011), 이것은 규칙적으로 엄청난 인장성 변형(tensile strain)을 받게 된다. 기존의 기계적 모델(압축 모델)은 이러한 인장성 스트레스 현상을 적절하게 설명하지 않는다. 이와 연관하여 "인장(tensegrity)" 모델은 인장력과 압축성 부하 모두를 통합하기 때문에 더 적합하다.

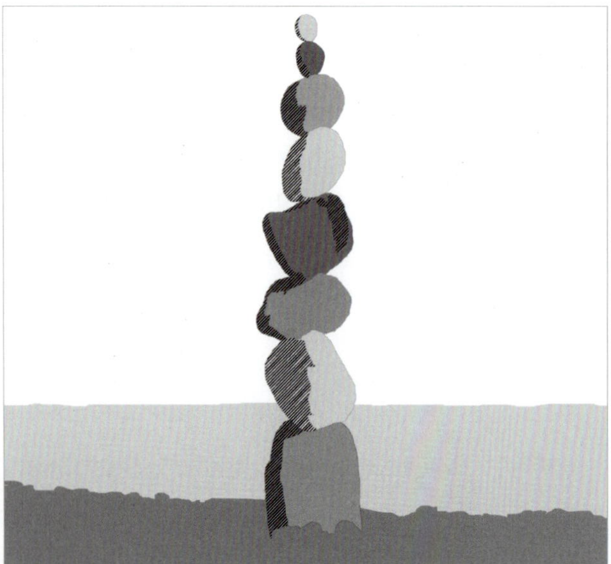

그림 2.25 기존의 기계적 모델(conventional mechanical model). 압력은 아래쪽으로 전달된. 각각의 빌딩 블록에 접촉면은 압축력에 의해 부하를 받는다.

인장성 모델

압축력과 인장력 자체 안정화되어 있는 정적 시스템을 인장성 구조라 한다.

"인장성(Tensegrity)"은 "장력(tension)"과 "통합(integrity)"이라는 단어가 결합한 합성 단어이다. 건축가이자 엔지니어이면서, 디자이너인 Richard Buckminster Fuller(1895~1983)는 이 용어를 만들어 유명하게 만들었으며, Buckminster Fuller의 학생이었던 Kenneth Snelson(1927~2016)이 만든 건축물을 보고 영감을 받아 이것들을 창조하였다(Gomez-Jauregui 2009). 기본적인 원리는 간단하다. 인장성 구조는 인장력과 압축력 요소를 결합한 것이다(▶ 그림 2.26). 압축성 요소는 섬과 같지만 지속적으로 인장성 스트레스의 바다에서 수영을 한다(Myers 2014). 압축성 요소("막대기")는 안쪽으로 당겨지는 긴장성(tensile) 요소("줄")에 대해 바깥쪽을 향해 민다. 단단한 요소(압축성 요소)가 서로 절대 직접 접촉하지 않고, 결국 압축력이 하나의 단단한 물체(뼈)에서 다음으로 직접 전달되지 않는다는 점이 주목할 만하다. 그 대신 작용하는 힘은 장력을 통해 전체 시스템에 동적으로 전달된다. 따라서 인장성 구조물은 주로 긴장을 전달하는 자신의 인장성에 의해 일차적으로 유지된다. 전달된 인장력은 동적 평형 상태에서 3차원의 인장성 네트워크로 전체적인 구조를 수직으로 유지하게 한다(▶ 그림 2.27).

표 2.8 다양한 조직들에 압력과 긴장력(Tittel 2003)

	압축력	긴장력
뼈(척추체-해면질)	42 kp/cm^2	9 kp/cm^2
섬유성연골(추간판)	30 kp/cm^2	49 kp/cm^2
팽팽한 결합 조직(척주부 인대)		210 kp/cm^2

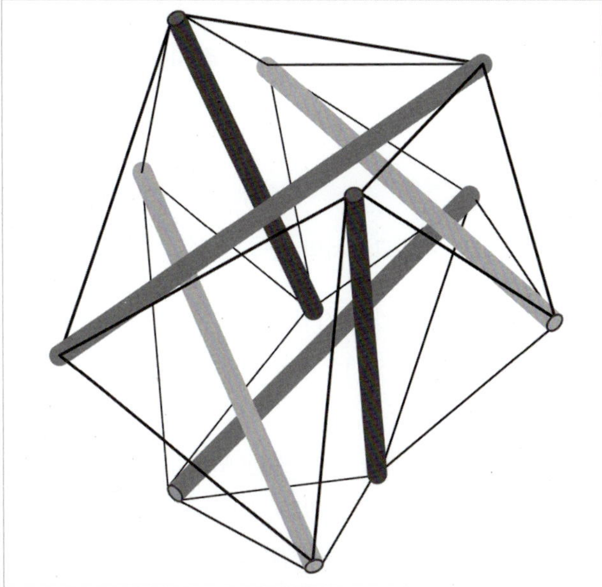

그림 2.26 인장(tensegrity) 모델: 단단한 요소(막대)는 스페이서(spacers) 역할을 하고 안쪽으로 당기는 인장성 요소(여기서는 고무 밴드)에 대해 바깥쪽으로 누른다. 단단한 요소는 절대 서로 직접 닿지 않는다. 전체적인 시스템은 인장성 요소(고무 밴드)에 걸쳐 동적으로 분할되는 압축력과 인장력의 네트워크이다.

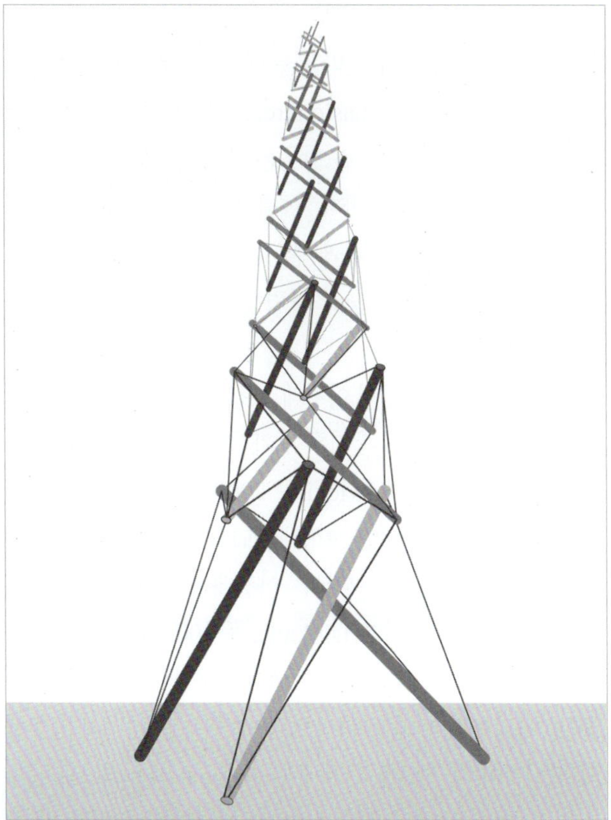

그림 2.27 동일한 원리로 Kenneth Snelson(1968)에 의해 건설되어 워싱턴 DC의 Hirshhorn 박물관과 조각 정원에 전시된 "니들 타워(Needle Tower)"의 모델. 거의 20m 높이의 타워에서 알루미늄 파이프는 절대 서로 닿지 않는다. 그들은 인장력과 압박력을 전달하는 강철 케이블로 연결되어 있다.

구조-기계적(structural-mechanical) 관점에서 볼 때, "케이블"은 이러한 부하-지지(load-bearing) 시스템의 특징이다. 이것들은 전체 구조물이 외부의 힘을 견딜 수 있도록 정의된 방식으로 사전-응력(pre-stressed)을 받아야 한다. 힘의 경로와 처짐 그리고 인장력 지지 구조물(tensegrity support structures)의 진동성(oscillation) 특성은 초기 장력의 조건에 따라 크게 영향을 받는다.

지속적인 압축력을 받는 구조물에 강성(rigidity)과 달리 인장성 구조물의 안정성은 탄성(elasticity)이 특징이다. 인장성 구조의 한쪽 모서리에 가해지는 힘은 전체 구조가 힘을 흡수하게 되어 다소 "줄어들게" 된다. 인장성 구조물에서 상호 연결된 모든 구조 요소들은 가해지는 부하력의 국소적 변화를 해결하기 위해 스스로 재배열된다. 가해지는 부하가 증가하면 각각의 요소가 점점 더 가해지는 인장력 방향으로 향하게 되어 전체적으로 변형된 구조가 더 강하게 된다. 즉, 인장성 구조는 탄력적이고, 가해지는 부하가 클수록 더 안정적이 된다(Myers 2014).

구조적 원리로서 이 인장성 모델이 유기체에서 얼마나 유용한가에 대해 "생체인장성(biotensegrity)"이라는 용어로 연구되었다(Levin과 Martin 2014).

인간의 운동 시스템에 적용한 이 모델은: 뼈는 압축성 요소(막대)로, 근막 구조는 주위의 긴장성(tensile) 요소(케이블)로 볼 수 있다. 골격은 단지 연속적인 압축성 구조라고 주장한다. 인장성 모델에서 뼈는 근막 구조의 장력(tension) 시스템에 대해 바깥쪽으로 밀어내는 "스페이서(spacers)"로 볼 수 있다. 따라서 근막 단위의 긴장도는 전체 구조물의 균형을 결정하는 요소이다(Myers 2014). 근막 구조물의 적절한 초기 장력(initial tension)(이완이 아님)은 건강한 신체의 신호이며 외부 영향에 대한 반응으로 전체 구조물의 내구성을 결정한다.

국소적인 변화는 전체 네트워크에 영향을 주지만, 적응은 일정하게 나타나지 않는다; 가장 강한 변화는 종종 만들어진 변화와 대각선으로 반대 방향에서 발생한다. 따라서 근막 구조의 국소적인 장애는 전체 시스템으로 퍼져 사슬에서 가장 약한 연결부위에 문제를 일으킬 수 있다.

인장성 구조물로서의 근골격계 시스템은 주로 전체적인 관점에서 통합 시스템으로 간주된다. 이것은 개별적인 하부 시스템 간에 상호 관계(interrelationship), 연속성(continuity), 연결성(connectedness), 상호 작용(interaction) 그리고 소통(communication)을 강조한다. 근막 구조는 몸 전체를 가로 지르는 끊임없는 네트워크를 형성하며, 이것은 주머니(pockets)와 방(chambers)으로 다양하게 나눠지며, 모든 것들을 서로 연결시킨다. 근막 시스템에서 근육의 수축성 요소들은 활동적일 수 있고, 근막 네트워크의 동역학적인 영향을 미치므로, 동시에 인장성 구조물의 긴장 요소에서 최적의 초기 장력을 생성하고, 필요한 경우 전체 시스템의 움직임을 일으킨다. 이 시스템에서 근육 세포는 그물 안에 있는 물고기처럼 근막 그물 안에서 주변을 이동하게 된다. 그들의 움직임은 근막 구조에 긴장을 일으키고, 골막으로 이동하여 뼈에 긴장력을 전달한다. 이러한 측면에서 모든 근육은 600개 이상의 근막 주머니에서 "어슬렁거리는(hangs around)" 하나의 전체 구조물로 간주된다(Myers 2014).

이 두 가지 모델은 두 개의 정반대의 것(antipodes)으로 나타난다: 한편으로는 견고한 압축성 구조(기존의 기계적 모델) 덕분에 직립 자세와 안정성이 가능하고, 다른 한편으로는 적응이 가능한 3차원 긴장 네트워크(인장성 모델)이 된다. 이 두 모델 모두가 다음에 일어나는 움직임이나 안정화 과제를 처리하는 데 사용할 수 있다. 신체의 부위와 수행해야 하는 작업에 따라, 신체는 기능적 모델에 하나의 원리를 다른 것보다 더 많이 활용할 수 있다. 자세와 움직임은 주로 압축성 모델보다 인장성 모델을 사용할 때 더 경제적이다. 추간판 탈출증은 추간판의 목적과 다르게 지속적인 압축성 구조물로서 척주에 너무 많이 의존하려는 시도의 결과로 볼 수 있다(Myers 2014).

근-근막 상호작용

근육은 수축성 및 비수축성 결합 조직 요소로 구성된다. 근육이 활성화되면 수축성 그리고 비수축성 요소들이 함께 작용한다. 수축성 구성 요소의 임무는 수축성 움직임과 힘을 생성하는 것이다. 비수축성 근막 요소의 임무는 주로 이렇게 생성된 힘과 움직임을 전달하는 것이다(Hill의 근육 모델, ▶ 그림 5.11). 이러한 힘의 전달과 움직임 이외에도 근막 구성 요소는 운동 에너지의 저장과 같은 다른 중요한 기능을 수행한다. 최적의 근육–근막에 상호 작용은 경제적인 움직임과 안정화를 위해 근본적으로 중요하다. 근육–근막의 상호 작용에 임상적 중요성은 다음 세 가지의 예(투석기[catapult] 효과, 근육–근막 굽힘 주기[bending cycle] 그리고 팽압[turgor] 효과)에서 입증된 바와 같이 다면적이라 할 수 있다.

탄력성 에너지 저장고로서의 근육(투석기 효과)

콜라겐 섬유는 힘과 움직임을 전달할 수 있으며(Hill의 근육 모델, ▶ 그림 5.11), 콜라겐 섬유의 탄력성으로 인해 운동 에너지를 흡수, 저장 그리고 방출하는 능력이 있다. 캥거루와 영양에서 처음 발견(Alexander와 Vernon 1975, Dawson과 Taylor 1973, Kram과 Dawson 1998, Kawakami 등 2002)된 콜라겐 섬유의 높은 운동 에너지 저장 능력은 인간에서도 연구되었다(Hof 등 1983, Roach 등 2013, Sawicki 등 2009).

캥거루는 다리 근육의 힘만으로 설명할 수 있는 것보다 훨씬 더 멀리 점프할 수 있다. 점프의 엄청난 거리는 투석기 효과(Hof 등 1983)라고 할 수 있는 일종의 "스프링 장착(spring-loaded)" 기전으로 가정하여 설명할 수 있다. 이 모델에서 다리의 건과 근막은 탄성 고무 밴드나 탄성 스프링과 같은 속성 신장(phasic stretch)을 하게 되고, 여기에 저장된 에너지의 갑작스런 방출은 캥거루로 하여금 놀라운 도약 능력을 가능하게 한다. 예를 들면, 가젤(gazelles)과 같은 동물도 근육은 강하게 발달하지 않았지만 투석기 효과를 사용하여 엄청난 도약 능력을 가지게 한다(Müller와 Schleip 2012).

초음파 연구는 인간의 아킬레스 건이 운동 에너지를 저장하는 능력과 연관하여 캥거루와 가젤보다 더 열등하지 않다는 것을 보여주었다(Sawicki 등 2009). 점프와 뛰기, 달리기뿐만 아니라 정상적인 보행에서도 모든 단계에서 사용되는 운동 에너지의 상당 부분은 아킬레스 건의 탄성 에너지 저장 능력에서 비롯된다(Ishikawa 등 2005, Lichtwark 등 2007). 이러한 효과의 결과로 보행은 에너지 효율이 매우 좋다. 아킬레스 건의 탄력성으로 인해 운동 에너지가 발생되고 이것이 각 새로운 단계에서 최적으로 사용되므로 근수축을 위한 운동 에너지를 생성하는 데 필요한 경우보다 신진대사 에너지가 덜 필요로 한다(Roberts와 Azizi 2011).

주요내용

건의 콜라겐 섬유는 탄성 에너지를 저장하는 역할을 한다. 그들은 부하를 받으면 하는 스트레칭 과정에서 운동 에너지를 저장하고, 이후 운동을 하는 중에 다시 방출한다.

건이 탄성 에너지의 저장 장치로 기능할 수 있게 하려면 건에 연결된 근섬유가 적절한 장력을 생성하고 유지할 수 있어야 한다(Kawakami 등 2002). 이 과정에서 근육의 길이는 거의 변하지 않는데 그 이유는 여기에서의 작용이 주로 등척성(Fukanaga 등 2002)이고 최소한의 동적 구심성 또는 원심성(▶ 그림 2.28 **b**) 수축을 하기 때문이다. 등척성 근육 활동은 동적 근육 활동 시보다 훨씬 더 적은 대사 에너지를 필요로 하기 때문에(Rall 1985) 걷기나 달리기 그리고 제자리 뛰기를 할 때 추가적인 에너지를 절약하게 된다.

걷기와 달리기와 같은 이러한 활동에서, 근육–건 단위는 Yo–Yo와 같이 스프링이 달린 리드미컬하고 반복적인 동작으로 작동한다. 이것은 자전거를 타는 데 사용되는 일정하고 균일하게 움직이는 것과는 대조적인데, 여기서 전체적인 움직임은 근섬유의 수축에 의해 생성되고 건을 통해 주변 관절로 수동적으로 전달된다(▶ 그림 2.28 **a**). 결합 조직 요소(건)는 탄력적으로 늘어나고 짧아지며 스스로의 움직임을 일으키는 반면, 수축성 요소(근섬유)는 건의 신장력(등척성 근활동)을 가능하게 한다.

근육의 수축성 구성 요소는 자극 생성기(impulse generator) 역할을 하며, 필요한 양에 따라, 역동적 구심성과 원심성 근육 활동을 통해 스프링과 같은 움직임을 유지한다. 동시에 이것들은 반복되는 움직임을 하는 동안 적응 정도를 조절한다(▶ 그림 2.28 **b**). 결합 조직의 탄성 저장 능력과 수축성 그리고 비수축성 근육 요소들의 최적에 상호 작용을 결합할 수 있다면 움직임은 더 쉽고 유연하게 느껴진다. 근육의 운동 활동은 근육 활동의 질(quality)(적절한 타이밍, 분배된 적용량)이 양(quantity)(최대 힘)보다 더 중요하도록 잘 협응되고 서로 다른 방식으로 일어나야 한다.

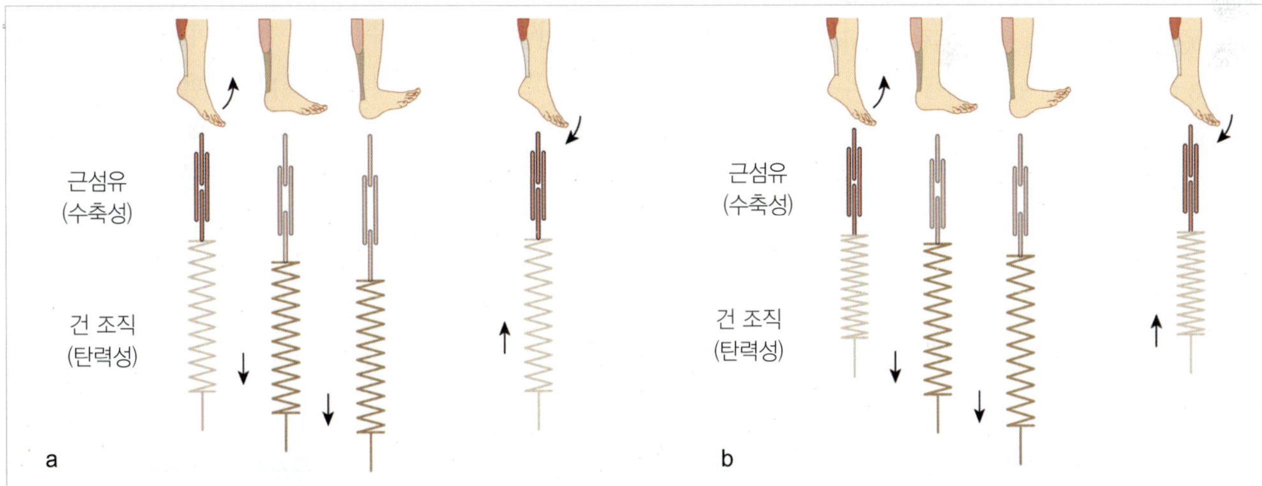

그림 2.28 근육–건 상호 작용(Muscle-tendon interaction): 투석기 효과(catapult effect)(Kawakami 등 2002에 의해 수정).
a 자전거를 타는 것과 같이 일정한 움직임을 하는 경우, 근육 섬유가 늘어나고 줄어들면서 전체적인 힘과 움직임을 생성한다. 건은 힘과 움직임을 수동적으로 전달하고 그렇게 함으로써 이것의 길이는 거의 변경하지 않는다.
b 걷기나 달리기, 뛰기, 점프와 같이 역동적이고 스프링과 같은 움직임을 할 때 건의 콜라겐 섬유는 이것의 탄력성으로 인해 운동 에너지를 흡수하고 저장한 다음 다시 방출하게 된다. 첫째, 탄력 있는 콜라겐 섬유는 에너지를 흡수하고 저장하면서 늘어난다. 그런 다음 탄성 스프링의 작용과 유사하게 저장된 에너지를 방출한다. 탄성 에너지의 저장 과정에서 근육 자체는 긴장하여 건이 운동 에너지를 가지고 "부하를 받는" 동안 늘어날 수 있어야 한다. 이때 근육의 활동은 주로 등척성 수축을 하며 최소한의 구심성 또는 원심성 수축을 한다. 실제로 움직이는 단계에서 근섬유는 동적으로, 구심성으로 작용하는 방식으로 활성화하는 반면에, 건에 저장된 에너지는 운동 에너지로 방출되어 결국 움직임에 필요한 실제 운동 에너지의 상당 부분을 발생시킨다(투석기 효과). 여기서(b)는 (a)에 비해 근육의 수축성 요소에 대한 활동이 덜 필요하고, 그 주된 목적은 yo-yo를 가지고 놀 때처럼 자극 생성기(impulse generator) 역할을 하는 것이다.

주요내용

아킬레스 건은 부하를 받을 때 길이의 2~4%로 늘어나고, 걷거나, 뛰거나, 제자리 뛰기, 점프할 때는 탄성이 있는 스프링처럼 에너지를 흡수한 다음 다시 배출할 수 있다. 이러한 과정 중에 근육의 수축성 구성 요소는 더 이상 각각의 움직임에 필요한 전체적인 힘을 생성할 필요가 없기 때문에 부하가 훨씬 덜 걸린다. 이러한 탄력성으로 인해 건의 구성 요소는 이러한 과제를 훨씬 더 효율적으로 수행할 수 있다. 근육의 수축성 요소는 주로 스프링과 같은 움직임 시에 최적의 타이밍을 위한 자극 생성기 역할을 한다(Yo-Yo 효과).

따라서 경제적인 움직임은 근육-건에 최적의 상호 작용에 따라 결정된다. 근막 부분(건)에 기능장애는 근육의 수축성 부분(mTrPs)에 기능장애만큼 근-건 단위의 전반적인 성능을 저하시킬 수 있다. 투석기-효과가 제대로 작동하려면 근막 조직이 손상되지 않고 부하를 견딜 수 있어야 할 뿐만 아니라 근육의 수축성 구조도 완전한 기능을 해야 한다. 근막에 기능장애가 발생하면 탄성 요소가 탄성 에너지의 저장 장치로서의 역할을 수행할 수 없게 된다. 따라서 수축성 요소가 초과된 역할을 할 필요가 발생하며, 이로 인해 mTrPs가 쉽게 발생한다. 기능장애와 연관된 mTrPs로 인해 수축성 요소가 자극 생성기로서의 특수한 기능을 수행하지 못하게 되어 근막성 요소들이 에너지 저장 장치로서의 작용을 할 수 없게 된다. 이에 따라 수축성 요소들이 더 활동 하게 되고 이로 인한 과부하는 mTrPs의 발생 가능성을 높이는 악순환이 일어난다. 따라서 근막의 기능장애와 mTrPs는 상호 영향을 미친다(▶ 그림 2.61).

최적의 근육-건 상호 작용으로 인한, 투석기 효과는 경제적으로 효율적인 움직임과 최고의 수행 능력을 모두 가능하게 한다. 건에 탄성 에너지 저장 장치 덕분에 신진대사로 인해 발생되는 에너지를 적게 사용하면서 동일한 성능을 얻을 수 있다. 이와 동시에 투석기 효과는 근-건 시스템의 기능을 가능한 최대로 증가시켜 최대의 힘과 지구력을 발휘할 수 있게 한다.

근막이 탄성 에너지를 저장하는 장치로 기능하는 능력은 근육의 전반적인 성능을 더 크게 향상시킨다(근-근막 단위로 이해). 용어집을 참고하라. 던지는 동작에도 이와 동일한 원리가 적용된다(Roach 등 2013). 던지기 전 감기(windup) 동작을 하는 동안 팔의 근막 조직도 늘어난다(▶ 그림 5.42). 콜라겐 섬유의 탄성으로 인해 운동 에너지는 위치 에너지(potential energy)로 저장되고 실제 던지는 동작을 하는 동안 운동 에너지로 방출되어 던지는 동작의 성능을 더 향상시킨다.

주요내용

근막은 근육의 전반적인 작용에 상당한 기여를 한다(근막 단위에 대한 이해, 용어집 참고). 근막 기능장애는 근-근막 상호 작용을 손상시키고 근막 기관의 성능을 크게 저하시킬 수 있으며 mTrPs의 발생과 지속에 중요한 역할을 한다.

몸을 굽히는 동안의 근-근막 주기

몸을 앞으로 구부릴 때(stooping), 몸통의 굴곡 정도는 근육에 의해 전달되는 부하가 근막 구조에 의해 얼마나 많이 전달되는지에 따라 영향을 준다(▶ 그림 2.29).

앞으로 구부릴 때 필요한 힘(L4~L5 사이에서의 토크)은 지레 팔의 길이에 따라 좌우된다. 기립 자세(0° 굴곡)에서 몸을 구부리면 힘이 점점 더 커지고 상체가 수평 자세(90° 굴곡)에 있을 때 힘이 최대에 도달한다. 역설적으로, 근전도에서 측정한 척추 기립근의 근육 활동은 25° 굴곡 이후에 감소하여 45°에서 90° 사이에서 최소 수준이 된다. 이러한 관찰은 아주 일찍이 설명되어졌는데 이를 굴곡-이완 현상(flexion-relaxation phenomenon)이라고 명명하였다(Fick 1911, Gracovetsky 2008, Holleran 1995, Schultz 등 1985). 이것은 몸통의 무게를 지탱하는 과제 시 근육보다 흉요부 근막의 콜라겐 섬유에 의해 더 많이 수행된다는 것을 보여준다. 이것은 근력을 일으키기 위한 대사 에너지를 절약할 수 있기 때문에 더 경제적이다.

몸통을 구부릴 때 근육과 근막은 함께 작용하며, 이렇게 분산된 근-근막의 상호 작용을 통해 경제적인 방식으로 굴곡을 수행할 수 있다(근-근막)(▶ 그림 2.29). 아주 작은 범위의 굴곡을 하는 동안은 근육이 대부분의 작용을 하지만 요추를 구부리면서 굴곡 각도가 증가할수록 근막이 늘어나게 되고, 근막이 정적인 활동을 대신할 수 있게 되어 근육에 부담을 줄게 한다(▶ 그림 2.29 **a**).

건설 현장이나 논에서 일하는 근로자는 일반적으로 이러한 경제적인 유형의 몸통 굴곡을 사용한다. 그러나 아주 작은 어린 아이들은 요추를 구부리지 않고 등을 곧게 편 상태로 자연스럽게 몸을 구부린다. 이것은 그들의 요배부 근막이 아직 잘 발달되지 않았고, 근막의 구조는 시간이 지나고 규칙적으로 사용되어져야만 형성되기 때문이다. 결과적으로 작은 어린 아이들은 몸통의 무게를 감당할 수 있는 등의 견고한 근막 구조는 부족하다. 요추부를 굴곡하지 않고 몸을 앞으로 구부릴 때, 모든 굴곡 각도에서 근육들이 부하를 감당하는 데 큰 역할을 한다(▶ 그림 2.29 **b**).

만성 요통 환자에게는 굴곡–이완 현상이 더 이상 일어나지 않는다(Shirado 등 1995). 근막 구조는 어떠한 부하도 받지 않으며, 전체적인 정적 작업은 근육의 수축력에 의해서만 수행되어야 한다(▶ 그림 2.29 **b**). 흉요부 근막의 기능장애가 있는 경우, 근막을 보호하기 위해 근육 활동이 증가되며, 이로 인해 근막에 기능장애가 발생된다. 흉요부 근막의 치료와 훈련을 통해 몸을 굴곡하는 동안 근막이 다시 몸통의 무게를 지탱할 수 있도록 해야 한다(기능적 훈련).

주요내용

건강한 성인이 요추를 굴곡한 상태로 몸을 앞으로 구부리면 근막 조직이 몸통의 무게(근–근막 주기)를 지탱하는 임무를 맡기 때문에 척추기립근의 작용이 감소한다.

자연스러운 굴곡 동작 시 건강한 성인은 그 상황에 따라 두 가지의 굴곡 형태 중 하나 또는 다른 형태를 사용한다. 바깥 쪽의 부하없이 굴곡이 일어나면 몸통과 머리의 무게만을 지탱하게 되고, 건강한 근막이 이러한 부하의 대부분을 견디게 해 줄 수 있게 하는 반면에 근육의 활동은 사라지게 된다(요추부 굴곡, ▶ 그림 2.29 **a**). 만약 몸무게 이외에 더 짊어질 다른 무게가 있다면, 천천히 적응하는 근막에 과부하가 일어나 손상될 위험이 있다. 이러한 상황에서 근력

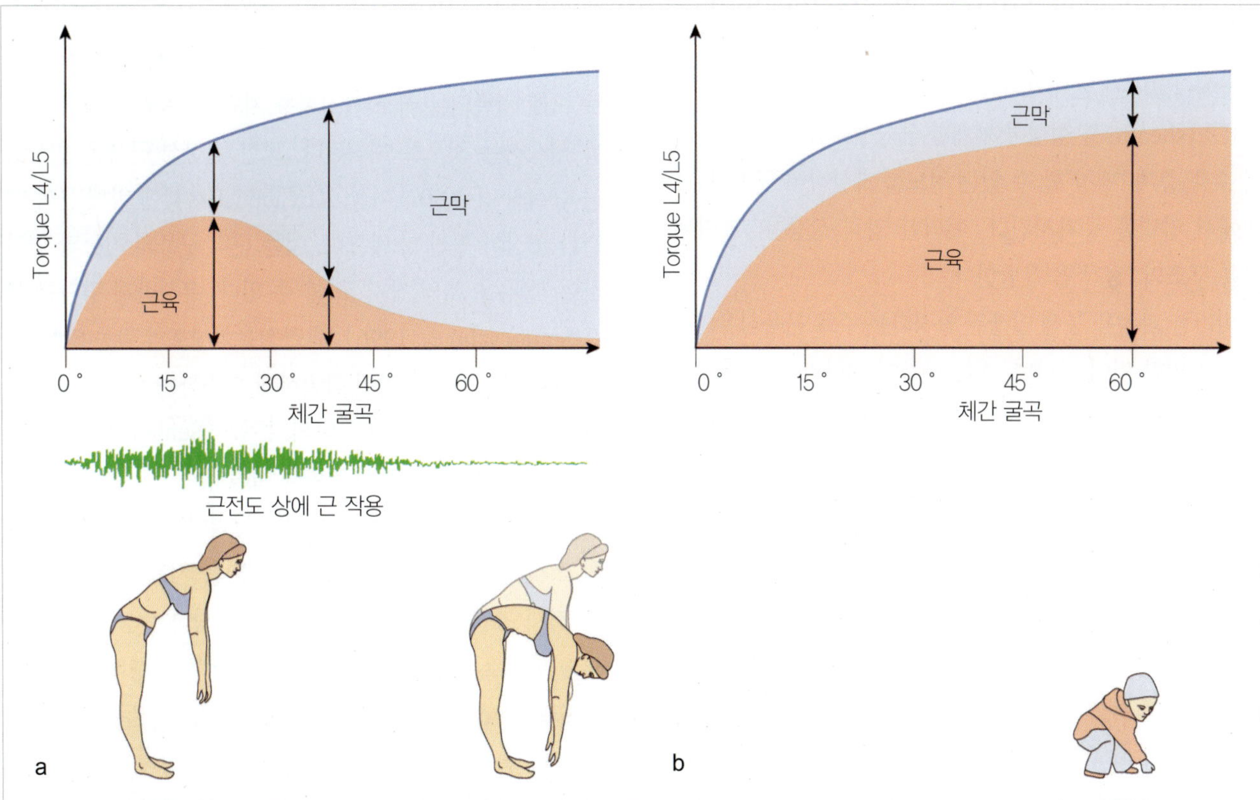

그림 2.29 몸을 굴곡하는 동안 근–건 상호작용. 몸통을 앞으로 구부릴 때, 체간 굴곡은 근육과 근막 사이의 부하의 분포에 영향을 미친다(Gracovetsky 2008).

a 요추가 굴곡한 상태로 몸을 앞으로 구부리기(stooping): 많은 부하가 요추부 근막(흉요부 근막)으로 이동하여 허리의 근육에는 부하가 가해지지 않는다. 척추기립근의 EMG는 약 45°의 전방 굴곡 시까지 활성화된다. 약 45 °에서 90 °사이에서 척추기립근의 측정 가능한 EMG 활동은 크게 사라진다. 요추부 근막은 앞으로 구부리는 과정에서 몸통의 무게 증가를 감당하게 된다.

b 요추부를 굴곡하지 않고 몸통 앞으로 구부리기. 작은 어린 아이들의 근막 구조는 아직 완전히 발달되지 않았기 때문에 근막이 부하를 감당할 수 없다. 따라서 요배부 근막은 부하를 흡수할 수 없으며, 정적인 작업에 대한 근육의 작용이 모든 전방 굴곡 각도에서 크게 유지된다. 흉요부 근막이 손상되면 근막은 그 어떤 부하에도 지탱할 수 없으며 근육은 이를 보완하기 위해 더 증가된 정적 작업을 수행해야 한다.

을 사용하여 근막의 부하를 줄여주는 것이 적합하다(요추부의 굴곡 없이 구부리기, ▶ 그림 2.29 **b**). 만약 굴곡한 자세로 오랜 시간 유지하는 것은 구부정한 자세에서 오래 일하는 것과 같아, 근막과 근육 모두에 과부하가 걸릴 위험을 줄이기 위해서는 요추를 구부리는 자세와 구부리지 않는 자세를 자주 바꾸는 것이 좋다.

팽압효과

안정성 기능은 운동 기능과 함께 골격근의 중요한 기능이다. 팽압효과는 이러한 문제에 대한 효율적인 해결책이 될 수 있으며 그 중요성을 과소평가해서는 안 된다.: 근육이 수축하면 근복은 두꺼워진다(팽창)(van den Berg 2011). 근육 전체 즉, 근육 다발 및 각 개별 근육 섬유는 근외막(epimysium), 근육다발막(perimysium) 및 근내막(endomysium)의 형태로 근육 구조를 둘러싸는 결합 조직에 의해 안정화된다(▶ 그림 2.41)(van den Berg 2011).

근육다발막과 근내막의 결합 조직 층은 근육성분 주위에 섬유초(sheath)를 형성하여 개별 근육섬유와 근육섬유다발이 수축 중에 "팽창"할 수 있는 정도를 제한하여 근막섬유초 내에서 압력을 증가시킨다. 이러한 압력 상승은 "팽창된" 근육 구조의 "경직"을 유발한다.

이러한 과정을 통해 발생된 안정화는 주로 근육섬유의 단축으로 인한 것이 아니며, 이는 근육이 지나가는 관절 내 압력증가의 반대효과를 일으킬 수 있다. 또한 "세워주는 조직"으로 기능하는 근육의 능력과 안정화에 기여하는 압력과 반대 압력 사이의 근막 상호 작용에 훨씬 더 많은 영향을 미치게 된다. 이러한 과정에서 근육으로 연결된 관절은 더 적은 압력을 받게 된다. 기본원리는 식물을 똑바로 세울 수 있게 하는 것과 동일한 원리이다: 세포 내 부피가 증가하는데, 이는 식물에서 물의 삼투흡수로 인해 발생한다. 이 과정을 통해 세포벽이 긴장되고 세포 내부에 압력이 발생하여 식물의 안정성을 제공하고 똑바로 세울 수 있게 된다. 내부에서 세포벽에 가해지는 압력을 팽압이라고 하며, 근육의 현상을 "팽압 효과(turgor effect)"라고 한다. 근육 내부의 부종은 근막 외피 내에 내부 압력이 축적되도록 하여 근육을 빵빵하게 하며, 이는 다시 국소 안정화, 즉 근육의 "세우는 품질"로 인한 국소 안정화를 지원한다.

"팽창 구조"의 현상도 다른 영역의 유기체가 정적 및 안정화 작업을 효율적으로 수행하는 데 사용한다. 이 효과는 몸통의 앞쪽, 옆쪽 및 뒤쪽 벽의 근육(복횡근, 요방형근 및 요근, 척추기립근의 회전근 및 다열근)을 형성하여 좋은 외피 장력을 형성하는 "팽창 구조로서의 동체"로 사용(Kapandji 2006); 이것은 차례로 척추의 축 방향의 하중을 크게 감소시키고 등 근육계에 대한 하중을 감소시킨다. 실용적인 측면: 몸통을 팽창 식으로 사용 공간은 추간판의 압축 하중을 T12 – L1 디스크의 경우 50%, L5 – S1 디스크의 경우 30% 감소시킨다. 등 근육계에 필요한 힘이 55% 감소한다(Kapandji 2006).

근육 자체 내에서 미세한 수준의 안정화를 위해 "팽창 가능한 구조"의 효율적이고 실용적인 원리를 근육이 사용할 수 있다. 이와 같은 주로 안정화 역할을 하는 주요 근육은 주로 느린 연축섬유(근육 섬유의 유형 참고)이다. 이 유형의 섬유는 최소한의 부하로도 활성화되며 최소한의 강도로 오래 지속되는 수축을 생성하는 데 적합하다. 이러한 오래 지속되는 가벼운 수축의 주된 임무는 최소한의 에너지 소비로 오래 지속되는 국소 안정화를 지원할 수 있는 팽창 효과를 생성하는 것으로 해석된다. 또한 긴장성 근육은 위상성 근육(쥐의 경우 80% 이상, Kovanen 1984)에 비해 근육 내 결합 조직이 훨씬 더 많으며, 이는 근막 구조의 기능과 연관하여 "섬유초 조임 장치"로 볼 수 있다. 유사하게 평활근 세포(Staubesand 등 1996) 및 근섬유화세포의 활동(Schleip 등 2004)을 통해 근막이 활발하게 수축하는 능력이 관찰된다. 섬유초 장력은 활성 근막의 수축성(Schleip 등 2006a) 조절에 의해 팽압 효과에 영향을 미친다.

팽압 효과는 근육이 빵빵해지는 능력이 있어 매우 효과적이고 실용적인 방법으로 국소 안정화를 지원한다. 이를 위한 전제 조건은 한편으로는 근육이 팽창하는 능력이고, 다른 한편으로는 내부 압력이 "섬유초 장력"의 형태로 축적되어 근육이 손상되지 않은 근막 구조이다. 이 두 가지 요인은 근막 통증유발점(mTrPs) 근처에서 정상적이지 않게 변경된다: 강성 복합체와 단단한 띠는 근육에서 더이상 적절하게 팽창할 수 없는 영역이며 병리학적으로 변경된 결합 조직은 더이상 최적의 "섬유초 장력"을 제공하지 않는다.

손상 후 재생

근육이 손상되면 근육 섬유와 근육 결합 조직이 모두 영향을 받는다(▶ 그림 2.30).

회복 과정에서 손상된 **근육 결합 조직**은 다음과 같이 알려진 상처 치유 단계를 거친다: 염증, 증식 및 재건 단계(van den Berg 2011).

위성 세포의 회복 기능에 의해 부상 후 **근육 섬유의 재생**이 가능할 수 있다.

- 위성 세포는 평생 동안 계속 분열할 수 있다. 새로운 위성 세포가 생성되면 기존 근육 섬유와 합쳐지거나 새로운 근육 섬유를 형성한다(Audette 등 2013, Müller-Wohlfahrt 등 2014, Schünke 2000).
- 위성 세포는 매우 좁은 방추 모양에, 길이는 100μm이며 세포막과 기저층 사이의 골격근 세포 외부 표면에 위치한다(▶ 그림 2.9 **d**, ▶ 그림 2.31 **a**). 성인의 골격근에서 약 800개의 위성 세포는 근육 조직의 $1mm^3$ 이내에 위치한다.
- 제1형 근육에서 위성 세포의 농도가 증가한다(Audette 등 2013).
- 위성 세포는 배아 발달로부터 보존된 근모세포(줄무늬 근육 조직의 줄기 세포)로도 이해될 수 있다(Schünke 2000).
- 손상 후 근육 섬유의 재생은 기존 섬유의 복구 및 재생 과정(연속, ▶ 그림 2.32 **a**)과 새로운 섬유의 형성(불연속, ▶ 그림 2.32b)에 의해 발생할 수 있다.
- 노년기에는 위성 세포의 수가 감소한다(Audette 등 2013).
- 반복적인 손상 후에도 위성 세포의 수는 일정하게 유지된다(Audette 등 2013).

위성 세포는 부상에 대응하여 활성화된다.(▶ 그림 2.31 **b**). 이를 위한 전제 조건은 위성 세포가 근섬유를 둘러싼 기저층 아래에 있기 때문에, 온전한 기저층으로 유지된다(▶ 그림 2.31 **a**). 그렇지 않은 경우 손상된 부위는 결합 조직으로 대체되고 흉터가 생기게 된다(Audette 등 2013). 근육 손상(원상태로 회복) 후 완전한 재생에는 많은 에너지가 필요하다. 빠르게 분열하는 전구 세포(근모세포 또는 위성 세포)가 작업을 시작한다: 개별적인 전구세포는 융합되어 근섬유의 수축 부분이 발달하는 근관이라고 하는 다핵 융합체를 형성한다. 이러한 전구 세포의 증식과 융합, 근육 섬유로의 분화, 근육 단백질의 합성 등 모든 과정에 많은 양의 에너지가 필요하다. 크레아틴 키나아제와 크레아틴은 이러한 과정에서 이전에 과소 평가되었을 수 있는 중요한 역할을 한다(Olsen 등 2006, Salomons와 Wyss 2007, Schlattner 등 2013, Vierck 등 2003; Wallimann 2008, 2014, Wallimann 등 1992 , Wallimann 등 2007, Wallimann 등 2011).

골격근(근육 섬유 및 결합 조직)의 재생은 다양한 단계를 거치게 된다(Audette 등 2013, van den Berg 2011).

- **비염증성 퇴행성 단계**: 칼슘 항상성 파괴의 결과로 자가분해가 발생한다. 재생 과정의 첫 징후는 부상 후 4~8 시간 후에 관찰될 수 있다.
- **염증성 퇴행성 단계(염증 단계)**: 대식세포는 먼저 손상된 섬유의 잔해를 제거(포식 작용)하기 위해 해당 부위로 이동한다. 세포 외 기질의 단백질 분해 증가에 의해 시작

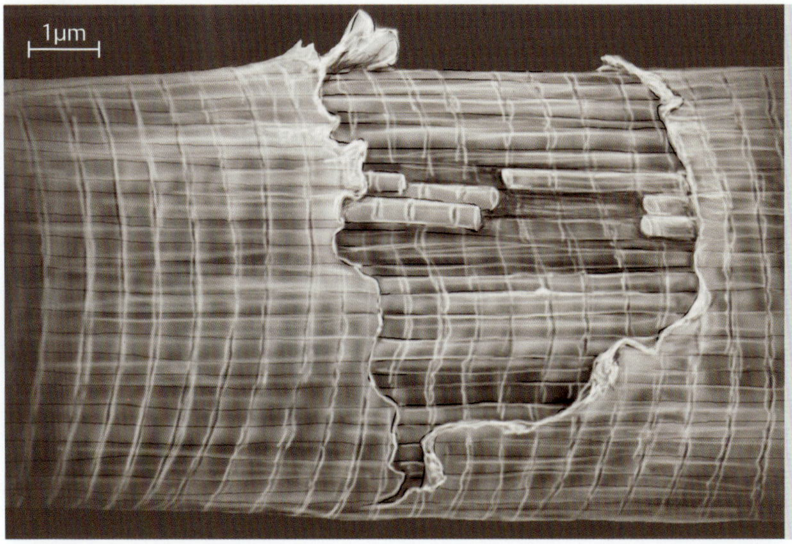

그림 2.30 근육 섬유 손상. 개별 근육 섬유의 미세 부상. 열상된 세포막은 일부 파괴된 근섬유의 억제되지 않은 시야를 제공한다(주사 전자 현미경 사진, Müller Wohlfahrt 등 2014).

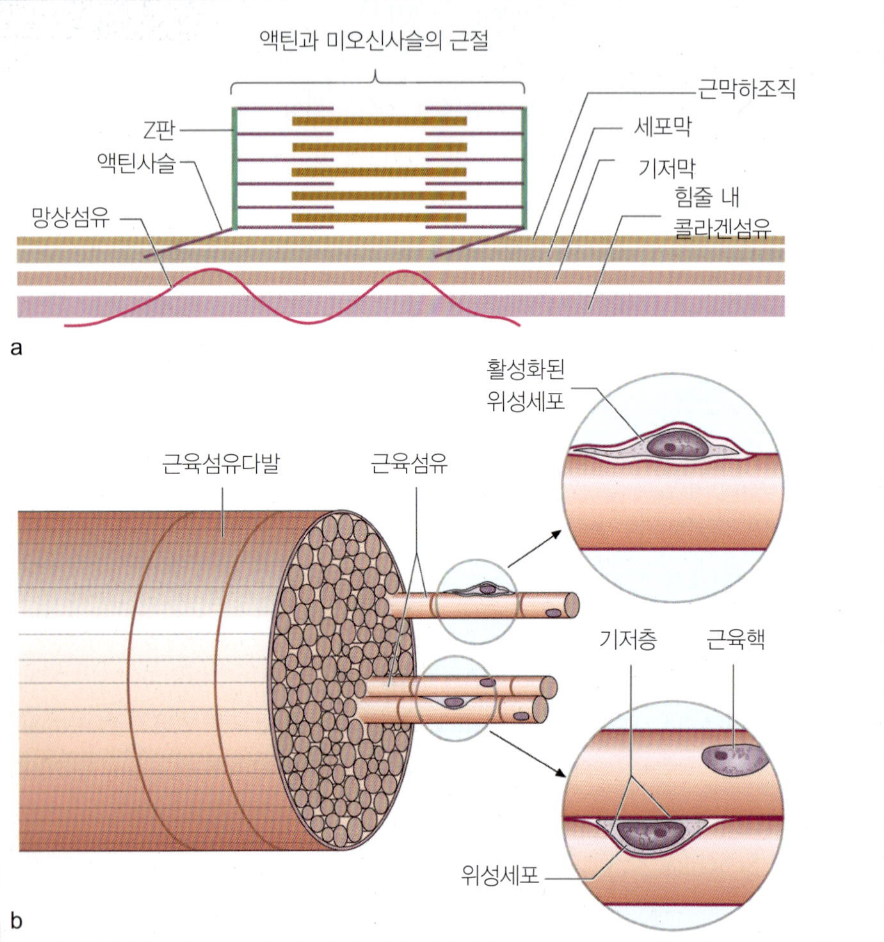

그림 2.31 기저막과 위성 세포.

a 근절과 기저막 사이의 연결(van den Berg 2011).

b 골격근의 위성 세포.
근육 손상이 발생하면(유발점 치료에 의한 직접적이든 간접적이든) 손상에 인접한 위성 세포가 활성화되어 분열을 시작한다. 그들은 손상된 근육 섬유와 합쳐져 외부 근육 섬유막의 파열로 손실된 가장자리 근핵을 대체한다(▶ 그림 2.25)(Müller-Wohlfahrt 등 2014).

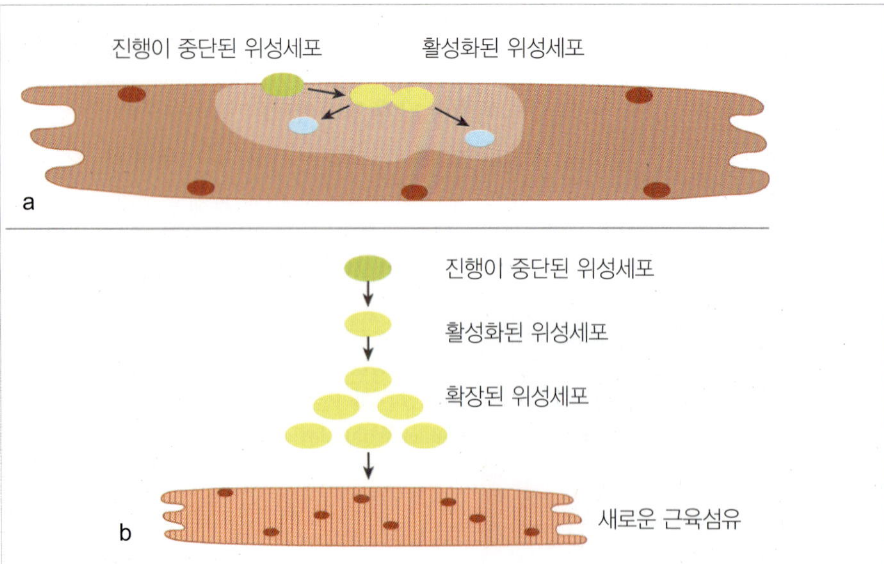

그림 2.32 근육 섬유 재생.
위성 세포는 다양한 방법으로 손상된 근육 섬유를 복원할 수 있다(Müller-Wohlfahrt 등 2014).

a 위성 세포 풀의 초기 확장 후 위성 세포가 융합되어 부분적으로 나머지 근육 섬유를 포함한다.

b 또는 위성 세포가 합쳐져 새로운 근육 섬유를 형성할 수 있다.

된 호중구 농도의 증가는 1~6 시간 이내에 발생한다. 가장 중요한 단백질 분해 효소인 콜라게나아제는 이때 섬유아세포에서 방출된다. 상처 부위로 이동하는 세포(대식세포, 비만 세포, 백혈구, 단핵구 등)는 통증과 염증 매개체(브라디키닌, 세로토닌, 성장 인자 등)를 방출한다. 염증 단계는 약 4일 동안 지속되며 부종 및 육아 조직의 형성을 동반한다(van den Berg 2011). 염증 단계에서 비스테로이드성 항염증제(NSAID)를 투여하면 손상된 근육 조직의 복구 과정이 손상된다.

- **재생 단계(확산 단계)**: 기저층(▶ 그림 2.31)이 손상되지 않은 경우 위성 세포의 활성화로 시작된다. 섬유 아세포와 혈소판의 성장 인자는 재생에 참여한다. 섬유 아세포는 콜라겐 III 형을 매우 빠르게 생성한다. 부상 부위를 보호하기 위해 약 1주일 동안 증식 단계 동안 운동 활동을 억제한다. 결합 조직의 안정성은 특수 분화된 섬유아세포인 근섬유모세포의 활동에 의해 보장된다. 피브로넥틴의 도움으로 그들은 조직을 통합하여 안정화시킬 수 있다(van den Berg 2011). 재생 단계(증식 단계)는 약 2주 동안 지속되며 열린 상처보다 닫힌 상처에서 더 빠르게 발생한다.
- **성숙 단계(재구축 단계)**: 위성세포의 분화는 소마토메딘(인슐린 유사 성장 인자—IGF I 및 II)에 의해 자극된다. 위성 세포의 분화는 소마토메딘(인슐린 유사 성장 인자—IGF I 및 II)에 의해 자극된다. 세포의 병합은 유전자 발현을 수정하여 근육 특정 단백질의 형성을 허용한다. 근육 재생 과정에서, 근 형성은 배아 발달 과정과 동일한 단계를 거쳐 형성된다. 속근 필라멘트는 미분화 배아 미오신 필라멘트에서 먼저 발생한다. 이러한 속근섬유는 다음에 노출될 때 지근 미오신으로 변환된다. 크레아틴 키나아제 활성도 증가한다. 감소된 기계적 부하는 재생을 방해한다(Audette 등 2013). 이 단계에서 근육 결합 조직은 정상 구조와 안정성(재건 단계)으로 되돌아가기 시작한다. 약 3주의 통합 단계 후에 재구성 단계가 시작되며 최대 1년까지 지속될 수 있다. 새로 형성된 결합 조직의 품질은 영향을 미치는 부하 유형에 따라 다르다. 부하가 적을수록 상처 치유 후 조직의 탄력성이 감소한다(van den Berg 2011).

요약

상처 치유

복구 단계는 다음과 같다:

- **비염증성 퇴행성 단계**(4~8시간): 칼슘 이온 항상성 파괴로 인한 자가분해.
- **염증성 퇴행 단계**(약 4일): 대식세포는 그 영역으로 이동하여 식균 작용에 의해 손상된 섬유의 잔해를 제거한다. 통증 및 염증 매개체가 방출된다.
- **재생 단계**(약 2주): 근육 세포 재생을 위한 위성 세포 활성화; 결합 조직 세포는 콜라겐 전구체를 형성; 근섬유아세포 활동은 상처 수축을 유발한다.
- **성숙 단계**(결합 조직의 경우 최대 1년): 위성 세포의 분화, 세포의 융합 및 근육 특이 단백질의 형성. 근육 재생 과정에서, 근 형성은 배아 발달 과정과 동일한 단계를 거친다. 속근 및 지근 필라멘트는 미분화 배아 미오신 필라멘트에서 발생할 수 있다(Audette 등 2013). 근육 조직의 근육 섬유 및 결합 조직 부분은 모두 최적의 재구성을 위한 기능적 부하 및 움직임에 의존한다. 이것은 생리적 자극 역할을 하며 재생의 결과를 실질적으로 결정된다.

조직학적 변화

수술된 환자에서 근경화증의 생검 영역의 조직학적 연구는, 즉 유발점 복합체와 사체연구에서 근경화증의 촉진되는 영역에 대해 확인되었다. 10배로 확대된 근경화증 영역의 횡단면은 최대 1/4로 좁아진 근내막 간극 공간을 조밀한 근육 섬유의 이미지로 볼 수 있다. 이에 인접하여 직경이 두 배인 거대한 근섬유가 위치하여 퇴행성 변화가 공존하는 형태를 확인하였다. 종단면에서 전자 현미경은 뚜렷한 A-밴드가 확인되었지만 I-밴드는 사실상 확인되지 않았다(Reitinger 등 1996, Feigl-Reitinger 등1998).

이러한 결과는 근경화증의 전자 현미경 검사를 수행한 Fassbender와 Wagener(1975)의 결과와도 일치된다. 연구에서 근육 생검에 대한 결과를 I-밴드 부근의 근섬유의 퇴화에서 수축성 조직의 완전한 결손에 이르기까지 점진적인 변화 "좀먹은(moth-eaten)"으로 보고했다.

주요내용

조직 병리학적 검사는 mTrP의 특징적인 변화를 확인할 수 있다.

근육 섬유 영역의 변화

근섬유 면적의 변화 조직 병리학적 소견은 유발점의 미오신과 액틴 필라멘트가 수축된 상태로 지속된다는 것을 보여준다(▶ 그림 2.33). mTrP의 미오신과 액틴 필라멘트는 더 이상 서로 분리될 수 없으므로 수축 된 상태로 유지된다. 근육 수축과는 달리 이러한 수축된 상태는 지속시키는데 에너지가 필요하지 않다. 또한 사후에도 계속 존재하기 때문에 활동 전위가 필요하지 않다.

개의 두덩정강근(gracilis, 박근) 근육에서 수축성 결절의 전자 현미경 사진(▶ 그림 2.34)은 동일한 조직학적 결과를 확인할 수 있다. 전자 현미경 사진에서 교차 줄무늬 근육의 정상적인 질감을 쉽게 볼 수 있다. 줄무늬는 근절 길이와 연관이 있으며, A-밴드와 I-밴드의 규칙적인 배열이 발달한다: 사진 중앙에 뚜렷한 변형을 확인할 수 있다: 여기에서 변경된 줄무늬(근육 길이에 해당)는 결절 부위에 약 100개의 근육을 포함하는 강한 구축이 나타난다. 이 영역의 I-밴드는 거의 사라져 있으며, 근절 길이가 명확하게 감소한 것을 확인할 수 있다. 양쪽에서 결절을 접하는 I-밴드는 분명히 더 넓고 결절의 왼쪽과 오른쪽에 있는 근절을 늘려 보상한다. 어두운 A-밴드 사이의 밝은 간격(mTrP 중앙에 있는 밝은 I-밴드가 사라질 때까지)의 좁아짐은 국소적으로 둘러싸인 근육 섬유의 수축으로 나타난다(Mense 2005, 그림 2.34, ▶ 그림 2.35).

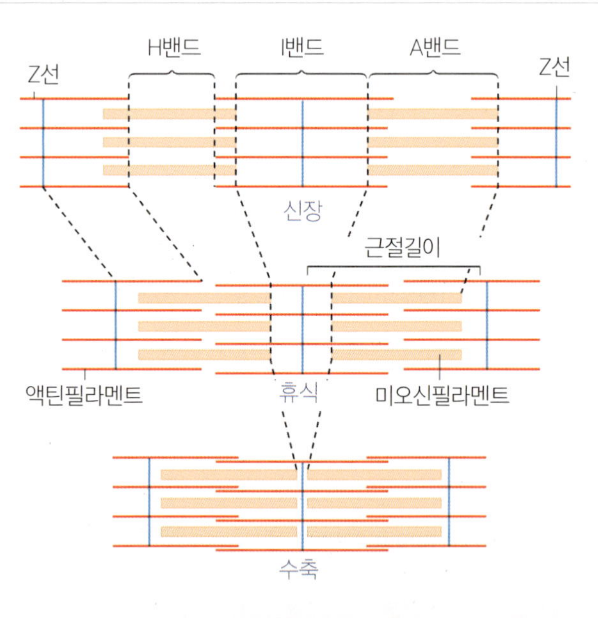

그림 2.33 근육 수축: 수축하는 동안 A-밴드의 길이는 동일하게 유지되고 I-밴드는 짧아지거나 완전히 사라진다. 근절 길이에 해당하는 두 Z 라인 사이의 거리가 짧아진다. 넓은 I-밴드는 근육이 늘어나는 것을 나타낸다(van den Berg 2011).

유발점의 매우 제한된 영역에서 발생하는 근육 섬유의 이러한 지속적인 구축은(근육 수축과는 대조적으로) 활동 전위와 연관이 없으며 근본적인 대사 활동은 일어나지 않는다; 지속적인 구축은 죽은 근육 조직에서도 발견될 수 있다(Feigl-Reitinger 등 1998). ATP가 없고 따라서 "연화 효과(softening effect)"가 있는 경우 미오신과 액틴 필라멘트는 더 이상 서로 분리될 수 없게 된다(ATP의 역할 및 ▶ 그림 2.19 **d**, **f** 참고): 근섬유는 수축된 상태(활동 잠재력 없음, 대사 활동 없음)에서 지속되며 **강성 복합체**(rigor complex)를 형성하게 된다.

주요내용

근섬유의 경계 영역에 지속되는 강성 복합체는 근막 통증유발점의 병태생리학적 기질이다(Dejung 2009).

ATP 결핍은 산소 부족의 결과이다: 일반적으로 근육 활동의 결과로 축적된 ADP는 즉시 ATP로 재생된다. ADP로부터 ATP의 형성은 예를 들면, 크레아틴인산(creatine phosphate)의 절단, 혐기성 해당 과정, 그리고 포도당에서 이산화탄소로의 연소에 의한 호기성 등 다양한 방식으로 발생할 수 있다. 이 중 호기성 재합성은 근육에서 ATP를 지속적으로 생산하는 데 중요한 역할을 한다. 이를 위해서는 포도당과 유리 지방산 형태의 에너지가 필요하며 산소(O^2)의 존재 여부에 따라 달라진다. 에너지 위기 모델의 중요한 가설은 국소 허혈로 인한 국소 저산소증이 ATP 결핍

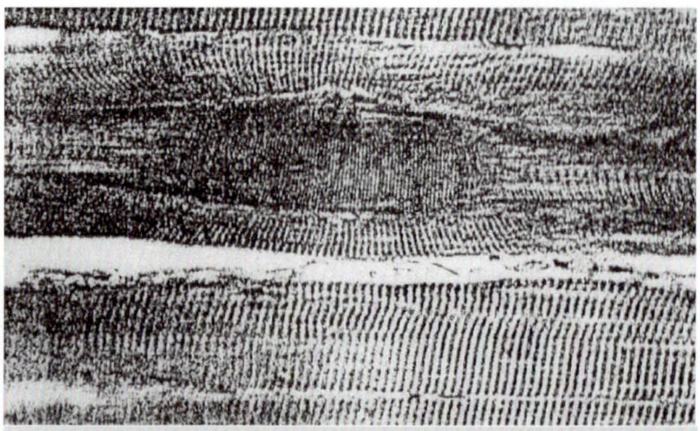

그림 2.34 통증유발점 지점: 개의 박근(gracilis)의 수축성 결절을 통한 종단면: 전자 현미경 사진(Simons과 Stolov 1976).

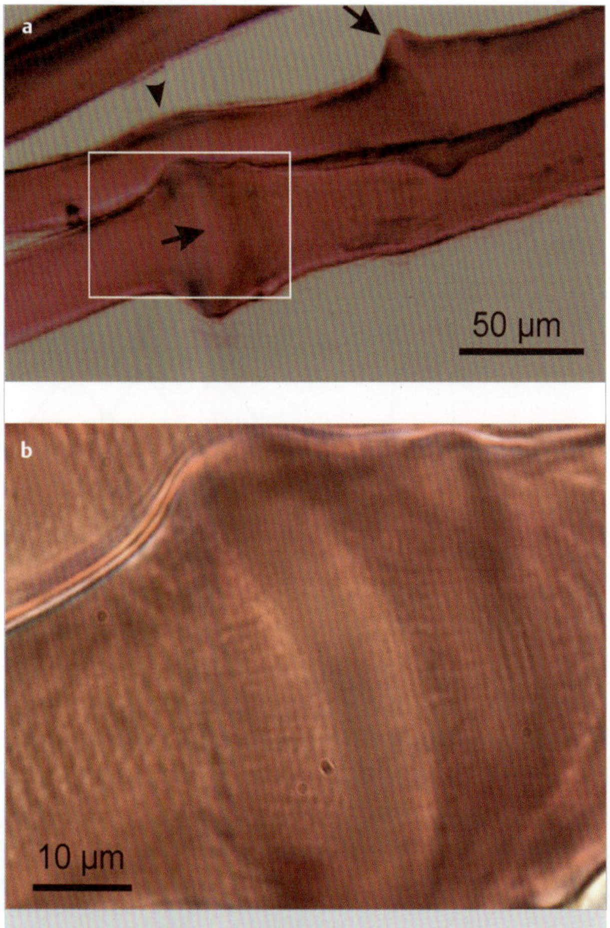

그림 2.35 쥐의 비복근 근육에 있는 수축된 디스크(국소 구축). 국소 구축은 아세틸콜린 농도를 증가시킴으로써 실험적으로 유도된다. 국소 구축은 아세틸콜린 에스테라제 억제제와 전기적으로 근육 수축을 유도하여 종말판에서 아세틸콜린 농도를 증가시킴으로써 실험적으로 유도된다(Mense 2005).

a 약간의 비대: 두 개의 수축 디스크(국소적 수축)가 인접한 근육 섬유에서 나타난다. 하나는 화살표로, 다른 하나는 직사각형으로 식별된다.

b (a)에서 사각형으로 표시된 영역의 확대된 세부 정보: 어두운 A-밴드 사이의 간격은 디스크 수준에서 더 이상 구별할 수 없을 때까지 실제 수축 디스크의 양쪽에서 점점 좁아진다. 수축 디스크의 대부분은 종말팔 가설에서 가정한 바와 같이 운동 종말판 근처에서 발생할 수 있다.

으로 이어져 에너지 위기를 초래할 수 있다는 것이다(2.2.7장). mTrPs 부근에서 국소 저산소증이 나타난다(Brückle 등 1990, ▶ 그림 2.43).

여기에 설명된 근육 섬유 내에서 수축성 결절은 미세하게 작으며 개별적으로 만져지지 않는다. 촉진으로 식별할 수 있는 유발점 "결절"은 개별 수축성 결절의 축적과 연관하여 결합조직 변화로 인해 형성된다(아래 참고). 이 "유발점 복합체"는 임상적으로 촉진이 가능하다(▶ 그림 2.36). 유발점 복합체는 초기의 근경화증이라고도 한다.

임상정보

넓고 좁은 감각의 근막 통증유발점

- 좁은 의미에서 mTrP는 수축성 결절로 구성되지만 결절처럼 만져지지는 않는다.
- 넓은 의미에서 mTrP는 여러 수축성 결절과 결합 조직 변화 영역으로 구성된 유발점 복합체로 구성된다. 일반적으로 결절로 만져지며 이전에 알려진 것과 동일하다.

요약

TrP의 조직학적 검사

mTrP를 포함하는 근육의 조직 병리학적 검사는 특징적인 변화를 확인할 수 있다.

- 좁은 근내막이 있는 조밀한 근섬유 사진(Feigel-Reitinger 등 1998).
- 퇴행성 변화를 동반하는 정상 직경의 두 배를 가진 거대 근육 섬유(Feigel Reitinger 등 1998).
- 손상되지 않은 A-밴드를 사용하면 I-밴드 영역에서 근섬유의 퇴화가 수축 부분이 완전히 없어질 때까지 발생한다(Fassbender와 Wagener 1975).
- 약 100개의 근절(강성 복합체)의 미오신과 액틴 필라멘트의 수축으로 인한 수축성 결절; 보상으로 인접한 근절은 과도하게 확장된다(Simons과 Stolov 1976).

결합 조직의 변화

▶ **병리학적 교차결합 형성.** 허혈성 및 염증 과정은 병리학적 교차결합이 발생된다.

- 근육 내 결합 조직은 유형 I 결합 조직 범주에 속한다. 매트릭스는 2~10일마다 결합 조직 세포에 의해 빠르게 재생된다. **저산소증**은 기질의 재생을 감소시켜 결합 조직의 탄력성을 잃고 콜라겐 섬유가 더 쉽게 손상될 수 있다. 결합 조직을 안정화시키는 보상 기전으로 콜라겐 섬유 사이에 병리학적 교차결합이 발생한다(Dölken 2002, van den Berg 2011).
- 허혈성 근육통의 결과로 "염증 분비물(inflammatory soup)"이 발생한다. 이 "염증 분비물"에 포함된 물질과 직접적인 근육 조직 손상 후 발생하는 복구 과정은 모두

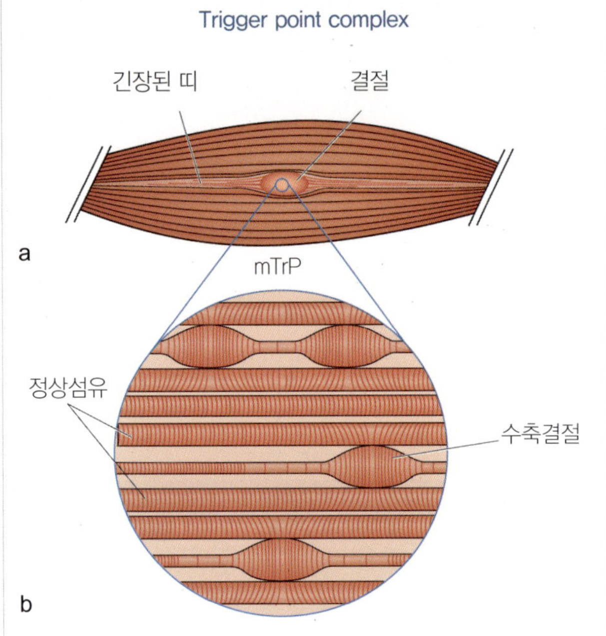

그림 2.36 유발점 복합체의 모식도(Travell과 Simons 1999).

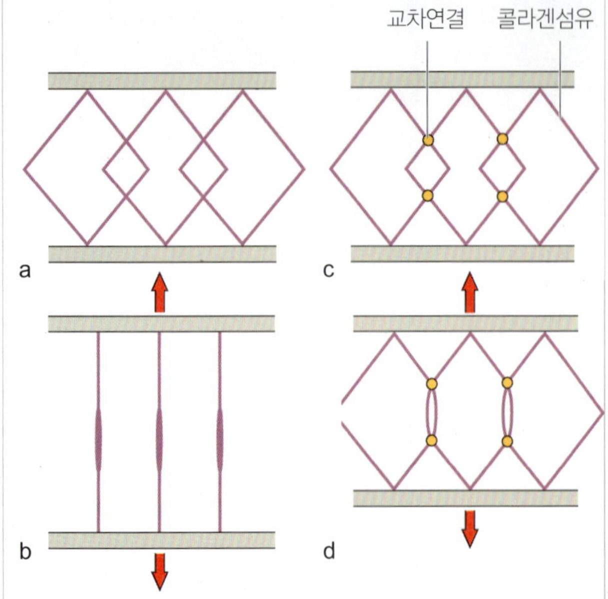

그림 2.37 병리학적 교차결합에 의한 근육 결합 조직의 콜라겐 네트워크 변형(van den Berg 2011).
a 정상 상태, 이완.
b 정상 상태, 늘어짐.
c 병리학적 교차결합이 있는 상태, 이완됨.
d 병리학적 교차결합이 있는 상태, 늘어남.

염증 과정을 유도하여 병리학적 교차결합 형성과 함께 반응성 결합 조직 변화를 유발한다(de Morree 2001, van den Berg 2011).

병리학적 교차의 발달은 결합조직(근막과 근육)의 신축성을 감소시킨다(▶ 그림 2.37). 인접 근육의 근막 사이에 유착이 쉽게 형성될 수 있다.

- ▶ **결합 조직 구축**. mTrP 내의 뚜렷한 허혈성 변화는 국소 조직 괴사를 유발할 수 있고(▶ 그림 2.38), 손상이후 회복 과정에서 국소 염증 과정을 유발할 수 있다(van den Berg 2011). 상처 치유과정에서 콜라겐 섬유가 침착된다. 약 2주 후 새로 형성된 결합체 조직은 근섬유아세포의 영향으로 수축하기 시작한다(van Wingerden 1995, ▶ 그림 2.39). 결합조직은 수축단계를 거쳐 염증 매개체가 근섬유 모세포의 활동을 강화하고 낮은 pH(산성도)는 근섬유 모세포의 수축성을 증가시킨다(Pipelzadeh 1998). 전체 과정의 최종 결과로 반흔조직이 형성된다(▶ 그림 2.40). Dejung(2009)은 이러한 결합 조직 단축이 TrP 영역의 단축된 육종 위에 겹쳐서 구조적으로 고정된다고 가정하였다.

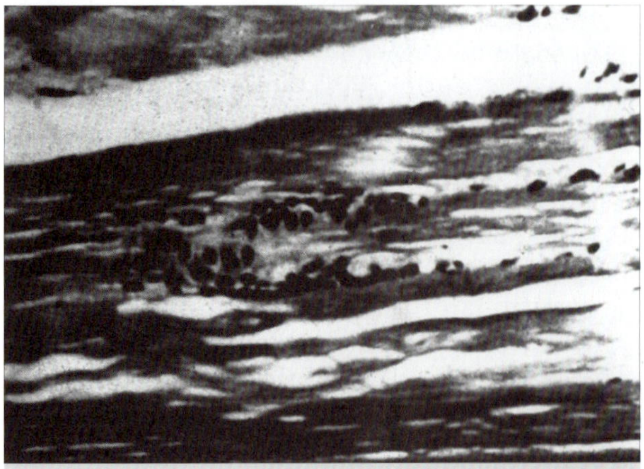

그림 2.38 근육 섬유의 허혈성 괴사. 림프구는 괴사 영역을 둘러싸고 있다("근 류머티즘" 환자, Fassbender 및 Wagener 1975).

화학 용해를 통해 근육의 근섬유, 수축 요소를 제거하면 근다발막 및 근내막 구조의 결합조직이 남게 된다. 전자 현미경은 근내막이 미세한 "연결 조직 슬리브"처럼 각 개별 근육 섬유를 둘러싸고 있으며, 근막의 모든 근육 섬유를 미세한 격자망 형태로 연결된 것을 나타낸다(▶ 그림 2.41). Feigl-Reitinger(1998)의 조직 형태학적 연구에 의하면

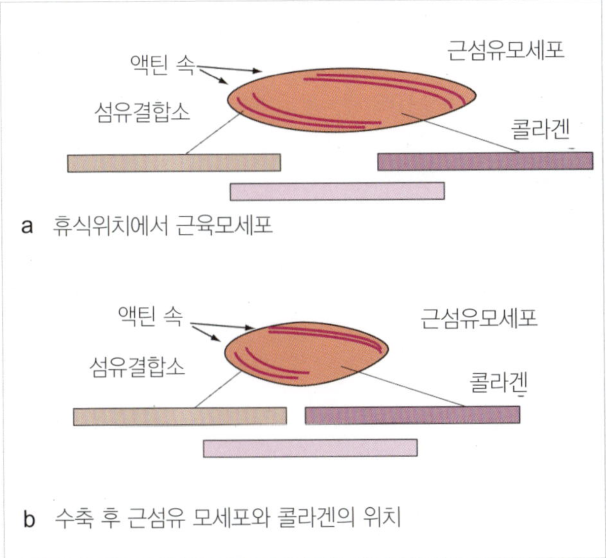

그림 2.39 상처 수축: 새로 형성된 결합 조직은 근섬유 모세포의 영향으로 수축하기 시작한다(van Wingerden 1995에서).
a 휴식 자세의 근섬유 모세포.
b 수축 후 근섬유 모세포와 콜라겐의 위치.

mTrP 내에서 개별 근육 섬유 사이의 근내막 간극은 mTrP가 없는 대조군보다 항상 좁아져 있는 것을 확인하였다(▶ 그림 2.42). 이는 위에서 설명한 축소 과정의 신호로 해석될 수 있다.

근육에는 다양한 수준의 결합조직 구조가 있다(▶ 그림 2.9): 전체 근육은 근막(근외막)으로 둘러싸여 있고, 근육 섬유 다발은 결합조직층(근주막)으로 둘러싸여 있으며, 각 개별 근육 섬유도 결합조직(근내막)으로 둘러싸여 있다. 결합조직의 변화(병리학적 교차결합)와 단축은 근외막, 근주막 및 근내막을 포함한다. 만성통증 환자에서 흔히 볼 수 있으며 말초 만성화의 징후이다(▶ 그림 6.1 **b**).

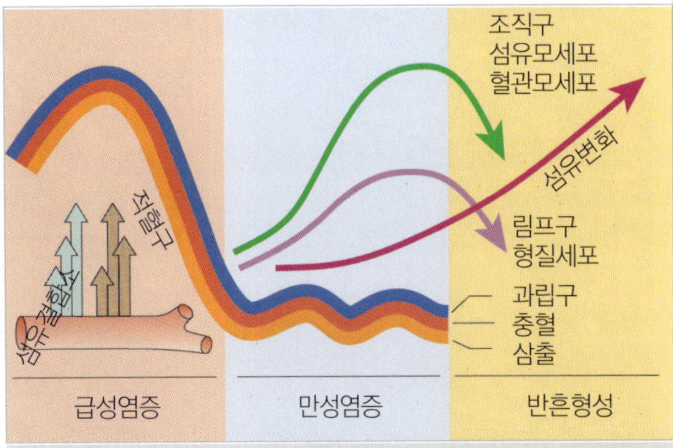

그림 2.40 근육 조직의 허혈성 괴사는 결합 조직 흉터의 형성으로 끝나는 국소 염증 과정을 유발한다.

주요내용

결합 조직의 변화(병리학적 교차결합)와 단축은 시간이 지남에 따라, 즉 만성 근막 증후군, 근육 내 콜라겐 조직, 근육 근막 및 근육 간 콜라겐 조직에서 발생한다.

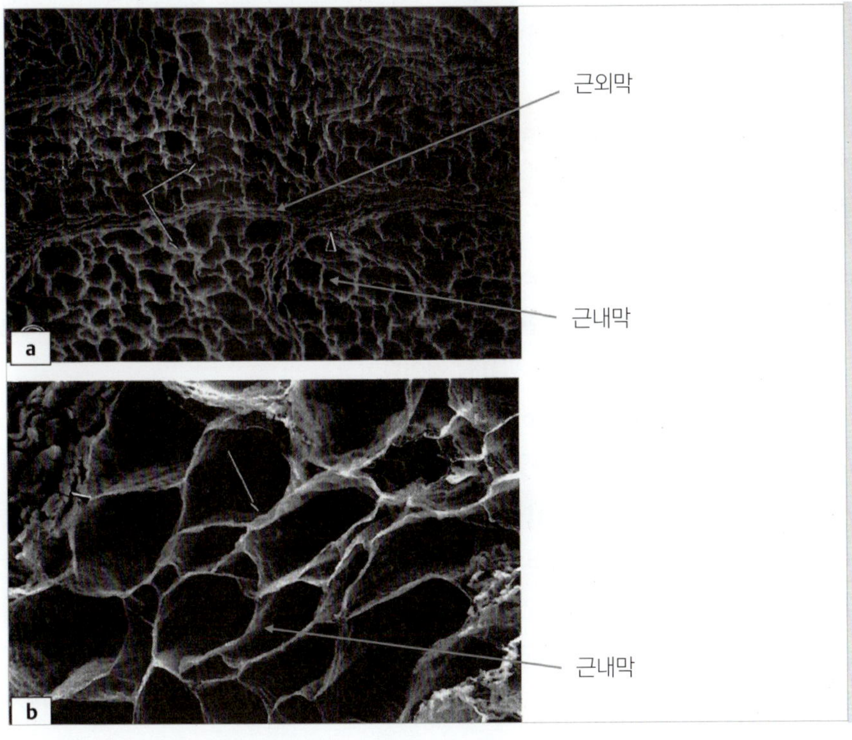

그림 2.41 근섬유의 화학적 제거 후 근육 내 결합 조직.
전자 현미경 이미지(300 ×)
(Trotter와 Purslow 1992).
a 근초 및 근내막(200배 확대).
b 근내막(700배 확대)

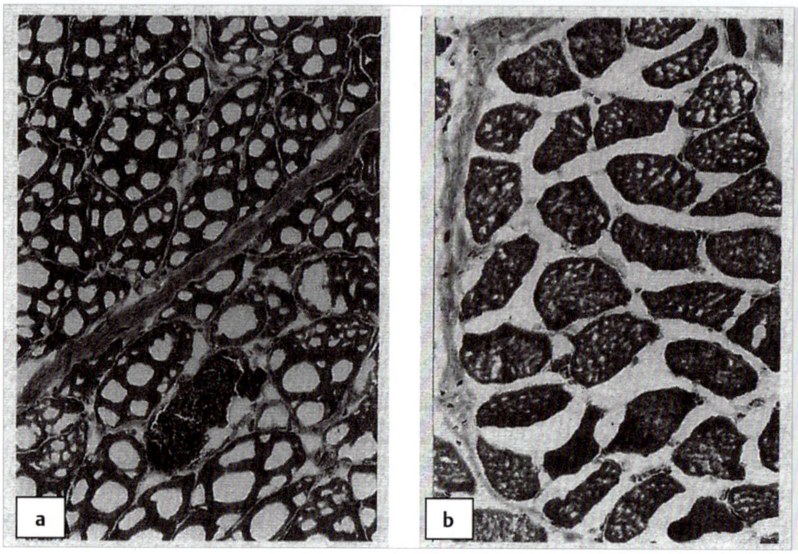

그림 2.42 전자 현미경 이미지(300×)
(Feigl-Reitinger 등 1998).
a MTrP: 수축된 근내막.
b MTrP가 없는 조절. 근내막 정상.

결합 조직 변화 :

- 근막 역학 손상: 근막 구조의 이동성과 탄력성이 감소하면 이동성은 현저하게 감소한다.
- 수축성 결절의 강성 복합체를 고정한다: 따라서 mTrP에서 단축된 근절이 구조적으로 고정된다(말초 만성화).
- 근막 감각 방해: 근막 구조에 위치한 수용체, 주로 간질 수용체 및 근육 방추들의 기능이 방해된다. 심부 감각이 손상되어 감각 운동 결함이 발생할 수 있다.

요약

근육 결합 조직의 병태생리학적 변화

- 근막 통증은 일반적으로 근육의 유해한 허혈성 자극의 결과로 발생한다.
- 허혈성 괴사는 국소 염증 과정을 유발한다.
- 염증 과정은 여러 단계를 거쳐 결합 조직 흉터를 형성한다 (▶ 그림 2.40).
- 수축된 결합 조직은 단축된 근절의 수축 해제를 방해한다. 이것은 근막 통증 문제의 첫 번째 단계가 된다(▶ 그림 6.1 b).

2.2.3 생화학적 환경 분석

Analysis of the Biochemical Environment

산소 부분압 측정

Brückle 등(1990)은 여러 환자에서 근경화증, 즉 유발점 복합체에서 산소 분압(pO_2)을 측정하였다. 연구에서 바늘 모양의 프로브를 피부와 근육 조직을 통해 수축 결절의 중심으로 자극하였다. 연구결과에서 근경화의 뚜렷한 경계 근처에서 pO_2의 현저한 증가를 확인하였다. 그러나 프로브가 근경화의 중심으로 더 나아가면서 측정된 pO_2는 급격하게 감소하는 것을 확인하였다. 유발점 복합체의 중심은 심각한 저산소 상태로 나타났다(▶ 그림 2.43).

근육에서 확인 된 **국소 저산소증**은,

- 에너지원, ATP의 결핍, 즉 에너지 위기로 이어져 근육 섬유에 강성 복합체를 형성한다.
- 근육 조직에서 허혈성 괴사(▶ 그림 2.38)를 유발하는 극심한 국소 허혈의 표현이며 반응성 결합 조직 구축을 동반한 염증 과정이 나타난다.

주요내용

mTrP의 중심부는 저산소증이 특징적으로 나타난다.

Brückle 등(1990)은 구체적인 측정을 통한 mTrP 개발에 대한 중심 가설을 지지하며, 이 연구는 보다 추가적인 논의가 필요할 것이다.

Brückle 등(1990)의 연구는 예상 결과와 상반된 결과를 확인하였다. 연구에서 만성적으로 긴장된 등 근육(척추기립근), 관류 및 이에 따른 산소 공급은 일반적으로 만성 비특이적 요통의 가능한 원인에 의해 감소된다고 하였다. 따라서 이 연구의 목적은 O_2를 직접 측정하여 긴장된 척추 기립 근육에서 조직 저산소증 발생을 명확히 확인하는 것이었다. 연구결과에서 요통의 경우 만성적으로 긴장된 등 근육에서

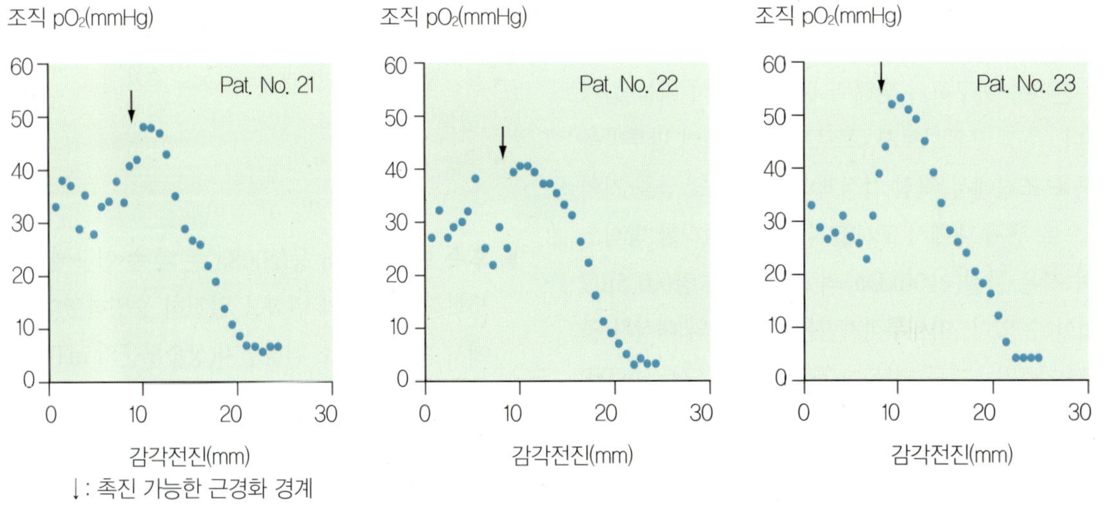

그림 2.43 근경화에서 산소 분압(pO_2) 측정(Brückle 등 1990).

산소의 평균 분압이 실제로 상승한다는 것을 확인하였다. 건강한 피험자에 비해 pO_2의 증가는 약 35%에 이르렀고 통계적으로 현저한 차이가 있었다(p=0.05). 양 옆으로 근육의 긴장 정도가 다른 환자에서도 더 긴장된 근육의 평균 조직 pO_2는 덜 긴장된 쪽의 조직보다 유의하게 높게 나타났다. 그러나 이러한 값은 상대적인 저산소증, 즉 영향을 받은 근육의 산소 공급과 수요 사이의 불균형 또는 산소 이용 장애를 배제하지 않았다. 동시에, 긴장된 근육 조직의 온도는 비긴장된 근육보다 평균 0.5℃ 더 높게 나타났다. 이것은 이러한 근육의 활동 증가로 인한 반응성 과다 관류의 징후로 해석될 수 있다.

또한 연구자들은 동일한 절차를 사용하여 3명의 환자를 대상으로 근경화(유발점 복합체)를 연구를 진행하였다; 대둔근의 근위 부분에 두 번, 승모근에 한 번. 측정은 근경화(유발점 복합체)의 뚜렷한 경계면에서 약 1cm 전에 시작되어 근경화 영역의 중심(유발점 복합체)까지 연속되었다. (▶ 그림 2.43)은 조직 pO_2 프로파일에서 측정값의 1/3은 (각 도표의 왼쪽) 근육에 대한 전형적인 pO_2 값의 산포를 확인할 수 있다. 측정 프로브가 진행됨에 따라 근경화(유발점 복합체)의 경계에서 약 10mmHg의 평균 조직 pO_2가 확실히 증가하였다. 프로브가 더 나아가면 산소 분압이 급격히 감소하게 된다. 근경화(유발점 복합체)의 중심에서 pO_2는 3~7mmHg로 감소하였다. 여기에서 국소 pO_2 값의 광범위한 산란이 끝났고 pO_2는 매우 낮은 수준으로 유지되었다(Brückle 등 1990). 이와 같은 결과는 근육 혈관 층의 폐색에 의한 미세 순환의 중단으로 설명될 수 있다. 중심 자체 내에서 국소 pO_2 값의 산란이 중단되어 근경화(유발점 복합체) 내에서 확산을 통해서만 이동하게 되므로, 산소는 중심에 접근하는 산소의 지속적으로 감소하게 된다. 동맥 폐쇄성 질환 환자에서 평균 조직 pO_2 값이 5mmHg 이하로 떨어지면 근육통이 발생하게 된다(Ehrly 1981). 따라서 만성 근육 긴장의 통증과는 대조적으로, 근육질증(유발점 복합체)에서 발생하는 통증은 저산소성 통증으로 해석될 수 있다(Brückle 등 1990).

Brückle 등(1990)은 이 연구의 측정을 기반으로 전체적인 긴장된 근육과 근경화(유발점 복합체)를 구분하는 접근이 필요하다고 하였다. 만성적으로 긴장된 근육의 전체 산소 포화도는 명확하게 상승하는 반면 유발점 복합체의 산소 농도는 상당히 감소하게 된다. 따라서 근육통이 허혈에 의해 유발된다는 가정은 우리가 mTrP로 알고 있는 근육 영역에서만 확인할 수 있다.

주요내용

만성적이고 통증이 있는 근육 긴장에서 허혈(그리고 통증의 원인)은 전체적으로 긴장된 근육이 아니라 mTrP에서 확인할 수 있다.

미세투석법

▶ **검사**. Shah 등(2005)은 mTrP 내부 및 주변 근육의 생화학적 환경을 연구하기 위해 특수 미세 투석 바늘을 개발하였다. 측정 프로브로서, 프로브 끝 부분의 반투막을 통해 근육 조직에서 직접 간질액의 화학적 조성을 거의 실시간으로 생체 내에서 조사할 수 있다. 이러한 방식으로 극히 작은 물질(<100kDa)의 가장 작은 양(<0.5μl)을 분석할 수 있다. 미세투석기법은 세 그룹의 대상자(활성 mTrP가 있는 그룹, 잠복 mTrP가 있는 그룹, mTrP가 없는 그룹)에서 상승모근의 생화학적 환경을 연구하는 데 사용하였다. 연구에서 프로브를 근육 조직에 삽입하고 14분 동안 그대로 두었다. 첫 번째 측정은 천자 1분 후 수행한 다음 미세 투석 바늘을 제자리에 그대로 두면서 1분 간격으로 4회 반복하였다. 4분 후(즉, 4차 측정 후) 바늘이 TrP쪽으로 더 전진하여 활성 및 잠복 TrP를 가진 피험자에서 LTR이 유발되었고, 측정 프로브는 연구가 끝날 때까지 간섭받지 않게 하였다. 4분에서 9분 사이에는 10초마다 측정을 하고 그 후 14분까지 1분 간격으로 측정하였다.

▶ **결과**. 활성 mTrP가 있는 상태에서 생체 내에서 측정된 데이터는 mTrP가 없는 기준 조직과 비교했을 때 근육 조직의 국소적인 변화를 확인할 수 있다(▶ 그림 2.44, ▶ 그림 2.45, ▶ 그림 2.46). 이러한 변화에는 물질 P 및 CGRP, 브라디키닌, 세로토닌, 노르에피네프린, TNF-α, 인터루킨 1, 6 및 8의 농도 증가와 pH 값 감소를 포함한다. LTR 이후의 데이터 측정에 대한 해석은 생화학적 관점 부분을 참고하라.

잠재 mTrP는 또한 변경된 생화학적 매개 변수를 보여주지만, 활성 mTrP에서처럼 뚜렷하지 않다(Shah 등 2005).

▶ **결과 해석**. 산성 환경(낮은 pH 값)과 물질 P 및 CGRP의 농도 증가는 근육 통각 수용체의 민감화(말초 민감화)를 유발하여 더 많은 근육통을 유발한다.

주요내용

MTrP는 특징적인 방식으로 근육의 생화학적 환경을 변화시킨다.

- 통증 및 염증에 대한 매개체의 농도 증가 (물질 P, CGRP, 브라디키닌 등)
- 낮은 pH 값(산성 환경)

▶ **후속 연구**. Shah 등(2008a)은 후속 연구에서 이와 같은 생화학적 환경의 변화를 완전히 증명하였다. 또한 연구에서 순전히 국소 현상인지(상승모근의 mTrP 주변 영역으로 제한됨) 또는 이러한 생화학적 매개 변수의 수치가 전체 유기체에 영향을 미치는지 조사하였다. 이를 위해 활성 mTrP, 잠복 mTrP 및 mTrP가 없는 피험자를 대상으로 상승모근의 생화학적 환경을 연구하였다. 추가적으로 연구에서 동일한 방법을 사용하여 모든 대상자에서 비복근(mTrPs 포함하지 않음)의 정중부에 대해 연구하였다.

연구에서 활성 mTrP의 바로 근처에 있는 상승모근 근육 조직의 생화학적 환경이 특징적인 방식으로 변함을 보여주었다. 통증 및 염증 매개체(위 참고)의 농도는 mTrP가 없는 원거리 비복근에 비해 훨씬 더 높게 나타났다. 동시에, 상승모근에서 활동적인 mTrPs를 가진 모든 대상자들은 pH 값과 물질 P(▶ 그림 2.47), TNF-α(▶ 그림 2.48) 및 IL-6의 구역 농도를 포함하여 비복근 근육 조직 내의 정상 값으로부터 최소한의 편차가 확인되었다. 하지만 브라디키닌 농도(▶ 그림 2.49)와 같은 다른 값은 변동이 없었다(Shah 등 2008a).

따라서 근육의 생화학적 환경의 변화는 주로 국소 유발점 영역으로 제한되어 TrP에서 특정할 수 있다.

Shah 등(2005, 2008b)에 의해 측정된 물질 P의 증가된 농도는 물질 P를 송신기로 사용하는 구심성 신경종말을 mTrPs 및 상승모근의 유발점 연구는 이전의 연구결과와 일치하였다(De Stefano 등 2000). 피험자는 섬유근통이 있는 여성 9명, 근막통이있는 여성 9명, 대조군은 여성 9명으로 구성되었다. 물질 P를 포함하는 신경 종말의 수는 세 그룹에서 차이가 없었다. 그러나 다른 두 그룹에 비해 mTrP를 가진 대상자의 신경 종말에서 물질 P의 증가된 수준을 확인하였다.

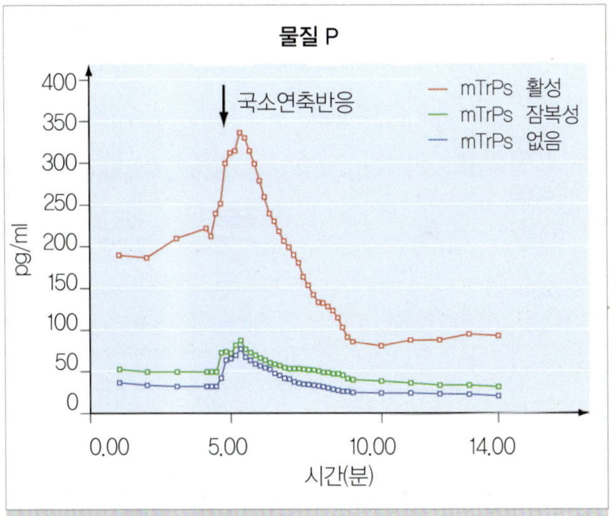

그림 2.44 물질 P의 농도 측정.
활성 mTrP를 사용하여 근육에서 물질 P의 농도가 크게 증가하였다.
건식 침에 의해 유발된 국소 경련 반응에 수반되는 물질 P의 농도 변화: 물질 P의 초기 증가 후 5분 이내에 그 농도가 크게 감소하였다(Shah 등 2005).

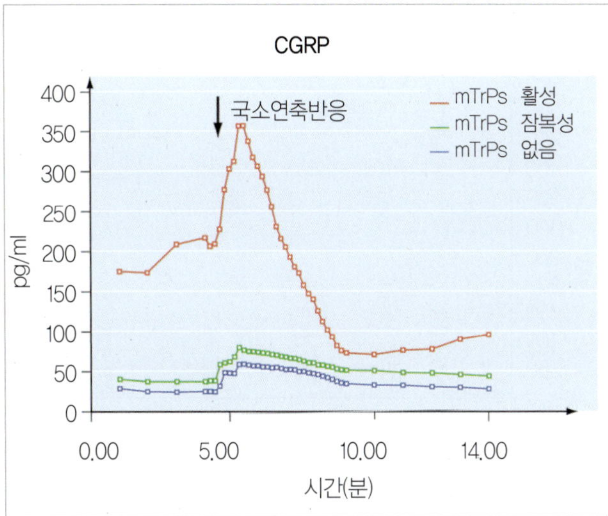

그림 2.45 칼시토닌 유전자 연관 펩타이드(CGRP) 농도 측정.
활성 mTrP를 사용하여 근육에서 CGRP 농도가 크게 증가하였다.
건식 침에 의해 유발된 국소 경련 반응에 수반되는 CGRP 농도의 변화: CGRP의 초기 증가는 5분 이내에 그 농도가 크게 감소하였다(Shah 등 2005).

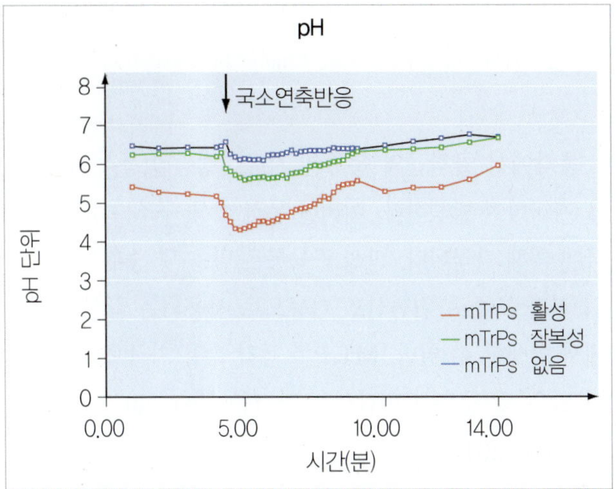

그림 2.46 pH 값 측정.
활성 mTrPs로 근육의 pH 값이 크게 감소하였다.
건식 침에 의해 유발된 국소 경련 반응에 수반되는 pH 값의 변화: 산성 환경의 초기 강화(pH 값 감소) 후 5분 이내에 산도가 현저히 감소한다(pH 값 증가). 국소 경련 반응 10분 후 pH 값은 생리적 기준과 유사한 수준이다(Shah 등 2005).

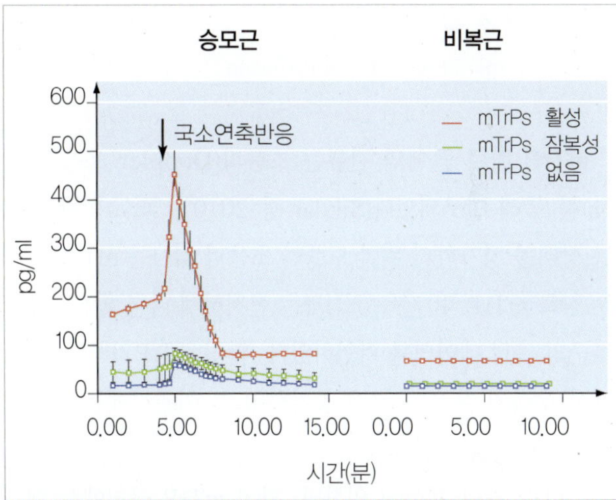

그림 2.47 물질 P의 농도 측정.
상승모근의 활성 mTrP 바로 근처에서 물질 P의 농도가 명확하게 증가하였다.
상승모근에 활성 mTrP가 있는 동일한 피험자에서 먼 비복근(mTrP 없음)에서 물질 P의 최소 농도가 증가하였다(Shah 등 2008a).

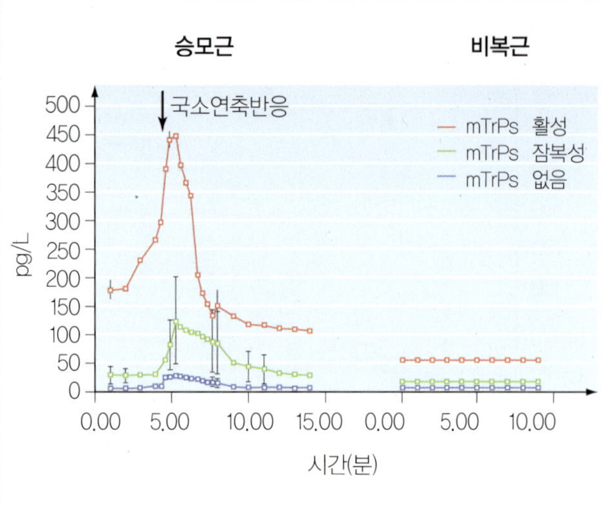

그림 2.48 TNF-α 농도 측정.
상승모근의 활성 mTrP 바로 근처에서 TNF-α 농도가 명확하게 증가하였다.
상승모근에 활성 mTrP가 있는 동일한 피험자에서 원거리 비복근(mTrP 없음)에서 TNF-α의 최소 농도가 상승하였다(Shah 등 2008a).

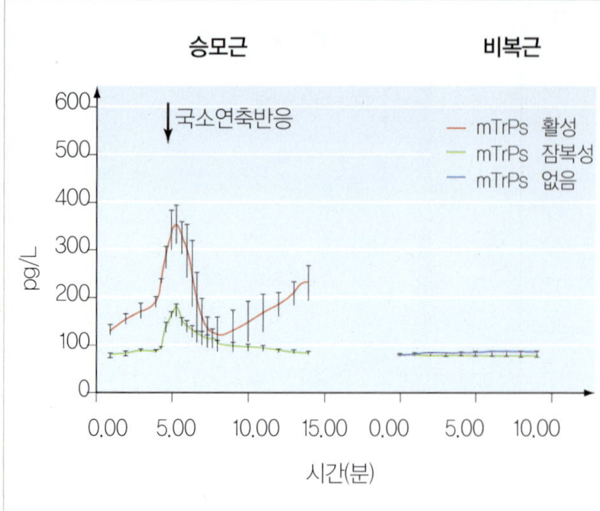

그림 2.49 브라디키닌 농도 측정.
상승모근의 활성 mTrP 바로 근처에서 브라디키닌 농도가 명확하게 증가하였다.
상승모근에 활성 mTrP가 있는 동일한 피험자에서 먼 비복근(mTrP 없음)의 브라디키닌 농도는 변화하지 않았다(Shah 등 2008a).

2.2.4 국소 관류 탐색

Exploration of Local Perfusion

mTrP 바로 근처의 관류는 초음파(Doppler 초음파 검사)를 통해 연구되었다(Sikdar 등 2010). 국소 혈관의 흐름 상태를 평가하기 위한 도플러 초음파 검사는 mTrP가 없는 잠복 mTrP 및 근육 조직과는 현저하게 다른 활성 mTrP 부근의 측정 데이터를 확인하였다. 활성 mTrP가 있는 영역에서 수축기 유속이 크게 증가하였고, 이완기에는 유속이 감소하는 것을 확인하였다.

수학적 모델 계산에 의하면, 활성 mTrP 근처에서 혈류 프로파일의 이러한 중요한 차이는 혈관 수축 또는 혈액량 확대로 인해 발생할 수 있다; 추가적으로 혈관구획 내의 유출차단으로 인해 발생할 수 있다(Sikdar 등 2010). 따라서 단단한 띠와 국소 결합조직 변화의 결과로 활성 mTrP 부근에서 혈액순환에 대한 저항이 증가하게 된다. 그러므로 연구결과와 같이 mTrP 근처의 국소 관류가 차단되거나 감소되었음을 확인할 수 있다.

2.2.5 만성 근육통-변화

Chronic Muscle Pain-Change in Nocieption

통각에서 골격근의 통증은 자유신경종말(통각 수용체)을 자극하여 발생한다. 이러한 통각 수용 구조는 유해한 자극에 의해 자극된다. 만성 근육통은 말초 및 중추성 민감화의 결과로 주로 위험신호 기능으로 사용되는 급성 근육통에서 발생할 수 있다. MTrP는 통각 수용 자극으로 작용하여 말초 및 중추성 민감성을 자극한다(Arendt-Nielsen와 Castaldo 2015).

말초 민감화

말초 민감화는 생리적 과정이며, 보통의 경우 신체의 자체 치유 능력 때문에 며칠 후에 사라진다. 그러나 말초 민감화가 지속되면 말초뿐만 아니라 만성 근육통으로 나타나는 CNS(중추성 민감화, 아래 참고)에서도 변화 과정을 일으키게 된다.

허혈

수축으로 인한 허혈(에너지 위기 모델, ▶ 그림 2.58)은 유발점 병리의 중심에 있으며, 이 국소 허혈은 mTrPs에 의해 유발되는 근막 통증의 주요한 원인이 된다(Dejung 2009, Mense 2008b). 한편, 지속적인 허혈은 통각 수용 자극으로 작용하여 말초성 민감화의 해결을 방해할 수 있다. 반면 근육 조직에 허혈성 괴사가 발생하여(Dejung 2009) 국소 염증 과정으로 진행된다(▶ 그림 2.38, ▶ 그림 2.40).

산성도(pH)

수소 이온(H^+)의 농도는 근육통 각 수용체의 감작에 현저한 영향을 미친다. H^+ 이온 농도가 높을수록(즉, pH가 낮을수록) 반응이 강하게 나타난다(Mense 2013). 많은 근육 장애는 pH 감소와 연관이 있다. 조직의 농도와 낮은 pH(산성 환경)는 근육통의 만성화의 주요 원인 중 하나이다(Mense와 Gerwin 2010a). mTrP 근처에서 낮은 pH가 감지된다(Shah 등 2005, 2008b).

> **주요내용**
>
> 수소(H^+) 이온은 근육통각 수용기의 가장 중요한 화학적 자극 중 하나이다(Mense와 Gerwin 2010a).

축삭 반사

유해수용기의 자극은 신경 펩티드 물질 P(SP)와 칼시토닌 유전자 연관 펩티드(CGRP)를 조직으로 방출한다. 이러한 약제는 통각 수용기의 구심성 신경 섬유의 척추 및 말초 말단 모두에서 확인되었다. 축삭 반사라고 알려진 이 과정은 생화학적 환경에 영향을 미치며 말초 및 중추성 민감화를 유발하게 되고, 뉴런의 역치는 낮아지게 된다.

"염증성 혼합물"

근육 조직의 허혈–유발 괴사 과정(ischemia-induced necrotic processes)으로 인해 발생하는 국소 염증 과정과 연관하여 내인성 물질이 동시에 방출된다: 혈관 활성 및 신경 활성물질(브라디키닌, 히스타민, 세로토닌, 프로스타글란딘, 아세틸 콜린 및 신경 펩티드, 물질 P 및 CGRP 등)으로 구성된 "염증 분비물"이 발생한다. 이 "염증성 혼합물"(Mense)은 근육의 통각 수용 역치를 변화시킨다. 낮은 pH와 증가된 ATP 수준은 또한 주변부의 민감성을 강화한다. 예민한 상태에 있을 때 유해수용기는 약하고 일반적으로 비통각성 자극(예: 가벼운 압력, 수축 또는 생리적 신장)에 반응하여 CNS로 전달되고 통증(통각 과민, hyperalgesia)으로 해석되어 반응하게 된다. 동시에, "조용한 유해수용기"(일반적으로 유해한 자극에 반응하지 않는 유해수용기)는 염증과정(브라디키닌, 히스타민, 세로토닌, 프로스타글란딘, 아세틸콜린 및 신경 펩티드 물질 P 및 CGRP) 중에 방출되는 조직 매개체에 의해 활성화된다. Weiss와 Schaible 2008).

유해 수용기 밀도

동물 실험에서, 12일 지속되는 근육 염증은 물질 P를 포함하는 신경 종말의 신경 분포 밀도를 현저하게 증가했다(Mense 등 2001). 많은 물질 P 함유 신경종말이 유해수용기에서 통각에 민감한 구조의 신경 분포 밀도가 증가하는 것을 의미한다. 근육의 유해한 자극은 통각적 자극을 활성화하여 통증을 증가시킨다.

중추성 영향

중추성 영향은 말초성 민감화를 추가적으로 강화할 수 있다(출혈성 통증 기전 참고). 교감신경 활동의 증가(스트레스, 불안)는 노르에피네프린의 분비 증가와 연관이 있으며, 이는 말초의 통각 수용체를 더욱 민감하게 할 수 있다(Jänig 2008).

▶ **결론**. 정상적인 근육 유해수용기의 민감화, 조용한 유해수용기의 활성화 및 유해수용기의 신경 분포 밀도 증가 가능성 – 이러한 모든 요인은 말초성 민감화가 정상적으로 사라지는 대신 지속성을 유발한다. 이 일련의 과정은 말초성 민감화가 사라지지 않고 지속되어 만성 통증을 유발하게 된다.
근육통의 말초성 만성화의 **신경학적**(**신경생물학적**) 요인과 함께, 강성 복합체와 결합조직변화(즉, 구조적 **근성 요인**)도 말초통증의 직접적 원인이 될 수 있다.

주요내용

근육의 통각 수용기는 다음에 의해 민감해진다:

- pH 감소
- ATP, 브라디키닌, 히스타민, 세로토닌, 프로스타글란딘과 같은 물질의 손상 및 염증 과정에 의한 방출
- 통각 수용체 활성에 의해 방출되는 뉴로펩티드(물질 P 및 CGRP)
- 교감신경계의 활성화(불안과 스트레스)에 의해 방출되는 노르에피네프린

이 과정은 동시에 "조용한 유해수용기"를 자극하게 된다.

중추성 민감화

근육 수용체의 신경 섬유는 척수로 이동하여 후각 영역에서 끝난다. 후각에서 유입되는 신경 자극은 이차 감각 뉴런으로 전달되어 시상까지 올라가는 측면 척수로를 통해 중앙으로 전달된다. 여기에서 대부분의 신경 섬유는 3차 신경과 시냅스를 형성하여 자극을 감각 **피질**로 전달한다(▶ 그림 2.53 **a**, ▶ 그림 4.6). 신경 자극의 전달은 중추신경계(CNS)의 모든 시냅스에서 조절된다. 관문조절설, 하강하는 통증 억제, 후각 양식(Woolf 1994), 엔돌핀 방출, 시상 동맥성 부정맥(Jeanmonod 등 1996)을 포함한 다양한 요인에 의해 자극이 전달된다. 구심성 통각 신경 자극의 전달이 CNS의 시냅스에서 전반적으로 흥분이 전도되는 경우, 통각계통의 중추성 민감화가 발생하고, 전달 지점(시냅스)에서 억제되면 통각계통의 둔감화가 발생한다.

다각적이고 복잡한 이러한 과정은 명확하게 밝혀지지 않았지만 중추성 민감화 과정에 대한 근막 통각의 영향을 보여주는 신경학적 연결의 통합에 대한 Mense(Mense 2008b, Mense 및 Gerwin 2010a)의 연구 결과에 근거하였다.

- **근육통으로 인한 높은 CNS 흥분성 증가**: 근육 통각 수용기에서 발생하는 자극의 도착은 피부로부터의 통각 수용성 도착보다 후각 뉴런의 더 강한 흥분성 증가를 생성한다(Wall과 Woolf 1984).
- **근육통으로 인한 장기 중추 신경계 흥분성 증가**: 근육통각 수용기의 자극은 척수에서 감각 뉴런의 흥분성을 증가시켜 자극 기간을 넘어서 지속된다(Hoheisel 등 1993).
- **민감화**: 물질 P는 CNS에서 시냅스 전달의 효과를 증가시킨다(Lawson 등 1997). 근육 유해수용기가 활성화되어 있으면 글루타메이트, 물질 P, CGRP와 같은 물질이 척수에 있는 근육의 구심성 유해수용기 종말에서 방출된다. 근육 유해수용기가 활성화되어 있으면 글루타메이트, 물질 P, CGRP와 같은 물질이 척수에 있는 근육 통각 수용기 종말에서 방출된다. 이것들은 시냅스 전달의 변화를 일으켜 뉴런에 흥분을 일으킨다(Mense 2000).
- **CNS의 흥분 전파**: 시간이 지남에 따라 근육 유해수용기의 지속적인 활성화는 통각 수용 입력에 의해 자극되는 척수영역으로 확장된다. Hoheisel 등(1994)는 쥐를 대상으로 한 연구에서 실험적으로 유도된 근염에서 근육 유해수용기의 지속적인 활성화가 근육의 통각 충동 활동에 의해 자극된 단 몇 시간 내에 뉴런의 흥분을 증가시킨다는 것을 확인하였다. 이러한 전도는 NMDA 수용체(NMDA=N−메틸−D−아스파르테이트)에 대한 글루타메이트와 척수 뉴런의 막에 있는 뉴로키닌−1 수용체에 대한 물질 P의 영향에 의한 척수 신경 세포의 흥분성에 근거한다(Mense 2008b).
- **신경 가소성 변화**: 신경 가소성 변화는 먼저 기능적 변화(예: 흥분성 향상)로 시작되어 시간이 경과함에 따라 구조적 재형성 과정의 형태로 영구적으로 고정되는 것으로 추정한다(예: 축삭 신진 및 시냅스의 재구성). 글루타메이트(위 참고) 외에도 칼슘 이온의 유입은 흥분성 증가에 결정적인 역할을 한다. 이러한 주요 기능적 변화는 시냅스 접촉의 크기와 수의 증가와 구조적 변화의 형태로 빠르게 고정된다. 확대된 접촉면을 가진 시냅스는 정보를 보다 효율적으로 전달한다: 따라서 시냅스 후 뉴런은 더 강하게 흥분된다(Mense 2000).
- 아교세포(특히 미세 아교세포)에서도 TNF−α(TNF = 종양 괴사 인자)와 같은 물질의 방출에 의해 중추 뉴런을 민감화시킬 수 있다(Marchand 등 2005).

후각뉴런의 민감화

두 가지 과정은 척수에 있는 유해수용성 뉴런의 과흥분성의 발달에 특히 중요하다(Mense 2013):

- **이온 채널을 열어 조용한 시냅스 활성화**: 비효과적인("조용한" 또는 "수면") 시냅스를 특징으로 하는 척추 사이 뉴

런 풀에는 많은 "조용한" 뉴런이 있다. 조용한 시냅스는 작은 강도로 인해 하부(시냅스 후) 뉴런에서 활동 전위를 유발하지 않는다. 조용한 시냅스가 기능적 시냅스로 전환하는 기전 중 하나는 지속적으로 유입되는 활동전위에 의해 하부(시냅스 후) 뉴런의 막 전위가 흥분된다. 이러한 탈분극은 세포 내 효소를 활성화하여 나트륨 및 칼슘 이온에 대한 이온 채널의 투과성을 증가시킨다. 이러한 방식으로 이전에 역치보다 낮았던 전위는 높아지게 된다. 이 과정을 통해 CNS에서 **새로운 기능적 연결**을 형성할 수 있게 된다. 탈분극된 세포의 막전위는 역치에 도달하게 되어 세포는 과흥분 상태 – 약한 자극에도 통각신호가 발생한다.

- **새로운 이온 채널의 형성되어 구조적 변화가 일어난다**: 이와 같은 기능적 변화의 결과로 새로운 이온 채널이 합성되어 신경 세포의 막 내에 형성된다. 장기적으로 막에 더 높은 밀도의 이온 채널을 가진 변형된 통각 수용세포를 생성하며, 동시에 이온 채널은 이온에 더 잘 투과하게 되어 뉴런은 흥분 상태가 된다(Mense 2008b). 이러한 기능적 변화에 의해 구조적 변화가 일어난다.

후각뉴런을 민감화와 고주파 활성화는 연관이 없다. 더 낮은 주파수를 가진 활동 전위는 시냅스 후 전위가 역치에 도달하지 않더라도 세포를 흥분시킬 수 있다(Hoheisel 등 2007, Ikeda 등 2006).

따라서 통각 수용 뉴런의 감작-연관 흥분성은 척수에서 상호 신경학적 연결을 기능적 재구성하게 된다(Mense 등 2003). 척수 수준에서 뉴런의 기능적 재구성의 결과는 다음과 같다:

- 근육통의 만성화
- 근육통을 신체의 다른 부위로 전달(연관통, 2.2.6 장)

주요내용

- 중추성 민감화는 만성 근육통(및 다른 형태의 통증)의 발달에 결정적인 요소이다.

관문조절설

후각에 위치하고 감각입력을 전달하는 이차 뉴런은 주로 광동범위(wide dynamic range, WDR) 뉴런이다. 다양한 구심성 섬유(Aβ 섬유, Aδ 섬유 및 C 섬유 및 근방추의 Ia 섬유)가 여러 조직(피부, 근육, 관절, 뼈, 신경 및 내장)에서 다양한 감각자극(기계 수용기, 열 수용기 및 유해수용기)을 위해 수용기에서 WDR 뉴런으로 유입된다. 다양한 수용기는 모두 동일한 분절 수준(예: L5)에 대해 신경 분포되어 있다(수렴 원리, ▶ 그림 2.50). 방전 빈도를 조절함으로써 WDR 뉴런은 중추에서 받아들이고 전도하여 정보를 질적으로 입력한다. 예를 들면, 유형 IV 섬유를 통해 근육 통각 수용기에서 오는 신경 자극이 통증으로 해독되는 경우,

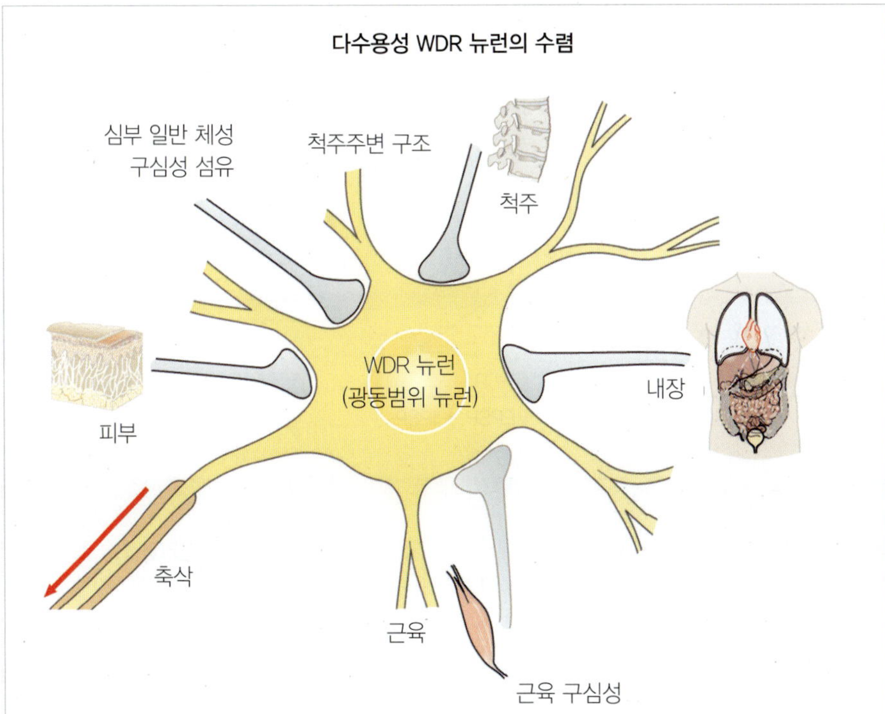

그림 2.50 광동범위(WDR) 뉴런. 다양한 조직(피부, 근육, 관절낭, 결합 조직 및 내장)의 구심성이 WDR 뉴런에 수렴한다(Böhni 등 2012).

WDR 뉴런의 자극 주파수는 가벼운 촉각에 의해 자극되는 피부의 기계 수용기로부터 자극의 Aβ 섬유를 통한 전달과 차이가 있다. 또한 충동이 서로 다른 구심성 섬유에 도달하면 WDR 뉴런이 우선 순위를 부여하고 입력된 충동으로 전달하는 자극과 전달되지 않는 자극을 선택하는 것이 WDR 뉴런의 역할이다(관문조절설, Melzack 1989). 일반적으로 Aβ 및 Aδ 섬유(촉각 및 온도 감각, "선명한" 통증)를 통해 전도되는 충동은 유형 IV 섬유(또는 C 섬유)를 통해 수행되는 충동(둔한 통증)보다 우선적으로 전도한다.

자극 가중

일차 구심성 뉴런(▶ 그림 2.24)을 통해 전달되는 통각 수용신호는 척수의 후각에 도착하여 이차 구심성 뉴런(통각 수용성 구심성 경로의 이차 뉴런)으로 전달된다. 후각 뉴런은 광동범위 뉴런(WDR 뉴런)으로, 다중 수용 수렴의 특징이 있다(▶ 그림 2.50). 동일한 척추 분절 수준의 다양한 조직(피부, 근육, 관절 및 내장)의 구심성 신호는 동일한 WDR 뉴런에 도달한다. 그러면 근육통 각 수용기에서 발생하는 충동의 역치 미만 통각 수용성 유입이 다른 조직 유형에서 발생하는 또 다른 역치 미만의 통각 수용 충동 유입과 가중될 수 있다(아래 참고)(예: 내장, 기능장애 관절 또는 피부에서). 다양한 조직에서 유입되는 이러한 통각 수용 충동의 가중은 역치 수준을 초과할 수 있으며, 이는 WDR 뉴런에 의해 역치 이상의 전위가 생성되어 중추로 전달된다(▶ 그림 2.51, ▶ 그림 6.2 **a**). 비통각성 구심성도 WDR 뉴런에서 다기능 섬유 수렴을 통해 가중 효과를 높이는 데 기여할 수 있다(Böhni 2006, Böhni 등 2015). 근막의 관점에서 볼 때 활성 mTrP만이 자극 가중에 기여할 수 있는 위치에 있고, 잠복 mTrP도 역치 이하의 통각 수용 자극을 통해 자극 가중 및 중추 민감화에 기여할 수 있다(Ge와 Arendt-Nielsen 2011, Li 등 2009, Mense 2010).

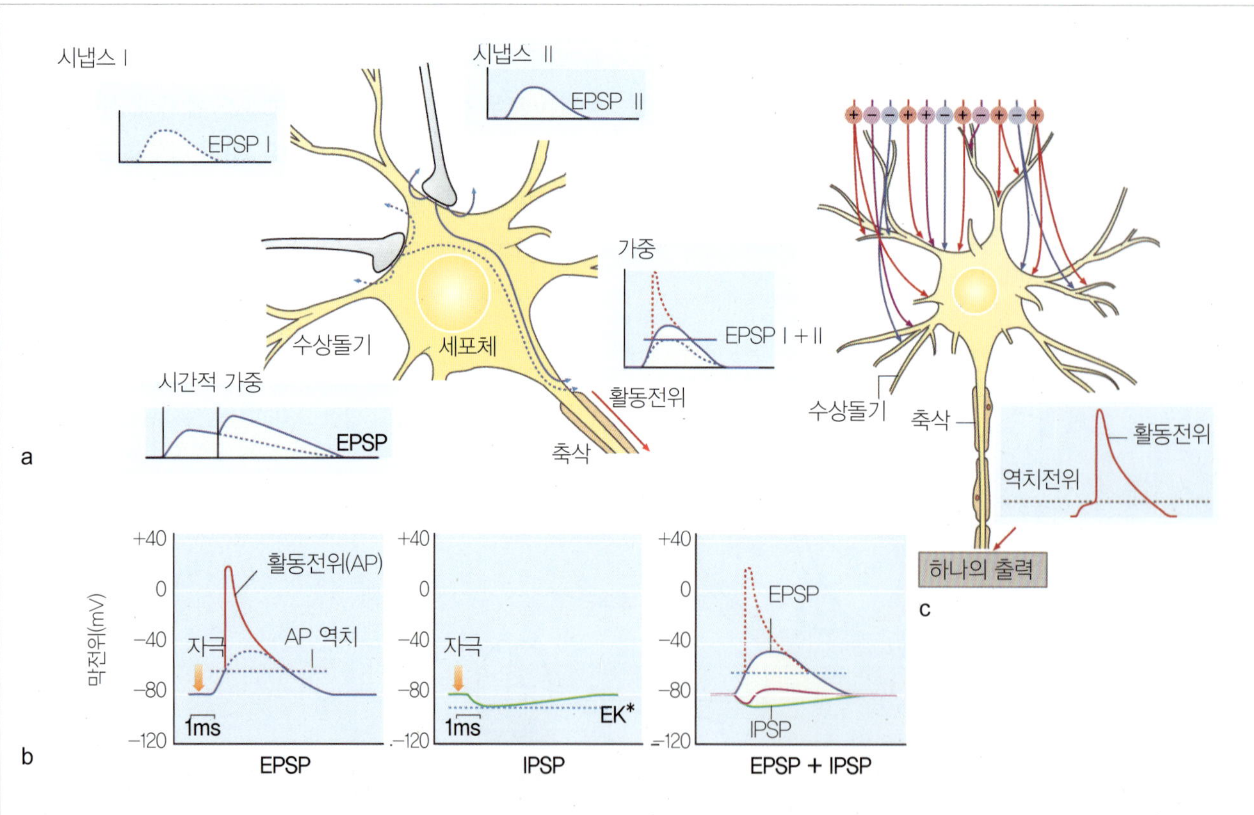

그림 2.51 WDR 뉴런에서의 자극 가중.
a 다양한 구심성 시냅스의 역치 이하 흥분성 시냅스 후 전위(EPSP)는 WDR 뉴런에 가중되어 활동 전위를 유도할 수 있다(Böhni 등 2015).
b 흥분성 및 억제성 시냅스 후 전위가 가중된다. 자극 가중: 흥분성 시냅스 후 전위(EPSP)가 역치 전위를 초과하면 활동전위(AP)가 유도된다. 억제성 시냅스 후 전위(IPSP)는 억제성 활성 시냅스(시냅스 후 억제)를 반영한다. EPSP 및 IPSP는 AP가 유도되지 않는 방식(→ 오른쪽의 붉은선)으로 요약할 수 있다(Böhni 등 2015).
c 모든 흥분성 입력과 억제성 입력의 가중은 WDR 뉴런의 반응을 결정하여 전기적 균형이 유지된다. → 중추 변조(Böhni 등 2015).

주요내용

만성 통증은 자극 합산(통각 수용 WDR 수렴)에 의해 발달되고 지속될 수 있다.

따라서 통증 및 기능장애는 운동 시스템 활성화의 의미에서 자극 가중을 통해 발달되고 지속될 수 있다(→ mTrPs, "막힘", 근육 균형)(▶ 그림 2.52, ▶ 그림 6.2 **a**; Böhni 등 2015의 포괄적 발현 참고). 대부분의 만성통증 문제는 이러한 자극 가중에 의해 일어난다(Böhni 2006, Böhni와 Gautschi 2014, Böhni 등 2015, Zieglgänsberger 및 Herz 1971, Zieglgänsberger 등 2005).

자극 가중은 근막 치료를 위한 좋은 예가 될 수 있다(만성 통증에서 유발점 치료의 임상적 조언 및 주요내용 참고).

임상정보

자극 가중에 대한 근막기관의 원인

근육(근막구조 포함)은 인체에서 감각기관이 풍부하게 구성되어 있다. 감각기관으로부터 CNS는 많은 양의 정보를 처리하는 가장 많은 수의 구심성 뉴런을 전달받는다(Mense 2007). 따라서 근막기관의 장애가 자극 가중 효과에 크게 기여하고, 근막구조 치료에 맞춘 치료 프로그램이 대부분의 자극 가중 문제에도 실질적으로 영향을 미칠 수 있다. 그러한 접근법이 필수적이고 지속 가능한 정도는 치료연구와 효과에 대한 결과를 통해 확실하게 이해할 수 있다.

주요내용

근막기관의 교란(활성 mTrP, 잠복 mTrP, 반응성 근막 변화)은 자극가중 효과에 크게 기여할 수 있다. 따라서 근막 구조의 치료에 맞춘 치료 프로그램은 많은 자극 가중 문제에도 효과적인 영향을 미칠 수 있다.

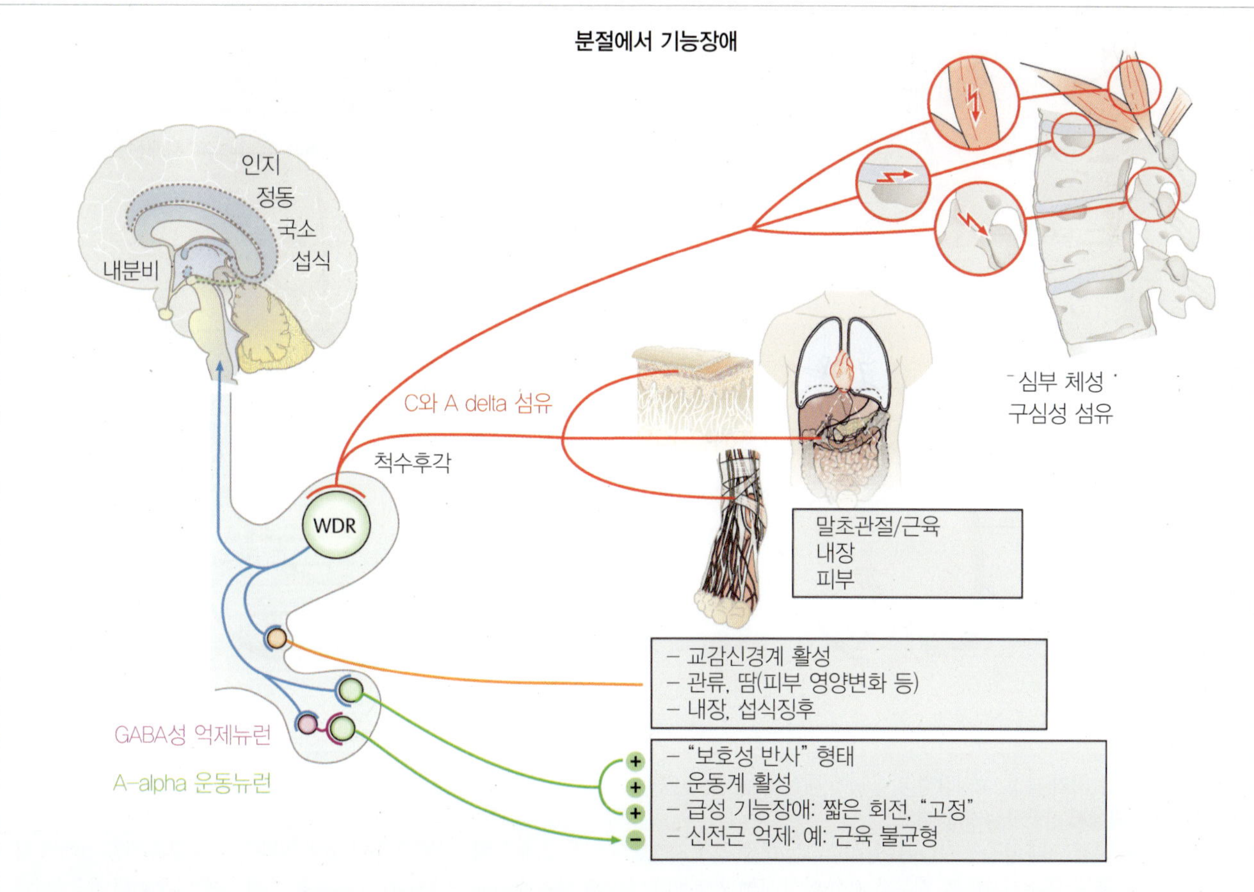

그림 2.52 운동 시스템 활성화: 분절의 관절 근기능장애. 지속적인 통각 수용성 구심성 신경 경로 활동(자극 합산으로 인한)의 잠재적 결과는 증가된 근육 활동(→ mTrPs, 후관절의 "막힘") 또는 억제된 근육 활동과 함께 보호 반사의 형태로 운동 시스템 활성화이다(→ 근육 불균형)(Böhni 등 2012).

통증 억제

모든 통증이 만성화되는 것은 아니며, 통각 수용기의 정보를 처리하는 척수에 위치한 감각 뉴런은 강한 억제 영향을 받는다. 함께 작용하면 분절 억제 사이 뉴런과 중추 억제(내림차순 통증 억제)가 연관된다. 하강하는 항통각 시스템(Basbaum와 Fields 1984)은 척추 상위중추에서 시작된다(▶ 그림 2.53 **b**); 정상적인 조건에서는 항상 활성화된다. 긴장 휴식 활동과 깊은 통증을 전달하는 후각 뉴런의 흥분성을 약화시킨다. 적절한 통증 인식을 가능하게 하는 **조절된 후각 양상**(Woolf 1994)을 발현한다. 중추 억제가 강화되어(예: 사고 또는 생명을 위협하는 상황에서), 후각의 통각 수용 충동이 전달되지 않고 결과적으로 통증이 없거나 최소한의 통증만을 느낀다(**후각 형태 억제**). 중추 및/또는 말초 억제가 감소하면 후각 뉴런의 긴장 안정 활동이 충분히 약화되지 않으며 생리적 자극(정상적인 접촉 및 움직임)에 의한 낮은 수준의 자극조차도 후각 수준에서 통각수용 신호의 발화 및 전달을 유발할 수 있다. 이러한 **민감한 후각 양상**은 근육에 실제 병리학적 원인이 없는 경우에도 근육에서 통증을 느낄 수 있게 한다(Habring 등 2012). 하행하는 신경경로를 통해 수행되는 통증억제 외에도 혈액 매개 내인성 아편(엔돌핀)은 통각경로의 전달지점에 대한 억제 효과가 나타난다.

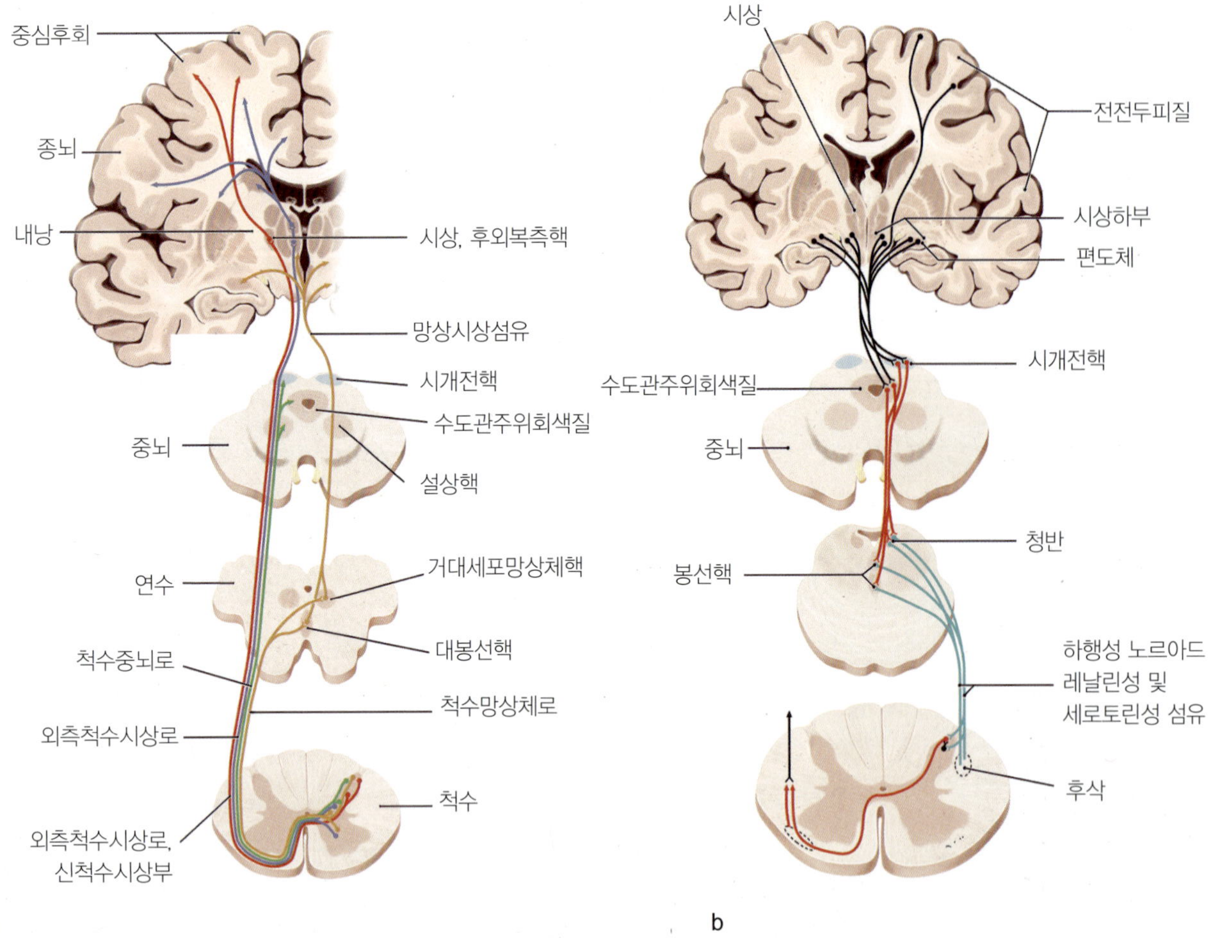

그림 2.53 통증 처리 과정. 체성감각 피질(a)에 대한 상행하는 통증 경로 외에도 척수에 대한 하행하는 통증억제경로(b)가 있다.
a 몸통과 사지에서 상행하는 통증 경로.
b 통증 억제: 하행 억제 통증경로(Lorke). 하행하는 통증 억제 시스템의 일차 조절중추는 중뇌의 중앙 회색질(관주위 회색)과 전공 전핵에 위치한다. 이 핵 중심은 시상하부, 전두엽 피질 및 편도체(변연계의 일부)의 섬유에 의해 조절된다. 중추(외관 주위) 회색의 이러한 흥분성, 글루타메이트성 하행 섬유(빨간색)는 등줄핵의 세로토닌성 뉴런과 파란색에 있는 노르아드레날린성 뉴런에 도달한다. 척수의 측면 척수후삭의 뒤쪽 부분에서 끝나며, 억제성 사이 뉴런을 통해 척수에 있는 구심성 통증 경로의 이차 투사뉴런에 직접 또는 간접적으로 도달한다.
출처: Schuenke M, Schulte E, Schumacher U. THIEME Atlas of Anatomy. General Anatomy and Musculoskeletal System. Illustrations by Voll M and Wesker K. Second Edition. New York: Thieme Medical Publishers; 2014

주요내용

감소된 통증 억제는 만성 통증의 발병을 촉진할 수 있다.

조건화

통증을 학습할 수 있다. Pavlov의 유명한 실험에 나오는 개는 고전적 조건화의 대표적인 예이다(소화선 연구업적으로 Pavlov는 노벨상을 수상했다. 1904년 수상). 개는 2주 동안 음식을 먹은 후 종의 울림에 반응하는 방법을 학습했고, 항상 동시에 종을 울리는 것과 연관성이 있다. 유사하게, 움직임에 따른 통증은 다음과 같은 경우 "학습"(조건부)될 수 있다. 움직임은 특정 기간 동안의 통증에 영향을 받는다. 그 후에는 통증의 주변 원인이 실제로 있는지 여부에 관계없이 움직임에서 통증을 호소한다. 따라서 이러한 통증 조절을 방지하려고 할 때 통증과 연관된 움직임을 반복적으로 수행하도록 하는 것은 치료적인 의미에서 중요하지 않다.

주요내용

말초 및 중추성 민감화 기능과 함께 임상적으로 동반되는 두 가지 현상

- 정상적인 촉각이나 운동과 같은 일반적으로 통증이 없는 자극, 통증이 될 수 있다(이질통, 무해자극 통증, allodynia).
- 통증 자극은 더 강한 통증을 진행한다(통각 과민, hyperalgesia)

요약

만성 근육통

만성 근육통은 다음과 같은 결과로 발생할 수 있다.

- **말초 통증 기전:** 근육의 구조적 변화(강성 복합체) 및 결합 조직 변화
- **중추 통증 기전:** 자극 가중, 조건화 후각형태의 변화를 통한 중추성 민감화
- **출력 통증 기전:** 교감 신경 활동 증가, 하행 경로에 대한 통증 억제 감소

만성(근육) 통증은 다양한 통증 기전이 일반적으로 함께 작용한다(4.1.2장). 적절한 치료 프로그램의 기본은 어떠한 통증 기전이 우세하고 어떻게 가장 잘 영향을 받을 수 있는지 또는 실제로 영향을 받을 수 있는지 확인하는 것이다. 이것은 진단 과정에 이루어져야 하며, 근막 통증을 감별 진단하는 과정이고 임상 추론 과정을 통해 수행된다(4장, 특히 4.1장).

2.2.6 연관통

Referred Pain

연관통은 일반적인 현상이다(1장). 신경근골격 통증치료에 매우 중요하다. 대부분 연관통은 분절 신경분포 패턴의 외부에 나타날 수 있다. 연관통은 근절-피절 관계와도 일치하지 않는다. 그러나 일반적으로 일관된 연관통 패턴은 해부학적 경로를 따라 신호가 전달된다(Arendt-Nielsen과 Graven-Nielsen 2008, Graven-Nielsen 2006, Graven-Nielsen 등 1997, 2003, Leffer 등 2000, Mense와 Gerwin 2010a).

주요내용

피부의 통증과 다르게 근육통이 발생되는 경향은 명확하다. 이는 환자가 근육 병변(mTrP) 부위뿐만 아니라 먼 부위에서도 통증을 느낄 수 있다(Mense 2008b).

동물 실험에서 다른 체세포 조직(피부, 근육, 뼈 및 내부 장기)의 구심성 신경경로가 척수 수준에서 집중되는 것을 확인했다. 그러나 통증이 발생되는 관찰된 영역이 종종 근절-피절 경계를 교차하는 이유를 설명할 수 있는 수렴-투사 이론은 명확하지 않다. 연관통 기전을 확인하기 위해 Hoheisel 등(1994)은 다음과 같은 실험을 수행하였다. 동물 실험에서 후각 신경 세포 활동에 대해 보고하였다. 첫째, 쥐의 대퇴이두근(신경지배 L5 - S2)에서 후각 뉴런의 수용 영역(RF)을 확인하였다(▶ 그림 2.54). 뉴런은 강하고 압통 자극에 의해서만 활성화될 수 있다(그림에서 "Nox p. deep"). 그리고, 근육통과 연관된 실험적 근염을 유발하는(대퇴이두근의 RF 외부) 많은 양의 브라디키닌을 경골 전방 근육(신경지배 L4 - L5)에 주입했다. 그 후, 5분 후 대퇴이두근의 원래 RF에서 떨어진 두 개의 새로운 RF가 추가로 확인되었다. 10분 후에 원래 RF가 변경되어 약하고 무해한 압력에도 반응하는 것을 확인했다(Mod. p. deep). Mense(1994)는 후각 뉴런과 말초 사이의 비정상적인 연결이 코 수용성 자극에 의해 가려지지 않을 수 있다고 가정했다. 이러한 연결은 해부학적으로 확인되었다. 이와 같이 미리 형성된 사이뉴런의 침묵 시냅스는 뉴로펩티드 물질 P와 CGRP에 의해 사라지지 않는 것으로 추정된다(▶ 그림

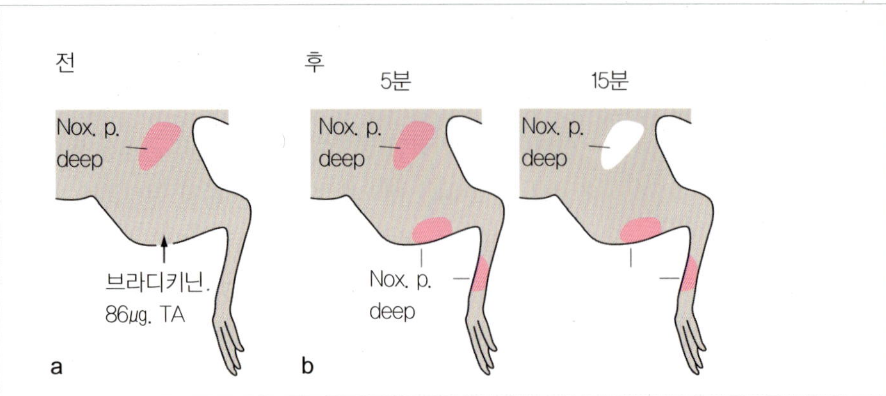

그림 2.54 통각 수용 구심성에 의한 감각수용체 영역의 변조 및 새로운 수용체 영역의 형성(마취된 쥐의 뒷다리에 대한 연구)(Mense 1994 이후).

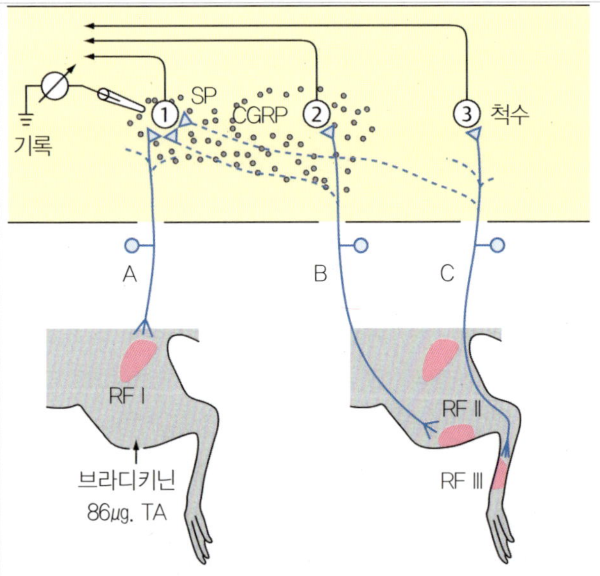

그림 2.55 연관통: 후각의 침묵 시냅스가 사라지기 때문에 근절 경계 외부에서 새로운 RF의 발생의 신경 해부학적 모델(Mense 1994에서).

2.55). 통증자극 동안, 축삭반사는 신경의 척추와 수용종판에서 신경 펩티드를 방출하여 통각수용 구조의 자극을 유발한다. 새로 발현된 RF가 대퇴이두근의 근절 외부에 위치한다는 것을 확인할 수 있다.

Mense(1994)에 의해 도입된 주된 이론 "수정된 수렴-투사 이론"은 축삭 반사가 후각의 통증 구심성으로 하여금 상당한 거리 동안 조직을 통해 확산될 수 있는 뉴로펩티드를 방출하도록 한다는 것이다. 척수에서 임상적으로 침묵 시냅스를 나타내며, 이를 통해 분절 경계 외부에서 통증 방사가 가능하다는 것이다(Mense 2013).

예를 들면, 종아리 근육(비복근과 가자미근)에서 장요근(▶ 그림 7.301, ▶ 그림 7.306)으로 방사되는 통증은 척수에서 두 부위를 공급하는 신경의 근접성으로 설명할 수 있다(▶ 그림 2.56). 이러한 신경연결의 기능적 재구성이 CNS에서 확립되는 데 걸리는 시간은 불확실하며 아마도 많은 요인(흥분 및 억제)에 따라 달라질 수 있다. Wall의 가설(1985)은 이와 연관한 타당성이 명확한 근거를 제시하였다. 며칠의 잠복기로 인해 손상된 부위에서 C섬유의 화학 물질이 축삭으로 이동하면 척수 연결이 변경되고 통각성 RF가 확장된다는 것을 확인 하였다. 수주 및 수개월의 잠복기에서 이차 퇴행성 해부학적 변화는 위축, 조절되지 않은 신경 발아 및 비정상적인 활동전위가 있는 비구심성 세포에서 발생한다(Locher 등 2013).

주요내용

근절-피절 경계의 외부에서 통증의 방사는 후각의 침묵 시냅스의 가림 해제로 인해 발생한다. 척수에서 상호 연결의 기능적 재구성의 표현이다.

수정된 수렴-투사 모델은 mTrP의 광범위한 연관통 현상에 대해 설명하고 있다. 그러나 더 고위 CNS 수준에서 유사한 기전이 발생할 수 있다. 이와 같은 연관통 현상의 말초-통각적 근거 또는 말초-신경학적 근거는 아직까지 많이 부족한 편이다. 연관통은 변경된 통증 처리의 표현이다. 따라서 연관통의 발생은 말초가 아니라 중추 통증 기전이다. ▶ 그림 4.6을 참고하라.

주요내용

연관통은 변경된 통증 처리의 표현이며 따라서 중앙(말초가 아닌) 통증 기전이다.

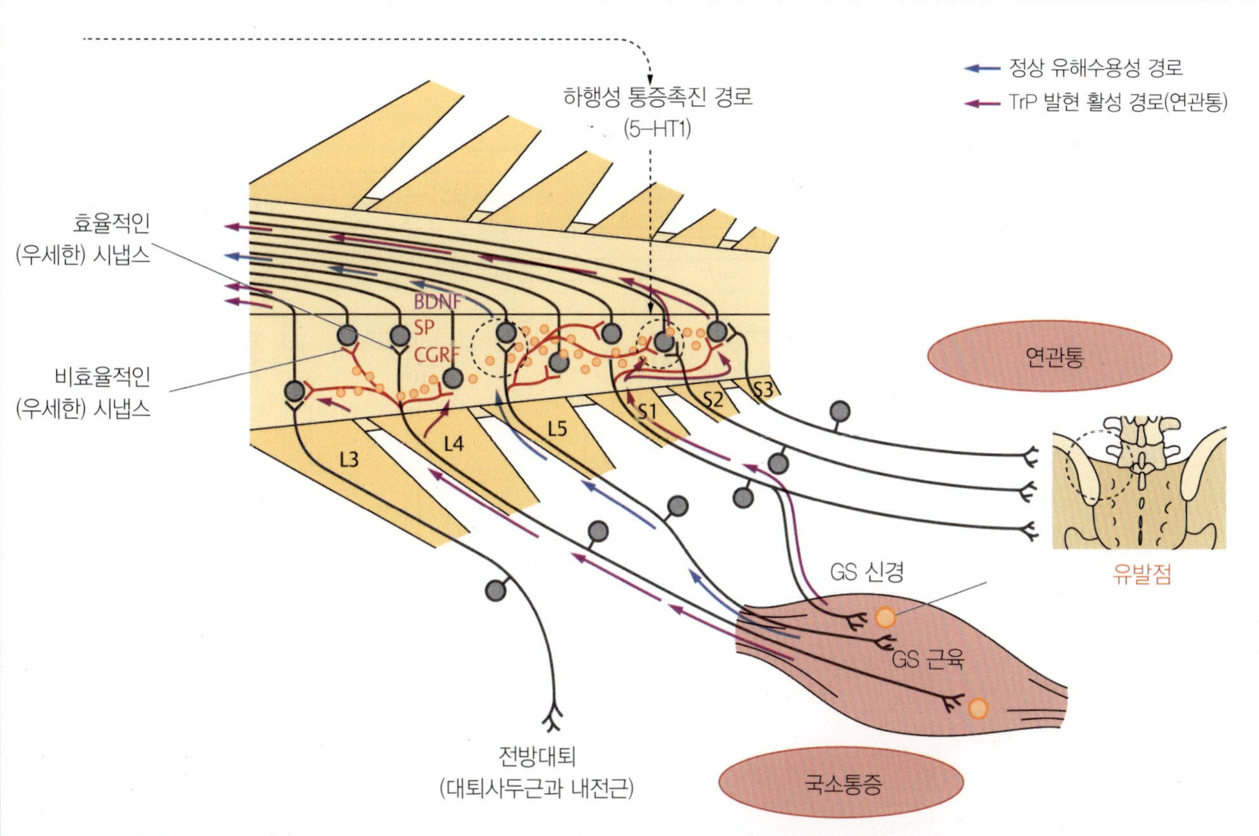

그림 2.56 종아리 근육(비복근-가자미근 복합체)에서 천장 관절(모델)로 방사되는 연관통의 예. 병변(예: 비복근 및 가자미근)의 지속적인 구심성 유해수용성 신호는 척수 수준에서 시냅스 전달 동작을 변경한다. 구심성의 전파 양상뿐만 아니라 인접 구심성의 전파 양상에도 영향을 미친다. 물질 P 및 CGRP와 같은 중추 신경로로 방출함으로써 시냅스 연결이 수정되어 다른 신체 부위(이 경우 천장 관절)의 일반적으로 비통각성 구심성이 고통스러운 병변에서 발생하는 것처럼 해석된다. 이 기전은 또한 "가성신경근성" 통증과 많은 두통의 발생과도 연관된다. BDNF: 뇌 유래 신경성장인자; CGRP: 칼시토닌 유전자 연관 펩티드; GS: 비복근; SP: 물질 P(Mense 1994, Mense와 Gerwin 2010a; Böhni 등 2015).

요약

연관통

연관통의 뉴런 기반은 중추 민감화이다. 근육(및 기타 요인)에서 지속적으로 유입되는 통각 수용 충동은 후각 뉴런의 과민성을 유발하고 침묵 시냅스의 가림해제로 분절 경계의 외부로 척수에서 뉴런 상호 연결의 기능적 재구성을 초래한다.

척수 수준의 기능적 재구성은 연관통의 연결 기반이 된다.

2.2.7 에너지 위기 모델

Energy Crisis Model

근막 장애의 병태 생리학이 완전히 명확하지 않더라도 완전한 그림을 형성하기 위해 하나의 퍼즐 조각과 같은 일련의 병태생리학적 결과를 보고하였다(▶ 그림 2.57). 이러한

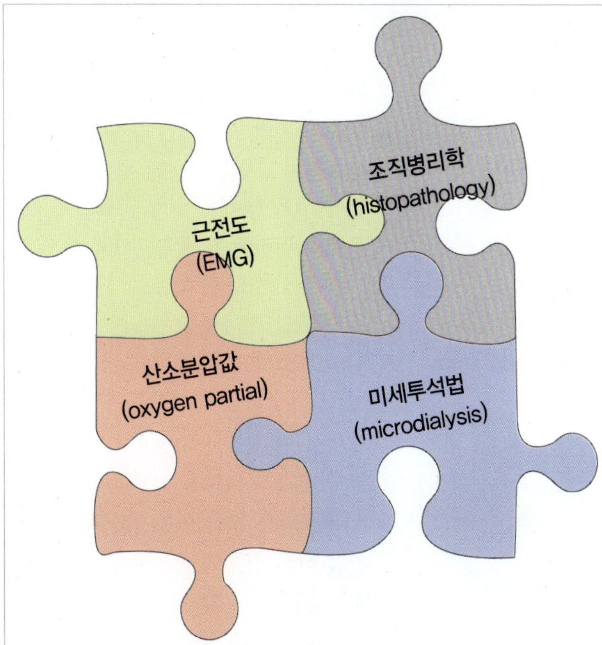

그림 2.57 mTrP의 병태생리학: 각각의 병리생리학적 결과는 퍼즐조각처럼 연결되어 완전한 그림인 에너지 위기모델을 형성한다.

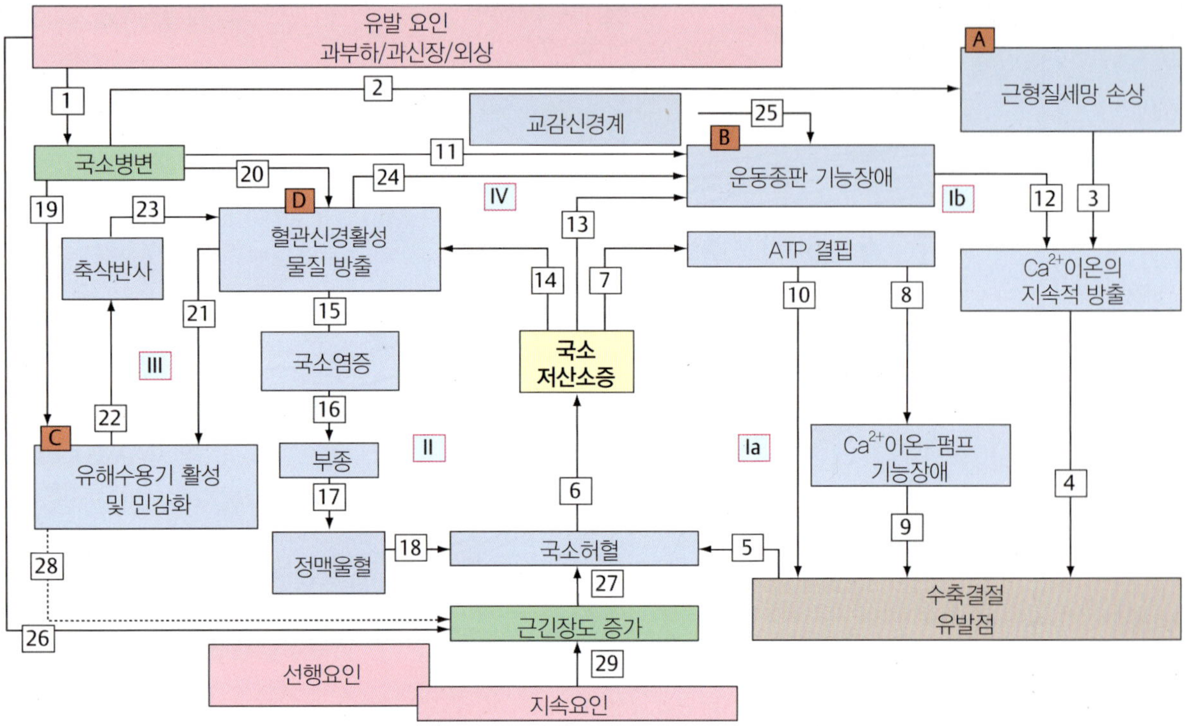

그림 2.58 에너지 위기 모델 – 근막 방아쇠 지점의 병태 생리학(▶ 표 2.9에 설명된 숫자)(Gautschi 2008).

표 2.9 근막통증증후군: 에너지 위기 모델

경로	위치	설명
	(1)	급성 또는 만성 과부하, 외상성 과신장 또는 직접적인 외상은 근육 섬유에 병변을 일으킬 수 있다.
경로 A	(2)	근육 섬유의 국소 손상(병변)은 근소포체(SR)의 직접적인 손상과 연관이 있다.
	(3)	SR의 누출로 인해 섬유에서 칼슘 이온이 지속적으로 방출된다.
	(4)	칼슘 이온의 지속적인 방출은 미오신과 액틴 필라멘트 사이의 수축 과정을 근육의 국부적으로 제한된 부분에서 중단없이 계속된다. 이 초기 기능장애는 수축성 결절을 형성한다. 수축 과정에는 아데노신삼인산(ATP) 형태의 일정한 에너지 원이 필요할 수 있다.
	(5)	근육의 뚜렷한 모세 혈관 네트워크가 지속적으로 증가하는 압력에 의해 교살되기 때문에 수축성 결절 부위에서 국소 혈액 공급이 감소한다. 국소 허혈이 발생한다.
	(6)	증가된 신진 대사 요구 사항(수축 요소의 지속적인 활성으로 인한)과 감소된 산소 공급으로 인한 관류 감소의 조합은 그 중심에 국소 저산소증이 있는 뚜렷하고 국부적으로 제한된 에너지 위기를 일으킬 수 있다. 산소 분압은 mTrP 내에서 3~5mmHg로 감소한다.
	(7)	에너지 위기의 표현은 ATP 결핍을 나타낸다. 저관류의 결과로 ADP에서 에너지 운반자 ATP를 재합성할 산소가 부족하게 된다.
	(8)	ATP 결핍은 칼슘 이온 펌프의 기능장애가 나타난다.
	(9)	칼슘 이온 펌프의 기능장애로 인해 칼슘 이온 농도가 지속적으로 상승하여 연관 근육 섬유에서 수축 과정이 중단되지 않고 계속된다: 이것은 첫 번째 악순환(Ia)을 완료한다. 칼슘 이온 펌프에 연료를 공급할 ATP가 없기 때문에 지속적인 수축을 제공하기 위해 증가된 ATP가 동시에 소비된다. 수축성 결절이 강해지고 에너지 위기가 악화된다. 수축 과정은 에너지 원 ATP의 공급이 소진될 때까지 지속된다.

표 2.9 *(계속)* 근막통증증후군: 에너지 위기 모델

경로	위치	설명
	(10)	ATP가 부족하면 미오신 헤드가 액틴 필라멘트의 결합 부위에서 더 이상 분리되지 않는다(연화제로서의 ATP 부족). 활동 전위가 없고 운동종판에 활성화되지 않으면 액틴과 미오신 필라멘트는 궁극적으로 강성 복합체 내에 위치한다. 따라서 구조적 수정은 수축성 결절(단어의 진정한 의미에서 수축) 내에서 발생한다. 이러한 수축성 결절의 클러스터는 만져 볼 수 있는 mTrP(유발점 복합체)를 형성한다. 연관된 근육 섬유(들)의 나머지 부분은 과도하게 늘어져서 만져 볼 수 있는 단단한 띠를 생성한다.
경로 B	(11)	근육 부위의 병변(13, 24 및 25에서도 마찬가지)으로 인해 운동종판에 오작동한다. 기능장애는 α-운동뉴런에서 활동 전위가 없는 상태에서 소량의 아세틸콜린이 시냅스 틈새로 지속적으로 방출되는 것으로 구성된다.
	(12)	아세틸 콜린의 지속적인 방출은 근육 섬유의 시냅스 후 막의 지속적인 탈분극을 초래한다(이 전위는 EMG 에 종판의 자발적인 전기적 활동으로 등록될 수 있다 - 종판 가설, ▶ 그림 2.59). 활동 전위는 근섬유의 막을 통해 모든 방향으로 퍼져 T-관을 통해 근섬유의 근소포체에 도달하여 섬유 내로 칼슘 이온을 지속적으로 방출한다(여기에서 화살표 4, 5, 6, 13).
	(13)	국소 저산소증은 미토콘드리아를 손상시켜 운동종판의 기능장애를 강화한다(악순환 Ib).
	(14)	저산소증은 통각 수용 자극의 역할을 하며 브라디키닌, 세로토닌, 프로스타글란딘 등과 같은 혈관 신경 활성 물질의 방출로 이어진다.
	(15)	혈관 활성 물질은 국소 염증 과정을 시작한다.
	(16)	국소 염증 과정은 혈관 투과성을 증가시켜 국소 부종을 유발한다.
	(17)	국소 부종은 정맥 정체로 이어진다.
	(18)	정맥 정체는 세동맥 부근의 정맥 울혈을 수반하여 국소 허혈을 증가시킨다. 이것은 또 다른 악순환(II)을 완료한다.
경로 C	(19)	근육 섬유의 병변은 근육의 통각 수용체를 직접 활성화하고 근육 손상에 의해 직접 방출되는 ATP는 통각 수용체를 민감하게 만든다(여기에서 화살표 22, 28와 같다).
	(20)	근육 섬유의 손상으로 다른 조직 세포와 혈관이 동시에 손상된다. 이것은 히스타민, 프로스타글란딘 및 브라디키닌과 같은 혈관 신경 활성 물질의 방출을 유발한다(저산소증도 마찬가지임, 화살표 14). 혈관 활성 특성을 통해 국소 염증 과정(15)을 유발하여 부종을 유발한다(다음 화살표 16과 같다).
	(21)	신경 활성 물질은 통각 수용체를 직접 활성화하고 민감화한다(신경 활성 효과).
	(22)	통각 수용기의 활성화는 축삭 반사를 유발한다.
	(23)	축삭 반사는 신경 펩티드 물질 P(SP)와 칼시토닌 유전자 연관 펩티드(CGRP)를 방출하여 혈관 활성 물질의 방출을 유발한다. 이것은 또 다른 악순환을 완성한다(III).
	(24)	혈관 신경 활성 물질은 또한 자율 신경계를 자극한다. 특히 교감 신경계의 활성이 증가한다. 그 섬유는 혈관에 영향을 받는다. 교감신경 활성은 기능장애 종판에 의한 아세틸 콜린의 방출을 증가시킨다. 따라서 또 다른 악순환이 계속된다(IV). α 수용체 차단제(펜톨 아민, 페녹시 벤자민)를 사용한 임상 연구에 따르면, 이러한 물질은 TrP의 EMG 활동을 강력하게 억제하고 연구 대상 환자의 절반 이상에서 근막 증상을 현저하게 감소시킬 수 있다(Hubbard 1996).
	(25)	만성 스트레스 또는 불안과 함께 발생할 수 있는 것과 같은 증가된 교감 신경 활성은 자율 신경 섬유를 통해 소량의 아세틸콜린의 지속적인 방출을 유도한다. 이것은 운동 종말의 기능장애를 강화하거나 지속시킨다. 동시에 교감신경 활성이 증가하면 통각 수용체(C)의 민감화가 증가한다.
	(26)	만성 과부하는 근긴장의 증가와 연관이 있다. 만성 과부하의 원인 중 일부는 근육이 짧아진 자세(근무에서 발생할 수 있는 관절염의 결과 또는 통증을 피하기 위한 항진 자세)로 작용해야 하는 근육에 대한 지속적인 스트레스를 포함한다. 자세가 바뀌거나 정신적 긴장(우울증, 스트레스 등)으로 인한 근긴장 증가의 결과로 비생리적으로 부하가 가중된다.
	(27)	근긴장도를 증가시키는 모든 요인은 모세 혈관 교살을 강화하여 정상적인 국소 관류를 감소시킨다(5, 18). 따라서 일반적으로 증가된 근긴장은 허혈에 유리하며, 그에 따라 에너지 위기의 중심에 있는 국소 저산소증을 유발한다.

표 2.9 *(계속)* 근막통증증후군: 에너지 위기 모델

경로	위치	설명
경로 D	(28)	활성화된 근육 통각 수용체는 연관 근육 섬유의 억제를 초래한다(Le Pera 등 2001, Letchuman과 Deusinger 1993, Lund 등 1991, Mense 2013, 2014). 그러나 통증을 완화하기 위한 통증과 자세(길항 자세)로 인한 회피적인 움직임은 협력근 및/또는 길항근 근육의 근긴장을 동시에 증가시킬 수 있다(그런 다음 화살표 27과 같다). 이는 차례로 협력근 및/또는 길항근(이차 TrP)에서 mTrP를 활성화하거나 형성하게 된다.
	(29)	선행과 지속 요인은 또한 신경근 긴장도의 증가에 기여할 수 있으므로 국소 저산소증의 발달과 영속에 유리하다. 여기에서 역할을 하는 보조 인자는 다음과 같다. • 축축함과 추위 • 자세 및 움직임 패턴의 변화 • 관절염 입력(관절염, 관절염, 관절 기능장애) • 신경 원성 입력(근 근병증, 손목터널증후군 또는 말초 신경의 포착과 같은 말초 신경 병증) • 내장성 투입(내장기 질환) • 심인성 입력(스트레스, 우울증, 불안) • 교감 신경 활성 증가 • γ-신경 섬유 시스템(GNS)은 휴식 근육 긴장도를 조절한다. 하강하는 신경관을 통해, 망상 형성은 γ-운동 뉴런의 활동을 제어하고, 이는 차례로 근방추에 있는 근추 내 근육 섬유의 긴장 상태를 결정한다. 망상 형성은 모든 감각 구심성 신경 입력을 식물성/내장(자율) 영향 및 더 고위 뇌중추(시상, 변연계, 피질)의 구심성과 통합하는 뇌간의 중추이다. 따라서 모든 체성 감각, 모든 성장, 모든 인지 및 정서적 영향이 휴식 근긴장도를 조절한다(Glaser 1965, 1993, Dejung 2009). 다른 보조 인자는 다양한 위치에서 섞여버린 악순환을 지원하고 촉진할 수 있다. • 불충분한 체력 수준과 연관 근육모세관 형성 감소는 국소 허혈 및 국소 저산소증의 발생을 촉진한다. 거의 사용되지 않는 근육에서 미토콘드리아가 드물게 형성되면 에너지 위기가 발생한다(7). 불충분한 체력은 근본적으로 근육의 취약성 증가로 나타난다(1). • 단단한 띠의 형성은 운동 신경을 손상시킬 수 있으며(Gunn 1996), 따라서 운동종판(경로 B)의 기능 상태를 손상시킬 수 있다. • 국소 저산소증(6)은 국소 조직 괴사를 일으킬 수 있다. 이러한 괴사에는 국소 염증(14, 15)과 콜라겐 섬유가 침착되는 복구 과정이 수반된다. 근섬유 아세포의 영향으로 새로 형성된 결합 조직 계약(van Wingerden 1995). 이러한 결합 조직 구축은 TrP(4, 9, 10)에서 수축된 근절 위에 중첩되어 구조적으로 고정된다(Dejung 2009). • 전신적 요인(영양, 내분비계)은 신진 대사에 영향을 미쳐 에너지 위기를 초래한다.

"퍼즐 조각"의 예는 다음과 같다: 조직 병리학적 변화, 생화학적 환경 및 국소 관류 연구, EMG 활동. "에너지 위기 모델"(▶ 그림 2.58)은 오늘날 유발점의 발생을 설명하기 위한 가설이다(Mense 등 2001a, Travell과 Simons 1999, Dejung 2009).

병태 생리학적 과정

근막 통증 증후군의 발생 원인은 일반적으로 영향을 받은 근육의 급성 또는 만성 과부하, 외상성 스트레칭 또는 근육에 대한 직접적인 손상에 의해 발생한다(2.3장). **근육섬유에 대한 직접적인 외상성 병변** 또는 **장기적인 근긴장 증가**는 mTrP의 발달의 원인이 된다(▶ 그림 2.58). 근긴장 증가의 원인에는 자세 불량, 관절, 신경성 또는 내장성 요인이 포함되지만 불안, 과도한 요구 또는 스트레스와 같은 심인성 요인도 포함될 수 있다. 근막 증후군의 발병은 ▶ 그림 2.58에 예시된 바와 같이 A, B, C 또는 D 경로를 통해 시작될 수 있으며 ▶ 표 2.9에서 추가 정보를 확인할 수 있다.

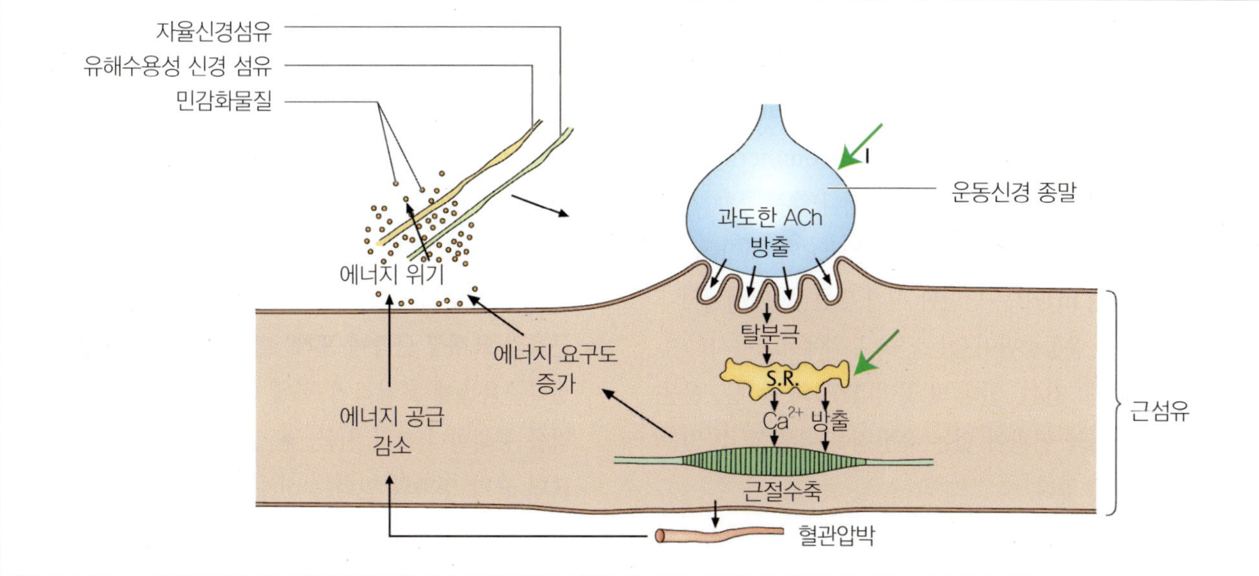

그림 2.59 에너지 위기 모델. mTrP 발달에 대한 종판 가설(Mense 등 2001a에서).

주요내용

에너지 위기 모델의 중요성은 국소 저산소증이다. 이것은 실험적으로 입증되었다(Brückle 등 1990). 저산소증은 ATP의 생산 부족을 초래한다.

에너지 위기의 원인

국소 에너지 위기의 출현이 병리학적 과정에 대한 핵심 역할을 확인하기 위한 다양한 가설이 논의된다.

▶ **종판 가설**. 운동종판의 기능장애가 mTrP 개발에 중요한 역할에 대한 중요한 근거를 보고하였다(Arendt-Nielsen 등 2003, Gerwin 2010, Mense 등 2001a, Simons 1996, 2008; ▶ 그림 2.59, 화살표 I).

- 많은 mTrP는 근섬유의 중간 1/3에서 확인할 수 있다 – 일반적으로 운동 종판에서 확인된다.
- 현재 mTrP(▶ 그림 2.7, ▶ 그림 2.8)에서 기록할 수 있는 비정상적인 EMG 신호는 일반적으로 손상된 운동 종판의 표현으로 MEPP의 다중성의 신호로 감지된다(Mense 등 2003a).
- 2000년 뮌헨 대학교 프리드리히 바우어 연구소의 연구원들은 mTrP의 조직 형태학적 검사와 연관된 연구를 수행하였다. 촉진 가능한 mTrP가 확인된 동일한 부위의 EMG 기록은 규칙적인 특징적인 변조가 나타났으며, EMG 전문가는 “종판 스파이크”라고 정의하였다. 이 현상은 심장근육 근전도에서는 확인되지 않는다(Gröbli, verbal communication, 2007).
- mTrP에 보툴리눔 독소를 주입하면 통증이 크게 감소했다(Graboski 등 2005, Ojala 등 2006, Querama 등 2006, Ferrante 등 2005). 신경독은 운동 종말판에서 신경전달물질 아세틸콜린의 시냅스 전 방출을 차단하여 운동 종말판에서 기능장애를 일으킨다. 따라서 연관 근육섬유가 탈신경화되어 근육의 지속적인 수축을 불가능하게 한다. 그러나 무작위 대조 연구에서 보톡스의 통증 완화 효과는 식염수 주사 또는 건식 침삽입과 비교는 확인되지 않았다(Stieger 2008).
- α–수용체 차단제(펜톨아민, 페녹시 벤자민)를 사용한 임상 연구에서 이러한 물질은 TrP의 EMG 활성을 강력하게 억제하고 대상환자의 절반 이상에서 근막 증상의 현저한 감소를 확인하였다(Hubbard 1996).

다양한 요인이 운동종판 기능장애를 유발할 수 있다: 교감하여 유도됨(화살표 25–여기와 다음의 숫자는 다시 ▶ 그림 2.58 및 ▶ 표 2.9 참고); 혈관 신경활성 물질의 방출에 의해 유도됨(화살표 24); 국소 근육 병변과 연관하여(화살표 11) 또는 말단 신경 및 혈관 구조의 압박으로 인한 산소 공급 부족(화살표 13)의 결과로 발생한다(원위 소규모–

포착 참고).

다양한 연구에서 mTrP 발달에서 운동종판의 중요성을 지적하고 있으며, 최근 운동종판 가설은 mTrP의 병태 생리학에서 가장 신뢰적인 모델이다(Dommerholt 및 Fernandez-de-las-Penas 2013). 그러나 운동종판 가설이 mTrP 발달에 대한 추가적인 연구가 필요할 것이다. 임상 진단결과 활성 mTrP는 단단한 띠가 있는 곳 어디에서나 발생할 수 있다 – 운동종판이 없는 근육 부위에서도 유사하며, 비근막 유발점(예: 건선, 인대 및 골막 TrP)의 존재는 운동종판의 기능장애와 연관이 없는 유발점을 유발할 수 있는 과정을 확인할 수 있다.

▶ **근소포체 손상**. 근소포체는 외상, 급성 신장, 급성 과부하 등의 원인에 의해 직접 또는 간접적으로 근육이 손상될 수 있다(▶ 그림 2.59, 화살표 II). 손상은 바람직하지 않은 조건(ATP 결핍, 재외상으로 인한 보호 단계 부족 등)에서 칼슘 이온이 지속적으로 방출되어 운동종판이 없는 근육의 해당 부위에서도 수축성 결절이 형성되어 발생할 수 있다. 손상 요인의 지속은 초기 기능장애(수축성 결절)가 구조적 장애(강성 복합체 및 결합 조직 변화 – 아래 참고)로 발전할 수 있다. 말초 과정(민감화 및 염증 과정)과 중추 과정(아래 참고)이 함께 발생하여 더욱 악화될 수 있다.

▶ **원위 소규모 포착**. 말단 혈관과 신경이 더 멀리 위치할수록 외부 압력으로부터 덜 보호된다. 따라서 근육 주변의 최소한의 압축 긴장조차도 근육의 관류 장애와 자율, 감각 및 운동 신경 자극을 유발할 수 있다.

- **근육의 표재성 근막에 포착**: 혈관과 신경이 목표 부위와 심부근육층에 도달하기 전에 근육이 공급하는 표면 근막을 통과한다(삼각 천공; ▶ 그림 3.2). 따라서 근육의 표면 근막 영역의 변화는 신체의 모든 부분에서 근육의 혈관 및 신경 공급을 자극하게 된다.
- **근육 내 포착**: 말단 관류 혈관(모세관)은 압박에 가장 민감하며 증가된 압력에 민감하게 반응한다.
  - ○ 최대 힘의 10% 미만의 수축도 근육의 관류를 감소시킬 수 있다: 역치는 근육에 따라 5~30 % 정도 된다(Järvholm 등 1988)(Cinderella Hypothesis 참고). 근육이 힘의 약 20%로 수축하면 근육의 관류가 일시적으로 완전히 정지된다(van den Berg 2011).
  - ○ 단단한 띠와 근육 내 결합 조직 변화는 국소적으로 제한된 근육 부위의 장기적인 압박을 유발하여 모세 혈관

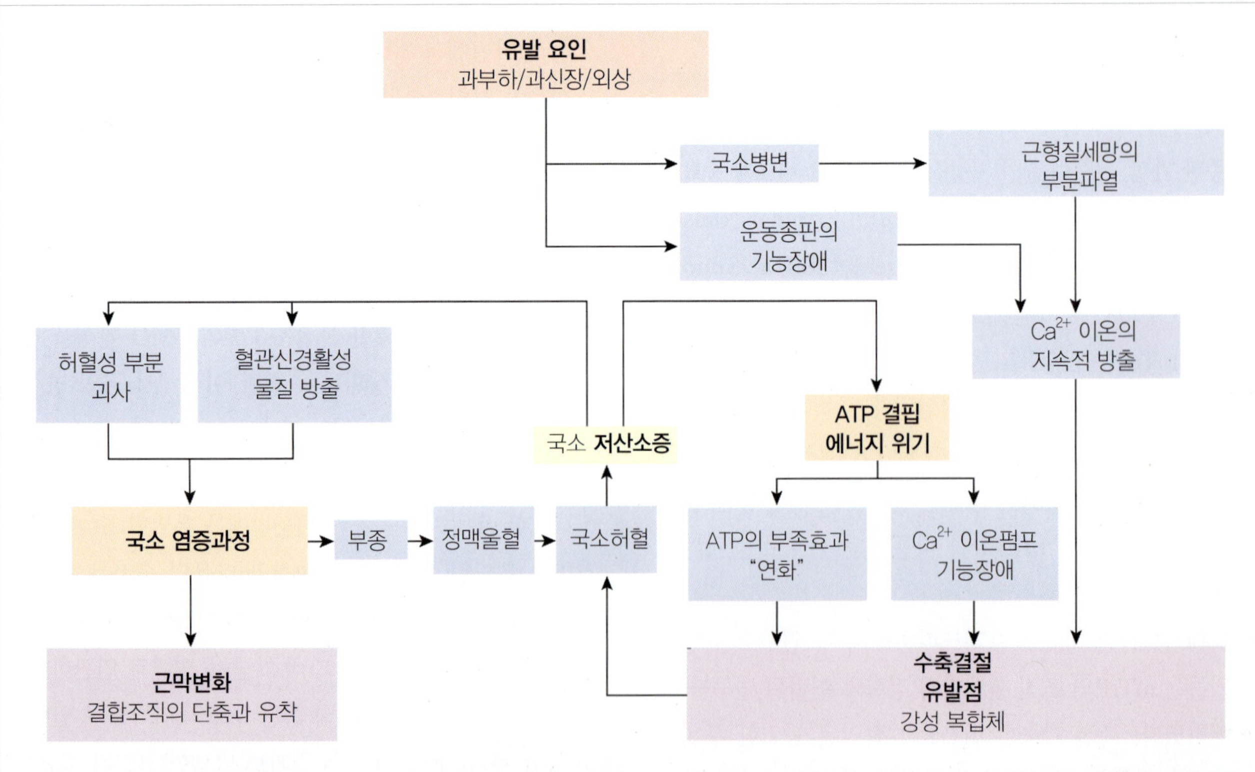

그림 2.60 에너지 위기 모델 – 근막 증후군의 병태 생리(수축성 결절 및 근막 변화)

망의 경계 영역(미세 순환)에서 국소 허혈과 함께 국소 관류를 일으킨다. 동일한 방식으로 말초신경이 압박되어 기능장애가 발생될 수 있다.

근육 내 및 표면 근막 영역에서 이러한 혈관 및 신경의 소규모 포착은 mTrPs의 발달과 영속에서 중요하지만 지금까지 중요하게 부각되지 않았다.

▶ **말초성 민감화.** 말초 민감화와 같은 변화는 말초에 mTrP의 형성된다(국소 저산소증에 기여, 화살표 순서 → ▶ 그림 2.58에서 22 – 23 – 15 – 16 – 18 – 6 및 운동종판의 오작동에 대한 기여, 화살표 순서 ▶ 그림 2.58에서 → 22 – 23 – 24). 그러나 강화된 유해수용성 신경충동 흐름에 의해 이러한 변화는 또한 중추 민감화에 작용하며, 이는 차례로 반응하여 신경충동을 주변으로 다시 전달한다 (▶ 그림 2.24 이하 참고).

▶ **중추성 영향.** 주변 근육의 국소 에너지 위기를 초래할 수 있는 중추성 과정은 2.2.9장에 나타나 있다.

2.2.8 결합 조직 변화

Connective Tissue Changes

고전적인 에너지 위기 모델은 수축성 결절(이는 좁은 의미의 근막 유발점을 의미함)이 발생하는 과정을 확인할 수 있다. 근육의 수축 구성 요소의 이러한 장애 외에도 근막 증후군은 근육의 비수축 구성 요소, 즉 결합 조직의 변화가 특징적으로 나타난다(Stecco 등 2013). ▶ 그림 2.60은 이러한 근막 변화의 발달이 에너지 위기 모델과 연관성을 확인할 수 있다.

주요내용

근막 유발점의 병태생리학적 기질은 강성 복합체이다. (수축성 결절).

근막 장애의 병태생리학적 기질은 근막 유발점(수축성 결절)과 근막 변화이다(결합 조직 단축 및 유착).

mTrP의 발달과 근막 변화는 서로 평행을 이루며 서로 영향을 주고 강화된다. 병인학적 요인(▶ 그림 2.61, 화살표 1; 2.3장 참고)은 mTrP(강성 복합체)를 형성한다. 근막 기능장애는 이러한 일차 유발병인과 연관하여 규칙적으로 발생한다(▶ 그림 2.61, 화살표 2, ▶ 그림 2.60). 근막 기능장애(결합조직 단축 및 유착)는 연쇄적으로 mTrP에 영향을 미친다. 미세한 수준(근내막)에서, 근내막 결합 조직의 수축에 의해, 강성 복합체가 되고 구조적으로 고착화된다(위 참고). 육안으로 보이는 수준(근초 및 근외막)에서 결합 조직 단축 및 유착의 결과로 근육 내 혈관 및 신경 공급이 손상되고 근막 감각이 방해되고 근육 사이 및 근육 내 조정이 방해된다. 신경 혈관, 감각 운동 및 역학적 경로(근막 간 근막 유착)를 통해 근막 기능장애는 병리적 유발점 강화 및 영구적인 변화가 나타난다(▶ 그림 2.61, 화살표 3). mTrP의 발달과 지속성에 대한 동일한 영향은 예를 들면, 근육 염증 후 또는 반흔의 결과와 유사하며, 주로 mTrP에서 발생하지 않는 근막 기능장애를 통해 나타날 수 있다(▶ 그림 2.61, 화살표 4). mTrP 근처에 위치하지 않은 결합 조직 변화조차도 mTrP의 발달과 시속성에 중요한 영향을 미칠 수 있다.

요약

에너지 위기 모델에 따른 mTrP 발달

- 운동종판의 기능장애(아세틸 콜린의 역치 이하 방출, ▶ 그림 2.59, 화살표 I) 또는 근소포체의 외상성 손상(▶ 그림 2.59, 화살표 II)은 칼슘 이온의 지속적인 방출을 유발하여 결국 국소적으로 둘러싸인 근육 섬유 영역의 지속적인 수축을 초래한다.
- 지속적인 수축은 신진 대사 요구량을 높이는 동시에 고도로 발달된 모세 혈관망을 압박한다.
- 증가된 대사 요구도와 감소된 관류, 감소된 산소 공급으로 인해 그 중심에 국소 저산소증이 있는 국소적 에너지 위기(ATP 결핍)를 유발하게 된다. mTrP의 중심에 국소 저산소증 발생은 실험적으로 확인되었다(Brückle 등 1990).
- ATP 결핍은 근소포체의 벽에 있는 칼슘 이온 펌프의 기능장애를 발생한다. 결과적으로 수축 과정이 끊임없이 계속되어 ATP 공급이 부족하게 된다. ATP 결핍으로 인해 연화제로서의 ATP 기능을 할 수 없게 된다. Myosin과 actin 필라멘트는 분리될 수 없게 된다. 국소적으로 강성 복합체가 발달하고, 국소적으로 제한된 근육 부분은 지속적인 구축이 발생한다.
- 국소 저산소증은 조직 괴사를 일으켜 국소 염증 과정과 치유 과정이 시작된다. 이것은 순서적으로 콜라겐 섬유의 축적을 유발하고, 근섬유 아세포의 영향으로 새로 형성된 결합조직이 수축하게 된다(van Wingerden 1995). 이러한 결합 조직 구축은 mTrP에서 수축된 근절 위에 중첩되어 구조적으로 고정된다. 이것은 근막 통증의 만성화의 첫 번째 단계가 된다 (Dejung 2009).

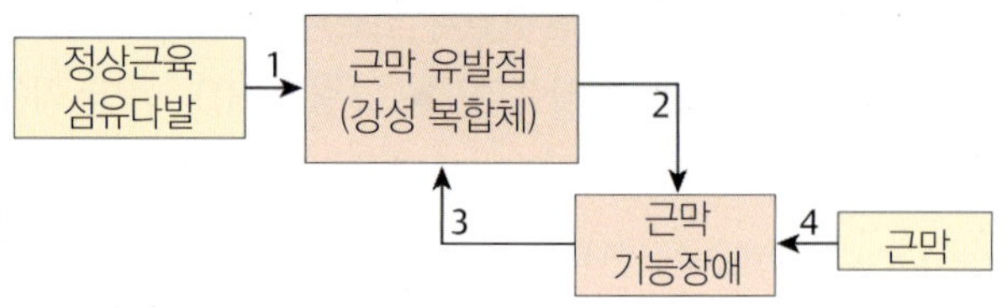

그림 2.61 근막 유발점과 근막 기능장애 사이의 상호 의존성(Gautschi 2012a).
1 = mTrP 발달로 이어지는 요인.
2 = 근막 mTrPs의 발달/지속성에 의한 근막 기능장애.
3 = 근막 기능장애의 발달/지속성에 의한 근막 mTrPs.
4 = 근막 기능장애로 이어지는 요인.

2.2.9 중추성 영향/과정

Central Influences/Processes

mTrP가 말초 또는 중추신경계 현상에 대해서는 연구가 더 필요하다(Fernandez-de-las-Penas와 Dommerholt 2014).

▶ **중추성 민감화.** 연관통은 mTrP의 특징이며 중추성 민감화의 발현이다. 이 중추성 민감화는 주로 mTrP 활동의 결과로 설명된다(Fernandez-de-las-Penas와 Dommerholt 2014, Mense 2010). 현재의 연구결과에 의하면, 연관통은 이전의 말초성 민감화와 연관하여 발생하며, 이는 mTrP로부터의 말초 통각성 자극 전달을 일으킨다. 근육으로부터의 말초 통각 수용 입력은 후각의 척수 수준에서 이전에 비활성화된 뉴런을 민감하게 만들 수 있다(척수 수준에서 기능적 재구성). 이러한 관점에서 mTrP는 말초 통각 수용 자극으로 이해되며, 이는 중추성 민감화를 초래하여 통증의 확산 및 방출에 기여할 수 있다(Mense 1994, Mense 2010, Wang 등 2012, Xu 등 2010). 중추성 민감화는 주변으로 다시 반사되어 통각 수용 구조의 민감화와 mTrP의 활성화를 강화할 수 있다(Fernandez-de-las-Penas와 Dommerholt 2014, Srbely 등 2010a). 따라서 일차 주변 구조의 민감화는 추가적으로 뒤따르는 중추 변조와 함께 발생할 수 있다(Farasin 2007). mTrP 치료의 가설은 중추 민감화로 인해 통증의 확산 및 방출이 지연되거나 반전될 수 있다는 것이다(Fernandez-de-las-Penas 및 Dommerholt 2014, Ge 등 2011, Ge와 Arendt-Nielsen 2011, Wang 등 2012). mTrPs(후각의 민감화로 이어지는)로부터의 유해수용성 충동의 유입 외에도, 추가 요인이 중추성 민감화에 중요한 역할을 할 수 있다(자극 가중, ▶ 그림 2.51 참고, 하행 통증 감소 억제, ▶ 그림 2.53 **b**).

▶ **중추 변조 가설.** mTrP와 연관하여 발생하는 중추성 민감화가 주변의 mTrP의 결과라는 일반적인 견해와 달리 Hocking(2010, 2013)은 중추성 민감화가 주요한 원인이라고 보고하였다. 이 모델의 설명에 의하면 mTrP의 발달 및 활성화는 기존의 중추성 민감화의 결과로 발생한다(Hocking 2010, 2013).
근본적인 병태생리학적 기전은 전체 α-운동 뉴런의 기능적 상태의 변화로 가정된다. 시작점은 중추 변조이다. 중추 변조 가설에 의하면, 일정한 안정 전위 탈분극은 운동통판에 의한 아세틸콜린의 자발적인 방출과 함께 상향 조절을 초래하여 국소 근육 수축이 지속되어 mTrP가 발달된다. α-운동 뉴런의 고원 탈분극은 CNS에서 두 가지 다른 기전을 통해 유지된다. 하나는 통각 수용에 의한 것이다. 중추성 민감화는 "도피 반사"를 통해 굴근 근육의 mTrP로 다시 전달된다. 다른 기전은 뇌간의 망상 형성을 통해 매개되고 신근 근육의 mTrP로 전달되는 보상 자세 반응이 나타난다.

▶ **근방추 가설.** Hubbard와 Berkoff(1993)는 국소 수축의 원인으로 근방추에 있는 근관 내 근육 섬유의 교감 신경 유도 활성을 가정하여 설명했다(α-운동 뉴런 유도 근육 외 활성화를 통하지 않음). 여기에서는 근방추를 통해 매개되는 일차 중추 자극(교감 신경계)이 주변으로 전달되어 mTrP가 발생한다고 가정하였다. 비록 근방추 가설이 오늘날 잘 받아들여지지 않았지만, Partanen 등(2010)은 이것을 재검토하여 신경 생리학적으로 정당화하고 이것이 현재 관찰된 현상과 연관성을 설명하였다.

▶ **교감 신경계.** 스트레스는 근막 문제의 확립에 중요한 역할을 할 수 있다(McNulty 등 1994; ▶ 그림 2.66). 스

트레스로 인한 교감 신경 활성의 증가는 노르에피네프린 방출을 증가시켜 말초 통각 수용체의 민감화를 유발한다 (Jänig 2008). 동시에 자율 신경섬유를 통한 아세틸콜린 방출 증가는 운동종판 기능장애를 악화시킨다(Hong과 Simons 1998, Simons과 Mense 2003). 스트레스와 불안의 결과로 종종 발생하는 증가된 근긴장도는 mTrP 발달의 보조 인자 및 활성화 기전으로 직접 작용할 수 있다(▶ 그림 2.65).

▶ **신경 세포 불균형**. 예를 들면, 척추 및 척추상 수준에서 "분절 기능장애"(Buchmann 2013) 형태의 "일차 신경 세포 불균형"(Buchmann 2013)은 개별 근육 섬유다발(단단한 띠)에서 근육 긴장을 증가시켜 mTrP의 형성을 유발할 수 있다고 가정하였다(Audette 등 2004, Buchmann 2013, Buchmann 등 1998, Travell과 Simons 1983). α−운동 뉴런은 하나의 근섬유 다발을 공급할 뿐만 아니라 항상 최소한 몇 개 또는 최대 수백 개의 근섬유를 공급하기 때문에 개별 근섬유 다발의 해부학적 운동단위에 따른다(운동 단위, ▶ 그림 2.20). 따라서 선택적으로 활성화되고 척추 또는 척추 상 수준에서 긴장되는 것은 제공되지 않는다(국소 경련 반응에 대한 논의도 참고). 그러나 근육의 긴장이 증가한다는 증거에 주목하는 것이 중요하다 – 개별 근육 섬유 다발에 선택적으로 적용되지 않고 전체 근육 영역에 선택적으로 적용 – CNS에 의해 제어되며 잠복성 mTrP를 활성화하고 활성 mTrP의 비활성화를 억제하여(지속 인자의 의미에서) 잠복성 mTrP를 형성할 수 있다. 이 중추 조절 기전은 "형성" 기전이 아니라 활성화 기전과 연관되어 있다. "신경 불균형"(관절, 신경, 심인성)에 대한 여러 원인에 의해 영향을 미치며 이러한 상호 관계는 이차 근막 문제에서 특별한 역할을 하는 것으로 추정된다.

2.2.10 통합 가설

Intergrative Hypothesis

근막 장애의 발생 및 유지는 말초 및 중추 과정의 상호 작용에 근거한다. 주변에 위치한 일차 자극 요인(→ 종판 가설, → 근소포체 손상, → 원위 작은 포착)은 어느 정도까지 이차 중추성 민감화 과정을 촉진하여 말초 발달과 활성화 기전을 강화되는 원인 또는, 관여하는 것이 주로 중충적 변화(교감 신경계 → 근육 방추 가설 또는 α−운동 뉴런의 수정 → 변조 가설)이며, 그 후 주변으로 이동하여 이차 mTrPs의 발달 유발 원인. 이러한 문제는 추후 연구가 필요할 것이다.

해부학적 특성으로 인해 mTrP의 발달은 중추 과정에 의해 독점적으로 제어될 수 없다는 점에 유의해야 한다. 또한 형성을 위해 항상 주변의 국소 구성 요소가 필요하다. α−운동 뉴런(활성화가 중앙에서 조절되는 근육 활성화가 발생하지 않음)은 하나의 근육 섬유다발로 확장되지 않는다 – 그들은 항상 몇 백 개의 근섬유(운동단위 ▶ 그림 2.20)에 신경을 공급하여 mTrPs 또는 mTrP 복합체보다 훨씬 더 큰 근육 영역을 공급한다. 따라서 mTrP와 단단한 띠의 형성은 CNS에 의해서만 발생할 수 없다. 따라서 중추 과정은 mTrP 발달의 보조요인으로 추정된다 – 그들은 근육에서 말초에 위치하고 국소적으로 국한된 문제 영역을 강화할 수 있고, 특히 활성화 기전으로서 근막 문제의 만성화 및 방사성 통증(즉, 연관통)의 발달에서 매우 중요한 역할을 할 수 있다.

> **주요내용**
>
> 섬유 근육통 증후군과는 달리 mTrP의 발병은 항상 말초 병인 요소가 있어야 한다.

지금까지 확인된 mTrP의 형성은 항상 동일한 병태생리학적 기전 또는 피드백 조절 시스템에 의해 활성화된다. 이것은 모든 mTrP가 동일한 진화 역사를 통과에 대한 추가적인 연구가 필요할 수 있다. 대신 mTrP로 식별할 수 있는 현상으로 이어질 수 있는 더 다양한 가설이 고려된다. 신체는 다양한 문제에 대한 반응이 제한되어 있음을 알 수 있다. 새 신발을 신고 하이킹을 하면 홍반과 통증과 함께 액체로 가득 찬 물집이 발생될 수 있다. 갑자기 뜨거운 버너에 닿거나 산이 피부에 닿은 경우에도 동일한 증상(액체로 가득 찬 물집, 발적 및 통증)이 발생한다. 따라서 동일한 임상 징후(액체로 가득 찬 물집, 발적 및 통증)가 다양한 원인에 의해 유발될 수 있다 – 기계적, 열적 또는 화학적. 따라서 mTrP가 제시하는 것과 같은 지속적인 임상 양상을 기반으로 이 현상(mTrP)의 생성에 동일한 병리학적 경로는 차이가 있다.

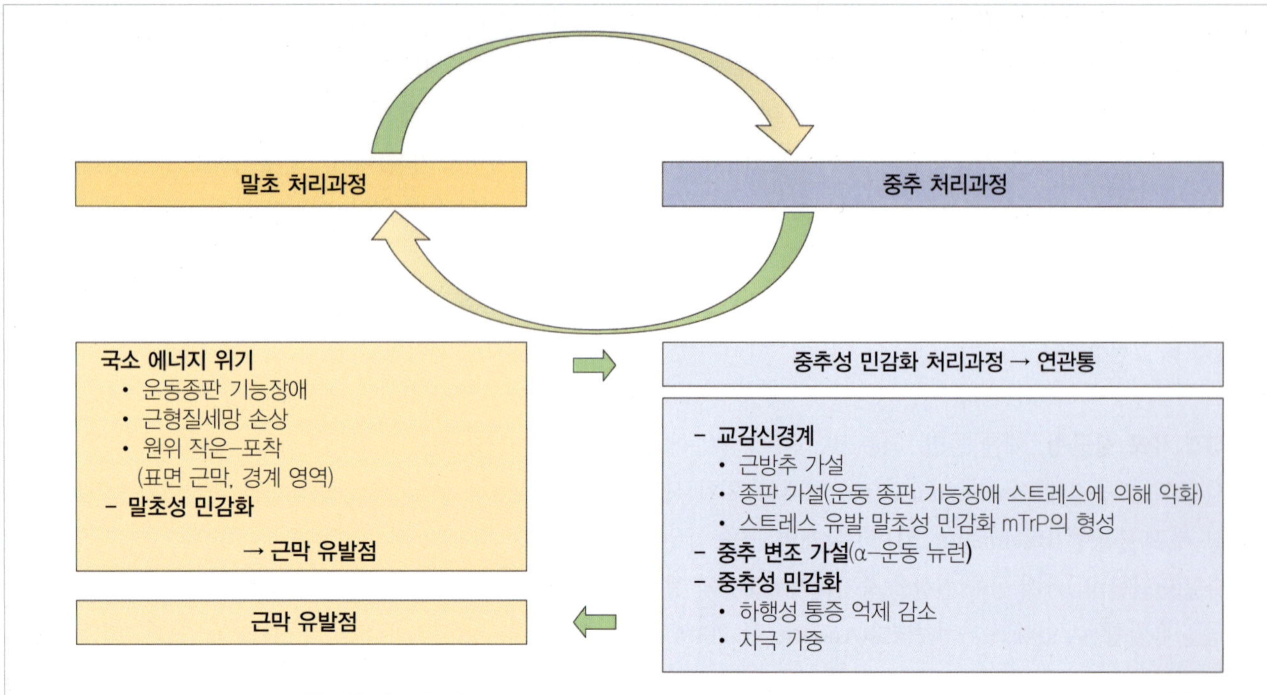

그림 2.62 mTrP 발달을 위한 통합 가설. 주변 및 중추 과정은 함께 작용하고 서로 영향을 준다.

따라서 말초와 중추 및 다양한 조합의 다양한 병리적 요인이 mTrP의 발달을 유발할 수 있으며, 발달의 강화 및 순서도 가변적일 수 있다.

이러한 이론에 의하면 이전에 논의된 mTrP 발달에 대한 가설 중 일부 또는 전부가 유효성이 제한적일 수 있다. 통합적인 관점에서 볼 때, 임상 현상으로서의 mTrP는 상호 상승하는 주변 요인과 중심 요인의 상호 작용을 통해 발전할 수 있다. 일차 추진력은 한 경우에는 중추 과정에 의해, 다른 경우에는 주변에 위치한 요인에 의해 촉진될 수 있다 (▶ 그림 2.67).

mTrP 발달과 연관된 말초 요인 :

- 국소 에너지 위기
  - ○ 기능장애 운동종판(→ 종판 가설, 위 참고)
  - ○ 근형질세망 손상(위 참고)
  - ○ 원위 소규모 삽입물(혈관 및 신경, 위 참고)
- 말초성 민감화

mTrP 발달과 연관된 중추 요인 :

- 교감 신경계(→ 근육 방추 가설, → 종판 가설: 스트레스는 운동 장애 종판을 더욱 강화 → 스트레스 유발 말초성 민감화는 mTrP 형성에 유리함)
- α-운동 뉴런의 수정(→ 변조 가설)
- 중추성 민감화
  - ○ 후각 뉴런의 민감화
  - ○ 자극 가중
  - ○ 하행성 통증 억제 감소

최근 연구의 평가 요약에서 mTrP가 하나의 원인에 의해 생성되는 것이 아니라 주변 및 중추 과정이 상호 영향을 미칠 수 있는 다양한 처리과정 및 영향 요인(Buchmann 2013)에서 발생하는 것으로 고려할 수 있다.

참고: "통합 가설"은 mTrP 형성을 위한 기능장애 운동종판과 말초 및 중추성 민감화 과정의 중요성을 통합한다는 점에서 운동종판 가설(Integrated Hypothesis, Gerwin 등 2004, Hong과 Simons 1998, Mense 등 2001, Simons 등 1999, Simons과 Mense 2003)의 범위 내에 있는 "통합 가설"과 연관성은 없다.

주요내용

말초 및 중추 과정은 근막 장애의 발달에 함께 작용한다.

최근 근거에 의하면 mTrP의 발달은 동적 과정으로 고려된다: 잠재성 mTrP가 먼저 발달되며, 이후 활성화되어 활성 mTrP가 될 수 있다(Celik와 Mutlu 2013, Ge 및 Arendt-Nielsen 2011, Hong과 Simons 1998; ▶ 그림 2.67 참고); 활성 mTrPs, ▶ 그림 5.47. mTrP의 활성 상태가 항상 일정하지 않을 수 있다; 잠재성에서 활성으로 다양하게 변경될 수 있다. 또한 통증을 최소화하면서 약간 활성 상태에서 뚜렷한 임상적 증상으로 강하게 활성 상태로 다시 변경될 수 있다(▶ 그림 5.35). mTrP의 활성화 상태 또는 장애 가능성을 조절하는 데 있어 말초 요인과 중추 요인이 모두 영구적으로 함께 작용할 수 있다. 치료의 목적은 말초 및 중추 민감화에 영향을 주어 과정을 변경하는 것이다(5.2장).

통증과 연관하여 잠재성 mTrP는 운동(그리고 아마도 자율적) 기능장애를 유발할 수 있다는 점에 유의해야 한다(Lucas 등 2004, 2010). 또한 자극 가중 및 중추 민감화에 기여할 수 있다(Ge와 Arendt-Nielsen 2011, Li 등 2009, Mense 2010).

초기 기능적 장애가 나타나고, 근육 섬유 분절의 활성 수축(만성 결합 부하와 연관될 때)은 단단한 띠를 유발하여 국소적으로 미세 순환을 감소시킨다(모세혈관 망의 "경계 영역"의 허혈). 수축은 또한 근육 내 신경 작은 포착을 발생시킬 수 있다(운동 섬유 → 종판 기능장애; 감각 섬유/자유 신경 종말 → 통각 자극의 흐름 증가; 혈관 운동 섬유 → 영양 장애). 함께 작용하면 말초 및 중추 과정(위 참고)가 후속적으로 잠복성 mTrP를 발달할 수 있으며, 이는 적절한 영구 인자를 통해 활성 mTrP로 변환될 수 있다. 초기의 기능적 장애(수축성 결절)에서 구조적 장애(구축성 결절 또는 강성 복합체 및 결합 조직 변화 포함)가 발생할 수 있다(▶ 그림 2.63). 기능적 장애에서 구조적 장애로 이러한 전환이 발생하는 시간 경과는 추가적인 연구가 필요하다(Mense의 구두 의사 소통, 2014). 아마도 이것은 말초 및 중추 보조 인자에 따라 변화될 수 있다.

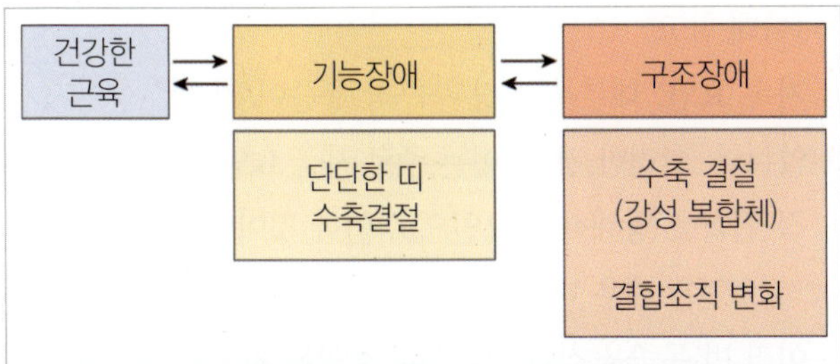

그림 2.63 mTrP의 발달: 초기 기능장애는 구조적 장애로 발전한다.

주요내용

mTrP 발달에서 지배적인 역할은 다음과 같다.

- 유해 수용성, 주로 구심성 뉴런 → 말초 및 중추성 민감화; 에너지 위기 모델
- α- 운동 뉴런 → 운동종판의 기능장애
- 중추성 민감화 과정, 연관통
- 말초성 민감화 과정, 유해 수용기의 민감화, 미세 투석 참고

요약

근막 유발점의 발달 - 통합 가설

- 근막장애의 특징은 mTrP와 대부분의 경우 연관 통증이다. MTrP는 근육의 소규모 국소적 변화(엄격한 복합 및 결합 조직 변화가 특징)이며 말초에 위치한다. 연관통은 중추성 민감화의 징후이다.
- 따라서 근막 장애는 말초와 중추 신경계의 동시 변화를 특징으로 한다.
- mTrP의 발달은 국소 에너지 위기의 존재를 가정하고 팽팽하고 긴장된 부위의 발생과 연관된다. 해부학적 특성으로 인해 국소적으로 한정된 에너지 위기나 단단한 띠는 말초에 작용하는 중추 과정에 의해서만 발생하지 않는다. α-Motor 뉴런은 하나의 근섬유 다발을 공급하는 것이 아니라 항상 최소한 몇 개에서 수백 개의 근섬유를 지배한다(운동 단위, ▶ 그림 2.20).
- mTrP(또는 국소 에너지 위기)의 발달에는 항상 국소적으로 형성된 주변 구성 요소(운동종판의 기능장애, 근소포체 손상, 원위 작은 포착, 말초성 민감화)가 필요하다.

최근의 근거에 의하면 mTrP는 말초 및 중추 조절 요인에 의해 발생하는 골격근의 다양한 기능적 및 구조적 장애의 공통 문제로 고려된다.

2.3. 병인학
Etiology

mTrP가 발달과정은 두 가지 관점에서 설명할 수 있다.

병리생리학적 관점은 어떤(병리적) 생리학적 조건이 mTrPs의 형성과정을 고려할 수 있다. 근막 장애의 상세한 병태 생리학은 불완전하게 이해되지만 에너지 위기 모델은 mTrP 발달의 최근까지는 신뢰성 있는 근거로 보고되고 있다(Mense 등 2003, Mense와 Gerwin 2010b, Travell과 Simons 1999). 병리적 유발점의 중심점은 국소적으로 수축된 근육 섬유 단면의 결과로 에너지 위기(▶ 그림 2.58)로 이어지는 국소적으로 뚜렷한 산소 부족(저산소증) 상태가 된다. 저산소증(Brückle 등 1990)과 허혈(Sikdar 등 2010) 요인은 실험적 연구에서 확인되었다. 일부 병리학적 과정이 국소적 에너지 위기(종판 가설, 근소포체 손상, 원위 소규모 포착, 근방추 가설)와 결합 조직 구축 및 결합 조직 변화의 발생 요인, 그리고 중추성 민감화 과정이 작용 분포에 대해 많은 다른 가설이 연구되었다.

임상적 관점에서, 근육 조직에서 국소 허혈, 저산소증 및 에너지 부족(ATP 결핍)을 유발할 수 있는 상황을 인식하는 것이 연관이 있으며, 이는 지속적인 강성 복합체 및 결합 조직 변화를 초래할 수 있다.

임상의의 관점에서 mTrP의 발생을 가장 일반적으로 유발하는 기전의 요약은 다음과 같다:

- 급성 요인
  - ○ **직접적인 외상**(스포츠 부상, 사고 등 직접적인 외상으로 인한 즉각적인 근육 손상)
  - ○ **급성 근육 과도 화 부상**(예: 스포츠 또는 사고로 인한)
  - ○ **급성 과부하**(예: 스포츠 또는 부상으로 인한)
- 만성 근육 과부하
  - ○ **대략적인 위치에서 오래 지속되는 수축**:
    - 자세: 예: 습관적인 전두부 위치로 인한 후경부 근육의 자세 의존적 만성 부적합한 부하, 극상근의 연속적인 결함 부하가 있는 외전 증후군 등.
    - 업무 연관: 쉬지 않고 몇 시간 동안 연습하는 바이올리니스트는 어깨에 있는 외전근에 대략적으로 수축한 위치에서 장기간 작업이 요구되는 경우. 근육 내 압력이 증가하면 근육 관류가 감소하고 산소 요구량이 증가하여 허혈 발생.
  - ○ **"반복적인 긴장 부상"**: 직장이나 신체 활동에서 반복적이고 고정된 움직임, 예: 전문 음악가, 장인, 운동 선수 등
  - ○ **편심성 근육 활성**: 편심성 근육 활동은 근육 조정을 가장 많이 요구하고 빠르게 과부하로 이어져 mTrP 형성의 위험 요소. 몸 상태가 좋지 않은 상태에서 몇 시간 동안 내리막 길을 걷는 것은 대퇴사두근의 mTrP 발달 촉진.
  - ○ **스트레스로 인한 과부하**: 스트레스로 인한 톤 증가는 근육의 모든 부분을 포함하는 것이 아니라 mTrPs를 포함하는 근육 부분에 선택적으로 발생(McNulty 1994, 그림 2.66).
  - ○ **비근육 일차 요인**: 관절성, 신경성, 내장성 또는 심인성 요인은 반사성 근육 긴장 및 과부하를 유발(이차 근막 증후군[MFS]).
- 다른 근육의 유발점 활동: 근육의 근막 TrP는 추가 mTrP(협력/길항 근육 또는 위성 TrP에서 이차 TrP가 있는 유발점 체인)의 발달 및/또는 활성화를 촉진

mTrP의 발달은 다양한 요인에 의해 발생할 수 있고, 다른 요인과 동시에 기인하여 발생할 수 있다. 소인, 자극 및 지속 요인도 동시에 작용한다(▶ 그림 2.64).

- **선행 요인**: 선행 요인으로, 예를 들면, 훈련이 부족한 근육은 mTrP의 발달을 위한 다른 요인과 공동으로 연관될 수 있다. 잘 훈련되지 않은 근육은 잘 훈련된 근육보다 쉽게 과도하게 스트레스를 받기 때문이다.
- **자극 요인**: 예를 들면, 운동 또는 외상과 연관된 급성 근육 과부하 또는 과신장은 mTrP로 발달될 수 있다. (아래 참고)
- **지속 요인**: 대부분의 경우 근막 통증이 저절로 좋아지지 않는다. 이러한 경우, 이는 주로 자극 요인이 아니라 자발적 완화를 방해하는 요인으로 인한 것이다. 이러한 지속적 요인은 매우 다양할 수 있다: 예를 들면, 개가 하루에 여러 번 목줄을 잡아 당기거나 잘못된 자세를 지속하거나 직장에서 반복적인 동작을 하거나 운동을 하는 등의 결과로 인해 어깨에 급격한 과부하 후 회복이 충분하지 않을 수 있다.

2.3.1 근막 통증유발점 발달의 원인

Causes for the Development of Myofascial Trigger Points

직접적인 외상

예를 들면, 스포츠 활동이나 외상에 직접적인 힘을 가하면 근육 조직이 직접 손상될 수 있다. 근육 섬유의 국소 병변은 근소포체의 손상과 연결되어 운동 종판의 오작동과 혈관 활성 및 신경 활성 물질의 방출을 유발하여 유해 수용체의 민감화 및 활성화를 유발한다(Huang 등 2013). 이러한 요인들은 ▶ 그림 2.58에 요약되어 있고 ▶ 표 2.9에 설명된 병태생리학적 과정을 시작할 수 있다.

급성 과신장

급성 과신장 손상은 ▶ 그림 2.58에 나타난 결과와 함께 국소 근육 병변을 수반한다(에너지 위기 모델에서 2, 11, 19, 20 위, ▶ 표 2.9). 급성 과신장 손상으로 발생될 수 있다:

- 넘어지는 것을 방지하려고 할 때(예: 계단 난간을 단단히 잡을 때)
- 스포츠 활동
- 사고 또는 외상(예: 채찍질 손상)

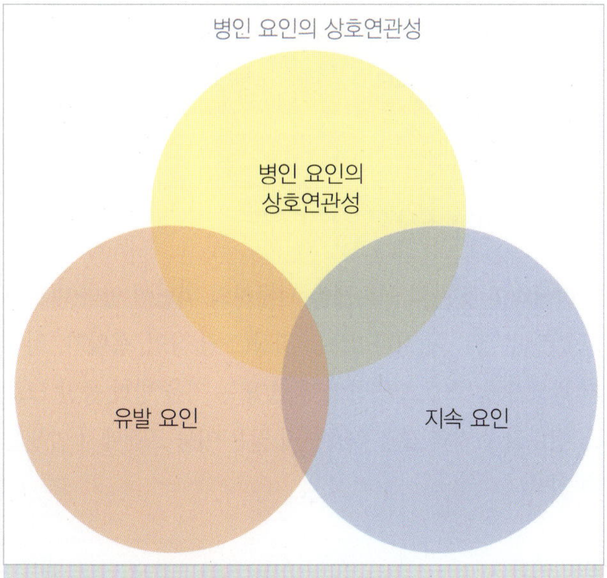

그림 2.64 다양한 원인 병인의 상호 연관성.

급성 과부하

근육에 과도한 스트레스가 가해지면 미세 외상이 근섬유에 국부적인 병변을 일으켜 ▶ 그림 2.58(위치 2)과 같은 결과를 초래한다. 급성 과부하는 여러 가지 방법으로 발생할 수 있다:

- 아래층으로 내려가는 도중, 한 걸음을 놓쳤을 경우
- 낙상을 방지하려고 할 때
- 추락을 흡수할 때
- 사고 또는 외상(채찍질 손상, 스포츠 활동 등)

급성 과부하 및 과부하 손상은 자주 동반되어 발생하며(예: 채찍질) 일부는 mTrP 발달과 동반되어 발생한다.

만성 과부하

mTrP 발달에 가장 중요한 요인은 만성 과부하이다. 과부하는 부하 용량과 실제 부하 사이의 불균형으로 일반적으로 사전 배치, 발통 및 지속 요인이 함께 작용한다(▶ 그림 2.64).

다음과 같은 경우 부하와 부하 용량 사이의 균형(▶ 그림 5.20)에 영향을 미칠 수 있다:

- 부하가 너무 큼(비생리적)
- 부하 용량 감소
- 부하가 증가하면 부하 용량이 동시에 감소한다.

너무 강한 비생리적 요구로 인한 과부하

다음은 만성 과부하로 이어지는 상황의 예이다:

- 단조로운 스트레스(오래 앉거나 서 있거나 머리 위치가 좋지 않음)
- 직장에서의 반복적인 연속적인 동작, 스포츠에서의 일방적 훈련
- 일상 생활의 비효율적 움직임 패턴(걷기, 구부리기, 앉기, 서기)

생리적 근육 활동의 기본은 수축과 이완 사이의 변화이다. 근육은 비생리적 사용, 즉 수축 및 이완의 리듬이 제대로 작동하지 않는 경우 과부하 상태이다.

단축 위치에서 지속적인 근육 스트레스

단축 위치에서 근육이 오래 지속되면 근육은 더욱 악화된다 – mTrP는 변경된다. 이것은 바람직하지 않은 힘–길이 관계(▶ 그림 2.20)와 바람직하지 않은 관류의 결과로 설명된다. 컴퓨터에서 몇 시간 동안 일하거나 쉬지 않고 악기를 연습하거나 계산기 또는 레지스터의 키보드 조작 등 – 이 모든 것은 견갑 상완 관절에서 외부 회전이 거의 없고 중단 없는 활동을 요구하는 활동이 예가되며, 장기간 지속된다. 따라서 외부 회전근(극하근 및 소원근)은 지속적으로 약간 수축된 상태이다. 근육 내 압력의 증가는 근육의 관류를 감소시키는 동시에 산소 및 관류에 대한 요구 사항을 증가시킨다. 이것은 수요 증가와 공급 감소 사이의 격차가 발생하게 된다. 시간이 지남에 따라 근육 과부하가 발생하게 된다.

최대 근력의 10% 미만으로 근육이 수축하더라도 근육의 상대적 허혈이 발생할 수 있다. 역치는 근육에 따라 5~30% 사이 정도 된다(Järvholm 등 1988). 일반적으로 근육에 대한 관류는 근력의 약 20%로 수축할 때 완전히 제한된다(van den Berg 2011).

많은 연구에서 mTrP 발달에서 이러한 측면을 강조한다(Bron과 Dommerholt 2012, Dejung 2009, Dommerholt 등 2006b, Hägg 1988, 1991, 2003, Hoyle 등 2011, Lancaster와 Febbraio 2009, Laube 2014, Treaster 등 2006, Shah 등 2008a): 근막 문제의 발생과 지속에 연관성을 보고하고 있다(임상정보 참고). 이 "사건"은 표면적으로 부각되지 않기 때문에(예를 들면, 사고와 연관된 급성 과부하 또는 근육 손상과 비교하여) 검사자는 특히 장기간 지속되는 낮은 수준의 근수축과 연관하여 만성 과부하를 유발할 수 있는 과거력을 확인해야 한다. 임상 결과를 조사할 때 검사자는 이러한 관점에서 신체 정역학의 가능한 변화를 확인해야 한다(4.2장). 예를 들면, 머리의 습관적인 전방 변환은 필연적으로 짧은 목 근육의 단축 및 지속적인 과부하를 초래하며 결과적으로 두통이 발생할 수 있다.

증가된 근육 내 압력은 물질 P의 척추 신경절로의 방출을 추가로 강화시킬 수 있다(후근 신경절)(Kobayashi 등 2010). 따라서 중추성 민감화에 기여하게 된다.

주요내용

허혈은 근육이 최대 힘의 5~30% 이상(근육에 따라 다름)으로 수축하면 근육에서 발생할 수 있다. 그 이유는 그 후 자체 혈관을 압박하기 때문이다(Järvholm 등 1988).

임상정보

신데렐라 가설

활동에 힘이 거의 필요하지 않은 경우 근육의 모든 운동 단위가 사용되지는 않는다. 근육 부하가 낮으면 주로 자극 역치가 낮은 근육 섬유, 즉 주로 I 형 또는 느린 연축 섬유가 활성화된다. 낮은 근육 부하로 지속적으로 활동하는 이러한 운동 장치를 "신데렐라 섬유"라고 한다. 그들은 신데렐라처럼 지속적으로 일을 수행하는 반면, 같은 근육(높은 역치)의 다른 근육 섬유는 의붓 자매처럼 비활성 상태로 유지된다. 특히 정적인 근육 활동의 경우 지속적으로 활성화된다.

신데렐라 섬유에 대사 과부하 및 손상을 일으키고 결과적으로 유해 수용성 구심성 신경 경로의 활성화와 mTrP의 발달을 유발한다.

신데렐라 가설(Hägg 1988, 1991, 2003)은 저부하 활동 중에는 신데렐라 섬유만 만성적으로 스트레스를 받아 과부하(예: 상승모근과 컴퓨터 작업으로 인한 근하 부근)에 취약하기 때문에 저부하 작업도 근육 과부하로 이어질 수 있다고 가정하였다. 이 가설은 만성적으로 과부하된 근육이 나방이 먹은 유형 변화와 함께 손상된 적색 근육 섬유의 비율이 증가한다는 관찰에 의해 확인할 수 있다(Audette 등 2013).

Treaster 등(2006)은 임상 연구에서 컴퓨터 작업 중 지속적, 정적이며 낮은 수준의 부하가 mTrP의 발달로 이어져 신데렐라 가설에 대해 확인하였다.

반복적인 긴장 손상

반복적인 동작의 연속성은 과부하의 위험이 있다(반복적인 긴장 손상): 이 시나리오는 직장(조립 작업, 음악가, 컴퓨터 작업 등), 스포츠 일방적 훈련 또는 겨울 방학 동안 크로스 컨트리 스키와 같은 익숙하지 않은 이동 조건에서 발생할 수 있다.

원심성 근육 활동

원심성 근육 활동은 근육 조정을 위한 가장 까다로운 유형의 활동이며, 빠르게 과부하로 이어져 mTrP 발달의 위험 요인이 된다(Bron과 Dommerholt 2012, Dommerholt 등 2006b, Huang 등. 2013). 예를 들면, 열악한 신체 상태로 몇 시간 동안 내리막 길을 걷는 것은 mTrP 발달의 촉매제가 되는 활동이 될 수 있다.

결합조직 변화

근막(또는 근막 변화)은 다양한 위치와 다양한 관계에서 mTrP의 발달 및 지속에 중요한 역할을 할 수 있다(▶ 그림 2.61).

- 국소 결합 조직 변화: mTrP 부위의 근육에서
- 비국소적 결합 조직 변화: mTrP가 있는 근육에 위치하지만 그로부터 떨어져 있다(근막 간 근막 유착, 흉요근막 또는 장경근띠의 변화, 건의 기능장애, 신경 또는 혈관 구조의 함정).
- 비국소적 결합조직 변화: 다른 근육에 위치한다(구조적 또는 기능적 사슬 또는 긴장 네트워크를 통해 또는 신경 또는 혈관 함정으로 인해) 근육 내 결합 조직(근내막 및 근육다발막)의 결합 조직 수축이 액틴 및 미오신 필라멘트의 강성 복합체를 덮고 고정할 때

결합 조직 변화 (s. 78)는 **mTrP 자체의 부위**에서 구조적 색화 인자로 국소적으로 작용할 수 있다.

mTrP가 있는 근육에서 **근막 변화**는 연관된 근육 내에서 결합 조직 변화가 나타나지만, **mTrP의 위치가 아닌 다른 부위**에서도 mTrP의 발달 및 지속을 촉진시킬 수 있다.

- **근육 간 근막 유착**: 예를 들면, 전거근과 견갑하근 사이의 근막 유착은 견갑하근과 전거근에 지속적인 부적절한 스트레스를 유발할 수 있으며, 따라서 견갑하근 및 전거근에서 mTrPs의 발달 및 지속을 촉진시킬 수 있다.
- **흉요근막의 변화**는 앞으로 구부릴 때 근육 근막주기의 교란을 유발할 수 있으며(▶ 그림 2.29), 척추기립근 그룹의 근육에 부가적이고 부적절한 부하를 초래할 수 있으며 mTrPs의 발달과 지속을 촉진시킬 수 있다. **증가된 장경근막 장력**은 지지 역할을 할 수 있다.
- **증가된 장경근막 장력**은 대퇴근막장근과 대둔근에서 mTrPs의 지속 인자로 작용할 수 있다.
- **건 주변의 변화:** 건의 콜라겐 섬유는 탄력 있고 에너지가 넘치고 역동적인 움직임을 위한 탄성에너지 저장 장치 역할을 한다. 건에 저장된 에너지가 방출되어 에너지 절약과 효율적인 이동이 가능하다(투석 효과, ▶ 그림 2.28). 건의 탄성이 감소하면 힘줄의 탄성 저장 용량이 감소한다. 근육은 더 열심히 일해야 하며, mTrP의 발달과 지속 가능성을 높여야 한다.
- 신경 및 혈관 구조의 포착은 mTrP의 발달 및 지속을 촉진시킬 수 있다(원위 작은 포착 참고).

다른 근육에 위치한 비국소 근막 변화는 원위 근육에 지속적인 결함 부하를 유발하기 때문에 mTrP의 발달과 지속에 중요한 역할을 할 수 있다. 이는 구조적 또는 기능적 사슬을 통해 또는 긴장 네트워크의 일부로 수행된다. 또한 신경 및 혈관 포착의 형태로 mTrP의 발달 및 지속화에 기여할 수 있다.

- **전방 전거근**과 견갑하근 사이의 **근막 유착**은 견갑골 활주 공간의 이동성을 제한하여 견갑골 리듬을 변화시킨다. 결과적으로 동일한 운동 사슬(예: 극상근[supraspinatus], 극하근[infraspinatus] 및 어깨삼각근[deltoid muscle])이 부적절하게 스트레스를 받아 mTrP의 발달과 지속을 발생하게 된다.
- 대퇴부의 표면 근막을 통해 전달되는 긴장을 통해 **장경근막 긴장이 증가**하면 외측광근과 대퇴사두근 전체에서 mTrPs의 유지 인자로 작용하여 슬관절 문제에 영향을 미칠 수 있다.
- 흉요 근막의 장력 변화는 **흉요 근막**의 감각 자극 흐름과 구부러지는 동안 근육–안면주기를 변화시켜 요통 환자에게 중요한 역할을 한다.
- 신경 및 혈관 구조의 포착은 mTrP의 발달 및 지속을 촉진시킬 수 있다(또한 말초 작은 포착 참고).

다른 기능 회로의 구심성 통증

척추, 관절염, 신경성 또는 내장성 장애로 인한 구심성 통증은 근육 긴장을 지속적으로 반사적으로 증가시킬 수 있다. 근육은 과도한 스트레스를 받고 mTrP의 형성에 반응한다(이차 근막 증후군 참고).

심리적 요인

불안과 심리적 스트레스는 mTrP의 형성에 유리한 근육 긴장도의 증가를 동반한다. 이와 연관하여 지그문트 프로이트의 학생인 빌헬름 라이히(Wilhelm Reich)의 연구에서 요약한 다음과 같은 내용을 제시하였다(Reich 1972, 1976): 성장하는 과정에서 우리는 모든 상황에서 우리의 감정을 자발적이고 자유롭게 표현하는 것이 적절하지 않다는 것을 알게 되었다. 행복한 아이는 움직이고, 뛰고, 춤추고, 소리지르고 싶어 한다. 아이가 슬프거나, 불안하거나, 화가 나면 이러한 감정이나 감정을 표현할 수 있다. 그만큼 "감정"이라는 단어는 라틴어인 ex movere(이동하다)에서 파생되었으며, 이는 신체 활동 – 근육 활동을 의미한다. 아이는 특정 상황에서 자신의 감정을 표현하지 않고 억제하는 것을 학습한다. 구속은 순서적으로 신체/근육 활동에 영향을 준다: 근육 그룹은 자발적인 일차 운동 충동이 외부에서 보이는 것을 방지하기 위해 활성화된다. 이 경험은 아이에게 고통스럽고 외상성 스트레스와 연관이 있다. 고통을 느끼지 않고 외침으로 고통을 표현하지 않기 위해 추가적으로 근육이 수축한다. 이러한 억제 및 억제의 근육 반응은 이후 스트레스 상황에서 수축 패턴으로 증강된다. 이 수축 패턴은 불만족스러운 모든 상황에서 반복되어 마침내 스트레스 상황에서 자동 반사로 계속된다. Reich에 의하면이 수축 패턴의 각인은 우리의 성격을 형성한다. 문자 그대로의 원래 의미에서 "성격"은 "각인된 표식"을 의미한다. 다양한(아마도 대다수) mTrP는 아마도 반복되고 지속적으로 반복되는 그러한 성격별 자동 반사 수축 패턴으로 발달 단계로 되돌아간다. 예를 들면, 시각적 스트레스 요인은 정적, 자세 하중과 같이 근육에 똑같이 강한 하중 효과를 발휘한다(Hoyle 등 2011). 수년 및 수십 년에 걸쳐 이러한 근육 과부하 구역이 구축될 수 있으며, 이는 mTrP 발달의 주요 원인이 된다. 이러한 mTrP는 잠복되어 있다. 비정상적인 긴장이 발생하면(직접적 외상, 급성 과부하 또는 과도하게 늘어나는) 이러한 잠복성 mTrP는 활성 mTrP가 된다. 따라서 갑자기 발생하지 않고 기존의 잠복성 mTrP에서 발생한다. ▶ 그림 2.67은 잠복성 mTrP와 활성 mTrP 간의 관계를 확인할 수 있다. Travell과 Simons(1999)에 의해 설명된 관찰에 의하면, 유발점은 상승모근에서 가장 흔하게 발견되며 저작근은 이러한 근육이 일찍 활성화되고 격렬하게 스트레스를 받기 때문에 "특성 유발점 발생"이라는 가설과 연관되어 있다(▶ 그림 2.65).

> **주요내용**
>
> "모든 찢어지지 않은 손상은 근육 안에 갇혀 있다."
> (Wilhelm Reich)

우울증이 있는 환자는 우울증이 없는 사람에 비해 더 일반적인 잠복성 mTrP를 호소한다(Celik 등 2012).

수분, 냉기 및 외풍과 같은 보조 인자

추위, 축축함 및 외풍과 같은 날씨 연관 요인은 근육의 긴장도를 비특이적으로 증가한다. 그들은 근육 과부하 및 따라서 mTrP의 형성에 보조 인자로 기여할 수 있다.

이러한 요소는 종종 활성화 기전으로 작용하며(아래 참고) 잠복성 mTrP이 활성 mTrP로 발달된다(▶ 그림 2.67).

부하 용량 감소로 인한 과부하

근육 훈련 부족

훈련되지 않은 근육은 좋은 체력 수준에 있는 근육보다

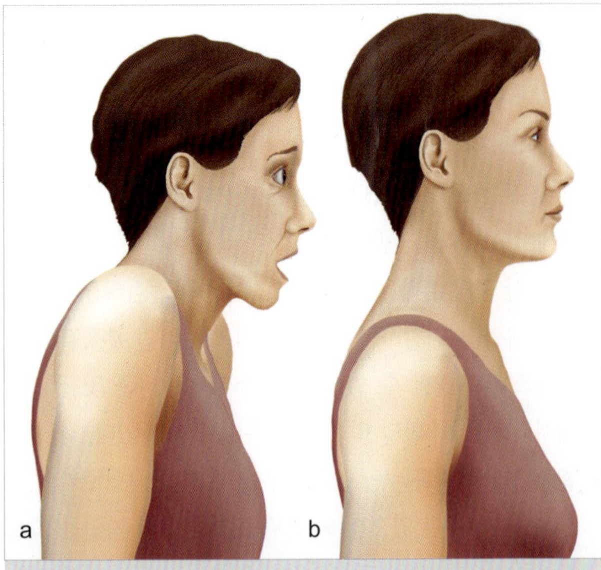

그림 2.65 "공포 반응 패턴"의 일부로 상승모근의 활성화. **a** "공포 반응 패턴"은 정상적이고 본능적인 불안 반응. 그러나 너무나 자주 "정상" 자세의 기본 패턴이 된다. **b** 편안하고 똑바른 자세.

더 빨리 과부하가 발생된다.

영양 요인

영양 결핍은 최적의 근육 기능을 손상시켜 부하 용량을 감소시킬 수 있다. Travell과 Simons(1999)은 mTrP(식이 불량, 알코올 남용, 전신 질환)의 발달 및 유지에 있어 영양 요소의 중요성을 강조하여 제시하고 있다. 비타민 B_1, B_6, B_{12}, 엽산, 비타민 C, 특히 철분, 칼슘, 칼륨 및 마그네슘과 같은 미네랄은 정상적인 근육 기능에 필수적이다. 크레아틴은 가능하지만 아직은 부각되지 않은 원인으로 제시되고 있다(Salomons와 Wyss 2007, Schlattner 등 2013, Wallimann 등 2011, Wallimann 2008, 2014); 위성 표 참고.

교감 신경계

과도한 교감 신경 활성은 아세틸콜린 방출 증가의 결과로 운동 종판의 기능장애가 악화된다(Hong과 Simons 1998, Simons과 Mense 2003); 따라서 기능장애가 있는 종판이 있는 근육의 부하 용량이 추가로 감소한다. 스트레스와 불안과 같은 교감 신경 활성의 증가는 노르에피네프린의 분비를 증가시켜 말초 통각 수용체를 민감하게 하여 mTrP의 발달 또는 지속을 촉진한다(Jänig 2008).

전신 질환

급성 및 만성 전신 질환(예: 보렐리증)은 좋지 않은 건강 상태로 이어질 수 있으며 이는 부하 용량 감소와 연관성은 없다.

부하용량이 동시에 감소하면서 부하증가로 인한 과부하

만성 스트레스

심리적 스트레스 상황에서 mTrP의 EMG 활동이 휴식할 때와 차이점은 ▶ 그림 2.7, 2.8과 같다. mTrP와 건강한 근육 조직 모두에서 EMG 신호의 가능한 변화를 확인할 수 있고, 스트레스가 mTrP에서만 EMG 활동에 의한 변경을 확인할 수 있다. 이와 같은 검증을 위해 Mc Nulty(1994)는 연구를 진행하였다. Hubbard와 Berkoff(1993)의 실험과 유사한 잠복성 mTrP를 가진 14명의 건강한 대상자 각각의 상승모근에 두 개의 전극을 배치하여 적용했다. 전극 1은 mTrP에서 EMG 활동을 측정하고 약 1cm 떨어진 동일한 근육의 인접한 건강한 근육 섬유 부위에서 전극 2를 측정했다. 첫째, 대상자들은 0부터 120까지 1씩 앞으로 세도록 하였다. 이 참고 단계 동안 EMG 기록에는 큰 변화가 없었다. 그런 다음 대상자들에게 가능한 한 빨리 902에서 7로 역으로 세도록 요청하였다. 이 과정에서 대상자들은 혼란스러워 실수를 하기도 했다. 이 연구의 결과는 간결하고 명확하다: 스트레스 단계(역으로 계산)에서는 mTrP(전극 1)의 EMG 활동이 크게 증가한 반면, 동일한 근육(전극 2)의 건강한 근육 조직에서는 변화가 없었다(▶ 그림 2.66). 이와 같은 결과는 스트레스 반응이 근육 전체에 영향을 미치지 않으며, 즉 mTrP를 포함하는 근육 영역이 근육의 모든 영역에 동일한 영향을 미치는 것은 아니라는 것을 의미한다. 현대 사회에서 인간의 신경 내분비 스트레스 반응의 가장 중요한 유발 요인은 갈등, 능력 상실 및 불안과 같은 심리 사회적 성격이다(Hüther 1999, 2005). McNulty의 실험(1994)에서 심리적 요인이 mTrP의 활성에 명확히 측정할 수 있는 영향을 미친다는 것을 확인하였다. 따라서 만성 근막 통증 증후군의 효과적인 관리에는 심리적 요인이 포함되어야 한다.

주요내용

심리적 스트레스는 mTrP의 활성에 직접적인 영향을 미친다.

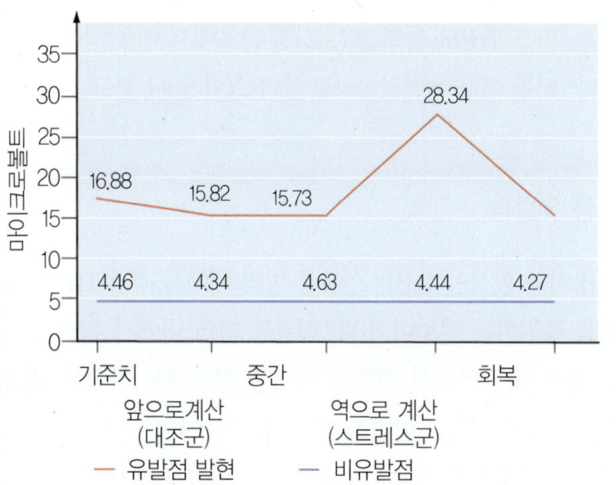

그림 2.66 근막 통증유발점 및 스트레스(McNulty 1994).

Ge 등(2006)은 또한 스트레스와 교감 신경계 과잉 행동과 mTrP의 연관성을 강조하고 Hoyle 등(2011)은 컴퓨터로 작업하는 동안(시각적) 스트레스 요인이 정적(자세적) 스트레스만큼 근육에 미치는 스트레스 효과를 확인하고 보고하였다.

다른 근육에서 유발점 활성

일차 TrP — 연관 TrP

TrP는 다른 근육에서 mTrP의 발달을 촉진하는 경향이 있다.

일차(초기) 유발점

근막 문제가 시작될 때 초기에 일차 TrP는 위에서 언급한 병인 요인(급성 또는 만성 과부하, 외상성 과신장 또는 영향받은 근육의 직접적인 외상)의 결과로 발생한다.

연관 유발점

연관 TrP는 다른 근육에서 유발점 활성에 의해 발생하는 TrP이다. TrP의 전이는 이차 TrP의 경로와 위성 TrP의 경로(▶ 그림 5.44)의 두 가지 경로를 통해 수행된다.

이차 유발점

근육의 일차(초기) TrP가 오랜 기간 동안 활성 상태인 경우, 다른 TrP도 협력 또는 길항 근육에서 매우 자주 발생한다. 이를 이차 유발점이라고 한다(그림 5.44 참고).

위성 유발점

장기간 활성인 TrP는 연관통 영역 내에서 추가 TrP의 형성을 촉진하는 경향이 있다. 연관통 영역 내에서 유발점 위로 유도되는 영양성 변화는 이러한 영역에서 근육의 재생 능력을 감소시키고 이러한 방식으로 과부하를 일으킨다. 이것은 추가 TrP의 발달과 연관된다. 일차 TrP의 연관통 영역에서 발생하는 이러한 TrP를 위성 유발점이라고 한다(▶ 그림 5.45, ▶ 그림 5.46).

유발점 사슬

보조 유발점 및 위성 유발점의 발달은 다른 근육의 유발점 활성을 기반으로 한다. 만성 통증 상태에서 mTrP의 전파 과정은 다음과 같은 방식으로 규칙적으로 시작된다. 시간이 지나면서 전체 유발점 체인이 자주 형성된다.

치료 중에는 이 연쇄 활성에 충분히 주의해야 한다(임상정보, 주요 유발점 검색, 이차 TrP 및 위성 TrP 참고). ▶ 그림 5.45, ▶ 그림 5.46).

> **임상정보**
>
> **요방형근의 일차 mTrP**
>
> 요방형근의 주요 유발점은 협력근 및/또는 길항근에서 추가 유발점의 발달을 촉진할 수 있다: 따라서 **이차 유발점**은 다음 근육을 포함하는 요추의 측면 굴곡과 연관하여 요방형근의 상승제에서 발생할 수 있다: 동측 장늑근, 하후거근, 외복사근. 요방형근(양측 활성화)의 협력근 효과에서 요추 확장과 연관하여 다음과 같은 근육이 연관된다: 동측 장요근과 장늑근과 반대측 요방형근. 마지막으로 요방형근의 길항근에는 다음과 같은 근육이 연관되어 있다: 측면 굴곡에 대해서는 반대측 요방형근, 신장에 대해서는 복직근.
>
> **위성 유발점**의 형성은 다음을 포함하여 요방형근의 주요 유발점의 연관통 영역에서 자주 발생된다: 중둔근, 소둔근 및 대퇴근막장근 근육은 mTrP의 추가적인 형성과 연관된다. 추가 단계에서 이러한 근육의 유발점은 해당 부분에 대해 이상근과 장요근(내전근)에 추가 이차 유발점을 형성하고 외측광근과 비골근에 위성 유발점을 형성할 수 있다.
>
> 시간이 지남에 따라 허리 척추에서 엉덩이, 대전자, 대퇴부 후외측으로 퍼져 나가는 통증 패턴이 종종 발생하며, 심지어 외측 무릎, 후외측 하퇴 및 외측 망치까지 도달할 수 있다. 이것은 종종 "요추 증후군" 또는 "가성신경근 증후군"으로 잘못 진단될 수 있다. 이 통증 패턴의 기원은 일반적으로 요방형근의 방아쇠 지점에 위치하므로 신경 원인이 아닌 근육 원인에 의해 발생한다(▶ 그림 5.45).

유발점 연관 기능장애

통증과 연관된 잠복성 TrP는 근육의 기능장애를 유발할 수 있다(Ge 등 2012, 2014; Ibarra 등 2011; Lucas 2008, Lucas 등 2004, 2010). 이러한 TrP 연관 기능장애는 전체 운동 사슬의 근육 활성화 패턴을 변경하고 연관 근육의 잘못된 부하로 이어진다. 비효율적 안정과 운동 행동은 근육에 부담을 주고 TrP가 발생한다(▶ 그림 5.48 참고).

요약

병인학

MTrP는 다음과 같은 요인에 의해 발달된다.

- 직접적인 외상
- 급성 과신장 부상
- 급성 과부하
- 만성 과부하
- 다른 근육의 유발점 활성

다양한 요소가 mTrP 발달에 동반되어 작용한다..

2.3.2 활성화 기전-비활성화 기전

Activating Mechanisms-Deactivating Mechanisms

위에 나열된 병인학적 요인으로 인해 mTrP는 건강한 근육 조직에서 자주 발생하며, 초기에는 임상적으로 침묵하는 잠복성 TrP가 확립되는 경우가 많다. 잠복성 mTrP는 활성화 메커니즘을 통해 활성 mTrP가 될 수 있다(▶ 그림 2.67).

활성 mTrP는 잠복단계로 다시 전환할 수 있다. 이것은 자발적으로 발생하는 일반적인 생리학적 과정이다. 대부분의 급성 통증 상태(약 85%)는 1주일 이내에도 상대적인 휴식을 취하면 자연스럽게 회복된다. 유발점 치료는 자연스럽게 회복되지 않는 경우 활성 mTrP의 비활성화를 지원하기 위해 표적 치료가 필요할 수 있다.

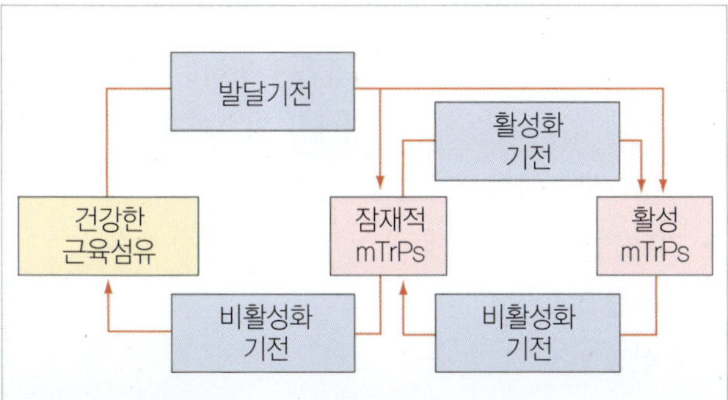

그림 2.67 mTrP의 발달, 활성화 및 비활성화를 위한 기전. 잠복성 및 활성 근막 유발점 간의 관계.

활성화 기전

근육 조직(위 참고)에서 mTrP의 발생을 유발할 수 있는 모든 원인은 물론 기존의 잠복성 mTrP를 활성 mTrP로 변환할 수 있다. 또한 추위, 축축함, 외풍, 스트레스 등 건강한 근육에 문제를 일으키지 않는 요인도 개별적으로 고려할 수 있다(▶ 그림 2.66). 그러나 이러한 영향은 기존의 잠복성 TrP를 활성 TrP로 활성화할 수 있으므로 mTrP가 통증을 유발할 수 있다.

mTrP 활성화는 다음과 같다:

- 과부하:
  - 만성 과부하(예: 근육이 짧아진 상태에서 오래 지속되는 근육 스트레스)
  - 급성 과부하
- 직접적인 외상
- 급성 과신장 부상
- 통증 구심성 원인:
  - 자발성 장애
  - 관절염 장애
  - 신경성 장애
  - 내장성 장애
- 심리적 요인(불안, 스트레스, 성격별)
- 다른 근육의 유발점 활성:
  - 이차 mTrP(시너지 또는 길항제 근육)
  - 위성 유발점(연관통 영역에서)
- 선행 요인:
  - 근육 훈련 부족
  - 좋지 않은 전신상태
- 보조 인자:
  - 추위, 축축함, 외풍
  - 영양 결핍(예: 비타민 B_1, B_6, B_{12}, 엽산, 비타민 C 및 D, 크레아틴, 철, 칼슘, 칼륨 또는 마그네슘과 같은 미네랄)

비활성화 기전

mTrP 비활성화는 다음과 같다:

- 휴식
- 통증없는 움직임(관류 및 신진 대사 촉진, 수축과 이완 사이의 변화)
- 부드러운 신장과 휴식
- 치료:
  - 유발점 도수 치료
  - 반사 기법(근육이완 기법)
  - 침습적 기법(건식 침술, 침습)
  - 장비 기법(충격파 치료)
  - 이완 기법(자율 훈련, 요가 등)
  - 스트레스 관리

2.3.3 유발과 지속

Predisposing and Perpetuating Factors

예측할 수 있는 요인, 유발 및 지속 요인은 종종 mTrP 발달과 동반되어 작용한다(▶ 그림 2.64).

mTrP를 지속화하고 촉진하는 수많은 요인의 중요성은 일상적인 임상 치료에서 과소 평가될 수 있다; 다양한 사례에서, 이와 같은 요인들은 고려되지 않는 경우가 많다. 치료의 성공 또는 치료에 대한 내성을 위해 이러한 요인을 고려하는 것도 필요할 수 있다.

선행요인

mTrP의 형성은 다음과 같다:

- 잘 훈련되지 않은 근육, 신체 활동 부족
- 단단하고 단축된 근육
- 과단축된 근육
- 영양 부족
- 만성적인 스트레스

지속요인

급성 근막 통증은 자연적으로 해결되는 강한 경향이 있다. 일반적으로 신체 자체의 비활성화 기전은 활성 mTrP를 며칠 내에 잠복 단계로 회복하거나 mTrP가 아직 구조적으로 고정되지 않게 되면 완전히 해결될 수 있다.

일상적인 연습에서, 최초의 급성 근막 통증(급성 과부하, 과신장 또는 직접적인 외상)의 발생 원인을 아는 것만큼 자연 회복이 발생하지 않은 이유도 고려해야 한다. 자극적인 요인은 "낙타의 등을 부러뜨린 짚"이라는 특징적인 사건이지만, 호의적이고 지속적인 요인으로 인해 낙타가 중단 지점에 도달하기 전에 많은 짚 더미가 낙타의 등에 실렸다는 점을 명심해야 한다! 이러한 원칙을 인식하고 치료 프로그램에 통합하는 것은 근막 통증 관리의 중요한 부분이다(5.3장).

일반적인 영구 요인은 다음과 같다:

- 다음 원인으로 인한 **잘못된 기계적 부하**:
  - 습관적으로 좋지 않은 신체 자세(Edwards 2005)
  - 인체 공학적으로 부적합한 가구
  - 작업장 및 여가 시간에 일방적인 과부하 (예: 짧은 자세의 지속적인 근육 스트레스와 단조로운 반복적인 움직임)
  - 다리 길이 차이 등 신체 비대칭
  - 근막 변화
- **다른 근육의 유발점 활성**
  - 일차 mTrP는 협력근 효과와 길항근(이차 mTrP)의 근육 회복을 손상시킨다.
  - 일차 mTrP는 참고된 통증 영역(위성 유발점)에서 과부하되거나 손상된 근육의 재생을 방해한다.
  - 기능장애 연관 mTrP: 통증을 유발하는 잠복성 TrP는 전체 운동 사슬에 기능장애를 일으키고 근육의 부하 또는 과부하를 초래한다.
- **기타 기능주기의 장애** → 이차성 근막 통증 증후군:
  - 관절 인자
  - 신경 인자

  ○ 내장 인자
- **심리적 긴장:** 스트레스, 불안, 우울증
- **영양 결핍**: 비타민 B_1, B_6, B_{12} 및 엽산 결핍; 비타민 C와 D; 크레아틴 결핍, 철분 결핍; 칼슘, 칼륨, 마그네슘 등의 공급 부족
- **기능적 대사 및 내분비 장애**: 갑상선 기능 저하증, 고요 산혈증 및 저혈당증에서 활동 부진 대사 기능
- **만성 감염**(보렐리증, 단순 포진 감염 등)

주요내용

일상적인 치료에서 mTrP의 자발적인 회복이 일어나지 않는 요인과 첫 번째(급성) 근막 통증을 유발한 요인을 확인해야 한다.

요약

만성 근막 통증의 발생

대부분의 경우 만성 근막 통증은 다음과 같은 다양한 요인의 상호 작용으로 인해 발생한다.

- 부하 용량 감소 및 영양 결핍과 같은 좋지 않은 훈련 상태와 같은 선행 요인
- 급성 과부하와 같은 자극 요인
- 지속적인 요인의 상호 작용(예: 좋지 않은 전신상태 또는 작업 자세, 관절 또는 신경 기능장애, 협력근 또는 길항근의 유발점 활성, 감소된 비활성화 기전)

3. 교란을 유발하는 통증유발점
Trigger Point-Induced Disturbances

직간접적으로 근막통증유발점(mTrPs)은 신경 근골격계에 많은 장애를 유발할 수 있으며, 다양한 방식으로 급성과 만성의 영구적 통증 발생에 관계가 있다고 할 수 있다.

3.1 통증유발점에 의해 직접 유발된 교란
Disturbances Induced Directly by Trigger Points

mTrP에 의해 직접 발생 :

- 고통(pain)
- 운동 기능장애(motor dysfunction)
- 자율 장애(autonomic disturbances)

3.1.1 통증
Pain

일반적으로 MTrP는 의외로 넓은 부위로 퍼져 발산되는 **연관통증**을 유발한다(예를 들면, 대둔근, 중둔근, 소둔근 참고, ▶ 그림 7.225 **a–b**). 그러나 때때로 통증은 mTrP 자체 영역(예: 삼각근, ▶ 그림 7.2) 내에서 **국소적**으로 나타날 수 있다.

통증의 질은 당김(drawing), 찌르기(sticking), 지리함(boring), 작열감(burning), 날카롭거나 둔함(sharp or dull), 명확한 경계가 있거나 없거나(clearly circumscribed or diffuse), 표면적 또는 "관절 깊은 곳"(superficial or deep in the joint) 등 다양한 방식으로 환자에 의해 설명된다. **감각이상**(**paresthesias**, **dysesthesias**) 또는 **과장감각**(**hypesthesias**)(따끔 거리거나 작열감, "피부 아래로 기어가는 개미" 느낌[형성, formication], 무거움, "밴드에 의해 주변압박" 느낌, 또는 "무언가 부어오름" 느낌, 또는 무감각).

3.1.2 운동 기능장애
Motor Dysfunction

근육 간 및 근육 내 **협응장애**는 모두 mTrP에 의해 직접 발생될 수 있다(Arendt-Nielsen 및 Graven-Nielsen 2008, Dejung 2009, Ibarra 등 2011, Ivanichev 2007, Lucas 2008, Lucas 등 2004, Travell과 Simons 1999). mTrP가 있는 근육의 표면 EMG는 근육 활성화 지연, 조기 피로 및 느린 회복을 보여준다(Ge 등 2012, 2014, Mense 등 2001a, Travell과 Simons 1999). EMG 측정을 통해 Lucas 등(2004, 2010)은 견갑골 안정화 근육의 mTrP가 모든 어깨근육의 활성화 패턴 타이밍에 상당히 많은 변화를 일으키고, TrP 치료가 근육 활성화 패턴을 정상화시킨다는 것을 보여주었다(▶ 그림 2.5). 이것은 TrP가 모터 시스템 **기능장애**를 유발할 수 있음을 보여준다. 변경된 움직임 패턴은 부적절한 부하 및 과부하를 초래할 수 있으며, 이는 통증을 유발하고 만성 통증 상태를 지속시킬 수 있다.

MTrP는 영향을 받은 근육을 **약화**시킨다. 근쇠약(weakness)은 주로 위축과 연관이 없지만, 반사적이거나 통증에 의해 발생되며 EMG로 감지할 수 있다(Travell과 Simons 1999).

TrP로 인한 운동장애는 **근육 이완 지연**(EMG로 문서화됨, ▶ 그림 2.4), **감속**(▶ 표 2.1) 및 더욱 가속화되는 피로 형태로 나타난다.

3.1.3 자율 장애
Autonomic Disturbances

mTrP는 일반적으로 생장성(자율) 현상을 일으킨다(Travell과 Simons 1999). TrP 자체뿐만 아니라 어지러움, 메스꺼움, 발한 분비 증가, 피부 온도 변화 및 mTrP(Fischer와 Chang 1986, Haddad 등 2012)와 연관통증 영역(Haddad 등 2012)의 피부영양 변화와 같은 연관된 통증 영역에서 다양한 방식으로 나타날 수 있다. 이것은 교감 신경계의 반사 반응으로 해석된다(Dejung 2009). 임상적으로 mTrP의 연관통증 영역에서 발생하는 이러한 영양장애는 근육 조직의 재생 능력이 불충분한 형태로 나타날 수 있다(임상정보: 근육 조직의 재생 능력 부족 – 위성 TrP 개발 참고). Sudeck's 질환(임상정보: 복합 국소 통증 증후군 참고) 또는 손목 터널 증후군.

임상정보

근육조직의 재생 능력 부족-위성 TrP 발달

근육 조직이 예상대로 빠르게 재생되지 않을 경우, 예를 들면, TrP 치료 후에도 통증이 2일 이상 지속되는 경우 이는 임상 징후일 수 있다. 자율 신경 장애가 TrP 치료(도수치료 또는 건식 침)의 치료 자극에 대한 적절한 반응을 방해하게 된다. 이러한 경우 일차 TrP에 의해 발생한 연관통 부위는 치료되었을 수 있지만, 일차 TrP는 치료되지 않았다(TrP 사슬 참고).

복합부위 통증증후군(CRPS)

근막 장애는 반사교감 이영양증(reflex sympathetic dystrophy, RSD) 및 수덱병(Sudeck's disease)이라고도 하는 CRPS 1 형에도 관여될 수 있다. 우선, mTrP는 연관 통증 영역 내에서 자율 신경 장애를 유발할 수 있는 위치에 있다. 다른 예로, 단단한 띠와 결합조직 변화는 자율신경 섬유를 포함한 신경구조의 자극과 함께 신경근 포획(entrapments)을 유발하여 CRPS의 발달 및 영속에 기여할 수 있다. 치료 방법은 CRPS의 영향을 받는 부위에 방사되는 근육에서 mTrP를 찾아 치료하는 것이다. 예를 들면, 팔뚝과 손 부위의 부기, 피부 변화 및 통증을 유발하는 CRPS의 치료를 위해, 치료 부위에는 특히 견갑하근(subscapularis, 어깨밑근), 극상근(supraspinatus, 가시위근), 후상거근(serratus posterior superior muscles, 뒤위톱니근)이 포함된다. 치료는 또한 연관된 신경 구조의 포획을 유발하는 구조를 해결하는 mTrP 치료를 포함해야 한다. 이러한 예 중 하나는 상완신경총에 영향을 미치는 전방 및 중간 사각근(scalene muscles, 목갈비근)의 단단한 띠를 치료하는 mTrP이 있다. CRPS 부위에서 국소치료를 시작하는 것은 금기이다.

3.2 통증유발점에 의해 간접 유발된 교란

Disturbances Induced Indirectly by Trigger Points

MTrP는 단단한 띠와 결합 조직 변화를 일으키며, 그 자체로 다양한 문제를 일으킬 수 있다.

3.2.1 단단한 띠로 인한 장애

Disturbances Resulting from Taut Bands

mTrP에 의해 유도된 단단한 띠는 다음과 같은 원인이 될 수 있다(▶ 표 5.2 참고).

- **근육 내 및 근육 간 조정장애**: 근육의 일부가 만성적으로 짧아지면(단단한 띠) 근육 내 조정이 방해받는다. 근육 내 협응의 변화는 영향을 받은 근육에 기능적 패턴의 변화를 일으켜 근육 간 협응도 방해할 수 있다.
- **근육단축**: 단단한 띠가 빈번하고, 두드러지게 발생하면 근육의 전체 길이를 지배하게 되고 근육 단축이 발생된다.
- **제한된 운동범위**: 근육 단축은 제한된 ROM과 연관이 있다.
- **관절 기능장애**: 근육 내 및 근육 간 협응장애는 관절구조의 기능장애 및 부적절한 부하를 초래한다(Gunn 1996, Lewit 2007, Weissmann 2000). 단단한 띠로 인한 이러한 문제의 두 가지 예: (1) 단축된 이상근은 천장관절(SIJ)의 기능장애에 기여한다 (2), 근막으로 방해받은 견갑상완 리듬은 견갑상완 관절에 관절 문제를 일으킬 수 있다(▶ 그림 3.1).
- **잘못된 부하 및 근육 과부하**: 이는 근육 내 및 근육 간 조정 장애와 근육단축으로 인해 발생된다.
- **정지근 건병증(Insertion tendinopathies)**: 짧아짐의

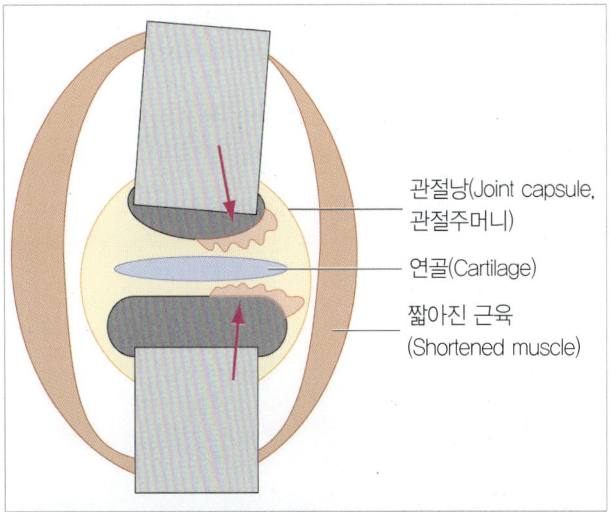

그림 3.1 근육 단축으로 인한 관절 기능 장애: 단단한 띠가 있는 mTrP로 인한 단축된 근육은 관절 기능 장애를 유발할 수 있다 (Gun 1996 이후).

결과로 단단한 띠는 정지 부위에 부적절한 근육 부하 또는 지속적인 과부하를 일으킨다. 이것은 정지근 건병증의 형성과 지속(perpetuation) 요인이다.

예를 들면, 외측상과, 작은결절, 큰결절, 대전자 및 종골(calcaneus)에서 발생할 수 있다. 근육 부착이 다른 근육의 연관된 통증 영역 내에 있는 경우 연관통 영역의 자율신경 장애로 인해 삽입 부위의 부하 용량이 감소하여, 정지근 건병증의 발생 가능성이 더욱 높아진다(임상정보: 정지근 건병증, 일차 TrP 검색 및 이차 TrP 및 위성 TrP).

- **국소 관류 장애 및 영양 장애**: 단단한 띠는 근육 내 혈관에 압력을 가한다. 정맥 및 동맥 혈관의 교살(strangulation)이 발생하여 국소 관류 장애와 그에 따른 영양 변화가 생긴다.
- **부종**: 단단한 띠는 또한 근육 외 혈관(정맥이 특히 취약함)과 림프관을 손상시켜 부종 발생을 증가시킨다. 또한 단단한 띠는 근육이 완전히 수축하고 이완하는 능력을 억제한다. 혈액을 순환계의 정맥 측, 주로 하지에서 심장으로 다시 전달하는 근육의 펌핑 기능(근육이 "말초 심장" 기능)이 감소되어 부종이 발생한다. 이러한 방식으로 가자미근의 Trp의 단단한 띠는 "말초 심장"기능에서 근육의 효율성을 감소시키는 동시에 동일한 단단한 띠가 정맥 복귀에 대한 저항을 증가시킨다. 따라서 부종의 발달이 상당히 강화된다.
- **신경근 포획증후군(neuromuscullar entrapointment)**: 신경 구조는 여러 곳에서 근육을 통과하고 있다. 이 곳의 근섬유가 mTrP의 결과로 긴장되고 신경구조에 압력을 가하게 된다. 그러면 신경 조직이 제대로 관류되지 않고, 감각 이상 및 쇠약과 같은 증상이 신경공급 영역에 나타난다(참조: 또한 포착 신경병증, 6.1.3장).

임상정보

정지근 건병증-형성 및 치료 방법

단축의 결과로 단단한 띠는 부적절한 근육 부하 또는 부착 부위에 지속적인 과부하를 일으킨다. 이것은 정지근 건병증의 형성과 지속에 영향을 준다. 예를 들어:

- 외측상과(the lateral epicondyle)
- 어깨 삼각근 결절(the deltoid tuberosity)
- 크거나 작은 결절(the greater or lesser tubercle)
- 크거나 작은 전자(the greater or lesser trochanter)
- 종골(heel spur, 뒤꿈치 자극)
- 통증의 극돌기(tender spinous processes)

만약, 정지 부위(예를 들면, 상완 외측상과)가 mTrP가 있는 근육의 연관통 영역(예: 극상근[supraspinatus], ▶ 그림 7.8)에 추가로 위치한다면, 연관된 자율신경 장애가 정지된 곳의 적재용량을 줄일 수 있게 된다. 정지 부위의 과부하는 위성 TrP의 발전과 유사한 자율적 오작동이 없는 경우보다 더 빨리 손상이 발생하고 더 두드러지게 나타 난다.

정지 문제(insertion problems)의 인과적 치료(Gautschi 2012b)는 다음과 같다.

- 일차 TrP 비활성화(즉, 참고된 통증을 유발하는 동일한 mTrP)
- 단단한 띠를 담당하는 국소근육의 mTrP 비활성화 및 정지 부위의 지속적인 병리학적 부하
- 정지 부위 치료(심부 마찰과 유사한 기법 II 사용)

3.2.2 결합조직 변화로 인한 장애

Disturbances Resulting from Connective Tissue Changes

mTrP의 형성과 연관하여 발생하는 결합조직의 변화(단축, 근육 내 및 근육 간 유착 및 병리학적 가교 포함)는 다음과 같은 문제를 일으킬 수 있다.

- **제한된 운동 범위**: 인접한 근육 사이의 근막 유착은 종종 운동성을 제한한다(예: 견갑하근 및 전흉근).

- **근육 내 및 근육 간 조정 장애**: 다양한 근육결합조직층 내의 단축 및 유착은 한편으로는 근육 자체의 조절을 방해하고, 다른 한편으로는 협력근 및/또는 길항근의 상호작용을 방해한다.
- **관절 기능장애**: 관절의 부적절한 부하 및 자극은 근육 내 및 근육 간 협응장애 및 제한된 ROM의 결과로 발생한다.
- **말초 만성화(peripheral chronification)**: 결합 조직 구축은 심한 콤플랙스를 가중시켜서 추가적으로 구조적으로 고정시킨다. 이것은 근막통의 말초 만성화를 나타낸다(▶ 그림 6.1 b).
- **신경근막 포획(neuromyofascial entrapment)**: 신경 구조와 수반되는 혈관이 근막을 관통한다. 이러한 천공 부위에서 근막의 저항이 증가하면 "미니 포획"이 발생된다. 운동, 감각 및 자율 신경섬유뿐만 아니라 작은 세동맥과 정맥 혈관이 영향을 받아 최적의 신경 및 혈액 공급을 방해하게 된다 – 그리고 이것의 근기능 – (▶ 그림 3.2; 8.4.3 장 참고).
- **신경 및 체액성 수송경로의 장애**: 혈관과 신경을 운반하는 층으로서 근육 내 결합조직은 중요한 공급 기능으로 보고 있다(Schünke 2000).
- **깊은 감수성, 신체내부감각(interoception), 고유수용성감각 장애**: 근육 결합 조직의 기능장애는 매우 많이 발견되는 간질수용체 및 근방추와 같은 기계수용체의 기능적 능력을 변화시킬 수 있다. 이러한 국소 기능장애는 힘과 조절의 부족과 함께 전반적인 운동 시스템 기능장애를 지속시키는 요인이 된다. 기능적인 피하성 활주 표면과 아래에 있는 근육섬유 사이의 유착은 자극의 지각 및 전달에 심각한 장애를 일으킨다(Sinz 2001). 감각 입력의 방해는 운동 출력의 변화를 가져 오며, 그로 인해 불충분한 조정 및 힘의 운동 시스템 기능장애에 대한 지속을 유지시키는 요인으로 작용할 수 있다.

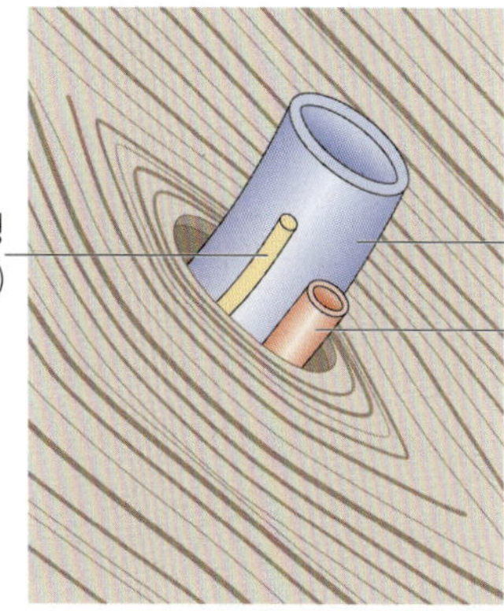

그림 3.2 표면 근육의 근막을 통과하는 통과 지점의 천공 트라이어드: "3가지 구멍(perforating triad)"이 있는 근막 개구부의 개략도. 각 구멍에서 정맥구멍(파란색), 동맥구멍(빨간색) 및 신경구멍(노란색)이 표재근 근막을 관통한다(Staubesand 1994, 1996 이후).

- **통각 장애**: 골격근의 통각구조는 근육의 결합조직 부분에 내장되어 있으며 결합조직 장애로 인해 자극을 받을 수 있다.

3.3 근막 증후군
Myofascial Syndrome

mTrP 및 근막장애로 인한 모든 직접 및 간접 장애의 합계를 근막 증후군(MFS)이라고 한다. "근막통증 증후군"(MPS), "근막 기능장애 증후군" 및 "근막통증 및 기능장애 증후군"이라는 용어는 동의어로 사용된다.

이러한 근육으로 인한 통증 상태 및/또는 기능적 장애에 대한 임상적 증상에는 두통, 두개 하악 기능장애(CMD), 두통이 있거나 없는 경추 증후군, 어깨 문제, 팔꿈치 통증,

다리 통증이 있거나 없는 요추 증후군, 엉덩이 통증, 사타구니 통증, 무릎 통증, 아킬레스건 통증, 발 통증 등이 포함된다.

일상적인 임상 실습에서 일차 및 이차 MFS, 급성 및 만성 MFS를 구분하는 것이 도움이 될 것이다.
(추가 정보는 6.1.1장 참고).

- **원발성 근막 증후군**: 여기서 mTrPs 및 근막 장애 발생의 원인은 근육 자체에 있기 때문에 인과적 치료가 가능하다. 촉발 인자와 영속 인자가 잘 알려져 있고 치료 개념에 동시에 통합 된다면 예후가 좋다.
- **이차성 근막 증후군**: 여기서 근막 통증과 그 결과는 관절, 신경성, 내장성 또는 심인성일 수 있는 또 다른 근본적인 장애의 결과이다. 따라서 TrP 요법을 사용한 인과적 치료는 가능성이 없다. 가능하면 인과적 치료가 제공되어야 한다. 인과적 요법을 수행할 수 없는 경우 통증을 완화하기 위해서 증상 치료를 고려해야 한다(임상정보 참고).
- **급성 근막 통증 증후군**: 진단과 치료는 일반적으로 간단하며, 어려움 없이 시행할 수 있다(Travell과 Simons 1999, Dejung 2009).
- **만성 근막 증후군**: 일반적으로 여러 능동적 mTrP 및 근막 장애가 연관된다. 일차 mTrP의 지속적인 활동성은 일차 mTrP의 연관통증 영역에서 위성 TrP뿐만 아니라 협력근 및 길항근에서 이차 TrP의 발전이 흔하게 나타난다. 이러한 방식으로 전체 TrP 사슬로 발달될 수 있다. 만성 근막 통증에서는 반응성 결합조직 변화의 치료가 필수적이다(추가 정보 참고).

요약

TrP로 인한 방해

직간접적으로 mTrP는 신경근골격계에 많은 장애를 일으키므로 다양한 방식으로 만성 통증의 생성과 지속 유지에 관여할 수 있다.

- TrP에 의해 직접 유발되는 장애는 통증(국소 및 방사), 운동기능장애 및 자율장애이다.
- TrP에 의해 간접적으로 유발되는 교란(방해)은 다음과 같은 단단한 띠 및/또는 결합조직 변화로 인해 발생한다.
  - 근육 내 및 근육 간 협응장애 : 경제적인 운동은 단단한 띠(taut bands)와 결합조직 변화로 인해 방해를 받는다. 그 결과 근육과 관절의 부적절한 하중과 과부하가 발생된다.
  - 단단한 띠는 근육을 단축시켜 이동성과 관절기능 장애를 초래한다(Lewit 2007). 인접한 근육 사이의 근막 유착은 종종 극도로 제한된 ROM을 유발하기도 한다.
  - 단단한 띠가 혈관을 손상시키면 관류장애(부종 발생) 및 영양장애가 발생한다.
  - 신경근 포획: 신경 구조는 여러 곳에서 근육을 관통한다. 이러한 위치의 근육 섬유가 mTrP의 결과로 긴장이 생기면 신경구조에 압력을 가한다. 신경조직은 제대로 관류되지 않고 신경이 공급하는 부위에 감각 이상 및 쇠약과 같은 증상이 나타난다.
  - 결합조직 구축은 근막 통증의 말초 만성화를 나타내는 복합체를 심하게 고정시킨다.
  - 깊은 감수성, 고유감각 및 통각장애: 근육 결합조직에 위치한 수용체가 결합조직 기능장애로 인해 자극을 받을 수 있다.

mTrP 및 연관 근막장애에 의해 유발된 모든 직접 및 간접 장애를 모두 합쳐 근막 증후군(MFS)이라고 한다.

4. 근막 통증의 진단

Diagnosis of Myofascial Pain

한쪽 귀는 땅에, 다른 쪽 귀는 하늘을 향한다.
(아메리칸 원주민)

근골격 통증에는 여러 가지 잠재적 원인이 있기 때문에 근막 통증의 진단 검사는 세 가지 주요 질문에 우선 답해야 한다. 첫 번째는 근막 문제가 실제로 있는지 여부를 명확히 하는 것이다. 이에 대한 대답이 '예'인 경우 두 번째 질문은 mTrP 발전의 원인을 조사하는 것이다(이것이 일차 또는 이차 근막 증후군인가?). 세 번째는 연관 mTrP가 어디에 있는지 확인하는 것이다.

4.1 임상 추론

Clinical Reasoning

임상 추론에는 치료계획, 실행 및 평가와 연관된 모든 사고 과정과 의사결정 과정이 포함된다. 임상 추론 과정의 일부는 치료가 필요한지 여부와 필요한 경우 사용할 치료 형태를 결정하는 일이다(Marhauer 2003, Klemme 등 2006). 이 결정은 주로 치료 목표로 정의된 것에 의해 결정된다. 세계보건기구(WHO)의 ICF 분류(국제 기능, 장애 및 건강 분류)(▶ 그림 4.1)에 따라 치료의 주요임무는 "참여"를 가능하게 하는 것이다. 구체적이고 일상적인 생활상황에 참여시킨다. 참여는 예를 들면, 집에서 독립적이고 전문적인 통합이 될 수 있으며, 스포츠 활동 및 음악과 같은 여가 활동에 참여함으로써 입증된다.

집에서 독립적으로 활동하고, 직업 및/또는 여가 활동을 하는 영역에서 참여가 손상된 경우 치료가 적절이 요구된다. mTrP(통증)이 참여에 영향을 주지 않을 경우 치료를 쉽게 생략할 수 있다.

주요내용

치료의 주요 목표는 참여를 가능하게 하거나 개선하는 데에 있다.

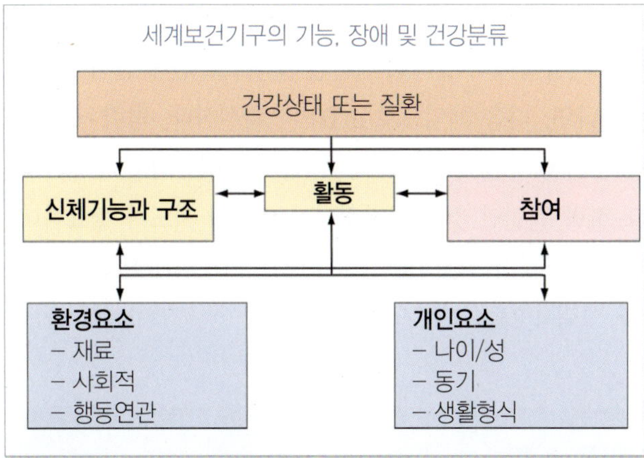

그림 4.1 세계보건기구(WHO)의 국제 기능, 장애 및 건강 분류(ICF).

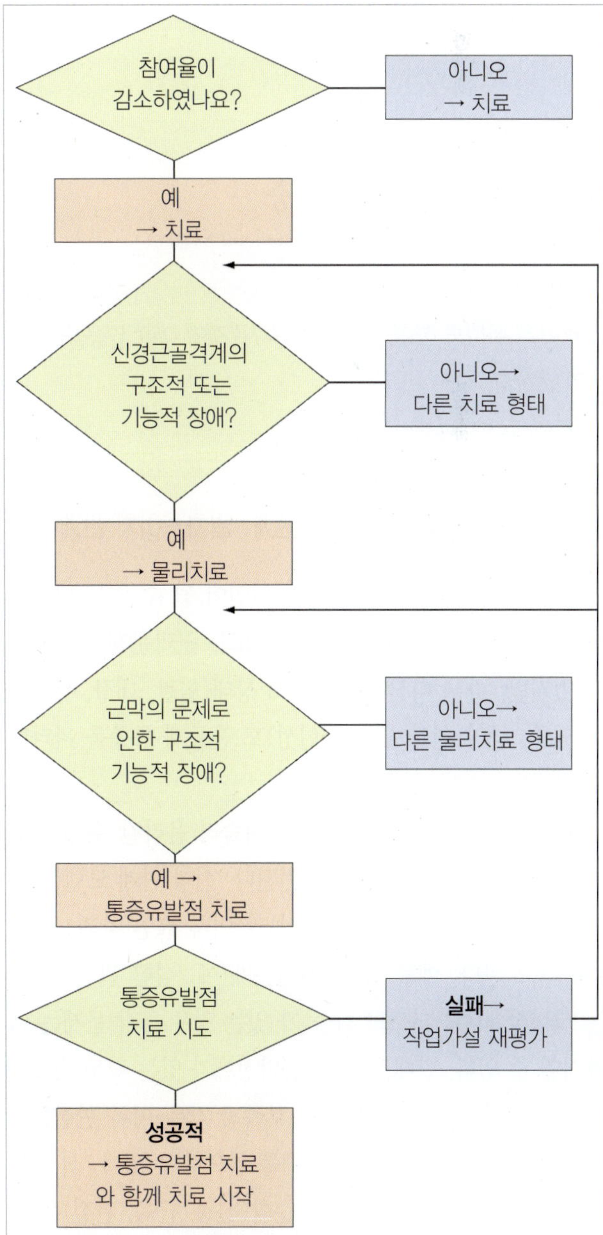

그림 4.2 임상 추론 과정

임상 추론 과정에서 통증이나 구조적 및/또는 신경 근골격계 기능장애의 결과로 제한된 활동으로 인해 참여 제한이 나타나면, 다음 책임으로 mTrP가 확실하다. 병력 및 임상적 발견을 기반으로 mTrP가 통증 및/또는 기능 장애의 주요 질병 원인인 것으로 밝혀지면 치료의 시도가 필요하다. 결과가 긍정적이면, TrP 치료 과정이 드러나게 된다. (▶ 그림 4.2).

요약

진단 정밀검사의 목적

근막통증 진단검사의 과제는 다음을 명확히 하는 것이다:

- 제한된 활동과 참여가 환자의 고통을 어느 정도까지 책임지는가?
- 근육이 질병 과정 중 지배적인 요인인지 여부?
- 연관 mTrP이 어디에 위치하는가?

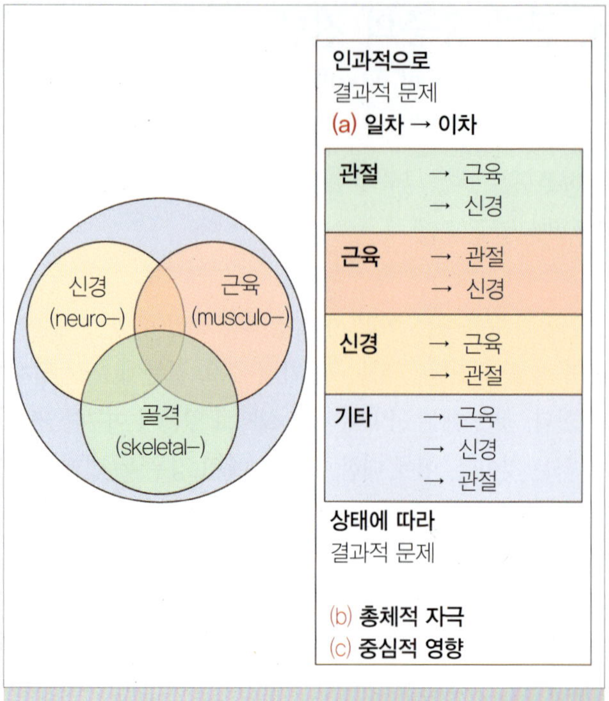

그림 4.3 신경근골격계의 통증. 임상 추론 과정은
(a) 문제의 일차 → 이차 관계 또는
(b) 모든 자극문제
(c) 중심적 영향이 어느 정도 역할을 하는지를 명확히 해야 한다.

4.1.1 신경근골격계의 통증

Pain in the Neuromusculoskeletal System

과학은 우리로 하여금 단순한 인과관계에 대한 믿음을 버리게 한다.

(프리드리히 니체).

문제의 원인을 결정하는 인과관계: 일차-이차 관계

근골격계에 통증이 발생하면, 원인이 될 수 있는 다양한 잠재적 원인들이 있다. 신경, 관절 또는 근막문제가 원인일 수 있지만, 다른 비신경근 골격계 상태(혈관, 내장, 류마티스 염증, 종양 연관 또는 심인성)도 운동계 통증을 나타낼 수 있다(▶ 그림 4.3).

하나의 파괴 요인으로 통증을 거슬러 올라갈 수 있다면 통증의 원인이 되는 원인이 발견된다. 선형 관계 모델(원인 → 효과)에서는 일차 요인(원인)과 이차 요인(효과)을 구분하려고 한다. 예를 들면, 관절문제(예: 심한 관절염) 또는 신경장애(예: 디스크 탈출)가 있는 경우 근막 문제는 이차적일 수 있다. 반대로, 일차 근막장애가 있는 경우 적절한 관절 중심화(joint centering) 부족과 같은 이차 관절문제 또는 포획과 같은 이차 신경문제를 일으킬 수 있다. 신경 근골격계의 세 가지 주요 기능적 순환(신경, 근육, 관절)은 서로 영향을 미칠 수 있다(▶ 그림 4.3). 임상 추론 과정의 작업 중 하나는 이러한 일차 → 이차 관계가 존재하는지 여부를 명확히 하는 것이다. 일차 요인을 식별할 수 있는 경우 가능할 때마다 처리해야 한다. 주요 원인을 제거할 수 없는 경우 증상을 완화하기 위해 증상치료가 필요하다.

조건부로 인한 문제: 총체적 자극 및 중심적 영향

운동 시스템의 많은(아마도 대부분) 만성통증 상태는 경험적으로 일차에서 이차로 단순한 선형 관계가 아니다. 관절, 신경 및 근막 요인이 결합되어 교감 신경계와 내려가는 통증 억제를 포함한 중심적 영향에 의해 혼재되어 있다. 단순한 원인이 아닌 여러 가지 조건 때문에 통증 패턴(총체적 자극, ▶ 그림 2.52; ▶ 그림 6.2 **a**)이 공동으로 발생한다. 여러 요인으로 인한 이러한 조건부 유발통증은 치료에 커다란 도전을 제시하고 있다. 도수통증유발점 치료는 감별 진단을 명확히 하는 데 크게 기여하고 다인성 문제(multifactorial problems) 치료를 제공한다(총체적 자극 문제 참고).

4.1.2 통증 메커니즘

Pain Mechanisms

통증은 다양한 메커니즘에 의해 유발될 수 있다. 현대의 통증 생리학은 인간 유기체를 환경과 상호의존하는 개방적이고 역동적인 시스템으로 간주한다(▶ 그림 4.4).

통증인지 과정은 기존 의사소통 모델의 입력–처리–출력 측면으로 분류할 수 있다(▶ 그림 4.4). 원래 기능에 따르면 통증은 주로 유기체의 통신 신호 역할을 하고 있다. "입력"으로 잠재적인 위험을 경고한다. 정보 내용은 CNS에서 다양한 수준(척추, 척수, 피질)에서 처리되며, 이전 경험(감각, 정서 및 인지적 인상)과 상쇄된다(▶ 그림 4.5). 유기체는 출력 시스템을 통해 반응한다. 한편 교감 신경계, 부교감 신경계, 운동계, 내분비계, 면역계 및 내인성 통증 조절 시스템은 구체적인 상황에 대한 외부의 관찰 가능한 행동반응을 가능하게 한다(싸움 또는 비행 응답 등). 다른 한편, 유기체의 항상성에 대한 위협에 대한 대답으로, 그들은 동시에 보이지 않는 많은 생리적 반응을 시작한다. 이러한 방식으로 말초적(예: 교감 신경 활동 또는 축삭 반사에 의한 통각 수용기 민감도의 조절)뿐만 아니라 중앙(예: 변경된 후각 양식[Woolf 1994])에서 척추 수준에서 통증 인식 민감도의 변화를 가져오며, 또는 피질 수준에서 조절 과정을 통해).

이런 식으로 볼 때 통증은 과정과 연관된 반응의 표현이며 주로 생존 메커니즘 역할을 하는 유기체를 환경과 통합한다. 따라서 고통은 선험적으로 "제거될 수 있는" "물건(thing)"이 아니다.

그러나 생리학적으로 감각적인 통증인식 과정은 여러 곳에서 탈선될 수 있다. 만성 통증은 다양한 통증 메커니즘을 통해 발생할 수 있고, 신경근골격 통증과 연관된 통증 메커니즘은 Gifford(2000)에 따라 네 가지 주요 범주로 분류할 수 있다(▶ 그림 4.6):

- **말초 통각 수용성 통증 메커니즘**: 기계적, 염증성 또는 허혈성 자극은 통각 수용체(예: 당기는 근육)의 활성화를 유발한다.
- **말초 신경성 통증 메커니즘**: 이소성 심박조율기(ectopic pacemaker)는 활동 전위(예: 디스크 탈장)를 유발한다.
- **중앙 통증 메커니즘**: 통각 수용 정보는 다양한 수준에서 처리되고 조절되며, 이는 통증으로 인식되는 것에 상당한 영향을 미친다(척수: 다양한 후각 양식, 관문억제 메커니즘, 피질: 시상, 피질: 감각, 정서, 인지 차원).
- **출력 통증 메커니즘**: 교감 신경계, 운동계, 내분비계, 면역계 및 내인성 통증제어 시스템 – 이 모든 것들이 통증 인식 과정에 영향을 미친다(통증 민감도 증가 또는 감소).

임상적으로 발생하는 통증은 하나의 통증 메커니즘에 의해 거의 발생하지 않는다. 일반적으로 여러 통증 메커니즘이 연관된다. 어떤 경우에는 말초, 통각 수용성 통증 메커니즘(예: 당긴 근육)이 지배적일 수 있다. 다른 경우에는 말초 신경원성 기전(예: 디스크 탈장); 또는 세 번째는 통증 메커니즘(예: CRPS 1형[수덱병])이다. 또는 자극 합산 문제가 있을 수 있다(또한 자극 합산 참고).

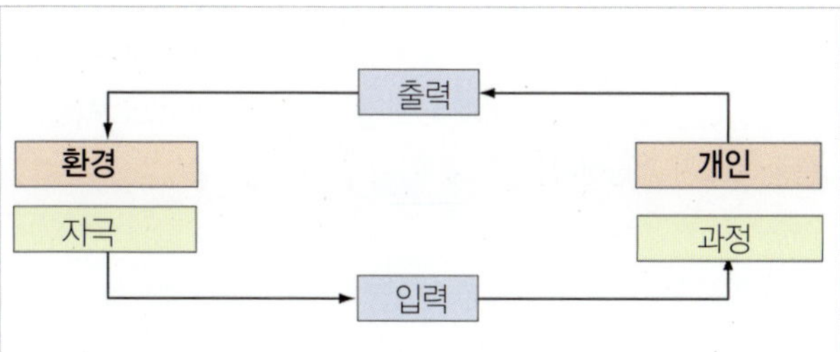

그림 4.4 의사소통 과정으로서의 통증 인식

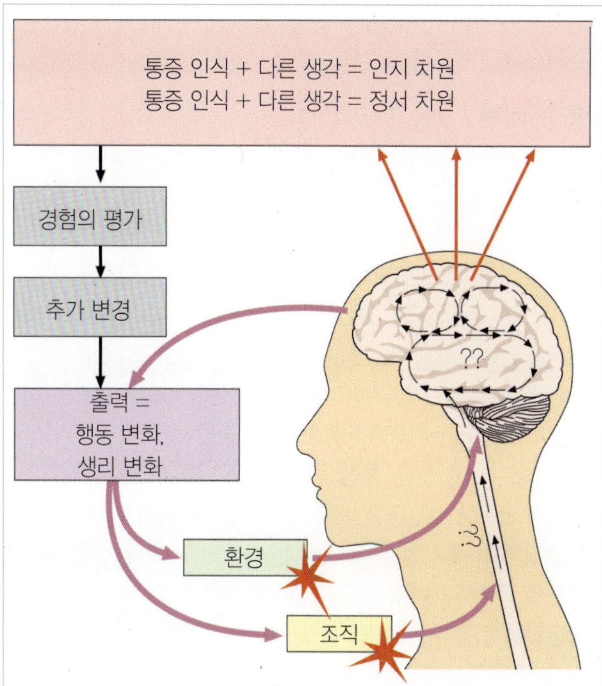

그림 4.5 통증 인식(Gifford 2000).

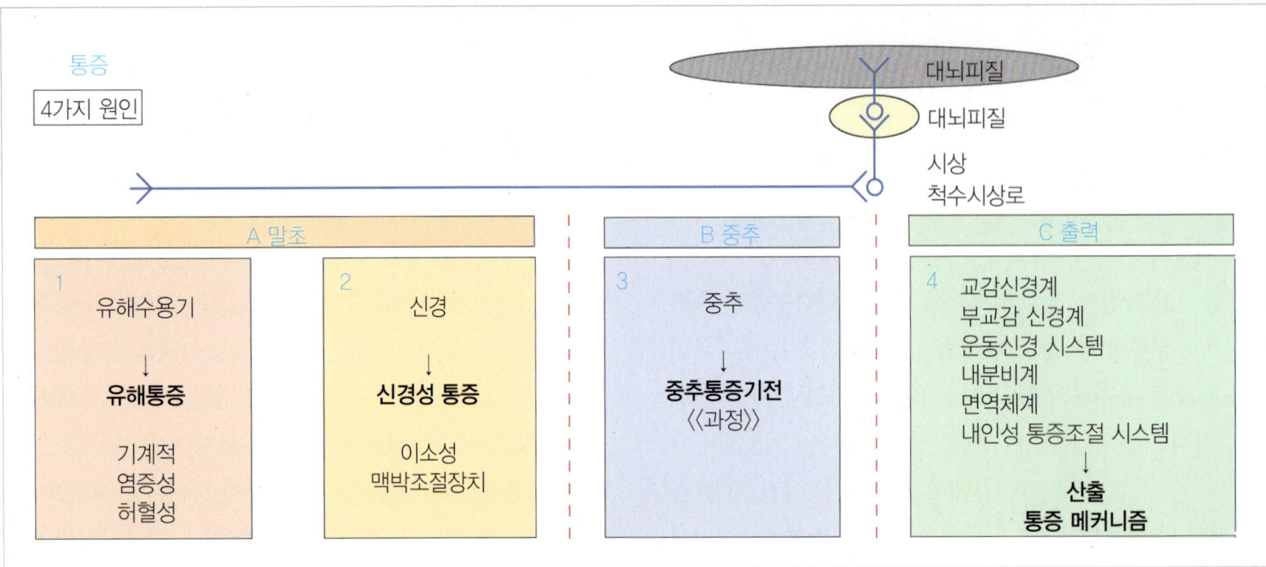

그림 4.6 통증 메커니즘. 신경근골격 통증의 4가지 원인.

임상적으로 각기 다른 통증 메커니즘은 특정 통증 패턴으로 나타난다. 다음을 구별해야 한다.

- 말초 기계적 통각성, 말초 염증성 통각성, 말초 허혈성 통각성 패턴으로 더욱 세분화될 수 있는 말초 통각성 통증 패턴
- 말초 신경성 통증 패턴
- 통증 처리 장애로 인한 중앙 통증 패턴
- 통증 패턴 출력

임상정보

통증 패턴

부적응 중추통증 패턴은 예를 들면, 사고 후 3주의 잠복기 후에 발생할 수 있는 통증, 즉 명확한 통증 국소화 없이는 예측할 수 없는 "갑작스러운 찌르는 통증"을 특징으로 한다. 특정 움직임과 연관하여 한 번에 발생하는 불안정이 있을 수 있지만 그 직후 동일한 움직임으로 발생하지 않는다. 이것은 또한 만졌을 때 환자가 만지는 것에 대한 불안과 격렬한 방어 반응으로 심한 과민반응을 유발할 수 있다. 이러한 유형의 통증 패턴은 통증 처리 장애가 있는 근본적인 중추 통증 메커니즘을 나타낸다.

반대로, 예를 들면, 특정 움직임으로만 발생하는 통증은 명확하게 국소화되고, 근육 이완 또는 고정으로 즉시 사라지는 통증은 기계적-통각성 통증 메커니즘과 연관이 있다. 좋은 예는 오른쪽 목 부위에 임상적으로 인식된 통증을 유발하는 오른쪽 끝단의 수동 경추 회전이다. 따라서 이러한 유형의 통증은 근본적인 말초-통각성 통증 패턴의 표현이라 할 수 있다.

환자의 통증 패턴을 정확하게 기록해야 한다. 이를 통해 근본적인 통증 메커니즘에 대한 추론을 할 수 있다. 통증의 진단 평가에서 다른 통증 메커니즘의 비례적 관여 및 특정 사례에서 어떤 통증 메커니즘이 지배적인지를 결정하고 있는지 필수 요소이다(▶ 그림 4.7). 이러한 방식으로 적절한 치료 전 과정을 계획할 수 있다. 왜냐하면 주로 말초-통각을 유발하는 통증을 가진 환자는 중추신경과 출력 통증 메커니즘에 의해 지속되는 통증을 주로 가진 환자와 다르게 치료된다는 것은 말할 필요도 없다. 예를 들면, 통증이 4분의 3 이상의 중추 및 출력 통증 메커니즘(central and output pain mechanisms)에 의해 유발된 환자 "B"보다 2/3 이상의 말초 통각 기전(peripheral-nociceptive mechanisms)에 의해 통증이 유발되는 특정 환자 "A"는 통증의 원인에 따라 다른 치료가 필요하다(▶ 그림 4.7).

주요내용

통증의 진단적 정밀검사에서 다양한 통증 메커니즘에 따라 비례적 관여 또는 특정 사례에서 어떤 통증 메커니즘이 지배적인지를 결정하는 것이 필수적이다(▶ 그림 4.7). 이를 바탕으로 적절한 통증 치료가 가능하다.

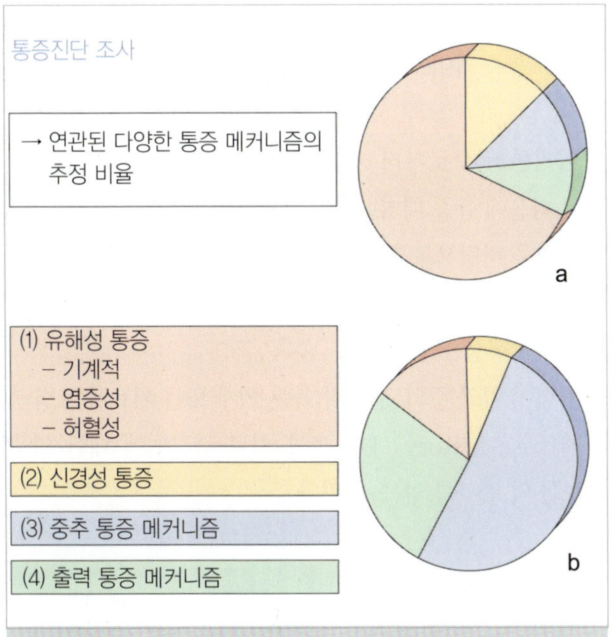

그림 4.7 통증 진단 검사. 환자 A의 통증은 말초 통각으로 인한 2/3 이상임. 환자 B의 통증은 3/4 이상의 중앙 및 출력 통증 메커니즘에 의해 발생한다. 환자 A와 B는 통증의 원인에 따라 특별히 조정된 다른 치료를 필요로 한다.

4.1.3 근막 통증
Myofacail Pain

mTrP로 인한 근막 통증은 주로 말초 유해성 통증 메커니즘에 의해 유발된다. 허혈로 인해 발생하기도 하며, 여기서 통증 패턴은 움직임과 부하에 의존하는 통증을 포함된다(통증은 움직임이나 부하에 따라 증가하거나 감소). 통증을 유발하는 특정 움직임을 식별할 수 있다(예: 앞치마를 묶는 것처럼 허리 주위에 유발). 일반적으로 몇 시간 동안 서 있거나 컴퓨터 앞에 앉아 있는 것과 같이 특정 자세를 장시간 유지하면 통증이 악화된다. 자세를 바꾸거나 잠시 휴식을 취하면 일반적으로 증상이 빠르게 완화된다.

그러나 대부분의 경우 mTrP에 의해 유발된 연관통증 현상은 말초 과정으로는 설명할 수 없다. 연관된 통증은 근막 통증이 변형된 통증 메커니즘과 연관이 있음을 분명히 보여준다. 따라서 연관된 통증은 중추 통증 메커니즘(및 출력 통증 메커니즘)에 의해 발생한다. 근막 통증의 많은 경우, 검사자는 연관된 통증만 구별할 수 있으며, 원인은 여전히 찾아내야 할 것이다(Dejung 2009, Mense 1993). 이는 진단의 정밀 검사에 대한 도전이라고 볼 수 있다.

주요내용

근막 통증

- mTrP에 의해 유발되는 통증은 일반적으로 근육 부하에 따라 증가하거나 감소한다. 끝 범위 움직임이 고통스러우면 늘어난 근육 속에 있는 mTrP가 종종 원인이 된다.
- 연관된 통증은 근막 통증의 특징이며, 통증의 원인 부위는 통증이 감지되는 부위와 동일하지 않은 경우가 많다.

4.2 검사의 원칙
Principles of Examination

가장 보기 힘든 것은 바로 눈앞에 있는 것이다.
(Johann Wolfgang von Goethe: from Xenia)

근막 통증은 활성 mTrP에 의해 발생한다.
따라서 신체검사의 임무는 다음과 같다:

- 활성 mTrP가 있는지 확인하기 위해
- 활성 mTrP가 어디에 있는지 확인하기 위해

현대적 기술 방법과 기법은 mTrP의 일상적인 임상 진단에 도움이 되지 않는다. mTrP의 표준화된 진단에 사용할 수 있는 현재 사용 가능한 실험실 또는 영상화 기술이 없다(Travell과 Simons 1999). EMG 편향, 부분 산소 압 측정, 미세 투석을 통한 mTrP의 식별, 생검에서, mTrP에서 단축된 육종의 조직학적 검증(2.2.1 – 2.2.3장)은 큰 기술과 비용이 연관되어 있는 연구 방법이며, 일상적인 훈련과 연관이 없다.

근막 통증 및 기능 장애의 진단은 임상적으로 수행되고 있다. 최소한의 시간 소요와 최고 수준의 신뢰성을 달성해야 하는 의료적 및 물리치료 실습에서 다음 절차는 시간이 지남에 따라 입증되었다.

- 일반적으로 환자의 **병력** 자체는 근막 문제의 존재 여부와 연관되는 근육 그룹에 대하여 명확한 표시를 제공한다.
- 결과에 대한 **후속 검토**에서는 검사, 스트레칭 및 기능 테스트를 통해 mTrP로 근육 그룹을 감지하고, 촉진을 통해 활성 mTrP를 식별하는 것을 목표로 한다. 따라서 활성 mTrP의 진단은 기술적으로 열거된 임상 진단 기준을 통해 수행된다(▶ 표 2.2).

- **치료진행의 가설**은 이력에서 얻은 정보와 신체검사 결과를 통합하고, 유발점 치료를 시행해야 하는지 여부와 시행해야 하는 근육에 대한 결정을 용이하게 만든다.
- 후속 **검사 치료**에서는 활성 mTrP이 선택적으로 비활성화된다(5.1장).
- **재평가** 결과는 진행의 가설이 옳았는지 또는 수정해야 하는지 여부를 나타낸다(▶ 그림 4.14). 치료 진행의 기록된 결과에 대한 재평가가 수행될 때까지는 근막 문제의 존재에 대하여 근거가 확실한 이야기를 할 수 없다.

주요내용

근막 통증 및 기능 장애 진단은 다음을 통해 임상적으로 실시
- 병력 (history)
- 신체검사 결과 (physical findings)
- 치료 가설 (working hypothesis)
- 치료 진행 (trial treatment)
- 재평가 (reassessment)

4.2.1 병력
History

oeheim, wirret di?
(Kinsman, 왜 그렇게 고통받습니까?)
(Wolfram von Eschenbach, Parzival)

일반적인 데이터를 수집 외에도 근막문제를 인식할 수 있으려면 환자에게 다음의 가장 중요한 네 가지 질문을 해야 한다.
- **어디가** 아프시나요?
- **얼마 동안** 아팠습니까?
- 통증을 좀 더 완화시키는 또는 더 악화시키는 것은 **무엇**입니까?
- 환자는 통증 **원인**으로 **무엇**을 의심하고 있나요?

치료사는 특히 다음과 연관하여서 민감해야 한다:
- 통증이 처음 발생했을 때 급성 또는 만성적 근육 과부하 또는 직접적인 근육손상의 형태를 확인할 수 있습니까?
- 활성화되는 메커니즘을 구별할 수 있습니까?
- 말초 또는 중추통증 메커니즘이 우세하든가요?
- 설명한 통증 위치가 알려진 연관통증 패턴과 일치합니까? (9.3장 통증 가이드 참고)

이러한 정보로부터 치료사는 통증패턴의 초기 형상을 얻은 다음에 통증 메커니즘이 우세한 가설을 만들 수 있다.

이력을 바탕으로 통증의 원인이 될 수 있는 모든 근육을 기록해야 한다 – ▶ 그림 4.13의 벤 다이어그램에서 근육 선택 1을 형성한다.

경험이 있고 주의 깊게 잘 듣는 의사 또는 치료사는 병력 사례(case history)에서 추가 치료 접근법에 대한 연관 정보를 약 85%를 얻을 수 있다.

4.2.2 신체적 진단
Physical Findings

먼 산 반대편에서 연기가 보이면 즉시 그곳에서
불이 타오르는 것을 알 수 있다.
울타리 반대편 넘어 불이 보이면
바로 거기에 소가 있다는 것을 알 수 있다.
(The Blue Cliff Record 에서)

결과는 기능 및 구조들을 분석 통합한다. 기능을 중심으로 개요 검사를 먼저 수행된 다음 세부 구조별 검사를 수행한다.
- **개요 검사(overview examination)**에는 가능한 한 적은 시간에 집중할 수 있도록 검사 및 기능 테스트(능동적 및 수동적 ROM 및 강도 테스트)가 포함된다(9.1장 선별 테스트 참고).
  - 근막 문제가 있거나 또 다른 통증을 유발하는 문제가 있습니까?
  - 가능성이 가장 높아 보이는 활성 mTrP가 있는 근육 또는 근육 그룹은 무엇입니까?
- 동시에(양성결과가 있는 경우) 개요검사를 통해 치료사는 치료 전후의 선별검사(screening test) 중 비교에 사용할 수 있는 객관적인 후속 매개 변수를 찾고 치료(시험) 효과를 측정하고 문서화할 수 있다.

  개요 검사는 기본 검사(항상 동일한 방식으로 수행됨, 9.1장 참고)와 구조별 분화를 위해 상황에 따라 구현될

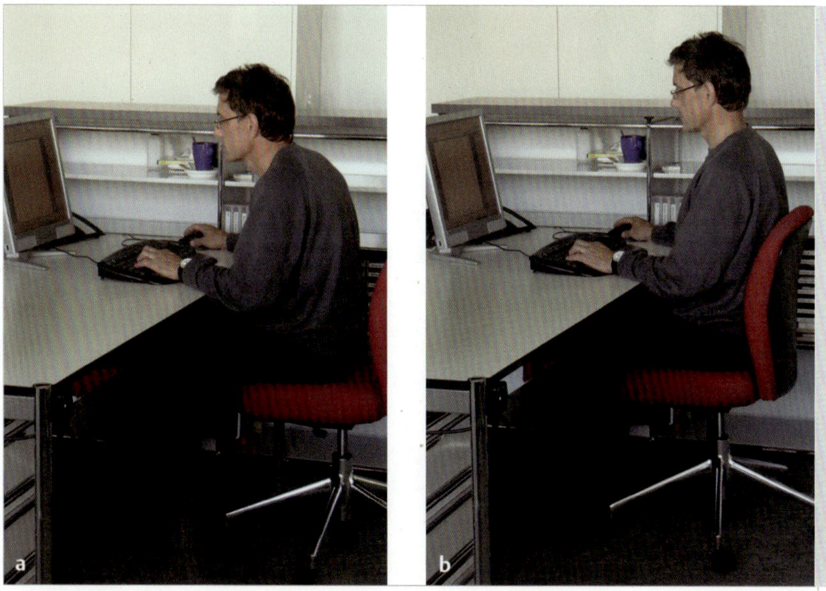

그림 4.8 **a–b** 목 뒤쪽, 근육이 짧아지고 부적절하게 받는 하중, 머리의 습관적인 전방 이동.
a mTrP의 발생 가능성이 높다.
b 인체 공학적 앉은 자세는 부적절한 하중을 줄이는 데 도움이 된다.

수 있는 추가 검사로 나누거나(예: 신경역동검사, 관절 놀이검사, 호킨스 충돌 테스트 등) 특정 근육 그룹을 구별한다.

- 후속 **세부 검사**는 mTrP에 대한 촉진 진단 검사로 구성된다. 이 구조 검사는 이력 및 개요 검사의 정보를 기반으로 연관될 것으로 추정되는 근육 내 mTrP의 존재와 위치를 명확히 한다(▶ 그림 4.14).

주요내용

선별검사(mTrP의 촉진 진단검사)는 상대적으로 많은 시간이 걸리기 때문에 초점을 맞추는 것이 합리적이라 할 수 있다. mTrP에 대한 촉진 진단검사를 수행하기 전에 먼저 개요검사(9.1장 선별 테스트 참고)를 사용한다.

점검

자세분석은 자세가 좋지 않은 하중 패턴이 존재하는 영역을 보여주며, 이는 mTrP의 형성 및 지속을 초래할 수 있다(임상정보 참고). 때때로, 비대칭 근육 단면이 주목되는데, 이는 mTrPs가 증가될 확률과 함께 오래 지속되고, 부적절하게 일방적으로 나타나는 부하를 말한다.

임상정보

점검

- 습관성 머리의 전방 이동(▶ Fig. 8 **a**)은 목 뒤쪽 근육이 짧아지고 부적절한 하중이 가해져 mTrP 형성 가능성이 높아진다. 임상정보도 참고.
- "날개 견갑골(winged scapula)"에서는 견갑골이 측면 이동되고 견갑골의 아래 각도가 흉부로부터 올라가 있다(▶ 그림 4.9). 아마도 소흉근(pectoralis minor)이 짧아지고, 능형근(rhomboid), 전거근(serratus, 앞톱니근), 이 약화 및 짧아지거나 팽팽한 원인이 될 수 있다. 임상정보도 참고

기능 검사

기능 검사는 동작 테스트와 강도 테스트의 범위로 세분화된다.

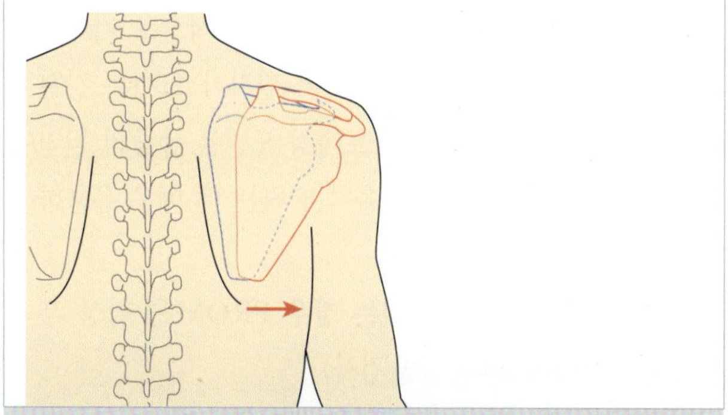

그림 4.9 견갑골의 측면화는 능형근의 약화와 전거근의 단축(또는 단단한 띠)을 나타낸다. 날개 견갑골(winged scapula, 익상견): 흉곽에서 아래쪽 각도가 올라간 견갑골의 "날개 위치"는 전거근의 약화와 하승모근의 활성 부족 및 소흉근의 단축 가능성을 나타낸다.

유동성

능동 및 수동 ROM 테스트를 수행한다.

- **움직임 경로** 내에서 **능동적인 움직임**이 통증을 유발하는 경우 이는 활동적인 근육 그룹 내의 mTrP가 통증의 원인일 수 있음을 보여준다. 근육이 수축하면 mTrP가 스트레스를 받아 임상적 통증 패턴이 나타난다. 부하에 의한 자극으로 이러한 유형의 근육 자극은 주로 중력에 대항한 최대 부하(예: 팔의 굴곡 또는 외전)로 작업할 때 발생하며, 근육의 제어에 가장 큰 도전을 주는 원심성 근육운동 중에 가장 두드러지게 나타난다.
- 적극적인 움직임으로 **끝범위 통증**이 발생하면, 한편으로 여기서 통증(부하 자극)을 담당하는 활동적인 근육의 mTrP가 있을 수 있고, 다른 한편으로 수동적으로 늘어난 근육의 mTrP가 연관될 수 있다(스트레치 자극). 어떤 근육 그룹이 통증을 유발하는지 구별하기 위해, 능동적 운동범위(AROM) 테스트 후 통증이 있는 운동 구성요소에 대해 수동운동 범위(PROM) 테스트를 수행한다. 능동 테스트에서와 마찬가지로 끝범위 운동에서 수동 테스트 중에 동일한 통증(동일한 통증의 질과 양, 동일한 위치)이 발생하면 mTrP는 개연성 높은 정도로 신장된 근육에 위치하고 있다.

  그러나 수동적 끝 범위 움직임이 통증이 없는 반면, 능동적인 끝 범위 움직임이 통증을 유발하는 경우의 mTrP는 활성 근육에 위치한다. 임상정보: ROM 테스트 및 ▶ 그림 9.2 참고.
- **수동적 움직임**이 가능한 최대 움직임의 끝에서 통증을 유발하는 경우 mTrP는 늘어난 근육 그룹에 위치한다. mTrP가 포함된 근육이 늘어나면 일반적으로 기계적인 인장응력이 mTrP를 활성화하여 환자가 느끼는 전형적인 통증을 유발한다. 이 스트레칭 도발은 통증의 원인이 되는 특정 근육과 근육 군을 식별하는 데 매우 유용하다(9.1장).
- **활성 ROM에 통증이 없는 경우** PROM은 항상 후속 검사를 받아야 한다(선별 검사).

임상정보

능동 및 수동 ROM 테스트

AROM을 테스트하면서 어깨의 외회전(ER)(상완골 전두-시상면) 끝 범위에 통증이 있는 경우, 통증은 이론적으로 내회전근의 늘어난 근육 그룹의 mTrP 또는 활성 근육 그룹의 mTrP에 의해 유발될 수 있다(외회전근). 동일한 방법(어깨의 ER)이 수동적으로 수행될 때, 동일한 통증이 유발되는 경우, 활성 mTrP는 늘어난 근육 그룹(내회전근)에 위치한다. 이 경우, 견갑하근, 대원근, 광배근 그리고 대흉근은 mTrP의 존재 여부를 검사한다. 현재 예에서, 수동적 ER에 통증이 없었다면 운동을 수행하는 근육 그룹(외회전근: 근하근 및 소원근)에서 활성 mTrP를 검사한다.

주요내용

AROM 및/또는 PROM 중에 끝범위 통증이 발생하면 방법에 의해 늘어나는 모든 근육이 추가 검사를 받아야 한다. 의심되는 근육은 개별적으로 표적화하여, mTrP를 유발하기 위해 최대한 늘어난 위치로 이동한다. 환자는 일상생활에서 알고 있는 통증을 재현하는 동작을 검사자에게 알려준다. 연관 근육은, 단단한 띠와 mTrP의 존재를 촉진하여 검사한다. 예를 들면, 수동적으로 손을 허리 뒤로 가져가는 것이 고통스러운 경우, 검사자는 극상근(supraspinatus, 가시위근), 극하근(infraspinatus, 가시아래근), 소원근(teres minor, 작은원근), 오훼상완근(coracobrachialis, 부위위팔근) 및 전삼각근(anterior deltoid, 앞어깨삼각근) 근육에서 활성 mTrP를 검색해야 한다.

근력

기능 및 저항 테스트는 강도를 테스트하는 데 사용된다.

- **기능 테스트**는 근육이 부하 자극에 어떻게 반응하는지 보여준다. 가능할 때마다 일상생활의 참고 매개 변수를 서면으로 기록해야 한다(최대 보행 거리, 환자가 통증없이 작업할 수 있는 시간 등). 치료 과정을 재평가할 때 문제가 줄어들고 있는지 비교할 수 있다.
- **저항 테스트**: 근육 또는 근육 그룹이 저항에 대해 아이소메트릭 방식으로 테스트 되면 임상 통증 사진이 종종 재현되거나 심각한 근육 약화가 있을 수 있다. 통증과 근력

감소는 모두 저항에 의해 유발된 근육의 유발점 활동의 징후이다. 등척성 저항 테스트를 통해 기능성 근육 그룹을 평가할 수 있다(외부 대 내부 회전근, 굴곡근 대 신근 등, 9.1장 참고).

임상정보

저항 테스트

치료사가 점진적으로 저항을 증가하면서 등척성 외회전근 활성화하는 경우(▶ 그림 9.10 a), 임상적으로 이전부터 알려진 통증(앞쪽 어깨 또는 "관절 깊은 곳"에 위치)이 종종 유발된다. 영향을 받는 쪽의 외회전근에 명백한 약점도 종종 있다. 통증과 근력 부족은 저항에 의해 유발된 근육의 경우에는 외회전근 활동의 유발점 활동의 징후가 나타난다. 따라서 mTrPs의 존재는 촉진을 통해 극하근과 소원근을 검사해야 한다.

주요내용

저항 테스트는 어떤 근육 그룹에 mTrP가 있는지 확인하는 데 도움이 된다.

근육 군이 저항에 대해 등척성으로 검사할 때 알려진 통증이나 근육 약화의 경우 연관 근육의 촉진을 통해 검사해야 한다. 예를 들면, 견갑상완 관절의 내회전근 저항에 대해 등척성으로 활동할 때 환자의 알려진 통증이 발생하면 견갑하근, 대원근, 광배근(등넓은근) 및 대흉근(큰가슴근)은 mTrPs 검사를 해야 한다.

자신의 증상을 유발하는 특정 움직임이나 활동(예: 굴곡, 회전 및 측면 굴곡이 있는 경추의 복잡한 움직임)을 알고 있는 경우 이를 치료사에게 보여줘야 한다. 이러한 증상을 유발하는 움직임은 아직까지는 아니지만 선별 검사에 포함 된 4.2 검사원칙도 분석해야 한다. 문제의 가능한 원인에 대한 유용한 표시를 제공하며 진행 상황을 모니터링하는 데 사용할 수 있는 훌륭한 매개 변수이기도 하다.

연구 결과에 따르면, 모든 근육은 가능한 통증의 원인을 기록해야 한다. ▶ 그림 4.13에서 근육 선택 2를 형성한다.

요약

조사 결과 – 개요 검사

활성 TrP가 위치한 근육 또는 근육 그룹의 식별은 다음을 통해 진행된다.

- 검사
- 스트레치 유발
- 부하 유발(기능 테스트)
- 저항 유발

촉진

mTrP에 대한 촉진 진단 검사는 선별 검사의 핵심이자 주요 작업이다. 이력 및 신체적 발견(검사 및 스트레칭, 하중 및 저항 유발 테스트를 통한 개요 검사)을 기반으로 mTrP에 대한 높은 확률을 나타내는 동일한 근육을 mTrP에 대해 검사해야 한다. 세 가지 기본 진단기준은 결정을 제공한다(▶ 표 2.2).

순서

- **단단한 띠**를 찾는 가장 좋은 방법은 근육의 섬유 방향에 수직으로 촉진된다(▶ 그림 4.10). 검사 중인 근육이 약간 늘어난 경우, 짧아진 단단한 띠를 먼저 긴장 상태로 만

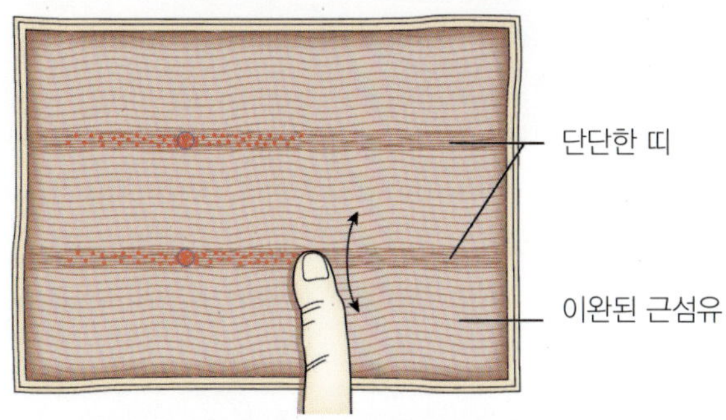

그림 4.10 단단한 띠의 촉진. 단단한 띠의 수축된 근육 섬유 다발은 섬유 방향에 수직으로 촉진된다(Travell과 Simons 1999의 개략도).

들면 더 쉽게 느낄 수 있다. 극하근의 경우, 근육의 한쪽 만 접근할 수 있는 경우 편평하게 촉진을 이용한다(▶ 그림 4.11). 흉쇄유돌근(목빗근) 또는 대흉근과 같이 양쪽 다 접근 가능한 근육은 집게 잡기를 사용하여 검사하고 치료할 수 있다(▶ 그림 4.12).

- 단단한 띠가 발견되면 단단한 띠 내에서 **최대한 부드러운 지점**을 결정한다. 촉진하는 손가락에 종종 부종, 부어오름, 단단함, 응축된 느낌을 받는다. 때때로 이러한 발견은 발생하는 LTR과 마찬가지로 확증적 진단 기준으로 본다.
- 단단한 띠에서 최대로 민감한 지점에서의 **유발**은 압력으로 이행된다. 이것이 **임상 증상이 재현**되는 경우, 즉 환자가 발생되는 통증이 국부적이거나 의뢰된 통증이 의사나

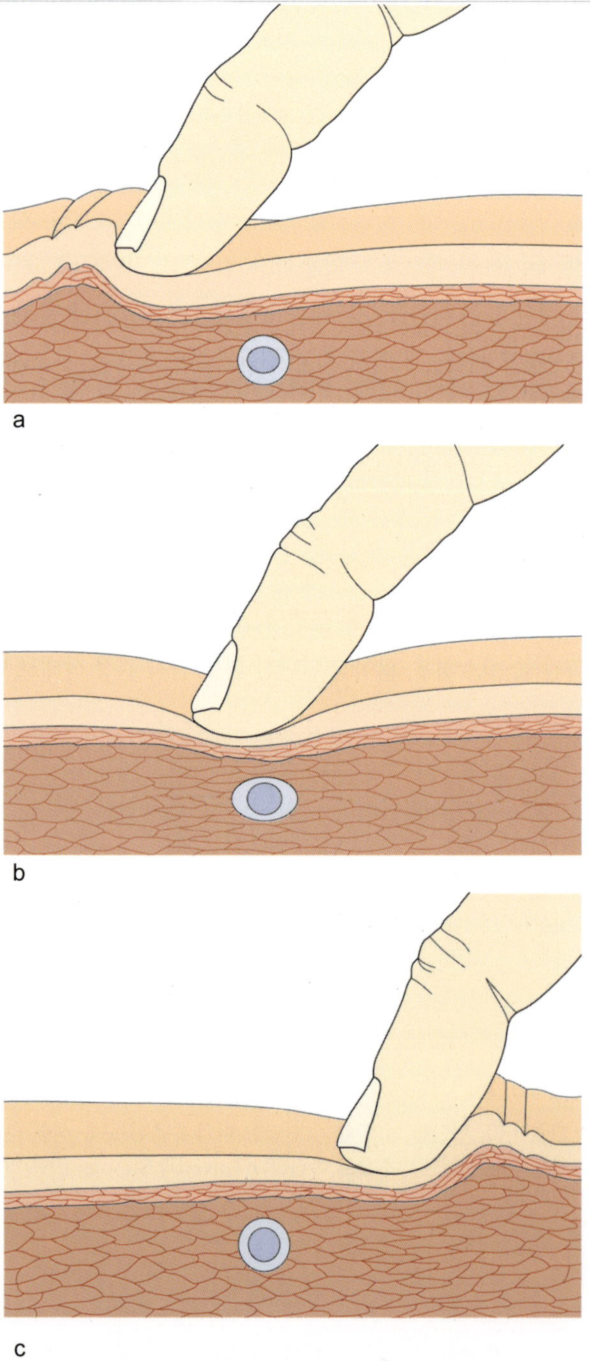

그림 4.11 한쪽만 접근할 수 있는 단단한 띠와 유발점의 편평 촉진(개략 단면, Travell과 Simons 1999).

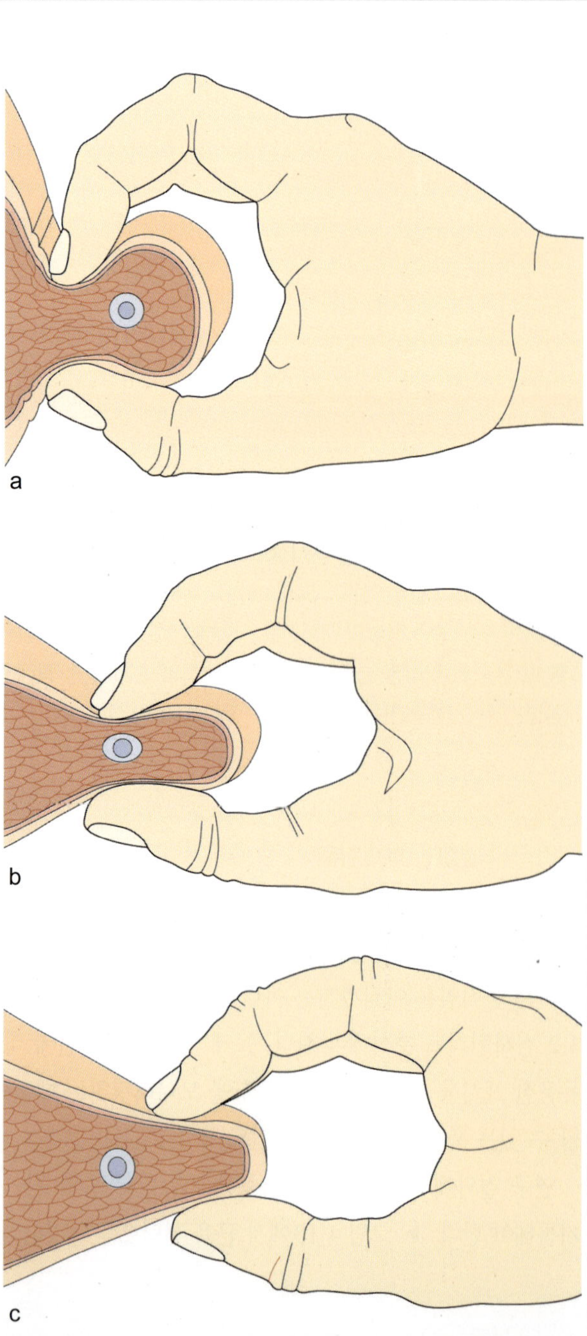

그림 4.12 양쪽에서 접근할 수 있는 근육에 집게 잡기를 사용하여 단단한 띠와 유발점의 집게 촉진(개략 단면, Travell 및 Simons 1999).

치료사에게 통증과 동일하다고 말하는 경우 이 부위는 활성 mTrP로 식별된다. mTrP의 촉진 진단의 경우 일반적으로 $2kg/cm^2$ 미만의 최대 압력은 진단적 결정적인 반응을 일으키거나 환자의 허용 한계에 도달하기에 충분하다고 본다(Heitkamp 등 2014).

여러 가지 이유로 실제 사례에서 제시 문제와 연관된 mTrP를 찾는 것이 항상 쉬운 것은 아니다(Dejung 2009).

- 해부학적 특성: mTrP의 영향을 받는 근육은 때때로 심부 조직층(예: 대둔근, 장요근 및 척추기립근의 회전근)에 위치하거나 내전근과 같이 부피가 크다. 이러한 요인으로 인해 직접 촉진하지 않는다. 단단한 띠와 mTrP를 찾는 것은 비만이 심한 환자에게도 어려울 수 있다. 이러한 경우, 진단 유발 검사(diagnostic provocation test)로 기법 III를 사용하는 것이 종종 도움이 된다.
- 모든 인간에게 많은 수의 잠재적 mTrP가 발생된다. 추상적인 유발점 현상에서 급성 통증 증후군의 명확한 결과로 지속적으로 전환되고 있다.
- 발화점 현상과 섬유근통 사이 또는 퇴행성 관절질환과 근막 통증 사이에 혼합된 현상이 종종 발생된다(감별 진단, 4.3장 참고).
- 차별화된 촉진 능력이 필수이다. 훈련을 받지 않았거나 촉진에 경험이 없는 개인은 진정한 긴장 밴드와 생리학적으로 단단한 근육 섬유다발(예: 긴흉부 근육)을 구별하거나 종종 mTrP에 수반되는 부종을 감지하는 데 어려움을 겪을 수 있다. 부종. 촉진하는 능력은 실행될 수 있어야 한다; 이것은 검사자간 신뢰도와 좋은 치료 결과를 위한 전제 조건이 된다.

근육의 mTrP 위치

기본적으로 mTrP는 단단한 띠 내 어디에서나 발생할 수 있다.

- MTrP는 종종 단단한 띠의 중간 1/3에 위치한다. 이 관찰은 운동신경 **종판**이 일반적으로 근육 중간 1/3에 위치하기 때문에 mTrP의 발달에 대한 종판 가설을 뒷받침한다.
- 드물지 않게 활성 mTrP는 **근육–건 접합부** 부근에 위치한다. 이 영역은 관류(perfused)가 잘되어 있으며(van den Berg 2011), 전환 영역으로서 특히 과부하에 취약하다.
- 활성 mTrP가 근육에 존재하는 경우 **정지부(insertion)**도 종종 촉진되기 쉽고, 이러한 뼈–건 접합부는 때때로 연관통 현상의 원인이 되며, 환자에게 알려진 이전의 동일한 임상적 통증을 유발한다(tendoperiosteal TrP). 예를 들면, mTrP가 극상근, 극하근 또는 소원근(teres minor)에 존재하는 경우, 대결절에 있는 이러한 근육의 정지부는 자주 압통이 있으며, 또한 기법 I 및 II의 손 위치(심부 마찰과 유사한)로 치료해야 한다.
- 활성 mTrP는 때때로 **다른 위치**에서 발생한다. 즉, 운동신경 종판 근처 또는 근육–힘줄 또는 뼈–힘줄 접합부 근처에 위치하지 않을 수 있다. 이 경우, mTrP의 발생 원인은 아마도 근육에 대한 직간접적 외상으로 유추되므로, mTrP는 근육세포질그물(sarcoplasmic reticulum)의 손상의 결과로 부상 부위에서 발생한다(▶ 그림 2.59, 화살표 II).

주요내용

MTrP는 일반적으로 조직전환 영역에 있다.

- 신경–운동신경 전환: 운동신경 종말판
- 근육–힘줄 접합
- 뼈–힘줄 전환: 정지(insertion) 부위

요약

검사 결과 – 상세 검사

mTrP의 임상적 진단 검사조사

활성 mTrP의 식별은 필수 임상적 진단 기준을 사용하여 촉진으로 수행한다.

- 단단한 띠
- 최고의 압통점(maximal spot tenderness)
- 임상적 증상 재현(reproduction of clinical symptoms)

4.2.3 치료 가설

Working Hypothesis

돌아가는 것(우회)이 가장 짧은 길이다.
(중국 속담)

병력 및 신체검사 결과에서 수집된 모든 정보는 지속적으로 분석되고 가중치가 부여된다.

- 문제의 근막 원인인 것 또는 원인에 대한 것은 무엇인가(4.1장 참고)?
- 근막 문제가 의심되는 경우:
  - 근막 문제가 일차적이거나 이차적인 것인가(6.1.1장 참고)?
  - 자극의 총체적인 문제가 있나? 이런 경우 근막 구성요소는 얼마나 크며, 유발점 치료가 문제에 유리하고 지속적인 방식으로 영향을 미칠 수 있는 확률은 얼마나 되는가?
  - 활성 mTrP를 포함할 가능성이 가장 큰 근육은 무인가? ▶ 그림. 4.13 및 ▶ 그림. 4.14의 벤 다이어그램에 나타난 근육군 1(이력 정보 기준)과 근육군 2(개요 검사 기준)가 겹치는 근육에서 흔히 발견된다. 치료 가설은 병력과 신체검사에서 수집된 정보를 기반으로 형성된다. mTrP 또는 결합조직 변화가 문제의 원인이거나 영속적인 요인일 가능성이 있는 경우 치료 시도는 정당하다.

주요내용

치료 가설은 병력에서 수집한 정보와 신체검사 결과를 바탕으로 만든다.

4.2.4 치료 시도

Trial Treatment

황소의 눈을 맞추는 화살은 99번 실패의 결과이다.
(Dogen Zenji)

치료를 시도하면서 발견된 활성 mTrP가 치료된다. mTrP를 처리할 때마다 재평가를 수행하는 것이 필요하다. 움직임의 ROM과 질적으로 변경되었는가? 통증이 더 적게 또는 더 자주 발생하는가? 이전 또는 이후?

치료의 시도가 성공적이면, 환자가 원래 설명한 증상이 근막(전체 또는 일부)으로 인해 발생했음을 입증하는 치료 가설을 확인한다.

치료시도 단계는 통증의 병력에 따라 더 길거나 짧을 수 있다. 통증이 급성이면 1~3회 치료 내에서 긍정적인 변화를 기대할 수 있다. 만성 통증에서는 활동성 mTrP를 지속적으로 다루는 것이 적절할 것이다. 더 긴 병력을 가진 환자의 경우, 문제의 근막 구성요소가 얼마나 두드러지는지, 그리고 이것이 표적 유발점 치료에 반응할지 여부가 일반적으로 4~6회 치료 세션 내에서 분명해진다.

치료시도에서 어떤 근육을 먼저 선택해야 하는지 결정하는 것은 항상 쉬운 것은 아니다. 병력 이후, 종종 활성 mTrP를 포함할 수 있는 일련의 전체 근육이 포함된다. 이것은 근육 선택 1을 구성한다. 초기 평가에서 수행된 다양한 테스트(스트레치 유발, 저항 및 부하 유발) 및 검사는 어떤 근육이 활성 mTrP를 포함할 수 있을지에 대한 추가 단서를 제공한다. 근육 선택 2를 형성한다. 일반적으로 근육그룹 1과 2 사이에 커다란 겹침이 있다(벤 다이어그램 참고, ▶ 그림 4.13); 겹치는 부분에 있는 이러한 근육은 이미 병력으로 가능성이 있는 것으로 선정되었으며 신체적 검사로 확인된다. 일반적으로 이 겹침 그룹의 근육 중 하나가 치료시도를 위해 먼저 선택된다(▶ 그림 4.13).

주요내용

진단 기준(▶ 표 2.2)을 통해 활성 mTrP를 찾을 수 있고, 시도된 치료가 성공적이면, 환자의 증상은 근막 장애에 의한(전체 또는 부분적으로) 유발이라고 본다.

4.2.5 재평가

Reassessment

내가 아는 유일한 사람은 내 재단사이다; 그는 나를 볼 때마다 새로 측정한다.
(George B. Shaw)

재평가에서는 치료에 대한 반응을 기록하고 평가하는 것

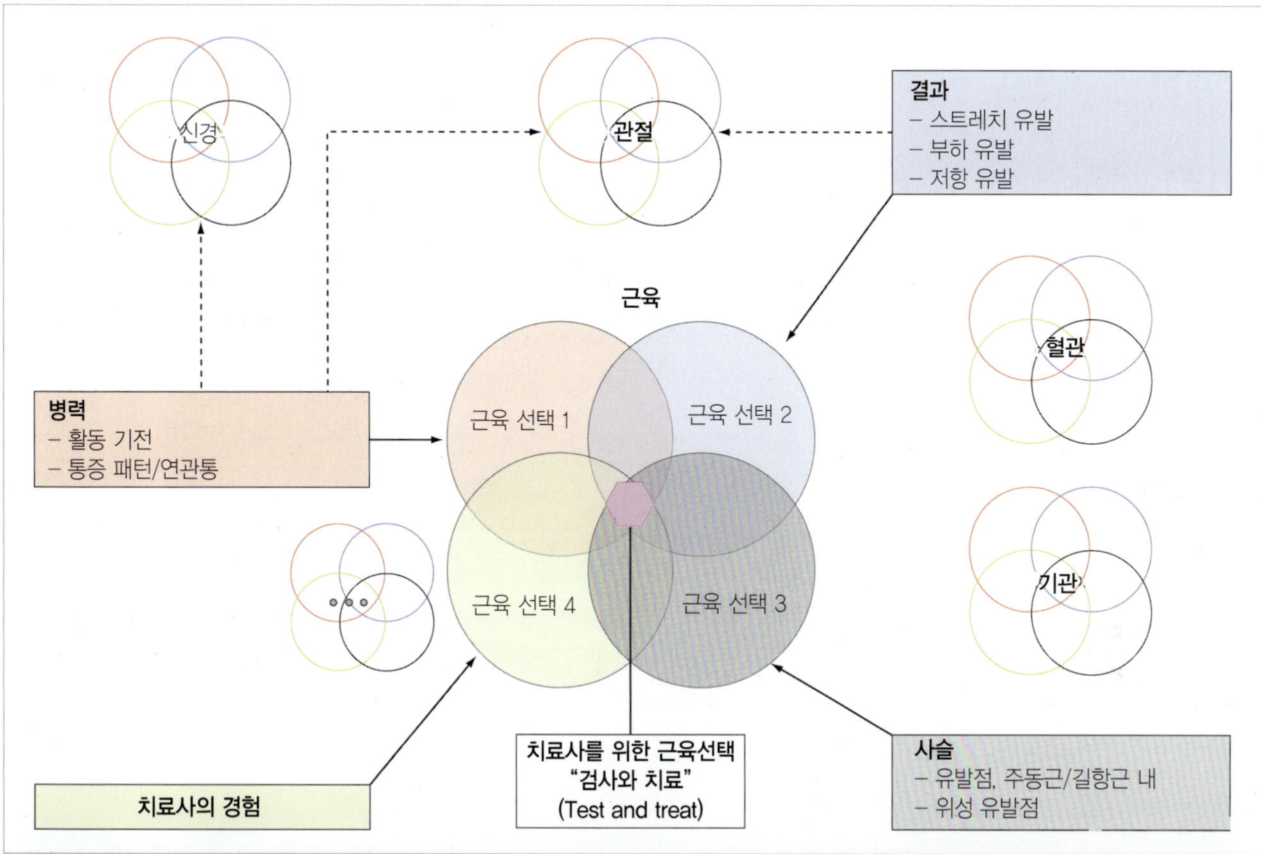

그림 4.13 시험 치료를 위한 근육 선택을 보여주는 벤 다이어그램. 신체검사의 병력과 발견, 유발점 고리에 대한 지식 및 치료사의 경험에서 얻은 단서를 기반으로 한다.

이다. 병력과 신체적 발견에서 얻은 정보에 기초한 가설은 적절한 치료에 의해 적절하게 확인될 때까지 예비 가설로 간주되어야 한다(Frisch 2001).

후속 검사는 가능한 한 빨리, 즉 치료 중재 직후 바로 수행되어야 한다. 신장, 부하 및 저항성 테스트(정밀검사를 통한 개요검사, 9.1장 참고)를 사용한다. 다른 한편으로, 병력 및 후속 검사에 대한 간략한 업데이트와 함께 재평가는 일반적으로 약 2~10일 간격으로 다음 방문을 시작할 때 수행된다. 치료 가설을 확인하는 변경 사항이 있는가? "근막 통증"의 문제인가?

규정된 치료목표를 향한 진전이 있으면, 가설을 강화하고 치료는 계속해서 설명할 수 있는 과정을 추구한다. 치료 과정이 정체되거나 문제가 실제로 증가하면 임상추론 과정의 추가 측면을 통합해야 하며 필요한 경우 기본가설을 검토하고 근본적으로 수정해야 할 것이다. 예를 들면, 임상적 통증이 유발점 치료 세션 후 며칠 동안 분명하게 증가하면, 치료사가 주요 유발점이 아닌 위성 유발점을 치료했음을 가장 자주 나타낸다. 재평가에서 얻은 이 정보는 임상 추론 과정에서 연관 유발점 및 유발점 고리에 대한 지식을 불러일으키고, 이를 근육 선택 3의 형태로 통합할 수 있는 기회가 된다(▶ 그림 4.13). 재평가에서 얻은 정보는 현재 세션에서 치료할 근육을 결정하는 데 도움이 되며, 이는 치료사의 경험에 영향을 받는 선택이 된다(근육 선택 4, ▶ 그림 4.13).

주요내용

선별검사(mTrP의 촉진 진단검사) 는 상대적으로 많은 시간이 걸리기 때문에 초점을 맞추는 것이 합리적이라 할 수 있다. mTrP 에 대한 촉진 진단검사를 수행하기 전에 먼저 개요검사 (9.1장 선별 테스트 참고) 를 사용한다.

따라서 근막 통증의 진단적 조사 과정에서 수행되며, 많은 경우에서 단일 세션으로 결정적으로 결과를 얻을 수 없다. 복합 통증의 경우 통증유발점 치료법으로 통증에 유리하게 영향을 미칠 수 있는지 여부를 평가하기 위해 보

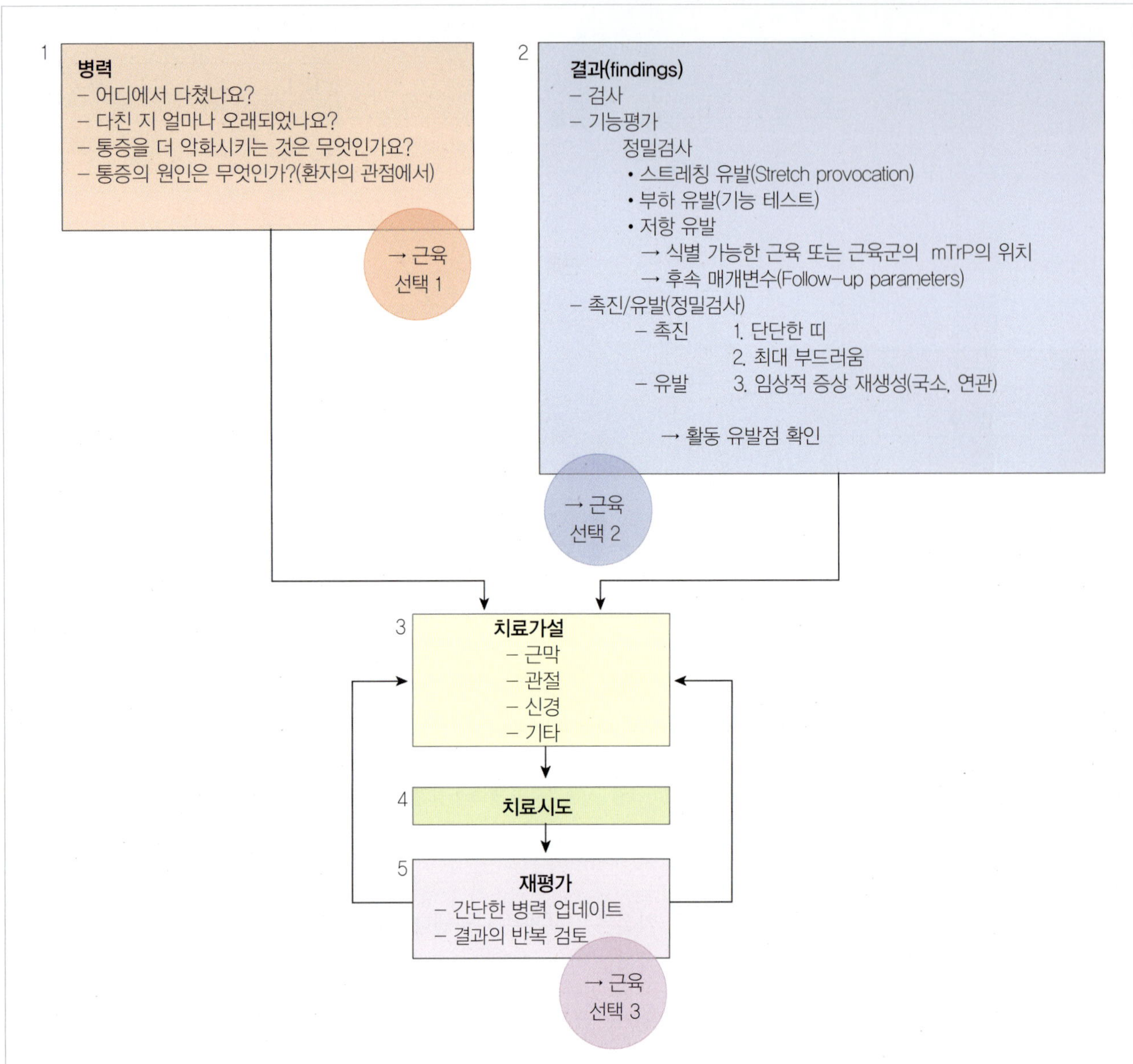

그림 4.14 근막 통증의 진단적 임상 검사.

통 6~8회의 치료 세션이 필요하다. 아직 만성화되지 않은 통증은 일반적으로 1~3회 치료 후에도 호전된다 .

그러나 때때로 근막 구조가 임상적으로 통증상태를 유발하는 지배적 요인이 아니다. 이것은 중요하게 인식할 가치가 있다고 본다. 주로 문제는 주로 신경, 관절 또는 내장의 질병으로 인해 발생할 수 있다(▶ 그림 4.13). 전반적인 환자 관리 맥락에서 표적 배제 진단(targeted exclusion diagnostics)을 제공할 수 있는 가능성과 함께 근막통증 치료법의 기여는 큰 가치가 있다. 여기에서 제외시키는 과정을 통해 문제를 올바르게 진단하는 데 도움이 될 수 있다. 자신의 문제가 근막에 의한 요인이 아님을 알게 된 환자가 치료에 의해 직접적으로 도움을 받을 수 없는 것은 사실이지만, 획득한 정보는 체계적인 진단평가가 가능하기 때문에 더욱 도움이 될 것이다.

주요내용

유발점 치료는 배제에 의해서 진단으로도 사용될 수 있다.

통증문제가 유발점 치료법으로 4~6회 치료세션 후 호의적으로 영향이 없다면, 이는 근막 요인에 의한 것이 아니다.

요약

근막 통증의 임상 진단 조사

근막통의 임상적 진단조사 절차는 ▶ 그림 4.14에 요약되어 있다.

4.3 감별진단

Differential Diagnosis

"진리의 가장 큰 적은 고의적이며 인위적이며 부정직한 거짓말이 아니다 - 그러나 신화이며-지속적이고 설득력 있고 비현실적이다."

(존 F. 케네디)

근골격계의 통증은 다양한 잠재적 원인을 가질 수 있다: 변경된 통증 과정 및 산출된 통증 메커니즘의 결과로 근육, 관절성, 신경성, 내장성, 류마티스성 염증, 혈관, 종양 연관, 심인성 통증이 한 가지 요인에 의해 발생하는 경우 통증의 주요 원인을 가능한 한 조사하고 치료해야 한다.

그러나 신경 근골격계의 문제는 종종 단일 요인에 의해 발생하는 것이 아니라 다양한 기능적 고리의 통각수용 입력의 종합에서 발생한다(종합 모델 참고). 개별적으로 취하면 각 자극은 최소이며, 임상 임계값 미만이다. 그 자체로는 통증을 유발하지 않지만, 요약하면 통증을 유발하게 된다. 이런 경우에는 실용적인 접근 방식을 취해야 한다. 지배적인 질병요인(근육, 신경, 관절 등)이 확인될 수 있다면 이를 우선적으로 다루어야 한다. 이 외에도 가능한 한 가장 간단한 방법으로 치료를 시작하고 가능한 한 통각수용 입력의 합계를 줄이려고 노력하는 것이 적절하다.

4.3.1 근육으로 인한 통증

Muscle-Caused Pain

mTrP로 인한 근막통은 매우 흔하지만(1.3장) 모든 근육통이 mTrP에서 발생하는 것은 아니다. 예를 들면, 염증성 근육통, 급성 근육 긴장 또는 직접적인 근육 외상 고통은 적절하게 인식하고 치료해야 한다.

4.3.2 관절 기능 장애

Joint Dysfunction

급성 **관절폐색**(예: 낙상 후 SIJ 폐색)은 때때로 발생하며, 관절별 도수치료를 받을 수 있다. 그들은 신속하고 오래 지속되는 회복으로, 특정 관절 지향 치료에서 반응한다. 1~3번의 관절 특별 중재 후에도 문제가 영구적으로 해결되지 않은 경우, 이것은 전적으로 기계적 관절 문제가 아닐 가능성이 높다. 관절 문제는 근육과 mTrP가 결정적인 역할을 하는 반사적 변화와 연관하여 볼 수 있다(Lewit 2007). 관절, 근육 및 신경은 공통된 운명을 형성하고 있으며, 상호 의존성을 염두에 두고 항상 검사하고 치료해야 한다.

도수치료사(관절연관 문제에 중점을 두고 있음)가 가지고 있는 전통적인 개념은 근골격계에서 경험하는 통증의 상당 부분이 특히 척추뿐만 아니라 말초관절에서 발생하는 관절의 기계적 근막힘으로 인해 발생한다고 가정한다. 지난 몇 년 동안 이 개념은 도수의학의 대표에 의해 상당한 변화를 겪었다(Böhni 2006, Böhni 등 2015, Lewit 2007, Locher 2015, von Weymann 등 2005). 통증의 가장 일반적인 원인은 더 이상 일종의 "서랍 막힘(drawer-blockage)" 현상으로 가정되지 않는다. 많은 도수치료사들은 척추의 제한된 이동성이 기계적 막힘을 수반한다는 개념에서 분리되어 있었다(Böhni 2006, Böhni 등 2015, Dejung 2009, Locher 2015, Lewit 2007, von Weymann 등 2005). 통증 및 관절 기능 장애는 이제 다양한 구조(추간 관절, 사지의 관절, 피부, 내부 장기, 근육, 힘줄, 인대 및 심령 요인)의 통각성 구심성 신경(nociceptive afferents)에서 생성되는 반사적 증가와 연관하여 훨씬 더 많이 보인다; 통합 모델 참고). "막힘"은 관절, 근막 및 신경 구성요소가 함께 참여하는 저운동, 가역 기능장애(Locher 2015)에 있다.

관절의 퇴행성 변화는 종종 통증의 원인으로 간주되고 있다. 70 세 이상의 모든 사람이 고통을 겪지 않는다는 일상적인 관찰은 이와 연관하여 볼 때 회의론을 불러일으킬 것이다. 연령이 증가함에 따라 방사선학적으로 가시적인 퇴행성 변화가 선형적으로 증가하기 때문이다. 고령의 모든 인간은 그러한 변화의 영향을 받고 있다(Dejung 2009). 많은 연구에서 구조별 퇴행성 소견이 임상 증상과 연관이 많이 없다는 것이 문서화되었다(Dwyer 등 1990, Gore와 Sepic 1986, Hussar와 Guller 1956, Jackson 등 1989, Magora와 Schwartz 1980, Oesch 1994, Papadopulos 1981, Scharf 등 1984, Tini 1977, Torgerson과 Dotter 1976, Wiesel 등 1984). 골관절이라고도 하는 연골파괴를 동반한 퇴행성 관절질환은 일반적으로 화성화(염증) 단계 동안 통증이 있다. 연골 찰과상으로 생긴 찌꺼기는 식균작용을 하여 활막 내에서 고통스러운 염증반응을 일으킨다(활성화된 골관절증). 염증 단계 사이에는 통증이 없는 기간(만성 또는 휴식 골관절증)이 있다. 만성 퇴행성 관절변화는 운동 패턴의 재조정과 편측 하중을 초래하게 된다. 이로 인해 만성 통증이 있는 mTrP가 형성될 가능성이 있다(이차 근막 통증 증후군). 특히 고관절증(고관절 골관절증)의 경우 통증의 대부분은 근육에서 발생한다(Dejung 2009).

과운동성과 **불안정성**은 관절과 근육(예: 척추 전방전위증)에 추가적인 문제를 야기하며, 이는 mTrP의 발달을 쉽게 한다(이차 근막 증후군 참고). 동시에 mTrP는 불안정성을 만들 수 있다는 점에 유의해야 한다(기능장애 연관 유발점 참고).

관절 내부 구조의 **외상성 손상**(무릎의 반월판 및 십자인대, 어깨 관절 주변 등), 류마티스성 **염증성 질환**(류마티스성 관절염[유병률 약 1%], 강직성 척추염[Bechterev's disease – 유병률 약 0.1%]) 및 **공간점유 과정**(종양)을 감별 진단에서 고려해야 한다.

4.3.3 신경구조의 자극
Irritation of Neural Structures

신경은 관류 감소에 민감하다. 직접적인 신경압박과 감소된 신경 역학적 이동성은 신경의 관류를 제한하여 증상을 유발할 수 있다. 이러한 말초 신경자극은 근육문제(6.1.3장 및 8장 참고) 또는 기타 구조(예: 디스크 탈출 또는 종양)로 인해 발생할 수 있으며, 다음과 같이 직접적인 신경질환과 같이 감별진단에서도 고려해야 한다.

MTrP는 방사성 증후군(radicular syndromes)을 모방할 수 있다(Facco와 Ceccherelli 2005). mTrP는 통증과 더불어 감각 이상, 감각장애 및 쇠약을 유발할 수 있기 때문에 이러한 증상은 종종 신경성 증상으로 인해 잘못 기인되기도 한다. 예를 들면, 둔근(엉덩근)의 mTrP는 요추 신경 근병증을 모방할 수 있고, 사각근(목갈비근)의 mTrP는 경추신경근병증을 모방할 수 있다(Abd Jalil 등 2010).

일반적으로 근병증이 있는 경우 mTrP가 발생된다(Sari 등 2012). 따라서 방사통(rdiculopathy)은 이차 근막통증 증후군의 원인이 될 수 있다.

4.3.4 내부 장기
Internal Organs

내부 장기에서 발생하는 통증은 환자가 진단 평가를 위해서 전문가에게 의뢰되는 일반적인 이유이다(Drewes 등 2008).

예를 들면, 관상동맥 심장질환, 폐색전 또는 폐의 염증은 왼팔에 방사선을 조사하거나 조사하지 않고 전방 흉부 부위(왼쪽 및 오른쪽)에 통증을 유발할 수 있다. 그러나 동일한 통증 패턴은 사각근, 대흉근, 소흉근, 후상거근(뒤위톱니근), 전거근(앞톱니근) 또는 쇄골하근에 위치한 mTrP에 의해 발생하는 배타적 근막일 수 있다(원발성 근막 증후군 참고). 의심스러운 경우 항상 환자에게 내과 진단평가를 의뢰하는 것이 좋다.

내부 장기의 기능장애는 또한 분절 신경분포 연결을 통해 근골격계 통증을 유발할 수 있다: 내장–경화막–근종–피부종(이차성 근막 증후군 참고). 통증의 근본적인 주요 원인(내장 문제)을 치료하는 것이 항상 우선된다. 때때로 필요한 경우 나중에 근막 치료를 받아야 하는 잔여 증상(예: 심장마비 후)이 있다. 모호한 복부 및 골반 증상의 경우, 이러한 증상은 내장 및 근막 문제 모두에 의해 발생할 수 있기 때문에 감별 진단의 명확성이 중요하다.

4.3.5 섬유 근육통 증후군
Fibromyalgia Syndrome

"TrP로 인한 섬유근통과 근막통은, 이제 완전히 별개의 임상적 및 병인으로 인식되고 있다"(Travell과 Simons 1999).

근막 증후군(MFS)은 mTrPs 및 근막 장애로 인한 국소적 및 국소적 통증 및 기능장애를 포함하며 말초 및 중추의 과정이 함께 작용한다(▶ 그림 2.62).

섬유 근육통 증후군(FMS)의 특징은 다음과 같다.

- **일반화 만성통증**(일반화란 통증은 신체 여러 부위, 즉 축성 골격[경추, 흉추, 요추]과 신체의 왼쪽 및 오른쪽, 신체의 하반부 및 상반부에서 발생한다. 만성이란[2012 FMS 가이드 라인에 따라] 통증이 3개월 이상 지속됨을 의미한다. 동시에 류마티스, 정형외과적 또는 신경학적 특성

의 다른 명확한 원인인 구조적 손상이나 생화학적 이상을 확인할 수 없다.

- **피로, 만성 피로**(소진, 피로)
- **수면장애, 비회복 수면**
- 통성 증상(Facultative symptoms): FMS의 출현과 누적으로 연관될 수 있는 일련의 추가 선택적 증상:
  - 위 및 장 문제(과민성 대장증후군), 월경통 및 배뇨장애, 심장 및 호흡 곤란, 어지러움, 긴장성 두통과 같은 **기능적 장애**
  - 불안, 우울증과 같은 **심리적 증상**; 인지 장애
  - 직장이나 가족의 **만성 스트레스** 요인 MS는 복합적인 증상(증상 복합체)으로 정의되기 때문에 "섬유근육통 증후군"이라는 용어가 "섬유근육통"이라는 용어보다 더 적절하다(2010 FMS 가이드라인).

직장이나 가족의 만성 스트레스 요인 FMS는 불편(증상 복합체)의 종합적인 정의 때문에 섬유근육통(2010 FMS 가이드 라인)보다 섬유근육통 증후군이 더 적합하다.

진단 조사

FMS는 특정 실험실 값으로 설정할 수 없다. 1987년 ACR(American College of Rheumatology)의 연구 그룹은 "섬유근육통"의 수술화를 시도했다(Wolfe 등 1990). 이에 따르면 통증은 3개월 이상 지속되며 다양한 신체 부위에서 발생한다.

- 병력에 의한 전신성 통증: 통증이 좌우, 허리 위, 아래에 동시에 발생하면 전신성 통증으로 본다.
- 촉진에 대한 압통: 디지털 촉진에서 압력이 가해질 때 통증이 있는 "압통점"으로 알려진 18개의 정의된 지점 중 최소 11개가 있어야 한다(정의된 지점의 몸 좌우 대칭으로 위치한 9쌍 세트를 검사). ▶그림 4.15):
  - 후두(후두하근 정지 부위)
  - 하부 경추(C5~C7, 흉쇄유돌근)
  - 상승모근
  - 극상근(내측 견갑골 끝 부분)
  - 두 번째 갈비뼈(인대-뼈 접합부)
  - 외측상과
  - 중둔근
  - 대전자의 후방 측
  - 무릎(관절 공간에 가까운 내측 지방 패드).

그래서 ACR 1990 기준(Wolfe 등 1990)으로 알려진 이러한 기준은 한정된 임상 양상을 정의하는 것을 의미하지는 않았지만 1990년대 중반까지 정확히 이러한 목적으로 사용되었다(Egle 등 2011).

ACR 1990 기준은 주로 두 가지 점에서 비판을 받아왔다. 우선 FMS에서 고려되지 않는 불만이 자주 발생했고, FMS(여성) 환자의 약 2/3가 수면장애와 피로를 언급하고 있다. 약 절반은 불안, 두통 및 감각이상(paresthesias)을 나타내며, 약 1/3이 과민성 내장으로 고통스러워한다(Egle 등 2011, Müller와 Lautenschläger 1990, Yunus 1983). 또 다른 예로 유발점의 촉진 진단을 기반으로 하는 진단 검사는 문제의 원인(증상뿐만 아니라)이 조사된 지점 주변에서 발견되며, 환자의 확신을 쉽게 알 수 있는 건 아니다. 이것은 이러한 주변 지점에도 구조적 손상이 있어야 한다는 잘못된 생각으로 이어질 수 있다. 다음 후속 치료에서는 부적절한 표적이 될 수 있다. 더욱이 FMS의 진단 조사에 사용된 유발점은 신뢰할 수 없거나 충분히 유효하지는 않다. 증가된 압통은 유발점 외부에서도 발생하며 중추 감작의 표현으로 나타난다. 전반적으로, FMS의 진단 검사에서 유발점의 이용은 오늘날 많은 사람들이 구식으로 간주한다(Egle 등 2011, Wolfe 2003).

그리고 유발점의 촉진적 진단을 필요로 하지 않은 진단 절차가 권장되었으며, 이는 설문지에서 확인할 수 있는 두 가지 매개변수의 조합으로 뒷받침되었다(Wolfe 등 2010).

- 0~19 범위의 광범위 통증 지수(WPI)
  - 다심성 통증(Multicentric pain): 19개의 정의된 신체 부위 중 통증 발생 부위를 기록 (바디 차트, ▶ 그림 4.16)
- 0~12 척도 증상의 심각도(SS)
  - 만성피로, 피로(0~3)
  - 회복되지 않는 수면(0~3)
  - 인지 장애(0~3)
  - 현기증, 과민성 대장, 우울증 등 (0~3)

Wolfe 등(2010) FMS의 정의 및 진단에 a(WPI ≥ 7 및

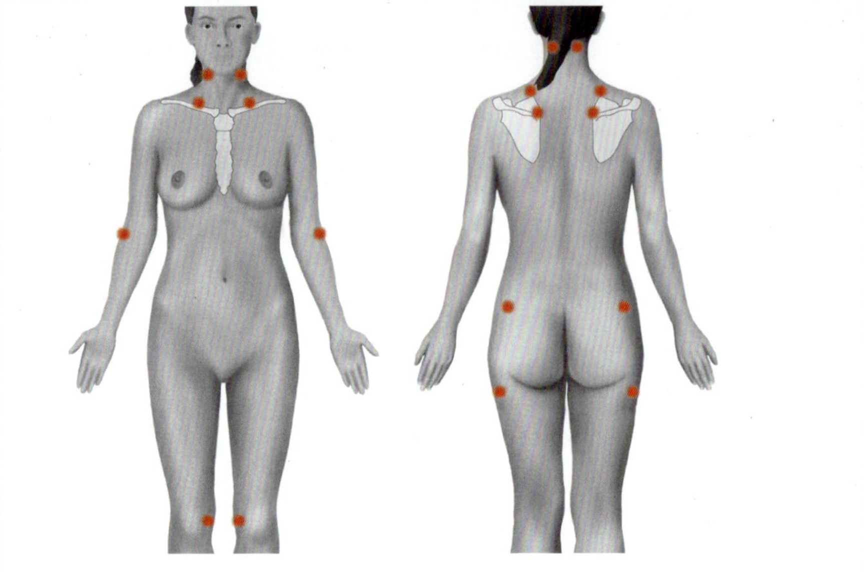

그림 4.15 섬유 근육통 증후군. 1990년 ACR 기준에 따르면, 18개 중 11개 이상 정의된 신체 부위는 촉진에 통증을 느낌.

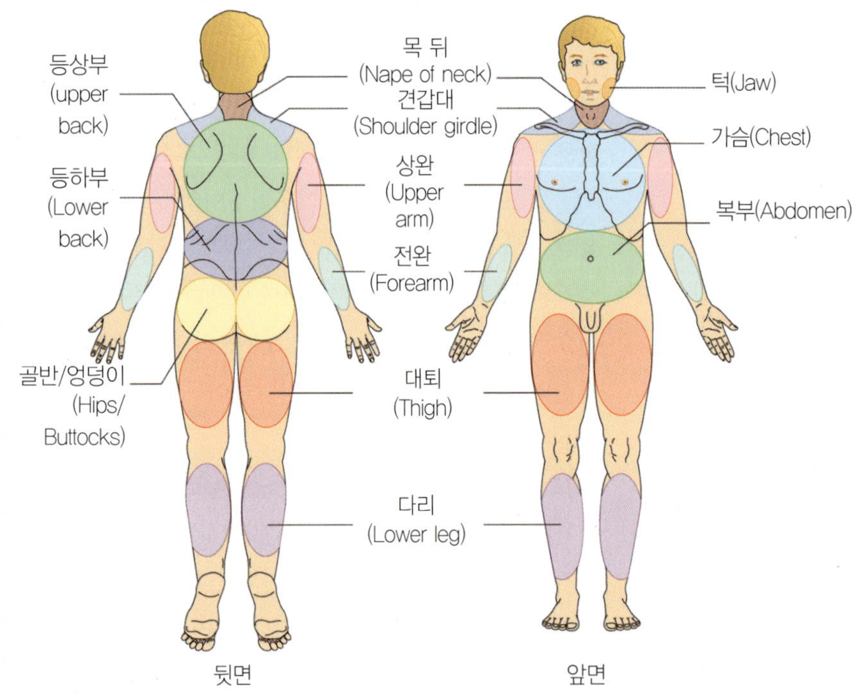

- ☐ 좌 견갑대
- ☐ 우 견갑대
- ☐ 좌 상완
- ☐ 우 상완
- ☐ 좌 전완
- ☐ 우 전완
- ☐ 좌 골반/엉덩이
- ☐ 우 골반/엉덩이
- ☐ 좌 대퇴
- ☐ 우 대퇴
- ☐ 좌 하지
- ☐ 우 하지
- ☐ 좌 턱
- ☐ 우 턱
- ☐ 가슴
- ☐ 복부
- ☐ 목뒤
- ☐ 등 상부
- ☐ 등 하부
- ☐ 앞면에 없음

그림 4.16 광범위 통증지수(WPI). WPI는 FMS 진단 조사를 위한 ACR 2010 기준을 이용하여 WPI를 결정하기 위해 환자는 다음을 나타낸다 –지난 주 동안 신체 부위 통증이 발생한 곳, 계산된 WPI 점수는 0에서 19 사이.

SS≥5) 또는 a(WPI 3-6 및 SS≥9)를 사용해야 한다고 권장한다. 이들은 FMS 진단 조사에 이 시스템을 사용(ACR 2010 기준), ACR 1990 기준과 비교하여 FMS의 진단이 사례 88.1%에서 동일하다고 말한다(Wolfe 등 2010). ACR 2010 기준을 사용하는 진단은 오늘날 더 폭넓게 수용되고 있으며(Prateepavanich 등 2014), 대부분은 현재 FMS 가이드라인을 참고하고 있다(Fitzcharles 등 2013).

현재 일부 국가 지침에서는 FMS 진단을 위한 ACR 2010 기준을 적극 권장하고 있지만(캐나다 FMS 지침 2012), 다른 국가의 지침에서는 ACR 1990 분류 기준을 사용하여, FMS의 임상 진단을 내릴 수 있음을 승인하고 있다. 수정된 ACR 2010 기준 또는 ACR 1990 및 ACR 2010 기준(독일 FMS 지침 2012)이 혼합된 증상 기반 기준 S3 지침이다.

현재 FMS의 임상 진단은 주로 아래와 같이 결정되어 있다.

- 다음과 같은 전형적인 복합 증상의 병력:
  - 광범위한 만성 통증(ACR 1990 기준 및 ACR 2010 기준 포함)
  - 일련의 신체적 증상
    - 신체적 및/또는 정신적 고통, 만성 피로
    - 수면 장애, 회복되지 않는 수면
    - 위 및 장 증상(과민성 대장증후군), 월경곤란 및 배뇨곤란, 심장 및 호흡기 질환, 현기증, 긴장성 두통, 불안, 우울증, 직장 또는 가족의 만성 스트레스 등의 추가 증상
- 임상검사(정형학적 및 신경학적 소견, 피부)
- 신체적 상태 배제는 복합 증상을 적절하게 설명할 수 있음.

ARC 2010에 의한 FMS 진단에서 신체 검사의 평가절하(devaluation, 진단적 촉진 평가 제거)에도 불구하고, Gerwin(2013)은 특히 FMS가 의심되는 환자에 있어서 임상 검사의 중요성을 강조하고 있다. 기능 및 촉진 검사가 더 이상 진단 평가의 일부로 사용되지 않으면(ACR 2010 기준은 설문지를 사용함) 근막 소견을 쉽게 간과해 버리거나 잘못 해석할 수 있다. FMS 환자가 호소하는 통증 중 WPI (▶ 그림 4.15)에 포함된 일부 통증은 활성 mTrP에 의해 유발되는 연관 통증 현상에서 비롯될 수 있다. 많은 환자들이 FMS에 기인하는 일부 증상과 근막 문제에 의해 유발되는 일부 증상이 혼합된 모습으로 보인다. FMS 환자의 약 70%는 동시에 mTrP에 의해 유발되는 통증을 갖고(Gerwin 1995, ▶ 표 4.1) 있으며 다음과 같다. 따라서 치료 가능하다(Affaitati 등 2011). 활성 mTrP를 나타내는 FMS 환자의 경우, mTrPs의 표적 치료는 22~30%의 통증 감소가 있다(Affaitati 등 2011). 통증유발점 치료 후 관찰되는 통증 감소가 말초 통각 자극 흐름의 감소로 인해 어느 정도인지 또는 중추 과민증이 동시에 감소하여 어느 정도인지는 알려져 있지 않다(말초 스트레스 요인으로서 mTrP에 의한 지속적인 자극의 감소로 인해 발생).

주요내용

FMS의 주요 증상은 여러 신체 부위의 만성 통증 외에도 수면 장애, 회복되지 않는 수면, 피로, 피로(신체적 및/또는 정신적)로 나타난다.

병인학

FMS의 원인은 잘 알려져 있지 않다. 다인자 및 이질적인 발병기전이 추정된다(캐나다 FMS 가이드라인 2012, Egle 등 2011, Fitzcharles 등 2013, German FMS 가이드라인 2012, Sommer 등 2012, Wolfe 2003). FMS는 다양한 병인 및 병태생리학적 기전에 대한 궁극적인 공통 경로일 것이다(Sommer 등 2012).

세로토닌 균형의 교란이 중요한 역할을 하는 것으로 보인다. 세로토닌은 중추신경계에서 신경전달물질로 기능하며, 다른 기능 중 통증 조절 및 **하행성 통증** 억제에도 관여한다. 세로토닌의 부족은 하행성 통증 억제를 감소시킬 수 있으며 결과적으로 만성, 다심성, 전신 통증을 유발할 수 있다(광범위 만성통증[CWP]; Dejung 2009, Egle 등 2011, Travell과 Simons 1999, Van Dam과 Pruimboom 2008). 세로토닌의 균형은 다양한 요인의 상호 작용에 의해 붕괴될 수 있다.

스트레스 처리 장애로서의 FMS: 많은 발견, 특히 건강한 사람들에 대한 전향적 연구 결과(Gupta 등 2006, Harkness 등 2004, Kivimäki 등 2004, Nicholl 등

2009)는 FMS에서 스트레스 처리 시스템의 최우선 교란이 있음을 나타낸다(Egle 등 2011). 스트레스 처리에서 중요한 역할을 하는 시상하부-뇌하수체-부신 축(HPA 축)의 기능 장애는 이제 FMS에서 잘 정리되었다(Egle 등 2011, McLean 등 2006, Riedel 등 2002). 1998년에 McEwen은 스트레스 요인의 지속적인 영향이 먼저 HPA 축의 지속적인 과잉 활동을 유발하는 프로세스의 끝점으로 FMS를 제시하면서 이러한 연결성을 가정했다. 그 다음에는 소진과 반응성 감소가 발생된다(Egle 등 2011).

2012년 FMS 가이드라인은 다음과 같이 요약한다.

- CWP 환자는 이전 그룹의 신체적, 정신적 증상(고통)이 더 많은 부분 및 국소 통증 증후군 환자와 다르다.
- CWP 및 FMS가 있는 환자(ACR 1990 기준에 따라)는 또한 전자 그룹의 신체적, 정신적 증상의 부하가 더 크다는 점에서 FMS가 없는 CWP 환자와 다르다(Cöster 등 2008, Häuser 등 2009, White 등 2002).
- 유발점은 고통스러움의 표시이다(Wolfe 1997).

만성 고통의 **위험 지표**(risk indicators)는 생물학적 및 심리사회적 스트레스 요인이다.

- 생물학적 스트레스 요인: 감염, 외상, 흡연, 비만, 신체 활동 부족
- 심리적 스트레스 요인: 불안, 불안한 생각(anxious rumination), 낮은 자기기대(즉, 다른 사람이나 개인 상황에 의존한다는 확신)
- 사회적 스트레스 요인: 가족, 직장

생물학적 및 심리사회적 스트레스는 자극 요인 중 하나이다. 유년기의 불리한 환경 조건과 유전적 요인이 **취약한 요인**(**predisposing factors**)으로 나타난다(Egle 등 2011, Sommer 등 2012).

- 어린 시절의 **열악한 환경 조건**(빈약한 재정, 어머니와의 장기간 분리, 신체적 학대, 일반적인 학대, 과도한 신체적 및/또는 정신적 요구, 교통사고 입원)의 영향은 FMS에 대해 증가된 취약성을 나타낸다.
- **유전적 요인**은 아마도 (여성) FMS 환자의 하위 그룹에서 역할을 하는 것 같다. 특히 여성의 1촌 가족 집단에 대한 임상관찰(Buskila 등 1996, Pellegrino 등 1989)은 유전적 관점을 뒷받침한다(Egle 등 2011). 예를 들면, 세로토닌 수송 유전자(5-HTT)의 형성을 담당하는 영역의 유전자형을 분석한 결과 (여성) FMS 환자에서 44개의 염기쌍이 없기 때문에 단축된 대립 유전자의 수가 평균보다 많다는 것을 발견했다(Offenbächer 등 1999). 이것은 세로토닌 신경 전달의 감소를 초래하여 제한된 하강 억제의 결과로 통증 민감성을 증가시킬 수 있으며, 적어도 여성 FMS 환자 그룹에서 증상의 발달에 기여할 수 있다(Egle 등 2011).

증상이 확립된 후에는 의인성, 가족성 및 개인 내 요인이 연대순에 영향을 미칠 수 있다(Egle 등 2011).

항상 중추 감작을 유발하고 지속적인 생물학적 스트레스 요인으로 작용히는 말초 통각 자극으로서의 역할에서 근막 유발점이 FMS의 발달 및 영속화에 기여하는 요인으로 작용하는 정도는 아직 알려져 있지 않았다. Gerwin(2013)은 그러한 연결을 가정했으며 문서화된 활성 mTrP를 치료 시

표 4-1 섬유근육통증후군과 근막통증을 구별하기 위한 임상적 특징. ACR 1990 기준에 따라 18개의 정의된 신체 부위 중 적어도 11개는 촉진에 압통이 있어야 함(Gerwin, 1995).

근막통증(mTrP)	섬유근육통증후군(fibromyalgia syndrome)
1 여자 : 1 남자	4~9 여자 : 1 남자
국소 또는 국소 통증	광범위하고 일반적인 통증
국소 부드러움	광범위한 압통
근육이 긴장한 느낌(단단한 띠)	근육이 부드럽고 탱탱한 느낌
제한된 ROM	과운동
TrPs 침투 주입에 대한 즉각적인 반응	mTrP 침윤의 약하고 지연된 반응
20%는 섬유근육통증후군	72%는 활성 TrP

FMS 환자가 경험하는 통증감소(Affaitati 등 2011, 위 참고)가 이를 가능하게 한다. 따라서 MTrP는 FMS의 후속 또는 수반되는 효과가 아니라 FMS 개발에 기여하는 요소가 될 수 있다. 근막 문제의 적시 치료는 적어도 FMS 환자의 하위 그룹에서 FMS 증세를 제한할 수 있다.

주요내용

- FMS의 원인은 알려져 있지 않았다. 다인자, 이질적인 병인으로 추정된다.
- FMS는 스트레스 처리 장애로 이해될 수 있다(Egle 등 2011).
- 심리사회적 스트레스 요인은 FMS의 위험 증가와 연관이 있다(Sommer 등 2012).

요약

섬유근육통증후군(FMS) – 진단 및 치료의 기초 (FMS 가이드라인 2012)

- 신체 여러 부위에 만성 통증이 있는 환자를 처음 평가할 때 다른 잠재적 원인을 배제하기 위해 병력, 신체검사 및 기본 실험실 검사로 구조화된 신체 진단평가가 필요하다.
- 기계적 기반 연구(예: X-레이)는 증상을(전체 또는 부분적으로) 설명할 수 있는 신체적 질환요인의 임상적 의심이 있는 경우에만 수행한다.
- 여러 신체 부위에서 발생하는 만성 통증의 초기 평가에서는 심리사회적 스트레스 증가와 심리적 동반질환에 대한 선별검사가 필요하다.
- FMS의 진단은 환자에게 명료하고 침착하게 기대수명과 자기관리의 정상적인 가능성을 강조한다.
- 치료의 목적은 증상을 줄이고 최상의 삶의 질을 달성하는 것이다.
- 가능한 치료 방식을 선택하는 의사 결정 과정은 환자와 함께 수행해야 한다. 동반질환과 환자의 선호도를 존중해야 한다.
- 장기치료계획은 낮은 강도에서 중간 강도의 지구력 및/또는 근력운동, 스트레칭, 온열 요법을 포함한 자기 관리 전략을 선호해야 할 것이다.

치료

▶ 표 4.1은 mTrP에 의한 근막통증과 FMS에 의한 통증의 대표적인 감별인자를 비교 대조한 것이다. 따라서 FMS와 연관하여 발생하는 통증은 임상적으로 근막통증과 구별될 수 있다(Alonso-Blanco 등 2012b, Gerwin 1995). 치료를 해야 하기 때문에 이러한 구분은 중요하다. 근막통증의 전략은 FMS의 전략과는 근본적으로 다르다. 근막 증후군 치료의 핵심은 근육 통증유발점, 근막 변화 및 이를 유지하는 요인의 치료이며, 이에 반해 섬유근육통 증후군 치료에서 가장 중요한 것은 세로토닌 결핍증(세로토닌-노르에피네프린 재흡수 억제제에 의한 세로토닌 조절, 내장기 회복 및 식이법 변화)을 교정하여 하행성 유해수용성 억제계의 기능을 회복시키는 것이다. 다른 주요 조치로는 환자 중심의 운동요법과 심리치료 방법(정보 자료, 대처 전략 개발 교육, 인지 행동 요법)을 사용한 수면 및 이완의 질 개선이 있다. 갑상선 기능 저하증, 우울증 및 비타민 D 결핍과 같은 동반질환을 치료하는 것도 중요하다(Clauw 2014, Gerwin 2013, 2012 FMS 가이드라인, van Dam 및 Pruimboom 2008).

복합 및 다학문 치료 형태가 종종 필요하다. Egle 등(2011)은 차별화된 관점을 제시하며 다음과 같이 인용되고 있다. 코크란 협업/Cochrane Collaboration(Karjalainen 등 2000)이 수행한 철저한 메타분석은 FMS 치료에서 복합 치료 프로그램의 효능에 대한 증거 부족을 보여주었다. 이것은 FMS 환자를 치료하는 데 있어 약간 차별화된 다중 모드 "패키지 거래(package deal)"에 반대한다. 치료에 대한 논의 시점에서 **병원성 하위그룹의 차별화(differentialtion of pathogenic subgroups)**를 제시하는 것이 필요한 것으로 보인다.

- 심리적 취약성 요인, 심리사회적 유발 요인, 정신병적 동반질환 또는 최소의 부적절 대처 전략(예: "파멸")이 입증될 수 없다면, 정신적 신체적 치료가 되지 않는다.
- 뚜렷한 근육긴장 문제 및 기타 정신음양성 과각성(psycovegatative hyperarousal)의 징후와 연관된 불안장애인 경우 이완기술(예: EMG 바이오 피드백 및 점진적 근육 이완), 물리치료 및 신체운동과 함께 불안관리훈련 프로그램이 적절하게 필요하다. 여기서 환자가 자신의 활동에 적극 참여하도록 동기를 부여하는 것이 중요하다. 소극적인 조치는 피해야 한다.
- 불안장애가 나타나지 않으면 불안 관리 훈련 대신 통증감소 훈련 프로그램을 시행할 수 있다.

- 행동 치료는 가족이나 직장에서 대인관계 스트레스나 갈등 상황이 존재하는 경우 통증감소가 효과 없음이 입증되었다(Konemann 등 1995, Turk 등 1998). 이 FMS 하위 그룹에는 통증의 주요 증상과 신체장애와 중첩되는 정도가 높았다. 이 그룹에 대한 치료는 인위적 그룹형태(manualized group)로 매우 효과적인 것으로 입증된 치료 개념이 제공된다(Egle 등 2007, Nickel과 Egle 2002). 통증 및 스트레스 관리에 관한 교육 단계가 끝나면 행동 패턴을 인식하고 변화시키는 데 중점을 둔다. 이러한 "도식(schemata)"은 아동이 위험에 처한 기본 정서적 요구(통제, 헌신, 자존감, 즐거움)를 보호하기 위해 가족 스트레스 요인에 대한 반응으로 어린 시절에 형성된다. 그들은 접근-회피 갈등의 배경에서 영구적으로 활성화된 내부적 불일치로 발전 진화된다(Young 등 2003, Grawe 2004). 이 하위 그룹에서 이러한 부적응 도식을 처리하고 변경하면 통증 증상이 중단되고 이러한 환자 중 많은 경우 치료 프로그램 후 통증이 지속적으로 없어진다.
- 또 다른 하위 그룹은 광범위한 통증이 외상후 스트레스 장애(PTSD)의 주요 증상인 환자에서 나타난다. 이러한 환자는 특정 원인이 되는 외상에 적합한 치료를 받아야 한다.
- 말초 조직손상이 광범위한 통증 증상이 원인이라는 확고한 고정관념(idee fix)을 주는 환자에서 가장 불리한 예후가 발생할 수도 있다. 이러한 오해의 소지가 있는 생각은 부적절한 의료정보(연대화의 맥락에서 또는 노시보 효과/nocebo effect에 따라)에서 또는 자조 그룹(self-help groups)의 구성원의 결과로 발생할 수 있지만, 건강염려증(hypochondriacal disorder)의 증상일 수도 있다. 후자의 경우 환자는 종종 이런 증후군을 환경적 독소로 특정짓는다(Egle 등 2011).

참고

FMS 지침

현재 FMS 가이드라인은 규칙적인 신체 활동과 함께 인지행동치료의 가치를 명시적으로 권장하고 강조하고 있다(캐나다 FMS 가이드라인 2012 및 독일 FMS 가이드라인 2012에 따름).

- 이상적인 관리는 건강 연관 진료에 환자의 적극적인 참여가 필요하며, 비약물적 전략을 중심으로 한다.
- 자기 효능감, 심리적 고통에 대한 주의, 글로벌 치료 권장 사항 준수, 인지행동치료에 의해 강화될 수 있는 전략은 결과에서 유리하게 영향을 미칠 것이다.
- 환자는 자급자족하고, 좋은 대처기법을 개발하고, 가능한 한 정상적인 생활양식을 추구하도록 격려되어야 한다.
- 규칙적인 신체 활동은 치료의 초석이 되어야 한다. 태극권, 기공, 요가와 같은 명상적 운동 요법과 중강도의 지구력 훈련(걷기, 자전거 타기, 에르고미터 훈련, 춤, 유산소 훈련, 아쿠아 조깅, 근력 운동 등)은 최소 30분 동안 일주일에 2~3회 실시해야 한다.

요약

감별 진단

근막 통증은 변경된 통증과정(altered pain processing) 및 통증출력 기전의 결과로서 관절성, 신경성, 내장성, 류마티스 염증성, 혈관성, 종양 연관, 심인성 등의 다른 원인과의 통증과 구별되어야 한다. 일반적으로 mTrP에 의해 유발된 통증은 근육 부하에 따라 증가하거나 감소한다. 끝범위 움직임이 고통스럽다면, 스트레칭되어 있는 근육 안에 위치한 mTrP가 자주 원인이 되고 있다.

5 근막 통증의 치료
Treatment of Myofascial Pain

"가다보면 길이 생긴다"
(Zhuangzi)

근막 통증은 활동성(active) mTrPs(근막 유발점)에 의해 발생한다. 근막 통증 치료의 일차적인 목적은 이러한 활동성 mTrPs로 인한 장애 발생 가능성을 비활성화하는 것이다.

▶ **치료기법으로서의 유발점 치료.** 유발점 치료는 mTrPs를 직접적으로 치료하는 데 초점을 둔 모든 치료적 중재들을 포함한다(5.1장). 치료 기법으로서의 유발점 치료는 활동성 TrPs를 비활성화시켜 결합조직의 변화를 해결하는 것이다. 이를 달성하기 위해 도수적, 침습적 그리고 도구를 이용하는 방법 등의 다양한 기법들이 개발되었다. TrPs의 치료는 국소 부위에 기계적 및 생화학적(mechanical and biochemical) 영향을 줄 뿐만 아니라 전신적인 효과(반사적, 기능적, 인지행동 중심적, 활력적, 그리고 홀로다이나믹[holodynamic] 측면)도 가진다.

▶ **치료개념으로서의 유발점 치료.** 근막 통증을 지속적으로 치료하기 위해서는 유발점 치료 기법을 이용하는 것이 주로 필요하지만, 이것만으로는 충분하지 않은 경우가 많다. 경험에 의하면, 특히 증상이 만성인 경우에는 근막 문제의 지속적 해결을 달성하기 위해 치료 프로그램에 다른 요인들을 포함시키는 것이 필요할 수 있다. 근막 문제를 치료할 때는 다음과 같은 질문들을 제기해야 하며 체계적으로 평가하고 해결해야 한다. TrPs를 유발한 요인은 무엇인가? 무엇이 유발점의 활성도를 지속시키는가? 활동성 mTrPs가 자연적으로 잠복 상태로 돌아가는 것을 방해하는 것은 무엇인가?(임상적 진단 조사 4장 참고). 대개는 mTrP가 재활성화되는 것을 방지하기 위해 여러 전략을 함께 결합해야 한다(자가 관리 5.3.3장 참고).

넓은 의미로(치료 개념으로서) 이해되는 유발점 치료에는 근막 통증의 관리와 연관된 모든 방법들과 진단적/치료적 고려사항(임상 추론)들이 포함된다(5.3장 참고).

주요내용

- 좁은 의미에서의 유발점 치료는 치료 기법을 말하며 TrP를 비활성화시키는 데 이용되는 모든 중재 전략들이 포함된다.
- 그러나 넓은 의미에서의 유발점 치료는 근막 통증과 기능장애를 진단하고 치료하기 위한 치료 개념이다(▶ 그림. 5.1): 근막 문제의 관리에는 mTrPs를 비활성화시키는 중재 기법 이외에도 근막 문제가 발생/지속되는 것을 예방하기 위한 방법들도 포함된다.

5.1 근막 통증의 치료
Treatment of Myofascail Trigger Point

5.1.1 기본 원칙
Fundamentals

- 근막 통증은 활동성 mTrPs에 의해 발생한다.
- 유발점 치료는 활동성 TrP를 잠재성(latent) TrP로 전환시키려는 인체의 자연적인 노력을 선택적으로 지원하는

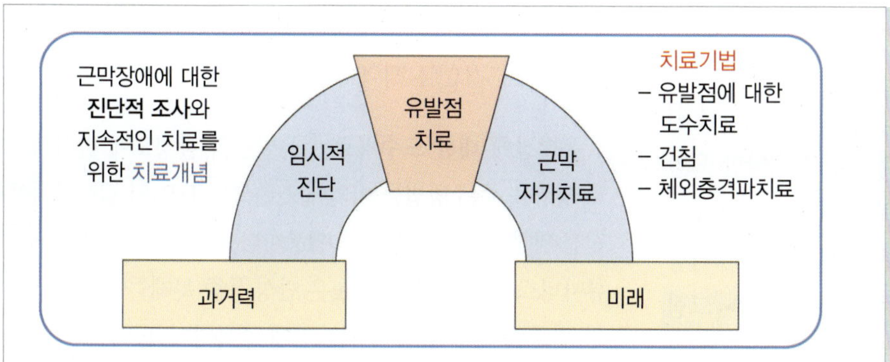

그림 5.1 유발점 치료: 치료 기법과 치료 개념

것이다(▶ 그림 2.67).

- 근막통증 치료의 목표는 생리적 강도의 하중이 더 이상 증상을 일으키지 않도록 통증을 유발하는 TrPs를 둔감하게 만드는 것이다. 모든 TrPs를 완전히 제거한다는 개념은 비현실적이며 건강한 삶을 위해서도 필요하지 않다.
- 치료 방법이 의미 있고 성공하기 위해서는 다양한 요인이 결합되어 mTrPs를 발생시키는 병태생리학적 악순환 과정을 끊을 수 있어야 한다(▶ 그림 2.58).
- 좁은(국소적) 의미에서의 유발점 치료는 mTrP 중심부의 저산소증(hypoxia)을 정상화시키고 수축 결절(contraction knot)의 짧아진 조직 구조를 스트레칭하는 것을 목표로 한다(5.1.3장).
- 넓은 의미 즉, 치료 개념으로서의 유발점 치료에는 다음과 같은 병행/보완(accompanying and supplementary)적 치료법들이 포함된다. 자세와 운동 치료, 관절과 신경에 특화된 기법, 강화 훈련, 그리고 인체공학 등이 모두 여기에 속하며, 마찬가지로 스트레스 관리, 명상, 요가, 이완 기법, 그리고 영양적 측면의 통합도 포함된다(5.3.2장).

주요내용

근막 통증 치료는 생리적 강도의 하중이 더 이상 증상을 일으키지 않도록 통증의 원인이 되는 TrPs를 둔감하게 만드는 동시에 통증을 지속시키는 요인을 파악하여 치료 계획에 통합할 때 성공할 수 있다.

좁은 의미에서의 유발점 치료는 다음을 목표로 한다.

- 다양한 요인이 복합되어 있는 병태생리학적 악순환 과정 끊기
- mTrP 중심부의 저산소증을 정상화
- 수축 결절의 짧아진 조직 구조를 스트레칭

5.1.2 근막 유발점: 치료 가능성

Myofascial Trigger Points: Treatment Possibilities

mTrPs의 원인적 치료는 근본적인 병리학을 해결하기 위해 고안되었다. mTrPs 발생의 중추적 요인은 다양한 요인이 복합되어 발생하는 국소적 에너지 위기(local energy crisis)이다(▶ 표 2.9). ▶ 그림 2.58에 제시되어 있는 다양한 요인들의 악순환은 이러한 상호관계를 보여준다(▶ 그림 2.59도 참고).

유발점 치료의 목적은 다음과 같다.

- 국소관류(local perfusion) 개선
- 경직 복합체(rigor complex)의 분해
- 단단한 띠(taut band)의 스트레칭/이완
- 반응적으로 발생한 결합조직(근육 내 콜라겐성 조직, 근막, 그리고 근육 간 콜라겐성 조직)의 분해와 스트레칭
- 근육 내 및 근육 간 운동성 개선
- 유해감각수용기(nociceptor)의 활성도 감소

mTrPs를 치료하기 위해 다양한 기법들이 개발되었는데(Desai 등 2013, Borg-Stein과 Iaccarino 2014), 이 기법들이 위에서 언급한 목표를 달성하는 데 어느 정도 적합한지 결정하기 위한 검토가 필요하다.

도수기법 - 개요

mTrPs에 대한 반사적 영향

반사 기법(reflexive technique)은 널리 사용되고 있으며 좋은 결과를 생성해내는 경우가 많다. 한 예로서 mTrP 위의 피부에 냉 치료를 적용한 후 근육을 스트레칭하는 **스프레이후 스트레칭 기법(spray and stretch technique)**을 들 수 있다. 또 다른 예에는 Lewit의 등척성 수축 후 이완(post-isometric relaxation), 근에너지 기법(muscle energy technique), 스트레인-역스트레인(strain counterstrain), 근막 이완(myofascial rclcase) 등의 **근육 이완 기법(muscle release technique)**들이 포함된다. 반사적 근 이완은 mTrP를 완화시키는 데 어느 정도 도움이 되고 통증 증후군에 긍정적인 효과를 주지만 심각한 유발점 문제를 해결하지는 못한다. 반사 기법은 결합조직의 변화를 적절하게 치료할 수 없기 때문에 만성 근막 통증에는 효과가 제한적이다.

유발점과 결합조직에 미치는 영향

유발점에 대한 도수치료는 유발점의 활성도에 반사적으로 영향을 주는 방법들 이외에도 손으로 TrPs와 결합조직에 직접 영향을 주는 기법들도 활용한다. 스위스 Winterthur의 류마티스 전문의인 Dejung은 만성 통증 문제들이 결합조직의 변화를 자주 유발한다는 점에 주목하여 TrPs뿐만 아니

라 결합조직까지 치료하기 위해 도수기법을 사용하기 시작하였다. 이를 위해 그는 손을 이용한 기법을 활용하여 조직에 깊고 강력한 마사지를 시행하였다(Dejung 1988). 수축결절(mTrPs)과 결합조직 변화(구축[contracture]과 근육 내/근육 간 유착)에 대한 선택적 치료에는 4개의 기본적인 도수기법이 사용된다. 이 방법들을 "스위스 접근방식(Swiss approach)"이라고 부른다. 이 도수기법을 근육 이완/스트레칭 방법과 기능적 강화 방법 등으로 보완한다(5.1.3장과 ▶ 표 5.1).

침습적(Invasive) 기법

건침

건침은 침술 바늘을 이용한 mTrPs의 치료법이다; 이는 천부와 심부 건침으로 나뉜다.

천부 건침에서(Baldry 2004), 치료사는 바늘을 피부/피하조직 속으로 짧은 거리(2~10mm)만큼만 삽입한다. 따라서 치료 효과가 대부분 반사적이기 때문에 이러한 형태의 건침을 "천부 구심성 자극(superficial afferent stimulationg: SAS)"이라고도 한다.

심부 건침에서는(Gunn 1996) 바늘이 조직 속으로 좀 더 깊게 들어간다(근육에 따라 7cm까지). mTrPs를 직접 통과하고 비활성화시키기 위해 매우 얇은 바늘을 사용한다(▶ 그림 5.2). 바늘이 mTrP에 직접 부딪힐 때, 국소적 연축 반

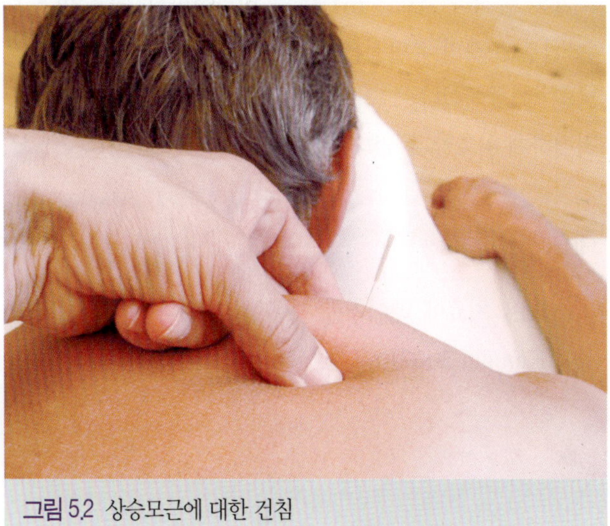

그림 5.2 상승모근에 대한 건침

응(local twitch response, LTR)이 흔하게 일어난다. 강하게 활성화된 TrPs를 자극하는 경우에는 여러 번의 국소적 연축 반응이 차례로 발생할 수 있는데, 이때는 치료효과가 상당히 증가한다(Dejung 2009). 반사적 효과(Travell과 Simon 1999, Srbely 등 2010b)와 생화학적 환경에 대한 국소적 효과(Shah 등 2005, 2008a) 이 외에도 병든 조직(수축된 근원섬유, 결합이 생긴 종말판, 유해감각수용기)을 파괴하는 것도 이러한 효과가 나타나는 일차적 원인인 것으로 보인다(Mense 2003a, Dejung 2009). 천부 건침과 비교하여 심부 건침은 통증 완화 효과가 좀 더 우수한 것으로 보인다(Ceccherelli 등 2002). 심부 건침은 근육 내 자극(intramuscular stimulation: IMS)이라고도 하며 훈련된 전문가가 시행할 경우 안전한 방법이다. 건침을 안전하고 책임감 있게 사용하기 위해서는 해부학에 대한 정확한 지식, 적응증과 금기증에 대한 인식, 위험 영역에 대한 존중, 적절한 위생 방법 사용 등이 절대적인 전제조건이다.

건침이 침술의 바늘을 사용하기는 하지만 이것은 침술이 아니다. 침술에서 치료할 침점을 선택할 때는 전통 중국 의학(traditional Chinese medicine: TCM)에 기초한 경선(meridian) 이론을 사용하는데, 이는 기능적 원(5단계 변환 이론; 5.2.6장 참고)에 영향을 미치는 기(qi 또는 chi: 생명력 또는 활력 에너지)의 흐름을 가이드하는 것을 목표로 한다. 이와 대조적으로 mTrPs에서는 다른 기준을 사용하여 선택한다(2.1.2장과 4장 참고). 게다가 건침의 목표에는 조직 특이적(tissue-specific)요소(경직 복합체의 분해와 변화된 결합조직의 스트레칭)와 기능 특이적(functional specific) 요소(mTrPs의 장애 가능성을 비활성화)가 모두 포함된다.

건침은 도수기법을 효율적으로 지원할 수 있다. 결합조직에 초점을 맞춘 도수기법(기법 II, III, IV; ▶ 표 5.1 참고)을 건침으로는 대체할 수 없다; 이는 치료 계획(특히, 만성 통증의 경우)에 반드시 적절하게 포함되어야 한다.

Kim 등(2013)의 연구에서는 국소 침습법(local infiltration)을 단독으로 사용할 때보다 허혈 압박(ischemic compression)과 동시에 사용할 때(통증 감소, 압통 역치 증가, 관절가동범위 증가에 의한 기능 개선의 측면에서) mTrPs 치료 효과가 좀 더 우수한 것으로 나타났다. 이는 건침을 이용한 치료에도 동일하게 적용해야 한다.

국소 마취제를 이용한 침투법

의사들은 mTrPs의 치료에 프로카인(procaine)이나 리도카인(lidocaine)과 같은 국소 마취제를 빈번하게 사용한다. 여러 연구에서는 유발점 주사 치료의 효과가 물질이 mTrP에 침투하느냐에 달려 있는 것이 아니라 유발점에 대한 바늘의 기계적인 자극에 의해 유발된다고 밝히고 있다(Ay 등 2010, Baldry 2004, Ga 등 2007, Gunn 1996, Jaeger 1987, Lewit 1979, Skootsky 1987). Dejung(2009)은 바늘이 mTrP를 정확히 찔렀을 때가 그렇지 못했을 때보다 치료 효과가 현저히 큰 것을 관찰하였다. 그러나 다른 연구에서는 리도카인 투여가 건침 치료나 보툴리늄 독소 주사 치료보다 효과가 우수하다고 제안하였다(Kamanli 등 2005).

보툴리늄 독소(Botulinum Toxin) 주사

보툴리늄 독소 type A는 약 20년 동안 근수축이 과도하게 발생하는 질환의 치료에 사용되어 왔다. 신경 독(neurotoxin)은 운동 종판(motor endplate)이 기능을 할 수 없게 만들어 신경전달물질인 아세틸콜린이 분비(시냅스 전 분비)되는 것을 차단한다. 그러므로 이환된 근육 섬유는 탈신경되어 지속적 근 수축이 일어나지 않게 된다.

통증 완화에 대한 보톡스의 우수성이 무작위 대조군 연구(randomized controlled trial: RCT)를 통해 증명되지는 않았다. 그러나 Stieger(2008)가 수행한 메타분석에 포함된 거의 모든 연구(Graboski 등 2005, Ojala 등 2006, Querama 등 2006, Ferrante 등 2005)들은 보툴리늄 독소를 mTrPs에 주사했을 때 통증이 상당히 감소하는 결과를 보여주었다. 하지만 이 결과는 "플라시보"에 긍정적으로 반응한 대조군(생리식염수 주사)에서 얻은 수치와 비슷하였다. 그러므로 긍정적 결과는 분명 값 비싼 신경 독의 결과가 아니다. 그보다는 실험군과 대조군 모두에 공통적으로 작용한 다른 요인이 통증 완화를 유발한 것이다. 이 요인은 주사에 의해 mTrP 주변의 혈관 신경 활성 물질이 희석/세척(생리식염수를 사용하는 것이 더 경제적이다)되었거나 또는 바늘의 침투로 인해 유발된 반사적/기계적 효과일 것이다.

기구를(Instrument) 이용한 기법

전기 치료

저주파 전기 치료(예: TENS)는 관문 조절 기전(gate control mechanism)을 통해 통증을 단기간 감소시켜 근막 통증을 일시적으로 감춘다. 이것은 순전히 증상에 대한 효과로서 환영할 만한 일이고 보조적으로 사용할 수 있지만, mTrPs가 비활성화되는 것은 아니다.

초음파 치료

활동성 그리고/또는 잠재성 mTrPs의 압통에 초음파가 미치는 영향에 대해서는 논란이 있다. Mayoral del Moral 등(2004)은 초음파가 mTrP의 압통에 긍정적인 효과가 없다고 결론내린 반면, Srbely 등(2007, 2008)은 초음파가 mTrPs에 항유해감각(antinociceptive) 효과가 있다고 하였다. 근막장애(경직 복합체와 근막의 변화)의 핵심적인 병태생리학적 문제가 초음파로 치료될 가능성은 매우 낮기 때문에 mTrPs의 치료에 초음파만을 단독으로 사용해서는 안 된다. 필요한 경우, 특정 유발점 치료법과 함께 사용하여 통증 완화를 돕고 국소 대사를 비특이적으로 자극할 수 있다.

체외 충격파 치료

체외 충격파 치료는 mTrPs를 비활성화시킬 수 있다. 이는 심부 조직의 유발점을 표적으로 한 선택적인 기계적 치료의 한 형태이다. 그러나 이 방법으로는 결합조직 유착을 적절하게 치료할 수 없다(Gleitz와 Hornig 2012).

레이저

mTrPs 치료에 레이저를 사용할 수 있다는 일부 증거가 있다(Kannan 2012).

물리적 적용

냉 치료(cryotherapy)

냉 치료의 적용은 통증 완화에 보조적으로 사용할 수 있지만(관문 조절 효과), mTrPs 자체를 제거할 수는 없다.

열 치료

온열 압박(warm compression), 진흙(fango) 치료, 온습포(hot pack) 그리고 기타 형태의 열 치료는 근긴장도를 감소시킨다. 긴장도의 전체적인 감소가 유발점 문제의 원인을 특이적으로 제거해주지는 못한다 하더라도 많은 경우에서 mTrPs에 대한 긴장도의 감소는 통증을 일시적으로 감소시킨다. 동시에 열은 관류와 대사 과정을 자극하므로 유발점에 대한 도수치료 후에 시행하는 것이 바람직하다.

요약

치료 옵션

일반적으로 만성 근막 통증과 기능장애는 유착이나 단축과 같은 결합조직의 변화가 나타나는 특징이 있다. 반사적으로만 작용하는 방법(근육 이완 기법)이나 mTrPs를 직접 치료하는 것에만 치중된 방법들(건침, 충격파 치료)로는 이러한 변화를 적절하게 해결할 수 없다. 결합조직을 표적으로 디자인된 도수치료 방법을 통해 근막구조를 철저하고 일관되게 치료하는 것이 필수적이다. Dejung(1988)이 창안한 유발점에 대한 도수치료의 특징은 치료 중재 시 경직 복합체와 결합조직의 변화를 동등하게 고려한다는 것이다("스위스 접근법"). 유발점에 대한 도수치료는 이러한 목표를 달성하기 위해 선택하는 방법이다.

5.1.3 통증유발점에 대한 도수치료

Manual Trigger Point Theraphy

유발점에 대한 도수치료는 물리치료사와 의사가 별도의 보조 기구 없이 근막 통증과 기능장애를 치료할 수 있도록 특화된 방법이다. 이 치료는 mTrPs로 인한 장애 발생의 가능성을 지속적으로 비활성화시키는 것을 목적으로, 연관된 근막구조(수축 결절과 변화된 결합조직)를 치료한다는 점에서 "좁은 의미의 치료법"에 해당한다.

유발점에 대한 도수치료는 다음을 목적으로 한다.

- 허혈 효과로 인해 수축이 풀리지 않는 근육 부위 (예: mTrPs)를 영구적으로 이완
- 국소 관류의 개선
- 짧아진 근육 내 콜라겐성 조직, 근막, 근육 간 콜라겐성 조직의 스트레칭
- 근육 내/근육 간 운동성 개선
- 단단한 띠의 이완과 스트레칭
- 유해감각수용기의 활성도 감소
- 교감신경의 활성도 감소

다음 페이지에 제시된 유발점에 대한 도수치료 방법은 1980년대 Dejung이 개발한 "유발점과 결합조직 치료"로 거슬러 올라가는데 "유발점 치료에 대한 스위스 접근방식"이라고도 한다. 이 치료 중재에서는 TrP 자체(예: 근막장애의 병리학적 기질이 있는 부위)와 짧아지고 변화된 결합조직을 같은 비중으로 다룬다(Dejung 1988, 2009).

유발점에 대한 도수치료에서는 치료의 성공을 위해 4개의 도수기법과 2개의 보완방법을 활용한다(▶ 표 5.1):

- Technique I: 유발점에 대한 도수 압박
- Technique II: 유발점 부위에 대한 도수 스트레칭
- Technique III: 천부 및 근육 내 근막에 대한 도수 스트레칭
- Technique IV: 근육 간 유착된 근막에 대한 도수 분리
- Technique V: 스트레칭, 이완
- Technique VI: 기능적 훈련, 인체공학

도수기법 - 스위스 접근방식

"그러나 깨어 있는 자, 아는 자가 이렇게 말한다: 육체는 전적으로 나이며 그 이상 아무것도 아니다; 그리고 영혼은 육체에 있는 무언가의 이름일 뿐이다."

(*Friedrich Nietzsche, Thus Spoke Zarathustra*)

도수기법의 처방

기법 I: 유발점에 대한 도수 압박

엄지손가락(또는 다른 손가락)으로 mTrP를 뼈와 같은 단단한 부분을 향해 압박한다. 해부학적 부위에 따라 "집게 잡기(pincer grip)" 기법을 이용하여 엄지와 검지 사이로 mTrP를 압박할 수도 있다(▶ 그림 5.3). 압박은 10~60초 동안 유지하는데, 짧게 정지한 후 여러 번 반복할 수도 있다(**기법 Ia**). 통증이 완화되고 손가락 아래에서 이완되는 것이 느껴질 때까지 TrP를 계속 압박하는 것이 가장 좋다.

압박은 국소적 허혈을 발생시켰다가 이후 반응성 충혈(reactive hyperemia)을 유발한다(스폰지 효과). 기법 I의 치료 효과는 다음과 같다.

- 압박 단계 동안 조직을 압착하여 부종과 "염증액(inflammatory soup)"을 제거
- 대사 활성화(반응성 충혈에 의해 유발)
- mTrP와 연관된 단단한 띠의 반사적 이완;
  이 "이완(release)"은 대개 명확하게 느껴진다.

mTrP에 대한 허혈 압박 기법에 더해 근육을 반복적으로 활성/이완시키면 기법 I의 치료효과가 더 커진다(**기법 Ib**). 이는 등척성 수축과 이완을 교대로 하거나 작은 범위의 능동 움직임을 천천히 수행하여 달성할 수 있다. 치료사는 유발점에 대한 접촉을 유지하면서 움직임을 따라간다. 치료하는 손가락과 TrP 사이에 움직임이 일어나지 않는 한 이 기법은 여전히 기법 I 으로 간주된다. 이 기법을 근육 작용과 결합함으로써 얻을 수 있는 이점은 조직 안에서의 "펌핑 작용"으로 림프 운송과 국소 관류가 향상된다는 것이다.
게다가 근 수축은 근육 구조를 뚜렷하게 알아볼 수 있도록 해준다.

기법 II: 유발점 부위에 대한 도수 스트레칭

mTrP의 주변 조직은 부종과 치밀 결합조직(dense connective tissue)으로 인해 부은 느낌이 드는 경우가 많다. 기법 II(▶ 그림 5.4)에서는 한 손가락의 끝으로 mTrP와 바로 주변 조직을 스트레칭한다. 손가락 끝으로 두꺼워진 조직의 결절에 일정하고 강력한 압력과 매우 느린 활주 움직임을 적용하여 떨어지게 한다. 이 동작 중에는 손끝을 결절에

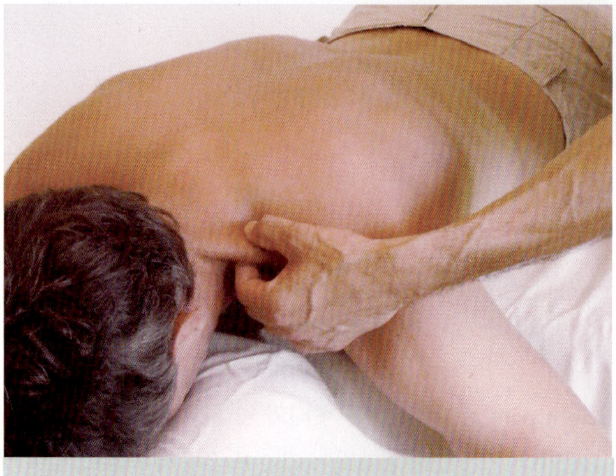

그림 5.3 상승모근에 사용된 기법 I. 유발점에 대한 도수 압박

지속적으로 접촉하여 움직임의 범위를 작게(< 1 cm) 유지한다. 두꺼워진 유발점 부위에 손가락을 반복적으로 활주시켜 결절이 압박과 스트레칭 자극에 연속적으로 여러 번 노출되도록 한다. 반복 횟수는 조직의 자극감수성(irritability)에 따라 다르게 적용한다. mTrP의 통증이 "문질러 지워지듯이(rubbed out)" 줄어드는 것이 가장 좋다. 움직이는 방향은 단단한 띠가 존재하는 근육의 섬유 주행 방향을 따른다. 치료사는 같은 방향(예: 원위부에서 근위부로)으로 움직임을 반복하거나 앞뒤로 움직일 수 있다. 이 방법을 기법 **IIa**라고 한다: 치료사는 손가락으로 유발점 부위를 천천히 활주시킨다.

이와 대조적으로, **기법 IIb**는 치료사가 손가락을 같은 위치에 그대로 유지한 상태에서 환자가 치료 받고 있는 근육으로 능동이나 능동 보조적 움직임을 천천히 반복적으로 수행하는 것이 특징이다. 그러므로 고정점과 이동점이 서로 바뀐다. 이렇게 함으로써 치료사는 근육이 반복적으로 수축/이완하는 동안 손가락 아래에서 결절이 앞뒤로 움직이는 것을 쉽게 촉진할 수 있다.

기법 II에서는 치료하는 손가락과 TrP 사이에 상대적 움직임이 항상 발생한다.

기법 II는 위의 기법 I에서 기술한 것과 동일한 치료 효과를 유발한다. 즉, "염증액"을 제거하고 대사 과정을 자극하며, mTrP와 연관된 단단한 띠를 반사적으로 이완시킨다. 또한 결합조직의 유착과 근육 내 콜라겐성 조직의 짧아진 부위(병적 교차결합)가 풀어진다. 동시에 안정적인 경직 복합체의 형태로 묶여 있는 액틴(actin)과 마이오신(myosin)

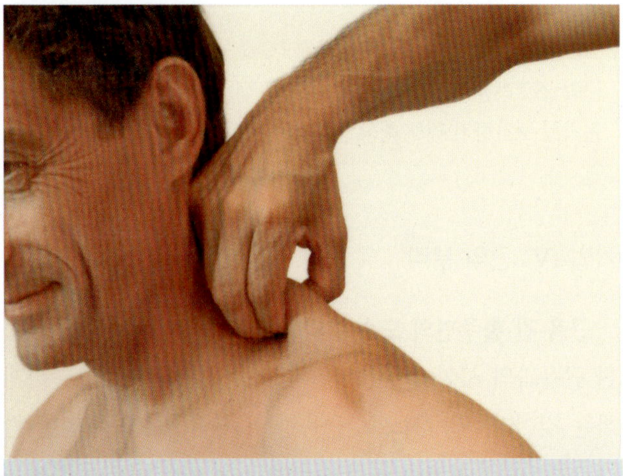

그림 5.4 상/중 승모근에 대한 기법 II. 유발점 부위에 대한 도수 스트레칭

미세섬유가 찢어질 수도 있다. 조건이 좋은 경우(저산소증보다는 충혈)에는 근육조직이 재생된다.

결과적으로 기법 I보다 기법 II가 mTrP를 비활성화시키는 효과가 더 크다.

기법 IV: 근막 스트레칭

천부 및 근육 내 근막에 대한 도수 스트레칭: 치료 중인 근육의 천부 근막은 피부에 깊고 강력한 압박의 활주 움직임을 적용함으로써 스트레칭된다(▶ 그림 5.5). 치료사는 근육의 한쪽 부착 부위부터 다른 쪽 부착부위까지 근육 전체 길이를 따라 매우 느린 활주 움직임을 수행한다. 움직임의 방향은 근위에서 원위 또는 원위에서 근위로도 할 수 있지만, 사지에서는 정맥의 밸브를 보호하기 위해 항상 원위에서 근위로만 수행한다. 치료사는 손을 매우 느리게 활주시켜 콜라겐성 구조에 돌이킬 수 없는 연장(lengthening)이 일어나도록 한다. 콜라겐성 구조를 스트레칭하기 위해서는 매우 느리고 강력한 힘을 장시간 적용하는 것이 필요하다(Bogduck 2000; ▶ 또한 그림 5.25 참고).

"느린 움직임"으로 강하게 수행되는 심부 결합조직 기법은 콜라겐성 섬유를 약 5% 스트레칭할 수 있다(van Wingerden 1995). 근육의 천부 근막 이외에도, 병태생리학적 변화 과정으로 인해 근육 내에서 수축되었던 결합조직 구조와 심부 근육간 근막 또한 스트레칭된다.

이와 동시에, 강한 압력과 스트레칭 자극은 근막의 기계수용기(천부와 근육 간 근막에 많이 위치)를 흥분시킨다

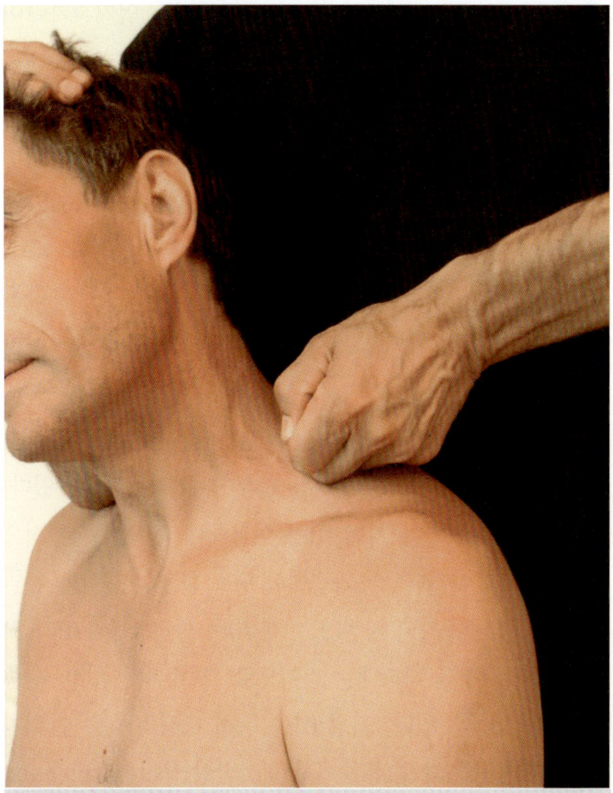

그림 5.5 상승모근에 대한 기법 III. 천부와 근육내 근막에 대한 도수 스트레칭

(Schleip 2003, Staubesand와 Li 1996). 이 작용은 단단한 띠와 연관된 운동 단위(motor unit)의 긴장도, 휴식 시의 전체적 근긴장도, 그리고 교감신경의 활성도를 반사적으로 감소시킨다(Schleip 2003).

종합적인 효과는 "근 이완(muscle release)"이 발생하는 것이다. 근육은 좀 더 탄력 있고 팽창하게 된다. 이는 근육의 기능적 능력뿐 아니라 관류와 대사 활성도를 향상시켜 근육의 재생 능력이 회복될 수 있도록 한다.

치료하는 부위의 형태에 따라 주먹의 MCP나 PIP 또는 팔꿈치를 이용하여 넓은 부위에 걸쳐 근막 스트레칭을 수행할 수도 있다(▶ 그림 5.5). 기법 III을 최소에서 중간 정도의 압력 강도로 수행하면 반사적 효과가 우세하게 될 것이다: 국소적 그리고 전체적 근긴장도가 눈에 띄게 감소한다. 환자들은 이를 쾌적하고 유익한 것으로 인식하기 때문에 이 기법은 유발점 치료 세션을 마무리할 때 사용하는 것이 좋다. 통증에 매우 민감한 환자들에게도 종종 이 점진적인 기법으로 치료 세션을 시작하는 것이 좋다.

또한, 이 근막 스트레칭 기법은 매우 특이적이고 간결한

방법으로 수행할 수도 있다. 이 버전에서는 엄지손가락이나 나무로 된 유발점 치료도구(wooden trigger point tool)를 이용하여 단단한 띠와 연관된 근섬유 전체를 선택적으로 천천히 스트레칭한다(▶ 그림 7.17 **a**). 이 방법에서는 기법 III의 결합조직에 대한 구조 특이적 효과(structure specific effect)가 두드러진다.

기법 III은 치료를 시행하기 전에 근육과 그 근막을 스트레칭된 위치에 놓을 수 있는 경우에 가장 효율적이다(▶ 그림 7.38).

진단적 유발 검사(provocative diagnostic testing): 기법 III은 또한 mTrP의 위치를 찾는 데도 이용할 수 있다. 이를 위해 치료사는 기법 III를 이용하여 근육을 체계적으로 촉진해 나아간다. 이 과정에서 평소 환자의 증상을 유발하는, 압통이 증가된 지점(또는 부위)이 발견되면 TrP가 자극되었다는 것을 나타내는 것이므로 그 부위는 좀 더 신중하게 검사할 수 있다. 기법 III은 특히 조직의 심부에 위치하여 다른 근육과 중첩된 근육(예: 극상근[supraspinatus, 가시위근], 척주기립근[erector spinae, 척주세움근]의 다열근[multifidus, 뭇갈래근]과 회전근[rotator, 돌림근], 중둔근[gluteus medius, 중간볼기근]과 소둔근[gluteus minimus, 작은볼기근])이나 큰 근육(예: 외측 광근[vastus lateralis, 가쪽넓은근])에 대한 진단 도구로서 유용하다.

주요내용

근막 스트레칭 기법(기법 III)을 사지에 적용하는 경우에는 정맥의 판막을 보호하기 위해 항상 원위부에서 근위부로 시행해야 한다.

기법 IV: 근막 분리

근육 간 활주면의 도수 분리: 이 치료중재의 목적은 인접한 근육과의 사이에서 유착된 근막을 기계적으로 느슨하게 하는 것이다. 일반적으로 근육간 유착은 통증으로 인한 관절가동범위의 제한과 근육 자극에 의해 형성된다. 치료사는 근막층 사이의 유착을 느슨하게 하기 위해 두 근육 사이로 손가락들을 천천히 넓게 그리고 깊숙이 밀어 넣으면서 동시에 손과 손가락으로 작고 느린 움직임(**기법 IVa**)을 실행하여 반응적으로 발생된 콜라겐의 교차결합을 느슨하게 한다(▶ 그림 5.6). 손과 손가락의 위치는 치료하고자 하는 부위의 해부학적 특성에 따라 달라진다. 길항근(antagonist) 사이에서도 활주면을 스트레칭하기 위해 능동 움직임을 수행할 수 있는(**기법 IVb**) 부위가 많이 존재한다(예: 대원근[teres major, 큰원근]과 소원근[teres minor, 작은원근] 사이, 대퇴이두근[biceps femoris, 넙다리두갈래근]과 외측 광근 사이). 그러므로 치료사의 손이 근육 사이의 깊숙한 곳

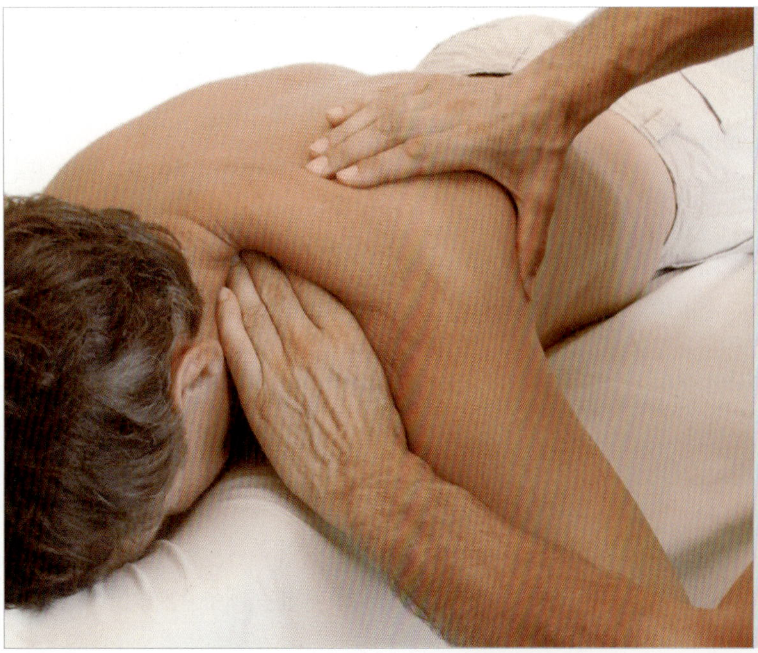

그림 5.6 상승모근과 견갑거근 사이에 사용된 기법 IV: 근육 간 근막 유착의 도수 분리

으로 정확한 길을 찾는 동안 긴장과 이완이 교대로 일어나 치료 효과를 증진시킨다.

기법 IV를 사용하면 인접한 근육과의 사이에서 일어나는 활주 움직임을 정상으로 회복시킬 수 있다. 이러한 유착된 근막의 분리는 자유로운(통증 없는) 움직임에 매우 중요한데, 특히 인접한 길항근을 떼어내는 경우에는 종종 환자의 가동성이 급격하게 개선되기도 한다.

주요내용

치료사는 가장 강한 통증이 유발되는 부위를 치료한다. 이것은 불편함을 유발한다. 그러나 이 통증은 환자가 일상생활에서 경험한 통증 패턴과 유사하기 때문에 일반적으로 환자는 이 통증을 받아들일 수 있다. 통증이 너무 커지면 환자는 "stop!"을 외쳐서 치료를 중단할 수 있으며 그렇게 해야 한다. 그러므로 환자는 자신이 견딜 수 있는 통증의 정도를 스스로 결정한다.

유발점에 대한 도수치료의 **효과에 관한 기전**은 다차원적이다: 위에서 언급하고 ▶ 표 5.1에 요약한 국소 조직에 특화된 치료 효과를 넘어 국소 부위에 국한되지 않는 다른 효과들도 유발한다(5.2장).

기법의 실행

각각의 기법에서 이용할 환자의 자세, 치료사의 자세나 손 위치에 대한 표준은 아직 마련되지 않았다. 이는 각 사례별 상황에 따라 달라진다.

환자의 자세

환자의 초기 자세는 통증이 없어야 한다. 치료할 근육은 가급적 다음과 같은 위치에 놓여 있는 것이 좋다.

- 어떠한 정적 작용(static work)도 요구되지 않는 이완된 위치

표 5.1 유발점에 대한 도수기법: 치료 기법

치료 방법		국소 조직 특화적 치료의 효과
기법 I	유발점에 대한 도수 압박	• "염증액(inflammatory soup)"과 국소 부종의 압출 • 허혈 후 반응성 충혈이 따라옴 → 대사 증진 • 유발점과 연관된 단단한 띠의 반사적 이완
기법 II	유발점 부위에 대한 도수 스트레칭	• "염증액"과 국소 부종의 압출 • 허혈 후 반응성 충혈이 따라옴 → 대사 증진 • 유발점과 연관된 단단한 띠의 반사적 이완 • 국소적 경직 복합체의 파괴 • 반응적으로 발달한 결합조직의 유착(병적 교차결합)과 짧아진 결합조직을 스트레칭 • 근육 내의 탄성과 근육 내 혈액 공급의 증진
기법 III	근막 스트레칭 (천부와 근육내 근막에 대한 도수 스트레칭)	• 반응적으로 발달한 결합조직의 유착(병적 교차결합)과 짧아진 결합조직을 스트레칭 → 근육 내 운동성과 혈액공급 증진 → 근육의 탄성 증진 • 근막의 기계수용기 자극 → 유발점과 연관된 단단한 띠의 반사적 이완 → 교감 신경 활성도의 감소, 전체적인 근육의 휴식 긴장도 감소
기법 IV	근막 분리(근육 사이의 유착된 근막에 대한 도수 이완)	• 인접 근육과의 섬유 간 유착을 분해 → 근육 간의 운동성 증진
기법 V	스트레칭/이완 (치료적 스트레칭/셀프 스트레칭)	• 이완과 근육 유연성의 증진
기법 VI	기능적 훈련/인체공학	• 생리적 하중과 움직임이 재생과정을 지원하고 근육을 좀 더 탄력 있게 만듦 • 근육에 가해지는 부적절한 하중을 인체공학적으로 감소시킴

- 쉽게 수축하고 이완할 수 있다(기법 I, II, IV).
- 근육을 스트레칭된 위치로 놓을 수 있으면 단단한 띠의 위치를 파악하기 쉽다. 치료를 시행하기 전에 근육을 스트레칭하면 기법 I, II, III이 좀 더 강력한 효과를 가진다. 동시에 이는 도수치료를 수행할 때 TrP가 옆으로 많이 움직이지 않도록 해준다.

치료사의 시행 자세

이것은 인체공학적 고려사항에 기반한다. 치료사는 가능한 중력과 체중을 이용하여 이점을 얻어야 한다(▶ 그림 7.179 **b**). 환자와 눈을 마주치면 언어적 신호뿐 아니라 얼굴 표정과 같은 비언어적 신호를 인지할 수 있다.

손 위치의 변화

환자가 다치지 않도록 치료사는 손톱을 세밀하게 다듬어야 한다.

도수치료를 수행하는 동안 치료사의 손과 손가락의 최적의 위치는 그 상황에서 원하는 것이 무엇인가에 따라 다르다. 치료사는 자신이 성취하고자 하는 것을 명확하게 결정한 다음 치료부위의 해부학적 형태, 조직의 긴장 상태와 자극감수성, 환자의 전체적인 상태, 선택한 기법, 힘, 자신의 능력 등을 고려하여 치료 목적을 가장 잘 구현할 수 있는 손과 손가락의 위치를 선택한다. 자신의 손가락에 스트레인을 주지 않는 것이 중요하다. 손가락에 과부하가 걸릴 위험이 있으므로 치료를 할 때 항상 같은 손가락(예: 오른쪽 엄지손가락)을 사용하는 것은 바람직하지 않다. 유발점 치료에 경험이 많은 치료사는 양쪽 엄지손가락을 균등하게 이용하고 중지, 약지, 소지로도 압력을 주며 주먹(MCP와 PIP 관절)과 팔꿈치도 사용한다.

손가락을 이용하여 압력을 가할 때는 항상 잘 고정하여 지간(interphalangeal, 손가락뼈사이) 관절이 과도하게 스

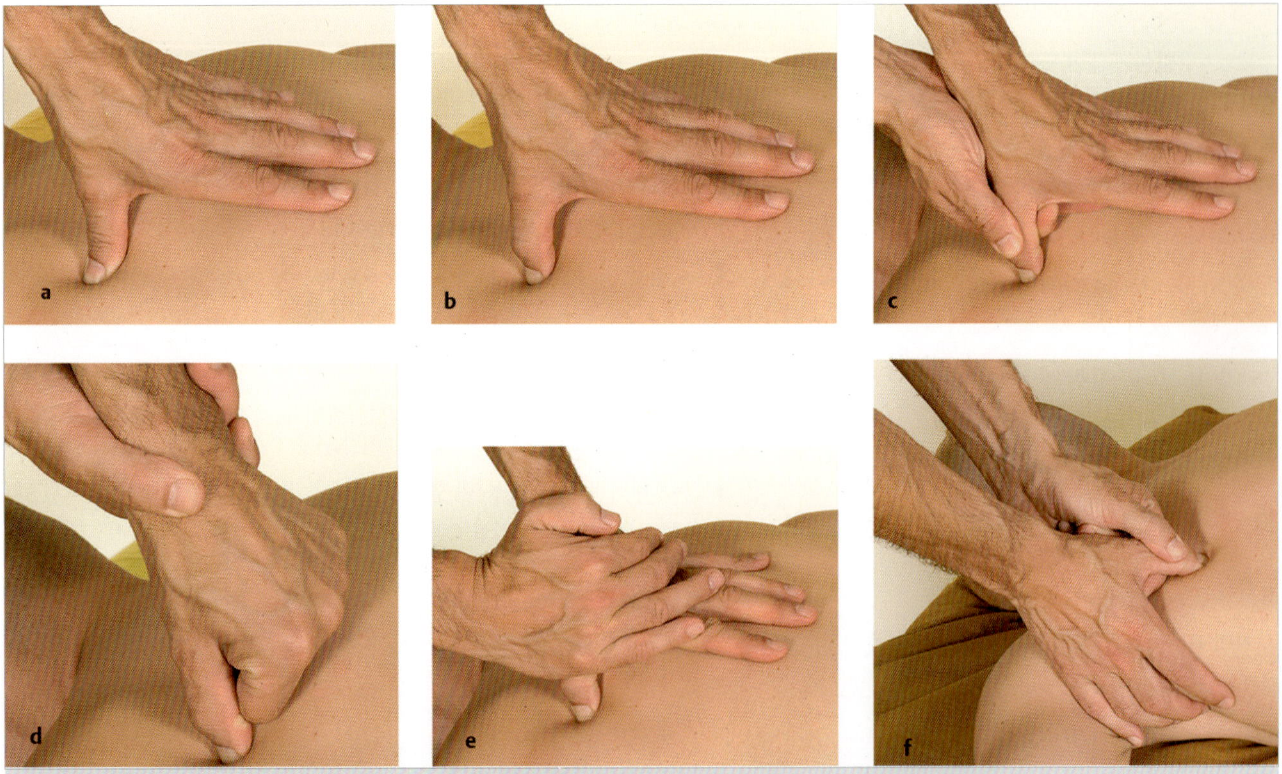

그림 5.7 유발점 "무드라(mudra, 손동작)". 손가락에 가해지는 스트레인을 감소시키기 위한 손가락 자세의 변형
a 지간 관절이 과도하게 스트레칭 되는 것을 피할 것: 과부하 위험
b 왼쪽 엄지손가락의 MCP와 IP 관절을 이용한 능동 안정화
c 왼쪽 엄지손가락의 IP와 MCP 관절을 이용한 수동 안정화: 반대쪽 손의 다양한 형태
d 왼쪽 엄지손가락의 IP와 MCP 관절을 이용한 수동 안정화: 반대쪽 손의 다양한 형태
e 왼쪽 엄지손가락의 IP와 MCP 관절을 이용한 수동 안정화: 반대쪽 손의 다양한 형태
f 오른쪽 엄지손가락을 이용한 같은 TrP의 치료(수동 안정화)

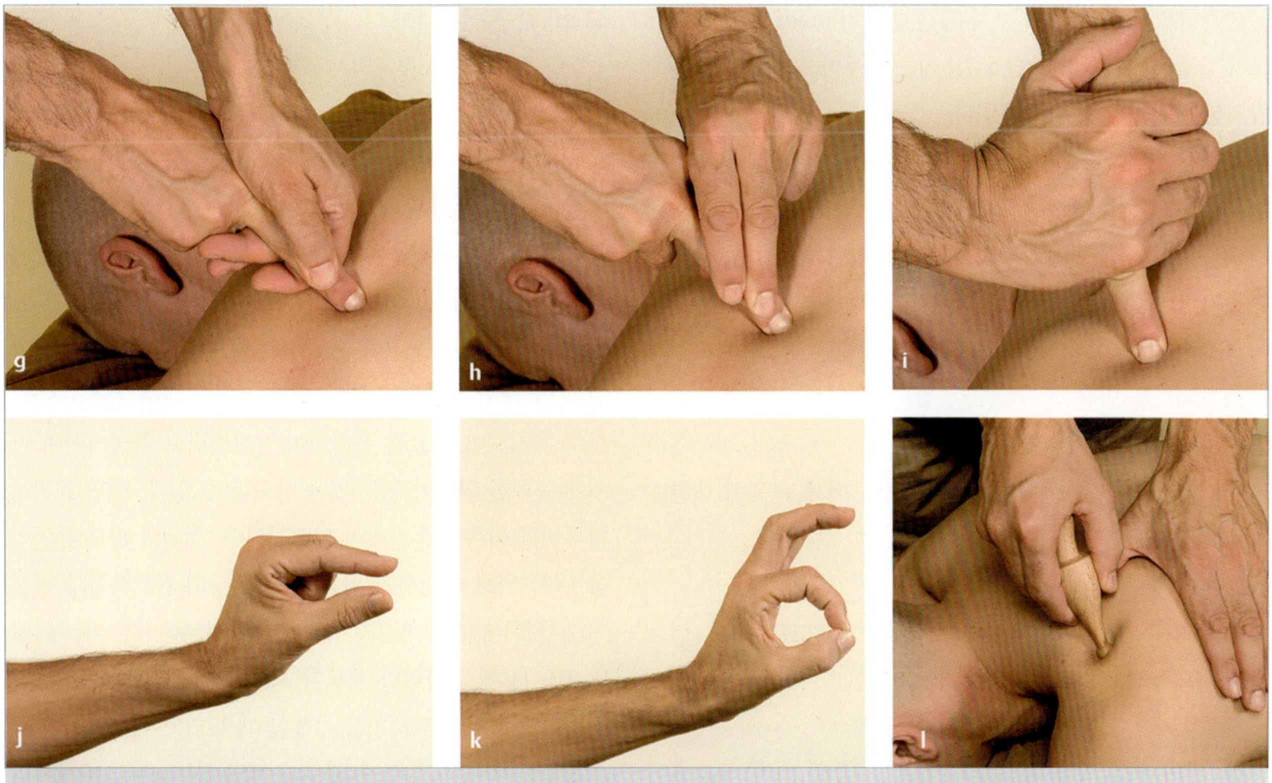

그림 5.7 *(계속)* 유발점 "무드라(mudra, 손동작)". 손가락에 가해지는 스트레인을 감소시키기 위한 손가락 자세의 변형
g 중지를 이용한 치료, 수동 안정화의 세 가지 변형
h 중지를 이용한 치료, 수동 안정화의 세 가지 변형
i 중지를 이용한 치료, 수동 안정화의 세 가지 변형
j 집게 잡기: 기법 I, II, 그리고/또는 III을 사용할 때 적합하다.
k 피어싱 잡기: 인접한 근육 사이의 근막을 분리할 때(기법 IV) 적합하다.
l 손가락의 스트레인을 감소시켜 주기 위한 나무로 된 유발점 치료도구

트레칭되지 않도록 주의해야 한다(▶ 그림 5.7 **a**). 이 고정은 다른 손가락들의 지지를 이용하여 능동(▶ 그림 5.7 **b**)이나 수동적(▶ 그림 5.7 **c**)으로 실행할 수 있다. 근육을 아래에 있는 구조로부터 들어올리는 경우에는 엄지와 나머지 손가락들로 "집게 잡기"를 만들어 근육을 잡고 기법 I, II, III을 수행하여 유발점을 치료한다. 예를 들면, 이 방법은 흉쇄유돌근(sternocleidomastoid, 목빗근), 상승모근(upper trapezius, 위등세모근), 장요측수근신근(extensor carpi radialis longus, 긴노쪽손목폄근)에 잘 적용된다(▶ 그림 5.7 **j**와 ▶ 그림 5.4). 근막을 분리하는 경우에는 변형방법인 "피어싱 잡기(piercing grip)"를 이용할 수 있다(기법 IV; ▶ 그림 5.7 **k**). 집게 잡기나 피어싱 잡기를 할 때는 엄지와 검지, 엄지와 중지를 교대로 사용할 수 있으며 오른손과 왼손도 교대로 사용할 수 있다.

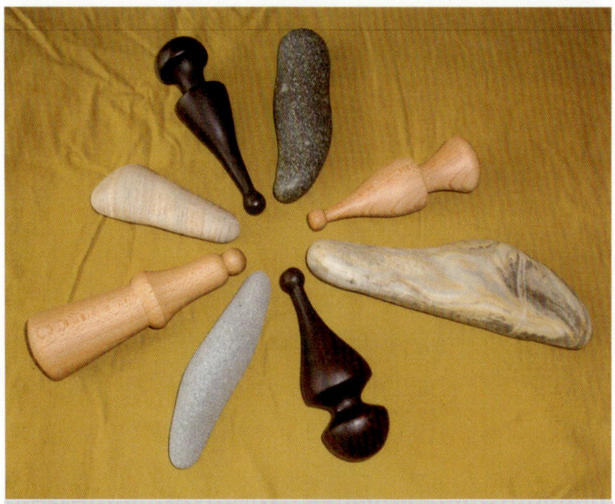

그림 5.8 치료사의 손가락에 가해지는 스트레인을 감소시켜 주기 위한 보조도구. 나무로 된 유발점 치료도구와 돌

손가락의 다양한 위치는 "유발점 무드라(mudra)"의 형태로 연습할 수 있다(▶ 그림 5.7); 이는 과부하로 인한 부상을 방지하는 가치 있는 예방책이다.

유발점에 대한 도수치료 기법을 수행하는 것은 때때로 힘이 들고 치료에 사용되는 손가락에 스트레스를 준다.
치료사는 다음을 통해 과부하를 피해야 한다:

- 손가락의 위치 변경과 체중의 이점을 이용하는 등의 인체공학적 방법
- 스트레스를 받은 손가락, 손, 팔꿈치, 어깨 근육에 대한 자가 치료
- 스트레스를 받은 손가락, 손, 팔꿈치, 어깨 근육에 대한 스트레칭
- 스트레스를 받은 근육의 훈련
- 보조 기구의 사용(나무로 된 유발점 치료도구; ▶ 그림 5.7 I와 ▶ 그림 5.8)

이 책의 실습 부분에서는 각각의 근육에 대한 예시에 1~2개의 환자 자세를 제시하였다. 또한 치료사의 시행 자세와 적절한 버전의 도수기법에 대한 예를 제시하였다. 상승모근의 예를 들면, ▶ 그림 7.93과 ▶ 그림 7.95에 다양한 환자의 자세(엎드려 누운 자세, 옆으로 누운 자세, 바로 누운 자세, 앉은 자세)와 치료사의 시행 자세, 기법의 변형 등이 나타나 있다.

▶ **"절삭(cutting)" 감각**. 환자들은 때때로 "절삭" 감각을 경험한다(주로 기법 II와 III을 사용할 때). 환자들은 피부를 칼(또는 손톱)로 긁는 듯한 느낌을 받는다. 심부 결합조직 마사지를 할 때 발생하는 것으로 알려진 이 느낌은 피하조직에 대한 스트레칭 자극으로 인해 발생한다. 이러한 "절삭" 감각은 피부내장(cutivisceral) 반사로서 결합조직 마사지에서 의도적으로 이용되며 바람직한 반응이다. 그러나 환자가 불안해하는 경우에는 손가락의 위치를 변경하거나 나무로 된 유발점 치료도구를 사용하여 치료 중에 이러한 느낌을 방지할 수 있다.

주요내용

결합조직 기법(기법 II, III, IV)을 더 천천히 적용할수록 치료의 진행 속도는 더 빨라질 수 있다.

보조 기구 및 재료

마사지 크림

근막 촉진과 치료의 목적은 조직 속의 다양한 깊이에 위치한 mTrPs를 세밀하게 찾고 치료하는 것이다. 조직의 심부층에 선택적 촉진을 수행하기 위해서는 치료사의 촉진 손가락과 환자 체표면 사이의 접촉을 가능한 한 일정하게 유지하는 것이 필수조건이다. 접촉면에 대한 자극 수준은 가능한 한 작게 유지해야 한다. 피부 표면이 너무 건조하지 않도록 유지해야 치료적 움직임이 갑작스럽고 자극적이며 거친 불규칙한 활주가 되는 것을 방지할 수 있다. 반면 표면이 너무 미끄러우면 손가락이 미끄러진다. 최적의 피부 유연성을 얻기 위해 치료사와 환자의 피부 상태(건조하거나 거칠거나 등등)에 따라 마사지 크림을 사용할 수 있다. 이는 기법 II, III, IV에서 강력한 치료를 시행할 때 부상의 위험을 감소시키고 근막 스트레칭을 수행할 때 느리고 지속적인 활주 움직임이 일어나기 쉽게 해준다. 체모가 많은 부분(예: 남성의 다리, 겨드랑이)에 마사지 크림을 사용하면 문지름으로 인해 발생하는 불편함과 치료적으로 바람직하지 않은 자극도 감소시킬 수 있다. 윤활 크림을 너무 많이 사용하지 않도록 주의해야 한다. 피부에서 너무 많이 미끄러지면 근육조직 -안의 심부에 치료의 초점을 맞추기 어렵다. 특히, 집게 잡기 기법으로 치료를 하는 경우 손가락이 유발점 부위 밖으로 미끄러져 치료 지점을 동일하게 유지하는 것이 불가능해진다. 이러한 이유로 인해 마사지 오일(oil)은 사용하지 않는 것이 좋다.

주요내용

치료사의 손과 환자의 피부 사이에 최적의 결합을 유지하고 균일하고 바람직한 조직 접촉을 얻기 위해 필요한 경우 윤활제를 사용할 수 있다. 이는 치료사와 환자의 피부 상태, 신체 부위, 치료 기법 그리고 손 위치의 선택에 따라 달라진다. 피부에 빠르게 흡수되는 마사지 크림을 소량 사용하는 것이 적절한데 이는 균일한 활주 움직임이 가능하도록 해주는 동시에 적절한 정도의 피부 저항을 제공한다.

유발점 치료 도구

치료사의 손가락에 가해지는 스트레인을 덜어주기 위해

나무나 플라스틱으로 만든 유발점 치료 도구나 적절하게 생긴 돌을 사용할 수 있다(▶ 그림 5.7 l; ▶ 그림 5.8).

위생 장갑

특정 신체 부위(턱 근육과 저작근에 대한 구강 내 치료, 겨드랑이, 사적인 부분 등)를 치료할 때는 위생을 위해 장갑을 사용할 것을 추천한다. 때때로 라텍스 알러지가 발생하기 때문에 분말이 없는 비닐장갑을 사용하는 것이 좋다.

냉(cold) 적용

도수기법을 냉 치료(cryotherapy, 예: 아이스 팩이나 액체 질소 스프레이)와 병행하면 환자를 덜 아프게 하면서 치료를 시행할 수 있다. 예를 들면, 도수치료를 시행하기 직전에 치료하고자 하는 근육 부위에 아이스를 15초 미만동안 적용할 수 있다(▶ 그림 5.9). 치료 시행 후 아이스를 적용하는 사이클을 반복할 수도 있다. 여기에 작용하는 원리 중 하나는 통증을 전도하는 C 섬유가 냉으로 인해 자극을 적게 전달하게 되는 것이다. 또 다른 하나는 차가운 감각을 전달하는 Aδ 섬유에 의해 통증 감각이 가려지는 관문 조절 기전이다.

임상정보

보조 기구 및 재료

- 소량의 마사지 크림을 사용하면 피부에 최적의 활주면을 만들 수 있다(▶ 그림 5.7 l; ▶ 그림 5.8).
- 치료사의 손가락에 가해지는 스트레인을 줄이기 위해 나무로 만든 유발점 치료도구나 적절하게 생긴 돌을 사용할 수 있다.
- 신체 부위에 따라 위생 장갑을 착용할 수도 있다.
- 아이스 등의 냉 치료와 도수기법을 병행하면 환자가 경험하는 통증을 감소시킬 수 있다(▶ 그림 5.9).

치료적 접근법

도수기법 I~IV 를 반드시 위에 명시한 순서대로 수행할 필요는 없다. 기법에 번호를 붙이는 것은 단지 교육적인 목적에 불과하다. 실제로 치료를 할 때 도수기법 I~IV를 수행하는 순서는 사례별 상황에 따라 달라진다. 예를 들면, 만성 통증을 가진 환자의 경우에는 다음의 순서대로 사용하는 것

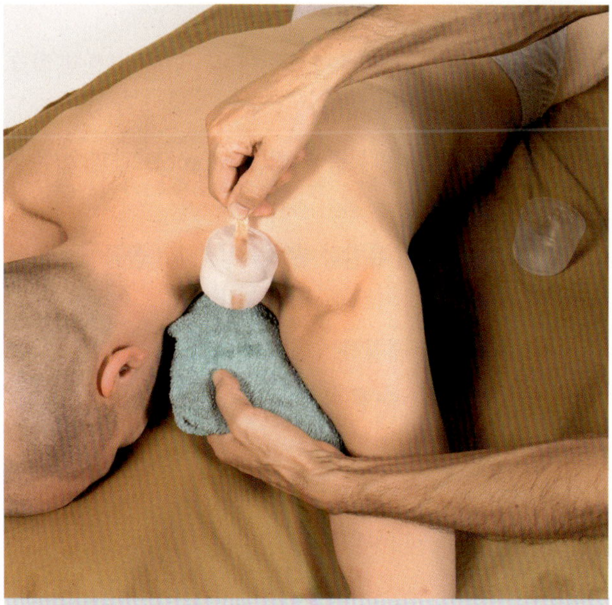

그림 5.9 아이스 팩의 이용. 상승모근의 유발점에 대한 도수치료와 냉 팩을 같이 사용

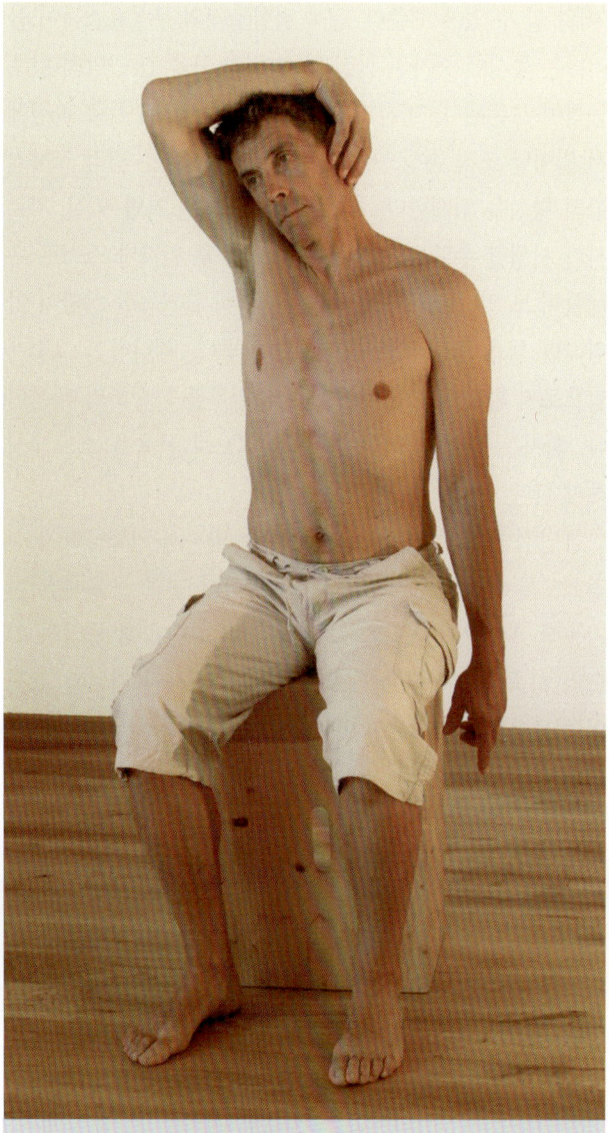

그림 5.10 상승모근의 스트레칭(기법 V)

이 적절한 경우가 많다.

- 통증 없는 강도로 천천히 넓게 수행하는 기법 III으로 치료 세션을 시작한다.
- 기법 I로 전환하여 "통증 지점(sore spot)"과의 접촉을 시작한다.
- 기법 II로 전환하여 유발점 부위를 철저하고 꼼꼼하게 풀어준다.
- 근육을 미리 스트레칭하는 동안 선택적으로 점점 더 강한 강도로 기법 III을 수행한다.
- 기법 IV를 적용한다.
- 이제 중간 정도의 강도로 기법 III을 실시하여 통증 없는 수준에서 세션을 마무리한다.

mTrPs에 도수치료를 시행한 후에는 치료한 근육을 스트레칭해야 한다(▶ 그림 5.10). 이는 근육들이 반응적으로 "이완"할 수 있게 해준다. 근육 결합조직의 구성요소들이 늘어나는 동시에 증가된 관절가동범위와 근육 간 근막의 활주 능력이 보존된다. 마찬가지로 스트레칭은 도수치료 과정에서 일어난 조직 손상으로 인해 발생할 수 있는 병적 교차결합의 형성을 억제한다. 스트레칭이나 이완(**기법 V**)은 치료사가 시행할 수도 있고 치료사의 교육 후 환자가 스스로 수행할 수도 있다(셀프 스트레칭). 특별히 불가능한 상황이 아니라면 셀프 스트레칭을 하는 것이 좋다. 왜냐하면 그렇게 함으로써 환자가 가정 프로그램의 일부를 학습하기 때문이다. 환자는 가정과 직장에서 규칙적으로 근육을 스트레칭해야 한다.

유발점 치료의 일환으로 치료사는 환자가 인체공학에 신경쓰도록 만들어 재발을 방지해야 하며 연관 근육에 대한 기능적 훈련(**기법 VI**)을 실시해야 한다. 근육에 생리적 강도의 하중을 부하한 상태로 운동을 수행하면 치료된 조직의 치유과정을 지원하고 기능을 완전히 회복하는 데 도움이 된다.

주요내용

유발점에 대한 도수치료(스위스 접근 방식)는 6단계의 체계적인 치료 개념이다. 4가지의 도수기법을 근육 이완/스트레칭과 기능적 강화방법으로 보완한다(▶ 표 5.1).

치료된 조직은 치료 후 보통 2~3일 정도 붉어지고 민감해진다. 치료 중 가해진 압력이 너무 크거나 혈관의 결합조직 상태가 최적이 아닌 경우에는 혈종(hematoma)이 발생할 수도 있다. 환자는 이러한 부작용에 대해 미리 알아야 한다. 통증이 상당히 큰 경우에는 비스테로이드성 소염제로 며칠 동안 치료할 수도 있다.

주요내용

조직의 자극감수성에 따라 치료 강도를 결정한다.

기본적으로 통증과 기능장애를 만족스럽게 해결하기까지는 시간이 걸리기 때문에 mTrPs는 보통 여러 번 치료해야 한다. 치료 후의 조직은 민감하기 때문에 최소 1주일 동안은 같은 부위를 다시 치료해서는 안 된다. 1~3회 치료 후에도 개선이 없을 경우에는 적응증 여부와 치료전략을 재검토해야 한다. 만성 통증 상태에서는 때때로 실험적 치료(trial treatment) 단계가 더 오래 지속될 수도 있다(5.3.4장).

조직의 자극감수성은 치료 강도를 조절하는 요인이다. 치료에 대한 반응으로 증가된 통증이 2일 이상 지속되면 치료 시의 압력을 줄이고 치료 세션 사이의 기간을 늘려 치료 강도를 낮춰야 한다. 치료하는 조직이 매우 크게 자극되어 최소의 압력 자극으로도 심한 통증이 유발(allodynia, 무해자극 통증)되는 경우에는 우선 몇 번의 치료 세션 동안 통증이 없는 강도로 기법 III을 사용하여 광범위하게 치료한다. 무해자극 통증은 대개 근위부에 있는 일차성 mTrP와 연결된 유발점 사슬의 연관통 패턴 내에서 나타나기 때문에 치료사는 이 기법(pretreatment, 사전 치료)을 수행하는 동안 일차성 TrPs를 찾아야 한다.

mTrPs에 대한 도수치료에 대해 나타나는 반응에 따라 추가로 실시할 치료 방법을 결정한다. 치료 순서의 계획과 설계에 대한 자세한 정보는 5.3장(주로 5.3.1장)에 제시되어 있다.

주요내용

- 도수기법 I~IV를 정해진 순서에 따라 수행할 필요는 없다. 기법에 번호를 붙이는 것은 교육적 목적일 뿐이다.
- 기법 I 보다 기법 II 가 mTrP를 비활성화하는 데 더 효과적이다.

치료로 인한 통증

앞에서 설명한 도수기법은 거의 대부분 고통스럽다. 이 기법들은 치료사와 환자 사이에 좋은 인간관계가 필요하다. 치료세션 중 나타나는 통증의 의미와 목적을 환자에게 알려야 한다. 치료로 인해 발생하는 통증은 수축 결절(contraction nodule)과 결합조직 변화를 해소하는 과정의 일부분이며, 이것이 치료목표를 달성하기 위한 최선의 방법이라는 것을 환자가 이해해야 한다. 도수치료를 시작하기 전에 치료사는 치료와 연관되어 나타날 수 있는 통증의 정도와 한계에 대해 환자와 세밀하게 상담해야 한다. 통증(1~10)에 대한 수치등급척도(numeric rating scale: NRS)를 이용하여 최대 통증 수치(예: NRS 7~8점)에 대해 합의하는 것이 도움이 될 수 있다. 치료세션을 시작하기 전에 통증이 너무 심할 때, 즉시 치료를 중단하라는 명확한 신호에 대해 합의하는 것은 실제로 가치가 있다; 환자는 간단하게 "Stop!"이라고 말할 수 있다. 치료사는 이 합의를 반드시 지켜야 한다. 그러므로 환자는 고통스러운 치료중재의 강도와 지속시간을 스스로 결정한다. 경험에 의하면, 일반적으로 환자들은 치료로 인한 통증을 기꺼이 받아들인다. 그들은 이 통증에 대해 자신이 철저한 치료를 받고 있다는 것으로 느끼며 이에 감사하다는 말을 자주한다.

치료사는 치료로 인한 통증도 해결해야 한다. 치료사가 지나친 욕심을 갖지 않고 인내심을 유지하며 한 번에 너무 많은 것을 시도하지 않으려고 하는 것이 필수적이다. 통증은 주관적이고 개인적인 것이다. 환자가 충분하다는 신호를 보내면 치료사는 치료의 강도를 감소시켜야 한다. 치료로 인한 통증에 관한 주제는 인지 행동 중심적 측면(Cognitive Behavior Centered Aspects) 부분에서 좀 더 다룬다.

환자의 협조

환자의 협조는 중요하다.

- 치료사는 가장 심한 통증이 유발되는 부위를 치료해야 하며 이를 환자에게 미리 알려야 한다. 통증이 너무 심해질 때 환자가 "Stop!"이라고 말하면 치료를 중단한다는 것에 환자와 치료사 모두 동의해야 한다. 그러므로 환자는 자신이 견딜 수 있는 통증의 정도를 스스로 결정한다. 이를 어렵게 생각하는 일부 환자의 경우, 치료사는 환자가 점진적으로 "통제 소재(locus of control)"를 탐색하고 내면화할 수 있도록 도울 수 있다.
- 환자는 자신에게 맞게 디자인된 가정 프로그램(예: 협응, 이완, 스트레칭, 근력강화, 인체공학)을 수행하여 치유 과정을 지속적으로 지원할 수 있다).

요약

유발점에 대한 도수치료

여기에 제시된 유발점에 대한 도수치료는 30년 전 Dejung이 개발한 "유발점과 결합조직의 치료" 프로그램으로 거슬러 올라간다(Dejung 1988, 2009). 이 치료 프로그램은 근막 통증에 관한 Janet G. Travell(1901~1997)과 David G. Simons(1922~2010)의 연구 결과(Travell과 Simons 1999)를 도수치료 방법으로 실현한 것이다.

이 프로그램은 도수치료 기법을 이용하여 mTrPs를 선택적으로 비활성화하고 특히, 만성통증 환자에서 변형되거나 짧아진 결합조직을 스트레칭한다. Dejung은 Ida Rolf(1896~1979)의 결합조직 기법을 유발점 치료에 도입하였다.

오늘날, 유발점에 대한 도수치료는 체계적인 6단계의 치료 개념으로 발전하였다. 4가지의 도수기법과 이를 보완하는 이환된 근육에 대한 이완과 스트레칭 그리고 기능적 강화방법으로 구성되어 있다(▶ 표 5.1).

주요내용

강력하고 고통스러운 근육 마사지의 효과는 고대로부터 많은 문화권에서 알려져 왔다.

이에 더해 유발점에 대한 도수치료는

- 연관된 원인 부위(유발점)의 식별이 가능하다.
- 수축이 풀리지 않는 근육 부위를 특이적, 효율적, 지속적, 기계적으로 해결할 수 있으므로 치유 과정에 적합하다.
- 특히 만성 통증에서 자주 발생하는, 반응적으로 발달한 결합조직의 변화를 철저하고 지속적으로 스트레칭한다.
- 통증을 느끼는 곳이 원인이 아닐 수 있다는 사실(연관통)을 치료 개념에 체계적이고 일관되게 통합한다.

스트레칭 - 이완

mTrPs에 대한 도수치료(도수기법 I~IV) 후에는 치료한 근육을 스트레칭해야 한다. 경험에 의하면 스트레칭 프로그램은 대개 유발점에 대한 도수치료의 효과를 향상시킨다. 스트레칭은 유발점에 대한 도수치료 개념에 기법 V로 통합되어 있다(▶ 표 5.1).

스트레칭은 운동성을 향상시킬 수 있는데(Decoster 등 2005), Malliaropoulos 등(2004)은 근 손상 후 재활의 일부분으로 시행한 스트레칭이 재생 과정에 좋은 영향을 준다는 것을 보여주었다. 손상(이 연구에서는 슬굴곡근[hamstring, 뒤넙다리근]의 부분 파열) 48시간 후부터 정적, 수동적 스트레칭을 규칙적으로 시행하면 정상 관절가동범위의 회복이 촉진되고 스포츠 활동으로의 복귀가 현저하게 가속화된다(Malliaropoulos 등 2004). 유발점을 치료할 때 강한 도수기법을 시행하면 근육조직이 손상될 수 있는데, 스트레칭은 재생과정을 지원하는 효과가 있다.

스트레칭의 효과

이 장에서 “스트레칭”은 근육의 부착지점을 서로 최대한 멀리 떨어지도록 움직이는 과정으로 정의한다. 이 과정에서 다양한 구조가 장력 스트레스를 받게 된다.

- 근육조직: 수축성/비수축성 구성요소를 가진 근복, 힘줄, 부착 부위(▶ 그림 5.11)
- 관절과 인대성 구조: 관절낭, 인대
- 신경 조직: 신경과 신경주위(perineural) 구조

움직임의 끝 범위 제한은 관절성(수축된[contracted] 관절낭), 신경성(신경 활주의 장애) 그리고/또는 근육성(단축/유착) 구조 때문에 발생한다. 스트레칭에 관한 아래의 내용은 근육성 측면에만 한정되어 있다. 관절과 신경 구조에 대한 스트레칭의 효과에 관해서는 적절한 전문 서적을, 신경역동학에 관해서는 포착성 신경병증 부분과 신경근성 포착에 관한 장을 참고하라.

수동적으로 스트레칭 기법을 수행하는 경우 치료사는 움직임의 끝 범위에서 부드럽고, 탄력적으로 중단되는 느낌(탄성 끝 느낌, elastic end feeling)을 감지하게 된다. 한편으로 환자는 무언가가 점점 늘어나고 있다는 것을 지각한다. 이러한 맥락에서 스트레칭은 일상적인 의미로 무언가가 늘어난다는 주관적 느낌으로 사용된다. 스트레칭 동안이나 직후, 환자가 근육 긴장이 감소되고 좀 더 유연해진 것 같고 좀 더 움직일 수 있을 것 같다고 느낀다고 해서 이것이 꼭 실제적인 기계적 스트레칭(과학적인 의미에서 형태학적 구조의 길이가 늘어나는 것)이 일어난 것을 의미하지는 않는다. 스트레칭의 주관적 느낌 변화와 관절가동범위 수치의 향상은 모두 다양한 요인에 의해 발생할 수 있다(Lindel 2006, Weppler와 Magnusson 2010, Zahnd 2005):

- 구조적 요소(구조 특이적 생체물리학적[biophysical] 적응 요인과 대사성 적응 요인): 스트레칭은 근섬유(수축성)와 근육의 결합조직(비수축성) – 근육 내 구성요소(근외막, 근주위막, 근내막)와 근육 외 구성요소(근막, 힘줄) – 모두에 영향을 준다. 결합조직에 대한 견인의 효과는 다음과 같다.
  - 탄성(점탄성)에 영향을 줌
  - 병적 교차결합의 분해(콜라겐분해 효소의 분비를 자극)
  - 짧아지고 정돈되지 않은 콜라겐 배열을 재형성(remodeling)
- 반사적 요소(이완): 근방추(muscle spindle)는 근육에서 수용기의 역할을 한다. 근방추와 근막의 기계적 수용기(골지 수용기[Golgi receptors])로부터 오는 구심성 섬유는 신경근 억제(neuromuscular inhibition)의 방법으로 근육의 긴장 상태에 영향을 준다.
- 심리적 요소: 스트레칭 자극의 습관화(habituation), 통증수용의 변화 등은 스트레칭 시 통증이 줄었다는 주관적 느낌을 만들 수 있다.

운동성이 개선되거나 끝 느낌이 덜 불편하게 되었을 때 구조적, 기계적, 대사적 요인이 얼마나 영향을 주었는지, 반사 과정이 근 이완을 얼마나 유발했는지, 스트레칭에 대한 개인의 참을성 증가(습관화)가 어느 정도 역할을 한 것인지는 임상적으로 구별할 수 없다. 원칙적으로는 상당한 변화가 갑자기 발생하게 되었을 때는 반사과정이나 습관화 효과가 우세하다는 가정이 존재한다. 기계적 효과를 이용하여 근육 그리고/또는 결합조직의 구조적 요소를 치료하는 경우에는 구조적으로 짧아진 근육에 직접적인 기계적 영향을 주기 위해 힘을 길고 반복적으로 적용해야 하기 때문에 개선이 작고 느리게 나타난다. 다른 한편으로는 직렬로 수가 증가할 수도 있다(Freiwald 등 1999). 스트레칭의 목적은 근육 내 결합조직의 짧아진 부분과 병적 교차결합을 푸는 것이다. 스트레칭을 장시간 적용하면 섬유아세포(fibroblast)가 콜라겐 분해 효소를 분비하도록 자극(대사성 적응 효과)하여 병적 교차결합을 분해할 수 있다(van den Berg

2001). 시험관 내 연구들에서, 스트레칭 자극이 콜라겐 분해 효소의 분비를 자극하는 것으로 나타났다(Carano와 Siciliani 1996; 아래 부분 참고).

구조적 요소

스트레칭 시 어떤 근육 구조가 장력 스트레스를 받는지 분석할 때, 모델을 사용하여 방향을 잡는 것이 도움이 된다(▶ 그림 5.11). Hill(1938)의 근육 모델에서 개념화된 것처럼 근육은 기시부와 정지부 사이에서 늘어나는 모든 상호 연결된 구조를 포함하는 것으로 간주된다. 이 구조는 수축성 요소(마이오신과 액틴 미세섬유)와 비수축성 요소로 구분할 수 있다. 비수축성 요소는 콜라겐 섬유로 구성되는 데 어느 정도의 탄성을 가지고 있어서 탄성 요소라고 부른다(Hill 1938).

- **근복(muscle belly)** 부분은 수축성 요소(수축성 구성성분, 액틴과 마이오신 미세섬유)와 비수축성, 탄성 요소로 구성된다. 근복에 위치한 비수축성 요소는 두 가지로 나뉘는데 하나는 수축성 요소(마이오신과 액틴 미세섬유)의 연장선상에 직렬로 연결되어 있다. 이것은 근복 내에 위치한 직렬 탄성(serial elastic) 요소라고 할 수 있으며 근복 안에서 힘을 전달하는 역할을 한다(예: 티틴[titin]: ▶ 그림 5.11). 티틴 미세섬유는 분자로 된 고탄성 섬유로서 M선과 Z선 사이의 근육 안에서 장력을 전달한다(▶ 그림 2.18). 근복에 위치한 또 다른 비수축성 요소는 수축성 요소와 평행하게 주행하며 직렬 탄성 요소와 병렬로 위치한다; 근내막, 근주위막, 근외막을 포함한 근육 내 결합조직. 이들은 탄성 콜라겐 섬유로 구성되어 있으며 병렬 탄성(parallel elastic) 요소라고 할 수 있다(▶ 그림 5.11).
- **근복의 바깥 부분**은 비수축성 콜라겐 섬유만으로 구성되어 있다. 이 콜라겐 섬유는 근복과 직렬로 연결되어 있으

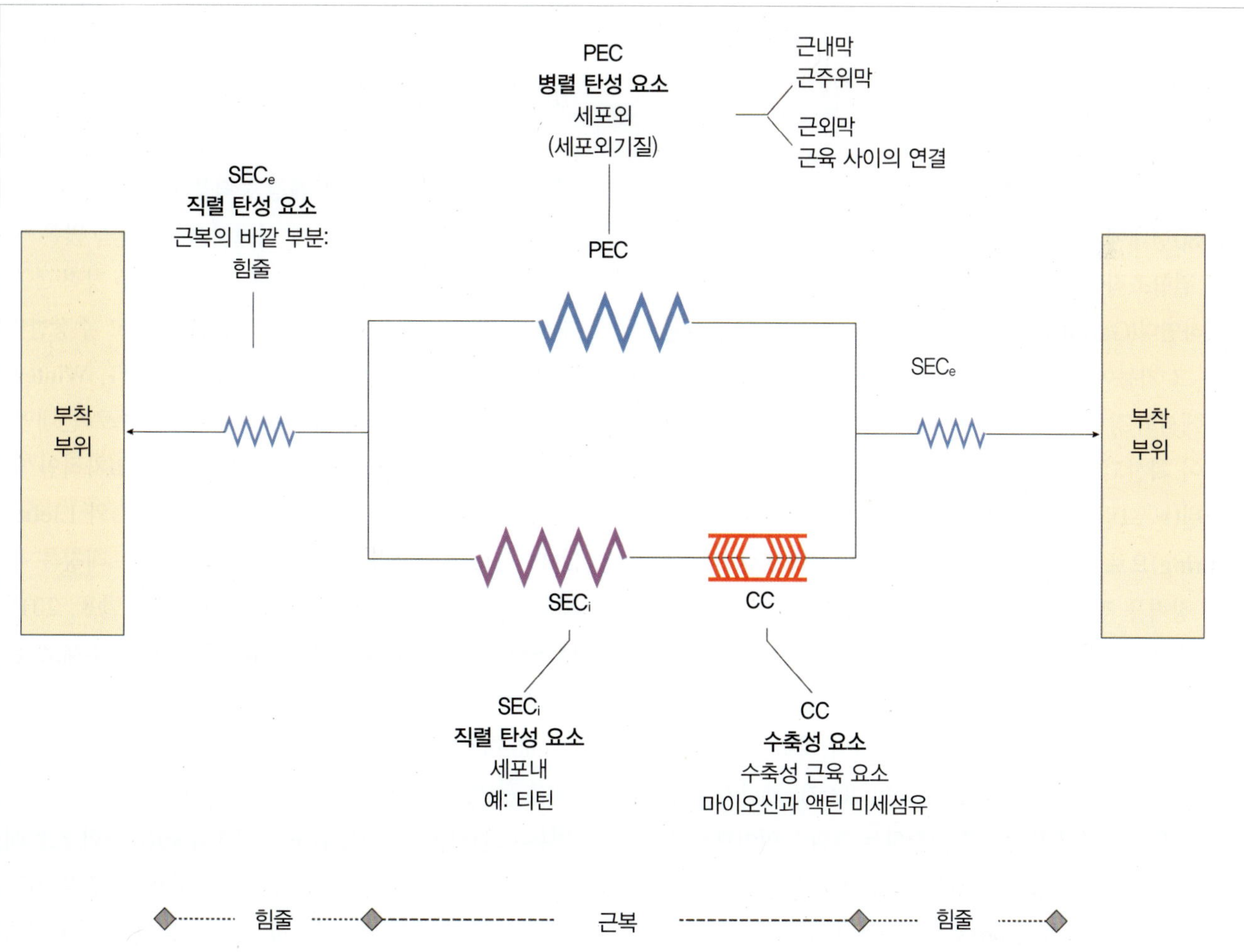

그림 5.11 근육 모델(modified from Hill 1938)

며 힘줄을 형성한다(▶ 그림 5.11). 이들은 어느 정도의 탄성을 가지고 있어서 근복 밖에 위치한 직렬 탄성 요소라고 할 수 있다.

정상 근육의 스트레칭: 정상 근육이 스트레칭되면 먼저 액틴과 마이오신 미세섬유가 서로 분리된다. 어떤 구조(들)가 스트레칭에 대한 저항을 생성하여 근육이 끝없이 당겨지는 것을 방지하는지는 지금까지 명확하지 않다. 이에 대한 다양한 관점들이 논의되고 있다. 그중 한 가지 개념은 티틴이 근육 스트레칭에 대한 저항을 주로 생성하며 스트레칭 능력을 제한하는 요소라는 것이다. 또 다른 견해에서는 근내막, 근다발막, 근외막과 같은 근육 내 결합조직을 포함한 세포외기질(extracellular matrix)에 일차적인 책임이 있다고 주장한다.

주요내용

근육이 스트레칭될 때 어떤 구조가 스트레칭되며 어떤 구조가 스트레칭에 대한 저항력을 생성하는지는 지금까지 명확하지 않다.

1. **티틴이 근육의 스트레칭 능력을 제한한다.**

1980년대에 근단백질인 티틴이 발견되기 전까지는 근육의 결합조직이 스트레칭에 대한 저항력의 원인이라고 추정하였다(Garfin 등 1981, Johns와 Right 1962). 티틴과 그 기능이 연구되면서 1990년대에는 스트레칭된 근육에서의 장력 전달이 주로 티틴에 의해 이루어진다는 관점이 확산되었다. 구조성 단백질(structural protein)인 티틴(▶ 그림 2.18)은 고탄성의 분자 스프링(molecular spring)으로 기능을 하여 근육 내의 M선과 Z선 사이에서 장력을 전달한다. 그러므로 티틴은 마이오신의 머리를 액틴 미세섬유 사이의 중앙에 위치시키고 세포에서 힘을 종방향으로 전달하는 역할을 하며 근육 스트레칭 후 액틴과 마이오신 미세섬유가 원래의 겹쳐진 위치로 되돌아갈 수 있도록 해준다(Freiwald 2007). 게다가 티틴은 근육의 스트레칭 능력을 제한하는 주된 원인이므로 스트레칭된 근육의 장력 스트레스에도 일차적인 책임이 있다고 가정되고 있다(Horowits 1992, Labeit와 Kolmer 1995, Linke 2000, Maruyama 1994, 1997). 이 개념은 현재 널리 퍼져 있는데(Böhni 등 2015, Freiwald 2013, Laube 2014), 이 관점에서는 근육의 결합조직이 장력 스트레스에 전혀 기여하지 못한다. 예를 들면, Freiwald(2013년)는 개구리의 골격근섬유에 대해 수행된 동물 실험을 인용했는데, 이 연구는 근육의 결합조직초(근외막)는 근육이 정상적인 강도로 스트레칭할 때는 절대 도달할 수 없는 극단의 범위로 스트레칭될 때만 근육의 저항에 기여하기 시작한다는 것을 분명히 하였다(Magid와 Law 1985). 이 연구에서는 또한 정상 근육이나 단일 근섬유가 생리적 강도의 스트레칭에 노출되었을 때의 저항력(스트레칭에 대한)이 결합조직초(근외막)가 제거된 근섬유의 저항력과 차이가 없다고 판정하였다(Magid와 Law 1985). 그러므로 마름모꼴 격자 배열을 가진 결합조직초가 생리적 강도의 스트레칭을 받아내는 정상 근육에서 근육 외초(근외막)가 저항력에 미치는 영향은 무시할 수 있다. (Freiwald 2013). 근육에 있는 액틴이나 마이오신 미세섬유는 늘어나지 않기 때문에 장력 스트레스를 받아내는 일차적인 책임은 티틴 미세섬유에 있다고 가정할 수 있다.

2. **세포외기질이 근육의 스트레칭 능력을 제한한다.**

새로운 연구 방법과 결과에 기초하여, 현재의 많은 저명한 학자들은 근육의 스트레칭 제한과 수동 장력 스트레스에 있어 티틴은 보조적인 역할만 한다고 주장한다(Nakamura 등 2007, Meyer와 Lieber 2011, Winters 등 2009). 이 관점에서는 세포외기질(예: 주로 근내막, 근주위막, 근외막 구조, 특히 근주위막)이 일차적인 역할을 하는 것으로 보인다고 주장한다(Gillies와 Lieber 2011, Huijing과 Baan 2001, Mens[스트레칭을 주제로 한 제1일차 MuBiMed 컨벤션에서의 발표, 2015년 6월, Osnabrück], Schleip[스트레칭을 주제로 한 제1일차 MuBiMed 컨벤션에서의 대화, 2015년 6월, Osnabrück]).

예를 들면, 기계적 특성에 관한 연구에서, 세포외기질이 없는 독립된 단일 근섬유(또는 근섬유군)는 장력 스트레스에 선형적 반응을 보인 반면, 정상 세포외기질을 가진 전체 근섬유 다발은 비선형적 반응을 보였다. 세포외기질을 함유한 근섬유 다발은 세포외기질이 없는 근섬유군보다 고유의 기계적 강직도(mechanical stiffness)가 5배 더 높았다. 이 실험은 세포외기질이 티틴보다 기계적 탄력성이 더 뛰어나며 장력 스트레스에 노출되었을 때 비선형적 양상이 나타나는 것은 세포외기질의 특성 때문이라고 설명하였다(Meyer와 Lieber 2011).

다른 연구에서는 "탈세포화"(근육에서 세포외기질을 제외한 모든 것을 제거, decellularization)된 근육의 생체기계적 속성이 정상근육과 거의 동일하게 유지된다는 것이 확인되었다. 이는 세포외기질의 구조가 골격근의 생체기계적 특성을 결정하는 일차적 요인이라는 것을 보여준다(Gillies 등 2011).

현재의 생체기계적 연구에 근거하여, Gillies와 Lieber (2011)는 모든 것을 고려했을 때 근육과 연관되어 임상적으로 나타나는 관절가동범위의 제한(스트레칭에 대한 저항력 증가)은 주로 세포외기질의 특성이 반영된 것으로 가정할 수 있다고 하였다.

3. **티틴과 세포외기질 모두 근육의 스트레칭 능력을 제한한다.** 세 번째 견해의 연구진들은 티틴과 세포외기질이 모두 다 스트레칭에 대한 저항력에 기여하며 상대적 기여도는 모든 근육에서 동일하지 않고 가변적이라고 주장한다(Tirrell 등 2012). 쥐에 대한 연구에 기초하여, Prado 등(2005)은 근육의 휴식 강직도(resting stiffness)에 대한 티틴의 기여도는 근육에 따라 20~80%로 광범위한 가변성이 있다고 하였다.

> **주요내용**
>
> 정상 근육에서, 티틴과 세포외 기질(특히, 근주위막) 둘 다 스트레칭에 대한 근육의 저항력과 근육의 스트레칭 능력 제한에 기여할 것이다(Tirrell 등 2012).

일부 학자들은 근육 내 근막에서의 힘의 전달이 인접한 근섬유 사이에서만 발생한다고 믿고 있지만(Purslow와 Delage 2012), 다른 학자들은 근육의 결합조직 간질(stroma)이 근섬유다발과 근육의 경계를 넘어 힘을 전달한다고 생각한다. 즉, 위에서 설명한 스트레칭된 근육 내에서의 장력 전달 가능성 외에도 주변 근육과의 복잡한 상호작용 패턴이 있다고 가정한다; 이러한 힘의 근육외 전달은 협동근(synergistic muscle)뿐만 아니라 길항근에서도 일어난다(Huijing 2003, 2012).

또한 수동적 근긴장도를 결정하는 데 기여하는 모든 요소들도 스트레칭에 대한 저항력에 다소간 영향을 미칠 수 있다. 다음은 생체물리학적/점탄성적으로 수동 근긴장도를 생성하는 것으로 알려진 매개변수들이다(Laube 2014, Mense 2014; 휴식 시 근긴장도, 수동 근긴장도, 능동 근긴장도에 대한 용어집 참고):

- 휴식 시의 기계적 활성도(EMG 활성도 없음): 휴식 중인 근육은 휴식 시 대사 활동 수준(resting metabolic activity level)을 가진다. 이는 EMG상에는 활성도가 나타나지 않고 기계적 활성도(mechanical activity)는 발생하는 상태이다(Laube 2014, McKay 등 2004, 2010, Thilmann 등 1991).
- 근절(액틴, 마이오신, 티틴)의 물질적 구조적 특징: 위 참고.
- 힘을 생성하지 못하는 교차 다리(non-force-generating cross bridge)의 숫자와 특성: 힘을 생성하지 못하는 교차 다리는 휴식중인 근육의 강직도에 상당한 기여를 한다(Proske와 Morgan 1999). 근육 길이가 아주 작게 변화할 때는(약 2%까지)는 강직도가 급격히 증가한다. 이 단거리 탄성요소(short range elastic component; SREC, Hill 1968, Lännergren 1971, Whitehead 등 2001)는 휴식중인 근육의 형태를 만들며 에너지 보존 안정화(energy sparing stabilization)와 신체 자세의 유지에 있어서 중요한 요소이다(Loram 등 2007). 정상적으로 신경 지배를 받은 근육은 스트레칭 초기에 강직도가 급격하게 증가하는데 이는 단거리 탄성 요소(Rack와 Westbury 1974)와 힘을 생성하는 교차 다리의 탄성적 특성(Filtney와 Hirst 1978, Howell 등 1993, Proske와 Morgan 1999) 때문이다.
- 근섬유의 대사 상태(연화제[softner]로서의 ATP)
- 근섬유의 구성성분: 근섬유의 구성성분과 탄성 속성은 상호의존적이다. 지근과 속근섬유는 서로 다른 탄성적 특성을 가지고 있다. 지근섬유는 속근섬유보다 강직도가 높다(Pousson 1991).
- 요변성(thixotropy): 요변성 물질은 휴식 시에는 점성(viscosity)이 높지만 움직임에 따라 점성이 급격히 감

소한다. 예로, 토마토 케첩이나 흘러내리지 않는 페인트를 들 수 있는데 붓을 움직이는 동안에는 유연하여 바르기 쉽지만 바르는 것을 멈추면, 점성이 즉시 증가하여 방울이 생기지 않는다. 근육조직이 생체물리학적 요변성 특성을 보인다는 것은 1980년대 중반부터 알려져 왔다(Hagbarth 등 1985, Lakie 등 1984). 수분 함량의 변화 없이 기계적 수요(demand)가 있는 동안에는 단단한 상태에서 액체 상태로 변화했다가 움직임 없이 약 30분 정도 지나면 원래의 단단한 상태로 돌아간다. 근육의 요변성 양상은 아마도 단거리 탄성요소와 연관이 있을 것이다(Hagbarth 등 1985, Lännergren 1971, Mense와 Gerwin 2010a, Walsh 1992). 비활동 상태에서 요변성으로 인해 수동 근긴장도가 증가한 경우에는 1~3회의 수동/능동 움직임만으로 스트레칭에 대한 저항을 감소시킬 수 있다. 예를 들면, 휴식 상태에서는 척주 기립근의 점성이 그 자체만으로 기립 자세를 유지할 수 있을 정도로 높아져서(Basmajian 1985, Masi와 Hannon 2008) 힘을 절약할 수 있다. 척추를 1~2회 굴곡하면 즉시 근육의 점성이 감소하는데, 이렇게 최소화된 점성은 다음 동작을 할 때 에너지를 절약해준다.

- 간질(interstitium, 사이질)의 대사 환경
- 결합조직의 특성(근내막, 근주위막, 근외막): 위 부분 참고
- 근-건 복합체의 물질적 속성
- 생체 내 스트레인 상태(수동 스트레칭 곡선)
- 근육의 깃(pennation) 형태와 깃의 각(angle).
- 세포 내/외공간의 체액 충만 정도: 혈관 내외 공간의 체액 충만 정도는 결합조직초(근내막, 근주위막, 근외막)의 장력을 결정하기 때문에 세포 내/외액의 균형은 수동근긴장도에 있어서 중요한 요소이다(Laube 2014).
- 양적 측면의 관류와 산소 공급: 근막구조에 대한 산소 공급은 국소 근육의 긴장도를 결정한다(Laube 2014).
- 온도
- 수축성 조직의 피로: 길이-장력 관계(length tension relationship)의 변화로 인해 근육이 피로하면 탄성 에너지를 분출하는 능력이 감소한다(Laube 2014).

중요 참고: 근막장애를 가진 근육은 정상 근육과는 다른 상태가 우세하게 나타날 수 있다(Gillies와 Lieber 2011); 자세한 내용은 아래에 제공한다.

근막장애가 존재하는 근육의 스트레칭: 생체기계적, 구조 특이적 관점에서 mTrPs는 항상 단단한 띠의 형성을 유발한다. mTrP 주변에서는 액틴과 마이오신 미세섬유 복합체가 수축된 상태로 유지된다("수축 결절": ▶ 그림 2.34의 중앙에 위치한 경직 복합체 참고). 이를 보상하기 위해 인접한 근섬유 분절의 근절은 스트레칭된다. 이환된 근섬유의 전체적인 길이는 감소한다. 동시에 염증과정으로 인해 근육의 결합조직에서는 변화(세포외 기질에서)가 발생한다.

그러므로 근막장애가 있는 근육에서는 세포외 기질(▶ 그림 5.11의 PEC)과 액틴/마이오신 미세섬유 수축 시스템(▶ 그림 5.11의 CC) 모두에서 변화가 발생할 수 있다. 세포외 기질(PEC), 티틴(SECi), 그리고 액틴과 마이오신 미세섬유(경직 복합체 때문) 모두 스트레칭에 대한 근육(근막장애에 이환된 근육)의 저항력에 기여하는 것으로 생각할 수 있다(ATP의 연화 효과 저하 참고). 스트레칭에 대한 근육의 저항력은 균일하지 않으며 장애가 근육의 결합조직 부분과 수축성 부분 중 어디에서 더 우세한지에 따라 상당히 가변적일 수 있다.

> **주요내용**
>
> 근막장애가 있는 근육의 스트레칭에 대한 저항력은 세포외기질(근내막, 근주위막, 근외막 포함)의 변화뿐 아니라 수축 단위(액틴과 마이오신 미세섬유의 경직 복합체)나 티틴 부위의 변화로 인해 발생할 수 있다.

짧아진 근육 코드(주변 근육조직에 비해 짧아짐)와 세포외기질 변화를 임상적으로는 주변의 근육조직과 구별되는 단단한 띠의 형태로 촉진할 수 있다.

mTrPs에 의해 직접적으로 유발되는 기능장애 그리고/또는 통증과는 별개로 단단한 띠는 일련의 부정적인 영향을 유발할 수 있다(▶ 표 5.2와 3.2.1장). 근육의 짧아짐으로 인해 관절가동범위의 제한은 매우 자주 발생한다.

근육 스트레칭 기법은 근육의 단단한 띠를 풀고 그로 인한 부정적인 영향을 교정하기 위해 물리치료에 자주 권장되고 이용된다.

스트레칭이 근섬유에 미치는 영향

▶ **부적절한 방식(deficient Form)**: 근육이 스트레칭되면 단단한 띠가 먼저 장력을 받는다(▶ 그림 5.12 **c**). 이 과정에서 기계적 스트레칭 자극이 유발점 부위에 직접 인접한 근섬유 분절에 영향을 미치는데, 이 부분은 이미 늘어나 있으므로 더욱 스트레칭되고 약해진다(▶ 그림 5.12 **c**). 근섬유가 짧아지는 원인이 되는 근육 지점(유발점)에 수축 결절이 이미 오랫동안 존재하여 구조적으로 고정되어 있는 경우에는 스트레칭이 해결책이 되지 못할 것이다.

- 최악의 경우, 스트레칭 자극이 매우 강하면 인접 근절이 손상될 수 있는데(▶ 그림 5.12 **c**), 주로 Z선 부위에서 발생한다(van den Berg 2001). 또한 단단한 띠의 장력에 의해 이미 자극을 받은 골막 부분이 스트레칭으로 추가적인 자극을 받아 정지부 건염(insertional tendonitis)이 발생할 위험이 있다.
- 스트레칭 자극을 너무 강하지 않게 적용하면 연관 근섬유를 잠시 동안 이완시킬 수 있으며, 이를 오랫동안 지속하면 근절이 추가적으로 재생되어 근섬유의 길이 적응을 유발할 수 있다(Freiwald 등 1999, van den Berg 2001). 그러므로 유발점 부위의 장력이 일시적으로 감소되고 증상도 일시적으로 완화되는 것이 사실이지만 근본적인 원인은 실제로 치료되지 않는다.

▶ **효율적인 방식(efficient form)**. 단단한 띠로 인해 짧아진 근육에 대한 원인 치료는 수축된 상태에서 이완되지 못하는 근섬유 부분(유발점)을 도수기법(기법 II)이나 건침으로 치료하는 것으로 구성된다. 또한 변화된 국소적인 결합조직(병적 교차결합과 짧아진 부위)을 떨어지게 한다. 이는 병리학적으로 변화된 근육 분절에서 근육조직이 재구성될 수 있는 상태를 만든다. 재구조화(restructuring) 단계에서는 부드럽고 통증 없는(또는 거의 없는) 중간 강도의 스트레칭 자극이 도움이 된다. 이것은 근육조직이 재생되어야 할 길이를 결정하는 데 필요한 피드백을 근육에게 제공한다(▶ 그림 5.12 **d**).

스트레칭이 결합조직에 미치는 영향

스트레칭은 근육의 수축성 요소(근섬유; 위 부분 참고)뿐 아니라 결합조직에도 영향을 준다. 건강한 근육의 근막과 근육 내 결합조직이 스트레칭에 대한 근육의 저항력에 어느 정도 기여하는지는 명확히 규명되지 않았다(위 참고). 일부 연구자들은 티틴이 스트레칭에 대한 근육의 저항력에 일차적인 책임이 있고 근육의 결합조직은 종속적 역할을 한다고 가정한다(Freiwald 2013, Böhni 등 2015). 다른 저자들은 좀 더 최근의 연구에 기초하여, 스트레칭에 대한 저항력에 있어 근육 내 결합조직과 세포외기질의 중요성을 강조한다(Gillies 등 2011, Gillies와 Lieber 2011, Meyer와

표 5.2 근육의 단단한 띠와 그 영향(Gautschi 2008b)

근육의 단단한 띠의 결과	영향
근 단축(shortening)	• 근육의 운동성 제한과 근육 기능장애
근육내 협응(intramuscular coordination)의 저하	• 근육 기능장애(muscular dysfunction)
근육내 협응의 저하	• 근육 기능장애
근육내 혈관(정맥과 동맥)에 대한 압력 증가	• 혈관의 협착 • 국소 관류 저하(허혈)와 이로 인한 조직에 대한 영양 공급 저하(→ mTrPs)
근육외 혈관(특히 정맥)과 림프 통로에 대한 압력 증가	• 조직 부종 증가(예: 가자미근을 통과하는 신경혈관다발의 경로에 영향을 줌)
신경이 근육을 통과하거나 근육의 단단한 띠와 골성 구조 사이를 지나는 과정에서의 압력 증가	• 신경조직의 대사 전달 차단을 동반한 신경압박증후군(포착성 신경병증) • 신경 기능장애 (감각장애, 대사 저하, 운동종판 기능장애)
단단한 띠는 근육의 완전한 수축/이완 능력을 억제하기 때문에 근육 펌프로서의 효과를 감소시킴("말초 심장, peripheral heart")	• 부종의 악화

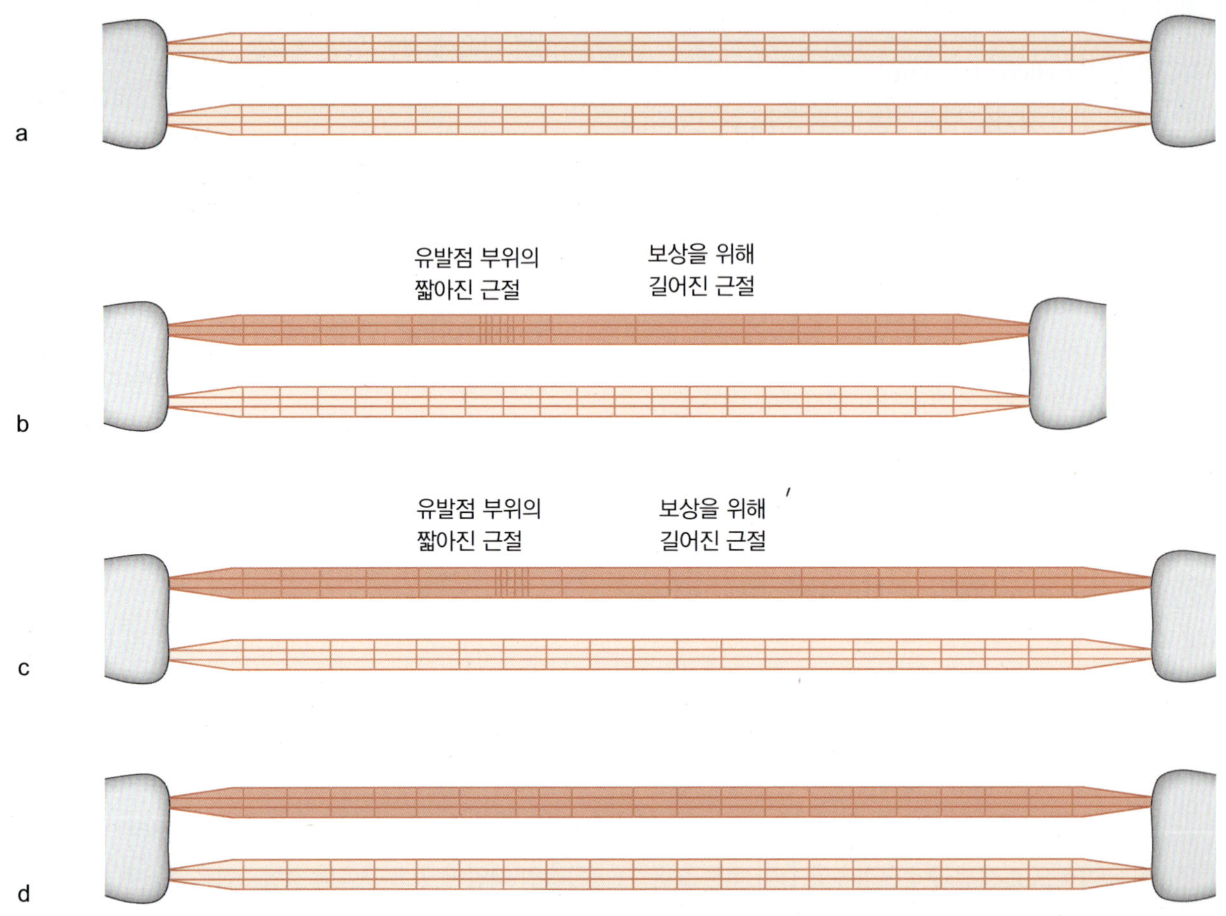

그림 5.12 스트레칭 자극이 건강한 근섬유와 TrPs로 인해 짧아진 근섬유(단단한 띠)에 미치는 영향(Gautschi 2013a).

a 건강한 근육의 근섬유: 근절이 같은 길이를 가지고 있음.

b 단단한 띠로 인해 짧아진 근육.
mTrP를 가진 근육(위): 유발점 부위에 있는 근절의 길이가 짧아지면, 이에 대한 보상으로 인접한 근절이 늘어남 → 단단한 띠 → 전체적인 결과는 근섬유가 짧아짐.
정상적인 근섬유(아래)는 짧아짐에 적응함.

c 유발점 치료를 선행하지 않은 상태에서의 스트레칭
TrP를 가진 근육은 TrP 부위의 근절 안이 수축된 상태로 남아 있음(위). 경직 복합체 내에서 마이오신과 액틴 미세섬유가 서로 떨어질 수 없음 → 이미 늘어나고 약해진 인접 근절은 추가적으로 외상을 입음. 상황에 따라 이전에는 손상되지 않은 정상 근섬유가 너무 큰 장력을 받아 손상될 수 있음.
정상적인 근섬유는 원래의 길이로 돌아감(아래)

d 유발점 치료를 시행한 후의 스트레칭.
유발점 부위가 도수치료에 의해 약해져 있거나 건침으로 인해 파괴되어 있음(위) → 부드러운 스트레칭 자극이 수축 결절이 있던 부위의 재구성 과정을 지원함. 인접한 근섬유 분절은 추가적인 외상을 입지 않음 — 전체적인 결과는 근육의 생리적 상태에 접근함.
정상적인 근섬유는 원래의 길이로 돌아감(아래).

Lieber 2011). 또한 근육에 따라 티틴과 세포외기질이 가변적인 역할을 한다고 가정하기도 한다(Tirrell 등 2012). 부하되는 하중이 증가(끝 범위)하면 장력 스트레스 중 적어도 일부는 결합조직에도 도달할 것으로 추정된다(Brokmeier 2001).

병변에 의해 변화된 mTrPs를 가진 근육은 그 병리 과정에서 결합조직이 반응적으로 변화되고 짧아지기 때문에 건강한 근육조직에 가해지는 것보다 더 큰 장력 자극이 짧아진 콜라겐 구조에 가해질 것이다. 근육의 결합조직 요소의 탄성은 근육 스트레칭으로 증가시킬 수 있는 것으로 생각된다(Keil 2007). 스트레칭 자극은 근육의 결합조직 부위에 다양한 영향을 준다.

- **점탄성 요소** :
  - 결합조직의 점탄성을 위해서는 조직이 다양한 하중의 힘에 노출되는 것이 중요하다. 결합조직의 점탄성의 질을 보존하기 위해서는 장력 하중 단계와 비하중 단계가 교대로 발생하는 것이 필요하다.
  - **크리프(creep)**: 강한 힘의 적용과 연관하여 장시간의 변형(prolonged deformation)은 지속적인(sustained) 변형을 유발시켜(크리프) 길이가 증가할 수 있다(▶ 그림 5.14, ▶ 그림 5.25); 5.2장 유발점에 대한 도수치료 참고).
- **콜라겐 분해 효소의 분비**: 섬유아세포에 대한 반복적인 스트레칭 자극은 콜라겐 분해 효소의 분비를 자극한다(Carano와 Siciliani 1996); ▶ 그림 5.26 참고. 이로 인해 병적 교차결합이 좀 더 잘 분해된다; 결합조직 구조가 짧아진 경우에는 콜라겐 분자의 통합을 촉진한다(van den Berg 2001).
- **수분 함량**: 근막의 긴장도를 결정하는 다양한 요인 중에서도 결합조직의 수분 함량은 중요한데, 아마도 결정적인 역할을 할 것이다(Schleip 2006). 근육 결합조직의 수분 함량은 스트레칭에 의해 영향을 받는다(▶ 그림 5.13). 동물 연구에서(n=21), 요추 근막에 15분 동안 스트레칭 자극을 적용하여 조직을 6% 늘인 후 검사하였더니 결합조직 바탕질(ground susbtance)의 수분 함량이 평균 11.8% 감소(조직의 탈수 현상)하였다. 이후 회복 단계에서는 시간이 지날수록 수분 함량이 증가하였다(재수화, rehydration). 30분 후에는 기준선에 거의 도달(−0.2%)했으며 60분 후에는 완전히 회복되었다. 스트레칭 2시간 후에는 기준선보다 2.1%, 3시간 후에는 3.6%의 과보상이 발생하였다(Klingler 등 2004; ▶ 그림 5.13). 바탕질의 수분 함량이 증가하면 콜라겐 조직의 강직도도 증가한다. 스트레칭과 충분한 회복 단계를 반복하면 타이트한 결합조직에 있는 콜라겐 구조의 스트레인성 경화(strain hardening)를 유발하여(Schleip 2006, Schleip 등 2012a) 크리프의 반대 효과가 나타난다.
- **재형성**: 결합조직의 재형성은 장력 하중의 반복에 달려 있다. 이는 형성 자극(formative stimulus)으로 작용하여 결합조직의 질과 탄성을 결정한다(van Wingerden 1995, de Morree 2001, van den Berg 2011). 결합조직에 장시간의 스트레칭 자극을 반복적으로 적용하면 결합조직 세포가 몇 주에서 몇 달 동안 재형성될 수 있도록 한다. 타입 I 결합조직(예: 관절낭, 인대, 건, 건막, 근육 내와 신경 내 결합조직, 관절연골)의 바탕질의 "리빌

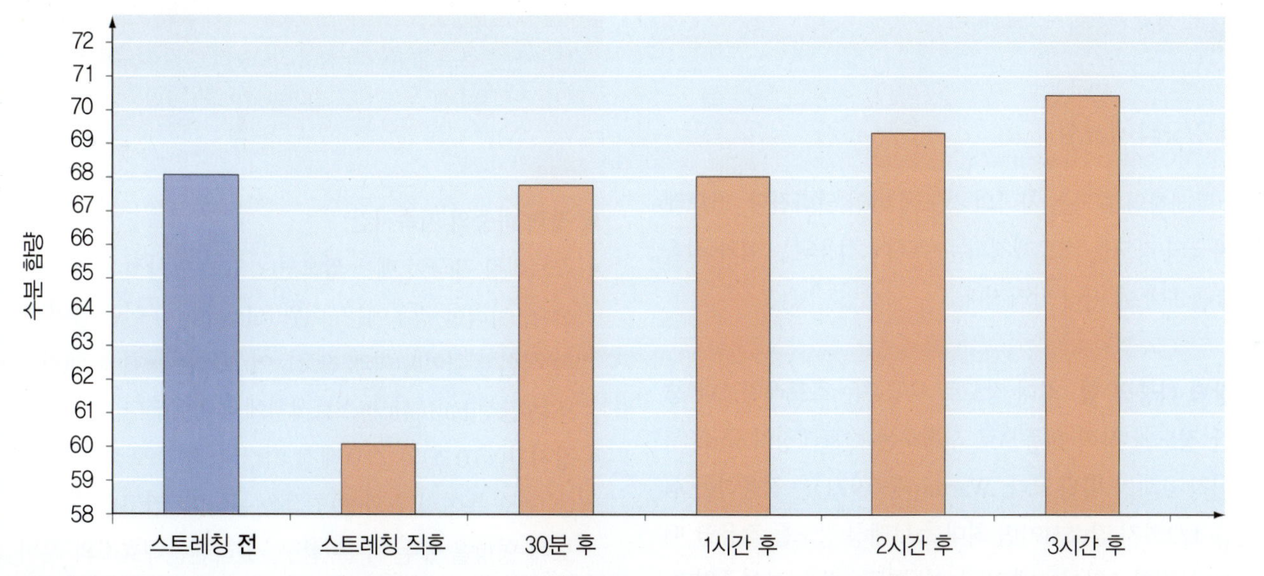

그림 5.13 스트레칭에 의한 수분 함량의 변화. 수분 함량은 결합조직의 강직도(stiffness)에 영향을 준다. 근막, 힘줄, 인대의 수분 함량이 높을수록 콜라겐 구조의 강직도도 커지는데, 결합조직 기질의 수분 함량은 스트레칭에 의해 변한다: 15분 동안의 등척성 스트레칭은 수분 함량을 약 4.4% 감소시킨다; 30분이 지나면 기준선 상태를 거의 회복한다; 3시간 후에는 3% 이상 과보상된다(from Klingler 등 2004, Lindsay 등 2008).

딩 시간(rebuilding time)"은 며칠(약 2~10일)간 진행되는 반면, 콜라겐 섬유의 재형성에는 300~500일이 필요하다(van Wingerden 1995, de Morree 2001, Döllken 2002, van den Berg 2011).

근육의 결합조직이 스트레칭되면 그 효과는 근육의 결합조직 자체에만 국한되지 않는다. 근육 내부/주변에 있는 근막구조의 기계적 속성은 성장인자(growth factor)와 사이토카인(cytokine)의 발현 그리고 근섬유에 대한 주변 분비(paracrine) 효과에 의해 만들어지는데, 이는 성숙한 근섬유와 기타 세포 타입의 속성에 영향을 주는 것으로 보인다(Engler 등 2006). 근막과 근주위의 힘 전달은 근육 적응(muscle adaptation)을 조절하는 잠재적 중요 요인으로 간주되어야 한다(Jaspers 등 2012b).

> **임상정보**
>
> **근막 재형성**
>
> 근막이 유연성과 탄성을 얻고 유지하기 위해서는 반복적인 움직임 및 하중(예: 스트레칭)이 가해져야 한다.
>
> 아래의 내용들이 유익하다.
>
> - 치료적으로 시행하는 스트레칭과 운동: 근막의 도수 스트레칭 기법(기법 III), 근막 분리 기법(기법 IV), 그리고 치료적 스트레칭(기법 V)
> - 환자 스스로 시행하는 스트레칭과 운동: 셀프 스트레칭(기법 V)과 기능적 훈련(기법 VI)

자극 강도의 중요성

스트레칭의 효과는 자극의 강도에 따라 달라진다. 스트레칭 자극의 강도는 스트레칭되는 구조에 적용되는 힘과 지속시간 둘 모두에 따라 달라진다.

▶ **장력 하중의 힘**. 최대 강도로 시행하는 스트레칭보다 중간 정도의 장력 하중으로 시행하는 스트레칭이 구조 특이적 효과가 훨씬 크다. Warren 등(1971)은 적용하는 힘을 1/2까지 감소시키면 최대 스트레칭 강도를 적용할 때보다 결합조직이 3배 더 늘어난다는 것을 보여주었다. 최대 강도란 결합조직에 파열을 일으키지 않고 적용할 수 있는 최대 장력 하중으로 정의된다.

- **최대 힘으로 시행하는 스트레칭**: 하중이 한계에 가까워질수록 부상의 위험이 있기 때문에, 매우 큰 하중은 조직에 위협을 가한다. 이러한 상황에서는 세포가 콜라겐의 생성을 증가시켜 조직을 강화하고 안정화시키는 것으로 생각된다. 이러한 방식을 통해 조직 구조는 새롭게 증가된 하중 상태에 적응한다. 그러나 이 과정에서 조직은 점점 탄성을 잃는다(van den Berg 2011).
- **중간 강도의 힘으로 시행하는 스트레칭**: 세포들은 조직에 잠재적 위험이 없는 가벼운에서 중간 정도(light to moderate) 강도의 스트레칭 자극에 반응하여 콜라겐 분해 효소를 분비한다. 이는 차례로 병적 교차결합을 분해하고 콜라겐 분자가 통합되도록 한다(Carano와 Siciliani 1996, van den Berg 2001); 콜라겐 분해효소 분비의 자극 참고. 최종 결과는 탄성의 증가와 결합조직의 길이가 늘어나는 것이다. 이러한 구조 변화를 통해 조직은 새롭게 변화된 상태에 적응한다(van den Berg 2011).

스트레칭을 시행하는 목적이 결합조직의 구조적 변화(연장, lengthening)라면 결과적으로 중간 정도의 스트레칭 강도를 사용하는 것이 적합하다.

> **주요내용**
>
> 결합조직을 스트레칭할 때, 최대 강도보다 중간 강도를 사용하는 것이 구조 특이적 효과가 더 크다(Warren 등 1971).

▶ **장력 하중의 지속시간**

- 스트레칭 자극이 매우 **짧으면**(< 3초) 반사적 효과가 우세하다. 이러한 경우에는 "이완(relaxation)"이란 용어가 좀 더 적절할 것이다(아래 참고). 이 효과는 특히 동적(간헐적 또는 탄성[ballistic]) 스트레칭에서 사용된다.
- **장시간**(>10초)의 스트레칭 자극(정적 스트레칭에 사용)은 구조 특이적 효과에 초점을 둔다(위 참고): 근막 긴장도에 영향을 주는 수분 함량, 콜라겐분해효소의 분비를 통한 병적 교차결합의 분해, 크리프로 인한 길이의 증진.
- **반복적인 스트레칭 자극**은 콜라겐분해효소 분비의 자극과 재형성(위 참고) 성공의 열쇠이다.

반사적(reflexive) 요소

스트레칭을 이용하여 근섬유를 반사적으로 이완하면 mTrPs에서 기계적 긴장도가 방출된다. 수축 결절이 구조적으로 고정되지 않은 경우에는 mTrPs의 자연적인 회복이 촉진된다. 그러나 경직 복합체의 수축 결절과 결합조직의 반응성 변화가 구조적인 경우에는 반사적으로 분해될 수 없다. 반사적 효과는 동적 스트레칭에서 우세하게 나타난다.

스트레칭의 비특이적 효과

환자가 하루에 여러 번, 정기적으로 스트레칭을 수행하면 많은 면에서 유익하다. 이러한 이점에는 관절가동범위의 개선, 스트레칭에 대한 근육의 내성 증가와 같은 직접적, 구조특이적 그리고 반사적 효과가 포함된다. 스트레칭은 또한 유발점에 대한 도수치료 후 근육조직의 재생을 증진시키는 역할을 한다. 동시에 많은 부분에 긍정적인 영향을 준다.

- 비대칭적인 신체 자세 그리고/또는 정형화된 움직임 순서를 수정하여 근육에 부하되는 잘못된 하중을 감소
- 다른 비황반 구조(nonmacular structure)에 대한 영향(비특이적인 신경 가동화, 혈관에 대한 압력 변화 등)
- 자기 인식(self awareness) 증진, 신체에 대한 감각/인식(고유수용성 감각)의 발달, 통증 감소(고유수용성 감각이 유해감각을 억제함)
- 심리적 효과(자기 격려, 웰빙감, 진정효과, 평정심)

스트레칭의 이러한 비특이적 효과는 만성 통증의 관리에 있어 바람직하며 환영할 만하다.

주요내용

단단한 띠(그리고 이로 인해 짧아진 근육)에 대한 원인 치료는 단단한 띠를 유발하는 유발점을 비활성화하고 결합조직의 반응성 변화(병적 교차결합)를 분해하는 것으로 구성된다.

- 유발점의 비활성화(도수기법 I, II, 건침)
- 결합조직의 유착/단축 분해(기법 II, III, IV)
- 이환된 근육의 스트레칭(기법 V)

스트레칭의 다양한 형태

스트레칭은 다양한 방법으로 수행할 수 있다(▶ 표 5.3). 어떤 종류의 스트레칭을 사용할지는 경우에 따라 다르다.

- **정적 스트레칭**은 근육과 결합조직 속성의 기계적 측면을 강조한다(▶ 그림 5.14, ▶ 그림 5.15).
- **간헐적** 또는 **탄성 스트레칭**이라고도 하는 동적 스트레칭은 일차적으로 반사적인 측면을 이용하여 근육을 이완시키고(▶ 그림 5.16) 결합조직에 적응성 자극을 제공한다. 동시에 반사적 운동성 제한과 구조적 운동성 제한의 중간적 형태인 교차결합(수용성일 것이다)은 통증 없는 스트레칭 자극에 의해 분해될 것이다(Dölken 2002, van den Berg 2011). 근육조직은 요변적 속성을 가지고 있기 때문에, 움직임은 근육조직의 점성을 감소시키며(요변성) 근육의 수동 긴장도도 감소시킨다(Hagbarth 등 1985, Lakie 등 1984, Laube 2014, Mense 2014).
- **신경근(neuromuscular)** 스트레칭 기법에서는 반사적 이완을 위해 특히 신경근 이완 현상을 이용한다.
- **선택적 스트레칭**은 특정 근육을 대상으로 한다. 이 스트레칭은 TrPs에 의해 하나의 근육만 독립적으로 영향을 받는 경우에 권장된다(▶ 그림 5.17).
- **전체적 스트레칭**은 근막 사슬 전체에 영향을 줄 수 있으며 다음의 경우에 사용한다.
  - 연관된 TrPs가 다른 근육들, 종종 다른 근육 사슬에 퍼져 있는 경우, 예를 들면, 요방형근(quadratus lumborum, 허리네모근), 대퇴근막장근(tensor fascia lata, 넙다리근막긴장근), 대둔근과 중둔근(▶ 그림 5.18).
  - 종종 스트레칭의 비특이적 효과를 특별히 원하는 경우(예: 비대칭적인 자세와 정형화된 움직임 순서를 교정; 위 참고).
- **보조적 스트레칭**: 치료사가 스트레칭을 시행한다(**치료적 스트레칭**).
- **셀프 스트레칭**: 환자가 스스로 스트레칭 방법을 수행한다. 유발점에 대한 도수치료와 건침은 모두 치료사의 손으로 시행하는 기법이기 때문에 가능할 때마다 셀프 스트레칭을 하도록 해야 한다. 가정 프로그램 형태의 **셀프 스트레칭**은 환자가 치료프로그램에 능동적으로 참여할 수 있도록 한다. 셀프 스트레칭은 천천히 율동적으로 흔드는 동작의 형태로 정적이나 동적으로 수행할 수 있다.

표 5.3 스트레칭의 형태(Gauschi 2008b)

스트레칭을 어떻게 수행하는가?	
정적 스트레칭	스트레칭 자세는 짧거나(10~20초) 길게(>60초) 유지될 수 있음.
동적 스트레칭(간헐적 스트레칭)	끝 범위에서 느리고 율동적인 간헐적 움직임을 수행함.
신경근 스트레칭 기법	이환된 근육을 수축시킨 후 스트레칭(등척성 수축 후 이완, post-isometiric relaxation) 길항근이 수축하는 동안 근육을 스트레칭(상호 억제, reciprocal inhibition)
무엇을 스트레칭하는가?	
선택적 스트레칭	특정 근육을 대상으로 스트레칭 → 특이적 효과
전체적, 개괄적 스트레칭	전체 근육 사슬을 스트레칭 → 비특이적 효과가 우세함
누가 스트레칭을 시행하는가?	
보조적 스트레칭(치료적 스트레칭)	치료사가 근육을 스트레칭
셀프 스트레칭(셀프 스트레칭)	환자가 근육을 스트레칭 → 가정 프로그램으로

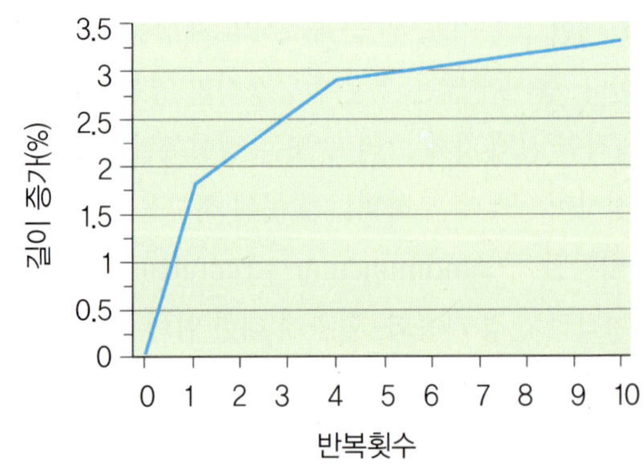

그림 5.15 정적 스트레칭. 관절가동범위의 끝에서 일정한 힘(즉, 움직임 없이)으로 스트레칭할 때의 근육힘줄 복합체의 길이 증가(from Taylor 1990; in: van den Berg 2001).

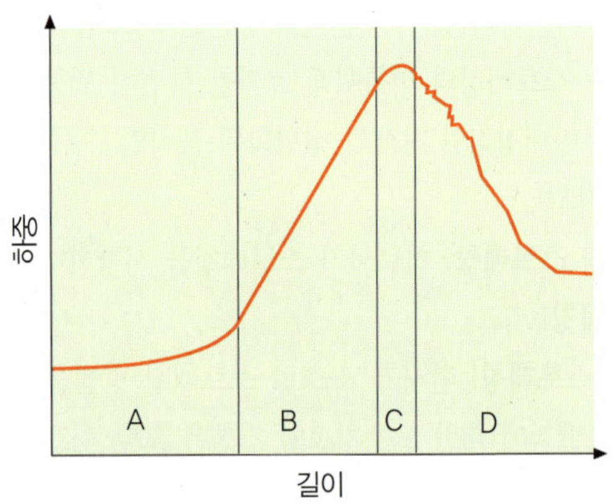

그림 5.14 결합조직의 길이-장력 관계. 기질에 장력이 가해지는 구간(A)에서는 장력을 증가시키지 않고도 콜라겐 구조를 늘릴 수 있다. 구조가 더 늘어나면 콜라겐 섬유에 가해지는 장력이 증가한다(콜라겐-장력 구간, B). 클리프 구간(C)에서는 콜라겐 섬유의 변형이 발생한다. 장력이 더 가해지면 조직의 외상(D)이 발생한다(from Viidik 1972, in van den Berg 2001).

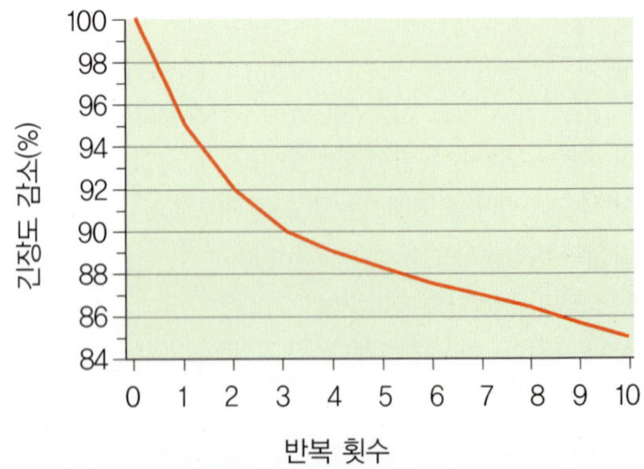

그림 5.16 동적 스트레칭. 관절가동범위의 끝에서 일정한 진폭의 느리고 율동적인 움직임을 반복하여 스트레칭할 때 근육힘줄 복합체의 긴장도 변화(이완)(Taylor 1990; in van den Berg 2001).

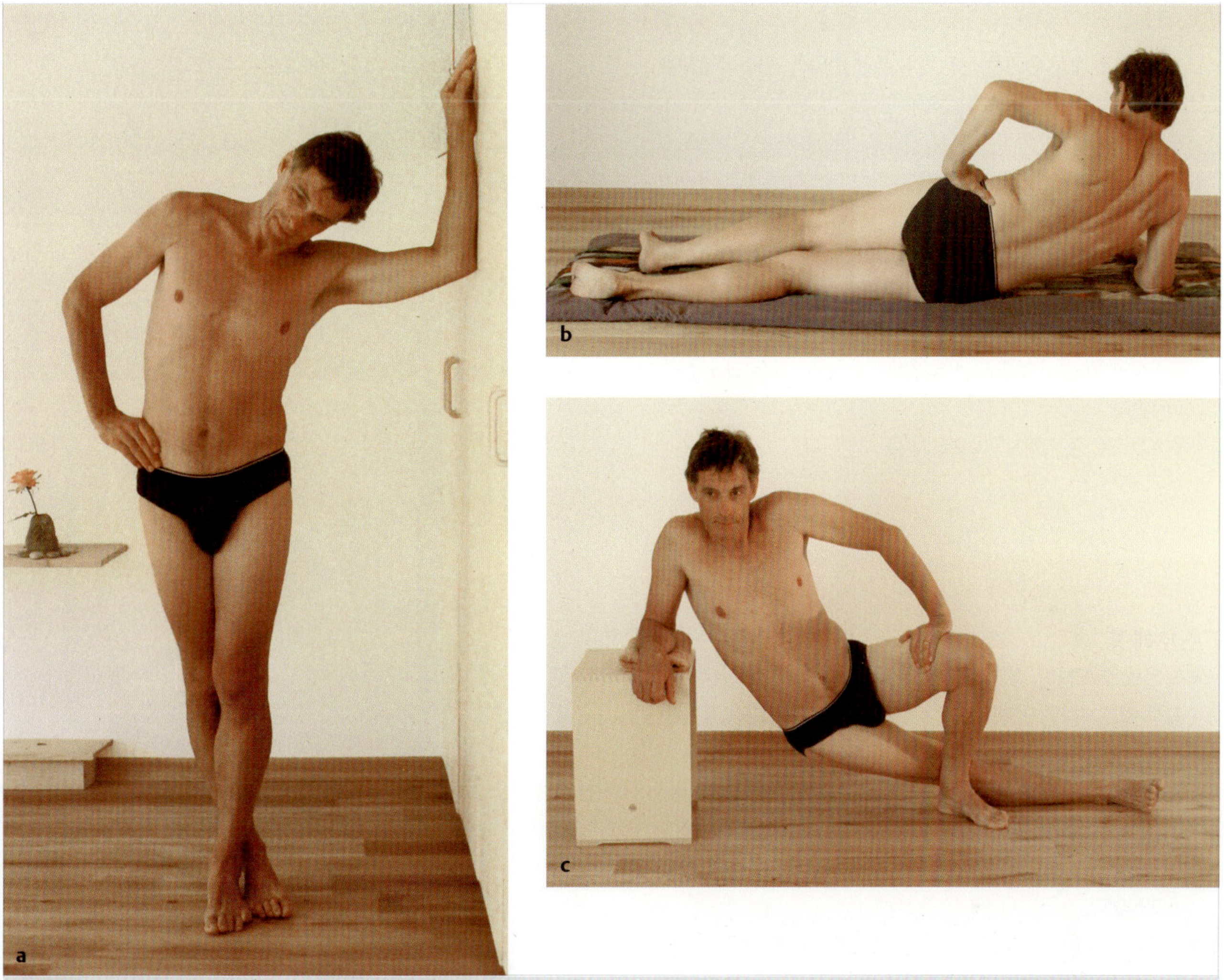

그림 5.17 선택적 스트레칭. 요방형근의 예(다양한 시작 자세)
a 서 있는 자세의 일상적 변형
b 바닥에 옆으로 누운 자세의 일상적 변형
c 운동 자세의 변형

환자가 가정 프로그램의 일부분으로 셀프 스트레칭을 수행하는 경우에는 다음과 같은 증명된 실용적 접근방식을 따라야 한다. 먼저 시험적 치료로 mTrPs를 치료한 후 가정 프로그램으로 TrP에 영향을 받은 근육에 대한 스트레칭 운동을 실시하도록 안내하는 것이 좋다. 치료사는 다음 치료세션에서 환자가 운동을 수행할 수 있었는지, 어떤 경험을 했는지 평가해야 한다. 스트레칭 자세는 환자의 일상 환경에 맞춰야 하며(상황적 스트레칭, situational stretching; ▶ 그림 5.19) 불편함이 없어야 한다. 이는 스트레칭에 대한 거부감을 줄여서 환자가 운동을 일상생활의 일부로서 규칙적으로 시행할 가능성을 높여준다. 정적 스트레칭이 불편하다면 동적 스트레칭을 시도해야 하며 반대의 경우도 마찬가지다. 적절하게 안내를 받으면 환자는 스트레칭의 도움을 받아 자기 인식(self perception)이 증진되고 자신의 몸이 보내는 신호를 듣는 법을 배울 수 있다. 운동 방법을 수정했음에도 불구하고, 몇 번의 치료세션 후에도 여전히 스트레칭이 불편하다고 느끼는 경우에는 포기할 수 있다.

주요내용

"스트레칭"은 항상 연관된 단단한 띠뿐만 아니라 근막 유발점을 고려한 맥락에서 검사하고 치료해야 한다.

스트레칭의 핵심 목적은 단지 근육을 무작위 또는 강제로 늘리는 것이 아니라 단단한 띠를 선택적으로 해소하는 것과 연관이 있다.

이 목적을 달성하기 위해 생화학적 그리고 반사적 효과를 이용한다.

- 짧아진 근섬유 부분(근육과 결합조직 요소를 가진 수축 결절)의 국소적인 원인 치료를 위해 유발점에 대한 도수치료와 건침을 적용한다.
- 후속적으로 중간 강도의 스트레칭을 시행한다.

임상정보

스트레칭

- 정적 스트레칭이 주로 구조 특이적 효과를 강조하는 반면, 동적 스트레칭은 일차적으로 스트레칭/이완의 반사적 효과를 강조한다.
- 스트레칭의 목적이 결합조직의 구조적 변화(연장)를 달성하는 것이라면 Warren 등(1971)의 연구에 기초하여 최대 장력 하중이 아닌 중간 정도의 강도로 스트레칭을 수행하는 것이 가장 효과적이다.
- 결합조직의 재형성과 콜라겐 분해 효소의 분비를 자극하는 것이 목적인 경우에는 스트레칭 자극을 더 긴 시간동안 반복적으로 유지해야 한다.

요약

스트레칭/이완

도수치료 기법을 사용하여 근육을 치료한 후에는 스트레칭을 해야 한다.

경험에 따르면, 일반적으로 스트레칭 프로그램은 유발점에 대한 도수치료의 효과를 증진시킨다.

중간 강도의 스트레칭 자극은 재생 단계 동안 콜라겐 섬유의 재합성을 위한 정보신호로서 도움이 된다.

다음은 재활과정을 긍정적으로 지원할 수 있다.

- 구조 특이적 변화(근육의 결합조직 요소를 늘리고 근막의 활주 능력을 증진시키는 의미의 스트레칭; 유발점에 대한 도수치료 후 병적 교차결합이 발생하는 것을 예방)
- 반사 현상(유발점이 있는 근육의 이완과 유발점 부위의 관류 증가)
- 스트레칭의 비특이적 효과(작업장에 맞는 스트레칭을 수행하여 비인체공학적 작업 자세를 수시로 중단)

환자는 추천받은 스트레칭 프로그램을 일상 생활에 통합하는 것이 바람직하다.

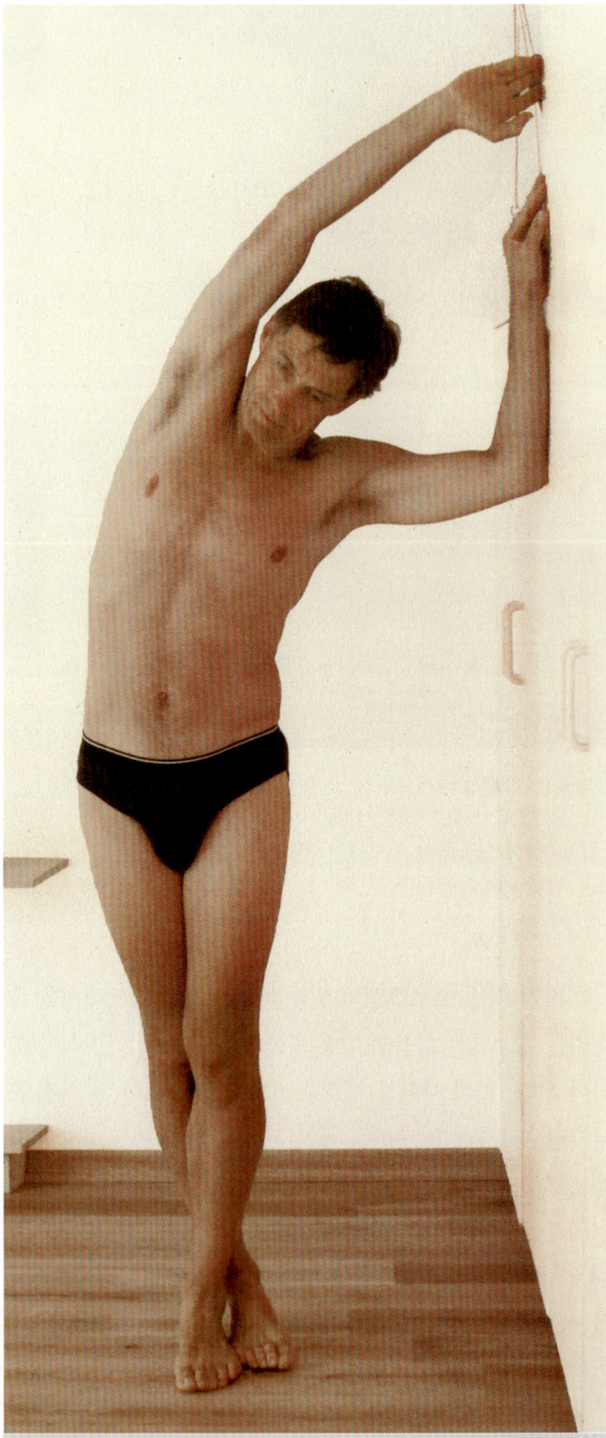

그림 5.18 대퇴근막장근, 광배근 그리고 요방형근에 대한 전체적 스트레칭

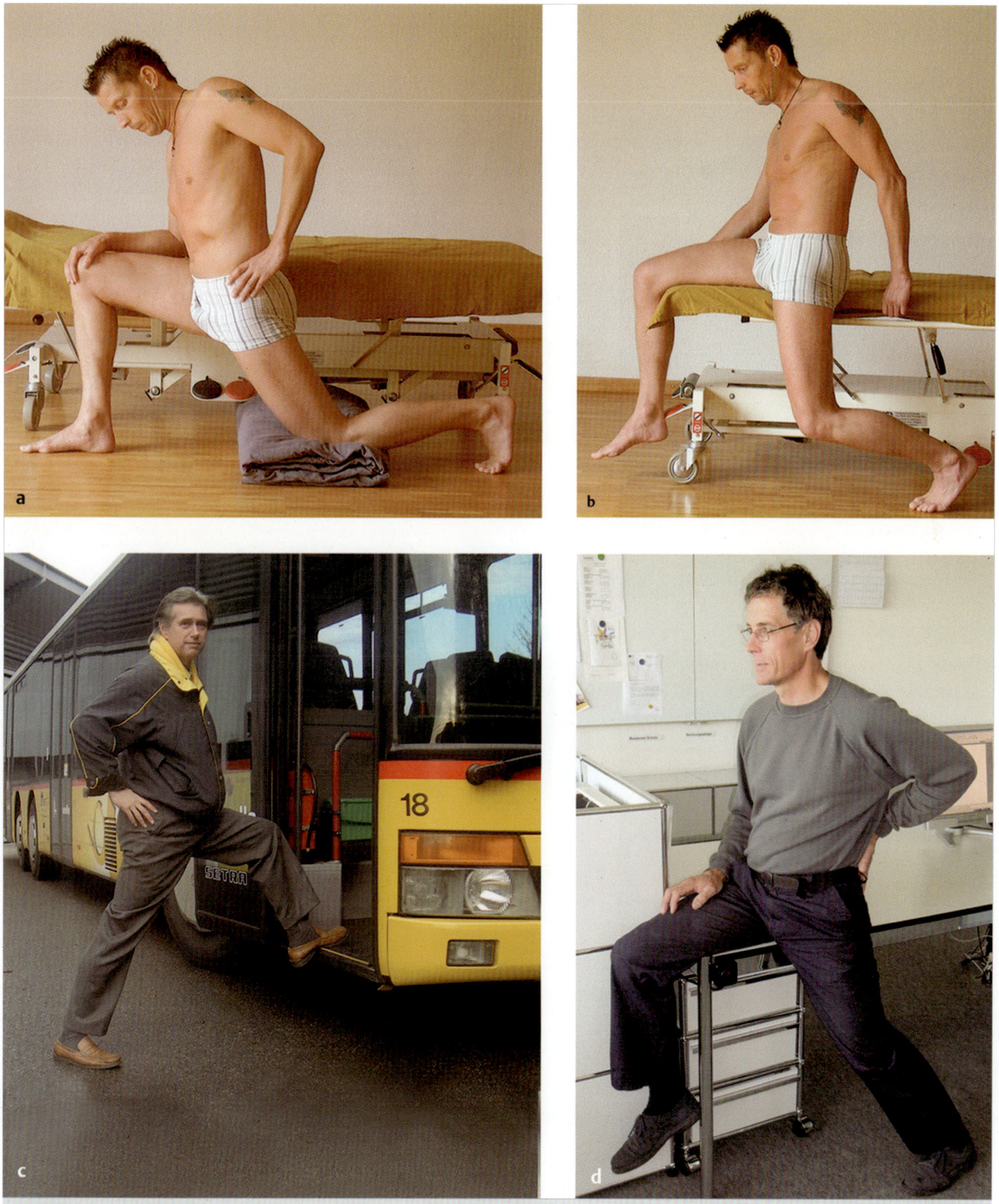

그림 5.19 고관절 굴곡근(일차적으로 장요근[iliopsoas, 엉덩허리근]), 슬굴곡근, 이상근(piriformis, 궁둥구멍근)의 예를 이용한 상황적 스트레칭

a 장요근의 스트레칭; 운동선수, 가정주부 등을 위한 표준 방법

b 왼쪽 전고관절 치환술(total hip replacement) 후의 장요근 스트레칭

c 트럭 운전사를 위한 장요근 스트레칭

d 사무실에서의 장요근 스트레칭, 테이블 이용

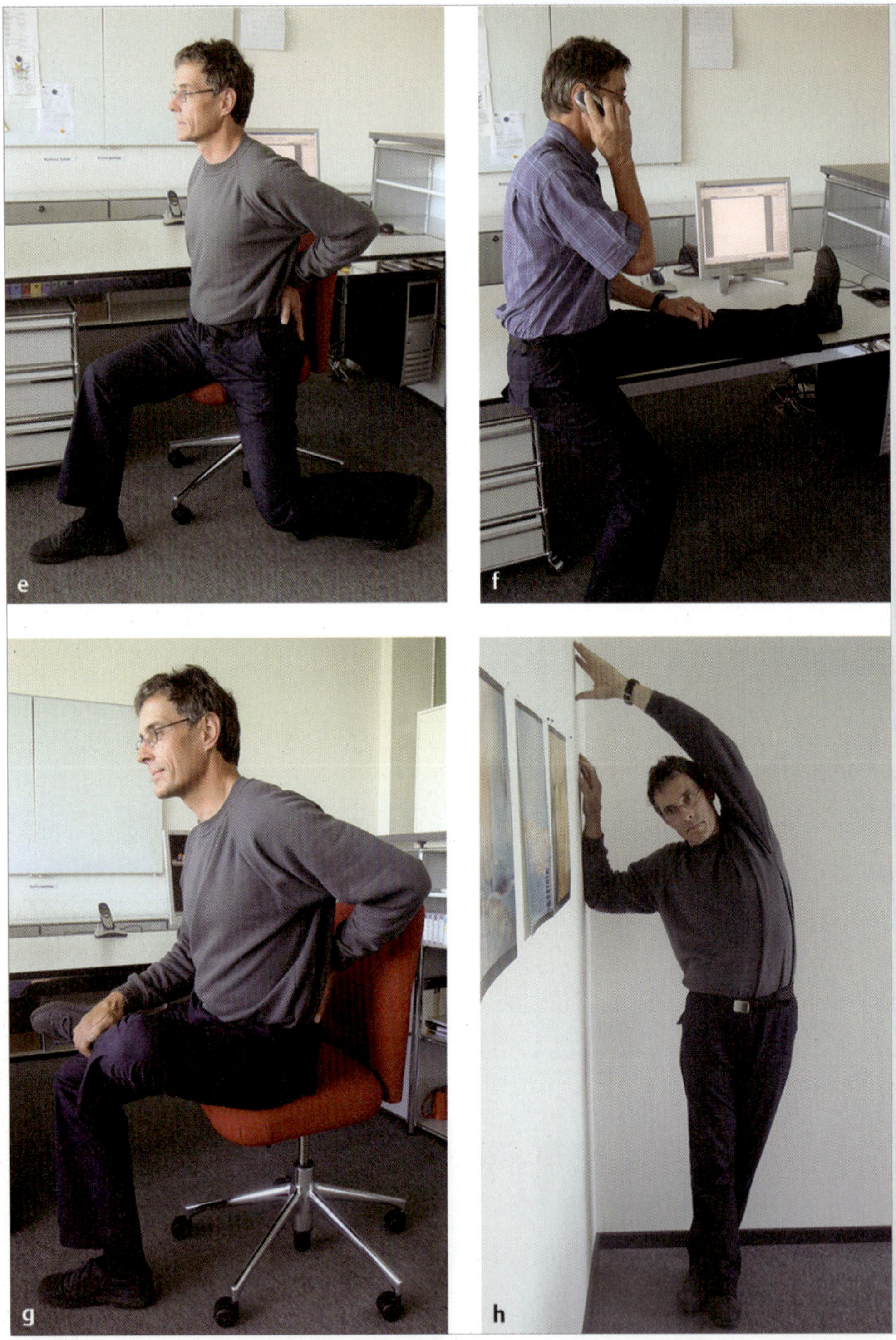

그림 5.19 *(계속)* 고관절 굴곡근(일차적으로 장요근[iliopsoas, 엉덩허리근]), 슬굴곡근 이상근(piriformis, 궁둥구멍근)에 대한 상황적 스트레칭의 예

e 장요근 스트레칭, 의자 이용
f 사무실에서의 슬굴곡근 스트레칭
g 앉은 자세에서의 이상근 스트레칭
h 사무실에서의 대퇴근막장근, 요방형근, 광배근 스트레칭

기능적 훈련 - 인체공학

급성이나 만성적인 근육 과부하(overload)는 mTrPs이 발생하는 가장 흔한 원인 중 하나이다. 과부하는 부하할 수 있는 하중용량과 실제로 부하된 하중의 차이로 정의할 수 있다(▶ 그림 5.20). 다음의 모든 것은 과부하 발생에 함께 작용한다: 선행 요인(예: 좋지 못한 근육 훈련 상태), 자극 요인(예: 낙상이 임박했을 때 이를 막으려는 시도, 운동 경기 중의 과도한 스트레인[overstraining], 사고), 지속 요인(예: 직장에서 장시간 앉아 있기, 서 있기, 반복적 움직임; 스포츠에서의 비대칭성 훈련; 만성 스트레스).

다음과 같은 경우에는 하중용량과 실제 하중 사이의 균형이 깨질 수 있다.

- 하중이 너무 크다(비생리적 하중).
- 부하할 수 있는 하중용량이 감소한다.
- 하중 증가와 동시에 부하할 수 있는 하중 용량이 감소한다.

기능적 훈련을 통해 근육/근막이 부하할 수 있는 하중용량을 늘릴 수 있으며 잘못된 하중은 인체공학적 방법으로 줄일 수 있다(▶ 그림 5.20).

기능적 훈련

- 기능적 훈련의 목적은 근막구조의 하중 부하 능력을 증가시키는 것이다. 잘 훈련된 근육과 탄력성 근막은 과부하가 덜 걸린다.
- 기능적 훈련 시 근육조직에 가해지는 생리적 요구로 인해 대사와 관류가 촉진되어 재생과정을 지원한다. 잘 훈련된 근육은 모세혈관 발달이 증가한다.
- 기능적 훈련에 이용되는 움직임으로 인해 조직층 사이의 운동성이 증진/지속된다.
- 기능적 훈련은 근육의 수축성 요소의 재생뿐 아니라 결합조직의 재형성에도 필수적이다. 장력의 다양한 변화는 콜라겐 조직의 성숙 단계(최대 1년까지 지속될 수 있음)에 필요한 형성 자극으로서 기능을 한다(van den Berg 2011; 결합조직 재형성 참고).
- 기능적 훈련은 근육의 협응 기술(coordination skill)과 민첩성, 결합조직의 탄성, 그리고 근육과 근막의 상호작용을 향상시킨다.

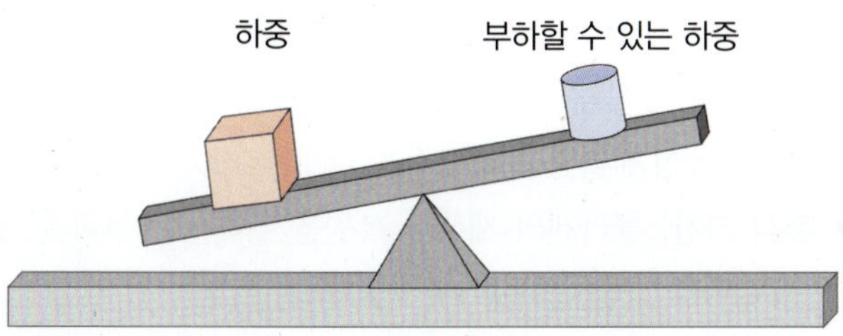

그림 5.20 과부하 - 부하할 수 있는 하중용량과 실제 하중의 차이

운동 시스템(locomotor system)을 사용하지 않으면 근육의 힘과 민첩성이 감소한다. 환자가 3~8주 동안 고정을 해야 하는 경우 근력은 25~50%, 근육의 직경은 약 20% 감소한다. 운동신경원의 휴식 주파수(resting frequency)는 감소하며 운동 피질 영역이 재구성된다. 근육 사용이 감소하면 근육의(저하된) 활성도와 연관된 뇌 영역의 크기도 감소한다(Audette 등 2013). 반대로 고유수용성감각 측면(감각 입력)과 운동적 측면을 균등하게 통합한 기능적 훈련은 뇌의 연관 영역을 확대시킨다. 그러므로 운동 패턴의 다양화, 협응 능력 그리고 민첩성이 증가한다.

> **주요내용**
>
> 훈련을 중단하는 것은 치료적이지 않다. 기술적인 능동 재활은 근막구조를 너무 많지도 너무 적지도 않은(절제된) 적절한 정도의 스트레인을 주는 것으로 구성된다. 움직임의 양(관절가동범위, 힘)보다는 질(협응)을 우선으로 한다. 근육/근막에 대한 기능적 훈련(▶ 그림 5.22)은 고유수용성 측면(입력)이 적어도 강화(출력)와 같은 정도로 통합된 감각운동(sensorymotor) 훈련이다.

▶ **기능적 훈련의 전제 조건.** mTrPs는 운동 장애를 유발한다(Travell과 Simons 1999, Dejung 2009). mTrPs는 근력 저하와 협응 능력 불량을 유발할 수 있다(Arnd-Nielsen과 Graven-Nielsen 2008, Gautschi 2007, Ge 등 2012, 2014, Ibarra 등 2011, Ibanichev 2007, Lucas 등 2004, 2010).

어깨를 예를 들면, Lucas 등(2004, 2010)은 mTrPs가 어깨 전체 근육군의 활성화 패턴의 타이밍을 상당히 변화시키는 것을 보여주었다. mTrPs에 대한 치료는 연관된 근육의 활성화 패턴을 정상화시킨다(Lacas 등 2004, Gautschi 2007; ▶ 그림 2.5 참고).

요통에 관한 연구를 통해, 국소 안정근(다열근과 복횡근 [transverse abdominalis, 배가로근])을 적시에 활성화시키는 능력은 재발률을 현저히 감소시키는 것으로 알려져 있다(Hodges와 Richardson 1996). 국소 안정근(Hodge와 Richardson 1996)뿐만 아니라 전체적인(global) 안정근과 동적 근육 시스템(dynamic muscle system, Zahnd 2005)을 정확한 타이밍에 활성화시키는 것은 운동시스템이 완전한 기능적 능력을 발휘하기 위한 필수 조건이다. mTrPs가 이 타이밍을 방해할 수 있으므로 협응/재활 훈련은 mTrPs의 비활성화를 목적으로 하는 치료와 병행될 때만 효과적인 경우가 많다.

mTrPs가 근육의 기능장애를 유발할 수 있기 때문에 능동적 근육 재활을 시작하기 전에 연관된 운동 사슬에 mTrPs가 있는지 체계적으로 검사해야 한다. mTrPs가 발견되면, 능동 훈련 프로그램을 시작하기 전에 적절하게 치료해야 한다. 이러한 방식으로만 기능훈련 프로그램의 필수 조건을 충족할 수 있다.

▶ **근막과 근육.** 기능적 훈련은 근육의 수축성 요소와 근막 시스템의 비수축성 요소(근막)에 대한 훈련을 균등하게 포함한다. 근막 요소의 능동적 재활을 적절하게 달성하기 위해서는 다음과 같은 훈련 원칙을 고려할 필요가 있다(Müler와 Schleip 2012, Slomka 2014).

- **예비 역동작(preparatory countermotion)**: 투석기 효과(catapult effect)를 이용하기 위해서는 실제 움직임(예: 야구공 던지기)을 하기 전에 반대 방향으로 움직여(역동작, 예: 던지기 전에 팔을 뒤로 움직이기) 사전장력(화살을 쏘기 전 활의 장력과 같은)을 생성시키는 것이 필요하다. 근육의 힘으로만 움직임을 수행하지 않고 근막이 다시 되돌아오는 동적인 힘(dynamic spring back force)을 이용하기 위해서는 요요를 할 때처럼 근육이 차별화된 타이밍에 활성화되는 것이 필요하다(Müller와 Schleip 2012). 율동적이고 반복적인 움직임을 이용한 근 수축은 충격 발생기의 역할을 하는데, 이는 근육–힘줄 단위의 탄성적 특성을 이용해 최소의 힘으로 최대의 효과를 얻도록 해준다. 이러한 타입의 움직임은 유동적이고 율동적이며 힘들이지 않고 수행할 수 있다는 특징이 있다.
- **스프링(spring)과 스윙(swing) 운동**: 스프링 동작(한 발이나 두 발로 뛰기)과 흐르는 듯한 스윙 동작이 교대로 일어나는 율동적인 움직임은 가해지는 하중으로 인한 자극을 조절하고 재형성을 자극한다.
- **부드러운 방향 전환**: 움직임이 부드럽고 유연하다; 방향이 바뀔 때마다 움직임은 완만하게 느려지고, 방향이 바뀐 후에는 다시 서서히 가속된다(Müler와 Schleip 2012). 결과적으로 방향 전환이 부드럽고 소리를 내지 않고 움직일 수 있다.
- **동적 스트레칭**: 천천히 수행하는 동적 스트레칭은 결합조직의 구조에 긍정적인 영향을 줄 수 있으며, 올바르게 수행될 경우 근막 조직의 탄성과 신장성을 최적의 상태로 만드는 데 기여할 수 있다(Decoster 등 2005, Müler와 Schleip 2012). 다양한 방향으로 이루어지는 느린 스트레칭 운동은 넓은 근막 네트워크 영역(개별 근육뿐만 아니라)에 접근할 수 있으며 콜라겐 섬유의 적응 잠재력을 자극할 수 있다.
- **고유수용성 감각의 개선**: 운동 조절은 전체적인 감각운동(sensorymotor) 성능에 달려 있으며 고유수용성감각은 운동 시스템의 경제적 효율성에 결정적으로 중요하다. 그러므로 지각(perception) 훈련은 기능적 훈련의 필수 요소이다. 근막구조는 인체에서 가장 풍부한 감각 기관을 구성하며, 이는 사용(use)을 통해 훈련될 수 있고 또 훈련되어야 한다. 다양한 자극을 가진 운동은 근막의 고유수용성 감각을 개선시키므로 단조롭고 균일하게 반복되는 운동보다 바람직하다. 이러한 변화의 예로는 작은 움직임에서 큰 움직임으로 변경, 빠른 움직임에서 느린 움직임으로 변경, 운동 방향의 변경, 큰 하중에서 작은 하중으로 변경, 스프링 운동에서 스윙 운동으로의 변경, 등을 들 수 있다. 고유수용성감각 입력은 유해감각 입력을 억제할 수 있다; 신체 지각과 감각 인식에 중점을 둔 운동 훈련 프로그램은 동시에 통증을 억제하는 작용을 할 수 있다 – 고유수용성 감각은 유해감각을 억제한다(Lewit 2006).
- **휴식 기간**: 콜라겐의 재생과 복원을 위해서는 부하 단계에서 회복 단계로의 변화가 필요하다.
  - 콜라겐 복원: 체중을 부하한 후에는 섬유아세포 자극의 결과로 콜라겐의 합성과 분해 과정이 모두 증가하는

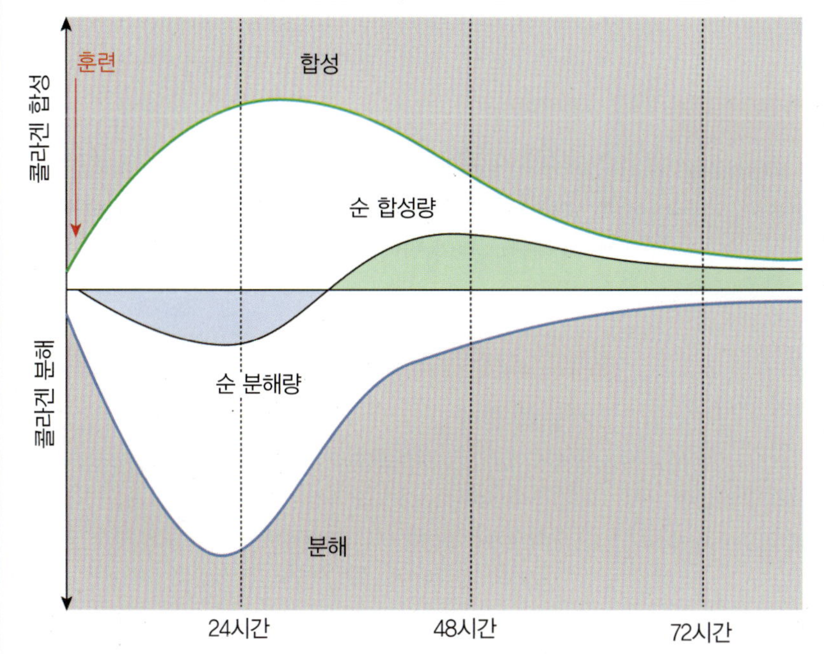

그림 5.21 운동 후 힘줄에서의 콜라겐 회복의 예(Magnusson 등 2010).
콜라겐 조직에 하중을 부하한 후, 콜라겐 합성(녹색선)의 증가가 일어난다; 동시에 훈련은 섬유아세포를 자극하여 콜라겐 분해를 증가시킨다(파란색). 운동 후 첫 1~2일 동안에는 콜라겐 분해가 합성보다 커 결과적으로 순 손실(파란색 영역)이 발생한다.(파란색 영역)이 발생한다; 이후 상황이 반전되어 새로운 콜라겐 합성이 우세해진다(녹색 영역). 그러므로 콜라겐 조직을 강화하기 위한 훈련은 일주일에 한 두 번만 시행해야 한다.(Müller와 Schleip 2012).

데, 조직 자극 후 첫 1~2일에는 분해 과정이 지배적이다. 이 기간이 지난 후에야 콜라겐 합성이 우세해지고(▶ 그림 5.21) 힘줄과 근막 조직이 복원력을 회복한다(Magnusson 등 2010).

- ◦ 수화 작용과 재생: 근막 조직은 주로 자유롭게 움직이거나 결합된 물 분자로 구성된다. 스트레칭으로 발생한 압력에 의해 강하게 압박되는 부위에서는 물이(스펀지처럼) 빠져나간다(Schleip와 Klinger 2007, Schleip 등 2012a). 이후 압박이 제거되는 단계 동안, 이 부위는 인접조직과 혈관 및 림프관에서 유입되는 신선한 액체로 채워진다(Müller와 Schleip 2012). 그러므로 치료사가 하중 부하 단계와 이완 단계 사이에 충분한 휴식 기간을 계획하는 것이 중요하다. 회복과 재수화가 일어날 수 있도록 스트레칭이나 하중 부하 기간에 따라 짧은 휴식(몇 분)을 반복하거나 몇 시간의 긴 휴식시간(▶ 그림 5.13)을 가지도록 권한다(Müller와 Schleip 2012).

- **반복의 힘.** 훈련은 일관되고 규칙적으로 실시되어야 한다. 콜라겐을 재형성하는 데에는 아마도 일주일에 한 두 번의 운동만으로도 충분할 것이다(▶ 그림 5.21). 모든 콜라겐 섬유의 절반 정도가 1년 이내에 교체되므로(Neuberger와 Slack 1953) 콜라겐의 재형성에는 6개월에서 2년이 걸릴 수 있으며 이 기간 동안 운동을 계속해야 한다(Müler와 Schleip 2012).

주요내용

신체 지각(body perception)과 신체 인식(awareness)에 중점을 둔 기능적 훈련은

- 고유수용성감각을 증진시키고 차별화한다.
- 다양하고 변화 있는 하중 부하 자극을 통해 근막 재형성을 촉진한다.
- 고유수용성감각 입력이 근막 유해감각수용기를 억제하기 때문에 통증을 감소시키는 기능을 한다(Schleip 등 2012b); 고유수용성감각은 유해감각을 억제한다(Lewit 2006).

적절하게 등급화된 근막 하중은 근막구조의 재형성을 유도한다. 힘줄 조직(치밀[tight] 결합조직)이 섬유아세포를 자극하여 적응 과정을 시작하기 위해서는 강한 하중(> 최대 하중의 70%)을 반복적으로 부하하는 것이 필요하다(Arampatzis 등 2010). 힘줄에 대한 훈련 효과를 얻기 위한 자극의 역치는 근섬유보다 상당히 높으며(Arampatzis 등 2010), 짧고 강력한 가속 단계가 필요하다. 스프링과 스윙 운동은 "콜라겐 훈련"을 유도할 수 있으며, 과부하를 피하기 위해서는 신체 반응에 주의를 기울이는 것이 도움이 된다. 그러나 근육 내의 결합조직(소성[loose] 결합조직)은 중간 정도의 하중(최대 하중의 30~50%)으로도 재형성

과정을 충분히 자극할 수 있다(Schleip 등 2012b).

주요내용

강화와 협응 훈련이 효과적이기 위해서는 mTrPs의 비활성화를 표적으로 하는 치료를 병행할 때만 가능한 경우가 많다.

인체공학

인체공학은 부적절한 하중을 줄이는 데 도움이 된다. 기능적 훈련의 일부로서 일상생활 동작(올바르게 앉기, 서기, 걷기, 허리 숙이기 등)을 수행하고 인체공학적/정형외과적 보조기구를 사용하여 잘못 부하된 하중을 감소시킬 수 있다(▶ 그림 4.8).

그러므로 근육에 대한 기능적 훈련과 인체공학적 측면에 대한 고려는 모든 근막 치료계획의 합리적인 필수 요소이다. 인체공학과 기능적 훈련이 좁은 의미(치료기법으로서)의 유발점 치료로는 간주되지 않지만, 이들은 유발점 치료를 통해 얻은 성공이 얼마나 지속 가능한지에 있어서 결정적인 역할을 한다. 이러한 이유로 이들은 유발점에 대한 도수치료의 치료 개념에 기법 VI로 통합되었다(▶ 표 5.1).

주요내용

기능적 훈련: 생리적 하중 부하와 운동
- 관류와 근육대사 촉진
- 조직 재생 지원
- 조직의 운동성 보호와 증진
- 근육이 부하할 수 있는 하중능력 증진

인체공학
- (잘못된) 하중 감소

인체공학적 측면에 대한 인식과 운동 시스템에 대한 능동적 재활은 물리치료사의 핵심적인 역량 중 하나이다. 모든 치료사는 자신이 익숙한 방법을 유발점에 대한 도수치료의 개념에 통합시켜야 한다.

강화 훈련은 항상 다음을 수행해야 한다.
- 신중한(절제된) 방법으로 수행해야 한다.
- 기능적, 협응적 측면을 적절하게 고려한다.
- 감각(수용성: 느낌, 감지)과 운동(활동) 기능을 균등하게 통합한다.
- 즐거운 경험이 되어야 한다.
- 근력 감소나 협응 능력 결여의 원인이 될 수 있는 mTrPs에 대한 치료와 병행해야 한다.

임상정보

기능적 훈련

발목의 반복적인 내번(inversion, 안쪽 번짐) 발목 염좌 시 다음의 사항이 필요하다.
- 장비골근(peroneus longus, 긴종아리근)과 단비골근(peroneus brevis, 짧은종아리근) 그리고 전경골근(tibialis anterior, 앞정강근)에 있는 mTrP 치료
- 불안정한 표면을 이용하여 발목을 안정시키는 근육에 대한 기능훈련; 근육훈련은 반응적으로 이루어지며, 협응적 측면을 강조한다: 접은 매트나 담요(▶ 그림 5.22 **a**), 로커 밸런스 보드(rocker balance board)(경사 보드, ▶ 그림 5.22 **b**), 굵은 밧줄(▶ 그림 5.22 **c**) 또는 워블 보드(wobble board, ▶ 그림 5.22 **d**) 사용의 예.

추가적인 임상정보: 발목 염좌

요약

기능적 훈련/인체공학

국소적인 mTrP를 치료하는 동안, 근육에 만성적인 과부하를 유발하는 다른 요인들에도 주의를 기울여야만 근막 통증 치료가 장기적으로 성공할 수 있는 경우가 많다. 그렇지 않으면 재발이 불가피하다. 반드시 선행/지속 요인을 파악하고 이를 인체공학과 근육에 대한 기능적 훈련의 형태로 치료 전략에 포함시켜야 한다(기법 VI).

그 외 치료 방법의 포함

근막 통증에 대해 지속가능한 치료 효과를 얻기 위해서는 mTrPs에 대한 도수치료와 다른 치료 방법/기법을 병행해야 하는 경우가 많다. 유발점에 대한 도수치료는 필요에 따라 다음과 같은 치료 방법과 함께 사용할 때 효과가 가장 좋다.

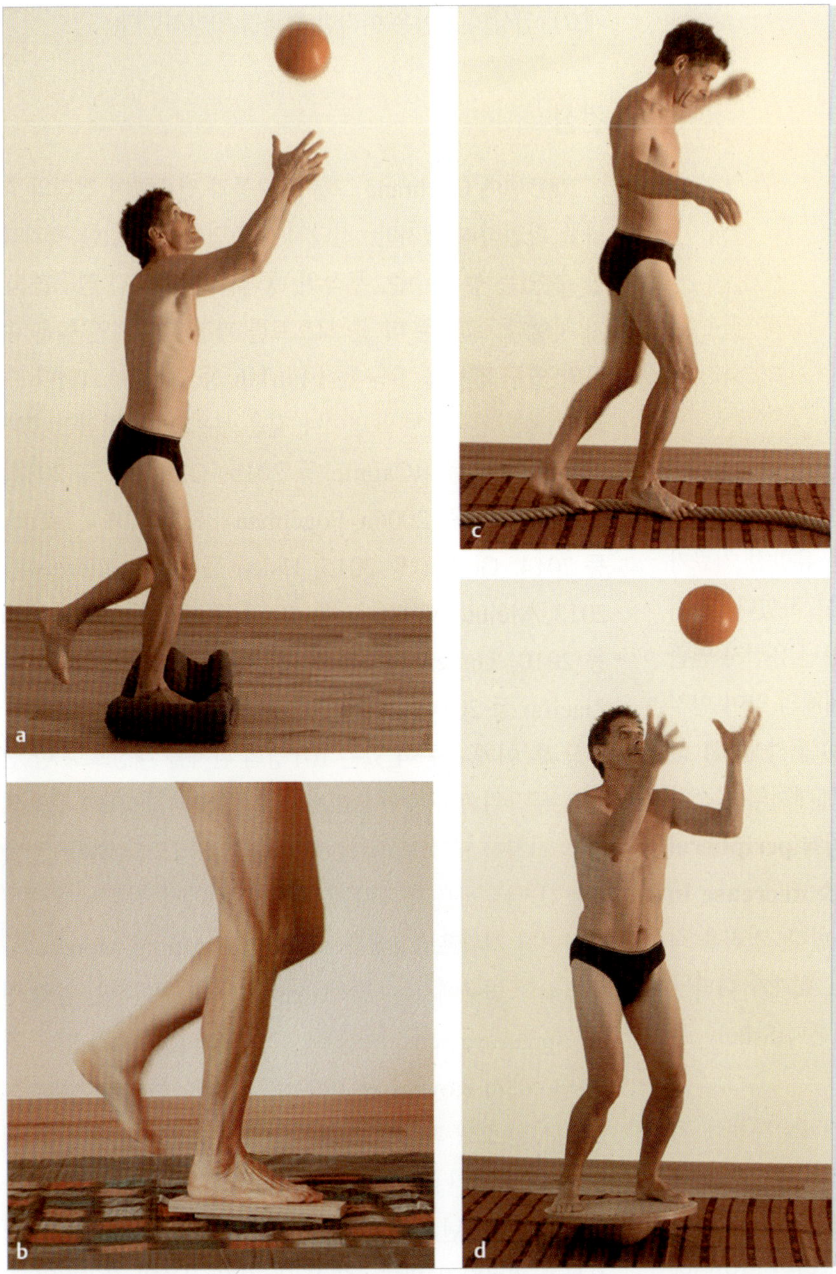

그림 5.22 기능적 훈련(기법 VI): 발목에 대한 근력과 민첩성 훈련을 시행하고 있다.
a 접은 매트나 담요 위
b 로커 밸런스 보드(rocker balance board) 위
c 굵은 밧줄 위
d 워블 보드(wobble board) 위

- 기능 지향적 운동치료
- 강화 훈련
- 관절에 대한 도수치료
- 신경역동성 기법
- 탄력 있는 치료적 테이프 이용("키네지오 테이핑")
- 신체인식 훈련/체성심리학적(somatopsychological) 형태의 학습
- 근긴장도를 감소시키는 방법
- 통증 완화 기법
- 엔돌핀 분비를 자극하는 방법
- 냉 치료 적용
- 열 치료 적용
- 치료욕(therapeutic bath)
- 전기 치료
- 영양적 측면 포함

5.3장, 특히 5.3.2장에서 이러한 상호관계를 보다 상세히 다룬다.

주요내용

상황에 따라, 유발점 치료는 다른 치료 방법/기법과 병행하여 사용하는 것이 적합하다.

5.1.4 유효성

Effectiveness

기초 연구

유발점(trigger point) 치료는 통각과 기능 장애 모두에 긍정적인 영향을 미친다. Shah 등(2005)은 유발점 치료가 생화학적 상태의 현저한 변화를 가져온다고 하였다. 건침에 의해 유발된 LTR 후에, P 물질 및 칼시토닌 유전자 연관 펩타이드(CGRP)와 같은 통증 및 염증 매개체의 양이 현저하게 감소하고(▶ 그림 5.27, ▶ 그림 5.28) 동시에 pH 값은 상승한다(▶ 그림 5.29). 통증 및 염증 매개체의 감소와 산성(acid) 상태에서 pH 값 이동은 **말초 감작(peripheral sensitization)의 저하**와 **말초 통각의 감소(decrease in peripheral ociception)**에 중요한 역할을 한다. 건침을 적용한 치료는 mTrPs 부근에서 이러한 국소 효과가 나타날 뿐만 아니라 통각억제 효과도 동시에 유발된다(Srbely 등 2010b).

어깨를 예로 들면 Lucas 등(2004)은 mTrPs 때문에 **기능장애**가 유발될 수 있고 유발점 치료로 호전될 수도 있다고 기록했다. EMG 측정결과, 건침과 수동적 스트레칭으로 mTrPs를 치료한 후 어깨의 근육 활성화 패턴의 타이밍에 현저한 변화가 나타났다(▶ 그림 2.5; Gautschi 2007).

현장 연구 현황

현재까지 알려진 과학적 연구의 데이터는 없지만, 유발점 치료에 관한 가장 높은 수준의 근거-기반 의학과 대부분의 연구는 유발점 치료의 효과를 분명하게 나타낸다. 이 연구들은 유발점 치료(Dejung 2009의 개요) 및 건침(Dommerholt의 개요)의 주요사례 연구이다(Dommerholt 등 2006a, Dommerholt와 Huijbregts 2011, Dommerholt와 Fernandez-de-las-Penas 2013의 개요). 임상의 경험은 이러한 결과를 뒷받침한다.

건침

2005년에 Cochrane 그룹은 요통과 연관하여 건침의 효과를 확인하려 했지만, 진단적인 측면에서 확실한 평가를 할 수 있는 높은 수준, 무작위, 통제, 이 중 맹검 연구를 찾지 못했다. 그들은 더 큰 코호트를 가진 추가적인 높은 수준의 연구 진행을 요구했다(Furlan 등 2005). 그러나 수많은 개별 연구에서 표면이나 깊은 부위 모두 건침이 효과가 있음을 밝혔다(Cagnie 등 2015, Clewley 등 2014, Dommerholt 등 2006a, Fogelman과 Kent 2014, France 등 2014, Gerber 등 2015, Hsieh 등 2007, Kietrys 등 2013, Mejuto-Vázquez 등 2014, Tekin 등 2014, Tsai 등 2010, Unverzagt 등 2015; Vulfsons 등 al. 2012, Ziaeifar 등 2014). 예를 들면, 편마비로 인한 급성 뇌 혈관 손상 후 어깨 통증이 있는 101명의 환자를 대상으로 한 전향적 무작위 연구에서 Dilorenzo 등(2004)은 어깨 근육의 깊은 건침이 낮과 밤 동안 모두 통증의 강도와 지속시간을 감소시키는 것을 명백히 증명했다. 따라서 진통제 용량을 줄이면서 재활프로그램을 증가시켰다. Salom-Moreno 등(2014)의 연구에서는, 강직(spasticity)과 전반적인 압력 민감도(pressure sensitivity)도 감소되었다. 무작위 이중 맹검 연구에서 Kovacs 등(1997)은 mTrPs 부근에 외과적으로 이식된 소형 피하 금속 장치를 통해 전달되는 유발점 치료가 만성 허리 환자에서 현저한 결과가 나타난다는 것을 증명했다. 몇 년 전 무작위 연구에서 Gunn(1980)은 만성 요통을 치료하기 위해 mTrPs의 건침 적용의 장기적인 효과를 입증했다. Itoh 등(2012)은 측두하악관절의 증상이 있는 환자에게 건침으로 mTrPs를 치료했을 때 통증이 유의하게 감소하는 것을 증며했다. Koppenhaver 등(2015)은 예비연구에서, 허리 통증 환자에게 건침을 적용했을 때 요추의 다열근(뭇갈래근, multifidus)의 기능장애와 통증에 호전을 가져올 수 있다고 제안했다. Kim 등(2013)은 mTrPs의 도수 압박(manual compression)과 함께 국소 침윤(local infiltration)으로 함께 mTrPs를 치료하는 것이 국소 침윤만으로 치료하는 것보다 더 효과적이라고 하였다. 이러한 효과는 통증의 감소, 압통 역치 증가, 그리고 가동범위 증가를 통한 기능향상으로 증명되었으며, 건침을 적용했을 때도 관찰되었다.

유발점 도수치료

유발점 도수치료(manual trigger point therapy)에 관한 일련의 연구도 있다. 예를 들면, Hou 등(2002)은 RCT(무작위 조절 연구)에서 허혈성 압박의 도수 강도와 적용시간이 상승모근(upper trapezius, 등세모근 상부)의 근막 통증, 통증 역치 및 통증 내성, 그리고 가동성(mobility)에 미치는 영향을 조사했다. 그들은 또한 핫팩, 능동적 움직임, TENS, 신장 분사(stretch spray), 간섭 전류 전기 요법(interferential current electrotherapy), 근막이완술(myofascial release techniques)을 포함하여 다른 어떤 치료 방법과의 조합이 가장 좋은 효과가 있는지 연구했다. 그들은 도수 압력이 단시간(30초) 동안 높은 압력으로, 또는 장시간(90초)에 걸쳐 최소 압력으로 적용되어야 하는 것을 보여 주었으며, 다른 치료법과 함께 사용하면 가동성은 더욱 향상되었다.

만성 요통 연구

Dejung(1999)이 발표한 연구에서도 만성 요통 환자에게 유발점 도수치료가 효과가 있었다고 발표했다: 6개월에서 30년(평균 4.4년) 동안 통증이 있는 83명의 환자에게 오로지 유발점 도수치료법만을 적용하였다. 치료 시작 시점에 환자의 통증 평가는 점수식 평정척도(numerical analog scale)에서 평균 6.60이었고, 치료 후 평균값은 3.37에 불과했다(0=통증 없음, 10=최대 통증). 치료 종료 후 1~2년(평균 1.5년) 추적 조사에서 3.67이었다; 약 전체 환자의 3분의 1은 기본적으로 통증이 없었다(▶ 그림 5.23). 이러한 현저한 결과는 만성 요통 환자의 일부가 원발성 근육통을 앓고 있으며, 유발점 도수치료가 이러한 유형의 통증을 개선하거나 제거하기 위한 적절하고 지속 가능한 치료 방법이라는 것을 보여 준다(Dejung 1999).

주요내용

근막 유발점 치료법으로 소위 "비특이적" 요통을 치료하면 통증이 지속적이고 현저하게 감소하는 경우가 많다.

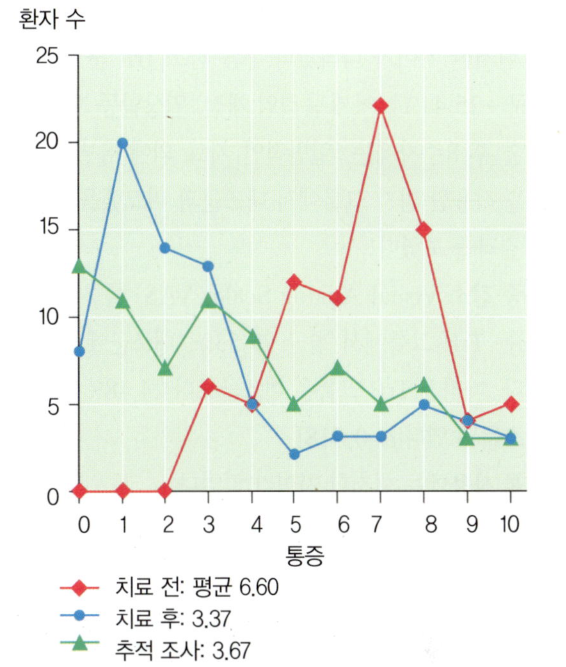

그림 5.23 만성 요통에 대한 유발점 도수치료법(Dejung 1999).

수술 후 어깨 재활 연구

이중 맹검, 무작위 대조 연구에서 Speck은 수술 후 어깨 재활에서, 유발점 도수치료와 일반적인 치료법의 효과를 비교 연구했다(Speck, Master's Thesis 2011: 다음 정보는 저자 허락됨).

견봉하 공간(subacromial-space, 봉우리밑 공간) 교정(극상근[supraspinatus, 가시위근] 건 손상 가능성 유무에 관계없이) 후 모든 어깨 환자(n=29)는 외과의가 권장하는 수술 후 프로그램을 통해 치료 효과가 입증되었다(병원에서 10년 이상의 경험을 통해). 이 프로그램은 굴곡, 외전 및 외회전을 위한 완전한 어깨의 관절가동범위가 회복될 때까지 4주 동안 통증 역치까지 수동적 움직임, 수술 후 4주 후에 능동적 움직임, 수술 후 두 번째 주 이후 내전근 및 신근 강화, 지속적인 수동적 움직임으로 구성되며, 25분씩 평균 18회로 실시되었다. 환자의 절반(n=15)은 16일 IMTT 승인 대학원 교육 프로그램을 완료하고 코스 수료 후 시험를 통과한 치료사(n=4)에 의해 유발점 도수치료를 진행했다. 일반적인 치료 이외에도, 필요할 때마다 수술 후 재활 프로그램에 근막에 대한 치료도 적용했다. 반면 대조군(n=14)의 환자는 경험이 풍부한 치료사(n=8)에 의해서 해당 병원의 일반적인 수술 후 관리 프로그램에 따라서만 치료되었다.

수술 후, 첫 번째 주가 지나고 대조군과 비교하여 치료군에서 현저한 차이가 나타났다(통증 감소[TrP 군 −53.13%, 대조군 −25.41%], 어깨 움직임 개선, 일상활동 제한 감소).

수술 후 8주차에는, 일반적인 치료 외에 유발점 도수치료법을 적용한 환자 그룹에서 대조군과 비교했을 때 다음과 같은 결과를 보였다:

- **통증 감소**(Visual Analog Scale, VAS) 를 사용하여 평가)는 TrP 그룹에서 평균 95.53%, 대조군에서 71.05%였다. 따라서 TrP 그룹은 대조군보다 24.48% 더 큰 통증 감소를 보였다(p=0.018).
- **약물 사용**에는 현저한 차이가 없었다.
- 수동적 굴곡 ROM(p=0.026), 외전(p=0.069) 및 외회전(p=0.54)의 현저한 향상.
- 현저하게 향상된 **DASH 점수**(팔 어깨와 손의 장애): TrP 그룹은 DASH 점수가 평균 22.12점에서 17.89점(±9.11)으로 향상되었지만 대조군은 16.01점에서 31.43점(±16.84점)으로 향상되었다(p = 0.02)(높은 점수는 더 큰 장애를 나타낸다). 따라서 TrP 그룹은 대조군보다 13.54점 낮은 DASH 점수를 얻었으며 제한된 ADL(restricted ADL)이 유의하게 감소하였다.

이렇게 지속적으로 호전된 결과는 총 치료 시간을 줄이면서 달성되었다. 요구되는 수술 후 치료횟수는 대조군이 평균 18.07회, TrP 그룹이 15.00회이며, 17% 감소했다(p<0.05).

주요내용

견봉하 충돌에 대한 어깨 수술 후, 수술 후 치료 과정은 일반적인 수술 후 치료 프로그램 방법을 따르는 것보다 유발점 도수치료를 수술 후 치료 프로그램에 통합하면 분명히 더 좋다. 적은 수의 치료 기간에서도 통증이 적고 ROM이 향상되며 일상활동의 제한이 적어지면서 훨씬 더 나은 결과를 얻을 수 있다.

다른 연구

다른 많은 연구에서 통증 감소 및 기능 개선과 연관하여 mTrPs의 도수치료 효과를 조사했으며 다음에 나오는 연구들에서 상당히 효과적임을 증명했다. Aguilera 등 2009, Alonso-Blanco 등 2012a, Bodes-Pardo 등 2013, Bron 2011, Bron 등 2011, Cagnie 등 2013, Cagnie 등 2015, Fernandez-de-las-Penas 등 2006a, FitzGerald 등 2009, Fryer와 Hodgson 2005, Grieve 등 2011, 2013, Hains 및 Hains 2010, Hains 등 2010a, 2010b, Hanten 등 2000, Hou 등 2002, Hsieh 등 2002, Kostopoulos 등 2008, Nagrale 등 2010, Oliveira-Campelo 등 2013, Paz 등 2014, Takamoto 등 2015. Wiedemeier와 Ernst 2013의 추가 연구에 따르면 적절한 효과가 있는 것으로 나타났다. 다른 모든 연구에서 공통적으로 mTrPs의 도수치료는 "허혈성 압박"이 적용되었으며, 종종 수동적 스트레칭이나 움직임 운동과 같은 다른 방법도 함께 추가되었다. 이 책에서 "도수 압박"(기법 I)으로 제시된 허혈성 압박은 mTrPs의 잠재적인 문제를 해결하기 위한 유용한 치료법이다. 그러나 우리의 경험으로 볼 때, 기법 II(유발점 부근의 도수 스트레칭)보다 덜 효과적이다. 근막 병리상태에서 근막 부분은 "허혈성 압박"에 의해 약간만 좋아지거나 전혀 치료되지 않았다. 그리고 근막문제에 대한 도수치료의 가능성은 위에서 언급한 연구에서는 발견되지 않았다. 게다가, 저자는 각 경우에 활성(active) mTrPs에 대해 검사할 근육을 미리 정했다. 이것은 이 책(4.2 장 및 9.1 장)에서 추천하는 접근 방식이 아니다; 여기서는 명확하게 구조화된 임상 추론 과정을 사용하여 활성 mTrPs에 대해 검사해야 하는 근육을 상황에 따라 결정한다. 이러한 단점에도 불구하고, 위에 나열된 연구에서 통계적으로 현저한 결과가 나타났다. 만약에 방법이 개선되면 훨씬 더 나은 결과를 얻을 수 있다고 예상된다. 문제점을 구별하여 평가할 수 있으며, 이러한 결과(예를 들면, 모든 케이스에 동일한 3개의 어깨 근육이 치료된 연구 대상에 대해 "표준화된" 선입견 된 공식에 기반하지 않음)를 바탕으로 특정한 근육 군을 치료할 수 있다. 기법 I(도수 압박) 외에 다른 기법을 사용할 수도 있다: 통증유발점 부근의 도수 스트레칭(기법 II)과 근막 스트레칭 및 근막 분할(dividing) 기법(기법 III–IV).

추가 연구 실행을 위한 제안

일반적으로 유발점 치료, 특히 유발점 도수치료와 연관된 연구의 현재 상태는 과학적이고 질적으로 높은 수준의 연구가 꼭 필요하다. 물리 치료의 학문적 성격이 늘어나는 점을 고려하면, 유발점 치료 분야에서도 더 많은 연구가 진행될 것으로 기대된다. 특히 임상 연구 부분이 요구된다. 그러나 대학 수준에서 학문적 연구는 거의 전적으로 기존 연구의 메타 분석에만 집중되어 있다. 이러한 연구도 중요하지만 동시에 소중한 시간과 재원이 고르지 않게 분배된다는 점에서 안타깝다. 더욱이, 현재까지의 모든 리뷰는 분석된 연구에 너무 많은 단점이 있어서 대부분 제한적으로 사용된다는 결론을 내렸다. 저자는 임상 연구 프로젝트의 실행을 권장하고 싶다. 임상 연구 프로젝트는 소규모로 실행하기에 적절하며 간단한 현장 테스트일 수 있고, 체계적인 연구에 대한 경험을 수집할 수 있다. 예를 들면, Lucas 등(2004, 2010)의 연구는 추가 연구의 기초가 될 수 있다. 추가적으로 연구 가능한 한 가지 영역은 다른 어깨 근육 또는 몸통 근육과 비교하여 동일한 어깨 근육에 미치는 영향에 대한 유사연구이다. 치료 효과가 얼마나 오래 지속되는지, 또는 다른 치료적 개입이 근육 활성화 패턴의 정상화를 이루는지 등(Gautschi 2007)을 조사하는 것도 흥미로울 것이다.

현장 연구가 RCT 연구(이중 맹검, 무작위 대조 시험)의 형태로 최고 수준의 근거 기반 의학을 사용하는 것은 확실히 바람직하다. 그러나 실용적인 이유로 이러한 훌륭한 기준을 이행하는 것은 종종 불가능하다. 예를 들면, 건침으로 치료하는 것은 치료사나 환자 모두를 만족시킬 수는 없다. 심지어 유발점 도수치료에서도 치료사는 자신이 실제로 TrP를 치료했는지 아니면 "마치" 하던 것처럼 치료했는지 알고 있다. 그럼에도 불구하고 가능성을 보고 하는 것이 중요하다.

결론적으로, 연구는 형식뿐만 아니라 내용 측면에서도 특정 최소 기준을 충족해야 한다. 향후 특정 연구에서 동일한 단점이 반복되지 않도록 하기 위해 다음 사항을 준수해야 한다:

- **유발점의 진단 연구**는 항상 임상적으로 이루어져야 한다. 이에 따라 명확하게 정의된 진단 기준이 사용되어야 하며 연구자는 교육을 받고 경험이 있어야 한다. 따라서 미리 결정된 유발점을 조사하기 위한 연구는(예: Travell 및 Simons에서 언급된 통증 패턴의 그림 위에 승모근의 유발점 2번, "TRP2"라고 표시된 검은색 "x"라고 지점을 표시함[1999]) 실패할 가능성이 많은 선행 연구다. TrPs는 "미리 결정"될 수 없고 명확하게 정의된 기준을 통해 각 사례에서 임상적으로 식별되어야 한다는 경우를 제외하고는 유발점 치료에 대한 연관 정보를 얻을 수 없다. 불행히도, 새로운 연구조차도 그러한 실수에서 벗어나지 않아 진부한 결과에 도달한다. Jahr 등(2007)은 예를 들면, "Fischer-Hand 통각측정기를 사용하여 정해진 지점(Travel & Simons의 mTrP: 가슴 근육 1, 승모근 2/3 및 극상근 1)을 통해 압통을 확인했다!" 따라서 각 mTrPs의 임상적 식별은 개별적으로 생략되었으며, 결과적으로 검사된 대부분의 근육 조직이 실제로 TrPs를 포함하지 않았을 수 있다. 따라서 연구의 "결과"와 결론은 실제 임상과는 많은 차이가 있다.
- **유발점 치료**는 전문분야에서 정한 기준을 따라야 한다. 이 책에서 제시한 유발점 도수치료의 효과에 관한 설명은 기법 I–IV를 사용한 도수치료가 mTrP와 결합 조직 모두를 치료하기 위해 적용되는 경우에만 가능하다.
  - ○ 예를 들면, 유발점 도수치료법의 유효성에 대한 연구 중에서 mTrPs를 허혈성 압박으로만 치료한 것은 타당성이 제한적이다(이러한 연구는 다음과 같다. Alonso-Blanco 등 2012a, Bron 2011, Bron 등 2011, Cagnie 등 2013, Cagnie 등 2015, Fernandez-de-las-Penas 등 2006a, FitzGerald 등 2009, Fryer와 Hodgson 2005, Grieve 등 2011, 2013, Hains 및 Hains 2010, Hains 등 2010a, 2010b, Hanten 등 2000, Hou 등 2002, Hsieh 등 2002, Kostopoulos 등 2008, Nagrale 등 2010, Oliveira-Campelo 등 2013).) 그들은 근육의 수축과 이완을 교대로 사용하지 않고 단지 기술 I의 효과만을 설명하기 때문에, 유발점 도수치료 효과의 한쪽면만을 제시한다. 그러나 우리의 경험에 따르면, 근육을 수축하고 이완시키는 동안 사용되는 기법 I과 기법 II는 단독으로 사용한 기법보다 TrP를 비활성화하는 데 있어서 더 효과적이다. 반복하자면 반응성 결합조직의 변화도 치료되어야 한다(기법 II, III 및 IV). 마찬가지로 Fleckenstein 등(2010)은 독특한 치료(여기서는 타당하지 않음)의 방법(진통제, 비스테로이드성 항염증제, 약한 마약성 진통제, 도수치료, TENS 및 침술)을 포함한 연구도 진행했다.
  - ○ 특정 임상 패턴(예: 어깨 통증)의 연구에서 미리 결정된 근육을 치료하는 것은 유효하지 않다(예: Hains 등

2010의 연구, 세 근육의 치료 효과[극상근, 극하근 및 삼각근]는 어깨 통증 환자에서 연구되었다). 이러한 접근 방식은 근막 문제에 대한 차별화된 임상 진단 검사 및 치료의 현실과 일치하지 않는다.
- ○ 마찬가지로 근막 치료(기법 III)만으로 근막 문제를 치료할 경우 연구의 유효성이 제한적이다. 근막 기법은 치료적으로 매우 가치 있고 상당한 효과가 있지만, 근막 기능장애를 유발하거나 유지할 수 있는 mTrPs도 선택적으로 치료해야 한다.

- 연구에 어떤 환자가 포함되느냐에 따라 예상 결과가 크게 달라진다. 포함기준과 제외기준이 더욱 정확하게 정의될수록 그 결과는 진단적인 의미에서 더 결정적이다. 그리고 근막 통증 및 기능장애에 관한 연구에서는 비근막으로 유발된 문제를 인지하고 연구에서 배제해야 한다. 섬유근육통 증후군에서 발생하는 통증을 치료하기 위해 사용되는 유발점 치료법을 건초염, 건초열 또는 허리 디스크 탈출로 인한 요통을 치료하는 데 사용된다면 효과가 떨어질 것이다.

이러한 임상연구는 꼭 필요하며, 저자는 이 프로젝트에 기꺼이 지원하고 참여할 것이다.

주요내용

다음과 같은 최소한의 기준을 내용 면에서 충족하지 못하면 방법론적으로 형성된 최선의 과학적 연구가 의미 있는 결과문을 도출하지 못할 수 있다.
- 개별 mTrP의 진단 조사는 반드시 임상적으로 수행해야 한다. 검사자 간 신뢰도와 검사자 내의 신뢰도를 높이기 위해서는 명확하게 정의된 진단 기준과 숙련된 조사자가 필요하다.
- mTrPs 치료에는 mTrP와 결합 조직 모두를 철저히 치료하기 위해 4가지 도수 기법을 모두 포함해야 한다.
- 포함 및 배제 기준이 정확할수록 진단적으로 더 확실한 결과를 기대할 수 있다.

과학적 근거(외부 증거)는 대부분 치료 권고사항에서 불균형적으로 강조된다는 점에 유의해야 한다. 치료사의 전문성(내부 증거)과 환자의 선호도가 근거 기반이나 근거에 입각한 치료와 임상적으로 동등하다는 사실에 주의를 기울이지 않는다(Sackett 1998, Schindler와 Hellman 2015; ▶ 그림 5.31).

5.2. 유발점 도수치료의 효과

Effects of Manual Trigger Point Therapy

유발점 도수치료의 효과는 다차원적이며, 그 작용 메커니즘에 대한 기초적인 과학적 설명만 있었을 뿐이다. 순수하게 국소 조직 특유의 반응(▶ 표 5.1)을 넘어, 유발점 치료는 통증 처리(신체적, 정서적, 인지적 측면)와 통증 처리 메커니즘(교감 신경계, 내인성 통증 억제)에 지속적인 영향을 미친다. 다음 섹션에서는 유발점 치료의 기계적, 생화학적, 기능적, 인지적 행동 중심적, 활동적 및 홀로다이나믹(holodynamic) 측면의 잠재적인 효과에 대해서 제시하고자 한다.

주요내용

유발점 도수치료의 효과는 주변부의 병리학적 기질(mTRP 및 단축된 결합 조직)과 중추 통증 메커니즘 및 출력 통증 메커니즘을 치료할 뿐만 아니라 운동 기능 조절에도 지속적인 영향을 미친다(Gautschi 2008).

5.2.1 역학적 양상

Mechanical Aspects

유발점 도수치료의 기계적 효과는 다양한 구조로 확장된다.

근육 섬유에 미치는 영향

경직성 복합구조의 이완

유발점 부위(기법 II)의 도수 스트레칭의 목적은 수축된 매듭을 기계적으로 찢어 풀어주고, 수축할 수 없는 복합체의 근절(sarcomere)을 끊어주는 것이다. 수축한 원섬유(fibril)를 분리하는 것이 가능한지는 아직 직접적으로 입증되지 않았다. Danneskiold-Samsoe 등(1983, 1986)이 지적한 혈장 내 미오글로빈 농도의 두드러진 변화는 그러한 과정이 일어났음을 나타낸다.

미오글로빈은 포유류 심장과 골격근에서만 발견되는데, 고농도(인간의 혈중 정상치: 여성, 최대 35μg/l, 남성 최대 55μg/l)로 나타나며 근육 조직은 붉은색을 띠게 된다. 근육 세포 내에서, 세포막의 미토콘드리아는 산소 수송을 가능하게 한다. 골격근이 손상되면(다발성 외상, 극한 스포츠, 간질 발작 등) 혈청 내 미오글로빈 농도가 높아지고, 심근 경색의 지표로 사용된다. 미오글로빈의 혈장 반감기는 평균 10~20분밖에 되지 않는데, 이는 사구체 여과에 의해 신장을 통해 빠르게 배출되기 때문이다. 심근 경색에서 미오글로빈 수치는 약 1~2시간 후에 상승하고 4~6시간 후에는 최대치에 도달한다. 수치는 12~24시간 이내에 다시 정상 범위까지 감소한다. Danneskiold-Samsoe(1983, 1986) 등은 근육의 긴장과 통증(활성 mTrP)이 있는 환자의 경우, 근막구조를 강력하고 고통스러운 심부 마사지로 치료했다. 그들은 마사지 후 플라스마 미오글로빈 수치를 측정했고, 이것들이 일시적으로 기준치의 10배까지 상승한 것을 발견했다. mTrP가 없는 건강한 근육상태에서는 동일한 마사지 방법으로는 미오글로빈 상승이 발생하지 않지만, 병든 근육상태에서는 반복적인 치료의 적용이 미오글로빈뇨(myoglobinuria)의 강도와 통증의 정도와 결절(nodule)의 경직도를 감소시킨다. 추정컨대, 10번째 치료 후, 완전히 치료된 근육에서 혈장 미오글로빈 수치는 정상으로 유지되었다(▶ 그림 5.24). Simons(1997)과 Dejung(2009)은 치료사가 가한 압박이 경직(rigor) 복합구조(Dejung 2009)나 참여 신경근 종판(participating neuromuscular endplates)(Simons 1997)을 파괴했다고 가정했다. 경직된 복합구조 부근의 단단하지 않은 부분은 부서져 파열된 세포로부터 미오글로빈을 방출할 수 있는 데 반해, 건강한 조직은 유연성 때문에 강한 압력을 피하거나 탄력적으로 흡수하여 세포가 파열되지 않아 미오글로빈이 방출되지 않는다. 따라서 구축(contracture)은 효과적인 방법으로 해결될 것이고, 이에 따른 에너지 위기가 제거될 것이다. 근육 조직의 위성세포(satellite cells)(▶ 그림 2.31) 덕분에 치료적으로 손상된 근육 섬유 부분의 완전한 재생이 가능하다.

조직 손상에 의해 유발되는 국소 염증 반응은 국소적 치유 과정을 시작하는 데 필요하다. 또한, 강력한 마사지로 염증 매개체의 방출을 실행하는 방법도 참고하자.

재생 능력은 근육 건강에 필수적인 요건이다. 근육은 지속적으로 "손상"된다. 예를 들면, 근육 세포는 모든 근육 수축 중에 파괴된다. 이러한 미세 손상은 근육 성장과 회복(재생)에 필요하다. 유발점 도수치료법은 근육 조직을 손상시키고 파괴하는 자극을 사용함으로써, 특히 근육의 생리적 재생 능력을 자극해 치료 목적으로 사용한다(→ 위성 세포; ▶ 그림 2.30).

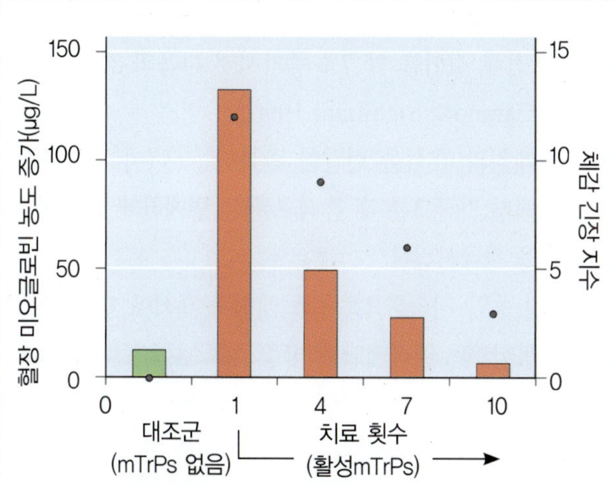

그림 5.24 혈장 내 미오글로빈 농도 활성 mTrPs(빨간색)가 있는 상태에서 반복적인 심근 마사지에 대한 미오글로빈 수치의 반응. 건강한 근육(mTrP없이)에 대한 동일한 치료적 개입은 어떠한 변화도 유발하지 않는다. 반복적인 심부 마사지는 반응을 약화시키고 10회 치료 후 미오글로빈 농도 상승이 관찰되지 않는다. 미오글로빈 반응의 감소와 동시에 근육(검은점)의 두드러진 긴장 상태도 감소한다(Danneskiold-Samsoe 등 1983).

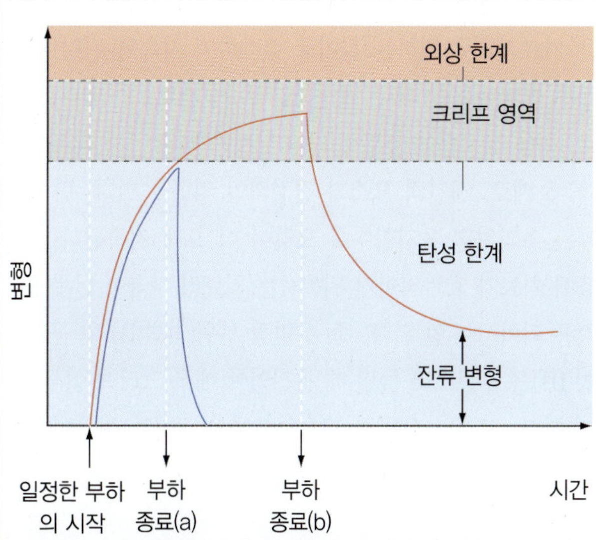

그림 5.25 콜라겐 조직의 변형 곡선
a 탄성 한계 내 변형: 콜라겐 구조가 원래 형태로 돌아간다.
b 탄성 한계를 초과하는 변형: 콜라겐 구조는 장기간에 걸쳐 일정한 변형에 노출되면 길이가 천천히 변한다. 크리프(creep)는 지속적인 변형을 일으킨다(Bogduk 2000 및 Meert 2006).

근육 결합 조직에 미치는 영향

mTrP 치료의 목적은 기계적인 자극을 사용하여 근육 간 및 근육 내 결합 조직 유착(병리학적 가교) 및 단축된 근육 섬유를 느슨하게 하고 늘어나게 하는 것이다.

점탄성

스트레칭으로 결합 조직이 변형되는 경우, 탄성 한계를 초과하지 않으면 조직의 점탄성 특성으로 인해 원래 모양으로 되돌아간다(▶ 그림 5.25 **a**). 결합 조직이 탄성 한계를 넘어 장시간 기계적으로 장력(tensile)을 받는 경우, 결합 조직은 점성으로 인해 변형된다. 점성의 방식으로 "creeps" 한다(즉, 크리프 발생). 크리프는 일정한 부하에서 결합 조직이 지속적으로 늘어날 때 발생한다(van den Berg 2001). 이 크리프 하중으로 인해 조직이 더 길어지면, 결합 조직이 극심한 스트레칭으로 인해 손상을 입게 된다(▶ 그림 5.14 참고).

결합 조직을 치료하기 위해 도수치료법 II, III, IV와 스트레칭(기법 V)에 사용되는 유효한 치료강도는 콜라겐 조직의 탄성 한계를 초과하지만, 발생하는 단계는 아니다. 근막 구조가 이 "creep zone" 내에서 인장 하중(tensile loading)을 받으면 콜라겐 조직은 더 이상 원래 모양으로 돌아가지 않고 변형된 상태를 유지한다(▶ 그림 5.25 **b**). 이러한 변형은 치료적으로 원하는 길이로 증가하며 지속이 된다. 지속적인 변형이 되는 데는 결정적인 두 가지 요소가 있다. 첫째로, 적용되는 힘이 충분히 커야 하지만 너무 크지 않아야 한다. 둘째로, 시간적 요소가 결정적인 역할을 한다. 탄성 한계는 초과하면 초과할수록 모양이 더 오래 지속된다. 결합 조직 치료가 효과적이기 위해서는 치료적 자극이 너무 짧게 적용 되어서는 안 된다. 즉, 유발점 부위(기법 II) 및 근막(기법 III)을 수동으로 늘릴 때 움직임이 매우 느리게 이루어져야 한다. 그러나 유발점 도수치료에서 크리프 현상이 발생하는지 여부와 정도는 아직 실험적으로 입증되지 않았다.

주요내용

결합 조직이 지속적으로 오랫동안 늘어나면 크리프가 발생할 수 있으며, 결과적으로 길이가 증가한다.

콜라겐 방출 촉진

섬유아세포(fibroblast)는 주로 콜라겐과 탄성섬유를 생성한다. 게다가, 섬유아세포는 콜라게나제(collagenase)를 소량 생산하고 방출할 수 있다. 콜라게나제는 펩티드(peptide) 결합을 분할하여 콜라겐을 분해할 수 있는 효소다. 이것은 오래된 콜라겐 분자가 분해되어 새로운 분자로 대체될 수 있도록 하는 중요한 전제조건이다. 콜라게나제는 결합 조직 내의 다양한 안정화 연결(예: 수소결합[hydrogen bridges] 및 콜라겐 분자 사이 및 내부의 공유 결합)의 용해를 가능하게 한다(van den Berg 2011).

스트레칭: 스트레칭하는 동안 결합 조직에 적용되는 기계적 힘은 비콜라겐성 단백질인 인테그린(integin)을 통해 매트릭스와 그 연결부(섬유아세포)로부터 전달된다(Jones 등 1991, van Den Berg 2001). 인테그린은 세포막 내부에 영구적으로 고정되어 있어 "막 관통성 단백질(transmembrane proteins)"로 간주된다. 이것들은 세포를 다른 세포와 세포 외 기질에 결합시킨다. 이러한 방식으로 스트레치 자극(예를 들면, 기법 II, III 및 IV를 통해 근육 결합 조직에 작용하고 스트레칭/이완에 의해 작용)이 결합 조직 세포로 전달된다.

시험관 연구에서는 섬유아세포가 장기간의 스트레칭 자극에 반응하여 콜라게나제의 방출을 증가시킨다는 것을 보여준다(Carano와 Sichiliani 1996). 이 때문에 결합조직 세포는 전체 길이를 약 7% 증가시켜 다음과 같은 결과를 얻는다(Carano와 Sichiliani 1996).

- 스트레칭과 휴식을 번갈아 반복하는 것(이 실험에서는 스트레칭 자극 3분 후 휴식 3분)은 명백하게 콜라게나제 방출을 자극시킨다.
  - 4일 동안 지속적으로 스트레칭과 휴식에 대한 주기를 반복한 후, 콜라게나제 방출 정도는 스트레칭 자극이 없는 대조군에 비해 200% 더 높다(▶ 그림 5.26 **a**).
  - 스트레칭과 휴식(각각 3분씩 지속)을 반복하면 일정한 스트레칭에 노출된 피험자와 비교하였을 때, 콜라게나제 방출량이 2배 이상 증가한다(그림 5.26 **b**).
- 정적인 인장 하중이 10~15분 이상 지속되면 콜라게나제 생성이 약 50% 감소한다.

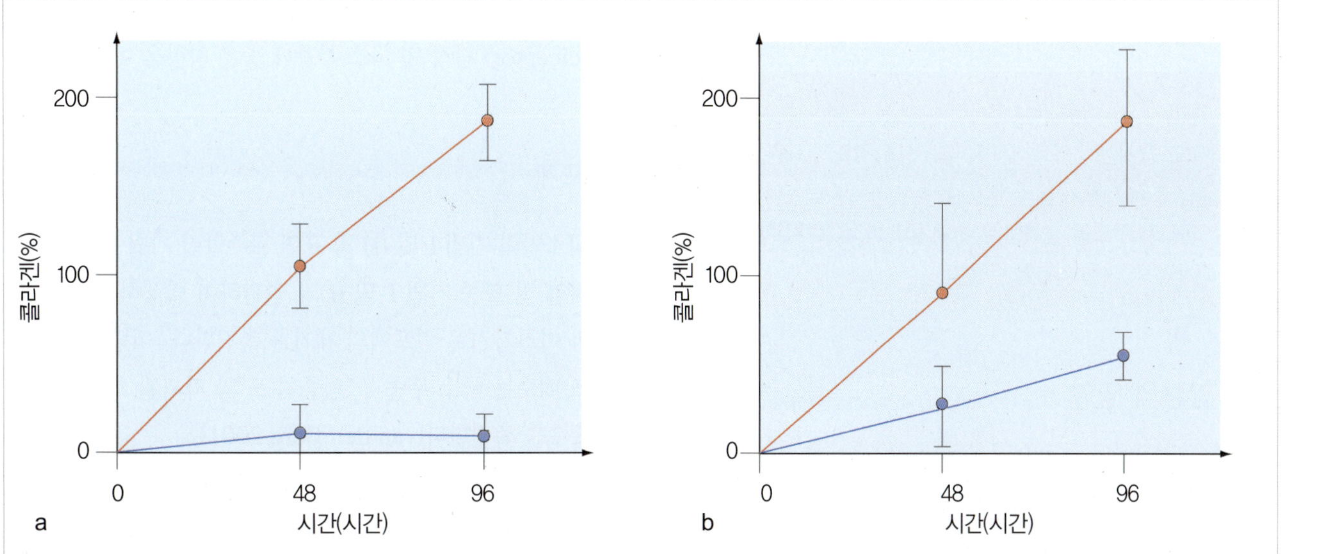

그림 5.26 결합조직에 스트레칭 적용 시 인간 섬유아세포에서의 콜라게나제의 방출(Carano와 Siciliani 1996).
a 반복적인 스트레칭(각 스트레치 자극이 3분간 지속되고 3분간 정지)에 의한 콜라게나제 방출은 스트레칭 자극이 없는 대조군(파란색)에 비해 약 200% 높다(빨간색).
b 반복적인 스트레칭(각 스트레치 자극이 3분간 지속되고 3분간 정지)은 일정한 스트레칭(파란색)을 가진 대조군에 비해 콜라게나제(빨간색) 방출량이 2배 이상 증가한다.

콜라겐 분할 효소인 콜라게나제는 콜라겐 구조를 분해한다. 따라서 병리학적 교차 결합이 분해되어 ROM이 개선될 수 있다. 게다가, 이것은 더 많은 콜라겐 분자들이 결합될 수 있게 한다. 연속적으로 연결된 기존 콜라겐 구조에 연결되면서 결합 조직이 길어지게 된다(Brand 1985).

전반적으로 콜라게나제 수치가 증가하면 결합 조직이 길어지고 다시 이동성이 좋아진다. 그러므로 최적의 ROM을 되찾는 데 도움이 된다.

현재까지의 연구에 따르면, 우리는 여전히 다음 질문에 대한 답을 도출할 수 없다: 스트레칭 자극의 최적의 지속기간은 얼마인가? 스트레치의 로딩(loading)은 얼마나 자주 그리고 어떤 간격으로 반복되어야 하는가? 선택적 방법(도수 기법 II, III를 사용한 국소 치료, IV) 또는 스트레치 자극이 최상의 효과를 얻기 위해 어떻게 적용되어야 하는가? 일상 업무에서 물리치료사에게 매우 중요한 이러한 질문은 지금까지 과학적으로 조사되지 않았다(van den Berg 2011). 그러나 지금까지 행해진 연구를 바탕으로 원하는 효과가 콜라게나제를 방출하는 것이라면, 다음과 같은 방법으로 결합 조직이 늘어나야 한다는 추론이 가능하다.

- 정적(즉, 15초 이상)
- 연속(즉, 스트레칭과 휴식의 교대 주기(예: 도수 기법 및 셀프 스트레칭의 경우 3~8회 반복)
- 하루에 여러 번(홈 프로그램의 일부로 자동 확장)
- 장기간(몇 주에서 몇 달)

느린 활주(gliding) 압력: MMP1(matrix metalloproteinase 1) 형태의 간질성 콜라게나제는 콜라겐 유형 I, II, III, VII 및 X를 분리하여 병리학적 교차결합의 분해를 지원한다. 간질성 콜라게나제 MMP1의 방출은 유체 전단 응력(fluid shear stress, FSS)을 생성하는 것으로 알려진 느린 활주 압력에 의해 아마도 자극될 수 있다. 극히 최소의 유체 전단(6dyn/cm^2 또는 60μN/cm^2)은 MMP1의 발현을 증가시킨다(Zung 등 2012). 치료사가 조직에 가하는 압력은 최소화해야 하며 매우 느리게(1cm/min) 수행되어야 한다(Schleip, oral communication 2015). 거의 모든 척추동물 세포는 단일 "일차 섬모(primary cilium)"를 가지고 있는데, 이는 능동적으로 움직이는 이차 섬모와는 달리 일반적으로 수동적으로만 움직이며(Satir 등 2010) 세포 발달과 재생에 중요한 역할을 한다(Christensen 등 2013). 아마도 감각 안테나 역할을 하는 일차 섬모 덕분에 섬유아세포는 가장 부드러운 기계적 자극도 인식할 수 있다. 따라서 부드럽고 느린 활주 압력도 병리학적 교차결합의 분해를 도울 수 있다.

> **주요내용**
>
> 반복적이고 장기간의 스트레치 자극과 최소 강도의 느린 활주 압력은 결합 조직 세포가 콜라게나제를 방출하도록 돕는다. 콜라게나제는 콜라겐 구조를 분해할 수 있어 병리학적 교차결합이 해체되고 최적의 ROM을 회복할 수 있다.

수분 함량의 영향

결합 조직 기저 물질의 수분함량은 스트레칭 자극의 영향을 많이 받는다(Klingler 등 2004). 스트레칭 단계에서는 콜라겐 조직의 기저 물질에서 수분이 빠져나가고, 등척성 스트레칭 직후에는 콜라겐 조직의 수분함량이 4% 이상 감소한다(▶ 그림 5.13). 그 후의 회복 단계에서는(스트레치 자극 없음), 수분이 다시 증가한다("스펀지 효과", Oemens 및 van Campen 1987). 적용된 스트레치 자극이 충분히 강하고 그 이후의 회복 단계가 충분히 길다면, 결합 조직의 기저 물질의 수분함량은 스트레치 단계 이전보다 더 높은 수준으로 상승한다(스트레칭 후 3시간, 3% 이상의 수분함량 증가를 측정했다, ▶ 그림 5.13). 기저 물질의 높은 수분함량은 강직성, 탄력성, 활주 능력 측면에서 결합 조직의 변화에 현저한 원인이 될 수 있다. 조밀한 결합 조직(힘줄 및 인대)에서는 수분함량이 증가하면 강성이 증가하지만(변형경화: strain hardening), 느슨한 결합 조직에서는 그 효과가 반대로 나타날 수 있다(Schleip, oral communication 2009): 기저 물질의 높은 수분함량은 결합 조직을 거칠고 젤 유형의 상태(운동을 방해함)에서 더 유연하고 수분이 많은 상태로 변화시킬 수 있으며, 병리학적 교차 결합을 느슨하게 하고 움직임을 촉진할 수 있다(Lindsay 2008).

국소 영향 효과

"염증 수프"

치료 중 발생하는 강한 압력으로 인해 mTrP 내에서 고농도로 발견되는 혈관신경 활성 물질이 주변 조직으로 밀려나올 수 있다(Mense와 Simons 2003). 이것은 통각수용체(nociceptor) 감작 및 국소 부종에 좋은 영향을 미친다.

림프계

국소압력(기법 I 및 II) 및 표면 활주압력(기법 III)은 추가 움직임 및 활동(기법 I 및 II)과 연관하여 발생하는 펌핑 작용과 마찬가지로 림프액의 제거를 촉진한다. 이렇게 유도된 림프 배수는 국소 부종과 "염증 수프"와 파괴된 조직 파편의 재흡수를 촉진한다(van den Berg 2001).

국소 관류

관류(perfusion) 증가(충혈)는 치료단계 중 허혈 후에 반응적으로 발생한다(기계적, 생화학적 효과).

5.2.2 생화학적 측면 (Biochemical Aspects)

Shah 등(2005, 2008a)은 mTrPs 근처의 생화학적 환경을 조사하고 그 과정에서 특별한 미세투석법을 개발하였다. 활성적(active) mTrPs, 잠재적(latent) mTrPs가 있거나 mTrP가 없는 피험자의 경우, 물질 P와 CGRP, 브래디키닌(bradykinin), 세로토닌(serotonin), 노르에피네프린(norepinephrine), TNF-α, IL-1, IL-6 및 IL-8에 대한 실제 현재 조직 환경과 pH 값을 기록하였다. 그들은 또한 특정 TrP-치료 중재(건침, 아래 참고) 과정에서 반응을 기록했다.

통증 중재자의 조절(물질 P와 CGRP)

지속적인 실시간 측정을 통해 수행된 생체 내 미세투석 연구에서는, 유발점 도수치료에서 가끔 관찰될 수 있고 건침에서 정기적으로 관찰될 수 있는 LTR이 생화학적 환경에 분명히 영향을 미친다는 것을 보여 준다. 예를 들면, 활성적 mTrPs가 있는 근육에서 통증 매개 물질 P와 CGRP의 농도는 정상값(mTrP가 없는)에서 크게 벗어나 있다. LTR 후, 이러한 편차는 순간적으로(2~3분 동안) 더욱 뚜렷해진다.

그러나 이후 물질 P와 CGRP의 측정값 역전이 두드러지게 나타나서, 생화학적 매개변수 및 생화학적 환경이 LTR로부터 약 5~7분 후에 유의하게 변화하고 그 수준이 정상적인 생리학적 값에 근접한다(Shah 등 2005, 2008a; ▶ 그림 5.27, 그림 5.28). 따라서 건침에 의한 통증 생성 물질의 감소는 입증되었다(Shah 등 2005, 2008a). mTrPs의 도수치료는 아마도 유사한 과정을 시작할 것이다.

Moraska 등(2014년)은 두 명의 피실험자를 대상으로 실시한 예비연구에서 도수 압박(기법 I)으로 mTrPs를 치료하는 동안 발생하는 관류 및 국소대사의 변화를 미세투석 카테터를 사용하여 측정할 수 있음을 입증했다. 그들은 관류 및 젖산 농도의 반응성 증가를 입증했지만, 측정을 해석하기 위해서는 추가 연구가 필요하다.

pH 값의 변화

미세투석을 사용한 연구는 중재 전 활성 mTrPs에서 산성 환경(pH 5.4)을 보여준다. LTR이 시작된 이후 자극이 증가하는 과도기적 단계: pH 값은 4.3으로 감소하고, 그다음 근 생리학적 값(LTR 이후 6분)에 따라 조정된다(Shah 등 2005, 2008a; ▶ 그림 5.29). 아마도 TrPs의 도수치료는 비슷한 효과가 있을 것이다.

염증 매개체 방출

van den Berg(2011)에 따르면, 마사지의 강한 기계적 자극은 비만세포(mast cells)를 활성화하여 히스타민을 분비시킨다. 히스타민은 모세혈관벽의 혈관을 확장시키고 투과성을 높이는 염증 매개체다. 이것은 마사지 중에 발생할 수 있는 피부가 붉어지는 것에 대한 설명이다. 약 20~30분 정도 지나면 히스타민이 분해되어 효과가 사라진다. 따라서 히스타민 방출효과는 단시간에 불과하다. 장시간의 강렬한 기계적 자극은 조직에서 포스폴리파아제(phospholipase) A2와 같은 다른 혈관 활성 물질의 방출을 유발한다. 여러 중간 단계에 미치는 영향을 통해 포스폴리파아제 효소는 프로스타글란딘(prostaglandin) E2와 같은 강력한 염증 매개체와 B4, C4 및 D3와 같은 고염증 류코트리엔(leukotrienes)의 생성을 유발할 수 있다(자세한 내용은 van den Berg 2011 참고). 이러한 물질은 일반적으로 손상 후 상처치유의 첫 단계인 염증 단계에서 조직으로 방출된다. 성공적인 상처치유를 위해서 염증 단계(그리고 염증 매개체)가 요구된다. 항염증제 사용, 장시간의 냉찜질(ice), 또는 염증반응을 최소화하려는 기타 요인으로 인해 염증반응이 불충분하게 나타난다면 정상적인 상처치유가 불가능 할 수 있다. 이후에는 조직의 탄력성이 떨어지고 mTrPs가 발생하

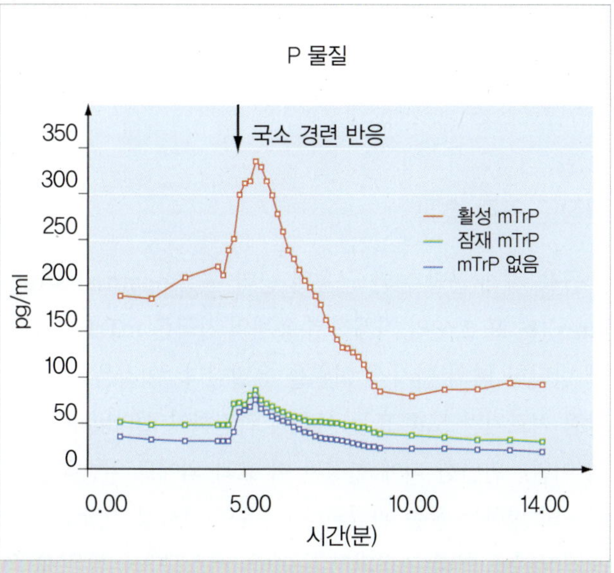

그림 5.27 건침으로 유발된 LTR에 의한 물질 P 농도 변화. 5분 이내에 물질 P의 농도가 크게 감소한 후 초기 증가가 나타난다(Shah 등 2005).

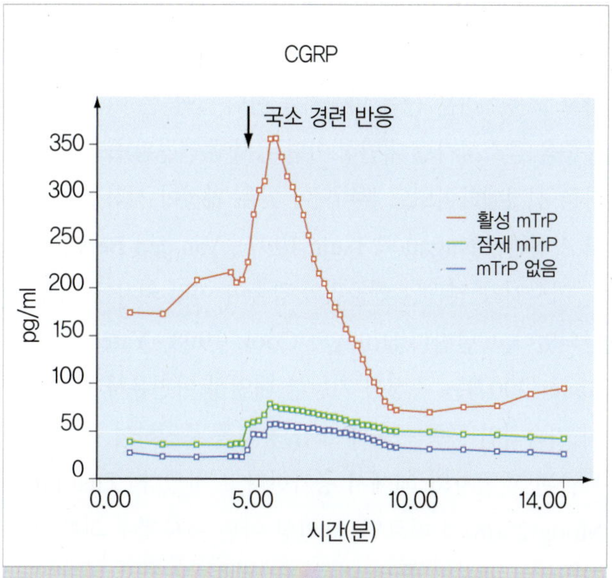

그림 5.28 건침으로 유발된 LTR에 대한 CGRP의 농도 변화. CGRP의 초기 증가는 5분 이내에 농도가 크게 감소함에 따라 나타난다(Shah 등 2005).

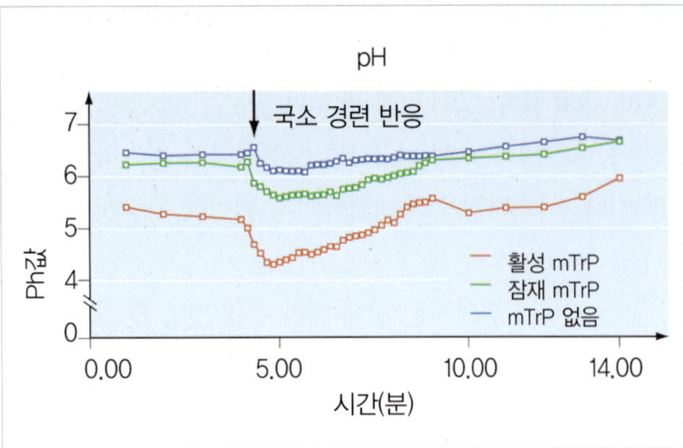

그림 5.29 건침에 의해 유발된 LTR에 따른 pH 값의 변화. pH 값의 초기 감소 후 10분 이내에 pH가 크게 증가한다(Shah 등 2005).

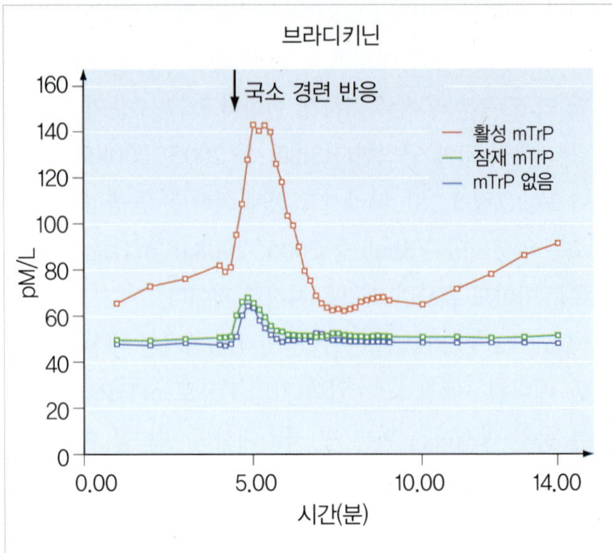

그림 5.30 건침 적용 후 LTR로 인한 브래디키닌 농도의 변화. 브래디키닌의 농도가 처음 4분 이내에 증가하고 크게 감소한 다음, 다시 증가한다. 건침 적용 후(LTR 유발) 10분이 지나면 수치가 적용 전보다 더 높은 수준에 도달한다(Shah 등 2005).

기 쉽다. 집중적인 유발점 치료는 이러한 부위에 염증 매개체(프로스타글란딘 E2, 히스타민, 류코트리엔 B4 등)의 국소 방출을 선택적으로 증가시킨다. 결과적으로 국소 관류가 증가하고 조직 치유에 필요한 염증 단계가 발생할 수 있다. 이것은 본질적으로 "동종 요법(homeopathic)" 접근법이다. 유발점 치료는(작은) 부상을 입혀(더 큰) 부상을 치료한다. 미세투석 연구에서는 LTR(mTrPs에서만 유발할 수 있는) 발생 후 염증 매개체 브래디키닌의 수치가 증가한 것으로 확인되었다(Shah 등 2005, 2008a; ▶ 그림 5.30).

엔돌핀 방출

고대 일본전통으로 거슬러 올라가 Nagata와 Tsujii는 강하고 고통스러운 근육 마사지를 한다. 그들은 이 마사지가 통증을 감소시키는 내인성 아편 유사제(엔돌핀)를 방출하고 다른 신경펩타이드도 분비되어 치유 과정이 시작될 것이라고 가정한다(Nagata와 Tsujii 1997). Van den Berg(2011)는 마사지와 연관된 엔돌핀의 방출이 여러 저자에 의해 언급되었다고 말한다(Holey와 Cook 1998, Yates 1999). Bauer(2007)는 측정이 가능한 내인성 아편유사제의 방출이 지속적인 통증(근육에 소금 용액을 주입하여 유발됨)에 노출된 피험자의 뇌에서 증가한다고 하였다. Zusman과 Moog(2008)에 따르면, 내인성 아편 유사제에 의한 억제 시스템의 생리적 활성화는 높은 임계값과 작은 직경의 구심성 신경 섬유(Aδ 섬유)에 강하게 입력된 신호때문에 가장 잘 일어나다. 이것은 고통스러운 유발점 치료에서 잘 나타난다. 엔돌핀은 척수 수준에서 중앙으로 통증이 전달되는 것을 억제한다(Bowsher 1992). McPartland(2008)는 또한 섬유아세포와 근막구조에 대한 엔도카나비노이드 시스템(endocannabinoid system)의 영향을 연구하였고, 엔돌핀이 통각과 통증을 감소시키고 염증 작용을 감소시키며 근막구조의 재구성에 역할을 한다는 것을 입증했다.

5.2.3 반사적 측면

Reflexive Aspects

긴장도 조절 효과

근육 자체(근방추)와 근육의 근막 구조(opardial structures)(▶ 표 2.6)의 기계적 수용체의 자극은 mTrP가 위치한 단단한 띠의 반사적 이완을 유발한다. 이것은 종종 유발점 치료기간 도중 또는 이후에 촉진하기 쉽다(taut band의 이완). 단단한 띠에 한정된 이 효과 외에도 일반적인 긴장도의 변화는 종종 관찰된다. 근육의 반사성 긴장도는 망상체(RF)에 의해 조절되고 γ-섬유 시스템(Aγ 섬유)을 통해 근방추로 전달된다. 긴장도 감소 효과는 치료 중 근방추의 율동적인 스트레칭(van den Berg 2001)과 감각 입력의 자극(촉각, 압력, 치료사의 손의 온기 등)으로 나타난다. 감각 구심성 신경의 수렴(convergence), 선택(selection) 및 통합(integration)이 RF 내에서 발생하기 때문에, 감각 구심성 신경은 휴식 시 근육의 긴장도를 조절할 수 있다(Glaser 1993). Schmitt의 *Atemheilkunst*[The Art of Respiratory Healing](2003)의 반사성 호흡요법(Brüne 1983)은 근육과 결합 조직 내에서 깊숙이 작용하며 이러한 근육 긴장도의 반사적 효과를 체계적으로 이용한다.

관류에 미치는 영향

기계적민감성(mechanosensitive) 구조 중 특히 자유신경종말(non-myelinated type IV fibers)의 자극은 국소 관류(local perfusion)에 반사적인 영향을 미쳐 혈관 확장을 일으킨다(Schleip 2003).

결합 조직의 점도에 미치는 영향

국소 관류를 증가시키는 것 외에도, 간질 수용체(interstitial receptors)의 강력한 기계적 자극은 혈관에서 기저 물질속으로 반사적인 혈장 유출을 증가시킨다(Kruger 1987). 따라서 유발점 도수치료의 강력한 자극은 치료된 조직의 유동성을 반사적, 신경생리학적으로 증가시킨다: 결합 조직의 국소 국소 기저 물질 수분함량은 증가한다(Schleip 2003).

통증-억제 효과

▶ **관문조절 메커니즘(Gate Control Mechanism)**. 통증이 중심화되지 않으면 관문조절 메커니즘을 통해 억제될 수 있다(Melzack 1989). 촉각과 압력의 지각(Aβ 섬유), 냉감(Aδ 섬유) 및 근방추의 구심성 섬유(Ia 섬유)(즉, 직경이 크고 역치 수준이 낮은 구심성의 선택적 자극)는 WDR 뉴런(WDR neuron: wide dynamic range neuron) 덕분에 후각(posterior horn)의 전달을 억제하여 통증 자극을 조절할 수 있다. 그러나 만성 통증이 중심화가 되면 메커니즘은 더 이상 치료적으로 사용할 수 없다. 감작(sensitization)으로 인해 발생하는 WDR 뉴런의 변화 때문에, 통증 자극으로 후각에 도달하는 모든 자극(Aβ 와 Aδ 섬유를 통해 전달되는 자극조차도)이 중앙으로 전달된다(이질통[allodynia]).

▶ **반대자극(Counterirritation)**. 통증은 통증을 완화시킬 수 있다. "반대자극"이라고 불리는 이 현상은 통증의 중추 감작(심지어 만성 통증까지도)에 대한 감소를 촉진한다. 집중적인 치료에 의한 통증감소를 가능하게 하는 신경학적 메커니즘은 다차원적이다. Zusman과 Moog(2008)는 세 가지 가능한 모델로 정리했다. 강하고 고통스러운 강도의 치료적 자극은 통각수용 경로, 즉 높은 임계값, 얇게 수초화된 말초 구심성 신경(Aδ 섬유)에서 전달을 유도한다.

- **척추 수준(spinal level)**에서 이러한 통각수용 입력은 관문조절설(Basbaum과 Fields 1984, in Zusman과 Moog 2008)에 제시된 것과 유사한 분절적, 억제 피드 포워드(feed-forward) 경로를 통해 통증을 완화시킨다. 실험 연구는 건침 형태의 유발점 치료가 분절의, 통각 억제 효과를 발생시킨다는 것을 입증한다(Srbely 등 2010b).
- **척추 상부(supraspinal level)**에서 이러한 입력은 중앙 수도관주위회색질(periaqueductal gray) 및 기타 뇌간 중심의 얇게 수초화된 구심성 영역으로부터 도달한다. 여기에서 억제 시스템이 발생하여, 하행 경로를 통해 척수의 모든 분절 수준으로 확장된다(▶ 그림 2.53 **b**). 척추 수준에서, 이러한 시스템은 후각의 통증 경로의 뉴런을 억제할 수 있다. 이 과정은 주로 많은 수용체, 신경 전달 물질 및 신경 조절 물질과 상호 작용하는 개재뉴런(interneuron)에 의해 발생한다(Basbaum과 Fields 1994, Ren 등 2000, Sluka 등 1999, in Zusman과 Moog 2008). 요컨대: 중추 신경계의 통증 전달은 **하행 통증억제 메커니즘**(하행 통증 조절)을 통해 억제될 수 있다. Zusman과 Moog(2008)는 특히 만성 신경근 골격계 통증은 얇게 수초화된 통증 구심성 섬유로부터 국소적이고 집중된 자극을 사용하여 완화될 수 있다고 지적한다. CNS의 다른 영역(변연계, 시상, 시상 하부, 망상체)에서 발생하는 자극 패턴도 활성화할 수 있다. 뇌간에 있는 중앙 억제 시스템은 하행 경로를 통해 통증 전달을 억제한다(Bowsher 1992, Melzack 1991, in van den Berg 2011).

- 치료적 통증 자극이 만성 통증에 미치는 통증 억제 효과는 **확산 독성 억제 제어 모델(diffuse noxious inhibitory control model)**(DNIC; LeBars와 Villaneuva 1988, LeBars 등 1992, in Zusman과 Moog 2008)을 통해 설명할 수 있다. 만약 치료적 자극이 빠르고 중요성이 임상적 통증보다 더 크다면, 그 통증은 위에서 언급된 것들과 다른 하행 경로에 의해 억제된다(자세한 내용은 Zusman과 Moog 2008 참고). 통증은 유발점 치료 때문에 조절되고, Aδ 섬유를 통해 행해지는 통증은 C 섬유를 통해 만성 임상 통증을 억제할 수 있다.

통증 억제의 정도(특히 자극 가중 문제의 경우)는 WDR 뉴런으로부터 통각성 구심성 섬유가 중앙으로 전달되는지에 따라 결정된다(▶ 그림 6.2 **b**).

교감 신경계의 억제 효과

교감 신경계는 통각 및 통증 인식에 영향을 미친다. 교감 신경 활동의 증가가 장기간 지속되면 통각 수용기가 말초적으로 민감해지고 통증에 대한 인식이 중앙에서 조절된다(자세한 내용은 Jänig 2008 참고). 말초 자극이 신체에 작용하면 교감반사활동(sympathetic reflex activity)이 잠시 증가한다. 자극이 멈춘 후에는 반사작용이 빠르게 감소하고 마침내 원래 수준 아래로 떨어진다. 자극이 반복되면 교감반사 활동이 천천히 감소한다. Schmidt(1973)의 연구를 참고한 van den Berg(2001)에 따르면, 이러한 교감 억제 효과의 전제조건은 두꺼운 수초 신경 경로(Aβ 및 Aδ 섬유)에서 일어나는 인스트리밍 자극(instreaming stimuli)이다. 통증(얇고 수초화되지 않은 C 섬유에 전달됨)은 교감 반사 활동을 증가시킨다. 일반적으로, 많은 환자들이 고통스러운 유발점 치료 기간 이후 이완되고 부드러운 느낌과 분리된 느낌을 받는다. 그들은 치료가 실제로 고통스럽다고 하지만 회복 과정에 도움이 되기 때문에 기꺼이 받아들인다. 실제로 환자들은 종종 이것을 "좋은 고통"이라고 부른다. 아마도 이러한 경우 중추성 통증 메커니즘이 말초성 통증 메커니즘 위에 중첩되어 있을 것이다. 따라서 다음 가설을 추론할 수 있으며 추가 연구가 필요하다. 유기체가 도달하는 자극을 원하는 것과 위협적이지 않은 것으로 분류하는 상태(섬유 타입과 무관)에서 교감 반사 활동의 감소가 발생한다. 통증 치료 후, 통증이 "좋은 통증"으로 느껴지지 않는 환자의 경우 통증 없는 강도로 기법 III를 수행하거나 관절이나 신경을 통증 없이 움직여서 교감성 반사긴장도를 줄이는 것이 유용하다.

Ruffini 소체의 자극은 교감 신경 활동을 추가로 감소시킬 수 있다(Schleip 2003). 매우 느린 활주 움직임으로 도수 근막 스트레칭 기법(기법 III)을 사용하면 접선하중(tangential loading)에 특히 민감한 이러한 근막 기계 수용체를 자극할 수 있다(Schleip 2003; 또한 ▶ 표 2.6 참고).

Takamoto 등(2009)은 mTrPs의 도수치료가 부교감 효과를 유발할 수 있으며, 이로 인해 이완기 및 수축기 혈압 감소, 심장 불규칙성 감소, 호흡 심화 및 치료된 사지의 피로감을 감소시킬 수 있음을 연구에서 입증했다.

면역 체계에 미치는 영향

마사지는 일련의 연구에서 입증된 바와 같이 면역 체계에 긍정적인 영향을 미친다(van den Berg 2001, 2008). 백혈구, 단핵구, 혈전구 및 비만세포의 증가된 생산 및 활동 덕분에 비특이적 면역 방어가 향상된다. Ironson의 연구에 따르면, 마사지는 코티솔 수치를 크게 낮추고 카테콜아민 수치를 약간 감소시킨다(Ironson 등 1996). 이와 같은 스트레스 호르몬인 코티솔과 아드레날린의 저하는 신경 면역 내분비계의 활동 증가의 표현이며, 면역계의 성능 향상을 의미한다(van den Berg 2001). 환자를 이완시키고 통증을 완화하며 교감 반사 활동을 감소시키는 마사지는 면역 체계에 긍정적인 영향을 미친다(Schedlowski 1996).

분절의 반사효과

피부분절(dermatomes), 근육분절(myotomes), 뼈분절(sclerotomes) 및 내장절개도(viscerotomes)는 서로 연결되어 있다. 개별 조직 구조(피부, 근육, 뼈/관절 및 내부 장기)는 이러한 분절 관계에 상호반사적인 영향을 미친다. 결과적으로, 유발점 치료는 내부 장기에도 영향을 미칠 수 있다.

연관통 부위에 미치는 영향

통증뿐만 아니라 대사 장애도 연관된 통증 영역 내에서 반사적으로 빈번하게 나타난다. 유발점 활동을 줄일 수 있다면, 고통스러운 상태는 가라앉고 신진대사는 다시 정상화 될 수 있다.

5.2.4 기능적 양상
Functional Aspects

MTrPs는 관절, 근육 및/또는 신경의 기능장애를 직접(TRP 활동으로) 또는 간접적으로(또한, 단단한 띠(taut bands) 및/또는 결합 조직 유착 때문에) 유발하여 운동 시스템의 기능을 방해할 수 있다. 유발점 치료는 이러한 장애의 원인을 치료할 수 있게 하여 기능적 재활의 기초를 마련한다.

생체 역학적 관절 장애

예를 들면, 저운동성 관절 기능장애와 같은 생체 역학적 장애는 근육의 원인이 될 수 있다(Sachse 1998, Weissmann 2000, Travell과 Simons 1999, Lewit 2006, 2007, Dejung 2009). 유발점 치료법은 이러한 장애의 원인을 해결할 수 있다.

관절가동범위 제한

근육과 결합 조직(위 참고)에 대한 유발점 치료의 기계적 및 반사적 효과는 ROM의 향상으로 나타나는데, 이는 매우 효과적일 수 있다.

근 약화

근력 감소는 종종 유발점 병리의 현상이며, 보상적 방법(강력한 근력 훈련만 포함)으로 치료하기보다는 원인에 대한 관점(mTrP 치료)에서 주로 해결해야 한다(Ge 등 2012).

고유수용성 감각 및 협응력

고유수용성 감각 및 협응의 장애는 종종 mTrPs로 인해 발생한다(Arendt-Nielsen과 Graven-Nielsen 2008, Ge 등 2014, Ivanichev 2007, Lucas 등 2004, 2010, Travell과 Simons 1999). 장애를 일으키는 mTrPs를 비활성화 시키는 것은 자연스럽고 효율적인 움직임과 협응과 손 기능 훈련을 위한 중요한 전제조건이다(임상정보: 발목 염좌 및 기능 훈련 참고).

임상정보

발목 염좌

재발하기 쉬운 발목의 측면 손상은 일반적으로 비골 근육의 활성 mTrP와 함께 발생한다. TrP로 인한 고유수용성 감각의 장애는 반응 능력을 저하시킨다. 임계부하단계(critical loading phase)에서는 발목을 충분히 빨리 안정시킬 수 없어 반복적인 내반(inversion) 외상이 발생한다.

비골근과 전경골근에서 mTrP를 치료하는 것은 제때 동적으로 발목을 안정시키기 위해 필수적이다. 능동적으로 발목을 안정시키는 근육을 단련시키는 것은 mTrPs 치료와 함께 중요하다. 그러기 위해서는 훈련의 협응적인 측면이 무엇보다 중요하다. 민첩성 훈련은 주로 불안정한 지면에서 실시한다(예: "워블 보드" 또는 로커 밸런스 보드에서, ▶ 그림 5.22).

임상정보: 비골 근육의 MTrPs는 일반적으로 대퇴근막장근(tensor fasciae latae, 넙다리근막긴장근) – 외측광근(vastus lateralis, 가쪽넓은근) – 비골근(peroneal muscles)에서 발생한다. 또한, 이러한 근육은 활성 유발점을 검사하고 필요한 경우 치료해야 한다.

신경역학

신경역학 장애는 근육이 팽팽해졌거나(tighten) 변화된 근막 조직으로 인해 발생하는 근막구조(8장)에 대한 치료에 의해 효과적 일 수 있다(6.1.3장).

5.2.5 인지-행동 양상
Cognitive-Behavioral Aspects

"어제는 역사이다.
내일은 미스터리이다. 그리고 오늘은?
오늘은 선물이다. 그래서 우리는 이것을 현재라고 부르는 거야."

(*Babatunde Olatunji*)

인지 지도

대부분 환자는 관심과 호기심이 많다: 그들은 치료 중에 무슨 일이 일어나는지 예를 들면, 왜 어깨 관절 자체의 통증을 느낄 때 견갑골 뒷부분(극하근)의 치료를 받고 있는지 알고 싶어한다. 방사통 현상이 얼마나 흔한지 환자들에게 설명하고, 그 치료법을 환자들에게 확인할 수 있게 해주는 것이 중요하다. 동시에 치료적으로 유발된 통증의 의미와 목적을 그들에게 알리는 것이 필수적이다. 환자가 통증에 대한 일관된 개념과 통증에 관해 설명하기 위한 모델을 가지고 있고, 이를 이해할 수 있는 치료가 이뤄진다면 치료 과정을 지속할 수 있다(Zusman과 Moog 2008).

많은 환자들은 이 증상이 "압박된 신경"이나 "디스크 탈출"이 아니라 "오직" 근육에서만 발생한다는 사실을 깨닫고 안심한다. 때때로 환자들은 통증 자체보다 통증을 유발하는 원인에 대한 생각에서 더 많은 고통을 받는다. 장애에 대한 두려움처럼 일어날지도 모르는 일에 대한 두려움은 적어도 통증 그 자체만큼이나 일상생활에서 환자를 괴롭히는 경우가 많다. 정보와 설명이 필요한데, 이는 환자가 기존 상태에 대한 새로운 해석(새로 그린 "정신적 지도(mental map)")을 형성할 수 있게 한다.

임상정보

만성 요통

수년간 요통을 경험하고 이에 대한 치료계획을 실패한 환자는 우울하다. 장요근(iliopsoas, 엉덩허리근)(전방)의 mTrPs에 대한 유발점 치료가 환자가 경험한(요통) 통증을 유발한다면, 이는 신체적 통증뿐만 아니라 감정적, 인지적으로 심오한 경험이기도 하다. 통증 문제가 해결되지 않고 장애가 생기면서 환자의 신념은 흔들린다. 그리고 과거에 허리 통증 원인을 제대로 찾지 못했을지도 모른다는 생각을 하게 된다. 통증을 둘러싼 환경에 대한 이러한 인지적이고 감정적인 관점의 전환(reframing)은 만성 통증 치료의 강력한 협력자이다.

주요내용

지식은 치료이다.

통증

유발점 치료법은 고통스럽다. 의식적으로 통증을 동반하는 치료 프로그램은 환자와 치료사에게 도발적(provocative)이다. 도발에는 위험과 기회가 모두 포함된다.

한편으로는 환자가 너무 많은 고통을 감당할 수 없거나 불안, 거절, 체념하는 반응을 나타낼 수 있는 위험이 존재한다. 그러나 심사숙고 하지 않고 지나치게 욕심을 부리는 치료사도 위험을 초래할 수 있다.

반면에 고통스러운 치료로 인한 자극도 기회를 제공할 수 있다. 따라서 모든 경우에 대해 다음과 같은 질문이 제기되어야 한다.

- 고통스러운 치료가 유용하거나 필요한 징후가 있습니까?
- 치료 기간 통증이 단지 필요한 악입니까, 아니면 치료 목적으로 특별히 사용될 수 있습니까?

위에 제시된 광범위한 경험과 행동 메커니즘을 바탕으로 첫 번째 질문에 대한 대답은 분명한 "예"이다. (이러한 작용 기전에는 수축 매듭[knots] 및 결합 조직에 대한 기계적 효과, 염증, 통증 매개체 및 엔돌핀의 방출, 통증 및 교감 신경계 억제의 긴장도 조절 효과가 포함된다.) 적절한 적응증(근막 증후군)의 경우, 환자가 치료와 연관된 통증을 기꺼이 받아들일 경우에만 고통을 되돌릴 수 있기 때문에 치료로 유발된 통증이 적합하고 종종 필수적이다.

치료 중 도수치료로 인한 통증은 그저 받아들여야 하는 악인가? 아니면 치료 중 유발된 통증을(이것이 가능하게 하는 기계적 및 반사적 효과를 넘어) 표적 방식으로 치료적으로 사용할 수 있는가? 다음에, 치료상의 고통을 다루는 몇 가지 측면은 더 넓은 심리학적 관점에서 다루어질 것이다.

누군가 실수로 트롤리에 있는 엄지발가락을 밟거나 망치가 못 대신 엄지손가락을 치게 된다면 정말 아프다! 우리는 고통스러워! 여기! 지금! 현재의 고통은 우리를 지금 이 순간 강하게 집중 할 수 있게한다. 이에 대한 대응은 다음과 같다. 주변 환경을 바꾸거나("제발 내 발을 밟지 말아줘!"), 우리 자신의 행동을 바꾸거나(트롤리에서 다른 좌석을 찾거나 망치를 더 조심스럽게 "조준") 큰소리로 외치거나, 숨을 죽이고 단순히 고통을 참는다.

도수치료 때문에 유발되는 통증도 환자가 현재에 계속 집중할 수 있도록 한다: 이것은 구체적이고 신선하다. 잘해야 호기심을 불러일으킨다: 치료로 인한 통증이 국소적으로 유지되는가, 아니면 퍼져나가는가? 치료법에 의해 유발된 통증과 임상적 통증이 같은가 아니면 다른가? 지금, 이 순간에 얼마만큼의 통증이 타당한가? 환자가 치료로 유발되는 통증이 성공적으로 유지되는 경우 다음과 같은 긍정적인 효과가 있다.

- **존재(Presence)**: 치료에 의한 통증은 현재 치료에 집중할 수 있게 하는 강력한 자극이다. 이 자극으로 환자는 이전에 있던 통증, 지속적인 불편함, 앞으로 다가올 고통을 잊게 된다. 즉, 모든 습관적인 기억이나 두려움, 부정적인 느낌이 없어지고 현재 치료에 집중하게 할 수 있다. 이렇게 치료적 통증이 나타난다.
- **통증 인식의 차별화**: 환자는 통증이 다양할 수 있고, 이것은 각기 다른 의미와 기능적 역할을 하며, 받고 변화될 수 있다는 것을 배운다. 이러한 통증 인식의 차별화는 임상적 통증에 집중하여 발생할 수 있는, 흔히 관찰되는 파국화 경향과는 정반대다. 치료적으로 유발되는 현재의 통증에 대한 차별화된 인식 덕분에, 만성 임상 통증이 새로운 기준의 틀에서 인식되어 상대적으로 생각하게 된다. 이런 식으로, 정형화된 인식 패턴은 깨진다 – 치료방향의 전환과 준비를 할 수 있게 한다.
- **탈감작**: 치료적 통증의 특정한 감각적 특성에 자신의 인식을 집중시키면 임상적 통증(불안으로 인한 통증 등)과 연관된 습관적인 신체적, 정서적 반응을 현재의 통증 경험에서 분리할 수 있게 된다. 이러한 방식으로(구체적인 상황과 소통함으로써) 통증이 둔감해질 수 있다(Hasenbring 2000).
- 환자는 통증이 가치 있고 도움이 될 수 있는 상태를 경험한다. 이로 인해, **통증**은 새로운 상황으로 생각되고 치유 과정을 **지지**해준다. 따라서 **통증 회피 행동(pain-avoidance behavior behavior)**은 조절된다: 통증은 모든 경우에 나쁜 것이 아니고 모든 경우에 피해야 하는 것은 아니다. 통증과 상호 작용하는 도움이 되는 방법도 있다.
- 환자가 치료적으로 유발된 통증을 받아들일 때 하행 통증 억제가 활성화된다.

환자는 필요에 따라 "중지(stop)" 또는 "약하게(less)"라고 말하여 치료 통증의 강도를 결정한다. 경험에 따르면 많은 환자가 "그만"이라고 말하지 않는다. 오히려 만성적인 통증을 가진 대부분 환자는 처음에는 너무 일찍 끝나기보다는 너무 늦게 "중지"라고 말하는 경향이 있다. 그들이 너무 많은 치료적 통증을 견디는 사실에는 여러 가지 이유가 있을 수 있다. 생리학적으로 느낄 수 있는 한계를 감지하지 못하거나, 한계를 인식하지 못해서 "중지"라고 말하고 싶었지만, 그러지 못했을 가능성이 있다. 어떤 사람들은 그들이 모든 것을 견뎌낼 수 있다고 생각하거나, 통증을 견디는 정도는 치료사에게 달려 있다고 생각한다. 다른 사람들은 더 많은 통증이 더 큰 치료 효과를 가져오거나, 치료사가 정확한 양의 통증(즉, 치료사는 환자에게 무엇이 좋은지 알고 있다)에 대한 책임을 질 것이라고 확신한다. 예컨대: 환자의 이러한 행동 패턴과 강한 믿음은 모든 스트레스 상황에서 명백해진다. 이것들은 신체적, 정서적, 정신적 수준에서 소인(predisposing)과 지속적인 요소로서, 오히려 과부하로 인한 통증의 증가와 발생을 유발한다. 예를 들면, 많은 만성 통증 환자는 일상생활에서 지속적으로 과도한 부담을 느끼고 있으며, 한계를 정하기 어려워 만성적인 과부하를 견디고 있다. 즉, 환자를 인식하여 적절한 시기에 "정지"를 말해야 한다. 따라서 환자는 다음과 같은 이점을 얻는다:

- 신체적으로 경험한 환자는 다음 사항을 알고 있다. 그 순간에 얼마나 많은 통증을 견뎌낼 수 있고 또 감수해야 하는지 결정할 사람은 자신(의사나 물리치료사가 아닌)이다. 환자의 권한–치료 효과를 받아들이는 것을 포함하여 자신이 견딜 수 있는지–은 치료 중에 테스트 된다. 필요한 경우 환자와 치료사는 환자가 치료에 대해 견딜 수 있는지 시험 삼아 해 볼 수 있다. 유발점 치료는 언뜻 보기에 환자에게 "수동적" 치료로 보이지만 환자는 치료 과정에 적극적으로 관여된다. 따라서 만성 통증 환자들이 자주 표현하는 통제 소재(locus of control)는 내재화될 수 있다(Hengeveld 2008).
- 생리학적 압력(부하력)이 있으므로 치료 중 적용되는 강도에 대해 구두 및 비언어적으로 명확하게 전달된다. 동시에 이는 치료뿐만 아니라 업무 환경과 신체 활동에서도 고려되어야 하는 생리적 한계가 있음을 의미한다.
- 너무 적지도, 많지도 않은 "적절한 양"의 압력을 찾아내는

것이 필요하며, 이차적 손상을 예방하는 데 중요한 역할을 한다.

- 치료사와 환자는 이 최적의 수준을 찾기 위해 소통과 협력을 한다.
- 이 과정에서 통증은 가이드이자 협력자이다.
- 신체는 반응을 나타냄으로써 방향성을 보여준다. 치료사와 환자 모두 집중하고 현재 상황을 이해해야 하며, 몸의 상태를 파악하는 법을 배우고, 그에 따라 치료를 조정해야 한다.
- 이러한 상황이해와 치료조정 능력을 일상생활에 적용하는 것은 지극히 당연한 일이다. 환자가 치료 중 적절한 순간에 "중지"라고 말하는 것을 배우면 일상생활에서 한계를 설정하기가 더 쉬워질 것이다. 이것은 이차 예방에 매우 중요하다. 치료 후 최종평가에서 환자는 만성 요통이 거의 사라졌으며 다시 자유롭게 움직일 수 있다고 표현한다. 그러나, 가장 중요한 것은, 집이나 직장에서 필요한 상황일 때 "중지"라고 말할 수 있는 경험이다.
- 패턴 깨기: 치료 과정에서 환자는 일상생활에서 반복되는 무의식적인 지각과 행동 패턴을 알 수 있다. 질병을 유발 할 수 있는 습관적인 패턴을 깨뜨릴 수 있으며, 건강을 증진하는 새로운 인식과 행동 패턴을 시험할 수 있다.

따라서 mTrP에 대한 압력은 신체적 구조(근육 및 결합조직)를 치료하는 것 이상이다. 게다가, 고통스러운 치료 자극의 강도는 행동 패턴과 같은 근본적인 "주제(theme)"를 나타낸다. 치료사는 예를 들면, 자신이 치료를 수행하는 방식과 환자를 이끌고 유도하는 방식에 의해 자기도 모르게 이 "주제"에 영향을 준다. 만약 치료사가 고의로 그렇게 한다면, 물리치료도 행동요법, 즉 단기적인 해결 방향을 가진 치료법의 역할을 할 수 있다. 이것은 치료의 효과와 지속 가능성을 증가시킨다. 근막 통증 증후군의 올바른 관리에는 이러한 심리적 측면에 대한 고려가 포함된다.

이미 통증이 있는 환자에게 추가적인 통증을 가하는 것이 합리적입니까? 예: 적절한 강도를 고려해서 하세요. 따라서 유발점 치료법은 동종요법의 기본 원칙인 "**유사한 것이 유사한 것을 치유한다(similia similibus curantur)**"를 따른다. 만성 임상 통증은 치료적으로 유발된 단계적("dose") 통증으로 치료된다.

> **요약**
>
> **유발점 도수치료법은 자극적 도발적(provocative)이다.**
>
> - 신체적 · 감정적 자극: 유발점 치료는 통증을 유발한다
> - 정신적 자극: 통증의 원인과 나타나는 위치가 동일한 위치가 아닌 경우가 많다(연관통).
> - 행동중심 자극:
>   - 통제 소재의 자극: 환자는 자신을 옹호하고 지지하도록 안내된다("중지"규칙).
>   - 통증 회피행동 자극: 통증은 치료 과정에서 협력자로 사용된다

5.2.6 활동적 양상
Energetic Aspects

"통증은 흐르는 에너지에 대한 조직의 외침이다."
(Dr. med. Voll의 활동적인 작업 개념의 지도 원리)

수천 년의 전통을 지닌 전통 중국 의학(TCM)의 개념에 따르면, 미묘한 에너지 흐름 시스템이 모든 총 기관계(gross organ systems)를 초월하고 통제한다. 생명 에너지("chi" 또는 "qi")가 순환하는 유도 시스템을 자오선 시스템이라고 한다. 이러한 관점에 따르면 신체의 조직에서 생명력(chi)의 율동적인 흐름이 건강과 질병을 좌우한다: 통증과 기능장애는 너무 많은(충만) 또는 너무 적은 것의 결과라고 본다. "독립된 장기 뿐만 아니라 전체의 기능적 사이클에서 "가득찬" 또는 "비어 있는" 것은 각각 영향을 준다. 이러한 기능적 사이클은 에너지 유도 시스템(예: 담낭과 간경맥), 신체적 측면(예: 담낭과 기관이 있는 간, 힘줄 및 인대의 기관 시스템, 공급 영역의 근육 조직), 정신적 측면(예: 분노, 격노, 노여움), 그리고 기타 속성(예: 하루 중 시간, 미각, 냄새 및 기타)이 포함된다. 이것들은 함께 분류되고 "나무"와 같은 "요소(element)"로 지정된다. 이와 연관된 5개의 주요 기능 요소가 있는데, 나무, 불, 흙, 금속, 물이다. TCM의 방법으로는 허브와 차의 혼합물을 내부에 투여하는 방법, 식이요법, 침술, 지압, 경락 마사지, 뜸, 부항, 태극권, 기공(chi kung 이라고도 함) 등의 외부 시술 등이 있다. 이러한 방법은 에

너지 흐름에 방해주는 것을 교정하여 전체 기능적 순환에 영향을 준다(변환의 5단계 원칙). TCM에서 사용되는 진단 방법과 치료적 접근법은 에너지–우주론적(cosmological) 관점에 기초한다.

유발점 도수치료법은 이 맥락에 포함되어 있지 않으며, 다른 관점을 취한다. 진단과 치료할 점의 선택은 주로 정력학적 관점(energetic-cosmological perspective)에서 수행되는 것이 아니라 조직의 특정 관점에서 정해진다. 또한, 치료는 기본적으로 조직의 특정 요인에 기반한다: mTrPs의 국소적 비활성화가 일어날 것이다.

만약 생명력과 생명력 에너지(chi)의 존재가 원칙적으로 받아들여진다면, 모든 유발점 치료는 의도했든 아니든 에너지적인 효과를 이끌어 낸다. 두 가지 관점을 모두 잘 알고 있는 사람은 유발점 치료에서 나타나는 많은 현상을 에너지적인 관점뿐만 아니라 반사적인 관점에서도 명백히 해석할 수 있다.

다양한 요인들이 에너지 흐름의 장애를 일으킬 수 있다. 흉터, 관절 기능장애 및 근육 TrP는 에너지 흐름의 탈선에 기여하여 병적 충만 또는 공허함(chi)에 기여할 수 있다. 에너지적인 관점에서, 에너지 흐름 장애의 원인을 고칠 수 있다면 mTrPs의 치료는 전반적으로 성공적이다.

전부는 아니지만, 연관통 패턴이 알려진 경선(meridian) 경로를 따른다. 예를 들면, 대퇴근막장근과 대둔근의 연관통 패턴은 일반적으로 담낭 경선의 경로와 일치한다. mTrPs의 국소화(localization)는 흔히 고전 침술 포인트의 국소화와 일치한다. 1977년 Melzack 등은 48개로 정의된 TrP를 조사한 결과 침술 지점 및 mTrP의 국소화와 연관하여 100% 일치하고 임상 통증 패턴의 동등성에 대해 71% 일치함을 발견했다(Melzack 등 1977). Dorsher는 Travell과 Simons(1999)가 설명한 모든 255개의 발통점 위치를 361개의 "고전적" 침술 지점과 386개의 "새로운" 침술 지점과 비교했고, 발통점의 위치 선정과 연관하여 90% 이상의 일치성(correspondence)과 통증 위치 선정에 대해 약 80%의 일치성을 발견했다(Dorsher 2006). 그러나 이러한 결과는 비판적으로 연구되어야 한다.

- 수행된 연구에서는 근육에 mTrP에 대한 "표준위치(standard location)"가 있다고 가정한다. Travell과 Simons(1999)는 mTrP가 자주 발생하는 지점을 X로 표시하고 종종 번호를 매김으로써 이 지점을 정해놓는다. 이러한 숫자는 자유로운 보행을 쉽게 하기보다는 방해하는 목발과 같다 – mTrP가 표시되고 번호가 매겨진 지점에(독점적으로) 위치해야 한다고 믿으면서 "상승모근의 유발점 번호 4"에 대해 이야기하고 싶은 유혹이 있다. 이것은 오해의 소지가 있다. mTrPs의 효율적인 치료를 위해서는 단단한 띠(taut band), 최대 압통점 및 증상의 재현을 확인하는 것이 모든 실제 사례에서 필수적이다. MTrP는 주된 원인과 개인에 따라 근육 내의 어느 지점에서나 발생할 수 있다. 따라서 "표준 위치"라고 가정하고 이(존재하지 않는) 부위를 정의된 침술 지점과 연관시키는 것은 쓸모가 없다.
- 치료를 위해서는 mTrPs를 정확하게 찾고 치료하는 것이 중요하다(즉, 밀리미터 단위까지 정확한 위치). 실제로 환자의 알려진 임상적 통증 패턴을 재현할 수 있는 근육 영역이 얼마나 작고 명확하게 둘러싸여 있는지(1~2mm) 항상 놀랍다. 효과적인 유발점 치료법은 이러한 지점을 국소화하고 비활성화할 수 있다. 그러나 Dorsher의 연구(2013)는 두 지점이 서로 2cm(!) 이내에 위치할 경우 침술점과 mTrPs 사이에 "일치(correspondence)"라는 가설을 세웠다. 따라서 임계 감도(critical sensitivity)가 보장되지 않는다.
- 근막 연관통 영역은 근육 내에서 그리고 개인마다 다를 수 있으며, 이는 mTrPs와 침술 지점 간의 통증 국소화 연관성의 비교를 복잡하게 한다.
- Heine(1987)에 따르면, 대부분의 침술 지점(약 82%)은 천공 삼합체(perforating triad)(신경, 동맥 및 정맥혈관, ▶ 그림 3.2)가 근육의 표면 근막을 뚫는 지점에 있다.
- Langevin에 따르면, 대부분(약 80%)의 침술 지점은 두 개의 근육 중격(그룹 근막)이 모이는 곳에 있다(Langevin 등 2002).

5.2.7 홀로 다이나믹 양상

Holodynamic Aspects

"작은 것에서도 그렇듯이 – 큰 것에서도, 큰 것에서도 그렇듯이 작은 것에서도."
(alchemy의 원리)

홀로그래피는 1948년 D. Gabor가 개발한 방법으로, 코히어런트 빛(레이저)을 사용하여 이미지를 기록하고 재생하여 3차원 구조로 이미지를 저장하고 재생할 수 있다. 이러한 이미지(홀로그램)가 저장된 사진판을 여러 조각으로 나눠서 그 이미지를 하나의 작은 조각에서 재현하면(사진 슬라이드처럼) 원본 이미지의 일부분만 볼 수 있을 뿐만 아니라, 그 대신 전체 이미지가 보인다! 그러나 작은 조각에서 재현한 이 이미지는 판 전체를 재현한 것만큼 날카롭고 인상적이지 않다.

따라서 holodynamic perspective(Capra 1997, Wilber 1990)에서는 전체가 각 부분에 포함되어 있다. 전체가 부분에서 나타나고 그 자체로 나타난다. 따라서 전체(및 전체의 모든 부분)는 부분의 영향을 받을 수 있다.

holodynamic perspective에서 mTrP는 "전체"의 간결한 형태가 인코딩된 "부분"을 나타낸다. 이는 더 깊고 근본적인 리듬 교란을 기반으로 하고, 다음과 같은 생리적 리듬이 방해받는다:

- 흡수 및 방출(대사: 허혈성 저산소증)
- 수축 및 이완(수축 모드의 근육 필라멘트는 구조적으로 갇혀 있다[단단함])
- 활동성 및 수동성(만성 과부하)
- 행동과 전념
- 연결과 분리

이러한 불일치는 경직성과 유연성 결여의 형태로 다양한 수준에서 표현된다.

- 신체적 차원: 수축 매듭(contraction knots)[경직 복합체])으로서 mTrP, 결합 조직의 근육 내 및 근육 간 유착; mTrP의 발달로 이어지는 자세와 움직임의 고정된 패턴
- 정서적 차원: 자극 억제, 경직(rigidity)
- 인지적 차원: 흔들리지 않는 신념과 내면화된 신조 (예: 모든 것을 다룰 수 있거나 처리해야 한다는 신념 등)

mTrP를 치료할 때 효과는 "부분"(mTrP)에서 "전체"로 바깥쪽으로 이동한다. 즉, "질서"와 "혼돈" 사이의 영역에서 삶(life)과 발전(development)의 과정이 최적으로 펼쳐지는 유형적 경험이다. 시스템이 활력을 잃고 너무 경직된 형태로 굳게 되면 병들게 된다. 이 경직된 "형태"는 치료 과정의 일부로 인식되고 방출되어야 하며, 이제 유리한 조건에서 새롭고 적절한(비경직: non-rigid) 형태가 형성될 수 있다. 이러한 변형 과정은 연금술의 원리인 "*Solve et coagula*"(문자 그대로 "용해 및 응고", 즉 용해 및 재건)로 표현할 수 있다.

동시에 활성화할 수 있는 깨진 홀로그램의 사진판 조각이 많을수록 복구된 이미지가 더 선명해진다. 마찬가지로 치료는 여러 가지 관점(신체적 – 심리학적 – 영적)에서 동시에 작용하고 여러 채널(언어적, 비언어적)을 통합할 때 더욱 효과적이다.

유발점 치료에서는, "부분"으로서 수축 매듭에 주의를 집중하는 동시에, 이 "부분"이 "전체"와 연결되고 있다는 것을 나타낸다.

주요내용

다양한 관점(신체적 – 심리적 – 영적)에서 동시에 접근하고 여러 방법(언어적, 비언어적)을 통합하면 치료(홀로 다이내믹 접근법)의 효과가 증가한다.

요약

유발점 도수치료의 효과

- 유발점 도수치료의 영향은 기계적, 반사적, 생화학적, 에너지적, 기능적, 인지적 감정적, 행동적으로 강력한 효과를 결합하기 때문에 복합적 물리치료이다.
- 따라서 유발점 도수치료는 말초 통각성 통증뿐만 아니라 통증 처리 및 출력 메커니즘에도 영향을 미친다.
- 우세한 통증 메커니즘에 따라 숙련된 TrP 치료사는 치료의 초점을 근본적인 통증–만성 과정에서 중심적인 측면으로 더 많이 유도할 수 있다. 예를 들면, 한 환자의 경우 지속적인 mTrP 및 반응적으로 변경된 결합 조직으로 인해 말초부의 만성화 과정이 나타날 수 있다 – 이 환자에게 치료는 도수 기법의 기계적, 생화학적 및 반사적 측면을 강조한다. 이와는 대조적으로, 중앙 통증 처리 메커니즘은 다른 환자의 만성화 과정을 지속시킬 수 있다. 여기서 치료사는 인지적, 감정적 측면을 강조하고 유발점 도수치료의 행동 연관 측면을 최적으로 사용하려고 시도한다.

5.3 근막 통증의 관리

Management of Myofascial Pain

mTrPs의 선택적 비활성화(도수 기법과 건침에 의한)와 도수 기법을 사용한 결합 조직 유착의 분리는 근막 통증 치료에 중요한 역할을 한다. 이것은 좁은 의미에서 유발점 치료의 핵심 과제다(5.1장). 치료는 체계적이고 목표 지향적인 방식으로 계획, 구조화 및 수행되어야 하며 과정 지향적이어야 한다(5.3.1장).

동시에 너무 편협해지지 않는 것이 중요하다. 근막 통증 치료는 mTrPs 비활성화에만 국한된 경우 종종 부적절하다. 경험적으로 보면 특히 만성 증상의 치료에서 근막 문제의 지속적인 해결을 달성하기 위해 치료의 다른 측면을 포함하는 것이 필수적일 수 있음을 보여 준다. 또한 근육의 만성적인 과부화로 이어지는 요인은 반드시 주의를 기울여야 한다. 그렇지 않으면 재발은 불가피하다. 취약하게 하거나 지속시키는 요인은 반드시 인지하여 치료 계획에 포함시켜야 한다(2.3.3장). 따라서 치료 개념으로 이해되는 유발점 치료는 다른 치료 방법을 통합 할 수 있고, 다른 치료 치료 방법과 함께 사용할 수도 있다(5.3.2장). 상황에 따라 관절과 신경 연관기법, 인지 행동 중재, 스트레스 관리 전략, 영양 측면 등 다양한 형태의 강도와 운동 요법이 통합될 수 있다.

따라서 유발점 치료의 개념은 통합 물리 치료를 실행할 수 있게 하는 동시에, 유발점 치료는 복합적 물리치료 개념에 통합되기에 적합하다.

호전이 전혀 없는 경우 어떻게 할 것인가에 대해서는 5.3.4장에서 논의한다. 일상적인 진료에서 발견된 지점은 유발점 치료 사슬(chain), 잠재 및 기능장애 연관 TrP의 치료, 유발점 치료의 경계 등에 관한 정보로 보충된다.

▶**"현명한 행동(Wise Action)".** 다른 모든 치료적 개입과 마찬가지로 근막 통증 관리의 성공(또는 실패)은 다양한 요인에 따라 달라진다. Jones(2000, 2008)가 "현명한 행동"이라고 부르는 합리적인 치료는 네 가지 기초 기둥에 의해 지지된다. 이것은 현재의 체계적인 지식 상태("최고의 과학" 기둥)'와 치료사의 개인적 및 학제적 역량(예: 의사소통 능력, 공감 능력 등), 그리고 특정 현재 사례에서

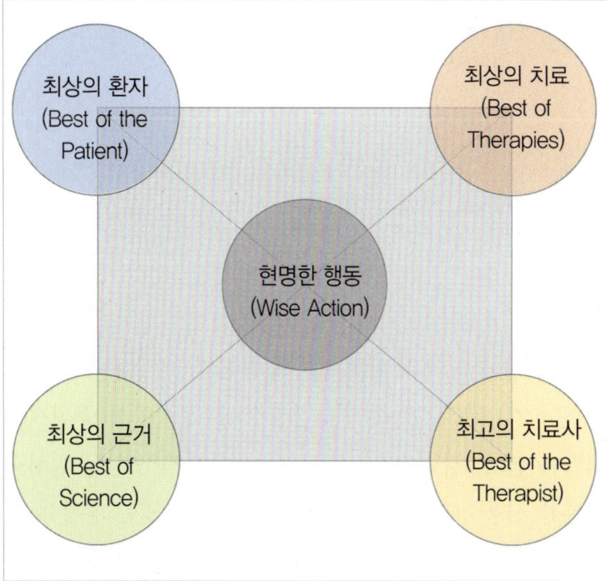

그림 5.31 "현명한 행동(Wise action)"(Jones 2008). 현명한 치료는 최고의 과학적 지식과 최고의 근거에 대한 정보를 바탕으로 한 치료 전략을 결합하고 치료사의 학제간 역량을 사용하며, 환자에게 도움이 되는 모든 특성을 포함시킨다.

환자가 문제를 해결하는 데 사용할 수 있는 가장 적합한 치료 기술("최고의 치료" 기둥)의 지원을 받는다(▶ 그림 5.31).

따라서 의심할 여지 없이 치료사의 전문 지식은 근막 통증 관리에 중요한 요소이다. 그러나 이것만이 유일한 요인은 아니다. 치료사의 전문 지식과 기술 외에도 많은 다른 요인들이 치료 과정과 치료 결과에 큰 영향을 미친다. 이는 치료사와 환자 모두의 특성 중 소신, 기대, 불안감, 의사소통 능력, 협조 의지, 동기 부여 등이 있다. 이러한 상호 관계가 만성(근막) 통증 관리에 중요하고 제한적인 요인으로 치료 성공을 저해할 수 있지만, 현재 맥락에서 이러한 관리 측면은 가볍게 언급만을 하겠다. 이상적이고 효율적인 물리 치료는 최고의 전문 지식기술을 환자와 치료사의 개인적 특성을 잘 활용할 수 있는 능력과 결합하는 것이다(▶ 그림 5.31).

비록 이 책의 목적에 부합하는 – 주로 치료사의 전문적 역량의 측면을 조명하고 심화시킨다고 하더라도, 치료적 개입의 결과(성공 및 실패 모두)는 어느 정도, 항상 비전문적 요인에 의해 결정된다는 것을 명심하는 것이 좋다.

5.3.1 치료 계획 작성

Composing a Treatment Plan

"인간은 '너'와의 관계에서 '나'가 된다."
(Martin Buber: 대화의 원리)

초기 치료

첫 번째 상담의 목적은 환자의 문제를 이해하는 것이다. 병력(4.2.1장)과 임상소견(4.2.2장)은 적절하게 중심적인 역할을 한다. 경험 있는 치료사는 명확하게 구성된 임상적 추론을 사용하여 보통 10~15분 이내에 당면한 상황에 대한 신뢰할 수 있는 대략적인 평가를 얻은 다음, 치료 과정이 진행됨에 따라 평가를 진행하고 다시 수정할 초기 치료가설을 정하는 데 사용할 수 있다. 첨부된 점검표는 초기치료과정에서 임상적 추론이 어떻게 구성될 수 있는지 요약한 것이다(▶ 그림 5.32, ▶ 그림 4.13 참고).

mTrPs의 첫 번째 치료(4.2.4장)를 하기 전에, 환자에게 치료는 고통스러울 수 있으며 너무 아플 때마다 치료를 중단하기 위해 "중지"해야 한다는 사실을 분명히 알려야 한다. 또한, 통증의 원인이 증상을 느끼는 곳과 다른 곳에 있을 수 있다고 알려줘야 한다. 이를 통해, 고객은 허리 통증에 대해 치료사가 복근 및 장요근과 같은 신체의 앞부분을 검사하고 치료하는 이유를 이해할 수 있다.

치료 후 재평가는 호전이 있는지를 알려준다(4.2.5장).

환자가 집으로 돌아가기 전에 치료 부위가 1~2일 동안 다소 붉어지고 압통이 있고, 멍이 생기거나 근육통이 느껴질 수 있다고 주의사항을 알려줘야 한다. 치료 후 통증이 너무 강하면 환자는 약한 진통제를 사용하여 완화시키도록 한다. 환자에게 나타나는 반응을 기록하고 다음 치료를 할 때 치료사에게 알리도록 요청해야 한다.

후속 치료

이후에 이뤄지는 치료가 시작될 때마다 간단한 재평가가 이루어져야 한다(4.2.5장). 이전 치료에 대한 반응은 다음 단계가 무엇이 되어야 하는지에 대한 결정의 근거를 형성하기 때문에 주의 깊게 기록되어야 한다. 임상 추론 과정에서 mTrP의 도수치료 후 발생할 수 있는 반응을 다음과 같이 해석하는 것이 도움이 된다.

통증의 과정에 대한 해석

통증이 감소하고 기능이 향상되면 이것은 정말로 "근막으로 인한 문제"임을 확신한다. 다음과 같은 치료 계획을 준수해야 한다.

- 단기간에 발생했던 문제점에 대해서는 만족스러운 호전이 나타날 때까지 동일한 위치를 반복해서 치료해야 한다.
- 만성 통증 상태는 일반적으로 여러 근육의 유발점에 의해 지속되기 때문에 치료사는 이러한 경우 협력근(synergist)과 길항근(antagonist)에서 활성 mTrP를 찾아야 한다.
- 동시에 치료사는 지속적인 요인을 찾아내어 감소시킬 수 있도록 해야 한다.

통증이 심해지면 치료사는 치료 부위 자체의 반응("치료적으로 유발된 통증")과 환자가 일상생활에서 경험한 통증의 경과("임상 통증")를 구별해야 한다. 일반적으로 통증을 경험하는 부위(임상 통증)가 통증의 원인 부위(치료 부위에서 발생하는 치료적으로 유발된 통증)와 같지 않기 때문에 이러한 구분은 가능하다.

치료적으로 유발된 통증

통증이 일시적이고, 국소적으로 증가한다면 치료부위에서 종종 발생한다. 통증 민감도가 중등도이고 최대 2일간 지속된다면 치료적 관점에서는 의미가 없다. 환자가 이러한 불편한 느낌을 견딜 수 있다면 유사한 자극강도로 후속 치료를 진행할 수 있다. 그러나 치료에 대한 반응이 너무 심할 경우에는 후속 치료의 강도는 낮아져야 한다.

2일 이상 치료 부위에서 통증이 저절로 나타나거나 통증 민감도가 증가하면 이전 치료가 너무 지나쳤다는 명백한 징후다. 그러므로 동일한 부위에는 더 짧은 시간 동안 더 약한 압력을 가하면서 후속 치료의 강도를 줄여야 한다.

치료사는 환자에게 이전 치료 기간 중 언제 통증이 너무 심하고 느꼈는지 물어봐야 한다. 환자들은 "중지"라고 말하고 싶었지만 어떤 이유로 그렇지 않았던 것일까? 많은 환자가 다음과 같은 이유로 "중지"라고 말하지 않았다고 말한다.

임상적 추론

병력 5-7분

1. 주관식 질문(Open-ended questions) 듣기(Listening)(3분)
2. 정형화되지 않은 병력(Semi-structured history) 문의(Inquiries)
   → 4개의 기본질문을 하여 정보를 수집
   - 어디가 아픕니까?
   - 언제부터 통증이 시작되었는가?
   - 무엇이 통증을 더 낫게 하는가(또는 더 심하게)?
     (일상생활에 참고 매개변수 존재)
   - 통증을 유발한 원인은?(환자의 관점)

3. 추가 정보(나이, 직업, 자유시간 활동, 항응고제, 기타 약물, X선/CT/MRI, 업무 능력, 사회생활력 등)
   정보 해석 :
   - 근막 문제가 있음을 나타내는 것은 무엇인가?
   - 이것이 비근막 문제일 수 있음을 나타내는 것은 무엇인가?
   다음을 기준으로 영향을 받을 수 있는 근육:
   - 통증 패턴(방사통 → 통증 가이드)
   - 첫 번째 통증 발생 → 발생 요인
   - 통증 증가 → 지속 요인
   - 통증 감소

► **근육 선택 1**

소견 5-8분

1. 검사
   - 환자의 습관적인 움직임 중
   - 서 있는/앉는/걸어가는/굴곡시키는(bending)
   → 어떤 근육이 영향을 받을 수 있는지?
2. 관절가동범위(선별검사)
   2.1 능동
   2.2 수동
   → 영향을 받는 근육은 활성화된 근육 그룹인가, 늘어난 근육 그룹인가?
   → 어떤 근육이 영향을 받을까?
3. 근력(선별검사)
   3.1 저항 검사 → 어떤 근육이 영향을 받을까?
   3.2 일상생활에서 참고 매개변수 → 어떤 근육이 영향을 받을까?

► **근육 선택 2**

4. 촉진/유발

작업가설(working hypothesis)

병력 청취와 신체검사 동안 계속 진행
→ 근막 문제를 주장하거나 반대하는 것은 무엇인가?
→ 어떤 근육이 영향을 받을 수 있는가?

시험적 치료 5분

► 근육 선택 1과 2에서 공통적으로 선택된 근육

재평가 3분

그림 5.32 임상 추론: 초기치료 동안의 확인 사항

- 근본적인 통증을 개선하기 위해 가능한 모든 것을 하고 싶었다.
- 치료에 최대한 많은 압력을 사용하는 것이 좋다고 확신하며,
- "아파야만 도움이 될 수 있다."라는 생각을 하고 있다.
- 치료사가 자신(환자)에게 가장 적합한 것이 무엇인지, 얼마나 많은지 가장 잘 알고 있다고 생각한다.

이러한 교감을 통해 환자의 믿음을 명확히 할 수 있으므로, 이러한 신념이 치료에 포함되고 호전될 가능성을 열어준다(5.2.5장). 이후의 치료 기간에서, 이러한 환자들은 "중지"라고 말했을 때의 첫 자극을 기록하도록 권장된다.

치료 이후, 치료 부위에서 엄청난 통증이 며칠 동안 지속되었음에도 불구하고(치료 과정에서는 거의 아무것도 느끼지 못했지만) 치료사가 더 많은 압력을 가해도 된다고 생각하면 문제가 있다. 이 경우에는 잠재적인 위험이나 과부하를 경고하는 신체의 경보 기능이 제대로 작동하지 않는 것이다. 이러한 환자들은 모든 유기체계가 생리학적 부하 한계를 가지고 있고, 이러한 한계를 중요하게 여기는 것이 건강에 필수적이라는 사실을 명심해야 한다. 생리학적 부하 한계는 신체적, 정서적 수준 모두에서 인식할 수 있어야 한다. 만약 인식이 부족하면 과부하가 반복될 가능성이 매우 높아 근막 문제를 지속시킬 가능성이 매우 크다. 따라서 환자들이 더 인식할 수 있도록 훈련하는 것은 근막 문제의 원인에 대한 치료의 일부이다. 유발점 도수치료는 이러한 측면을 전체 계획에 통합하는 데 매우 적합하다. 향후 치료 기간 동안 치료사는 환자에게 부하 한계를 신호할 수 있는 무의식적인 얼굴 반응, 호흡 변화, 근육 보호 등의 신체 징후를 반복적으로 인지시켜 준다. 그러한 신호가 분명하게 나타나지 않는 경우, 환자가 참을 수 있는 최대치의 약 60%라고 생각할 때 "정지"라고 말하는 것으로 다음 치료 기간에서 시험적으로 환자와 협의할 수 있다. 환자의 반응에 따라 적절한 자극 수준을 찾는 것은 필요하다.

간혹 혈종이 원치 않는 부작용으로 발생하는 경우가 있는데, 반복되지 않도록 치료 강도를 적절하게 줄여야 한다.

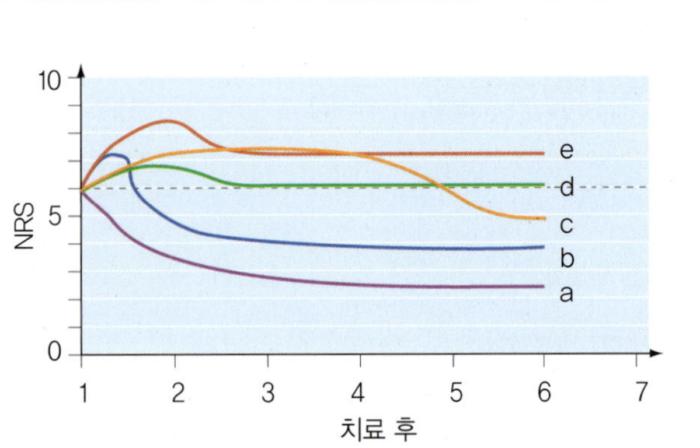

그림 5.33 임상 통증
mTrPs의 도수치료 후 임상 통증의 중재의 다른 버전. 중재 전 임상 통증 수준 NRS 6; 통증의 과정을 보여 주는 다른 곡선에 대한 해석이 본문에 제시되어 있다.
a 치료 후 즉시 통증 완화
b 단기적인(< 2일) 통증 증가 후 통증 감소
c 장기간(> 2일) 통증 증가 후 통증 감소 지연
d 일시적인 통증은 증가하지만 전반적으로 통증에는 변화가 없다.
e 5일 이상 통증 증가

임상 통증

원칙적으로 유발점 치료 후 임상 통증 패턴 과정에는 다음과 같은 세 가지 가능성이 있다. 환자가 평소 느끼는 임상 통증이 증가, 감소, 또는 변화가 없을 수 있다.

임상 통증이 감소하면(▶ 그림 5.33 **a**) 치료가설을 확인하고, 그 이후에도 동일한 치료 전략을 계속하는 것이 합리적이다.

- 통증이 잠시만 존재했다면, 만족스러운 결과를 얻을 때까지, 또는 더 이상의 긍정적인 효과가 없을 때까지 같은 근육을 치료해야 한다(아래 참고).
- 그 밖의 mTrP를 치료할 때 해당 근육에서 효과가 줄어들면, 치료 중인 TrP가 아마도 이차성(secondary) TrP임을 나타내는 것이다. 임상 팁: 일차성(primary) 유발점 검색 (1) 참고. 이것은 원인을 치료할 수 있는 일차성 근막 문제가 아니라 이차적인 근막 문제라는 신호일 수도 있다.
- 유발점 치료법의 긍정적인 효과는 짧은시간내에 통증경감이 되고(예: 30분 동안 통증이 없음) 동일한 근육에 반

복적으로 적용했을 때 매번 효과에 대한 지속시간이 증가한다(예를 들면, 두 번째 치료 후 2시간 동안 통증이 없고 세 번째 치료 후 하루 종일). 동일한 근육의 TrP 치료는 치료로 인한 변화가 없을 때까지 계속되어야 한다. 만약 치료의 결과가 만족스러우면 치료를 종료할 수 있지만, 그렇지 않으면 협력근 및/또는 길항근에서 다른 근막을 찾고 치료해야 할 뿐만 아니라 지속시키는 요인도 해결해야 한다.

- 만성 통증 상태는 일반적으로 여러 근육의 유발점으로 인해 발생한다. 이러한 경우, 다양한 근육에서 TrPs가 잠재적으로 장애를 유발할 수 있는지에 대해 근거하는 접근법은 특정 근육의 치료가 통증 완화를 가져왔더라도 매번 다른 근육이나 근육 그룹을 치료하기 위해 초기에 4~5회 치료를 적용하는 것이다. 이 방법은 몇 번을 반복한 후에 어느 근육에서 가장 큰 효과를 얻을 수 있는지, 그리고 어떤 근육이 전혀 연관이 없는지를 알 수 있다. 또한, 일차성이고 연관 있는 TrP의 위치도 명확히 할 수 있는 동시에 지속시키는 요인을 찾아 통증을 최소화할 수 있도록 한다.

임상정보

일차적인 유발점 검색 (1)

예를 들면, 왼쪽 중둔근(gluteus medius, 중간볼기근)에 있는 TrPs 치료 후 1년 넘도록 처음으로 2시간 동안 통증 없이 왼쪽으로 누울 수 있었고 환자는 치료가 반복되기를 원한다. 같은 부위가 다시 치료되면 환자는 다시 통증 없이 왼쪽으로 누울 수 있지만, 지금은 1시간만 누워 있을 수 있다. 치료가 다시 반복되고, 환자는 1시간 30분 동안 통증 없이 왼쪽으로 누워 있을 수 있다. 따라서 치료할 때마다 통증 완화 효과는 감소한다. 이것은 치료가 일차성 TrP가 아니라 이차성(또는 위성) TrP를 다루고 있으며, 이제 일차성 TrP를 구별하고 치료해야 한다는 표시이다. 이 경우 대퇴근막장근(협력근), 대내전근(adductor magnus, 큰모음근)(길항근), 그리고 요방형근(quadratus lumborum muscle, 허리네모근)의 TrP를 고려하는 것이 좋다(Trigger Point Chains).

임상 통증이 증가하면 치료사가 문제에 마주했음을 나타낸다.

- 증가된 통증이 1~2일 이내에 다시 가라앉고 3~4일 후 마지막 치료를 했을 때보다 낮은 수준에서 지속된다면, 이는 양성으로 해석되어야 한다(▶ 그림 5.33 **b**). 대부분의 환자는 통증의 전체적인 균형이 양성이면 일시적으로 통증이 증가하는것을 기꺼이 받아들인다. 이후의 치료에서는 일시적인 통증 증가를 참지 못한 환자는 더 적은 강도로 치료해야 하며 그렇지 않으면 이전과 같은 강도로 치료를 계속할 수 있다.
- 환자의 임상통증이 2일 이상 증가한 후 자연적으로 다시 감소하여 초기 수준(▶ 그림 5.33 **c**) 이하로 가라앉는 경우, 이는 과민성 및 조직 반응에 대한 치료 강도가 분명히 지나치게 강했음을 의미한다. 따라서 후속 치료는 더 적은 강도로 더 짧은 시간 동안 수행되어야 한다.
- 임상통증이 일시적으로 증가했다가 다시 중재 전 단계(▶ 그림 5.33 **d**)로 돌아간다면 치료 부위가 일차성 TrP가 아닌 연관된 TrP임을 나타낸다. 후속치료는 현재 치료에 대한 검토와 일차성 TrP를 구별하는 데 초점을 맞추어야 한다. 이것이 이차성 근막 증후군일 가능성이 있으며, 이 경우 가장 우선순위는 근본적인 비근막 문제를 인식하고 치료하는 것이다(4.3장).
- 임상통증이 일시적으로 증가하여 상승한 수준(▶ 그림 5.33 **e**)을 유지하면 위성(satellite) TrPs가 치료될 가능성이 높다. 이러한 위성 TrP는 일차성 TrP의 연관통 부위에 위치하며, 일차성 TrP의 영향으로 인한 관류 및 영양 감소로 인해 도수치료 후 적절히 재생될 수 없다. 따라서 후속 치료에서는 일반적으로 근위부에 있는 일차성 TrP를 찾아 치료해야 한다(임상정보: 일차 유발점 검색 (2), 유발점 사슬 참고). 그러나 비근육적 원인(관절성, 신경성, 염증성, 내장성 또는 심리적일 수 있음)이 TrP를 유발시켰을 가능성이 있으며, 치료가 통각수용 입력의 총합을 강화하고 통증 처리 시스템을 과부하시켰을 수도 있다.

임상정보

일차성 유발점 검색 (2)

팔꿈치의 측면부위 통증의 경우 환자의 알려진 임상통증이 유발될 수 있는 상완요근(brachioradialis, 위팔노근), 장요측수근신근(extensor carpi radialis longus, 긴노쪽손목폄근), 그리고 단요측수근신근(extensor carpi radialis brevis, 짧은노쪽손목폄근)에서 mTrPs가 자주 발견된다. 이러한 mTrPs를 치료 순서의 시작 부분에서 바로 치료할 경우, 종종 외측 상과통(lateral epicondylalgia, 위관절융기통증)의 증상이 악화되고 통증이 증가한다. 만약 그렇다면, 상완요근, 장요측수근신근, 그리고 단요측수근신근의 위성 TRP가 치료되었을 가능성이 매우 높다. 따라서 다음 치료 기간에 치료사는 일반적으로 근위부에 위치하며 방사통이 외측 팔꿈치까지 번지는 일차성 TrP를 검색해야 한다. 예를 들면, 견갑하근(subscapularis, 어깨밑근), 극상근(supraspinatus, 가시위근), 극하근(infraspinatus, 가시아래근), 소원근(teres minor, 작은원근), 전거근(serratus anterior, 앞톱니근) 또는 사각근(scalene, 목갈비근) 에 위치할 수 있다(▶ 그림 9.43). 위에 언급된 근육의 치료가 필요한 경우 통증 부위 근처에서 국소적으로 치료하는 것은 합리적이며 , 잠재적인 일차성 TrP의 문제가 비활성화되고나서 더 효과적일 수 있다.

임상적 통증이 변하지 않는 경우(치료가 적절한 강도로 정확하게 적용) 다음을 나타낸다.

- 치료된 근막구조는 발생되는 문제점과 연관이 없다. 후속 치료에서는 다른 의심되는 근육에 대해 TrP를 검사해야 하며, 발견되면 치료해야 한다.
- 병력과 신체적 소견에 근거하여 문제가 되는 모든 근육이 실험적 치료를 받았고(▶ 그림 4.13) 증상의 개선 또는 악화 중 어떤 반응도 유발되지 않았다면, 이것은 심각한 정도의 근막 문제가 아닐 가능성이 높다. 이는 유발점 치료가 배제를 위한 진단방법으로 사용될 수 있음을 보여준다. 비록 환자가 이 치료를 통해 직접적인 도움을 받지 못하고 통증이 여전히 존재해도, 획득된 정보는 임상적 추론 과정에 매우 가치가 있으며 문제의 주요 원인을 확인하는 데 도움이 될 수 있다.
- 그러나 드문 경우지만, 문제가 일차성 근막인 경우에도 이미 돌아올 수 없는 상태에 도달한 경우 그 이상의 치료법은 도움이 되지 못한다는 의미도 될 수 있다.
- 치료에 대한 내성을 유발할 수 있는 여러 요인들이 있다. (5.3.4장).

주요내용

- 통증의 과정을 해석할 때 '치료적 통증' 부위의 반응과 '임상적 통증' 부위의 반응을 구별하는 것이 중요하다.
- 통증에 대한 일시적이고 국소적으로 통증 민감도가 증가하는 경우가 많다.

치료 중지

mTrPs를 도수치료한 경우, 치료된 조직은 보호와 휴식이 필요하다. 깊은 치료를 받은 근육의 부위는 7~10일 동안 압력을 가한 반복된 치료는 안 된다.

단지 이틀만에 동일한 위치에 다시 치료받는 것을 기대(때로는 요구)하는 참을성이 없는 환자는 의사나 치료사가 누구도 그렇게 치료한 적이 없다고 알려줘야 한다.

의료 전문가들은 이 문제를 적절하게 표현하는 격언이 있다: "*Medicus curat-natura sanat*"(의사[또는 치료사]는 치료하고 자연은 치유한다). TrPs를 도수치료할 때, 우리는 딱딱하게 경직된 근육 부분을 흔들고, 느슨하게 하고, 부분적으로 파괴하는 가장 구체적이고 강력한 자극을 주어, 근육과 결합 조직이 최적의 환경(관류, 더 많은 산소)에서 재생되기 적합한 조건을 만들어 낸다. 생리적 재생 과정을 위해 유발점 도수치료 세션에서는 충분한 시간과 공간이 제공되어야 한다. 유발점 도수치료는 이러한 방법으로만 완전한 효과를 발휘할 수 있다.

재생 과정에는 단계적 스트레칭, 가벼운 활동적인 움직임 및 고유수용성 감각으로 차별화된 입력이 필요하다.

물론 다음 치료까지 2주를 기다릴 필요는 없다. 다음 날 또는 그 다음 날에도 유발점 치료를 계속할 수 있다(재활병원 입원 환자인 경우). 그러나 이때 동일한 근육 위치(예: 극하근의 횡 방향 섬유)를 치료해서는 안 되며, 이전에 치료되지 않은 다른 근육 영역(예: 극하근의 외측에 있는 대각선 섬유) 또는 인접한 근육(예를 들면, 소원근)은 치료할 수 있다. 각 치료 기간 사이의 간격이 매우 짧다면(3일 미만) 시간이 충분하지 않아, 각 치료 기간에서 다른 근육의 치료로 인한 특정 반응이 임상 추론 과정의 정보로 사용될 수 없다. 특히 복잡하고 만성적인 경우에는 각 치료당 하나의 근육군(예: 어깨의 외회전근)만 치료하는 것이 좋다. 그리고 다음 치료 기간까지 충분한 시간(5~7일)을 허용하여 가능한 한 확실하게 반응을 해석할 수 있도록 한다.

홈 프로그램

치료 과정에서 환자와 함께 홈 프로그램을 개발한다. 이를 통해 환자 자신이 재생 과정을 돕고, 재발을 방지하고, 필요한 경우 정식적인 치료 종료 후 독립적으로 근막구조 치료를 계속할 수 있도록 한다(자기 관리, 5.3.3장 참고).

스트레칭

치료 중에 어떤 근육 또는 근육 그룹이 문제가 있는지 명확해지면, 환자에게 해당 근육에 적합한 스트레칭 기술을 보여 준다. 이러한 기법은 직장과 집에서 하루에 2~4회 정기적으로 실시해야 한다.

기능 훈련

해당 근육 그룹에 대해 적절한 기능 훈련 프로그램이 시작된다. 근육 재생 및 결합 조직 리모델링에는 다음이 필요하다.

- 시간(결합 조직의 반감기는 1년)
- 움직임
- 고유수용성 감각 입력

일상 생활 활동

일상적인 활동(앉기, 서기, 걷기, 눕기, 굽히기, 들기, 몸무게 운반 등)은 훈련 프로그램에 통합되어 규칙적으로 연습해야 하며, 가능한 한 적은 스트레스와 노력으로 수행될 수 있어야 한다.

자가-치료

환자는 많은 근육에서 TrP를 자가 치료할 수 있다. 예를 들면, 엄지손가락이나 또 다른 손가락의 압력을 이용하여 요방형근(▶ 그림 7.188, ▶ 그림 7.108), 측두근(temporalis, 관자근), 그리고 대퇴사두근(quadriceps, 넙다리네갈래근)과 같은 근육에서 직접 mTrPs의 문제부위를 비활성화하기 위해 기법 I, II, III를 이용하여 손가락 압력을 사용하는 것이 환자에게 적합하다. 환자는 흉쇄유돌근(▶ 그림 7.108), 상승모근, 대흉근(pectoralis major, 큰가슴근), 그리고 광배근(latissimus dorsi, 넓은등근)과 같은 근육에는 펜치 잡기(pincer grip)를 사용할 수 있다.

보조 장치들도 종종 도움이 된다.

- 나무로 된 유발점 치료 도구는 발바닥 근육의 자가 치료(뒤꿈치 골극 통증), 근막 통증 치료, 대퇴사두근, 대퇴근막장근 등에 도움을 준다.
- 테니스공은 고관절 외전근(▶ 그림 5.34 **a**), 엉덩이와 등의 근육, 외측광근(vastus lateralis, 가쪽넓은근), 슬괵근(hamstring, 뒤넙다리근) 및 종아리 근육의 모든 층(▶ 그림 7.311), 그리고 발의 근육(▶ 그림 5.34 **b**)을 치료하는 데 유용할 수 있다.
- 테라 케인(Thera Cane)을 사용하면 뒷면의 모든 지점에 닿을 수 있다(▶ 그림 5.34 **c**).

치료 완료

"건강은 여전히 내가 본질적인 활동을 추구할 수 있게 해주는 질병의 정도"라고 말했다.

(프리드리히 니체)

합의된 치료목표가 달성되는 즉시 치료가 완료된다.

- 5~9회 치료 후 통증은 실질적으로 감소(80~90%)하는 경우가 많은데, 이때 많은 환자가 의사나 물리치료사를 더 이상 방문하고 싶지 않다고 판단한다. 이러한 경우 경험에 근거하여 잔여 증상이 대개 6개월 이내에 자연적으로 완전히 해결되기 때문에 양심적으로 치료를 중단할 수 있다.
- 통증이 유발되거나 지속되는 상태를 방지하고 피하기 위해, 환자에게는 3~6개월 동안 특별히 맞춘 홈 프로그램을 계속하도록 권장하는 것이 합리적이며, 매우 중요하다!
- 치료 중 강한 압력 유발로 인해 환자들은 때때로 일상생활에서는 증상이 없지만, 기존에 알려진 임상 통증 그림을 유발하는 TrP가 여전히 발견될 수 있다고 걱정을 하기도 한다.

이러한 경우 다음과 같은 설명이 도움이 되는 경우가 많은데, 이는 ▶ 그림 5.35: 원래 활성 상태였던 TrP가 더 이상 일상생활의 잠재적 방해요소가 아닐 정도로 치료에 의해 약화될 수 있다. 이것들은 지금은 잠복해 있지만, 이러한 잠복된 TrP조차도 강력한 기계적 압력에 노출되었을 때 여전

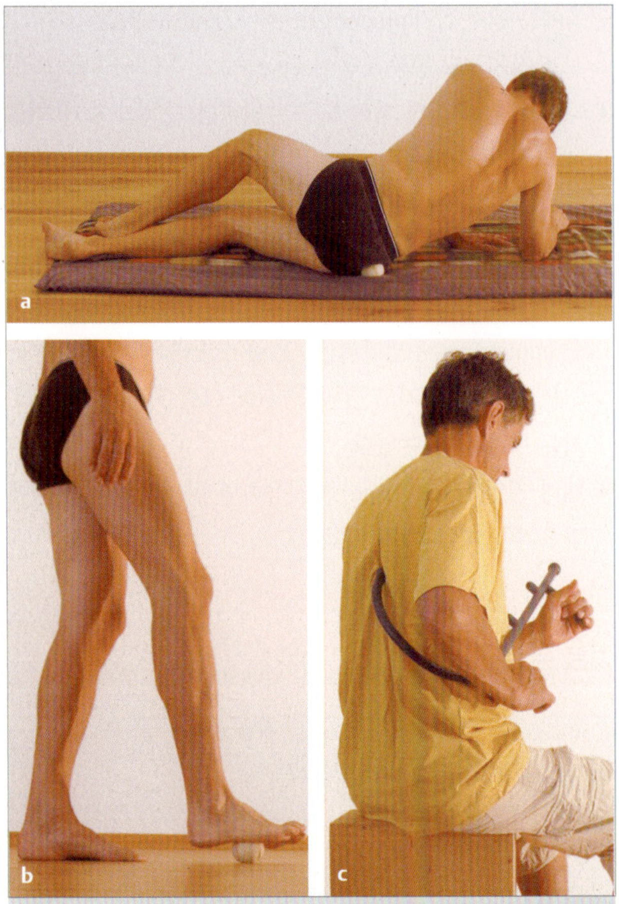

그림 5.34 보조 장치 – mTrPs의 자가 치료.
a 테니스공을 이용한 고관절 외전근의 mTrP자가 치료.
b 테니스공을 이용한 족저근막(plantar fascia)과 짧은 족저 근육의 자가 치료.
c 테라 케인으로 등 근육 자가치료.

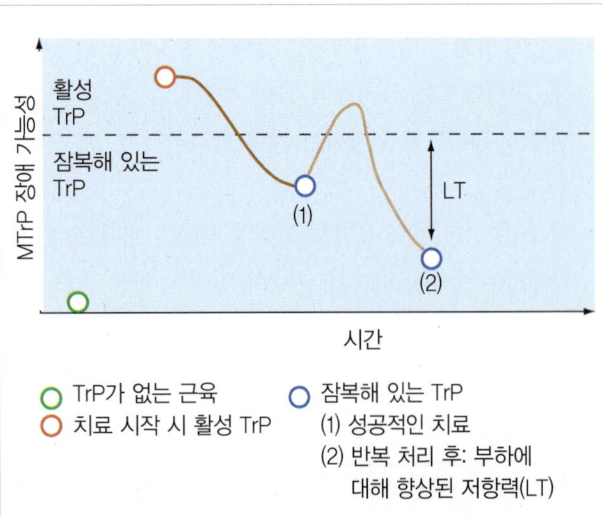

그림 5.35 치료: 활성 TrP를 잠복 TrP로 비활성화.
목표는 환자의 일상활동에서 부하에 대해 충분한 저항력을 확보하는 것이다.

히 임계 수준 이상으로 유발될 수 있으므로 알려져 있는 임상통증을 재현할 수 있다. 따라서 치료의 목표는 환자가 정상적인 일상생활을 하는 동안 부하에 대해 충분한 저항력을 달성하는 것이다.

검토하면, 치료는 훌륭한 대화 과정이다. 병력, 신체적 소견, 그리고 시험적 치료는 모두 정보 수집에 기여한다. 이 정보의 해석은 문제점의 주요 요인이 무엇인지에 대한 가설을 형성하는 데 사용된다. mTrPs를 치료할 때, 치료사는 가설에 따라 행동한다. 이런 식으로 치료사는 제기된 문제에 대한(비언어적) 답을 찾으려고 한다. 동시에 치료적 개입(예: 유발점 치료의 형태로)은 환자의 신체에 의문을 제기한다. 비언어적으로 묻는 이 질문에 대해 신체적인 반응의 형태로 비언어적인 대답을 한다. 치료사는 이 질문–답변 게임을 “읽고” 해석한다. 환자를 “handles”(치료)할 때 치료사는 환자가 선택한 언어(물리적 비언어적 신체 언어) 수준으로 고려한다. 각각의 반응은 언어적, 비언어적으로 관찰되고 임상적 신호로 해석된다. 치료사는 자격을 갖춘 “추적자(tracker)”이고 동반자이다(“치료사”라는 단어의 어원은 “참석하거나 동반하는 사람”[동반자]을 의미하는 고대 그리스어 “치료”로 거슬러 올라간다).

요약

치료의 계획과 구조

치료의 계획과 구조는 과제 중심적이다.

- 초기치료에서 향후 5번의 치료 기간 동안 유효한 치료 계획을 수립한 후, 이를 단호하게 실행할 것으로 기대하는 것은 현실적이지 않다.
- 병력과 소견을 바탕으로 현재의 치료적 개입(예: 유발점 도수치료의 형태)의 기초가 되는 예비 작업가설을 구성한다.
- 치료작용과 함께 자극이 주어지며, 유기체(환자)가 반응한다.
- 재평가 시 구두 및 비언어 영역(조직 반응, 통증 및 기능 발달)에서 환자의 '답변'을 선택적으로 수집한다.
- 치료사는 모든 정보를 꼼꼼하게 수집하고 분석하여 자신의 전문성을 바탕으로 철저히 해석하고 이를 바탕으로 작업가설이 강화되는지 또는 수정되어야 하는지 판단한다. 진행 중인 상황과 접촉하여 치료사는 매번 새롭게 결정하고, 현재 치료에서 무엇을 하기에 적합한지, 해서는 안 되는 것인지를 결정한다.

5.3.2 유발점 도수치료와 다른 치료 방법의 결합

Combining Manual Trigger Point Therapy with other Treatment Methods

많은 경우, 근막 통증의 치료는 mTrPs의 국소 치료가 이루어지는 동안 만성 근육 과부하를 유발하는 영향도 고려되어야 장기적으로 성공할 수 있다; 그렇지 않으면 재발이 불가피하다. 영구적 요인(perpetuating factors)을 인식하고 치료 계획에 통합해야 한다.

통증을 줄이기 위한 대책을 취해야 한다는 것도 분명하다. 이것들은 말초 통각을 낮추는 데 도움이 되며, 따라서 치료 목표 중 하나를 달성함으로써 유발점 치료를 돕는다.

그러므로 근막 증후군의 효율적이고 지속적인 치료를 제공하기 위해 유발점 도수치료와 다른 치료 방법을 결합하는 것이 종종 유용하다. 주로 만성 통증과 자극 가중(stimulus summation) 문제에서 다중 모드 접근(multimodal approach)이 실제로 입증되었다. Weber-Geiger(2015)는 만성 목 통증 환자의 사례 보고서에서 예를 들어 설명하고, Jayaseelan 등(2014)은 햄스트링(hamstring) 문제가 있는 운동 선수의 두 사례 보고서에서 이를 설명한다.

기능적 움직임 치료

기능 지향 움직임 치료는 근육 과부하를 초래하는 앉기, 서기, 걷기, 구부리기 등에서 습관적으로 나쁜 자세와 움직임 패턴을 인식하고 변경하는 데 도움이 된다. 작업 과정과 스포츠 활동에서 비경제적인 자세와 동작 순서를 분석하고 가능한 경우에는 수정해야 한다. 그렇지 않으면 근막 통증이 재발한다. 근육에 비대칭적으로 부담되는 반복적인 활동과 짧아진 위치에서 근육이 오래 지속되는 활동은 주기적으로 중단되어야 한다(자가 프로그램); 기능 훈련도 참고하라.

강화 훈련

잘 훈련된 근육은 제대로 훈련되지 않은 근육보다 쉽게 과부하가 걸리지 않으므로 mTrPs를 쉽게 만들지 못한다. 강화 훈련은 중간 등급(속도)과 기능–협응 측면이 적절하게 통합되어야 하며 즐거움을 제공해야 한다. MTrPs는 근력의 부족과 잘못된 협응을 유발할 수 있다(Arendt-Nielsen과 Graven-Nielsen 2008, Ge 등 2012, 2014, Ibarra 등 2011, Ivanichev 2007, Lucas 등 2004, 2010, Travell과 Simons 1999; 참고 ▶ 그림 2.4, ▶ 그림 2.5). 훈련 프로그램을 시작하기 전에 근육 균형, 기능적 운동역학(Klein-Vogelbach), 의학적 훈련 치료 또는 운동선수 활동의 개념을 기반으로 하더라도 유발점 문제의 존재를 인식하고 필요한 경우 선택적 치료를 통해 해결해야 한다.

관절과 신경의 특이적 도수치료

근육, 관절, 신경은 기능적 단위(functional unit)를 형성한다. 도수치료적 기법은 근육(유발점 치료), 관절(Kaltenborn과 Maitland 개념, Cyriax 시스템, 정골 요법, 카이로프랙틱 등) 또는 신경(신경역동성) 치료에 중점을 둘 수 있다. 관절 기능장애와 신경역동성 장애는 인과적 및 부수적으로 mTrPs와 연관될 수 있다. 이 때문에 신경근골격계 통증을 치료하는 치료사는 예비 검진을 마친 후 적응증에 따라 연부조직 및/또는 관절 기능장애와 신경역동성 문제를 치료해야 한다. 근육–특이적뿐만 아니라 관절–특이적, 신경–특이적 도수치료적 기법은 근막 통증 증후군 치료에 통합적인 요소이다(Fernandez-de-Las-Penas 2009).

연관된 통증, 단단한 띠(taut bands), 약화, 제한된 가동범위가 있는 전체 유발점 현상은 신체의 영향을 받는 부위의 관절 위치에 큰 효과를 미친다. Dejung(1994, 2009)과 Lewit(2007)에 따르면, 척주(vertebral column) 대부분의 기능장애는 유발점 문제에서 시작된다. 관절 가동성 감소는 일반적으로 이차적이다. Sachse(1998)는 또한 과대가동성(hypermobile) 관절 기능장애가 아마도 근육의 원인으로 될 수도 있다고 지적한다. 요추의 예를 사용하여 Weissmann(2000)은 근육에서 유발된 진단적 소견을 관절 징후로 해석하는 방법을 보여준다. 관절–특이적 도수치료 중재는 근육을 반사적으로 이완시켜 일시적으로 mTrPs의 부담을 덜어 준다. 그러나 만성적으로 고정된 결합 조직 장애에서는 결합 조직 구성 요소가 반사적으로 영향을 받을 수 없기 때문에 관절–특이적 기법은 지속적인 효과가 없다. 따라서 만성 신경근골격계 통증에서 Lewit(Jena, 2000)과

Dejung(2009)은 다음의 치료 체계(hierarchy)를 권장한다.

- 먼저 결합조직
- 다음 근육
- 그리고 필요하다면 관절

운동역학 테이핑

운동역학 테이핑과 같은 다양한 치료 방법은 고유수용성 입력(촉진 테이핑)을 조절하여 근육 활성화와 부하 패턴을 변경한다. 이러한 방법은 유발점 치료와 함께 사용하기에 적합하다. 변경된 근육 동원 패턴으로, 활동성 TrPs가 종종 발생하는 한쪽(one-sided) 스트레스 근육 그룹을 일시적으로 부하를 없앤다. 이것은 유발점 도수치료 후 재생 단계를 지원하고 환자가 경제적인 움직임 패턴을 다시 찾을 수 있도록 도와준다.

신체 인식 훈련/학습의 체성심리학적 형태

스트레스 및 불안과 같은 심리학적 요인이 유발점 활동에 직접적인 영향을 미치기 때문에(Mc Nulty 1994; ▶ 그림 2.66), 심리신체적 전체로서 인간을 의식적 및 선택적으로 다루는 치료 방법은 근막 통증 치료에 있어 가치가 있는 동반자이다. 대부분의 다른 방법에 공통적인 것은 신체 인식 훈련과 체성심리학적 형태의 학습에 초점을 맞추는 것이다. 이러한 방법의 예는 다음과 같다: Alexander 기법과 Feldenkrais 방법, Gerda Alexander의 Eutony, Glaser's psychotonics, TaKeTiNa 리듬 치료, Middendorf의 호흡 치료, 치료적 조화를 이룬 움직임(eurythmy), 태극권, 기공, 요가(Sharan 등 2014) 등.

근육 긴장도를 줄이는 방법

근육 긴장도를 감소시키는 모든 방법은 근막 통증 치료를 돕기 위해 환영할 만한 추가 사항이다. 자가 훈련, Jacobson의 점진적 이완 및 요가와 같은 스트레스 감소에 도움이 되는 특정 이완 기법의 광범위한 팔레트(palette)를 사용할 수 있다(Sharan 등 2014). 사우나, 하맘(hamam, 터키식 목욕탕) 또는 기타 열을 사용하는 방법(아래 참고)과 같은 비특이적 방법은 콘서트, 낚시, 하이킹과 같은 다른 간단한 일상 활동과 마찬가지로 근육 장력을 줄이는 좋은 방법이다. 예를 들면, 자율(autogenic) 훈련은 활동성 mTrPs에서 뚜렷하게 증가된 EMG를 명백하고 현저하게 감소시킨다(Banks 등 1998; ▶ 그림 5.36)(▶ 그림 2.7).

통증을 줄이기 위한 방법

통증을 줄이기 위해 다양한 방법을 사용할 수 있다.

- 신체 자체의 통증 조절 시스템은 엔돌핀(endorphin) 분비를 자극하고(아래 참고), 하행성 통증 억제를 촉진하는 활동에 의해 촉진될 수 있다.
- 관문 조절 기전을 활용하는 여러 가지 방법이 있다. 저주파 전기치료(TENS) 또는 냉치료의 사용, 그러나 움직임(고유 수용성 신호)과 접촉(촉각 신호) 등 조차도 말초 통증 자극을 어느 정도 막을 수 있다.
- 약물로 통증을 줄일 수 있다.

이러한 방법은 실제 상황에서 적절하게 배치되고 활용되어야 한다. 말초 통각을 더 완벽하게 줄일수록 mTrPs를 비활성화하는 데 더 적합한 조건이다.

엔돌핀의 분비를 자극하기 위한 방법

신체에서 발생하는 천연 아편은 내인성 통증(endogenous pain) 억제를 돕는다. 엔돌핀 분비 증가는 미소짓고, 껴안고, 웃고, 주의 깊게 듣고, 놀랐을 때뿐만 아니라 신체

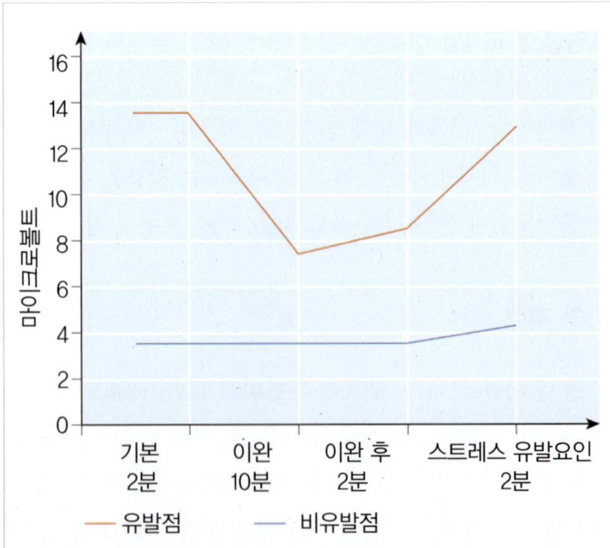

그림 5.36 자율 훈련 중 활동성 근막 유발점의 EMG 활동(Banks 등 1998).

활동, 특히 걷기, 수영, 조깅(runner's high), 춤, 노래 또는 악기 연주나 율동적(rhythmic) 움직임에도 연관된다.

냉치료의 치료적 사용

얼음 형태의 냉치료(▶ 그림 5.9) 또는 기화된 액체 질소의 사용은 도수 기법의 수행에 동반될 수 있다. 따라서 치료는 덜 고통스럽다(관문-조절 효과).

열치료의 치료적 사용

온찜질, 팡고(온천니, fango) 치료, 핫팩 등은 근육 긴장도를 감소시킨다. 긴장도의 일반적인 감소가 유발점 문제의 원인을 구체적으로 변화시키지 않더라도 많은 경우 mTrPs의 긴장을 줄여 통증이 일시적으로 감소한다. 동시에 열은 관류(perfusion)와 대사 과정을 자극하며, 이는 유발점 도수치료 후 기대되는 결과이다.

일반적인 긴장도가 감소하기 때문에, 일반적으로 근육 긴장도가 높은 환자의 경우 유발점 치료 전에 열 적용을 수행하는 것이 좋다. 열에 의해 반사적으로 풀릴 수 있는 근육 층과 부위가 이완되어 치료를 포함한 작업이 훨씬 쉬워진다. 열에 의해 반사적으로 거의 영향을 받지 않거나 전혀 영향을 받지 않는 단단한 띠는 이제 촉진하기가 더 쉬워져 mTrPs를 쉽게 찾을 수 있다.

치료적 목욕

유발점 치료 세션 후에는 가능하면 치료적 또는 열탕(thermal bath)을 사용하는 것이 좋다. 온열 치료의 긍정적 효과(긴장도 감소, 관류 자극 및 신진 대사) 외에도 물의 촉각 자극은 연관된 통증 감소(관문 조절 기전의 가림 효과)와 함께 뚜렷한 Aβ 자극을 생성한다. 동시에 따뜻한 물에서 중력 부하가 감소되어 비교적으로 통증이 없는 움직임은 근육의 재생을 촉진한다. 서로 겹쳐진 근육 근막 층의 활주는 유발점 도수치료로 얻은 여분의 "흔들림 공간(wiggle room)"을 활용하고 새로운 근막 유착을 만드는 것을 방해한다.

전기치료

저주파 전기치료(예: TENS)는 관문 조절 효과를 통해 통증 완화를 돕는 데 사용할 수 있다. TENS는 mTrPs에 직접적인 영향을 미치지 않는다는 점에 유의해야 한다.

영양

Travell과 Simons(1999)은 지속적인 통증 완화를 위해 근막 통증이 있는 많은 환자에서 영양 요소를 고려해야 한다고 반복해서 지적하였다(추가 정보는 Travell과 Simons 1999, van Dam과 Pruimboom 2008, Lindsay 등 2008).

> **주요내용**
>
> - 근막 통증 치료의 즉각적인 목표는 활동성 mTrPs를 비활성화하는 것이다. 이는 도수 기법과 건침(dry needling)을 통해 가장 효율적이다.
> - 만성 근막통증 증후군의 지속적인 치료를 위해서는 영구적 요인을 인식하고 이를 치료 전략에 통합하는 것이 필요하다. 따라서 유발점 도수치료와 다른 치료 방법을 결합하는 것이 종종 유용하다.

5.3.3 자가-관리

Self-Management

굶주린 사람에게 물고기를 주면, 당신은 그에게 하루치 먹을 것을 준 것이나, 그에게 물고기를 잡는 것을 가르치면, 당신은 그에게 평생 먹을 것을 준 것이다.

(*Laozi*)

환자가 근막 문제를 해결하거나 재발을 방지하기 위해 스스로 무엇을 할 수 있는가?

때때로, 환자가 치료사와 유발점 치료에 의한 치료법(hands-on)에 갇혀 있을 것이라고 유발점 치료에 반대하는 주장이 있다. 그렇게 함으로써 환자는 회복 과정에 대한 자신의 영향을 거부하고 치료에 적극적으로 참여하는 것을 거부할 것이다. 더욱이 환자의 기대치가 높아질 것이다; 환자는 다른 사람들이 자신의 문제를 해결해야 할 책임이 있다고 확신할 것이다. 이는 만성 통증 환자에서 흔히 볼 수 있는 정서이다.

이 책의 여러 장에서 반복적으로 언급되었고, 환자의 적극적인 참여가 필수적이며, 종종 유발점 치료의 성공 또는 실패를 결정하는 요인이 된다고 명시적으로 지적하였다.

- 중지 규칙: 치료적 통증, 환자의 협력, 통증, 초기 치료 세션, 후속 치료 참고
- 자가 치료
- 스트레칭/이완
- 기능 훈련
- 인체 공학
- 영구적 요인 감소, 근막 통증 치료 참고
- 자가 프로그램, 환자의 협력 참고

여기에 제시된 유발점 치료의 유형은 mTrPs를 비활성화하는 치료 기법에 국한된 중재적 전략만이 아니라, 오히려 근막 문제의 분석과 지속 가능한 치료를 위한 치료 개념인 것으로 이해된다(▶ 그림 5.1 참고); 여러 수준에서 환자의 활동을 프로그램에 통합한다.

다음은 근막 통증 및 기능장애에 영향을 미치기 위하여 환자 자신이 가질 수 있는 다양한 가능성에 대한 명확하고 구조화된 개요를 제시한다.

네잎 클로버

근막 문제의 자가-관리에는 네 가지 영역이 포함된다–네잎 클로버와 비교할 수 있다(▶ 그림 5.37).

- mTrPs 및 근막의 자가-치료
- 스트레칭/이완
- 기능 훈련
- 영구적 요인의 감소

유발점 치료(치료 개념으로 이해)의 일환으로 치료사와 환자가 함께 근막 자가-치료(myST) 프로그램을 실행한다. 환자의 실제 문제와 가능성에 맞게 적용하고, 환자의 현재 문제를 지속적으로 해결하기 위해 필요(및 실행 가능)로 하는 4개의 자가-관리 분할(subdivisions)로 문제 해결 능력

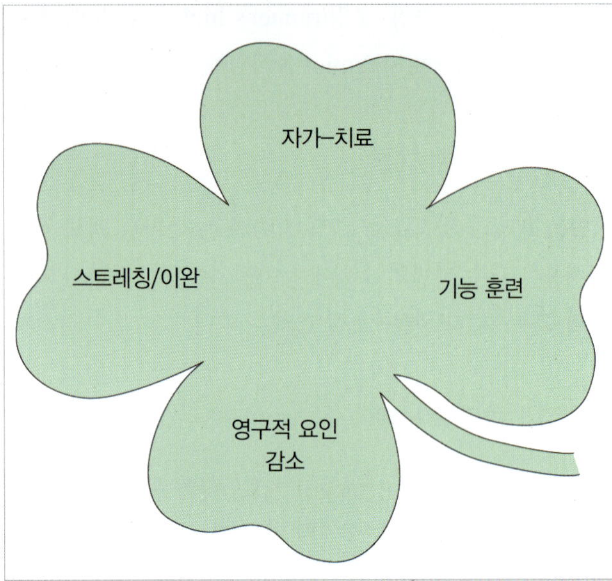

그림 5.37 근막 문제의 자가-관리. 근막 자가-치료(myST)는 네 가지 영역으로 구성된다: (1) 자가-치료, (2) 스트레칭/이완, (3) 기능 훈련, (4) 영구적 요인 감소

을 활성화한다.

다음 부문에서는 4가지 분야를 강조하는 요약 개요를 제공한다: 자가-치료, 스트레칭/이완, 기능 훈련, 영구적 요인의 감소. 다음은 이 책에서 하위 부문에 대한 자세한 정보를 찾을 수 있는 위치에 대한 개요이다.

- 자가-치료
  - 도수 기법 설명
  - 치료적 접근
- 스트레칭/이완
  - 효과
  - 스트레칭 형태(▶ 표 5.3)
- 기능 훈련
  - 의미(Significance)
  - 전제 조건
  - 근막과 근육
  - 이행(Implementation)(▶ 표 5.6)
- 영구적 요인 감소
  - 부적절한 부하 감소: 인체공학적, ADL 등
  - 율동적인 작업 과정에 의한 비대칭 부하 중단, 스트레칭의 비특이적 효과 등
  - 신체적 비활동 제거
  - 만성 스트레스: 가능한 한 많이 줄이고, 요가, 명상

등 스트레스가 없는 영역을 설정한다. 자율적인 훈련 (autogenic training)(▶ 그림 5.36) 등

- ○ 다른 근육의 유발점 활동 감소:
  - 기능적 사슬: 기능장애-연관 유발점을 찾고 치료
  - 유발점 사슬: 일차 유발점 찾기 및 치료
- ○ 다른 기능적 순환 통합:
  - 관절
  - 신경
  - 내장 기관
- ○ 보조 인자 고려: 충분한 수면, 영양 등

자가-치료

mTrP의 자가 치료 목표는 다음과 같다:

- 통증 감소(통증-연관 mTrPs의 자가-치료)
- 근육을 다시 기능적으로 사용할 수 있는 능력(통증-연관 및 기능장애-연관 mTrPs의 자가-치료)

자가-치료에서는 치료사의 치료와 똑같이 mTrPs(rigor complexes, 경직된 복합체)를 정확하게 치료해야 하며, 넓은 부위의 근막 변화를 치료해야 한다. 이는 경직된 복합체(mTrPs)와 근막 변화 모두 근막 장애의 병태생리학에 해당하는 만성 근막 문제의 통증과 기능장애를 일반적으로 담당하기 때문이다. 따라서 상황에 따라 주로 "지점(point)"(수축성 결절)에서 한 번, "표면"(근막)에서 한 번, 양쪽 동일하게 세 번 작업해야 한다.

유발점 치료의 주요 과제 중 하나는 근막 문제를 일으키는 유발점과 근막 변화를 찾는 것이다(▶ 표 5.7). 치료에서 우세한 근막 변화와 일차 유발점이 확인되면 때때로 장기간 반복적으로 치료해야 한다. 환자는 일반적으로 스스로 할 수 있다. 환자는 치료법에 대해 적절하게 소개되고 기법에 대한 교육을 받아야 한다. 환자는 손가락이나 보조 도구로 근막의 유발점과 변화를 치료할 수 있는 방법과 적용량에 대해 교육을 받아야 한다.

치료사가 수행하는 유발점 치료와 동일한 기본 규칙이 자가-치료에 적용된다. 치료는 다음과 같아야 한다:

- **너무 강하지 않음**: 자가-치료에서도 통증 역치를 따라야 한다. 자가 치료로 인한 압박이 환자의 일반적인 임상 증상을 유발하고 발생된 통증이 여전히 "편안한 영역

표 5.4 자가-치료: 자가-치료가 설명된 근육 목록(사용된 보조 도구에 따라 구성됨)

자가-치료	근육	
도수치료	흉쇄유돌근	▶ 그림 7.108
	요방형근	▶ 그림 7.188
	장요근	▶ 그림 7.198
	횡격막	▶ 그림 7.212
	회외근	▶ 그림 7.398
	무지내전근	▶ 그림 7.426
유발점 나무 도구	족저근	▶ 그림 5.38 **a**
테니스공	고관절 외전근	▶ 그림 5.34 **a**
	척추기립근	▶ 그림 7.180
	슬괵근(햄스트링)	▶ 그림 7.311
	종아리근	▶ 그림 7.311
	족저근	▶ 그림 5.34 **b**, ▶ 그림 7.347
테라 케인(Thera Cane)	척추기립근	▶ 그림 5.34 **c**
	극하근	▶ 그림 5.38 **c**
	견갑골 사이에 위치한 근육	▶ 그림 5.38 **c**
치료용 폼 롤러	장경인대(대퇴근막장근)	▶ 그림 5.38 **b**
	외측광근 근막	▶ 그림 5.38 **b**

(comfort zone)" 내에 있는 강도가 최적이다(허용 가능함 – 종종 "좋은 통증[good pain]"으로 설명됨 – 혈종[hematoma]을 유발해서는 안 됨).

- **가능한 한 정확해야 함**: 활동성 mTrPs는 정확하게 영향을 받아야 한다. 종종 단지 몇 밀리미터가(자가–)치료의 성공 또는 실패를 결정한다.
- **가능한 한 길고 느리게 수행함**: mTrPs 또는 근막 변화 영역(8~15회 긴 호흡)에 충분히 오랜 시간 머무르면 치료 효과가 더 커진다. 근막 스트레칭(기법 III)과 근막 분리(기법 IV)를 사용하여 유발점 영역을 도수 스트레칭(기법 II)할 때 움직임은 가능한 한 천천히 수행해야 한다(기법 II에서는 작은 등급).
- **"지점"과 "영역" 치료**: 수축 결절(지점)과 근막(영역)을 치료한다. 만성 통증에서는 근막 치료가 종종 결정적이다.
- **치료 일시 정지**: 자가 치료 후 치료 부위를 철저히 치료했다고 가정하고 1주일 동안 다시 집중 치료하지 않아야 한다. 그러나 동일한 근육 또는 시너지 효과의 다른 mTrPs는 다음 날 자가–치료가 가능하다.

손가락에 과도한 스트레스를 주는 것을 방지하기 위해 보조 도구는 조직에 충분히 깊숙이 도달할 수 있도록 도움이 되거나 필요하고(예: 족저 근육의 경우, ▶ 그림 5.38 **a**), 근막 치료(예: 장경인대; ▶ 그림 5.38 **b**) 또는 신체의 등쪽 근육(예: 후방 어깨 근육 치료; ▶ 그림 5.38 **c**, 등의 깊고 얕은 근육 ▶ 그림 5.34 **c**)을 치료하기 위해 넓은 부위에 충분한 압박을 적용할 수 있어야 한다. ▶ 표 5.4는 이 책에서 사진과 함께 자가–치료를 하는 근육의 개요를 제공한다.

치료 기법과 다양한 보조 장비의 효과 범위는 범주에 따라 다르다.

- 반사 – 구조 – 특이적 효과
- 지점 치료(수축성 결절) – 영역적(얼굴) 효과
- 표층 – 심층 효과

▶ 표 5.5는 다양한 기법이나 보조 도구의 주요 효과를 요약한 것이다. 특정 상황에서 최적으로 사용할 기법 또는 보조 도구를 결정하는 데 도움이 된다.

스트레칭 – 이완

근육은 능동 수축만 가능하다. 수축 단계에서 근육의 압력이 상승하고 근육 조직은 관류가 잘 되지 않는다(Järvholm 등 1988). 기능을 유지하려면 근육 활동은 이완(수축 단계와 교대로)되어야 하며 수축에 의해 단축된 근육

표 5.5 자가–치료: 다양한 기법과 보조 도구의 효과

치료 기법	보조 도구	효과			
		반응	구조 특이적		
			수축성 결절	결합 조직	
				심층(근육내)	표층
도수 압박(기법 Ⅰ)		++	+	+	+
유발점 부위에 도수 스트레칭(기법 Ⅱ)		++	+++	+++	+++
근막 스트레칭(기법 Ⅲ)		+++	–	+	+++
근막 분리(기법 Ⅳ)		++	–	+	+++
	손가락	+++	+++	++	+++
	유발점 나무 도구	+++	+++	++	+++
	테라 케인(Thera Cane)	+++	+++	++	++
	치료용 폼 롤러	+++	+	+	++
	테니스공	+++	+	+	++
	"Igelball"(뾰족한 마사지 공)	+++	+	+	++
	열치료(핫팩이나 수건)	+++	–	–	–
	냉치료	+++	–	–	–

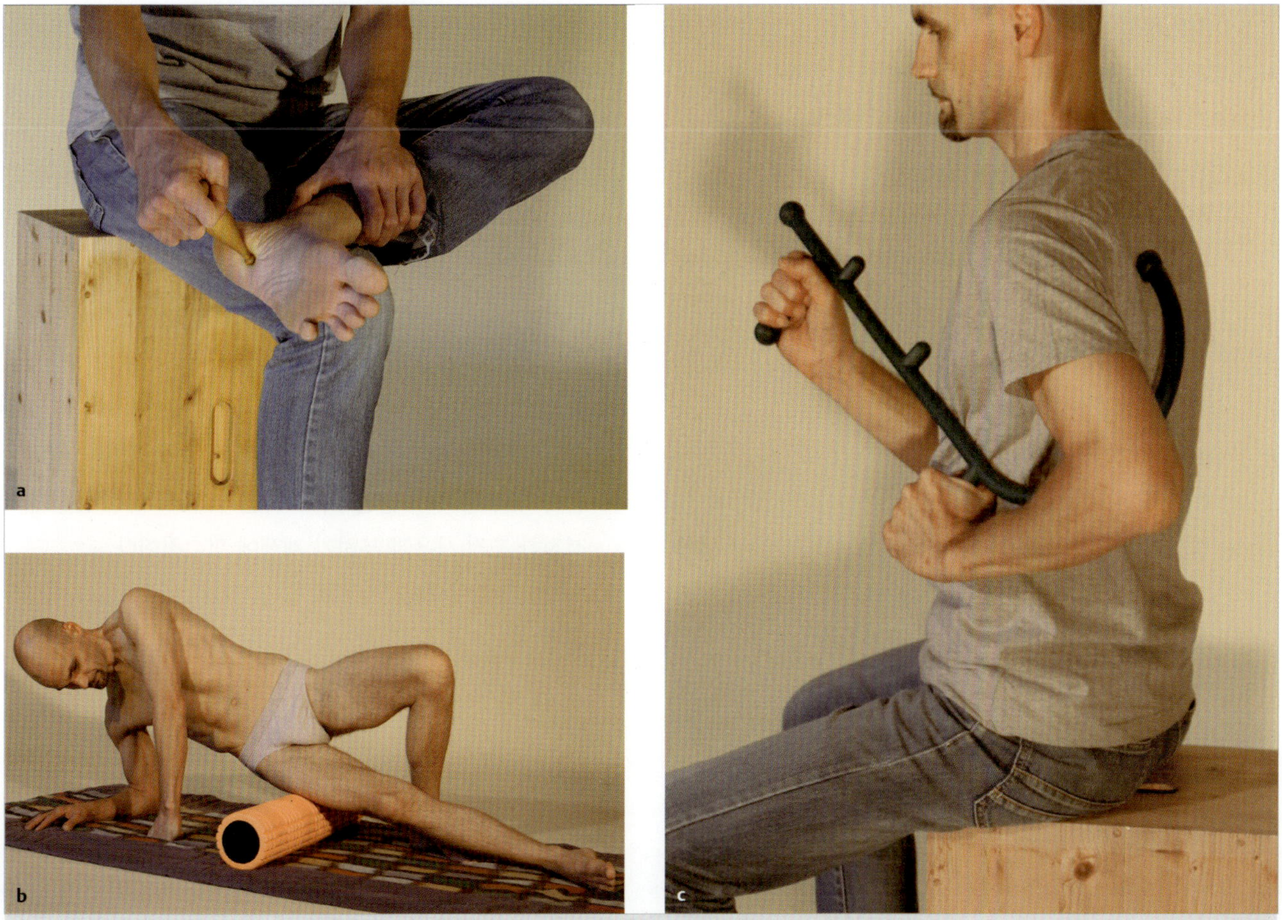

그림 5.38 자가-치료: 다양한 보조 도구가 유용한 도움을 제공할 수 있다.
a 유발점 나무 도구(기법 I, II, III)를 사용한 족저근의 자가-치료.
b 치료용 폼 롤러(기법 III)의 도움으로 근막(장경근과 외측광근의 근막) 자가-치료.
c 테라 케인(Thera Cane)(기법 I과 II)을 사용하여 극하근 mTrPs의 자가-치료(견갑골 사이에 위치한 근육의 mTrPs에 동일한 기법을 사용할 수 있음).

을 원래 길이로 늘려야 한다. 근육 활동(수축) 단계는 근육 이완(스트레칭) 단계와 번갈아 가면서 필요하다.

많은 근막 문제들이 생기거나 지속되는데, 이는 특정 근육이나 근육 그룹이 주로 수축된 상태로 장기간 유지되기 때문이다. 예를 들면, 근육의 이완(스트레칭) 단계가 좋지 않은 자세, 비대칭 작업 활동 또는 스트레스로 인해 불충분하거나 부족할 수 있다. 이런 이유와 근육의 근막 부분이 재형성 자극으로 반복되는 인장 부하(tensile loading) 때문에, 많은 환자들이 정기적으로 수행하는 스트레칭 운동으로부터 이익을 얻는다.

스트레칭 운동의 효과는 다양하다.

- 구조-특이적 효과 → 스트레칭
  - 근육/근섬유의 수축 부위에 미치는 효과
  - 근육 결합 조직에 미치는 효과
- 반사 효과 → 이완
- 비특이적 효과

감각적인 자가-스트레칭(셀프 스트레칭) 프로그램은 다음 사항을 고려해야 한다.

- 단계적인 스트레칭: 자극 강도는 효과에 결정적이다.
  - 인장 부하 강도: 적당한 강도로 스트레칭을 하는 것이 최대 강도로 스트레칭 하는 것보다 더 큰 효과
  - 인장 부하의 지속 시간
    - 짧게(<3초): 반사 효과가 우세(이완)
    - 길게(>10초): 구조-특이적 효과가 우세(스트레칭)
  - 스트레칭 자극을 반복하는 것은 다음과 같은 경우에 매우 중요하다.
    - 콜라게나아제(collagenase) 분비 자극
    - 근막 재형성 효과

- 스트레칭의 비특이적 효과
- 스트레칭 종류와 형태: 기존 증상에 따라 자가-스트레칭 프로그램을 다양한 방식으로 수행해야 한다.
  - 자가-스트레칭의 종류(▶ 표 5.3):
    - 정적 스트레칭 → 구조-특이적 효과가 우세
    - 동적(간헐적) 스트레칭 → 반사 효과(이완) 및 비특이적 효과가 우세
    - 신경근 스트레칭 기법 → 반사 효과가 우세
  - 자가-스트레칭 형태(▶ 표 5.3):
    - 선택적 스트레칭
    - 전체 또는 약식 스트레칭
    - 일상적으로 하기에 적합: 운동이 단순하고 일상 생활에서 하는 활동과 비슷한 경우 환자가 자가-스트레칭 프로그램을 수행한다(▶ 그림 5.19).

7장의 개별 근육에 대한 설명에서, 대부분의 근육에 대해 자가-스트레칭이 가능한 한 가지가 설명되어 있으므로, 지금은 스트레칭 방법을 설명하지 않는다.

주요내용

근막 문제에서의 치료적 스트레칭

- 스트레칭 운동은 구조적으로 분명한 근막 문제를 해결하기 위한 선택 방법이 아니다.
  - 구조적으로 단축된 근섬유 부분(경직된 복합체와 결합 조직 변화)을 선택적으로 "스트레칭"하려면 병적인 근섬유 부분을 정확하고, 느리고, 강력한 도수치료가 필요하다(기법 II).
  - 전체 근육을 스트레칭하는 과정(기법 V)은 이를 달성하기에 충분히 특이적이지 않으며, 스트레칭이 너무 과도할 경우 경직 복합체에 근접해 있는 근절(sarcomeres)에 과부하를 유발하여 이미 약해진 근육 부위에 손상을 줄 수 있다. (▶ 그림 5.12과 ▶ 그림 2.34).
- 스트레칭/이완은 올바른 "적용량(dosed)"이 되었을 때 근막 문제의 치료를 도울 수 있다; 재생 단계에서 근막 조직을 재형성하기 위해 중요한 형성 자극을 전달한다.

기능 훈련

움직임은 근육을 위한 삶의 특효약이다. 수축과 이완의 교대 주기가 필수적이다. 근육은 정기적으로 사용하는 경우에만 건강하고 건강을 유지할 수 있다. 이 때문에 근육의 기능적 사용은 근육 재활의 초석 중 하나이다.

기능 훈련은 아래의 이유로 가치가 있다.

- 근육의 부하-지지 능력이 향상된다: 잘 훈련된 근육은 제대로 훈련되지 않은 근육만큼 쉽게 과부하가 되지 않는다. 따라서 그들은 mTrPs의 발생에 덜 민감하다.
- 근육 관류와 신진 대사가 개선되어 재생 과정을 지원한다.
- 결합 조직층이 활주하는 능력(근육 내와 근육 간 및 근육과 신경 사이의 기계적 접촉면을 따라)이 유지되거나 개선되어 결합 조직 유착을 방지한다(포착-신경병증 참고).
- 근육의 수축 요소뿐만 아니라 근막 요소의 재형성에도 적절한 조직 사용과 부하가 재생에 필수적이다.
- 움직임을 조절하는 능력이 향상된다(능숙함[dexterity], 협응).

기능 훈련에서 다음 사항을 염두에 두어야 한다.

- **안정화는 동적 강화보다 우선한다:** 짧고 깊게 자리 잡은 국소 안정화 근육("움직임 억제근")은 종종 운동 조절 기능장애에 핵심적인 역할을 하며, 따라서 표면에 위치한 대근육(global muscles)의 과부하(전체 안정화 근육의 과부하와 "움직임근")의 원인이 된다: 통증-연관 유발점을 포함하는 전체 근육(▶ 그림 5.48). 이 문제의 해결은 국소 안정화근이 과제(task)를 경제적으로 수행할 수 있을 때만 가능하다(국소 안정화근의 기능장애-연관 유발점에 주의). 기본 규칙은 다음과 같다: 먼저 국소 안정화근을 훈련하고(먼저 국소 안정화근에 존재할 수 있는 모든 mTrPs를 치료), 전체 근육(전체 안정화근과 움직임근)을 훈련한다.
- **강화 이전에 협응:** 근육 힘(power)(최대 강화)보다 움직임의 질과 강화(협응, 운동 조절)가 더 중요하다.
- **감각 및 운동 시스템:** 근육과 결합 조직의 최적 재생을 위해서는 질 높은 고유수용성 입력이 필요하다. 기능 훈련은 항상 감각운동 훈련이다.
- **기능장애-연관 유발점:** 기능 훈련을 방해하는 기능장애-연관 mTrPs는 통증 증상과 연관하여 잠복 mTrPs 일 수 있다(▶ 그림 2.4, ▶ 그림 2.5, ▶ 그림 5.33, ▶ 그림 5.48) → 이들의 기능장애-연관(자가-)치료가 우선한다.
- **기능적:** 근육은 주로 환자의 일상적인 사생활과 직업

활동에 필요한 기능(안정화 기능–역동적 구심성 기능–역동적 편심성 기능)에서 훈련되어야 한다.

- **적용량(dosing)**: 치료적(훈련) 자극의 "적용량"은 치유 반응을 초래하는지 여부를 크게 결정한다. "약할수록 더 많은" 훈련은 종종 너무 의욕적이고 적극적으로 수행된다; 특히 선수들은 재발을 피하기 위해 명확하게 관리(진도에 맞추어)해야 한다; 부하 자극은 서서히 증가해야 한다.
- **규칙적 및 반복적:** 훈련 자극이 규칙적이고 반복적으로 수행되어야 원하는 협응과 재형성 효과를 얻을 수 있다. 따라서 상황에 따라 환자가 하루에 여러 번 또는 일주일에 4~6번 수행할 수 있는 훈련 프로그램을 개발하는 것이 합리적이다.
- **실생활:** 기능 훈련은 가능한 한 환자의 일상 활동에 통합되어야 한다. 그래야 많은 시간과 도구(보조 도구, 거리 등)를 사용하지 않고도 실행할 수 있다.
- **즐거움:** 훈련이 즐거움을 제공하는 것이 바람직하다.

다양한 형태의 운동을 통해 능동적인 움직임 재활에 대한 많은 개념이 있다. 물리치료사의 핵심 역량 중 하나는 이러한 개념 중 하나 이상을 인식하고 이를 기반으로 환자의 요구와 상황에 맞는 기능 훈련 프로그램을 설계하는 것이다. 등, 머리, 목, 어깨, 팔꿈치, 손, 턱, 아랫 다리, 발에 통증이 있는 많은 환자에게 도움이 될 수 있는 몇 가지 간단한 기본 운동이 이 책의 여러 곳에 설명되어 있다. 이에 대한 간단한 요약은 ▶ 표 5.6에 나와 있다.

영구적 요인 감소

많은 요인이 근막 문제를 지속시킬 수 있다. 지속 가능한 치료가 특정 근막 문제에 대한 영구적 요인을 인식하고 이것을(자가–)관리 프로그램에 포함시키는 것이 중요하다. 그렇지 않으면 재발이나 만성 통증이 불가피하다.

자주 발생하는 영구적 요인은 병인학(Etiology) 장의 구조화된 목록에 표시되었다. 이를 통해 근막 문제의(자가–)관리를 위한 다음과 같은 대책 목록을 도출할 수 있다.

- **인체 공학:** 부적절한 부하 감소

표 5.6 기능 훈련: 이 책에 설명된 다양한 근육 그룹을 위한 몇 가지 기본 운동 목록

기능 훈련	
몸통 근육(안정화)	
• 후방 • 전방	▶ 그림 7.119 b ▶ 그림 7.119 c
견갑골 안정화근	
• 놀이와 지지 기능에서 • 지지 기능에서 • 브릿지 기능에서	▶ 그림 7.72 ▶ 그림 7.63 ▶ 그림 7.77
아래 팔, 손, 손가락 근육	▶ 그림 7.427
턱관절과 근육	▶ 그림 7.157
아래 다리와 발의 근육	▶ 그림 5.22 ▶ 그림 7.336 ▶ 그림 7.349

  - ○ 몸에 좋지 않은 자세 개선(예: 앉은 자세): 바람직하지 않은 자세의 원인을 반드시 인식해야 한다.
    - 습관
    - 구조적 특징(다리 길이 차이, 척추 측만증과 같은 독특한 자세 특징)
    - 부적합한 보조 장치(예: 이중점[bifocals])
  - ○ 동작 순서 최적화(일상 활동[ADL])
  - ○ 가구를 적절하게 조정(좌석 높이, 컴퓨터 화면 위치, 작업면 높이 등)
  - ○ 보조 장치 활용(전화용 헤드셋, 스탠딩 데스크, 다이나믹 볼, 주행 중 크루즈 컨트롤 등)
- **부하 단계의 리듬화(rhythmizing)**: 비대칭적인 부하 힘을 분산한다.
  - ○ 대체 작업 위치: 앉아 있는 동안 작업–선 자세에서 작업
  - ○ 자가–운동 프로그램(스트레칭, 기능적 근력 강화 훈련으로 단조로운 작업 위치와 활동을 중단한다.
- **신체적 비활동 감소:** 신체적 비활동은 근막 문제 발생의 위험 요소일 뿐만 아니라 종종 지속 요소로서 중요한 역할을 한다. 수영, 조깅, 걷기, 태극권, 요가, 춤과 같은 비특이적 움직임 활동은 스트레칭 운동 및 기능 훈련과 같이 이에 대한 해결책을 제공한다.

- **스트레스**
  - 가능한 한 스트레스를 줄인다.
  - 스트레스 없는 시간 설정(회복 단계)
- **다른 근육의 유발점 활동 감소**
  - 일차 유발점을 찾아 치료(자가-치료)
  - 기능장애-연관 유발점을 찾아 치료(자가-치료)
- **다른 기능적 순환(circles) 통합**
  - 관절(예: SIJ, 비골 또는 요골두에 대한 자가-가동술 기법)
  - 신경(예: 신경 활주[sliding] 능력 향상을 위한 운동 [sliders]); 신경근 포착 참고
  - 내장기(예: 간장 덮개[wraps], 신장 차 마시기)
  - 대사 및 내분비 기능장애(갑상선 기능 저하증, 고요산혈증, 저혈당증) 및 보렐리아증(borreliosis), 단순 포진 감염 등 만성 감염은 의사의 진료를 받아야 한다.
- **보조 요인 고려**
  - 영양: 필요한 경우 비타민 및 미네랄 결핍 치료(비타민 B_1, B_6, B_{12} 및 엽산 결핍, 비타민 C 및 D 결핍, 크레아틴 및 철분 결핍, 칼슘, 칼륨, 마그네슘 부족 등)
  - 충분한 수면 등

영구적 요인의 인식는 특히 만성 문제의 치료에서 최우선 순위이다. 첫째, 영구적 요인이 연관되어 있는지 여부와 연관되어 있는 경우 어떤 요인이 포함되는지에 대해 명확히 해야 한다. 이것은 일차 또는 이차 근막 증후군이 존재하는지 구별할 수 있게 한다(용어집 참고). 이차 근막 문제의 경우 일차 문제(영구적 요인)는 가능한 한 교정해야 한다. 어떤 이유로든 가능하지 않거나(예: 직장에서의 위기로 인한 스트레스, 전쟁 외상으로 인한 불안 상태, 강직성 척추염으로 인한 구조적 자세 변화) 또는 원하지 않는 경우(임상정보: Coxarthrosis 참고), 그런 다음 "네잎 클로버"의 다른 영역에서 어떤 방법이 증상 완화에 기여할 수 있는지 결정해야 한다(아래 참고).

영구적 요인은 인식되어야 할 뿐만 아니라 다음과 같이 분석되고 구성되어야 한다.

- 변화될 수 있는 요인(가구, 다른 근육의 발동점 활동, 습관적 자세, 신체 활동 불능 등) 및
- 변화할 수 없거나 쉽게 변화할 수 없는 요인(날씨, 구조적 특성, 스트레스 패턴); 임상정보: 고관절관절증(Coxarthrosis)를 참고

변화될 수 있는 영구적 요인: 치료 업무의 일부는 환자에게 변화될 수 있는 영구적 요인(가구 조정, 적절한 보조 장치 사용, 최적화 자세와 움직임의 패턴 등)을 스스로 변화시킬 수 있는 가능성(및 책임)을 알려주는 것이다.

변화할 수 없는 영구적 요인: 상태를 변화할 수 없는 경우 특정 영구적 요인의 바람직하지 않은 효과를 줄일 수 있는 방법과 조치를 결정할 필요가 있다. 예를 들면, 업무상 어깨와 팔의 통증이 있는 환자가 컴퓨터나 선반에서 하루 8시간 작업을 해야 한다면 일반적으로 작업 시간을 단축할 수는 없다. 그러나 단조로운 작업 자세에서 하루 동안 오래 지속되는 근육 부하를 여러 번 짧은 시간 동안 중단하는 것은 가능하고, 때때로(예: 2분 동안 하루에 세 번) 인체 공학적으로 최적의 자세로 일하고 일주일에 2번 정도는 어떤 유형의 레크리에이션 스포츠에 참여한다.

영구적 요인을 인식하고 영향을 미치는 것은 자기 관리의 중요한 기둥이다.

주요내용

영구적 요인을 인식하고 적절하게 통합하는 것이 종종 만성 통증 치료의 핵심이다.

근막 자가-치료(myST)

치료 세션 동안 치료사와 환자는 환자의 필요에 맞게 조정된 근막 자가 치료 프로그램을 수행할 수 있고, 수행해야 하는 방법을 함께 탐구하고 명확히 해야 한다. 위에서 설명한 4가지 자가 관리 분야(자가-치료, 스트레칭/이완, 기능 훈련 및 영구적 요인 감소 영역이 포함된 "네잎 클로버") 중에서 환자의 개별 상황에 어느 것이 가장 도움이 될 수 있는지 결정해야 한다. 이것에 집중하는 것이 중요하다. 이를 위해서는 개별 환자에게 가장 중요한 요인에 대한 분석이 필요하다(이는 환자가 문제에 중요한 영향을 미칠 수 있는 방법에 대한 결정의 기초가 된다). 다른 한편으로는 현실적이고 가능한 일을 하는 것이 중요하지만, 불가능한 것을 시도함으로써 방해받지 않도록 하는 것도 중요하다.

만성 근막 통증은 일반적으로 만성 과부하의 결과로 발

생한다. 과부하는 부하와 부하 능력의 불균형으로 발생한다 (▶ 그림 5.20). 따라서 만성 근막 문제의(자가–) 관리에서 다루어야 할 두 가지 주요 문제가 있다.

1. 부적절한 부하 감소
2. 부하 능력 증가

부적절한 부하 감소

- **영구적 요인 분석:** 먼저 부적절한 부하가 반복적으로 발생하는 방식과 이 과정을 줄일 수 있는지 여부에 대해 분석해야 한다.
- **영구적 요인의 목록:** 영구적 요인 분석을 통해 잘못된 부하를 줄이는 데 도움이 되는 조치 목록을 생성할 수 있다.
- **부적절한 부하를 줄이기 위한 방법:** 잘못된 부하를 줄이기 위한 하나에서 최대 두 개의 특정 방법이 목록에서 선택되고 myST의 첫 번째 부분으로 환자와 논의한다. 환자는 이 자가–도움 프로그램에 참여함으로써 문제의 원인에 호의적으로 영향을 미칠 수 있다는 것과 이 과정이 만성 문제를 해결하는 데 필수적인 경우가 많다는 것을 분명히 이해해야 한다. 마찬가지로, 환자는 이것이 환자 자신이 할 수 있는 중요한 기여이며 논의된 운동이나 조치를 실험하거나 참여하지 않는 것이 자신의 결정(및 책임)임을 알아야 한다.

부하 능력 증가

- **기능 훈련을 위한 유리한 조건 만들기:** 환자(및 치료사)가 원하는 대로 즉시 부하를 높이려고 시도하는 것보다, 위에서 설명한 대로 잘못된 부하를 인식하고 줄여서 시작하는 것이 일상적인 연습에서 가치가 있다는 것이 입증되었다. 이는 치료가 시작될 때 강화 운동을 위해 필요한 조건이 아닌 경우가 많기 때문이다. 통증 및/또는 기능장애–연관 유발점으로 인한 운동 조절 부족을 수정해야 한다. 따라서 이러한 경우에는 잘못된 부하를 줄이고 통각 자극을 유발하는 mTrPs를 비활성화하며, 기능장애–연관 mTrPs를 비활성화하여 기능을 개선하고 통증을 줄이는 치료를 먼저 수행하는 것이 더 합리적이다. 이와 병행하여, 신중하게 등급이 매겨진, 기능적이며, 일차 협응 훈련 프로그램을 설정할 수 있다. 이러한 방식으로 기능 훈련에 필요한 최적의 조건을 먼저 만들어 부하량을 증가한다. MTrPs는 종종 통증뿐만 아니라 협응 장애 및 근육 약화를 유발한다; 통증 감소 및 기능적 지원을 위한 유발점 치료는 부하 능력을 높이기 위한 기능 훈련을 지원하는 데 필요한 유리한 조건을 설정한다.
- **부하량 증가:** 근육의 기능적 능력에 대한 조건이 개선되면 부하 능력이 종종 자연적으로 증가한다. 환자는 다시 걷기, 앉기, 청소 등과 같은 일상적인 활동을 더 오랫동안 수행할 수 있다.
  - 때때로 특정 또는 추가 교육 프로그램이 필요하지 않다. 환자가 자발적으로 수행하는 업무 및 레크리에이션 활동에 대한 "훈련"만으로도 충분할 때도 있다.
  - 환자의 일상 활동에 충분한 움직임이 없는 경우 이를 인식하고 교정할 수 있는 기회를 만드는 것이 중요하다. myST 프로그램은 기능 훈련 및 스트레칭 운동의 요소를 통합한다(스트레칭의 비특이적 효과 참고).
  - 환자의 직업적 및 운동선수로서 일상 움직임에 특정 근육 활동이 필요한 경우, 기능 훈련은 myST 프로그램의 필수적인 부분이다; 이러한 환자의 경우 스트레스를 받는 근육에 특화된 선택적 스트레칭 운동을 가정 프로그램에 통합하는 것이 일반적이다.
  - mTrPs에 대한 도수치료 후 스트레칭 운동은 일반적으로 myST 프로그램에 통합되어 근육의 재생 능력, 효과 및 부하–지지 능력(load-bearing capacity)을 돕고 촉진한다.

통증 감소를 위한 자가–치료

치료(therapy) 중 mTrPs의 치료(또는 실험적인 치료)가 통증과 기능장애를 감소시키는 데 성공적으로 입증된 경우, 여전히 필요하다면 환자는 적절한 지시를 받은 후 환자가 직접 해당 근육의 mTrPs에 대한 치료를 수행할 수 있다. (위 자가–치료 참고).

재발의 예방

치료사가 수행한 유발점 치료를 완료한 후 환자는 상황에 따라 재발을 방지하기 위한 myST를 계속 수행할 수 있으며 지속해야 한다.

- **부적절한 부하 감소:** 어떤 경우에도 잘못된 부하(ADL, 인체 공학 등)를 줄이기 위한 방법을 지속해야 하고, 그렇지 않으면 재발 가능성이 매우 높다.
- 환자가 일상 생활에서 장시간 짧게 수축된 자세로 사용하는 근육 그룹에 해당하는 근육이 있는 경우, 치료를 마친 후 **스트레칭 운동**을 계속해야 한다.
- **기능 훈련:** 환자가 직업 및 여가 활동을 하는 동안 환자가 일상 생활에서 충분히 움직이고 강화되지 않으면 환자에게 맞는 기능 훈련 프로그램을 수행해야 한다. 잘 훈련된 근육은 더 나은 혈관화(vascularized)와 더 탄력적(resilient)이다. 쉽게 과부하 되지 않으므로 mTrPs를 거의 발생시키지 않는다.
- **자가-치료:** 환자가 특정 근육 그룹에 반복적으로 과부하가 걸리거나 짧고 수축된 자세로 장시간 동안 작업하는 경우 mTrPs에 대한 자가-치료 프로그램을 시작하는 것이 좋다. 과부하 위험이 높은 직업의 예로는 치과 의사, 미용사, 데이터 입력 작업자, 음악가, 댄서, 운동선수가 있다. 환자는 치료 후 통증이 다시 시작되기 전에 자신이 중요한 근육 부위를 치료하여 재발을 예방할 수 있다.

주요내용

근막 자가-치료를 위한 프로그램을 작성할 때 다음이 가장 중요하다.

- 영구적 요인 분석: myST 프로그램을 위한 구성을 만들 때 잘못된 부하 발생에 대한 분석이 이루어져야 한다. 부하 발생 위치 및 감소 가능 여부 → 영구적 요인 분석
- 잘못된 부하 감소를 촉진할 수 있는 조치 목록 생성
- 잘못된 부하를 줄이기 위해 하나에서 최대 두 개의 특정 방법을 선택한다.

그 후 필요한 경우 다음 방법을 추가할 수 있다.

- 통증 감소(mTrPs 자가-치료)
- 재발 예방

개별적인 myST 프로그램

다음 예(임상정보: A - F)는 개별적 myST 프로그램에서 4가지 자가-관리 분야의 개별적 영역에 환자의 상황에 맞게 다양한 가중치를 적용하는 방법을 보여준다. 잘못된 부하를 줄이는 것 외에도 한 사례는 기능 훈련에 더 중점을 두는 반면 다른 사례는 자가-치료를 강조한다. 이제 이러한 방법이 얼마나 특별한 것인지를 보여주는 전문 문헌에 사례 보고가 있다(Weber-Geiger 2015).

임상정보

근막 자가-치료, 예 A

35세의 자동차 기계공이 왼쪽 요방형근(quadratus lumborum)과 장늑근(iliocostalis)에서 "재발성 비특이적 요통이 있는 근막 증후군, 주로 왼쪽" 활동성 mTrPs 진단을 받았다.

myST 프로그램:

- 잘못된 부하 감소:
  - ADL: 허리에 적합한(back-friendly) 굽힘. 자동차 정비공은 처음에는 자동차 배터리를 제거하거나 설치할 때 이것이 불가능하다는 사실을 호소한다. 그러나 타이어를 교체할 때는 가능하며(하루에 10번) 이런 방법으로 해야 한다. 자동차 배터리 교체 중에는 할 수 없다(하루에 3번, 하루에 몇 번 다른 방식으로 구부려도 문제 없음)
  - 보조기구(전기 드라이버)의 일관된 사용
- 스트레칭/이완: 요방형근(▶ 그림 7.189), 장늑근(▶ 그림 7.181)(하루 2 회)
- 기능 훈련: 환자가 축구를 하고 여가 시간에 조깅을 하기 때문에 특별히 필요하지 않다.
- 자가-치료: 요방형근(▶ 그림 7.189) 및 장늑근(▶ 그림 5.34 **c**)의 mTrPs(각 주 1회)

근막 자가-치료, 예 B

오른쪽 장요근(iliopsoas), 대둔근(gluteus maximus), 이상근(piriformis)에서 "만성 오른쪽 요통, 엉덩이 및 다리 통증을 동반한 근막 증후군" 활동성 mTrPs 진단을 받은 45세의 트럭 운전사.

myST 프로그램:

- 잘못된 부하 감소:
  - ADL: 최소 두 가지 다른 앉은 자세를 변경함(예: 작은 베개를 사용하여 요추 지지대를 사용하거나 사용하지 않음)
  - 장거리 운전에서는, 장요근과 이상근을 스트레칭하기 위해 최소 1시간 30분마다 멈춘다.
  - 일관된 보조 장치 사용(크루즈 컨트롤; 해당하는 경우 크루즈 컨트롤이 있는 개조 트럭)
- 스트레칭/이완: 장요근(▶ 그림 5.19 **c**), 이상근(▶ 그림 7.233) 운전 휴식 중
- 기능 훈련: 현재는 특정 과제가 없다; 불규칙한 근무 시간, 하이킹, 때대로 자전거 타기
- 자가-치료: 장요근(▶ 그림 7.197)과 이상근(매주 1회)의 mTrPs

근막 자가-치료, 예 C

오른쪽 승모근(trapezius)(모든 부분), 견갑거근(levator scapulae), 두판상근(splenius capitis), 상후거근(serratus posterior superior), 극상근(supraspinatus), 극하근(infraspinatus)에서 "어깨, 목, 머리 통증, 오른쪽에서 더 뚜렷한" 활동성 mTrPs 진단을 받은 52세 비서.

myST 프로그램:

- 잘못된 부하 감소:
  - "Rock and Roll"(앉은 자세의 골반 기울기, 7~10×) 및 "tower of blocks"(골반, 흉부, 머리의 무게를 서로 수직으로 배치하고 이 자세를 1~2분, ▶ 그림 7.119) 아침에 3번, 오후에 3번을 하여 만성적인 잘못된 부하를 해소하고 경제적인 능동 앉기를 위한 훈련으로 사용
  - ADL:
    - 3가지 다른 유형의 앉기(→ 동적 앉기)
    - 컴퓨터 화면을 기준으로 머리 자세의 위치를 하루에 3회 재조정한다(사무실 의자를 회전하여 경추의 다양한 회전 위치).
  - 일관된 보조 장치 사용(전화 사용 시 헤드셋, 스탠딩 데스크)
- 스트레칭/이완: 승모근(▶ 그림 7.96), 대흉근(▶ 그림 7.46 → 스트레칭의 비특이적 효과, 1일 2회)
- 기능 훈련: 몸통 안정화 훈련(하루 1회, ▶ 그림 7.119); 태극권 및 춤 형태의 레크리에이션 활동(환자의 선호도에 따라 다름)
- 견갑거근(견갑골의 상각 부위에 기시), 상후거근과 극하근(각주 1회; ▶ 그림 5.38 **c**)의 mTrPs 자가-치료

근막 자가-치료, 예 D

42세의 치과 의사가 우측 승모근, 견갑거근, 극상근, 극하근에서 "오른쪽 경상완 증후군(cervicobrachial syndrome)" 활동성 mTrPs 진단을 받았다.

myST 프로그램:

- 잘못된 부하 감소: 업무 조건으로 인해 거의 불가능하다; 인체 공학적 가능성은 이미 활용되었다.
- 스트레칭/이완: 극상근(▶ 그림 7.13), 개별 치료 사이에 하루에 여러 번, 승모근(▶ 그림 7.96), 견갑거근(▶ 그림 7.102) (하루 1회)
- 기능 훈련: 걷기(주 2회)
- 승모근, 견갑거근, 극상근의 mTrPs 자가-치료(주 1회)

근막 자가-치료, 예 E

오른쪽 비복근(gastrocnemius), 가자미근(soleus), 후경골근(tibialis posterior), 전경골근(tibialis anterior), 장지신근(extensor digitorum longus)에서 "오른쪽 아킬레스 건의 통증을 동반한 불확실한 원인의 다리와 발 통증" 활동성 mTrPs라는 진단을 받은 57세 치과 의사.

myST 프로그램:

- 잘못된 부하 감소: 더 이상 오른쪽 발로만 드릴 조절 페달을 작동하지 않는다. 대신 왼발을 20~30% 사용하라(간단한 작업을 위해).
- 스트레칭/이완: 비복근과 가자미근(▶ 그림 7.305) 및 앞쪽 경골근군, 아침 1회, 오후 1회, 취침 전 1회.

근막 자가-치료, 예 F

35세의 주부로서 오른쪽 교근(masseter), 측두근(temporalis), 외측 익상근(lateral pterygoid)에서 "오른쪽 전방 변위 디스크가 의심되는 두개 하악 기능장애(CMD)" 활동성 mTrPs 진단을 받았다.

myST 프로그램:

- 잘못된 부하 감소: 턱 운동 I–III 하루에 3회(▶ 그림 7.157 **a–d** ▶ 표 7.1) → 턱과 저작근의 지속적인 긴장 중단
- 스트레칭/이완: 턱 운동 I–III 하루에 3회(▶ 그림 7.157 **a–d** ▶ 표 7.1)
- 기능 훈련: 하루에 3회 턱 운동 I–III, + 변형 B 및 C(▶ 그림 7.157 **a–d** ▶ 표 7.1)
- 주 1회 활동성 mTrPs 자가-치료

주요내용

근막 자가-치료(myST)

- 모든 환자에게 myST 프로그램이 필요한 것은 아니다. 급성 과부하, 급성 과스트레칭(overstretching) 또는 급성 외상(급성 원발성 근막 증후군)의 결과로 근막 문제가 처음 발생하는 경우, 영구적 요인이 만성화를 초래하지 않는 한 일반적으로 몇 가지 치료로 꾸준한 해결을 제공하는 것으로 충분하다.
- 만성 근막 문제의 경우, 환자의 상황에 맞는 myST 프로그램은 장기적인 개선을 달성하는 데 필수적이다.

5.3.4 치료에 대한 내성
Resistance to Treatment

개선이 없거나 만족스럽지 않은 경우 어떻게 해야 하는가? 기본적으로 치료에 대한 내성이 있는 경우 진단 및 작업 가설(working hypothesis)을 검토해야 한다. 명확한 그림을 얻으려면 평가에 도움이 되는 추가 정보(보충 검진, 추가 명확한 정보, 심리사회적 요인 등)를 임상 추론 과정에 가져와야 할 수 있다. 이 추가 정보를 통해 유발점–특이적 문제가 특정 사례에서 원인이 되는 요인이 어느 정도인지 또는 비근막 요인(non-myofascial factors)이 원인인지 명확하게 파악할 수 있다. 이 평가는 진행 중인 치료 접근법을 결정한다.

mTrPs는 이차 근막 증후군에서 발생하는 것과 같은 다른 근본적인 장애(disturbance)의 부작용일 수 있다. 아마도 중추(central) 및 출력(output) 통증 기전이 성공적인 치료를 지배하고 방해한다. 또는 자극 가중(summation) 문제가 있을 수 있다(포착 신경병증, 6.1.3장 참고). 근막 문제보다

표 5.7 체크리스트: 치료에 대한 내성. 실습 조언: 근막 통증 치료가 성공적이지 않은 경우 어떻게 하는가?

특이적인 유발점 문제	
유발점은–직접 또는 간접으로–치료 내성의 원인	중재
간과된 유발점은?	→ 철저히 검진
정확한 치료가 부족한가?	→ 신중하고 정확한 치료 → 필요하면 건침 추가
적절한 치료 강도는? • 너무 많거나 너무 적은 압박인가? • 너무 오래 하거나 너무 짧은 시간 동안 압박인가? • 통증이 너무 많은가(치료 중 또는 치료 후)?	→ 압박 강도 조절
치료 간격은?	→ 치료 간격 조정
치료 기간은?	→ 끈기 있게
복합적인 통증 패턴은?	→ 해당 유발점을 찾고 치료
이차 TrP 및 위성 TrP가 있는 유발점 사슬	→ 기본 유발점을 찾고 치료
유발점으로 인한 기능장애는?	→ 필요한 경우 잠재 유발점도 치료
간과된 포착은?	→ 신경근 포착의 치료(8장)
영구적 요인이 존재는?	→ 가능하면 감소; 그렇지 않으면 보상
말초 만성화는?	→ 철저하게 결합조직을 치료
유발점에 특이점이 없는 문제	
치료 내성의 원인은 유발점이 아니다	중재
이차 근막 증후군? 일차 문제: • 관절성 • 신경성 • 내장기성 • 심리적	→ 가능하면 일 차 문제를 치료; 필요한 경우 증상을 줄이기 위한 유발점 치료
심리적 요인?	→ 전체 상황을 명확히
이차(병적) 증가?	→ 전체 상황을 명확히
교감신경계, 스트레스?	→ 스트레스 관리
계통적 요인, 불량한 영양?	→ 영양 보충/개선
중추성 통증 만성화?	→ 통증 관리

는 섬유 근육통 증후군이 통증의 원인이라는 것이 종종 발견된다(감별 진단, 4.3장 참고). 다른 경우에는 유발점 사슬 또는 복합 통증 패턴이 존재하고 상황을 복잡하게 만들거나 잠복 mTrPs(기능장애에 효과), 또는 기타 영구적 요인으로 인한 근육과 관절 과부하로 인해 치료가 실패할 수 있다 .

실무에서 조언

▶ 표 5.7에 일상적인 실무의 몇 가지 "조언"이 체크리스트 형태로 제시되어 있어 치료 내성 사례에 유용할 수 있다.

유발점 특이적 문제

재평가 후 근본적인 문제가 유발점 활동으로 인한 것일 수 있다는 것이 입증된 경우 유발점 치료의 질을 재평가해야 한다: 전문가가 설정한 표준 규범에 따라 적용되었는가?

치료가 정확하고 철저하게 수행되었는지 확인하기 위해 연관 근육을 주의 깊게 재검진하는 것이 종종 유용하다. 어떤 경우에는 건침을 사용하여 정확한 정확도로 TrP를 비활성화하는 것이 적절하다.

재평가를 수행하여 후속 세션을 시작하고 병력 및 신체적 소견에 대한 간략한 업데이트를 통해 치료의 강도가 적절한지 여부에 대한 정보를 치료사에게 제공한다. 압박의 강도 및 지속 시간과 연관된 유발점 도수치료에서 손가락 압박의 정도는 조직의 현재 상태와 고객의 통증 수용에 맞게 조정되어야 한다.

돌이켜 보면 치료 세션 사이의 일시 중지(pauses)가 너무 길면 치료 세션을 보다 면밀히 계획해야 하고, 너무 가까우면 세션 간의 일시 중지 시간을 늘려야 한다.

만성 통증 문제는 적절한 치료 기간이 필요하며 종종 많은 체력도 필요하다. 결합 조직에 뿌리를 둔 만성화(chronification) 요인의 말초 처리 과정에는 종종 여러 세션이 필요하다. 목표를 달성하려면 인내가 필요한 경우가 많다.

mTrPs의 도수치료 후 결과가 일시적이고 통증이 반복적으로 재발하면 다음 사항을 확인하기 위해 재평가를 해야 한다.

- 유발점 사슬(아래 참고): 지금까지 치료된 TrP는 연관 TrP만 해당될 수 있다.
- 복합적이거나 복잡한 통증 패턴의 존재(아래 참고),
- 간과한 영구적 요인,
- 재생을 방해하는 말초신경의 포착,
- 근육 활성화 및 운동 패턴을 변경하여 특정 근육과 관절의 부하를 잘못하는 잠복 mTrPs 또는
- 특이적 유발점이 아닌 치료 내성의 원인(아래 참고).

유발점에만 특정되지 않는 문제

이차 근막 통증 증후군에서 일차 문제는 관절성(arthrogenic), 신경성(neurogenic), 내장기성(viscerogenic) 또는 심리적(psychological) 문제일 수 있으며 가능한 한 치료해야 한다. 이것이 가능하지 않은 경우 증상이 있는 통증 완화를 위한 유발점 치료를 수행하는 것이 합당하다(임상정보 참고).

질병이 환자에게 성공적인 치료를 매력적이지 않게 만드는 것으로 미루어 뚜렷한 이차적 이득이 분명하다면, 치료가 성공할 수 있을지 의심스럽다. 이차적 이득이 분명해지고 질병과 연관이 없는 전략을 사용하여 환자의 욕구가 충족될 때에만 지속적인 개선 가능성이 있다.

때때로 심리사회적 요인(psychosocial factors)이 질병을 지배한다. 여기에는 관계 위기(relationship crises), 작업 상황(work situations), 이주(migration) 배경 또는 전쟁 외상(근막 수단으로 치료할 수 없는 요인)이 포함된다.

만성 **스트레스를 유발하는 교감 신경계 활동**은 유발점 활동성을 촉진하고(▶ 그림 2.66) 유발점 치료에 대한 반응을 방해할 수 있다.

전신적 요인(예: 비타민 B_1, B_6, B_{12}, 엽산, 비타민 C 및 D, 철, 칼슘, 칼륨 및 마그네슘과 같은 미네랄 결핍) 또는 영양 실조는 치료 성공을 저해할 수 있으며 비타민 및 미네랄 대체 또는 식이 변화와 같은 적절한 조치가 필요할 수 있다.

중추성 통증–만성화 과정이 있는 경우 적절한 통증 관리가 필요하다.

주요내용

치료에 대한 내성에 직면했을 때 기본적인 접근 방식은 진단을 검토하고, 임상 상황을 재평가할 때 임상 추론 과정에 다른 요인을 포함시키는 것이다. 근막 통증이 확인되면 유발점 치료의 질을 검사하여 표준 전문 규범에 따라 적용되었는지 확인해야 한다.

복합적이고 복잡한 통증 패턴

▶ **복합적인 통증 패턴.** 임상 통증 그림(picture)은 종종 단일 근육의 TrP 활동에 의해서만 발생하지 않는다. 서로 다른 근육에 있는 여러 활동성 TrP의 전이된(referred) 통증 패턴은 서로 중첩되어 "복합적인 통증 패턴(composite pain pattern)"을 형성할 수 있다(Travell과 Simons 1999). 예를 들면, 요통(▶ 그림 5.39), 두통(▶ 그림 5.40), 사타구니 통증(▶ 그림 5.41)은 종종 복합적인 통증 패턴으로 나타나는 데 한 근육의 유발점 활동에 의해서만 발생하는 것이 아니기 때문이다. 이러한 방식으로 발생하는 통증은 다양한 협력 근육에서 TrP를 치료해야 한다. 이 경우 TrP 진단 기준인 "기계적 자극에 의한 환자의 알려진 증상 재현"을 사용하면 완전한 임상 통증 그림이 아닌 부분적인 측면만 이끌어 낼 수 있다.

▶ **복잡한 통증 패턴.** 복잡한 통증 패턴은 통증 연관 유발점 사슬(아래 참고) 및 기능장애 연관 기능 사슬(아래 참고)과 함께 발생할 때 복잡한 통증 패턴이 나타난다.

사슬

근막 문제가 일차이든 이차이든 상관없이, 오랜 시간 동안 지속된다면 확산될 가능성이 높다. 이것은 사슬과 같은 방식으로 다른 구조를 "확산(proliferates)"시키고 "포획(captures)"한다. 이러한 확산은 다양한 방식으로 발생할 수 있다. 상호 관계를 명확히 하기 위해 일반적으로 서로 다른 유형의 사슬을 구분하는 것이 유용하다.

- 기능적(운동, kinetic) 사슬
- 구조적 사슬
- 유발점 사슬

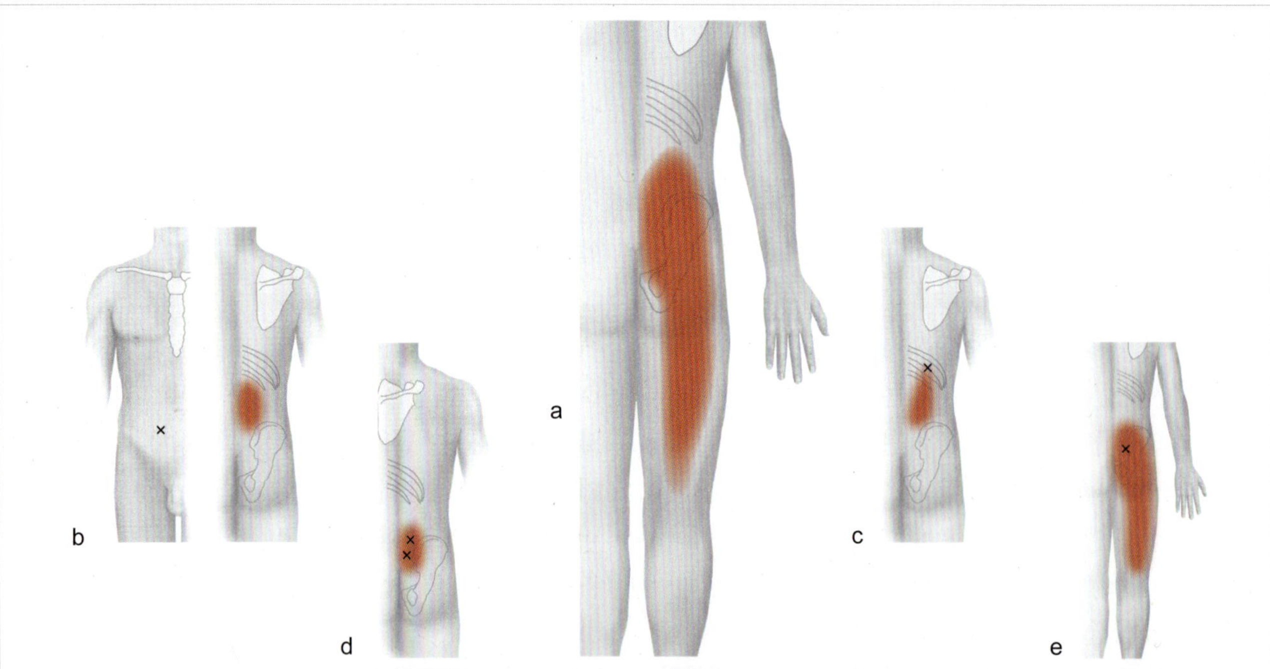

그림 5.39 요통의 예를 사용한 복합 통증 패턴. 통증을 요천추 부위로 전달하여 복합적인 통증 패턴을 발생할 수 있는 근육의 일부 유발점(x)의 특징적인 통증 패턴.
a "요통"의 임상적 통증 그림은 다음의 유발점에서 전이통 패턴으로 구성된다:
b 대요근
c 장늑근
d 다열근(L3 수준)
e 대둔근

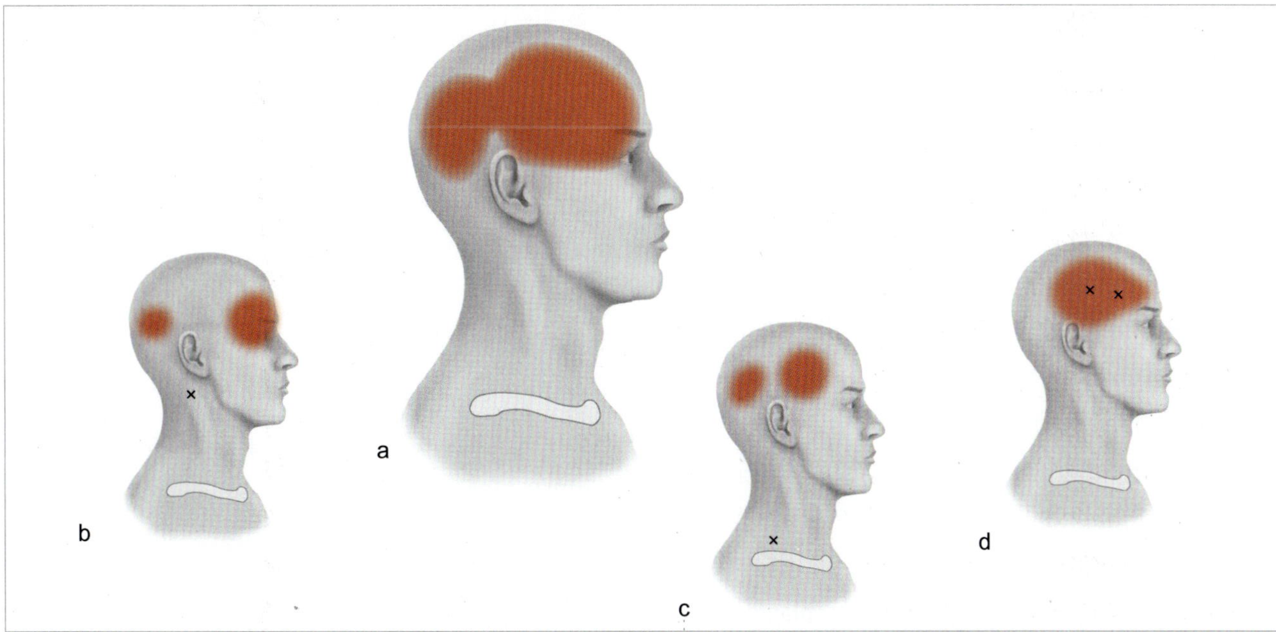

그림 5.40 "두통"을 예로 사용한 복합 통증 패턴. 근육의 일부 유발점(x)의 특징적인 통증 패턴으로, 통증을 머리로 전달하여 복합 통증 패턴을 발생할 수 있다.
a "두통"의 임상적 통증 그림은 다음의 유발점에서 전이통 패턴으로 구성된다:
b 흉쇄유돌근
c 상승모근
d 측두근

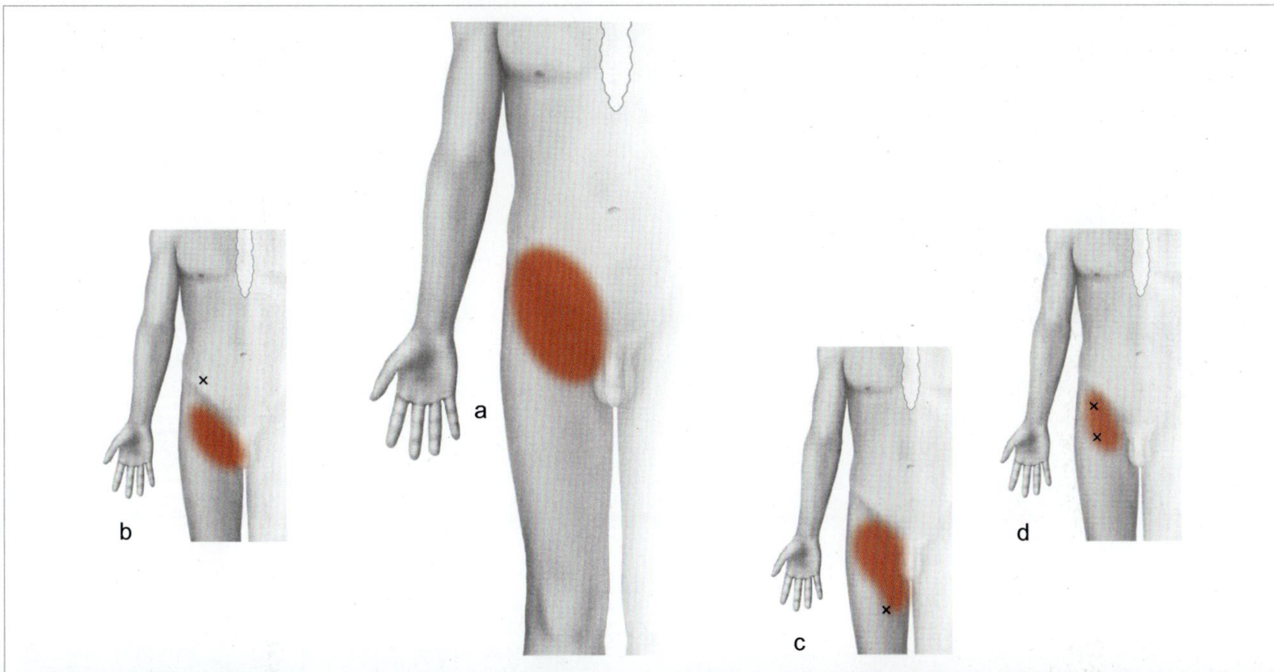

그림 5.41 사타구니 통증의 예를 사용한 복합 통증 패턴. 사타구니로 통증을 전달하여 복합적인 통증 패턴을 발생할 수 있는 근육의 일부 유발점(x)의 특징적인 통증 패턴.
a "사타구니 통증"의 임상적 통증 그림은 다음의 유발점에서 전이통 패턴으로 구성된다:
b 내복사근
c 내전근
d 장요근

기능적(운동) 사슬

움직임은 단일 근육의 개별 능력으로 발생하지 않는다. 기능적으로 통합되고 협조하는 근육 그룹의 상호 작용은 자연스러운 움직임을 특징으로 한다. 힘과 에너지는 협응된 방식으로 운동 사슬을 통해 전달된다. 이 프로세스를 통해 경제적인 움직임이 가능하다("근육 슬링" 개념, Tittel 2003). 예를 들면, 공이나 창을 던지는 것은 반대 운동(countermovement)("백스윙")으로 시작된다. 이 반대 동작에서는 던지는 동작에서 능동으로 근육이 먼저 늘어난 다음 근육 동작 중에 던지는 물체(공, 창 등)를 가속할 수 있는 최상의 수축 능력을 제공한다. 백스윙과 이어지는 던지기 동작 모두에서 단일 근육이 아니라 전체 근육 사슬이 늘어나고 수축된다: 왼발은 지면에서 저항("장치, plants")을 찾고 지면의 그 지점에서 힘의 선이 왼발의 근육과 아랫다리의 종아리, 허벅지의 대퇴사두근을 통해 흐른다. 사타구니의 장요근과 대퇴근막장근 – 몸통의 왼쪽 내복사근과 오른쪽 외복사근 – 대흉근, 소흉근, 오른쪽 어깨의 상완이두근 및 오훼상완근을 통하여 공이나 창을 가속하고, 던지는 오른쪽 윗팔과 아랫팔의 굴곡근 그룹에서 오른손으로 보낸다 (▶ 그림 5.42).

이러한 기능적 사슬은 서로 연결된 알파인 "로프 팀(a rope teams)"과 같다: 사슬의 한 구성원의 기능장애는 기능 사슬의 다른 부분에서 결함이 있는 부하, 보상 방법, 잠재적인 보상 저하를 초래한다(Tensegrity 모델 참고).

최적의 근육–근막 상호 작용은 운동 사슬에서 중요한 역할을 한다. 따라서 근막 장애는 근육 수축 부분의 장애만큼 장애의 원인이 될 수 있다. 근육의 수축 요소는 자극 생성기 역할을 하며 근육–근막 상호 작용 및 전체 동작 순서의 최적 타이밍을 담당한다.

MTrPs는 운동(motor) 활동 장애를 유발한다. 따라서 그들은 국소부위뿐만 아니라 전체 운동 사슬에서 기능적 상호 관계 및 상호 작용으로 인해 혼란 및 잘못된 부하에 대한 책임이 있다. 예를 들면, 견갑골을 안정화하지 못하면 팔 전체에 문제가 발생할 수 있다. 기능장애 연관 TrP는 종종 원인 및/또는 지속 요인으로 신경근골격 문제의 증가에 참여한다. 기능장애 연관 TrP는 임상적 통증 패턴과 연관하여 잠복할 수 있다.

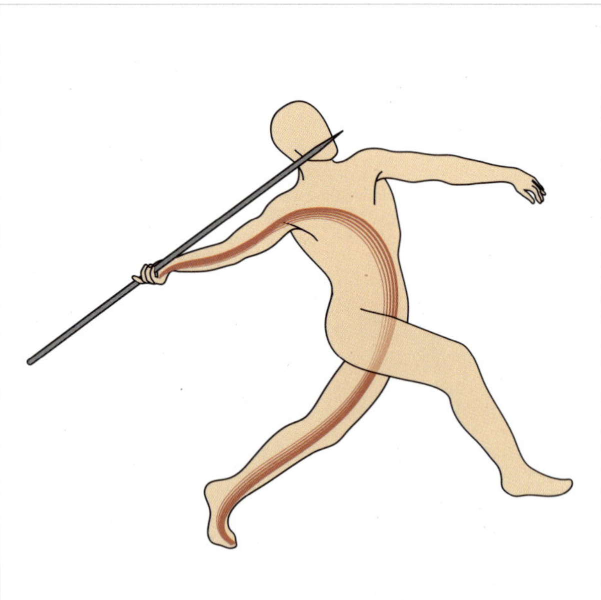

그림 5.42 창 던지기 예를 사용한 기능 사슬(Tittel 2003).

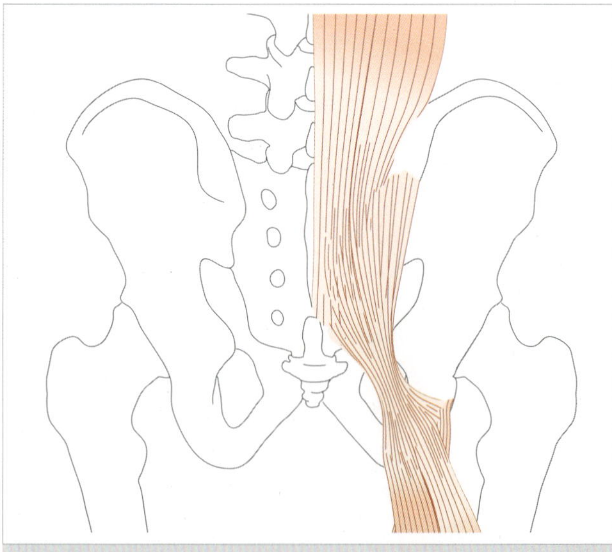

그림 5.43 구조적 사슬. 햄스트링 근육의 근막 부분은 천결절 인대를 통해 척추기립근의 근막 부분으로 원활하게 전달된다 (Myers 2014).

구조적 사슬

근막 시스템은 구조 단위(structural unit)를 형성하고, 근막 구조는 구조적 연속성을 가시적으로 보장한다(Myers 2014). 근막 문제는 이러한 구조-특이적 방식으로 퍼질 수도 있다. 결합 조직의 변화는 기능장애를 인접한 구조로 전달한다. 예를 들면, 대퇴이두근 장두의 교원질 섬유의 상당 부분이 좌골 결절에 기시(insert)되지 않고 오히려 천골 결절 인대로 퍼져 있다(Stecco 2015, Vleeming 등 2007); 이것은 햄스트링 근육의 결합 조직 구성 요소가 천골 결절 인대(▶ 그림 7.246 **b**)로 매끄럽게 통과한 다음 척추 기립근육의 근막으로 확장됨을 의미한다(▶ 그림 5.43). 이러한 구조적 사슬의 과정에 따른 문제는 통증과 기능장애(예: 요통)의 확산과 지속의 잠재적 원인이다.

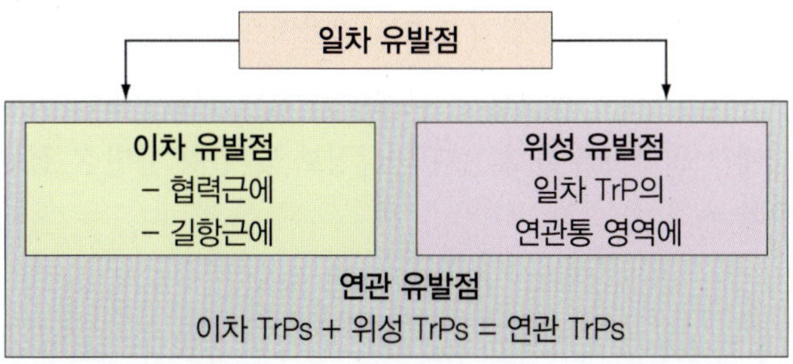

그림 5.44 일차 TrP, 이차 TrP, 위성 TrP, 연관 TrP와 서로 간의 관계.

유발점 사슬

근막 문제의 확산은 일차 TrP → 위성(satellite) TrP 및 / 또는 일차 TrP → 이차 TrP의 관계를 통해 발생할 수 있다(▶ 그림 5.44).

위성 유발점

통증뿐만 아니라 영양 장애도 TrP의 전이통 영역에서 발생하며, 아마도 교감 반사 활동의 영향으로 발생한다(Travell과 Simons 1999). 이것은 이러한 영역에서 근육 조직이 재생하는 능력을 감소시키고 결과적으로 근육의 부하 역치에 더 빨리 도달한다. 이것은 mTrPs의 발생과 잠복 TrP의 활성화 모두에 유리하다. 따라서 추가 TrP는 종종 위성 유발점이라고 하는 TrP의 전이통 영역에서 발생한다(▶ 그림 5.45, ▶ 그림 5.46). 위성 유발점의 활동은 일차 유발점을 치료하여 억제할 수 있다(Hsieh 등 2007). 그러나 경험

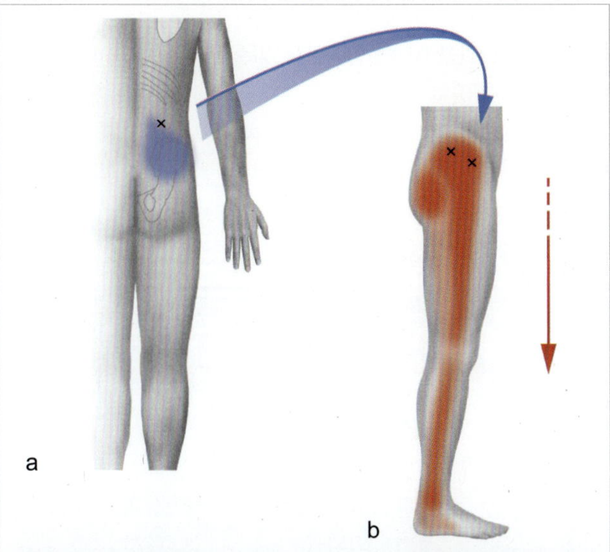

그림 5.45 다리에 방사되는 요통의 예를 사용한 유발점 사슬.
a 요방형근(x)의 일차 유발점은 둔근 근처의 요방형근의 전이통–영역(파란색)에서 영양 장애를 일으킨다.
b 통증 방사(적색)로 중둔근과 소둔근(x)의 위성 유발점의 발달/영구화.

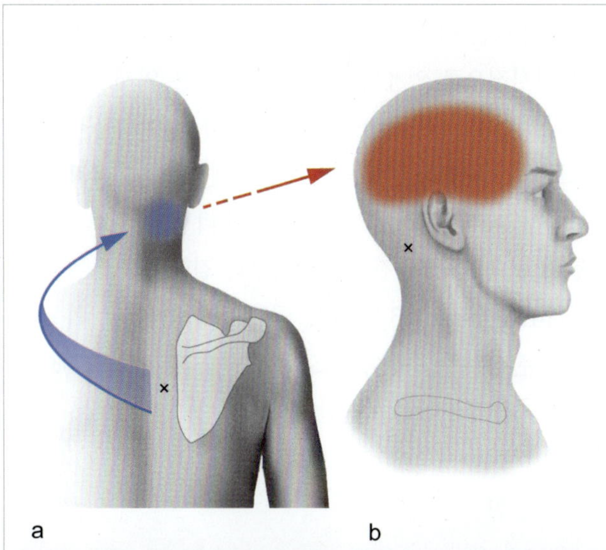

그림 5.46 목 통증과 두통의 예를 사용한 유발점 사슬.
a 하승모근(x)의 일차 유발점(후두 아래 영역) 하승모근의 전이통 영역(파란색)에 영양 장애가 있다.
b 통증 방사(빨간색)를 사용하여 후두하근(x)에서 위성 유발점의 발달/영구화.

에 따라 만성 증상이 발생하면 일차 유발점과 위성 유발점을 모두 치료해야 하는 경우가 많다.

이차 유발점

다른 근육의 유발점 활성에 대한 반응으로 나타나는 협력근(synergists) 및/또는 길항근(antagonists)의 MTrPs를 이차 유발점이라고 한다.

협력근의 이차 유발점: MTrPs는 통증을 유발하여 mTrPs가 위치한 근육 구성 요소의 통각 수용 자극은 반사적으로 억제된다(Le Pera 등 2001, Letchuman과 Deusinger 1993, Lund 등 1991, Mense 등 2001, Mense 2013, 2014). 통증 외에도 mTrPs는 항상 근육 기능장애를 유발한다. TrP를 포함하는 근육 그룹의 힘의 발달은 반사적으로 억제되고(통증과 연관이 있고 아마도 직접적으로도[Lucas 등 2004, 2010]) 근육의 단단한 띠는 근육 내 협응과 근육의 경제적인 수축을 방해한다. 협력근은 그 사이에 갑자기 보상을 하게 되고 활동의 일부를 떠 맞는다. 따라서 협력근은 항상 TrP를 나타나게 할 것이다.

길항근의 이차 유발점: 단단한 띠와 결합 조직 변화로 인하여 제한된 ROM은 종종 증가된 저항에 대항하여 작용하는 원래 TrP에 의해 영향을 받은 근육의 길항근이 된다. 만성 근육통이 있는 근육의 흥분된 통각 수용체도 고위 운동중추에 영향을 미치므로 통증이 있는 근육(주동근)은 TrP에 의해 반사적으로 억제되는 반면, 길항근은 억제되지 않아 활성화 된다(Lund 등 1991, Mense 2014). 이러한 추가 활동으로 인해 TrP의 영향을 받는 근육에 대항하여 작용하는 근육에서 추가 TrP가 발생할 가능성이 더 높다.

힘의 근육외 근막 전달은 협력근과 길항근 모두에서 발생한다(Huijing 2003, 2012). 근막 기능장애는 힘의 최적 전달을 손상시킬 수 있으므로 협력근과 길항근 모두에서 이차 유발점의 발생을 촉진한다.

연관 유발점

이차 TrP와 위성 TrP를 함께 연관 유발점이라고 한다. 연관 TrP는 다른 근육의 TrP 활동으로 인해 발생한다. 일차, 이차, 위성 및 연관 TrP 간의 관계는 ▶ 그림 5.44에 나와 있다.

▶ **유발점 사슬.** 만성 문제에서 이차 TrP 및 위성 TrP가 발달함에 따라 통증이 유발점 사슬의 형태로 확산될 가능성이 있다. TrP는 잡초처럼 증식할 수 있다(임상 정보: 요방형근의 일차 mTrPs 참고 및 기본 유발점 검색). 이러한 복잡한 상황에서 자신을 지향하는 것은 치료적 도전이다 – 치료의 성공 여부는 일차 TrP를 찾고 치료하는데 달려 있다(▶ 그림 5.45, ▶ 그림 5.46). TrP가 일차 또는 이차 또는 위성 TrP인지 여부는 안타깝게도 촉진으로 구별할 수 없다. 이러한 감별은 임상 치료에 대한 반응을 관찰하고 해석함으로써 치료 과정에서만 가능하다. 대부분의 mTrPs의 전이통 패턴은 근위부에서 원위부로 발생하기 때문에 일차 TrP는 일반적으로 위성 TrP에 인접해 있다. 이차 TrP가 발생하면 협력근과 길항근 모두에서 일차 TrP를 찾는다(임상정보 및 일차 유발점 검색 참고).

일차 TrP를 식별하고 치료할 수 있으면 유발점 치료가 성공적이다. 근막 문제의 만성화가 발생하면 일차 TrP를 치료한 후 연관 TrP를 별도로 치료해야 하는 경우가 종종 있다.

주요내용

기본 TrP는 다음 위치에 자주 있다:
- 시험 치료(위성 TrP)에 반응하지 않은 TrP에 근접
- 시험 치료(이차 TrP)에 반응하지 않은 TrP 반대 영역에서 내부–외부와 앞–뒤의 관계를 함께 사용

표 5.8 일차 유발점의 국소 부위

임상 그림	일차 유발점이 일반적으로 위치한 곳
두통	흉쇄유돌근, 상승모근(하승모근, 전거근)
어깨 통증	견갑하근, 전거근, 상후거근, 하승모근, 사각근
팔꿈치 통증	견갑하근, 극상근, 극하근, 상완삼두근(내측 머리, 외측상과와 주두 사이), 회외근
견갑골 사이 통증	사각근, 전거근, 견갑하근
요통	요방형근, 장요근, 척추기립근, 외복사근

> **임상정보**
>
> **이차 TrP 및 위성 TrP**
>
> 골을 넣는 동안, 핸드볼팀 선수가 던지는 팔이 상대에게 막혀 견갑하근에 미세 병변이 있는 급성 근육 과부하가 발생하였다. 선수는 경기를 계속했고 경기 후 회복할 적절한 시간을 허용하지 않았다. 협력근(대원근, 광배근, 대흉근)은 처음에는 통증에 의해 억제되고 나중에 mTrPs의 발달에 의해 반사적으로 억제되는 견갑하근의 내회전 및 내전을 보상하려고 시도한다. 이로 인해, 이러한 협력근(이차 TrP)에서 추가 TrP를 활성화할 위험이 더 크다.
>
> 내회전은 TrP 연관 단단한 띠에 의해 단축되기 때문에 외회전은 증가된 저항에 대해 작용해야 한다. 이에 따라 극하근과 소원근에서 mTrPs의 발달 및 활성화가 촉진된다(이차 TrP). 시간이 지남에 따라 선수는 어깨 전체에 통증이 생기고, 문제가 늘어났다: 그는 또한 팔꿈치와 팔 아래에도 통증이 발생했고 팔꿈치 힘이 감소했다. 견갑하근의 전이통 영역에서 활성화된 mTrPs(예를 들면, 장/단요측수근신근[extensor carpi radialis longus 과 brevis], 상완요골근[brachioradialis], 지신근[extensor digitorum], 회외근[supinator]에서) 문제(위성 TrP)를 강화하고 영구화시킨다.
>
> 이 경우 팔꿈치 통증 치료가 팔꿈치 자체에서 국소적으로 시작되면 견갑하근 근위부에 위치한 TrP가 대사 장애를 유발하고 팔꿈치 부위에서 치료되는 구조의 재생을 방해하기 때문에 증상이 종종 악화된다. 이러한 경우, 일반적으로 견갑하근의 근위부에 위치한 일차 TrP를 치료해야 한다.

실무 조언: 경험에 따라 일차 TrP는 ▶ 표 5.8(통증 안내; 9.2장 참고)과 같이 근육에 자주 위치한다.

잠복 유발점의 치료

일반적으로 활동성 TrPs는 유발점 치료법으로 치료해야 하지만, 잠복 TrP은 치료하지 말아야 한다.

대부분의 환자는 무언가가 아프기 때문에 의학적 또는 물리치료적 도움을 구한다. 따라서 일상적인 임상 실무에서는 환자의 알려진 임상 통증 패턴을 재현하는 mTrPs를 찾는 데 중점을 둔다. 그리고 근육의 이러한 지점은 주로 치료할 활동성 TrPs로 지정된다.

활동성 TrPs의 시험 치료로 증상이 단기간에만 개선되고 증상이 반복적으로 재발되는 경우 영구적 요인을 찾아야 한다. 가능한 영구적 요인으로 다음 사항을 고려해야 한다.

- 직장 및 여가 활동에서 잘못된 부하(예: 짧아진 자세에서 근육의 장기간 활성화 및 단조롭고 반복적인 움직임)
- 일차적으로 관절, 신경 또는 내장기 원인으로 인한 이차 근육 과부하(이차 근막 증후군 참고)
- 심리적 긴장(스트레스, 불안, 우울증)
- 다른 근육의 유발점 활동

유발점 사슬을 따르는 유발점 활동 외에도 다른 근육의 활동은 다른 연결을 통해 근막 통증의 발달과 지속을 초래할 수 있다. 잠복 TrPs는 활동성 TrPs의 모든 임상적 특징을 보여주는 것이 특징이다 – 예외: 환자의 일반적인 임상적 통증은 재현할 수 없다. 그러나 통증과 연관하여 잠재되어 있는 이러한 TrPs는 운동(motor) 장애를 유발할 수 있다. 우선, 단단한 띠와 결합 조직의 변화는 경제적인 움직임 패턴을 방해한다. 또 다른 경우에는 근육 활성화 패턴이 반사적으로 방해를 받는다(Arendt-Nielsen 및 Graven-Nielsen 2008, Gautschi 2007, Ge 등 2014, Ibarra 등 2011, Lucas 등 2004, 2010, Travell과 Simons 1999). Lucas 등(2004)은 운동 기능(motor function)의 이러한 신경지배 유도(innervation-guided) 변화가 잠복 TrP에 의해 영향을 받는 국소 근육에만 국한되지 않는다고 지적한다. 그들은 기능장애가 전체 근육 활성화 사슬("기능적" 또는 "운동" 사슬로 지정됨)을 포함하고, 잠복 mTrPs의 성공적인 치료가 국소뿐만 아니라 전체 근육 사슬 영역에서 근육 활성화 패턴을 다시 정상화한다는 것을 보여 준다(▶ 그림 2.5).

근육 활성화 및 운동 패턴에 변화를 일으킴으로써 잠복 TrP는 동일한 기능적 사슬에 위치한 근육의 후속 보상(subsequent compensatory) 과부하를 유발할 수 있으며, 그 후 자체적으로 TrP 활성화와 반응한다. 이러한 병리학의 인과적 치료는 연관 통증–잠복–하지만 동시에 기능장애–운동(kinetic) 사슬에서 활동성 mTrPs를 치료하는 것으로 구성된다. 이를 "통증 잠복(pain-latent), 기능장애 연관 TrP"라고 할 수 있다.

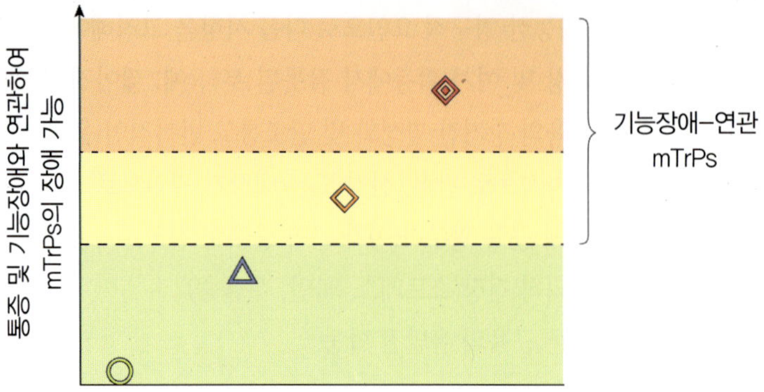

통증 및 기능장애와 연관된 활동성 mTrP
통증과 연관된 잠재 mTrPs 및 기능장애와 연관된 활동성 mTrPs
통증 및 기능장애와 연관된 잠재 mTrPs
mTrPs가 없는 근육
······ 통증과 연관하여 활동성/잠복 mTrPs 간의 경계
- - - - - 기능장애와 연관하여 활동성/잠복 mTrPs 간의 경계

그림 5.47 활동성 및 잠복 유발점: 통증 및 기능장애와 연관된 차이점.

주요내용

통증과 연관하여 잠복된 TrPs는 기능장애와 연관하여 활동할 수 있다.

치료 과정이 만족스럽지 않은 경우 이러한 기능장애 연관 TrPs도 치료해야 한다.

여기에 제시된 연관성을 기반으로, 활동 상태와 연관된 mTrPs를 추가로 감별할 수 있다. TrPs는 통증 및/또는 기능장애와 연관되어 활동성이거나 잠복적일 수 있다.

따라서 이론적으로 네 가지 가능성이 있다(▶ 그림 5.47).

- 통증 및 기능장애 모두와 연관하여 잠복 TrPs
- 통증 및 기능장애 모두와 연관하여 활동성 TrPs
- 통증과 연관하여 잠재적이지만 기능장애와 연관하여 활동성 TrPs
- 통증과 연관하여 활동성이지만 기능장애와 연관하여 잠복 TrPs

이 시점에서, 네 가지 이형(variants)이 모두 발생하는지 여부는 알 수 없다. 확실한 것은, 한편으로는 통증과 기능장애 모두에 대해 활동성 TrPs가 있고, 다른 한편으로는 통증에 대해서는 잠재적이지만 기능장애에 대해서는 활동성 TrPs가 있다는 것이다. 복잡한 근막 증후군을 다룰 때 일부의 경우에 임상 통증 패턴에 대해서는 잠재적지만 근육 기능장애에 대해서는 활동성 mTrPs를 치료 전략에 포함하는 것이 적절하다(임상정보: 요통 및 채찍질손상 참고).

일상적인 임상 실무에서, 이는 특히 다음 두 가지 상황과 연관이 있다.

- 팔의 경제적인 움직임을 위해서는 흉곽(thorax)에서 견갑골의 안정화가 필수적이다. 따라서 치료-저항성 어깨, 팔, 팔꿈치, 손 문제의 경우 통증 패턴과 연관하여 "잠복"인 견갑골 안정화근의 TrP를 치료하는 것이 합리적이다. 이러한 기능장애 연관 TrP의 치료는 흉곽에서 견갑골의 최적 안정화를 가능하게 하여 상지의 전체 운동(kinetic) 사슬의 경제적 힘 전달 및 기능을 보장해야 한다.
- 근육계를 국소 및 전체 근육으로 분류(Bergmark 1989, Hamilton 2002, Richardson 등 2004)하면 다음과 같은 연관성을 강조할 수 있다: 국소 안정화근의 기능장애는 통증과 연관하여 잠재적이지만 기능장애와 연관하여 활동성 mTrPs로 인해 발생할 수 있다. 이러한 상황을 보완하기 위해 전체 안정화근과 전체 움직임근은 관절의 국

소 안정화를 시도하려고 한다. 이러한 목적을 위해 전체 근육이 생성되지 않았기 때문에 과부하가 걸리고 TrPs가 발생하거나 활성화된다. 이러한 TrPs는 다른 근육의 유발점 활동으로 인해 발생한다. 전체 안정화근 또는 전체 움직임근에 대한 유발점 치료 과정이 만족스럽지 않은 경우, 국소 안정화근의 "잠복"인 TrPs를 치료해야 한다. 보다 정확하게: 통증–잠복 TrPs는 운동 조절 장애의 원인이 될 수 있다. 이러한 기능장애 활동성(및 통증–잠복) mTrPs도 치료해야 한다.

주요내용

근골격계 증상은 국소 안정화근의 억제와 밀접한 연관이 있다.

따라서 국소 안정화근을 억제하는 것이 통증 때문만이 아니다. 국소 안정화근의 기능장애–연관 mTrPs는 통증이 없는 경우에도 국소 근육을 억제하고 기능을 방해할 수 있다(▶ 그림 5.48). 이것은 전체 근육이 보상적인 과부하를 생성하여 mTrPs가 발생하고 지속될 확률을 증가시킨다(▶ 그림 5.48). 전체 근육의 mTrPs로 인한 통증은 국소 근육을 추가로 억제하여 고전적인 악순환을 형성한다(▶ 그림 5.48).

주요내용

근육계의 분류:

- 국소 안정화근
- 전체 안정화근
- 전체 움직임근

전체 안정화근 또는 전체 움직임근의 유발점 치료가 만족스럽지 않은 경우, 국소 안정화근의 잠복 TrP를 치료해야 한다.

임상정보

채찍질손상

경추 가속–감속 손상 후 자연적으로 회복되지는 않지만(채찍질손상–다행히도 대부분의 사람들은 잘 회복됨) 손상 후 6개월이 지난 후에도 여전히 증상이 있는 환자는 흉쇄유돌근에서 활동성 mTrPs로 고통받을 수 있다. 환자에게 잘 알려진 두통 증상은 일반적으로 이러한 TrPs에서 재현될 수 있다. 이러한 TrPs의 치료는 종종 현저한 개선을 가져온다; 그러나 가끔 상황이 다시 악화되거나 잘 알려진 증상이 다시 재발한다. 이것은 일차 안정화 기능을 가지고 있는 전방 및 후방 경추 근육의 깊은 층에 막대한 과부하, 과도한 스트레칭, 외상을 유발하는 채찍질손상과 일치한다. MTrPs는 후두하근, 심부 경추 기립근(회전근과 다열근), 앞쪽의 경장근(longus colli) 및 두장근(longus capitis)에서 발생한다. 특히 경추 근육의 깊은 층에는 종종 mTrPs가 있으며(mTrPs가 통증에 직접적인 원인이 되지는 않지만), 이로 인해 경장근과 두장근이 약화된다. 따라서 이러한 TrPs는 통증에 대해서는 잠재적이지만 기능장애에 대해서는 활동성이다. 심부 국소 경추 안정화근이 유발점 활동으로 인해 수축을 충분히 수행할 수 없는 경우, 더 천층이고 주로 전체 안정화근 또는 전체 움직임근인 다른 근육은 국소 안정화 기능을 대신하여 보완하려고 한다. 흉쇄유돌근은 이러한 근육 중 하나이다. 차이를 줄이기 위해 개입하는 보상 근육으로서 필요한 자격이 없기 때문에 과제에 이르지 못한다. 이 부적절한 요구로 인해 과부하가 발생한다. 결과적으로 mTrPs는 채찍질손상 후 흉쇄유돌근에서 매우 자주 영구적이 된다.

따라서 흉쇄유돌근에서 mTrPs를 치료할 때 두 가지 사항을 염두에 두어야 한다: 첫째(치료 저항성의 경우), 통증과 연관하여 잠재되어 있더라도 경장근과 두장근의 mTrPs를 치료하는 것이다. 둘째, 경장근 시스템과 흉쇄유돌근에서 mTrPs의 비활성화와 병행하여 심부 안정화 근육을 활성화하기 위해 강화 운동을 재활 프로그램에 통합할 필요가 있다. 이러한 훈련 프로그램에서 Klein-Vogelbach 기능적 운동학의 맥락에서 근육 균형 개념이나 치료 운동과 같은 방법을 활용하여 협응 및 지구력 영역에 초점을 맞춰야 한다.

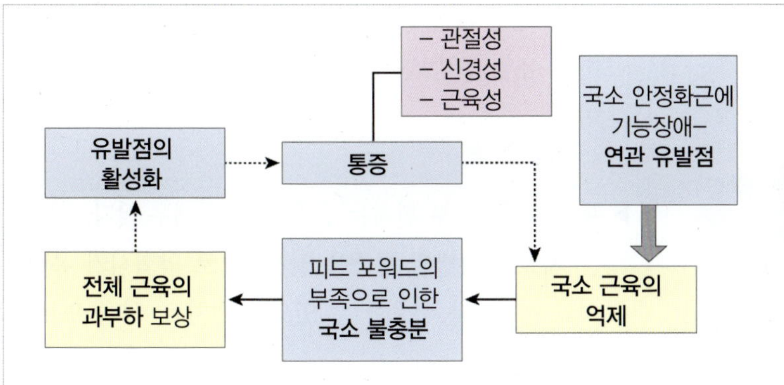

그림 5.48 활동성 및 잠복 유발점: 통증 및 기능장애와 연관된 차이점.

근육의 활성화 패턴을 방해하는 것 외에도 통증-잠복 mTrPs는 제한된 ROM을 직접 유발할 수도 있다. 이러한 움직임 제한은 움직임 패턴을 변화시킬 수 있으며, 따라서 관절 및/또는 근막 문제를 발생시키거나 지속시킬 수 있다. 통증-잠복 유발점에 대한 치료는 ROM을 개선할 수 있다. Grieve 등(2011, 2013)은 이를 조사하고 발의 배측 굴곡의 예를 사용하여 문서화했으며, Oliveira-Campelo 등(2013)은 경추 ROM에도 동일하게 적용하였다.

임상정보

요통

요통 환자는 요추의 국소 안정화근의 지연된 활성화를 보여준다(복횡근, 다열근 및 요근; Hodges와 Richardson 1996에 따름). 이러한 지연을 보상하기 위해 전체 근육 시스템(복직근, 복사근, 요방형근, 최장근, 장늑근)의 근육이 안정화 의무를 맡기 시작하여 과부하가 되어 TrPs의 발달과 지속으로 이어진다. 만성 요통의 모든 경우에 영향을 받은 통증-활동성 TrPs(예: 요방형근과 둔근)뿐만 아니라 요추의 심부 안정화근(복횡근, 다열근 및 요근)에 있는 통증-잠복, 기능장애-활동성 TrPs도 치료하는 것이 좋다.

주요내용

복합 근막 통증 증후군(complex myofascial pain syndromes)의 치료에서, 임상적 통증 패턴에 대해서는 잠재적이지만 근육 기능장애에 대해서는 활동성인 경우에는 치료 전략에 mTrPs를 포함시킬 수 있다.

요약

통증-잠복, 기능장애-연관 TrPs의 치료

통증-잠복 TrPs는 근육 활성화 및 움직임 패턴에 변화를 일으킬 수 있다. 따라서 보상을 시도할 때 동일한 기능 사슬에 위치한 근육이 스스로 과부하가 되어 TrPs가 활성화될 수 있다. 이러한 병리학의 인과적 치료는 운동 사슬에서 연관 통증-잠복-하지만 동시에 기능장애-활동성-mTrPs를 치료하는 것으로 구성된다. 이러한 TrPs는 통증-잠복, 기능장애-연관 TrPs라고 할 수 있다.

기능장애-연관 TrP는 일반적으로 운동 사슬의 가까운 부위에 위치한 근육에 나타난다. 이들은 주로 안정화 기능이 있는 근육이다. 예를 들면, 견갑골 안정화 근육(전거근, 소흉근, 승모근(상부, 중부, 하부), 견갑거근, 능형근); 국소 경추 안정화 근육(앞쪽에는 경장근과 두장근, 뒤쪽에는 다열근, 회전근 및 후두하근); 및 요추 안정화 근육(요근, 복횡근 및 다열근)이다.

유발점 치료의 제한점

모든 형태의 치료와 마찬가지로 유발점 치료에도 한계가 있다. 유발점 도수치료의 특정 역량과 한계를 더 명확하게 볼수록 더 효율적으로 사용할 수 있다.

- **적응증의 질.** 유발점 도수치료에는 도구와 같은 특성이 있다. 칼의 목적은 빵, 고기 또는 케이크를 자르는 것이다. 수프는 수프 스푼의 도움으로 먹는다. 숟가락으로 양파를 자르는 것보다 칼로 수프를 먹는 것이 더 적합하지 않다. 유발점 도수치료의 목적은 mTrPs를 비활성화하는 것이다. 섬유 근육통 증후군이나 건초열(hay fever), 염증성 통증 또는 중추성 통증 기전으로 인한 통증을 치료하는 데는 적합하지 않다. 진단이 잘못된 경우 "도구"(유발점 도수치료)는 일을 처리할 수 없다. 유발점 도수치료가 완전한 효과를 내려면 적절한("고품질") 적응증이 필요하다. 따라서 TrP에 의해 유발되지 않은 장애는 유발점 도수치료법으로 적절하게 치료할 수 없다는 것이 분명하다.

- **영구적 요인.** 영구적 요인이 실제로 인식되는 상황이 있지만 물리치료가 제한적인 영향을 미치는 상황이다. 예를 들면, 조직의 구조 조정으로 인한 실직 위협과 전쟁 외상이나 집 파손으로 인한 우울증으로 인한 만성 스트레스와 연관된 근막 문제가 있다. 이러한 경우, 유발점 치료의 한계를 인식하고 전체 상황을 완화하는 데 기여할 수 있는 정도를 명확히 해야 한다.

- **돌아오지 않는 지점.** 근막 통증의 말초 만성화가 있는 환자의 경우, 특히 결합 조직의 구조적 변화가 너무 두드러져서 더 이상 가역적일 수 없는 "돌아오지 않는 지점"이 있다. 질병 과정에서 이 한계를 초과했는지 여부를 조사하는 유일한 방법은 철저한 시험 치료를 수행하는 것이다.

- **통증 수용.** 일부 환자는 통증 내성이 매우 낮다. 치료사는 치료로 유발된 통증을 일시적으로 약화시켜 유발점 치료 접근법을 사용할 수 있도록 냉치료, 약물 또는 전환 전략(diversionary tactics)(이야기 등)을 사용할 수

있다. 때때로 환자의 통증 수용의 부족으로 인해 유발점 치료가 불가능하다(하지만 드물게 발생함).

▶ **환자–치료사 관계.** 특히 만성 통증 문제를 다룰 때 근막 통증을 관리하려면 구조화되고 목표 지향적인 접근 방식(5.1.1 장)이 필요하지만 동시에 "눈을 뜨게 유지"하는 것이 좋다. 조직–특이적 구조(근육, 관절 또는 신경) 또는 단일 통증 기전에 일방적이고 배타적인 초점을 맞춘 좁은 치료 관점은 전반적인 치료에 방해가 될 수 있다. 치료가 성공하지 못하면 현명한 치료적 접근을 지원하는 다른 근거 기둥의 가능성을 검사해야 한다. 의미 있는 치료가 이루어지려면 환자와 상호 존중과 신뢰를 특징으로 하는 지속 가능한 치료 관계가 확립되어야 한다. 어떤 이유로든 우리가 단순히 "연결"할 수 없는 환자(종종 "비협조적 환자"라고 부름)에서는 mTrPs의 도수치료를 전혀 시도하지 않는 것이 좋다.

요약

근막 통증의 치료

근막으로 유발된 통증 및 기능장애(특히, 전이통의 광범위한 현상 및 결합 조직 변화로 인한 말초 만성화 가능성)를 진단 고려 사항과 치료 전략에 일관되게 통합하지 못하는 모든 형태의 치료는 만성 통증의 실제 원인을 인식하거나 치료할 수 없으며, 만성화를 촉진하는 역할을 한다.

6 적응증-금기증
Indications-Containdications

6.1 적응증
Indications

mTrPs로 인한 통증 및/또는 기능장애(3장)는 환자가 일상생활에서 독립적으로 업무를 수행하는 데 방해가 되는 경우 유발점 치료에 대한 적응증이 있다(임상 추론, 4.1장, ▶ 그림 4.2).

6.1.1 근막 증후군
Myofascial Syndrome

활동성 mTrPs는 다양한 증상을 일으킨다. 가장 일반적이고 중요한 증상은 통증이며, 환자가 병원에 내원하여 물리치료에 이르게 하는 것은 대개 급성이나 만성 통증이다. 그러나, 운동체계(locomotor system) 기능장애(제한된 관절 가동범위, 약화, 협응 결핍)와 자율신경계통의 과민증(혈관운동 장애, 발한, 수면 장애)도 활동성 mTrPs의 결과일 수 있다.

mTrPs(3.1장)에 의해 직접 발생하는 이러한 장애 외에도, mTrPs에 의해 유발된 단단한 띠 및 결합 조직의 변화에 의한 문제로 간접적으로 나타나는 일련의 장애가 있다(예: 제한된 ROM, 근력 감소, 관절 기능장애, 신경근육 장애, 관류 장애 등; 3.2장). mTrPs와 근막 장애에 의해 직간접적으로 유발되는 모든 증상을 종합하여 "근막 증후군(myofascial syndrome, MFS)"이라고 부르고, '근막통증 증후군'(MPS), '근막기능장애 증후군', '근막통증과 기능장애 증후군'이라는 용어는 동의어로 쓰인다.

주요내용

"근막 증후군"(MFS)이라는 용어는 mTrPs와 근막 장애에 의해 직간접적으로 유발되는 모든 증상을 말한다.

근막 증후군은 일차/이차 MFS와 급/만성 MFS로 구분된다. 따라서 실제로 급성 일차 MFS, 만성 일차 MFS, 급성 이차 MFS, 만성 이차 MFS의 예를 볼 수 있다.

일차 근막 증후군

여기서 mTrPs의 발생 원인은 근육 자체에 있으므로 인과적 치료가 가능하다. 유발(triggering) 요인과 영구적 요인을 동시에 인식하여 치료 계획에 포함한다면 통증 및 기능장애의 장기적인 제거에 대한 예후에 도움이 된다.

일차 MFS의 예는 다음과 같다:

- 두통
- 두통이 있거나 없는 경추 증후군
- 사경
- 두개하악 기능장애(Craniomandibular dysfunction, CMD)
- 견관절 통증
- 관절융기통증 손과 손가락 통증
- 다리 통증이 있거나 없는 요추 증후군
- 사타구니 통증
- 고관절 통증
- 슬관절 통증
- 아킬레스힘줄 통증
- 발 통증

이차 근막 증후군

이차 MFS는 근육 외부(extramuscular)에서 이차로 근육 장력과 mTrPs의 활성화를 유발할 때 발생한다. 여기서 근막통증은 관절성, 신경성, 내장기성 또는 심리적으로 유발되는 또 다른 근본적인 장애의 결과물이다. 이 경우 유발점 치료만으로 인과적 치료가 불가능하다. 일차 근막 증후군과 이차 근막 증후군을 구별하는 것은 상당히 쉬운 경우가 많지만, 경우에 따라 이 분류가 그렇게 간단하지 않고 시험적인 치료를 받아야만 할 수 있다.

다른 관리 방법들(예: 고관절 골관절증, 신경근병증, 반신마비 경직)을 사용하여 근본적인 원인을 치료할 수 없다면, 근막 소견을 통증을 줄이기 위한 증상 완화 치료로 여기는 의견이 여전히 가치가 있을 수 있다. 이런 경우 치료의 성공은 일시적인 것일 수 있다. 치료사는 환자 및 담당 의사(필요한 경우 보험회사)와 함께 이 점을 명확히 해야 한다.

급성 근막 증후군

급성 근막통증의 경우는 종종 간단하다: 오직 하나의 근육만이 연관되어 있고, 유발 요인을 확인할 수 있고, 병력이 짧다. 이 진단은 보통 확립하기 쉽다. 많은 경우에, 오직 한 번, 또는 기껏해야 조금 더한, 치료 횟수만으로도 충분히 통증을 영구적으로 해소할 수 있다(Travell과 Simons 1999, Dejung 2009).

만성 근막 증후군

만성 근막통증의 발달에는 대개 여러 가지 요인이 작용한다. 선행 요인(예: 부하 능력 감소 또는 영양소 결핍으로 신체 상태 불량), 유발 요인(예: 급성 과부하), 영구적 요인(예: 좋지 않은 일상 및 작업 자세, 관절 및 신경 기능장애, 협력근 또는 길항근에서의 유발점 활동, 비활성화 기전 감소)이 공통적으로 함께 작용한다(2.3장).

근막통증증후군은 다음과 같은 결과로 만성화될 수 있다:

- 말초 만성화 과정
- 중추 만성화 과정
- 말초 및 중추 만성화 조건의 결합

> 임상정보
>
> **고관절의 골관절증**
>
> 55세 환자가 고관절 골관절증(변형성 고관절증[coxarthrosis])의 결과로 통증과 제한된 ROM을 앓고 있다. 환자는 고관절 재건 수술을 하기에는 너무 젊다. 이 경우, 손상된 근육에서 mTrPs를 치료하면 일시적으로 통증이 줄어들고 결과적으로 근육 긴장이 감소하여 고관절의 ROM이 개선될 수 있다(이 근육에는 대둔근, 중둔근 및 소둔근, 이상근, 내/외폐쇄근, 대퇴사두근, 내전근, 대퇴근막장근, 요방형근이 포함된다). 이러한 방법은 지속적인 성공을 거둘 수는 없지만 여전히 가치가 있다: ROM 증가와 통증 감소로 인해 근육 긴장도 감소와 관절 내 압력(intraarticular pressure) 감소로 인해 관절증의 진행이 최소화된다. 동시에 근육 능력이 유지된다. 이것은 또한 관절 전치환술로 가능한 수술적 중재 후에 환자에게 도움이 된다.

> **편마비 환자의 유발점 치료**
>
> 이완성 또는 경련성 마비가 있는 편마비 환자는 mTrPs 치료로 이익을 얻을 수 있다.
>
> - 통증 감소 및 적극적인 재활에 대한 순응도 개선은 유발점 치료의 입증된 효과이다(Dilorenzo 등 2004).
> - 마비의 경우 감각이 손상될 수 있으며 치료사는 치료 강도를 제한하기 위해 "통증-중지(pain-stop)" 방법을 사용할 수 없다는 점에 유의하는 것이 중요하다. 처음에 치료사는 통증 역치(가급적이면 기법 III 사용)보다 낮은 치료 강도를 선택한 다음 점차적으로 증가시켜야 한다 – 이것은 통증 및 연합반응을 유발하지 않아야 한다.
> - 유발점 치료는 편마비 쪽에만 집중해서는 안 된다(경련성 패턴으로 인한 mTrPs). 편마비의 영향을 받지 않는 신체 부위에도 종종 치료해야 한다. 왜냐하면 근육은 보상하려고 할 때 쉽게 과부하가 되고 mTrPs가 발생하기 때문이다.

말초 근막 만성화

주로 명심해야 할 두 가지 사항이 있다:

- 일반적으로 여러 mTrPs가 연관이 된다. 일차 mTrPs의 지속적인 활동은 이차 TrPs 및 위성 TrPs의 발생을 쉽게 한다. 전체적인 TrPs 사슬이 발생됨에 따라 상황은 점점 더 복잡해진다. 이러한 경우 치료 상의 어려움은 "검사 및 치료" 방법을 사용하여 일차 mTrPs를 식별하고 치료하는 것으로 구성된다(임상정보: 요방형근의 일차 mTrPs, 일차 유발점 찾기, 이차 및 위성 TrPs).
- 지속적인 근막 통증이 진행되는 동안 반응적으로 발생하는 결합 조직 변화는 정밀한 복합체의 근육원섬유절(sarcomeres)을 덮고 있어 구조적으로 고정된다. 이것은 말초 만성화의 첫 번째 단계이다(Dejung 2009). 결합 조직 구축(▶ 그림 2.38~▶ 그림 2.42)과 병리학적 교차결합(▶ 그림 2.37)은 근육의 완전한 기능적 능력을 제한한다. 임상적으로 이것은 근육 단축이 되고, 근육 간 및 근육 내 협응의 결함이 있는 형태로 분명해진다. 인접한 길항근 사이의 근막이 밀착되면 ROM이 제한되고 운동 패턴의 경제성이 감소한다(예: 견갑상완리듬의 장애). 이러한 기능적 파괴는 협력근 및/또는 길항근 그룹에 장애가 있는 관절 운동형상학 및 잘못된 부하를 초래한다. 따라서 결합 조직의 변화는 말초 영구적 요인으로 작용하며 종종 통증의 말초 만성화에 관여한다(▶ 그림 6.1).

운동계의 만성 통증 치료에서 다음과 같은 치료 순서가 효과적임이 입증되었다. 먼저 결합 조직을 치료한 다음, 근육을 치료하고, 관절(여전히 필요한 경우)을 치료한다(Lewit[Jena 강의, 2000년 10월]) , Dejung 2009).

중추 만성화

중추 만성화 과정이 우세한 경우 적절한 다중 모드 또는 다학제 간 치료가 필요하다. 이 경우 유발점 도수치료는 다른 치료법과 연계하여 사용할 수 있으며, 유발점 치료법의 통증 및 교감–억제 효과, 인지–행동–치료 측면에서 주로 활용되도록 수정될 수 있다.

말초와 중추 만성화

말초 및 중추 통증 기전은 종종 만성 통증에서 함께 작용한다. 다중 모드 치료 프로그램의 일환으로 유발점 도수치료는 말초 통각 수용 기전, 통증 처리 과정과 출력 통증 기전 모두에 영향을 미치는 데 적합하다(5.2장).

요약

만성 통증에서 유발점 치료의 의미

만성 통증에는 여러 가지 잠재적 원인이 있다. 다양한 통증 기전과 통증 패턴에 따라 구별할 수 있는 4가지 통증 원인이 있다(Gifford 2000, Gautschi 2008):

- 말초 통각수용성 통증
- 말초 신경성 통증
- 중추 통증 기전(통증 처리의 장애)
- 출력 통증 기전(예: 교감 신경 활동 증가)

'치료적 중재를 시작하기 전에 치료사는 이러한 특정 사례에서 어떤 통증 기전이 우세한지 명확히 하여 치료가 그 원인에 지향할 수 있도록 해야 한다. 통증 처리 문제(신체적, 정서적 및/또는 인지적 수준)에 의해 주로 지속되는 통증 치료 전략은 주로 말초 통각수용성 원인에서 파생된 통증에 사용되는 접근법과 다르다.

만성 통증은 통증 처리 및 출력 통증 기전의 중단으로부터 확립될 수 있다. 동시에, 많은 만성 통증 상태가 말초 통증 기전에 의해 유발되고 지속된다는 점을 강조해야 한다. 먼저 유발점 치료와 함께 고려해야 하는 2가지 요인이 있다.

- 전이통의 퍼지는 현상(즉, 통증이 방사되고 통증이 느껴지는 지점과 원인이 동일하지 않음)이 만성 근골격 통증의 진단상의 조사 및 치료에 일관되게 포함되지 않는 경우, 말초에서 야기된 많은 통증의 실제 원인은 간과될 것이며, 만성화를 장려하는 역할을 한다.
- 반응성 결합 조직 변화는 말초 만성화의 지속 요인이다(▶ 그림 6.1). 결합 조직을 표적으로 하고 지속 가능한 방식으로 치료하는 치료만이 말초 만성화를 종식시킬 수 있다.

결론: 만성 통증의 발생과 지속에 대한 mTrPs의 의미는 종종 과소평가되거나 아직 인식되지 않고 있다.

근막 구성 요소가 만성 통증 발생의 주된 병리적 요인으로 보이는 경우, 유발점 치료가 문제의 특정 원인을 선택적으로 치료할 수 있다. 또한 mTrPs 및 근막 장애가 통증 발생의 원인이 되는 정도를 명확히 하는 것이 감별 진단에 도움이 된다. 병력 및 신체 결과(physical findings) 외에도 이 질문을 명확히 하기 위해 종종 3~6회 치료 세션의 시험 치료가 필요하다.

만성 근막 통증 치료에서 지속 가능한 성공을 달성하기 위해, 치료사는 mTrPs를 비활성화하고 결합 조직 변화를 처리하여 유발점을 국소적으로 치료하는 것 외에도 영구적 요인을 식별하여 치료 프로그램에 포함시켜야 한다.

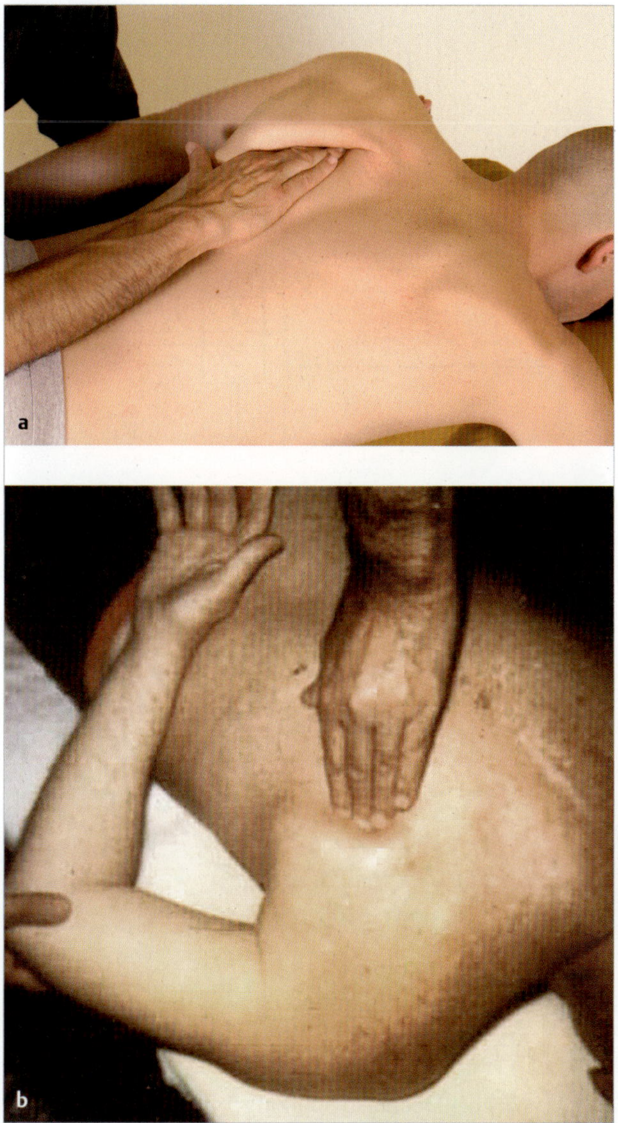

그림 6.1 말초 만성화 요인으로서 결합 조직의 변화.
a 생리학적 상황.
b 만성 통증 환자: 염증 과정과 수축된 결합 조직의 형성으로 인해 견갑골 부위의 근막이 유착된다(사진: Beat Dejung).

주요내용

신경근골격계의 만성 통증 치료에 있어서, 전이통의 퍼지는 현상을 다루는 진단 및 치료 전략과 일치하지 않는 모든 의학적 치료는 종종 문제의 근본 원인을 알지 못해 통증의 만성화를 촉진하는 역할을 한다.

6.1.2 자극 가중 문제

Stimulus Summation Problems

많은 만성 통증 사례는 하나의 구조 또는 하나의 기능적 순환에서만 발생하는 문제가 아니다. 자극 가중 문제가 자주 발생한다: 즉, 다른 구조(피부, 근육 및 결합 조직, 관절, 신경, 내부 장기)의 자극이 합쳐져서 통증이 지속된다(▶ 그림 6.2 a, ▶ 그림 2.51, ▶ 그림 2.52); 시간 가중도 참고하라.

만성 신경근골격 문제의 원인은 종종 선형적 사고로 표현되는 단순한 인과적 분류를 피하는 경우가 많다(일차[원인]에서 이차[결과]로 직접 이동, Gautschi와 Böhni 2014). 자주 – 특히 문제가 한동안 존재하는 경우 – 무엇이 일차로 분류되어야 하고 무엇이 이차로 분류되어야 하는지 명확하게 결정할 수 없다. 상호 관계가 종종 존재한다. 예를 들면, 초기 관절염에 이차로 발생할 수 있는 무증상 관절 기능장애는 무증상(잠복 mTrPs)으로 남아 있는 잘못된 근육 부하를 초래할 수 있다. 잠복 mTrPs와 연관된 단단한 띠는 무증상 신경근 포착을 일으켜 근육과 신경 공급 및 근육 감각 운동 기능을 손상시킨다. 이로 인해 근막 문제는 관절 병리를 점점 악화시켜서 결국 근막 장애뿐 아니라 신경 장애도 악화시키고(역치 이하의), 통각 수용 자극의 가중이 발생하여 결국 신경근골격계의 보상이 저하된다. 나타나는 통증은 관절, 근막 및/또는 신경일 수 있다. 통합된 기능적 관계의 네트워크는 자극 가중 형성의 기초가 된다(▶ 그림 6.2 **a** ▶ 그림 2.52). 이러한 사례에 치료를 먼저 알맞게 사용해야 하는 경우, 즉 관절, 근육 또는 신경에 먼저 초점을 맞춘 접근 방식을 취해야 하는지는 일반적으로 명확한 선택이 아니다. 관절, 근육 및 신경을 포함하는 다양한 기능적 순환이 문제에 기여한다; 선명한 인과관계는 더 이상 설명할 수 없다. 이러한 상황에서는 여러 가지 접근 방식이 허용된다. 평가를 기반으로 하고 임상적 추론에 의해 안내되는 치료는 합리적으로 보이는 지점에서 시작되어야 하며 올바른 단일 옵션이 없음을 인식해야 한다. 주기적인 재평가를 통해 선택한 치료 계획이 전체 네트워크에 긍정적인 영향을 미칠 수 있는지(그리고 그 기간 동안) 현재 치료 방법이 전체 자극 가중 문제를 어느 정도 완화할 수 있는지 확인하는 것이 중

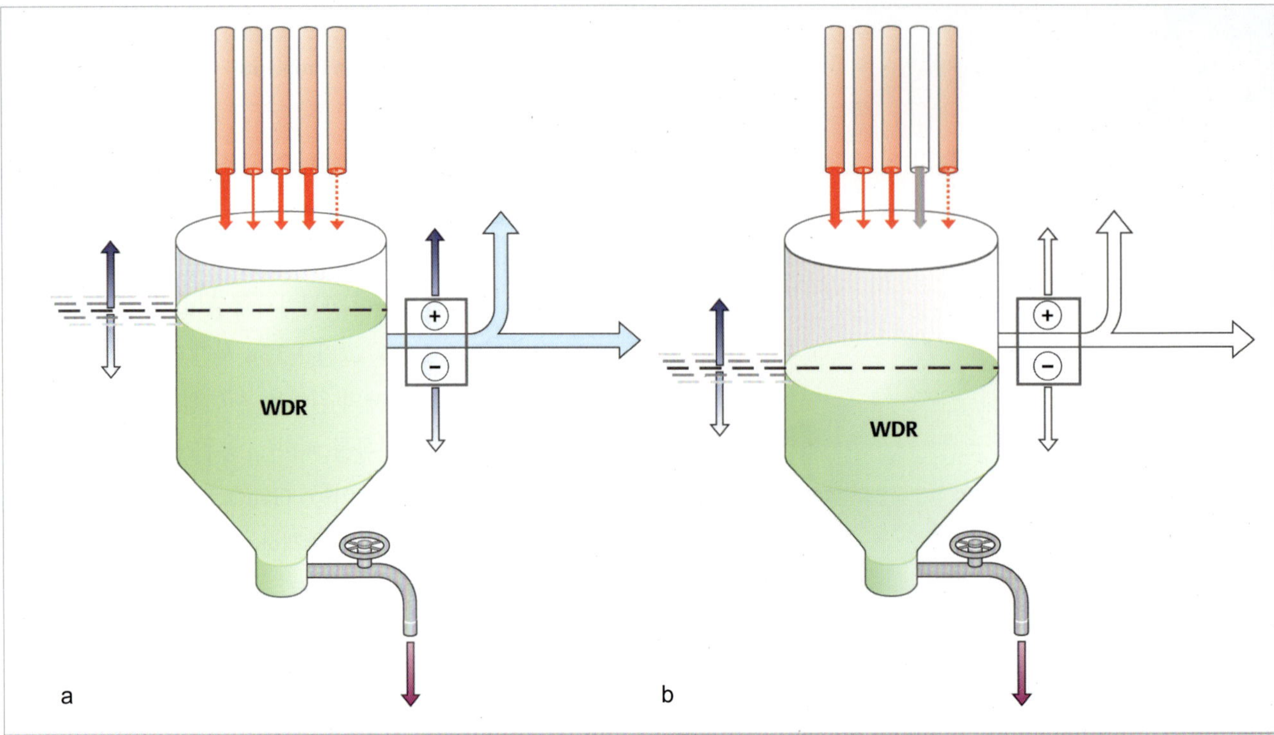

그림 6.2 자극 가중의 "Barrel" 모델(Böhni 등 2012).
a 다양한 통각수용성 구심성(빨간색 화살표)이 자극 가중으로 WDR 신경원(녹색)에 모인다. 역치를 초과하면 자극이 측부 축삭(옅은 파란색 화살표)(운동 및 교감 시스템 활성화)을 통해 중추와 척수로 전달된다. 역치는 감작화를 통해 아래로(+/−) 이동할 수 있다. 억제 신경원은 자극 가중을 감소시킨다(보라색 화살표).
b 치료로 인한 통각수용성 자극의 감소는 구심성의 합계가 역치 수준 아래로 떨어질 수 있다.

요하다(▶ 그림 6.2 **b**). 다양한 형태의 치료를 병행하는 것이 적절하다(그리고 필요하다).

근막 구조를 포함한 근육은 인체의 가장 풍부한 감각 기관을 구성하고, CNS는 그로부터 가장 많은 수의 구심성 신경원을 받아 엄청난 양의 정보를 제공한다(Mense 2007). 따라서 근막 기관의 장애가 종종 자극 가중 효과에 크게 기여할 수 있음이 분명하다. 그리고 근막 구조 치료로 시작되는 치료법은 대부분의 자극 가중 문제에 유리한 영향을 미칠 수 있다. 이러한 접근 방식이 지속적인 결과를 위해 필수적이며 효과적인 정도를 명확히 하기 위하여, 가장 쉽고 신뢰할 수 있는 접근법은 결과를 평가하기 위한 적절한 후속 조치가 포함된 치료 시험이다.

자극 가중 문제가 있는 경우 여러 가지 이유로 근막 치료로 치료 프로그램을 시작하는 것이 적절하다. 유발점 치료는 다음과 같다.

- 단순하고
- 안전하게
- 효과적으로: 근막 수용체가 많기 때문에 근막 치료는 감각 자극 흐름에 예리한 영향을 미친다.
- 탈파국화하기(Decatastrophizing): 자극 가중 문제가 있을 때 대부분의 환자는 치료가 근막 구성 요소에 먼저 초점을 맞춘다는 사실에 안도한다. 많은 환자들은 통증이 근육의 원인으로 인한 "유일한" 사실을 알게 되어 안심이 된다고 구체적으로 언급한다. 반면에 통증의 신경 및 관절 원인은 환자가 "위험한" 것으로 인식하고 불안과 재앙적인 사고를 조장한다. 중추 통증 기전에 영향을 주는 선택이 있을 때 치료 계획에서 환자(근육)에게 놀라지 않는 구조에 우선 순위를 지정하는 것이 좋다.

주요내용

근막 구조의 치료에 맞춰진 치료 프로그램은 근막 기관의 장애(활동성 mTrPs, 잠복 mTrPs, 반응성 근막 변화)가 종종 자극 가중에 크게 기여하기 때문에 많은 자극 가중 문제에 유리하게 영향을 미칠 수 있다.

6.1.3 포착 신경병증
Entrapment Neuropathy

신경은 역학적 압박과 인장 변형에 민감하게 반응한다. 따라서 mTrPs와 함께 발생하는 근육 및 결합 조직 변화의 긴장된 띠(tense cords)는 신경 감각 및 신경 기능장애를 유발할 수 있다(간접적 TrP–유발 문제; 3.2 장).

- **신경 압박 기능장애:** 신경이 짧아진 근육 섬유 다발 사이 또는 단단한 띠와 뼈 사이를 통과하는 경우, 신경 조직을 장기간 압박하면 신경 구조의 자극과 신경 기능장애를 유발할 수 있다.
- **신경 활주 기능장애:** 통증이 없는 모든 움직임에는 신경이 움직임 연관 변화와 변경된 길이 비율에 적응할 수 있어야 한다. 주변 조직(기계적 접촉면)과 연관하여 미끄러지는 신경 구조의 방해받지 않는 능력은 이와 연관하여 중요한 역할을 한다: 이것은 신경의 방해받지 않는 기능적 능력을 위한 중요한 전제 조건이다. 유발점 병리의 결과로 매우 빈번하게 발생하는 결합 조직 변화는 결합조직 유착이 주변(근육) 조직 내에서 신경이 미끄러지는 능력을 손상시킬 때 말초 신경의 자극 및 기능장애를 유발할 수 있다.

신체 움직임에 적응하는 신경계의 능력을 신경역동성이라고 한다(Shacklock 1995). 근육계가 말초 신경계의 지배적인 접촉면를 나타내기 때문에 TrP로 유도된 단단한 띠와 결합 조직 변화가 신경역동성 장애를 유발할 수 있다.

주요내용

TrP에 의해 유발된 단단한 띠와 결합 조직 변화는 신경역동성 장애를 유발할 수 있다.

임상적 측면

말초 신경 압박 증후군(포착 신경병증, entrapment neuropathies)은 신경 구조의 기계적 과민(압박과 인장 변형)으로 인해 발생한다. 기계적 자극은 신경근, 전방 및 후방 가지, 신경총 및 신경의 말초 구성 요소를 포함할 수 있다. 운동, 감각 및 자율신경 섬유는 모두 전방 및 후방 가지에서 먼쪽으로 지나기 때문에 세 가지 특성이 모두 말초 변화로 나타난다:

- 감각 장애(특히 이상감각 및 감각감퇴증)
- 근육 약화
- 자율신경 증상 및 재생 능력 저하

말초 신경 손상

포착에 의한 신경병증은 말초 신경 손상의 한 형태이다. Seddon의 분류(1943)에 따라 말초 신경 병변은 일반적으로 임상적 및 구조–해부학적 기준에 따라 세 가지 심각도 수준으로 나뉜다.

- **생리적 신경차단**은 말초 신경 손상의 가장 가벼운 형태이다. 여기에는 전도성 구조의 연속성을 방해하지 않고 말초 신경의 일시적인 기능장애("일시적 차단")가 있을 뿐이다. 막 또는 수초의 손상으로 인한 자극 전달 장애로 인해 기능이 상실된다. 압박 또는 인장력 또는 일시적인 허혈이 종종 손상의 원인이 된다. 임상 증상은 경미한 감각 장애(주로 손상을 받은 신경 구조에 의해 공급되는 부위의 무감각, 저림, 통증 및 감각 이상으로 표현됨) 및 운동 장애(특히 근육 약화)이다. 근육은 신경 흥분성을 유지한다. 즉, EMG는 탈신경전위를 나타내지 않으며 위축이 발생하지 않는다. 신경 전도 속도 검사는 신경증(neurapraxia)의 정도에 따라 종종 양성(항상 그런 것은 아님)이다. 즉, 신경전도검사로 측정된 활동 패턴이 감소한다. 신경의 전도 속도가 항상 완전히 회복되지는 않더라도(Mumenthaler 1997), 일반적으로 압박이 완화되면 기능이 완전히 회복된다. 일반적으로 몇 시간에서 몇 주 이내에 증상이 완전히 되돌아온다. 하룻밤 사이에 발생하는 "수면 마비"는 생리적 신경차단의 한 예시이다.
- **축삭절단(Axonotmesis)**은 캡슐화(encapsulating) 구조의 보존과 함께 축삭의 파괴를 특징으로 한다. Wallerian 변성은 손상의 원위에서 발생한다: 축삭과 수초가 분해되고 식균작용에 의해 제거된다. Schwann 세포와 결합 조직 구성 요소는 생존한다. 이러한 내외피 구조(내막 신경초)는 근위부에서 원위부로 진행되는 축삭의 재생을 위한 안내 역할을 한다. 초기 임상 양상은 마비, 위축 및 민감도 부족을 동반한 말초 신경 마비이다; 예를 들면, 뚜렷한 손목 터널 증후군이 있다. 유리한 조건에서 완전한 재생

이 가능하다. 압박이 너무 오래 지속되지 않는 한, 회음부 구조의 비가역적 섬유증을 유발할 수 있는 축삭 발아는 내막 신경초를 따라 표적 조직에 도달할 수 있다. 손상을 받은 구조의 재신경화는 이러한 재성장을 확인한다; 결과는 일반적으로 만족스럽다. 회복 시간은 몇 주에서 몇 달까지 지속된다.

- **신경절단**(**neurotmesis**)에서는 축색 돌기와 외피 조직이 모두 파괴된다. 예를 들면, 이것은 심각한 신경총 신장 손상 또는 신경 조직의 날카로운 절단 또는 찢김에 의해 발생할 수 있다. Wallerian 변성은 신경 연속성의 중단 지점까지 원위에서 발생한다. 그러나 이 경우에는 내막 신경초가 파괴되었고, 축삭 발아는 표적 장기 성장을 가능하게 하는 유도 구조가 없다. 외상성 신경종은 종종 비정상(ectopic) 자극 생성으로 인한 만성 신경성 통증과 함께 발생한다. 임상 양상은 민감성, 위축 및 이완성 마비가 없는 말초 신경 병변의 모습이다. 자발적인 회복은 불가능하다. 분리된 신경 끝단을 함께 봉합하는 수술 절차는 가능하면 시도해야 한다. 축삭 발아가 신경 경로의 원위 구성 요소에 도달할 수 있도록 내막 외막 구조가 충분히 근접할 수 있다면 재생이 가능하다. 외과적 중재 후 회복 시간은 몇 주에서 몇 달 동안 지속된다.

축삭에 손상을 입은 후 새로운 축삭이 신경 세포에서 말초로 성장한다. 재생 속도는 하루에 약 1mm 또는 한 달에 약 3cm이다. 신경 외피 구조의 연속성을 방해하지 않는 신경 손상(신경절제술) 또는 절단된 말초 신경의 외과적 봉합(신경절단) 후 해부학적 상태가 양호하면 재신경화가 발생할 수 있다. 임상 소견과 근전도 측정 결과 개선 징후가 보고된다. 1~2년 후에 재생이 가능한 정도에 대한 결정적인 평가만 가능하다.

주요내용

압박 또는 인장력이 신경을 둘러싸고 있는 수초를 손상시켰지만 축삭의 연속성은 유지된 경우, 이로 인해 일시적으로 신경의 전도성을 잃게 되는 생리적 신경차단의 원인이 된다.

근육-연관 포착 신경병증

근육 압박에 의해 생성된 포착 신경병증은 수초 또는 대사 전도 차단의 손상으로 인해 신경 구조의 감작화 및 기능장애를 유발할 수 있다(아래 참고). 결과적으로, 이것들은 별개의 형태의 생리적 신경차단(위 참고)이며, 따라서 가장 가벼운 형태의 말초 신경 병변 중 하나이다. Sunderland(1978)는 축삭 절단과 신경절단 사이에 2가지 심각도 수준을 추가하여 Seddon의 말초 신경 손상 분류를 추가하였다. Sunderland의 분류에 따르면, 포착 신경병증과 연관된 일시적인 전도 차단은 I 등급 손상을 따른다. 근육으로 인한 신경 압박의 영향은 다음과 같다:

- 감각 장애: 손상받은 신경 분포 영역의 감각과민(hyperesthesia), 감각감퇴(hypesthesia, 민감도 감소 및 무딤) 또는 통각과민(dysesthesias, 저림)
- 운동 결함: 신경에 의해 지배된 근육의 약화
- 자율 신경 장애: 근육 재생 능력이 감소하여 mTrPs의 발달과 지속성을 촉진한다(이것은 고전적인 악순환을 만들 수 있다: 근막 문제는 신경 문제로 이어지고, 이는 다시 근막 문제 등을 강화시킨다).
- 통증: 환자는 자주 통증(주로 둔한 통증)을 호소한다. 이는 손상받은 근육의 mTrPs로 인한 통증이나 말초 감작화(역방향성 자극 전도, 아래 참고)의 발현인 신경지배 조직의 비특이적 통증 민감성과 유사하다.

실제로 많은 환자들이 약간의 신경병증을 보이지만, 이것은 일반적으로 신경 전도 속도에 측정 가능한 변화를 일으키지 않더라도 "생리적 신경차단 전증(preneurapraxia)"의 한 형태를 나타낸다(아마도 신경학적 검사에서 발견되지 않을 것이다). 이러한 방식으로 민감해진 신경은 지속적인 신경근골격계 문제의 원인이 될 수 있다.

병태생리학

신경 구조는 다음과 같은 압박 또는 긴장과 같은 기계적 자극에 민감하게 반응한다:

- 신경 관류의 변화
- 손상된 축삭형질의 이동(transport)

- 신경 염증
- 이온 펌프 또는 장벽 기능장애
- 신경 주위 결합 조직 신경지배 장애
- 비정상적인(ectopic) 신경 자극 생성
- 역방향성(antidromic) 자극 전도

관류

신경 조직은 인체에서 가장 잘 관류된 조직이다. 전체 신체 물질의 약 2%만 차지하지만, 신경 조직은 신체에서 순환하는 혈액의 약 20~30%를 받는다(Lundborg 1988, van den Berg 2011). 신경은 산소와 영양소에 대한 평균 이상의 요구량을 가지고 있다. 혈관의 장축(longitudinal) 및 횡단(transverse) 시스템은 모두 신경의 결합 조직 층을 가로질러 관류를 보호한다(▶ 그림 6.3, ▶ 그림 6.6). 신경은 단순히 전기 자극을 전달하는 "구리 선"이 아니라 *신경관(vasi nervorum)*에 의해 관류되고 *신경간신경(nervi nervorum)*에 의해 자극을 받는 매우 중요한 내부 기관이다(▶ 그림 6.4).

신경이 잘 관류되도록 하기 위해서, 압력 변화는 세동맥 압력(PA), 모세혈관 압력(PC), 근다발막 압력(PF), 정맥 내 압력(PV), 터널 내 압력(PT) 사이에서 유지되어야 한다. PA > PC > PF > PV > PT의 압력 변화는 신경의 관류 및 완전한 성능 능력을 보호하기 위해 필요하다(그림 6.5).

신경 내 압력을 높이는 것은 관류가 감소할 수 있다(신경 내 포착). 이것은 기본적으로 2가지 방식으로 발생할 수 있다: 신경에 대한 직접적인 압박(▶ 그림 6.6, ▶ 그림 6.8) 또는 신경 조직의 장축 스트레칭(▶ 그림 6.7).

- **신경에 대한 압박:** 신경 섬유로의 적절한 혈액 공급에 필요한 임계값은 낮다. 30~50mmHg의 최소 압력 조차도 정맥 배액을 막고 정맥 관류를 손상시킨다(Gelberman 등 1983). 이것은 정맥 정체와 국소 부종의 형성으로 이어진다. 터널의 공간이 제한되어 있기 때문에(▶ 그림 6.5), 터널 내부의 압력이 상승하여 동맥혈관도 압박된다(신경 내 포착). 60~80mmHg의 압력은 동맥관류를 차단하고 신경 내 허혈을 생성하는 데 충분하다(Gelberman 등 1983, Ogata 및 Naito 1986, Lundborg와 Dahlin 1996, Butler 2000, van den Berg 2011에서 검토됨). 신경 내 포착으로 알려진 이 현상은 포착 병리학의 핵심 문제이다. 신경 내 부종 및 신경 내 허혈의 결과는 신경 내 염증 진행, 탈수초화 및 불량한 자극 전도일 수 있다(van den Berg 2011). 추간판성, 골화, 인대 또는 근막일 수 있는 신경 외 포착(▶ 표 6.1)은 신경 내 포착을 유발하는 정도로 임상적으로 유의하다.
- **신경 조직의 장축 스트레칭:** 신경 구조를 장축으로 당기

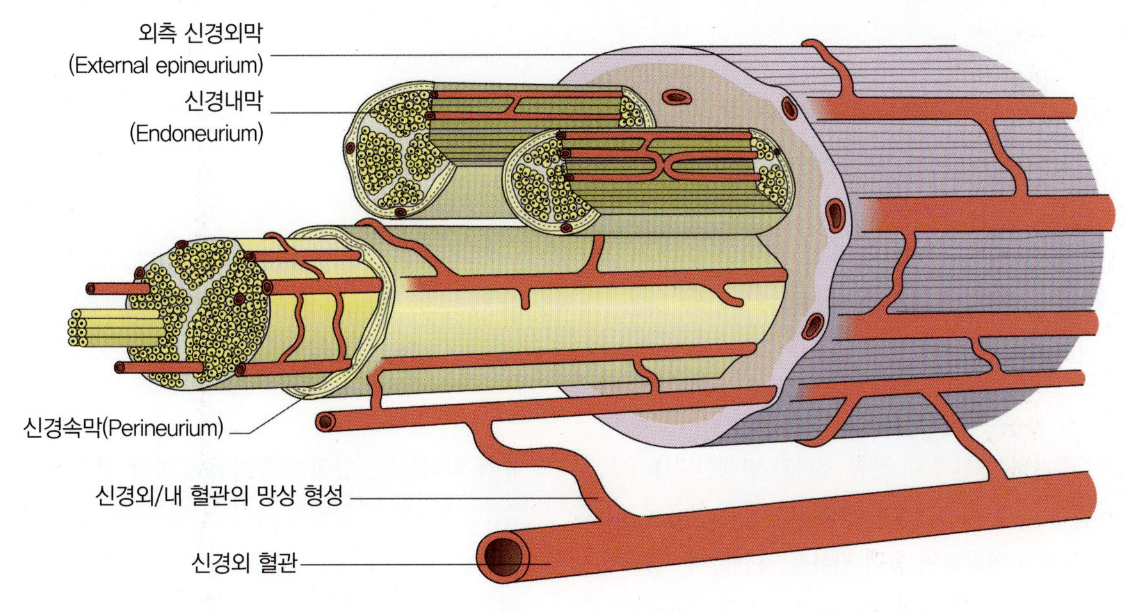

그림 6.3 신경의 혈액 공급. 신경외 및 신경내 혈관과 망상 형성(anastomoses)(van den Berg 2011).

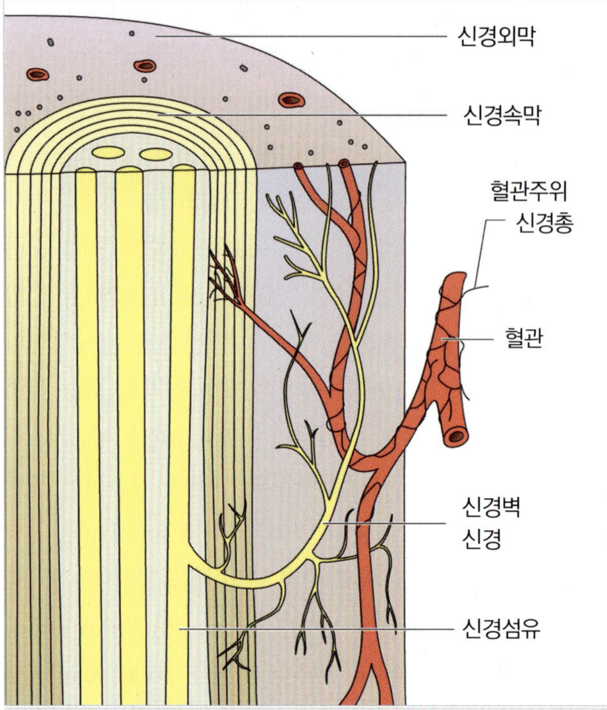

그림 6.4 신경 결합 조직 신경 지배(van den Berg 2011).

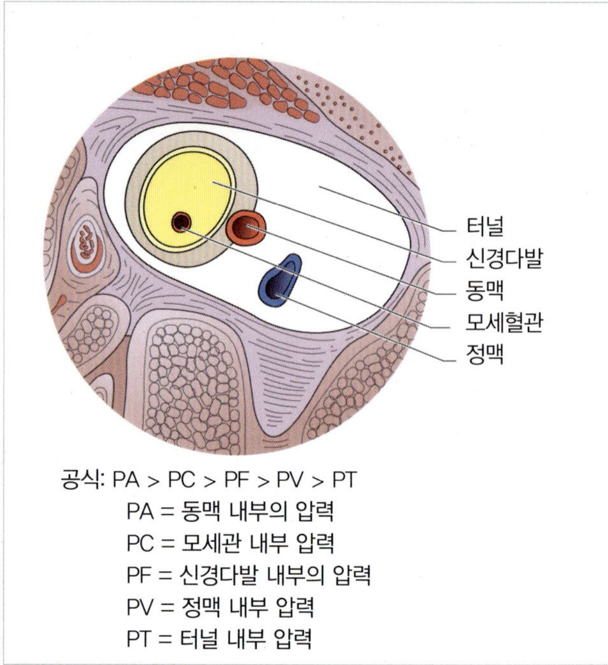

그림 6.5 신경 관류. 신경 관류를 보호하려면 PA > PC > PF > PV > PT의 압력 경사가 필요하다(van den Berg 2011).

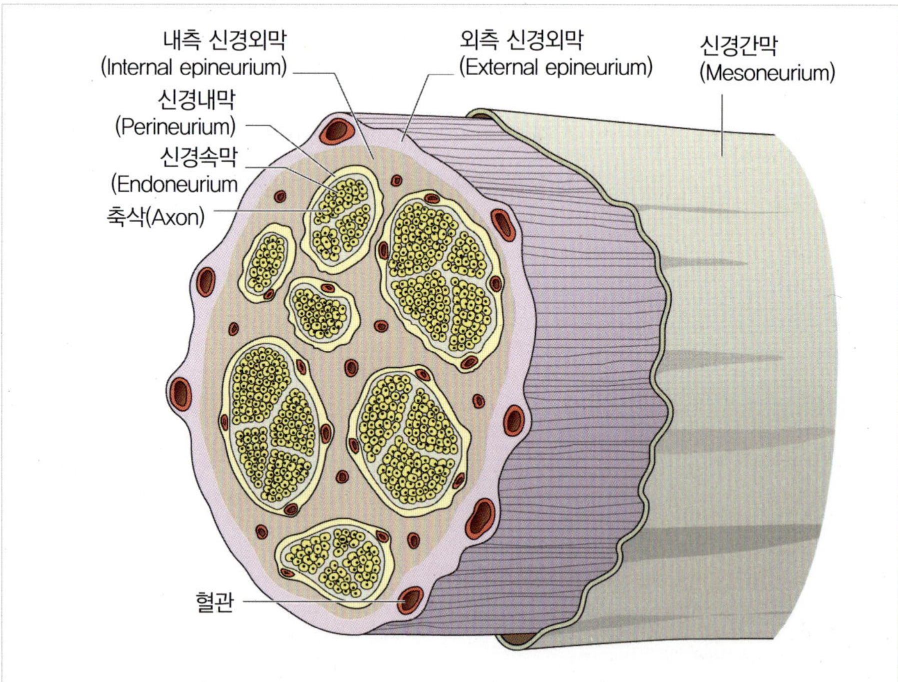

그림 6.6 말초 신경 결합 조직(van den Berg 2011, Butler에서 수정).

면 압력이 증가하여 신경 내 관류 저하가 발생한다(▶ 그림 6.7). 말초 신경 섬유를 8% 연장하면 정맥 관류를 차단하고 15%까지 연장하면 동맥 관류를 차단하여 저산소증을 유발한다(Lundborg와 Rydevik 1973, Ogata와 Naito 1986). 신경에 대한 인장 변형이 계속 증가하면 관류가 악화된다. 압력이 증가함에 따라 부종, 신경 내 염증, 탈수초화 및 불량한 자극 전도로 인한 신경 내 포착이 일어날 수 있다(van den Berg 2011). 신경 활주 기능장애가 존재하는 경우(신경 내 및/또는 신경과 주변 결합조직 사이에), 조직의 활주(glide) 능력이 감소하면 신경에 대한 인장 부하가 증가하고 관류 및/또는 신경 내 포착 감소에 대한 임계값에 더 일찍 도달한다.

신경 조직에서 말하는 변화를 유발하기 위해 외부에서 작용하는 압박이 얼마나 강해야 하는가는 압박 강도, 신경에 있는 결합조직의 비율, 그리고 신경에 작용하는 압박의 지속 시간에 따라 달라진다.

- **지속 시간:** 더 오랜 기간 동안 신경에 작용하는 압박은 더 짧은 시간 동안 가해지는 강한 압박보다 더 심각한 결과를 초래한다.
- **압박 강도와 결합조직의 비율:** 설명된 변화를 촉발하는 데 필요한 임계값에 도달하기 위해 외부에서 작용하는 압박이 얼마나 집약적이어야 하는가는 외부에서 작용하는 압박의 강도뿐만 아니라 말초신경의 결합조직 비율에도 크게 좌우된다. 신경은 기본적으로 결합조직에 의해 기계적으로 잘 보호된다(▶ 그림 6.6). 신경중간막(mesoneurium)은 신경 전체를 둘러싸고 있으며 주변 조직으로부터(그러나 또한) 신경을 분리한다. 외부의 신경바깥막(epineurium)은 보호용 봉투로서 신경을 감싸고, 내부의 신경바깥막의 결합조직은 작은 다발 사이의 공간을 채운다. 여러 개의 개별 신경 섬유로 구성된 신경 섬유다발은 신경주위막(perineurium)에 둘러싸여 있으며, 마지막으로 내막 결합 조직은 개별 신경 섬유를 감싸고 있다. 신경바깥막은 신경에 대한 완충작용을 하고 과도한 압박으로부터 축삭을 보호한다(Shacklock 2005).

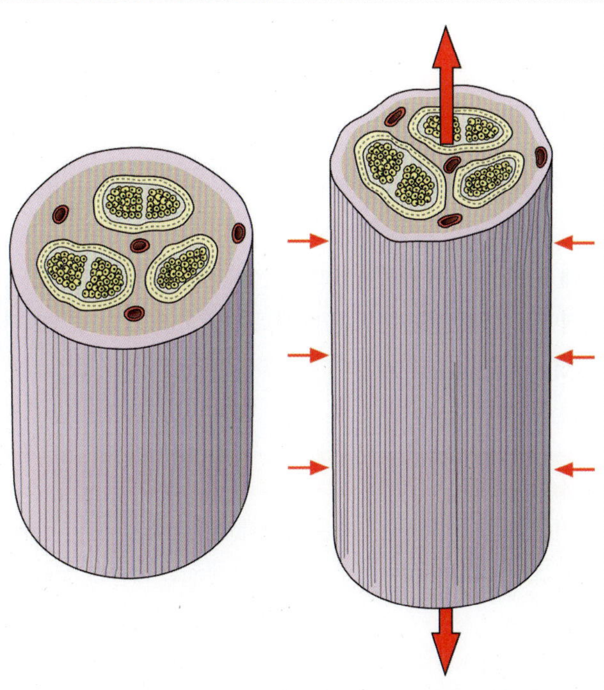

그림 6.7 인장 변형으로 인한 신경 내 혈관의 압력 증가(van den Berg 2011).

만약 결합 조직의 각각의 신경 섬유 다발 사이의 비율이 높다면, 전체 신경은 내부 신경바깥막의 결합 조직이 압력의 일부를 상쇄시킬 수 있기 때문에 외부 압박을 더욱 견딘다(▶ 그림 6.8 **a**). 말초신경에 있는 결합조직의 비율은 대개 원위부보다 신경의 근위부에서 더 크다. 말초신경에 더 먼 원위에 결합되는 신경다발이 적기 때문에, 압력을 흡수하기 위해 이곳 신경 사이에 놓여 있는 결합조직이 적다. 따라서 이러한 원위부에서는 신경이 외부 압박에 더 민감하여 임계값에 더 일찍 도달한다(▶ 그림. 6.8 **b**).

유발되는 신경 자극의 정도는 압박의 지속 시간과 강도에 따라 달라진다.

- **대사 전도 차단:** 지속적인 압박은 신경 내 미세 순환을 방해할 뿐만 아니라 축색원형질의 수송을 방해한다(아래 참고). 전체적인 결과는 대사 전도 차단이다. 신경은 기능장

표 6.1 신경외 포착은 다양한 형태의 기계적 접촉면에서 형성될 수 있다. 신경외 포착은 신경 내 포착으로 이어지는 정도와 임상적으로 연관이 있다.

신경외 포착	예	임상적 패턴
○ 디스크성	디스크 탈출	→ 신경근 증상
○ 골	척추전방전위증	→ 신경근 증상
○ 인대	굴근지대(Flexor retinaculum)	→ CTS
○ 근육 –단단한 띠 –결합조직 변화	신경 압박 기능장애 신경 활주 기능장애	→ 말초 신경 증상

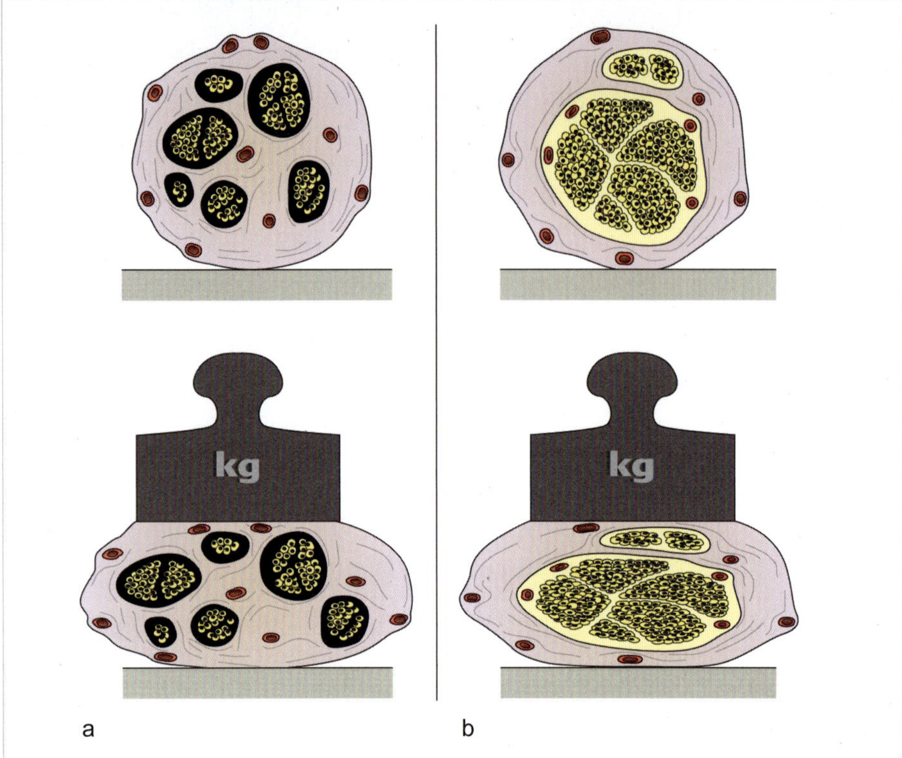

그림 6.8 압박에 대한 말초 신경의 기계적 민감성과 압박에 의한 신경 내 관류의 감소(본문에 설명됨; van den Berg 2011).

애가 된다. 임상적으로 이것은 주로 감각 장애의 형태로 나타나며, 압박이 중단된 후 비교적 빠르게(몇 시간에서 며칠 이내에) 가라앉는다.

- **생리적 신경차단(Neurapraxia)**: 저산소증은 관다발 내 압력이 장기간 높게 유지되면 발병한다. 저산소증에 반응하여 혈관벽의 투과성이 증가한다. 염증 진행이 일어나며, 신경 내 부종이 발생한다(Sunderland 1976). 부종은 압력이 증가하여 이미 발달한 정맥 정체를 악화시킨다: 신경 내 혈관의 저관류 상태가 악화되어 고착된다. 압력 증가가 지속되면, 신경 내 관류 감소와 더불어 신경세포가 손상되어 역방향 축색원형질의 이동을 지연시키며(아래 참고), 압력 강화가 Schwann 세포의 탈수초화을 유발할 수 있다(van den Berg 2011). 생리적 신경차단(neurapraxia)이라고 불리며(Seddon 1943, Mumenthaler 등 2003), 신경 기능장애의 증가된 표현은 주로 손상된 신경 조직에 의해 공급되는 부위에서 감각 과민, 감각 감퇴 및 감각 장애들(민감도 증가 또는 감소, 감각 마비, 따끔거림)의 형태로 나타난다. 시간이 지남에 따라 이러한 증상은 악화되어 통증 및 운동 장애를 포함한다(약화 및 재생 능력 감소). 생리적 신경차단은 일반적으로 압력이 감소하면 며칠에서 몇 주 이내에 해결된다. 그러나 영구적인 손상은 남아 있을 수 있다. 적어도 신경 전도 속도는 때때로 완전히 회복되지 않는다(Mumenthaler 1997).

주요내용

장기간에 걸쳐 작용하는 압박은 신경 내 혈액 공급을 감소시키고 축색원형질 이동을 방해하여 최종적으로 대사 전도를 차단한다.

축삭 이동

물질은 모든 세포의 세포질 내에서 운반되어야 한다. 이런 점에서 뉴런의 세포질(axoplasm)은 다른 세포와 다르지 않다. 그러나 다리에서 1미터 이상의 길이를 측정할 수 있는 축삭의 긴 길이에는 특별한 운송 시스템이 필요하다. 더욱 그러한 것이, 축삭 속의 액체는 시럽과 같은 물질로, 물보다 5배나 점성이 높은 일관성을 가지고 있기 때문이다. 최적의 신경 기능을 위해서는 후근신경절(dorsal root ganglion)의 분자 구성 요소의 지속적인 합성과 그 요소가 축색원형질 전달을 통해 대상 조직에 전달되어야 한다(▶ 그림 6.9). 따라서 뉴런은 전기적 자극으로만 하는 것이 아니다. 동시에

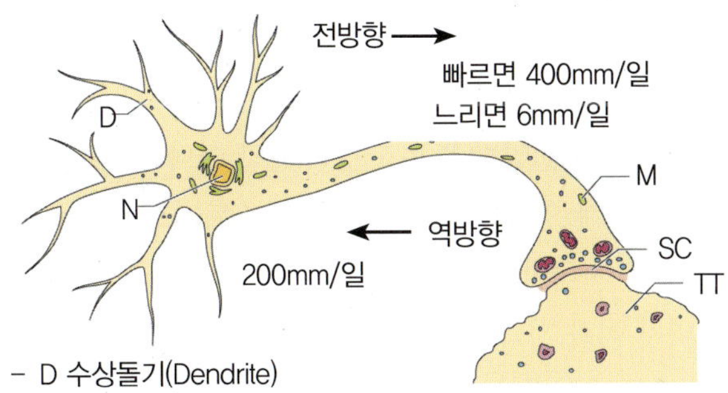

그림 6.9 단일 뉴런 내의 축삭형질(Axoplasmic) 이동(transport) 시스템(Butler 1991).

생리적 신경 기능에 없어서는 안 되는 물질(효소, 당단백질, 세포골격계 원소, 신경전달물질, 물질 P, CGRP 등 신경 펩타이드)의 다량의 운반체계로서 기능한다.

축삭원형질의 흐름은 복잡하다. 운송은 능동적인 과정이며, 작동하는 데 에너지가 필요하다. 따라서 신경 내 관류에 의존한다. 운송은 양방향이다(Butler 1991, van den Berg 2011):

- 세포체에서 표적 조직으로(앞방향 수송):
  - 시냅스에서 자극 전파에 사용되는 물질(신경 전달 물질, 효소, 당 단백질, 소포)은 빠른 수송 시스템으로 수송한다(50~400mm/일).
  - 느린 이동(1~6mm/일)은 주로 재생(부상 후 치유)에 중요한 세포 골격 요소를 전달한다.
- 표적 조직에서 세포체로 다시 이동(역행 수송): 역행 수송은 매우 가변적인 속도로 발생한다(1~2mm/일에서 최대 300mm/일). 예를 들면, 신경 성장 인자가 전달되고, 역행 전달 덕분에 세포체는 신경 내부와 외부의 상태에 대한 중단 없는 정보를 받는다.

축삭원형질의 흐름을 억제하는 데는 30~50mmHg의 압력만 필요하다(Gelberman 등 1983, Ogata와 Naito 1986, Lundborg와 Dahlin 1996, Butler 1991에서 검토 됨). 따라서 신경에 대한 지속적인 압박은 항상 축삭원형질의 수송 기능장애를 유발한다. 신경의 과민성과 취약성이 증가하여 신경의 원위부에서 발생하지만 때로는 근위부에서도 발생한다.

▶ **다발성 신경 압박.** 신경 구조가 일련의 여러 수축 지점에서 압박되어 민감해지면(이중 파열 또는 다중 파열 증후군), 신경 자극의 발달이 촉진될 수 있다(Moghtaderi와 Izadi 2008, Morgan와 Wilbourn 1998, Schmid와 Coppieters 2011, Upton와 McComas 1973). 예를 들면, 정중 신경(또는 그로 이어지는 근위 신경)은 C5/6-T1 신경근, 사각근 열공, 갈비빗장 통로, 작은가슴근과 오훼돌기 사이의 부위(▶ 그림 8.3), 척골과 소원근의 상완골두 사이(▶ 그림 8.10)와 손목 터널에서 자극받을 수 있다(Wicki 2001, Dejung 2009). 손목 터널 증후군(CTS) 환자 대부분은 정중 신경 근위부 자극의 임상 증상을 나타낸다. CTS를 검사한 115명의 환자 중 81명은 목 부위에 동시에 임상적 손상 징후가 있었다(Upton과 Mc Comas 1973; Butler 1991가 인용함). CTS 환자에서 경부 신경근병증도 빈번하게 나타났으며(5~18%)(Moghtaderi와 Izadi 2008, Morgan과 Wilbourn 1998), 일반 인구의 유병률은 1% 미만이다(Radhakrishnan 등 1994).

신경 염증

말초 신경의 기계적 자극은 신경 염증을 유발한다(Sunderland 1991).

염증 과정은 다음과 같은 다양한 요인으로 인해 발생할 수 있는 신경 내(endoneural) 부종과 연관이 있다:

- 압박 문제의 경우에, 수축된 정맥 유출과 견고한 허혈(화학 유해인자)의 결과로 신경 내 부종이 형성된다.
- 신경 활주 기능장애가 있을 때, 기계적 자극은 직접적으로 염증 진행과 부종 형성으로 이어질 수 있다.

마찰 증가 또는 반복적이거나 지속적인 압박(허혈)과 같은 잠재적으로 유해한 영향에 의해 자극된 신경 주변 근막층 내의 통각 수용체는 CGRP 및 물질 P의 방출을 유도한다. 이러한 물질은 높은 혈관활동(vasoactive)과 신경의 국소 염증 반응을 일으킨다(Shacklock 2005).

신경 내 부종은 섬유아세포(fibroblast) 증식을 위한 이상적인 환경을 제공한다. 신경 결합 조직에 연관 반흔 형성은 신경 활주 감소와 고통스러운 움직임을 유발할 수 있다

(Shacklock 2005).

이온 펌프 또는 장벽 기능장애

이온 펌프 기능의 장애: 기계적 압력은 이온 채널의 개폐 주기 및 이온 펌프 오작동을 유발할 수 있다. 신경이 기능장애가 된다(Butler 2000).

장벽 기능의 장애: 잘 발달된 신경 외 및 신경 내 혈관 시스템은 신경에게 공급을 보장한다. 혈관은 다양한 결합 조직층을 관통하여 세포에 산소와 영양분을 공급한다(▶ 그림 6.3). 신경주위막은 신경 내 모세 혈관 내부를 감싸는 내피 세포와 함께 혈액-신경 장벽을 형성한다(Yayama 등 2010). 혈액-뇌 장벽과 유사하게 혈액-신경 장벽은 원하지 않는 물질을 신경 주위 공간에서 멀리 떨어뜨리는 역할을 한다. 압박, 신경 내 허혈(Yayama 등 2010), 면역 세포의 신경 내 활성화(Spies 등 1995)는 혈액-신경 장벽이 국소적으로 더 잘 투과되도록 할 수 있다(Coppieters와 Nee 2012).

신경 주위 신경지배의 장애

감각 신경은 말초 신경 결합조직(신경주위막) 내에 있다(Hromada 1963). 이 *신경벽신경*(*nervi nervorum*)(그림 6.4)은 통각과 고유 감각을 담당한다. 근육 압박과 함께 외부 자극의 결과로 지속적인 자극은 신경의 결합 조직층에서 분비물을 유발할 수 있다(신경줄기 통증, Hall와 Elvey 1999). 신경에 최대 50%의 결합조직이 들어 있는 것을 고려하면, 많은 곳에서 근육 조직과 접촉면을 형성하는 바깥 층들은 확실히 중요한 상호작용이 일어날 수 있다: 왜냐하면 근육은 신경계에 대한 가장 큰 접촉면을 나타내기 때문이다.

이상 신호 발생 부위(AIGS)

압박에 의한 신경의 자극은 비정상적 심박조율기로서 신경 자극의 발생을 방출할 수 있다. 예를 들면, "척골의 끝부분(funny bone)"을 치면 척골신경에 자극을 주어 국소 팔꿈치 통증과 번개 같은 통증이 팔을 타고 내려가 손과 새끼 손가락으로 나타난다. 왼쪽 L4/5레벨의 탈출한 척추 디스크가 연관 피부절에 통증을 유발하는 또 다른 사례도 있다. 그러나 특히 근육 포착처럼 압박이 오랫동안 지속되는 경우만큼 강력하지 않은 기계적 자극도 이상 신호 발생 부위(AIGS)를 초래할 수 있다.

기계적 요인(압박 또는 인장력)뿐만 아니라 대사 요인(허혈), 면역계 영향(cytokines) 또는 스트레스(adrenalin)도 AIGS를 자극할 수 있다.

역치 이하 자극이 있더라도 AIGS는 자극된 유해수용성 C섬유에서 역방향 자극 전도를 통해 CGRP 및 물질 P와 같은 신경펩티드의 말초 방출을 유발할 수 있다. 이 물질들은 신경성 염증과 말초 감작화의 특징적인 변화를 일으킨다.

역방향 자극 전도

일단 AIGS가 확립되면 역방향 자극 전도(즉, 구심성 신호의 생리적 방향 반대)는 말초 조직(근육 조직에서도)에서 염증 작용을 일으킬 수 있다. 그런 염증이 잠재적으로 남아 있으면 단순히 근육 조직에 "민감한 부위(sensitive spot)"가 있는데, 이것은 국소 말초 감작화 작용을 나타내는 표현이다. 이는 유발점 병리학에 기여하거나 영구적 요인으로 작용될 수 있으며, 이러한 방식으로(무증상, subclinical) 신경병증에서는 근막 소견을 만들 수 있다. 예를 들면, 경추상완 신경총(8.2.1장)의 포착과 과민증은 상과통증(epicondylalgia)이나 손목 터널 증후군의 발달과 영구화에 기여하는 요인이 될 수 있다.

> **주요내용**
>
> 근육과 신경계는 동적으로 상호 작용한다. 근육 병리(단단한 띠 및 결합 조직 변화)는 (무증상) 신경병증을 유발할 수 있으며 (무증상) 신경병증은 그 부분에서 근막 결과로 발생할 수 있다.

병인학

근육 포착 신경병증을 특징으로 위에서 설명한 병리생리학적 변화는 일반적으로 다음과 같은 원인에 의해 발생한다.

- mTrPs와 함께 발생하는 단단한 띠; 신경 압박 기능장애는 긴장된 근육 섬유의 압박으로 인해 직접적으로 발생하거나, 짧아진 근육이 골 구조(예: 늑골 쇄골 통로; ▶ 그림 8.3)에 가해지는 긴장으로 인해 간접적으로 발생할 수 있다.

- 근막구조(기계적 접촉면)와 연관하여 신경 조직이 활주하는 능력을 감소시키는 MTrP–연관 결합 조직 변화.
- 표층 근막 기능장애.
- 정상적인 해부학적 이형: 근육 포착을 촉진하는 이형 신경 과정이 신체의 많은 부분에서 설명되었다; 예는 다음과 같다.
  - 좌골 신경의 일부(일반 비골 신경) 또는 전체 좌골 신경이 이상근을 통과한다(▶ 그림 8.40).
  - 회내근(pronator teres)에 대한 정중 신경의 다양한 경로(▶ 그림 8.11, ▶ 그림 8.10).
  - 요골 신경의 천지(superficial branch)는 보통 심부에서 갈라져서 단요수근신근(ECRB)의 근막 교를 통과한다(▶ 그림 8.20). 그러나 때로는 천지의 섬유가 ECRB의 근막 교까지 원위에 있는 운동 섬유에서만 분지된다. 이 경우 감각 천지가 ECRB를 뚫고 지나간다(▶ 그림 8.21).
  - 협신경(buccal nerve)은 일반적으로 외측 익상근(lateral pterygoid)의 상하부 사이에 위치한다. 그러나 때로는 외측 익상근의 상부 부분을 통과한다.
- 근육의 긴장도 및 영양 변화:
  - 자세적 긴장 패턴
  - 움직임–연관 장력 패턴(운동 사슬)
  - 중추 영향: 근육의 안정된 긴장도는 중추에서 조절된다; 따라서 중추 및 출력 기전(output mechanisms)이 통합된다(불안, 스트레스 등).

신경 내 포착(위 참고)의 특징적인 병리학적 변화는 신경근계의 수축된 영역에 의해서만 발생하는 것이 아니라는 점에 유의해야 한다. 신경 외 포착은 모든 유형의 기계적 접촉면에서 발생할 수 있으며(▶ 표 6.1), 신경 내 포착이 발생한다.

주요내용

신경 외 포착은 신경 내 포착으로 이어지는 정도와 임상적으로 연관이 있다.

진단적 조사

병력과 신체적 소견은 신경근골격계 증상에 신경 구조가 관여할 수 있다는 단서를 제공한다.

병력

신경 조직에 대한 직접적인 외상(사고, 수술 등) 또는 신경에 지속적인 긴장이나 압박(예: 단단한 띠 또는 스프린트나 석고 고정에 의한)과 같은 간접적인 외상이 있는 경우 신경 자극이 문제의 가능한 원인으로 간주되어야 한다. 치료에 대한 느리고 불만족스러운 반응은 임상 추론 과정에서 신경 구성 요소가 역할을 할 수 있음을 암시하는 것으로 해석될 수 있으며 해석되어야 한다. 근육 조직이 운동, 감각, 자율신경성 관점에서 최적으로 자극되지 않는 한 유발점 도수치료와 적극적인 훈련을 통한 최상의 근육 재활은 성공할 수 없다. 신경–근육 단위 내의 동적 상호 작용은 정상적으로 기능해야 한다.

소견: 신경역동성 검사

▶ **신경역동성.** 신경계는 뇌에서 척수를 통하여 사지의 손가락과 발가락까지 연속체를 형성한다. 신경 구조는 움직이는 중에 기능을 유지하고 통증이 없는 상태를 유지하기 위해 충분한 가동성을 필요로 한다. 예를 들면, 척추가 움직이는 동안 대후두공(foramen magnum)에서 S1까지 척추관은 최대 굴곡에서 6~9cm까지 길어진다(Breig 1978). 신경 구조는 이러한 신장(elongation)에 적응해야 한다. 이 신장은 다음과 같은 방법을 결합하여 이루어진다: 약간 스트레칭(stretching), 펴기(unfolding), 척추 수막에 의해 서로에 대해 미끄러짐, 그리고 서로에 대해 인접한 조직의 미끄러짐(예: 경막에 대해 디스크 또는 주변 구조에 대한 말초 신경–결합 조직, 근육, 골 구조). 신경계가 신체 움직임에 적응하는 능력을 신경역동성이라고 한다(Shacklock 1995). 말초 신경 조차도 길이의 변화에 적응할 수 있어야 한다. 그러나 한계가 있다. 말초 신경 섬유를 8% 연장하면 정맥 관류를 차단되고, 15%까지는 동맥 관류가 차단되어 저산소증을 유발한다(Lundborg와 Rydevik 1973, Ogata와 Naito 1986).

신경역동성의 개념은 신경계의 역학(pathomechanics, 병리역학)과 생리학(pathophysiology, 병리생리학)과 그 상호 관계를 검진한다(Shacklock 1995, 2006). 이것은 신경 구조의 자극도(irritability)를 감지하고 치료하기 위해 일련의 검사 방법을 개발했다.

▶ **기본 검사.** 실무에서, 신경계의 역학적 민감성과(병리)역학을 검사하는 기본 검사 팔레트를 사용하는 것이 초기 평가에서 도움이 된다. 신경역동성 연구를 하는 동안 Shacklock(1995)과 Butler(1991, 2000)는 기존 검사 방법을 채택하고 새로운 방법을 개발하여 오늘날 이러한 검사를 통해 신경 조직의 넓은 영역을 검사할 수 있다 (8장 참고).

- **상지 신경역동성 검사**(ULNT): 정중 신경에 중점을 두고 경추상완신경총 검사(▶ 그림 8.12~▶ 그림 8.14); 요골 신경(▶ 그림 8.22); 척골 신경(▶ 그림 8.27)
- **수직하지거상**(SLR): 경골 신경, 비골 신경, 좌골 신경, 요추 및 천골 신경근, 수막 및 척수 (▶ 그림 8.41~▶ 그림 8.43)
- **슬럼프 검사**: 좌골 신경, 수막, 척수(▶ 그림 8.44)
- **엎드려 무릎 굽힘**(PKB): 대퇴 신경, 중, 상부 요추, 수막, 척수(▶ 그림 8.32, ▶ 그림 8.3)
- **목의 수동 굴곡**: 대후두 신경, 척수, 수막 및 뇌교 (▶ 그림 8.51)

신경 구조를 과도하게 늘리면 신경 전도도(conductivity)를 손상시키고 자극도(irritability)를 크게 증가시킬 수 있기 때문에 기본 원리로 신경역동성 검사는 항상 정확하게 조절된 힘으로 수행해야 한다. 신경역동성 검사에서 다음과 같은 주의 사항과 금기 사항을 준수해야 한다(Butler 1991).

- 신경학적 징후의 최근 발생 또는 악화
- 연결된 조직의 뚜렷한 손상 또는 이상(예: 불안정한 골절, 새로운 근육 손상 등)
- 염증성 질환 및 감염(예: Guillain Barré 증후군, 급성 보렐리증[borreliosis] 등)
- 검사 중 또는 검사 후 심한 통증

신경역동성의 개념은 일련의 매개 변수(▶ 그림 6.10)가 기본 검사에 영향을 미친다는 것을 보여준다. 종합적으로, 검진한 신경과 그 접촉면의 상태와 자극도에 대한 유용한 정보를 제공한다. 임상적 추론은 우리가 어떤 국소 요인(긴장 증가, 압박 증가, 활주 감소, 신경 내 관류 감소, 염증, 역학적 민감도 증가)이 결정적인지, 그리고 양성 검사 결과가 임상 증상의 원인이 될 수 있는지 평가하는 데 도움이 된다. 동시에 검사는 치료 전후의 자극도 정도를 평가하는 데 유용하여 재현 가능한 매개 변수 역할을 한다. 자율 신경 과활동은 일반적인 혈관 수축으로 인해 신경 관류를 감소시킨다. 이 때문에 여러 검사가 양성일 수 있다.

임상적 장애에 관한 신경역동성 검사의 **민감도**와 **특이도**를 평가하기 위한 연구 결과는 거의 없다(Shacklock 2005). 손목 터널 증후군 환자에서 정중 신경(ULNT 1)에 중점을 둔 상완신경총의 기계적 민감도를 평가하기 위한 표준 신경역동성 검사는 민감도가 82%, 특이도는 75%, 양성 예측은 93%를 갖는 것으로 나타났다(Coveney 등 1997). Selvaratnam 등(1997)의 연구도 비슷한 결과를 보였다. 따라서 민감도 및 특이도와 연관하여 신경역동성 검사의 진단 효능성이 좋다.

지금까지 상지에서 연구된 신경 구조의 기계적 민감도를 검사하였을 때 **검사자간 신뢰도**는 중간 수준이다. 직접 자극을 통한 신경(정중, 요골, 척골 신경)의 촉진은 거의 우수한 신뢰도 점수(k 값=0.59)에 도달하였다; ULNT를 사용한 검사는 중간 정도의 일치를 보여주었다(k-값=0.45) (Schmid 등 2009).

▶ **신경 전도 검사-신경역동성 검사.** 일반적인 신경학적 기법 도구 연구 방법의 틀 내에서 신경 전도 속도는 일반적으로 신경의 병리학적 상태의 명확한 증거로 간주된다. 그러나 신경역동성 검사가 분명히 양성 결과를 제공하

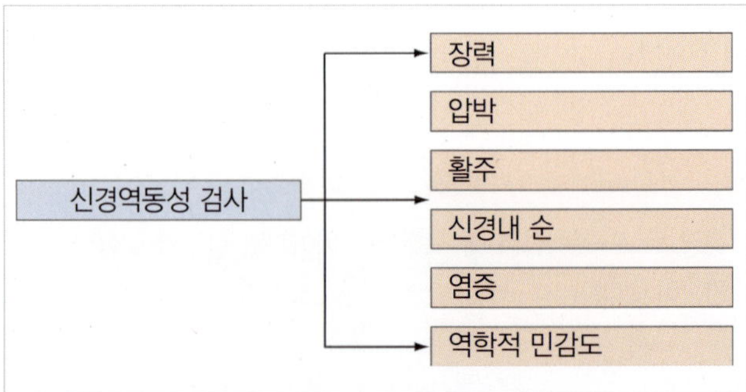

그림 6.10 신경역동성 검사에서 역할을 하는 국소 기전 (Shacklock 2006).

더라도 신경 전도 검사는 종종 음성이다. 이것이 가능한 이유는 다음과 같다.

- 증상은 근막 구조(신경 구조가 아님)에서 발생한다.
- 병리학적 변화는 신경의 결합 조직(전도성 구성 요소가 아님)에 국한된다.
- 신경병증은 각 근막에서 개별적으로 발생하므로, 신경 전도 검사는 충분히 특이적이지 않은 경우 "좋은" 근막만 검사하여 병리를 놓칠 수 있다.
- 이중 또는 다중 신경병증(다중 압박 문제)은 기록되지 않을 수 있다.
- 신경 전도 검사는 의도적으로 장축 스트레칭을 통해 자극되는 신경역동성 검사와 달리, 신경이 장력 스트레스를 받지 않는 방식으로 환자를 배치한 상태에서 수행된다. 따라서 신경 전도 검사는 일상적인 움직임에 사용되므로 신경의 기능장애를 적절하게 결정할 수 없다.

신경역동성 검사는 신경 구조를 자극한다. 신경의 근위부와 원위부가 분리되어 신경 내부의 긴장이 증가할뿐만 아니라 주변 조직과 연관된 신경의 움직임도 발생한다. 이 주변 조직을 "기계적 접촉면(mechanical interface)"이라고 한다(Shacklock 1995, Butler 1991); 신경역동성 장애는 신경 기관 자체 또는 주변 기계적 접촉면에서 발생할 수 있다. mTrPs에 의해 발생하는 단단한 띠와 결합 조직 유착은 기계적 접촉면의 장애이며 신경 자극을 유발할 수 있다. 근육이 신경과 가장 큰 기계적 접촉면을 형성하기 때문에 이것은 드문 일이 아니다. 이러한 경우 유발점 치료를 통해 문제의 원인을 치료할 수 있다.

주요내용

신경역동성 기본 검사는 임상 의사 결정 과정을 이해할 수 있는 재현 가능한 매개 변수를 제공한다.

소견: 신경 구조의 촉진과 도수 유발

신경 구조가 민감해졌는지 여부도 여러 곳에서 직접 검진할 수 있다. 직접 유발을 통한 신경(정중, 요골, 척골 신경)의 촉진은 거의 좋은 신뢰도 점수에 도달하였다(k-값=0.59)(Schmid 등 2009).

신경과 근육은 종종 서로 바로 인접해 있다. 이로 인해 조직에 대한 압박이 환자의 증상을 유발할 때 어떤 구조(신경 또는 근막)가 원인인지 구별하기 어려운 경우가 있다(통증이라고 함). 다음 제안은 이 문제를 명확히 하는 데 도움이 될 수 있다:

- **해부학**
  - 첫째, 신경과 근육 형태(topography)에 대한 철저한 **생체 내(in-vivo) 해부학적 지식**과 잘 훈련된 **촉진 능력**이 필수적이다. 예를 들면, 상완신경총 및 전사각근과 중사각근은 서로 가깝게 위치한다. 전사각근과 중사각근 사이의 약간의 함몰은 일반적으로 촉진에서 구별하기 쉽고, 신경총은 이 지점인 사각근 틈에만 있다. 환자가 흉부 호흡을 이용하여 심호흡을 하게 되면 사각근은 호흡 보조 근육으로서의 기능이 활성화되어 식별하기 쉬우며, 신경 조직은 심호흡으로 인해 긴장 상태가 변하지 않는다.
  - 또한 치료사는 **말초 신경 지배 부위**를 지속적으로 교정하는 것도 중요하다: 치료사는 신경 촉진 자극으로 인한 증상을 다음 두 영역 중 하나에 엄격하게 지정할 수 있어야 한다: 자극된 신경에 의해 지배된 부위(감각 섬유 → 이상 감각, 이상 감각) 또는 상응하는 신경 지배된 근육(운동 섬유 → 쇠약감). 이 부위에 대한 지원을 위해 임상적 포착을 다루는 이 책의 장(8장)에서는 각 말초 신경에 대한 해당 운동 및 감각 신경 분포를 다룬다. 대조적으로, mTrPs에 의해 발생된 **전이통 패턴**은 개별적으로 다를 수 있다. 왜냐하면 감각 신경 분포와는 반대로 해부학적으로 정의되지 않았기 때문이다. 대신 근막 장애가 발생함에 따라 기능적으로 형성되며 분포 영역 및 증상의 질 측면에서 상당한 다양성을 보여준다.
- **임상적 패턴**
  - 촉발된 증상의 **질**(통증의 질, 따끔 거림, 의양(formication), 무거움 또는 쇠약감 등)에 대한 설명으로 증상의 원인이 근막인지 신경인지 판단할 수 없다; 유발점으로 인한 장애 참고.
  - 표시되는 증상의 **국소화**(감각 및 운동 모두)는 유발된 신경 구조의 신경 분포 영역을 따른다(위 참고). 한 지점에서, 또는 명확하게 정의된, 날카로운 경계가 있는 것으로 설명된 통증은 신경 패턴을 따르지 않는다.

- **지연 시간:** 손가락을 사용하여 직접 신경 구조를 촉진하고 자극할 때에는 갑작스러운 증가를 피하면서 천천히 압박을 높인다. 천천히 증가시키는 압박으로 자극을 받으면 포착으로 인한 신경 증상의 발생이 지연된다; 지연 시간은 몇 초에 이른다. 압박이 풀리면 처음에는 증상이 몇 초 동안 남아 있다가 천천히 사라진다. 증상이 왔다가 사라질 때 나타나는 잠복기는 병태생리학적 조건을 기반으로 한다: 압박이 증가함에 따라 발생하는 저관류는 발생하는 데 시간이 필요하며 압박 자극 유발이 해제될 때 발생하는 관류의 정상화도 시간이 필요하다. 임상적 관점에서 이것은 다음을 의미한다:
  - 환자의 임상 증상이 압박에 의해 유발되는 즉시 발생하거나 압박이 해제되는 순간 사라지면 신경이 원인이 될 수 없다. 증상은 아마도 근막 기원이 있을 것이다.
  - 압박을 가한 후 몇 초 후에 증상이 처음 발생하고, 증상이 풀린 후 몇 초 동안 지속되어 서서히 사라진다면 신경 또는 근막 원인일 수 있다.
    - 신경 포착 문제의 발생과 소멸은 항상 지연 시간과 연관이 있다.
    - 압박 유발과 연관된 전이통 현상은 종종 즉시 발생하지만 최대 20초의 지연 시간으로 발생할 수도 있다. 압박 유발이 풀리면 전이통이 즉시 가라앉지만 다른 경우에는 최대 10초의 지연이 있다.
- **압박 유발 또는 시험 치료 중 반응:**
  - 압박 유발(기법 I에 해당) 또는 기법 II로 mTrPs를 도수치료를 하는 동안 증상이 약해지면 실제로 포착 문제가 없는 것이며 원인은 근막이다(신경 문제는 지속적인 압박 유발).
  - 압박 유발(기법 I) 또는 기법 II 중에 증상이 악화되면 원인은 신경 또는 근막일 수 있다.
  - 압박 증가와 함께 증상이 즉시 발생하고 압박이 해제되면 다시 급격히 가라앉으면 원인은 신경(위 참고)이 아니고 근막의 원인일 가능성이 있다.
  - 발생과 연관된 지연 시간(압박 유발 시) 및 해제 시 지연되고 느린 감소가 있는 경우 신경 및/또는 근막 문제(위 참고)가 있을 수 있다.
- **시험 치료 후 반응:**
  - 재평가 시 치료 직후 임상 증상이 감소하면 신경 포착(잠복기간 부족)으로 거슬러 올라갈 수 없다.
  - 시간이 지남에 따라(수일 또는 수주 이내) 점진적으로 개선되면 신경 구성 요소가 역할을 할 수 있다.

> **임상정보**
>
> **냉치료**
>
> 신경 포착이 있는 환자는 신경학적으로 통증이 있는 부위의 냉각을 기분 좋게 인식한다. 반면에 근막통의 경우 냉치료는 보통 불편함을 유발하는 반면, 온치료를 사용하면 안도감을 준다(Travell와 Simons 1999).

치료

신경역동성 검사에서 신경 구조의 자극도가 증가된 것으로 입증되면, 많은 경우 다음과 같은 원인이 될 수 있다:

- 단단한 띠에 의한 지속적인 신경 섬유 압박(결과적으로 신진 대사 전도 차단 및 신경증) 또는
- 기계적 접촉면에 대해 활주하는 신경 능력의 장애; 이것은 또한 TrP 병리와 함께 단단한 띠 및/또는 결합 조직 유착으로 거슬러 올라갈 수 있다.

적절한 원인 치료는 도수기법을 사용하여 결합 조직 변화를 늘리고 단단한 띠를 유발하는 mTrPs를 치료하는 것이다. 이것은 단단한 띠를 이완시켜 신경에 대한 압박을 감소시킨다. 대사 전도 차단의 경우 증상은 종종 몇 분 또는 몇 시간 내에 감소한다; 더 심한 신경 차단(neurapraxia)의 경우 회복하는 데 며칠, 몇 주 또는 몇 달이 걸릴 수 있다(Travell와 Simons 1999).

> **주요내용**
>
> 유발점 도수치료는 근육 연관 포착 신경병증으로 인한 신경역동성 장애에서 신경-근육 접촉면을 치료하기 위해 선택하는 방법으로, 원인을 치료하고 고칠 수 있다.

▶ **압박 기능장애.** 치료는 기법 I 및 II를 사용하여, 신경을 압박하는 단단한 띠가 되는 mTrPs의 대한 도수치료를 한다. 도수 중재는 일반적으로 신경근 포착 부위가 아니

라 단단한 띠를 유발하는 mTrPs의 위치에 적용한다.

▶ **활주 기능장애.** 감소된 신경 활주 능력은 신경 주위 및/또는 신경 내에 원인을 가질 수 있다.

- **신경 주위 활주 기능장애:** 여기서 문제는 기계적 접촉면(우리의 경우 근막 구조)과 신경 구조 사이에 활주 능력이 저하된다는 것이다. 치료는 기법 IV(근막과 신경을 둘러싼 결합 조직 사이의 근막 분리–중막[mesoneurium])로 이루어진다. IVa 기법에서 치료사는 손가락을 근육과 신경 사이로 움직여 근막 유착을 분리한다. IVb 기법에서, 포착에 연관된 근육 및/또는 신경은 "슬라이더(slider)"로서 능동적 또는 수동적으로 움직인다(아래 참고).
- **신경 내 활주 기능장애:** 치료는 신경 촉진 및 손가락(분리, 국소 압박 및 병진 자극에 해당) 또는 슬라이더 형태(아래 참고)를 사용한 부드러운 국소 병진 운동의 형태로 이루어진다.

오늘날 신경역동성 전문가들은 신경 기능장애가 있는 신경도 적용된 도수 압박 유발을 통해 직접 치료할 것을 명시적으로 권장한다(구두 의사 소통, Hugo Stamm, 2014년 3월). 적용량 증가와 압박 감소를 번갈아 가며 신경을 따라 천천히 작은 규모의 움직임을 사용하면 신경 내 부종의 배액을 촉진하고 신경 내 활주 능력의 개선을 도울 수 있다.

치료 부위

기본적으로 압박 신경병증은 신경근, 신경총, 말초 신경에 치료해야 한다.

▶ **신경근.** Gunn(1996)은 신경근 주위의 신경근 포착이 만성 통증에서 중요한 역할을 할 수 있다고 지적했다. Gunn은 팽팽하고 짧아진 다열근과 회전근이 척추 신경 아래 신경근 부위의 지속적인 압박 스트레스를 줄 수 있다고 한다(▶ 그림 6.11). 이로 인해 신경의 원위부 전체가 기능장애를 일으킬 수 있으며, 원인이 바로 잡히는 즉, mTrPs의 결과로 조여진 다열근과 회전근이 풀려야만 가라앉을 수 있는 잠재적인 문제를 일으킬 수 있다. 따라서 Gunn은 예를 들면, 팔 부위(어깨, 팔꿈치, 손 포함)의 모든 치료와 함께, 깊은 척추 주위 근육도 치료할 것을 권장했다(▶ 그림 6.12); 이를 위해 그는 주로 건침을 사용하도록 권장했다(Gunn 1996).

▶ **신경총과 말초 신경.** 단단한 띠는 신경총과 말초 신경을 자극할 수 있다. Travell과 Simons(1999) 및 Dejung(2009)은 이와 연관하여 30개 이상의 근육을 기록하였다. 임상 실무에서 자주 발생하는 신경근 포착 부위는 ▶ 표 6.2에 정리되어 있다(8장의 중요한 신경근 포

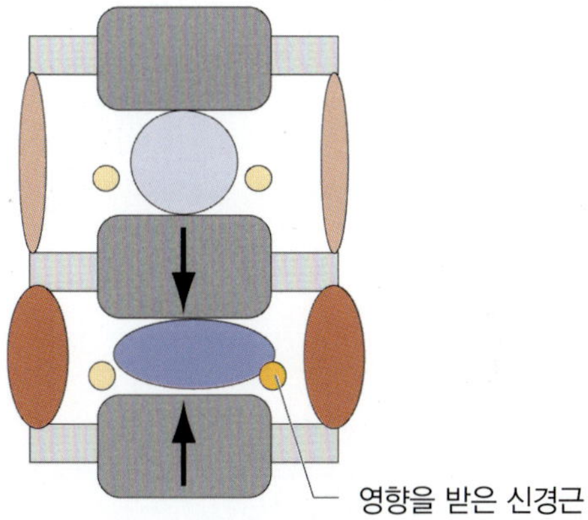

그림 6.11 신경근 근처의 신경근 포착(Diagram from Gunn 1996).

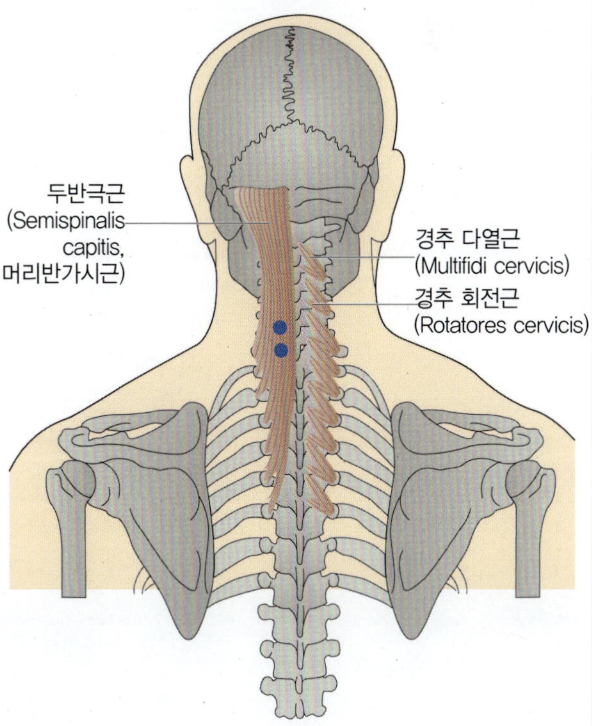

그림 6.12 목 뒤 부위의 심부 근육의 장력(tension)으로 인한 경추 부위의 신경근 근처의 신경근 포착(Gunn 1996).

표 6.2 포착-자주 발생하는 임상적으로 중요한 신경근 포착 부위

근육	신경
전사각근과 중사각근 쇄골하근 소흉근	상완신경총 상완신경총 상완신경총
오훼완근	근피신경
상완삼두근, 외측두 상완근 회외근 단수근신근	요골신경 요골신경 요골신경, 심지 요골신경, 심지; 가끔 천지
원회내근 천지굴근	정중신경 정중신경
척측수근굴근 천지굴근 심지굴근 소지대립근 골간근	척골신경 척골신경 척골신경 척골신경 척골신경/정중신경
대요근 장요근 봉곤근	요신경총 대퇴신경 외측대퇴피신경
내폐쇄근과 외폐쇄근	폐쇄신경
이상근 대퇴이두근, 장두	좌골신경 좌골신경
가자미근 무지외전근	경골신경 경골신경(내측족저신경)
장비골근 장지신근	총비골신경과 천비골신경 심비골신경

표 6.3 신경근 포착의 치료에 대한 치료적 접근

신경근 포착의 치료 → 포착 부위의 이완		
	직접	접촉 부위에 국소적으로 신경/근육 치료 → 결합 조직 기법을 사용한 기계적 접촉면 치료(기법 II, III 및 IV[근육과 신경 사이])
	간접	포착에 연관된 단단한 띠(기법 I 및 II)와 단단한 띠 자체(기법 III)를 유발하는 mTrPs(실제 포착 부위에서 종종 멀리 떨어져 있음)의 치료 → 단단한 띠 이완
영향을 받은 근육 스트레칭/이완		
	동적	→ 근육에 대한 반응 효과
	정적	→ 근육에 대한 기계적/구조적 효과
신경 구조의 가동술 → 신경역동성 향상		
	슬라이더(slider)	부드럽고 위해를 가하지 않게(조직이 매우 자극적일 때 사용): 여러 번 반복하여 통증을 유발하지 않고 신경 구조 가동술
	텐셔너(tensioner)	자극 유발(조직이 최소한의 자극적일 때 사용): 근위부와 말단부에서 긴장을 증가시켜 긴장을 유발

착 부위도 참고).

▶ **근육의 표면 근막을 지나가는 신경 원위부의 통과 지점.** 신경근육근막 포착은 신경의 원위부가 근육의 기능장애 표면 근막을 통과하는 지점에서 발생할 수 있고, 따라서 신경과 근육의 최적 기능을 제한한다(▶ 그림 3.2; 8.4.3장 참고).

치료적 접근 방법

근육 연관 신경역동성 장애가 발생하면 치료 강도를 점진적으로 증가시킬 수 있는 접근 방법을 사용하는 것이 좋다.

첫째, 신경근 포착 부위를 치료하여 신경에 대한 압박을 줄여야 한다(8장). 이것은 또한 신경이 더 자유롭게 활주하는 능력을 향상시킨다(▶ 표 6.3). 치료된 근육의 스트레칭/이완은 달성된 치료 효과를 보장하고 이미 약간의 신경 활주를 유발하는 동시에 자극받은 신경 구조를 보호한다. 그 후, 환자는 신경 구조(sliders)가 관류를 자극하는 가동 운동을 배우고 수행하는 동시에 신경뿐만 아니라 접촉면에서도 결합 조직층의 가동성을 유지하고 개선해야 한다. Butler와 그의 팀은 환자가 배우기 쉬운 일련의 운동을 설명했다(Butler 2005). 신경 구조(tensioner)의 긴장 내성을 높이기 위한 스트레칭 자극은 신경의 자극도가 현저하게 감소될 때까지 적절하지 않다.

신경 구조를 움직일 때, 신경역동성 검사를 수행할 때와 동일한 주의와 금기 사항을 준수해야 한다.

임상적으로 연관된 신경근 포착의 도수치료는 8장에 나와 있다.

주요내용

근육 단단한 띠의 이완과 결합 조직의 도수치료에서, 우리는 신경의 관류와 축색원형질(axoplasmic) 흐름을 개선하고 가능한 기능장애 신경 활주를 개선하는 중요하고 가치있는 도구를 가지고 있다; 이것들은 모두 신경의 감작화를 감소시키는 역할을 한다.

요약

신경근 포착

긴장된 근육과 결합 조직 변화의 형태에 따른 근막 문제는 신경 구조의 감작화와 신경 기능장애(대사 전도 차단, 신경 차단)를 유발할 수 있다.

임상적으로 눈에 띄는 징후는 다음과 같다: 과민 감각 및 감각 감퇴, 감각 이상, 신경 지배 조직의 통증 민감성 증가 및/또는 근육 약화 또는 근육 재생 능력 감소(이는 유발점 병리를 촉진하고 영구화시킨다).

유발점 치료에 사용되는 기법은 장애의 원인적 치료를 가능하게 한다. 유발점 치료의 중재 전략은 신경 가동성을 개선하기 위한 치료적 방법과 함께 가장 적합하게 사용된다; 이 조합은 복잡한 문제에 대한 차별화된 접근을 가능하게 하는 치료 가능성을 열어 준다.

근막 치료 전후의 평가 및 재평가에 신경역동성 검사를 사용하면 근막 시스템이 신경학적 증상을 어느 정도까지 유발할 수 있는지, 근육과 결합 조직의 치료를 통해 어느 정도까지 교정할 수 있는지에 대한 정보를 제공한다. 이러한 방식으로 임상 추론 과정에 중요한 기여를 한다.

6.1.4 결합 조직의 흉터 및 기타 변화

Scars and Other Changes in the Connective Tissue

흉터는 종종 사고, 수술, 화상 등으로 입은 부상의 결과로 발생한다. 흉터 조직 구축; 유발점 도수치료의 결합 조직 기법(기법 II, III 및 IV, 120 페이지 참고)은 이 구축된 조직에 좋은 영향을 미칠 수 있다.

유발점 도수치료는 선천성 사경이나 내반족(club foot)에서 발생하는 것과 같은 다른 종류의 결합 조직 변화를 치료하기 위해 접근할 수도 있다.

요약

적응증

유발점 도수치료는 다음에 대하여 적응증이 된다.

- 근막 통증 및 기능장애(예: mTrPs로 유발되는 장애로 인해 직접 발생)
- 자극 가중(summation)이 있는 문제
- mTrPs에 의한 단단한 띠 및 관류 장애, 이차 관절 기능장애 등과 같은 결합 조직 변화로 인한 신경근 포착 및 기타 문제(mTrP로 유발되는 장애로 인해 간접적으로 발생)
- mTrPs(흉터, 화상 등)와 무관하게 발생하는 근막의 결합 조직 변화 및 유착 및/또는 골격근의 결합 조직 변화

6.2 금기 사항
Contraindications

6.2.1 절대적 금기 사항
Absolute Contraindications

다음 금기 사항에 유의해야 한다.

▶ **PT−INR >3** 또는 **Quick's 검사를 통한 응고병증 또는 항응고 <20:** 응고 이상이 PT−INR>3 또는 Quick's 검사<20을 나타내는 경우 도수 기법을 사용한 mTrPs 치료는 금기이다; 건침의 한계값은 PT−INR>1.8 또는 Quick's 검사<25이다.

PT−INR(프로트롬빈[prothrombin] 시간 국제 정규화 비율)은 국제적으로 표준화 된 프로트롬빈 시간(PT 또는 "프로 시간") 형식이다. 이 혈액 응고 시간 측정은 Quick의 검사와 달리 PT−INR 값이 사용된 실험실과 무관하므로 전 세계 어디서나 비교할 수 있기 때문에 국제적으로 사용된다. PT−INR의 정상 값은 1이다. PT−INR 값이 높을수록 혈액 응고 시간이 길어진다.

▶ **방사선 치료 후 조직:** 겨드랑이(방사선 섬유질)에 조사 후 견갑하근 치료에 대한 측면 접근은 금기이며 방사선 반응이 가라 앉을 때까지(약 1년) 사용해서는 안 된다. 아마도 이미 손상된 림프 배수 시스템을 압도하는 추가 림프 부하의 요구로 인해 전체 팔의 통증과 림프 부종이 발생할 수 있기 때문이다.

6.2.2 상대적 금기 사항
Relative Contraindications

다음과 같은 상대적 금기 사항이 있는 경우 유발점 도수치료를 사용할 때 더 많은 주의를 기울여야 한다; 개별 환자의 상황에 따라 치료사는 도수치료를 mTrPs 치료에 사용할 수 있는지 여부, 그렇다면 얼마나 집중적으로 해야 하는지 여부를 사례별로 결정해야 한다.

▶ **불안정한 골절/다양한 급성 근육 손상:** 물론, 불안정한 골절 주변이나 혈종이 형성되어 있는 심각한 급성 근육 손상 부위를 치료하기 위해 유발점 도수치료를 사용해서는 안된다. 상처가 치유될 때까지 기다려야 한다. 그러나 신체의 손상되지 않은 인접 부위의 근막 구조를 치료하는 데에는 문제가 없다.

▶ **PT−INR 1.5−53 또는 Quick's 검사 25−20을 사용한 응고병증 또는 항응고:** PT−INR(위 참고)이 1.5~3이거나 Quick's 검사(둘 다 쿠마린[coumarin] 요법을 관찰하는 데 사용됨)가 20~25인 경우, 세심하게 통제된 기법 III의 사용으로 치료를 시작한 다음 치료에 대한 반응을 추가 치료를 위한 지침으로 사용할 수 있다.

새로운 항응고제: 새로운 경구 항응고제(NOAC)라고도 알려진 직접 경구 항응고제(DOAC)를 복용하는 경우, 유발점 도수치료를 응고 억제 약물 복용 시간과 동기화하는 것이 좋다:

- *Rivaroxaban*(브랜드명 Xarelto)은 1일 1회 고정 용량으로 복용 → 강력한 응고 억제로 매일 큰 피크가 있다(최대 혈장 수준은 2~4시간에 도달하고 반감기는 7~11시간에 도달). → 유발점 도수치료는 약물 복용 후 최소 12시간이 될 때까지 실시해서는 안 되지만 다음 용량의 *rivaroxaban*을 복용하기 직전까지 기다리는 것이 가장 좋다(이 시점에서 응고 효과가 가장 약하기 때문이다).
- *Apixaban*(브랜드명 Eliquis)과 *dabigatran etexilate*(브랜드명 Pradaxa)는 하루에 두 번 복용한다. → *rivaroxaban*(*apixaban*과 *dabigatran etexilate*)은 혈장 반감기가 9~14시간) → 유발점 도수치료는 언제든지 신중하게 수행할 수 있다. 더 집중적인 치료를 사용하는 경우 다음 용량의 Eliquis 또는 Pradaxa를 복용하기 직전에 유발점 치료를 수행하는 것이 가장 좋다.
- *아세틸 살리실산*(*acetylsalicylic acid*[저용량 아스피린])은 항응고 효과와 더불어 통증 완화 및 항염 작용이 있다. *아세틸 살리실산*(아스피린)은 혈전증 예방에 널리 사용되는 혈소판 응집 억제제("항혈소판제")이다. 항응고 효과를 위해서는 현저히 적은 용량이 필요하므로 일반적으로 약물은 매우 낮은 용량으로 하루에 한 번만 복용한다. 혈소판 응고의 억제는 약 1주일 동안 지속되는 효과이다. 약물의 작용은 표제(caption)와 함께 간략하게 설명할 수 있다; "오고, 변화하고, 다시 간

다. 그러나 변화는 남아 있다"; *아세틸살리실산*은 효소 thrombocyte cyclooxygenase를 비가역적으로 차단하므로 효과 기간은 약물 자체의 혈장 반감기가 아니라 혈소판(thrombocytes)의 자연 수명에 따라 달라진다. → mTrPs의 도수치료는 언제든지 수행할 수 있지만 어느 정도의 관리가 적절하며, 특히 깊숙한 근육에서 너무 강한 강도로 수행해서는 안된다.

▶ **국소적이거나 전신적 순환 장애 또는 국소적이거나 전신적 피부 손상 및 질병:** 이러한 상태가 발견되면 상당한 민감성이 필요하다. 의심스러운 경우, 치료는 문제 영역에서 멀리 떨어진 곳 또는 가장자리에서 최소한의 강도(기법 III)로 시작해야 한다. 시험 치료에 대한 반응은 추가 치료 과정을 결정한다.

▶ **국소 염증:** 치료 부위에 국소 염증이 있는 경우 이 부위는 염증이 가라앉은 후에야 치료해야 한다.

▶ **골다공증:** 골다공증이 있는 경우 흉부 부위의 mTrPs를 도수치료할 경우 갈비뼈 골절 위험이 있으므로 주의가 필요하다.

▶ **악성 종양:** 추가 전이의 위험이 있으므로 악성 종양 근처에서는 유발점 도수치료를 사용하지 말아야 한다. 그러나 악성 종양의 말기에 환자가 원하는 경우 증상을 완화하기 위해 유발점 치료를 수행할 수 없는 이유는 없다. 겨드랑이에 방사선을 조사한 후(방사선 섬유질)(▶ 그림 7.26) 방사선 반응이 가라앉을 때까지(약 1년), 통증 및 림프 부종과 함께 대규모 반응이 발생할 수 있기 때문에 견갑하근 치료에 대한 측면 접근은 금기이다.

▶ **감염 또는 염증:** 감염이나 염증으로 환자의 전반적인 상태가 낮아진 경우, 이 질병 과정은 치료를 시작하기 전에 고쳐야 한다.

▶ **치료 중 또는 치료 후의 불충분한 통증 반응, 치료에 대한 반응:** 통증은 임박한 손상을 경고하기 때문에 환자가 유발점 치료 중 또는 이에 대한 반응으로 부적절한 통증을 경험할 경우 자극의 강도를 줄여야 한다. 그리고 필요한 경우 도수 기법을 사용한 mTrPs 치료를 중단한다.

▶ **비협조적인 환자:** 어떤 이유로든 환자가 유발점 치료에 참여하지 않으려는 경우 절대적으로 존중해야 한다.

7. 근육의 도수치료
Manual Therapy of the Muscles

이 장에서는 개별 근육, 통증이 방사되는 부위, 근막통증 부위(mTrPs) 및 근막의 도수치료 등에 대한 자세한 설명을 제공한다. 각 근육에 대한 설명은 정해진 패턴을 따른다.

- 첫째, 해부학(기시[origin, 이는곳], 정지[insertion, 닿는곳], 신경지배[inervation])과 기능을 요약 형태로 간략히 제시하고 그림으로 설명한다. 각 신체 부위의 개요도(어깨, 목 등, 7.1장부터 7.9장까지)는 개별 섹션을 소개하고 서로에 대한 근육 구조를 보여준다. 촉진을 통해 근육 조직을 구별할 수 있으려면 국소 해부학에 대한 지속적인 내부 이미지를 유지할 필요가 있다.
- 연관통(reffered pain) 패턴의 표현은 Travell과 Simons (1999), Dejung(2009), Baldry(2004), Irnich(2013)와 25년 이상의 개인 임상 경험을 바탕으로 한다. 진한 붉은색으로 표시된 부위는 통증이 가장 잘 방사되는 반면 옅은 붉은 부위는 덜 영향을 받는 것으로 나타났다. 이 색깔들은 고통의 강도와는 아무 상관 없다.

  연관통 패턴이 대부분의 사람들과는 일치하지만, 개인적인 변화들이 있는데, 이것은 꽤 놀랄 수 있고, 현상학적 관점에서 보면 환자는 항상 옳다. 각 그림의 "x"는 경험에 기초하여 mTrP가 자주 발생하는 영역을 나타낸다.

  그러나 실제로 mTrP의 현재 부위는 반드시 필수 진단 기준(근육의 단단한 띠, 최대 유발점, 환자의 알려진 임상 증상 유발)을 사용하여 임상적으로 검출하고 구체적으로 확인해야 한다.
- "증상"이라고 표시된 범주는 mTrP의 잠재적인 장애가 일상생활에 임상적으로 어떤 영향을 미치는지에 대한 예를 제공한다. 일반적으로 특징적인 통증 및 기능 장애의 형태로 나타난다.
- "유발 요인"에서는 mTrP의 형성이나 활성화로 이어지는 대표적인 상황이 주어진다. 이러한 예는 mTrP를 유발할 수 있는 모든 가능한 상황의 전체 목록을 제공하기 위한 것이 아니다. 이것들은 단지 선택을 나타내며, 치료사가 과거 병력에서 근막 문제에 특별한 주의를 기울이도록 예민하게 하기 위한 것이다.
- 각 근육이 신경근 포착을 유발할 수 있는 경우 이를 구체적으로 명시한다. 근육과 신경계가 상호 작용하는 이러한 영역을 인식하고 일상적인 치료에 이 지식을 사용하는 것은 매우 중요하다(6.1.2장 및 8장).
- "치료사를 위한 조언"이라는 범주에는 "실습을 위해 실습에서 얻은" 임상적 지침이 요약되어 있다.
- "환자에 대한 권고사항"에서는 환자가 자신의 근막 재활을 촉진하고 예방적으로 재발에 대항할 수 있는 방법이 명시되어 있다.
- 그 다음, 그림은 I–IV 기법과 셀프 스트레칭(홈 프로그램으로 진행될 수 있는 기법 V)을 사용하여 유발점과 근막의 도수치료가 어떻게 수행되는지 보여준다. 이 그림은 환자의 위치, 손의 위치, 조사 중인 신체 부위를 구체적으로 잡는 방법 등 예시 역할만 할 뿐이며, 이는 특정 현재 상황에 따라 결정되며 상황에 따라 달라질 수 있으며 변경되어야 한다.

7.1 어깨

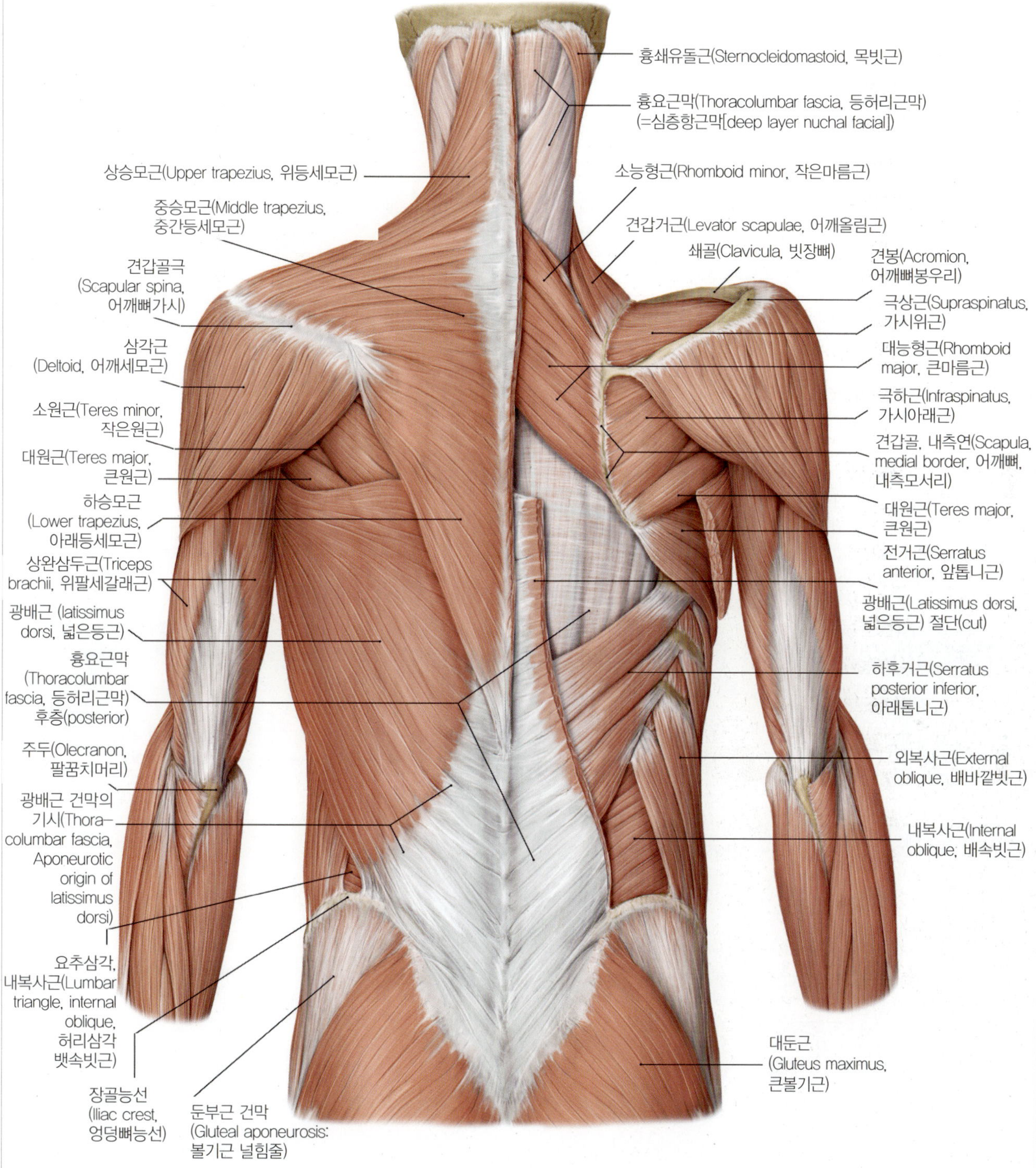

그림 7.1 등, 어깨, 그리고 팔 근육: 후면

From Schuenke M, Schulte E, Schumacher U. THIEME Atlas of Anatomy. General Anatomy and Musculoskeletal System. Illustrations by Voll M and Wesker K. Second Edition. New York: Thieme Medical Publishers; 2014

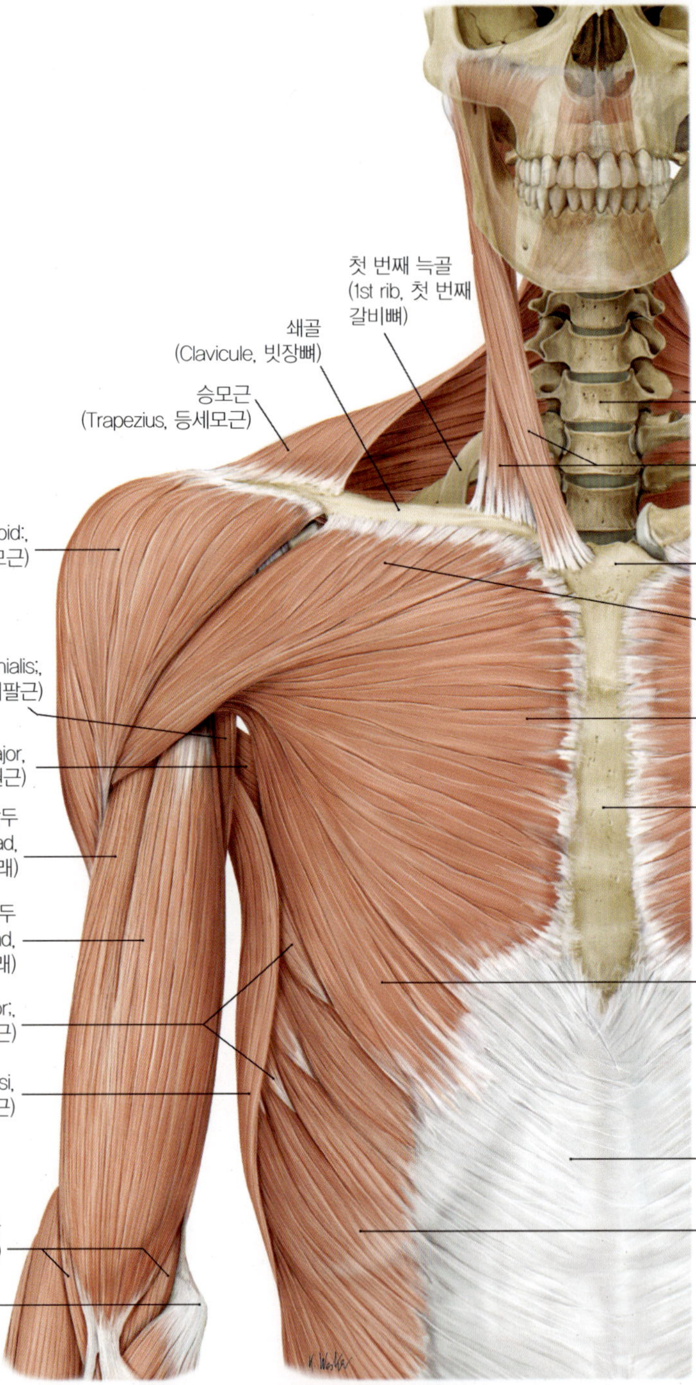

그림 7.2 어깨와 팔 근육: 전면

a 표면층.

From Schuenke M, Schulte E, Schumacher U. THIEME Atlas of Anatomy. General Anatomy and Musculoskeletal System. Illustrations by Voll M and Wesker K. Second Edition. New York: Thieme Medical Publishers; 2014

계속 ▶

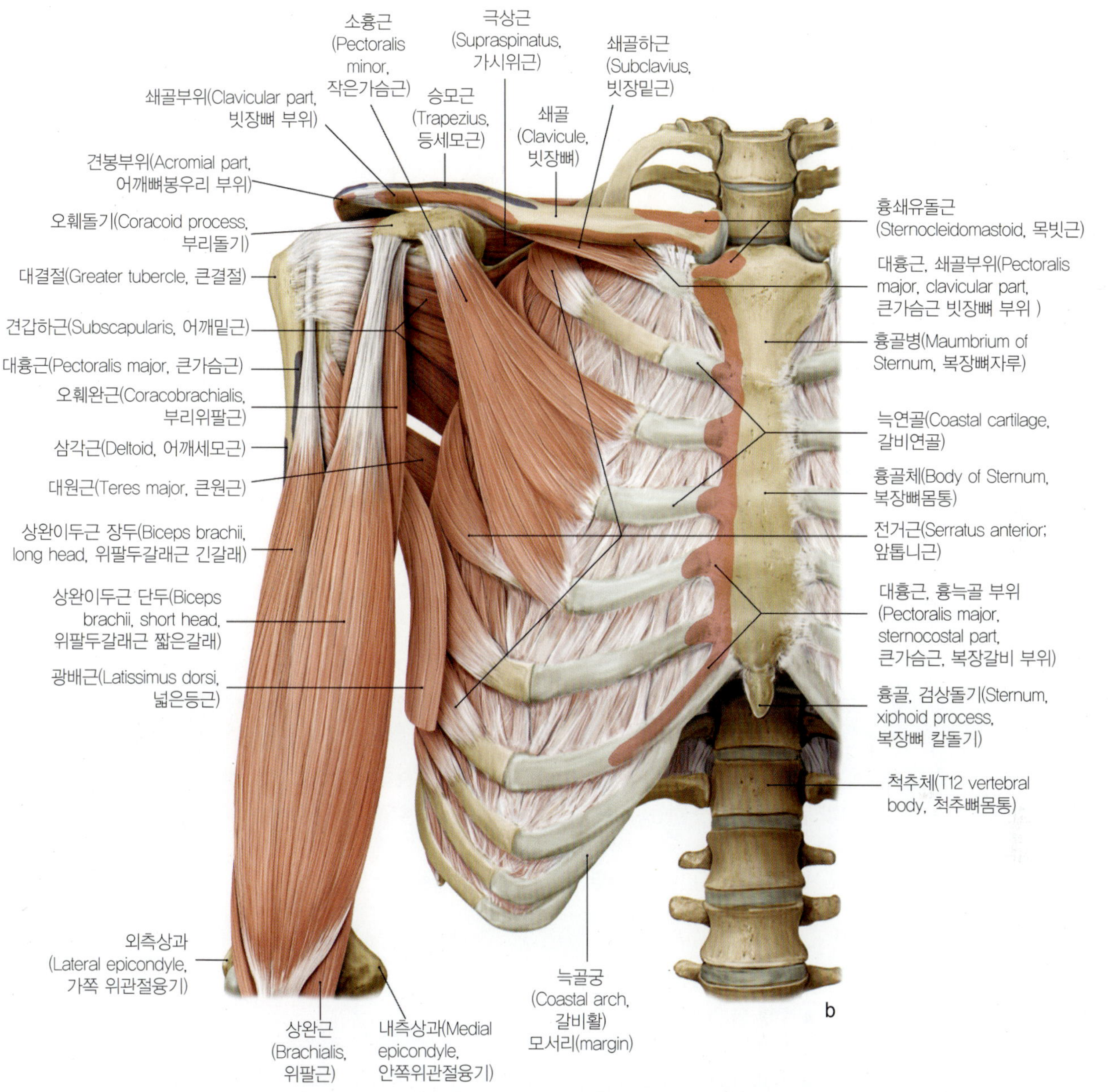

그림 7.2 *(계속)* 어깨와 팔 근육: 전면

b 심층.

From Schuenke M, Schulte E, Schumacher U. THIEME Atlas of Anatomy. General Anatomy and Musculoskeletal System. Illustrations by Voll M and Wesker K. Second Edition. New York: Thieme Medical Publishers; 2014

7.1.1 삼각근

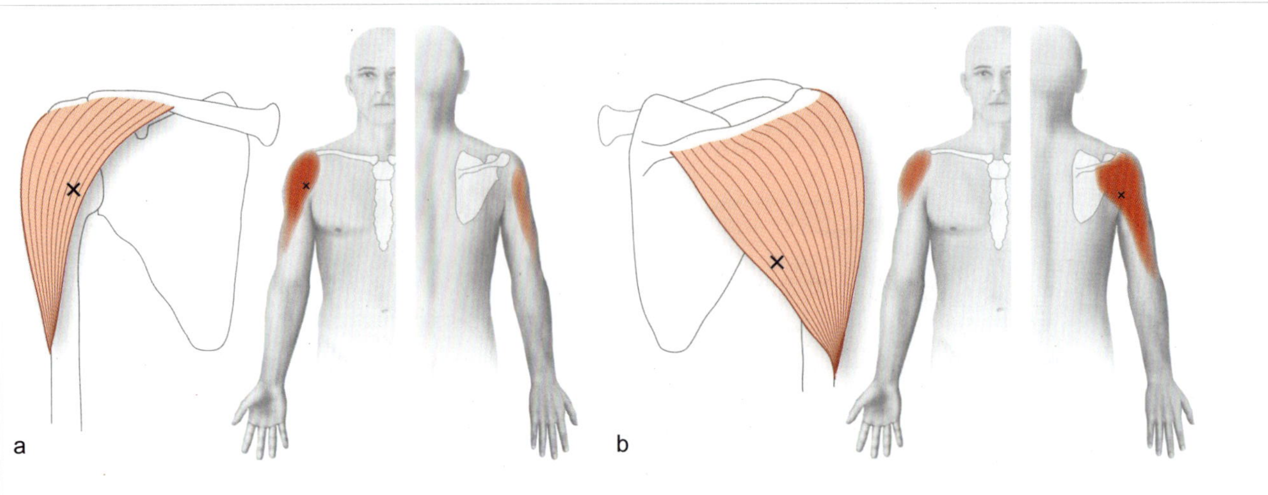

그림 7.3 삼각근 (Deltoid, 어깨세모근)

<table>
<tr><td rowspan="3">해부학
(▶ 그림 7.1,
▶ 그림 7.2 a)</td><td>기시</td><td>• 전면 부위(쇄골 부위): 쇄골의 측면 1/3에서
• 측면 부위(견봉 부위): 견봉에서
• 후면 부위(척추 부위): 견갑골 척추의 아래쪽 경계에서</td></tr>
<tr><td>정지</td><td>• 상완골의 삼각결절
• 대결절 아래 부위의 삼각근 아래에 삼각근 하활액낭이 있음</td></tr>
<tr><td>신경지배</td><td>• 액와신경(C5 – C6); 흉근지(pectoral branches)에서 추가로 쇄골 부분(C4 – C6)</td></tr>
<tr><td rowspan="4">기능</td><td colspan="2">• 삼각근의 세 부분은 부분적으로 시너지 효과를 내고 부분적으로는 길항작용을 한다.
• 세 부분이 모두 동시에 활동하는 경우: 견갑 상완 관절에서 외전(초기 외전 및 전체 외전 동안 점진적으로)을 한다.
• 앞쪽과 뒤쪽 부분이 분리되어 작동하면 다음과 같이 길항작용을 한다.</td></tr>
<tr><td>전방부위만</td><td>• 수평 내전(전방경사)
• 굴곡
• 내회전(EMG에서 확인하지 않음)</td></tr>
<tr><td>후방부위만</td><td>• 수평 외전(후방경사)
• 신전
• 외회전(EMG에서 확인하지 않음)</td></tr>
<tr><td colspan="2">• 팔이 아래로 내려가면 삼각근(상완골 및 오훼완근과 함께)은 상완골두가 꼬리쪽으로 미끄러지는 것을 방지한다.</td></tr>
<tr><td>연관통
(▶ 그림 7.3)</td><td colspan="2">• 주로 국소적</td></tr>
<tr><td rowspan="2">증상</td><td>통증</td><td>• 주로 팔을 움직일 때(드물게 휴식 시에)</td></tr>
<tr><td>기능장애</td><td>• 약화: 수평 위로 팔을 올리기 어려움
• 제한된 가동관절범위
  ○ 수평 내전(후방부위가 영향을 받을 때)
  ○ 수평 외전과 손을 허리 뒤로 가져오기(전방부위가 영향을 받을 때)</td></tr>
</table>

<table>
<tr><td rowspan="3">유발 요인</td><td>직접적 외상</td><td>• 삼각근만큼 자주 강력한 영향을 받는 근육은 거의 없다. 이 충격은 근육을 바로 밑의 뼈에 대고 누른다. 문틀에 부딪히기; 스포츠 활동 등</td></tr>
<tr><td>과부하</td><td>• 급성: 낙상 흡수 또는 예방
• 만성
○ 스포츠 활동으로 인한 과부하(예: 크로스 컨트리, 수영)
○ 머리 위에서 반복적으로 장기간 작업(예: 전동공구를 어깨 높이로 잡기)
○ 너무 높은 컴퓨터 키보드
○ 우편물 등을 어깨높이에서 분류</td></tr>
<tr><td>다른 근육의 유발점 활동</td><td>• 삼각근의 전방부분은 삼각근의 내측의 극상근, 극하근과 견갑하근 부위 → 위성 유발점의 연관통 영역 내에 있다.</td></tr>
<tr><td>치료사를 위한 조언</td><td colspan="2">• 유발점을 매우 자주 보이는 근육의 하나
• 치료에 적합한 환자 위치 지정: 측방 위치(근육의 측면 및 후방 부분에 대해); ▶ 그림 7.4), 누운 자세(전방의 경우, ▶ 그림 7.5), 엎드린 자세(후방의 경우), 앉은 자세(근육의 모든 부분에 대해)
• 대부분의 유발점은 근육의 전방과 후방 가장자리 근처에 있으며, 대흉근(전방)과 삼두근의 장두(후방)가 삼각근 아래를 지나가는 곳 → 근막 분리 기법이 도움이 된다(▶ 그림 7.6)
• 상완골의 정지 부위(삼각근조면)도 치료해야 한다.
• 보통 최소한의 방사선만 → 유발점이 연관통 부위 내에 연관된다.
• 삼각근 유발점은 위성 유발점일 수 있으므로 필요한 경우 척극상근, 극하근과 견갑하근을 일차로 치료해야 한다.</td></tr>
<tr><td>환자에 대한 권고사항</td><td colspan="2">• 지속적이고 자극적인 요인을 피한다.
• 유발점은 반대편 또는 테니스 공(후방 부분)으로 자가 치료할 수 있음
• 스트레칭(홈프로그램; ▶ 그림 7.7)</td></tr>
</table>

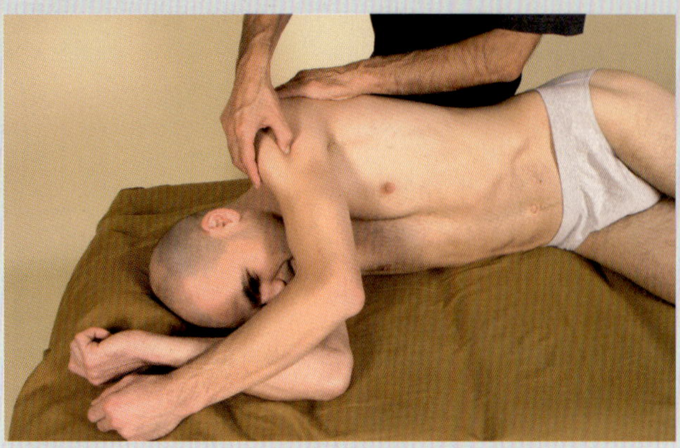

그림 7.4 도수 압박(기법 I)과 유발점 영역 스트레칭(기법 II) – 삼각근의 후방 부분.

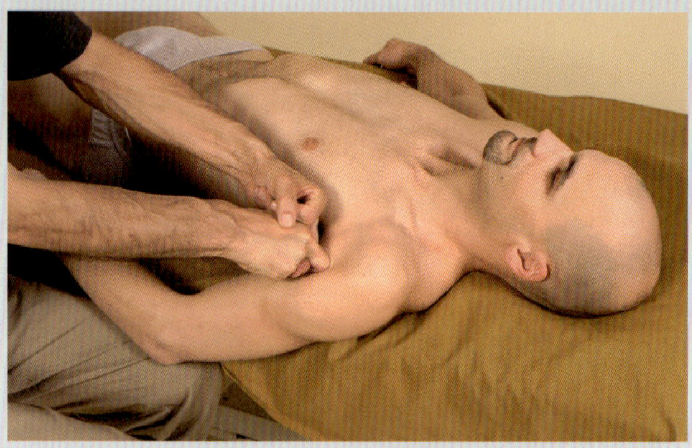

그림 7.5 삼각근 전방 부분의 섬유로의 근막 스트레칭(기법 III).

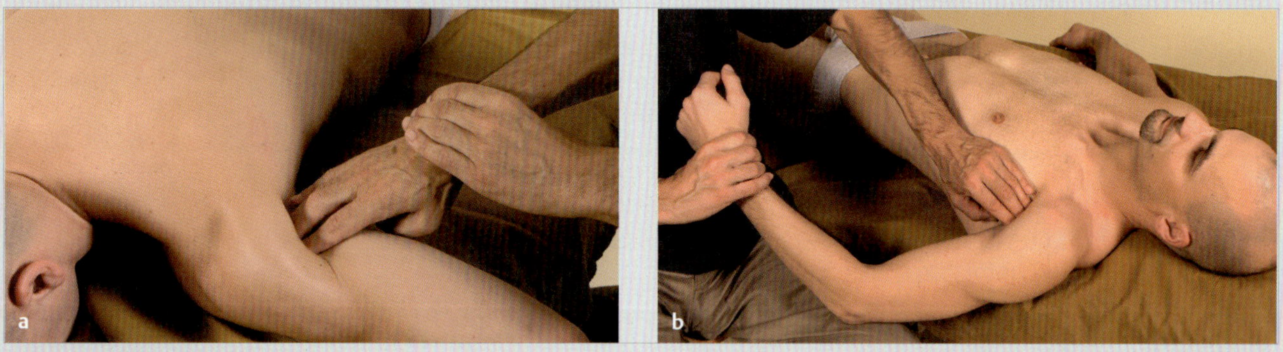

그림 7.6 근막 분리(기법 IV)

a 삼각근(후방 부분)과 상완삼두근 장두 사이의 근막 분리 기법.

b 삼각근(전방 부분)과 대흉근 사이의 근막 분리 기법.

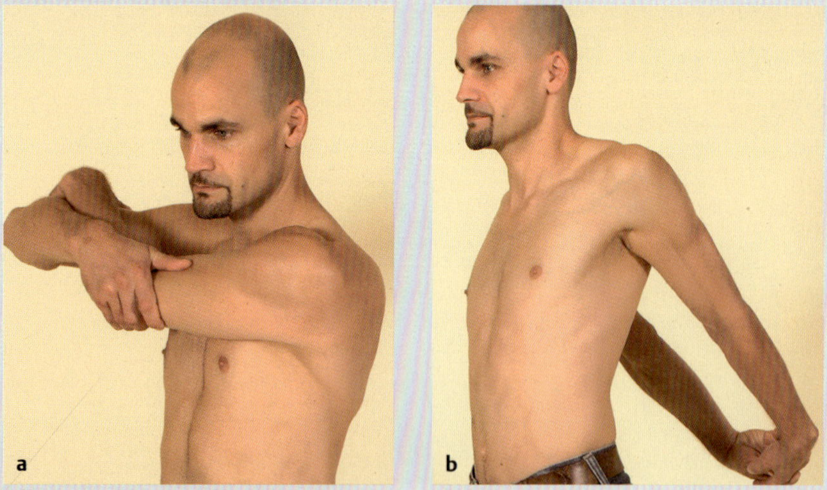

그림 7.7 삼각근 셀프 스트레칭(기법 V).

a 후방 부분을 셀프 스트레칭.

b 전방 부분을 셀프 스트레칭.

7.1.2 극상근

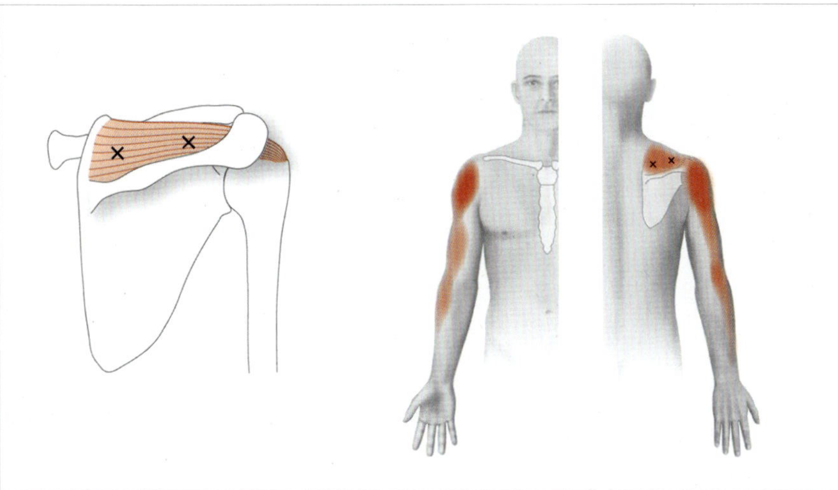

그림 7.8 극상근 (Supraspinatus, 가시위근)

해부학 (▶ 그림 7.1, ▶ 그림 7.350)	기시	• 극상와, 극상근 근막
	정지	• 상완골의 대결절(근위면) • 회전근개 형성에 참여
	신경지배	• 견갑상신경(C4 – C6)
기능	관절와상완 관절(견관절)	• 외전 • 상완골을 관절강 내 중심에 두고 관절낭을 조인다. • 팔이 자유롭게 매달려 있을 때 관절 소켓에 상완골두를 고정한다.
연관통 (▶ 그림 7.8)	• 주로 삼각근 영역(전방, 측방과 후방 부분) • 원위로 방사: 팔꿈치(외측상과)에 중점을 두고 상완을 따라 측방으로, 드물게 손목까지 간다.	
증상	통증	• 어깨 통증은 전방, 측방과 후방; "어깨 안의" 깊게 • 외전 동안 통증이 증가한다. • 휴식 시 둔한 통증; 영향을 받은 어깨에 누울 때 밤에 통증 • 허리 뒤로 손을 가져가는 것은 고통스럽다. • 충돌 증상이 나타날 수 있다. • 삼각근하 점액낭염과 유사하다. • 상과통
	기능장애	• 머리 빗질, 양치질, 면도의 어려움; 스포츠 활동: 테니스 공 치기 • 상완골두의 중심이 좋지 않아 어깨에서의 "염발음"
유발 요인	과부하	• 급성: 어깨 외상(예: 어깨로 넘어짐) • 아급성 ○ 팔을 옆으로 내려놓고 무거운 물건을 운반(가방: 판매원 또는 노동자) ○ 어깨 외전 증후군 ○ 근육의 대략적인 위치에서 반복적인 움직임 (예: 머리 높이에서 장시간 작업[화가, 전기 기사]). ○ 너무 많은 컴퓨터 작업으로 인한 과부하 ○ 목줄에 반복적으로 힘을 주는 개(dog)
	주요 유발점	• 하승모근

치료사를 위한 조언	• 치료는 일반적으로 승모근을 통해 수행되어야 한다. → 승모근은 이완되어 손가락이 깊게 탐색할 수 있어야 한다(▶ 그림 7.9). → 보조 장비로 나무로 된 압통도구를 사용할 수 있다(▶ 그림 7.10, ▶ 그림 7.11). • 전방 섬유 구성 요소는 직접 치료할 수 있다. 상승모근의 전방 가장자리와 극상근 사이는 기법 IV를 사용하여 전방으로 접근한다. 상승모근의 섬유는 손가락이 깊이 탐색을 할 수 있도록 근위부를 이완시켜야 한다(▶ 그림 7.12). • 치료에 적합한 환자의 자세는 엎드림, 옆 또는 앉는 자세이다. • 극상근, 극하근과 소원근의 유발점의 경우 항상 대결절 위의 정지 부위에서 인대 및 골막 압통 지점을 검사하고 통증이 있을 경우 치료한다. • 충돌 증상이 동반된다.
환자에 대한 권고사항	• 지속적이고 자극적인 요인을 피한다. ○ 장시간 머리 위로 작업하지 않는다. ○ 팔을 아래로 한 상태에서 무거운 짐(여행 가방)을 휴대하지 않는다(구르는 여행 가방 사용). ○ 편안한 자세를 취한다; 예: 재킷 주머니에 손을 넣는다. 테이블이나 의자 뒤에 손을 얹는다. • 자가 치료(반대 손의 손가락 끝을 사용하여 근육에 "연결") • 정기적으로 근육을 편다(손을 허리 뒤로 가져간다; ▶ 그림 7.13)

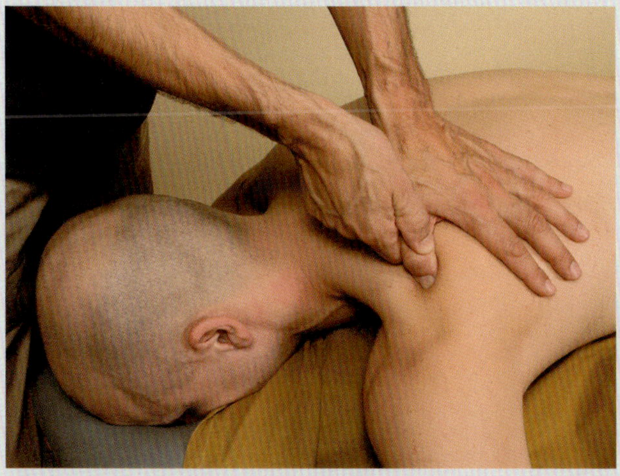

그림 7.9 상승모근을 통한 도수 압박(기법 I).

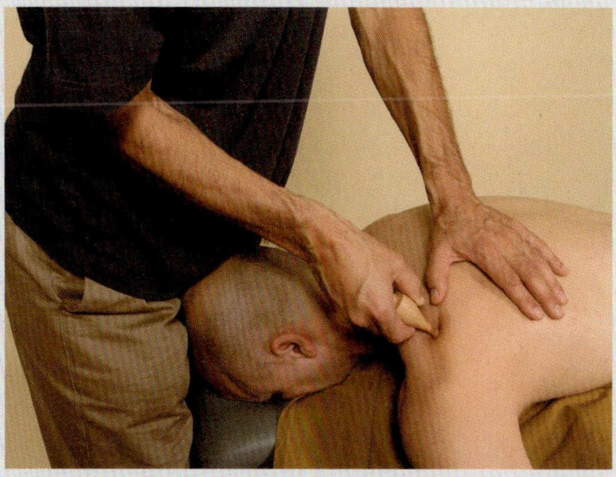

그림 7.10 승모근을 통해 유발점 영역 스트레칭(기법 II) 유발점 나무 도구를 사용하면 치료사의 손가락이 이완될 수 있다.

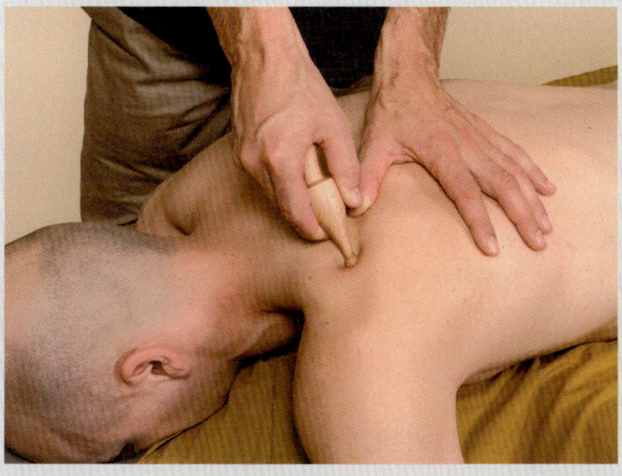

그림 7.11 승모근을 통한 근막 스트레칭(기법 III).

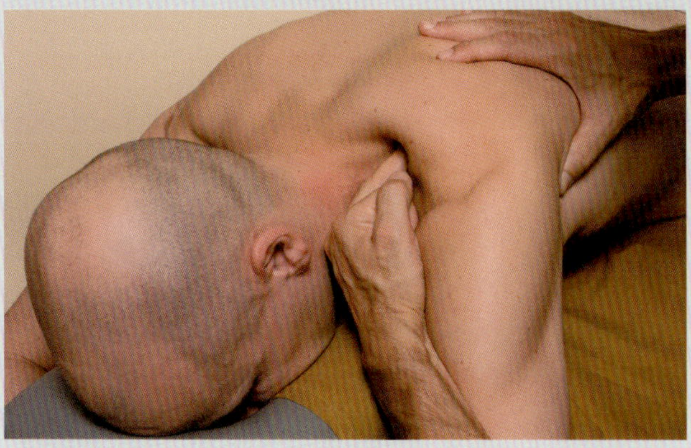

그림 7.12 극상근과 승모근 사이의 근막 분리(기법 IV); 이것은 극상근의 전방 섬유에 직접적인 치료를 가능하게 한다(기법 I 및 II).

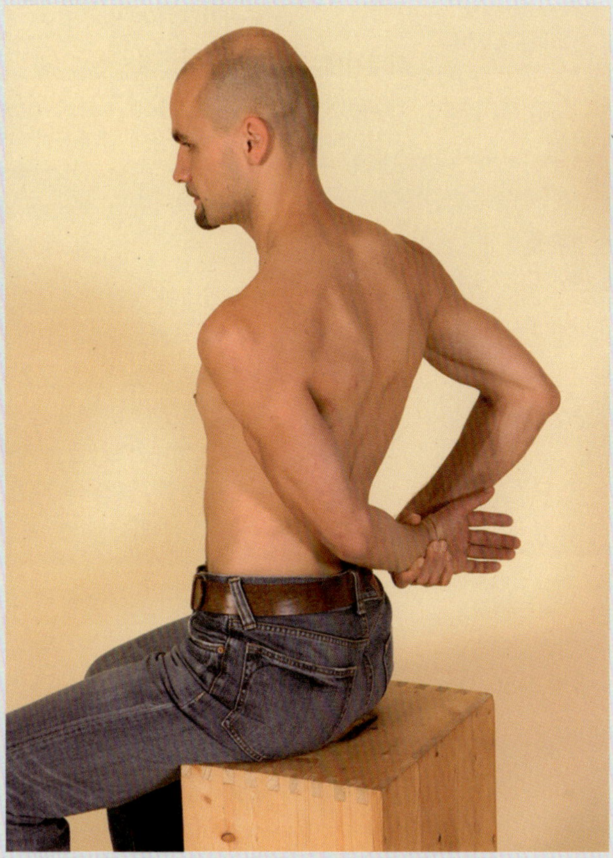

그림 7.13 손을 허리 뒤로 가져와서 극상근의 셀프 스트레칭(기법 V)을 한다.

7.1.3 극하근

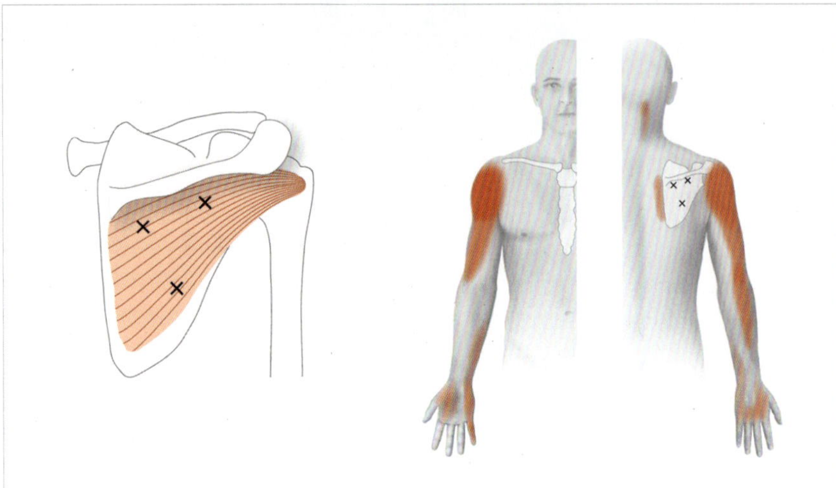

그림 7.14 극하근 (Infraspinatus, 가시아래근)

해부학 (▶ 그림 7.1, ▶ 그림 7.350)	기시	• 극하와
	정지	• 상완골의 대결절(중위면) • 회전근개 형성에 참여
	신경지배	• 견갑상신경(C5 – C6)
기능	관절와상완 관절(견관절)	• 어깨 관절에 있는 상완골이 외회전(상완의 모든 위치에서)한다. • 어깨 관절의 상완골이 내전(팔이 외전된 상태의 측방 섬유)한다. • 상완골두를 관절강(회전근개의 일부) 안의 중앙에 위치시킨다.
연관통 (▶ 그림 7.14)	• 어깨 전방부분 • 어깨관절 안의 심부 • 손과 손가락의 요골측과 척골측에 대한 전방측 상완과 전완(팔꿈치 포함: 주로 방사형 측면)의 원위 방사	
증상	통증	• 어깨 부위: 어깨관절의 전방과 심부; 고통스러운 상완이두근 힘줄 • 옆으로 취침 시, 영향을 받은 팔이 몸 아래에 있든 그 위에 있든 야간 통증
	기능장애	• 후방으로 손을 뻗을 수 있는 능력이 제한됨(브래지어 연결, 드레스 백 지퍼, 뒷주머니에서 지갑 꺼내기, 팔을 재킷에 넣는 등의 어려움) • 활동적인 외회전의 약점, 어깨의 피로
유발 요인	과부하	• 급성: 어깨 외상(예: 계단에서 미끄러짐; 난간에 도달, 테니스 라켓으로 공 누락) • 만성 ○ 반복적으로 뒤로 뻗기(예: 안전 벨트에 손을 뻗기; 항상 같은 팔을 재킷에 밀어 넣음) ○ 알파인 또는 노르딕 스키를 탈 때 폴 사용 ○ 짧고 수축된 자세에서 장기간 근육 활성화 → 컴퓨터, 타자기, 금전 등록기 등에서 작업하는 mTrPs 활성화
	다른 근육이 유발점 활성	• 견갑하근의 유발점은 종종 극하근에서 연관 유발점을 발생시킨다.
치료사를 위한 조언	• 짧고 수축된 위치에서 장기간 활성화하면 mTrP의 형성 및 활성화(컴퓨터 작업 등)가 강하게 촉진된다. → 과거력을 주의깊게 들어본다. • 치료에 적합한 환자 위치: 엎드린 자세(▶ 그림 7.15 – ▶ 그림 7.18) 또는 측방 위치 • 손가락을 이완하기 위해서는 치료사가 손가락을 잘 안정시키고 가끔 손가락을 바꾸어야 한다 – 항상 엄지 손가락 압력을 사용하지 않는다(▶ 그림 7.15, ▶ 그림 7.16, ▶ 그림 7.17 **a**, ▶ 그림 5.7 참고); 필요한 경우 유발점 나무 도구를 사용한다.	

치료사를 위한 조언	• 근막 스트레칭(기법 III)은 유발점 연관 단단한 띠(▶ 그림 7.17 **a**)의 섬유를 표적으로 하기 위해 선택적으로 사용할 수 있으며, 연관 근육의 표면 근막의 넓은 영역을 확장하기 위해 더 광범위하게 사용할 수 있다(▶ 그림 7.17 **b**). • 극상근, 극하근과 소원근의 유발점의 경우 항상 대결절 위의 정지 부위에서 인대 및 골막 압통 지점을 검사하고 통증이 있는 경우 치료한다. • 필요한 경우 견갑하근 주요 유발점으로 치료한다.
환자에 대한 권고사항	• 지속적이고 자극적인 요인을 피한다. 　◦ 길고 단조로운 작업장 스트레스 해소(컴퓨터) • 직장에서 규칙적으로 근육 스트레칭(▶ 그림 7.19) • 테니스공으로 유발점 자가치료(벽에 기대거나 바닥에 누운 자세)

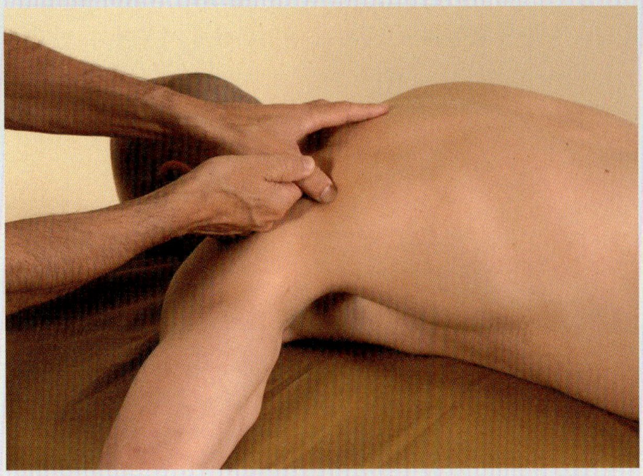

그림 7.15 도수 압박(기법 I).

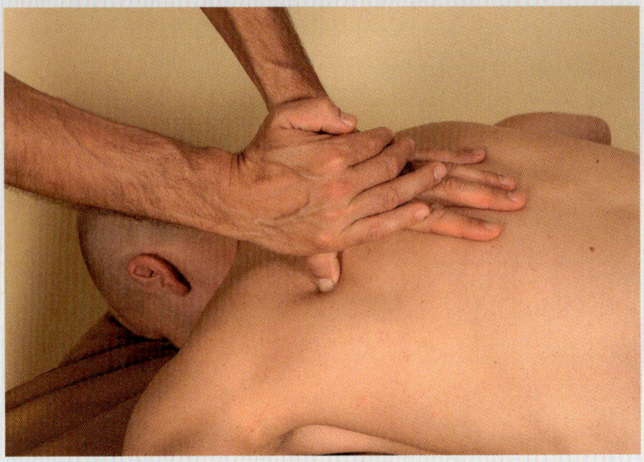

그림 7.16 유발점 영역 스트레칭(기법 II).

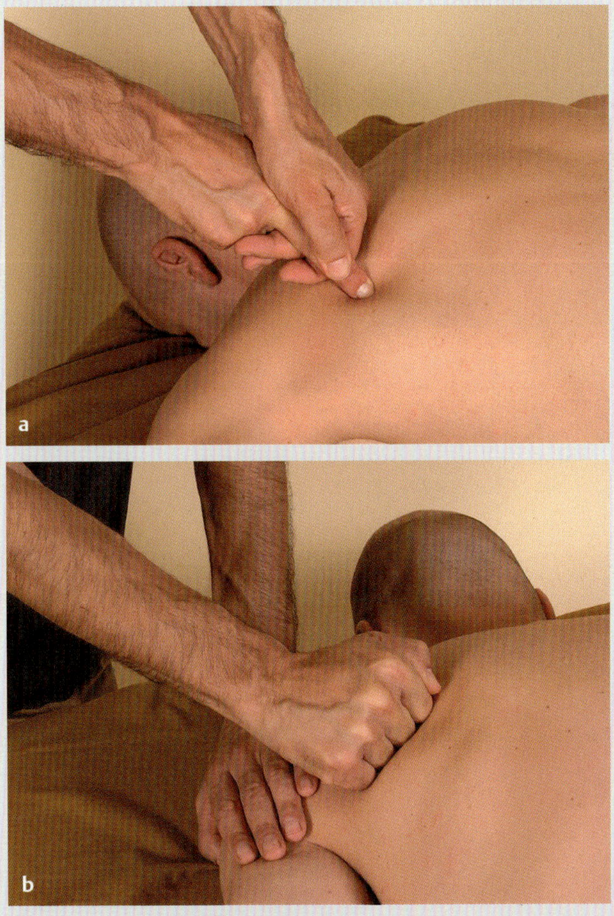

그림 7.17 근막 스트레칭(기법 III).
a 유발점 연관 단단한 띠를 선택적으로 늘리기.
b 극하근 근육 섬유의 광범위한 스트레칭.

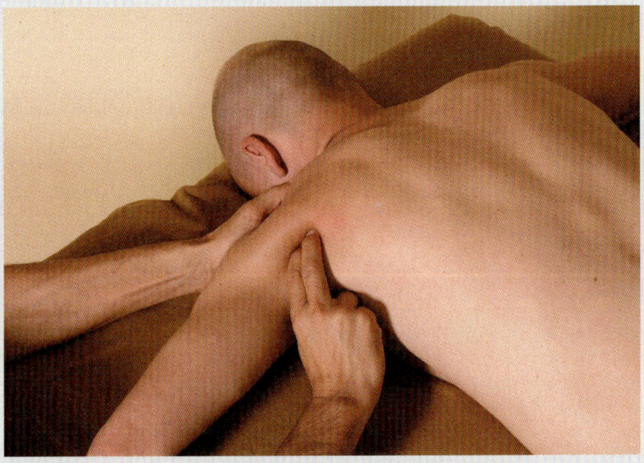

그림 7.18 극하근과 삼각근의 척추 부분 사이의 근막 분리(기법 IV).

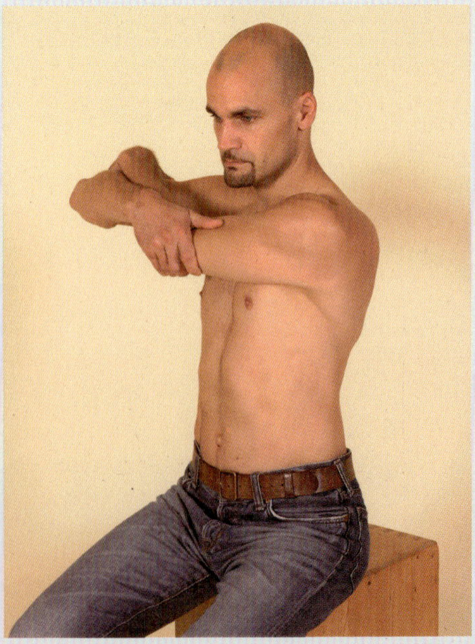

그림 7.19 셀프 스트레칭(기법 V).

7.1.4 소원근

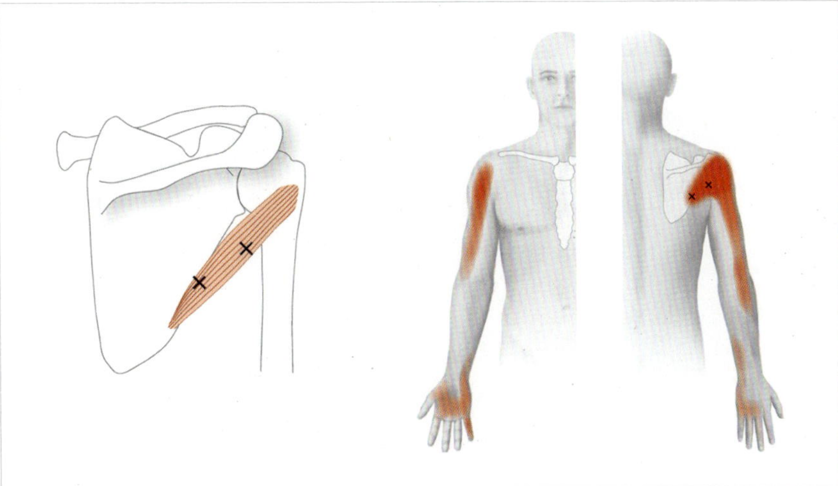

그림 7.20 소원근 (Teres minor, 작은원근)

해부학 (▶ 그림 7.1, ▶ 그림 7.350)	기시	• 견갑골의 측면 경계(대원근의 경계보다 상방) • 건막은 극하근과 대원근을 분리한다.
	정지	• 상완골의 대결절(원위면) • 회전근개 형성에 참여
	신경지배	• 액와신경(C5 – C6)
기능	관절와상완관절(견관절)	• 어깨 관절에 있는 상완골이 외회전(높은 회전)한다. • 어깨 관절의 상완골이 내전(팔이 외전된 상태)한다. • 상완골두를 관절강(회전근개의 일부) 안의 중앙에 위치시킨다.
연관통 (▶ 그림 7.20)	• 어깨 전방부분과 후방부분, 견봉하점액낭에서 분명하게 원위부 • 팔꿈치를 포함하여 후측방 상완과 전완에서 원위로 방사	
증상	통증	• 어깨와 팔 부위, 가끔 팔꿈치 통증
	기능장애	• 후방으로 손을 뻗을 수 있는 능력이 제한됨(브래지어 연결, 드레스 백지퍼, 뒷주머니에서 지갑 꺼내기, 팔을 재킷에 넣는 등의 어려움)
유발 요인	과부하	• 급성 ○ 계단에서 미끄러짐: 난간에 도달 ○ 테니스 라켓으로 공을 놓친 경우 • 만성 ○ 자주 뒤로 뻗기(예: 뒷주머니에서 지갑을 꺼내기 위해 반복해서 뒤로 뻗기, 항상 같은 팔을 재킷에 밀어 넣음) ○ 알파인 또는 노르딕 스키를 탈 때 폴 사용 ○ 짧고 수축된 자세에서 장기간 근육 활성화 → 컴퓨터, 타자기, 금전 등록기 등에서 작업하는 mTrPs 활성화
치료사를 위한 조언	• 대략적인 수축된 위치에서 장기간에 걸쳐 활성화하면 mTrPs의 개발과 활성화를 강력하게 촉진한다 → 이 이력에서 주의 깊게 듣는다. • 치료에 적합한 환자 위치: 엎드린 자세(▶ 그림 7.21 – ▶ 그림 7.23) 또는 측방 위치 • 도수 근막 분리 기법(기법 IV)을 사용하여 대원근과 소원근을 분리하는 것이 중요하다(회전 구성요소에 대해 대립적임)(▶ 그림 7.23, ▶ 그림 7.35). • 소원근과 극하근은 종종 융합된다. 두 근육은 때때로 촉진을 통해 간신히 구별될 수 있다. • mTrP가 극상근, 극하근과 소원근에 존재하는 경우, 항상 큰결절 위의 정지부위에서 인대 및 골막 압통 지점을 검사하고 존재하는 경우 치료한다.	
환자에 대한 권고사항	• 지속적이고 자극적인 요인을 피한다. ○ 길고 단조로운 작업장 스트레스 해소(컴퓨터) • 테니스공으로 유발점 자가 치료 • 직장에서 규칙적으로 근육 스트레칭(▶ 그림 7.19)	

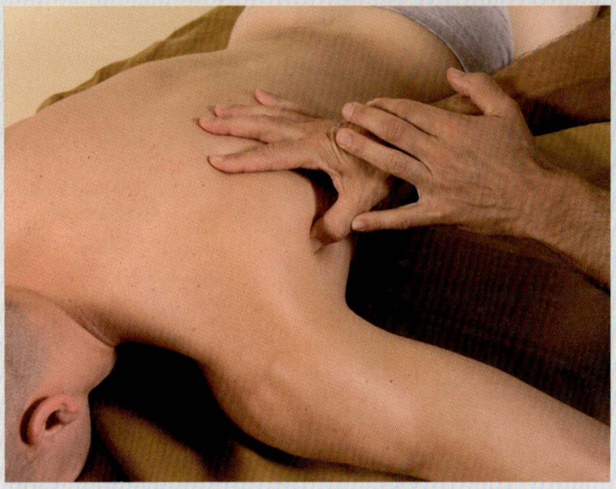

그림 7.21 도수 압박(기법 I) 또는 유발점 영역 스트레칭(기법 II).

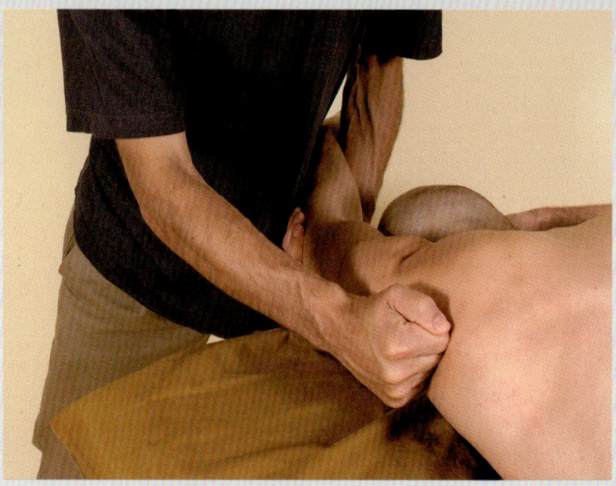

그림 7.22 근막 스트레칭(기법 III).

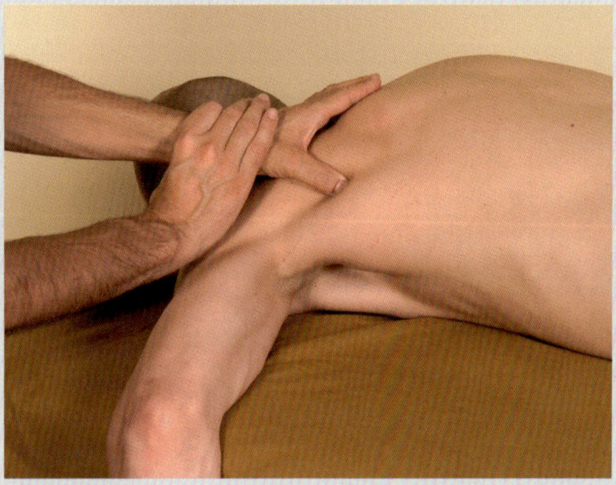

그림 7.23 소원근과 대원근 사이의 근막 분리(기법 IV).

7.1.5 견갑하근

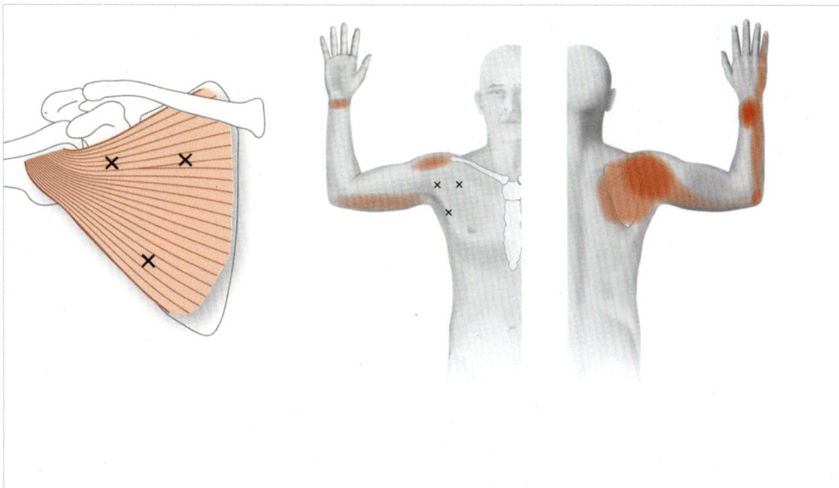

그림 7.24 견갑하근 (Subscapularis, 어깨밑근)

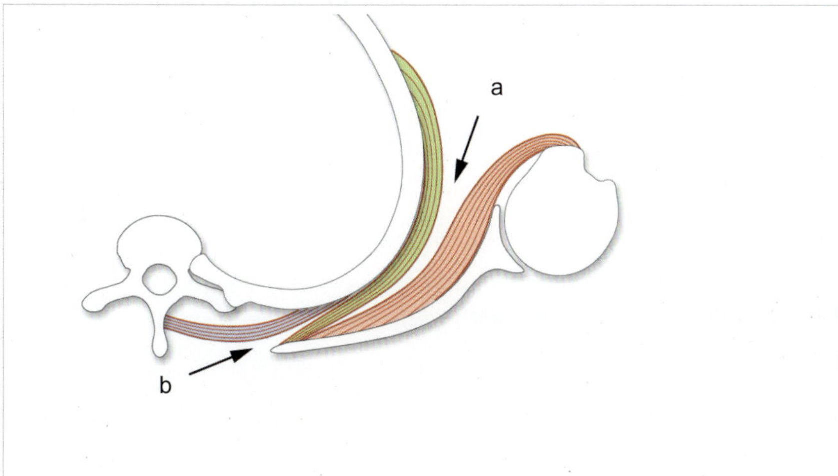

그림 7.25 견갑하근에 접근

a 견갑골의 측면 경계에서 측면 접근: 처음에는 근막 분리 기법(기법 IV)을 사용하여 견갑하근의 근막(갈색)과 전거근(녹색) 사이의 유착을 신중하고 지속적으로 분리한다. 그래야만 견갑하근의 유발점을 I, II 및 III 기법을 사용하여 직접 수동 치료할 수 있다(▶ 그림 7.26, ▶ 그림 7.27). 원위부에서만 근육의 작은 부분을 방해없이 직접 치료할 수 있다(▶ 그림 7.28).

b 견갑골의 내측 경계에서 후방 접근: 승모근, 능형근 및 전방 전거근을 통해 치료가 이루어진다(▶ 그림 7.29).

해부학 (▶ 그림 7.2, **b**, ▶ 그림 7.351)	기시	• 견갑하와; 견갑골의 전방 표면
	정지	• 상완골의 소결절, 소결절 능선의 근위부 • 관절낭의 전방 부위까지 확장 • 회전근개 형성에 참여
	신경지배	• 견갑하신경(C5 – C6)
기능	관절와상완 관절(견관절)	• 내회전(주된 내회전) • 내전 • 관절와에 상완골두를 고정한다. • 외전 시 상완골두를 하방으로 내린다. • 관절낭을 조인다. 외전 시, 운동 방향의 수직 벡터에 해당하는 삼각근은 상완골의 머리를 관절와에서 빼내고 견봉에 대해 상방으로 당긴다. 외전하는 동안 견갑하근의 하방으로 당기는 기능은 외전으로 인한 이러한 상방이동에 대해 작용하는 주요 힘으로 작용한다. 견갑하근의 안정화 기능은 외전 동안 견갑하근의 근전도 활동에 의해 감지될 수 있으며, 이는 0°에서 90°로 증가하고 90°에서 130°까지 일정하게 유지되며 130°에서 180° 사이에서 매우 빠르게 감소한다. 더 오래 상방으로 향하는 힘을 발휘한다(Travell과 Simons 1999).
연관통 (▶ 그림 7.24)	• 어깨 후방 영역(삼각근의 후방 부분과 척추 아래 근육) • 원위부로 방사: 팔꿈치 상방을 따라 후방으로 팔꿈치까지, 자주 손목(수근관증후군[CTS])으로, 때로는 손가락으로, 특히 새끼 손가락쪽으로 방사한다.	

증상	통증	• 휴식과 움직임 모두에서 언급된 통증 부위의 심한 통증 • 팔 전체에 감각 이상("잠들기", 따끔거림, 심한 감각)이 발생할 수 있다.
	기능장애	• 관절가동범위(ROM) 제한 ○ 외회전, 외전이 끝 범위에서 제한됨; 처음에는 주로 외회전에 영향을 미친다(던지는 동작 중에 뒤로 도달). 진행된 단계에서 외전도 영향을 받음 → 오십견(겨드랑이 씻기 어려움) ○ 견갑하근과 전거근 사이의 근막 유착으로 인해 견갑 흉곽 활공 공간 제한 → ROM 제한 및 견갑 상완 리듬 장애 • 견갑 상완 관절의 관절 운동 장애: 꼬리쪽 활주가 작동하지 않음 → 충돌 증후군이 됨
유발 요인	과부하	• 급성 ○ 손을 뻗은 후에 넘어지거나 잡기 ○ 어깨 탈구와 연관 ○ 스포츠: 예: 유럽 핸드볼 선수가 던지는 팔을 막힘 • 만성 ○ 반복적인 노력(예: 크롤링) ○ 머리 위로 장시간 작업(예: 화가, 전기 기사) ○ 상지 골절(상완골, 팔꿈치, 요골)과 함께 ○ 시간이 지남에 따라 만성 어깨 통증을 완화하기 위해 긴장된 자세(내회전/내전)를 추정해보면 유발점이 활성화된다. ○ 경련: 편마비성 어깨
	과도한 스트레칭	• 수술 또는 방사선 치료 중 과도한 스트레칭(예: 유방암종)
치료사를 위한 조언		• 견갑하근은 만성 어깨 문제의 핵심 근육이다(Dejung 2009). • 다음과 연관된 제한된 ROM: ○ 외전 → 견갑하근의 측면 섬유가 주로 담당한다. ○ 내회전 → 가로 섬유가 주로 담당한다. • 견갑 흉곽 활주 부위(▶ 그림 7.26, ▶ 그림 7.27)의 움직임이 제한된 경우, 전방 전거근에 대한 근막 분리 기법(기법 IV)이 중요하다. • 유발점은 견갑하근과 전거근에서 상호적으로 유도된다. • 견갑하근의 접근은 다음에서 가능하다: ○ 측방: 견갑골의 측방 경계에서 접근(견갑골과 흉곽 사이) 근막 분리 기법(기법 IV)을 사용하여 견갑하근과 전거근섬유 사이의 유착(종종 매우 두드러짐)을 조심스럽게 지속적으로 분리한다. 그래야만 견갑하근의 유발점을 I, II 및 III 기법을 사용하여 직접 수동 치료할 수 있다(▶ 그림 7.26, ▶ 그림 7.27). 견갑하근의 원위부에서는 전거근을 기법 IV로 치료하지 않고(▶ 그림 7.25) 근육의 작은 부분을 직접 치료할 수 있다(▶ 그림 7.28). ○ 내측: 후부부터 견갑골 내측 경계에서 작업: 승모근, 능형근, 전거근을 통해 치료가 이루어진다. (▶ 그림 7.29, ▶ 그림 7.82 – ▶ 그림 7.84). • 치료에 적합한 환자위치: ○ 측면 접근: 바로 누운 자세(▶ 그림 7.26, ▶ 그림 7.27), 측면 자세 ○ 내측 접근: 측면(▶ 그림 7.29 **a** 및 **c**, ▶ 그림 7.84), 엎드린 자세(▶ 그림 7.29 **b**, ▶ 그림 7.82) • 액와(방사선 섬유질)에 방사선을 조사한 후 방사선 반응이 가라앉을 때까지(약 1년) 측면 접근은 금기이다. 왜냐하면 팔 전체의 통증과 림프 부종과 같은 대규모 반응이 발생할 수 있기 때문이다. 이미 손상된 림프 배수 시스템을 압도하는 추가 림프 부하; 높은 미오글로빈 수치는 강한 압력을 사용하여 치료 후 감지할 수 있다(▶ 그림 5.24). • 정기적이고 일관된 스트레칭(도수치료 후)은 회전 운동 구성요소가 제한된 경우(어깨가 얼어붙은 경우) 치료 성공을 위해 종종 중요하다(▶ 그림 7.30). • 소결절의 정지 부위가 촉진되기 쉬운 경우에도 치료해야 한다.

치료사를 위한 조언	• 견갑하근의 도수치료는 견갑흉곽 활주 부위의 가동술과 결합되어야 한다. 견갑골을 들어올리시오. ("공기 배출")(▶ 그림 7.82 – ▶ 그림 7.86). • 견갑하근의 유발점은 외측상과에 통증을 일으킬 수 있다. • 일차 유발점은 종종 견갑하근에서 발견되며, 이로 인해 연관하여 유발점: ◦ 이차적인 시너지 효과(대원근, 광배근, 대흉근)와 길항작용(극하근, 소원근, 극상근과 삼각근) ◦ 삼각근(후방 부위), 상완삼두근과 주근의 위성 유발점
환자에 대한 권고사항	• 지속적이고 자극적인 요인을 피한다. • 규칙적이고 정기적으로 근육을 편다(▶ 그림 7.30). • 기능 훈련: 견갑상완 관절 중심 운동을 정기적으로 연습한다.

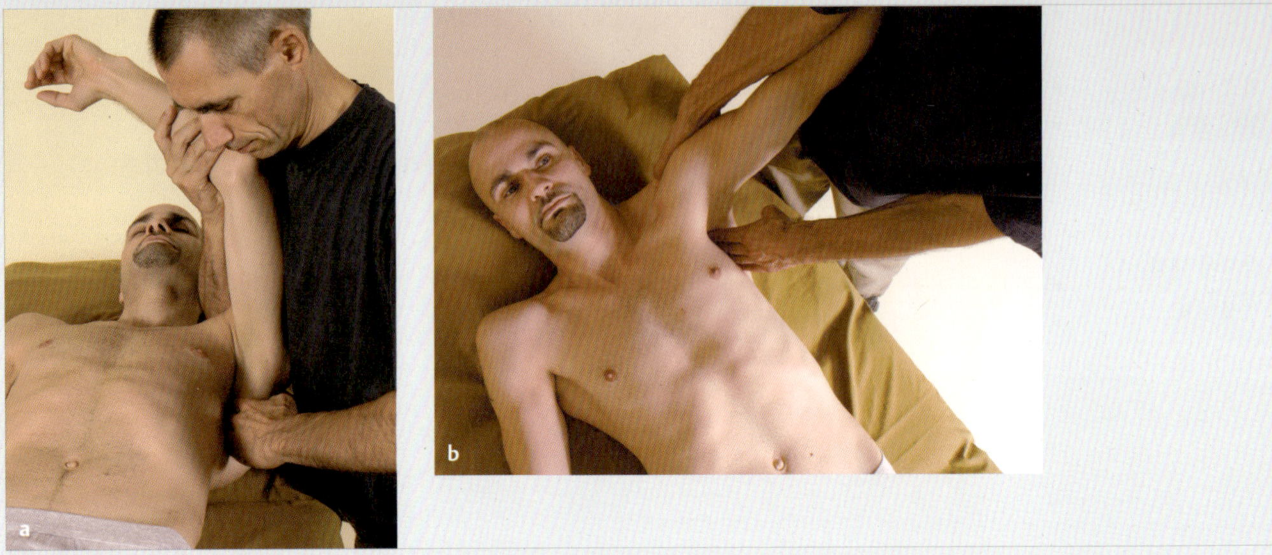

그림 7.26 도수 압박(기법 I), 유발점 영역 스트레칭(기법 II)과 측면 접근 영역에 대한 근막 스트레칭(기법 III): 이것은 근막 분리(기법 IV)를 사용하여 견갑하근과 전거근 사이 영역을 처음 치료한 후에만 가능하다.

a 치료사의 손 조작을 통해 견갑골을 올리고 내리고(치료사의 오른쪽 팔꿈치 위로) 전후방으로 움직일 수 있다. 또한, 치료사의 오른손을 통해 상완골의 내회전과 외회전을 허용한다.

b 어깨가 아픈 경우에는, 치료사의 손을 견갑골 위에 편평한 자세로 사용하여 견갑골을 앞으로 가져올 수 있다.

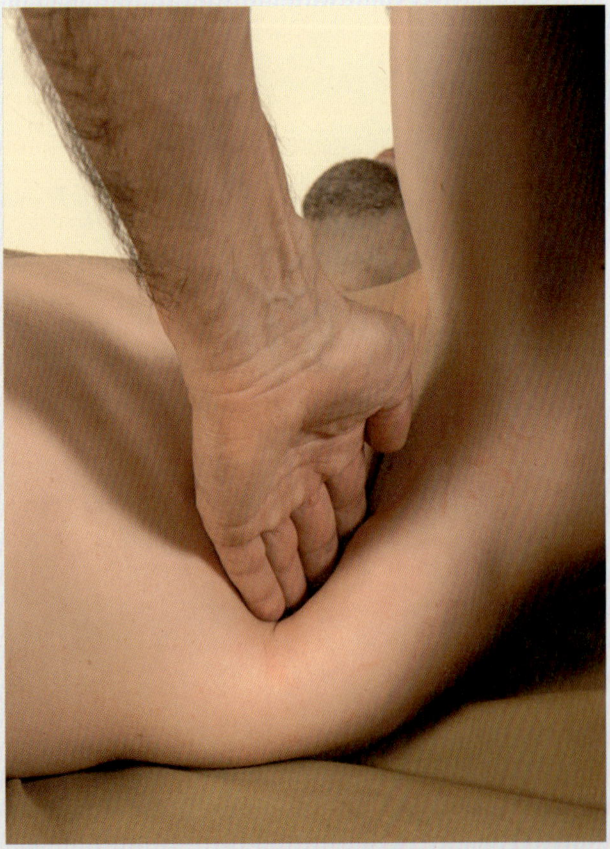

그림 7.27 견갑하근과 전거근(측방 접근) 사이의 근막 분리(기법 IV) 세부 사항.

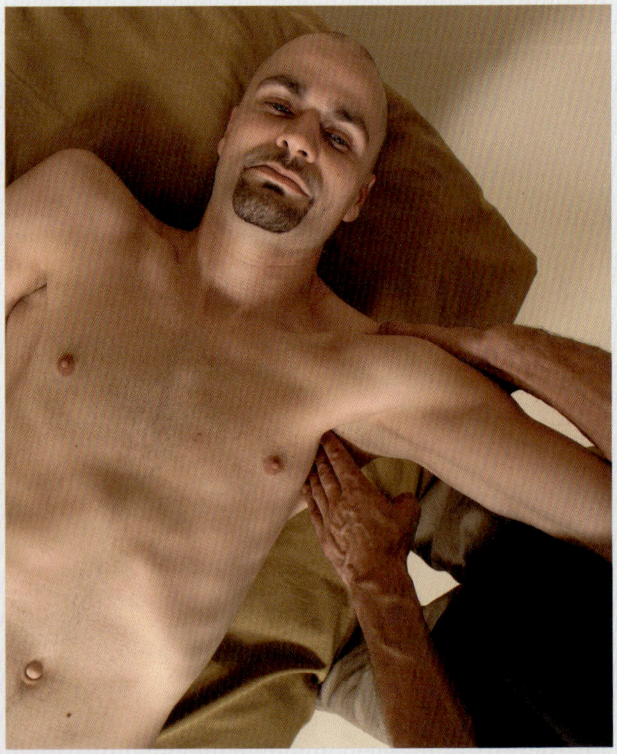

그림 7.28 원위부에서 견갑하근이 드러나고(▶ 그림 7.25), 근육의 작은 부분은 도수 압박(기법 I) 또는 유발점 영역을 스트레칭(기법 II)하여 직접 치료할 수 있다(따라서 이 영역에서는 전거근을 근위 분리 기법으로 미리 치료할 필요가 없다).

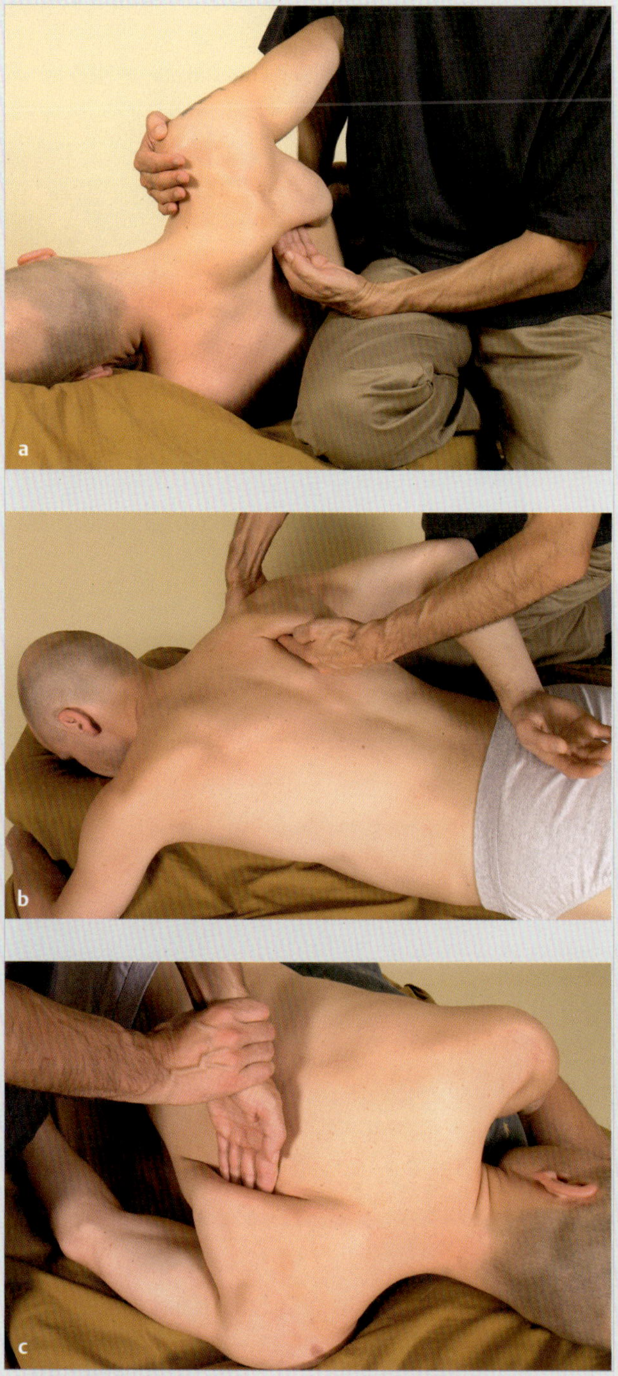

그림 7.29 도수 압박(기법 I), 유발점 영역 스트레칭(기법 II) 및 측면 접근 영역에 대한 근막 스트레칭(기법 III): 견갑하근의 치료는 승모근, 능형근과 전거근.
a 영향을 받은 쪽이 상방으로 하여 측방 위치에서의 치료.
b 엎드린 자세에서의 치료.
c 영향을 받은 쪽을 하방으로 하여 측방 위치에서 치료.

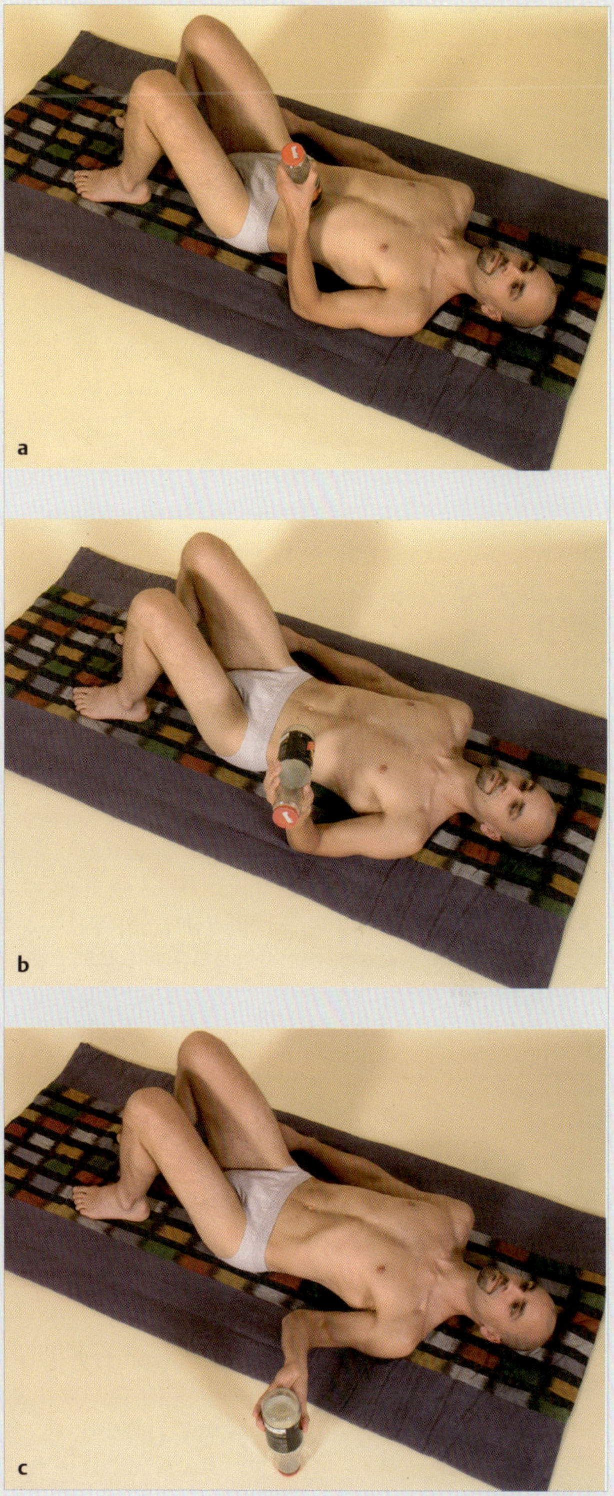

그림 7.30 셀프 스트레칭(기법 V).
a 시작 자세.
b 중간 자세.
c 끝 자세.

7.1.6 대원근

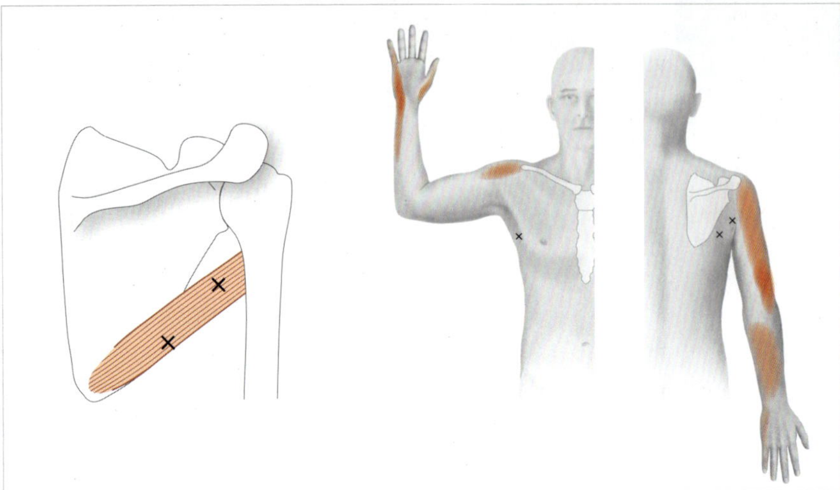

그림 7.31 대원근 (Teres major, 큰원근)

해부학 (▶ 그림 7.1, ▶ 그림 7.350)	기시	• 견갑골 하각과 외측연의 인접한 부분
	정지	• 소결절의 능선(광배근과 얽히고 합쳐져 있다.)
	신경지배	• 견갑하신경(C5 – C8)(출처: Travell과 Simons 1999, ADAM 1999) • 흉배신경(C6 – C8)(Platzer 2005, Prometheus 2005)
기능	관절와상완 관절(견관절)	• 내회전 • 내전 • 신전 • 상완골두를 하방으로 내린다: 관절강 내 중앙에 위치시킨다.
연관통 (▶ 그림 7.31)	• 어깨 후측방 영역(삼각근의 후방 부분까지) • 후방 상완(상완삼두근 장두부분), 팔꿈치를 따라 손이 원위부로 방사	

증상	통증	• 통증은 연관통 부위에서 움직임과 함께 발생한다.
		• 증상은 보통 다음과 같은 원인으로 발생한다.
		  ◦ 스트레칭 유발(끝범위 굴곡과 외회전)
		  ◦ 하중 유발(내회정근 저항성 검사)

	기능장애	• 관절가동범위(ROM) 제한에 대한 책임은 거의 없음
		• 견갑상완리듬의 장애
		• 외전 중 상완골두의 하방 활주운동 장애
		• 소원근 및/또는 상완삼두근(장두)에 대한 근막 유착은 다음을 유발할 수 있다.
		  ◦ ROM 제한(팔의 최대 외전 제한으로 인해 더 이상 윗팔을 들어올려 귀에 닿을 수 없음; ▶ 그림 9.13).
		  ◦ 견갑상완 리듬의 장애

유발 요인	과부하	• 일차 만성장애: 예: 청소, 스포츠(수영, 크로스컨트리 스키), 등반, 파워 스티어링 없이 무거운 자동차 운전.
	주요 유발점	• 협동근(견갑하근, 광배근, 대흉근) • 길항근(극하근, 소원근, 극상근, 삼각근)
치료사를 위한 조언	• 환자가 활발히 할 때 손을 등 뒤로 가져가는 것이 아프지만 치료사가 수동적으로 할 때 아프지 않다면 치료사는 대원근 및/또는 견갑하근에서 유발점을 찾아야 한다. • 촉진: 저항에 대해 내회전을 수행할 때 대원근이 생생하게 두드러지며, 저항에 대해 외회전이 수행될 때 두드러지는 소원근과는 명확하게 구분될 수 있다.	

치료사를 위한 조언	• 치료에 적합한 환자의 자세는 엎드린 자세(▶ 그림 7.32, ▶ 그림 7.33, ▶ 그림 7.34, ▶ 그림 7.35), 옆 자세(▶ 그림 7.38) 또는 바로 누운 자세(▶ 그림 7.33 **a**)이다. • 근막 스트레칭(기법 III)은 선택적으로(▶ 그림 7.34 **a**)와 광범위하게(▶ 그림 7.22, ▶ 그림 7.38) 수행된다. • 제한된 ROM(외전) 및 견갑상완리듬 장애(▶ 그림 7.35)의 경우에는 소원근(회전에 대한 길항근)과 삼두근(장두)에 대한 도수 기법 IV(근막 간 근막분리기법)가 중요하다(▶ 그림 7.35).
환자에 대한 권고사항	• 지속적이고 자극적인 요소를 피해야 한다. • 자가치료(테니스 공 또는 집게 잡기 사용) • 견갑하근(▶ 그림 7.30)과 광배근(▶ 그림 7.40)과 함께 근육을 스트레칭을 해야 한다.

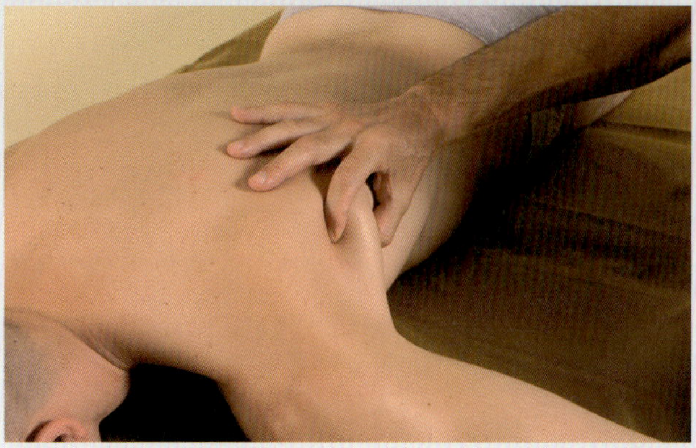

그림 7.32 도수 압박(기법 I).

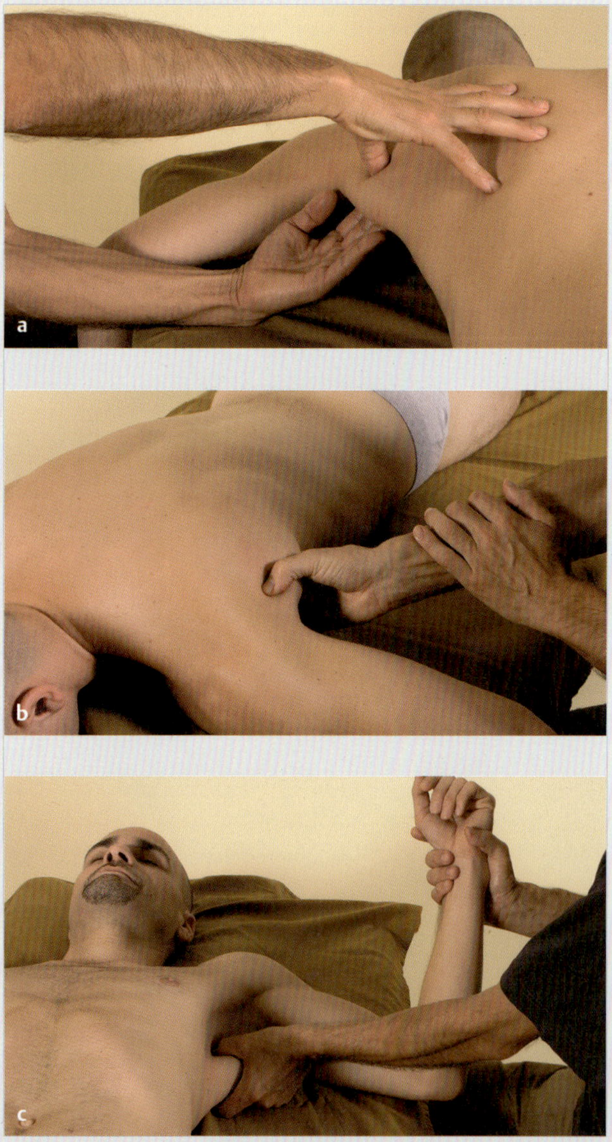

그림 7.33 유발점 영역 스트레칭(기법 II). 도수치료 및 다양한 환자 위치를 수행하기 위한 다양한 손 조작 방법.
a 엄지 손가락 압력 기법(엎드린 자세에서).
b 집게 잡기(엎드린 자세에서).
c 집게 잡기(반듯이 누운 자세에서).

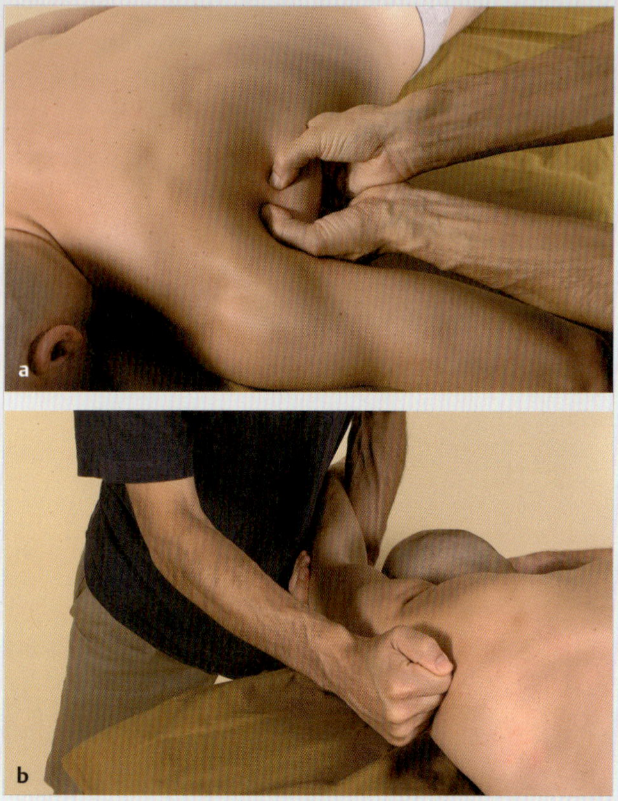

그림 7.34 근막 스트레칭(기법 III).
a 유발점과 연관 단단한 띠를 선택적으로 스트레칭.
b 대원근과 광배근섬유를 광범위하게 스트레칭.

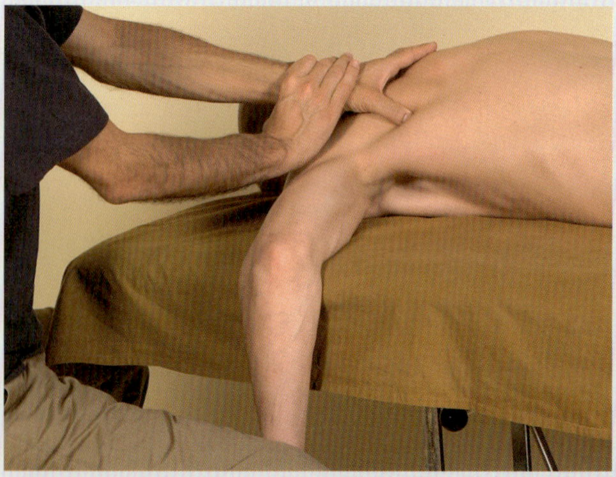

그림 7.35 대원근과 소원근 사이의 근막 분리(기법 IV).

7.1.7 광배근

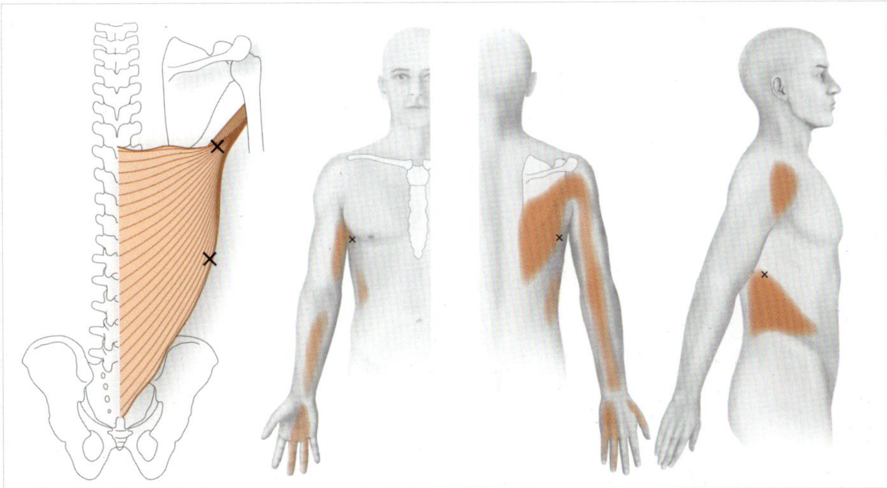

그림 7.36 광배근 (Latissimus Dorsi, 넓은등근)

<table>
<tr><td rowspan="3">해부학
(▶ 그림 7.1)</td><td>기시</td><td>• 척추 부분: T7 – T12의 극돌기(극상 인대); 흉요 근막, 그리고 L1–L5에서 S1까지의 극돌기에서
• 장골 부분: 장골능 후방 1/3
• 늑골 부분: 9–12 늑골
• 견갑골 부분: 견갑골 하각(작은 부분)</td></tr>
<tr><td>정지</td><td>• 상완골의 소결절의 능(대원근의 섬유와 얽히고 근위에 정지됨)</td></tr>
<tr><td>신경지배</td><td>• 흉배신경(C6 – C8)</td></tr>
<tr><td>기능</td><td>관절와상완 관절(견관절)</td><td>• 내전
• 신전
• 내회전
• 상완골두를 하방으로 내린다.</td></tr>
<tr><td>연관통
(▶ 그림 7.36)</td><td colspan="2">• 흉곽의 후외측 흉곽, 견갑골의 하각 부근
• 상완 후방 또는 내측, 팔꿈치 위에서 전완과 손가락(새끼손가락)으로 방사한다.</td></tr>
<tr><td rowspan="2">증상</td><td>통증</td><td>• 통증은 연관통 부위에서 움직임과 함께 발생한다.</td></tr>
<tr><td>기능장애</td><td>• 제한된 ROM에 대해 전적으로 책임지지 않음
• 흉요근막 기능장애 → 요통</td></tr>
<tr><td rowspan="3">유발 요인</td><td>과부하</td><td>• 주된 만성, 예:
  ○ 나무 자르기, 정원 작업(파기, 울타리 다듬기)
  ○ 스포츠(수영, 크로스컨트리 스키, 등산, 근력 운동 등)</td></tr>
<tr><td>외상</td><td>척추, 늑골골절</td></tr>
<tr><td>주요 유발점</td><td>• 대원근</td></tr>
<tr><td>치료사를 위한 조언</td><td colspan="2">• 광배근은 표면적 측면에서 신체에서 가장 큰 근육이다; 이것은 후방 액와 주름을 형성한다.
• 외회전, 외전, 굴곡에 대한 상완골 ROM 제한은 광배근으로 인한 것이 아니다.
• 치료에 적합한 환자의 자세는 옆 자세(▶ 그림 7.37), 엎드린 자세 또는 앉은 자세이다.
• 집게 잡기(pincer grip)(▶ 그림 7.37)를 사용하여 근육의 측면 영역(후방 액와 주름)에서 유발점을 치료한다. 미리 근육을 스트레칭한 후 나머지 근육 부위를 흉곽에 직접 압력을 가하여 치료한다.
• 근육을 미리 스트레칭한 후 근막 스트레칭 기법(기법 III)을 사용한다(▶ 그림 7.38).
• 광배근을 짧은 위치로 유지하면서 상완삼두근의 장두에 근막 분리 기법(기법 IV)을 적용한다. (▶ 그림 7.39).
• 스트레칭 유발은 거의 증상을 유발하지않는다.</td></tr>
</table>

치료사를 위한 조언	• 흉요근막 기능장애 → 요통(7.4.9장). • 기관지내시경, 관상동맥 혈관조영술, 골격촬영, 컴퓨터단층촬영 등 조사 절차와 치료 시도에 실패한 과거 이력이 자주 등장한다. • 끈질긴 흉곽 요통의 경우 "골치 아픈 해결해야 할 고민 거리"이다.
환자에 대한 권고사항	• 지속적이고 자극적인 요소를 피해야 한다. • 집게 잡기 또는 테니스 공을 이용한 자가치료 • 규칙적으로 지속적으로 근육을 스트레칭을 해야 한다(▶ 그림 7.40).

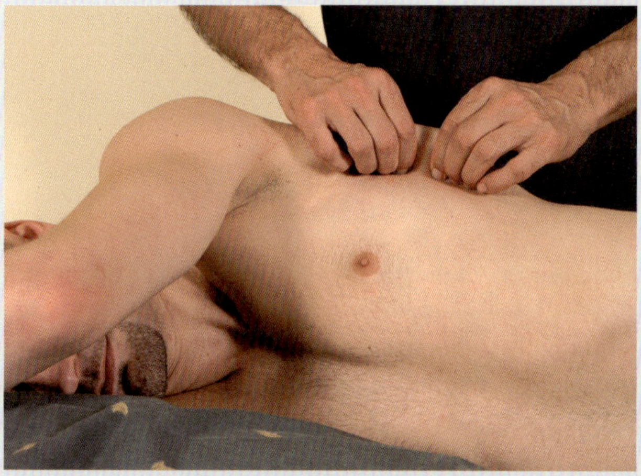

그림 7.37 도수 압박(기법 I) 또는 유발점 영역 스트레칭(기법 II).

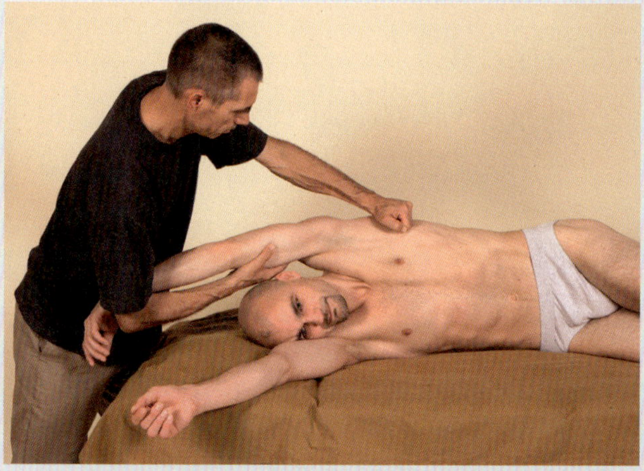

그림 7.38 근막 스트레칭(기법 III).

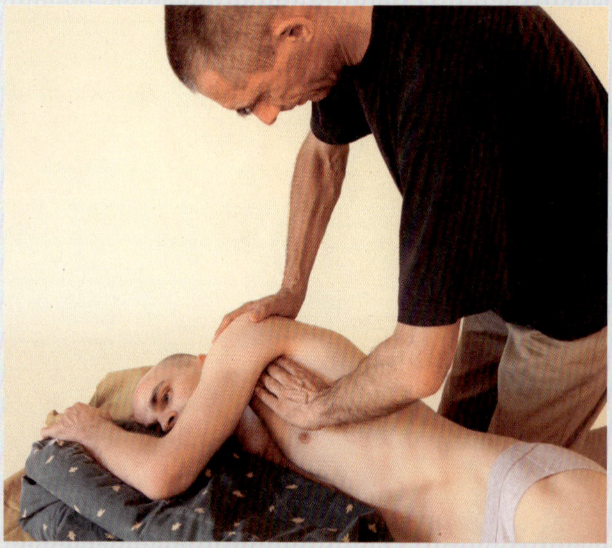

그림 7.39 광배근과 상완삼두근의 장두 사이의 근막 분리(기법 IV).

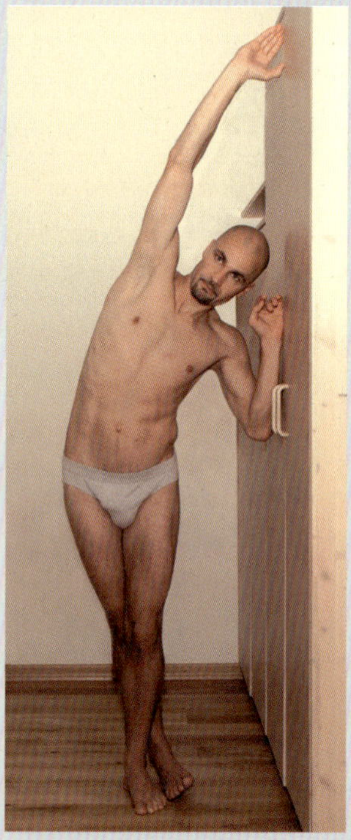

그림 7.40 셀프 스트레칭(기법 V).

7.1.8 대흉근

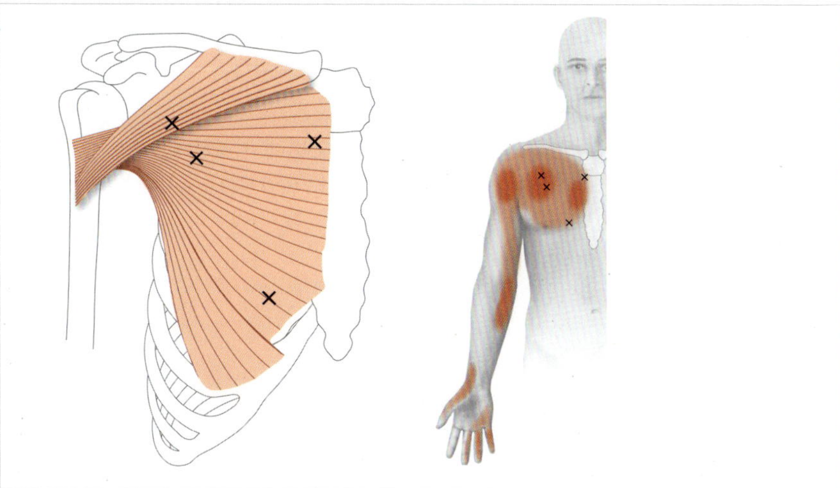

그림 7.41 대흉근 (Pectoralis Major, 큰가슴근)

해부학 (▶ 그림 7.2 **a**)	기시	• 쇄골 부분: 쇄골의 내측 절반에서 • 흉골 부분: 흉골막과 2–7번째의 늑골연골 • 복부: 복직근초(rectus sheath)의 전방 판(lamina)에서

	정지	• 상완골의 대결절의 능선(이두근 건에 연속된 결절 간 고랑의 측면 경계)
		• 대흉근의 섬유는 서로 교차한다.
		  ○ 가장 상방 기시(즉, 쇄골)의 섬유가 가장 원위부에 정지한다.
		  ○ 가장 하방 기시(즉, 복부 및 늑골섬유)의 섬유가 가장 먼 근위부에 정지한다.
		• 쇄골 섬유는 가장 전방에 있는 층을 형성하고 복부 및 늑골 섬유는 가장 후방에 있는 층을 형성한다.

	신경지배	• 흉근신경(C5 – T1)
기능	관절와상완 관절(견관절)	• 내전 • 내회전 • 수평 내전(상완이 횡단면에서 움직일 때)
연관통 (▶ 그림 7.41)	• 쇄골 부분: 삼각근의 전방부분; 주된 부위 • 흉골 부분: 전 흉곽 통증; 팔 전체의 내측 • 복부: 유방 통증, 유두 과민증	
증상	통증	• 연관통 영역에서 • 휴식 시 통증 가능 → 야간 통증, 수면 장애 • 흉곽 부위의 수축된 느낌(좌측에 있는 경우, 관상 동맥 부전 증상을 모방함) • 심장 및 폐 질환 시뮬레이션
	기능장애	• 체성내장 반응심; 실상성 빈맥, 심실위주기 또는 심실주기 외수축(Travell과 Simons 1999)
유발 요인	직접적 외상	• 예: 자동차 사고 시 안전 벨트 버클에서

	과부하	• 급성: 과외전 외상으로 넘어짐
		• 만성
		  ○ 몸 앞에서 무거운 물건 들어올리기
		  ○ 팔 내전 과부하(수동 울타리 가위 사용, 파워 트레이닝)
		  ○ 자세를 바꾸지 않고 오랫동안 몸 앞에 무언가를 들고 있는 경우(예: 전동 톱 사용 또는 어린이 마차 밀기)

<table>
<tr><td rowspan="1">유발 요인</td><td>활성화 기전</td><td>• 내전된 위치에서 팔 고정(슬링 또는 캐스트의 팔)
• 운동(수영) 후 통풍에 노출
• 어깨가 내측으로 쏠리는 자세(불안, 우울증) → 대흉근 단축 → 유발점 활성화에 유리
• 심장 및 폐 질환은 내장과 연결을 통해 유발점을 활성화할 수 있다.</td></tr>
<tr><td>치료사를 위한 조언</td><td colspan="2">• 대흉근은 전방 액와 주름을 만든다.
• 유발점은 일반적으로 쇄골부(▶ 그림 7.42)와 흉골부(▶ 그림 7.43 a)의 측면에 위치하며, 집게 잡기를 사용하여 쉽게 접근할 수 있을 뿐만 아니라 정지 부위 근처에도 있다. 늑골 접합부(Tietze 증후군, ▶ 그림 7.43 b)와 5-7번째 늑골 위의 흉골 부분.
• 근육을 미리 스트레칭하면서 근막 스트레칭(기법 III)(▶ 그림 7.44)
• 대흉근과 아래근육 사이의 근막 분리(기법 IV)
○ 삼각근 전방(▶ 그림 7.45 a)
○ 오훼완근(▶ 그림 7.45 b)
○ 소흉근(▶ 그림 7.45 c)
• 도수치료에 적합한 환자 자세: 바로 누운 자세(▶ 그림 7.42 - ▶ 그림 7.45), 옆 자세
• 협심증이 의심되는 증상(팔로 방사되는 운동성 흉통 및 흉부 수축)이 있는 경우 치료를 시작하기 전에 항상 의사와 상담해야 한다.
• 수축된 림프관으로 인해 유방 부종이 발생할 수 있다.</td></tr>
<tr><td>환자에 대한 권고사항</td><td colspan="2">• 지속적이고 자극적인 요소를 피해야 한다.
○ 올바르게 앉거나 서 있는 자세
○ 직장에서의 인체 공학적 분석
• 자가치료(갈비뼈에 압력을 가하거나 집게 잡기를 사용)
• 규칙적으로 지속적으로 근육을 스트레칭 해야 한다(▶ 그림 7.46).</td></tr>
</table>

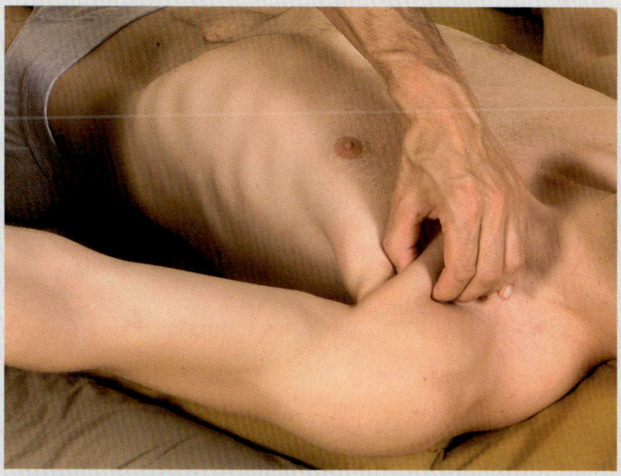

그림 7.42 도수 압박(기법 I)–쇄골 부분.

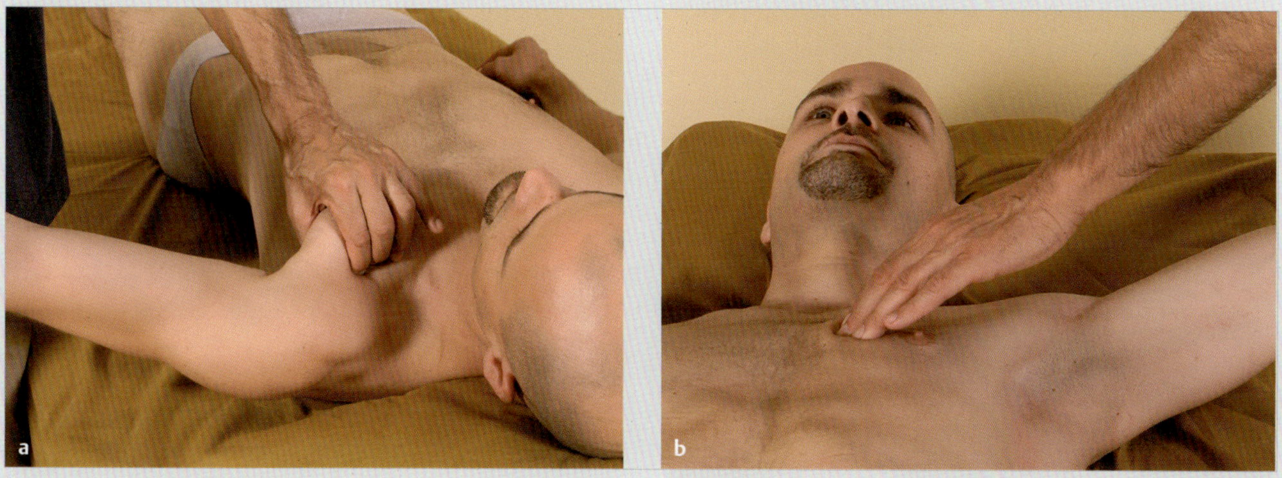

그림 7.43 유발점 스트레칭(기법 II).
a 집게 잡기로 흉골 부분 치료.
b 흉골 정지 부위 근처의 흉골 부분 치료.

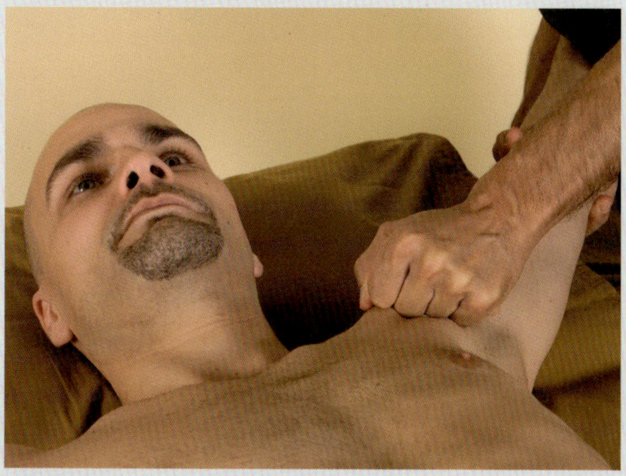

그림 7.44 근막 스트레칭(기법 III).

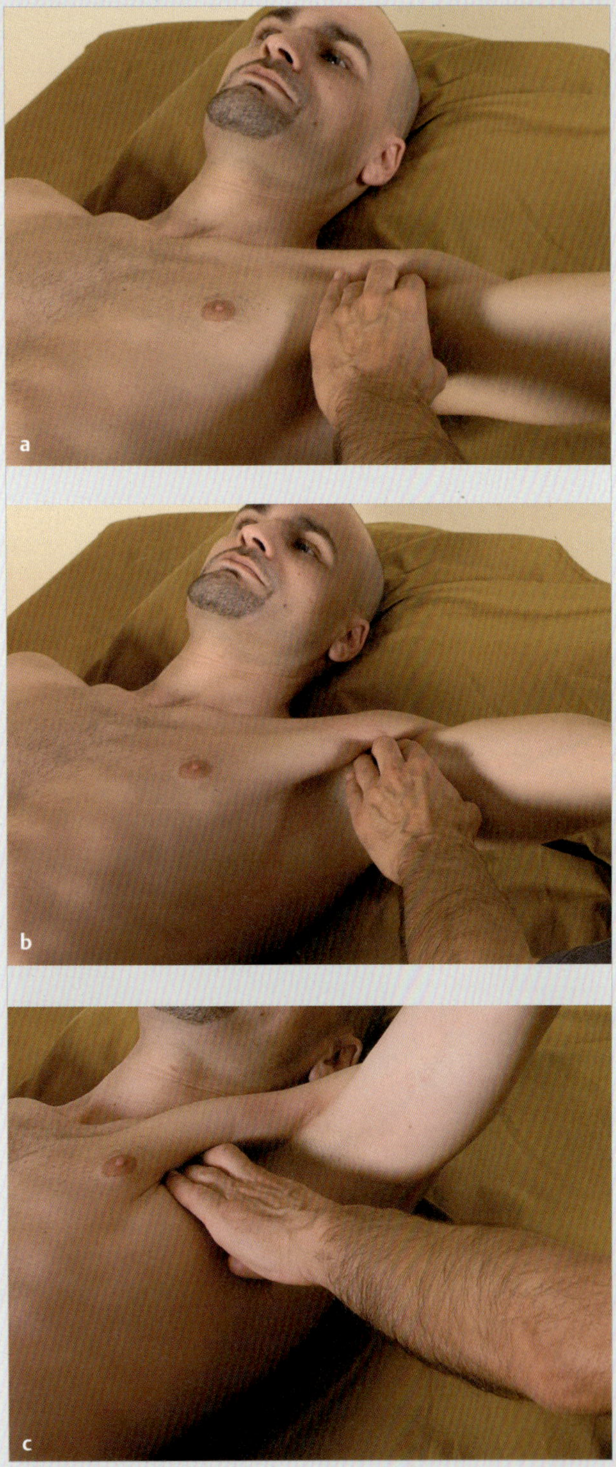

그림 7.45 근막 분리(기법 IV).
a 대흉근과 삼각근 사이의 근막 분리 기법.
b 대흉근과 오훼완근 사이의 근막 분리 기법.
c 대흉근과 소흉근 사이의 근막 분리 기법.

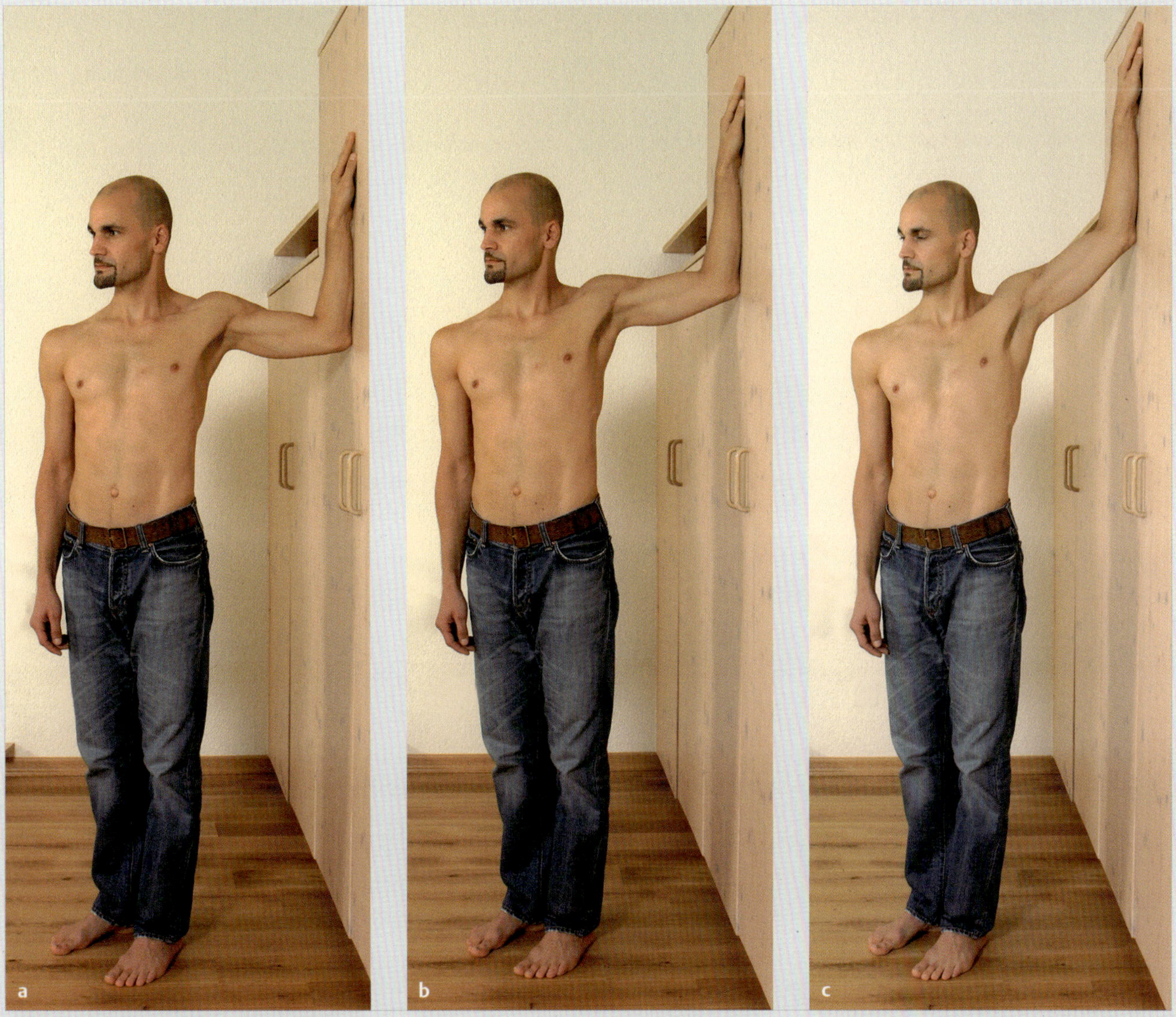

그림 7.46 대흉근의 셀프 스트레칭(기법 V).
a 가로 섬유(쇄골 부분)를 셀프 스트레칭.
b 대각선으로 움직이는 중간 섬유(흉골 부분)를 셀프 스트레칭.
c 가장 측면에서 가장 멀리 위치한 가파르게 움직이는 섬유(흉골 및 복부 부분)를 셀프 스트레칭.

7.1.9 오훼완근

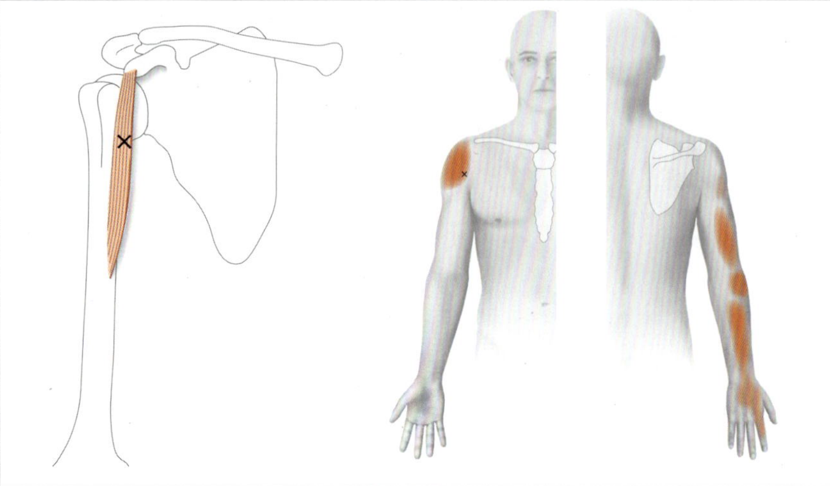

그림 7.47 오훼완근 (Coracobrachialis, 부리위팔근)

해부학 (▶ 그림 7.2 **b**, ▶ 그림 7.351)	기시	• 오훼돌기의 첨단(상완이두근 단두와 함께)
	정지	• 소결절의 능선의 원위 상완골 내측연(삼각근 조면 수준에서)
	신경지배	• 근피신경(C6 – C7)
기능	관절와상완 관절(견관절)	• 동적 ○ 내전 ○ 굴곡(약함) ○ 회전(내회전과 외회전의 위치에서 중립위치로 복귀를 지원) ○ 수평 내전 • 정적 ○ 관절강 내에서 상완골두를 견고하게 유지한다. ○ 팔이 자유롭게 매달려 있을 때 상완골두가 하방 활주하는 것을 방지한다.
연관통 (▶ 그림 7.47)	• 전방 삼각근 영역 • 후방 상완, 후방 전완 • 손등	
증상	통증	• 어깨와 팔의 통증(연관통 참고) • 손을 허리로 가져갈 때 통증 증가
	기능장애	• 오훼완근으로 인한 근피신경의 포착은 다음을 유발할 수 있다 → 상완이두근과 상완근의 근력감소
포착	근피신경	• 근피신경이 오훼완근을 관통한다(▶ 그림 8.5): ○ 상완이두근과 상완근이 영향을 받아 주관절 굴곡 강도 감소 ○ 전완 요골측의 피부 민감성 ○ 주관절은 근피신경에 의해 부분적으로 지배되고 있기 때문에 상과 통증의 원인이 될 수 있다.
유발 요인	과부하	• 급성: 예: 벤치 프레스 → 미끄러짐 → 과부하 • 만성: 팔을 반복적으로 그리고/또는 오랫동안 매달린 상태에서 무거운 물체를 운반(예: 도구 상자, 무거운 정보 자료를 운반하는 담당자)
	주요 유발점	• 협동근/길항근 → 오훼완근의 이차 유발점

치료사를 위한 조언	• 견갑대에서의 유발점의 비활성화된 후 전방 삼각근 부위에 통증이 지속되면 오훼완근의 유발점을 치료해야 한다. • 치료에 적합한 환자 위치는 바로 누운 자세이다(▶ 그림 7.48 - ▶ 그림 7.50). • 오훼완근과 대흉근 사이의 근막 분리(기법 IV)(▶ 그림 7.50); 이것은 오훼돌기의 근육을 직접 치료하기 위한 접근법이다.
환자에 대한 권고사항	• 지속적이고 자극적인 요인을 피한다: 예: 바퀴달린 여행 가방 사용 • 오훼완근 스트레칭과 대흉근의 흉골부분 스트레칭을 함께한다(▶ 그림 7.46).

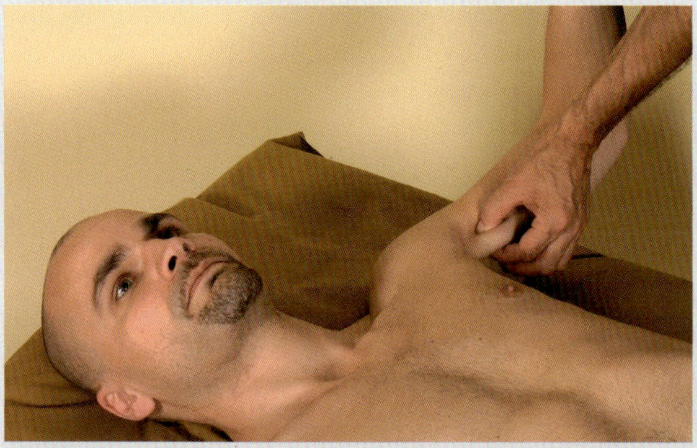

그림 7.48 도수 압박(기법 I).

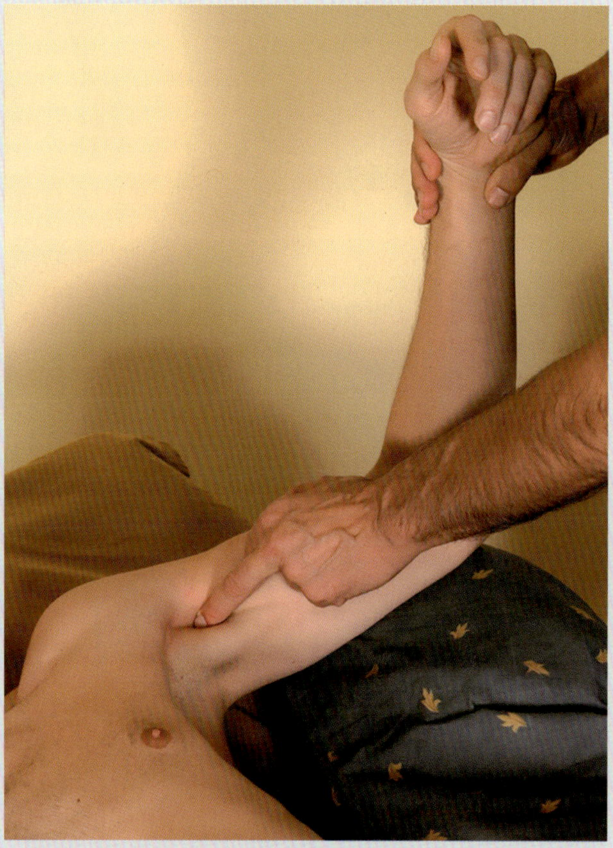

그림 7.49 유발점 영역 스트레칭(기법 II) 및 근막 스트레칭(기법 III).

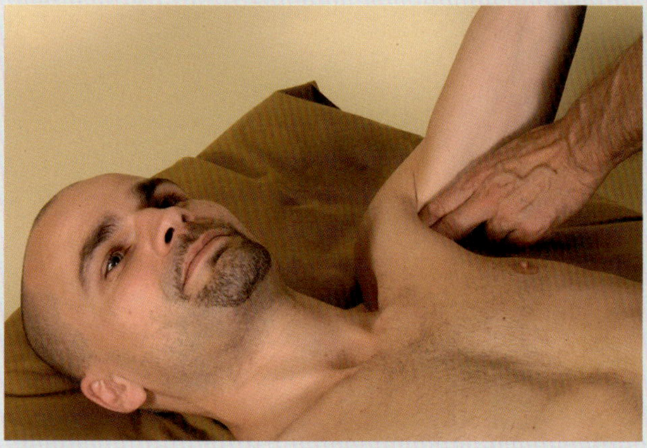

그림 7.50 오훼완근과 대흉근 사이의 근막 분리(기법 IV); 이것은 오훼돌기까지 오훼완근을 치료하는 것을 가능하게 한다.

7.1.10 소흉근

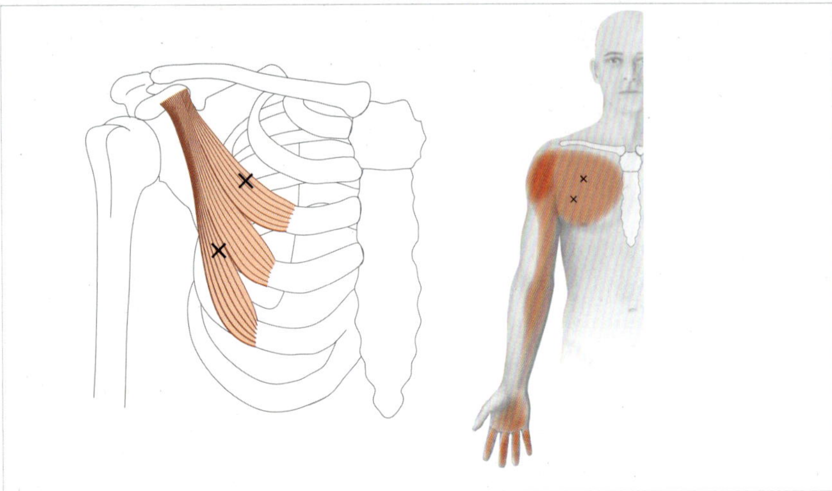

그림 7.51 소흉근 (Pectoralis Minor, 작은가슴근)

해부학 (▶ 그림 7.2, **b**)	기시	• 늑연골 근처의 3번째(2번째) – 5번째(6번째) 늑골(변형: 소흉근의 1번째 늑골에서부터 → 흉곽 출구 증후군) • 연관 늑간근의 근막
	정지	• 오훼돌기의 첨단의 내측연(오훼완근과 상완이두근, 소두와 함께 일반적으로 정지); 변형: 오훼돌기를 통해 인접한 오훼완근과 상완이두근 또는 상완골의 대결절까지 확장
	신경지배	• 내측과 외측 흉근신경(C6 – T1)
기능	견갑흉부	• 팔을 사용하여 아래로 압력을 가할 때 견갑골의 안정화(지지: 지팡이 또는 트레킹 폴로 걷기, 체조, 브레이크 댄스; 타격: 말뚝을 땅에 박고 나무를 자르는 등) • 견갑골을 꼬리, 내측, 전방으로 당긴다. → 견갑골의 하각이 흉부에서 튀어나옴 → 견갑골의 하각이 튀어나오면 소흉근이 짧아질 수 있다. • 강력한 흡인 동안 호흡의 부속 근육, 두개골 방향으로 당기는 상승모근과 견갑거근의 작용에 의해 견갑골이 안정화된다.
연관통 (▶ 그림 7.51)	• 전방 삼각근 부위("이두근 건 통증"), 견갑하, 흉곽 전체, 상완, 팔꿈치, 전완과 손의 척골쪽으로 3–5번째 손가락까지 방사 • 대흉근의 연관통 부위와 실질적으로 동일	
증상	통증	• 어깨, 가슴, 팔의 통증, 가슴의 주요 증상과 유사 • 내측 팔꿈치 통증("골퍼 엘보"), 수근관증후군과 유사한 통증 • 통증은 심근허혈처럼 보일 수 있다. • 심근경색 후 잔여증상
	기능장애	• 견갑골 안정화 장애 → 팔 전체의 기능 장애 • 제한된 ROM: 견갑흉부 움직임 제한(팔을 위로 또는 어깨 높이에서 등쪽으로 이동하기 어려움) • 흉곽출구증후군(포착 참고) → 신경혈관 증상
포착	상완신경총	• 경흉근을 짧게 하면 상완신경총의 수축을 유발할 수 있다. 두 위치에서 발생한다. 한편으로는 소흉근과 오훼돌기 사이에 직접으로 발생, 다른 한편으로는 늑골 쇄골 통로를 닫음으로써 간접적으로 발생 → 흉곽출구증후군에 기여(8.2.1장 참고)
유발 요인	과부하	• 급성: 팔을 뻗은 상태에서 갑자기 넘어짐

유발 요인	과부하	• 만성 ○ 나쁜 자세로 인한 근육 단축은 유발점 발달에 유리 ○ 지원: 지팡이 또는 트래킹 폴로 걷기, 체조, 브레이크 댄스 ○ 타격: 말뚝을 땅에 박고 나무를 자르는 등 ○ 내장 반사 관계: 심근 경색
	외상	• 갈비뼈 골절, 경흉부 수술, 총상 • 자동차 핸들 또는 대시 보드 충돌로 인한 자동차 사고
	주요 유발점	• 대흉근과 전사각근
치료사를 위한 조언	• 견갑골의 하각이 흉곽에서 올라오면, 이는 소흉근의 단축 가능성을 나타낸다. • 전방–후방 문제: 약화된 하승모근과 단축된 전거근(후방), 단축된 소흉근(전방)과 결합하면 일반적으로 흉부에서 견갑골 위치가 좋지 않다. • 도수치료에 적합한 환자 위치는 바로 누운 자세(▶ 그림 7.53, ▶ 그림 7.54, ▶ 그림 7.55 **a**) 또는 측방 위치(▶ 그림 7.52, ▶ 그림 7.55 **b**)이다. • 바로 누운 자세에서 이완된 대흉근을 통해 간접적으로 유발점을 치료한다(▶ 그림 7.54). • 측방 또는 바로 누운 자세에서 대흉근 아래의 유발점을 직접 치료한다. 견갑골을 능동적으로 하방으로 내려주면 소흉근의 수축된 섬유를 쉽게 촉진할 수 있다(▶ 그림 7.52, ▶ 그림 7.53). • 협심증이 의심되는 증상(팔로 방사되는 운동성 흉통과 좌측에 흉부 압박감)이 있는 경우 치료를 시작하기 전에 항상 의사와 상담해야 한다.	
환자에 대한 권고사항	• 지속적이고 자극적인 요인을 피한다. ○ 올바른 앉거나 서 있는 자세 ○ 반쯤 수면 자세를 취하면 대흉근의 단축을 예방할 수 있다(▶ 그림 7.84). ○ 직장에서의 인체 공학적 분석 • 근육을 스트레칭한다(▶ 그림 7.56); 또한 견갑흉부 활주 공간(▶ 그림 7.86)을 자가–가동술을 하거나 대흉근(▶ 그림 7.46)과 함께 스트레칭을 한다.	

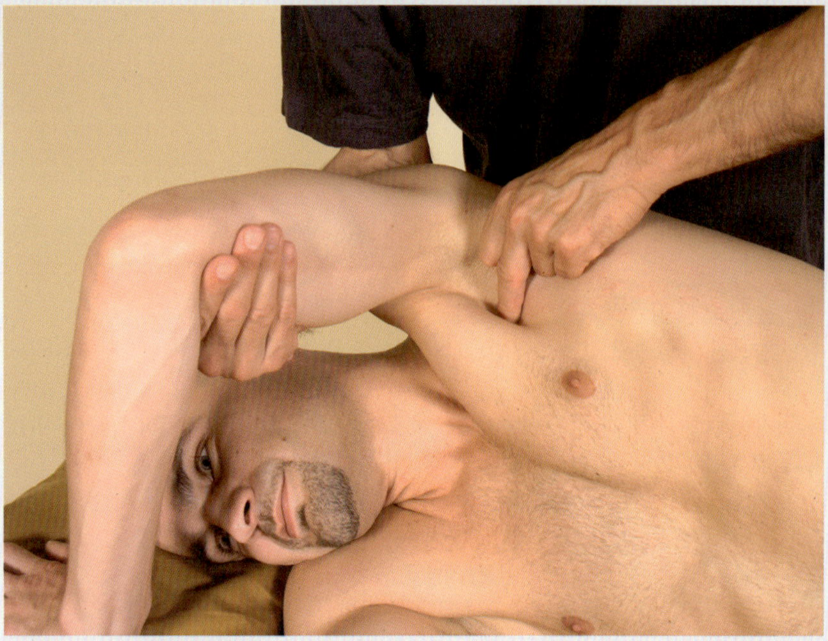

그림 7.52 도수 압박(기법 I).

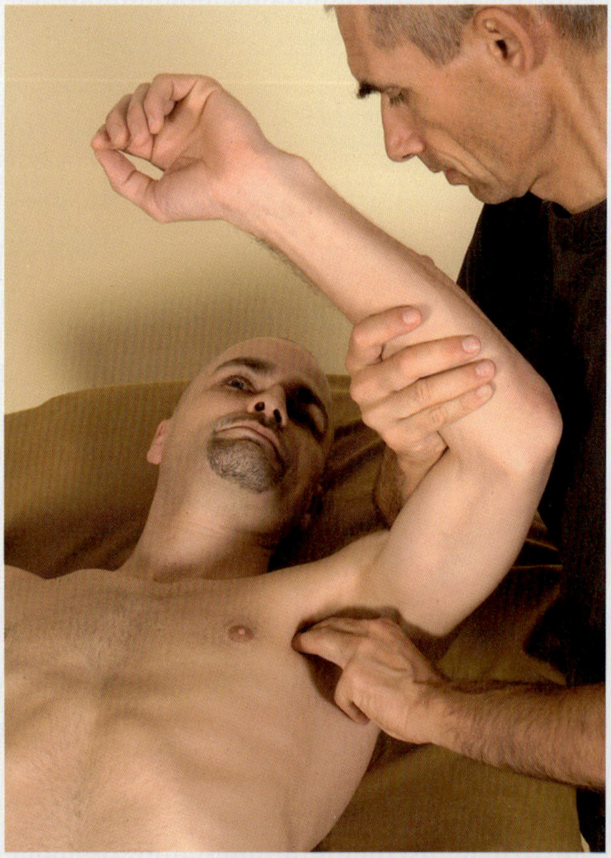

그림 7.53 유발점 영역 스트레칭(기법 II).

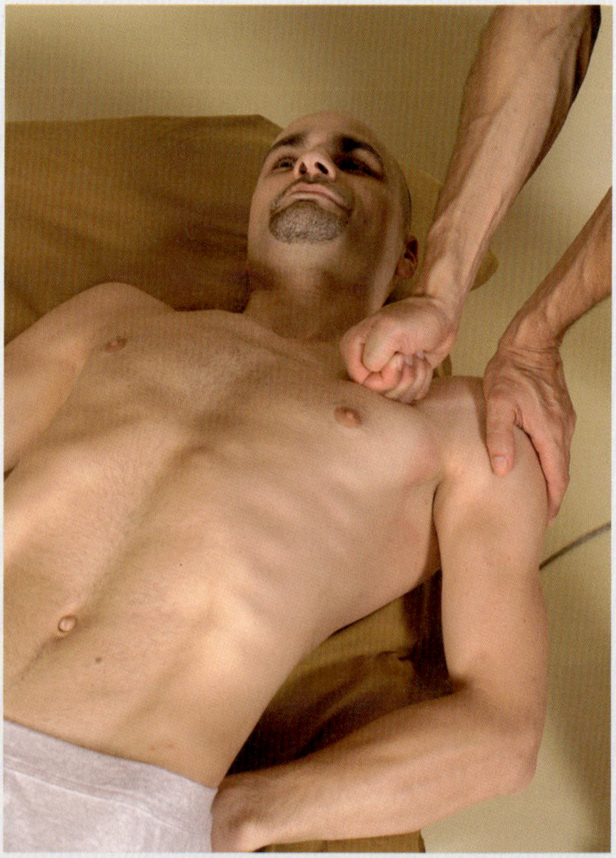

그림 7.54 이완된 대흉근을 통해 수행되는 소흉근 근막 스트레칭(기법 III).

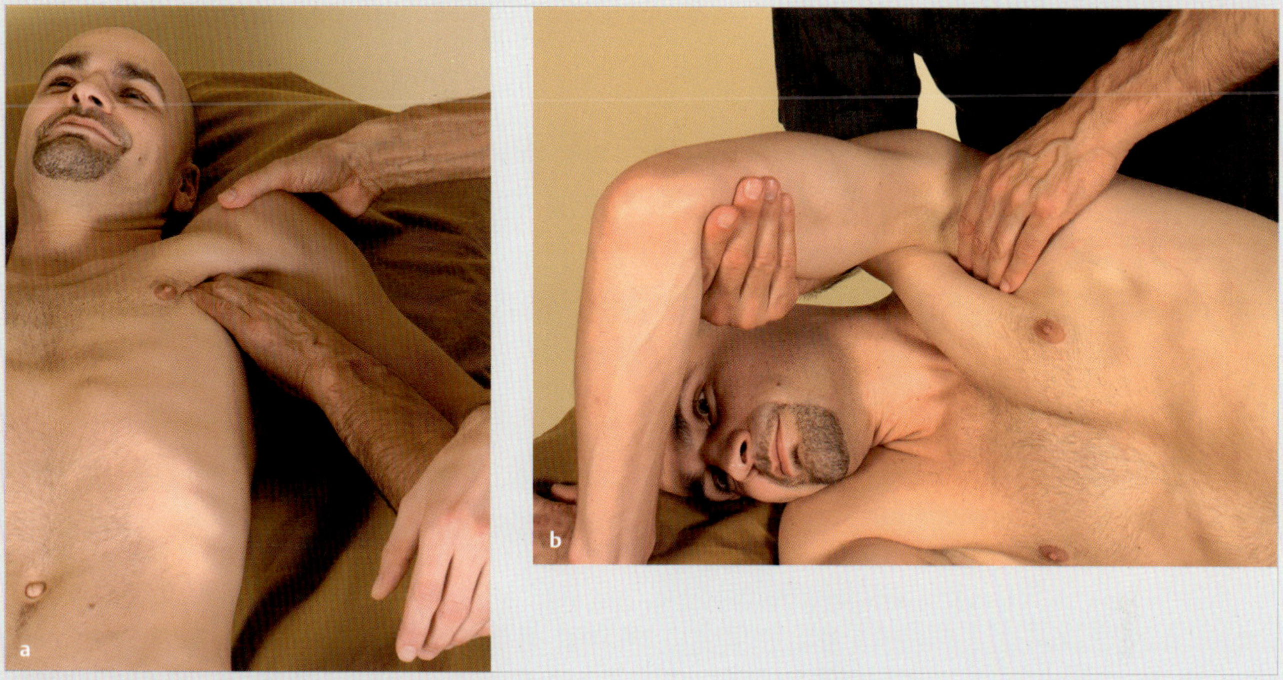

그림 7.55 대흉근과 소흉근 사이의 근막 분리(기법 IV).
a 바로 누운 자세에서 근막 분리 기법.
b 측방 위치의 근막 분리 기법.

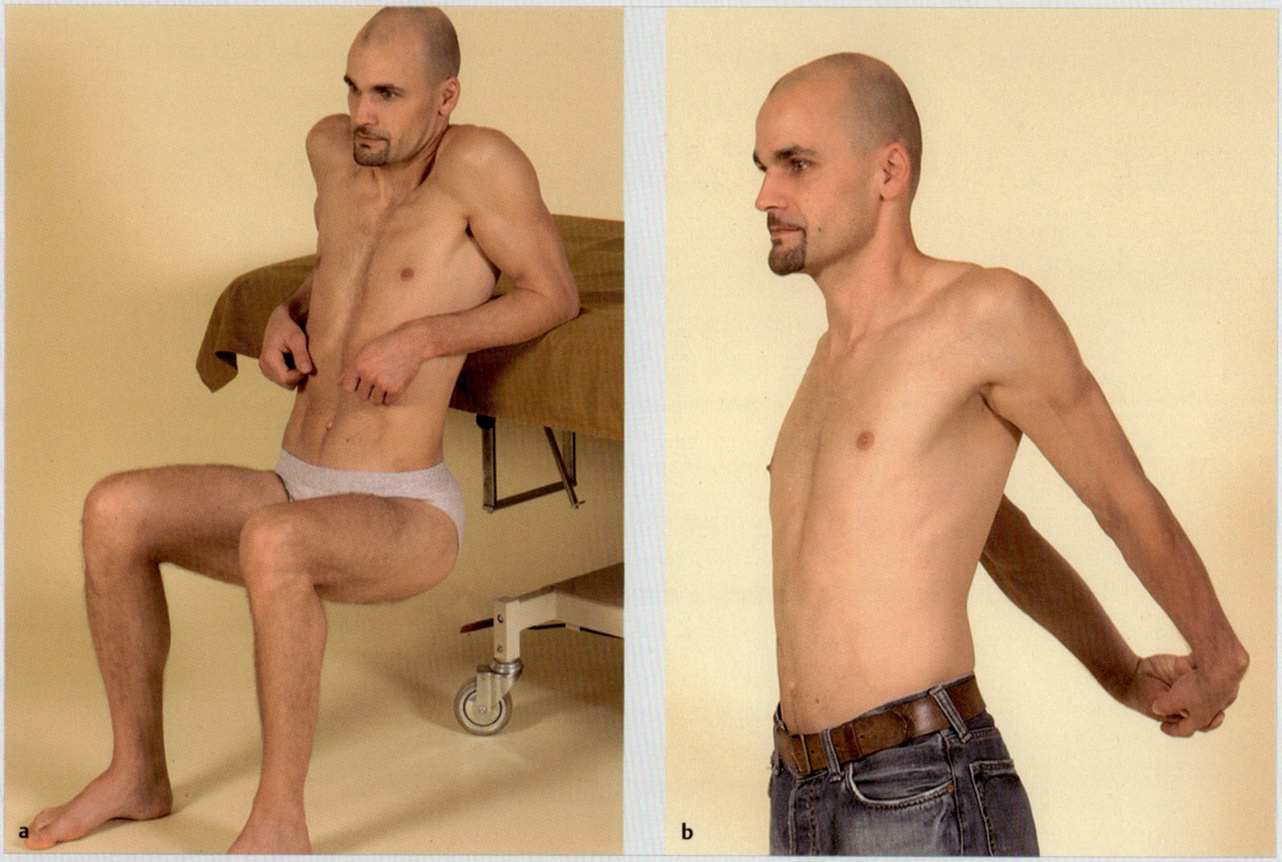

그림 7.56 셀프 스트레칭(기법 V).
a 변형 1. 견갑골의 상승을 강조하기 위해.
b 변형 2. 견갑골의 후방경사를 강조하기 위해.

7.1.11 전거근

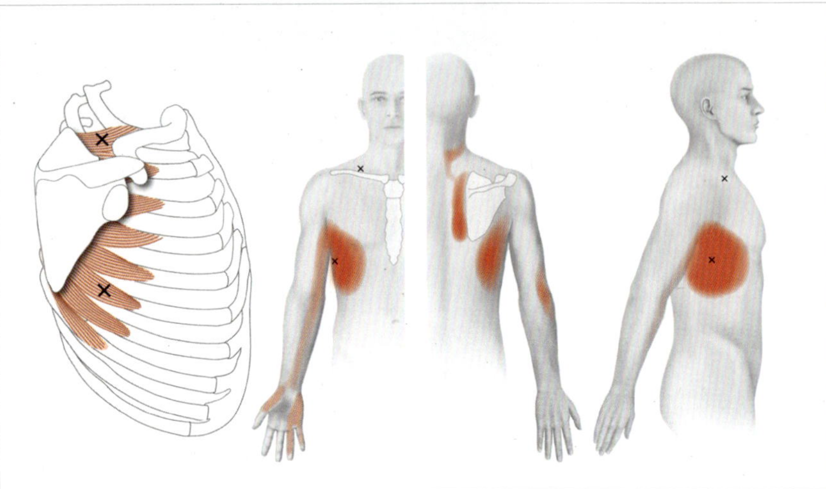

그림 7.57 전거근 (Serratus Anterior, 앞톱니근)

해부학 (▶ 그림 7.2, ▶ 그림 7.25)	기시	• 슬립이 10개인 1–9번째 늑골(2번 늑골에서, 하나의 슬립은 상각, 다른 하나는 내측연으로 확장된다; 그리고, 2번 슬립은 견갑골의 상각으로 확장된다: 하나는 1번 늑골에서 다른 하나는 2번늑골에서)
	정지	• 견갑골의 내측연 ○ 상부: 가장 위의 2개의 슬립은 상각으로 확장된다. ○ 중부: 3, 4번 슬립은 내측연으로 확장된다. ○ 하부: 5개의 하부 슬립은 하각과 내측연으로 확장된다.
	신경지배	• 장흉신경(C5 – T7)
기능	견갑흉부	• 동적 ○ 견갑골 전인(예: 물체를 앞으로 밀 때) ○ 회전: 견갑골 외측 하각을 하방으로 당기고 관절강은 상방으로 당겨지도록(팔의 상승을 지원) ○ 견갑대 고정 시, 전거근은 늑골(호흡 부속근)을 올리는 역할을 한다. • 정적 ○ 견갑골(내측연)을 흉벽에 고정(능형근과 하승모근과 협력) ○ 견갑골을 흉곽에 고정(푸쉬업, 턱 당기기)
연관통 (▶ 그림 7.57)	• 흉부: 측방과 후방, 견갑골 하각의 후방 내측 • 상완과 전완의 척골 쪽에서 손바닥, 약지 및 새끼 손가락까지 방사한다. • 간헐적 목 후방 통증	
증상	통증	• 움직임이 있는 연관통 영역에서 • 달릴 때 측면에 “스티치(stitch)”; 환자가 심호흡을 할 수 없다고 불편을 나타낸다. • 통증, 휴식 시에도 유발점 활성이 상당한 경우(야간 통증 → 수면 장애) • 심근경색과 유사한 통증(증상이 좌측에 있을 때) • 팔 전체의 감각이상(근질거리는 느낌, 무거운 감각 등) 가능
	기능장애	• 위축: 견갑골 안정화 부족 ○ 견관절 리듬의 장애 ○ 팔전체 부위의 기능장애를 수반할 수 있다. ○ 견갑골 익상(“날개 견갑골” – 견갑골이 흉부, 특히 하각에 대해 안정되지 않음) • 근육 단축 → 견갑골 내측연의 측면(▶ 그림 4.9)

<table>
<tr><td rowspan="3">유발 요인</td><td>과부하</td><td>• 급성: 낙상 충격 흡수(스키 또는 자전거 사고)
• 만성
○ 매우 빠르게 또는 장시간 실행
○ 무거운 물건을 머리 위로 들기
○ 과도한 근력 훈련(예: 팔 굽혀 펴기)
○ 심리적 요인</td></tr>
<tr><td>다른 근육의 유발점 활동</td><td>• 유발점은 견갑하근과 전거근에서 상호적으로 유도된다.</td></tr>
<tr><td>활성화 기전</td><td>• 장흉신경의 손상(늑골 골절, 외측 흉부에 대한 방사선 치료 등)은 전거근을 약화시켜 유발점의 형성과 지속을 촉진한다.</td></tr>
<tr><td>치료사를 위한 조언</td><td colspan="2">• 견갑골 내측연의 측면은 전거근이 짧아졌다는 표시이다.
• 전거근의 위축은 날개 견갑골(견갑골 익상)로 나타난다: 특히 견갑골의 하각은 흉부에 대해 안정화될 수 없다.
• 신장 자극은 증상을 거의 유발하지 않지만, 저항 자극(저항에 대해 강하게 전진하는 것)은 때때로 나타난다.
• 도수치료에 적합한 환자 위치:
○ 측면 위치(▶ 그림 7.58 a, ▶ 그림 7.59 a, ▶ 그림 7.60 a)
○ 바로 누운 자세에서 두개골 근육의 슬립을 치료하고 견갑하근의 근막 유착을 이완(▶ 그림 7.59 a, ▶ 그림 7.61)
○ 엎드린 자세(내측 접근, ▶ 그림 7.60 b)
○ 앉은 자세
• 유발점은 견갑하 공간과 노출된 근육 슬립에 위치한다(▶ 그림 7.58).
• 1번과 2번 늑골의 문제를 일으키는 두 개 근육 슬립의 유발점을 치료하는 것이 중요하다(Dejung 2009).
• 견갑골에 의해 숨겨져 있고 측면 접근으로는 접근할 수 없는 전거근 부위(▶ 그림 7.60)에 대해 내측 접근법을 사용한다(▶ 그림 7.61).
• 만성적인 어깨통증 문제에서, 견갑흉부 활주 공간은 종종 결합조직에 부착된다. 이 경우 자유 어깨 기능에 중요한 전거근과 견갑하근 사이의 이 활주 공간은 여러 세션에서 기법 IV를 사용하여 점진적으로 넓어져야 한다(7.1.16장 참고). 그 후에야 견갑골로 덮인 전거근의 부분에 기법 I과 II를 사용할 수 있다(▶ 그림 7.60, ▶ 그림 7.61).
• 전거근의 유발점은 때때로 치료 저항성 후방 목 통증의 원인이다(Dejung 2009). 전거근이 기능장애일 때는 흉부에 대해 견갑골을 만족스럽게 안정시킬 수 없다; 이러한 결함을 보완하기 위해, 견갑골(그리고 상승모근)을 이용하여 경추(그리고 머리)에 대신 고정시킨다 → 견갑골과 상승모근의 과부하 → 머리와 목 뒤쪽의 통증.
• 전거근에서 유발점의 유발은 일반적으로 견갑골 간 통증을 재현할 수 없다. 그러나 전거근을 철저히 치료하면 종종 견갑골 간 통증이 사라진다(Dejung 2009). 아마도 이것은 통증에 대해서는 잠재되어 있지만 기능 장애에 대해서는 활동적인 유발점의 치료 때문일 것이다.
• 골다공증이 의심되는 경우, 도수치료 시 늑골 골절을 예방하기 위해 주의를 기울여야 한다.
• 액와와 늑골(방사선 섬유질)을 조사한 후 외측 흉부 부위의 치료는 금기이다. 왜냐하면, 추가적인 림프 부하의 요구로 인해 팔 전체의 통증과 림프 부종과 함께 대규모 반응이 발생할 수 있기 때문이다. 이미 손상된 림프 배출 시스템을 압도한다. 미오글로빈 수치 상승은 강한 압력으로 치료 한 후에 감지된다(▶ 그림 5.24 참고).</td></tr>
<tr><td>환자에 대한 권고사항</td><td colspan="2">• 지속적이고 자극적인 요인을 피한다.
• 근육 스트레칭(홈 프로그램, ▶ 그림 7.62)
• 근력 훈련: 적절한 척추 위치를 이용한 지원 훈련, 척추 안정화, 닫힌 사슬 운동(예: 팔의 기능을 지원: 그림 7.63 a, c, d의 우측 어깨 표시)과 열린 사슬 운동(예: 팔 자유: 우측 어깨 표시 ▶ 그림 7.63 b와 d)</td></tr>
</table>

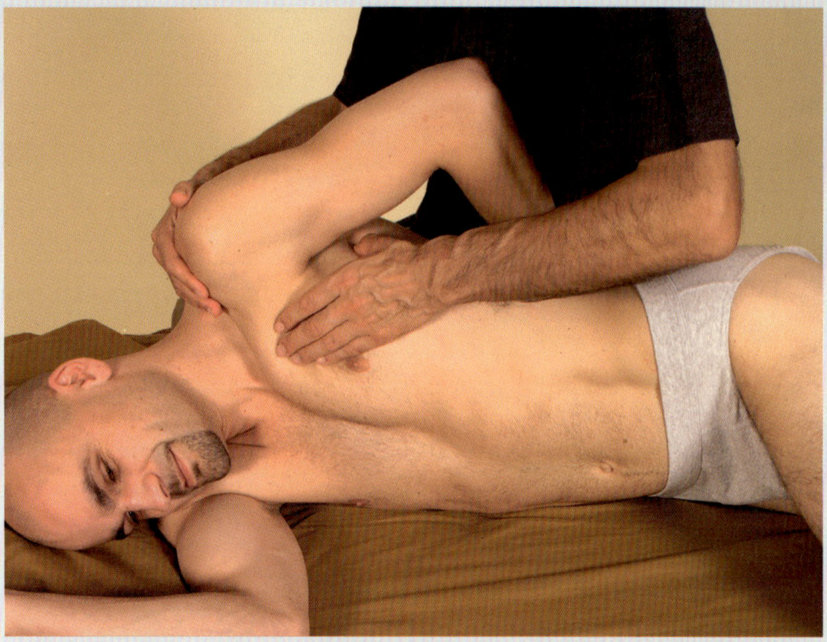

그림 7.58 도수 압박(기법 I), 유발점 영역 스트레칭(기법 II) 및 근막 스트레칭(기법 III): 견갑골의 후경은 전거근을 약간 늘어난 위치로 가져온다. 이것은 치료사가 단단한 띠를 더 쉽게 느낄 수 있도록 한다. 동시에 견갑골로 덮인 근육 부위는 촉진과 치료를 위해 접근할 수 있게 된다.

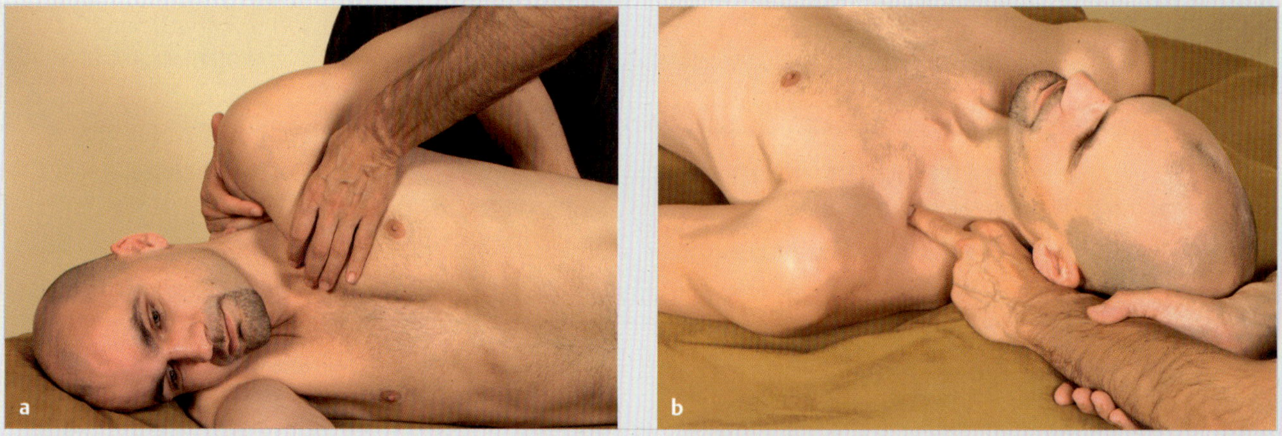

그림 7.59 두 개의 상부 근육 갈래에 접근한다.

a 측방 위치에서: 좌측 엄지로 치료사는 겨드랑이 내 흉부를 따라 두개골 방향으로 2번과 1번 늑골 쪽으로 움직인다. 환자의 견갑골이 상승 위치에 있다. 치료사의 우측 가운데 손가락 끝은 후방에서 견갑골 첨단 위로 뻗어 있으며 엄지 손가락의 촉진 방향을 나타낸다.

b 똑바로 누운 자세에서: 쇄골 후방, 상승모근 전방, 꼬리쪽에서 첫 번째 늑골까지 치료사는 일자 유발점이 일반적으로 발견되는 전거근의 가장 큰 머리방향 갈래(slip)에 도달한다.

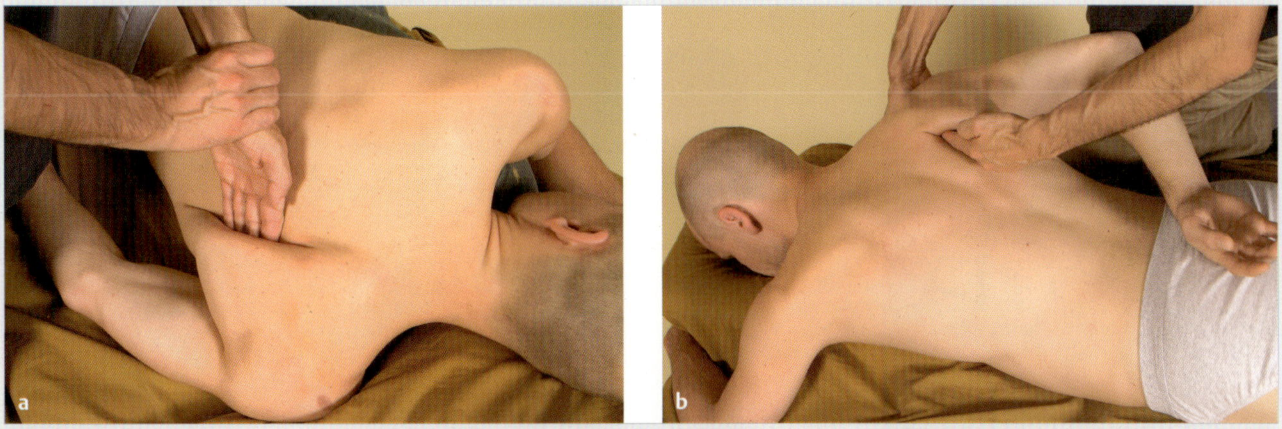

그림 7.60 내측연 영역에서 전거근 부분에 접근한다. 승모근과 능형근을 통해 치료한다(▶ 그림 7.29)

a 측방 위치에서 치료

b 엎드린 자세에서 치료

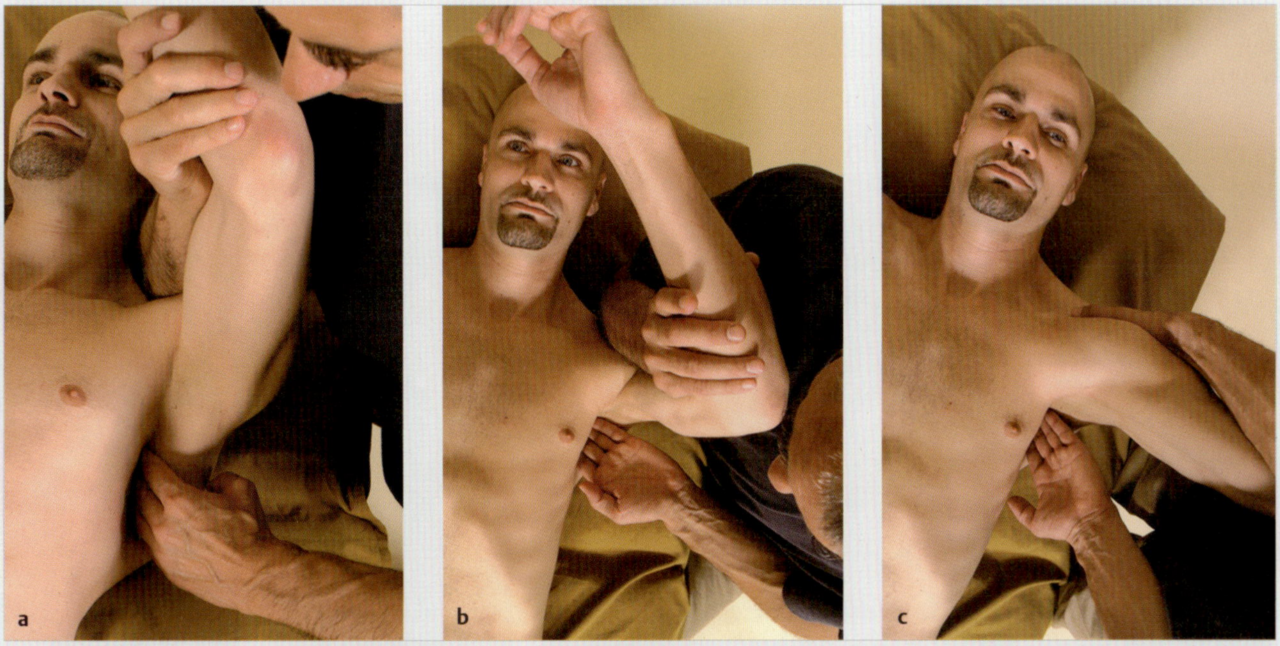

그림 7.61 바로 누운 자세에서 전거근과 견갑하근 사이의 근막 분리(기법 IV).

a 치료사의 왼쪽 손가락이 견갑하근 쪽으로 향한다. 이 손 위치를 사용하여 치료사는 견갑골을 상승/하방과 전향/후향으로 움직일 수 있다.

b a에서와 같은 손의 위치, 그러나 치료사 손의 손가락은 전거근 쪽으로 향한다.

c 고통스럽고 매우 자극적인 어깨 증상에 사용하기 위한 손 위치. 여기에서 치료사는 견갑골과 흉부 사이에 있는 좌측 손가락 위로 오른쪽 손(상완을 당기지 않고)으로 환자의 견갑골을 당긴다.

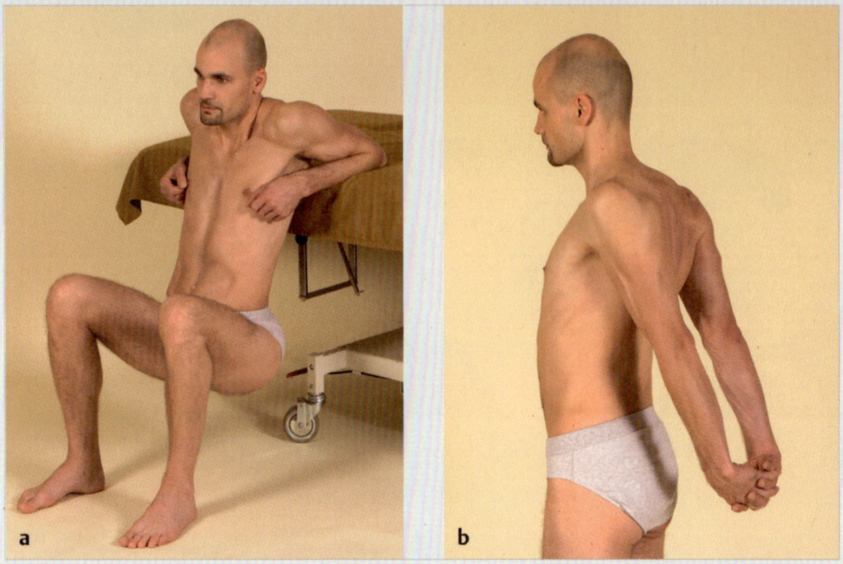

그림 7.62 셀프 스트레칭(기법 V).
a 후부 섬유에 중점을 둔 셀프 스트레칭.
b 내측과 상방 섬유에 중점을 둔 셀프 스트레칭.

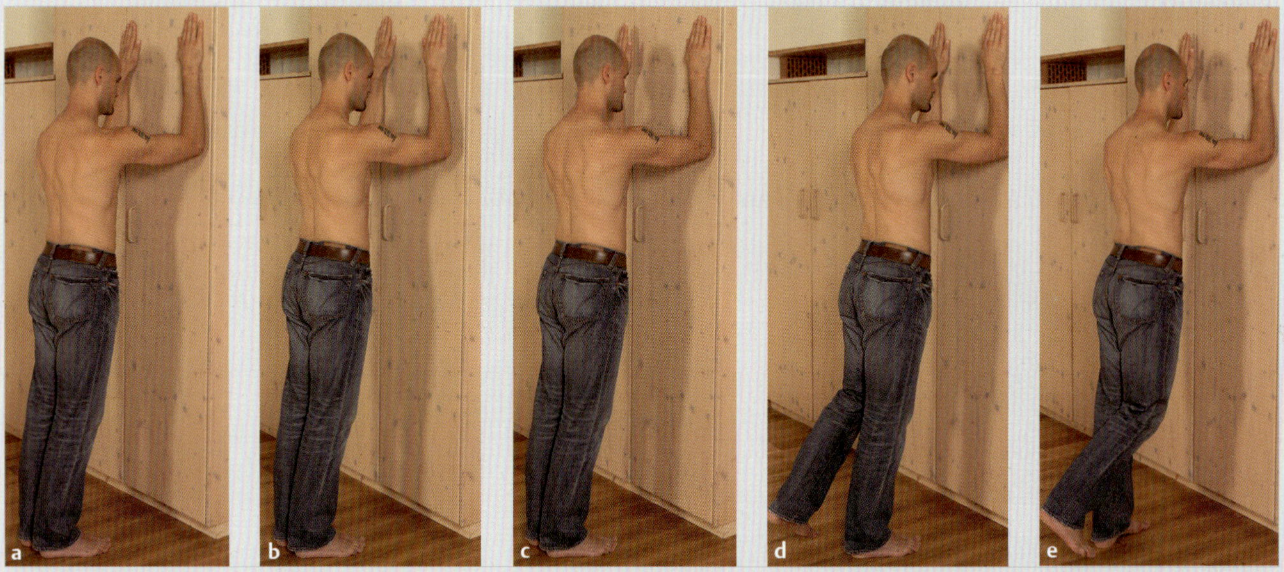

그림 7.63 견갑골 안정화 근육(전거근, 능형근, 중부와 하승모근 등)의 기능 훈련(기법 VI), 둘 다 폐쇄 사슬 운동(팔 기능을 지지 함) 및 개방 사슬 운동(자유 팔).
a 초기 위치: 발은 벽(또는 캐비닛)에서 약 1피트(30.48cm) 거리에 위치하며 양쪽 팔꿈치, 전완과 손을 벽(또는 캐비닛)에 지지한다.
b 우측 팔꿈치, 전완과 손을 벽에서 약 5cm 떨어 뜨린다.
c 좌측 팔꿈치, 전완과 손을 벽에서 약 5cm 떨어진 곳으로 이동한다.
d 우측 팔꿈치, 전완과 손을 벽에서 약 5cm 떨어진 곳으로 이동하고 동시에 좌측 발을 바닥에서 들어올린다.
e 좌측 팔꿈치, 전완과 손을 벽에서 약 5cm 떨어진 곳으로 이동하고 동시에 우측 발을 바닥에서 들어올린다.

7.1.12 소능형근과 대능형근

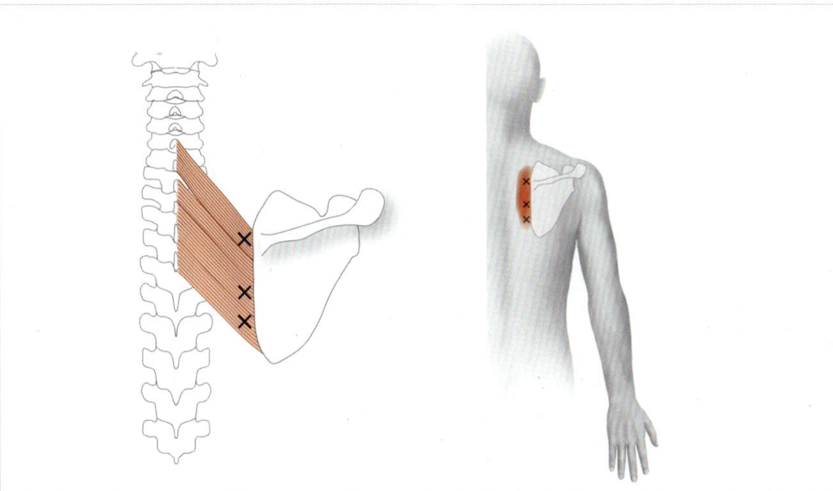

그림 7.64 소능형근과 대능형근 (Rhomboid Minor and Major Muscles, 작은마름모근과 큰마름모근)

해부학 (▶ 그림 7.1)	기시	• 소능형근: C6과 C7의 항인대와 극돌기 • 대능형근: T1 – T5의 극돌기
	정지	• 소능형근: 견갑골 내측연(견갑골 기저부[삼각척추]) • 대능형근: 견갑골 내측연(삼각척추와 하각 사이)
	신경지배	• 견갑배신경(C4 – C5)
기능	견갑흉부	• 정적 기능(전거근과 하승모근과 함께) ◦ 견갑골(내측연)을 흉벽에 고정("긴장 밴드") 전거근과 하승모근과 함께 능형근은 팔이 움직이는 동안 견갑골을 안정화시키는 데 도움이 된다(예: 걷는 동안 팔을 흔들기). ◦ 흉곽을 견갑골에 고정(푸쉬업) • 동적 ◦ 견갑골 – 견갑골 후인과 상승 – 견갑골 회전, 견관절의 내전과 신전을 지원하기 위해 관절와강을 하방으로 회전 ◦ 흉추 – 흉추를 반대측으로 회전(견갑골 고정) – 흉추 신전(양측을 활성화)
연관통 (▶ 그림 7.64)		• 국소: 견갑골의 내측연에 따른 통증
증상	통증	• 견갑골 내측연 부위에 휴식 시 표재성 통증, 움직임의 영향을 받지 않음
	기능장애	• 위축, 견갑골(견갑골 익상)의 내측연 돌출 가능성 • 협동 장애: 견갑상완 리듬장애 • 견갑골 움직임 중 통증과 연관이 없는 삐걱거리는 소리
유발 요인	과부하	• 만성: 잘못된 자세(쓰기, 바느질, 컴퓨터 작업에서와 같이 어깨를 앞으로 당기는 작업)
	다른 근육의 유발점 활동	• 짧아진 소흉근과/또는 전거근 → 능형근의 잘못된 부하 • 견갑골 사이 영역으로 방사되는 근육의 주된 유발점(예: 전사각근: 통증 가이드 참고) → 위성 유발점

치료사를 위한 조언	• 전방–후방 문제: 짧아진 가슴 근육으로 된 잘못된 자세(▶ 그림 4.8 **a**)는 능형근의 하중과 과부하를 초래한다. 임상정보를 참고하라. • 스트레칭 유발은 거의 증상을 유발하지 않는다. • 유발점 치료에 적합한 환자 위치는 엎드린 자세(▶ 그림 7.65, ▶ 그림 7.66) 또는 옆으로 누운 자세(▶ 그림 7.83, ▶ 그림 7.84)이다.
환자에 대한 권고사항	• 지속적이고 자극적인 요인을 피한다. • 자세, 인체 공학 교육 및 인식 • 앉을 때(자동차, 사무실 등) 요추 전만증을 유지하기 위해 베개(또는 유사한 물체) 형태의 요추 지지대는 자세 불량을 방지하고 잘못된 하중을 줄이는 데 도움이 된다. • 바로 누운 자세에서 테니스공을 유발점(▶ 그림 7.180)에 놓거나 앉은 자세에서 유발점 도구(치료 지팡이)(▶ 그림 5.38)로 자가 치료한다. • 홈 프로그램의 일부로 능형근(▶ 그림 7.67)과 짧아진 가슴 근육(▶ 그림 7.46, ▶ 그림 7.56)을 스트레칭한다. • 근력 운동: 적절한 견갑골 위치(▶ 그림 7.63) 또는 "브리징" 운동(▶ 그림 7.72)을 통한 지지 훈련을 한다.

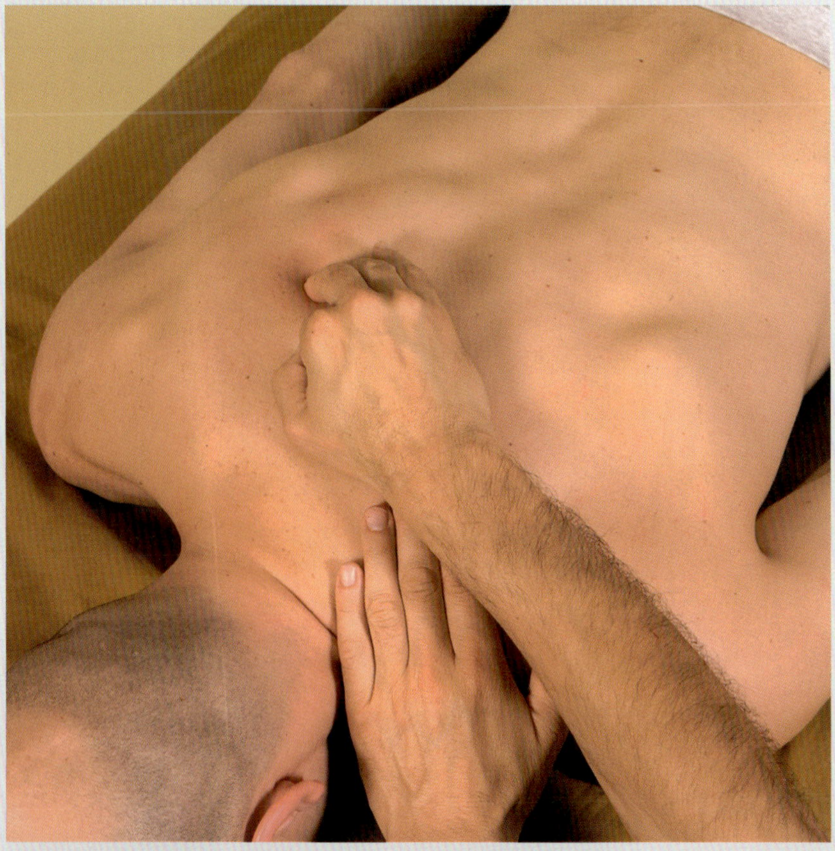

그림 7.65 도수 압박(기법 I) 또는 유발점 영역 스트레칭(기법 II): 단단한 띠의 섬유 지남력 방향과 근육층의 깊이를 기반으로, 능형근(대각선 섬유 지남력의 중간 수준)과 수평 섬유 지남력을 갖고 있는 표층 승모근과 세로섬유를 갖고 있는 더 깊은 광배근과 장늑근을 구별할 수 있다. 촉진을 사용하여도 능형근과 대각선 섬유 지남력과 유사하게 그 아래에 놓인 상후거근과 구별하는 것은 종종 불가능하다.

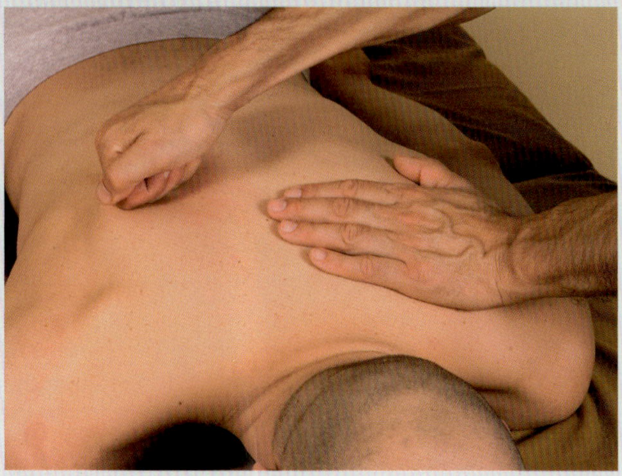

그림 7.66 근막 스트레칭(기법 III).

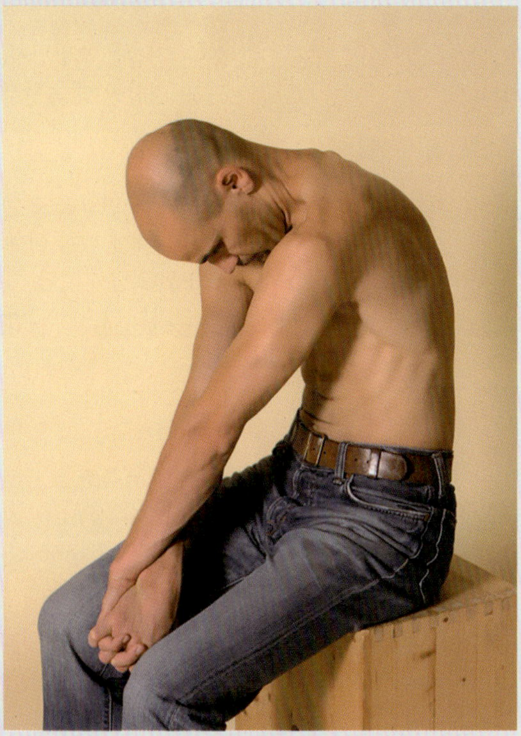

그림 7.67 셀프 스트레칭(기법 V).

7.1.13 중승모근

참고: 중승모근은 승모근의 가로 부분이라고도 한다. 상승모근(승모근의 하강 부분이라고도 함)에 대해서는 7.2.1장을 참고하라. 하승모근(승모근의 상승 부분이라고도 함)에 대해서는 7.1.14장을 참고하라.

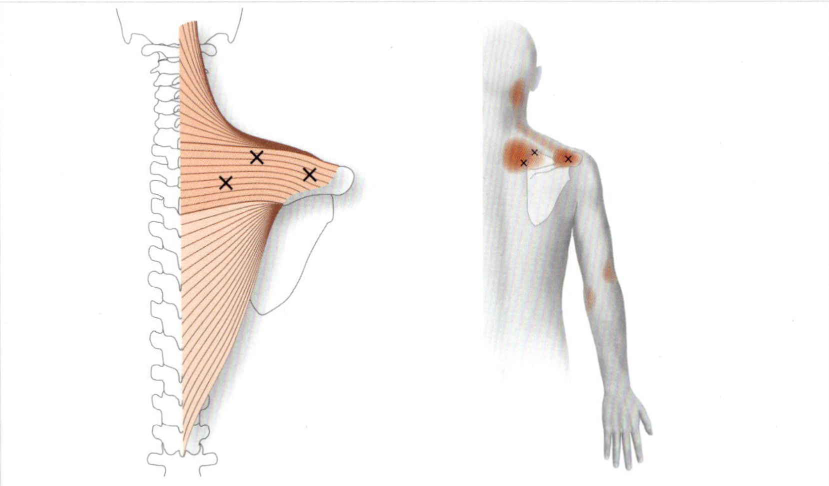

그림 7.68 중승모근 (Middle Trapezius, 중간등세모근)

해부학 (▶ 그림 7.1)	기시	• C6 – T3 척추뼈의 극돌기와 척추 간 인대
	정지	• 견봉 및 견갑골 척추의 상부 경계
	신경지배	• 부신경(CN XI)
기능	견갑흉부	• 동적 근육 활동 ○ 편측활동 – 견갑골 후방경사(예: 정중선으로 움직임) – 견갑골 상승(상부 섬유 포함) ○ 양측활동: 하부 경추와 흉추 신전 • 정적 기능 ○ 흉부에 견갑골 고정 ○ 회전력에 대한 어깨의 안정화: 던지는 스포츠의 13가지 유형의 던지기 스포츠에서 EMG 검사 결과 중간과 하승모근 활성으로 발생한 EMG 편향은 오른쪽(던지기)보다 크지는 않지만 그만큼 컸다(Travell과 Simons 1999).
연관통 (▶ 그림 7.68)	• 유양돌기의 후두부 • 어깨–목 접합 • 견봉 • 견갑골, 견갑골 사이의 내측연 • 팔, 팔꿈치(가끔)	
증상	통증	• 참고된 통증 영역에서 주로 국소화됨 ○ 견봉주위(AC관절 염증 모방) ○ 어깨–목 접합 ○ 후두골 하방
	기능장애	• 견갑흉부 리듬을 방해한다.

유발 요인	과부하	• 급성: 예: 계단에서 넘어짐, 스키, 스노보드, 말타기. • 만성(외상성 원인보다 더 흔함); 견갑골이 장기간 흉부에 고정되어야 하는 활동, 예: ○ 전완 지원 없이, 키보드가 높거나 등받이가 없는 타이핑/컴퓨터 작업 ○ 팔꿈치 지지대 없는 바느질 ○ 플루트나 바이올린 연주 등 ○ 스트레스/불안증: "함께 끌어당기기"와 연관된 습관적인 근육팽팽함을 동반한 공포반응 패턴
치료사를 위한 조언	• 중승모근의 유발점은 일반적으로 선별 검사로 진단할 수 없다 → 촉진 진단이 필요하다. • 중승모근에 만성 유발점 문제가 있는 경우 근육의 윗부분이 종종 부종으로 부어오르고 근육 전체가 촉진되기 쉽다. • 치료에 적합한 환자의 자세는 엎드린 자세(▶ 그림 7.69, ▶ 그림 7.70), 옆 자세 또는 앉기(▶ 그림 5.38)이다.	
환자에 대한 권고사항	• 지속적이고 자극적인 요인을 피한다. • 테니스 공(▶ 그림 7.180) 또는 유발점 도구(치료 지팡이)로 자가 치료(▶ 그림 5.38) • 스트레칭(홈 프로그램, ▶ 그림 7.71) • 근력 훈련: 적절한 견갑골 위치를 통한 지지 훈련(▶ 그림 7.63)과 교각 활동의 근력 훈련(▶ 그림 7.72)	

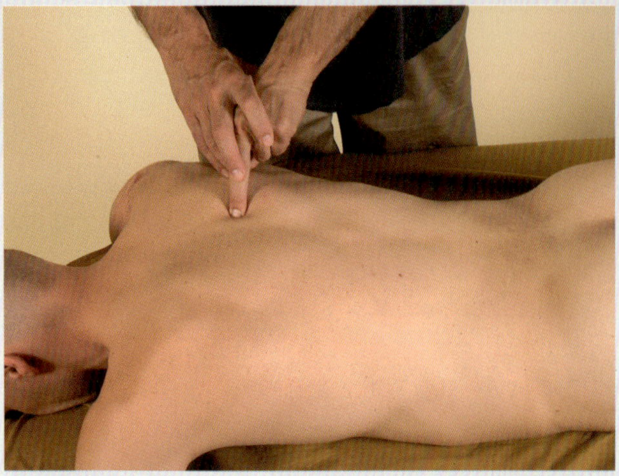

그림 7.69 도수 압박(기법 I) 또는 유발점 영역 스트레칭(기법 II).

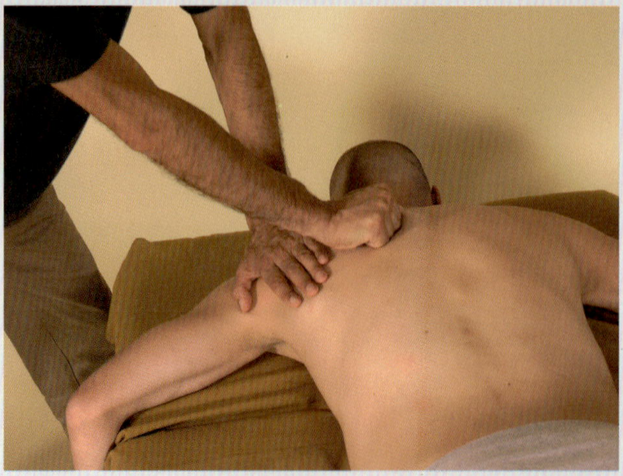

그림 7.70 근막 스트레칭(기법 III).

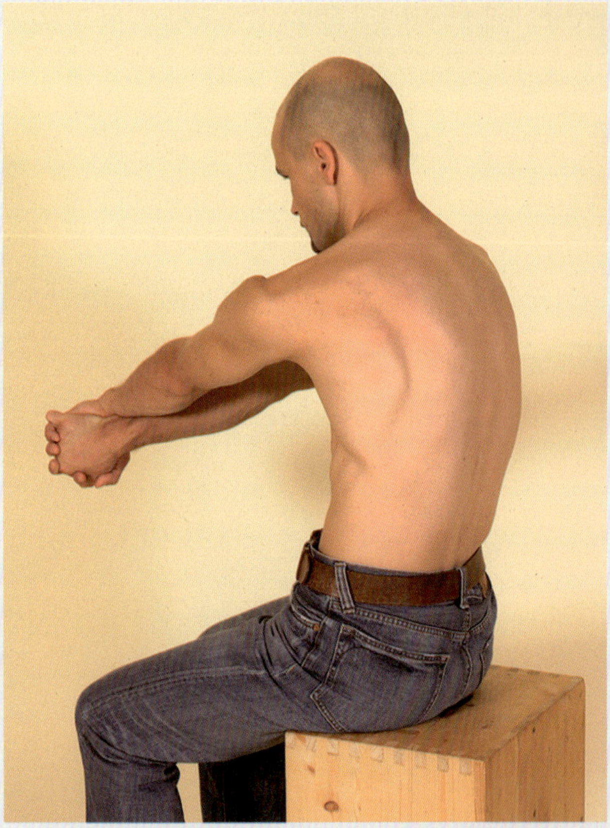

그림 7.71 셀프 스트레칭(기법 V).

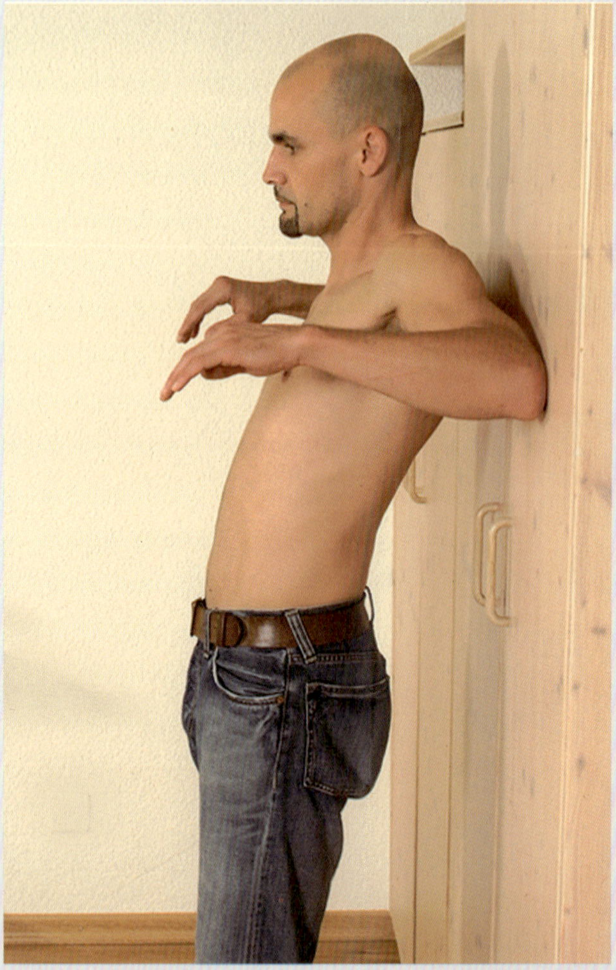

그림 7.72 교각 활동에서의 기능 훈련(기법 VI).

7.1.14 하승모근

참고: 하승모근은 승모근의 상승 부분이라고도 한다. 상승모근(승모근의 하강 부분이라고도 함)에 대해서는 7.2.1장을 참고하라. 중승모근(승모근의 가로 부분이라고도 함)에 대해서는 7.1.13장을 참고하라.

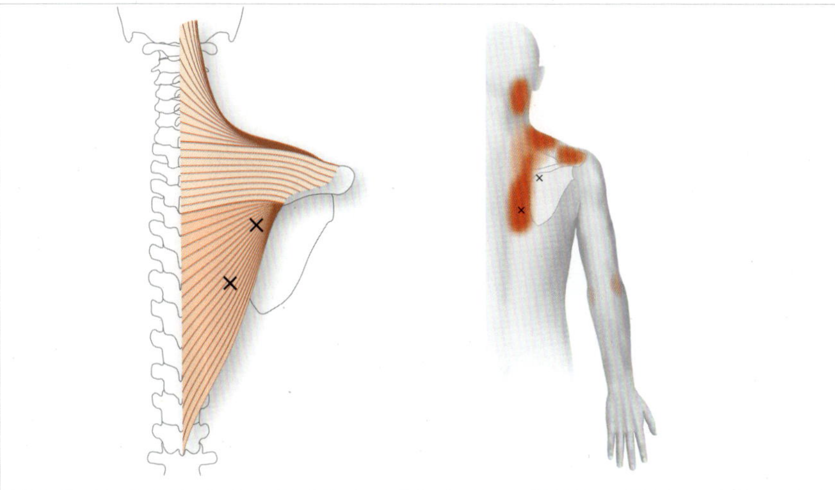

그림 7.73 하승모근(Lower Trapezius, 아래등세모근)

<table>
<tr><td rowspan="3">해부학
(▶ 그림 7.1)</td><td>기시</td><td>• T4 – T12의 극돌기 및 극간 인대</td></tr>
<tr><td>정지</td><td>• 삼각척추와 견갑골 극의 하방 경계</td></tr>
<tr><td>신경지배</td><td>• 부신경(CN XI)</td></tr>
<tr><td>기능</td><td>견갑흉부</td><td>• 동적 근육 활동
○ 편측 활동
– 견갑골의 회전→ 관절와강은 위로 향함, 예: 견관절에서 굴곡/외전을 지원
– 견갑골의 후방경사(예: 정중선으로 움직임)
– 견갑골의 하강
○ 양측 활동: 흉추 신전
• 정적 기능
○ 흉부에 견갑골 고정
○ 회전력에 대한 어깨의 안정화: 던지는 스포츠의 13가지 유형의 던지기 스포츠에서 EMG 검사 결과 중간과 하승모근 활성으로 발생한 EMG 편향은 오른쪽(던지기)보다 크지는 않지만 그만큼 컸다(Travell과 Simons 1999).</td></tr>
<tr><td>연관통
(▶ 그림 7.73)</td><td colspan="2">• 유양돌기의 후두부
• 어깨–목 접합
• 견봉
• 견갑골, 견갑골 사이의 내측연
• 팔, 팔꿈치(가끔)</td></tr>
<tr><td rowspan="2">증상</td><td>통증</td><td>• 참고된 통증 영역에서 주로 국소화됨
○ 견봉주위(AC관절 염증 모방)
○ 어깨–목 접합
○ 후두골 하방</td></tr>
<tr><td>기능장애</td><td>• 견갑골 안정화 부족
• 견갑흉부 리듬을 방해한다.</td></tr>
</table>

유발 요인	과부하	• 급성: 예: 채찍질손상, 계단에서 넘어짐, 스키, 스노보드, 말타기. • 만성(외상성 원인보다 더 흔함) 견갑골이 장기간 흉부에 고정되어야 하는 활동, 예: ○ 전완 지원 없이, 키보드가 높거나 등받이가 없는 타이핑/컴퓨터 작업 ○ 팔꿈치 지지대 없는 바느질 ○ 플루트나 바이올린 연주 등
치료사를 위한 조언	• 통증과/또는 기능 장애와 연관하여 활동적인 유발점은 일반적으로 하승모근에서 발견된다. • 주된 유발점은 어깨, 목 뒤, 머리에 만성 통증이 있는 경우 하승모근에서 자주 발견된다 → 극상근, 견갑거근, 중승모근, 상승모근의 유발점이 비활성화된 경우와 마찬가지로, 심부 목 뒤 근육은 하승모근의 유발점이 처음으로 생길 때까지 지속되지 않는다. • 종종 채찍질손상과 연관하여 발생하는 후두하 증상은 하승모근에서 주요 유발점이 성공적으로 비활성화된 후에만 가라 앉을 수 있다(▶ 그림 5.46). • 연관 유발점은 전거근과 상승모근에서 흔하다. • 하승모근의 유발점은 등 윗부분과 목 뒤의 통증이 있는 경우, 종종 골치 아픈 예측 불가한 유발점을 치료하게 된다. • 하승모근(중부)의 유발점은 보통 선별 검사로 진단할 수 없다 → 촉진 진단이 필요하다(▶ 그림 9.13). • 치료에 적합한 환자 위치: 일반적으로 측면 위치는 집게 잡기를 사용하여 하승모근을 들어올려 선택적으로 치료할 수 있다(▶ 그림 7.74); 또한 미리 스트레칭된 근육(▶ 그림 7.75)을 엎드린 자세에서 근막 스트레칭(기법 III)한다.	
환자에 대한 권고사항	• 지속적이고 자극적인 요인을 피한다. • 테니스 공을 이용한 자가 치료 • 스트레칭(홈 프로그램, ▶ 그림 7.76, ▶ 그림 7.77 **a**) • 근력 훈련(▶ 그림 7.77 **b**)	

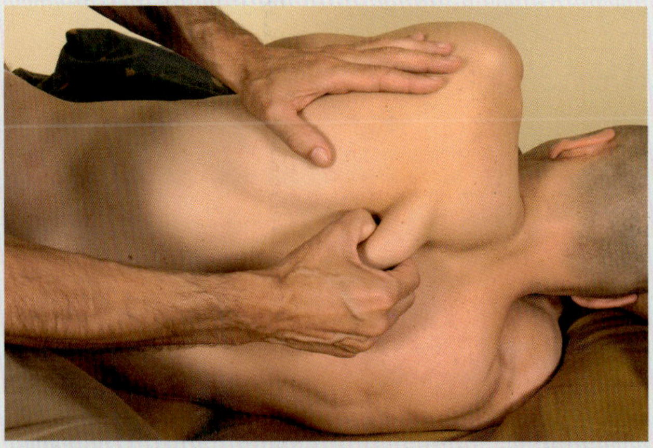

그림 7.74 도수 압박(기법 I) 또는 유발점 영역 확장(기법 II).

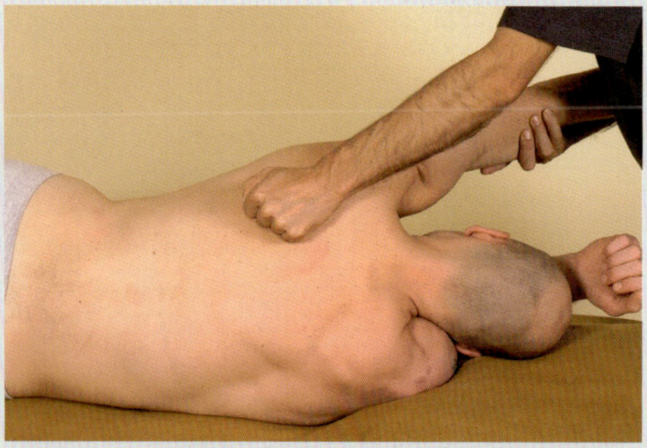

그림 7.75 근막 스트레칭(기법 III)

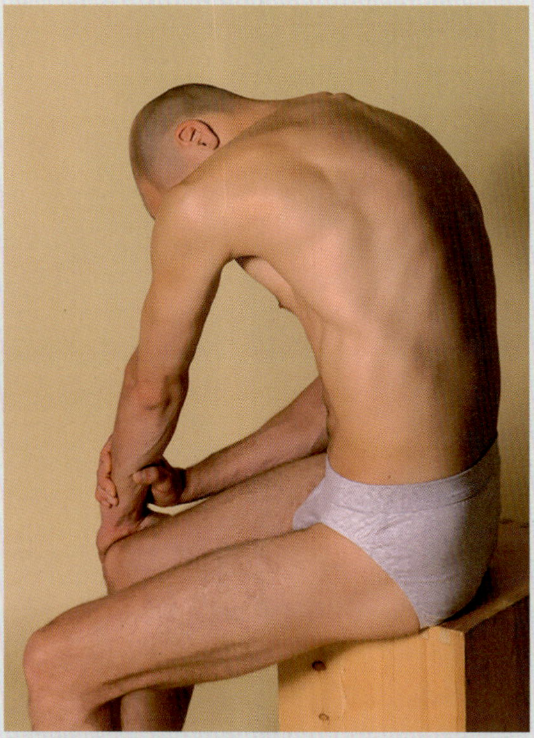

그림 7.76 셀프 스트레칭(기법 V). 왼쪽 어깨를 귀쪽으로 가져오면 어깨의 상승과 전경이 되어 하승모근이 스트레칭이 된다.

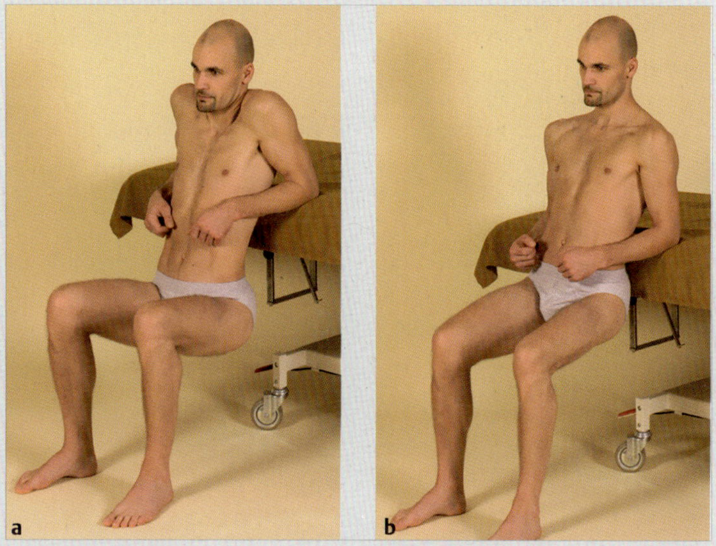

그림 7.77 가정 운동
a 셀프 스트레칭-변형(기법 V).
b 기능 훈련(기법 VI).

7.1.15 쇄골하근

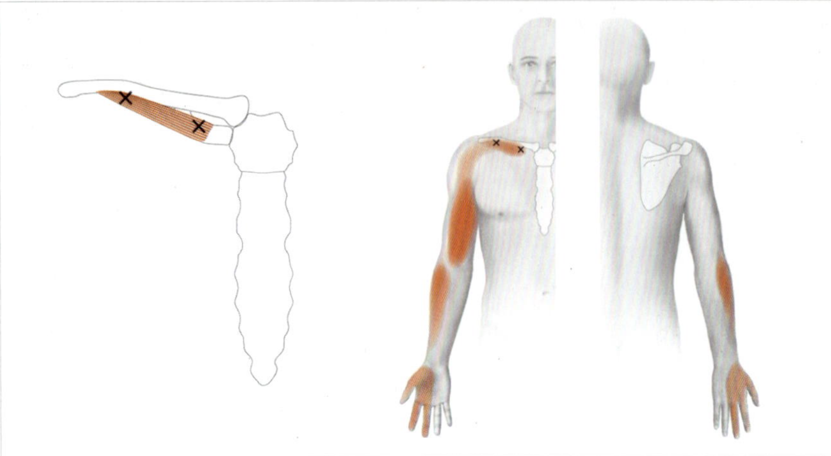

그림 7.78 쇄골하근 (Subclavius, 빗장밑근)

해부학 (▶ 그림 7.2 b)	기시	• 1번 늑골(늑연골접합부)
	정지	• 쇄골의 하방(측방 1/3)
	신경지배	• 쇄골하 신경(C5 – C6)
기능	어깨 견갑에서 흉부	• 쇄골을 흉골에 끌어당겨 흉쇄관절을 고정 • 쇄골을 전방 및 꼬리 방향으로 끌어당겨 어깨의 전인과 하강을 지원한다. • 쇄골하근이 쇄골의 견봉 끝을 꼬리쪽으로 가져오기 때문에 견갑골을 안정시키는 데 간접적으로 도움이 된다.
연관통 (▶ 그림 7.78)	• 전방 어깨 • 전방 상완 • 팔꿈치 요골측면 • 전완 요골측면 • 손의 요골측면과 1–3번 손가락 손등과 손바닥쪽의 방사	
증상	통증	• 가슴과 팔의 통증은 흉근의 유발점을 철저히 치료 한 후에도 통증은 남아 있다.
	기능장애	• 흉곽출구증후군 → 신경 혈관 증상과 연관이 있을 수 있다(포착, 8.2.1장 참고).
포착	상완신경총	• 짧아진 쇄골하근은 쇄골을 아래로 끌어당겨 쇄골과 1번 늑골 사이의 공간을 좁힐 수 있다(늑골 쇄골 통로 폐쇄) → 상완신경총 막힘
유발 요인	과부하	• 급성: 쇄골골절 유무에 관계없이 어깨로 넘어짐 • 만성 ◦ 과도한 기침 또는 재채기 ◦ 수년 동안의 호흡기 폐쇄, 흉부의 흡기 위치
	주요 유발점	• 흉근과/또는 전사각근
치료사를 위한 조언	• 도수치료에 적합한 환자 위치는 바로 누운 자세(▶ 그림 7.79, ▶ 그림 7.81) 또는 옆 위치(▶ 그림 7.80)이다. • 쇄골하와(삼각근의 전방 경계, 쇄골, 대흉근의 쇄골 부분 경계에 의해 경계가 나 있는) 주위의 쇄골하근을 직접적으로 외측 부분을 치료한다; 쇄골하근의 내측 부분의 치료는 대흉근의 쇄골 부분을 통해 간접적으로 수행한다. • 어깨를 적극적으로 전인/후인하면서 꼬리(▶ 그림 7.79) 또는 두개골에서 접근하는 “후크 잡기”를 사용하여 치료한다. • 쇄골 주변의 집게 잡기를 사용한 치료: 견갑골을 적극적으로 상승하거나 하강하면서 어깨를 전인한다. (▶ 그림 7.80).	
환자에 대한 권고사항	• 지속적이고 자극적인 요인을 피한다. • 흉근과 함께 근육 스트레칭한다(▶ 그림 7.46, ▶ 그림 7.56). • 자가 치료	

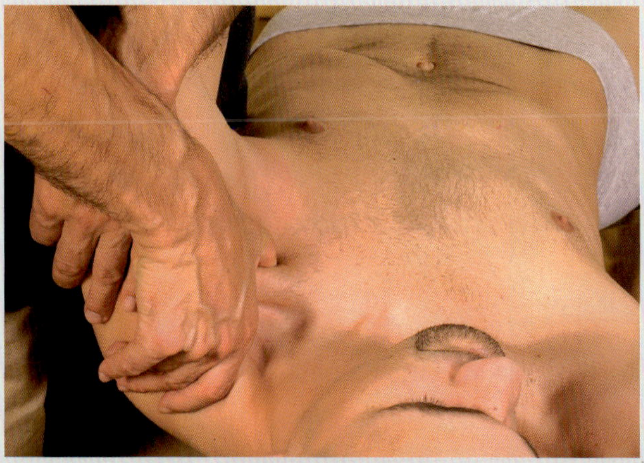

그림 7.79 "후크 잡기"를 사용하여 도수 압박(기법 I) 또는 유발점 영역 스트레칭(기법 II).

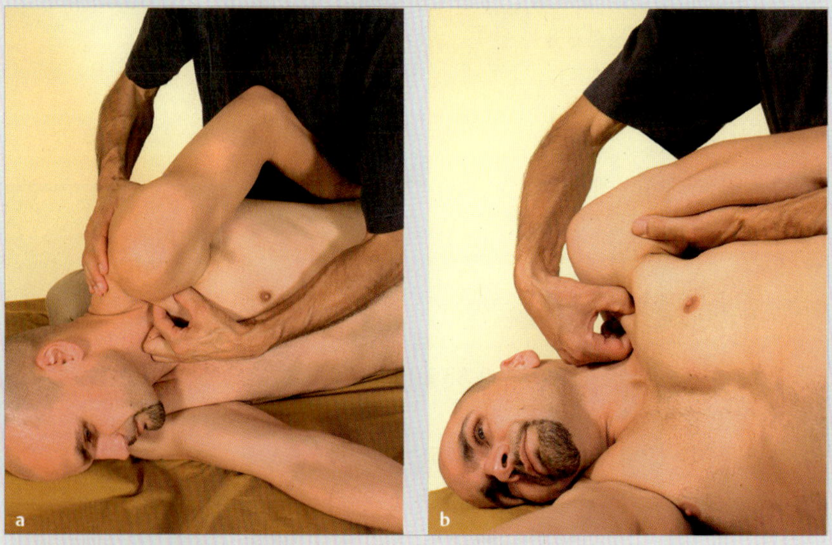

그림 7.80 쇄골 주위에 집게 잡기를 사용하여 도수 압박(기법 I) 또는 유발점 영역 스트레칭(기법 II).

a 전상면.

b 전하면.

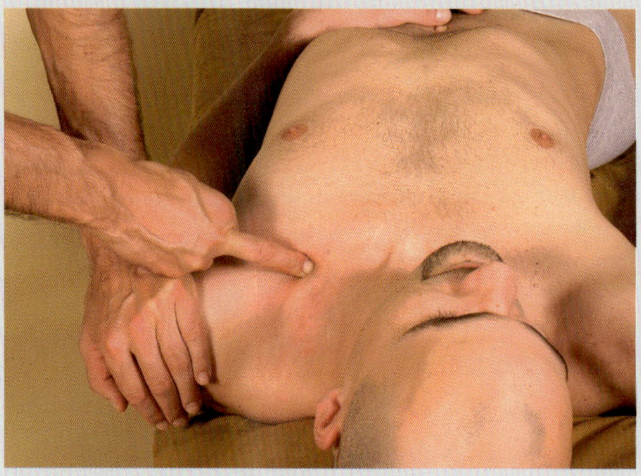

그림 7.81 근막 스트레칭(기법 III).

7.1.16 견갑흉곽 활주 공간

해부학	• 견갑골과 흉곽 사이의 활주 공간(▶ 그림 7.25)
기능	• 견갑흉곽 활주 공간(▶ 그림 7.25)은 어깨의 자유로운 움직임과 어깨뿐만 아니라 팔 전체의 경제적인 기능을 위해 기능적으로 중요한 요소이다.
증상	• 견갑골 안정화의 근육 단축(유발점으로 인한 단단한 띠로 인해 발생)과 근막 유착(주로 전거근과 견갑하근 사이): ○ 견갑흉곽 활주 공간의 전체 ROM을 방해하고, ○ 견갑상완 리듬을 자극하고, ○ 어깨-팔 기능 장애와 만성 통증의 일반적인 원인이다.
유발 요인	• 주로 견갑하근과 전거근에서 두드러진 유발점 병리는 근육 부위의 허혈성 괴사를 일으켜 염증 과정과 궁극적으로 결합조직 변화와 유착을 유발한다. • 혈종(좌상, 기타)에 의한 외상은 견갑하 활주 공간의 유착을 유발할 수 있다. • 통증 연관 또는 수술 후 어깨의 고정은 견갑흉곽 활주 공간의 유착을 유발할 수 있다.
치료사를 위한 조언	• 도수치료에 적합한 환자 위치: ○ 엎드린 자세(▶ 그림 7.82) ○ 옆 자세, 영향을 받은 측을 위로(▶ 그림 7.83) ○ 반 엎드린 자세, 영향을 받는 측이 아래로 향함(▶ 그림 7.84) ○ 바로 누운 자세(▶ 그림 7.85) • 다음에 초점을 맞춘 치료: ○ 전거근과 견갑하근(▶ 그림 7.84 **b**, ▶ 그림 7.85) ○ 중승모근과 능형근(▶ 그림 7.84 **a**) • 엎드린 자세(▶ 그림 7.82 **c**) 또는 옆 자세(▶ 그림 7.83 **b**)에서 견갑골을 흉벽에서 들어올리기
환자에 대한 권고사항	• 지속적이고 자극적인 요인을 피한다. • 견갑흉곽 활주 공간 자가 운동(▶ 그림 7.86, ▶ 그림 7.56, ▶ 그림 7.62, ▶ 그림 7.71)

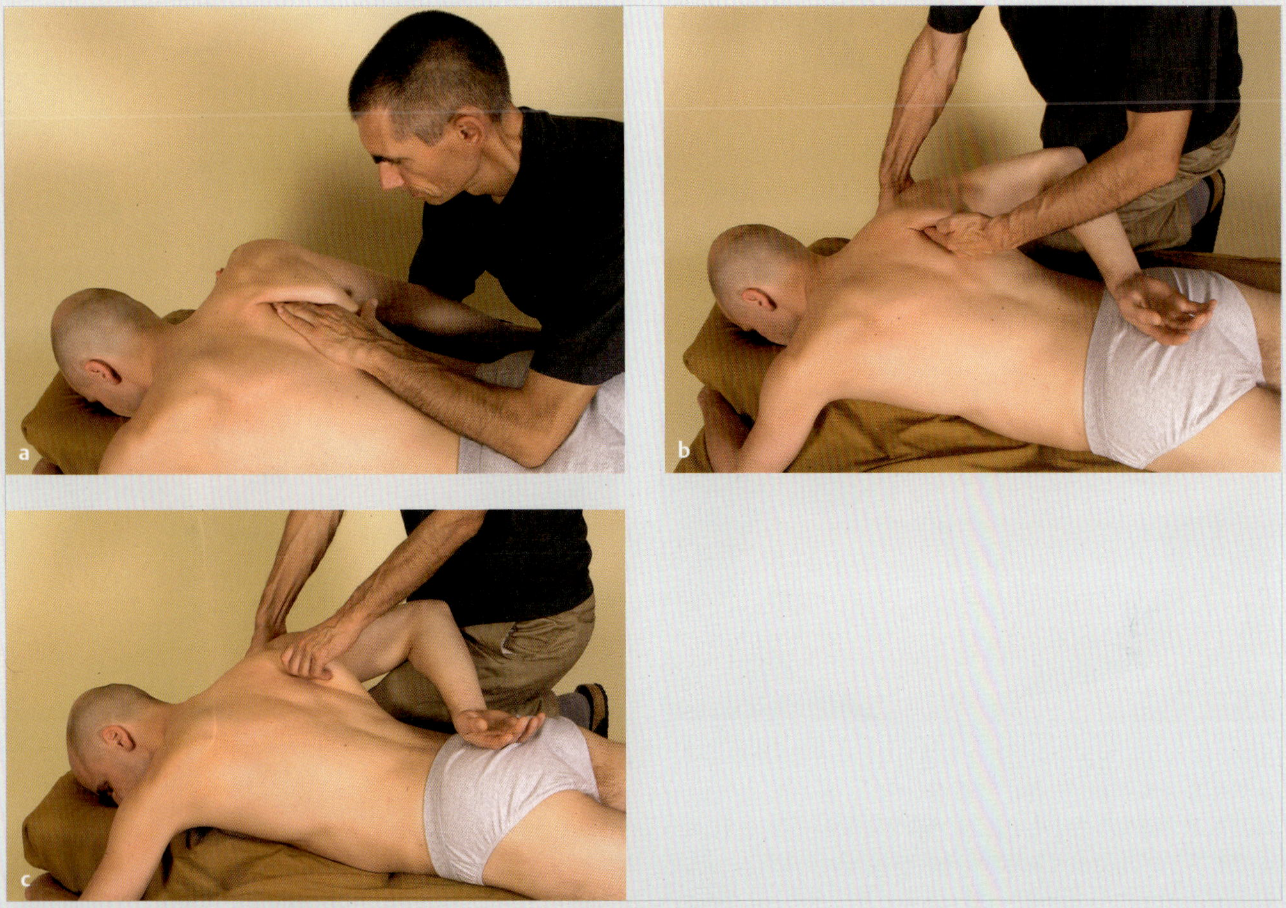

그림 7.82 엎드린 자세에서 견갑흉곽 활주 공간 가동술

a 변형 1: 치료사의 손바닥이 흉부를 향한다.

b 변형 2: 치료사의 손바닥이 견갑골 하방으로 향한다(즉, 전거근과 견갑하근).

c 변형 3: 흉벽에서 견갑골을 들어올리기; 주된 견인력은 치료사의 오른손에 의해 오훼돌기에 가해진다.

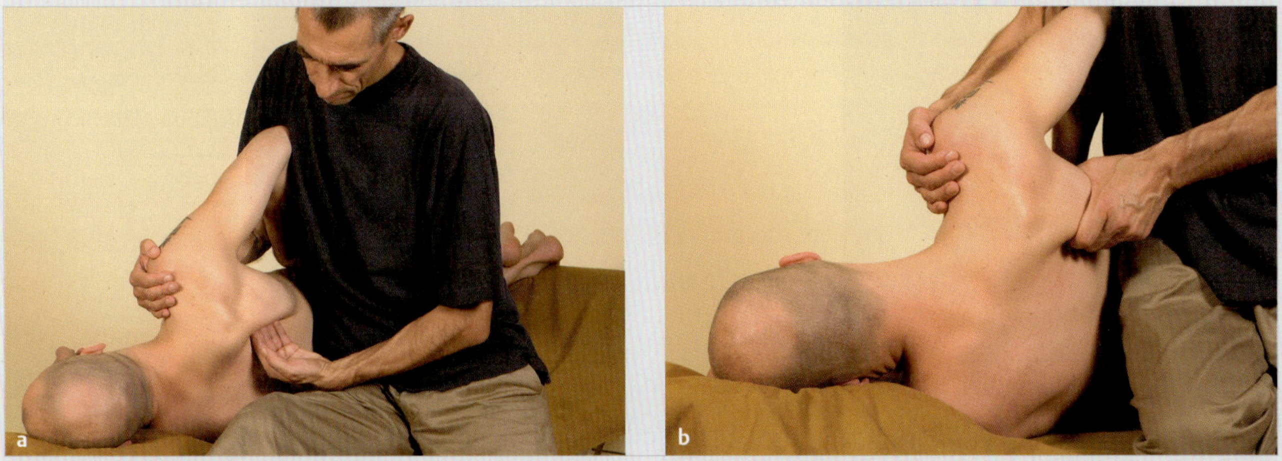

그림 7.83 옆 자세에서 견갑흉곽 활주 공간 가동술

a 견갑골의 내측연을 흉벽에서 들어올린다.

b 견갑골의 하각을 흉벽에서 들어올린다.

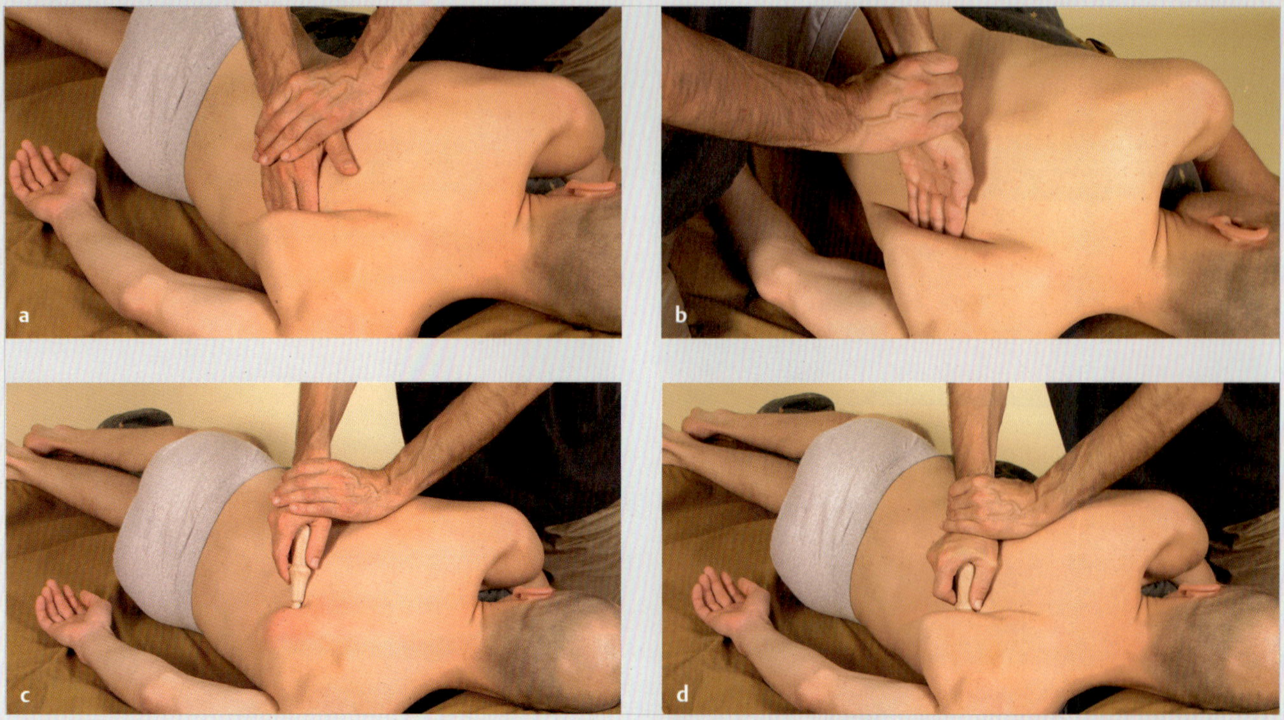

그림 7.84 영향을 받는 쪽의 반쯤 엎드린 자세에서 견갑흉곽 활주 공간 가동술

a 변형 1: 치료사의 손바닥이 흉부를 향한다.

b 변형 2: 치료사의 손바닥이 견갑골 하방으로 향한다(즉, 전거근과 견갑하근).

c 변형 3: 나무로 된 유발점 도구로 치료 세션의 시작 단계.

d 변형 3: 나무로 된 유발점 도구를 사용한 치료의 효과적인 치료 단계.

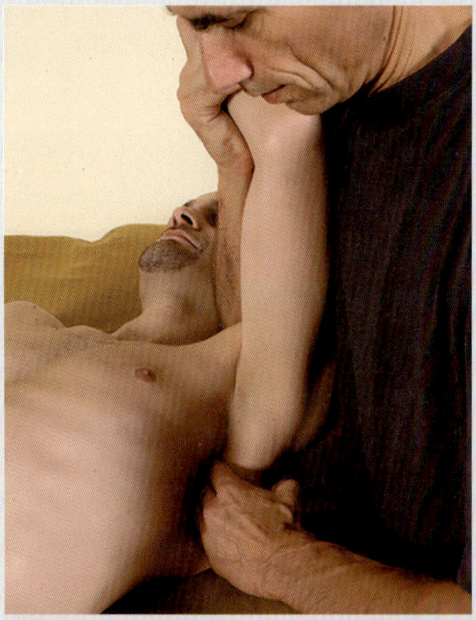

그림 7.85 바로 누운 자세에서 견갑흉곽 활주 공간의 가동술: 견갑하근과 전거근 사이의 근막 분리.

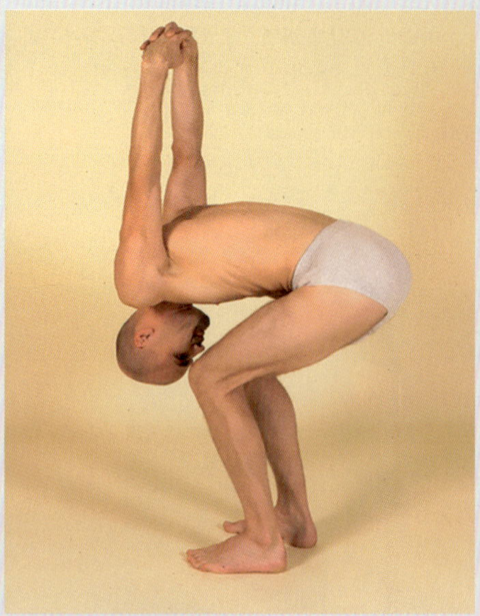

그림 7.86 어깨흉곽 활주 공간의 셀프 스트레칭.

7.2. 목

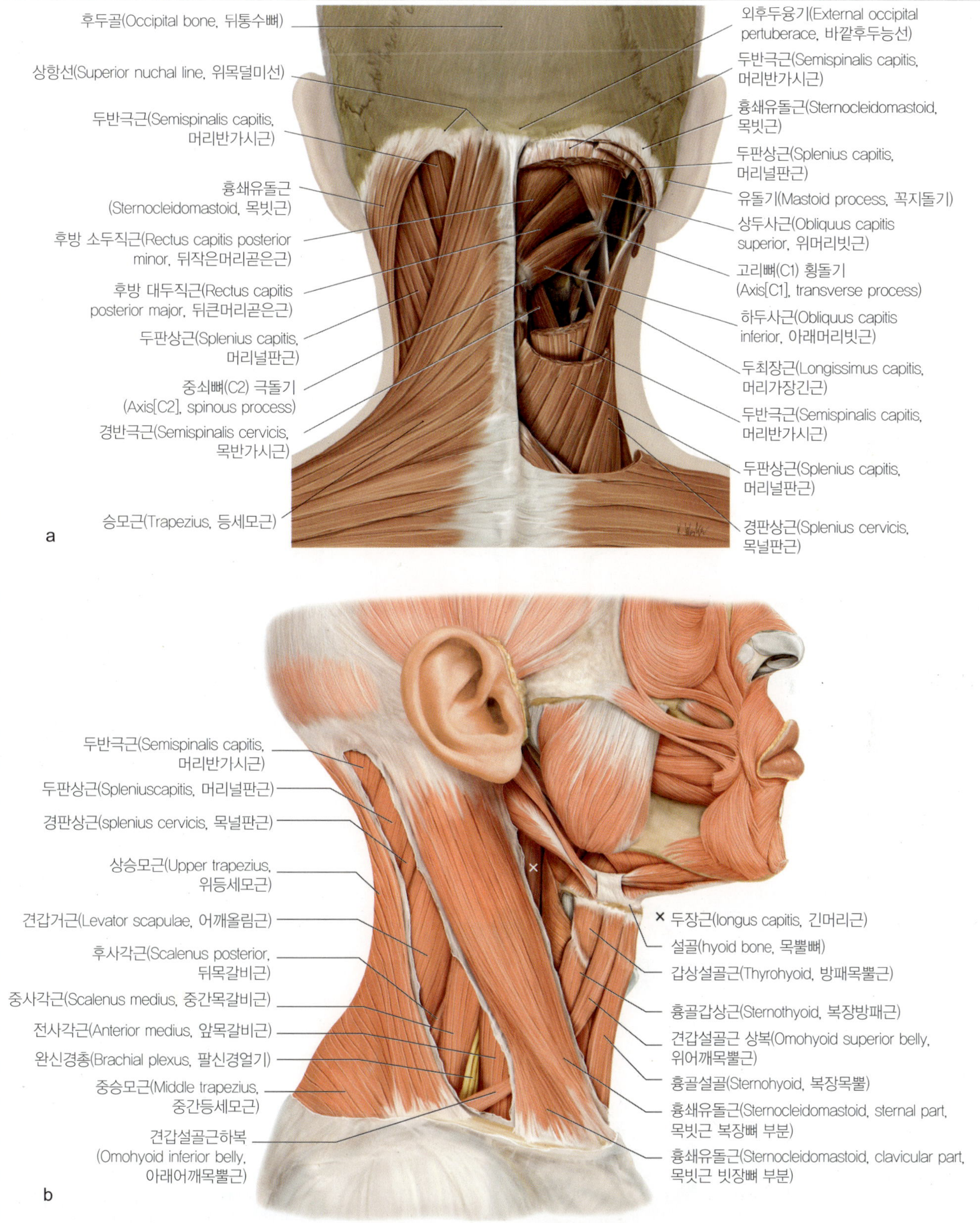

그림 7.87 목근육
a 후면
b 측면
From Schuenke M, Schulte E, Schumacher U. THIEME Atlas of Anatomy. General Anatomy and Musculoskeletal System. Illustrations by Voll M and Wesker K. Second Edition. New York: Thieme Medical Publishers; 2014

목(NECK)

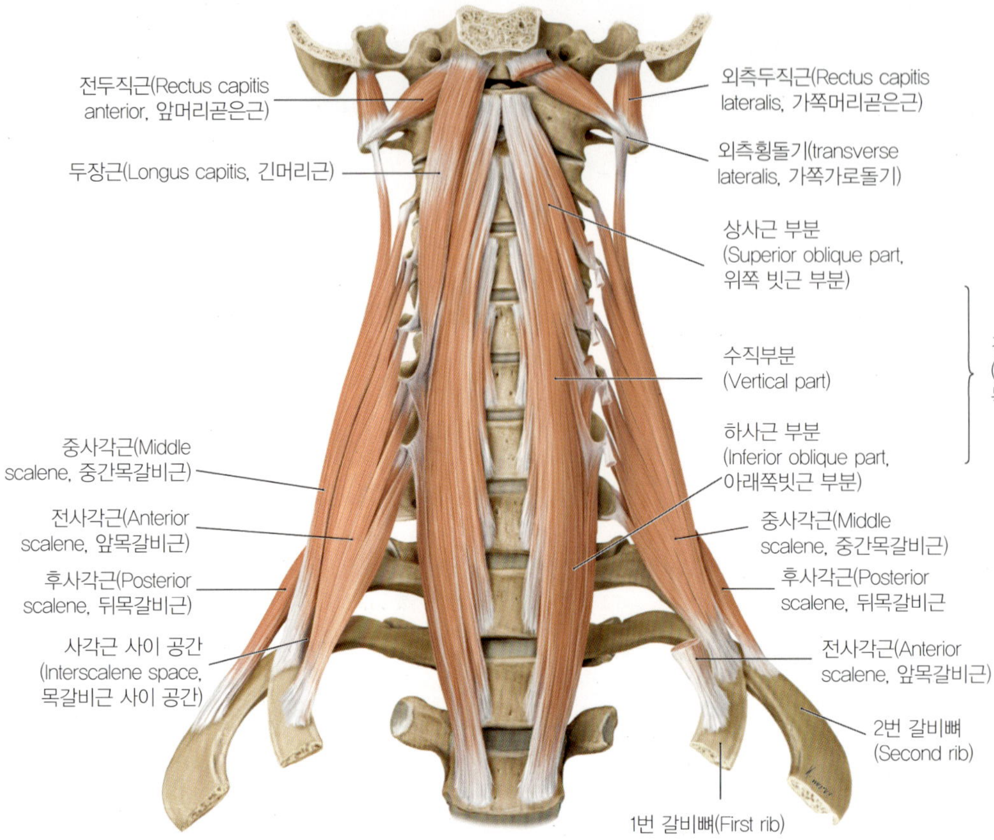

그림 7.88 목의 척주 앞쪽과 가쪽 깊은 근육들: 전면

From Schuenke M, Schulte E, Schumacher U. THIEME Atlas of Anatomy. General Anatomy and Musculoskeletal System. Illustrations by Voll M and Wesker K. Second Edition. New York: Thieme Medical Publishers; 2014

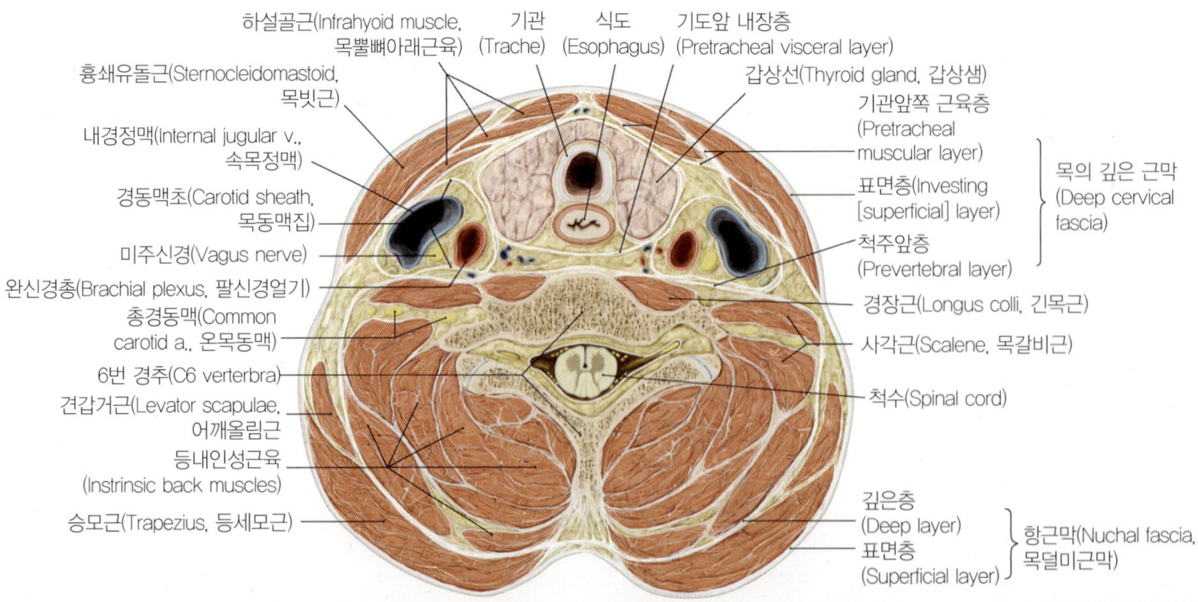

그림 7.89 6번 경추의 단면: 상면

From Schuenke M, Schulte E, Schumacher U. THIEME Atlas of Anatomy. General Anatomy and Musculoskeletal System. Illustrations by Voll M and Wesker K. Second Edition. New York: Thieme Medical Publishers; 2014

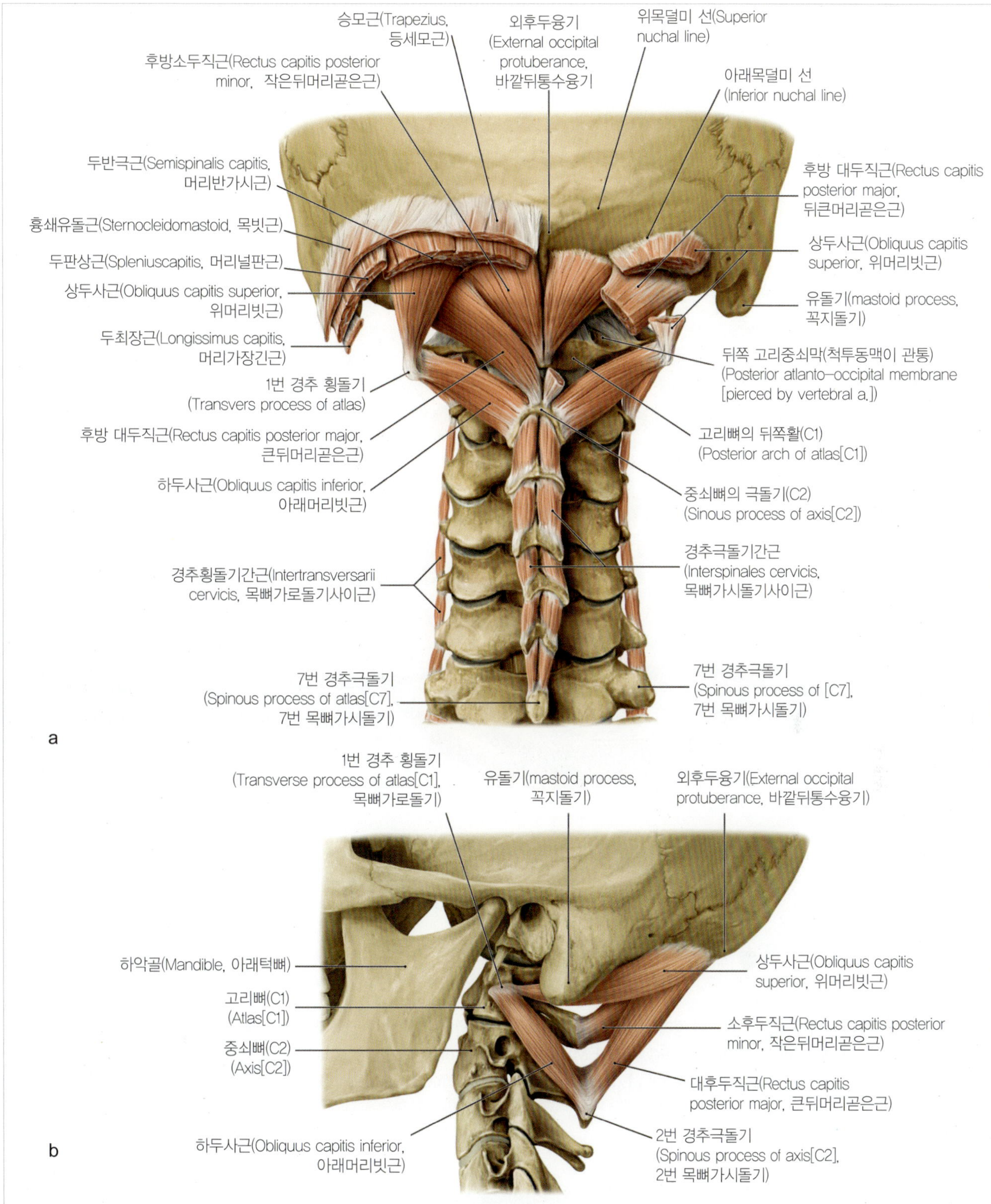

그림 7.90 목 뒤쪽 짧은 근육들

a 후면

b 측면

From Schuenke M, Schulte E, Schumacher U. THIEME Atlas of Anatomy. General Anatomy and Musculoskeletal System. Illustrations by Voll M and Wesker K. Second Edition. New York: Thieme Medical Publishers; 2014

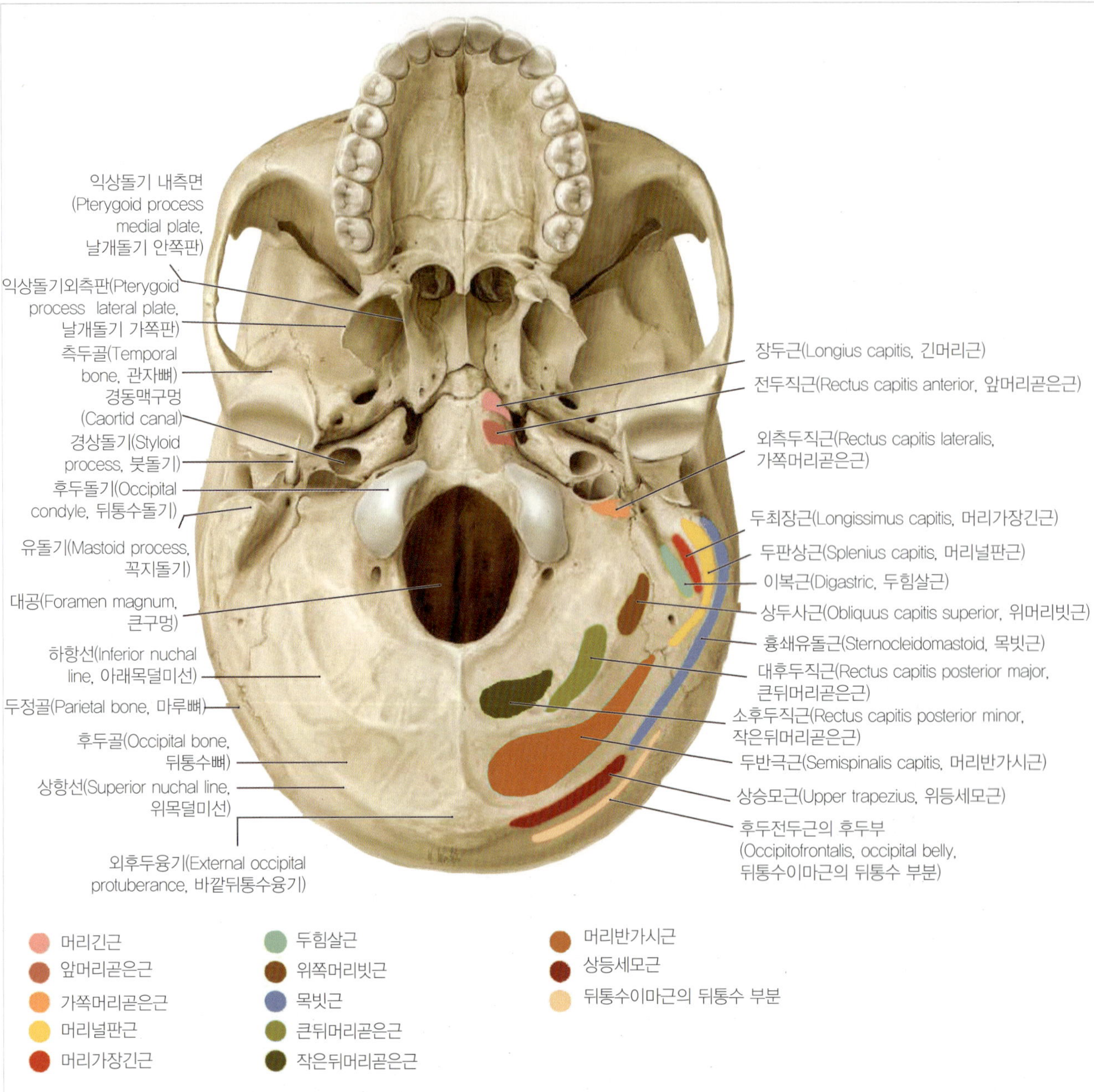

그림 7.91 머리뼈의 바닥에 있는 근육들의 정지 부위: 아래쪽 면. 머리뼈 바닥의 왼쪽 면에 근육의 정지부 색이 칠해져 있다.
From Schuenke M, Schulte E, Schumacher U. THIEME Atlas of Anatomy. General Anatomy and Musculoskeletal System. Illustrations by Voll M and Wesker K. Second Edition. New York: Thieme Medical Publishers; 2014

7.2.1 상승모근

참고: 상승모근은 승모근의 하향 부분으로 알려져 있다; 중간승모근(등세모근의 가로 부분으로 알려져 있다), 7.1.13장 참고; 하승모근(등세모근의 상향 부분으로 알려져 있다), 7.1.14장 참고

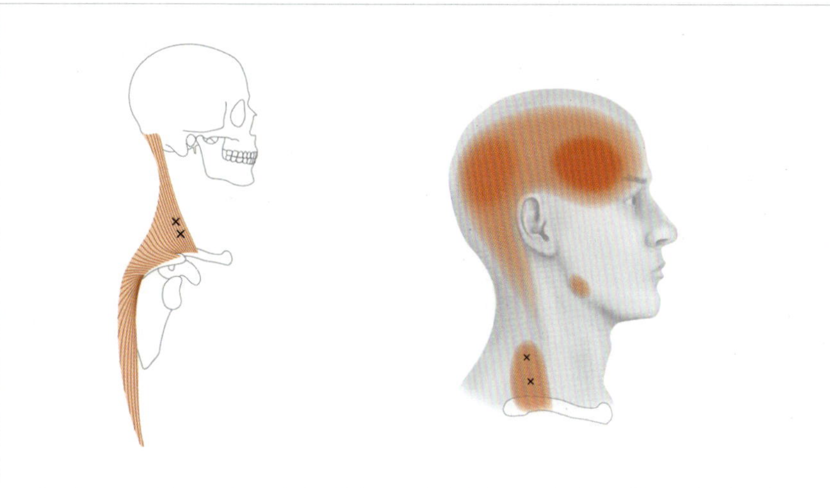

그림 7.92 상승모근 (Upper Trapezius, 위등세모근)

해부학 (▶ 그림 7.4, ▶ 그림 7.87	기시	• 머리쪽: 머리 상항선의 내측 1/3 • 안쪽: 항인대와 C1–C6의 극돌기
	정지	• 쇄골의 외측 1/3
	신경지배	• 부신경(뇌신경 11번)과 경신경총(C2–C4)
기능	한쪽 바깥쪽 활성화	• 상부 경추의 외측굴곡 • 반대쪽으로 머리 회전 • 어깨 올림 • 견갑골 고정(특히, 상완견갑골에서 움직임 시)
	양쪽 바깥쪽 활성화	• 상부 경추신전 • 어깨 올림 • 견갑골 고정(특히, 상완견갑골에서 움직임 시)
연관통 (▶ 그림 7.92)	• 두통: 측면, 후면 그리고 턱 • 뒤쪽 경추	
증상	통증	• 긴장성 두통, 목 뒤쪽 통증 • 머리–턱 통증증후군
	기능장애	• 관절가동범위 제한, 목의 뻣뻣함 • 어지러움, 메스꺼움
유발 요인	급성 과신장 손상	• 채찍질손상과 연관
	과부하	• 급성: 예: 채찍질손상과 연관 있는 계단 넘어짐, 스키타기, 스노우보드 타기, 승마 • 만성(외상 원인보다는 더 일반적) ◦ 작업자세: 아래팔 지지없이 진행한 타이핑과 컴퓨터 작업, 키보드가 너무 높을 때, 허리 지지대가 부족할 경우, 피로감 ◦ 전화기 사용(수화기를 어깨에 얹고 사용하기) ◦ 팔꿈치 지지 없이 바느질하기, 바이올린 연주하기 등 ◦ 가방을 한쪽 어깨에 매기 ◦ 지팡이가 너무 길 때

유발 요인	과부하	○ 크거나 무거운 가슴에 착용하기에 너무 좁은 브라끈 ○ 팔의 벌림 증후군 ○ 같은 쪽으로 머리를 돌리고 엎드려 잘 때 ○ 스트레스/화남: 습관적으로 어깨를 올리며 움츠리는 두려움 반응 패턴(▶ 그림 2.65)
치료사를 위한 조언	• 빈번하게 활동적인 mTrP를 나타내는 근육 중 하나. • 상승모근의 유발점은 두통의 일반적인 원인. • 상승모근에 만성 유발점 문제가 있는 근육(중승모근의 머리쪽 섬유를 따라)은 종종 부종으로 부어오르고 전체 근육이 촉진하기 쉽다. • 유발점 치료에 적합한 환자 자세는 다양하다. ○ 엎드린 자세(▶ 그림 7.93 **a**, ▶ 그림 7.94 **a**, ▶ 그림 7.95 **a**) ○ 측면 위치(▶ 그림 7.93 **b**, ▶ 그림 7.94 **b**) ○ 바로 누운 자세(▶ 그림 7.93) ○ 앉은 자세(▶ 그림 7.93 **d**와 **e**, ▶ 그림 7.94 **c**, ▶ 그림 7.93 **b**와 **c**): 주의: 상승모근을 치료하는 동안 가끔 어지럼증, 메스꺼움이나 멍한 느낌이 발생할 수 있다. • 견갑거근에 적용하는 근막 분리기법(기법 IV)은 중요하다(▶ 그림 7.95). • 약 45%의 사례에서 신경이 상승모근을 관통하기 때문에 대후두신경(후두부 우세 감각 신경)의 포획이 가능하다(Travell과 Simons 1999).	
환자에 대한 권고사항	• 지속적이고 자극적인 요소를 피한다. ○ 습관적인 머리자세 확인: 자세인식 및 훈련 ○ 직장에서 인체공학적 분석 ○ 넓은 끈이 있는 브래지어 착용 ○ 자주 편안한 자세 취하기 • 반대쪽 손으로 유발점 자가 치료 • 스트레칭(홈 프로그램, ▶ 그림 7.96)	

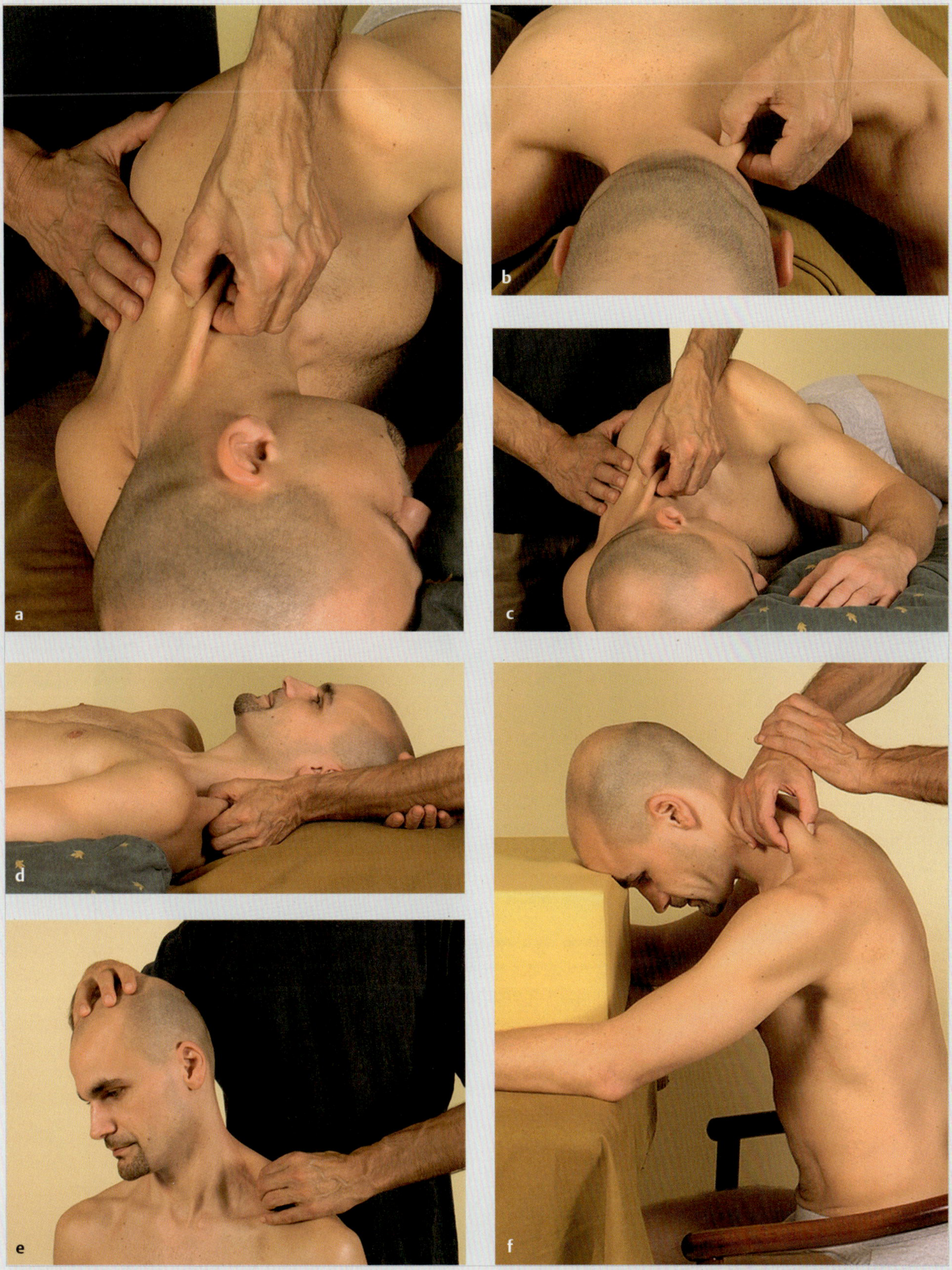

그림 7.93

a 다양한 환자 자세를 통한 상승모근의 도수 압박(기법 I)이나 유발점 영역 스트레칭(기법 II)
b 엎드린 자세에서의 치료
c 측면 자세에서의 치료
d 바로 누운 자세에서의 치료
e 똑바로 앉은 자세에서의 치료
f 머리 무게를 이완하고 앉은 자세에서의 치료

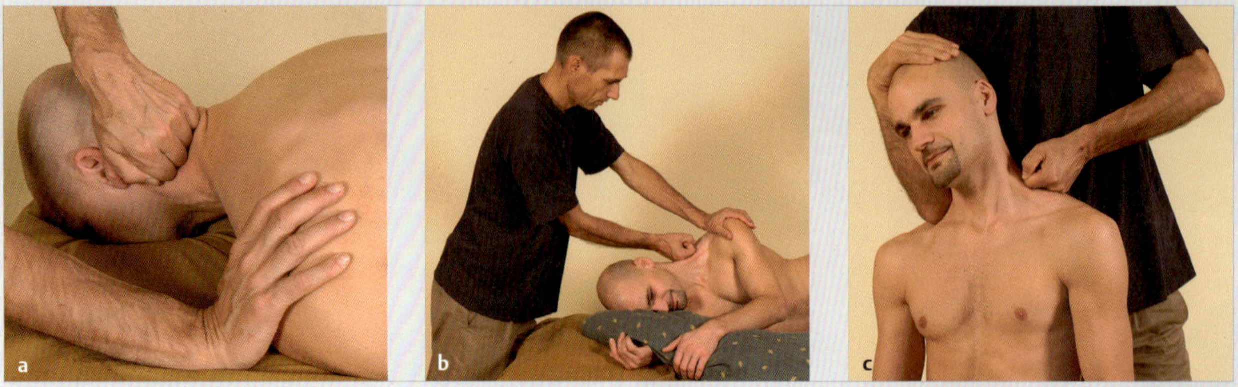

그림 7.94 다양한 환자 자세를 통한 근막 스트레칭(기법 III)
a 엎드린 자세에서의 근막 스트레칭
b 측면 자세에서의 근막 스트레칭
c 앉은 자세에서의 근막 스트레칭

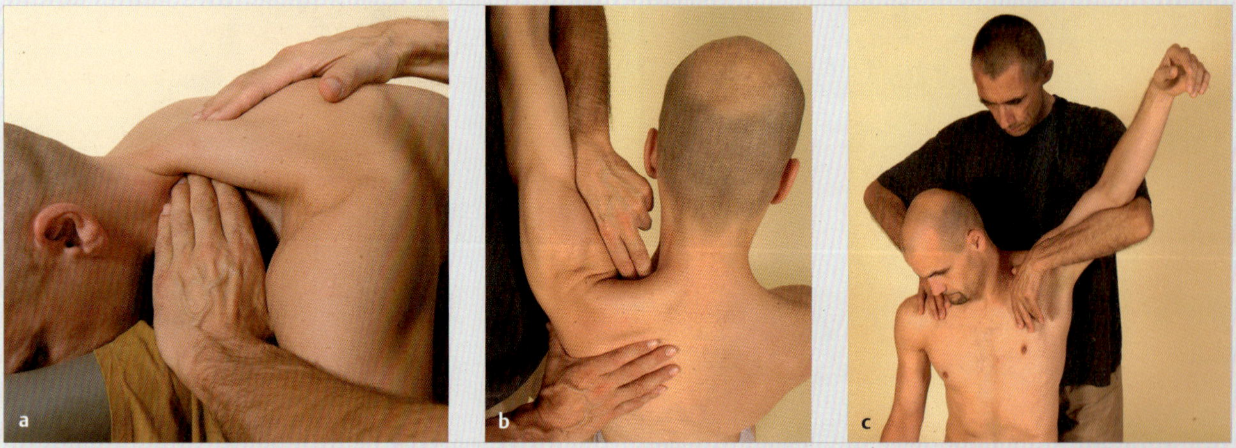

그림 7.95 상승모근과 견갑거근 사이의 근막분리(기법 IV)
a 엎드린 자세에서의 근막분리 기법
b 앉은 자세에서의 근막분리 기법: 후면
c 앉은 자세에서의 근막분리 기법: 전면

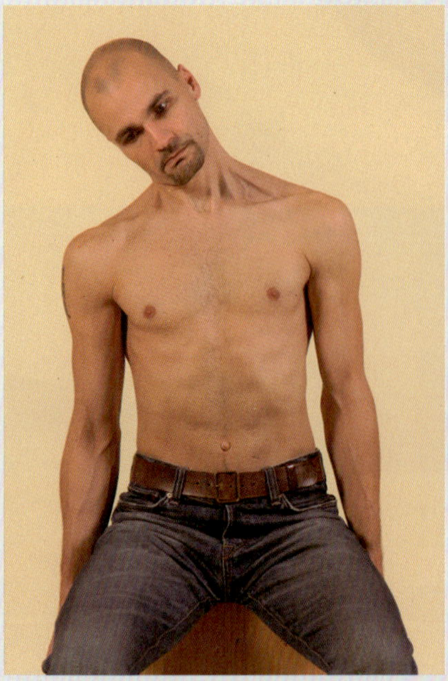

그림 7.96 셀프 스트레칭(기법 V): 오른쪽으로 측방 굴곡과 동시에 왼쪽 어깨의 능동 내림(왼쪽 손을 바닥쪽으로 뻗침)

7.2.2 견갑거근

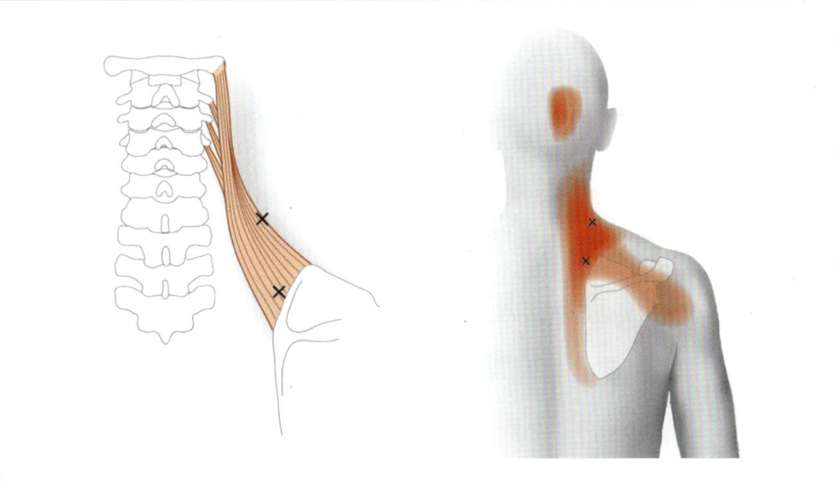

그림 7.97 견갑거근 (Levator Scapulae, 어깨올림근)

해부학 (▶ 그림 7.1, ▶ 그림 7.87	기시	• C1–C4 횡돌기
	정지	• 견갑골의 극돌기의 바닥면과 상각 사이의 견갑골 내측연 • 견갑거근은 저절로 비틀어짐: C1의 섬유는 가장 아래쪽으로 C4의 섬유는 가장 먼쪽으로 부착(견갑골 상각).
	신경지배	• 견갑배신경(C4–C5)과 경신경총(C3–C4)
기능	고정된 끝지점: 경부의 뒤쪽	• 초기: 관절와가 꼬리쪽으로 향하도록 견갑골의 회전 • 이후: 전체 견갑골 상승(또는 견갑골 하강방지), 예: 무거운 짐을 옮길 때 • 어깨 안정화에 참여
	고정된 끝지점: 견갑골	• 경추의 측면 굴곡(한쪽 근육 활동 시) • 경추의 회전 제한(한쪽 근육 활동 시) • 경추의 신전(양쪽 근육 활동 시)
연관통 (▶ 그림 7.97)	• 견부–경부 접합부 • 견갑골의 내측연 • 견부 • 후두부 두통	
증상	통증	• 연관통 부위의 통증 • 휴식 시 심한 통증 가능성
	기능장애	• 뻣뻣한 목: 견갑거근의 장기적인 유발점 활동은 상승모근, 경판상근 및 사각근에 근막 유착을 동반하며, 이는 종종 경추 회전의 상당한 제한된 ROM을 유발한다. • 견갑거근 단축은 견갑골이 회전하여 관절와가 꼬리 쪽으로 회전 → 충돌 증상 악화 • 견갑상완 리듬 장애.
유발 요인	과부하	• 급성 ○ 머리 돌림 상태에서 정면 충돌 ○ 낙상(스키, 스노우보드, 승마 등) • 만성(외상 원인보다는 더 일반적) ○ 작업 스트레스 – 수화기를 귀와 어깨로 고정하고 사용하기 – 한쪽 어깨에 가방 메기 – 좋지 않은 작업 자세(팔을 지지하지 않거나 키보드를 높게 설정한 상태에서 타이핑 또는 컴퓨터 작업)

<table>
<tr><td rowspan="3">**유발 요인**</td><td>과부하</td><td>– 짧고 수축된 자세로 잠자기(소파, 기차, 비행기 등에서 잠들기) → “하룻밤 사이에 문제가 나타남”
○ 심리적 스트레스 상태, 방어 자세(▶ 그림 2.65)</td></tr>
<tr><td>다른 근육에서의 유발점</td><td>• 견갑배 부위의 견갑골 고정근들(전거근, 하승모근, 능형근, 소흉근)의 기능장애 연관 유발점이 견갑골이 흉곽에서 잘 안정화되는 것을 방해하는 경우, 이를 보완하기 위해 견갑골이 경추(흉추 대신)에 고정 → 견갑거근의 mTrPs.</td></tr>
<tr><td>활성화 기전</td><td>끌기</td></tr>
<tr><td rowspan="2">**치료사를 위한 조언**</td><td colspan="2">• 빈번하게 활동적인 유발점을 나타내는 근육 중 하나
• 활동적인 유발점이 있을 때 휴식 시 상당한 통증이 가능함
• 과긴장되고 단축된 견갑거근은 견갑골이 회전하여 관절와가 꼬리 쪽으로 회전된다. 이것은 충돌 증상을 촉진한다.
• 도수치료에 적합한 환자 자세는 엎드린 자세이다(▶ 그림 7.98 **a** 및 b, ▶ 그림 7.99, ▶ 그림 7.100 a), 옆 자세(▶ 그림 7.98 **c** 및 ▶ 그림 7.100 **b**), 바로 누운 자세(▶ 그림 7.95 **b**) 또는 앉기(▶ 그림 7.101).
• 견갑거근은 놀랍게도 꽤 바깥측면에 위치하지만 척추와 거의 평행하게 뻗어 있다: 머리 쪽으로 뻗어 있는 근섬유로 인해 촉진하기 쉬운 C1의 횡돌기까지 이어진다.
• 견갑거근에서는 유발점이 매우 흔하게 발견:
○ 견갑거근이 상승모근 앞쪽 면 아래를 가로지르는 위치(▶ 그림 7.98).
○ 견갑골 상각 부위의 근–힘줄 접합부. 이 부위는 중승모근을 통해 직접 또는 간접적으로 치료할 수 있다. 상승모근의 앞쪽 경계와 견갑거근 사이에서 근막 분리(기법 IV)를 통해 직접적인 접근을 수행할 수 있다: 치료사는 상승모근을 이완시키기 위해 견갑골을 위쪽으로 유도하고, 견갑골의 상각을 촉진하고 견갑거근의 정지부위를 직접 치료할 수 있다(▶ 그림 7.100).</td></tr>
<tr><td colspan="2">• 제한된 경추 회전 ROM(사경)
○ 견갑거근 긴장/단축
○ 인접한 근육의 근막 유착
→ 견갑거근, 상승모근과 경판상근 사이(▶ 그림 7.123), 견갑거근, 상승모근과 사각근(▶ 그림 7.101) 사이의 근막 분리(기법 IV)는 중요하다.
• 사경: 연관된 유발점은 주로 경판상근에 있다.</td></tr>
<tr><td>**환자에 대한 권고사항**</td><td colspan="2">• 지속적이고 자극적인 요소를 피한다.
○ 직장에서 인체공학적 분석
○ 찬바람 방지(야간에 스카프 사용)
• 반대쪽 손으로 유발점 자가 치료
• 스트레칭(▶ 그림 7.102)
• 홈트레이닝 : 견갑골의 안정성/조화로운 견갑골 리듬을 촉진하기 위한 운동(견갑골의 운동 조절)</td></tr>
</table>

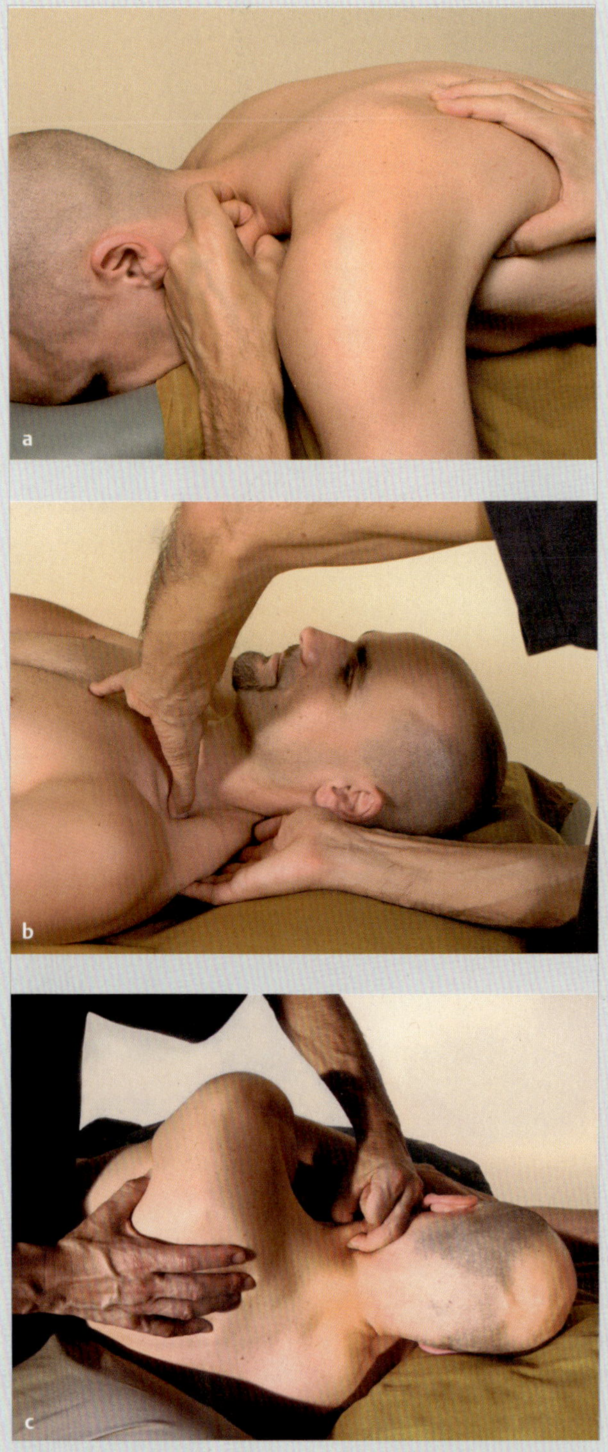

그림 7.98 도수 압박(기법 I) 또는 유발점 영역 스트레칭(기법 II)

a 엎드려 누운 자세에서 치료

b 바로 누운 자세에서 치료

c 옆으로 누운 자세에서 치료

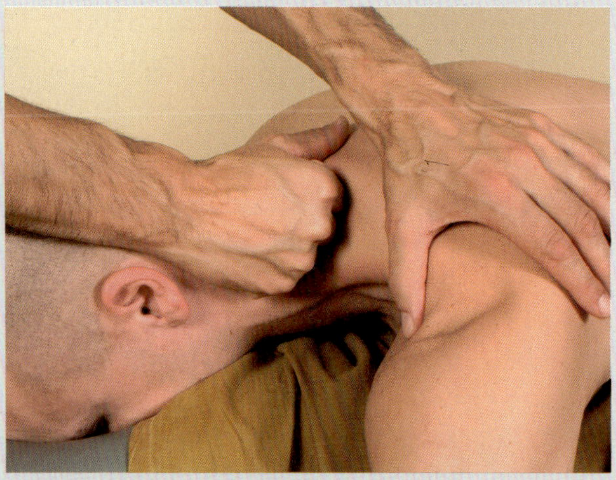

그림 7.99 근막 스트레칭(기법 III)

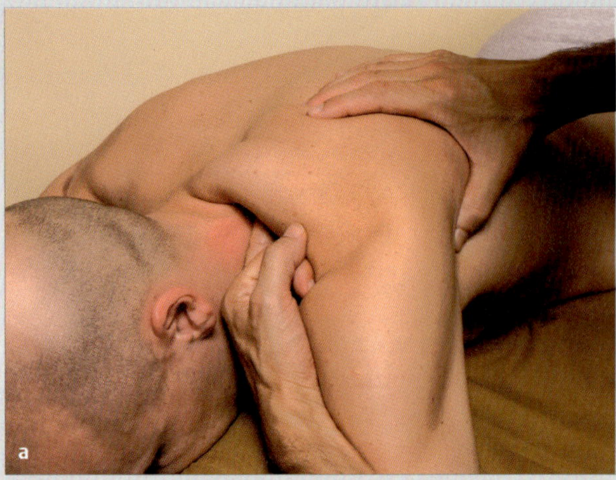

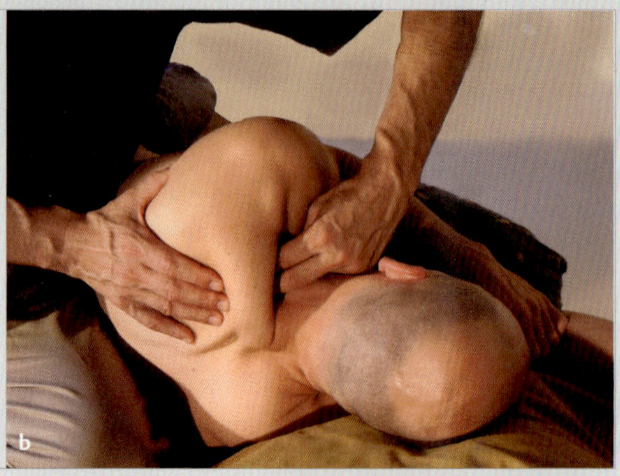

그림 7.100 상승모근과 견갑거근의 근막 분리(기법 IV); 견갑골 상각 바로 근처의 근육–힘줄 접합부의 유발점 영역 스트레칭(기법 II).

a 엎드려 누운 자세에서 치료

b 옆으로 누운 자세에서 치료

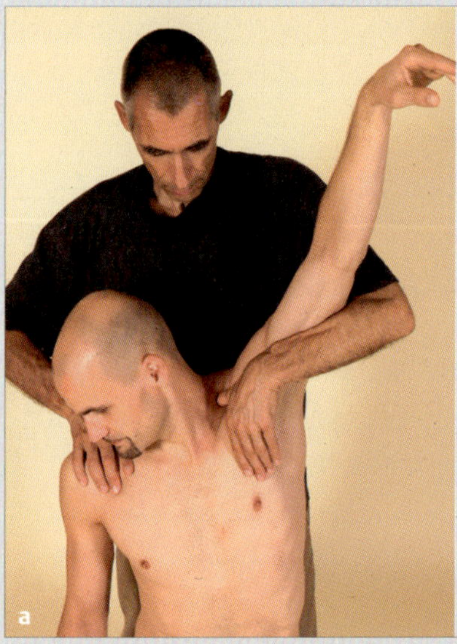

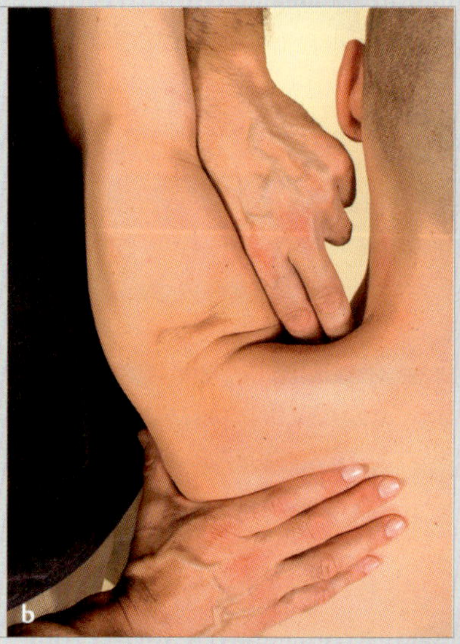

그림 7.101 견갑거근, 상승모근과 사각근의 근막 분리(기법 IV)(▶ 그림 7.87 **b**)

a 엄지를 이용한 근막 분리 기법: 전면.

b 검지와 중지를 이용한 근막 분리 기법: 후면.

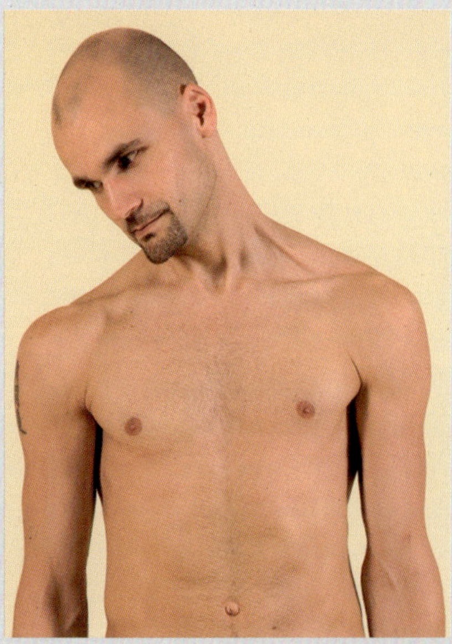

그림 7.102 견갑골 하강(손을 바닥쪽으로 뻗는 상태)과 동시에 경추를 반대쪽으로 회전과 굴곡 및 측방굴곡 상태에서 왼쪽 견갑거근 셀프 스트레칭(기법 V).

7.2.3 흉쇄유돌근

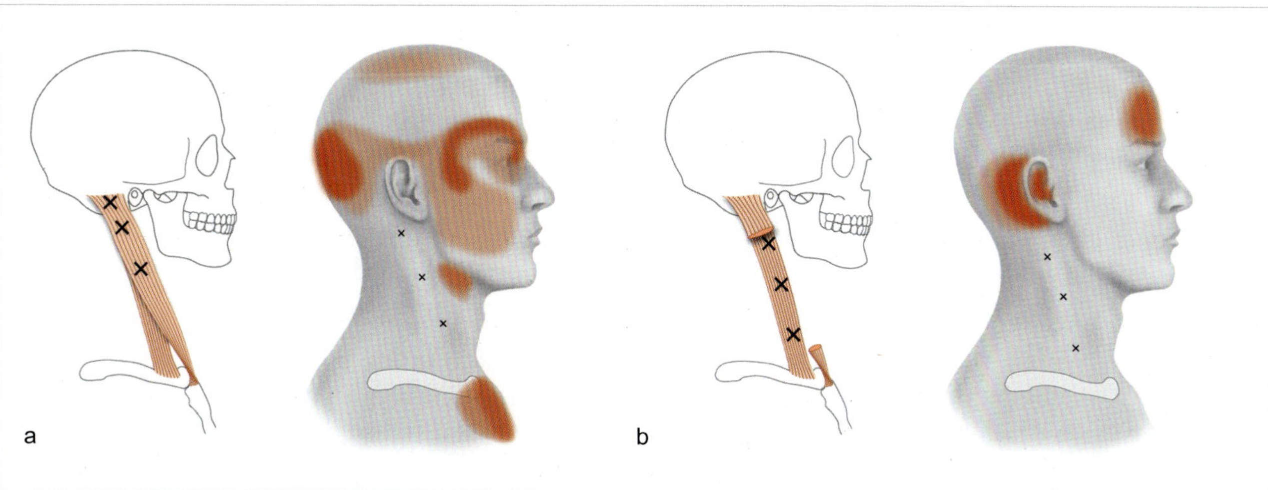

그림 7.103 흉쇄유돌근 (Sternocleidomastoide, 목빗근).
a 표면 갈래 (흉골 부분)
b 깊은 갈래 (쇄골 부분)

해부학 (▶ 그림 7.2b, ▶ 그림 7.87	기시 (두 갈래)	• 표면갈래: 흉골 위(흉골자루) • 깊은갈래: 쇄골 위(안쪽 1/3지점)
	정지	• 유양돌기와 상항선(외측 1/2–2/3지점)
	신경지배	• 부신경(CN XI) 및 경신경총(C1 – C2) 가지; 머리와 눈의 움직임을 조정하기 위해 미주신경, 피라미드로 및 내측 신경섬유다발과 연결
기능	경추와 머리	• 동적(움직임) ○ 한쪽 수축 시 – 회전: 머리와 목이 반대쪽으로 돌림 – 측방굴곡: 머리와 목이 같은 쪽으로 기울어짐 ○ 양쪽 수축 시 – 신전(위쪽 경추): 머리/위쪽 경추가 뒤쪽으로 구부러짐 – 굴곡(아래 경추): 머리/아래쪽 경추가 앞쪽으로 구부러짐 – 앞쪽 미끄러짐: 머리를 앞쪽으로 당김 • 고정: 하악골의 움직임; 말하거나 씹을 때(▶ 그림 9.33)
	추가적 기능	• 호흡 보조근: 호흡을 증가시키는 데는 비효율적이지만 강제 흡기(선수) 중에는 활성화 • 공간 인지, 평형 지각 및 운동 조정에 관여 • C1, C2, C3의 감각 입력의 문제는 공간의 인지, 감각 상실, 평형 장애 및 운동보조화 등을 유발한다(Travell과 Simons 1999).
연관통 (▶ 그림 7.103)	• 주로 머리: 이마, 관자뼈 부위, 두개골, 눈 뒤와 주위, 귀 안쪽과 뒤, 뒷머리, 뺨	
증상	통증	• 두통(연관통 참고) → 5번 뇌신경 부위: 비전형적 삼차 신경통
	기능장애	• 눈 증상: 눈물샘, 결막의 붉어짐, 안검하수증, 시각장애(흐림, 흐릿함) • 어지러움, 평형장애와 운동 부조화(기능 참고) • 오심(메스꺼움), 삼킴장애(인두종괴, 인두의 이물감) • 일반적 난청
유발 요인	과부하	• 급성: 예: 자동차 사고로 인한 채찍질손상, 지하계단에서의 낙상, 스키타기, 스노보드 타기, 말 타기

<table>
<tr><td rowspan="3">유발 요인</td><td>과부하</td><td>• 만성
◦ 머리 위 작업: 천장 칠하기, 벽지 걸기, 칠판에 쓰기, 커튼 걸기
◦ 머리를 앞쪽으로 이동한 자세로 유지: 낮은 핸들로 자전거 타기; 머리를 물속에 넣지 않고 평영; 영화, 극장 또는 무대가 높은 콘서트에 앞줄 앉기; 컴퓨터 등과 같이 일하는 동안 이중 초점의 사용
◦ 윗몸 일으키기를 이용한 복근 근력 훈련(전방 분절 안정성 부족)
◦ 머리를 회전한 상태로 장시간 유지: 컴퓨터 화면을 옆에 두고 침대에서 빛을 옆으로 향하게 한 상태로 독서하기.
◦ 끊임없이 고개를 좌우로 돌리기(열차에서 창밖을 내다보기, 앞쪽으로 수영하기)</td></tr>
<tr><td>활성화 기전</td><td>• 끌기</td></tr>
<tr><td>다른 근육에서의 유발점</td><td>• 경추의 국소 안정근(전방심부 및 후경부)이 유발점 활동의 결과로 안정화 기능을 수행할 수 없는 경우, 흉쇄유돌근과 같은 전반적인 안정근과 운동근이 보상작용으로 안정성 기능을 수행하려는 시도를 하게 된다. 이로 인해 과부하가 발생하여 유발점이 발생하거나 안정화되지 않는다.</td></tr>
<tr><td>치료사를 위한 조언</td><td colspan="2">• 유발점이 매우 자주 발생하는 근육 중 하나
• 흉쇄유돌근의 유발점은 두통의 가장 흔한 원인 중 하나이다(Dejung 2009).
• 머리가 앞쪽으로 이동하는 것은 흉쇄유돌근의 단축을 나타내며 종종 활성 mTrP의 존재와 연관이 있다.
• 채찍질손상 환자에게 있어서 중요한 근육
• 유발점 도수치료에 적합한 환자 자세: 유발점에 강한 압력을 가하면 일시적인 현기증과 자율 신경 증상(메스꺼움)이 발생할 수 있으므로 치료 중에는 환자가 바로 누운 자세(▶ 그림 7.104 – ▶ 그림 7.107)나 옆으로 누워 있는 자세(▶ 그림 7.106 b)가 가장 좋다.
• 머리와 목의 통증이 있는 다른 모든 환자의 경우뿐만 아니라 채찍질손상 사례를 치료할 때는 항상 흉쇄유돌근의 유발점을 경추전방심부 근육과 분절별 안정화 훈련을 병행하여 치료한다.
• 환자에게 자가 치료를 교육한다(▶ 그림 7.108).
• 진화론적 측면에서 흉쇄유돌근과 승모근은 연관이 있다. 얼굴, 후두 및 인두 근육과 함께, 둘 다 가지 및 내장 아치의 중간 엽(내장 근육)에서 발산된다. 이것은 원래의 분절된 체절(체절 → 체세포)의 근종에서 발달하는 몸통과 사지의 나머지 근육과 대조를 이룬다. 흉쇄유돌근에 mTrP가 있는 경우 상승모근도 일반적으로 매우 영향을 받는다(반대의 경우도 마찬가지).</td></tr>
<tr><td>환자에 대한 권고사항</td><td colspan="2">• 지속적인 요소와 유발요소를 피한다.
◦ 머리의 습관적인 전방활주를 줄이기: → 지각 훈련; 골반의 위치는 머리 위치의 균형을 잡기에 좋은 (“블록 타워”) 기준이다.
◦ 직장에서의 인체공학적 분석
◦ 끌기 피하기
• 반대 손으로 유발점 자가 치료(▶ 그림 7.108)
• 스트레칭: 흉쇄유돌근 스트레칭 발생 시작:
◦ 머리의 후방 활주, 하부 경추의 신전, 동시에 턱(굴곡/경사에서 상부 경추)을 당기고 반대쪽으로 측면으로 구부린 상태로 같은 방향으로 회전(쉽지 않음)을 시키거나 또는
◦ 환자의 흉쇄유돌근 주위를 집게 잡기로 잡고 비틀어 “선행 스트레칭”을 한다. 추가로 환자는 머리와 경추를 같은 쪽으로 회전시켜 근육을 늘인다(이 변형된 스트레칭은 대부분의 환자가 수행하기 더 쉽다; ▶ 그림 7.108).</td></tr>
</table>

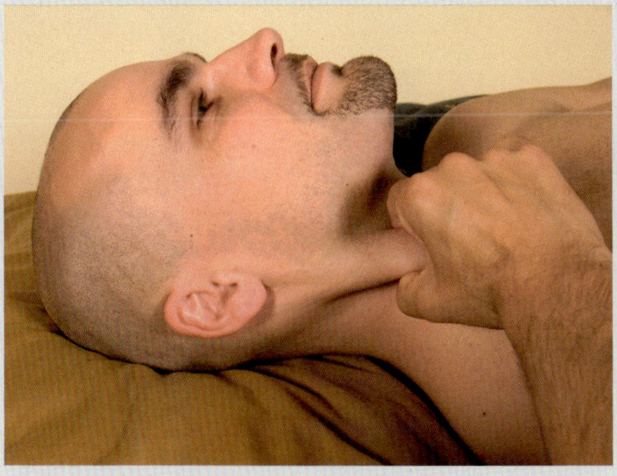

그림 7.104 집게 잡기를 이용한 도수 압박(기법 I)

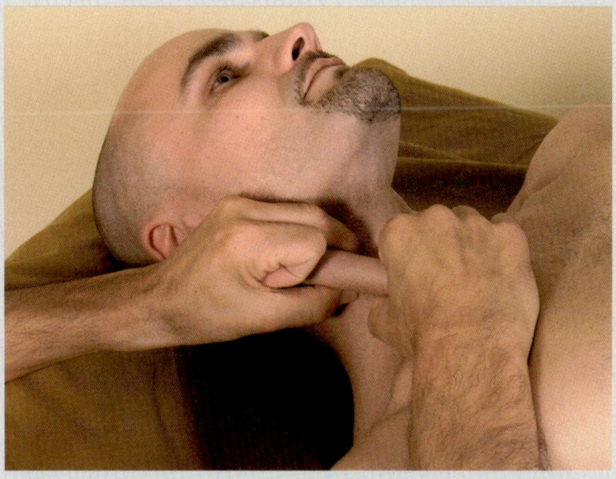

그림 7.105 유발점 영역 스트레칭(기법 II). 치료사는 왼손으로 흉쇄유돌근을 사각근에서 떼어내어(기법 IV) 미리 스트레칭한다. 이렇게 하면 뭉친 곳이 더 쉽게 만져지고, 치료단계에서 집게 잡기를 사용하면 근육이 제자리에서 빠져나올 가능성이 줄어든다. 머리를 좌우로 약간 회전하면 유발점이 치료사의 손가락 아래에서 약간 앞뒤로 움직인다(기법 IIb).

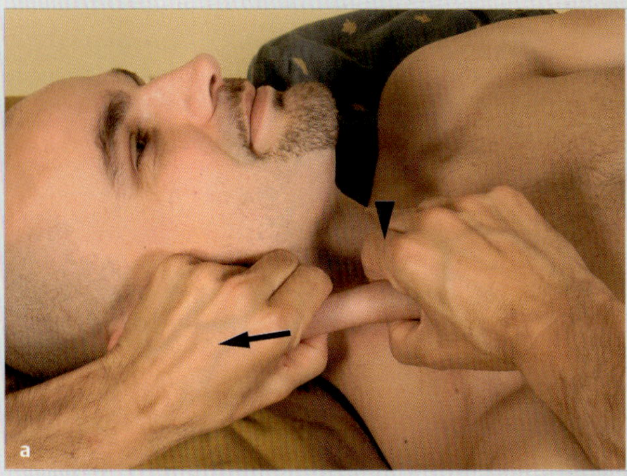

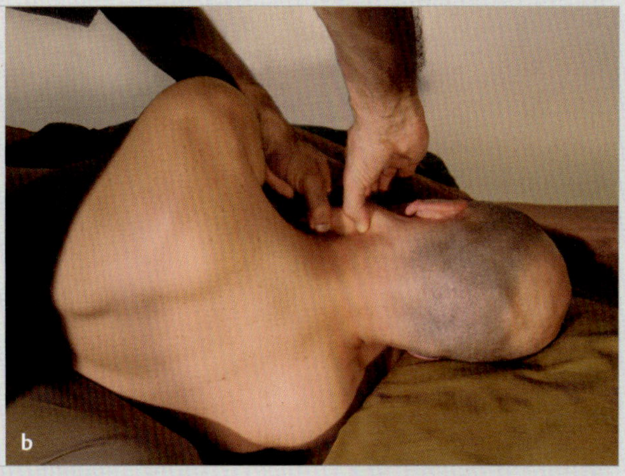

그림 7.106 근막 스트레칭(기법 III): 치료사는 오른손으로 흉쇄유돌근을 고정하는 동시에 왼손의 손가락을 사용하여 근육에 강한 압력을 가하면서 고정한 손과 멀어지도록 잡아늘인다. 이를 통해 치료사는 흉쇄유돌근을 세심하고 체계적으로 스트레칭할 수 있다(튜브에서 치약을 짜내는 것을 상상하라).

a 바로 누운 자세에서 치료.

b 옆으로 누운 자세에서 치료.

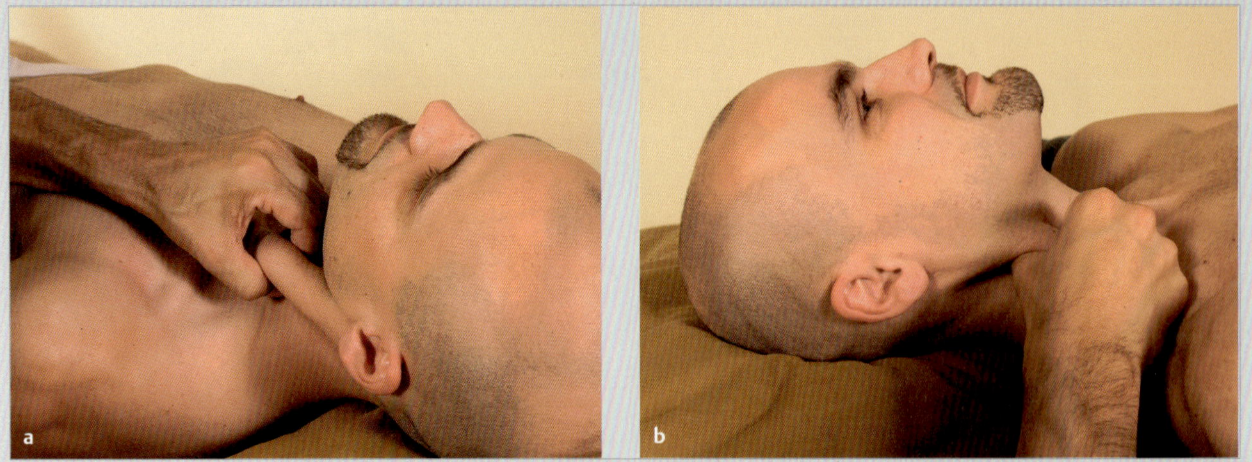

그림 7.107 흉쇄유돌근과 사각근 사이의 근막 분리(기법 IV).
a "피어싱 잡기"
b "시동키 잡기": 치료사는 자동차 시동키를 돌리는 것처럼 비틀면서(그림에서 시계 방향으로) 동시에 집게 잡기를 사용하여 흉쇄유돌근을 사각근에서 떼어낸다.

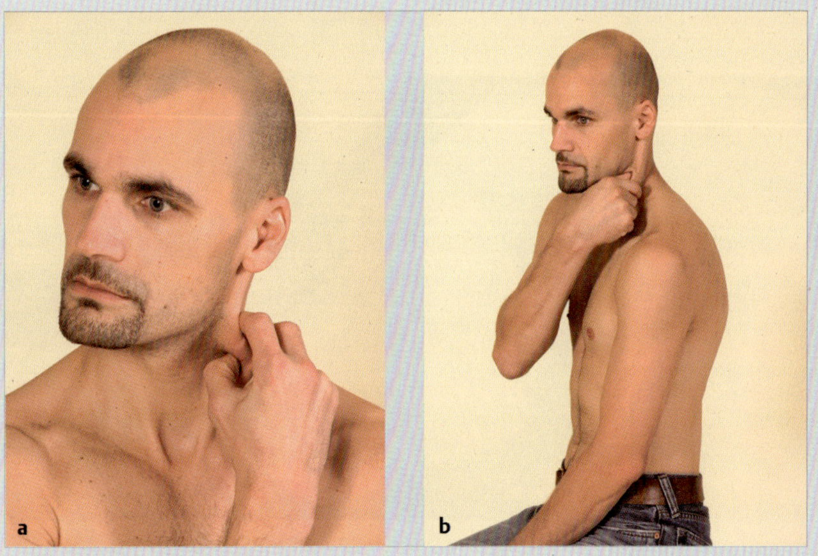

그림 7.108 자가 치료와 스트레칭.
a 자가 치료: 집게 잡기를 사용하여 환자는 흉쇄유돌근 주위를 잡고 아래 사각근에서 떼어낸다(기법 IV). 따라서 유발점은 쉽게 치료된다.(기법 I 및 II).
b 셀프 스트레칭: 환자는 차를 시동할 때 시동키를 사용하는 것과 같이 회전 운동으로 흉쇄유돌근을 비틀어 "사전 스트레칭"한다; 이렇게 하면 머리의 동측 회전이 뒤따르고 근육이 늘어난다.

7.2.4 사각근

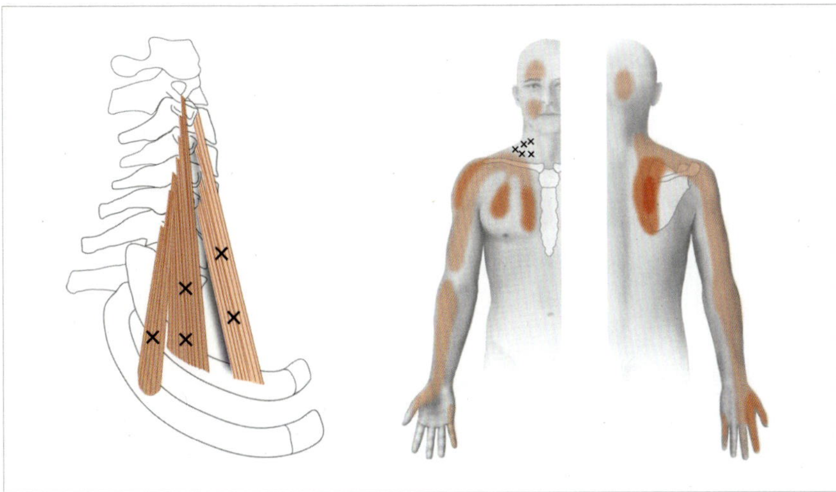

그림 7.109 사각근 (Scalene Muscles, 목갈비근)

해부학 (▶ 그림 7.87, ▶ 그림 7.88, ▶ 그림 7.89)	**• 전사각근**	
	기시	• C3−C6(앞쪽 결절)의 횡돌기
	정지	• 1번 늑골
	• 중사각근	
	기시	• C2−C7(뒤쪽 결절)의 횡돌기
	정지	• 1번 늑골
	• 후사각근	
	기시	• C5−C7(뒤쪽 결절)의 횡돌기
	정지	• 2번 늑골(가끔 3번 늑골까지 붙는 경우도 있음)
	흉쇄유돌근은 머리쪽의 늑간근의 "연속"으로 이해할 수 있다. 상완신경총과 쇄골하동맥은 사각근 사이 공간(사각 열공 또는 사각근 삼각)을 통과한다. 이 부위는 앞쪽과 중사각근 사이에 위치한다(▶ 그림 7.87 **b**와 ▶ 그림 8.3 참고).	
	신경지배	• 상완신경총에서 직접 분지하여 C2−C7 척수신경의 앞쪽 가지
기능	고정 끝: 늑골	• 경추의 측방 굴곡(중사각근; 측방 굴곡의 주동근) • 경추 회전 ○ 반대쪽 측방 굴곡: 전사각근 ○ 같은쪽 측방 굴곡: 후사각근 • 경추 굴곡(전사각근의 양쪽 작용 시)
	고정 끝: 경추	• 1번과 2번 늑골 올림(강제흡기 시)
연관통 (▶ 그림 7.109)	• 전방으로: 흉곽까지(만약 왼쪽 위라면, 협심증처럼 보일 수도 있다) • 측면으로: 팔까지(위팔−팔굽−앞팔−손가락) • 뒤쪽으로: 견갑골의 내측연까지(일반적으로 견갑골 사이 부위) • 위쪽으로: 두통(얼굴과 앞쪽 머리)	
증상	통증	• 견갑골의 내측연, 견갑골 사이와 아래쪽, 흉곽 • 어깨, 팔 전체와 손가락, 요골, 척골로 통증 방사 • 종종 두통(얼굴과 앞쪽 머리) • 협심증과 같은 통증(만약 왼쪽이라면)
	기능장애	• 경추의 관절가동범위제한 ○ 측방 굴곡 ○ 회전 ○ 신전

증상	기능장애	• 사각근 증후군
		  ○ 신경근포착(흉곽출구증후군)에 의해 발생: 전사각근과 중사각근 사이의 공간, 그리고 늑골과 쇄골 사이의 공간에서 신경혈관다발의 압박(상완신경총과 쇄골하 동정맥 및 림프관의 포착)(8.2.1장 참고; ▶ 그림 8.3)
		  ○ 유발점으로 인한 근막 문제가 야기됨(연관통, 영양장애)
		  ○ 증상: 무감각, 감각이상, 통증, 팔과 손의 쇠약감, 손 부종 등과 같은 감각운동 및 혈관운동 장애.
		• 반복적인 1번 늑골의 "막힘"

포착	상완신경총	• 사각증후군(흉곽출구증후군): 전사각근과 중사각근 사이의 공간, 그리고 늑골과 쇄골 사이의 공간에서 신경혈관 압박(상완신경총, 쇄골하 동정맥 및 림프관의 포착)(8.2.1장 참고, ▶ 그림 8.3)

유발 요인	과부하	• 급성: 외상성 과부하(예: 측면에서 힘이 가해지는 채찍질손상)
		• 만성
		  ○ 팔로 당기기, 들어올리기, 끌기(개나 말과 걷기, 항해 등)
		  ○ 수화기를 어깨와 귀 사이에 끼우기
		  ○ 기울어진 머리(습관적이거나 다리 길이 차이로 인해)
		  ○ 전방분절 안정화가 불충분한 상태에서 윗몸일으키기를 이용한 복근 훈련
		  ○ 부적절한 수면자세(베개)
		  ○ 경추 디스크 탈출
		  ○ 비정상적인 호흡패턴(호흡부전, 만성기침, 기관지 천식; 스포츠: 달리기, 수영 등)

치료사를 위한 조언		• 내측 견갑골 통증과 견갑골 아래 통증이 있는 경우, 이러한 통증은 80% 이상의 사례에서 사각근의 mTrP를 유발하여 재현할 수 있다. 따라서 내측 견갑골 통증의 경우에는 항상 사각근 촉진을 통해 검사해야 한다.
		• 견갑골 사이 부위의 근육(흉추기립근, 상흉근, 능형근, 중승모근)의 유발점을 치료해도 원하는 결과가 나오지 않을 경우 주변의 위성 유발점이 있을 수 있다 → 촉진으로 사각근 검사.
		• 다음으로 인한 흉곽출구증후군
		  ○ 사각근 사이 공간에서 상완신경총의 포착
		  ○ 늑골과 쇄골 사이 공간 폐쇄: 긴장되고 짧아진 사각근이 1번 늑골을 들어올리게 된다 → 상완신경총, 쇄골하동맥 및 정맥, 림프관의 신경 압박.
		• 사각근은 모호하고 확산된 어깨와 팔 증상이 있는 경우 치료해야 한다.
		• 도수치료에 적합한 환자 자세: 바로 누운 자세(▶ 그림 7.110 – ▶ 그림 7.114), 옆으로 누운 자세 또는 앉은 자세
		• 전사각근은 일반적으로 쉽게 만져질 수 있는 사각근 사이 공간(사각근 사이 공간의 위치는 쇄골하동맥의 맥동으로 확인할 수 있음)의 중간에 위치하며, 대부분 흉쇄유돌근에 의해 덮여 있다. 전사각근으로의 접근은 흉쇄유돌근의 측면 경계부위(▶ 그림 7.110, ▶ 그림 7.111 **a**), 흉골과 경추 사이 또는 흉쇄유돌근의 내측 경계에서 가능하다(▶ 그림 7.111 **b**).
		• 중사각근은 사각근 사이 공간의 측면에 있다(▶ 그림 7.112). 중사각근의 섬유는 흉추의 흡기 시에 촉진이 가능하다.
		• 후사각근(▶ 그림 7.113)은 후방으로 연결되며 보통 중사각근과 명확하게 구별할 수 없다. 사각근의 가장 뒤쪽 부분을 형성하며 견갑거근 앞쪽에 위치한다.
		• 사각근과 흉쇄유돌근(▶ 그림 7.107, ▶ 그림 7.108) 사이의 근막 분리(기법 IV)가 중요하다. 경추 회전이 제한된 경우에는 후사각근과 견갑거근과 상승모근 사이에도 근막 분리를 실시해야 한다. (▶ 그림 7.101).

환자에 대한 권고사항		• 지속적이고 자극적인 요인을 피한다.
		  ○ 자세 훈련
		  ○ 호흡 기법
		  ○ 필요한 경우 다리길이 차이 교정
		• 유발점의 자가 치료
		• 스트레칭(▶ 그림 7.115)
		• 훈련: 경추의 분절 안정화를 위한 운동

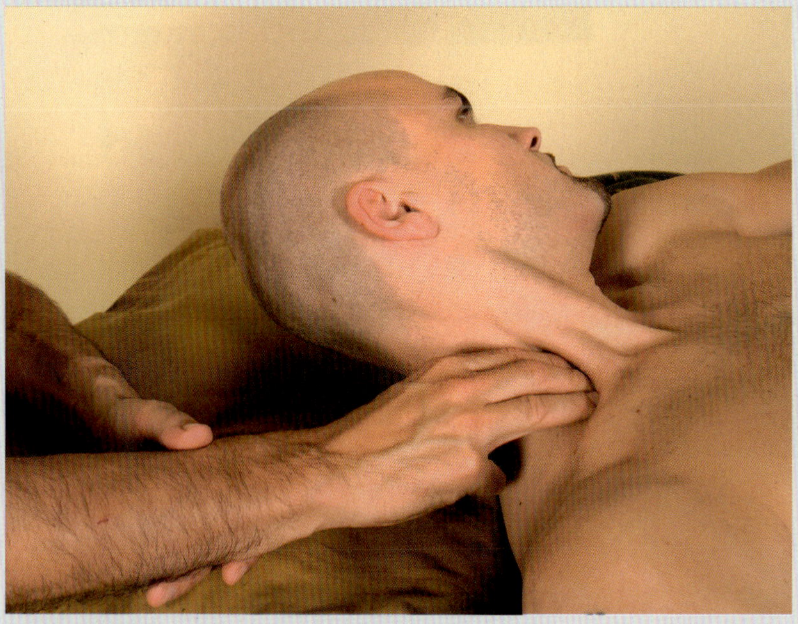

그림 7.110 전사각근의 촉진과 근막 분리(기법 IV): 전사각근은 머리를 들어올릴 때 명확하게 두드러지는 흉쇄유돌근의 뒤쪽 경계에 깊숙이 놓여 있다. 전사각근의 일부는 흉쇄유돌근으로 덮여 있다.
이 부위는 치료사가 흉쇄유돌근 아래에서 근막 분리 기법을 처음 사용하거나 옆으로 밀 때만 치료할 수 있다(▶ 그림 7.111).

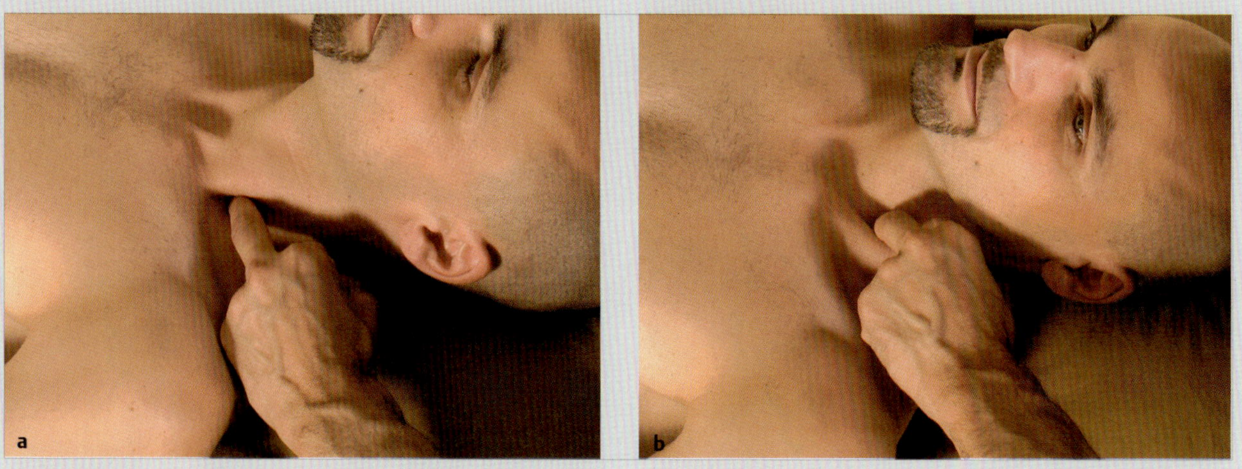

그림 7.111 전사각근: 도수 압박(기법 I)과 전사각근의 유발점 영역 스트레칭(기법 II).
전사각근은 흉쇄유돌근에 의해 부분적으로 덮여 있고 흉쇄유돌근 아래에서 직접 치료할 수 있다. 환자가 숨을 깊게 들이마시면 사각근의 긴장 변화를 쉽게 느낄 수 있다.

a 흉쇄유돌근 측면 경계에서 치료

b 흉쇄유돌근 내측 경계에서 치료. 흉쇄유돌근을 옆으로 밀면 그 아래에서 전사각근에 쉽게 도달할 수 있다.

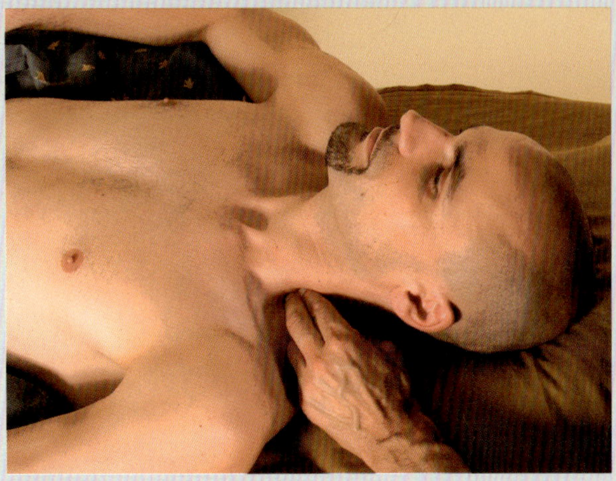

그림 7.112 중사각근의 도수 압박(기법 I).
머리와 목을 가볍게 회전하고, 한쪽 먼저 유발점 영역 스트레칭(기법 II)하고 다른 나머지 한쪽도 스트레칭한다.

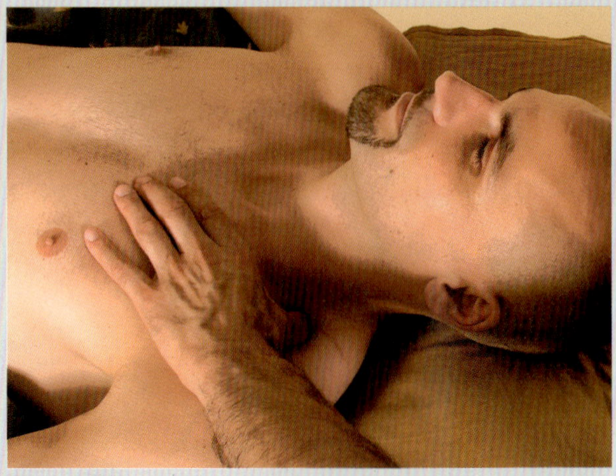

그림 7.113 후사각근의 도수 압박(기법 I)과 유발점 영역 스트레칭(기법 II). 중/후 사각근의 경계는 정확하게 구별하기 어렵다. 견갑거근은 후사각근의 뒤쪽과 접해 있다.

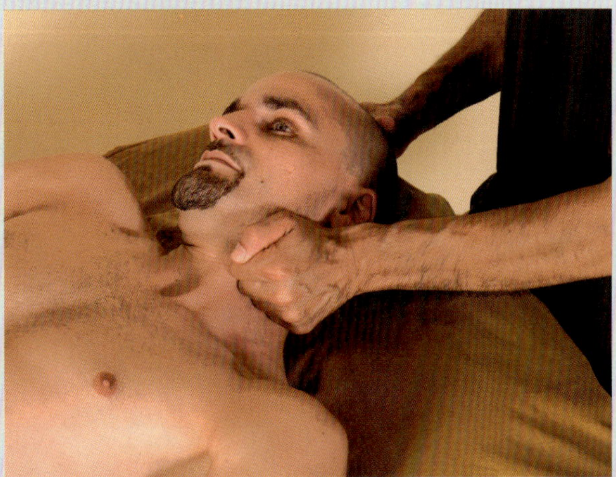

그림 7.114 근막 스트레칭(기법 III). 환자가 머리를 반대쪽으로 천천히 돌리는 동시에 치료사는 근육을 머리에서 꼬리 방향으로 최대한 천천히 주먹으로 문지른다.

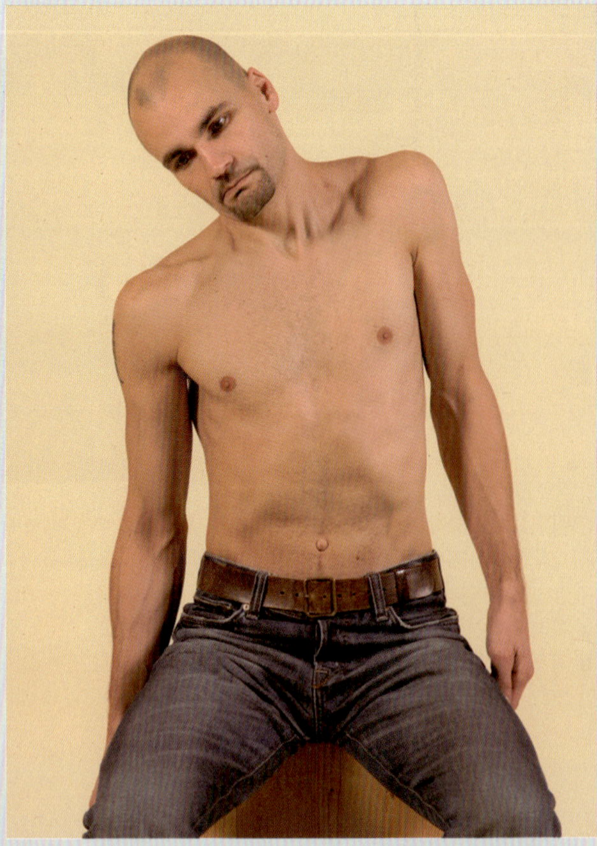

그림 7.115 셀프 스트레칭(기법 V). 왼쪽 어깨를 올림으로써 왼쪽 상승모근이 적절한 위치에 놓이게 되며 긴장이 줄어들게 된다. 이것은 상승모근 바로 아래 층에 있는 사각근이 목을 측방 굴곡함으로써 스트레칭되는 것을 의미한다.

7.2.5 심부 앞척추근: 경장근, 두장근, 전두직근, 측두직근

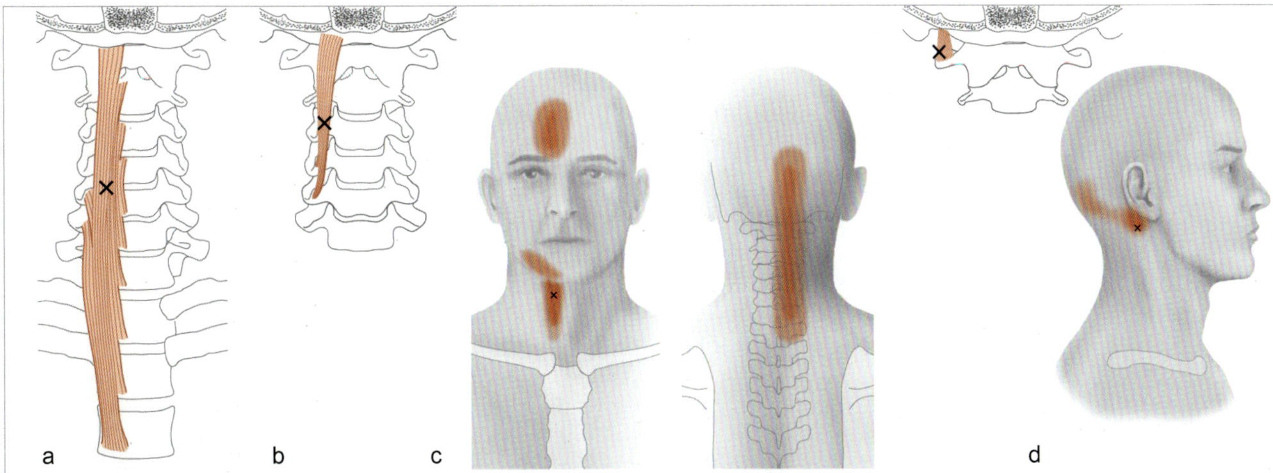

그림 7.116 앞척추근육 – 깊은층
a 경장근 (Longus colli muscle, 긴목근)
b 두장근 (Longus capitis muscle, 긴머리근)
c 경장근과 머리 근육의 방사통 부위
d 외측두직근 (Rectus capitis lateralis muscle, 가쪽 머리곧은근)

해부학 (▶ 그림 7.87 b, ▶ 그림 7.88, ▶ 그림 7.89)	**• 경장근**	
	기시	• 수직 부분: 5–7번 경추 몸통의 앞쪽 부분과 1–3번 흉추의 몸통 부분 • 위쪽 비스듬한 부분: 3–5번 경추의 횡돌기(앞쪽 결절) • 아래쪽 비스듬한 부분: 1–3번 흉추의 앞쪽 부분
	정지	• 수직 부분: 2–4번 경추 앞쪽 부분 • 위쪽 비스듬한 부분: 1번 경추(앞쪽 결절) • 아래쪽 비스듬한 부분: 5–6번 경추의 횡돌기(앞쪽 결절)
	• 두장근	
	기시	• 3–6번 경추의 횡돌기(앞쪽 결절)
	정지	• 후두골(기저부)
	• 전두직근	
	기시	• 경추 1번(환추)의 가로 부분(가쪽 부분)
	정지	• 두개골의 바닥(후두골의 기저부, 큰구멍 앞쪽)
	• 외측두직근	
	기시	• 국소 부위 안정화 운동
	정지	• 후두골의 기저부(후두관절융기 외측)
	신경지배	• 경장근/두장근: C1–C6 경신경 다발의 직접 분지 • 전/외측두직근: C1의 전방가지
기능	경추고정근	• 기본적인 기능은 억제 움직임: 국소부 고정
	경추운동근	• 머리와 경추의 굴곡(양쪽 같이 활성 시) • 머리와 경추의 측방 굴곡(한쪽만 활성 시)
연관통 (▶ 그림 7.116)	• 목 앞쪽의 심부 통증 • 목 뒤쪽 통증 • 두통	
증상	통증	• 휴식이나 움직임 시, 모두 방사통 부위의 통증 • 팔 전체의 이상감각("잠자기" 따끔거림) 가능성

증상	기능장애	• 경추를 고정시키는 심부 고정근육의 기능장애
		  ◦ 머리를 안정적으로 유지하기 어려움 느낌
		  ◦ 사각근과 흉쇄유돌근의 안정화 기능 보상작용 과부하 → 사각근과 흉쇄유돌근에 mTrP가 지속
		• 경추 신전 가동범위제한
		• 어지러움(아래 참고)

유발 요인	과부하	• 급성: 채찍질손상 • 만성: 머리 위에서(화가, 전기기사 등) 작업하는 것과 같은 좋지 못한 머리위치 자세
	과신장 (스트레칭)	• 급성: 채찍질손상

치료사를 위한 조언	• 심부 경추 굴근의 주요 기능은 안정화이다.
	  ◦ 경추 전방 근육의 유발점은 경추를 안정시키는 능력을 손상시킬 수 있음 → 사각근과 흉쇄유돌근의 보상 과부하
	  ◦ 잠복성 유발점의 치료: 경추 전방 심부근육의 유발점은 통증은 없지만 기능장애와 연관; 즉, 국소 경추 안정화 부족 유발 → 잠복통증이 있는 유발점은 기능적 고려점이나 상호연결로 인해 치료가 필요하다.
	• 고유감각 기능: 경추 심부근육(앞쪽과 뒤쪽)은 중요한 고유감각 기능을 가지고 있다; 문제가 발생하면 어지러움이 발생한다.
	• 도수치료에 적합한 환자 자세는 바로 누운 자세(▶ 그림 7.117)나 옆으로 누운 자세이다.
	• 경장근과 두장근에 접근은 다음과 같이 시행한다.
	  ◦ 앞쪽, 경추 중간 부위: 먼저, 경동맥은 흉쇄유돌근의 내측에서 촉진할 수 있고 인두관을 반대쪽으로 밀어내어 촉진 가능하다(▶ 그림 7.117 **a**). 따라서 촉진에서 경동맥에 가해지는 가벼운 압력을 감소시킨다. 그런 다음 손가락을 가파른 각도로 기울여 경동맥과 인두관 사이 깊숙한 곳(▶ 그림 7.89)으로 가파르게 뒤쪽을 누른다(▶ 그림 7.117 **b**; 손가락을 약간 위아래로 움직이면, 척추뼈 몸통과 그 사이의 추간판은 쉽게 만져질 수 있다(대나무 줄기의 마디처럼). 척추 앞쪽의 근육 깊은 층은 중간이 아니라 약간 옆으로 놓여 있다(▶ 그림 7.117 **c**). 환자가 목 뒤를 베개로 누르거나 약간 고개를 끄덕이는 동작을 하면 앞쪽 목 근육의 가장 깊은 층의 긴장 변화를 감지할 수 있다.
	  ◦ 측면: 경추의 횡돌기는 흉쇄유돌근의 뒤쪽 경계(경동맥 측면)에서 접근할 수 있다(▶ 그림 7.89 **b**). 거기에서 시작하여 치료사는 다소 넓고 앞쪽에 놓여 있는 척추뼈 앞쪽 목 근육의 깊은 층을 촉진하고 치료할 수 있다. 고개를 살짝 끄덕이는 동작은 근육을 식별하는 데 도움이 된다.
	• 경장근, 두장근, 전두직근은 촉진이나 기능에 따라 구별할 수 없다.
	• 경장근, 두장근, 전두직근의 도수치료는 기법 I로 제한되며, 가벼운 능동적 굴곡과 경추 신전은 신중하게 기법 II(▶ 그림 7.117 c)를 복합적으로 적용한다. 후두와 경동맥을 압박해서는 안 된다.
	• 외측두직근에 접근: 유양돌기와 그 앞쪽에 있는 C1의 횡돌기를 촉진하는 동안, 촉진하는 손가락은 경상돌기쪽으로 깊숙이 향하고 약간 뒤쪽으로 돌리면서 거기에 남아 흉쇄유돌근 앞쪽에 위치시킨다; 이 자세에서 치료사는 손가락을 사용하여 환자가 경추를 같은 방향 측면으로 능동적으로 구부릴 때 이 심부 근육의 수축을 확인할 수 있다. 치료 시 해당 부위의 과민성(현기증, 메스꺼움, 통증) 증상들을 신중하게 주의해야 한다. 세 개의 뇌신경(액세서리, 설인두, 미주)과 척추동맥에 접촉하는 것은 이러한 자율신경 증상의 원인이 될 수 있다. 중요한 심부 안정근으로서, 외측두직근은 유발점에 의한 기능장애가 경추 근육과 관절의 과부하 문제에 대한 지속적인 요인이 될 수 있기 때문에 간과해서는 안 된다.
	• 깊은 목 안정근을 동시에 강화하는 것이 중요하다(▶ 그림 7.119).	

환자에 대한 권고사항	• 지속적이고 자극적인 요소를 피한다.
	  ◦ 자세 인식과 훈련(습관적인 머리자세 확인)
	  ◦ 직장에서의 인체공학적 분석
	• 부드러운 스트레칭(▶ 그림 7.118)
	• 국소 안정화 훈련(▶ 그림 7.119)	

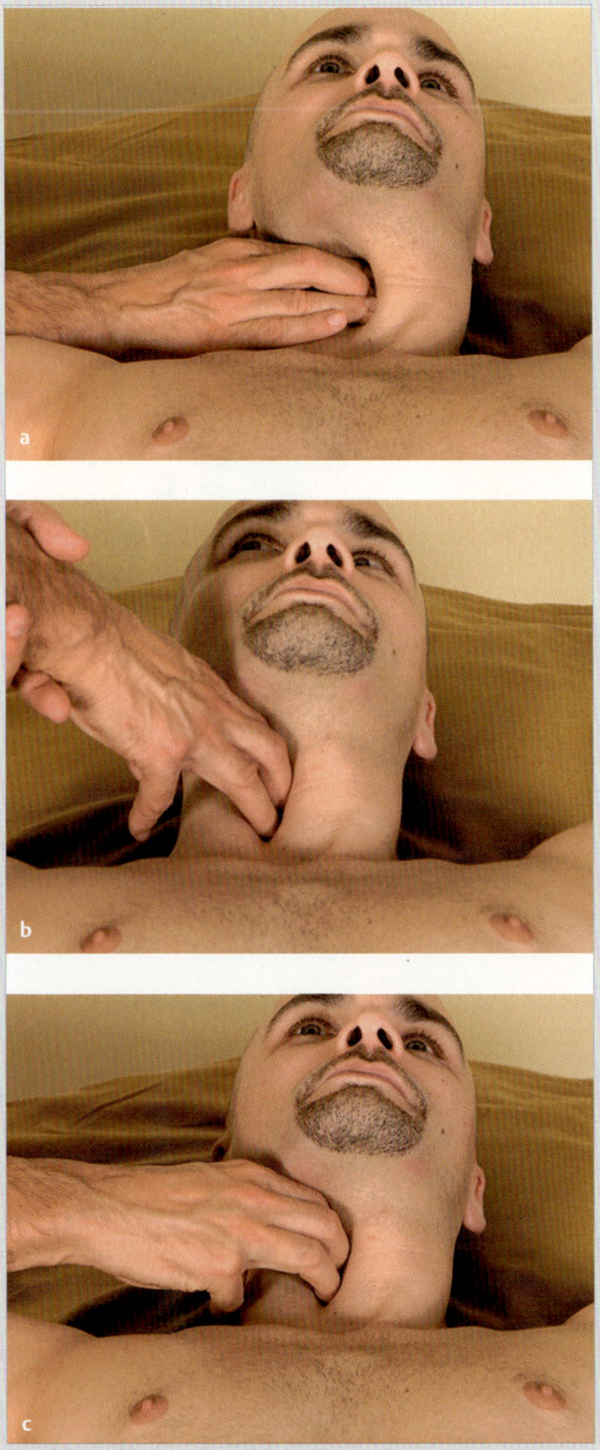

그림 7.117 앞쪽 척추뼈 심부근육으로의 접근

a 경동맥 촉진과 인두관을 반대쪽으로 밀어내기. 이것은 경동맥 압력 촉진을 쉽게 해준다.

b 그리고 나서 손가락을 가파르게 기울여 딱딱한 구조물에 닿을 때까지 깊숙하게 누른다(▶ 그림 7.89 **b**). 척추뼈와 디스크를 따라 손가락을 위아래로 움직여 대나무 같은 구조를 촉진해 본다.

c 경추 전방 심부 안정근의 도수 압박(기법 I)과 유발점 영역 스트레칭(기법 II): 손가락이 약간 옆으로 향한다. 환자가 목 뒤를 베개로 누르거나 약간 고개를 끄덕이는 동작을 하면 근육의 긴장 변화(경장근, 두장근)가 뚜렷해진다.

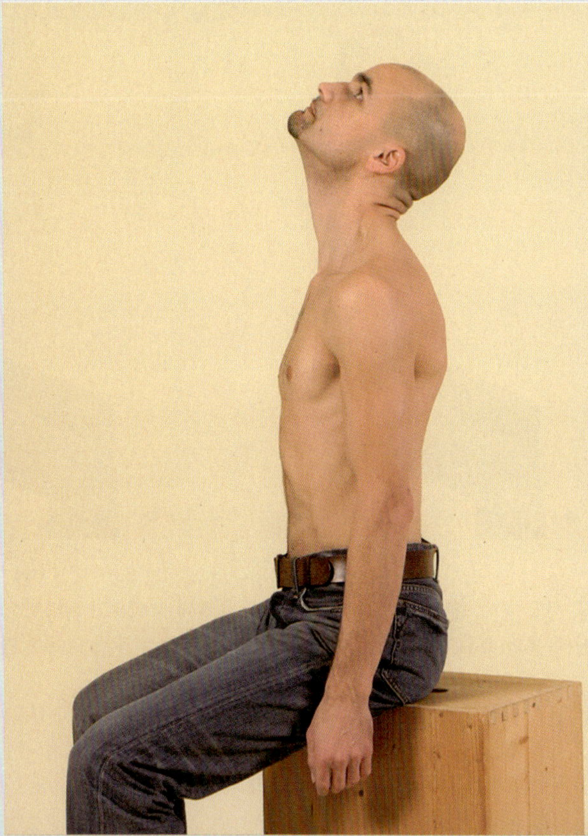

그림 7.118 셀프 스트레칭(기법 V)

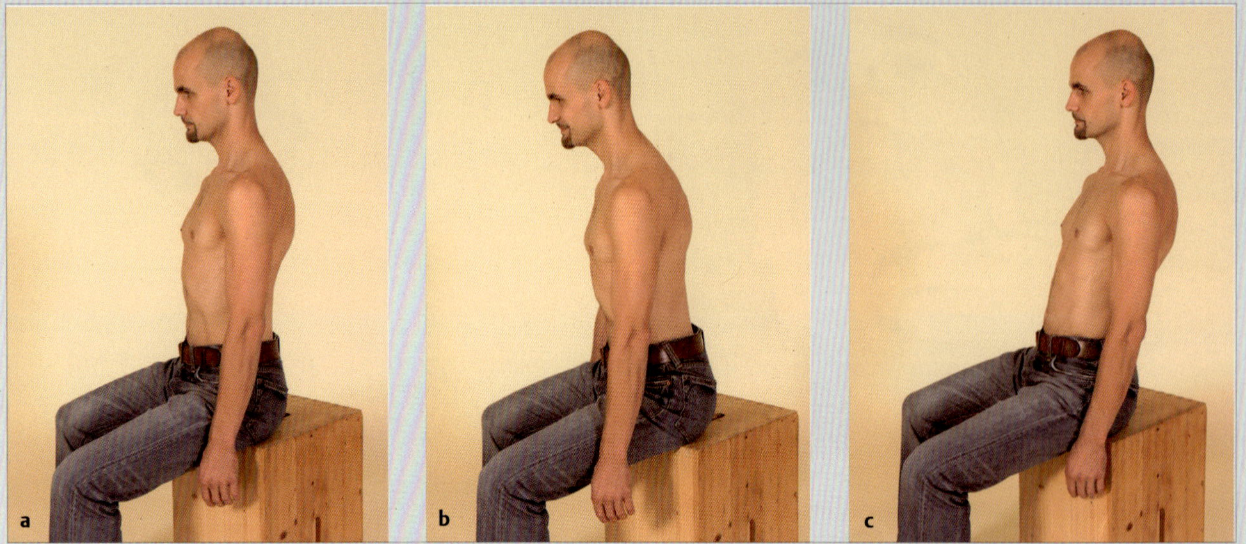

그림 7.119 심부목 안정근과 체간 안정근의 기능적 훈련(기법 VI)

a 시작 자세: 환자는 "블록 타워"처럼 등을 똑바로 세우고 똑바로 앉는다.

b 몸통의 축을 앞으로 기울이면 경추와 몸통의 모든 후방 근육이 활성화된다. 전방으로 기울임이 작을수록 깊숙이 있는 국소 안정근의 자극이 더 많아진다.

c 몸의 축을 뒤쪽으로 기울이면 경추와 몸통의 앞쪽에 위치한 근육이 활성화된다. 후방 경사는 표면에 위치한 전체근육(흉쇄유돌근, 상하 설골근, 전사각근)이 활성화되지 않는 지점까지만 진행되어야 한다. 이러한 동작은 "저부하" 근육으로서 최소한의 부하로도 활성화되는 깊은 곳에 위치한 근육에 의해 안정화를 보장한다.

7.2.6 두판상근과 경판상근

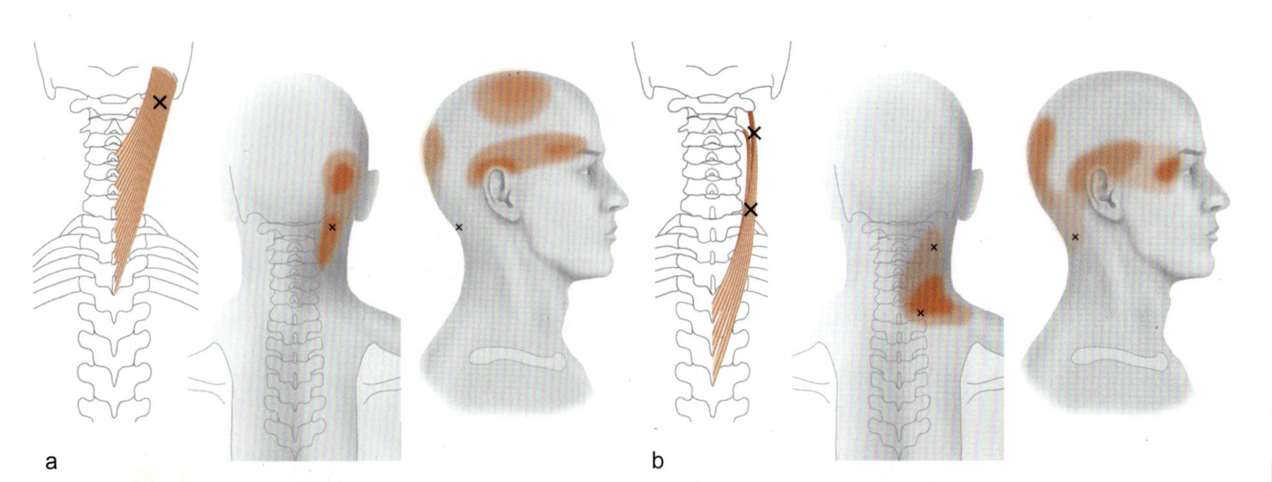

그림 7.120 판상근 (Splenius, 널판근)
a 두판상근 (Splenius capitis muscle, 머리널판근)
b 경판상근 (Splenius cervicis muscle, 목널판근)

해부학 (▶ 그림 7.87b, ▶ 그림 7.90)	**• 두판상근**	
	기시	• C4–T3의 극돌기
	정지	• 유양돌기 부분(▶ 그림 7.87)
	• 경판상근	
	기시	• T3–T6의 극돌기
	정지	• C1–C2의 횡돌기
	신경지배	• C1–C6 척수신경의 후방 가지
기능	• 동적	
	• 한쪽 활성화 시	• 같은 쪽 두부와 경추의 회전 • 측방 굴곡(EMG상으로 확인 불가)
	• 양쪽 활성화 시	• 머리와 경추의 신전
	• 정적	• 고정(즉, 머리와 경추의 굴곡과 회전을 방해)
연관통 (▶ 그림 7.120)	두판상근	• 두정부, 후두부와 측두부 두통
	경판상근	• 머리, 특히 눈뒤쪽에 집중되어 퍼지는 통증 • 뒤쪽 목 통증(견갑거근과 마찬가지)
증상	통증	• 두정부, 후두부와 측두부 두통(두판상근) • 목, 두개골과 눈 부위 통증(경판상근)
	기능장애	• 목의 뻣뻣함, 사경(반대쪽으로 경추 회전 제한) • 근시(가까운 거리의 시야가 흐려짐)
유발 요인	과부하	• 급성: 채찍질손상 증후군 • 주로 만성 ◦ 장시간 머리를 구부리거나 앞으로 뻗은 상태(컴퓨터 작업, 이중 초점, 아코디언 연주 등) ◦ 지속적으로 머리를 좌우로 회전(열차의 창문을 바라보거나, 수영 등)이나 머리를 오랫동안 회전된 자세로 유지

<table>
<tr><td rowspan="2">유발 요인</td><td>과신장
(스트레칭)</td><td>• TV 앞에서 잠들기</td></tr>
<tr><td>활성화 기전</td><td>• 끌기</td></tr>
<tr><td>치료사를 위한 조언</td><td colspan="2">• 두판상근은 얇고 편평한 근육이다.
  ○ 두판상근은 중간 부분에서 직접적인 촉진과 치료가 가능하다.
  (상승모근 앞쪽 경계와 흉쇄유돌근 뒤쪽 경계 사이; ▶ 그림 7.87)
  ○ 상승모근을 통해 근육의 하부를 치료한다.
  ○ 흉쇄유돌근 아래(뒤) 근육의 상부를 치료한다(▶ 그림 7.121).
• 경판상근의 하부 치료는 중승모근 및 상승모근을 통해서만 간접적으로 가능하다. 상부는 직접 치료할 수 있다.
• 도수치료에 적합한 환자 위치는 엎드린 자세(▶ 그림 7.121, ▶ 그림 7.123), 옆으로 누운 자세 또는 앉은 자세(▶ 그림 7.122)이다.
• 경추의 회전이 제한된 경우, 근막 분리(기법 IV)를 다음의 양쪽 사이에 수행하는 것이 중요하다:
  ○ 상승모근과 두/경판상근(▶ 그림 7.123)과
  ○ 상승모근과 견갑거근(▶ 그림 7.101).
• 사경
  ○ 경판상근과 견갑거상의 유발점을 치료.
  ○ 근막 분리(기법 IV)가 중요하다(▶ 그림 7.123, ▶ 그림 7.101).</td></tr>
<tr><td>환자에 대한 권고사항</td><td colspan="2">• 지속적이고 자극적인 요소를 피한다.
  ○ 자세 인식과 훈련(습관적인 머리자세 확인)
  ○ 직장에서의 인체공학적 분석
  ○ 끌기를 피한다; 스카프 착용(그리고 잠자리에 들 때 “야간 스카프”)
  ○ 이중초점 대신 돋보기 사용을 고려한다.
• 유발점의 자가 치료
• 근육 스트레칭(샤워할 때, 뜨거운 물을 목에 적용), ▶ 그림 7.124</td></tr>
</table>

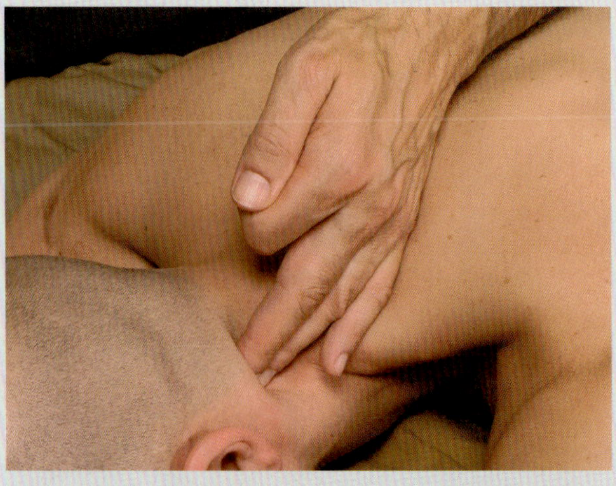

그림 7.121 두판상근의 상부 부위에 도수 압박(기법 I)이나 유발점 영역 스트레칭(기법 II) 적용

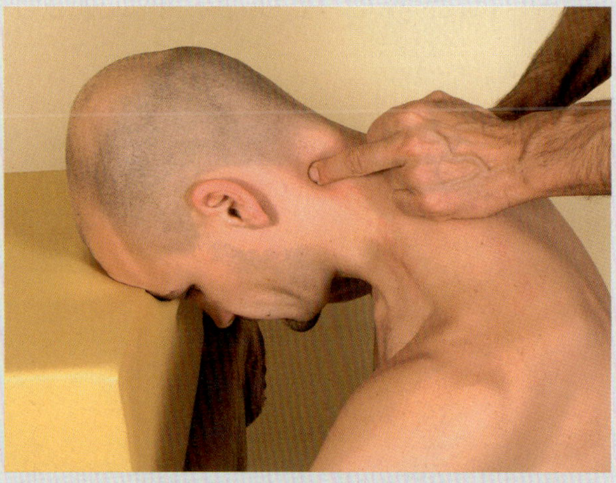

그림 7.122 근막 스트레칭(기법 III)

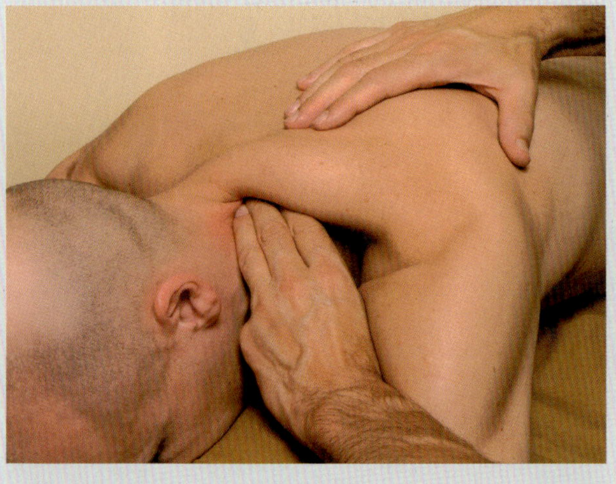

그림 7.123 경판상근, 상승모근과 견갑거근 사이의 근막분리(기법 IV)

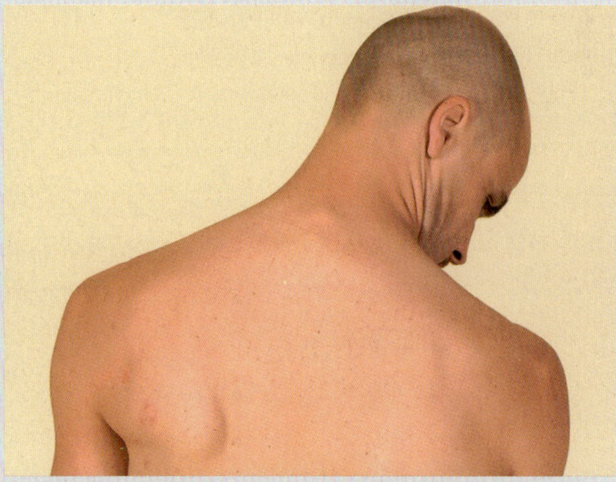

그림 7.124 경추의 회전, 굴곡 그리고 측방 굴곡과 같이 왼쪽 판상근의 셀프 스트레칭(기법 V)

7.2.7 목기립근: 두반극근과 경반극근, 두장근과 경장근, 다열근, 회전근

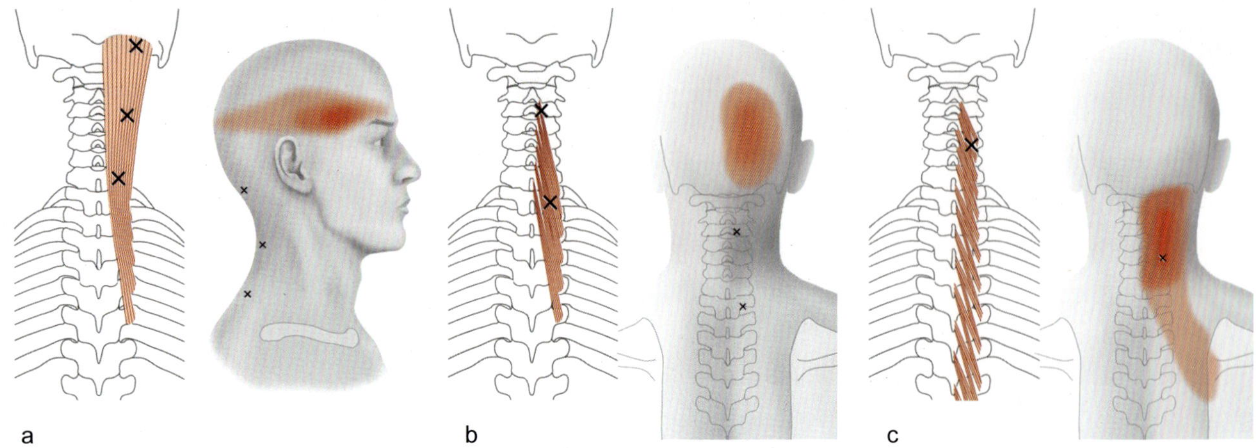

그림 7.125 목기립근(Cervical Erector Spinae, 목세움근)
a 두반극 (Semispinalis capitis, 머리반가시근)
b 경반극근 (Semispinalis cervicis, 목반가시근)
c 다열근, 회전근 (Multifidi and rotatores, 뭇갈래근과 돌림근)

해부학 (▶ 그림 7.87, ▶ 그림 7.89, ▶ 그림 7.90 **a**)	**• 두반극근**	
	기시	• T1–T6와 C3–C6의 횡돌기
	정지	• 후두, 목덜미 위쪽과 아래 사이
	• 경반극근	
	기시	• T1–T6의 횡돌기
	정지	• C2–C5의 극돌기
	• 두장근	
	기시	• T1–T5와 C5–C7의 횡돌기
	정지	• 유양돌기
	• 경장근	
	기시	• T1–T6의 횡돌기
	정지	• C2–C5의 횡돌기
	• 다열근	
	기시	• C4–C7의 관절돌기(아래쪽 관절돌기)
	정지	• C2–C5의 극돌기
		• 다열근섬유는 2–4개 척추 위쪽으로 건너뜀
	• 회전근	
	기시	• C3–C7의 관절돌기(아래쪽 관절돌기)
	정지	• C2–C6의 극돌기
		• 짧은회전근섬유는 인접한 척추를 연결한다. 긴회전근의 근육은 인접한 척추 한 개를 넘어 다음 척추에 연결된다.
	신경지배	• C1–C8 척수신경의 뒤쪽 가지

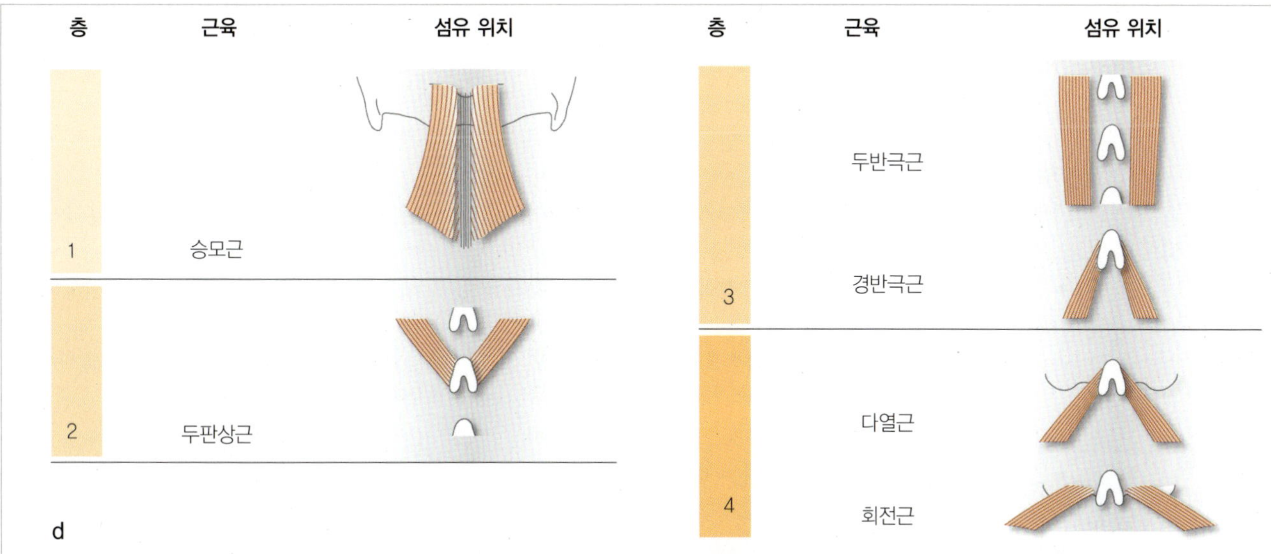

그림 7.125 *(계속)* 목기립근
d 목 뒤쪽 근육층의 섬유 위치와 깊이. 뒤쪽 목 근육의 4개 층과 각 근섬유의 다른 방향성. 1번 층은 가장 표면이고 4번 층은 가장 깊다.

기능	• 동적	• 고정: 두부와 경부의 굴곡과 회전을 제한
	• 정적	• 양쪽 활성화 시: 두부와 경부의 신전
		• 한쪽 활성화 시 ○ 경추의 회전(반대쪽으로) ○ 측방 굴곡(두/경반극근)
연관통 (▶ 그림 7.125)	• 측두부, 이마 • 후두부 • 경부(앞쪽과 뒤쪽) • 견갑골의 내측연	
증상	통증	• 두통(측두부, 전두부, 후두부) • 목 뒤쪽 통증
	기능장애	• "목의 뻣뻣함"(경추의 굴곡이 특히 제한; 경추의 회전은 덜 심각하다) • 어지러움, "목 수용기 영역" 참고 • 두반극근(그리고 상승모근)을 관통하는 대후두신경의 포착으로 인한 동측 후두 부위(후두 신경통) 위쪽 두피의 감각 이상 및 과민감각
포착	• 두반극근을 관통하는 대후두신경(주로 감각 섬유) → 후두 두피의 무감각, 찌르는 통증, 타는 듯한 통증, 후두 신경통	
유발 요인	과부하	• 급성: 채찍질손상 증후군 • 주로 만성, 예: ○ 장시간 머리를 구부리거나 앞으로 편 자세 유지. 예: 컴퓨터 작업, 철새 관찰(앉은 상태에서 쌍안경 사용), 자전거 타기(레이싱 바이크), 기타 연주 ○ 공통 기여 요소: 안경 불량, 소흉근과 대흉근 단축(흉부 후만증 증가)
	과신장 (스트레칭)	• TV 앞에서 잠들기 → "하루 사이에 문제 발생"
치료사를 위한 조언	• 목 뒤쪽 근육의 차별화된 촉진을 수행할 때 명심해야 할 두 가지 중요한 정보: 근육층 깊이와 근육 섬유의 방향 인지(▶ 그림 7.125 **d**). • 촉진 관점에서 볼 때, 뒤쪽 목 근육은 4개의 다른 층으로 구분될 수 있다: ○ 표면에서 깊은 곳까지 다음과 같이 구분할 수 있다(▶ 그림 7.125 **d**). – 상승모근(7.2.1장)	

<table>
<tr><td>치료사를 위한 조언</td><td>
- 두/경판상근(7.2.6장)
- 두/경반극근과 두/경최장근
- 다열근과 길고 짧은 회전근
○ 이 장에서 논의한 근육 중 두반극근과 경반극근, 두최장근과 경최장근은 3층으로, 다열근과 회전근은 4층으로 배열되어 있다.
○ 후두와 처음 두 개의 경추를 연결하는 짧은 후두아래근("두개골 움직임 근육")은 4층으로 배열되어 있다(7.2.8장).
• 근육이 지지점에 가까울수록 안정화(즉, 움직임 억제) 기능은 강해지고, 지지점과의 거리가 멀어짐에 따라 이동 기능이 더 강해진다.
→ 경추 내부에 근육이 깊어질수록 안정화 효과가 더욱 두드러지고, 근육이 더 표면에 위치할수록 동적 기능이 더 두드러진다.
→ 다열근과 회전근은 주로 국소 안정근 역할을 한다.
• 스위스의 관절 전문 도수치료사는 다열근과 회전근의 유발점을 "자극 영역"이라고 부른다(Dejung 2009).
• 목기립근의 유발점은 머리와 목 통증의 일반적인 원인이다(9.1.1장).
• 유발점의 도수치료에 적합한 환자 위치는 엎드린 자세(▶ 그림 7.126 – ▶ 그림 7.129), 옆 자세, 앉은 자세(▶ 그림 7.122) 또는 바로 누운 자세(▶ 그림 7.132)이다.
• 경추의 근육(횡돌기 뒤쪽과 극돌기 옆쪽)은 깊은 부위에서 연결되어 있고 엄지와 집게손가락을 사용하여 들어올릴 수 있으며, 세 번째 층에 있다(▶ 그림 7.126).
• 두장근에 대한 접근은 측면 접근이 가장 쉽다: 첫째, 견갑거근을 식별. 견갑거근의 경계에서 정지 부위보다 위쪽 방향에서 일관되게 만져지는 섬유를 따라 더 뒤쪽에서 촉진한다. 상부 경추의 횡돌기로 이어지는 단단한 띠(taut band)는 경판상근이다; 후두로 이어지는 것은 두최장근이다(▶ 그림 7.127).
• 다열근(▶ 그림 7.128)과 회전근(▶ 그림 7.129)은 가장 깊은 4층에 위치한다.
○ 다열근 접근은 측면(▶ 그림 7.128 a) 또는 후방(▶ 그림 7.128 b)으로 접근할 수 있다.
○ 회전근은 위쪽의 근육층을 통해서만 간접적으로 도달할 수 있다(▶ 그림 7.129).
</td></tr>
<tr><td>환자에 대한 권고사항</td><td>
• 지속적이고 자극적인 요인을 피한다.
○ 자세 인식 및 훈련; 머리 위치 균형(골반 위치가 기본을 형성)
○ 직장에서의 인체 공학적 분석
○ 자전거를 탈 때, 똑바로 세운 자세 유지(최소한 가정용 자전거에서)
○ 밤에 목의 자연스럽고 생리적인 만곡을 지탱하는 목 쿠션 사용
○ 외풍 피하기(열린 창문 옆에서 자기; 차나 사무실의 에어컨 등)
○ 이중 초점 대신 돋보기 사용 고려
• 유발점 자가 치료
• 스트레칭(▶ 그림 7.130, ▶ 그림 7.137)
</td></tr>
</table>

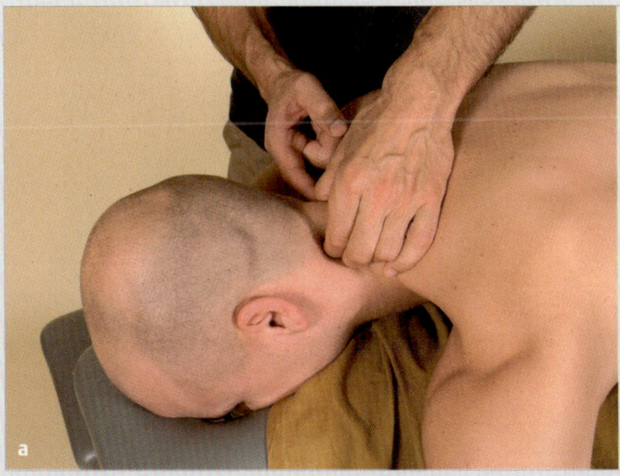
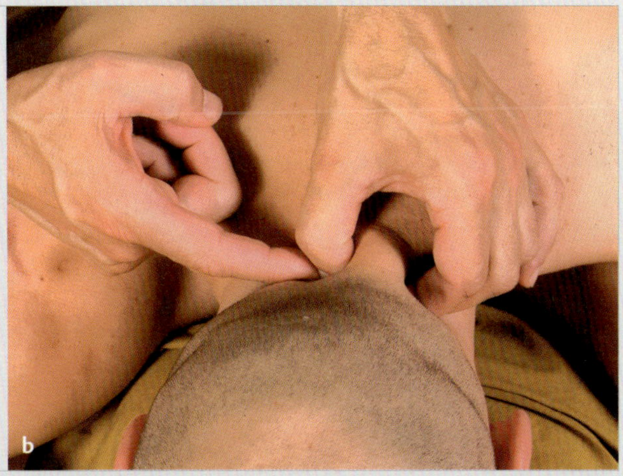

그림 7.126 머리와 목의 반극근. 극돌기와 횡돌기 사이에 위치하고 상승모근과 판상근 아래에 위치한 목의 뒤쪽 근육층은 엄지와 집게손가락(한쪽 또는 양쪽)을 사용하여 잡고 들어올릴 수 있으며, 반극근으로 구성된다.

a 도수 압박(기법 I).

b 유발점 영역 스트레칭(기법 II).

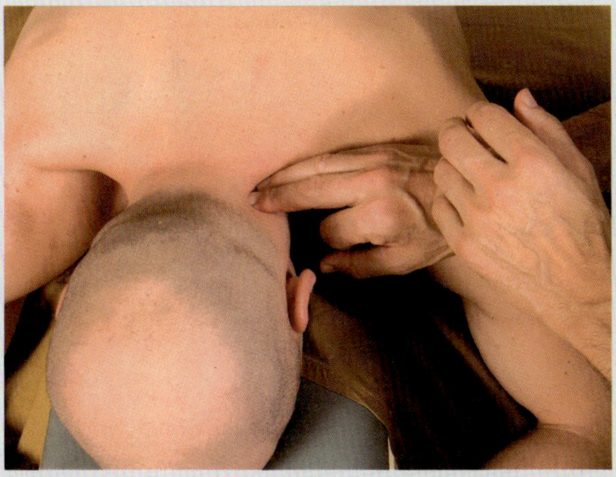

그림 7.127 두최장근. 도수 압박(기법 I)과 유발점 영역 스트레칭(기법 II).

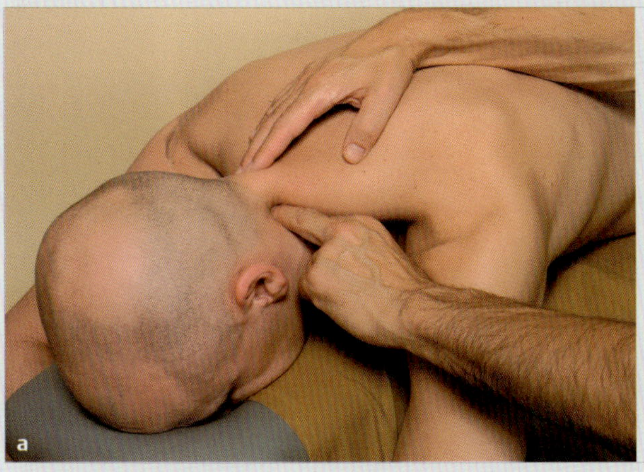
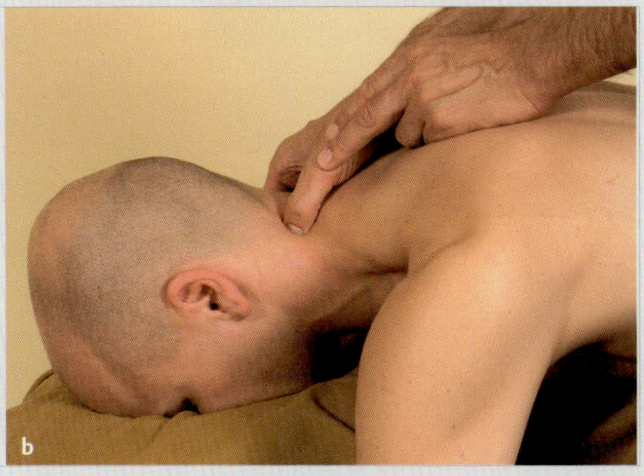

그림 7.128 목의 다열근.

a 측면 접근: 먼저 경반극근과 목의 다열근 사이 근막 분리(기법 IV)를 사용(치료사의 왼쪽 중지를 경반극근 앞쪽, 경추 뒤쪽–횡돌기 방향으로 촉진하고, 도수 압박(기법 I)과 유발점 영역을 스트레칭(기법 II)으로 치료한다.

b 후방 접근: 도수 압박(기법 I)과 근육층 위쪽을 통해 유발점 영역 스트레칭(기법 II).

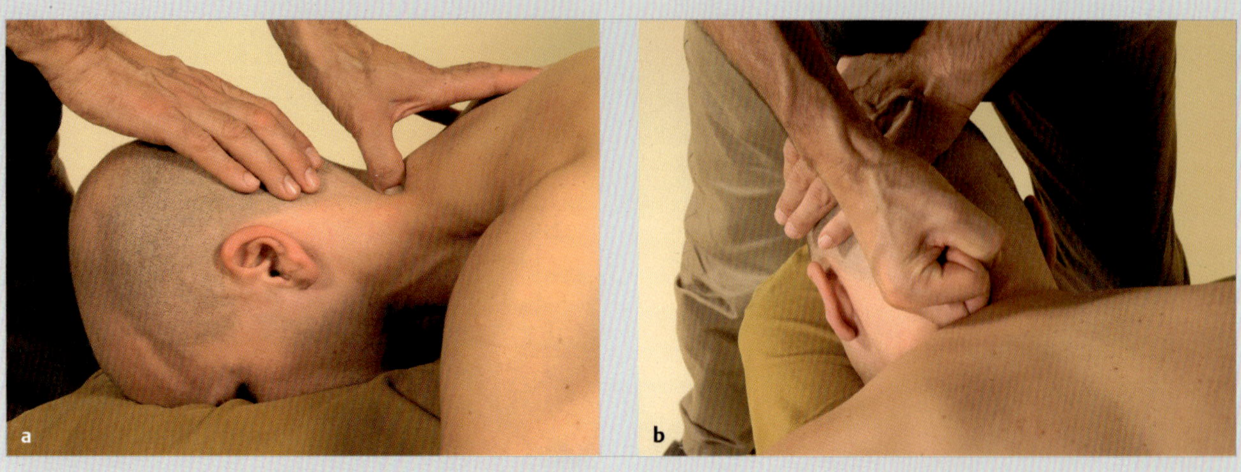

그림 7.129 결합된 단위로 경추신전근 치료.

a 기립 척추를 구성하는 모든 층의 도수 압박(기법 I)과 척추기립근과 그 위에 놓인 근육(상승모근, 두판상근, 두반극근과 경반극근, 목다열근, 목의 길고 짧은 회전근)으로 구성된 모든 근육층의 유발점 영역 스트레칭(기법 II).

b 목의 기립근과 그 위에 있는 근육을 구성하는 모든 층의 근막 스트레칭(기법 III).

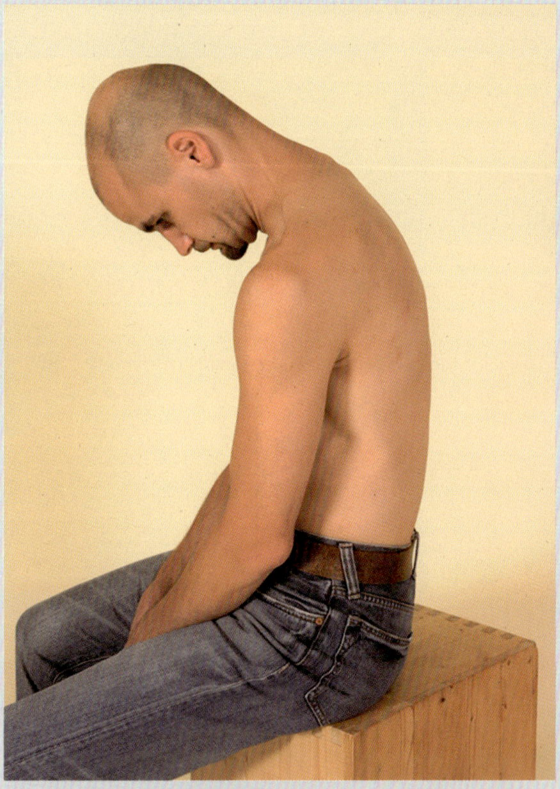

그림 7.130 목의 기립근의 셀프 스트레칭(기법 V)

7.2.8 후두하근: 대/소후두직근, 상/하두사근

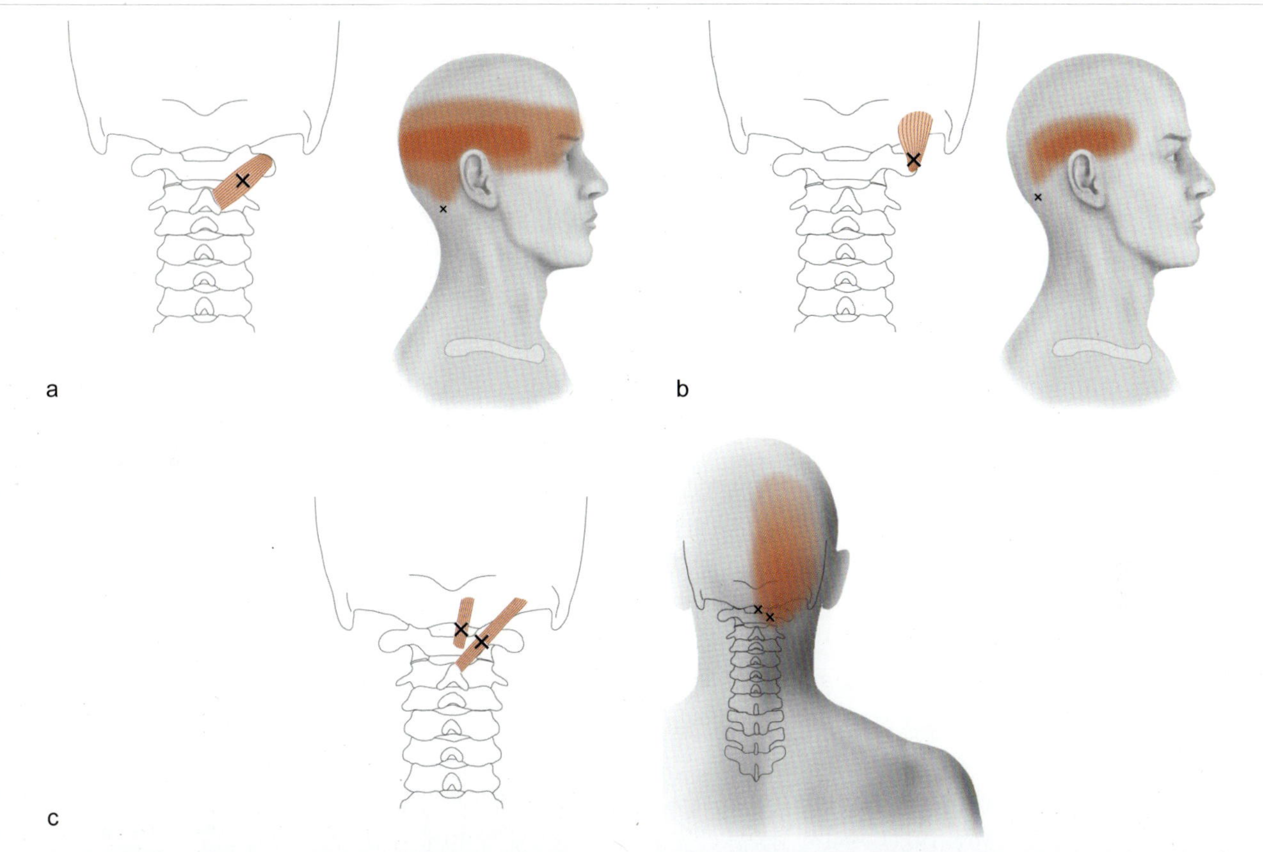

그림 7.131 후두하근 (Suboccipital Muscles, 뒤통수밑근)
a 하두사근 (Obliquus capitis inferior, 아래머리빗근)
b 상두사근 (Obliquus capitis superior, 위머리빗근)
c 대/소후두직근 (Rectus capitis posterior minor and major, 뒤쪽 큰/작은 머리 곧은근)

해부학 (▶ 그림 7.87 **a**, ▶ 그림 7.90)	**• 소후두직근**	
	기시	• C1의 후방결절
	정지	• 후두, 하항선(아래목덜미선) 안쪽 부분
	• 대후두직근	
	기시	• C2의 극돌기
	정지	• 하항선(소후두직근 가쪽)
	• 상두사근	
	기시	• C1의 횡돌기
	정지	• 후두골(대후두직근의 위쪽과 가쪽)
	• 하두사근	
	기시	• C2의 극돌기
	정지	• C1의 횡돌기
	짧은 뒤통수 아래근육은 뒤통수와 처음 두 개의 경추를 연결한다("두개골 운동근"); 이 근육들은 목 뒤쪽 근육의 4번째(가장 깊은) 층에 위치한다.	
	신경지배	• C1 척수신경의 뒤쪽 가지(뒤통수 아래신경)
기능	정적	• 주요 기능: 굴곡, 측방 굴곡, 회전 관절가동범위 제한(말하기와 씹기를 하는 동안 능동적인 균형이 필요)

	동작	• C0–C1 수준: 신전/기댐(10 - 25 °)(곧은근: 양측 활동) • C0 - C2 수준: 측방 굴곡(한쪽 활성화) • C1 - C2 수준: 회전(동측, 하두사근의 한쪽 활성화)
	• 기능적으로 모든 뒤통수 아래근육은 척추 횡단 시스템에 속하는 하두사근을 제외하고 "직근" 시스템이다.	
연관통 (▶ 그림 7.131)	• 정확하게 국소화되지 않고, 깊고, 둔한("구체되지 않은")	
증상	통증	• 두개골 깊숙이 관통하는 두통; 후두부 무게가 베개에 목덜미를 누르는 경우 주로 밤에 발생
	기능장애	• 위쪽 경추의 굴곡 및 회전의 관절가동범위 제한 • 현기증, 불안정한 걸음걸이
유발 요인	과부하	• 급성: 채찍질손상증후군 • 만성: 자세 스트레스. 뒤통수 아래 신전근에는 고삐 모양을 하는 안내 기능이 있는데, 예를 들면, 시각장애 또는 한쪽으로 작업해야 하는 습관적 비대칭 자세의 결과로 머리의 지속적인 전방 굴곡 등으로 머리가 앞쪽에 위치함으로써 과도하게 스트레스를 받는다; 컴퓨터 화면이 한쪽에 치우쳐 있거나, 너무 높거나 너무 낮음; 책상 위에 편평하게 놓인 원고 또는 책; 고객은 항상 오른쪽 또는 왼쪽에 있다.
	과신장 (스트레칭)	• 급성: 채찍질손상증후군
	주요 유발점	• 중승모근, 하승모근(▶ 그림 5.46)과 다른 목 근육들
치료사를 위한 조언	• 깊고 짧은 목 뒤쪽 근육은 많은 고유수용기와 삼차 핵신경이 연결되고, 고밀도 수용기를 자랑한다. 인체의 어느 곳보다도 뒤통수 아래 부위의 근방추의 밀도가 더 크다. 사지 근육에는 근육 조직 1g당 약 30개의 근방추가 있지만, 뒤통수 아래 근육에는 근육 조직 1g당 최대 312개의 근방추가 있다(Christ 1993, Voss 1971). 따라서 뒤통수 근육은 사지 근육보다 약 10배 더 많은 근방추를 포함하고 있다. 본질적으로, 이 "목 수용기 영역"이 뒤쪽 목 근육을 감각기관으로 만들어 공간에서 평형과 위치에 대한 책임을 공유한다. → 심부경부신전근의 유발점은 현기증과 불안정한 걸음걸이를 유발할 수 있다. • 뒤통수 아래 근육의 유발점은 외상 후 두통의 일반적인 원인이다. • 뒤통수 아래 근육의 유발점은 일반적으로 상부 경추 분절의 기능장애와 함께 발생한다. • 뒤통수 아래 근육은 주로 하승모근과 목의 다른 근육에 의해 발생하는 위성 유발점을 형성하는 경향이 있다. • 치료에 적합한 환자 자세는 엎드린 자세(▶ 그림 7.132), 옆으로 누운 자세(▶ 그림 7.135), 바로 누운 자세(▶ 그림 7.136) 또는 앉은 자세(▶ 그림 7.133 **a** 및 **b**)이다. • 하두사근은 일반적인 촉진으로 쉽게 구별할 수 있다. 이것은 척추 횡단 시스템(판상근을 따라)에 속한다. C2의 극돌기 촉진과 C1의 횡돌기는 기준점 역할을 한다(▶ 그림 7.132 **a**). 유발점이 존재하는 경우, 단단한 띠(taut band)는 하두사근에서 쉽게 촉진된다. • 상두사근은 이 근육의 정지부 바로 근처에서 촉진에 의해 가장 쉽게 유발될 수 있으며(▶ 그림 7.133) 종종 근육의 주행경로를 따라 촉진할 수 있다. • 대후두직근과 소후두직근은 손가락 압력에 의해 유발될 수 있다(▶ 그림 7.134 **a** 및 **b**); 통증의 원인(근육, 관절, 인대)을 구별하는 것은 가능하다(▶ 그림 7.134): ○ 구조–특성 차이(근육, 관절, 인대) 이용(▶ 그림 7.134 **d**). ○ 근육 차이(표층 또는 심층) 이용(▶ 그림 7.134 **c**) • 소후두직근은 때때로 촉진될 수 있다: 옆으로 누운 자세(▶ 그림 7.135), 경추의 신전(경추의 신전근의 표면층에 근접함).	
환자에 대한 권고사항	• 지속적이고 자극적인 요인을 피한다. ○ 자세 인식 및 훈련: 습관적인 머리자세 확인(골반 위치가 베이스를 형성) ○ 이중 초점 대신 돋보기 사용한다. ○ 직장에서의 인체 공학적 분석 • 유발점 자가 치료 • 스트레칭(다른 깊은 경부신전근을 따라서; ▶ 그림 7.130, ▶ 그림 7.137)	

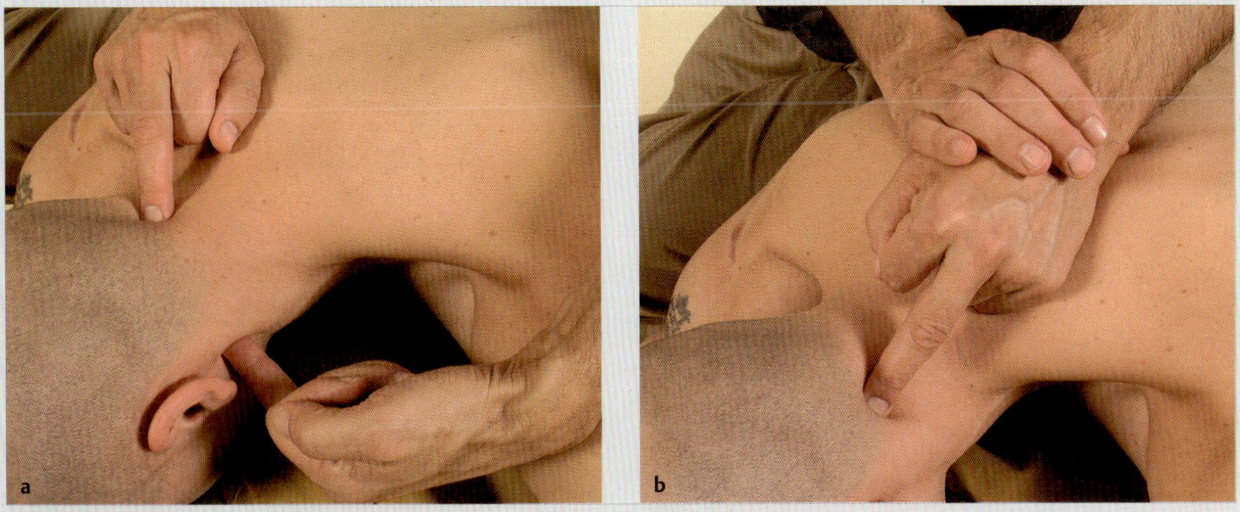

그림 7.132 하두사근.

a 목표 지점의 촉진: C2의 극돌기와 C1의 횡돌기

b 도수 압박(기법 I)과 유발점 영역 스트레칭(기법 II)

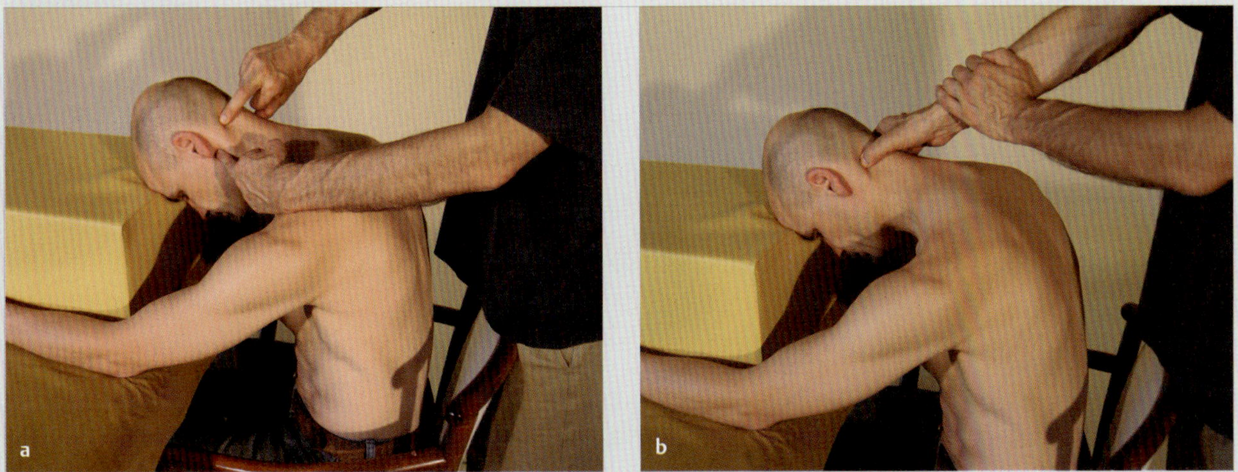

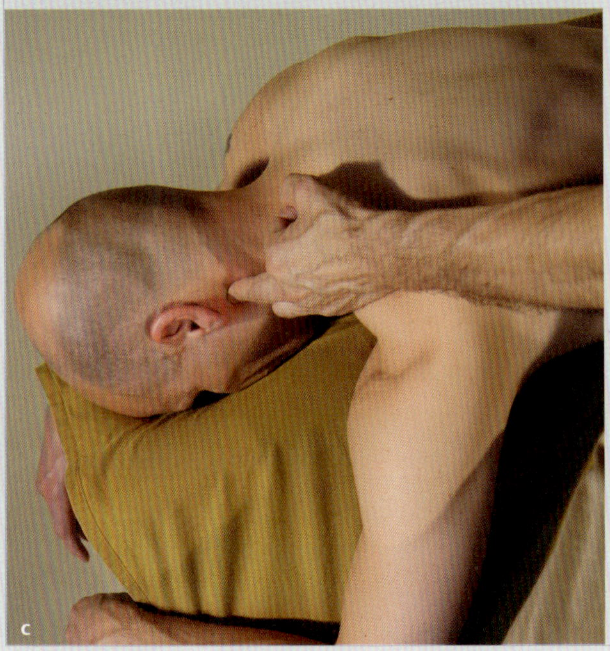

그림 7.133 상두사근

a 목표 지점의 촉진: C1의 횡돌기와 후두 부위의 정지부(목덜미선 뒤에서 아래로; ▶ 그림 7.91 참고)

b 후두부 위의 근육 정지부 근처에 도수 압박(기법 I)과 유발점 영역 스트레칭(기법 II) 적용

c C1의 횡돌기 위의 근육 정지부 근처에 도수 압박(기법 I)과 유발점 영역 스트레칭(기법 II) 적용

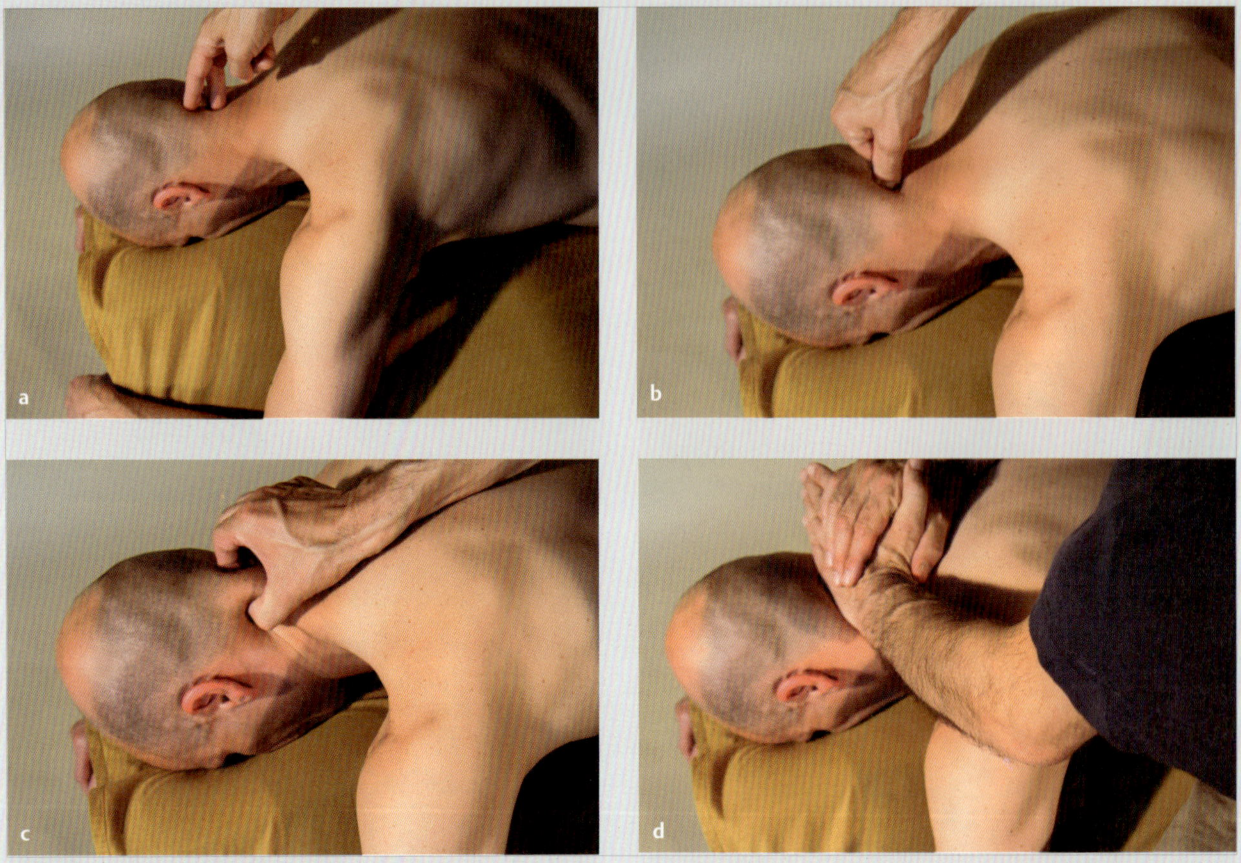

그림 7.134 엎드린 자세에서 대/소후두직근 검사와 치료

a 목표 지점 촉진: C2의 극돌기 및 후두부 근육 정지부위(▶ 그림 7.91 참고).
- 대후두직근: 하항선의 중간 1/3.
- 소후두직근: 하항선의 중간 1/3.

b 도수 압박(기법 I)과 조금 더 표면근육(상승모근과 두반극근)을 통해 유발점 영역 스트레칭(기법 II)

c 근육–특성 차이: 엄지와 검지 사이를 잡음으로써 표면에 위치한 근육(상승모근 및 두반극근)에서 mTrP를 유발한다.
- 이 동작이 (b)에서와 동일한 통증을 유발하는 경우, mTrP가 후두하근(대/소후두직근)이 아니라 보다 표면근육 중 하나에 위치한다.
- 환자의 알려진 임상적 통증 패턴이 이러한 유발 방식으로 나타나지 않는 경우([b]와 비교하여), mTrP는 후두하근에 위치한다(또는 인대나 관절구조에 압력에 의해 유발되었을 수 있음).

d 구조–특성 차이: 근육–관절. 편평한 손 자세를 사용하여 (b)에서와 동일한 척추분절의 가동술(동일한 방향과 움직임 확장).
- 이 방법이 (b)에서와 같은 통증을 유발한다면, 모든 가능성에서 통증의 원인은 근육이 아니라 관절이나 인대 구조에 있다.
- 환자의 알려진 임상적 통증 패턴이 이러한 유발 방식으로 나타나지 않는 경우([b]와 비교하여), (b)에서 사용된 매우 국소화된 치료방법에 의해 유발된 통증은 근육(후두하근 또는 뒤쪽 목근육의 표면층)의 유발점이 발생할 확률이 높다; (c)에서와 같이 추가로 테스트한다.

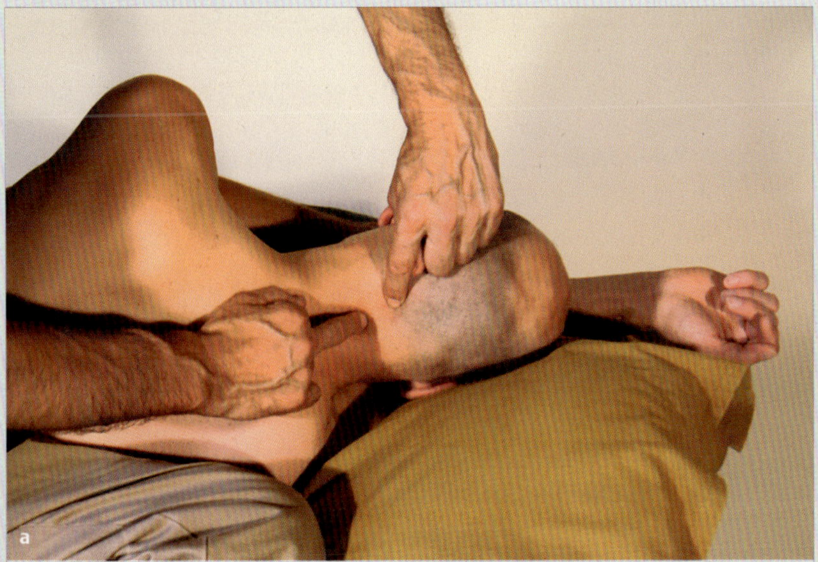

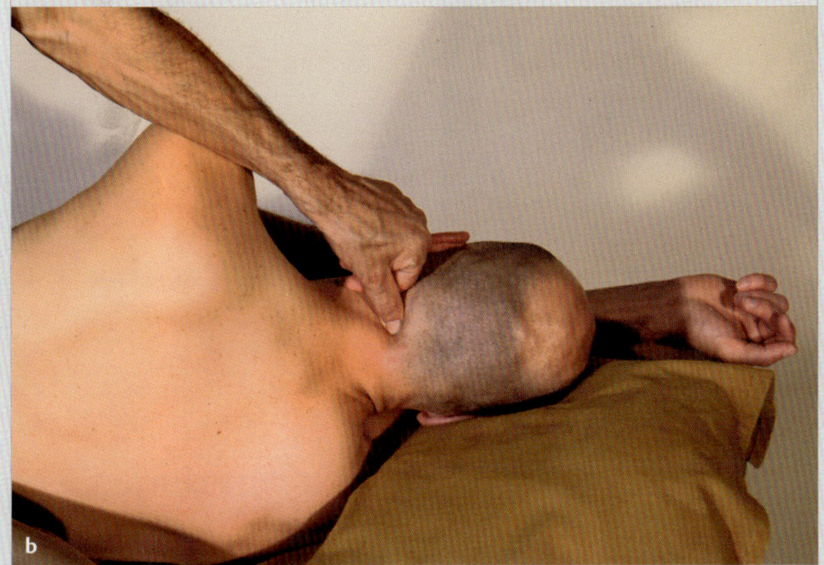

그림 7.135 소후두직근. 옆으로 누운 자세에서 검사와 치료.

a 소후두직근의 목표 지점 촉진: C2의 극돌기보다 위에 위치(C1의 후결절보다 뒤쪽 깊은 곳에 의하여 직접 촉진할 수 없음) – 후두부의 근육 정지부; 하항선의 중간 1/3(▶ 그림 7.91 참고).

b 소후두직근의 단단한 띠(taut band)의 촉진, 각각 도수 압박(기법 I)과 유발점 영역 스트레칭(기법 II)의 시연 모습. 소후두직근은 비스듬하게(C1의 후결절 [직접 만져지지 않는] 뒤쪽에서 후두부[▶ 그림 7.90 **b** 참고]까지) 놓여 있어 위에 있는 근육(상승모근과 두반극근)을 통한 촉진으로 식별할 수 있다.

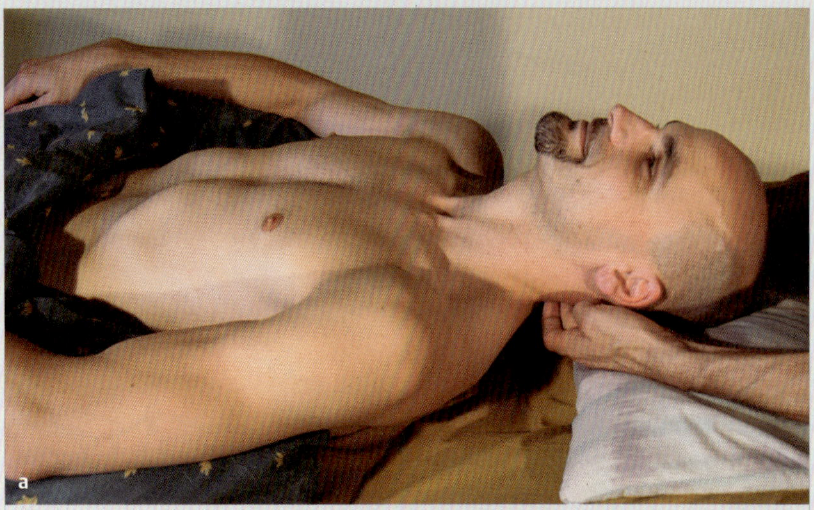

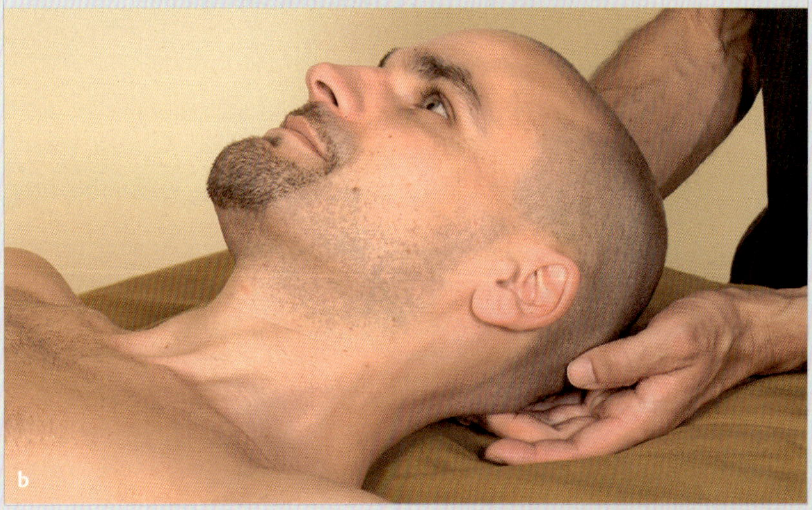

그림 7.136 후두하근, 바로 누운 자세에서의 치료.

a 도수 압박(기법 I)과 유발점 영역 스트레칭(기법 II)

b 목덜미선 아래를 따라 근육 정지부의 치료 (▶ 그림 7.91)

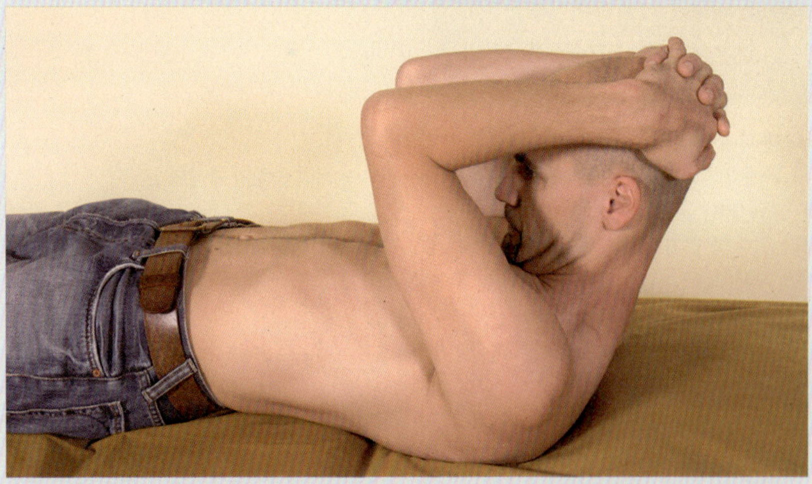

그림 7.137 후두하근과 경추신전근의 셀프 스트레칭(기법 V)

7.3 턱과 머리

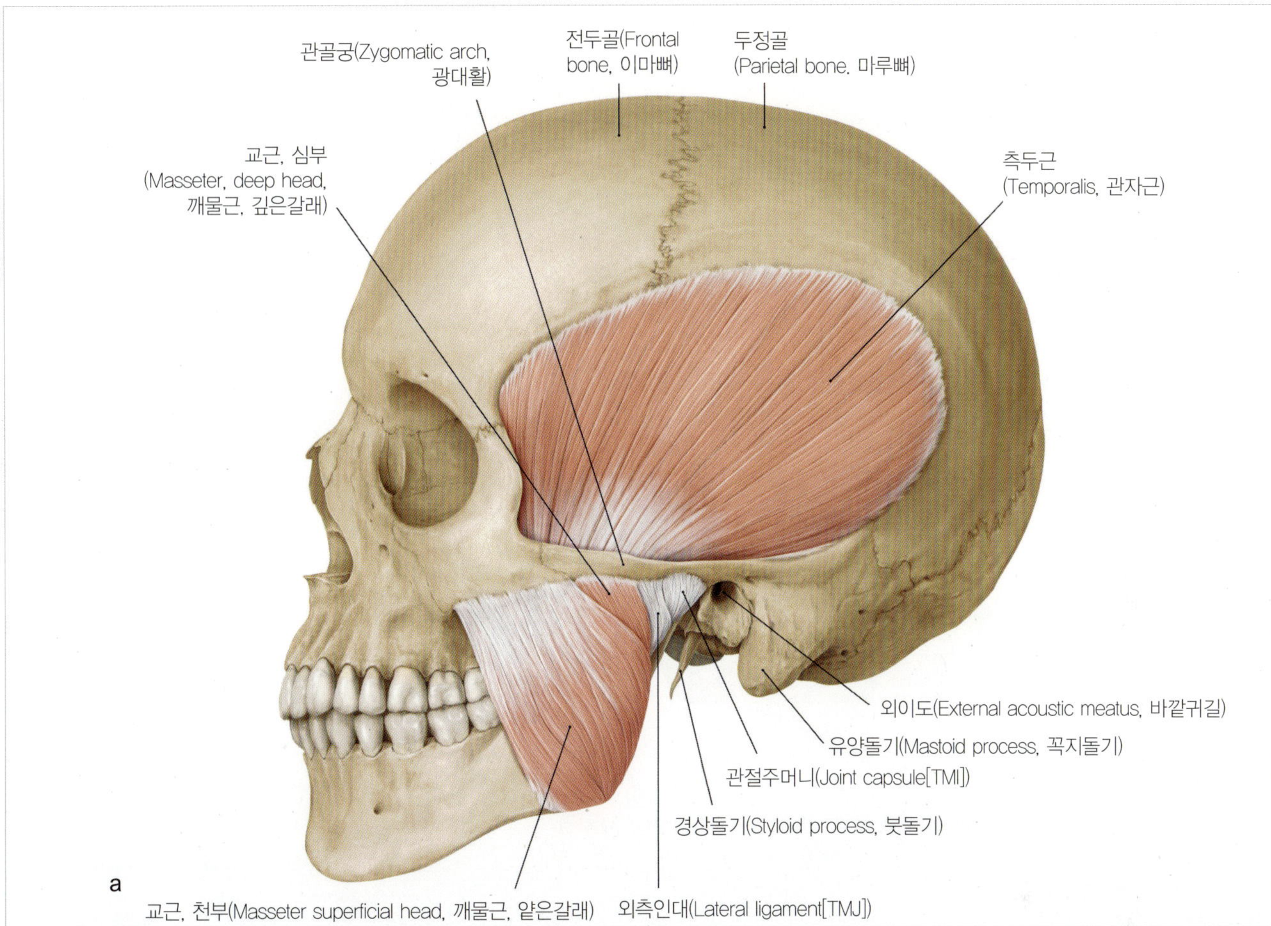

그림 7.138 저작근의 천층: 측면

a 교근

From Schuenke M, Schulte E, Schumacher U. THIEME Atlas of Anatomy. General Anatomy and Musculoskeletal System. Illustrations by Voll M and Wesker K. Second Edition. New York: Thieme Medical Publishers; 2014

계속 ▶

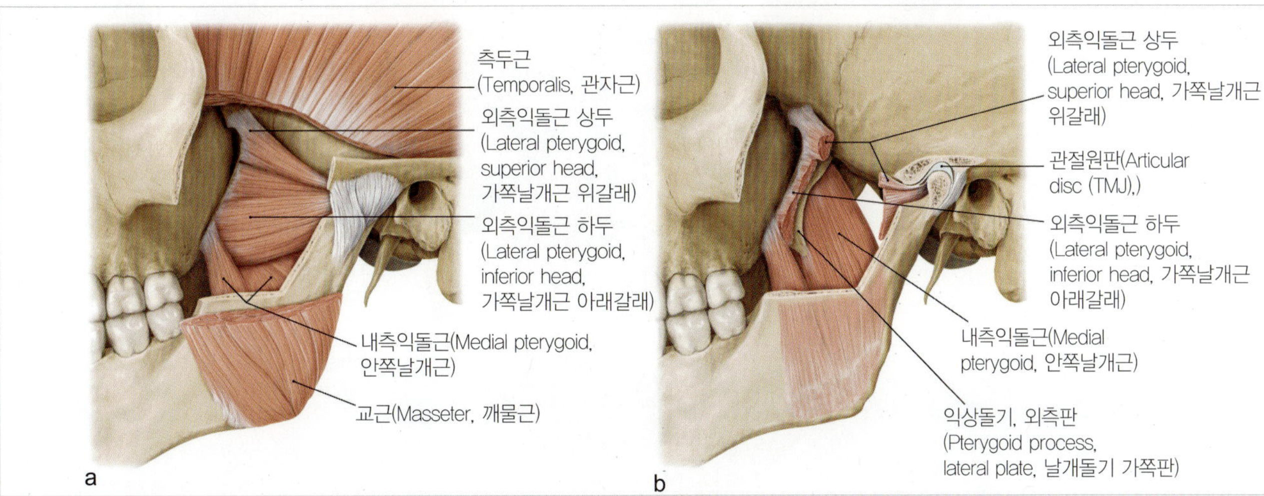

그림 7.139 저작근의 심층: 익돌근

a 외측익돌근: 측면

b 내측익돌근: 측면

From Schuenke M, Schulte E, Schumacher U. THIEME Atlas of Anatomy. General Anatomy and Musculoskeletal System. Illustrations by Voll M and Wesker K. Second Edition. New York: Thieme Medical Publishers; 2014

계속 ▶

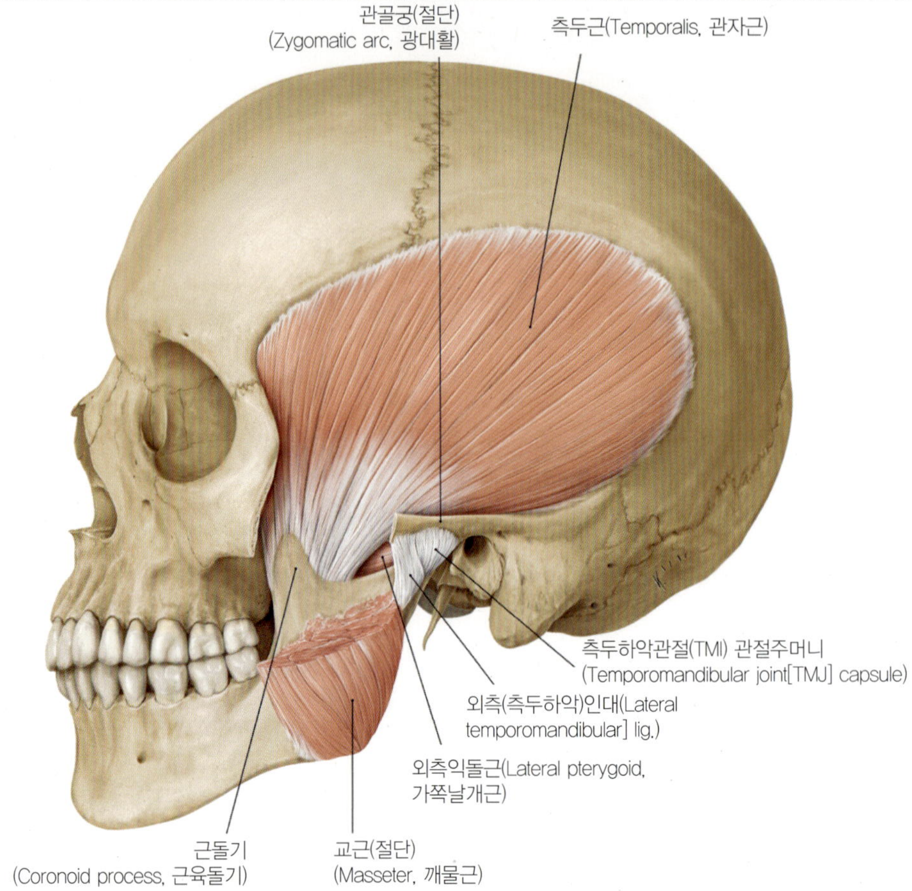

그림 7.138 *(계속)* 저작근의 천층: 측면
b 측두근
From Schuenke M, Schulte E, Schumacher U. THIEME Atlas of Anatomy. General Anatomy and Musculoskeletal System. Illustrations by Voll M and Wesker K. Second Edition. New York: Thieme Medical Publishers; 2014

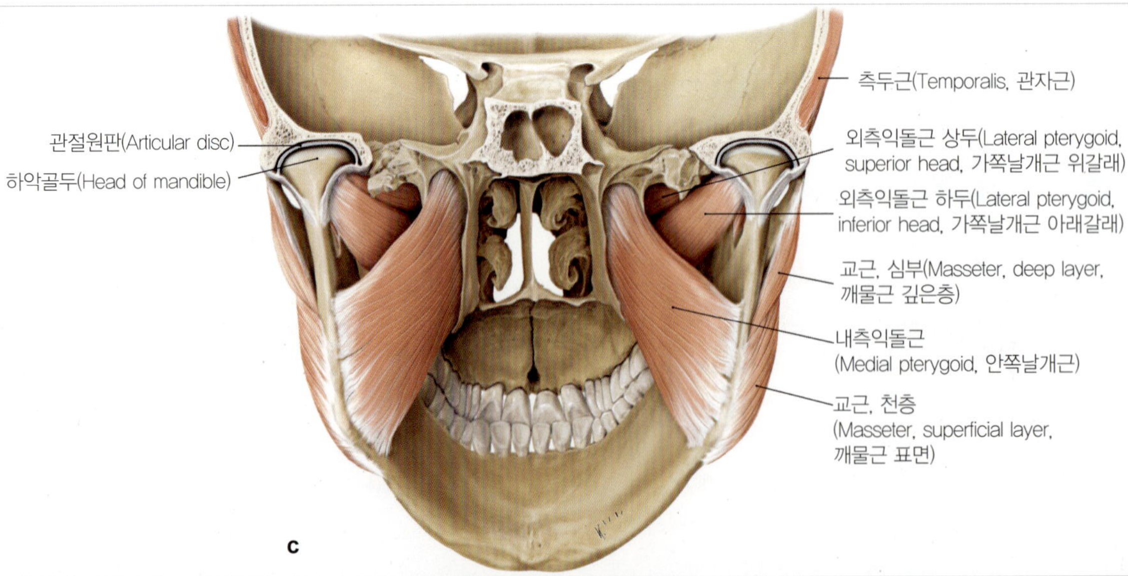

그림 7.139 *(계속)* 저작근의 심층: 익돌근
c 저작근 현수(교근과 내측익돌근): 후면
From Schuenke M, Schulte E, Schumacher U. THIEME Atlas of Anatomy. General Anatomy and Musculoskeletal System. Illustrations by Voll M and Wesker K. Second Edition. New York: Thieme Medical Publishers; 2014

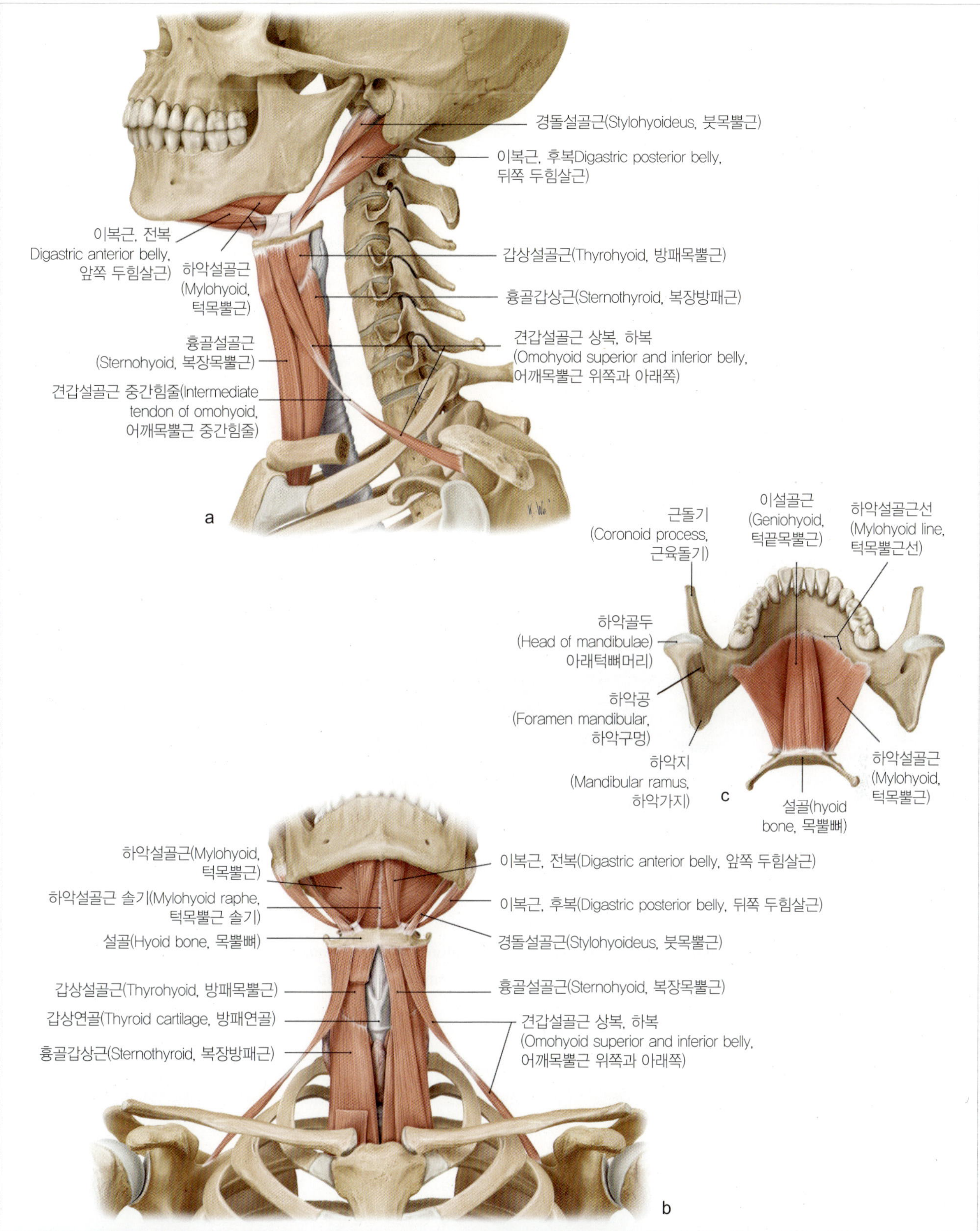

그림 7.140 설골상, 하근

a 측면

b 전면

c 하악설골근, 이설골근의 후상방면

From Schuenke M, Schulte E, Schumacher U. THIEME Atlas of Anatomy. General Anatomy and Musculoskeletal System. Illustrations by Voll M and Wesker K. Second Edition. New York: Thieme Medical Publishers; 2014

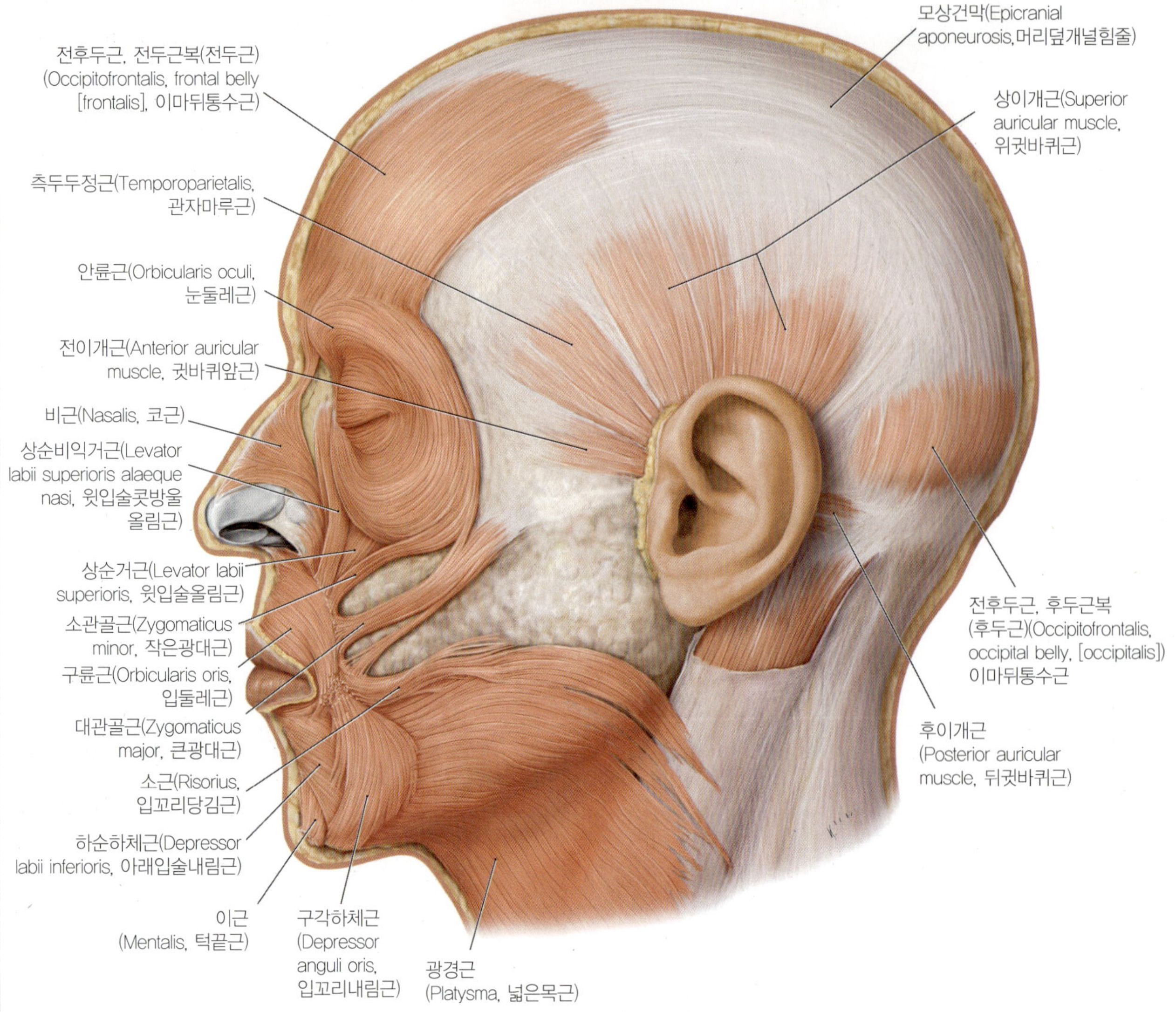

그림 7.141 얼굴 근육: 측면

From Schuenke M, Schulte E, Schumacher U. THIEME Atlas of Anatomy. General Anatomy and Musculoskeletal System. Illustrations by Voll M and Wesker K. Second Edition. New York: Thieme Medical Publishers; 2014

7.3.1 교근

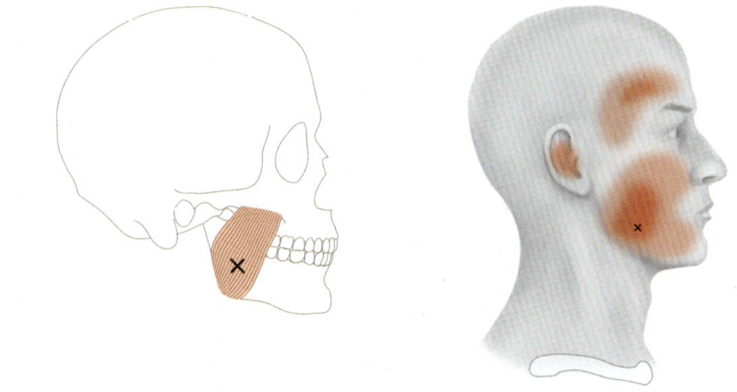

그림 7.142 교근 (Masseter, 깨물근)

해부학 (▶ 그림 7.138 **a**)	**• 천부**	
	기시	• 관골궁(앞 2/3, 아래 모서리)
	정지	• 하악각(하악골의 바깥면과 하악지의 아래쪽 반)
	• 심부	
	기시	• 관골궁(뒤쪽 1/3, 안쪽면)
	정지	• 하악지(바깥면)과 관절돌기(외측면)
	신경지배	• 교근신경(삼차신경[뇌신경V]의 3번째 가지인 하악신경의 앞가지에서 분지)
기능	측두하악관절	• 씹기, 입 다물기, 특히 강하게 깨무는 힘이 요구될 때(단순히 입을 움직이는 게 아니라) • 하악의 전인
연관통 (▶ 그림 7.142)	• 뺨, 위턱, 아래턱 • 잇몸과 어금니(앞 어금니 2개와 3번째 어금니) • 상악동 • 눈썹, 이마 • 귓속 깊은 곳	
증상	통증	• 교근 근처 국소적 통증 • 이마에서의 두통(주로, 천층부 문제일 때) • 치통과 잇몸통, 부비통증 • 치아에 대한 압력, 뜨거움, 차가움, 두드림에 대한 자극에 민감해짐 • 귀통증(귀먹음은 없음; 주로 심부가 문제일 때) • 한쪽 이명(주로 심부가 문제일 때)
	기능장애	• ROM 제한: 입을 여는 데 제한(개구장애) → two knuckle test(▶ 그림 9.28 **b**) • 측두하악관절(TMJ) 기능장애: 기능장애의 결과로 한쪽 근육의 근 긴장도가 증가
유발 요인	과부하	• 급성: 사고(얼굴로 넘어짐), 채찍질손상 • 만성: ○ 이상 기능에 의한 기능적 과부하 → 밤에 이갈기(이갈이) 습관적인 껌 씹기, 이로 파이프 대 물기, 반복적인 물기(예: 호두까기, 손톱 깨물기), 입의 움직임 없이 말하기, 턱 괴기 등 ○ 부정교합, 치아결손, 치아 닿는 데에 결함 있는 경우(예: 치과 보철물, 크라운, 충치필링) 등으로 인한 교합 장애 ○ 부동(예: 턱 수술 후) ○ 불안, 감정적, 정신적 고통, 우울한 인생관

<table>
<tr><td rowspan="2">유발 요인</td><td>과신장</td><td>• 치과 치료를 하는 동안 입을 열고 있을 때</td></tr>
<tr><td>주요 유발점</td><td>• 흉쇄유돌근, 상승모근(교근에 위성 유발점을 유발)</td></tr>
<tr><td>치료사를 위한 조언</td><td colspan="2">• 교근은 감정적 스트레스가 원인이 되어 긴장이 증가되는 반응을 보이는 근육들 중 하나이다(상승모근, 후두전두근도 함께 반응함).
• 보통 한쪽 교근의 비대가 있다.
• "측두하악관절" 증상은, 관절 자체의 장애보다 저작근의 협응부족, 근경축(긴장) 증가와 연관이 있는 경우가 더 많다(Travell과 Simons 1999).
• 치료는 구강 외(▶ 그림 7.143)와 구강 내(▶ 그림 7.144)에서 할 수 있다.
• 도수치료를 위한 환자의 적절한 자세는 바로 누운 자세(▶ 그림 7.143, ▶ 그림 7.144) 또는 옆으로 누운 자세이다.</td></tr>
<tr><td>환자를 위한 추천</td><td colspan="2">• 피해야 하는 유발 요인들
　○ 턱 근육을 긴장하게 하는 원인을 인식하도록 한다: 회사, 주방, 차안 등에 스티커를 붙여서, 긴장을 이완하도록 상기시키는 리마인더를 홈프로그램으로 활용한다(▶ 표 7.1과 ▶ 그림 7.157).
　○ 껌은 향이 없어지면 뱉는다.
　○ 한쪽으로만 자주 씹는 걸 피한다.
　○ 교합에 지장을 주는 문제가 있는지 치과에 가서 확인해보고, 필요하다면 마우스 가드를 사용한다.
• 유발점 자가치료
• "턱 운동" 홈프로그램: 근육이완과 신장을 위한 이완과 협응 운동; 기능적 훈련(▶ 표 7.1과 ▶그림 7.157)
• 따뜻한 수건으로 열 치료
• 스트레스 관리: 긍정적인 사고방식 개발 방법 찾기</td></tr>
</table>

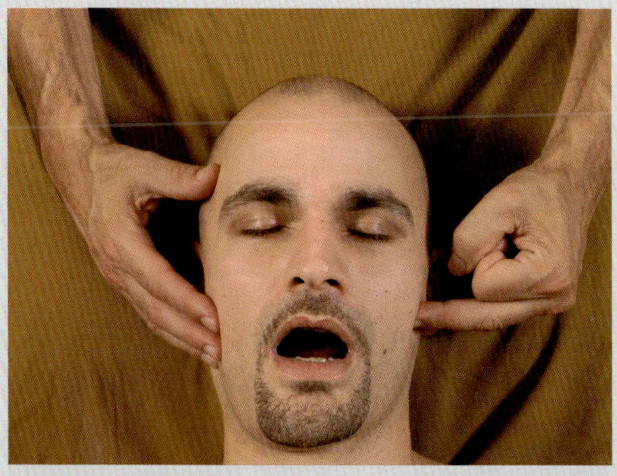

그림 7.143 도수 압박(기법 I), 유발점 스트레칭(기법 II), 근막 스트레칭(기법 III): 입을 약간 벌려(통증 없는 범위) 치료 전에 교근에 있는 단단한 띠를 신장한다. 치료사는 다른 손을 반대쪽 머리에 두어, 치료 시 발생하는 압력으로 인해 머리가 회전되는 것을 막는다.

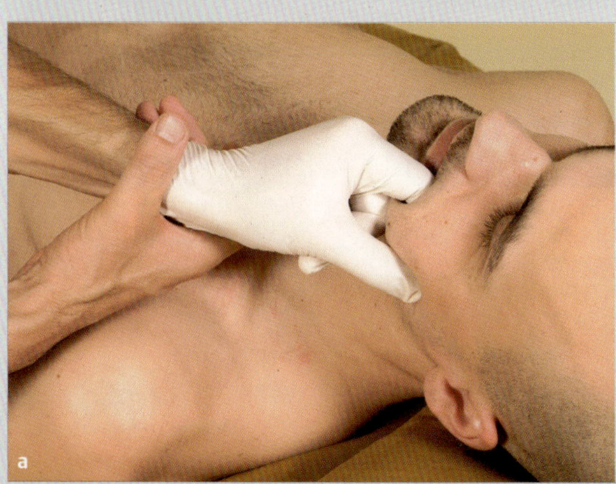

a

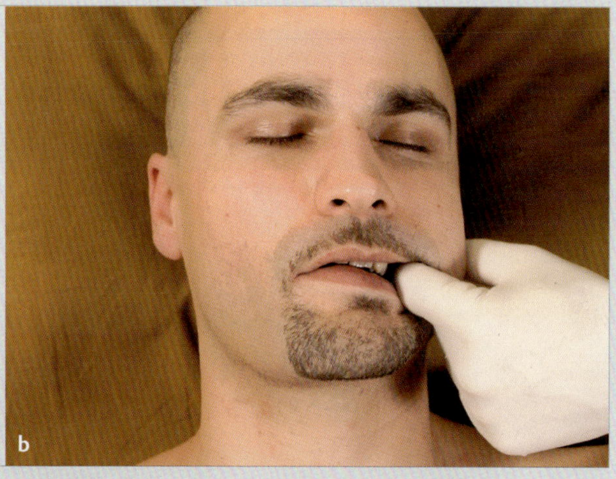

b

그림 7.144 구강 내 치료: 집게 잡기로 도수 압박(기법 I), 유발점 스트레칭(기법 II), 근막 스트레칭(기법 III)

a 상면

b 전면

7.3.2 측두근

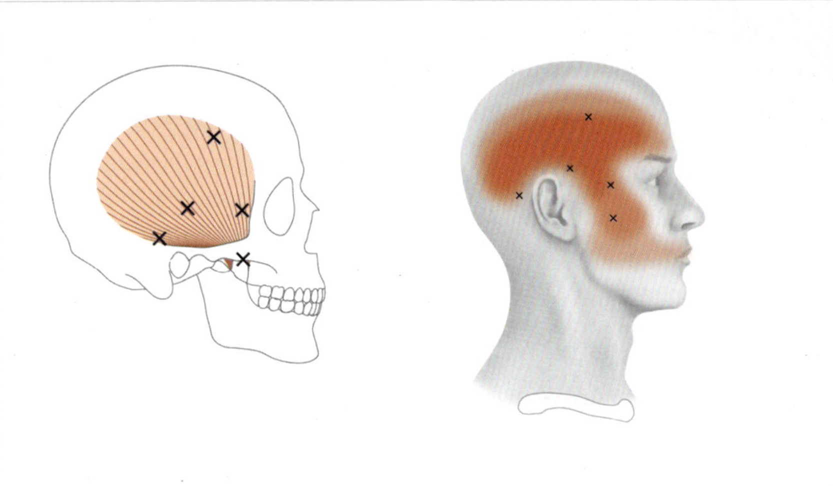

그림 7.145 측두근 (Temporalis, 관자근)

해부학 (▶ 그림 7.138)	기시	• 측두와(측두골, 두정골, 전두골, 관골로 구성)와 측두근막
	정지	• 하악골의 근돌기(돌기 끝과 안쪽)와 가장 뒤쪽 어금니 가까이의 하악지 안쪽 코너.
	신경지배	• 심층 측두신경가지의 앞뒤쪽 가지(삼차신경[뇌신경 V]의 3번째 분지인 하악신경의 앞쪽 가지)
기능	측두하악관절	• 하악골 올림, 깨물기(거의 수직으로 주행하는 앞쪽 섬유가 주로 작용) • 하악골의 후인(거의 수평으로 주행하는 뒤쪽 섬유가 주로 작용)
		• 특징 ∘ 근섬유가 부채꼴 모양으로, 모든 근섬유의 길이가 같다. – 앞쪽 근섬유는 거의 수직 방향으로 주행한다. – 중간 근섬유는 사선으로 경사져 있다. – 뒤쪽 근섬유는 거의 수평으로 주행한다. → 섬유는 세 개의 다른 기능적 그룹을 형성한다. ∘ 근돌기의 건막은 각 근섬유들에게 힘을 적절히 전달한다. ∘ 큰 힘을 사용하지 않은 상태로 하악골의 작은 움직임(예: 거상)을 만들어 준다. (즉, 말할 때 명확한 움직임). ∘ 저자에 따르면, 입을 닫을 때 필요한 힘의 45%는 측두근에 의한 것이며, 턱 올림 시 가장 강한 근육으로 사용된다.
연관통 (▶ 그림 7.145)	• 측두골 부분(눈썹 앞쪽과 눈 뒤쪽; 위쪽과 뒤쪽으로 확대됨) • 위쪽 치아 모두 • 위턱뼈 • 측두하악관절	
증상	통증	• 두통: 이마, 관자놀이, 눈 뒤쪽으로 방사통 • 위쪽 치아에서의 치통과 통각과민
	기능장애	• ROM 제한: 입 열기 제한(개구장애), 환자는 보통 제한을 느끼기 어렵다. • TMJ 기능장애(예: 환자는 "이가 잘 안 맞는다"라고 얘기한다)
유발 요인	과부하	• 급성 ∘ 사고: 낙상, 자동차 사고 등 ∘ 채찍질손상처럼, 하악골이 앞쪽으로 밀릴때 → 가로 섬유는 급성 과부하 된다(과신장). • 만성(외상에 의한 원인보다 더 흔함)

유발 요인	과부하	○ 기능적 과부하에 의한 이상기능 – 밤에 이 갈기(이갈이) – 습관적인 껌 씹기 – 파이프 대 치아로 물기 – 반복적인 물기(예: 호두까기, 손톱 깨물기). ○ 입 움직임 없이 말하기 ○ 교합장애 원인 – 부정교합 – 치아 결손 – 치아 닿는 데에 결함(예: 치과보철물, 크라운, 충치필링) ○ 부동(예: 턱 수술 후) ○ 불안, 감정적, 정신적 고통, 우울한 인생관 ○ 열린 창문이나, 팬, 에어컨에서 오는 찬바람
	과신장	• 장시간 치과 진료; 채찍질손상(위쪽 참고)
	외상	• 가끔, 머리 옆쪽의 충격에 의한 외상으로 유발점이 생긴다.
	주요 유발점	• 상승모근, 흉쇄유돌근
	활성화 기전	• 추위(오토바이, 스키 또는 컨버터블 드라이브할 때의 맞바람) • 헬멧에 의한 잠재적인 유발점 압박(공사현장 인부, 자전거 타기, 스키, 승마 등)
치료사를 위한 조언	• 긴장성 두통의 흔한 원인이다. • 촉진을 통해 근육의 앞, 중간, 뒤 부분을 구분한다. • 교근을 치료 전에, 잠재적으로 발생할 수 있는 국소혈관의 혈종이 있다면 치료는 지나쳐야 한다. • 기시뿐만 아니라, 근섬유의 먼쪽과 정지 부분인 근돌기 쪽도 함께 치료해야 한다. • 섬유 먼쪽과 근돌기의 정지 부분 도수치료는 구강 내로도 가능하다(▶ 그림 7.148, ▶ 그림 7.149). • 필요하다면 상승모근, 흉쇄유돌근의 주요 유발점을 치료해야 한다. • 많은 경우에, "측두하악관절" 증상은 관절 자체의 장애가 원인이 되기보다는 저작근의 근긴장도 증가로 인한 협응기능 저하로 인해 발생한다(Travell과 Simons 1999). • 도수치료 시 안정적인 자세는 바로 누운 자세(▶ 그림 7.146, ▶ 그림 7.148) 또는 옆으로 누운 자세이다.	
환자를 위한 추천	• 피해야 하는 유발 요인들 ○ 턱 근육을 긴장하게 하는 원인을 인지시킨다: 회사, 주방, 차안 등에 스티커를 붙여서, 긴장을 이완하도록 상기시키는 리마인더로 홈프로그램을 활용한다(▶ 표 7.1과 ▶ 그림 7.157). ○ 껌은 향이 없어지면 뱉는다. ○ 한쪽으로만 자주 씹는 걸 피한다. ○ 교합에 지장을 주는 문제가 있는지 치과에 가서 확인해보고, 필요하다면 마우스가드를 사용한다. • 유발점 자가치료 • "턱운동" 홈 프로그램: 근육이완과 신장을 위한 이완과 협응 운동; 기능적 훈련 – (▶ 표 7.1과 ▶ 그림 7.157) • 따뜻한 수건으로 열 치료 • 스트레스 관리: 긍정적인 사고방식 개발 방법 찾기	

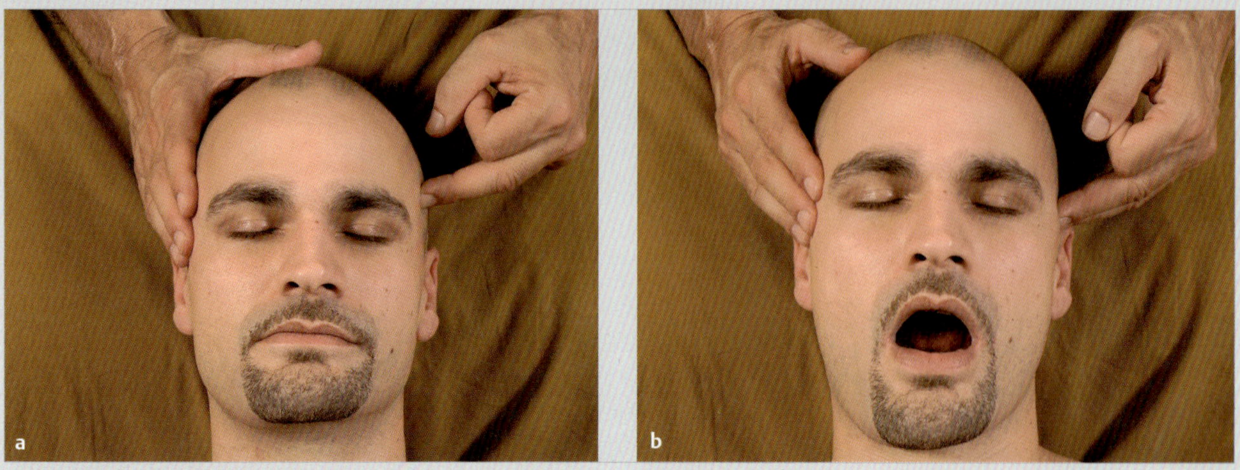

그림 7.146 도수 압박(기법 I), 유발점 스트레칭(기법 II), 근막 스트레칭(기법 III).

a 측두근의 앞쪽 섬유의 치료

b 측두근의 수평쪽, 뒤쪽으로 향하는 섬유의 치료. 입을 약간 벌린 상태로 하악골을 측두근 후부 섬유의 근 긴장이 발생하기 전까지 앞쪽으로 밀어 준다.

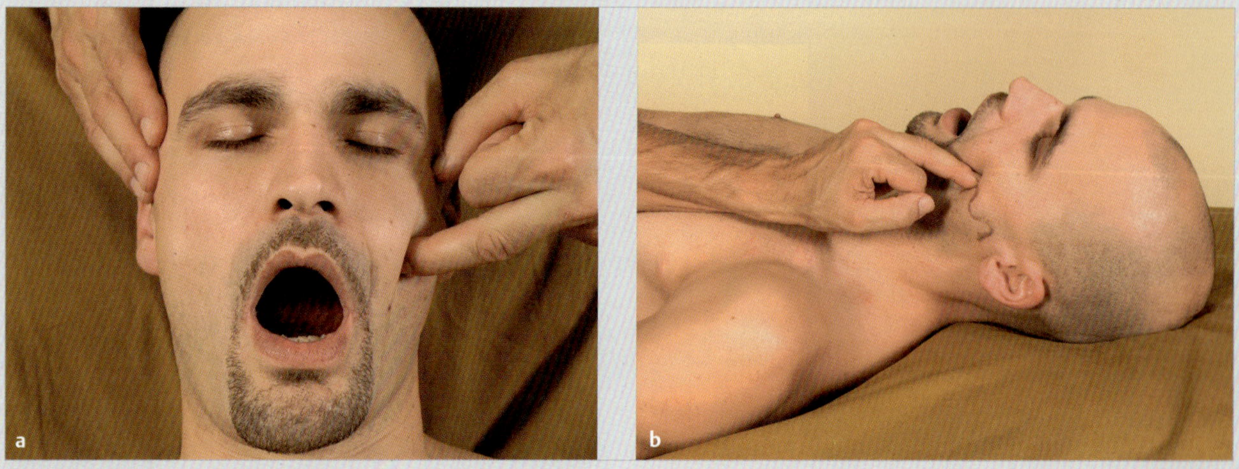

그림 7.147 하악의 근돌기에 정지하는 부분과 측두근의 먼쪽 대부분의 섬유 치료(입 열림에 의해 접근이 쉬워진다).

a 전면

b 측면

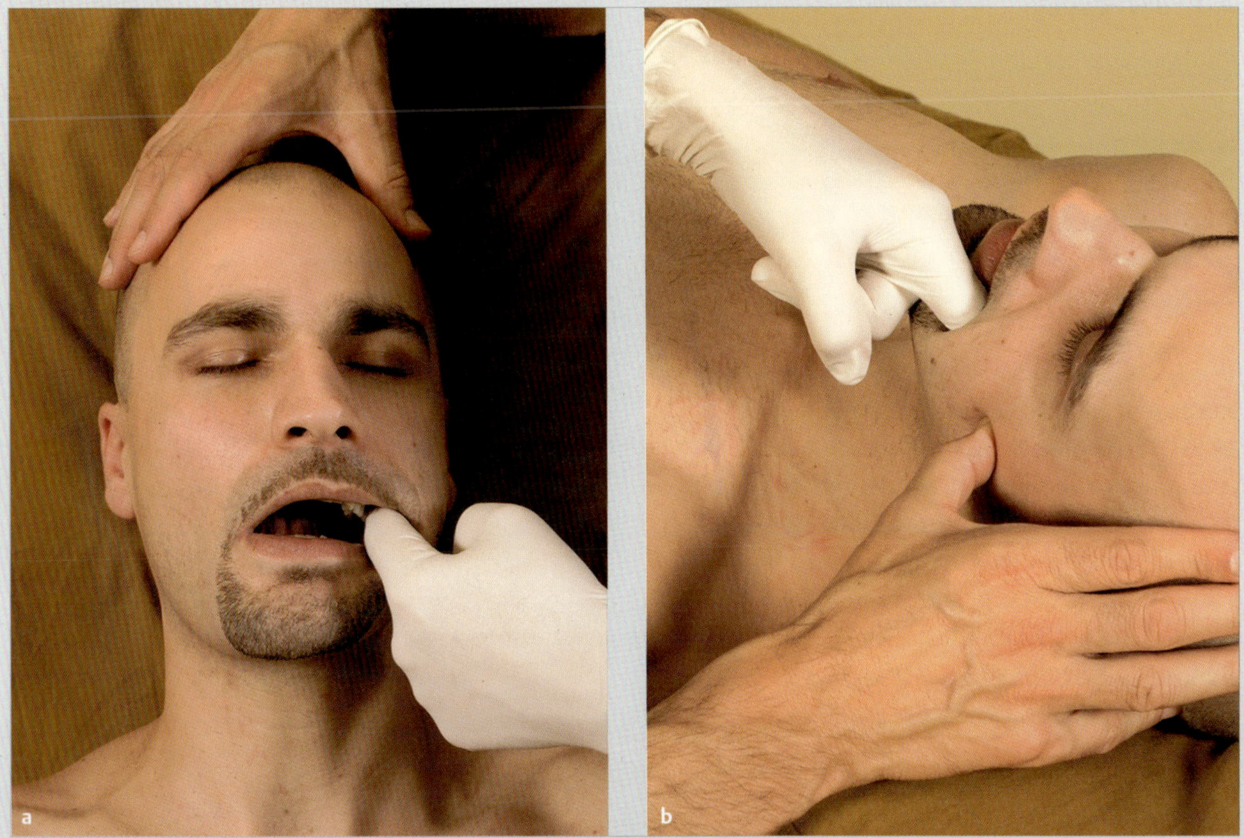

그림 7.148 측두근의 대부분의 근섬유와 하악의 근돌기에 정지부에 부착하는 근육에 대한 구강 내 치료 시 매우 부드럽게 촉진되는 경우가 많다. 하악의 위치를 한쪽 방향으로 이동시키면(외측 변위) 하악골의 안쪽면에 대한 치료가 가능해지며, 그렇지 않을 경우 치료적 접근이 어렵다.
a 전면
b 측면

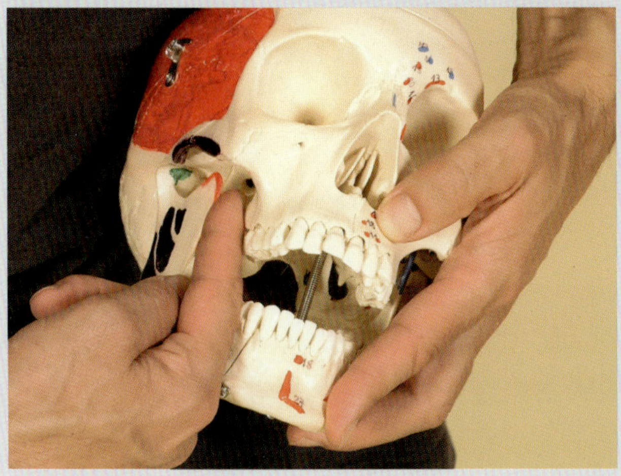

그림 7.149 측두근(적색): 측두근의 먼쪽 부분과 정지 부분(근돌기)에 접근. 턱을 열고 외측 변위 접근을 쉽게 해준다.

7.3.3 내측익돌근

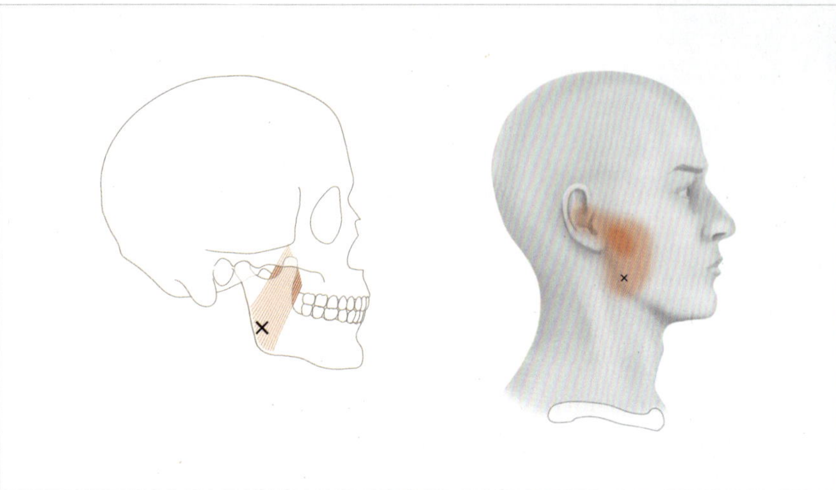

그림 7.150 내측익돌근 (Medial Pterygoid, 안쪽날개근)

해부학 (▶ 그림 7.139)	기시	• 접형골의 익돌근와 • 익상돌기: 외측판의 안쪽면(큰부분)과 외측판에서 구개골까지의 바깥 부분(국소 부분) • 상악결절(일부 섬유)
	정지	• 하악골(하악지와 하악각의 안쪽면)
	근섬유는 교근의 근섬유와 평행하게 주행한다.	
	신경지배	• 내측익돌근신경(삼차신경[뇌신경 V]의 3번째 분지인 하악신경의 분지)
기능	측두하악 관절	• 아래턱 올림, 씹기 • 전인(근섬유가 하악각 뒤에서 앞쪽 방향으로 주행하기 때문에) • 내측 전위(반대측의 외측 전위와 같다). 근섬유가 하악각 가쪽에서 안쪽 방향으로 주행하기 때문에
연관통 (▶ 그림 7.150)	• 구강과 비인강: 혀, 목구멍, 측두하악관절의 뒤쪽 아래 구개, 귀 깊은 쪽	
증상	통증	• 구강과 비인강에 국소적 통증 • 씹을 때, 이로 깨물 때, 삼킬 때 통증이 증가 • 목구멍이 예민해짐
	기능장애	• 개구장애(입 열기 감소) • 난청
유발 요인	과부하 (교근과 같음)	• 급성: 사고 • 만성 ○ 기능적 과부하에 의한 이상 기능: 밤에 이 악물기(이갈이), 습관적인 껌 씹기, 파이프 대 이로 물기, 반복적인 물기(예: 호두 까기, 손톱 깨물기), 입 움직임 없이 말하기, 손으로 턱 괴기 등 ○ 부정교합으로 인한 교합장애, 치아 결손, 닿는 데에 결함 등(예: 치과 보철물, 크라운, 충치필링) ○ 부동(예: 턱 수술 후) ○ 불안, 감정적, 정신적 고통, 우울한 인생관
	과신장	• 치과 치료로, 장시간 입을 벌리고 있었을 때; 얼굴로 넘어졌을 때 등
	주요 유발점	• 외측익돌근
치료사를 위한 조언	• 내측익돌근과 교근은 하악각을 매달려 있게 해준다. • 해부학적 위치 조건 때문에, 근육의 정지 부위만 도수치료로 접근할 수 있다. • 치료	

치료사를 위한 조언	○ 구강외: 아래턱 안쪽면의 하악각(▶ 그림 7. 151) ○ 구강내: – 검지를 이용하여 입 안쪽으로, 아래턱뼈 몸통의 안쪽 면을 따라 내려가서, 하악각 뒤쪽 방향으로 천천히 촉진한다(▶ 그림 7.152) – 검지를 입 안쪽으로 넣어 아랫니쪽이 내측익돌근에 닿을 때까지 따라간다. • 치료하기에 적절한 환자의 자세는 바로 누운 자세(▶ 그림 7.151, ▶ 그림 7.152) 또는 옆으로 누운 자세이다.
환자에 대한 추천	• 피해야 하는 유발 요인들 ○ 턱근육을 긴장하게 하는 원인에 대한 인식을 높인다: 회사, 주방, 차안 등에 스티커를 붙여서, 긴장을 이완하도록 상기시키는 리마인더를 홈 프로그램으로 활용한다(▶ 표 7.1 과 ▶ 그림 7.157). ○ 껌은 향이 없어지면 뱉는다. ○ 한쪽으로만 자주 씹는 것을 피한다. ○ 교합에 지장을 주는 문제가 있는지 치과에 가서 확인해보고, 필요하다면 마우스가드를 사용한다. • 유발점 자가치료 • "턱 운동" 홈 프로그램: 근육 이완과 신장을 위한 이완과 협응 운동; 기능적 훈련(▶ 표 7.1과 ▶ 그림 7.157) • 스트레스 관리: 긍정적인 사고방식 개발 방법 찾기

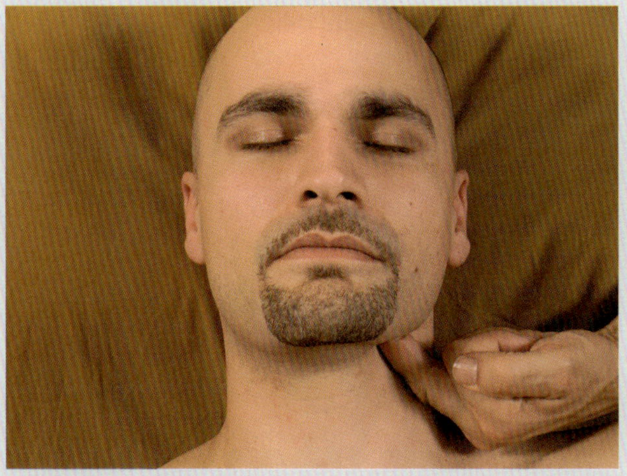

그림 7.151 도수 압박(기법 I)과 유발점 스트레칭(기법 II)

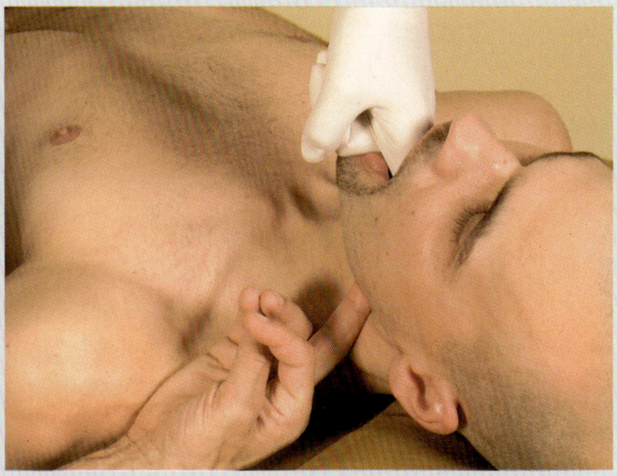

그림 7.152 내측익돌근 구강 내 치료

7.3.4 외측익돌근

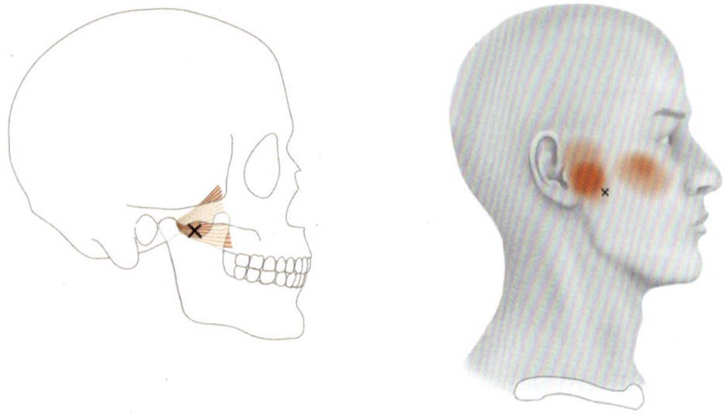

그림 7.153 외측익돌근 (Lateral Pterygoid, 가쪽날개근)

해부학 (▶ 그림 7.139)	• 상두	
	기시	• 측두골(측두하면과 능선) • 접형골(접형골의 대익)
	정지	• 관절원판, 더 자세히 하면 원판후부(하악골과 두개골 바닥 사이에 고정된 관절원판 뒤쪽 부분) • 관절낭(앞안쪽 부분) • 익돌근와의 위쪽 모서리
	섬유 방향: 코 뿌리쪽 위쪽으로 비스듬하게 대각선 방향	
	• 하두	
	기시	• 접형골, 익상돌기(외측판의 바깥면)
	정지	• 하악골, 하악골 관절돌기(하악골의 익돌근와, 관절돌기의 가지와 경부)
	섬유 방향: 아래 앞니 방향 아래쪽으로 비스듬하게 대각선 방향	
	신경지배	• 외익돌근신경(삼차신경[뇌신경 V]의 3번째 분지인 하악신경의 앞 분지)
기능	• 외익돌근의 상두와 하두는 기능적, 해부학적으로 두 개로 분리하지만, 상호의존적인 근육이다.	
	상두	• 디스크를 앞쪽으로 이동
	하두	• 입 열기 • 전인: 하악골의 전방 이동(양쪽 작용 시) • 외측 편위: 하악골을 반대쪽으로 이동(한쪽 작용 시)
연관통 (▶ 그림 7.153)	• 측두하악관절의 깊은 곳 • 상악동 • 치아로 방사통 없음	
증상	통증	• 측두하악관절에서 통증 • 씹을 때, 이로 깨물 때, 삼킬 때 통증이 증가 • 상악동염과 통증이 비슷하게 나타남
	기능장애	• 디스크 전방 이동: 외측익돌근 상두의 과사용으로(근육의 단축에 의한 유발점) 관절 원판이 전방으로 이동되어 입을 닫을 때 원래 위치로 돌아가는 것이 제한됨 • 측두하악관절 기능장애 → 이차적인 관절 문제 • 염발음(creacking, crunching) • 제한된 ROM
포착	협신경	• 협신경이 외측익돌근의 상두를 통과하는 경우가 있다(정상적으로는, 상두와 하두 사이를 지나간다). • 증상: 볼에서 이상한 찌릿한 느낌; 볼과 입점막에 껌이 있는 듯한 지각이상

유발 요인	과사용	• 급성: 사고(얼굴로 넘어졌을 때) • 만성 　○ 기능적 과부하(예: 장시간 동안 아래턱을 앞으로 내밀어 목관악기를 연주할 때, 이갈이, 입 움직임 없이 말하기, 턱 괴기) 　○ 부정교합으로 인한 교합장애, 치아 결손, 닿는 데에 결함 등(예: 치과보철물, 크라운, 충치필링) 　○ 부동(예: 턱 수술 후) 　○ 불안, 감정적, 정신적 고통, 우울한 인생관
	과신장	• 머리를 옆으로 두고 자는 자세 → 턱에 가해지는 베개의 압력이 아래턱의 가쪽 편위를 유발할 수 있음)
	주요 유발점	• 흉쇄유돌근(외측익돌근에 위성 유발점 유발)
치료사를 위한 조언		• 측두하악관절의 통증을 유발하는 가장 큰 원인은 근막이다. 　○ 측두하악관절 근육 → 유발점과 기능장애를 연관지어 치료하는 것이 필요하다. 　○ 입 벌림에 제한이 없는, 측두하악관절의 통증과 기능장애는 보통 외측익돌근 유발점 때문이다. 　○ 치료 　○ 입을 약간 연 상태로 구강 외 치료 　　– 근수축 부위: 하악절흔 촉진(하악골의 근돌기와 관절돌기 사이; ▶ 그림 7.154 **b**, ▶ 그림 7.155 **b**); 도수치료(상하두)는 교근을 통해서 수행한다(▶ 그림 7.154 **b**, 155 **a**). 　　– 원판후부(관절원판 뒷부분): 상두가 정지하는 관절원판 후 조직(▶ 그림 7.155 **c**) • 구강 내 치료 시에는, 공간 제한 때문에 아래턱을 최대한 외측 이동시키고 새끼손가락을 사용한다. (▶ 그림 7.154 **c**, ▶ 그림 7.156). • 일차성 측두하악관절 기능장애는 흔하지 않다 – 기능장애 환자의 4.1% 정도만이 일차적인 관절 문제를 가지고 있다. • 도수치료를 위한 적절한 환자 자세는 바로 누운 자세(▶ 그림 7.155, ▶ 그림 7.156) 또는 옆으로 한 자세이다.
환자에 대한 권고사항		• 턱 근육을 긴장하게 하는 원인을 인식하도록 한다: 회사, 주방, 차안 등에 스티커를 붙여서, 긴장을 이완하도록 상기시키는 리마인더를 홈프로그램으로 활용한다(▶ 표 7.1과 ▶ 그림 7.157). 　○ 껌은 향이 없어지면 뱉는다. 　○ 한쪽으로만 자주 씹는 것을 피한다. 　○ 교합에 지장을 주는 문제가 있는지 치과에 가서 확인해보고, 필요하다면 마우스가드를 사용한다. • 유발점 자가치료 • "턱운동" 홈프로그램: 근육이완과 신장을 위한 이완과 협응 운동; 기능적 훈련(▶ 표 7.1과 ▶ 그림 7.157) • 스트레스 관리: 긍정적인 사고방식 개발 방법 찾기

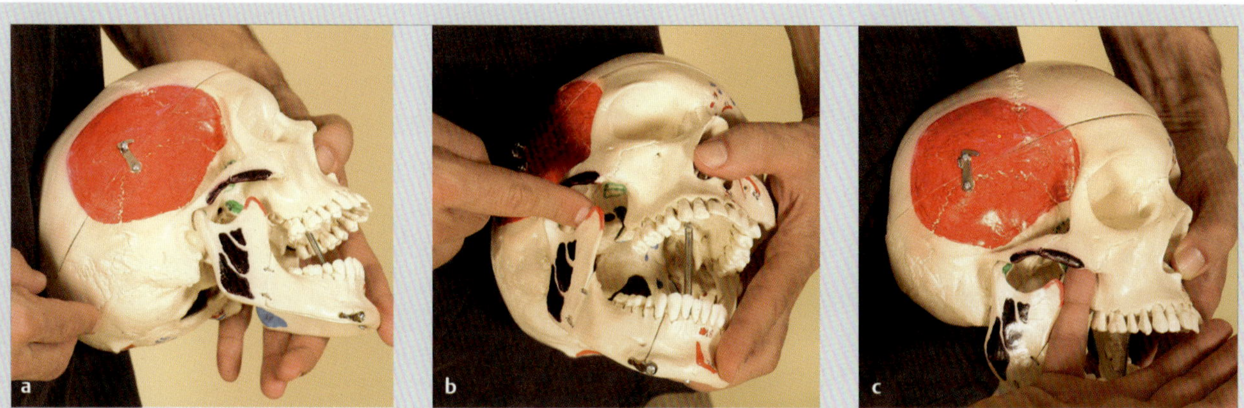

그림 7.154 모형의 저작근

a 교근 (검정색), 측두근 (빨간색), 내측익돌근 (파란색), 외측익돌근 (녹색)

b 외측익돌근 (초록색) 구강 외 접근은 관골과 하악절흔 사이로, 교근 (검정색)을 지나 촉진할 수 있다.

c 외측익돌근의 구강 내 접근 (초록색)

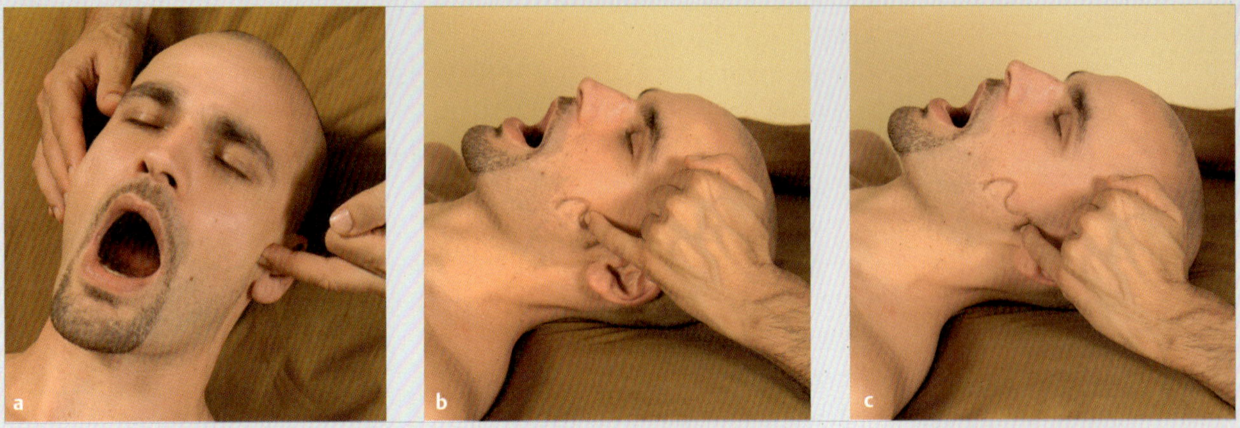

그림 7.155 외측익돌근

a 상두와 하두의 도수 압박(기법 I)과 유발점 스트레칭(기법 II).

b 상두 일부와 하두는 근돌기의 뒤와 관절돌기의 앞쪽에서 쉽게 만질 수 있다. 치료는 교근을 통해서 한다. 관골궁과 하악절흔 사이의 공간을 확대하기 위해 입을 조금 연다. 입을 너무 힘을 줘서 많이 벌리면, 교근이 스트레칭되어 그 보다 깊이 있는 익돌근 치료에 방해가 될 수 있다.

c 두부의 상부 후측두 삽입부 치료: 입을 벌리면 하악골이 앞쪽으로 미끄러져 측두부 삽입 공간에 접근해 도수치료가 가능하다. 공간이 부족하기 때문에 새끼 손가락을 이용해 치료를 하는 경우가 많다.

표 7.1 턱 운동: 턱 근육의 신장과 이완을 위한 신장과 협응 운동

단계	운동	설명
A	I II III	입 열고 닫기(▶ 그림 7.157 **a**) 외측 변위-내측 변위(▶ 그림 7.157 **b**, **c**) 전인 - 후인(▶ 그림 7.157 **d**)
B	A의 반복 + 변수	입을 열고, 다양한 각도에서 II와 III를 수행
C	B의 반복 + 변수	다양한 방향으로 저항을 주며 I, II, III를 수행
D	C의 반복 + 변수	I, II 운동을 반대 움직임으로 수행 (하악골 끝을 고정 - 턱끝을 손에 두고, 머리는 움직이게 둔다 → 경추에서 신전, 굴곡과(운동 **I**: ▶ 그림 7. 157 **h**, **I**) 돌림 운동이 일어난다(운동 II).
E	D의 반복 + 변수	III 운동을 반대 움직임으로 수행 (하악골 끝을 고정하고, 머리는 움직이게 둔다 → 머리가 앞뒤로 이동된다.)
F	+ 혀	모든 운동을 혀의 움직임과 함께한다. (혀로 위, 아래 앞니를 밀거나, 윗입술과 윗니 사이, 또는 입 안에서 원을 그린다.)

주의	모든 운동은 강하지 않게, 천천히, 통증없이 수행해야 한다.
	주목적은 다음과 같다.
	• 씹기 연관 신경근골격계 시스템과 경추의 감각 운동훈련
	• 신체 도식 훈련
	  ○ 운동을 할 때, 움직임이 부드러운지 또는 덜컥거리는지 느낄 수 있는가?
	  ○ 습관적으로 긴장이 언제 그리고 어디서 발생하는지 알 수 있는가?
	• 턱, 목, 혀의 습관성 긴장 패턴의 이완
	• 턱목, 혀의 근육 이완과 부드러운 스트레칭
	• 근육과 관절의 한쪽에 부하를 가져오는 움직임 패턴을 가진 습관 깨기
	• 움직임 차별화: 시작을 다르게, 통증 없는 패턴	

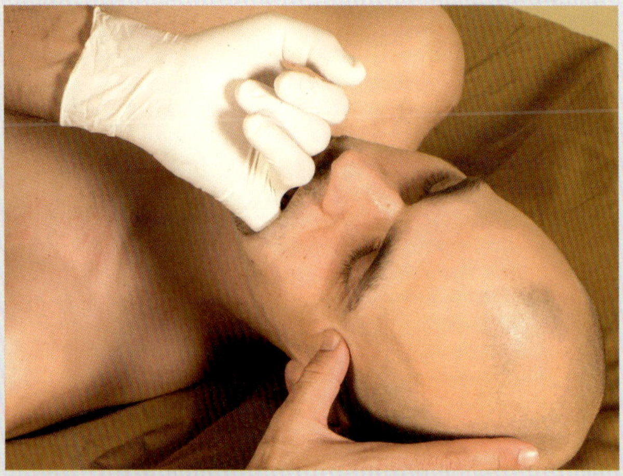

그림 7.156 외측익돌근의 상두와 하두의 구강내 치료. 최대한 외측 변위를 하여 접근한다. 공간의 제한 때문에 치료사는 새끼 손가락을 사용한다.

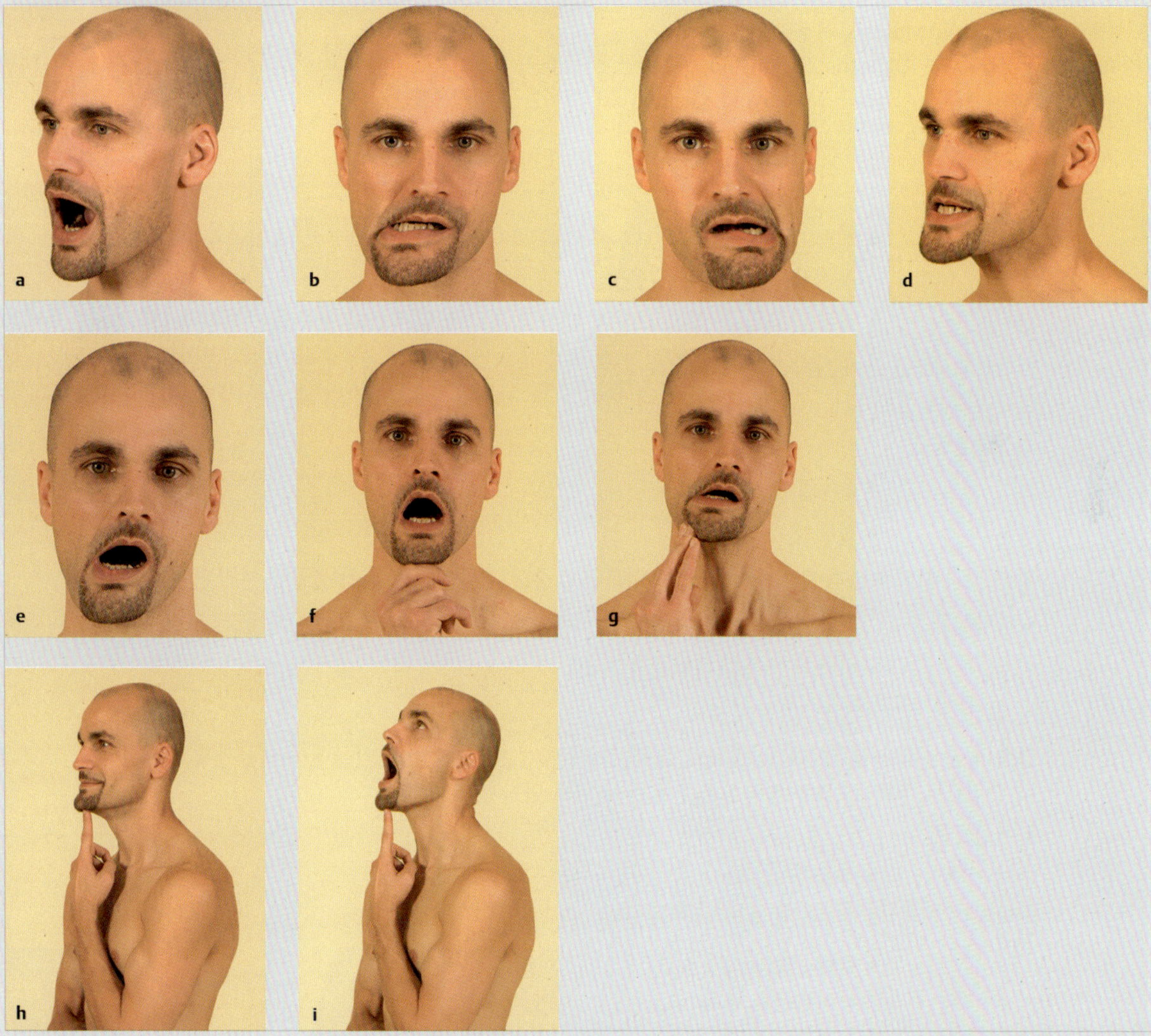

그림 7.157 턱 자가 운동: 턱 근육의 이완과 스트레칭을 위한 이완과 협응 운동; 기능적 훈련

a 입 열고 닫기

b 외측 변위(우측 TMJ)

c 내측 변위 (우측 TMJ)

d 전인–후인

e 약간의 입 벌림을 동반한 외측 변위 (우측 TMJ)

f 저항 조절: 벌려 있는 입을 근육을 조절하며 닫는다 (편심성 수축).

g 저항 가이드: 내측 변위 방향에 저항하며 외측 변위한다 (우측 TMJ).

h, I 입을 열고 닫는 움직임을 반대로 한다 (열고, 닫기). 근위 경추의 신전, 굴곡을 통해 턱의 움직임을 만든다. 이러한 TMJ와 경추의 차별화된 움직임은 잘 협응된 상태로 동시에 이루어져야 한다.

7.3.5 설골상근: 이복근, 경돌설골근, 하악설골근, 이설골근

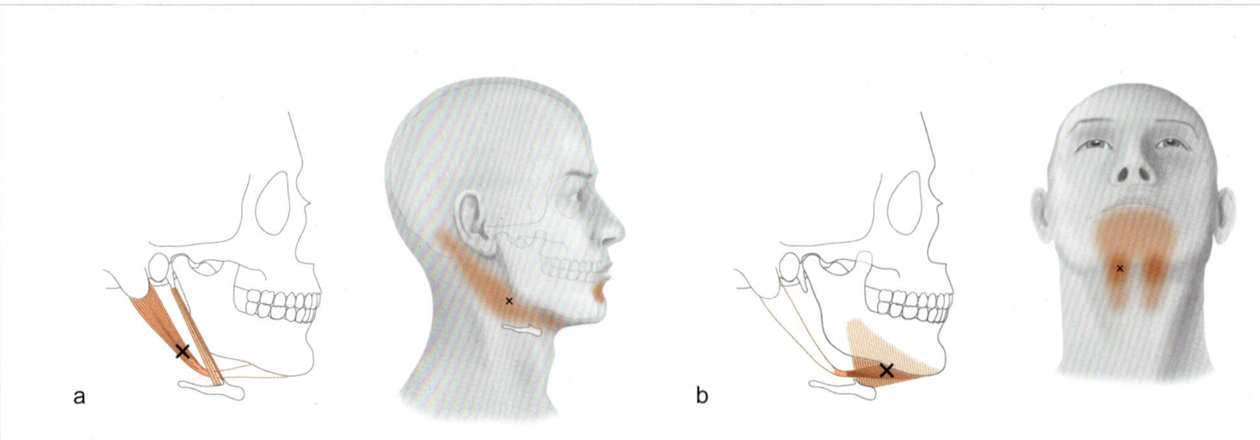

그림 7.158 설골상근 (Suprahyoid Muscles, 목뿔위근)
a 이복근 (뒤쪽 복근)과 경돌설골근 (Digastric, Stylohyoid, 두힘살근, 붓목뿔근)
b 이복근 (앞쪽 복근), 하악설골근, 이설골근 (Mylohyoid, Geniohyoid, 턱목뿔근, 턱끝목뿔근)

해부학 (▶ 그림 7.140)	**• 이복근**	
	기시	• 후복(근육의 두 부분 모두에 대한 기시로 쓰임): 유양돌기, 흉쇄유돌근과 두판상근, 두최장근의 정지점 깊은곳
	정지	• 전복(근육의 두 부분 모두에 대한 정지로 쓰임): 거의 정중선 가까이의 하악 아래 모서리
	이복근의 전, 후복지 사이는 중간 힘줄을 통해 서로 연결되어 있다; 섬유밴드(경돌설골근에서 형성된)가 중간 힘줄에 걸려 있는 형태로 설골에 부착된다(이복근의 "기능적 정지"로 제공)	
	• 경돌설골근	
	기시	• 측두골 경상돌기
	정지	• 설골의 가쪽면
	설골 정지부 바로 앞쪽에, 경돌설골근과 이복근의 중간 힘줄이 결합되어 설골에 부착된다.	
	• 하악설골근	
	기시	• 하악의 안쪽면(하악설골근 선)
	정지	• 설골, 위쪽 부분
	양쪽의 근섬유가 중간에 힘줄 형태로 결합되어(하악설골근 솔기), 하악골에서 설골까지 연결된다. 이 방법으로 왼쪽, 오른쪽 하악설골근이 함께 입의 바닥층을 이룬다.	
	• 이설골근	
	기시	• 턱끝가시
	정지	• 설골의 앞쪽면
신경지배		• 안면신경(뇌신경 VII) ○ 이복근의 후복 ○ 경돌설골근
		• 삼차신경(뇌신경 V] ○ 이복근의 전복(하악신경) ○ 하악설골근(하악신경)
		• 앞가지신경, C1–C2 ○ 이설골근(혀밑신경[뇌신경 XIII])

<table>
<tr><td rowspan="8">기능</td><td colspan="2">• 입 열기: 설골을 고정하며, 하악을 내림
○ 이복근
○ 하악설골근
○ 이설골근</td></tr>
<tr><td colspan="2">• 후인: 설골 고정하며, 하악을 뒤로 당김
○ 이복근</td></tr>
<tr><td colspan="2">• 외측변위: 하악의 동측 편위 보조
○ 이복근</td></tr>
<tr><td colspan="2">• 설골 올림: 저작근으로 하악을 고정하며 삼키기, 기침, 말하기.
○ 이복근
○ 경돌설골근
○ 하악설골근
○ 이설골근</td></tr>
<tr><td colspan="2">• 설골의 뒤쪽 이동
○ 이복근의 후복
○ 경돌설골근</td></tr>
<tr><td colspan="2">• 설골의 앞쪽 이동(아래턱 고정)
○ 하악설골근
○ 이설골근</td></tr>
<tr><td colspan="2">• 설골 "고정"
○ 이복근
○ 경돌설골근
○ 하악설골근
○ 이설골근</td></tr>
<tr><td colspan="2">• 입 바닥을 올려 타이트하게 하기
○ 하악설골근</td></tr>
<tr><td>연관통
(▶ 그림 7.158)</td><td colspan="2">• 목 측면, 가끔 뒤통수와 흉추, 턱으로 방사통(이복근의 후복과 경돌설골근)
• 목의 앞쪽 부분, 입의 바닥쪽, 턱, 아래 앞니 쪽으로 방사통(이복근의 전복, 하악설골근, 이설골근)</td></tr>
<tr><td rowspan="2">증상</td><td>통증</td><td>• 앞쪽 목, 턱, 아래쪽 앞니
• 흉쇄유돌근의 위쪽 부분, 흉쇄유돌근의 유발점을 비활성화시킨 후에도 통증이 지속될 경우</td></tr>
<tr><td>기능장애</td><td>• 삼킴이 어려운 증상, 히스테리구
• 입열기 제한</td></tr>
<tr><td rowspan="3">유발 요인</td><td>과부하</td><td>• 급성: 채찍질손상
• 만성: 장시간 동안 입을 열고 있어 과부하(깨무는 습관, 치과방문, 턱괴기 등)</td></tr>
<tr><td>과신장</td><td>• 채찍질손상
• 마취 동안 좋지 못한 자세
• 경추 부분의 수술</td></tr>
<tr><td>주요 유발점</td><td>• 흉쇄유돌근과 저작근(주로, 교근)</td></tr>
<tr><td>치료사를 위한 조언</td><td colspan="2">• 설골상근들과 설골하근은 하나의 기능적 단위로 연결되어 함께 영향을 받는다.
• 이복근 후복과 경돌설골근(보통 촉진에 의해 구별할 수 없다)의 치료는 턱 아래각의 바로 아래(안쪽으로)에서 유양돌기와 경상돌기 쪽으로 한다(▶ 그림 7.159).
• 이복근의 전복과 하악설골근, 이설골근의 치료는 바깥쪽(▶ 그림 7.160)과 구강 내에서 집게 잡기로(▶ 그림 7.161)도 수행할 수 있다.
• 저작근들과 흉쇄유돌근의 주요 유발점을 비활성화시켜야 한다.
• 도수치료를 위한 환자의 적절한 자세는 바로 누운 자세(▶ 그림 7.159 – ▶그림 7.160) 또는 옆으로 누운 자세이다.</td></tr>
</table>

환자에 대한 권고사항	• 피해야 하는 유발 요인들 　○ 코로 숨쉬는 연습하기 　○ 혀로 미는 움직임 알기 • 마사지를 통해 유발점의 자가 치료 • "턱 운동"(▶ 표 7.1과 ▶ 그림 7.157)을 통해 설골을 옆으로 밀어 스트레칭하기 • 기능적 훈련(▶ 표 7.1과 ▶ 그림 7.157)

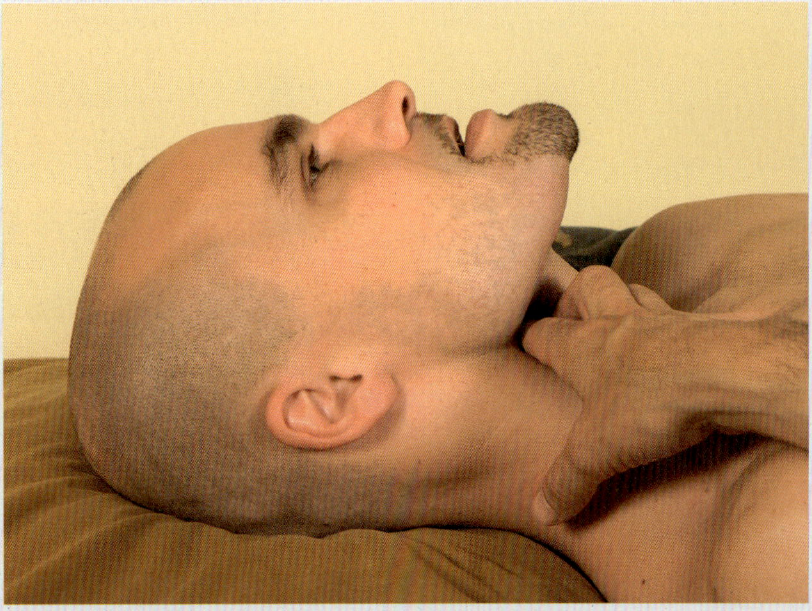

그림 7.159 이복근(후복)과 경돌설골근: 도수 압박(기법 I)과 유발점 영역 스트레칭(기법 II). 이복근이 스트레칭되는 쪽으로 하악을 앞으로 민다.

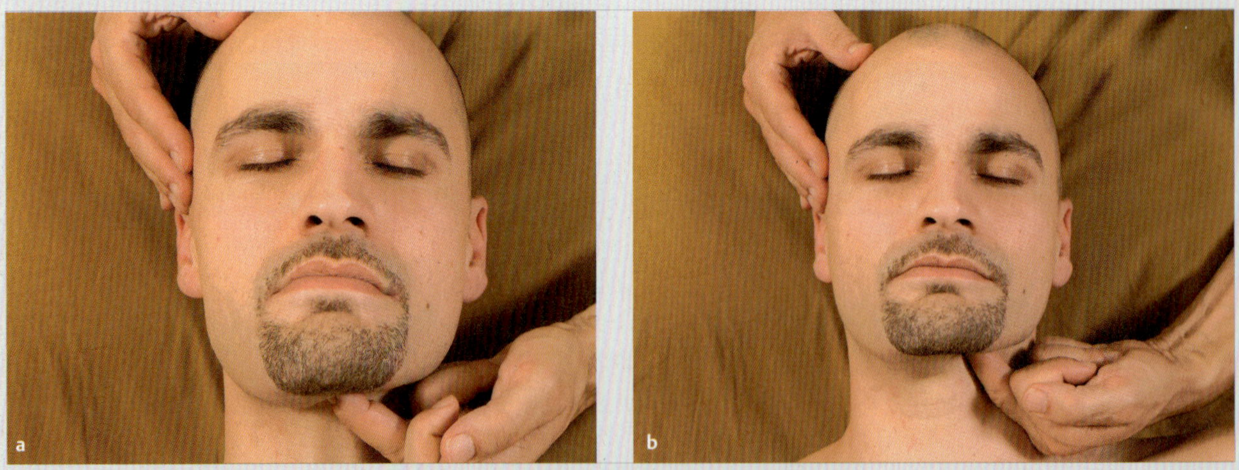

그림 7.160 설골상근 구강외 치료: 도수 압박(기법 I)과 유발점 영역 스트레칭(기법 II), 근막 스트레칭(기법 III)을 위한 처음 자세
a 이복근(전복)과 이설골근. 이복근의 앞쪽 근복을 치료하기 위해 하악을 앞쪽으로 이동(전인).
b 하악설골근

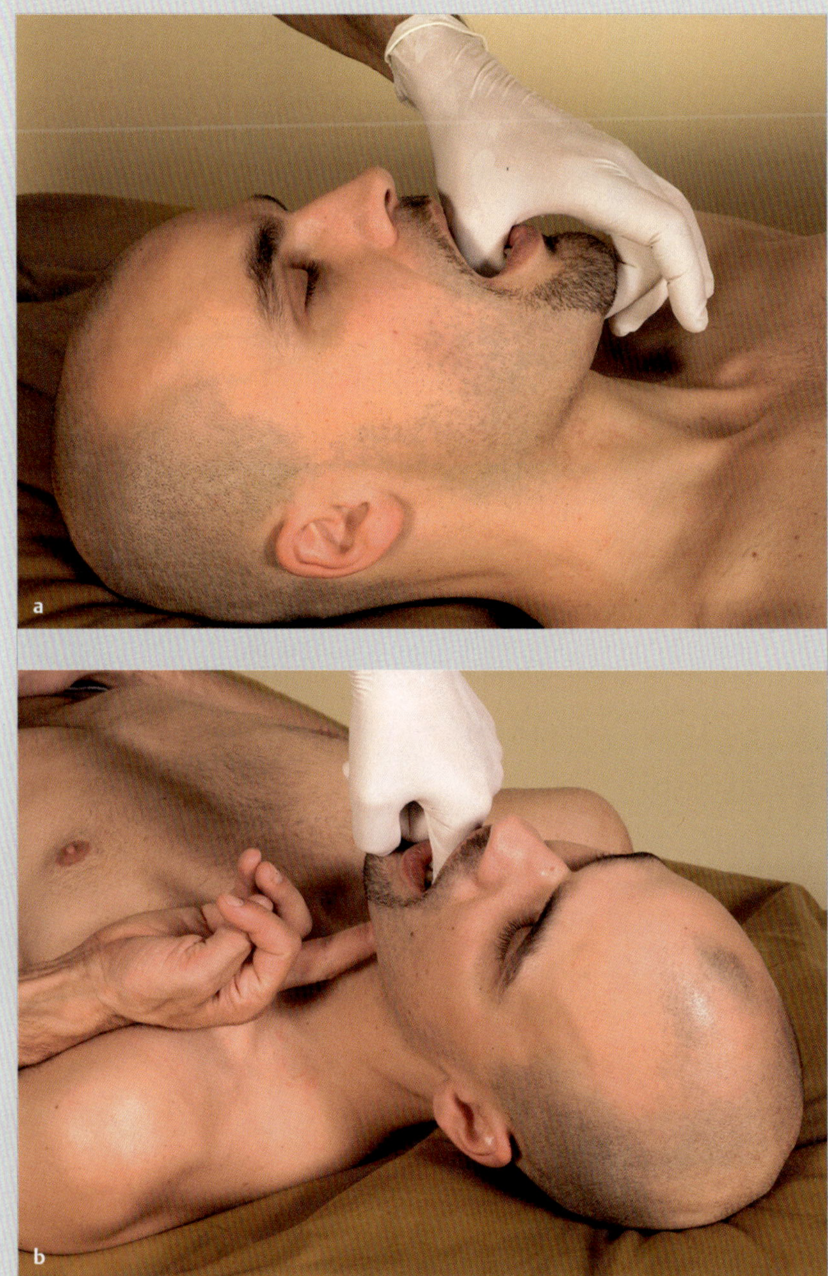

그림 7.161 설골상근 구강 내 치료: 도수 압박(기법 I)과 유발점 영역 스트레칭(기법 II)
a 이복근(앞쪽 근복)과 이설골근
b 하악설골근

7.3.6 설골하근: 흉골설골근, 흉골갑상근, 갑상설골근, 견갑설골근

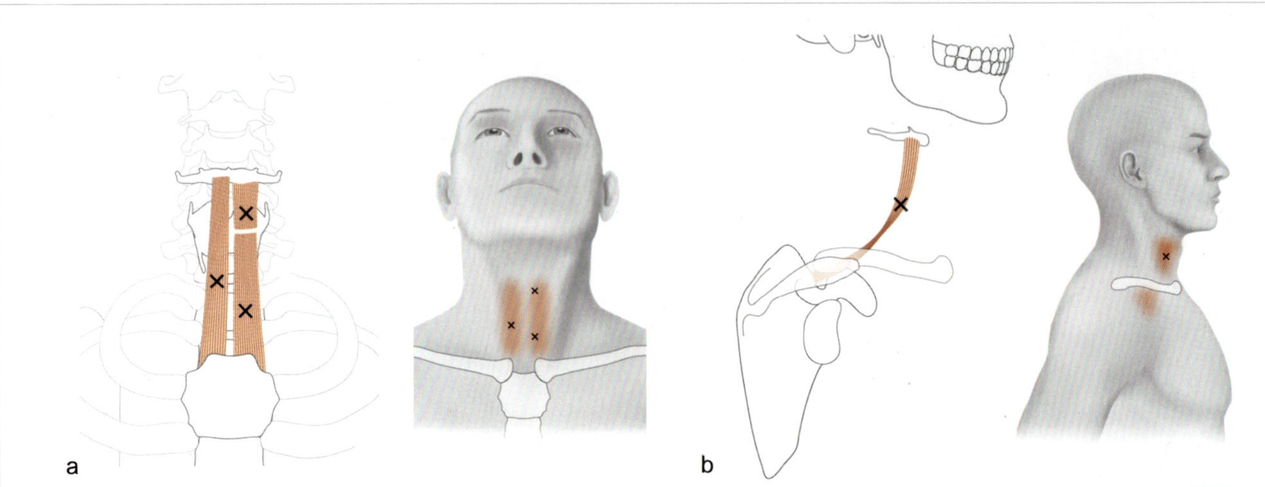

그림 7.162 설골하근 (Infrahyoid muscles, 목뿔아래근)
a 흉골설골근, 흉골갑상근, 갑상설골근 (Sternohyoid, Sternothyroid, thyrohyoid, 복장목뿔근, 복장방패근, 방패목뿔근)
b 견갑설골근 (Omohyoids, 어깨목뿔근)

해부학 (▶ 그림 7.140)	**• 흉골설골근**	
	기시	• 쇄골(내측), 후흉쇄인대 • 흉골병(후면)
	정지	• 설골
	• 흉골갑상근	
	기시	• 흉골병(후면) • 1늑연골(후면)
	정지	• 갑상연골(사선)
	• 갑상설골근	
	기시	• 갑상연골
	정지	• 설골(대각)
	• 견갑설골근	
	기시	• 견갑골(위쪽 모서리, 견갑하와)
	정지	• 설골
	견갑설골근은 중간힘줄이 아래 힘살(견갑 쪽에서 오는)과 위힘살(설골 쪽으로 연결되는)을 연결해준다.	
	신경지배	목신경고리, C1–C4
기능	• 설골 내림: 흉골설골근, 흉골갑상근, 갑상설골근, 견갑설골근	
	• 설골의 뒤쪽 이동: 견갑설골근	
	• 설골 안정(입을 열 때 간접적으로 작용): 흉골설골근, 갑상설골근	
	• 후두 내림: 흉골갑상근	
	• 후두 올림(설골 고정): 갑상설골근	
	• 견갑설골근이 속목정맥을 열어 정맥의 압력이 낮아지는 것(특히 똑바로 설때)을 방지한다. 중간힘줄의 긴장은 경추근막(기관지 앞층)의 휴즈 역할을 한다.	

<table>
<tr><td>연관통
(▶ 그림 7.162)</td><td colspan="2">• 목 앞쪽에 국소적(흉골설골근, 흉골갑상근, 갑상설골근)
• 목의 앞가쪽(견갑설골근)
• 가끔 오훼돌기 근처 어깨통증</td></tr>
<tr><td rowspan="2">증상</td><td>통증</td><td>• 연관통</td></tr>
<tr><td>기능장애</td><td>• 삼킴이 어려움
• 쉰목소리
• 갑상설골근의 단단한 띠는 상승모근과 사각근 최대 신장을 방해하고, 팔신경얼기를 압박할 수도 있다.</td></tr>
<tr><td rowspan="3">유발 요인</td><td>과부하</td><td>• 급성: 채찍질손상
• 만성: 장시간 동안 입을 열고 있을 때(깨무는 습관, 치과방문)</td></tr>
<tr><td>과신장</td><td>• 채찍질손상
• 마취 동안 좋지 못한 자세
• 경추 부분의 수술</td></tr>
<tr><td>주요 유발점</td><td>• 흉쇄유돌근과 저작근</td></tr>
<tr><td>치료사를 위한 조언</td><td colspan="2">• 설골상근들과 함께 설골하근은 기능적 단위 형태여서 함께 영향을 받는다.
• 설골하근(흉골설골근, 흉골갑상근, 갑상설골근)에 대한 안쪽으로의 접근은 경동맥이 촉진되기 쉽다. (▶ 그림 7.163)
• 견갑설골근의 치료와 촉진은 상승모근의 앞쪽 모서리와 흉쇄유돌근의 뒤쪽 모서리 사이에서(▶ 그림 7.164 a, b), 설골 방향 쪽으로 한다.
• 견갑설골근의 수동적 신장: 견갑골을 내리고, 수동적으로 설골을 반대쪽 옆으로 밀어서 기시와 정지를 각각 멀어지게 한다(▶ 그림 7.164 c).
• 흉쇄유돌근과 저작근에 있는 주요 유발점을 비활성화시킨다.
• 도수치료를 위한 환자의 적절한 자세는 바로 누운 자세(▶ 그림 7.163, ▶ 그림 7.164) 또는 옆으로 한 자세이다.</td></tr>
<tr><td>환자에 대한 권고사항</td><td colspan="2">• 피해야 하는 유발 요인들
  ○ 코로 숨쉬는 연습하기
  ○ 혀로 미는 움직임 알기
• 유발점의 자가 치료
• 후두를 옆으로 밀어 스트레칭
• 기능적 훈련(▶ 표 7.1과 ▶ 그림 7.157)</td></tr>
</table>

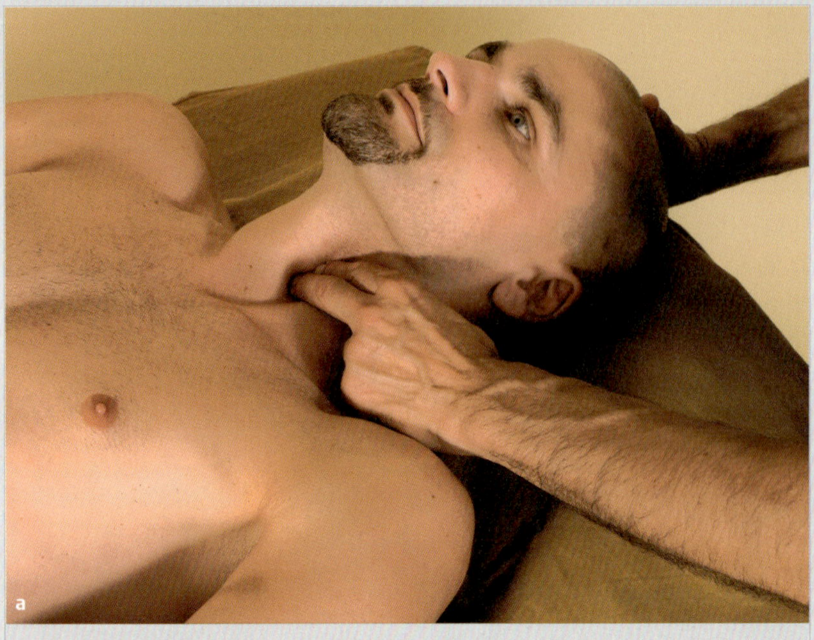

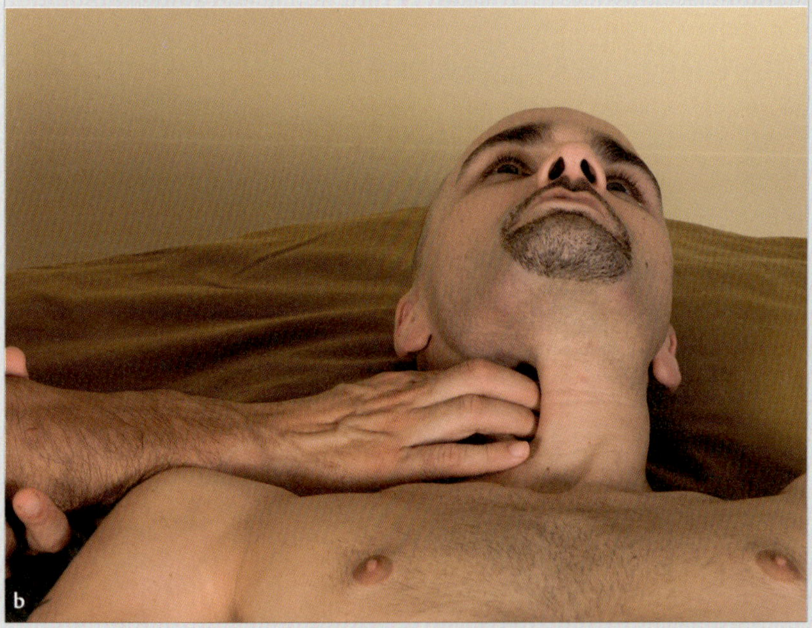

그림 7.163 설골하근: 도수 압박(기법 I), 유발점 영역 스트레칭(기법 II); 흉골설골근, 흉골갑상근, 갑상설골근을 함께 치료함. 안쪽으로 접근하면 경동맥이 촉진되기 쉽다.

a 측면

b 전면

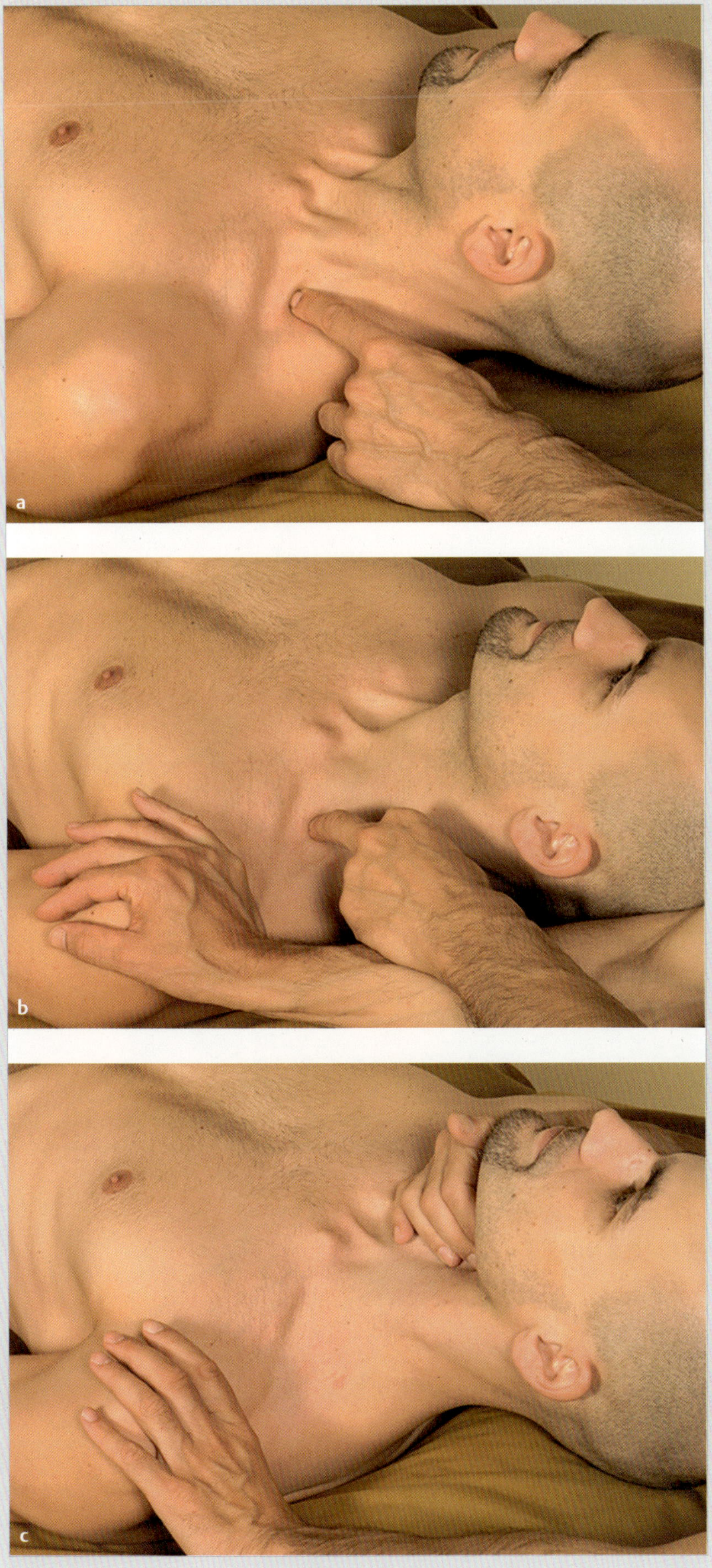

그림 7.164 견갑설골근
a 섬유방향의 횡으로 촉진
b 도수 압박(기법 I). 유발점 영역 스트레칭(기법 II). 그리고 견갑골 하강을 통해 견갑설골근 스트레칭하여 섬유 방향에 평행하게 근막 스트레칭(기법 III).
c 치료사에 의한 스트레칭 수행: 견갑을 누르고, 설골을 반대쪽으로 밀어 견갑설골근의 기시와 정지를 동시에 멀어지게 한다.

7.3.7 얼굴근육: 안륜근, 관골근, 광경근

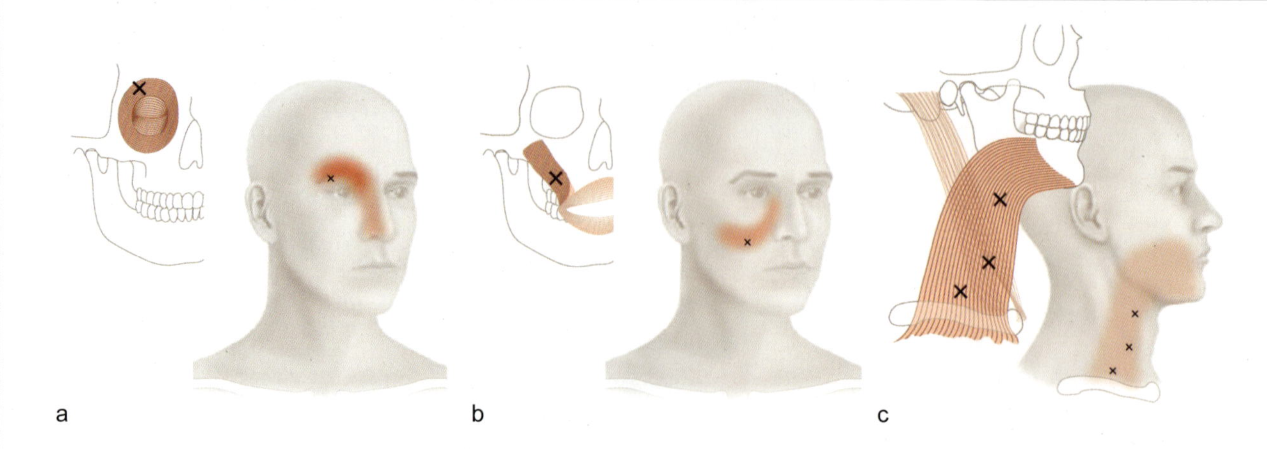

그림 7.165 얼굴근육 (Facial([mimic] Muscle)
a 안륜근 (Orbicularis Oculi, 눈둘레근)
b 관골근 (Zygomaticus, 큰광대근)
c 광경근 (Platysma, 넓은목근)

해부학 (▶ 그림 7.141)	**• 안륜근**	
	눈확 부분	• 눈꺼풀인대, 위턱뼈의 이마돌기의 코 부분, 앞눈물능선 • 섬유 방향과 기능: 둥글게 궤도를 그리고 있으며, 눈을 감게 해주는 근육
	눈꺼풀 부분	• 안검 위아래 피부; 눈확가로막, 눈꺼풀인대 • 섬유방향과 기능: 안검 바로 옆에 있으며, 눈을 깜빡거리는 반사 시 작용
	눈물주머니 부분	• 눈꺼풀인대의 안쪽에서 뒤쪽 눈물 능선까지 • 기능: 눈물주머니를 압박
	• 관골근	
	기시	• 관골대근: 광대뼈 중간 • 관골소근: 광대뼈의 안쪽 부분
	정지	• 입둘레근의 섬유
	• 광경근	
	기시	• 하악의 바닥 • 얼굴 아래쪽과 목의 피부밑 근막 • 대부분의 섬유가 입둘레근과 섞이며, 다른 섬유는 소근(입꼬리당김근), 구각하체근(입꼬리내림근), 하순하체근(아래입술내림근)과 연결된다.
	정지	• 위쪽 흉부와 가슴의 피부밑근막
	신경지배	• 얼굴신경(뇌신경 VII)을 통해서 ○ 측두가지, 관골가지 → 안륜근 ○ 관골가지 → 관골근 ○ 경추가지 → 광경근
기능	안륜근	• 눈을 감고(눈확 부분), 반사(눈꺼풀 부분) 작용 불안과 생각 등을 얼굴에 표현(Platzer 2005)
	관골근	• V할 때처럼 입의 끝 모서리(관골대근)와 윗입술(관골소근)을 올림 • 재미있어하는, 웃는, 기쁜 얼굴 표현(Platzer 2005)
	광경근	• 아랫입술과 입의 끝 모서리를 밑으로 내림 • 흉부의 피부를 위로 당겨 올림, 입이 열린 상태에서 더 크게 벌릴 때에 작용(예: 하품). • 화가 나거나 공격의 표현(Platzer 2005)

연관통 (▶ 그림 7.165)	• 코, 눈썹과 이마 가까운 곳(안륜근) • 코 뿌리, 뺨(관골근) • 하악골의 아래쪽과 가쪽면 피부의 따끔거리는 통증; 앞쪽 흉부에서 발생할수도 있다(광경근).	
증상	통증	• 얼굴 표층부 통증(모든 얼굴 근육) • 표층부 저리는 통증(광경근)
	기능장애	• 글자를 읽기 어렵다(안륜근).
유발 요인	과부하	• 만성 ○ 마스크 같은 얼굴 표정: 무미건조하고 움직이지 않는 얼굴 표현 ○ 얼굴 근육의 틱 ○ 과도한 목관 악기 연주 ○ 습관적인 눈 깜빡임(빛에 민감) ○ 눈을 가늘게 뜰 때(노안)
	직접적 외상	• 사고로 찢어지거나, 얼굴 수술
	주요 유발점	• 흉쇄유돌근, 사각근, 상승모근, 저작근(주로, 교근)
치료사를 위한 조언	• 얼굴 표현의 미묘한 차이를 만드는 다른 근육들이 많다. 해부학책에서 더 많은 얼굴 근육에 대한 정보를 얻을 수 있다(추미근, 비근근, 안검거근, 상순비익거근, 상순거근, 입꼬리당김근, 소근, 협근, 구륜근, 구각하제근, 하순하제근, 이근)(Netter 2000, Prometheus 2005, Platzer 2005, Valerius 등 2007). • 꼼꼼하고 시간이 오래 걸리는 얼굴 통증의 진단적 과정은 얼굴근육의 표층 촉진으로 이뤄진다(▶ 그림 7.168). • 얼굴 근육의 치료는 보통 기법 II와 III를 사용한다(▶ 그림 7.166, ▶ 그림 7.167). • 집게 잡기를 사용한 구강 내 치료는 관골근, 구륜근, 협근 등의 근육에게는 적절하다. • 광경근은 흉쇄유돌근, 사각근과 함께 치료한다. • 저작근, 흉쇄유돌근, 사각근, 상승모근에 있는 주요 유발점을 비활성화시킨다. • 도수치료를 위한 적절한 환자의 자세는 바로 누운 자세(▶ 그림 7.166 – ▶ 그림 7.168) 또는 옆으로 누운 자세이다.	
환자에 대한 권고사항	• 피해야 하는 유발 요인들 ○ 습관적인 얼굴 표현을 조절한다. ○ 필요하다면 시력을 교정한다(안경). • 얼굴마사지를 통한 자가 치료 • 근육을 움직이는 마사지를 이용해 근육을 스트레칭 • 기능적 훈련(예: 관악기 연주, 연기, 표정짓는 연습)	

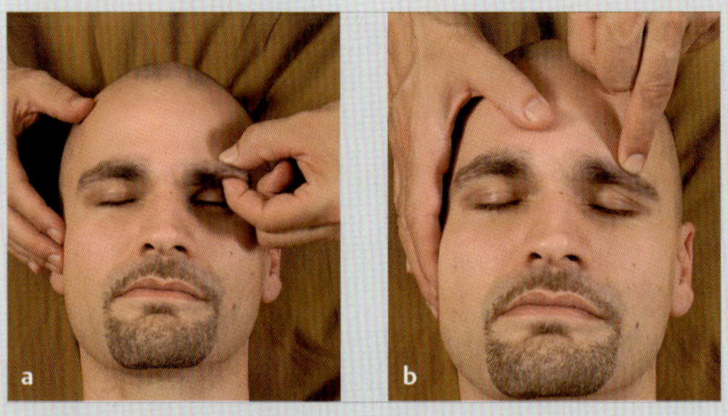

그림 7.166 안륜근
a 집게 잡기로 도수 압박(기법 I)과 유발점 영역 스트레칭(기법 II)
b 근막 스트레칭(기법 III)

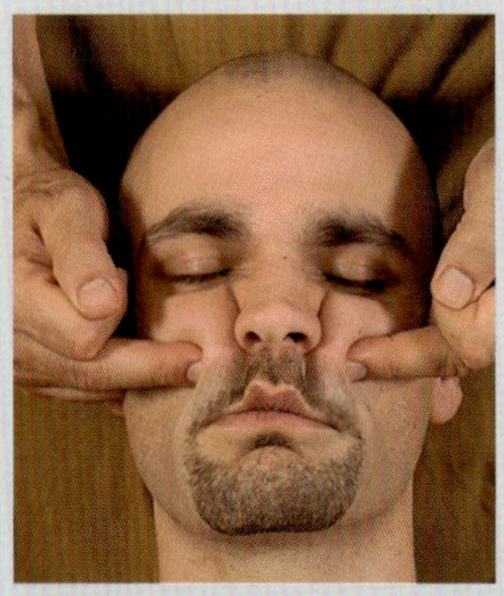

그림 7.167 관골근: 유발점 영역 스트레칭(기법 II)

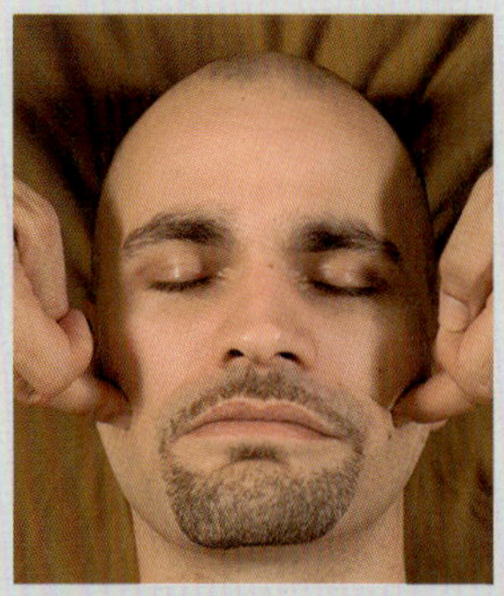

그림 7.168 다른 모든 얼굴 근육의 유발점을 확인하기 위해 광범위하게 촉진

7.3.8 후두전두근

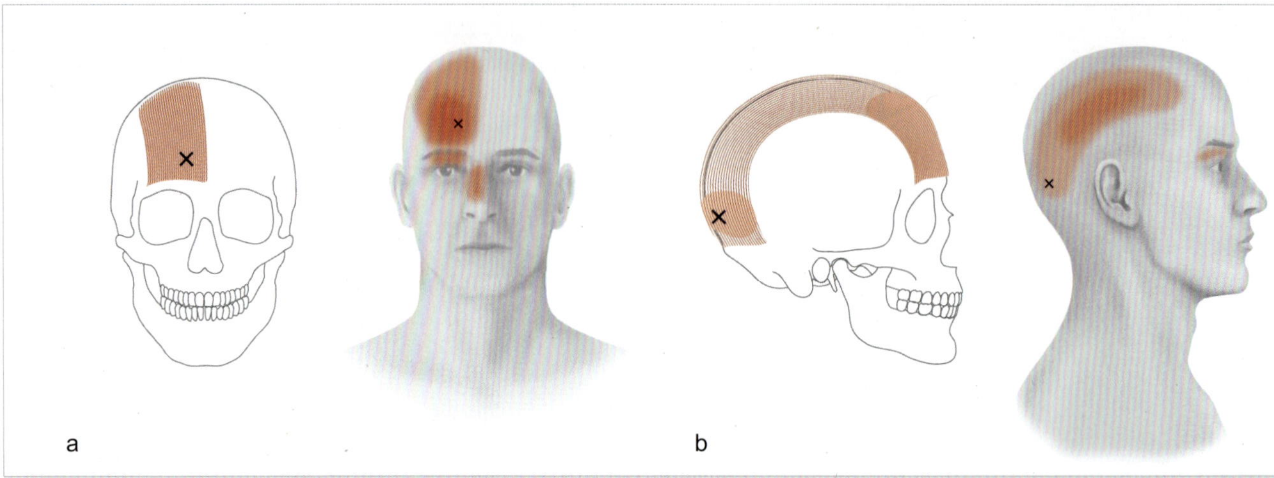

그림 7.169 후두전두근 (Occipitofrontalis[of the Epicranius], 뒤통수이마근)
a 전두근 (후두전두근의 전두근복)(Fronral belly of the occipitofrontalis, 이마힘살)
b 후두근 (후두전두근의 후두근복)(Occipitalis of the occipitofrontalis, 뒤통수근)

해부학 (▶ 그림 7.141)	기시	• 후두전두근의 전두근복: 눈썹과 이마의 피부; 안륜근과 섞인다. • 후두전두근의 후두근복: 후두골의 상항선(가쪽 2/3)
	정지	• 모상 건막(모상건막–근육의 두 부분을 연결해주는 단단한 힘줄)
	근육 전체는 두피에 단단히 붙어 있지만, 머리 덮개뼈의 뼈막과는 느슨하게 연결되어 있어 쉽게 움직인다.	
	신경지배	• 얼굴 신경(뇌신경 VII)을 거쳐 ○ 이마 힘살 부분은 측두분지 ○ 뒤통수 힘살은 후이개신경의 후두가지
기능	전두근복	• 이마에 주름 만들기, 눈썹 올리기 • 경탄, 놀란 표정, 관심 있는 표정((Platzer 2005)
	후두근복	• 모상건막을 뒤로 당기거나, 고정해서, 전두근이 더 효과적으로 당겨질 수 있도록 지지면을 제공해 줌.
	두 근복이 함께 수축하면, 이마의 피부를 뒤로 당기고, 눈을 크게 떠 공포나 놀란 표정을 만든다. 두피가 뒤통수 쪽으로 이동되어 머리를 서게 만든다. 바이오 피드백에서 불안을 측정하는 데에 전후두근 전두근복의 긴장도를 사용한다.	
연관통 (▶ 그림 7.169)	• 이마에서 국소적(전두근복) • 가쪽에서 머리 뒤쪽으로 확산, 머리를 관통하는 느낌(후두근복) • 눈 뒤쪽 깊은 곳(후두근복)	
증상	통증	• 두통 • 통증 증가 ○ 불안과 스트레스(전두근) ○ 머리 뒤쪽에 압력이 증가 될 때(후두근)
유발 요인	과부하	• 만성 ○ 과로, 스트레스, 불안 ○ 이마에 주름을 반복적으로 만들기, 놀람,걱정 또는 못마땅한 표현으로 지속적으로 눈썹을 위로 올릴 때 ○ 시력 저하로 인한 긴장
	외상	• 사고로 인한 직접적 손상

유발 요인	주요 유발점	• 흉쇄유돌근(→ 전두근) • 뒤통수, 상부, 중부, 하승모근, 판상근, 반극근, 후두하근까지 방사통(→ 후두근)
	활성화 기전	• 긴모발의 무게로 인한 두피의 긴장 • 드라이기를 사용하지 않고 젖은 머리를 말릴 때(증발로 차가워진 두피가 근육의 긴장을 증가시킴) • 헬멧 착용 → 잠재된 유발점을 압박(공사장 인부, 자전거 타기, 스키, 승마 등)
치료사를 위한 조언	• 치료에 도수 기법 I, II, III을 주로 사용한다(▶ 그림 7.170, ▶ 그림 7.171). • 감별진단: 똑바로 누울 때 머리의 뒤쪽에 가해진 압력으로 인해 통증이 심해지고, 열의 국소적용이 긍정적 효과가 있다면 전후두근의 후두근복의 유발점 때문이다. 신경학적 증상은 뒤쪽 목근육(두반극근, 상승모근)을 지나는 대후두신경 포착에 의해 생긴 통증이며, 열은 증상을 악화시키고, 냉은 증상을 완화시킨다. • 치료를 위한 환자의 적절한 자세는 바로 누운 자세(▶ 그림 7.170, ▶ 그림 7.171) 또는 엎드려 누운 자세(후복근 치료 시)이다.	

환자에 대한 권고사항	• 습관 조절
	  ○ 습관적인 얼굴 표현을 조절한다.
	  ○ 필요하다면 시력을 교정한다.
	• 두피 마사지로 유발점 자가 치료
	• 두개골에 있는 두피를 움직여서 근육을 스트레칭
	• 스트레스 관리; 긍정적인 마음 갖는 방법 찾기	

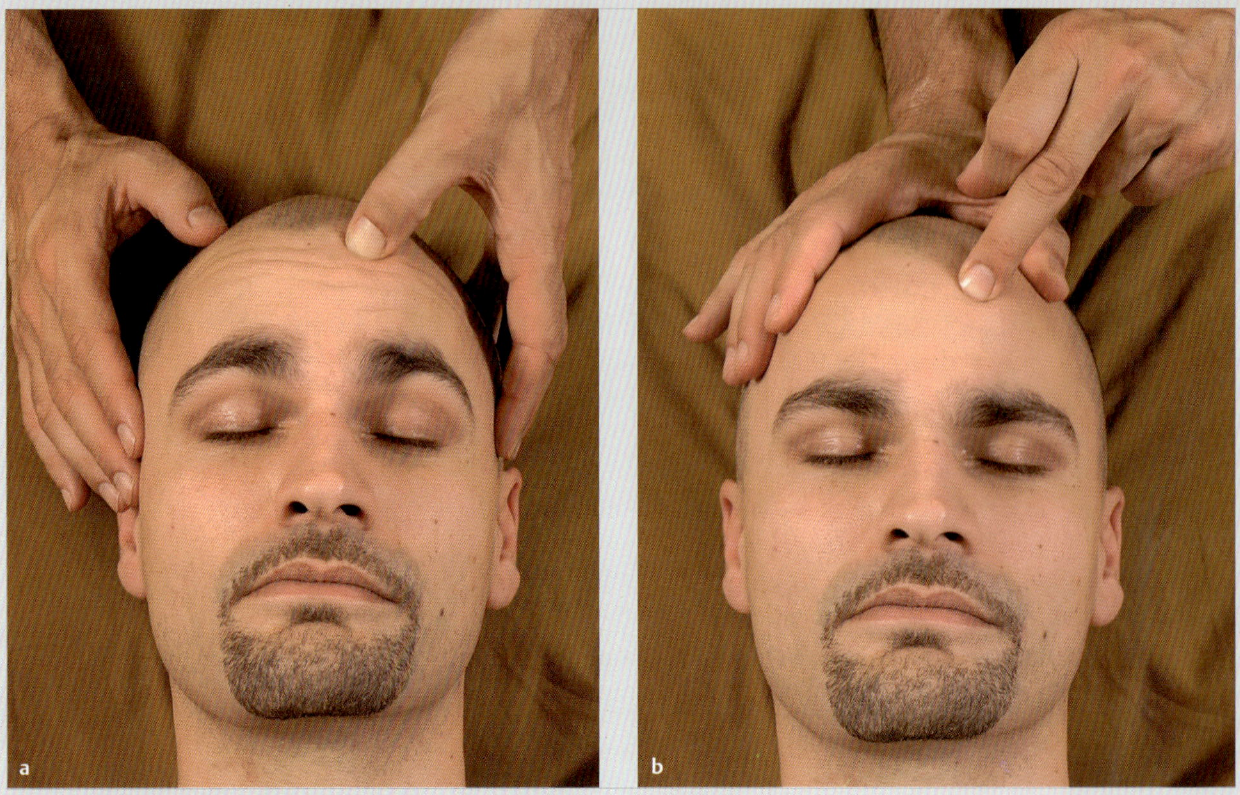

그림 7.170 후두전두근의 전두근복
a 도수 압박(기법 I)과 유발점 영역 스트레칭(기법 II)
b 근막 스트레칭(기법 III)

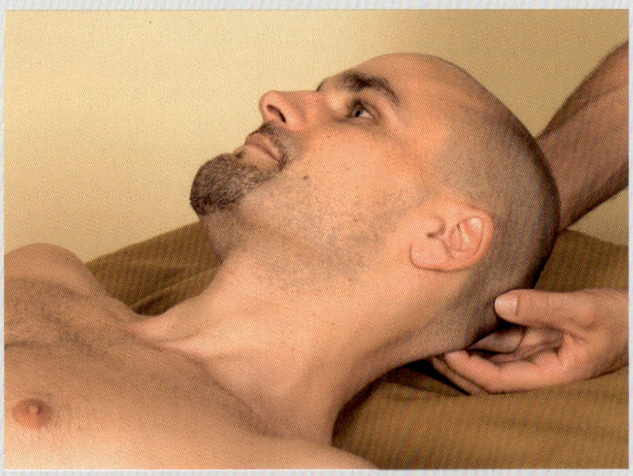

그림 7.171 후두전두근의 후두근복: 도수 압박(기법 I)과 유발점 영역 스트레칭(기법 II)

7.4 몸통

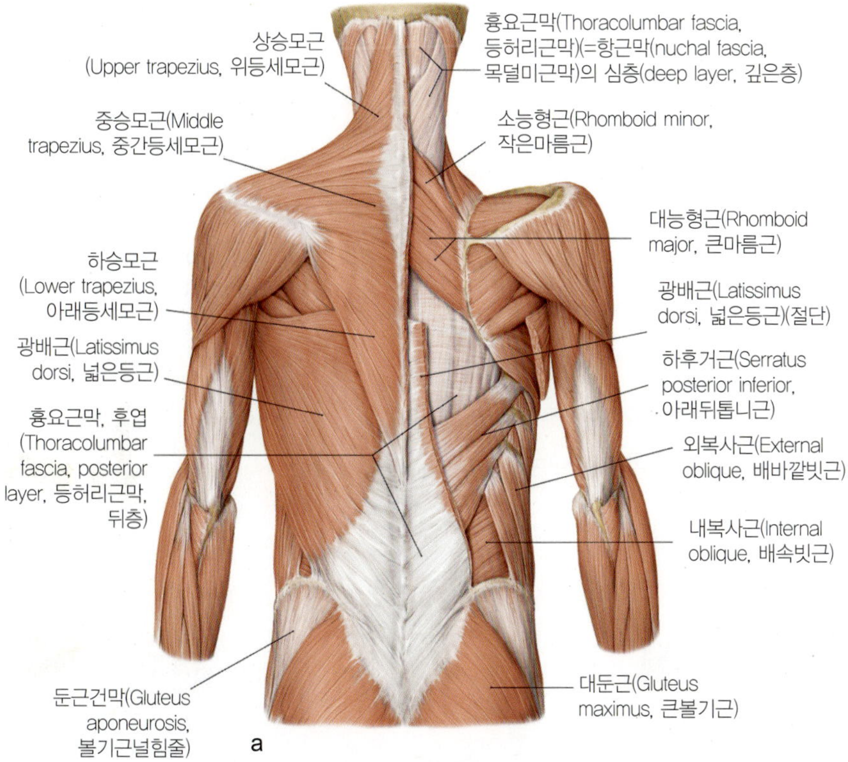

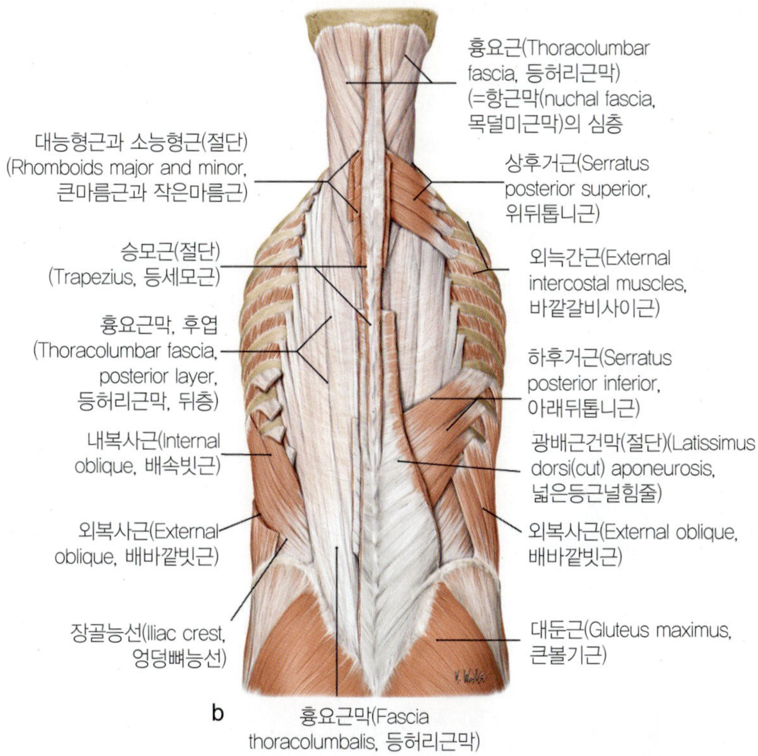

그림 7.172 몸통 후방 등근육들
a 천층(superficial layer, 얕은층).
b 중간층(middle layer).
From Schuenke M, Schulte E, Schumacher U. THIEME Atlas of Anatomy. General Anatomy and Musculoskeletal System. Illustrations by Voll M and Wesker K. Second Edition. New York: Thieme Medical Publishers; 2014

계속 ▶

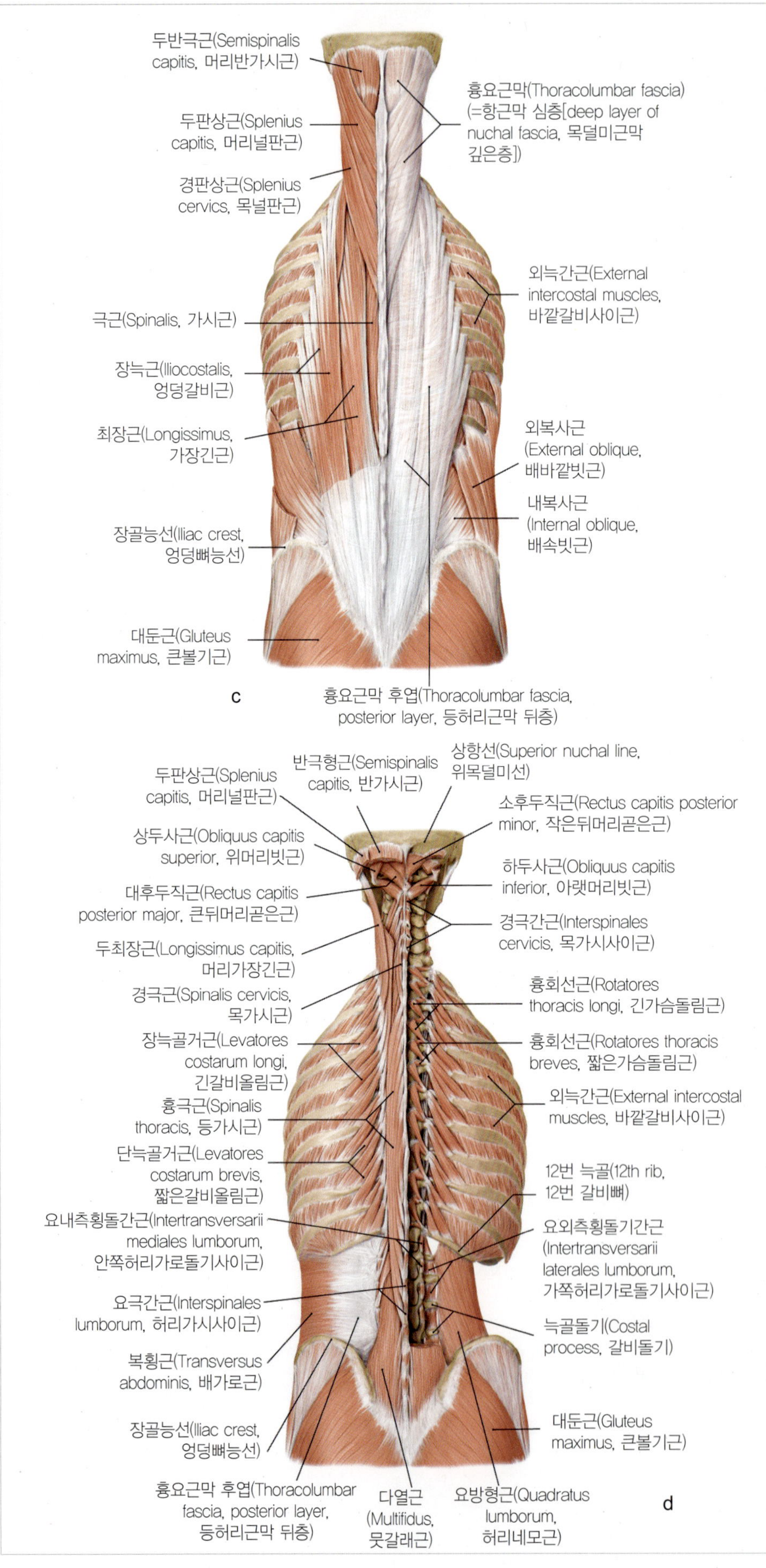

그림 7.172 (계속) 몸통 후방 등근육들

c 심층, 외측로(deep layer, lateral tract, 깊은층 가쪽로).

d 심층, 내측로(medial tract, 깊은층 안쪽로).

From Schuenke M, Schulte E, Schumacher U. THIEME Atlas of Anatomy. General Anatomy and Musculoskeletal System. Illustrations by Voll M and Wesker K. Second Edition. New York: Thieme Medical Publishers; 2014

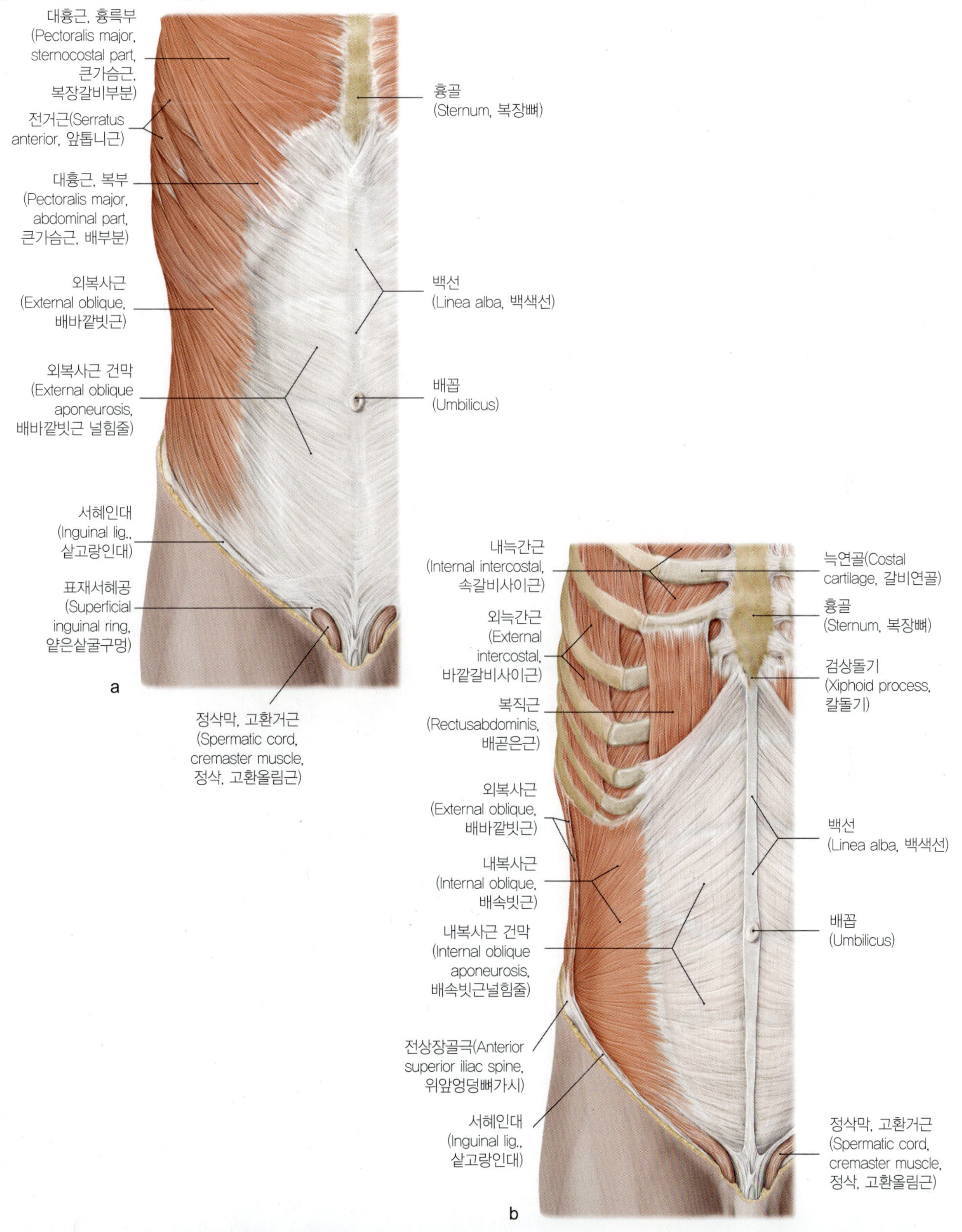

그림 7.173 외측 전복벽 근육들: 전면.
a 비스듬한 복벽 근육들, 천층.
b 비스듬한 복벽 근육들, 중간층.
From Schuenke M, Schulte E, Schumacher U. THIEME Atlas of Anatomy. General Anatomy and Musculoskeletal System. Illustrations by Voll M and Wesker K. Second Edition. New York: Thieme Medical Publishers; 2014Illustrations by Voll M and Wesker K. Second Edition. New York: Thieme Medical Publishers; 2014

계속 ▶

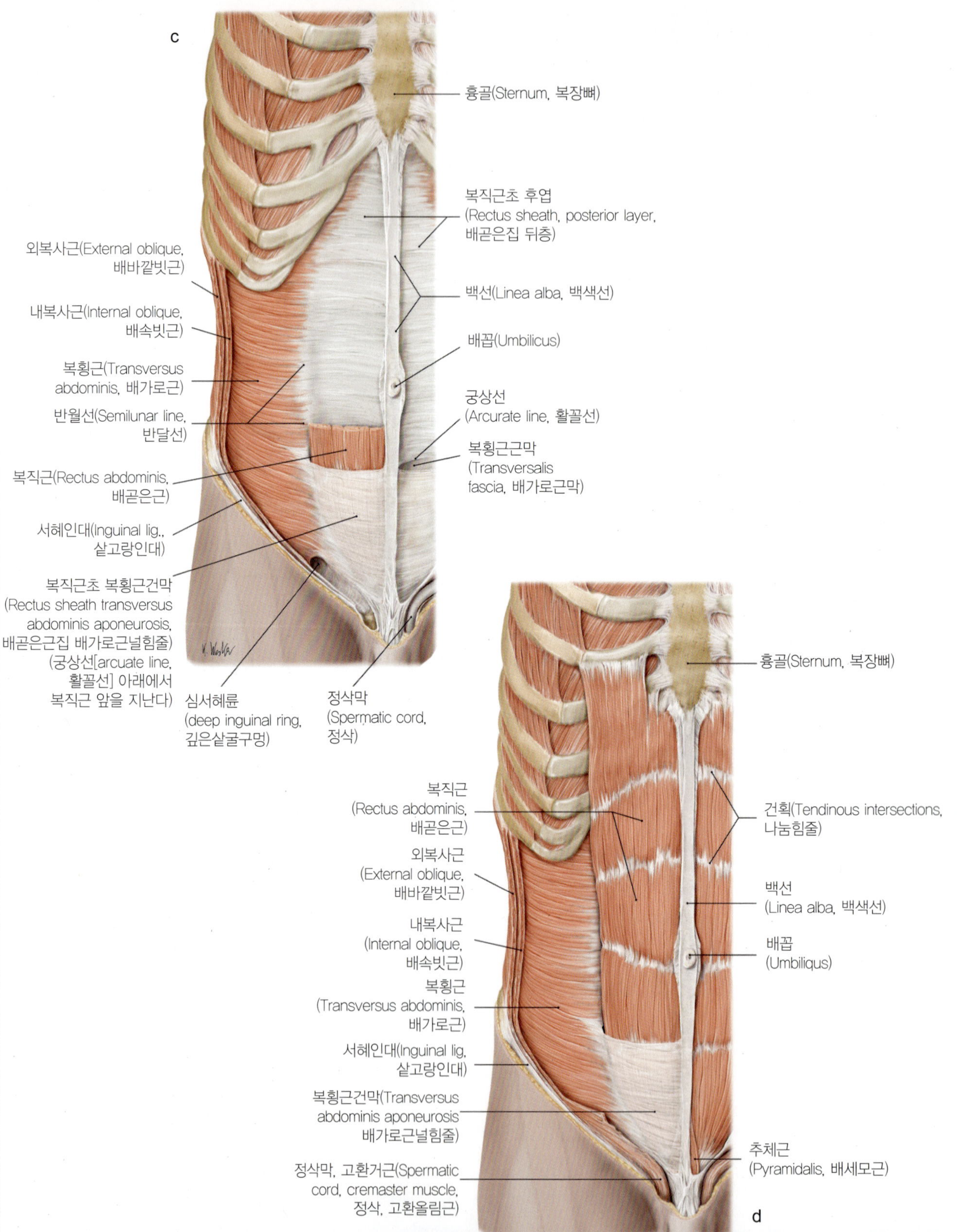

그림 7.173 *(계속)* 외측 전복벽 근육들: 전면.

c 복벽 근육들, 심층.

d 비스듬한(곧은) 복벽 근육들, 천층.

From Schuenke M, Schulte E, Schumacher U. THIEME Atlas of Anatomy. General Anatomy and Musculoskeletal System. Illustrations by Voll M and Wesker K. Second Edition. New York: Thieme Medical Publishers; 2014

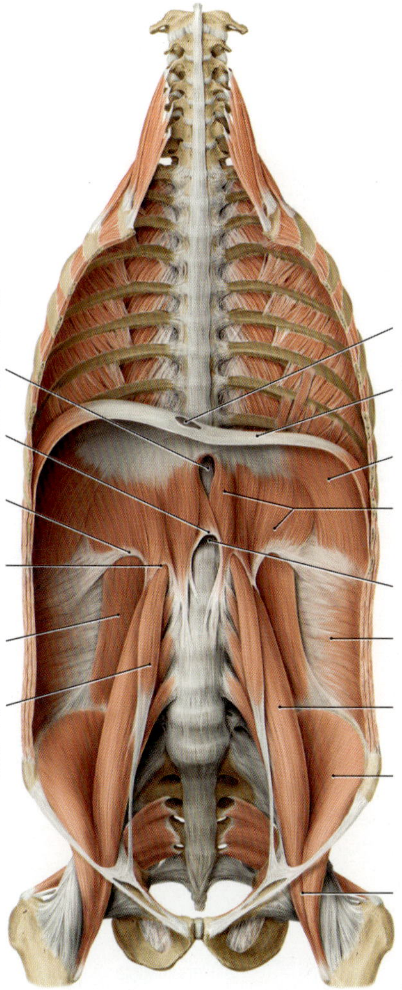

그림 7.174 몸통벽의 근육들.
a 전두 단면.
From Schuenke M, Schulte E, Schumacher U. THIEME Atlas of Anatomy. General Anatomy and Musculoskeletal System. Illustrations by Voll M and Wesker K. Second Edition. New York: Thieme Medical Publishers; 2014

계속 ▶

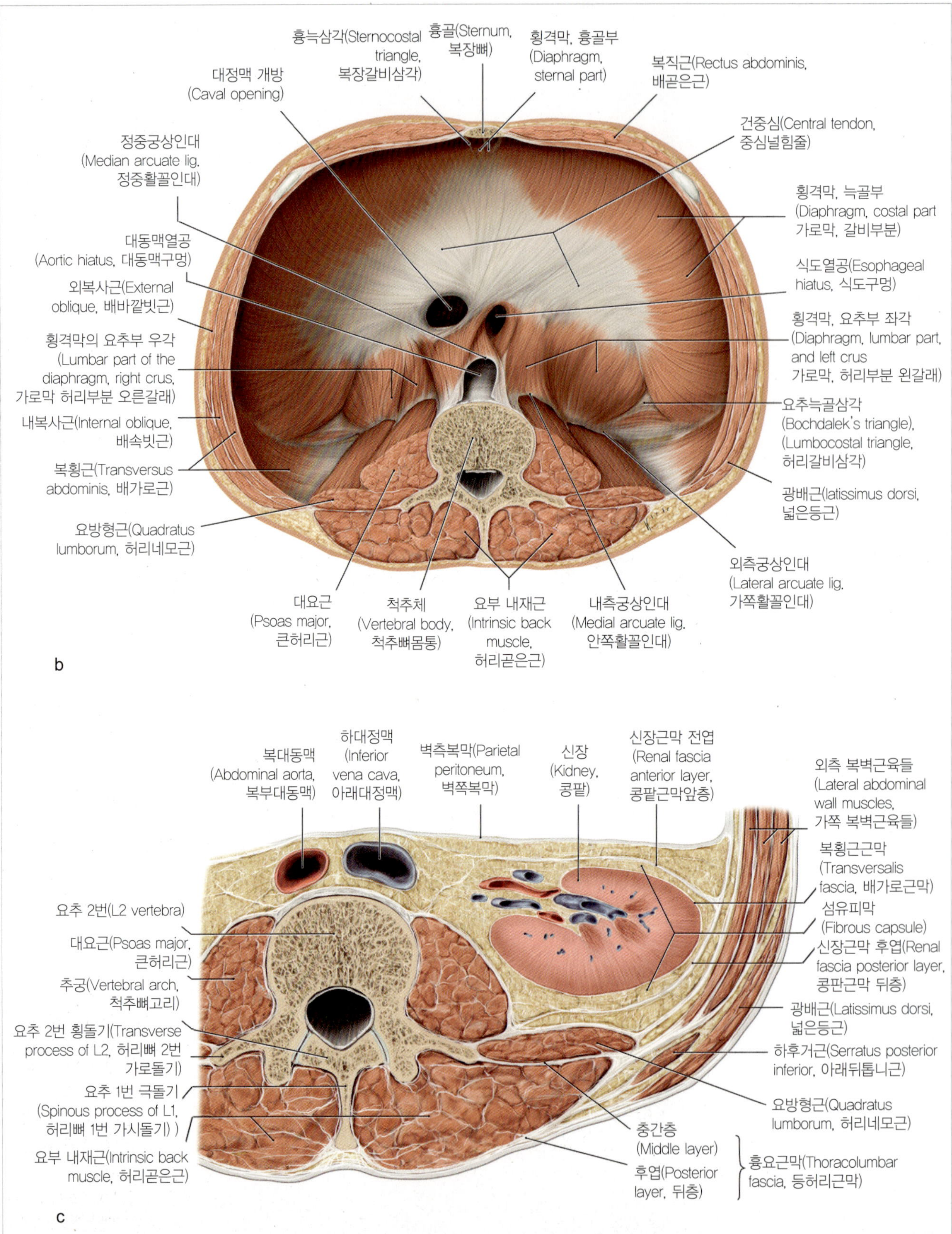

그림 7.174 *(계속)* 몸통벽의 근육들.

b S2 레벨의 횡단면: 하면.

c S3 레벨의 횡단면: 상면.

From Schuenke M, Schulte E, Schumacher U. THIEME Atlas of Anatomy. General Anatomy and Musculoskeletal System. Illustrations by Voll M and Wesker K. Second Edition. New York: Thieme Medical Publishers; 2014

7.4.1 척주기립근

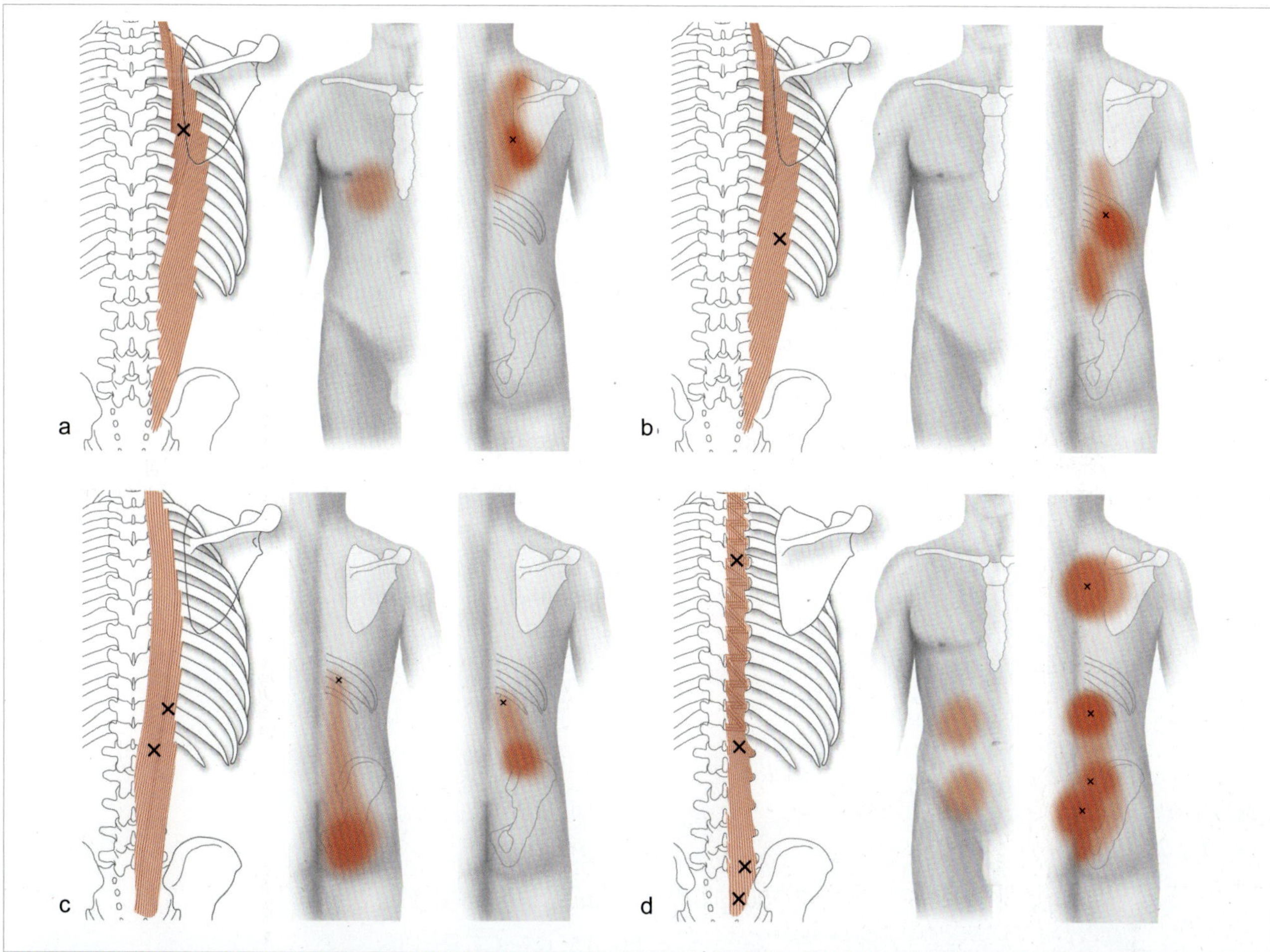

그림 7.175 척주기립근 (Erector spinae, 척추세움근)
a 장늑근 (흉부)(Iliocostalis[thoracic part], 엉덩갈비근[가슴부])
b 장늑근 (흉요부)(Iliocostalis[thoracolumbar part], 엉덩갈비근[가슴허리부])
c 최장근 (Longissimus, 가장긴근)
d 다열근과 회선근 (Multifidi and rotatores muscles, 뭇갈래근과 돌림근)

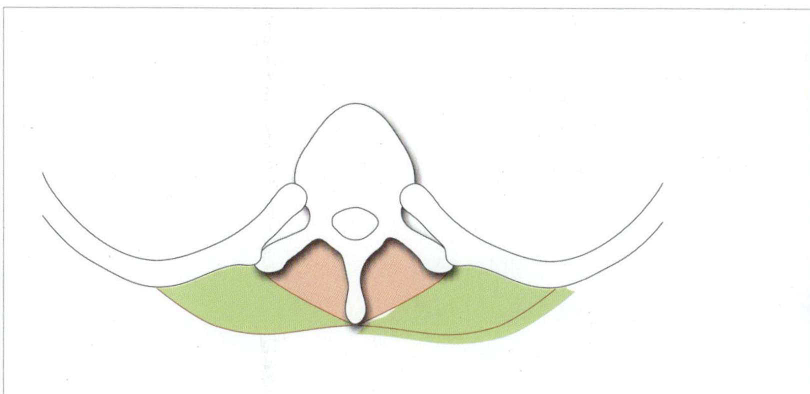

그림 7.176 척주기립근의 내측과 외측부. 흉추 부위의 모형도: 내측부 근육들(반극근(semispinalis muscles, 반가시근), 다열근과 회선근)은 횡돌기와 극돌기 사이 깊숙이 자리 잡고 있다(갈색). 이것들은 극돌기와 늑골각(angle of rib, 갈비뼈각) 사이에 측면부 근육(최장근과 장늑근)에 의해 덮여 있다(녹색). 따라서 내측부 근육의 치료는 외측부 근육 일부를 통해서 수행된다. 극돌기 바로 옆이 다열근과 회선근을 촉진할 수 있는 가장 좋은 곳이다(▶ 그림 7.178 **a**).

해부학 (▶ 그림 7.172)	척주기립근=등 고유의 근육들(내재근) (즉, 척수신경의 후방가지로 직접 신경지배하는 모든 근육들)		
	A	외측부	표면에 위치: long extensors
	A 1	직선 근육 체계(*횡돌간근*, ***intertransversarii***, *가로사이근*)	
	A 1.1	• **장늑근**	
		○ 요장늑근(iliocostalis lumborum, 허리엉덩갈비근)	
		기시	천골 흉요근막
		정지	요추 상부 늑골돌기와 6번–12번 늑골
		○ 장늑근 흉부	
		기시	6번–12번 늑골
		정지	1번–6번 늑골, C7 횡돌기
		○ 경장늑근(iliocostalis cervicis, 목엉덩갈비근)	
		기시	3번 – 6번 늑골
		정지	C4 – C6 횡돌기
	A 1.2	• 최장근	
		○ 흉최장근	
		기시	천골, 요추 극돌기, 흉추 하부 횡돌기
		정지	흉추 횡돌기, 1번 – 10번 늑골
		○ 경최장근(longissimus cervicis, 목가장긴근)	
		기시	T1 – T6 횡돌기
		정지	C2 – C5 횡돌기
		○ 두최장근(longissimus capitis, 머리가장긴근)	
		기시	T1 – T5, C5 – C7 횡돌기
		정지	유양돌기(mastoid process, 꼭지돌기) 심부
		흉최장근과 흉추, 요추부 장늑근은 흉요근막으로 둘러싸인 요추부에서 결합한다(▶ 그림 7.213 **a**).	
	A 2	횡체계(*극돌기횡단시스템*, *spinotransversal system*, V–시스템)	
	A 2.1	• **경판상근**	
		기시	T3 – T6 극돌기
		정지	C1 – C2 횡돌기
	A 2.2	• **두판상근**	
		기시	T1 – T3, C4 – C7 극돌기
		정지	유양돌기 부분(내측 심부)
	B	내측로	심부에 위치한다: 단신전근(안정화)
	B 1	직선근육체계(*극간근*[*interspinales* 가시사이근육]과 *횡돌기간근*)	
	B 1.1	• **극간근**	극돌기에 인접하여 연결
	B 1.2	• **횡돌기간근**	횡돌기에 인접하여 연결
	B 2	횡단 시스템(*횡단극돌기 시스템*, A–시스템)	
	B 2.1	• **단회선근**	횡돌기에서 극돌기 바로 위에 위치한다.
	B 2.2	• **장회선근**	횡돌기에서 두 번째 위쪽에 있는 척추의 극돌기

	B 2.3	• **다열근**	2–4 레벨을 넘는 근육 다발
	B 2.4	• **반극형근**	5개, 혹 그 이상의 척추를 넘는 근섬유
	신경지배		• 척수신경의 후지(C2 – L4)
기능	직선체계의 근육들(횡돌간근과 극간근)		
		• 양측성 활동과 함께 신전 • 편측 활동으로 외측굴곡(lateral flexion, 측방 굴곡) 또는, 만약 근육이 완벽하게 중앙에 위치하지 않을 경우	
	횡체계의 근육들(*극돌기횡단*과 횡단극돌기)		
		• 양측성 활동과 함께 신전 • 같은쪽으로 회전(극돌기 횡단 시스템) • 반대쪽으로 회전(횡단 극돌기 시스템)	
	주 기능:		
		• 정적, 예) "방해하는 움직임", "움직이지 않고 남아 있는"(복사근은 몸통에서 가장 중요한 회선근이고, 또한 가장 중요한 외측굴곡 근육은 요방형근이다) • 근본적으로, • 근육이 지렛점(fulcrum, 지레 받침)에 가까울수록(즉, 근육이 깊이 위치할수록) 현저한 안정화와 움직임 억제 기능이 있다. • 근육과 지렛점의 거리가 증가할수록 근육의 역동성과 움직임의 기능이 더욱 우수하다. → 척주기립근의 심층(다열근과 회선근육들)은 주로 국소적이고 분절의 안정화를 제공한다.	
연관통 (▶ 그림 7.175)	• 등 부위(▶ 그림 7.175) • 기본적으로 유발점이 위치한 근육층이 깊을수록 연관통 부위가 작아진다. • 흉부의 장늑근에 유발점은 일반적으로 요추부위로 방사된다(▶ 그림 7.175 **b**).		
증상	통증	• 요통(대개 편측) • 몸통의 안정화가 요구되는 활동과 함께 통증이 증가된다(즉, 일어날 때, 무엇을 나르거나 무거운 것을 들어올릴 때).	
	기능장애	• 통증과 연관된 제한된 ROM(주로 경추, 흉추, 그리고 요추의 굴곡)과 통증을 피하기 위한 통증 회피 자세 • 심부 척주기립근(다열근과 회선근)에 의한 척주의 적절한 안정화의 부족 → 후관절(facet joints, 돌기사이관절)과 추간판(intervertebral disc, 척추원반)에 불완전한 하중 → 전반적인 몸통 근육에 과부하(즉, 최장근과 장늑근 그리고 복부의 근육들): 이 근육들은 기능의 안정화를 맡으려 시도하지만 그들의 위치 때문에 이것이 적합하지 않다. • 영향을 받은 근육 위의 피부는 종종 압력에 증가된 민감도와 피부 굴림(skin-rolling)에 대한 저항을 보여준다(부분 비만).	
자극적인 요인들	과부하	• 급성 ○ 들어올림으로 인한 외상: 전방굴곡+외측굴곡+회전 ○ 넘어짐 ○ 작은 후관절의 기능장애로 인한 반응(보호기능) • 만성 ○ 비효율적인 자세와 움직임 ○ 움직임의 부족: 매시간 앉아 있는(자동차, 비행기, 컴퓨터 등) 흉추와 요추부 척주기립근에 대한 근전도 연구에서 효율적으로 30분 이상 앉아 있기가 불가능하다는 것을 보여주었다. 초기 EMG에서는 근 활동이 관찰되지 않았지만 이어 30분 이내에 근활동이 나타났고, 피실험자가 움직이지 않고 최적의 이완된 자세를 취했을 때에도 EMG 기록을 보였다. "부동성(immobility)이 다른 사람들보다 훨씬 빠르게 모든 사람들에게 근육긴장을 증가시켰다는 것은 주목할 만하다"(Travell과 Simons 1999).	

	주요 유발점	• 장요근, 요방형근, 척주기립근, 외측, 내측 복사근
	활성화 기전	• 잠재하는 mTrPs의 활성화는 피로, 냉각, 통풍(drafts), 나쁜 컨디션에 의해 활성화된다.
치료사를 위한 조언		• "비특이성"이라고 불리는 다수의 요통은 mTrPs의 원인으로 발생된다. • 앉을 때 측부(장늑근과 최장근)의 흉부 구성 요소는 특정한 앉는 문제에서 한쪽 허리보다 더 활동적이다 → 요추뿐만 아니라 장늑근과 최장근의 흉추 부위에서도 유발점을 주의 깊게 찾아야 한다(▶ 그림 7.175 **b**와 **c**). • 내측부 근육의 유발점은 주로 그들의 자체 고유 영역 주변으로 통증을 투사하는데, 즉, 유발점은 흔히 그들의 "투사영역에 분포한다"(▶ 그림 7.175 **d**). • 극돌기의 골막(periosteum, 뼈막)이 외측 압력 유발에 예민하다면, 이것은 같은 분절의 내측부 깊은 곳에 유발점을 암시하는 것이다(왜냐하면 다열근과 회선근은 극돌기에 가로로 들어가기 때문이다). • 오랫동안 압박을 받은 신경(예: 추간판탈출증)에 의해 공급된 근육은 사실상 항상 유발점을 형성한다. 이러한 유발점은 가끔 수술적 감압 이후에 지속되기도 한다("척추후궁절제술 증후군" [또한 편측후궁절제술 이후 발생]). 만약 자연적으로 해결되지 않을 경우 그들은 적절한 치료가 필요하다. • 포착: 척수 신경의 후지는 등쪽 피부의 감각 신경 지배를 공급한다. 그들이 척추 주변 근육을 통과할 때 포착이 발생할 수 있다(▶ 그림 8.53). → 피부의 이상감각(저린 느낌). • 다열근섬유가 천골에 이르면 즉, mTrPs가 천골에 위치할 수 있다(▶ 그림 7.178 **c**). • 척주기립근의 심부를 치료하는 것은 치료사에게 힘든 일이다 → 보조 도구(유발점 나무 도구)가 치료사 손가락의 부담을 덜어주는 데 사용될 수 있다(▶ 그림 7.178 **b**). • 다열근과 회선근의 유발점(여전히 통증이 잠재되어 있을 수 있음)로 인해 국소 안정화 근육(지연된 활성화 및 갑작스런 피로)의 기능장애가 일어날 수 있다. 만성 요통의 경우 척주기립근의 깊은 층에 있는 통증 잠복성, 기능장애와 연관된 유발점을 치료하여 국소 안정화 근육을 다시 완전하게 기능하게 해야 한다(임상정보: 채찍질손상과 요통 참고). • 연관된 척주 관절의 유동술과 도수교정은 회선근과 다열근에 mTrPs를 충분하게 치료한 이후 더욱 성공적으로 지속될 수 있다. • 등 근육은 서로 구별하기 어렵다. 두 가지의 정보가 식별에 도움이 된다: ○ 근육의 섬유 방향과 단단한 띠(taut bands) ○ 근 층의 깊이: 근육은 표층, 중간, 또는 심층과 연관되어 있다. • 연관 유발점 ○ 척주기립근과 반대쪽 근육 ○ 동측 근육: 요방형근, 장요근, 외측과 내측 복사근, 광배근, 그리고 하후거근 • 흉요근막 가동(▶ 그림 7.214 – ▶ 그림 7.216) • 도수치료에 적합한 환자의 자세는 복와위(prone, 엎드림)(▶ 그림 7.177, ▶ 그림 7.178), 측와(lateral, 옆누움) 또는 앉은 자세이다(▶ 그림 7.179).
환자에 대한 권고사항		• 지속적인 요인과 자극적인 요인을 피함: 폭넓은 인체공학적 측정과 ADL이 가능 ○ 올바른 앉기, 굽히기 등 ○ 누운 자세에서 앉기, 앉은 자세에서 일어서는 것으로 전환 ○ 장거리 차량 이동 중 편안하게 앉은 자세 ○ "Rhythmize" 일상 활동(장시간 앉은 자세를 피한다) ○ 직장: 가구의 배치 및 치수 ○ 집안일, 리프팅 기술, 업무 흐름, 업무 자세 ○ 레크리에이션 상담 ○ 신체 비대칭의 정형적 교정(예: 보조기, 1 cm 이상 다리 길이 차이를 위한 뒷꿈치 올리기 • 자가 치료: 바로 누운 자세에서 테니스공을 이용한 TrPs의 수동 압박(▶ 그림 7.180)이나 테라 케인 (Thera Cane 또는 비슷한 도구)(▶ 그림 5.34 **c**) • 스트레칭(▶ 그림 7.181) • 등 근육의 심층을 느슨하게 한다; 예: 울 담요 위에 누워 무릎을 세우고 발을 지면에 붙인다; 처음 한 발을 그 다음 다른 발을 교대로 압력을 높이고 줄인다 → 척주의 부드러운 회선 운동으로 근육을 이완시킨다. • 적절한 기능 훈련(즉, 기본적인 안정화 훈련)

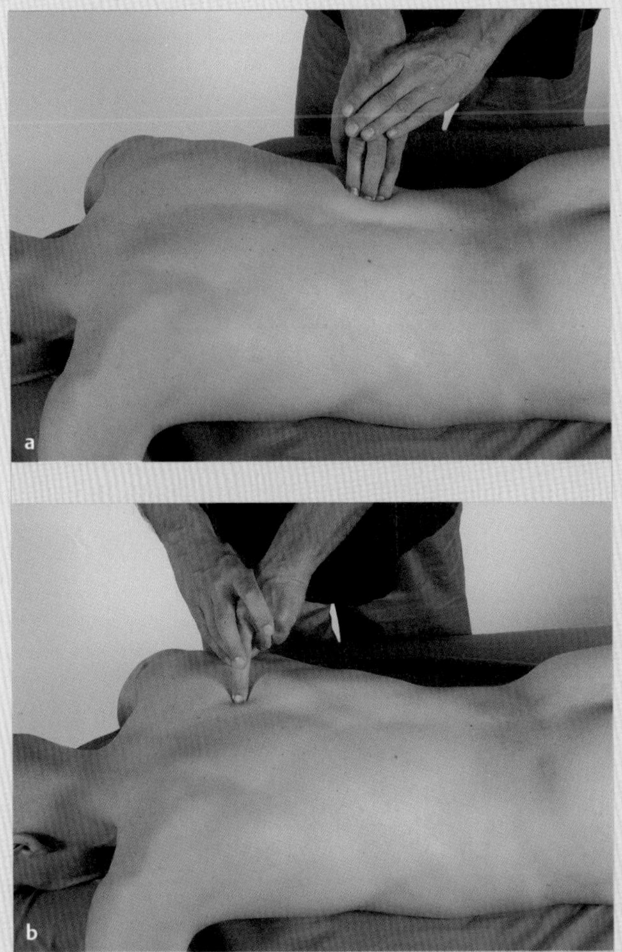

그림 7.177 척주기립근의 외측부: 도수 압박(기법 I)과 유발점 영역 스트레칭(기법 II).

a 흉추부 장늑근의 기법 I과 II.

b 흉최장근의 기법 I과 II.

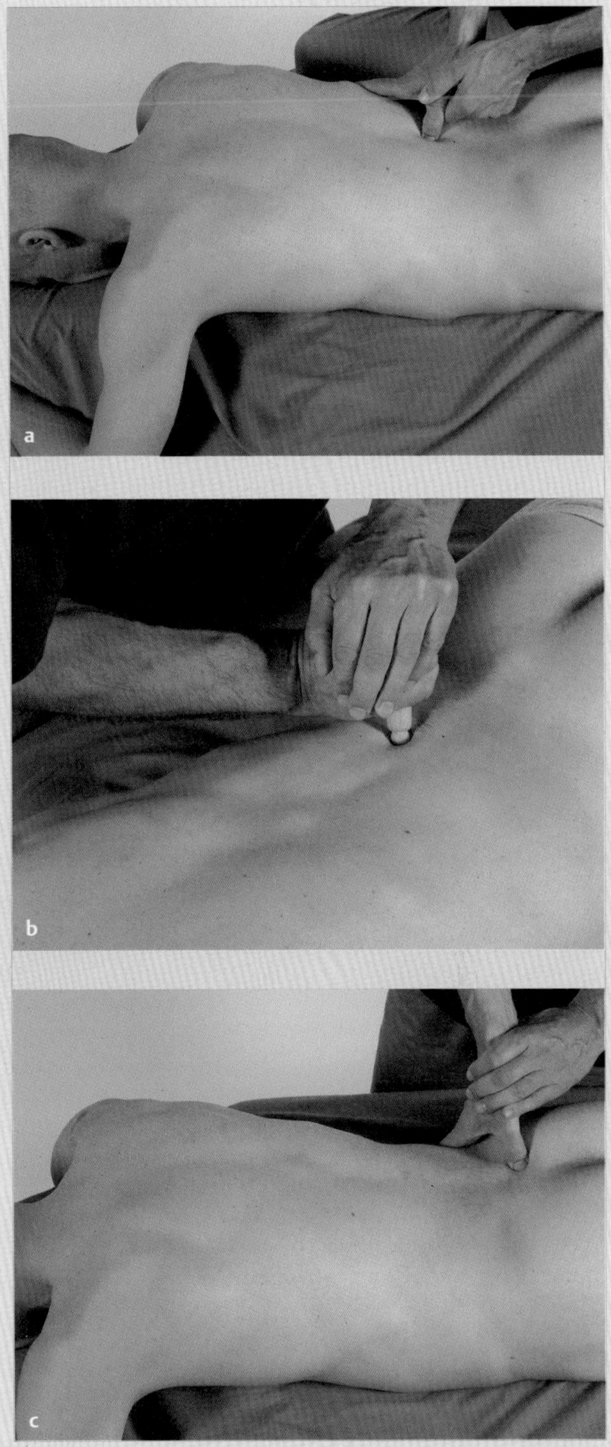

그림 7.178 척주기립근의 내측부: 다열근과 회선근의 유발점 영역에 도수 압박(기법 I)과 스트레칭(기법 II).

a 다열근과 회선근(국소 안정화)에 대한 최고의 접근법은 극돌기 외측으로 접근하는 것이다(▶ 그림 7.176).

b 유발점 나무 도구를 사용하면 치료사 손가락에 대한 부담을 완화시킬 수 있다.

c 다열근은 활성 mTrPs가 종종 발견되는 부위인 요천골 접합부(lumbosacral junction, 허리엉치 이음부)와 천골에서 강하게 발달한다.

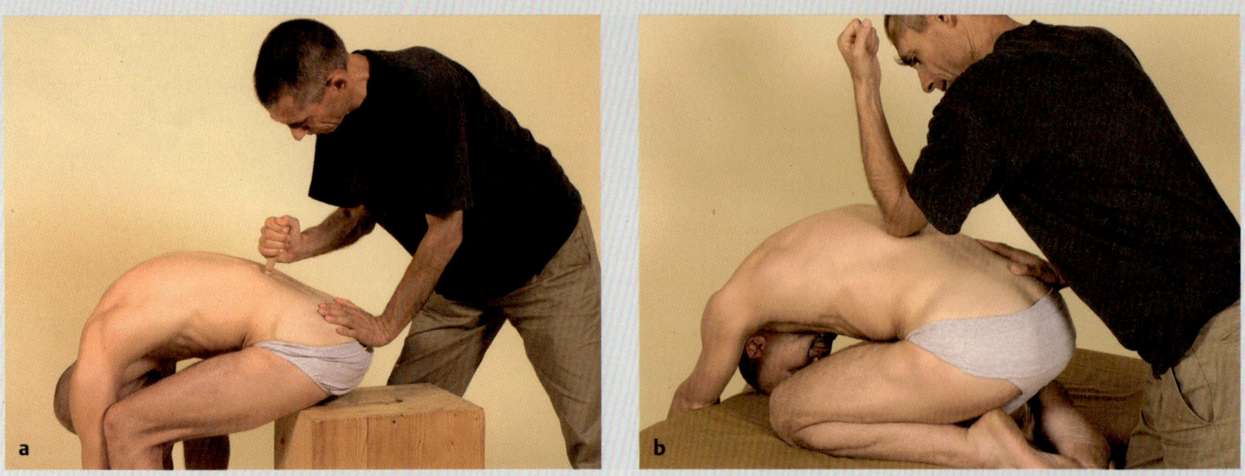

그림 7.179 척주기립근의 사전-스트레칭 후 근막 스트레칭(기법 III)
a 유발점 나무 도구를 이용한 근막 스트레칭 기법.
b 팔꿈치를 이용한 근막 스트레칭 기법.

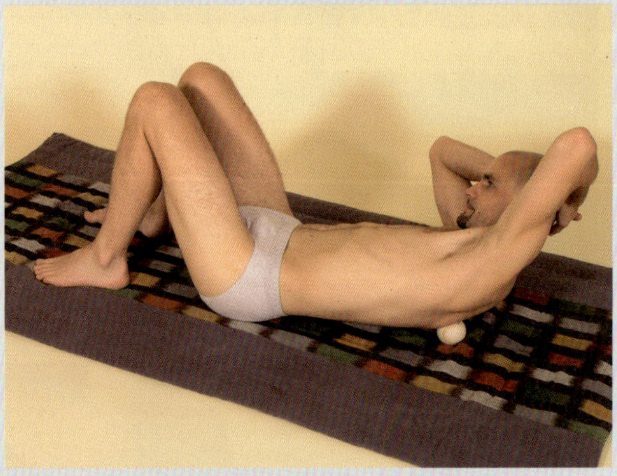

그림 7.180 테니스공을 이용한 척주기립근(모든 견갑간 [interscapular muscles, 어깨뼈사이]) 자가 치료.

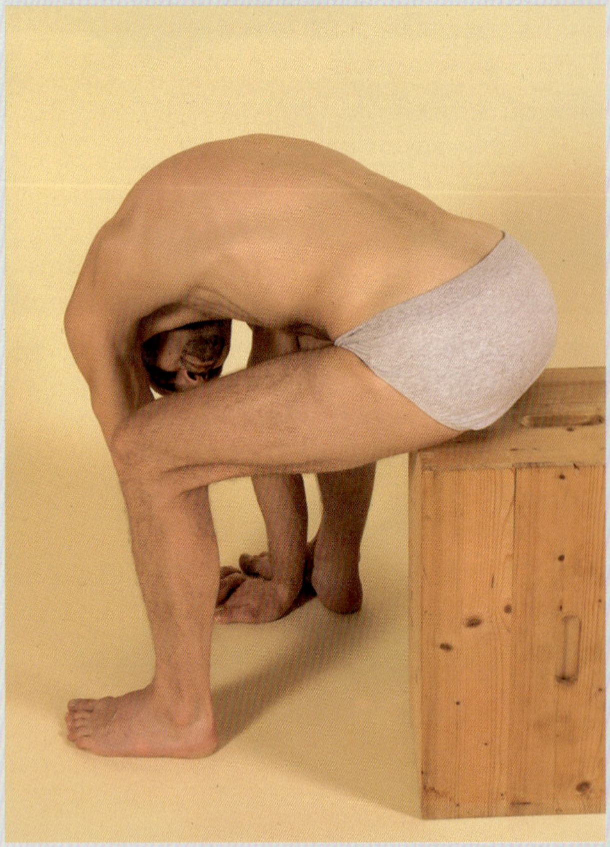

그림 7.181 자가-스트레칭(기법 V)

7.4.2 요방형근

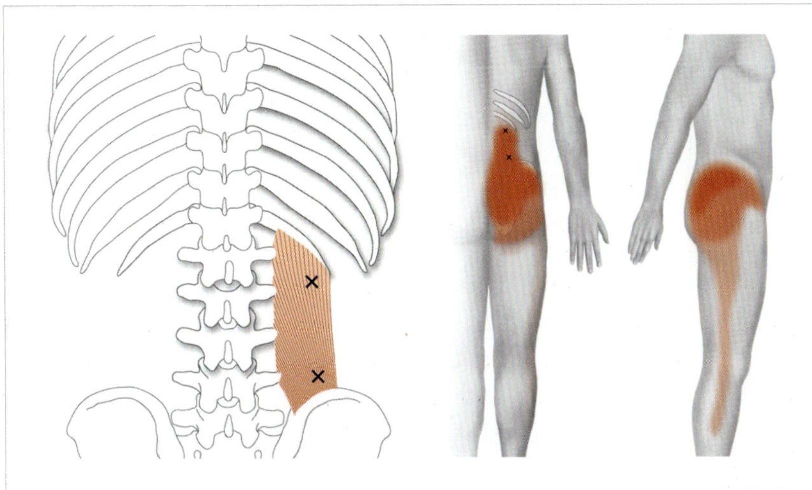

그림 7.182 요방형근 (Quadratus Lumborum, 허리네모근)

해부학 (▶ 그림 7.172 **d**, ▶ 그림 7.174)	**편평함, 세 가지 근육**	
	• 장늑근섬유	
	기시	장골능선과 장요인대(iliolumbar ligament, 엉덩허리인대)
	정지	12번 늑골
	• 장요 섬유	
	기시	장골능선
	정지	횡돌기(늑골돌기) L1 – L4
	• 요추늑골 섬유	
	기시	횡돌기(늑골돌기) L1 – L4
	정지	12번 늑골
	신경지배	• 늑하신경(subcostal nerve, 갈비밑신경)(T12), 늑간신경(intercostal nerves, 갈비사이신경)(T12 – L1) • 전지(anterior rami, 앞가지)로부터 "등 근육"으로 신경지배
기능	• 편측활동	
	역동성	• 요추의 외측굴곡 ○ 고정된 끝 = 골반: 요추를 편측으로 외측 굴곡 ○ 고정된 끝 = 요추: – 동적 구심성: 동측 장골(ilium, 엉덩뼈)을 올림 – 동적 원심성: 동측 고관절의 하강을 보임; 앉거나 선 자세에서 동시에 반대쪽으로 외측굴곡을 억제한다.
	안정화	• 요추와 흉요부 접합부의 외측 굴곡을 안정화 • 흡기 시(inspiration, 들숨) 12번 늑골을 안정화
	• 양측활동	• 요추 신전 보조 • 요추와 흉요부 접합부의 신전을 안정화
연관통 (▶ 그림 7.182)	• 흉요부, 요부, 장천(iliosacral) 접합부 • 엉덩이, 대전자(greater trochanter, 큰돌기) 서혜부(groin, 샅굴부위) • 종종 허벅지 외측을 따라 무릎까지 방사된다.	

<table>
<tr><td rowspan="2">증상</td><td>통증</td><td>• 흉요부, 요부, 장천 이동, 서혜부, 엉덩이, 허벅지 외측
• 급성 요통 진단: “요통(lumbago)”/“SI 증후군”/“천골부통증(sacralgia, 엉치통증)(또는 엉치통증, sacrodynia)
• 고관절 통증 진단: 고관절의 주위 관절병증/전자점액낭염
• 고통의 증가
○ 움직임과 함께: 바로 누운 자세, 앉은 자세에서 일어서기와 같은 자세 변경, 요추의 전방굴곡, 회전과 외측 굴곡 등 = 모든 움직임에서 통증
○ 모든 움직임에서 요부 안정화가 요구됨
• 안정 시 통증(일반적인)
• 환자가 잠을 이루지 못함; 매트리스가 너무 딱딱하거나 부드러운 것에 예민함
• 기침과 재채기에 통증(추간판 탈출증 없이)
• 다음 특성과 같이 높은 통증 민감도의 등허리 통증을 보임: 깊고, 지속적, 침울감, 의기소침
→ 아침에 화장실에 가기 위해 네 발로 기어야 한다.
→ 앉거나 일어설 때 문제가 있다.</td></tr>
<tr><td>기능장애</td><td>• 요추를 반대편으로 구부리는 데 제한적임(끝 지점에 통증)
• 요추의 굴곡이 제한적임
• 때때로 이환부의 외측 굴곡 시 끝 지점에서 통증(장요근 근섬유의 압박으로 인한)</td></tr>
<tr><td>유발 요인</td><td>과부하</td><td>• 급성
○ 요추를 적절히 보호하지 않고 역기 들기
○ 사고
• 만성
○ 요추지지대가 필요한 모든 자세, 작업 또는 기타
○ 비대칭 자세에서 물건 운반(예: 물통이나 한쪽으로 아이 안기)
○ 절뚝거림 기전, 다리 길이 차이, 척추측만증</td></tr>
<tr><td>치료사를 위한 조언</td><td colspan="2">• 요통 문제를 일으키는 주요 근육 중 하나. 이 근육을 매우 철저하게 검사하고 치료하는 데 시간을 들이는 것이 중요하다.
• 종종 비특이성 요통으로 간과된다: 문제가 지연(또는 치료하지 않음)되면 연관된 유발점의 “확산”을 가진 만성 근막 증후군이 강력한 영구적인 원인으로 인해 발전할 수 있다. 부수적으로 관절 장애는 또한 “끝이 없는 상태”를 만들 수 있다.
• 요방형근의 유발점은 종종 극심하고 움직일 수 없는 통증의 원인이 된다.
• 기본적으로 요방형근의 유발점은 흔하게 발견된다(→ 유발점 사슬과 ▶ 그림 7.39).
• 요방형근의 유발점은 흔히 장요근과 복사근의 유발점과도 연관이 있다(Dejung 2009).
• 요방형근을 치료할 때 복사근, 최장근, 광배근과 하후거근 또한 동시에 다루어야 한다(▶ 그림 7.183 – ▶ 그림 7.188).
• 요방형근에 대한 도수치료를 기법 I(▶ 그림 7.183), 기법 II(▶ 그림 7.184, ▶ 그림 7.185), 기법 III(▶ 그림 7.186)로 수행할 때 근육은 반드시 가볍게 스트레칭되어야 한다(예: 자세를 이용).
• 도수치료에 적합한 환자의 자세는 외측(▶ 그림 7.183 – ▶ 그림 7.186), 엎드려 누운 자세(▶ 그림 7.183 b), 앉은 자세이다(▶ 그림 7.187).</td></tr>
<tr><td>환자에 대한 권고사항</td><td colspan="2">• 지속적이고 자극적인 요인을 피한다.
○ 인체 공학적, 그리고 ADL의 들어올리기와 구부리기 훈련
○ 필요 시 다리길이 차이에 대한 교정
• 테니스공을 이용한 측면자세(바닥 위)와 앉은 자세에서 유발점의 자가 치료(▶ 그림 7.188)
• 스트레칭(▶ 그림 7.189)
• ADL과 연계한 기능훈련</td></tr>
</table>

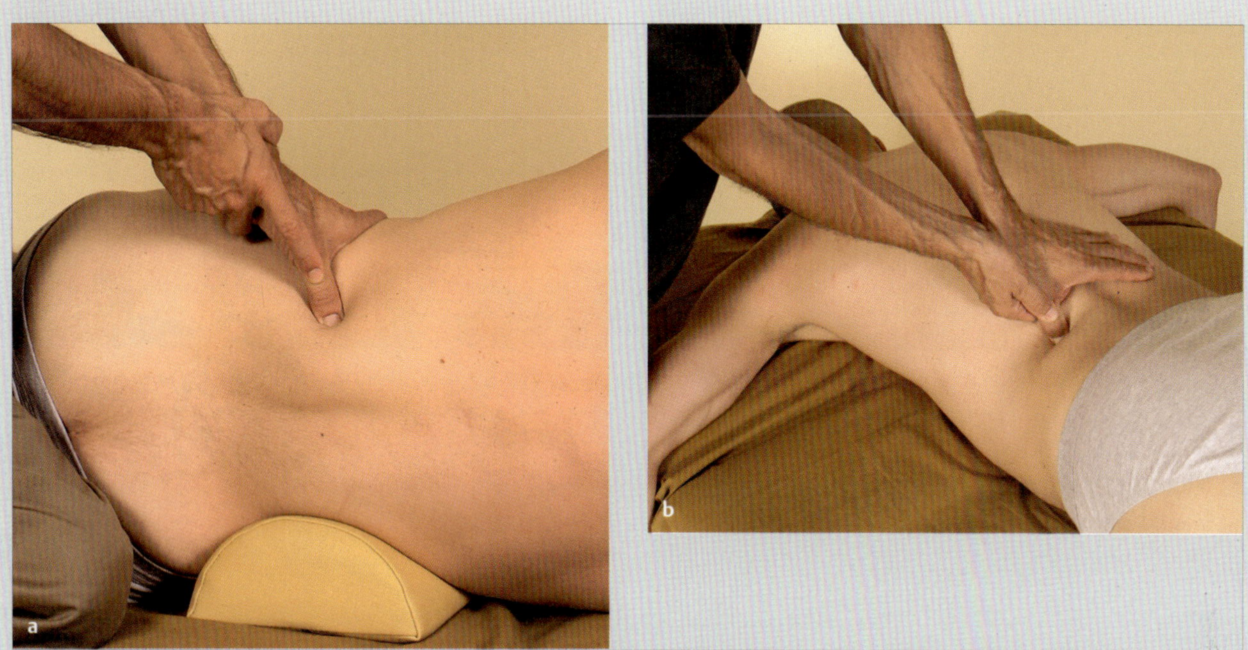

그림 7.183 도수 압박(기법 I).
a 측면 자세에서 치료.
b 엎드린 자세에서 치료

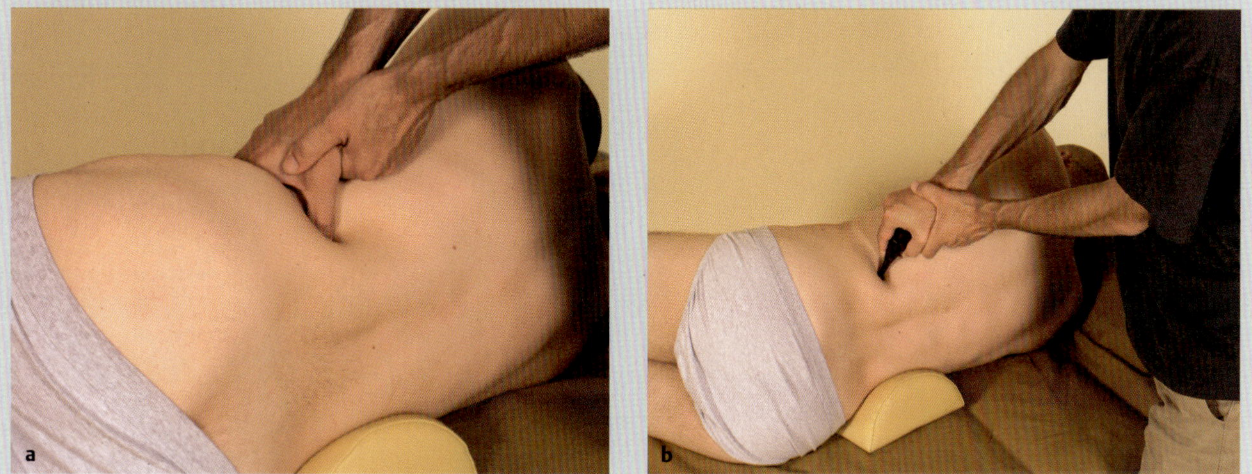

그림 7.184 유발점 영역 스트레칭(기법 IIa).
a 손가락 압박 기법(엄지 이용).
b 유발점 나무 도구를 사용하여 치료사 손가락에 대한 부담을 완화시킨다.

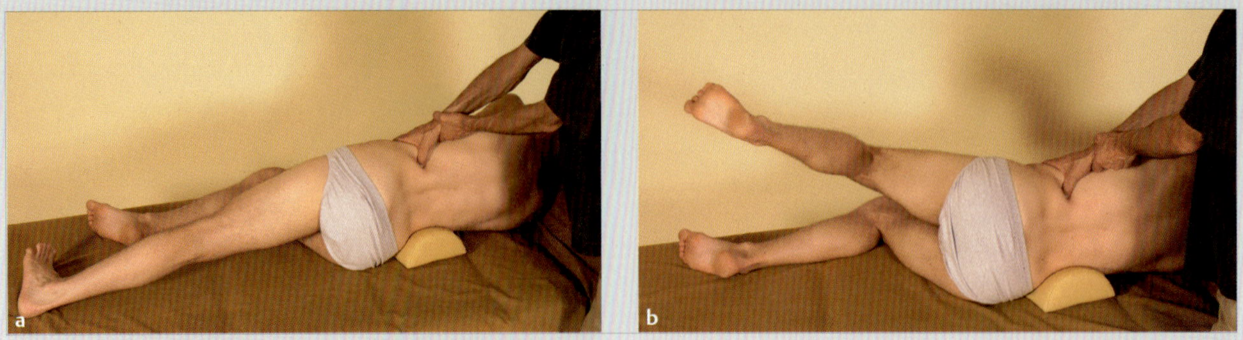

그림 7.185 유발점 영역 스트레칭(기법 IIb). 환자는 적극적으로 근육의 스트레칭과 수축을 교대로 반복하고 이것을 여러 번 반복한다.
a 환자는 발을 사용하여 위쪽 다리를 치료 테이블의 발끝 쪽으로 밀어낸다. 요추 외측 굴곡의 결과는(오른쪽으로 오목하게) 장골능선과 12번 늑골 사이의 거리를 증가시켜 요방형근을 스트레칭한다.
b 환자는 위쪽 다리를 아래쪽 다리와 손 하나 정도의 무릎 사이를 유지하고(무릎은 닿지 않음) 발의 측면 가장자리가 천장을 향하도록 최대로 돌린다. 결과적으로 엉덩이의 내측 회전이 왼쪽으로 오목한 외측 굴곡을 만들어 요추와 요방형근을 수축시킨다(요추의 외측굴곡과 다리의 무게로 긴장시킴).

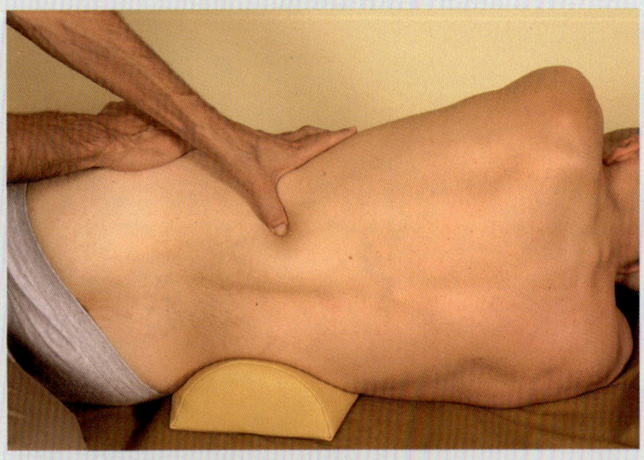

그림 7.186 근막 스트레칭(기법 III).

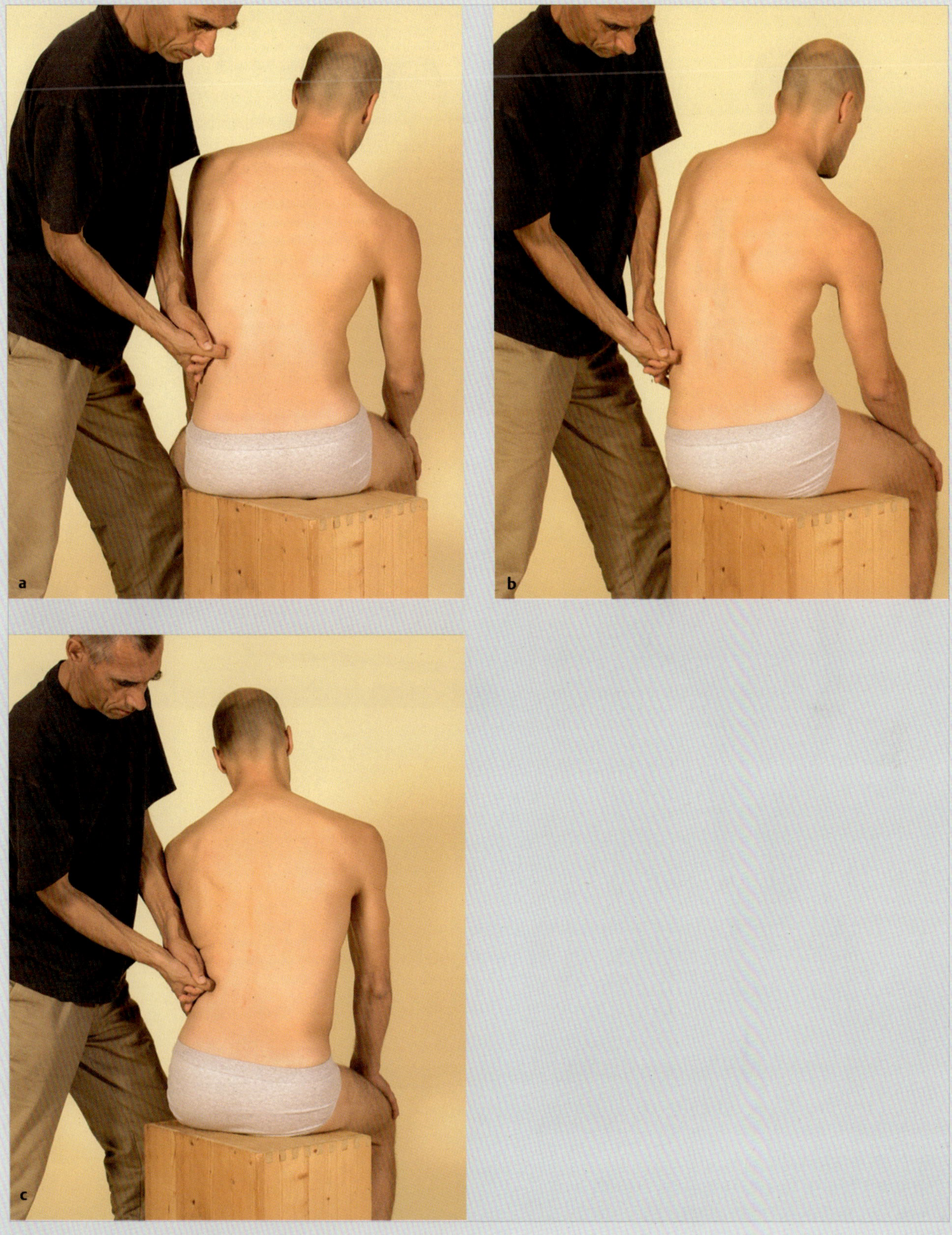

그림 7.187 앉은 자세에서 치료(기법 I 과 II).

a 왼쪽 요방형근 치료를 위한 환자의 위치.

b 체중을 왼쪽으로 이동시키고 동시에 오른쪽으로 외측 굴곡하여 요방형근을 가볍게 스트레칭한다.

c 체중을 오른쪽으로 이동시킨 다음, 왼쪽으로 외측 굴곡하여 왼쪽 요방형근을 수축시킨다.

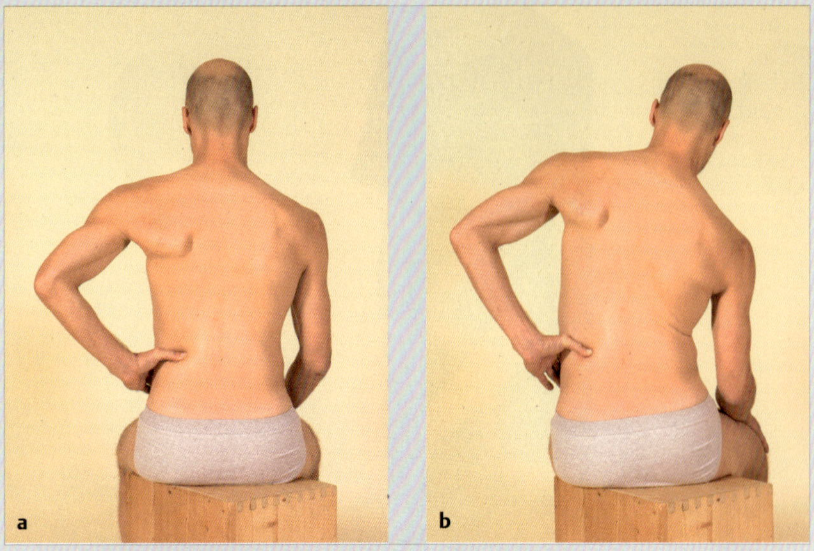

그림 7.188 자가 치료.
a 초기 자세.
b 체중을 왼쪽으로 이동시키고 오른쪽으로 외측 굴곡하여 왼쪽 장골능선과 하단부 늑골 사이 공간을 확장시켜 왼쪽 요방형근의 향상된 접근법을 제시한다. 동시에 요방형근을 살짝 스트레칭시켜 자가 치료의 효율을 높인다.

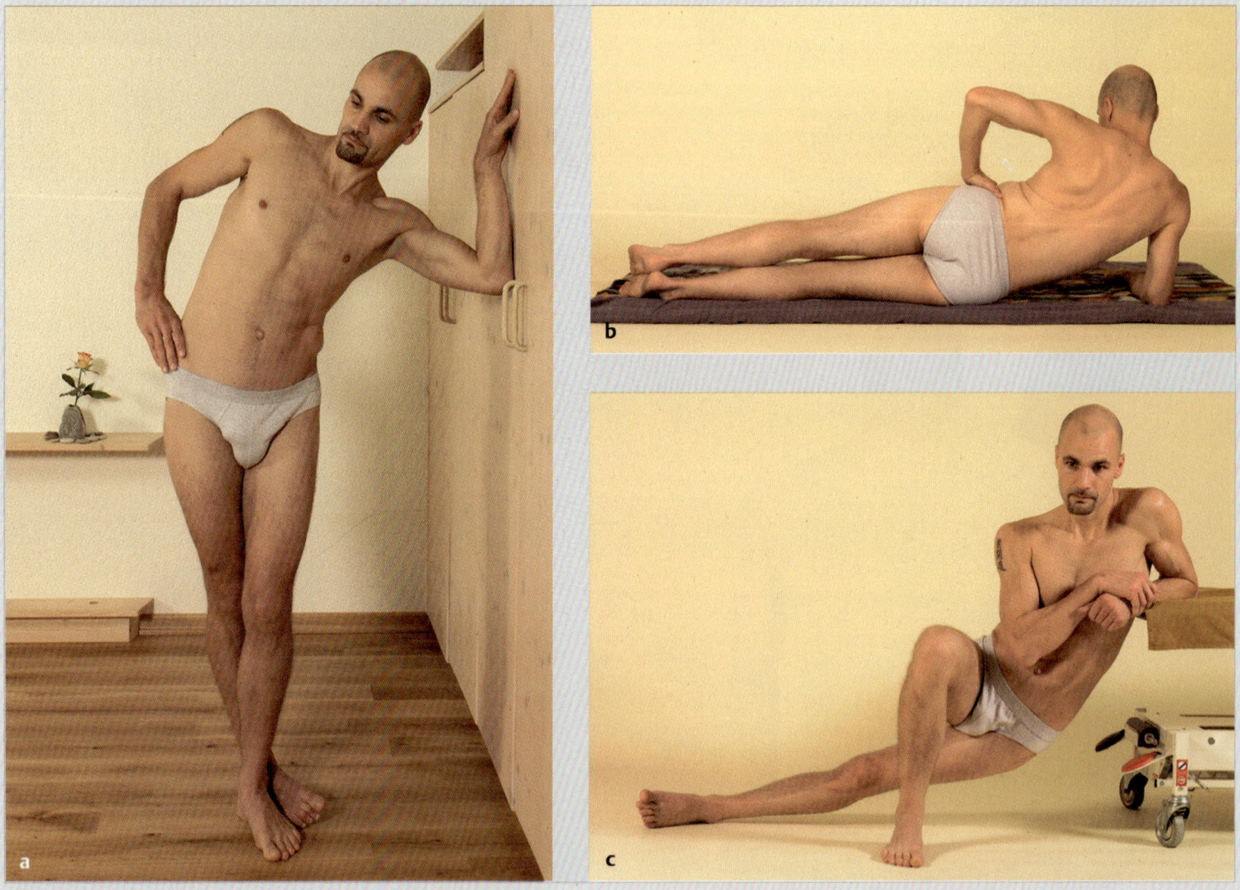

그림 7.189 자가 치료(기법 V).
a 서 있는 동안 누구나 수행할 수 있는 셀프 스트레칭.
b 누워 있는 동안 누구나 수행할 수 있는 셀프 스트레칭.
c 선수들을 위한 셀프 스트레칭.

7.4.3 배 근육: 외복사근, 내복사근, 복횡근; 복직근, 추체근

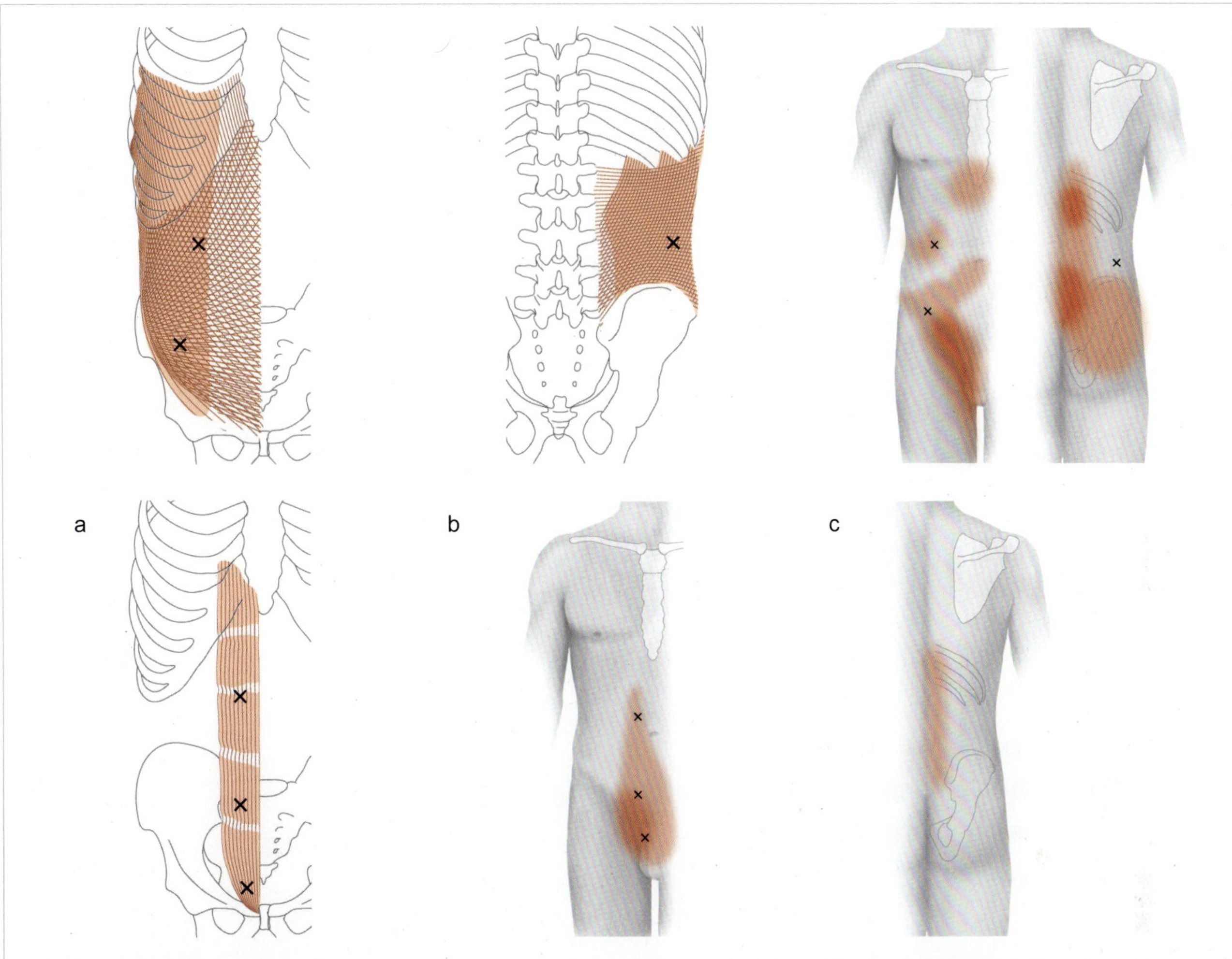

그림 7.190 배근육 (Abdominal muscles)

a 외복사근, 내복사근과 복횡근 (전면).
b 외복사근, 내복사근과 복횡근 (후면).
c 외복사근, 내복사근과 복횡근의 통증 방사 패턴.
d 복직근.

해부학 (▶ 그림 7.173, ▶ 그림 7.174)	**외측 그룹: 횡 체계**	
	• 외복사근	
	기시	• 5번–12번 늑골의 바깥쪽 표면
	정지	• 장골능선(바깥쪽 입술) • 복부 건막 속으로 후궁 연장(복직근초[rectus sheath, 배곧은근집] 전엽)
	섬유 방향: 후상방에서 전하방(비스듬한 아래쪽)	
	• 내복사근	
	기시	• 흉요근막(심층) • 장골능선(중간 부분), 전상장골극(anterior superior iliac spine, 위앞엉덩뼈가시) • 서혜인대(바깥쪽 절반)
	정지	• 상부: 10번–12번 늑골의 가장자리 아래 • 중부: 복부 건막(궁상선[arcuate, 활꼴선] 상부에서 복직근초의 전엽과 후엽으로 연장된다. 궁상선 하부에서 전엽으로만 들어간다) • 하부: 남성에서, 고환거근과 정삭막으로 연장된다.
	섬유방향: 후하방에서 전상방(비스듬한 위 방향)	
	• 복횡근	
	기시	• 7번–12번 늑골의 연골 안쪽 면 • 흉요근막(심층) • 장골능선(안쪽 입술), 전상장골극 • 서혜인대
	정지	• 복부 건막(복직근초 후엽)
	섬유방향: 수평	
	내측 그룹: 직선 체계	
	• 복직근	
	기시	• 5번–7번 늑골의 외측 면에 세 가지 갈래로 붙어 있다. • 검상돌기
	정지	• 치골릉(pubic crest, 두덩뼈능선)
	수평으로 지나는 세 개에서 네 개의 중간 건 밴드로 복직근으로 나뉜다(보디빌더의 "빨래판 복근"이나 "식스팩 복근").	
	• 추체근	
	기시	• 치골
	정지	• 백선으로 연장
	복직근초의 전엽 안에 위치하여 백선을 단단하게 죄인다. 약 20%에서 결여됨	
	신경지배	• 늑간신경(T5 – L1), 장골하복신경(iliohypogastric nerve, 엉덩이아랫배신경), 장골서혜신경(ilioinguinal nerve, 엉덩샅굴신경) ○ 외복사근: 늑간신경(T5 – T12) ○ 내복사근: 늑간신경(T10 – L1), 장골하복신경 ○ 복횡근: 늑간신경(T7 – L1), 장골하복신경, 장골서혜신경, 음부대퇴신경(genitofemoral nerve, 음부넙다리신경) ○ 복직근: 늑간신경(T5 – T12) ○ 추체근: 늑간신경(T12 – L1)
기능	• 복벽의 긴장 시스템 ○ 수평으로 지나는 섬유: 복횡근 ○ 사선으로 지나는 섬유: 반대쪽의 외복사근과 내복사근 ○ 수직으로 흐르는 섬유: 복직근 가장 큰 안정성은 가능한 가장 적은 재료를 투자해서 달성된다(같은 건설 원리는 자동차 타이어의 세 개의 "조직층"과 세 개의 층이 있는 합판에서 사용된다).	

	• 복부 내측 압력의 증가 ○ 척주의 부담을 완화시킨다("팽창 가능한 구조"로서의 몸통) → 안정화 기능 ○ 내부 장기의 보조기능(지속적인 마사지)	
	• 호흡근육 ○ 동적-원심성: 흡기 단계 동안 횡격막에 대한 길항제 ○ 동적-구심성: 강제적인 호기(웃기, 기침하기) ○ 움직임 억제: 복부 압력, 호흡 보조	
	• 척주와 몸통의 안정화 ○ 적극적으로 머리, 팔, 다리의 움직임을 균형 잡히게 한다(신체활동과 운동 중 특히, 복사근 근육에 의한. 예: 원반 던지기 → 비대한 몸통 근육)	
	• 역동적: 섬유의 방향과 개별 근육의 활동에 따른 몸통의 움직임: ○ 척주의 굴곡 ○ 척주의 회전 ○ 척주의 외측굴곡	
연관통 (▶ 그림 7.190)	• 등통증 • 상부와 하복부 통증 • 서혜부의 통증(내측 사선 근육)	
증상	통증	• 등통증, 요통(외복사근) • 상부와 하복부, 서혜부(월경 증후)
	기능장애	• 척주의 움직임: 끝 범위 움직임이 고통스럽게 감소 ○ 신전(복직근) ○ 회전(복사근) ○ 외측굴곡(복사근) • 내장 증후: 근-내장 반사의 자극으로 인해 내장의 기능장애가 촉발될 수 있다. ○ 메스꺼움, 구토, 흉통 ○ 소화기 장애, 급경련복통, 설사 ○ 방광 기능장애, 고환통증 ○ 월경통 • 모방성 내장 병리학: 이러한 내장 증후는(복부의 통증을 동반한) 내부 장기의 급성질환을 가장할 수 있다.
유발 요인	과부하	• 급성 ○ 들어올림 외상(회전을 동반한 척주의 외측굴곡) ○ 등쪽으로 넘어짐 ○ 스포츠: 축구, 골프 등 • 만성 ○ 일과 연관되었거나 또는 운동 과부하 ○ 비기능적인 복부 훈련 ○ 의자에서 긴장(변비) ○ 반복적인 기침으로 인한 과도한 긴장 ○ 장근(iliacus, 엉덩근)과 대퇴근막장근(tensor fasciae latae, 넙다리근막긴장근)을 보호하기 위한 노력으로, 다리가 엉덩이 굴곡 대신 몸통을 회전시켜 다리를 앞으로 가져온다 → 복사근의 과부하 → 서혜부 통증 ○ 나쁜 자세 (Brügger의 장시간 "흉골-결합 과부하 자세"는 복부 근육의 단축을 일으킨다.)

<table>
<tr><td rowspan="2">유발 요인</td><td>외상</td><td>• 복수 수술 후 흉터</td></tr>
<tr><td>내장체성 반사</td><td>• 내장체성 반사에 의한 이차적인 근막 통증 복부 내측에 통증이 발생했을 때 복부의 근육들은 항상 반사적으로 긴장이 증가하여 유발점의 생성을 촉진한다. 내장 장애는 신체 민감도에 영향을 미치며, 통증과 또 다른 증상으로 인해 활성화되었을 수 있는 유발점을 유발한 내장 장애로부터 환자의 긴 회복 시간 이상에 걸쳐 활성화시킨다(Travell과 Simons 1999).</td></tr>
<tr><td>치료사를 위한 조언</td><td colspan="2">• 등 통증(후방)은 앞쪽에 위치한 복부 근육이 원인으로 발생할 수 있다.
• 복사근의 유발점은 자주 급성 요통의 원인이 된다. 종종 전상장골극 근처에 위치한 곳에 유발점이 활성화된다(▶ 그림 7.191 a).
• 기침으로 인한 등 통증은 기침으로 활성화된 복부 근육의 mTrPs로 인해 발생된다.
• 도수치료를 위한 환자의 적절한 자세:
○ 복사근: 바로 누운 자세, 측면자세나(▶ 그림 7.191), 또는 앉은 자세를 교대로 치료한다.
– 보통 외복사근에 대한 도수 압박(기법 I)은 집게 잡기로 수행할 수 있다(▶ 그림 7.191 a)
– 환자가 유발점 부분의 스트레칭(기법 II)과 근막 스트레칭(기법 III)을 위한 자세를 잡는 동안 몸통 회전과 같은 근육의 사전-스트레칭할 수 있다(▶ 그림 7.191 b와 c).
○ 복직근: 바로 누운 자세
– 도수 압박(기법 I): 환자는 머리와 어깨를 검사 테이블에서 반복적으로 들어올린다(▶ 그림 7.192 a).
– 유발점 영역 스트레칭(기법 II)과 근막 스트레칭(기법 III)을 위해 복직근을 살짝 "사전-스트레칭" 시켜서 다른 손으로 역 견인을 제공하거나(▶ 그림 7.192 b와 c) 적절한 위치를 잡는다(요추 아래에 베개를 넣어 척주전만(lordosis, 척주 앞굽음)을 증가시킨다).
– 정지 부위 또한 치료되어야 한다(흉골과 인접한 늑골부 아치와 치골)
• 기능훈련: 먼저 국소 부위를 안정화한 다음 동적인 강화 훈련
• 복부 근육의 심층(복횡근)은 국소 안정화 역할을 하며, 후방(회선근과 다열근), 전방 외측(요근(psoas, 허리근)과 함께 국소부위 안정화를 한다. 이러한 심부 국소 안정화 근육이 기능장애가 있을 때 전체적인 안정화 근육(지레 받침에서 먼 곳에 위치한)이 국소 안정화를 대신 보상하려고 시도하지만, 보상이 작용하지 않으면서 유발점이 발생하게 된다.
치료의 결과: 표층의 복부 근육(복사근과 복직근)과 등의 큰 근육(장늑근, 최장근)들의 지속적인 유발점에 있어서 심부 안정화 근육(복횡근, 회선근과 다열근, 요근)의 치료가 요구될 수 있다. 이것들은 잠재된 통증이 있을 수 있지만 기능장애가 있는 유발점들이다. 그 후의 기능적 훈련(기법 VI)은 근육의 안정화를 선행하고 협조된 훈련이어야 한다.
• 가능한 내장 질환(내장기)을 인식하고 치료한다.</td></tr>
<tr><td>환자에 대한 권고사항</td><td colspan="2">• 지속적 요인과 자극적 요인을 피한다.
○ 적절한 복근 훈련
○ 복근의 단축을 예방하기 위한 자세 교정
○ 심호흡(복식호흡)
○ 스포츠: 기술 향상(예: 골프)
• 유발점의 자가 치료
• 스트레칭(▶ 그림 7.193)
• 기능적인 근력 훈련: 먼저 국소 안정화(▶ 그림 7.119)를 하고 그 다음 동적 강화를 한다.</td></tr>
</table>

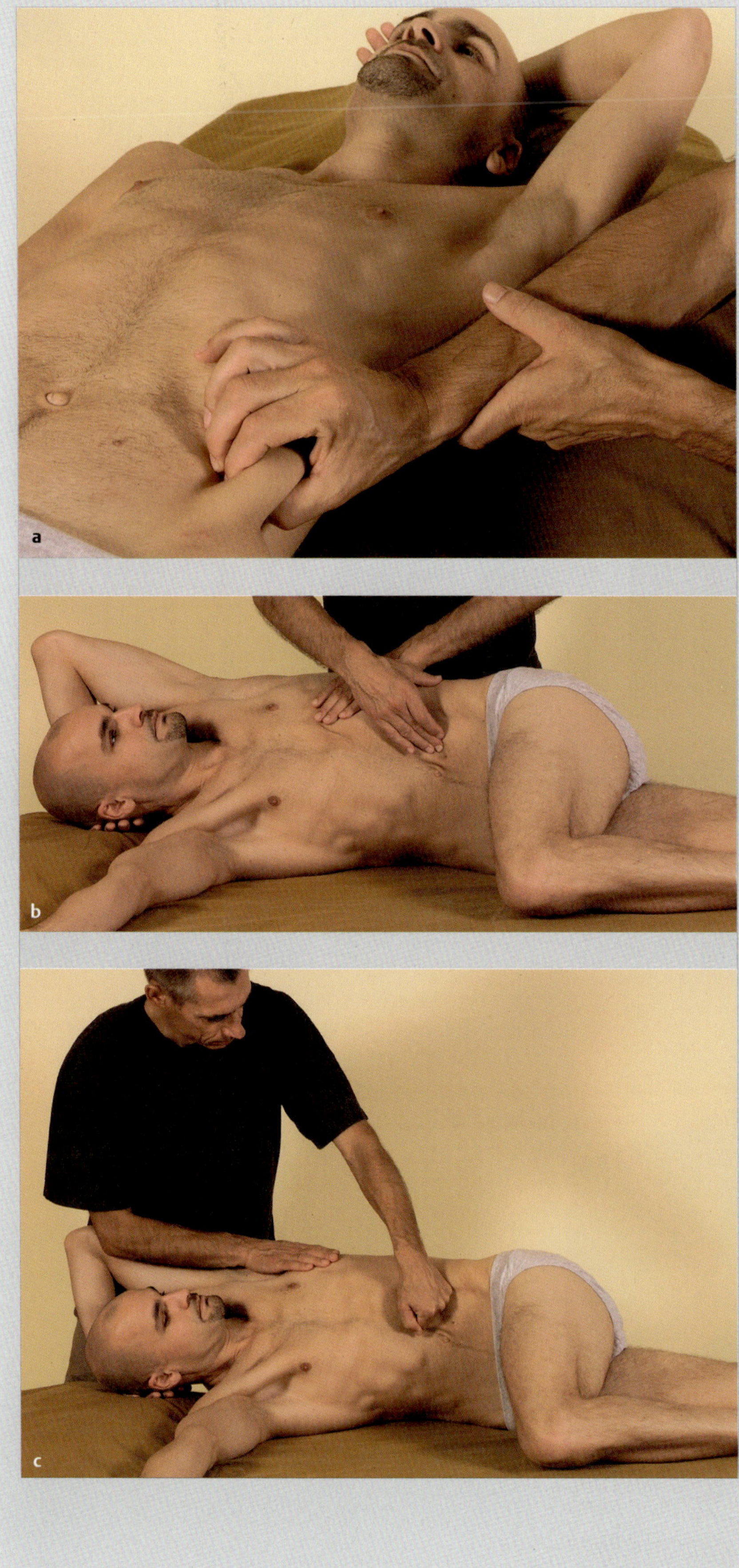

그림 7.191 외복사근.
a 도수 압박(기법 I).
b 유발점 영역 스트레칭(기법 II).
c 근막 스트레칭(기법 III)

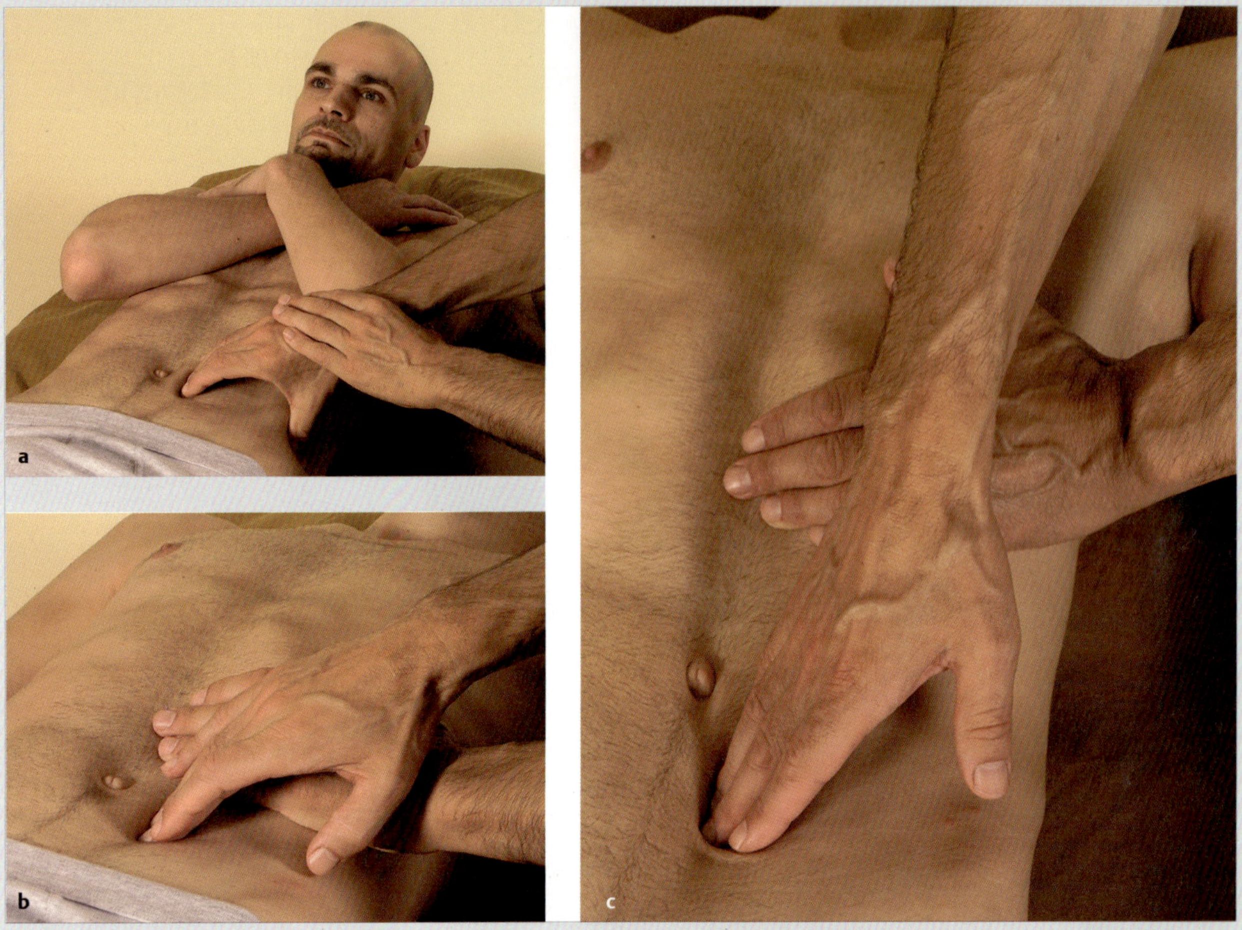

그림 7.192 복직근.
a 도수 압박(기법 I).
b 유발점 영역 스트레칭(기법 II).
c 근막 스트레칭(기법 III).

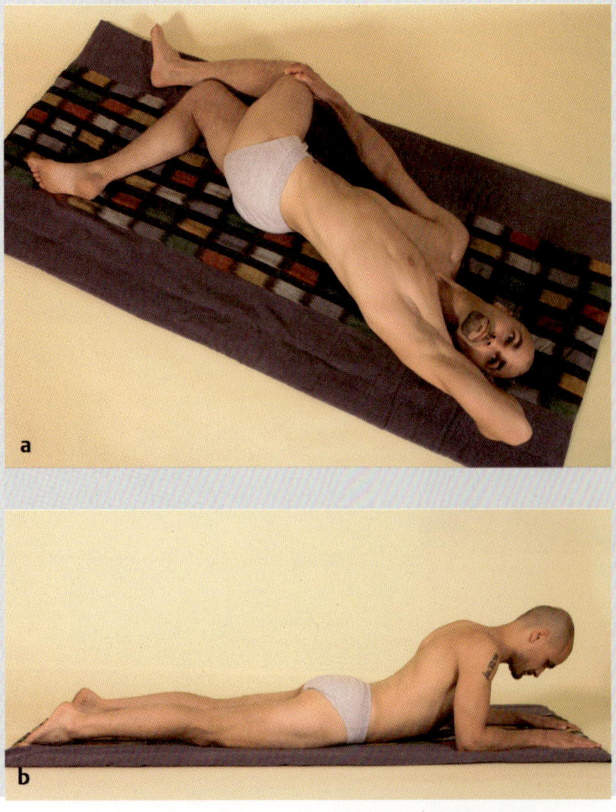

그림 7.193 셀프 스트레칭(기법 V).
a (본문에서 설명한 바와 같은) 자세를 이용하여 몸통을 회전시켜, 한쪽에는 외측 사선, 반대쪽에는 내측 사선을 스트레칭한다. (동시에 늑간근을 스트레칭한다).
b 복직근과 장요근을 스트레칭한다.

7.4.4 장요근

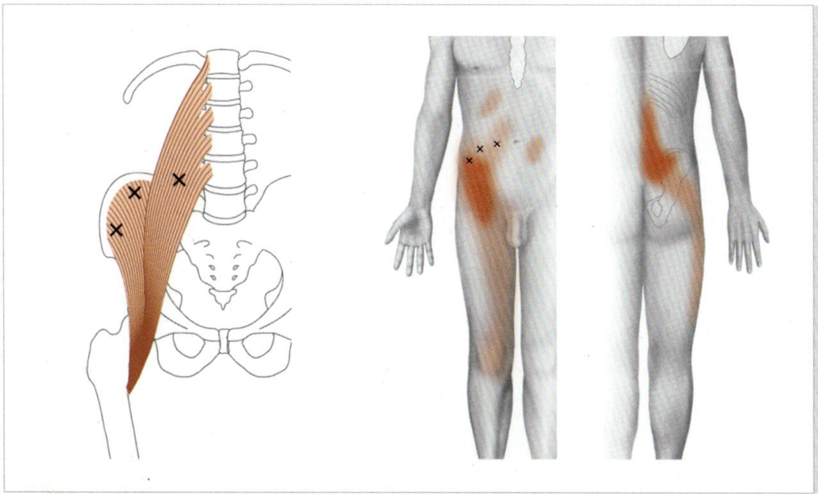

그림 7.194 장요근 (Iliopsoas, 엉덩허리근)

<table>
<tr><td rowspan="9">해부학
(▶ 그림 7.174,
▶ 그림 7.197,
▶ 그림 7.245 a)</td><td colspan="3">• 장근</td></tr>
<tr><td>기시</td><td colspan="2">• 장골(Ilium, 엉덩뼈)(안쪽 면, 장골와(iliac fossa, 엉덩뼈오목)의 위쪽 2/3 부근, 전하장골극(anterior inferior iliac spine, 아래앞엉덩뼈가시)</td></tr>
<tr><td>정지</td><td colspan="2">• 소전자(Lesser trochanter, 작은돌기)</td></tr>
<tr><td colspan="3">• 대요근</td></tr>
<tr><td>기시</td><td colspan="2">• 천부: T12의 외측 면과 L1 – L4/5 추체, 분절의 움직임에 상응하는 추간판
• 심부: L1 – L5 횡돌기(늑골돌기)</td></tr>
<tr><td>정지</td><td colspan="2">• 소전자</td></tr>
<tr><td colspan="3">장근과 대요근이 골반 안에서 만나 장요근을 형성한다. 장요근은 근육(대퇴동맥[femoral artery, 넙다리동맥], 외측) 서혜인대 아래로 나아가 소전자에 도달한다.</td></tr>
<tr><td colspan="3">소요근은 일정하지 않으며(인구의 50%에서 발견됨), 대요근의 앞쪽에 위치해서 장골근막(iliac fascia, 엉덩근막)과 장골치골궁(iliopectineal arch, 칸사이근막활)으로 이어진다.</td></tr>
<tr><td>신경지배</td><td>• 요신경총(lumbar plexus, 허리신경얼기)</td><td>L1–L3 전지를 넘어 대요근
L2–L4 대퇴신경을 넘어 장근</td></tr>
<tr><td rowspan="7">기능</td><td colspan="3">• 장근(한 관절에 걸쳐)</td></tr>
<tr><td>고관절</td><td colspan="2">• 굴곡
• 외전
• 내–외회전(초기 위치에 따라)</td></tr>
<tr><td colspan="3">• 대요근(한 개 이상의 관절에 걸쳐)</td></tr>
<tr><td>요추</td><td colspan="2">• 외측굴곡
• 신전
• 안정화</td></tr>
<tr><td>천장관절</td><td colspan="2">• 전굴(nutation, 앞기울임)</td></tr>
<tr><td>고관절</td><td colspan="2">• 굴곡
• 내전
• 내–외회전(초기 위치에 따라)</td></tr>
<tr><td colspan="3">장근의 주 기능: 굴곡과 고관절 안정화
요근의 주 기능: 요추의 안정화</td></tr>
<tr><td>연관통
(▶ 그림 7.194)</td><td colspan="3">• 요부
• 서혜부
• 전내측 대퇴(thigh, 넓적다리)(종종 무릎 부위: 무릎 앞 통증)
• 하복부 통증</td></tr>
</table>

증상	통증	• 국소화 ○ 요부: 등 통증 ○ 서혜부, 전내측 대퇴에서 무릎까지 ○ 복강(abdominal cavity, 배안): "월경통" "만성 충수염(chronic appendicitis, 막창자 꼬리염)" • 증가된 통증 ○ 서 있거나/엎드리거나/바로 누워 다리를 펼친 자세 → 야간에 허리 통증 ○ 깊은 소파에서 장시간 앉아 있다가 일어날 때 문제(장요근이 장시간 짧아진 상태를 유지하고 있었기 때문) → 회피기전: 앞으로 기울인 보행(고관절 굴곡과 요추 과전만(hyperlordosis, 과다앞굽음)
	기능장애	• 제한된 ROM: 고관절 신전 제한 • 요추의 안정화 결여(요근) • 근육이 짧아질 때 장치융기(iliopubic eminence, 엉덩두덩융기)에 걸쳐 원위부 건(tendon, 힘줄)의 잠기는 현상이 발생할 수 있다.
포착	요신경총	• 요신경총은 대요근의 심부와 천부 사이에 위치하고 있다. 요신경총의 심경섬유는 장골하복신경, 장골서혜신경, 외측대퇴피신경(lateral femoral cutaneous nerve, 가쪽넙다리피부신경)과 대퇴신경이 대요근에서 단단한 띠에 의해 영향을 받을 수 있다.
유발 요인	과부하	• 급성: 축구선수(실축으로 인해 부주의하게 땅을 차는 경우) • 만성 ○ 운전자(장요근이 짧아진 자세로 장시간 활성화됨) ○ 비기능적인 복부 훈련("크런치"/윗몸 일으키기) ○ 고관절 신전 부족으로 인한 고관절증(coxarthrosis, 엉덩관절증): 근육이 짧아진 자세에서 지속적인 근육 부하. 장요근이 충분히 스트레칭되지 않음
	과신장	• 염좌(축구, 체조, 발레 등)
	주요 유발점	• 요방형근: 후방 안정화 근육의 기능장애(다열근)
치료사를 위한 조언	• 요통 문제에 대한 주요 근육: 장근에 유발점이 거의 항상 요천골(lumbosacral, 허리엉치) 통증에 개입이 되고 요근의 유발점은 다소 덜 하다(Dejung 2009). • 흔히 반복적인 염좌(축구선수)가 서혜부와 내전 문제에 기여한다. • 장요근에 유발점이 나타났을 때 항상 근육이 짧아진 것은 아니다 → 활동성 mTrPs를 알아내기 위해 촉진 검사가 필요하다. • 유발점은 다음 부분에서 찾아야 한다. ○ 장근: 장골의 안쪽(▶ 그림 7.196); 장골의 유발점은 가끔 근육의 끝 윗부분에 위치하기도 한다. ○ 요근: T12 – L4/5 횡돌기와 추체 사이의 심부. 요근은 환자가 바로 누운 자세로 복부 심부에서 쉽게 관찰되는데 복벽을 이완하고 요근이 긴장하지 않도록 다리를 살짝 들어올리면 쉽게 촉진이 가능하다(▶ 그림 7.195 **b**). ○ 종종 유발점은 장골과 요근이 합류하는 지점에서 발생한다. ○ 서혜인대와 소전자 정지점 사이의 원위부 • 장근과 요근에 대한 도수치료는 기법 Ia와 기법 IIb를 이용하여 독점적으로 수행된다. 이때 환자가 반복적으로 다리를 구부리고 펼 때 치료사의 손가락은 복부의 같은 지점에 있어야 한다. 장근과 요근의 근섬유가 팽팽해지고 늘어지는 것을 손쉽게 촉진할 수 있다. • 서혜부 대퇴동맥과 대동맥은 압박되어서는 안 된다. 대동맥류에 조금이라도 의심이 간다면 상태를 분명하게 확인하기 위해 초음파 검사를 실시해야 한다. 반복적으로 수축되는 근섬유와 손가락이 지속적으로 접촉하게 됨으로써 스트레칭, 또는 요관에 손상을 입히지 않도록 해야 한다(Dejung 2009). • 보통 장요근에 유발점은 요방형근과 복사근의 유발점와 연관이 있다(Dejung 2009). • 복부의 근육(복사근과 복횡근)은 항상 장요근과 동시에 치료해야 한다. • 요근은 초기에 요추를 안정화한다. • 도수치료에 적합한 환자의 자세는 바로 누운 자세(▶ 그림 7.196)나 앉은 자세이다(장근).	

환자에 대한 권고사항	• 지속적 요인과 자극적 요인을 피한다. ○ 기능적인 복부 훈련 교육 ○ 요천골에 힘을 돋우고 요추를 안정화하는 연습 ○ 장거리 차량 이동: 휴식 시간을 갖고 스트레칭을 한다. 오토 크루즈 컨트롤 사용 • 바로 누운 자세나 앉은 자세에서 유발점 자가 치료(▶ 그림 7.197) • 스트레칭(▶ 그림 7.199, ▶ 그림 7.193 **b**; ▶ 그림 5.19)

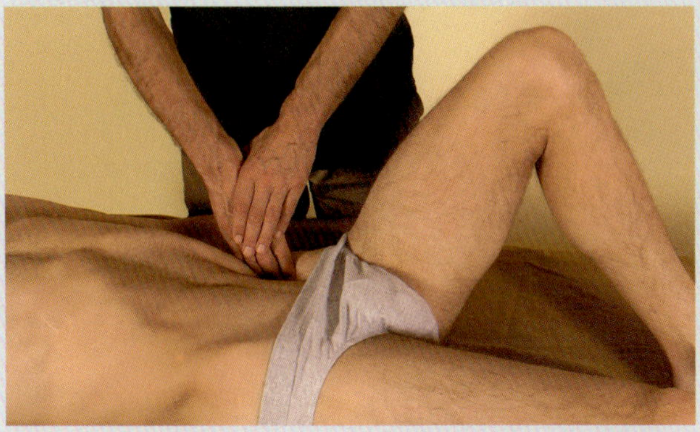

그림 7.195 장요근: 도수치료를 위한 환자의 적절한 치료자세

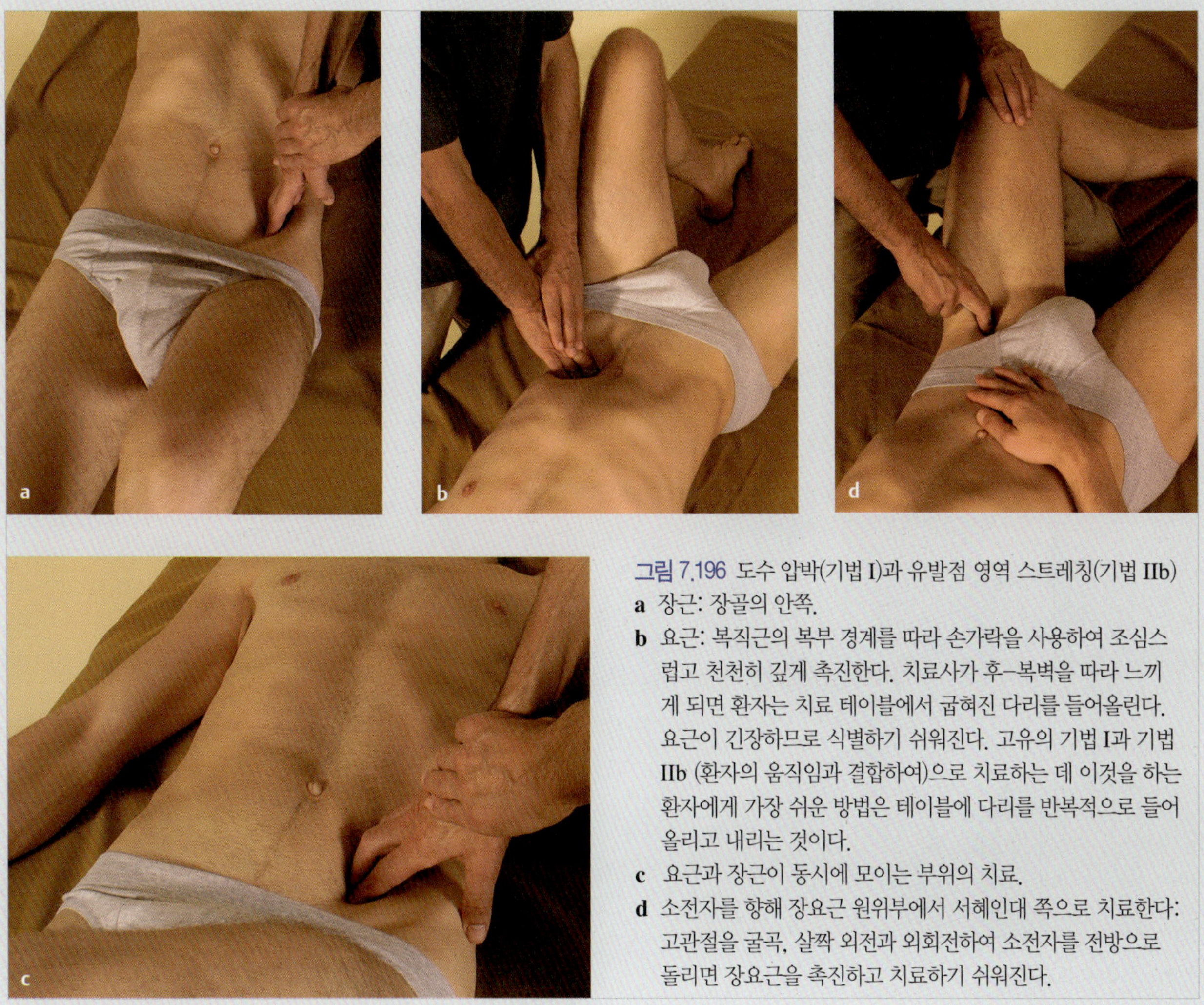

그림 7.196 도수 압박(기법 I)과 유발점 영역 스트레칭(기법 IIb)

a 장근: 장골의 안쪽.

b 요근: 복직근의 복부 경계를 따라 손가락을 사용하여 조심스럽고 천천히 깊게 촉진한다. 치료사가 후-복벽을 따라 느끼게 되면 환자는 치료 테이블에서 굽혀진 다리를 들어올린다. 요근이 긴장하므로 식별하기 쉬워진다. 고유의 기법 I과 기법 IIb (환자의 움직임과 결합하여)으로 치료하는 데 이것을 하는 환자에게 가장 쉬운 방법은 테이블에 다리를 반복적으로 들어올리고 내리는 것이다.

c 요근과 장근이 동시에 모이는 부위의 치료.

d 소전자를 향해 장요근 원위부에서 서혜인대 쪽으로 치료한다: 고관절을 굴곡, 살짝 외전과 외회전하여 소전자를 전방으로 돌리면 장요근을 촉진하고 치료하기 쉬워진다.

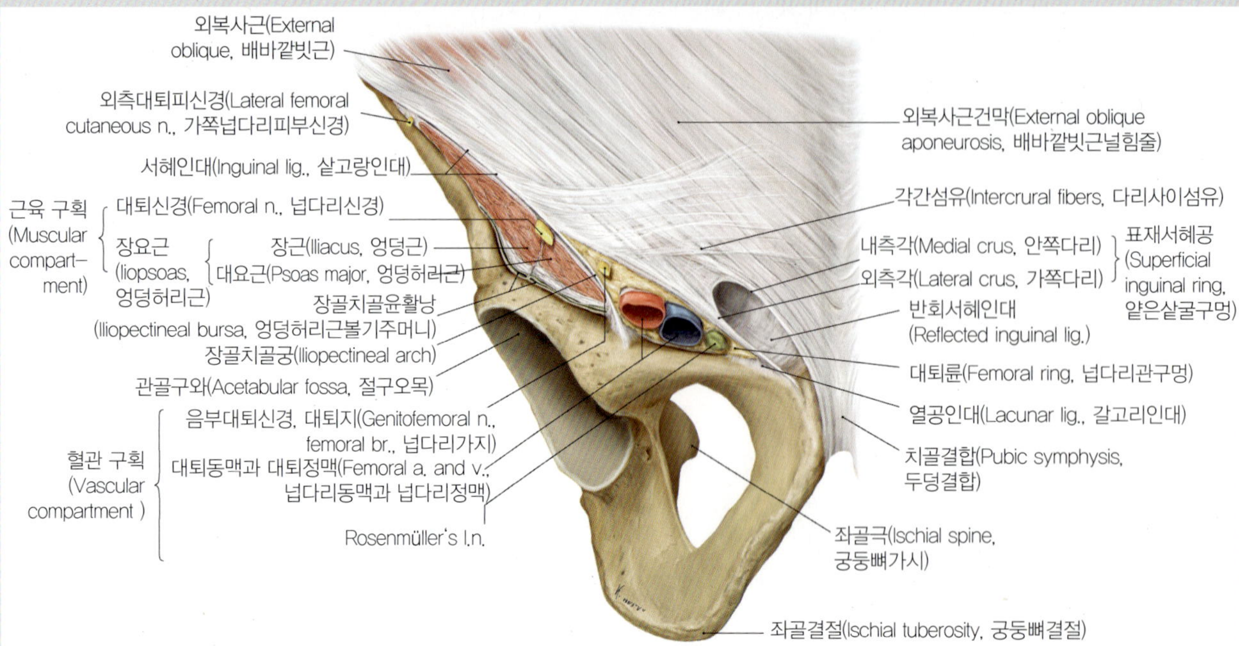

그림 7.197 서혜부의 국소 해부학.
근육 구획(외측), 장요근, 대퇴신경과 외측 대퇴피신경을 포함한다.
혈관 구획(내측), 음부대퇴신경의 대퇴지와 대퇴동맥, 정맥, 그리고 림프 채널을 포함한다.
서혜부에서 장요근을 촉진하려면 먼저 대퇴 동맥과 전상장골극을 구별해야 한다. 이 두 개의 랜드마크 사이에서 장요근은 근육 구획을 지나가 완벽하게 채운다(대퇴신경을 따라).
From Schuenke M, Schulte E, Schumacher U. THIEME Atlas of Anatomy. General Anatomy and Musculoskeletal System. Illustrations by Voll M and Wesker K. Second Edition. New York: Thieme Medical Publishers; 2014

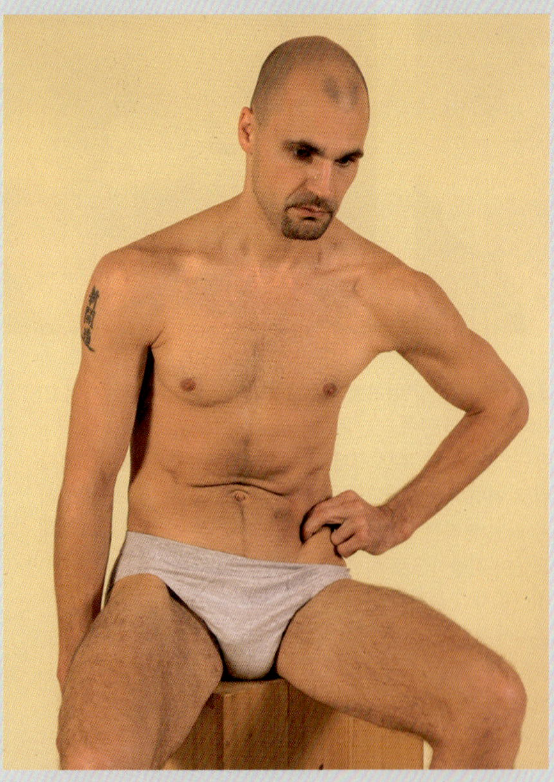

그림 7.198 자가 치료

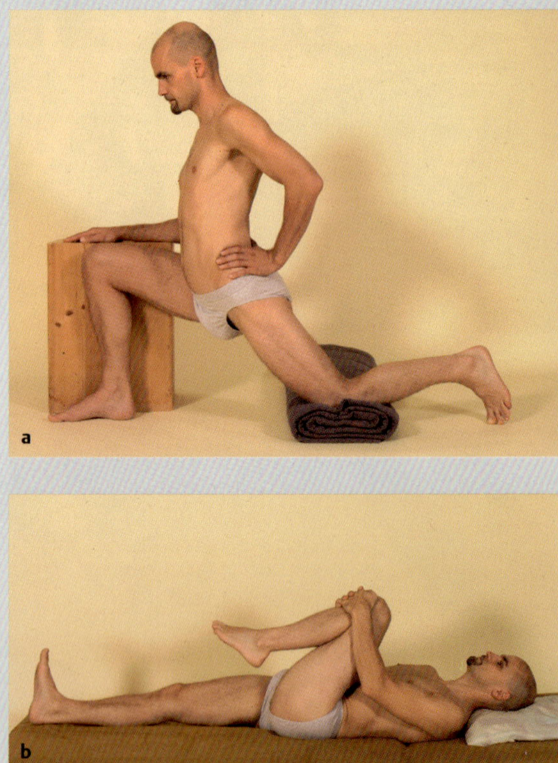

그림 7.199 셀프 스트레칭(기법 V).
a 셀프 스트레칭, 표준 위치(왼쪽 장요근 스트레칭).
b 바로 누운 자세에서 셀프 스트레칭: 왼쪽 무릎을 끌어당겨 수동적으로 장요근이 확연하게 짧아졌을 때 오른쪽 장요근이 스트레칭된다.

7.4.5 상후거근

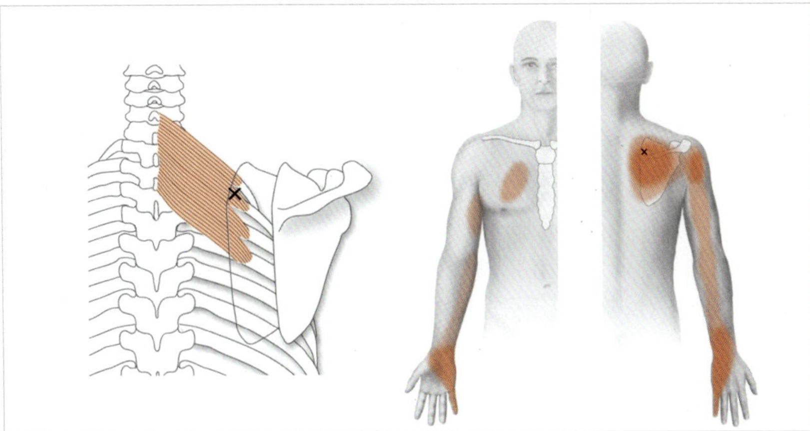

그림 7.200 상후거근 (Serratus Posterior Superior, 위뒤톱니근)

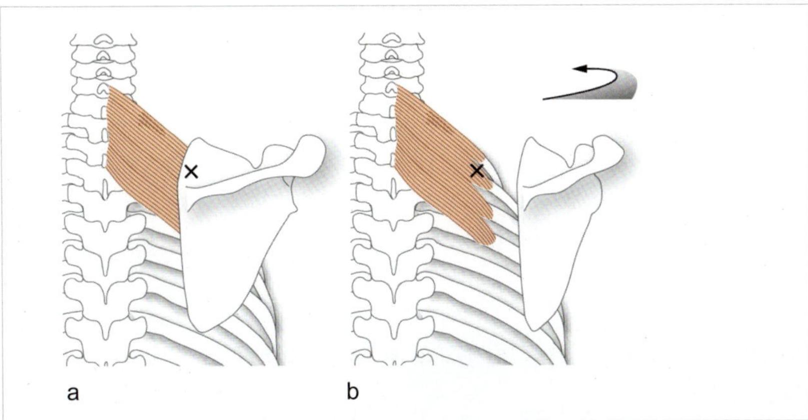

그림 7.201 상후거근

a 상후거근의 유발점은 보통 견갑골에 의해 가려진 부분에 위치하고 있다.

b 갑골을 앞쪽으로 가져오면 유발점의 촉진과 치료가 가능해진다.

해부학 (▶ 그림 7.172 **b**)	기시	• C6/7–T2/3 극돌기(중심근막)
	정지	• 2번–5번 늑골에서 미끌어진 네 개(숫자는 달라질 수 있음)
	상후거근의 섬유 • 사선으로 주행하고(45° 기울여진) 기능적으로는 A–시스템에 속한다. • 능형근 근섬유에 덮여 있고 거의 평행하게 주행하고 중승모근과 거의 수평을 이룬다. 흉최장근과 장늑근이 상후거근 아래에 놓여 있다. 흉요근막이 이 근층에서 뻗어나가고 고유한 등 근육의 전체 그룹을 둘러싸고 있다.	
	신경지배	• T1 – T4 척수 신경의 늑간신경(전지)
기능	역동적	• 늑골을 올림 → 흡기를 보조함(호흡의 보조근육) • 흉추를 반대 방향으로 회전시킨다.
	안정화	• 흉곽의 위치와 자세
연관통 (▶ 그림 7.200)	• 견갑골, 후면 삼각근, 삼두근에서 주두(olecranon, 팔꿈치머리) • 팔꿈치(외측과 내측) • 전완, 주로 척골측(ulnar, 자뼈) 새끼손가락 아래 • 전방: 가슴 부위의 근육	
증상	통증	• 계속적이고 심부, 어깨 뒷부분의 둔한 느낌과 팔의 통증 • 안정 시 통증(공통) • 흉곽에 대한 견갑골의 압력을 증가시키는 활동으로 상후거근의 유발점에 대한 통증이 증가(예: 팔을 펼쳐 무게를 들어올려 몸 앞에서 멈추는 동작) • C8 – T1의 지배를 받는 팔과 손의 무감각, 무력감과 저림(공통)

유발 요인	과부하	• 습관성 흉식 호흡, 기침, 천식, 모순 호흡 • 긴장, 곧게 선 자세(흉부 위치) • 상후거근에 대한 견갑골의 압력, 예: ○ 나쁜 자세로 오랫동안 글쓰기 ○ 무언가를 잡기 위해 반복적으로 팔을 멀리 뻗기(공장 노동자) ○ 측만증으로 늑골의 돌출 • 반대쪽 판상근에 대한 능동적인 균형(기능적 사슬)
	주요 유발점	• 판상근
치료사를 위한 조언	• 어깨와 팔의 통증에 있어서 연관된 유발점이 상후거근에서 매우 흔하게 발견된다. "환자 58명에서 통증이 있는 76개의 어깨 부위에서 이 근육이 98%의 통증 원인이었고 단일 원인은 10%였다"(Travell 등 1942 in Travell과 Simons 1999). • "joker"의 견갑간 통증(interscapular, 어깨뼈사이), 팔 통증, 손과 전완의 이상감각 • 근육의 촉진과 치료는 도전적이다. 그 이유는 ○ 반드시 승모근과 능형근을 통해 촉진되어야 한다. ○ 전형적으로 활동적 유발점은 가장 흔하게 견갑골에 의해 가려진 부분에 위치한다(▶ 그림 7.201 **a**). ○ 견갑골을 전인된 자세로 유지하고 견갑골의 내측 경계를 가능한 바깥쪽으로 멀리 위치시켜 상후거근의 촉진과 치료가 근육의 정지 부위까지 접근할 수 있도록 한다(▶ 그림 7.201 **b**). • 상후거근을 치료하지 않고 방치하는 것은 지속적인 문제를 일으킨다 → (연관된) 유발점이 "증식"하게 되면 어깨-팔꿉-손 부위 전체가 만성 근막통증 증후군이나 이차적인 관절 지능장애로 발전할 수 있다. • 사각근(scalene, 목갈비근)의 유발점은 매우 흔하게 견갑간 부위에 방사된다(주로 중간과 후사각근) → 상후거근에 유발점이 있을 경우 항상 사각근을 검사해야 한다(주로 사각근 유발점 → 상후거근의 위성 유발점). • 상후거근은 종종 간과되기 쉽다 → 잊지 말것! • 도수치료에 적합한 환자의 자세는 엎드린 자세나(▶ 그림 7.202, ▶ 그림 7.203) 측면 자세이다.	
환자에 대한 권고사항	• 지속적 요인과 자극적 요인을 피한다. ○ 필요시 호흡 훈련과 자세교정을 한다. ○ 흉부의 견갑골이 좋은 자세로 안정화될 수 있도록 연습한다(▶ 그림 7.63) • 테니스공을 이용한 유발점의 자가 치료(▶ 그림 7.180) 또는 테라 케인(Thera Cane 또는 비슷한 도구)(▶ 그림 5.34 **c**)	

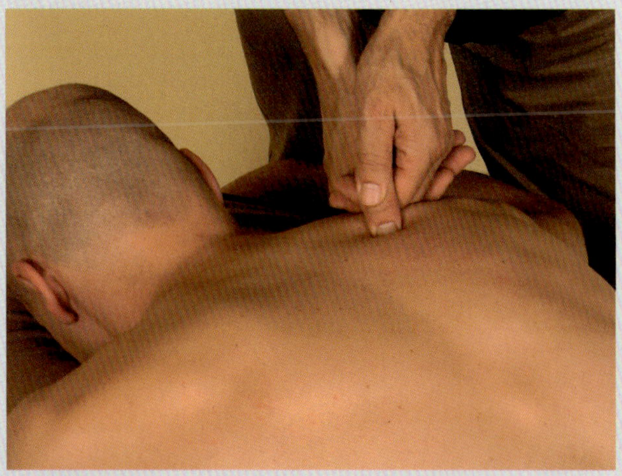

그림 7.202 도수 압박(기법 I)과 유발점 영역 스트레칭(기법 II): 견갑골의 내측 경계가 가능한 한 멀리 바깥쪽으로 위치하도록 한다.

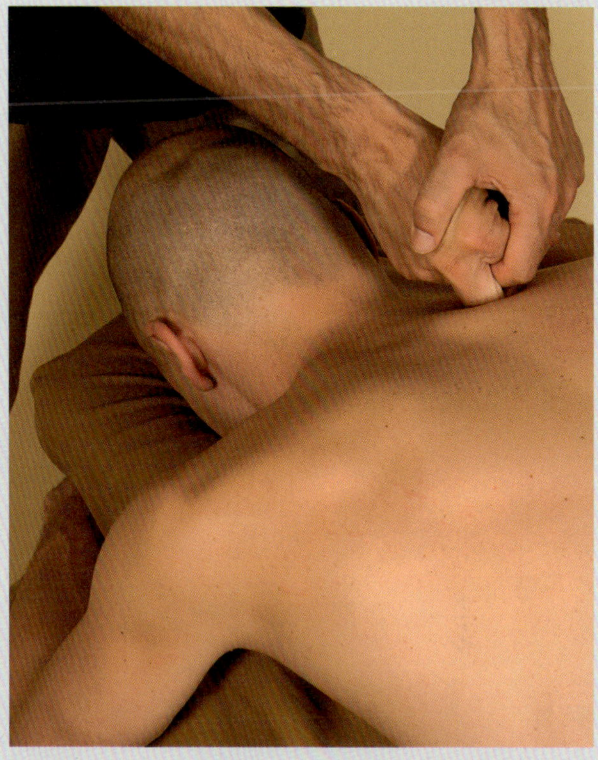

그림 7.203 근막 스트레칭(기법 III) 근섬유를 따라서 시행한다.

7.4.6 하후거근

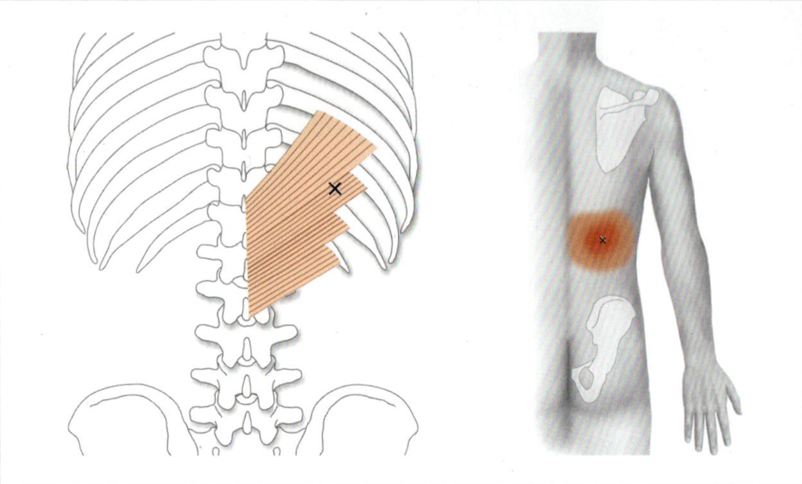

그림 7.204 하후거근 (Serratus Posterior Inferior, 아래뒤톱니근)

해부학 (▶ 그림 7.172 **a**와 **b**)	기시	• 흉요근막 • T11/12–L2/3 극돌기의 얇은 건막 위
	정지	• 9번 – 12번 늑골: 늑골의 하방 경계에 네 개의 미끌림(특히 9번에서 12번 늑골이 한 개 또는 그 이상의 늑골의 미끌림이 결여될 수 있다)
	하후거근의 근섬유 • 대각선으로 지나고 기능적으로 V시스템에 속한다. • 광배근 근섬유 바로 아래 위치한다. 흉최장근과 장늑근은 하후거근 아래에 위치한다.	
	신경지배	• T9 – T12 척수신경의 늑간신경(전지)
기능	동작	• 늑골을 압박해 호기를 보조한다(호흡의 보조 근육). • 척주 ○ 회전, 동측(편측 활동과 함께) ○ 신전(양측 활동과 함께)
	정적	• 정적 ○ 횡격막의 위쪽으로 당김에 대항하는 하부 늑골(가설상으로 – 아직 EMG로 확인되지 않음) ○ 흉요추 접합부(요방형근, 최장근, 장늑근과 다열근과 함께)
연관통 (▶ 그림 7.204)	• 흉요추 접합부(국소적으로)	
증상	통증	• 지속적으로 거슬림, 둔함, 자극성 통증(하지만, 심각하게 위협적인 것으로 경험하지 않음)이 큰 협력근의 치료 이후에도 남아 있음(요방형근, 최장근, 장늑근)
자극적인 요인들	과부하	• 급성: 요통(들어올리기, 돌기, 몸 바로 세우기의 조합으로 나타나는 과도한 긴장) • 만성 ○ 나쁜 업무자세(목수) ○ 모순호흡 ○ 다리길이 차이, 측만증
	주요 유발점	• 최장근, 장늑근, 요방형근과 다열근
치료사를 위한 조언	• 최장근, 장늑근, 요방형근의 유발점을 처음 치료한 후에 증상이 지속될 경우에만 치료한다. • 하후거근의 하부(척주가 위치한 옆)는 종종 요방형근(위쪽 부분)이나 척주기립근(흉요추 접합부 부분)과 동시에 도수치료 한다(▶ 그림 7.205 **a**). 단단한 띠 때문에 보통 그들 근육의 관계를 밝히는 것이 어렵지 않다.	

치료사를 위한 조언	• 하후거근의 상부 유발점은 외측에 위치하므로 치료하기 쉽다. 늑골이 단단한 받침대 역할을 하므로 연관 유발점의 단단한 띠에 압박 적용이 가능하다(▶ 그림 7.205 **b**). • 도수치료에 적합한 환자의 자세는 엎드린 자세(▶ 그림 7.205 **b**)나 외측(▶ 그림 7.205 **a**), 앉은 자세이다.
환자를 위한 권고사항	• 지속적 요인과 자극적 요인을 피한다. ○ 필요시 호흡 훈련과 자세교정을 한다. ○ 앉을 때 허리를 보조한다. • 테니스공을 이용하여 유발점을 자가 치료한다. • 광배근(▶ 그림 7.40)이나 허리, 흉요추 척주기립근(▶ 그림 7.181)과 함께 근육을 스트레칭한다.(▶ 그림 7.206).

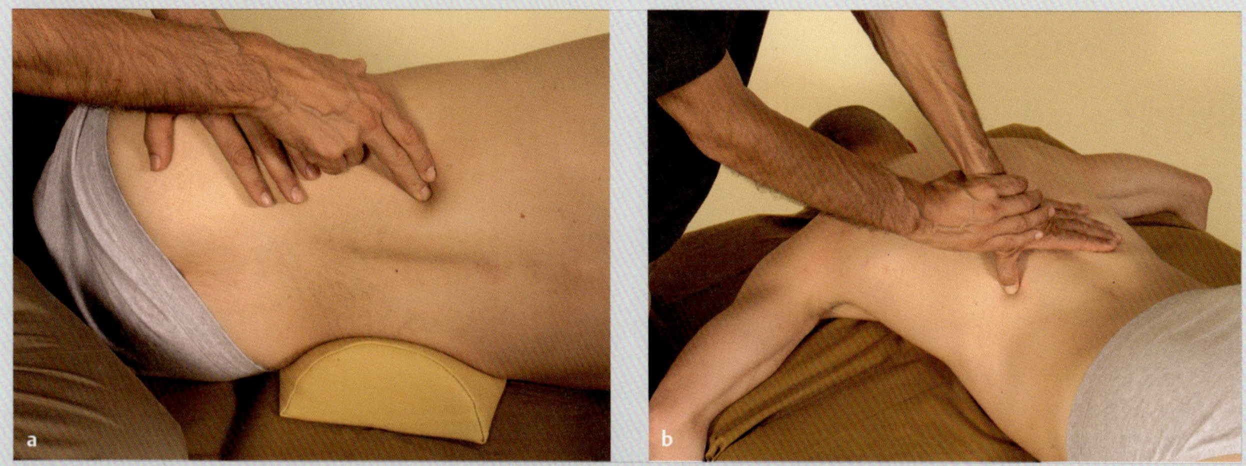

그림 7.205 도수 압박(기법 I)과 유발점 영역 스트레칭(기법 II).
a 하후거근의 하부 도수치료는 종종 요방형근(상부)과 척주기립근(흉요추 접합부)과 함께 수행되며 옆으로 누운 자세에서 치료한다.
b 하후거근의 상부(측면) 도수치료는 엎드린 자세에서 수행된다.

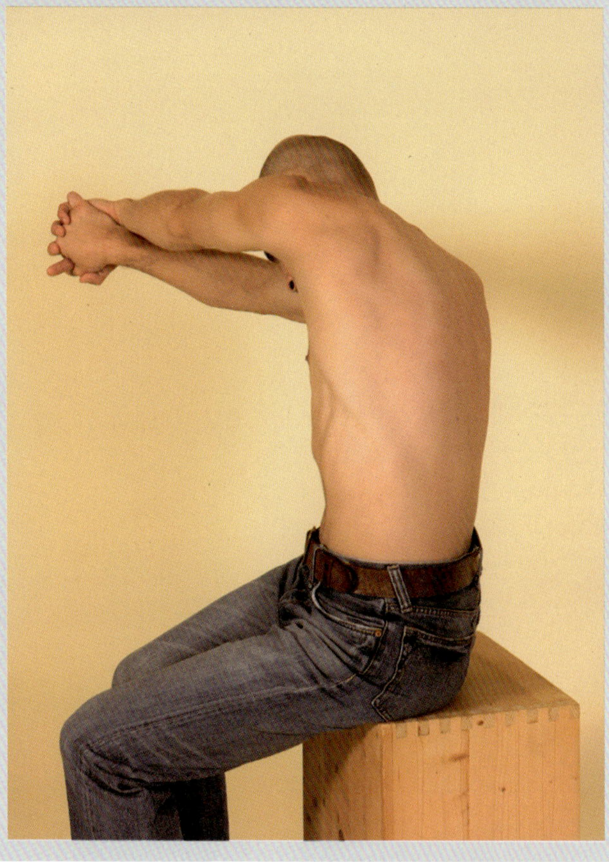

그림 7.206 셀프 스트레칭(기법 V)

7.4.7 늑간근

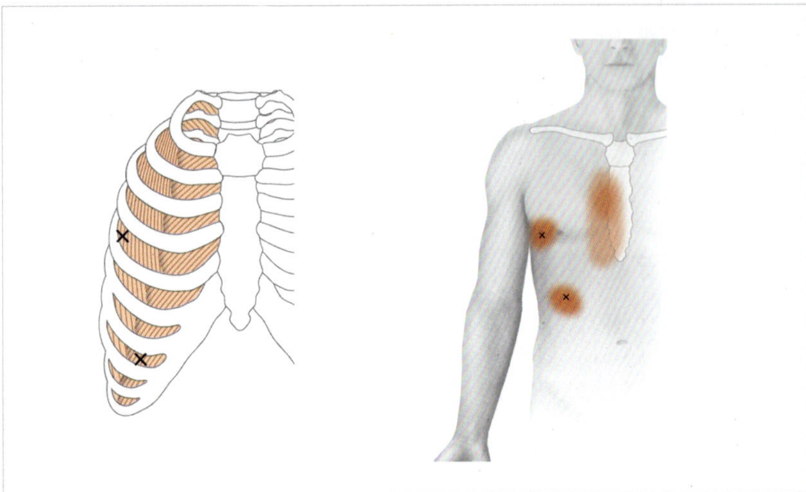

그림 7.207 늑간근 (Intercostal Muscles, 갈비사이근)

<table>
<tr><td rowspan="9">해부학
(▶ 그림 7.172,
▶ 그림 7.173)</td><td colspan="2">• 외늑간근</td></tr>
<tr><td>기시</td><td>• 늑골 아래 가장자리</td></tr>
<tr><td>정지</td><td>• 늑골 아래 인접한 위쪽 가장자리</td></tr>
<tr><td colspan="2">각 늑간강(intercostal space, 갈비사이공간)의 근육 섬유는 후상방에서 전하방으로 향한다.</td></tr>
<tr><td colspan="2">• 내늑간근</td></tr>
<tr><td>기시</td><td>• 늑골의 위쪽 가장자리(내부 표면)</td></tr>
<tr><td>정지</td><td>• 인접한 늑골 위의 늑골구(Costal groove, 갈비뼈고랑) 내부 표면</td></tr>
<tr><td colspan="2">각 늑간강의 근섬유는 후하방에서 전상방으로 향한다.</td></tr>
<tr><td>신경지배</td><td>• 늑간신경(T1 - T11)</td></tr>
<tr><td>기능</td><td>흉부, 흉추</td><td>• 호흡의 보조근육(특히, 강제적인 흡기와 호기)
• 자세(흉부의 위치)
• 흉추의 회전(EMG 확인됨)</td></tr>
<tr><td>연관통
(▶ 그림 7.207)</td><td colspan="2">• 국소부위: 흉추 부위
• 방사통: 견갑간부위, 어깨, 팔</td></tr>
<tr><td rowspan="3">증상</td><td>통증</td><td>• 국소화
○ 흉추 부위에 국소화
○ "막힌 늑골": 찌르는 통증
○ 방사통: 견갑간 부위, 어깨, 팔
• 통증의 증가:
○ 흡기/호기
○ 흉추의 회전하는 움직임
○ 흉추의 외측 굴곡</td></tr>
<tr><td>기능장애</td><td>• 흉추 회전의 제한된
• "막힌 늑골"</td></tr>
<tr><td>내장 증상</td><td>• 심장: 수축된 느낌</td></tr>
<tr><td rowspan="2">유발 요인</td><td>과부하</td><td>• 주로 만성, 예:
○ 기도 질환, 기침(COLD)
○ 지구력 운동(수영, 조깅, 등산 등)
○ 나쁜 자세</td></tr>
<tr><td>직접적 외상</td><td>• 수술</td></tr>
</table>

치료사를 위한 조언	• "막힌 늑골" 증상은 흔히 늑간근의 유발점이 원인이 되기도 한다. • 늑간근의 유발점은 과도한 통증이 될 수 있다("찌르는 통증", 들숨에 통증, 호흡곤란). • 내-외늑간근은 촉진을 통해 구별할 수 없다. • 유발점에 도수치료를 위해 적절한 환자의 자세는 바로 누운 자세, 측면 자세이다(▶ 그림 7.208); 몸통이 회전하도록 위치시켜 근육을 사전에 스트레칭시킨다(▶ 그림 7.209), 엎드린 자세, 앉은 자세 • 흉추의 외측굴곡은 늑간강을 열고 늑간근에 접근을 가능하도록 향상시킨다(특히 환자를 바로 누운 자세나 앉은 자세에서 치료할 때) • 흉추의 회전은 외늑간근을 스트레칭시킨다(또한 동시에 내늑간근을 모은다)(▶ 그림 7.209). 이것은 외늑간근의 선택적인 치료를 돕는다. 반대쪽으로 회전은 내늑간근의 신장이 일어나고 (또, 외늑간근을 모음) 이런 경우 주요 치료적 효과는 내늑간근을 목표로 한다. • 도수 압박(기법 I)으로 유발점을 치료할 때 깊은 숨을 들이마셔 치료 효과를 더한다(기법 Ib).

환자에 대한 권고사항	• 지속적 요인과 자극적 요인을 피한다.
	  ○ 호흡 패턴의 교정
	  ○ 자세 향상
	• 유발점의 자가 치료(손가락 압력을 사용)
	• 스트레칭(몸통이 회전하는 방식으로 위치를 조정하여 근육을 스트레칭한다; ▶ 그림 7.193 **a**)

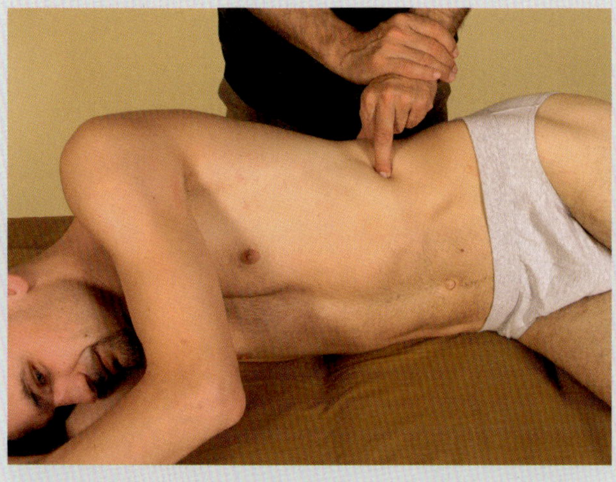

그림 7.208 외늑간근과 내늑간근의 도수 압박(기법 I)과 유발점 영역 스트레칭(기법 II)

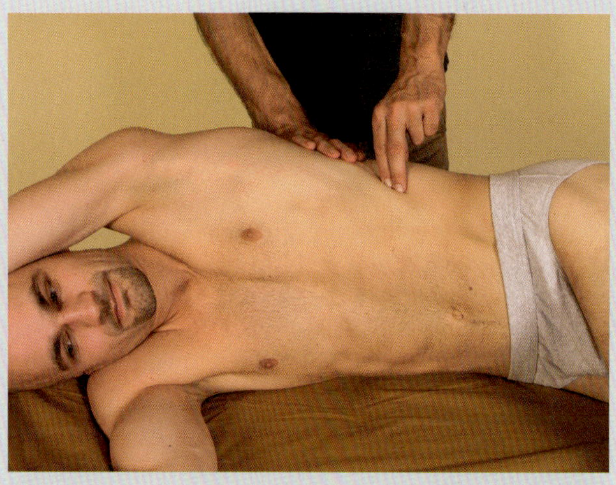

그림 7.209 외늑간근을 강조한 유발점 영역 스트레칭(기법 II)과 근막 스트레칭(기법 III) 몸통을 돌리면 외늑간근이 스트레칭되어 일차적인 치료 효과를 얻는다.

7.4.8 횡격막

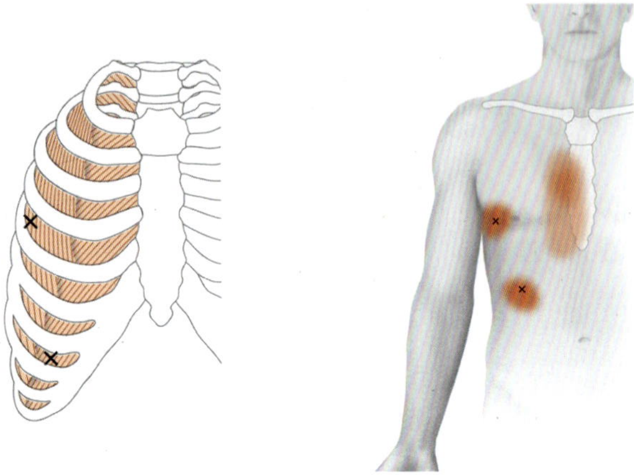

그림 7.210 횡격막 (Diaphragm, 가로막)

해부학 (▶ 그림 7.174)	**• 흉골부**	
	기시	• 검상돌기(안쪽 면) • 복직근초(심층)
	정지	• 횡격막 건중심
	• 늑골부	
	기시	• 7번 - 12번 늑골(늑연골[costal cartilage, 갈비연골]의 내측 면) 부착
	정지	• 횡격막 건중심
	• 요추부	
	기시	• 1번–4번 요추 추체
	정지	• 횡격막 건중심
	신경지배	• 좌–우 횡격막신경(phrenic nerves, 가로막신경)에서 경신경총(cervical plexus, 목신경얼기)(C3 - C5)
기능	호흡	• 가장 중요한 호흡 근육
연관통증 (▶ 그림 7.210)	• 흉부의 하단 가장자리 • 흉골 후방 • 어깨	
증상	통증	• 주로 흉골 부위의 흉추 가장자리 흉골 후방 • 최대 호기에 통증 증가
	기능장애	• 호흡 문제 ∘ 호흡곤란 ∘ "딸꾹질" ∘ 옆구리에 있는 "결림" ∘ 심호흡 불가능
유발 요인	과부하	• 만성 과부하 원인: ∘ 빠른 걸음이나 달리기 ∘ 지구력 운동(수영, 조깅, 등산 등) ∘ 기침(기도 질환, COLD) ∘ 비정상적인 호흡 패턴 ∘ 심리적 요인: 불안, 억제, 감정("막힌 횡격막")

치료사를 위한 조언	• 웃을 때 중요한 근육 • 횡격막 호흡은 호흡에 의해 만들어진 압력파를 통해 내부 장기를 마사지하는 데 중요하다. 이것에 대한 복벽과 비뇨생식격막(urogenital diaphragm, 비뇨생식가로막)이다. • 횡격막 막힘은 심리적 문제가 원인이 된다. • 횡격막의 치료는 복근의 윗부분과 동시에 치료한다. • 도수치료에 적합한 환자의 자세는 바로 누운 자세와(▶ 그림 7.211), 옆으로 누운 자세(복근을 이완하기 위한 태아 자세), 또는 앉은 자세이다.

환자에 대한 권고사항	• 지속적 요인과 자극적 요인을 피한다.
	  ○ 호흡 훈련
	  ○ 감정적인 막힘을 인지하고 풀어나가는 것(신체 심리치료)
	• 자가 치료(▶ 그림 7.212)
	• 횡격막의 긴장을 푸는 큰 웃음
	• 최대 호기로 횡격막을 스트레칭한다(복근의 수축 보조나 물구나무 서기/거꾸로 자세)
	• 기능 훈련: 호흡 기술(노래 부르기, 목관악기 연주 등)

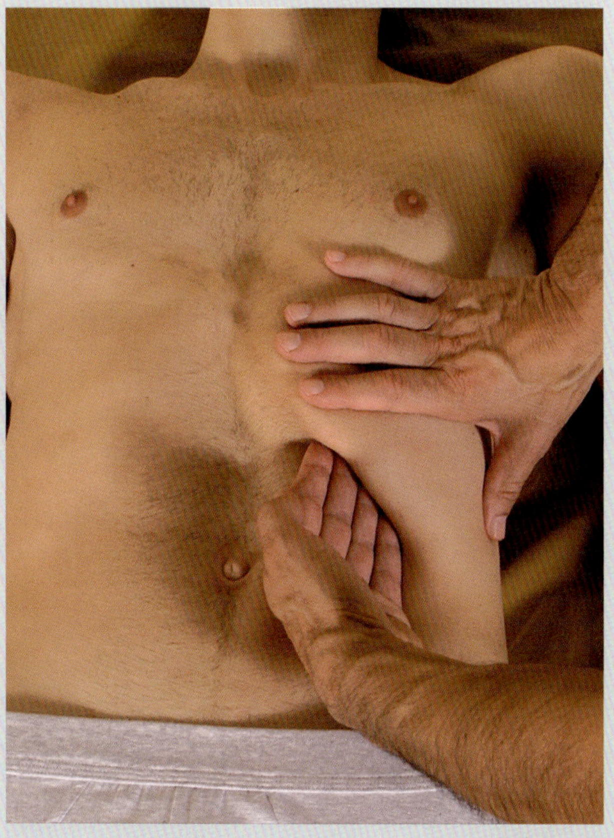

그림 7.211 도수 압박(기법 I)과 유발점 영역 스트레칭(기법 II). 복근은 스트레칭과 동시에 치료가 된다.

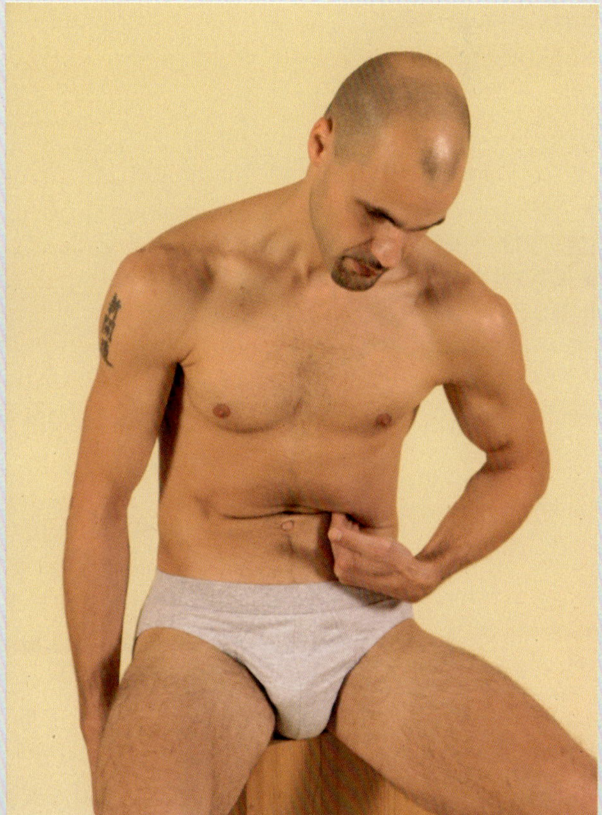

그림 7.212 횡격막의 자가 치료

7.4.9 흉요근막

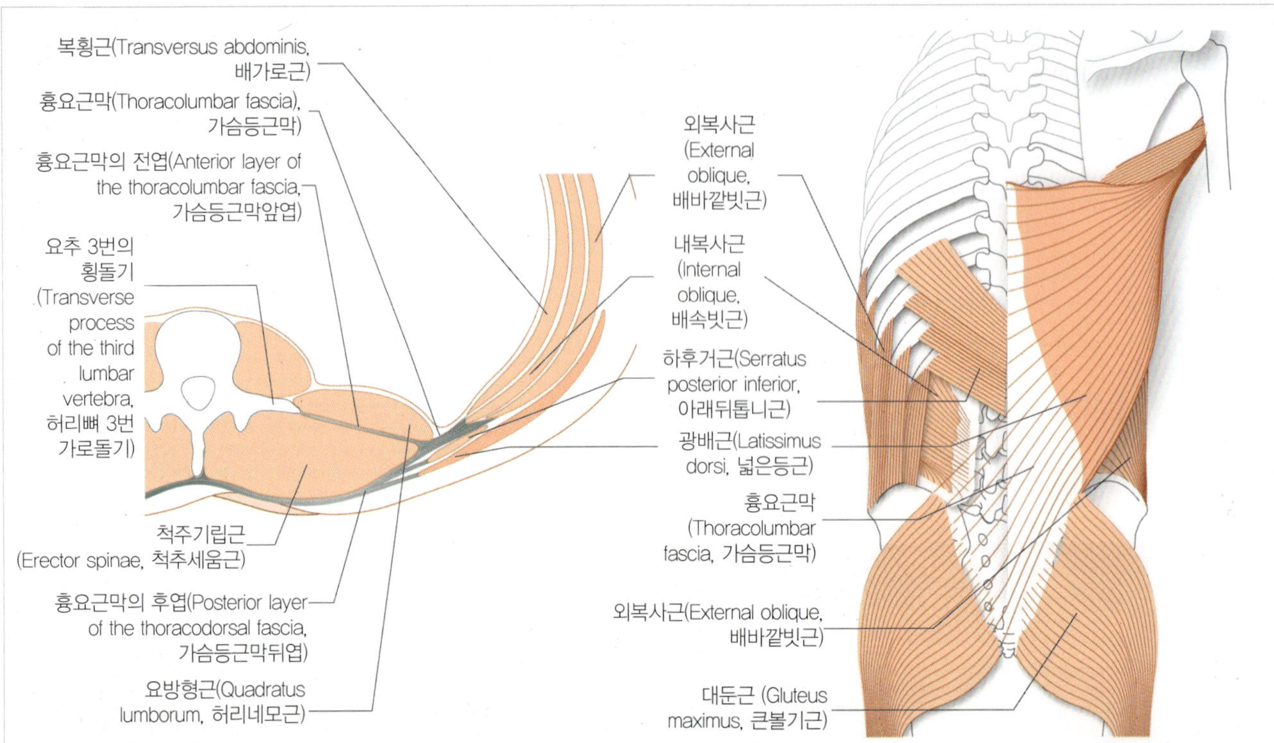

그림 7.213 흉요근막 (Thoracolumbar Fascia, 가슴등근막)
a 요추 3번 수준의 몸통 벽의 횡단면: 상면
b 흉요근막의 천층과 그 안으로 뻗어나가는 근육: 하면

해부학
(▶ 그림 7.172, ▶ 그림 7.174)

- 흉요근막(▶ 그림 7.213 **a**)이 고유의 등 근육을 둘러싼다. 이것은 두 개의 층으로 이루어져 있다: 천층과 심층
  - 흉요근막의 심층
    - 횡돌기에서부터 나타난다;
    - 몸통벽의 전외측 근육에서부터 등 고유 근육이 나뉜다(요방형근);
    - 내복사근과 복횡근의 기원이 된다.
  - 흉요근막의 천층(▶ 그림 7.213 **b**)
    - 극돌기에 삽입;
    - 어깨와 팔(승모근, 광배근, 능형근)에서 뻗어나간 표층에 위치한 근육으로부터 깊게 위치한 고유한 등 근육들(척주기립근)로 나뉜다.
    - 천골부에 척추기립근의 건 부분이 단단하게 부착한다.
    - 광배근의 기시 건막에 의해 하방에서 견고해진다.
    - 하후거근의 시작 역할을 한다.
    - 목 부위에서 승모근과 능형근으로부터 두판상근과 경부근(cervicis muscles, 목의 근육)으로 나뉜다. 목 부위에서 항근막의 심층으로 변한다.
- 여러 층으로 차별화된 교원섬유(collagen fibers, 아교섬유)는 장력이 서로 다른 방향으로 최적으로 전달될 수 있도록 한다(척주-골반, 팔-다리)(Schuenke 등 2012).
- 수축요소는(근섬유아세포[myofibroblasts, 근육섬유모세포]) 흉요근막에서 나타난다(Schleip 등 2005, 2006). 그들은 요구에 따라 흉요근막의 긴장을 조절할 수 있게 하고, 몸통의 최적의 안정성을 보장하는 데 협력한다.
- 특히 흉요근막은 자유신경종말과 통각수용기로 감각 지배된다.

기능		• 고유한 등 근육의 근막집(척주기립근) • 광배근, 하후거근, 내복사근과 복횡근의 기시/정지점 • 척주-골반, 팔-다리 사이의 힘의 변환 부위 • 흉요근막의 긴장이 몸통 안정성을 결정하는 데 도움을 준다. • 근막 기계수용기와 통각수용기는 몸통 근육의 운동과 감각운동 기능에 영향을 준다.
연관통		• 국소부위
증상	통증	• 흉요근막의 국소부위
	기능장애	• 중증도는 탄력과 ROM의 감소, 흉요근막의 갑옷 같은 두꺼움과 경화에 이르기까지 다양하다 → 엄지와 집게손가락 사이에 피부를 접어 굴려본다(Kibler fold test). 그 이후에 요추와 흉요추 부위에서 불가능해진다. • 기계적 기능장애 • 감각자극의 흐름을 변경하면 고유감각과 감각운동기능이 변하게 된다.
유발 요인	과부하	• 만성: 오랜 기간 동안 효과적인 힘이 부족하면 결합 조직의 변형이 발생한다.
	외상	• 직접 손상(예: 허리수술 후)
	유발점 활성화	• 흉요근막에 직접 접촉하는 근육의 유발점 활성화(척주기립근, 요방형근, 내복사근과 복횡근, 광배근 및 하후거근)는 오랜 시간 동안 적당한 긴장상태가 결여되어 결합조직의 변화를 유발하게 된다.
치료사를 위한 조언		• 흉요근막의 변화나 기능장애는 만성 요통의 지속적인 요소를 촉발시킬 수 있다(Langevin 등 2011, Schleip 등 2004, Tesarz 등 2008). ○ 요통에 책임이 있는 많은 근육들(척주기립근, 요방형근, 내복사근과 복횡근, 광배근, 하후거근)은 흉요근막과 직접적으로 연결된다. 흔히 mTrPs는 결합조직의 변화의 원인이 되기 때문에 위에 언급한 근육들의 mTrPs는 흉요근막의 구조 변경과 기능장애의 결과일 수 있다. ○ 반대로 흉요근막의 기능장애는 근육의 자극과 불완전한 부하를 유도하여 mTrPs를 생성하게 한다. ○ 흉요근막의 변화는 근막 기계적 수용기의 감각자극 흐름을 바꾼다(통각수용기 역시 가능하다) → 고유수용기, 운동과 감각운동 기능의 자극 ○ 만성 요통환자에서 흉요근막의 순수한 스트레스(sheer stress)는 20%나 감소하였다(Langevin 등 2011). • 기능장애성 흉요근막의 치료 수행 ○ 간접적으로, 흉요근막과 즉각적인 관계를 갖는 모든 근육(활성 또는 잠재성의 mTrPs를 포함하는 한에 있어서)을 치료한다(예: 척주기립근, 요방형근, 내복사근과 복횡근, 광배근, 하후거근) ○ 직접적으로, 흉요근막에 가동술을 적용한다(▶ 그림 7.214 - ▶ 그림 7.216); ○ 치료에 적합한 환자의 자세는 엎드린 자세나(▶ 그림 7.214, ▶ 그림 7.215) 측면 또는 앉은 자세이다(▶ 그림 7.216). • 따라서 흉요근막의 기능장애를 감지하고 치료하는 것이 중요하다.
환자에 대한 권고사항		• 지속적 요인과 자극적 요인을 피한다. ○ 불완전한 부하를 피한다. ○ 나쁜 자세 교정 • 테니스공을 이용한 자가 치료: ○ 흉요근막 ○ 흉요근막 형성에 참여하는 근육의 mTrPs • 흉요근막 자체와 그 안으로 뻗은 근육을 스트레칭한다.

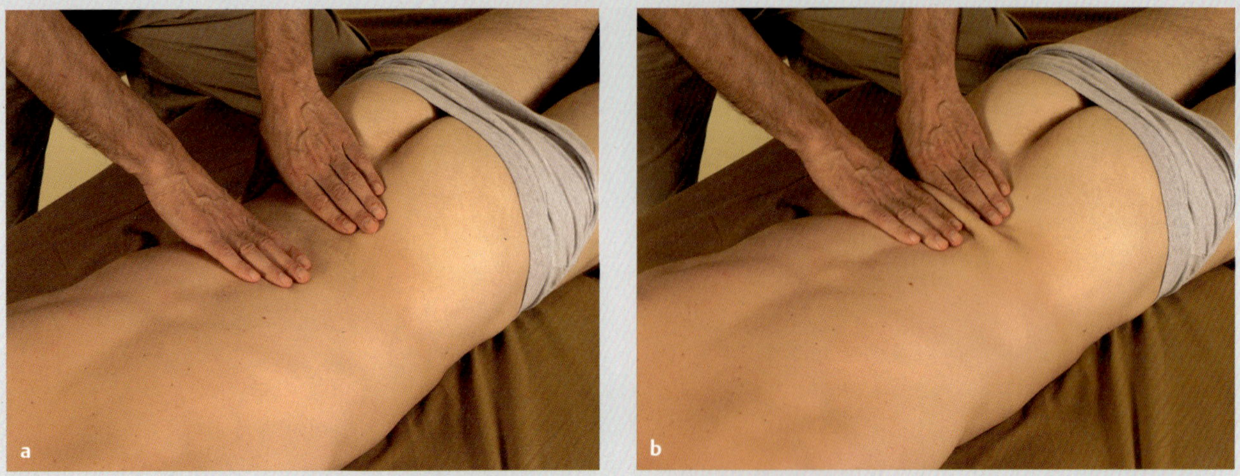

그림 7.214 흉요근막 가동술: 시프팅 기법.
a 시프팅 기법을 위한 환자 위치 및 시작 자세.
b 피부와 피부 주름을 일으킨다.

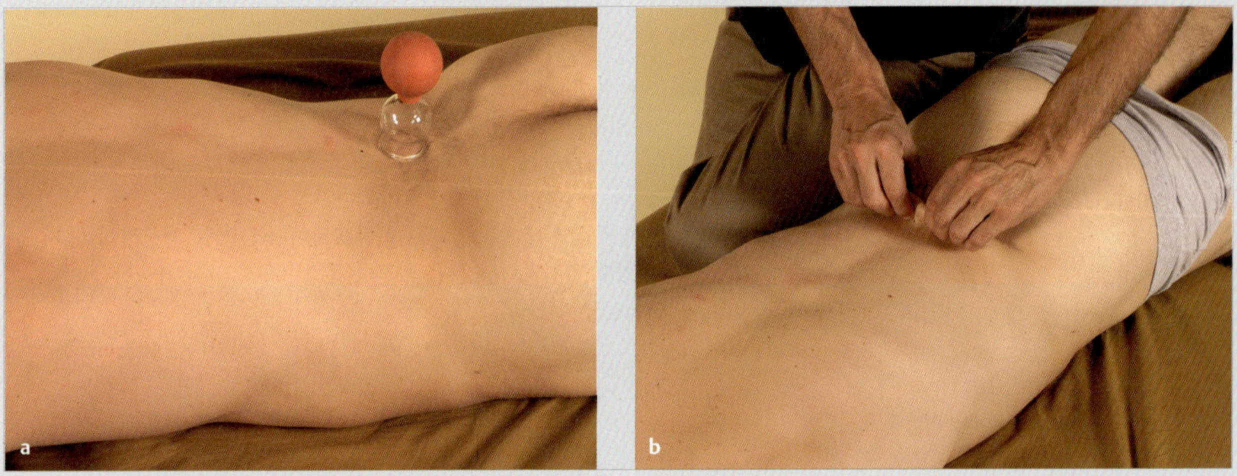

그림 7.215 흉요근막 가동술: 흉요근막의 천층을 일으킨다.
a 리프팅("공기") 엄지와 집게손가락을 이용해 움켜쥐고 들어올린다.
b 리프팅("공기") 부항 컵을 이용.

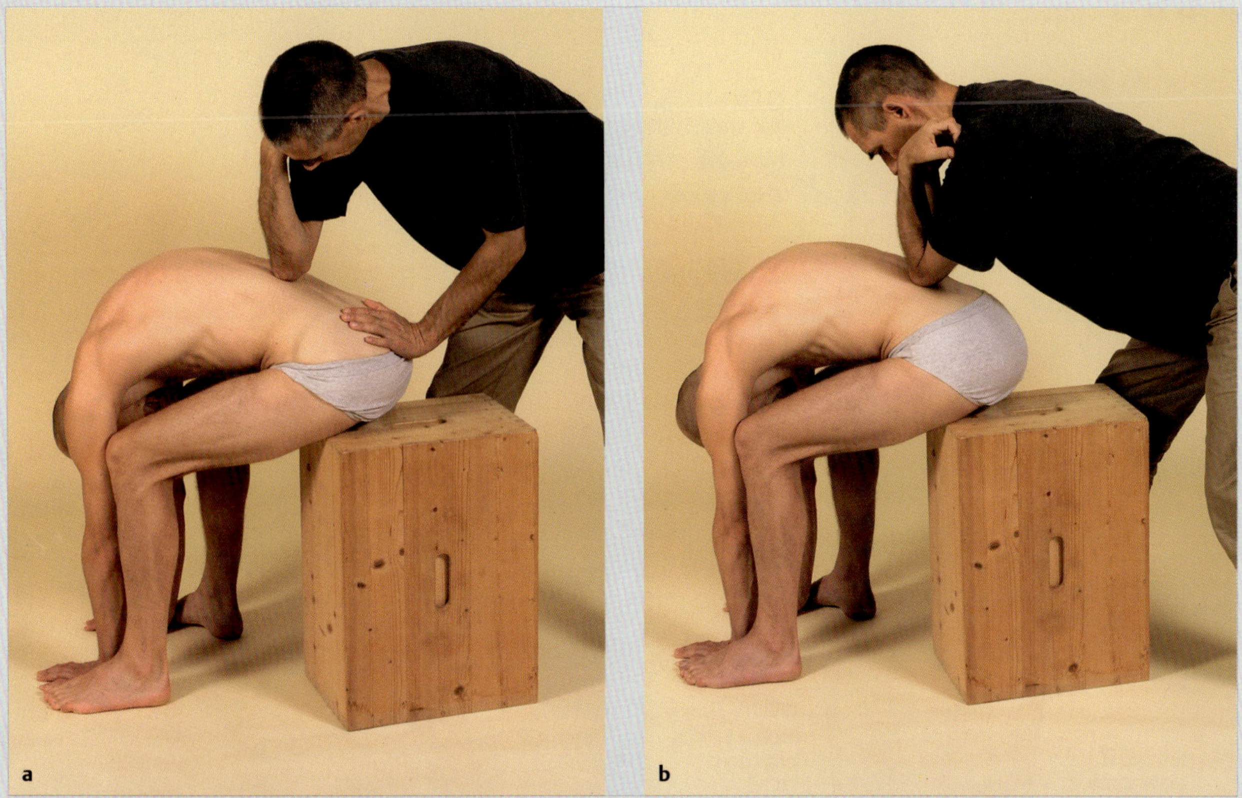

그림 7.216 흉요근막의 근막 스트레칭(기법 III)의 사전-자세
a 양측 치료.
b 편측 치료.

7.5 엉덩이

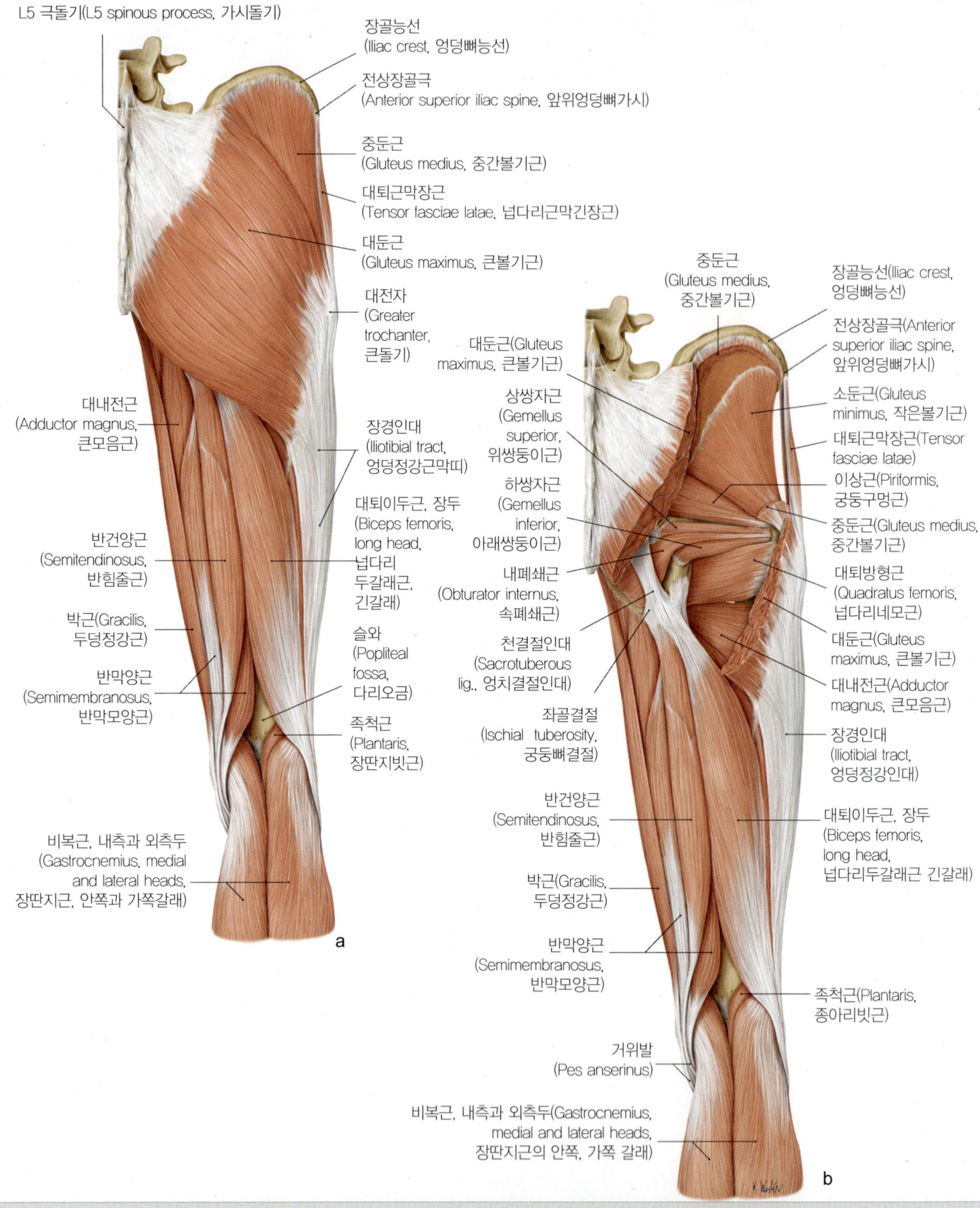

그림 7.217 엉덩이(Buttocks) 근육, 후면.
a 천층.
b 심층.
From Schuenke M, Schulte E, Schumacher U. THIEME Atlas of Anatomy. General Anatomy and Musculoskeletal System. Illustrations by Voll M and Wesker K. Second Edition. New York: Thieme Medical Publishers; 2014

계속 ▶

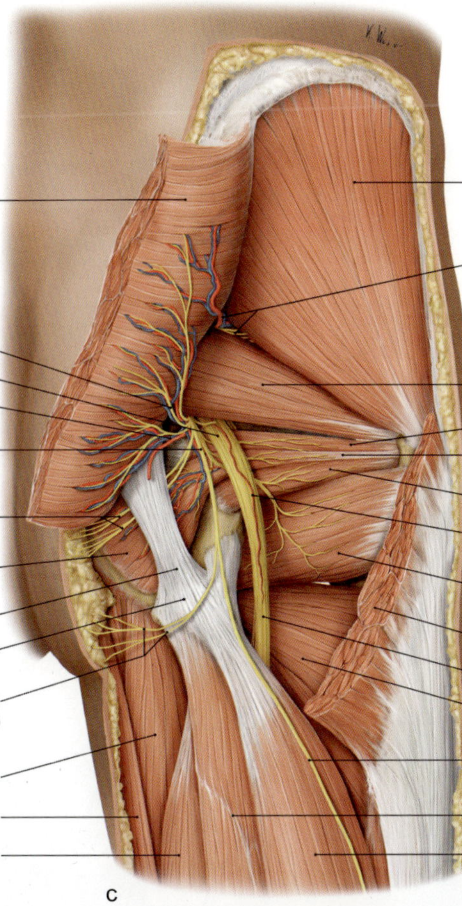

그림 7.217 *(계속)* 엉덩이 근육, 후면.

c 심층의 혈관과 신경.

From Schuenke M, Schulte E, Schumacher U. THIEME Atlas of Anatomy. General Anatomy and Musculoskeletal System. Illustrations by Voll M and Wesker K. Second Edition. New York: Thieme Medical Publishers; 2014

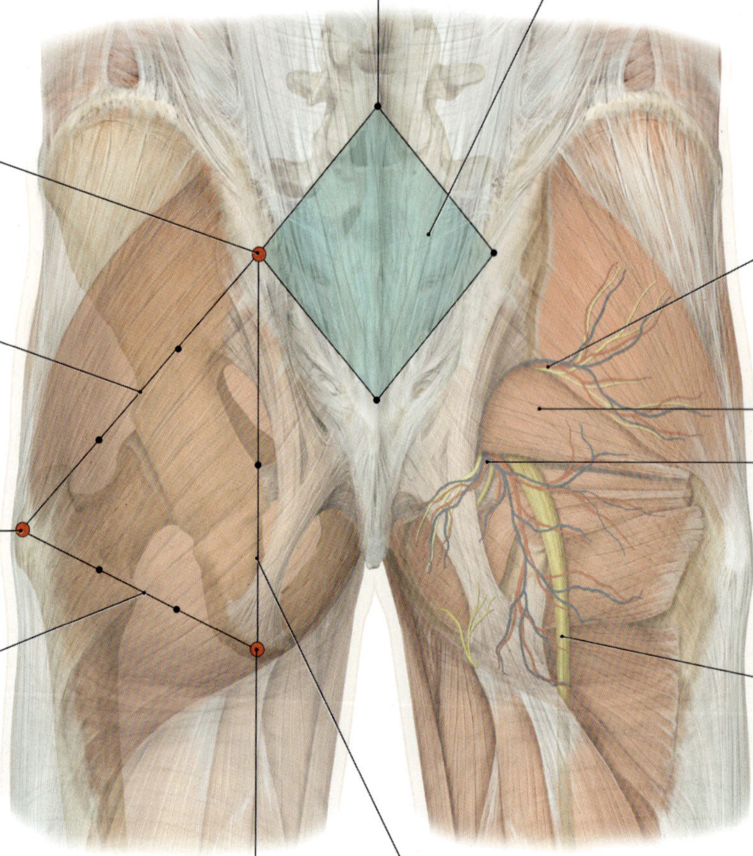

그림 7.218 엉덩이 부위. 이상근과 좌골신경의 위치를 돕는 기준선(후면상). 기준선은 다음의 기준점을 중심으로 형성된다: 상후장골극(PSIS), 대전자, 좌골결절

- 이상근:
  - suprapiriform foramen(상둔신경과 혈관을 포함하는)은 PSIS와 대전자 사이 선 1/3 아래 내측에 위치한다. 이상근의 위쪽 경계가 이 지점 바로 아래에 있다.
  - infrapiriform foramen(좌골신경과 하둔신경과 혈관, 음부신경을 포함하는)은 PSIS와 전자 선 사이의 중간 지점에 위치한다. 이상근의 아래쪽 경계가 바로 이 지점 위에 있다.
- 좌골신경:
  - PSIS와 전자 선 사이의 중간점에 위치하며(하둔신경과 혈관, 음부신경) 이상근의 아래쪽 경계(infrapiriform foramen)에 좌골신경이 나타난다.
  - 좌골신경은 좌골결절의 결절–전자 선 1/3지점에 표시된 지점을 통해 원위부로 진행된다.

From Schuenke M, Schulte E, Schumacher U. THIEME Atlas of Anatomy. General Anatomy and Musculoskeletal System. Illustrations by Voll M and Wesker K. Second Edition. New York: Thieme Medical Publishers; 2014

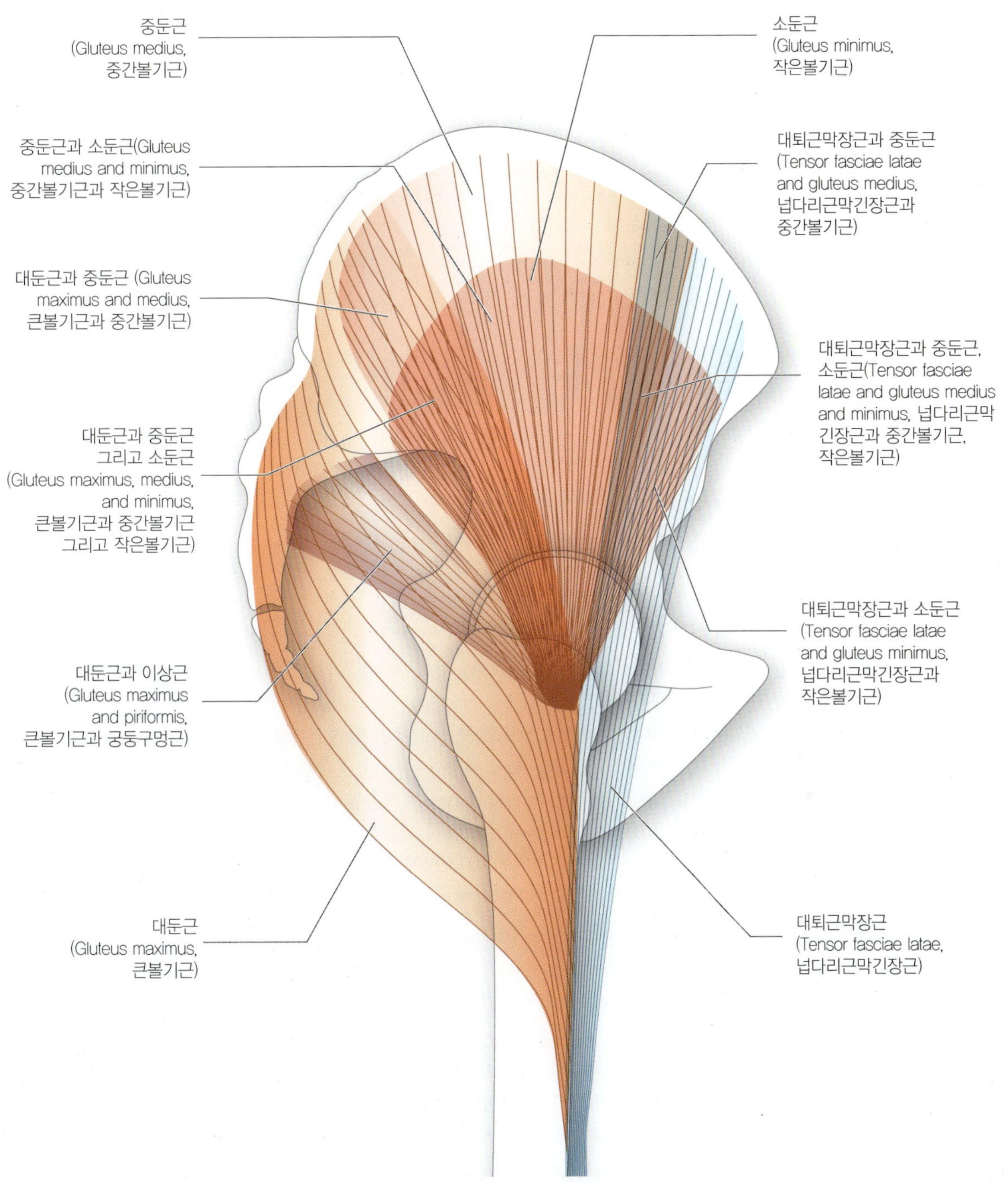

그림 7.219 엉덩이 근육의 국소 해부, 측면

7.5.1 대둔근

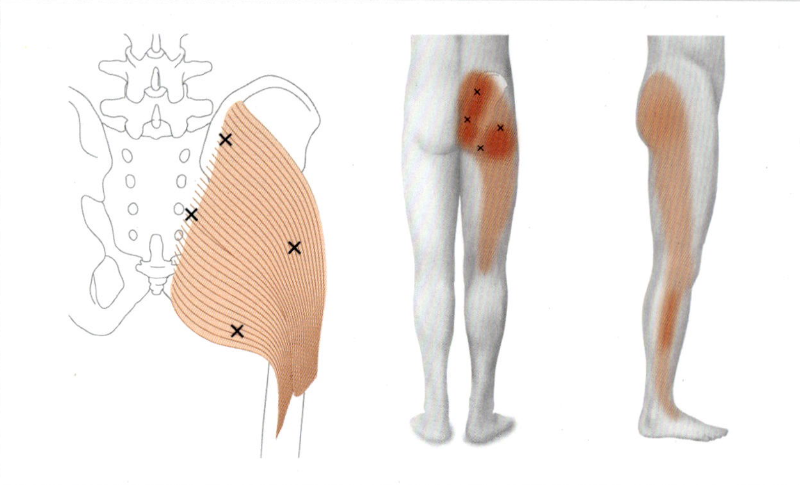

그림 7.220 대둔근 (Gluteus Maximus, 큰볼기근)

해부학 (▶ 그림 7.217, ▶ 그림 7.219)	기시	• 천부 ○ 장골능선(뒷쪽 세 번째), 장골의 후방외측 부분 ○ 상후장골극, 외측 천골 경계와 천골의 후면, 중둔근 근막 ○ 흉요근막(▶ 그림 7.213) • 심부 ○ 천골의 후면, 미골(coccyx, 꼬리뼈), 천결절인대(sacrotuberous ligament, 엉치결절인대)
	정지	• 장경인대: 대략 3/4 정도의 모든 섬유가 장경인대로 향하고(대퇴근막장근의 이것과 함께), 경골(tibia, 정강뼈) 원위부에서 경골 외측과(lateral condyle, 가쪽관절융기)로 삽입된다. 전자낭(trochanteric bursa, 대퇴윤활주머니)은 대전자 너머로 활주면을 형성한다. • 대퇴골(femur, 넙다리뼈): 나머지 섬유는 대퇴골 후방으로 삽입된다(둔근조면[gluteal tuberosity, 볼기근거친면], 대퇴방형근 원위부).
		• 부피로 보면, 대둔근이 인체에서 가장 큰 근육이고 이것의 질량은 중둔근과 소둔근의 두 배 정도이다.
	신경지배	• 하둔신경(L4 – S2)
기능	고관절	• 신전(강한 고관절 신전: 계단 오르기, 앉고 서기. 일반 걷기에서 활성화되지 않음) • 외회전 • 외전(장경인대에 걸쳐 있는 섬유의 일부) • 내전(대퇴골에 삽입되는 섬유의 일부)
	슬관절	• 장경인대 장력을 이용한 슬관절의 안정화
연관통 (▶ 그림 7.220)	• 국소적이고 다리 전체에 방사한다(후방 외측으로). • 미골부위(미골통)	
증상	통증	• 장시간 앉아 있기(특히, 앞으로 기울인 자세) • 깊은 의자(소파)에서 일어날 때, 오르막길 오를 때 • 옆으로 누워 다리를 위로 높게 올리고 구부린 채 잠을 잘 때 스트레칭에 의한 유발점을 유발할 수 있다.
	기능장애	• 대둔근의 유발점은 장경인대나 대퇴근막 전체에 근막 기능장애의 결과를 불러일으킬 수 있다.
유발 요인	과부하	• 급성: 낙상, 넘어짐 • 만성(공통) ○ 몸을 앞으로 숙이고 장시간 오르막길을 오를 때(예: 무거운 가방을 나를 때) ○ 달리기, 기어다니는 운동 ○ 고관절증(coxarthrosis, 엉덩관절증)과 연관됨

유발 요인	직접적 외상	• 엉덩이 부분으로 넘어짐, 대둔근 주사
	주요 유발점	• 요방형근
치료사를 위한 조언		• 유발점 활성화는 자주 나타난다. • 대둔근의 활성 유발점 결과로 대퇴근막의 긴장이 증가하면 다음의 지속적인 요인의 원인이 된다. ○ 대퇴사두근(quadriceps, 넙다리네갈래근)(특히, 내측광근[vastus medialis, 안쪽 넓은근]과 외측광근[vastus lateralis, 가쪽넓은근], 내전근과 슬건근(hamstring, 뒤넙다리근)의 기능장애 ○ 대퇴 원위부 근막의 자극으로 인한 무릎 문제 • 유발점을 치료하기 적합한 환자의 자세는 옆으로 누운 자세(▶ 그림 7.221)이나 엎드린 자세이다.(▶ 그림 7.222, ▶ 그림 7.223). • 대퇴방형근과 슬괵근으로부터 대둔근을 분리하는 근막 분리 기법이 중요하다(▶ 그림 7.223). • 장경인대도 같이 치료한다(▶ 그림 7.283 **b**)
환자에 대한 권고사항		• 지속적인 요인과 자극적인 요인을 피한다. 예: 오르막길을 걸을 때 보폭을 줄인다. • 테니스공을 이용한 유발점의 자가 치료 • 스트레칭(홈 프로그램; ▶ 그림 7.224) • 기능 강화 훈련(계단 오르기)

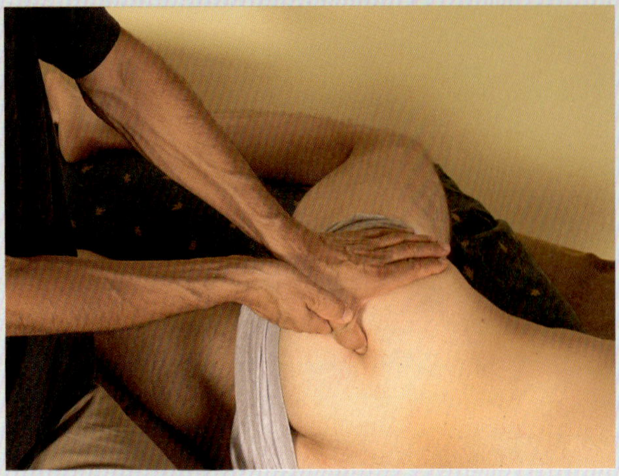

그림 7.221 도수 압박(기법 I), 유발점 영역 스트레칭(기법 II).

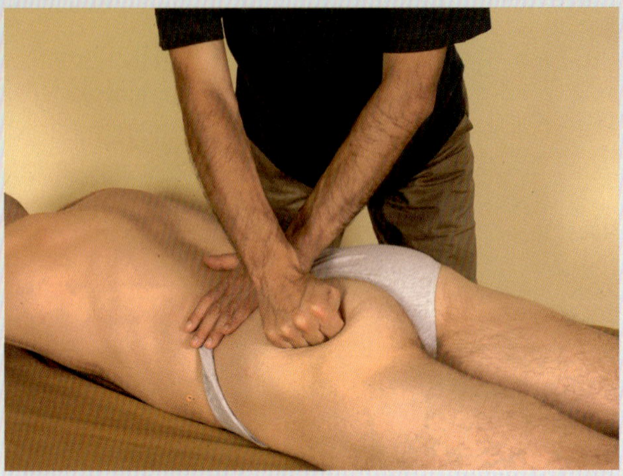

그림 7.222 근막 스트레칭(기법 III).

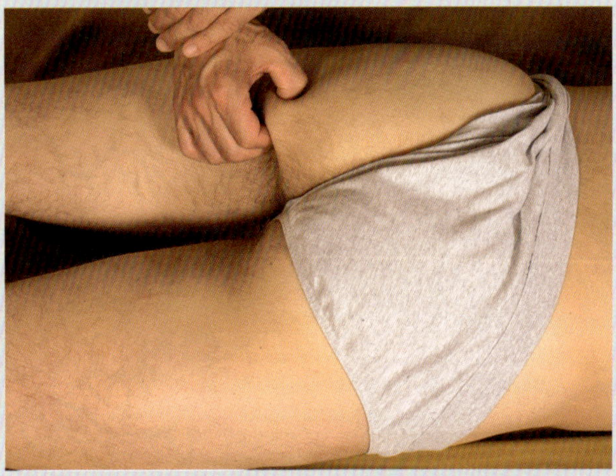

그림 7.223 집게 잡기를 사용한 대둔근의 선택적인 치료: 도수 압박(기법 I)과 유발점 영역 스트레칭(기법 II)을 하는 동시에 대둔근을 슬괵근과 대퇴방형근으로부터 분리하기 위한 근막 분리(기법 IV)을 사용한다.

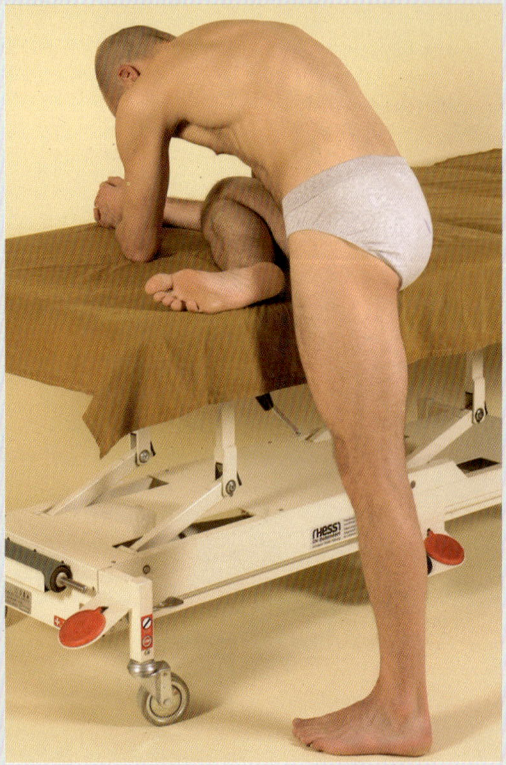

그림 7.224 오른쪽 대둔근의 셀프 스트레칭(기법 V)

7.5.2 중둔근과 소둔근

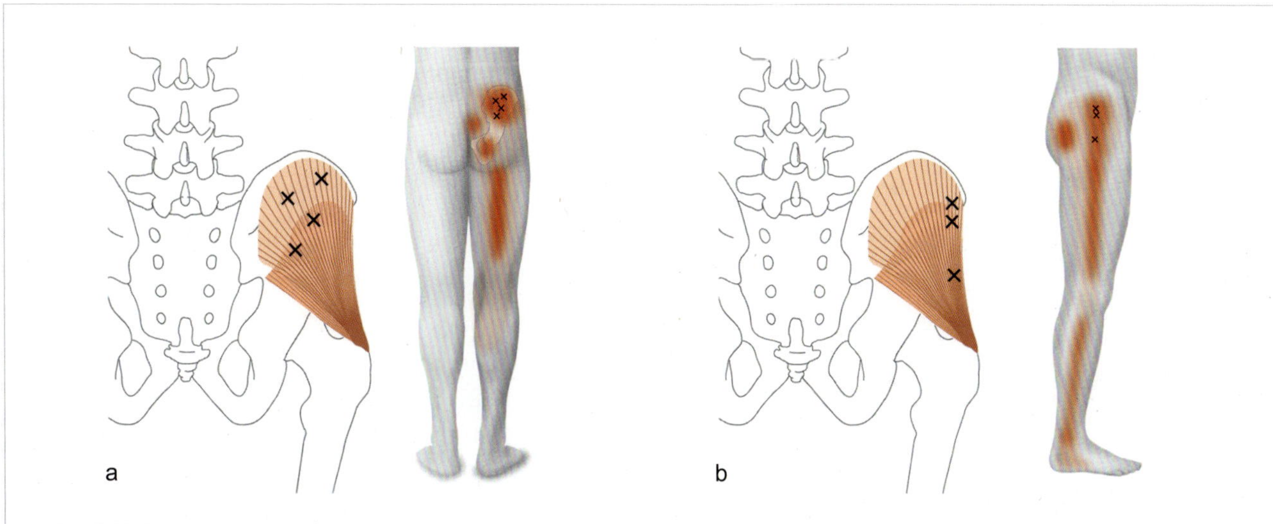

그림 7.225 중둔근과 소둔근 (Gluteus Medius and Gluteus Minimus, 중간볼기근과 작은볼기근)
a 중둔근과 소둔근 후부의 연관통증 패턴
b 중둔근과 소둔근 전부의 연관통증 패턴

해부학 (▶ 그림 7.217, ▶ 그림 7.219)	기시	• 중둔근: 둔근선(gluteal line, 볼기근선) 전방(장골능선 아래 한 손가락 폭, 상후장골극에서 전상장골극에 하외측 지점에서 펼쳐진다. • 소둔근: 둔근선 하방(중둔근 정지부 한 손가락 폭 아래)
	정지	• 대전자(greater trochanter)
	신경지배	• 중둔근: 상둔근(L4 – S1)의 후지 • 소둔근: 상둔신경(L4 – S1)의 후지와 상지
기능	두 근육을 함께	• 관상면(frontal plane, 이마면)에서 고관절을 안정화(한 다리 서기: 관상면에서 골반이 내려가는 것을 방지한다) • 고관절 외전
	전부	• 외전, 굴곡, 내회전
	후부	• 외전, 신전, 외회전
연관통 (▶ 그림 7.225)	• 요천골 접합부: 요추 심부 + 천골 부위("요통" 부위) • 천장관절 • 엉덩이 외측, 후외측 대퇴 • 무릎의 대퇴 후외측에서 나아가 후외측(근통 아닌) 방향의 하퇴에서 외과(lateral malleolus, 가쪽 복사), 때로는 발등 외측면으로 방사된다.	
증상	통증	• 연관통증 주위에 통증이 국소적이고 종종 요통, 좌골신경통, 가성-좌골신경통(pseudo-sciatica, 거짓-궁둥신경통), 가성-신경근통 증후군, 천장관절 막힘, 고관절 통증, 관절 주위염, 만성 전자낭염 등의 진단을 내리기도 한다. • 통증의 증가: ◦ 서 있기 ◦ 걷기, 하이킹, 달리기 ◦ 이환된 방향(근육 압박으로 인한 유발점의 활성화)과 비-이환부(근긴장으로 인한 유발점 활성화) 방향으로 눕기
	기능장애	• 내전근 약화, 불확실한 한 다리 서기, 파행

<table>
<tr><td rowspan="3">유발 요인</td><td>과부화</td><td>• 급성: 낙상, 넘어짐
• 만성(공통)
○ 근본적인 원인: 장시간 선 자세(작업 연관: 영업사원; 박물관 관람 등)
○ 스포츠: 테니스, 에어로빅, 마라톤 등
○ 선행/지속적 요인: 요추 신경근증후군, 고관절증, 다리 길이 차이, 족부로부터 자극(자세, Morton's 신경종 등)</td></tr>
<tr><td>직접적 외상</td><td>• 엉덩이 부분으로 넘어짐, 대둔근 주사, 고관절 수술 후</td></tr>
<tr><td>주요 유발점</td><td>• 요방형근(▶ 그림 5.45)</td></tr>
<tr><td>치료사를 위한 조언</td><td colspan="2">• 매우 흔하게 유발점을 보여주는 근육들 중 하나로 "가성-신경근통" 증상과 가성-좌골신경통으로 불린다. 대부분의 근막 통증 증후군은 중둔근과 소둔근뿐만 아니라 대둔근 및 대퇴근막장근의 유발점 활성화를 보인다.
• 대퇴근막장근은 중둔근 전부 1/3, 대둔근 후방 1/3에 가로 놓여 있다(▶ 그림 7.219). 따라서, 이것은 1/3 중간에서만 촉진 및 치료가 될 수 있다(▶ 그림 7.226) 각각 근육의 전방과 후방 부위에서 대퇴근막장근과 대둔근을 통해 검사와 치료가 요구된다(▶ 그림 7.217).
• 사실상 소둔근은 중둔근에 완전히 가려져 있기 때문에 소둔근을 직접 촉진할 수 있는 방법은 없다. 또한, 후부는 대둔근에 의해, 전부는 대퇴근막장근에 가려져 있다(▶ 그림 7.219). 치료는 반드시 위에 언급한 근육을 통해 이루어져야 하며 이것은 상당히 까다롭다. 따라서 치료사의 손가락 부담을 덜어주기 위하여 유발점 나무 도구를 사용해야 한다(▶ 그림 7.227).
• 중둔근과 소둔근을 촉진으로 구별하는 것은 불가능한 경우가 많다.
• 도수치료에 적합한 환자의 자세는 옆으로 누운 자세(▶ 그림 7.226 - ▶ 그림 7.228), 엎드리거나 앉은 자세이다.</td></tr>
<tr><td>환자에 대한 권고사항</td><td colspan="2">• 지속적이고 자극적인 요소를 피한다.
• 테니스공을 이용한 유발점의 자가 치료
• 스트레칭, 예: 바로 누운 자세(무릎을 굽혀 반대편 사선 방향으로 당긴다, ▶ 그림 7.229)
• 닫힌 사슬 기능 훈련</td></tr>
</table>

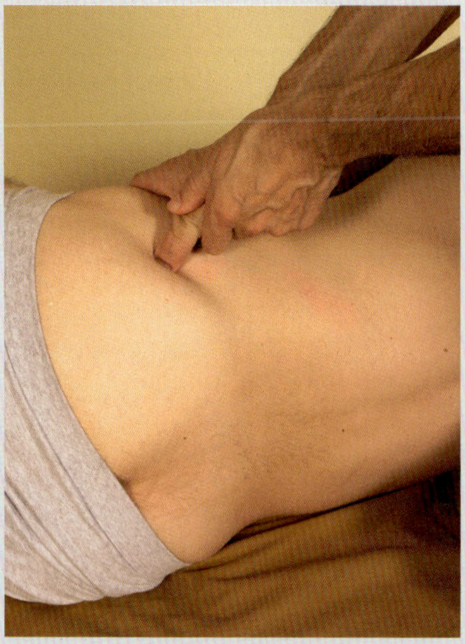

그림 7.226 중둔근 도수 압박(기법 I)과 유발점 영역 스트레칭(기법 II)

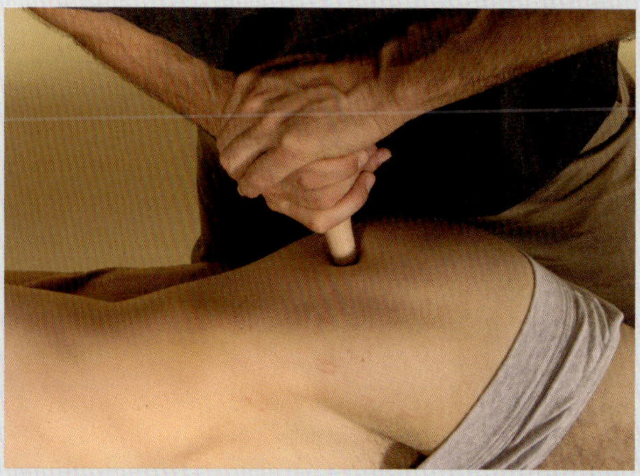

그림 7.227 치료사의 손가락 부담을 줄이기 위해 유발점 나무 도구를 사용한 중둔근과 소둔근의 도수 압박(기법 I)과 유발점 영역 스트레칭(기법 II)

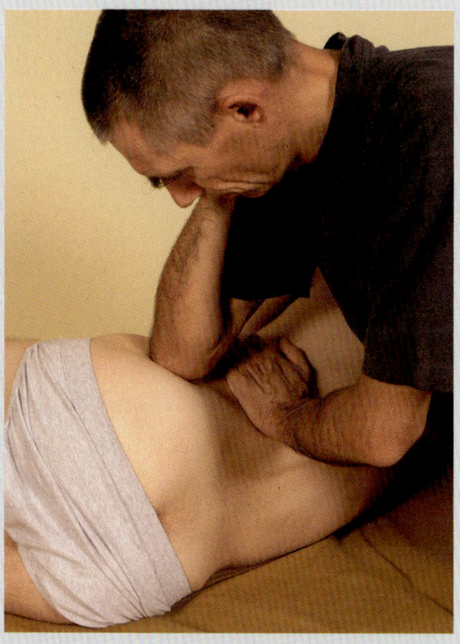

그림 7.228 중둔근과 소둔근의 근막 스트레칭(기법 III)

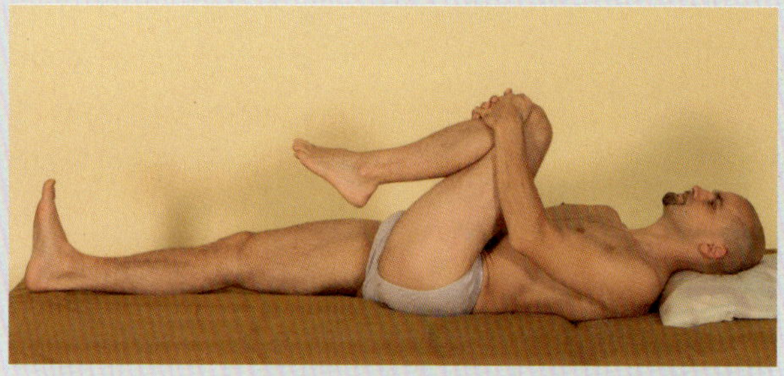

그림 7.229 셀프 스트레칭(기법 V). 움직임 설명: 왼쪽 무릎을 반대편 어깨쪽으로(오른쪽) 사선으로 당긴다.

7.5.3 이상근

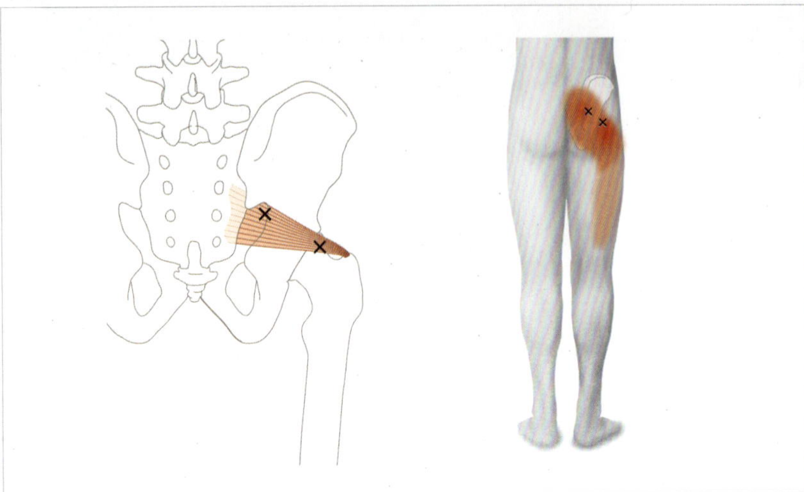

그림 7.230 이상근 (Piriformis, 궁둥구멍근)

해부학 (▶ 그림 7.217, ▶ 그림 7.218, ▶ 그림 7.219)	기시	• 천골: 천추공(sacral foramina, 엉치뼈구멍)앞쪽과 대좌골절흔(greater sciatic notch, 큰궁둥패임)의 가장자리 외측
	정지	• 대전자: "맨 윗부분"(대전자 끝부분의 내측)
	신경지배	• 천골신경총(sacral plexus, 엉치신경얼기)(L5 – S2)
기능	고관절	• 고관절 신전 시 외회전(예: 서 있을 때) • 고관절 굴곡 시 외전(예: 앉아 있을 때) • 고관절 > 60° 굴곡 시 신전, 내회전 (고관절 굴곡이 > 60°이면 이상근의 회전 동작이 역전된다. • 안정화
	천장관절	• 후굴(counternutation, 뒤끄덕임) • 안정화
연관통 (▶ 그림 7.230)	• 비교적 국소적 ○ 천장 접합부 ○ 엉덩이 뒤쪽과 외측면 • 방사: 오른쪽 대퇴	
증상	통증	• 요통, 좌골신경통과 유사한 통증 • 이상근증후군과 ○ 근육 구성(연관통 참고) ○ 신경혈관 구성(포착 참고)
	기능장애	• 천장관절 기능장애 • 고관절 내회전의 제한된 ROM(선 자세)
포착	좌골신경	• 이상근이 긴장했을 때 대좌골공의 단단한 경계에 대한 좌골신경의 압박 • 좌골신경의 경로에 대한 정상적 변화(이상근을 통한 ▶ 그림 8.40) → 좌골신경에 의해 공급받는 전체 부위의 신경혈관 장애)
유발 요인	과부하	• 만성 ○ 자동차 운전(가속 페달: 장시간 같은 자세로 고관절이 내회전/외회전 상태 유지된 관점에서) ○ 천장관절 기능장애 ○ 나무 쌓기, 임신
	직접적 외상	• 엉덩이 부분으로 넘어짐
	활성화 기전	• 지갑의 압박으로 인한 지속적인 허혈성 압박

치료사를 위한 조언	• 천장관절 기능장애와 함께한다. • 이상근증후군: 근막통증과(연관통) 신경압박증후군(좌골신경)의 조합 • 이상근의 유발점, 이상근증후군 발생은 과대평가되기도 한다. 대둔근과 중둔근, 소둔근의 유발점이 더 흔한 증상의 원인이 된다. • 이상근은 일부 또는 완전히 결여될 수도 있다. • 촉진: PSIS와 대전자 사이의 선을 1/3로 나눈다(▶ 그림 7.218). 근위부에서 원위부로 이동하며 첫 번째 1/3 지점의 대좌골공에서 이상근이 나타난다 → 심부 촉진이 요구됨. • 촉진과 치료는 반드시 대둔근이 이완된 상태에서 실시해야 한다(▶ 그림 7.231, ▶ 그림 7.232). • 이상근의 기시 부위에서 직장과 질에 대한 치료가 가능하다(▶ 그림 7.243). • 유발점 치료에 적합한 환자의 자세는 엎드린 자세나 측면 자세이다(▶ 그림 7.231, ▶ 그림 7.232).

환자에 대한 권고사항	• 지속적이고 자극적인 요소를 피한다.
	  ○ 뒷주머니에 지갑을 넣지 않는다.
	  ○ 장시간 차량을 탑승하는 동안 크루즈 컨트롤 사용, 휴식을 취하고 근육을 스트레칭한다.
	• 테니스공을 이용한 유발점 자가 치료
	• 스트레칭(홈 프로그램 ▶ 그림 7.233)

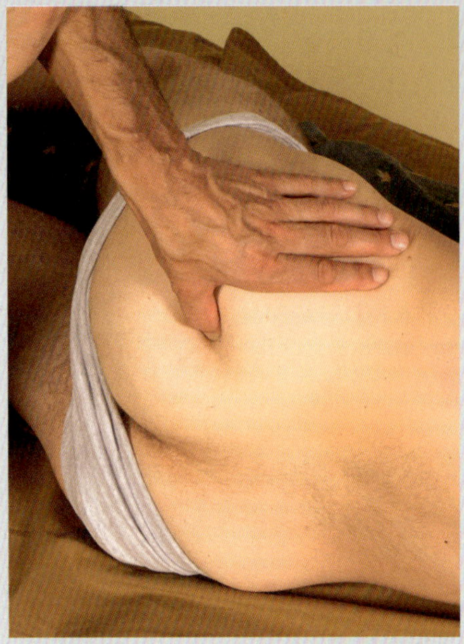

그림 7.231 대둔근을 통한 도수 압박(기법 I)과 유발점 영역 스트레칭(기법 II)을 시행한다. 지압을 통한 치료.

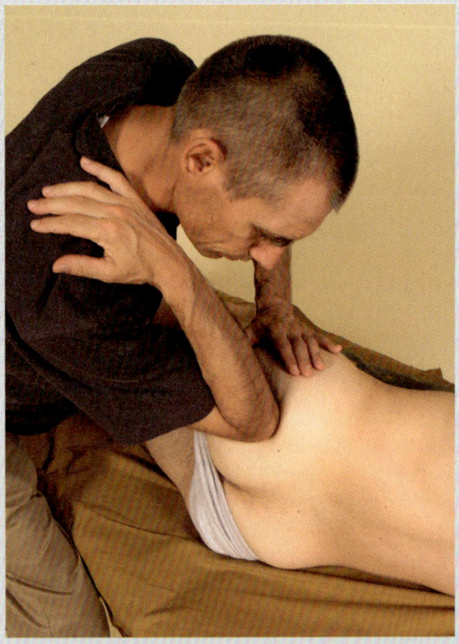

그림 7.232 근막 스트레칭(기법 III).

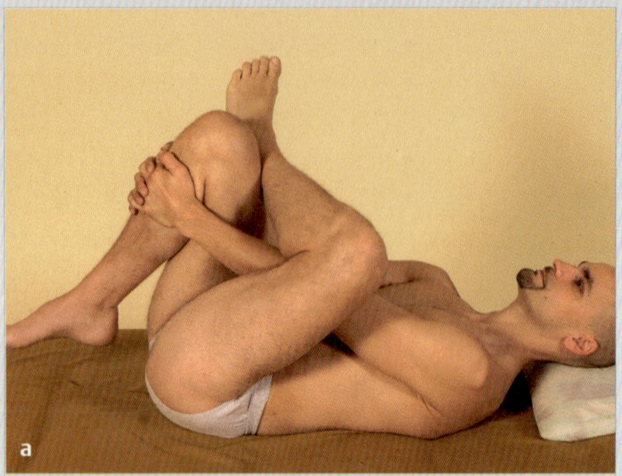

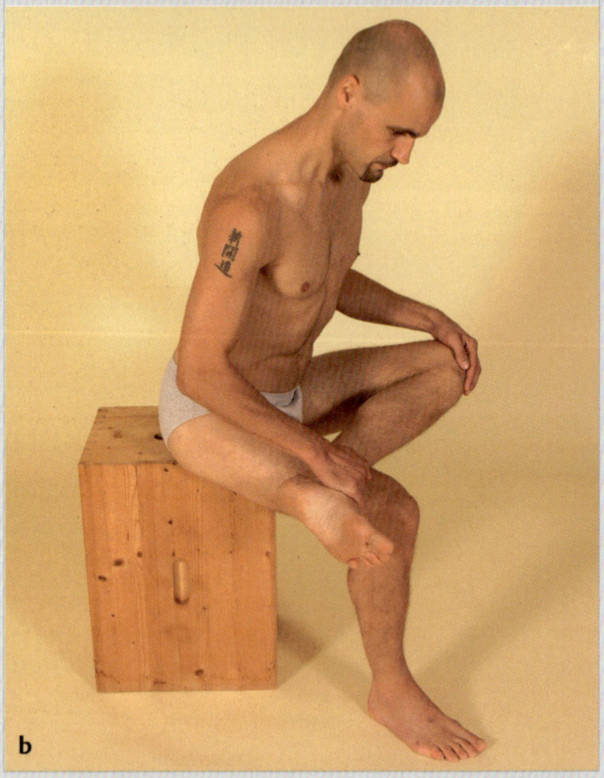

그림 7.233 셀프 스트레칭(기법 V).

a 바로 누운 자세에서 셀프 스트레칭.

b 앉은 자세에서 셀프 스트레칭.

7.5.4 내폐쇄근과 쌍자근

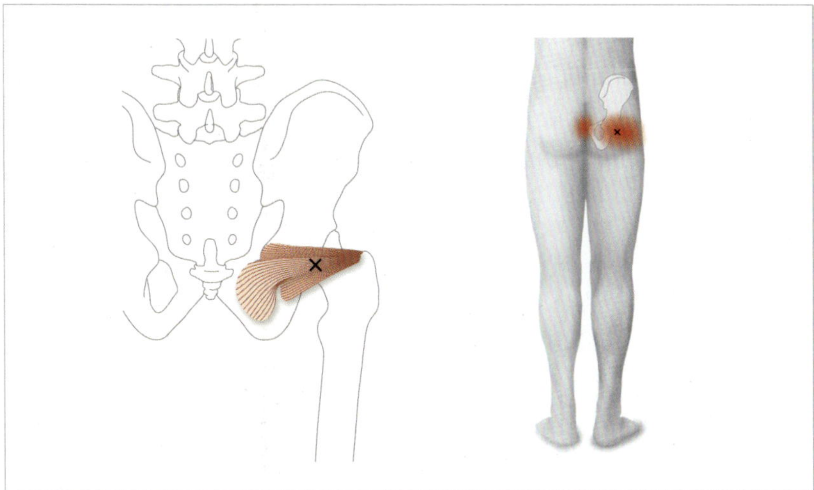

그림 7.234 내폐쇄근과 쌍자근 (Obturator Internus and Gemelli Muscles, 속폐쇄근과 쌍둥이근)

해부학 (▶ 그림 7.217, ▶ 그림 7.218)	• **내폐쇄근**	
	기시	• 폐쇄막의 안쪽면과 폐쇄공의 가장자리
	정지	• 대퇴골의 전자와(trochanteric fossa, 돌기오목)
	• **상쌍자근**	
	기시	• 좌골의 좌골극
	정지	• 대퇴골의 전자와
	• **하쌍자근**	
	기시	• 좌골의 좌골극
	정지	• 대퇴골의 전자와
	내폐쇄근은 소좌골공(lesser sciatic foramen, 작은궁둥구멍)을 통해서 나가고, 이것은 거의 완전하게 채워진다. 두 쌍자근은 내폐쇄근의 "프린지 파티(fringe parties)"로 불린다. 이 세 근육을 합쳐서 관골부 삼두근(triceps coxae)이라고 한다(고관절의 삼두근).	
	신경지배	• L5 – S2 천골신경총에서 직접 가지
기능	고관절	• 고관절 신전 시 외회전(예: 서 있을 때) • 고관절 신전 시 내전(무시할 만한 영향) • 외전, 주로 고관절 굴곡 시(예: 앉아 있을 때) • 안정화
		관골부 삼두근은 이상근과 함께 "단외회전근"을 형성하고 항상 상승작용을 한다.
연관통 (▶ 그림 7.234)	• 주로 국소부에 통증 • 미골(미골통)	
증상	통증	• 주로 국소적인 통증
	기능장애	• 고관절 내회전의 제한된 ROM(선 자세)
포착	폐쇄신경	• 폐쇄신경과 동맥은 내폐쇄근과 폐쇄막, 외폐쇄근(obturator externus, 바깥폐쇄근)을 뚫고 폐쇄관으로 통한다 → 폐쇄신경 포착이 가능 → 내전근과 외폐쇄근의 약화
유발 요인	과부하	• 급성: 미끄러짐 • 만성 ∘ 자동차 운전(같은 자세로 가속 페달에 오른발을 내회전, 외회전 상태로 사용하는 관점에서) ∘ 고관절증 → 이차적인 근막 통증

치료사를 위한 조언	• 고관절증은 짧은 외회전 근육에 영향을 준다. • 내폐쇄근의 단단한 띠는 대퇴골두를 지나 관골구지(acetabular branch, 절구가지)의 대퇴골두 인대를 경유하는 폐쇄동맥의 관류를 감소시킬 수 있다(▶ 그림 8.37 **b**). → 고관절증을 촉진한다. • 짧은 외회전 근육은 촉진을 통해 거의 구별될 수 없다. • 치료는 대둔근을 통해 이루어지는데, 근육은 반드시 이완된 상태이어야 한다(▶ 그림 7.235). • 도수치료에 적합한 환자의 자세는 엎드린 자세나(▶ 그림 7.235 **a**) 옆으로 누운 자세이다(▶ 그림 7.235 **b**).
환자에 대한 권고사항	• 지속적이고 자극적인 요소를 피한다. ○ 장거리 자동차 여행 시: 스트레칭을 위한 휴식과 크루즈 컨트롤의 적절한 사용 ○ 옆으로 누워서 자는 사람의 경우: 저녁에 무릎 사이에 베개를 받친다. • 테니스공을 이용한 유발점의 자가 치료 • 스트레칭(이상근을 따라; ▶ 그림 7.233)

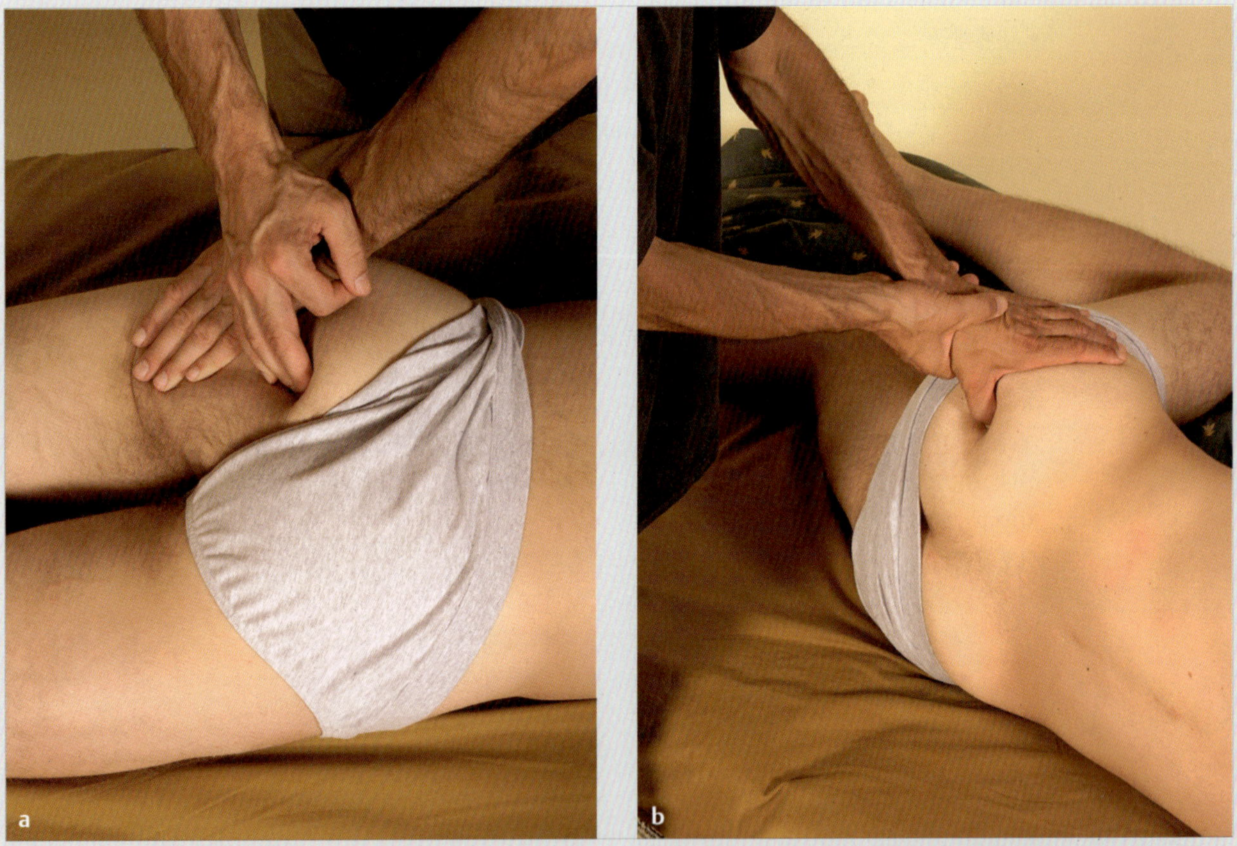

그림 7.235 관골부 삼두근(내폐쇄근과 상쌍자근, 하쌍자근): 이완된 대둔근을 통해 도수 압박과(기법 I) 유발점 영역 스트레칭(기법 II)을 수행한다.

a 엎드린 자세에서 치료

b 옆으로 누운 자세에서 치료

7.5.5 외폐쇄근

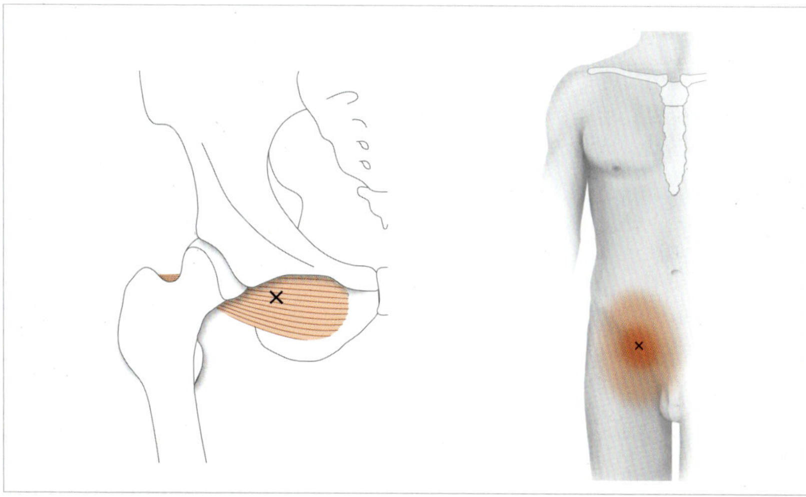

그림 7.236 외폐쇄근 (Obturator Externus, 바깥폐쇄근)

해부학 (▶ 그림 7.245 **b**)	기시	• 폐쇄막(외측)과 인접한 뼈 부위(폐쇄공)
	정지	• 대퇴골의 전자와, 가끔 관절낭(joint capsule, 관절주머니)으로 방사한다.
	신경지배	• 폐쇄신경, 전지(L2 – L4)
기능	고관절	• 외회전 • 고관절 신전 시 내전(서 있을 때) • 고관절 굴곡 시 외전(앉아 있을 때) • 고관절의 안정화
연관통 (▶ 그림 7.236)	• 주로 국소부 통증	
증상	통증	• 주로 서혜부와 고관절 부위의 국소 부위
	기능장애	• 고관절의 내회전 ROM 제한 • 외폐쇄근의 단단한 띠로 인해 폐쇄관의 폐쇄동맥의 관류가 감소할 수 있다. ○ 대퇴골두의 관류 감소 ○ 고관절증 촉진
포착	폐쇄신경	• 폐쇄신경과 동맥은 내폐쇄근, 폐쇄막을 뚫고 폐쇄관을 통해 외폐쇄근에 닿는다. (▶ 그림 8.37 **b**) → 폐쇄신경의 포착 가능 → 내전근과 외폐쇄근 약화 → 내전근 주변 심부 통증
자극적인 요인들	과부하	• 급성: 미끄러짐 • 만성 ○ 자동차 운전(같은 자세로 가속 페달에 오른발을 내회전, 외회전 상태로 고정) ○ 고관절증 → 이차적인 근막통증
	과신장	• 급성: 고관절대퇴 탈구
치료사를 위한 조언	• 종종 고관절증의 영향을 받는다. • 폐쇄관의 포착은 신경(폐쇄신경)뿐만 아니라 혈관(폐쇄동맥)에도 영향을 준다 → 내폐쇄근의 단단한 띠는 대퇴골두를 지나 관골구지(acetabular branch, 절구가지)의 대퇴골두 인대를 경유하는 폐쇄동맥의 관류를 감소시킬 수 있다 → 고관절증을 촉진한다. • 고관절의 굴곡–수평 내전–내회전(▶ 그림 7.237)으로 신장 유발을 수행할 수 있다. 이 검사는 아주 구체적이지는 않지만 외폐쇄근의(끝 범위 통증) mTrPs뿐만 아니라 대퇴관골부 충돌증후군(움직이는 동안 통증발생)을 나타낼 수 있다.	

치료사를 위한 조언	• 촉진과 치료: 접근 1: 상부 치골지(pubic ramus, 두덩뼈가지)부터 폐쇄공 후방으로 (a) 치골근(pectineus, 두덩근)을 통해(▶ 그림 7.238 , ▶ 그림 7.245 **b**); (b) 장내전근과 치골근 사이, (c) 치골근과 장요근 사이 촉진. 접근 2: 하부 치골지 아래 가장자리부터 폐쇄공 쪽으로 (a) 대내전근과 단내전근(adductor brevis, 짧은 모음근)을 통해 (b) 단내전근과 장내전근 사이를 촉진 • 도수치료에 적합한 환자의 자세는 고관절을 굴곡한 바로 누운 자세(▶ 그림 7.238)나 옆으로 누운 자세(아래쪽을 치료하는 것은 비슷하다 ▶ 그림 7.268).
환자에 대한 권고사항	• 지속적이고 자극적인 요소를 피한다. ○ 장거리 자동차 여행 시: 휴식과 스트레칭 ○ 크루즈 컨트롤 • 유발점 자가 치료 • 스트레칭(바로 누운 자세에서 고관절 굴곡, 수평 내전과 내회전)

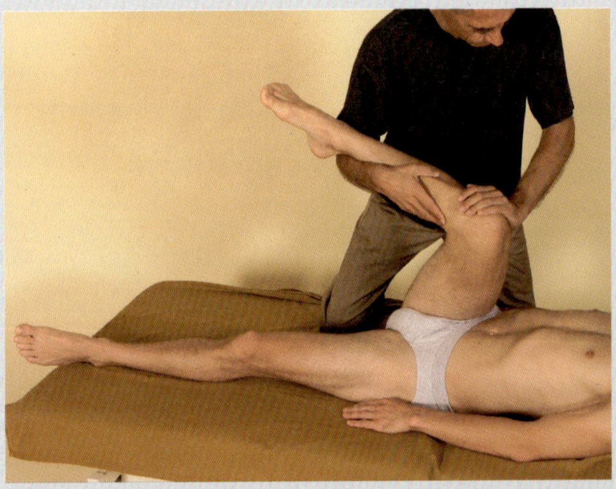

그림 7.237 고관절 굴곡, 내전과 내회전으로 외폐쇄근의 스트레칭 유발

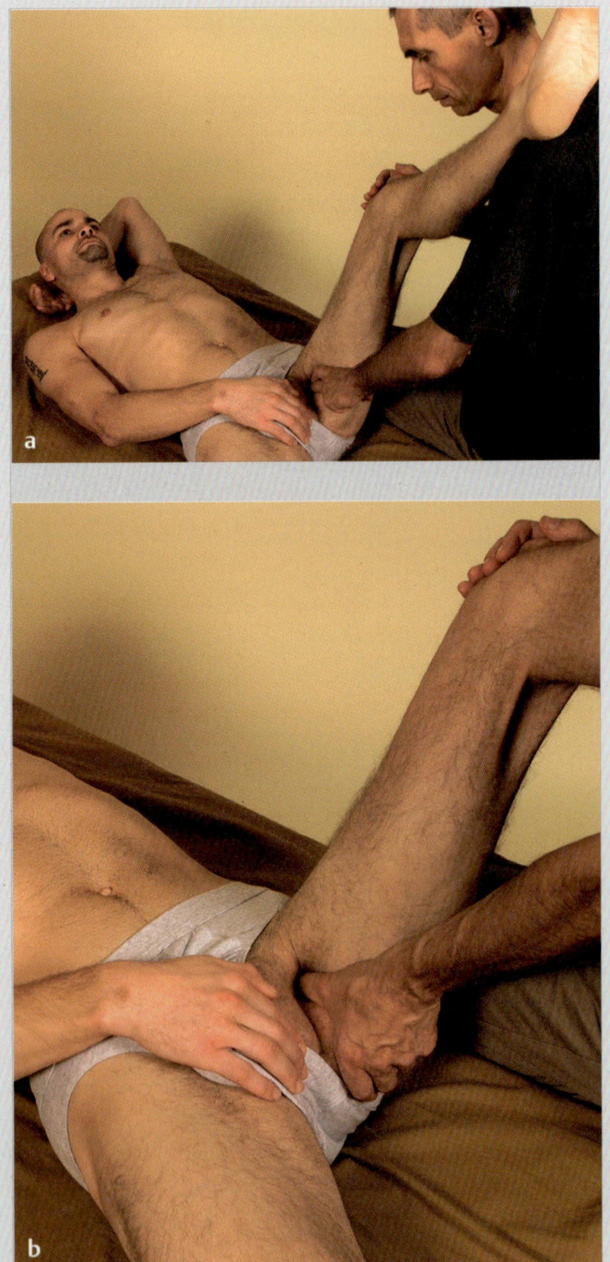

그림 7.238 외폐쇄근: 치골근을 통한 도수 압박(기법 I)과 유발점 영역 스트레칭(기법 II) 및 촉진

a 개요: 중지(middle finger, 가운데손가락)를 이용한 촉진과 치료.

b 상세: 엄지를 이용하여 치료.

7.5.6 대퇴방형근

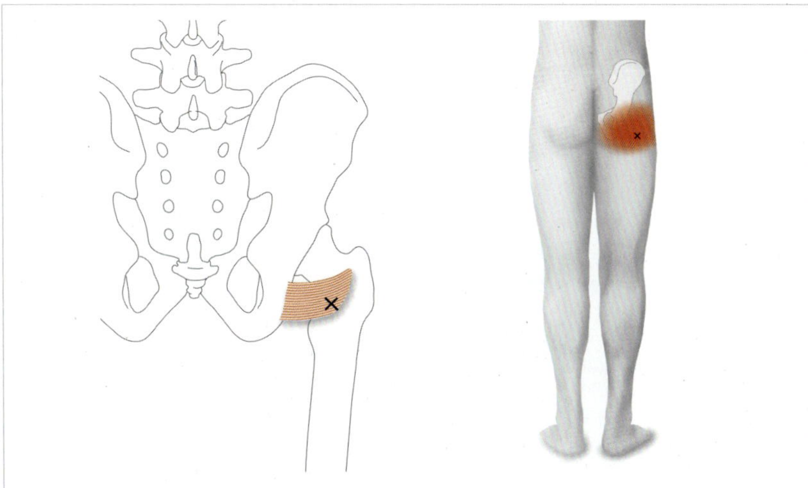

그림 7.239 대퇴방형근 (Quadratus Femoris, 넙다리네모근)

해부학 (▶ 그림 7.217)	기시	• 좌골결절(외측 가장자리)
	정지	• 대퇴골의 전자간 능선(intertrochanteric crest, 돌기사이능선)
	신경지배	• 천골신경총(L5 – S2) 직접 가지
기능	고관절	• 외회전(강한) • 고관절 신전 시 내전(선 자세) • 고관절 굴곡 시 외전(앉은 자세) • 고관절 안정화
연관통 (▶ 그림 7.239)	• 주로 국소적 통증	
증상	통증	• 주로 엉덩이와 고관절의 국소 통증
	기능장애	• 서 있거나 걸을 때 고관절 내회전의 제한
유발 요인	과부하	• 급성: 미끄러짐 • 만성 ○ 자동차 운전(같은 자세로 가속 페달에 오른발을 내회전, 외회전 상태로 고정) ○ 고관절증 → 이차적인 근막통증
치료사를 위한 조언	• 고관절증에 공통적으로 영향 • 대둔근 하부 가장자리와 좌골결절과 대전자/전자간능선의 두 개의 기준점 사이 아래에서 촉진과 치료 (▶ 그림 7.240, ▶ 그림 7.241) • 도수치료에 적합한 환자의 자세는 엎드린 자세(▶ 그림 7.240, ▶ 그림 7.241)나 옆으로 누운 자세	
환자에 대한 권고사항	• 지속적이고 자극적인 요소를 피한다. ○ 장거리 자동차 여행 시: 의도적인 휴식/스트레칭, 크루즈 컨트롤 • 유발점 자가 치료 • 스트레칭	

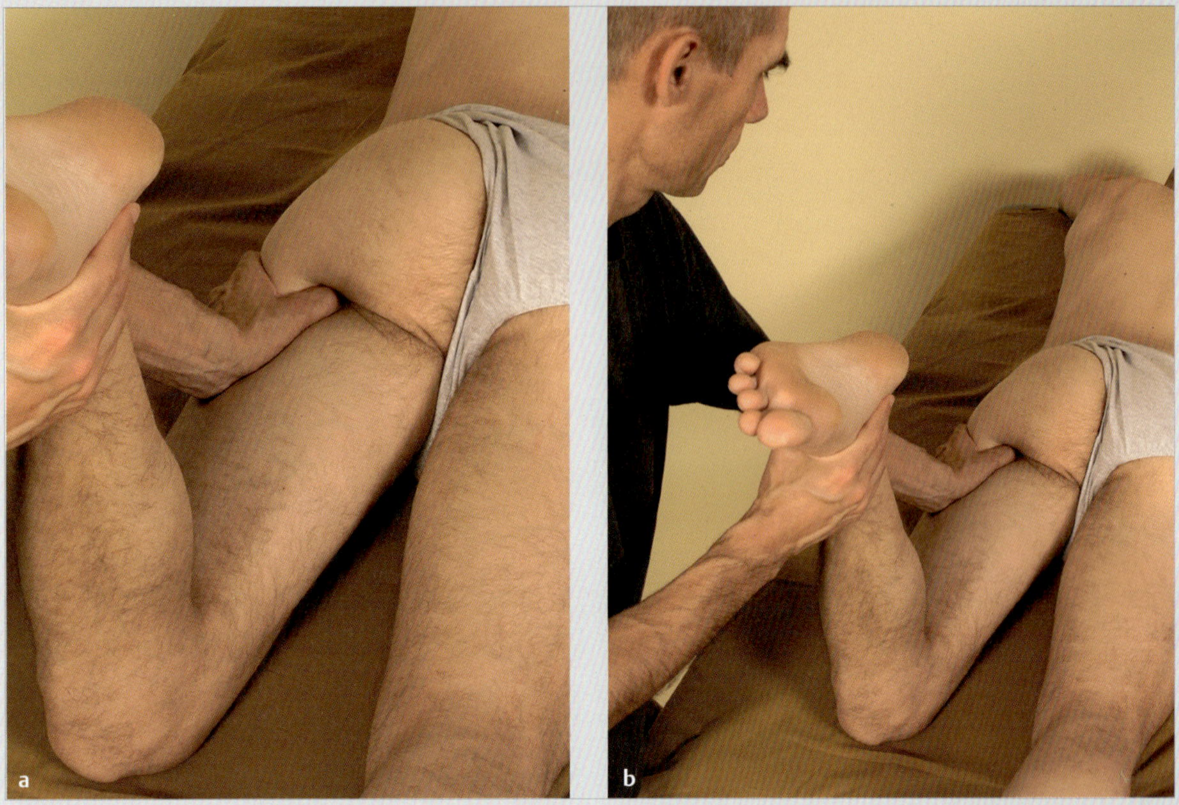

그림 7.240 대퇴방형근 외측 부위의 도수 압박(기법 I)과 유발점 영역 스트레칭(기법 II).
a 상세.
b 개요.

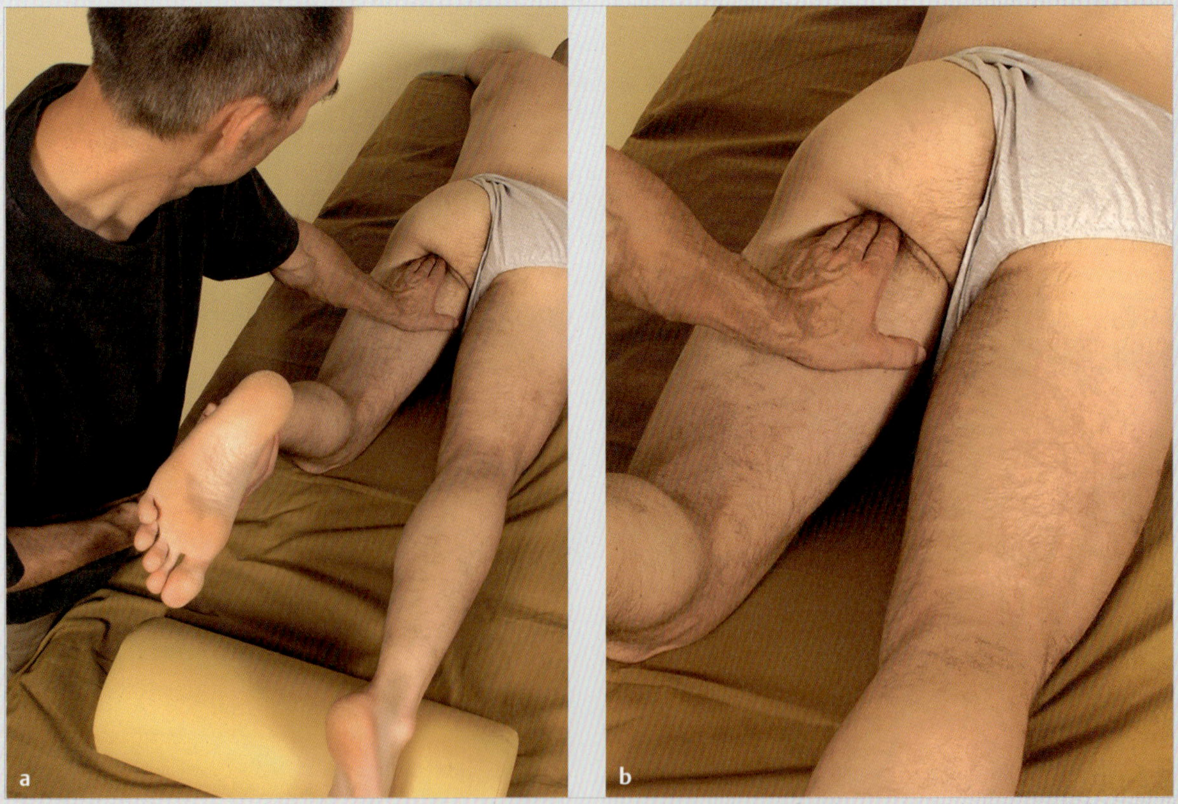

그림 7.241 대퇴방형근과 대퇴근의 근막 분리(기법 III)와 동시에 대퇴방형근 내측부(좌골결절에 가까운 곳)의 도수 압박(기법 I) 및 유발점 영역 스트레칭(기법 II).
a 개요.
b 상세.

7.5.7 골반저 근육들

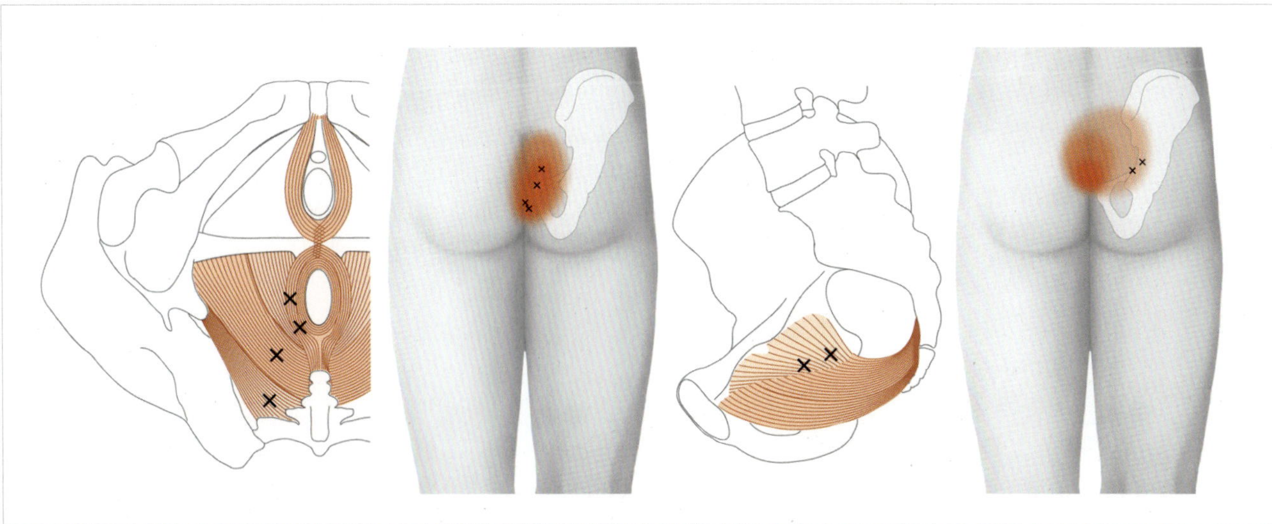

그림 7.242 골반저근 (Muscles of the Pelvic Floor, 골반바닥근).

해부학 (▶ 그림 7.242, ▶ 그림 7.243)		
	• **항문거근**(levator ani muscle, 항문올림근)(치골미골근[pubococcygeus, 두덩꼬리근], 치골직장근 [puborectalis, 두덩곧창자근], 장미골근[iliococcygeus, 엉덩꼬리근], 전립선거근[levator prostatae, 전립샘올림근], 치골질근[pubovaginalis, 두덩질근])	
	기시	• 항문거근(치골결합에서 상부 치골지 위로 좌골극 = 폐쇄근막[obturator fascia, 속폐쇄근막]의 아치형 강화)의 건궁(tendinous arch, 힘줄활)
	정지	• 천골과 미골로 뻗어나가 외항문괄약근(external anal sphincter, 바깥항문조임근)(항문미골체) 속으로 뻗어나간다.
	기능	• 골반저와 골반 횡격막에 걸쳐 골반 장기의 위치를 안전하게 한다. • 횡격막에 탄력성 길항제로 복강 내 압력을 상승하도록 만든다(기침, 웃기, 등).
	신경지배	• 천골신경총(S2 – S4)에서 직접 분지
	• **외항문괄약근**	
	위치	• 건 중심에서 항문미골통 후방(항문을 둘러싼다)
	기능	•항문괄약근(anal sphincter, 항문조임근)(수의적인 활동)
	신경지배	• 음부신경(S2 – S4)
	• **구해면체근**(Bulbospongiosus, 망울해면체근)	
	위치	• 건 중심에서 음핵 전방(여성) 또는 음경솔기(남성)
	기능	남성: 음경 발기, 음경의 요도해면체로 둘러싸여짐 여성: 질 통로의 좁아짐
	신경지배	• 음부신경(S2 – S4)
	• **좌골 해면체근**(Ischiocavernosus)	
	위치	• 좌골 분지에서 음핵각(crus clitoridis, 음핵다리)으로 뻗어나감(여성) 또는, 남성의 음경각(crus penis, 음경다리)
	기능	• 음경(남성), 음핵해면체(여성)로 혈액을 압착시켜 발기에 관여
	신경지배	• 음부신경(S2 – S4)
	• **심부와 천부의 가로 회음근**	
	위치	• 심부 가로 회음근(perineal muscle, 샅근육), 치골지와 좌골지는 질벽, 전립샘(각각 여성/남성)이나 건 중심으로 미친다. • 천부 회음근은 치골지에서 건 중심으로 미친다(가끔 근육이 결여됨).

해부학 (▶ 그림 7.242, ▶ 그림 7.243)	기능	• 비뇨생식격막(urogenital diaphragm, 비뇨생식가로막)은 골반 장기의 위치를 안전하게 하고 요도괄약근 기전을 보조한다.
	신경지배	• 음부신경(S2 – S4)
기능	전체적인 골반저근육	• 골반과 복부의 공간을 하방으로 폐쇄 • 내장 무게의 큰 부분을 도맡는다. • 복부와 골반의 장기 위치를 안전하게 한다. • 골반저를 통해서 직장(rectum, 곧창자)과 생식관과 요로 개방을 조절 • 국소부 안정화와 복강 내 압력 상승(허리의 부담 감소)에 필요한 보조 시스템을 책임진다. • 발기와 성기능에 관여
연관통 (▶ 그림 7.242)	• 미골 부위 • 항문(심부, 성가신)	
증상	통증	• 미골통과 미골, 천골, 직장의 통증 • 강한 통증, 주로 앉을 때, 배변과 함께
	기능장애	• 스트레스 배변실금 • 성기능장애

유발 요인	과부하	• 급성: 예: 미골쪽으로 낙상
		• 만성
		  ○ 장시간 앉기(의자나 자전거)
		  ○ 골반저 불수의적 긴장(정신역학적인 원인)

	외상성	• 회음열상(perineal laceration, 샅찢김)(근육의 2도, 3도 열상 포함)

**치료사를
위한 조언**
	• 외부적으로(하부)나 내부적으로 직장과 질을 통한 촉진과 도수치료가 동시에 가능하다.
	• 도수치료에 적합한 환자의 자세: 옆으로 누운 자세
	• 직장의 치료(per Dejung 2009):
	  ○ 자세: 환자는 고관절과 슬관절을 구부리고 옆으로 누운 자세를 취한다(태아 자세).
	  ○ 촉진: 치료사는 환자 뒤에 앉아 제대로 장갑이 끼워진 윤활된 집게손가락을 환자의 항문에 삽입한다. 후방에서 미골과 천골 원위부 내측면을 촉진한다. 이 구조물 안에서 항문거근(levator ani muscle, 항문올림근) 근섬유와 이곳으로 방사된 여느 단단한 띠가 쉽게 촉진될 수 있다. 마른 환자에게서 윗부분으로는 이상근 촉진이 가능하다. 손가락을 전방으로 돌리면 여성의 경우 질을 둘러싼 구해면체근이, 남성에게는 음경의 자루를 촉진할 수 있다. 여기서 외측으로 내폐쇄근이 촉진할 수 있어 동측의 고관절의 회전 움직임과 손가락이 정확한 장소로 나아갈 수 있다.
	  ○ 유발점 전용 기법 I과 기법 II를 사용할 수 있다.
	  모든 구조물들은 극도로 예민하므로 매번 치료마다 반드시 반복적이고 주기적으로 이 점을 설명한다.
	  ○ 직장과 질 부위 치료 시 환자와 치료사 모두를 보호할 수 있도록 도수로 작성된 동의서가 요구된다. 치료사는 모든 절차가 적절하게 환자 보호와 연관해 영역적으로 적용 가능한 법적 요구 사항에 따라 수행되는지 확인해야 한다.
	• mTrPs는 천골 전면 정지부 가까운 부분으로 적용이 적절한 경우 충격파 치료가 가능하다.	

환자에 대한 권고사항	• 지속적이고 자극적인 요소를 피한다: 예: 장시간 앉기 • 유발점 자가 치료(손을 사용하거나 테니스공) • 기능적인 훈련(골반저 운동, 질 운동)	

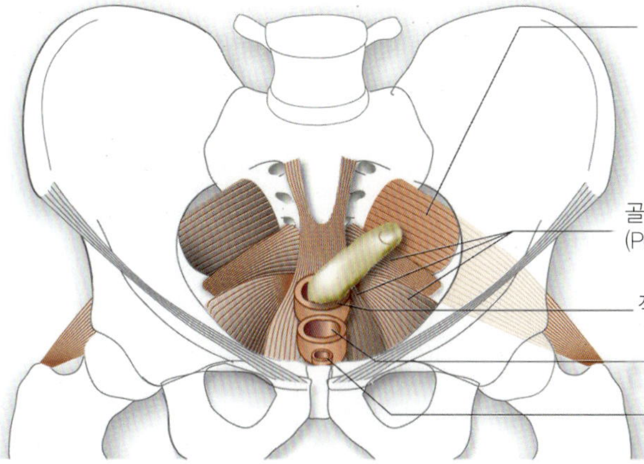

그림 7.243 골반저 근육과 이상근의 경직장 촉진과 치료

7.6 허벅지와 무릎

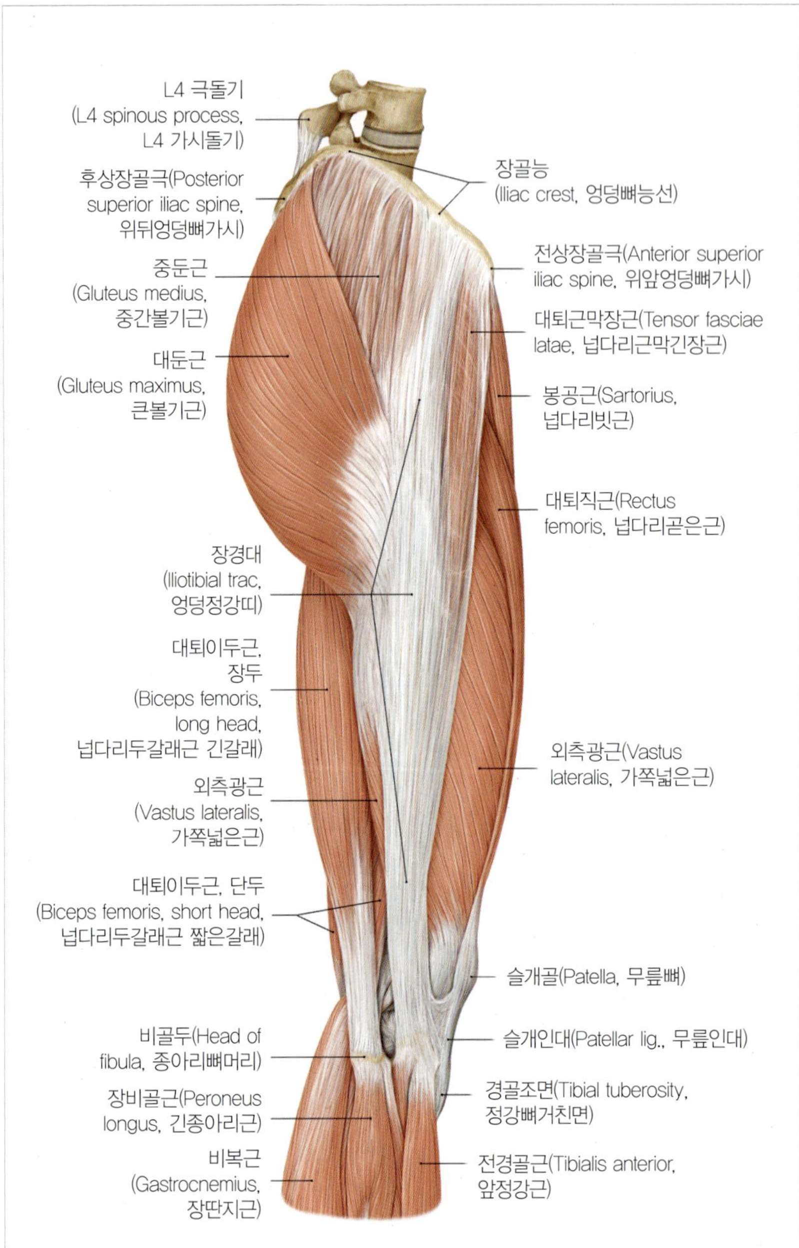

그림 7.244 엉덩이, 허벅지, 무릎 근육: 측면
From Schuenke M, Schulte E, Schumacher U. THIEME Atlas of Anatomy. General Anatomy and Musculoskeletal System. Illustrations by Voll M and Wesker K. Second Edition. New York: Thieme Medical Publishers; 2014

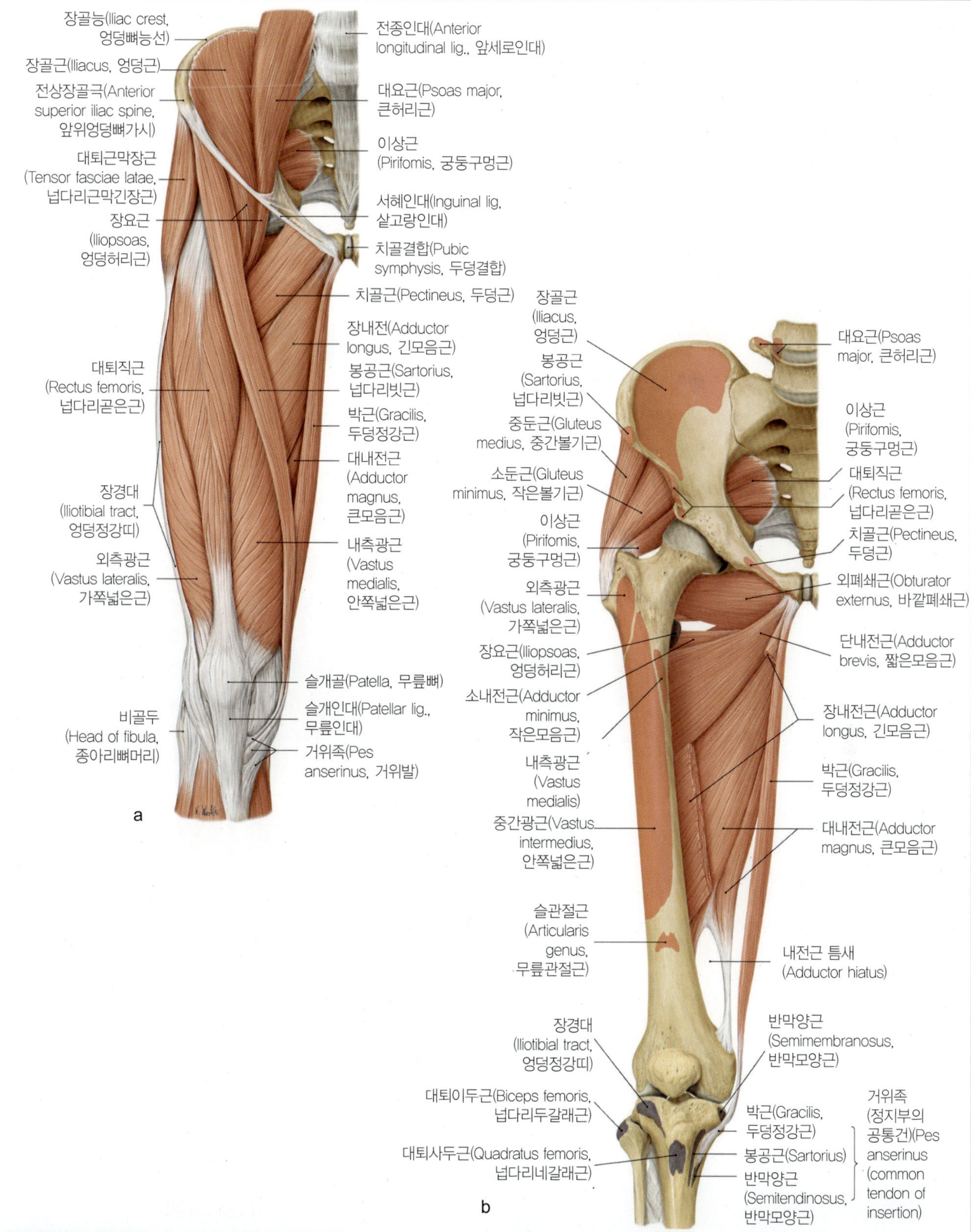

그림 7.245 엉덩이, 허벅지, 무릎 근육: 전면.

a 표층.

b 심층.

From Schuenke M, Schulte E, Schumacher U. THIEME Atlas of Anatomy. General Anatomy and Musculoskeletal System. Illustrations by Voll M and Wesker K. Second Edition. New York: Thieme Medical Publishers; 2014

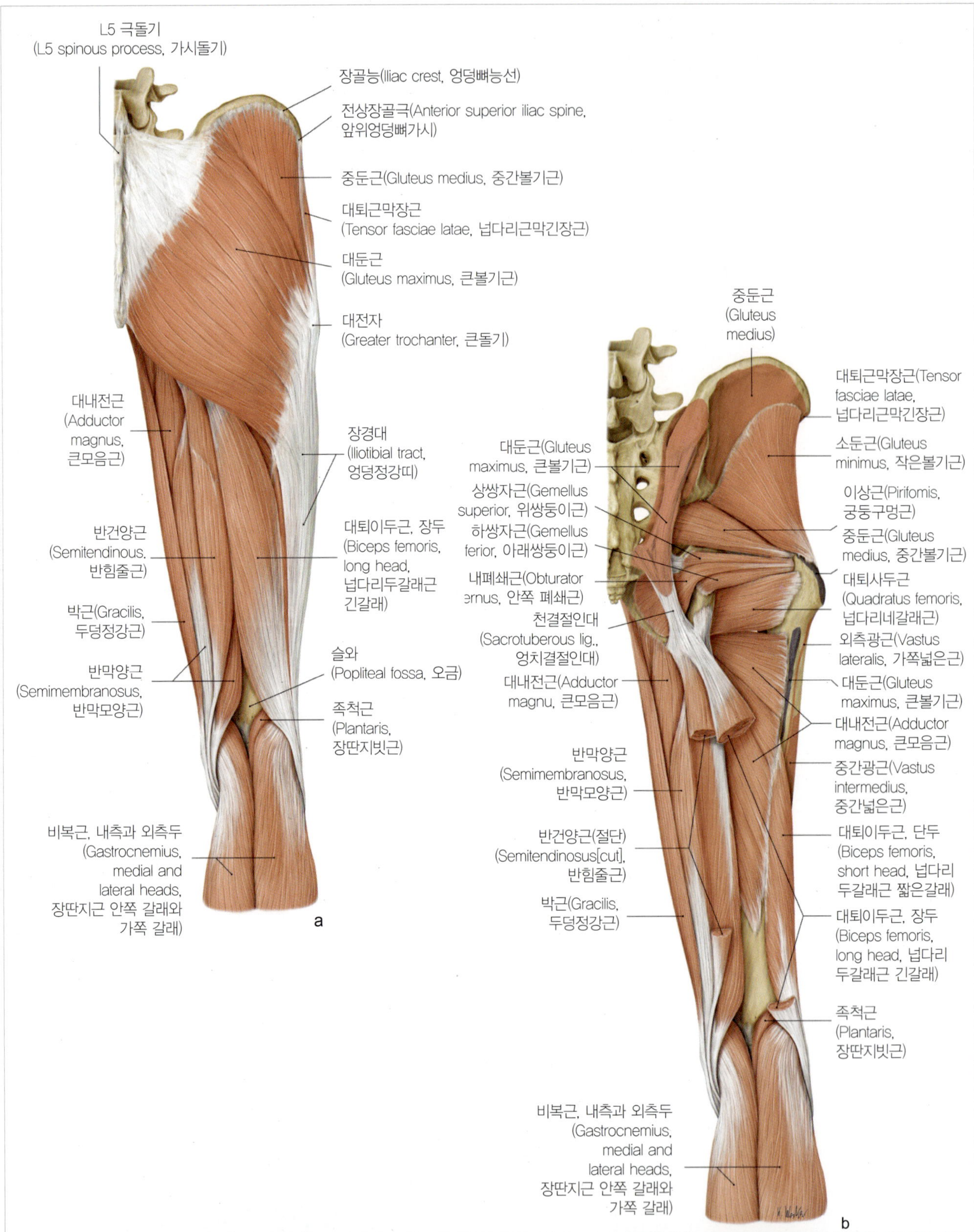

그림 7.246 엉덩이, 허벅지, 무릎 근육: 후면.

a 표층.

b 심층.

From Schuenke M, Schulte E, Schumacher U. THIEME Atlas of Anatomy. General Anatomy and Musculoskeletal System. Illustrations by Voll M and Wesker K. Second Edition. New York: Thieme Medical Publishers; 2014

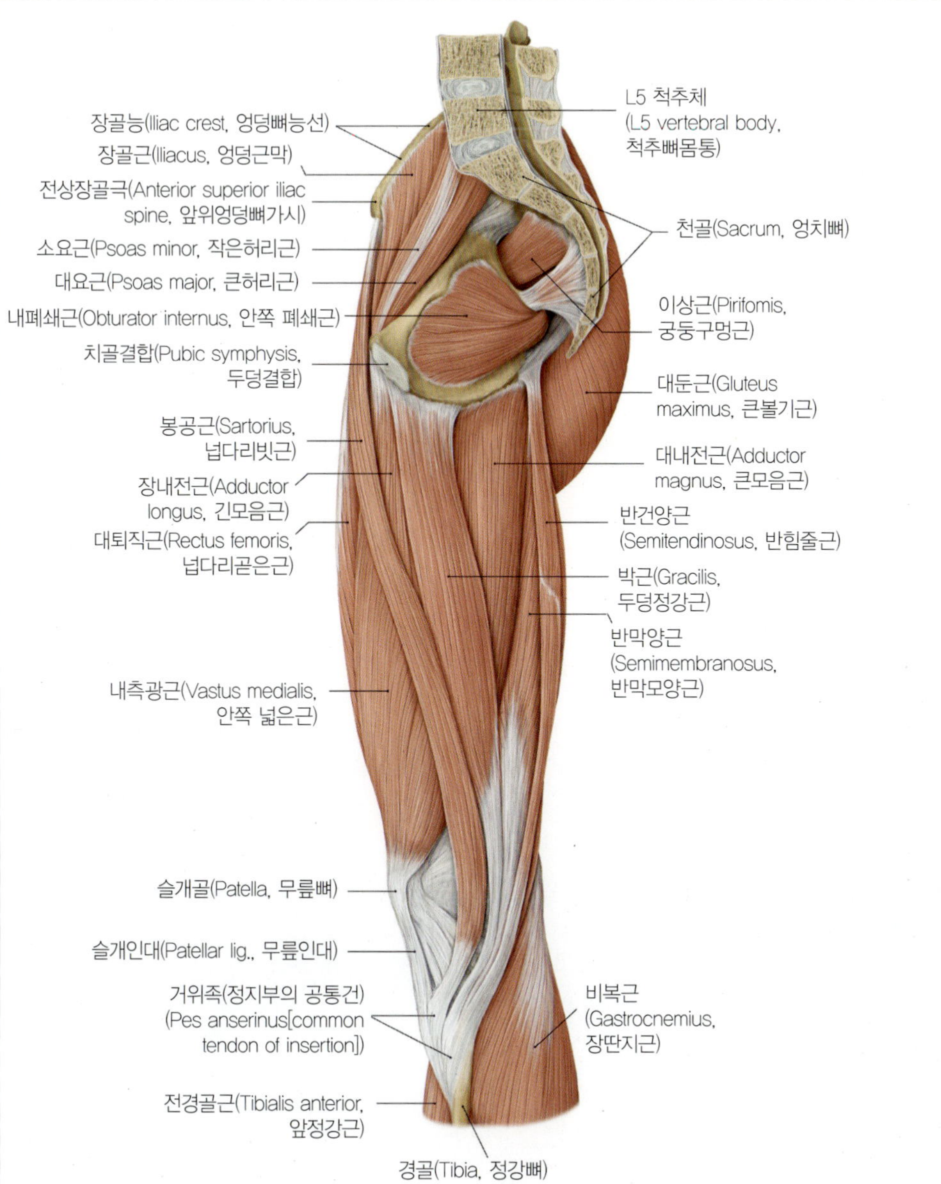

그림 7.247 엉덩이, 허벅지, 무릎 근육: 내측

From Schuenke M, Schulte E, Schumacher U. THIEME Atlas of Anatomy. General Anatomy and Musculoskeletal System. Illustrations by Voll M and Wesker K. Second Edition. New York: Thieme Medical Publishers; 2014

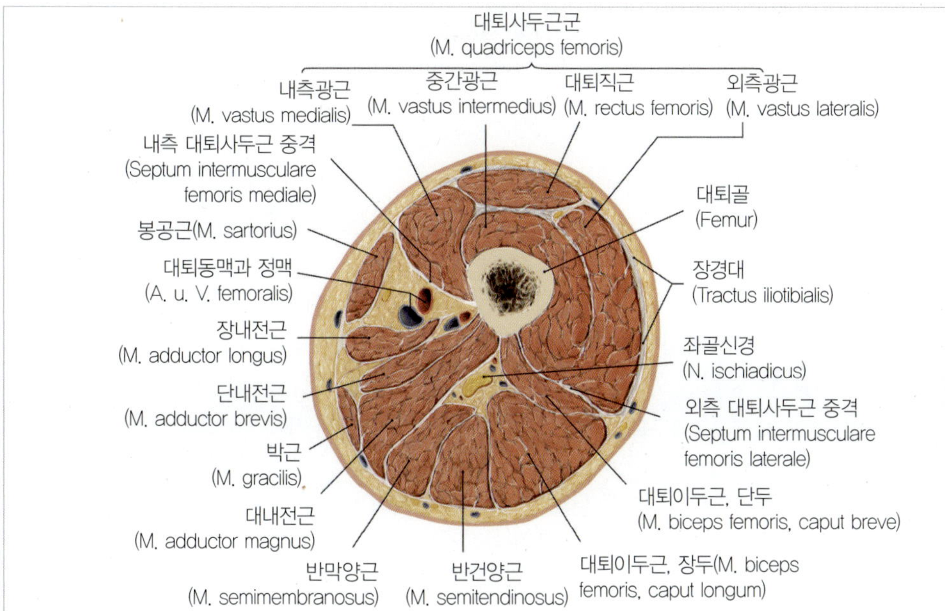

그림 7.248 오른쪽 허벅지 가로절단: 상면

From Schuenke M, Schulte E, Schumacher U. THIEME Atlas of Anatomy. General Anatomy and Musculoskeletal System. Illustrations by Voll M and Wesker K. Second Edition. New York: Thieme Medical Publishers; 2014

7.6.1 대퇴근막장근

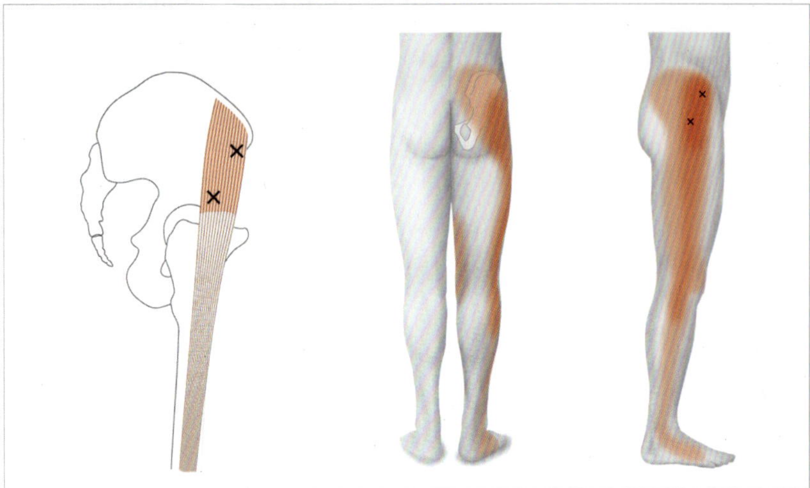

그림 7.249 대퇴근막장근 (Tensor Fasciae Latae, 넙다리근막긴장근)

해부학 (▶ 그림 7.244, ▶ 그림 7.245 a)	기시	• 장골능(외측표면, 전방 1/3) • 전상장골극
	정지	• 장경대(대퇴근막)에 정지 • 전내측섬유는 외측슬개지대와 얽혀 있음 • 후외측섬유는 경골 외측과(Gerdy 결절)까지 뻗어 있음
	신경지배	• 상둔신경(L4–S1)
기능	고관절	• 외전(특히, 후외측섬유) • 굴곡(특히, 전내측섬유) • 내회전(고관절의 일차 내회전근) • 고관절의 안정화(시상면과 관상면에서)
	슬관절	• 장경대까지 긴장되어 슬관절의 안정화
	후외측섬유	• 보행의 입각기에서 고관절 및 슬관절의 안정화
	전내측섬유	• 보행의 유각기에서 고관절 및 슬관절의 안정화
연관통	• 통증은 상대적으로 국소적: 고관절 부위, 대전자 • 대퇴근막을 따라 무릎, 하퇴외측, 때때로 발까지 방사됨	
증상	통증	• 고관절 부위, 대전자 • 허벅지 외측에서 하퇴까지 방사("가성 연관통") • 통증 증가: ○ 장시간 앉아 있는 경우(특히, 다리를 꼬고 앉아 있는 경우) ○ 빠르게 걷기 ○ 손상 쪽으로 눕기(유발점에 압력) • 대전자윤활낭염으로 오진되는 경우가 많음 • 만성요천골 통증에 기여 • 만성 슬관절 문제(슬관절 근처 허벅지 근막의 자극으로 인해)
	기능장애	• 대퇴근막장근에서 유발점은 전체 대퇴근막의 근막기능장애를 초래할 수 있다(슬관절에 문제 있을 수 있음).
유발 요인	과부하	• 급성: 스포츠(체조, 배구)에서 "표면이 고르지 않은 바닥에 착지", 낙하 • 만성(보다 일반적) ○ 육상(단거리 달리기, 장애물 달리기, 장거리 달리기) ○ 내리막 비탈길 장시간 걸어 내려가기(등산객) ○ 장시간 앉아 있는 경우(특히, 다리를 꼬고 앉아 있는 경우)

유발 요인	과부하	○ 장거리 자동차 여행: 운전기사(단축된 자세로 장시간 근육 활성화) ○ 고관절염, 고관절 수술 후와 연관
	주요 유발점	요방형근
치료사를 위한 조언		• 연관 유발점이 종종 나타남 • 근육의 전면에서 쉽게 느껴짐(▶ 그림 7.250); 중둔근과의 후방 경계는 종종 구별하기 어려움 • 유발점 치료에 적절한 환자위치는 옆으로 누운 자세(▶ 그림 7.251 – ▶ 그림 7.253), 바로 누운 자세(전내측 섬유; ▶ 그림 7.250) 또는 엎드린 자세(후외측 섬유). • 매우 두꺼운 근육; 깊은 곳에 위치한 유발점은 근육이 이완된 경우에만 촉진되고 치료될 수 있음(환자는 고관절을 굴곡시킨 상태로 바로 눕거나 옆으로 눕힘; ▶ 그림 7.250 – ▶ 그림 7.252). • 근막분리기법을 사용하여 근위부 봉공근(▶ 그림 7.250)과 장경대와 외측광근 사이(▶ 그림 7.284 **b**)의 근육을 분리하는 것이 중요함 • 근막 스트레칭기법(기법 III)을 사용하여 장경대 전체를 경골까지 치료함(▶ 그림 7.252, ▶ 그림 7.283 **b**). • 대퇴근막에서 장력의 증가는 유발하거나 유지요인이 될 수 있음; ○ 대퇴사두근, 내전근 및 슬괵근의 기능 장애; ○ 허벅지 근막의 자극으로 인한 슬관절 문제; ○ 슬개골의 편측화
환자에 대한 권고사항		• 지속적이고 자극적인 요인을 피해라: 예: 장거리 주행 시 적절한 휴식 시간 • 엄지손가락 압력이나 테니스공을 사용한 유발점 자가치료 • 스트레칭운동(종종 요방근과 함께; ▶ 그림 7.189)

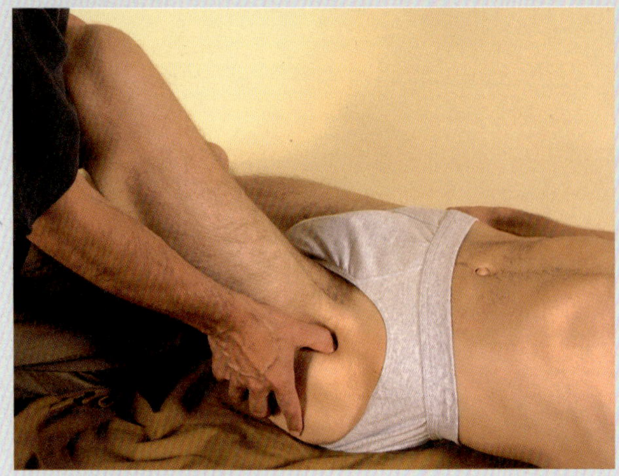

그림 7.250 대퇴근막장근과 봉공근 사이에서 근막분리(기법 IV)뿐만 아니라 대퇴근막장근 전내측섬유의 유발점에 도수 압박(기법 I)과 스트레칭(기법 II).

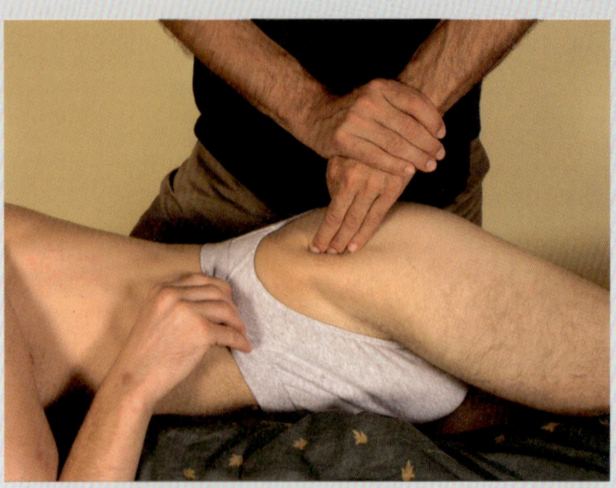

그림 7.251 대퇴근막장근 후외측섬유의 유발점에 도수 압박(기법 IV)과 스트레칭(기법 II).

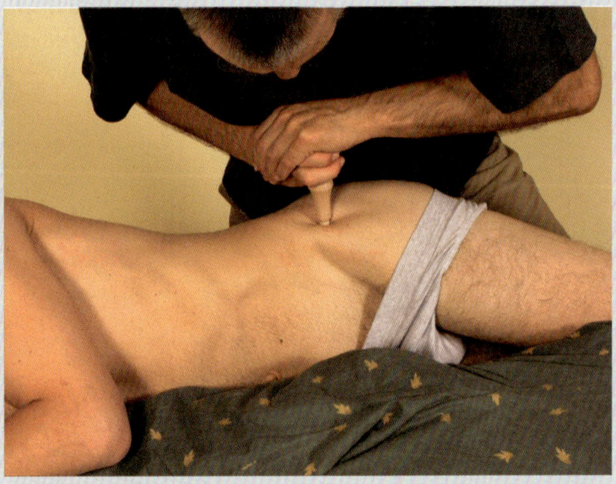

그림 7.252 대퇴근막장근 심부에 위치한 섬유의 유발점에 도수 압박(기법 I)과 스트레칭(기법 II). 유발점 나무 도구를 사용하면 치료사의 손가락에 부담을 덜어줌.

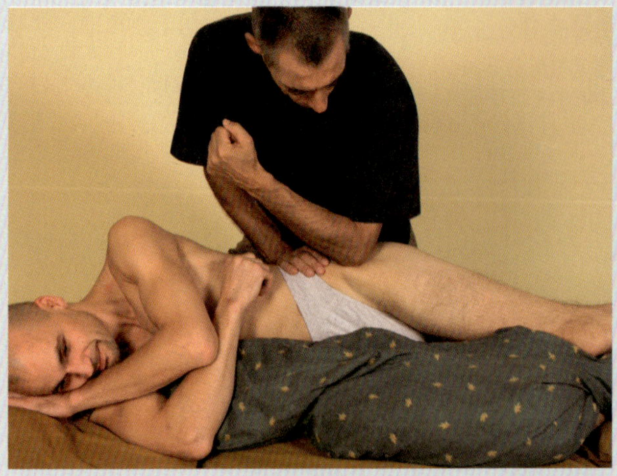

그림 7.253 대퇴근막장근(전체 장경대)의 근막 스트레칭(기법 III).

7.6.2 봉공근

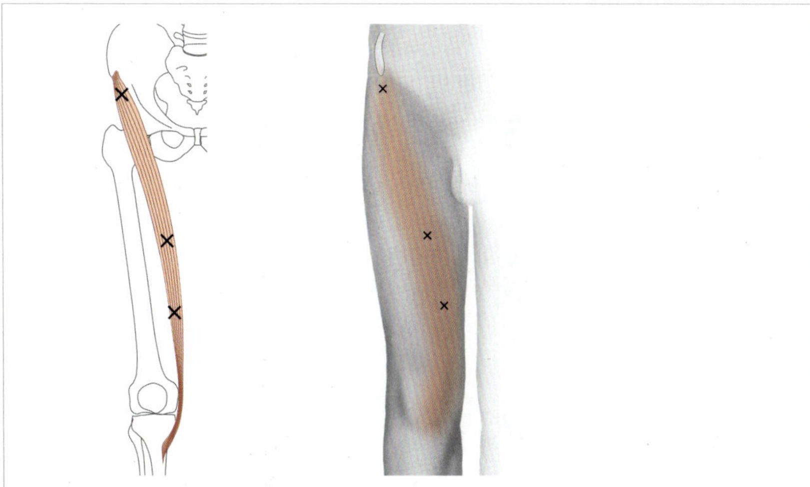

그림 7.254 봉공근 (Sartorius, 넙다리빗근)

해부학 (▶ 그림 7.245 a, ▶ 그림 7.247)	기시부	• 전상장골극
	정지부	• 거위발(pes anserinus)이라고 하는 경골 결절의 내측(박근, 반건양근과 함께)
	신경지배	• 대퇴신경(L2 – L4)
기능	고관절	• 굴곡 • 외전 • 외회전
	슬관절	• 굴곡 • 입각기에서 무릎의 내측 안정화(박근, 반건양근과 함께)
	보행 시	• 유각기(특히, 유각기 중간 부분) ∘ 고관절 굴곡(대퇴근막장근 및 장요근과 함께) ∘ 슬관절 굴곡(슬괵근과 함께) • 입각기 ∘ 무릎의 내측 안정화(반건양근, 박근과 함께)
연관통 (▶ 그림 7.254)	• 근육의 통증(허벅지에서 무릎까지)	
증상	통증	• 허벅지 및 내측 무릎 부위(대부분 표재성) • 이상지각성 대퇴신경통(malgia paraesthetica)(허벅지 외측 통증): 외측 대퇴경피신경의 포착 가능성으로 인한 허벅지의 앞/외측면에 느껴지는 감각 이상/무감각 증상
	기능장애	• 외측 허벅지에 감각 이상/무감각이 있는 외측 대퇴경피신경의 포착
포착	외측 대퇴 피부신경	• 외측 대퇴경피신경은 서혜인대 위, 아래쪽 또는 인대 사이를 지나 골반을 통과한다. 일반적으로 장요근과 함께 근육 구획을 통과한 다음, 서혜인대를 지나 약 80° 각도로 회전하고 봉공근을 넘어 옆쪽 허벅지까지 뻗어간다. 그러나 때때로 이것은 봉공근을 관통하는 경우가 있는데, 이러한 경우 근육의 단단한 띠에 의해 압박될 수 있다 → 허벅지의 앞쪽 표면의 감각 이상/무감각
유발 요인	과부하	• 급성: 폴 또는 니어폴 • 만성 ∘ 봉공근은 거의 단독으로는 과부하가 걸리거나 과신장되지 않는다. ∘ 봉공근의 유발점은 일반적으로 단일 근육 증후군으로 발생하지 않고 기능적으로 연관된 근육의 유발점과 함께 발생한다.
	다른 근육의 유발점 활동	• 봉공근의 유발점은 일반적으로 이차적으로 발생하거나 위성 유발점으로 발생한다.

치료사를 위한 조언	• 봉공근의 유발점은 종종 이차 유발점 또는 위성 유발점으로, 기능적으로 연관된 근육들의 유발점 활동과 함께 형성된다 → 주요 유발점을 찾아서 치료한다. • 봉공근은 인체에서 가장 긴 근육 세포이다. • 외측 대퇴경피신경이 포착되어 이상지각성 대퇴신경통(meralgia paraesthetica)(허벅지 외측 통증 및 이상감각증)이 발생할 수 있다. • 봉공근의 중간 1/3 가량은 신경혈관다발(대퇴동맥, 정맥 및 신경) 위에 위치해 있다. • 촉진: 환자가 "4자 모양 자세"로 누운 상태에서 발을 테이블에서 약간 들어올리면 봉공근이 선명하게 나타나 쉽게 식별할 수 있다(▶ 그림 7.255). • 집게 잡기(기법 I, II)를 사용하여 봉공근의 근접 영역에서 유발점의 도수치료를 수행한다(▶ 그림 7.256). 대퇴근막장근의 앞쪽 경계면에 근막분리기법(기법 IV)(▶ 그림 7.257). • 도수치료에 적합한 환자 위치는 바로 누운 자세(▶ 그림 7.255 - ▶ 그림 7.257) 또는 옆으로 누운 자세이다.
환자에 대한 권고사항	• 지속적이고 자극적 요인을 피한다. • 유발점 자가-치료

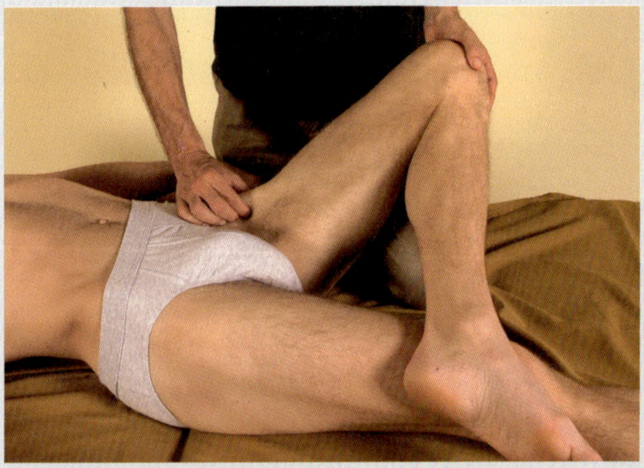

그림 7.255 식별 및 촉진: 봉공근은 명확하게 눈에 띄고 환자가 "4자 모양 자세로 누운 상태에서 발을 테이블에서 확실히 들어올리면 쉽게 식별할 수 있다.

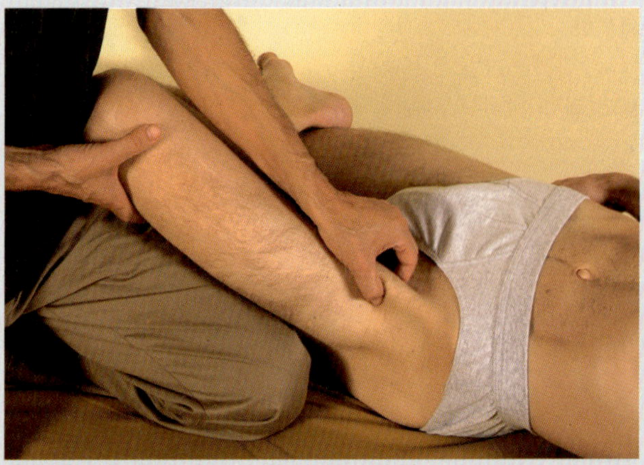

그림 7.256 봉공근 근접 부분에 집게 잡기를 사용하여 도수 압박(기법 I) 및 유발점 영역을 스트레칭(기법 II)한다.

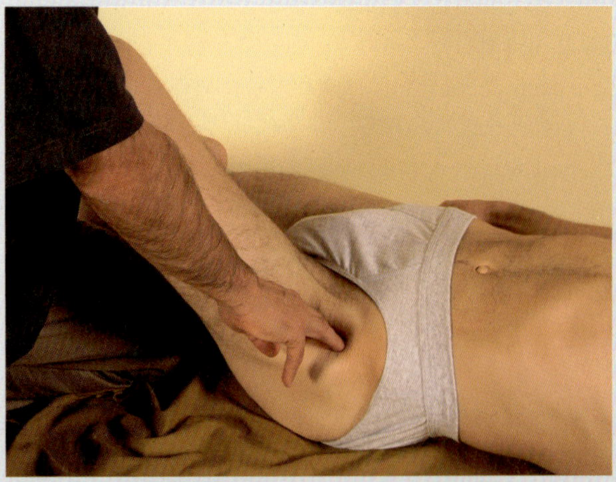

그림 7.257 봉공근 근육과 대퇴근막장근 사이 앞쪽 부분의 근막분리(기법 IV).

7.6.3 치골근

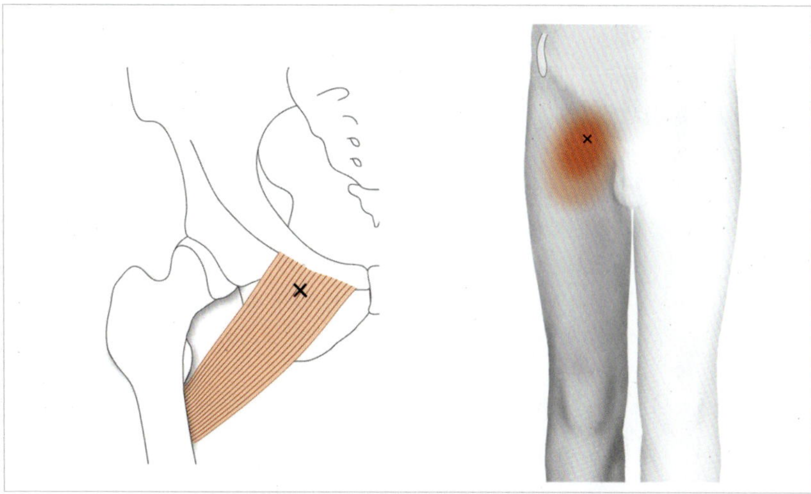

그림 7.258 치골근 (Pectineus, 두덩근)

해부학 (▶ 그림 7.254 a)	기시부	• 치골가지의 앞쪽(치골가지 상부의 치골근선[치골빗], 치골결절의 옆쪽)
	정지부	• 대퇴골, 소전자의 원위부, 대퇴골의 치골가지(나선)(즉, 대퇴골의 내측, 후방 표면)
	신경지배	• 대퇴신경(L2 – L4) • 때때로(약 30 %) 폐쇄신경, 전방가지(L2 – L3)를 통해
기능	고관절	• 내전(이 위치에서 더 유리한 레버리지 비율로 인해 굴곡된 엉덩관절에서의 강력한 내전근) • 굴곡(최소) • 외회전/내회전(관절의 시작 위치에 따라 다름) • 안정자 ○ 고관절 고정, 탈구 경향 억제 ○ 짧은 지렛 팔과 약 60 °의 견인각 → 가동적 효과보다 안정적 효과가 더 커짐
연관통 (▶ 그림 7.258)	통증은 상대적으로 국소적이다.	
증상	통증	• 환자는 “서혜부와 고관절에” 통증을 호소한다(하지만 고관절의 위치를 정확히 알 필요는 없음). ○ 서혜부의 깊고 둔한 통증 ○ 통증이 거의 발산되지 않음
유발 요인	과부하	• 급성(보통 특이한 경우), 예: 넘어지거나(크로스 컨트리 스키를 타는 경우 등) 고관절 탈구 발생 시 • 만성 ○ 다리를 꼬고 장시간 앉아 있기 ○ 근력 훈련, 말 타기(훈련되어 있지 않은 경우, 휴가 중), 축구 ○ 치골근은 환자가 고관절 굴곡 + 내전 위치를 취할 시에 과부하가 걸리기 때문에 장기간 고관절 통증이 있는 경우 거의 항상 영향을 받는다. 따라서 고관절을 보호하고 통증을 예방해야 한다. ○ 고관절증, 골관절염 등의 이차성 근막통증
	주요 유발점	• 다른 내전근에서 발생
치료사를 위한 조언	• 환자가 취하는 고관절의 위치는 통증을 피하면서 보호하기 위해 치골근의 활동 패턴(내전 및 굴곡)을 고관절에 전달한다 → 만성 고관절 문제 발생 시 치골근은 대부분 시간이 지날수록 영향을 받는다. • 치골근은 외전의 제한된 ROM을 거의 유발하지 않는다. 다른 내전근들이 일반적으로 제한된 ROM을 유발시키곤 한다.	

치료사를 위한 조언	• 치골근의 유발점은 일반적으로 장요근 및 장내전근, 단내전근, 대내전근의 유발점과 함께 발생한다 → 협력근들의 유발점을 첫 번째로 치료할 것(내전 시 작용하는 장내전근, 단내전근, 대내전근과 굴곡 시 작용하는 장요근). 만약 필요하다면 – 치골근의 치료를 추가하기 위해 나중의 치료 세션까지 기다린다. • 장내전근, 단내전근, 대내전근 및 장요근에서 유발점을 치료한 후에도 서혜부에 잔류 증상이 남아 있는 경우, 필요에 따라 치골근을 검사하고 치료해야 한다. • 대퇴 삼각(trigonum femorale or scarpa triangle): 치골근은 대퇴 삼각 바닥의 가장 큰 부분을 형성한다. 서혜인대에 의해 위쪽으로, 봉공근에 의해 옆으로, 그리고 내전근에 의해 내측으로 경계를 이룬다. 삼각형의 바닥은 단내전근에 의해 치골근의 내측으로 완성되고 장요근에 의해 측면으로 완성된다. (▶ 그림 7.259). • 환자를 "4자 모양 자세"(▶ 그림 7.259)에 두면 가장 쉽게 촉진할 수 있다. 쉽게 만져지는 대퇴동맥은 치골근을 가로지르는데 동맥 내측(치골과 치골가지 상방의 정지 부위)과 동맥 외측에서 촉진이 가능하다(▶ 그림 7.260). • 스트레칭 유발은 패트릭 검사("4자 모양 자세", ▶ 그림 9.21 **h**)로 검사한다. • 유발점 치료에 적합한 환자 위치는 환자가 바로 누운 자세에서 "4자 모양 자세"이다(▶ 그림 7.261). • 내전근은 치골근 아래에 있고, 외폐쇄근은 훨씬 더 깊이 존재한다(▶ 그림 7.245 **b**).
환자에 대한 권고사항	• 지속적이고 자극적 요인을 피한다. • 유발점 자가-치료 • 스트레칭(다른 내전근과 함께; ▶ 그림 7.271, ▶ 그림 7.276)

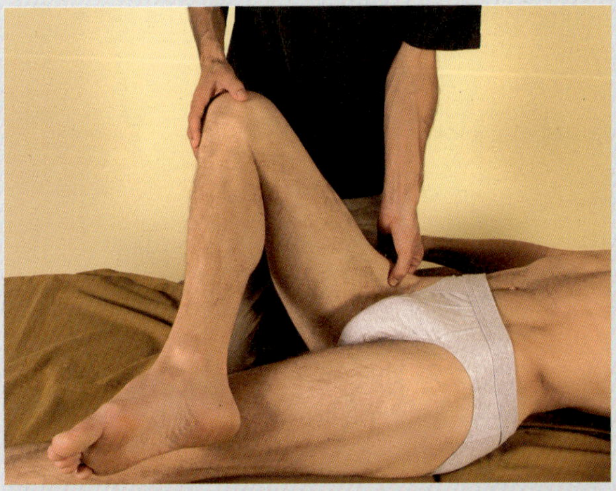

그림 7.259 대퇴 삼각: 대퇴 삼각 바닥의 가장 큰 부분을 형성하는 치골근은 "4자 모양 자세"에서 볼 수 있다. 서혜인대는 상부 경계, 봉공근은 측면 경계, 장내전근은 내측 경계를 제공한다.

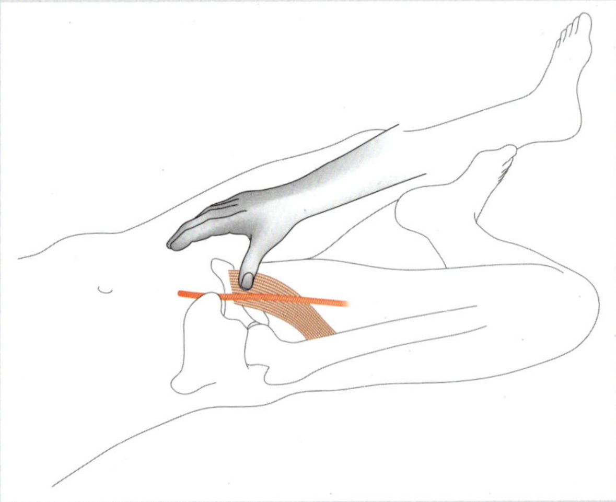

그림 7.260 치골근의 촉진 및 도수치료는 "4자 모양 자세"에서 수행된다. 대퇴동맥은 방향을 제공한다. 치골근의 근위부는 대퇴동맥의 내측에 위치하며 치골근의 원위부는 대퇴동맥의 측면에 있다.

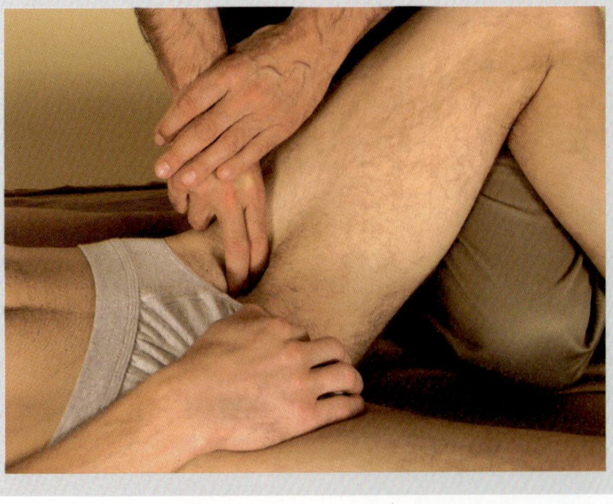

그림 7.261 도수 압박(기법 I) 및 치골근의 유발점 영역 스트레칭(기법 II).

7.6.4 장내전근과 단내전근

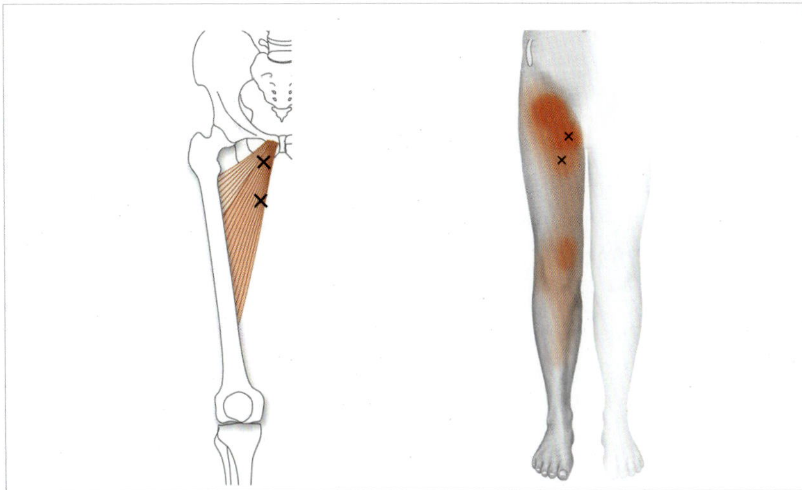

그림 7.262 장내전근과 단내전근 (Adductor Longus and Brevis, 긴모음근과 짧은모음근)

해부학 (▶ 그림 7.245, ▶ 그림 7.247)	**• 장내전근**	
	기시부	• 치골결합 근처(치골가지 상부, 치골결합과 치골근 정지부 사이)
	정지부	• 대퇴골, 중간 1/3(조선; linea aspera)
	• 단내전근	
	기시부	• 치골결합 하부
	정지부	• 근위 1/3의 대퇴골(조선: 장내전근의 바로 근위부, 측면 및 후방)
	단내전근은 치골근과 장내전근으로 거의 완전히 덮여 있다(▶ 그림 7.245).	
	신경지배	• 폐쇄신경, 전방가지(L2 - L4)
기능	고관절	• 내전 • 굴곡(고관절 굴곡 최대 70°) 신전(고관절 굴곡의 80°부터) • 내회전/외회전 – 근섬유 방향 및 시작 위치에 따라 다름 • 시상면 및 관상면에서 고관절 안정화(한다리로 서기)
		"장내전근, 단내전근, 대내전근의 제거는 내전근력의 70% 손실을 가져왔다. 그러나 보행, 계단 오르기 또는 점프의 동작에는 약간 또는 중간 정도의 장애만 나타났다"(Travell과 Simons 1992).
연관통 (▶ 그림 7.262)	• 서혜부의 깊은 곳과 근위부 • 허벅지(앞내측)로 방사 • 무릎(근위 및 내측) 및 다리 아래(내측)로 방사	
증상	통증	• 서혜부 • 내측 무릎 통증 • 하지 통증(내측) • 활동 및 부하 시 증가(드물게 휴식 통증)
	기능장애	• 고관절의 외전 ROM 제한
유발 요인	과부하	• 급성: 축구, 빙판 미끄러짐, 스키 사고 등 • 만성 ○ 다리를 꼬고 장시간 앉아 있기, 근력 운동, 승마 ○ 선행 요인과 영구적 요인으로서의 고관절증 → 이차성 근막 통증
치료사를 위한 조언	• 장내전근과 단내전근의 유발점은 서혜부 통증의 매우 흔한 원인이다. • 4자 모양 자세 시 통증 유발됨(패트릭 검사; ▶ 그림 9.21 **h**).	

치료사를 위한 조언	• 내측 무릎 통증은 장내전근의 유발점으로 인해 발생할 수 있다. (계단을 오를 때 허벅지 앞쪽에 통증 증가). • 장내전근은 일반적으로 근위 1/3에서 쉽게 만져진다(▶ 그림 7.263); 일반적으로 이 부위의 유발점은 집게 잡기를 사용하여 치료하기 쉽다(▶ 그림 7.264). • 단내전근은 대부분 치골근과 장내전근으로 덮여 있다. 치료는 치골근의 내측연과 장내전근의 외측연 사이에서 수행되거나 또는 그 위를 덮고 있는 근육을 통해 수행될 수 있다(▶ 그림 7.245, ▶ 그림 7.265). 환자가 옆으로 누운 자세에 위치에 있으면 근육의 안쪽 부분을 직접 치료할 수 있다. 치료사는 – 대내전근에서 시작하여 앞쪽으로 움직이며 – 치골가지의 뒤쪽을 따라 촉진한다. 단내전근은 대내전근(후방)과 장내전근(전방) 사이에 존재한다(▶ 그림 7.247, ▶ 그림 7.266). • 대내전근과 함께 장내전근은 내전근 관의 후벽을 형성한다. 전면 벽은 봉공근과 내측광근에서 형성된다. 대퇴동맥과 정맥 및 복재신경은 내전근 관을 통과한다 → 치료 중에 이것을 고려한다. • 도수치료에 적합한 환자 위치는 바로 누운 자세(▶ 그림 7.263 – ▶ 그림 7.265) 또는 옆으로 누운 자세(▶ 그림 7.266)이다.
환자에 대한 권고사항	• 지속적이고 자극적 요인을 피한다. ○ 앉을 때 다리 위치에 주의 ○ 근력 운동을 적절하게 조정 • 유발점 자가-치료 • 스트레칭(다른 내전근과 함께; ▶ 그림 7.271, ▶ 그림 7.276)

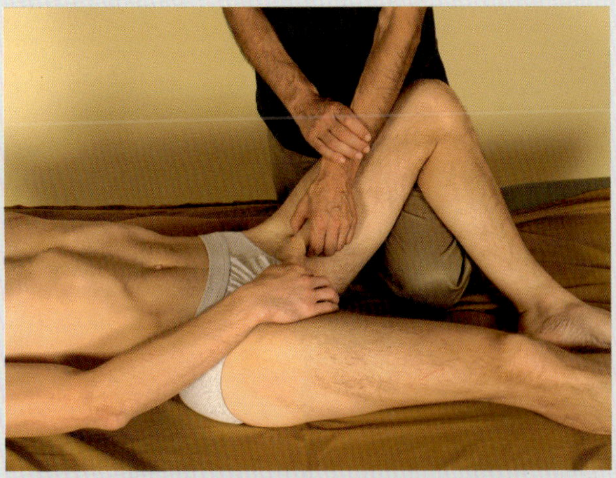

그림 7.263 촉진 및 도수치료: 장내전근은 대퇴 삼각의 내측 경계를 형성하며 "4자 모양 자세"에서 볼 수 있다. 서혜인대는 대퇴 삼각의 근위 경계를 만들고 봉공근은 측면 경계를 형성한다.

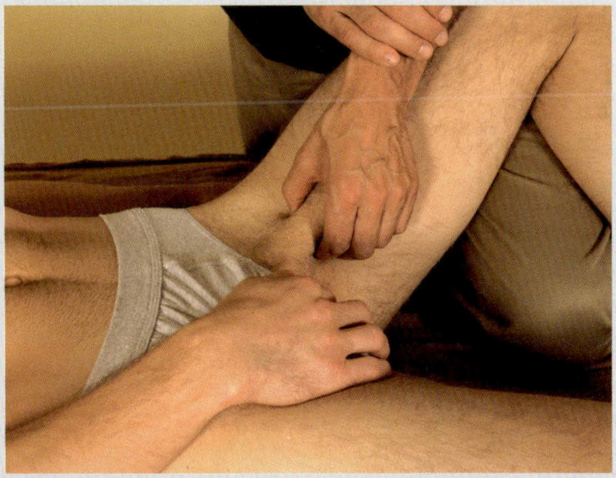

그림 7.264 장내전근. 도수 압박(기법 I) 및 유발점 영역을 스트레칭(기법 II).

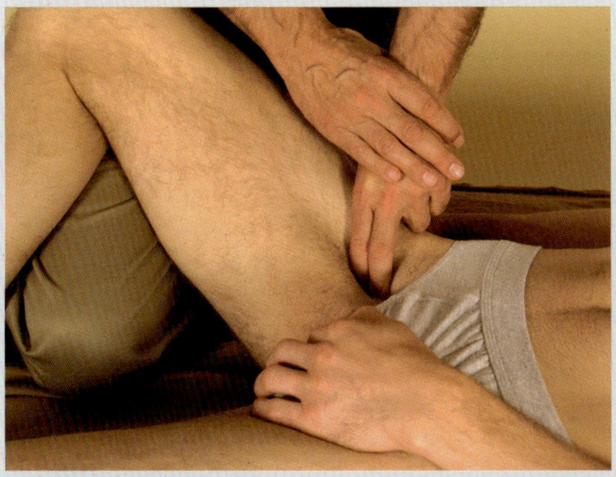

그림 7.265 단내전근. 단내전근의 도수 압박(기법 I) 및 유발점 영역 스트레칭(기법 II)은 장내전근과 치골근 사이에서 또는 이 두 근육을 통해 수행할 수 있다.

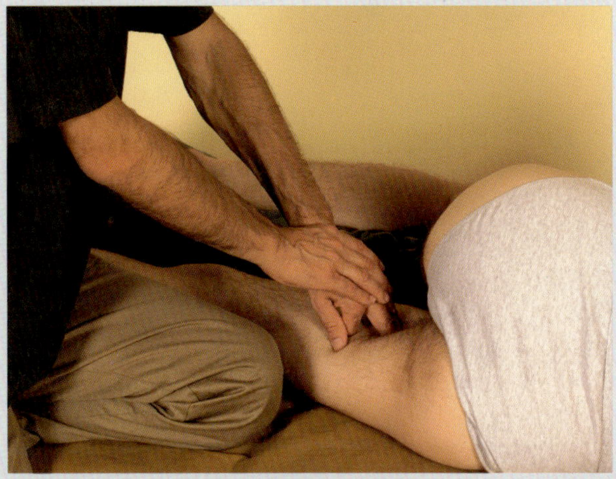

그림 7.266 내전근군. 장내전근, 단내전근 및 대내전근과 박근에 도수 압박(기법 I), 유발점 영역 스트레칭(기법 II), 근막 스트레칭(기법 III), 근막 분리(기법 IV)를 하기 위해 환자의 자세는 옆으로 누운 자세이며, 아래에 놓인 다리를 치료하게 된다.

7.6.5 대내전근

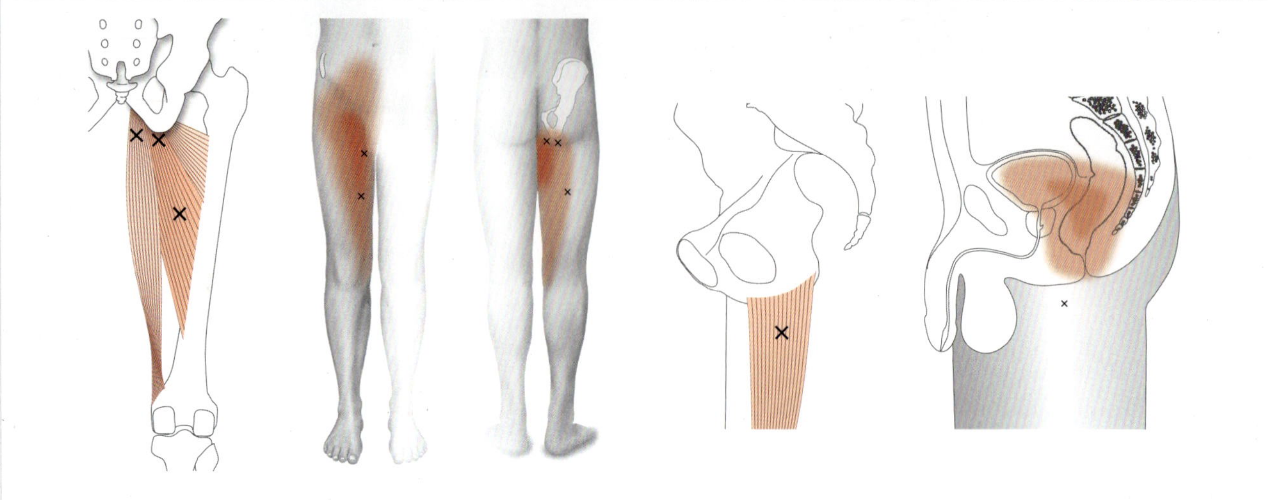

그림 7.267 대내전근 (Adductor Magnus, 큰모음근)

해부학 (▶ 그림 7.245, ▶ 그림 7.247)	기시부	• 치골가지의 하방(단내전근의 후방) • 좌골가지에서 좌골 결절
	정지부	• 짧은 부분(소내전근) ○ 조선의 상부 영역의 내측선 ○ 섬유 방향: 거의 수평, 짧은 섬유 • 중간 부분 ○ 조선에서 내전근공 ○ 섬유 방향: 부채꼴 모양, 비스듬히 하방 • 긴 부분(좌골과 부분) ○ 내측 대퇴골과(내전근 결절)에 힘줄로 연결 ○ 섬유 방향: 가파른 아래쪽, 긴 섬유
	대내전근의 대부분의 근위부(수평 섬유)는 때때로 소내전근이라고 한다.	
	신경지배	• 폐쇄신경, 전방가지(L2 - L4) • 대내전근의 좌골과 부분에 대한 경골 신경(L3 - L5)
기능	고관절	• 내전 • 신전 • 내회전/외회전 - 섬유 방향 및 시작 위치에 따라 다름 • 시상면 및 관상면에서 고관절 안정화(한 다리로 서기)
		"장내전근, 단내전근, 대내전근의 제거는 내전근력의 70% 손실을 가져왔다. 그러나 보행, 계단 오르기 또는 점프의 동작에는 약간 또는 중간 정도의 장애만 나타났다" (Travell과 Simons 1992).
연관통 (▶ 그림 7.267)	• 서혜부 근위부로 방사 • 허벅지에서 무릎으로 앞내측으로 방사 • 전반적으로 치골과 더불어 골반 안에 있는 모든 장기(방광, 직장, 질 등)와 골반 깊숙한 곳으로 확산되는 통증	
증상	통증	• 서혜부 • 내측 허벅지 • 하복부(질, 직장) • 활동 및 부하 시 증가(드물게 휴식 통증)
	기능장애	• 엉덩이의 외전 ROM 제한

유발 요인	과부하	• 급성: 축구, 빙판 미끄러짐, 스키 사고 등
		• 만성
		  ○ 다리를 꼬고 장시간 앉아 있기, 근력 운동, 승마
		  ○ 선행 요인과 영구적 요인으로서의 고관절증 → 이차성 근막 통증

	과신장	• 낙상 중 의도하지 않게 "분열하기"
치료사를 위한 조언	• 매우 큰 근육 • 슬괵근군과 박근으로 크게 덮여 있음 • 유발점의 촉진은 종종 어렵다 → 환자의 임상적 통증이 유발되는 압력에 가장 민감한 지점을 찾기 위해 기법 III를 사용하여 근육을 깊게 "밀고 나아가기" 한다(▶ 그림 7.268). • 유발점 나무 도구를 사용하여 치료사의 손가락 부담을 덜어준다(▶ 그림 7.269). • 대내전근과 슬괵근을 분리하기 위해 근막분리를 사용하는 것이 중요하다(▶ 그림 7.270). • 수동 치료에 적합한 환자 위치: 옆으로 누운 자세(▶ 그림 7.268, ▶ 그림 7.269) 또는 바로 누운 자세(▶ 그림 7.270)	

환자에 대한 권고사항	• 지속적이고 자극적 요인을 피한다.
	  ○ 앉을 때 다리 위치에 주의
	  ○ 근력 운동을 적절하게 조정
	• 유발점 자가-치료
	• 스트레칭(다른 내전근과 함께; ▶ 그림 7.271, ▶ 그림 7.276)	

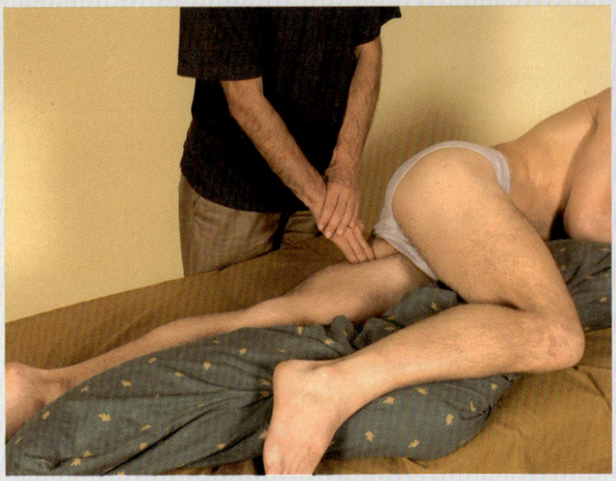

그림 7.268 환자가 옆으로 누운 자세에 있는 상태에서 대내전근의 촉진, 도수 압박(기법 I), 유발점 영역 스트레칭(기법 II) 및 근막 스트레칭(기법 III); 치료되는 다리는 아래에 있다. 아래 다리를 올리면 대내전근(및 다른 내전근들)이 긴장되고 근육이 슬괵근과 명확하게 구별될 수 있다(필요한 경우, 슬관절 신전에 대한 저항을 제공하면 근육이 더욱 차별화된다).

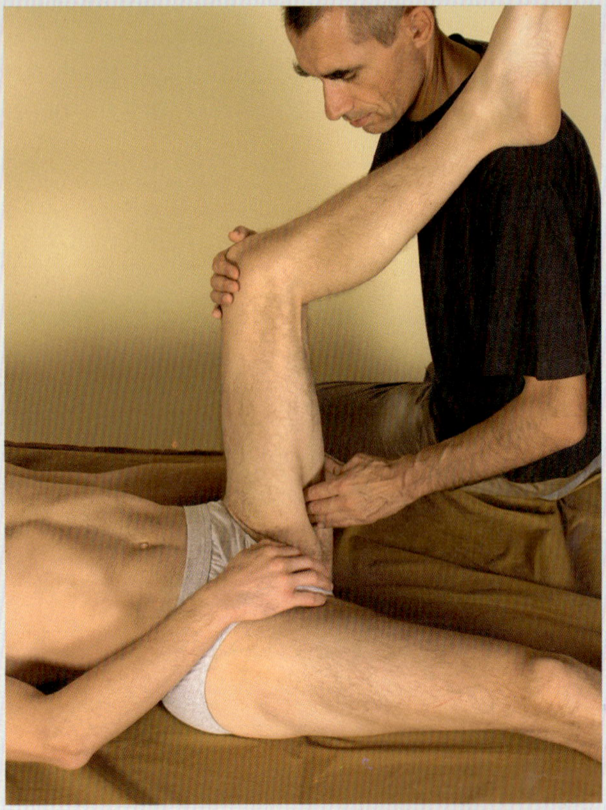

그림 7.270 대내전근과 슬괵근 사이의 근막 분리(기법 Ⅳ)

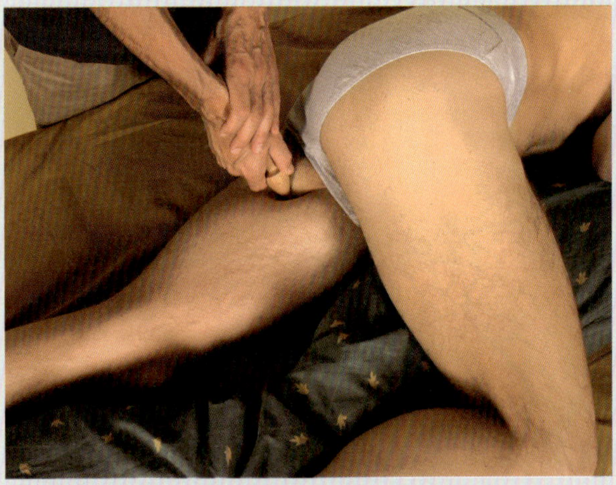

그림 7.269 환자가 옆으로 누운 자세에 있는 상태에서 대내전근의 도수 압박(기법 I) 및 유발점 영역 스트레칭(기법 II); 유발점 나무 도구 사용은 치료사의 손가락 부담을 덜어준다.

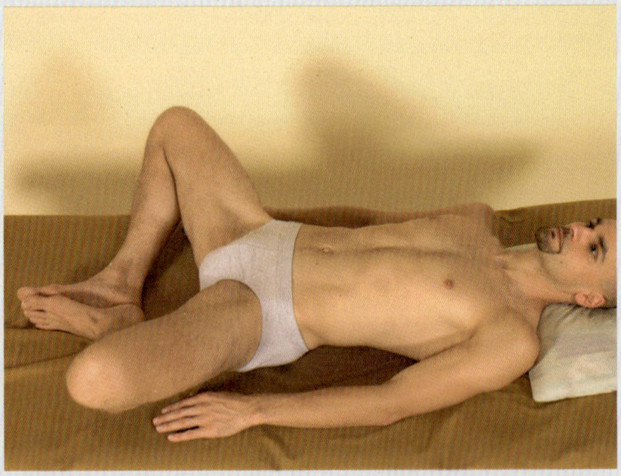

그림 7.271 하나의 관절에 걸쳐 있는 내전근 그룹의 근육(대내전근, 장내전근, 단내전근, 치골근)을 셀프 스트레칭(기법 V).

7.6.6 박근

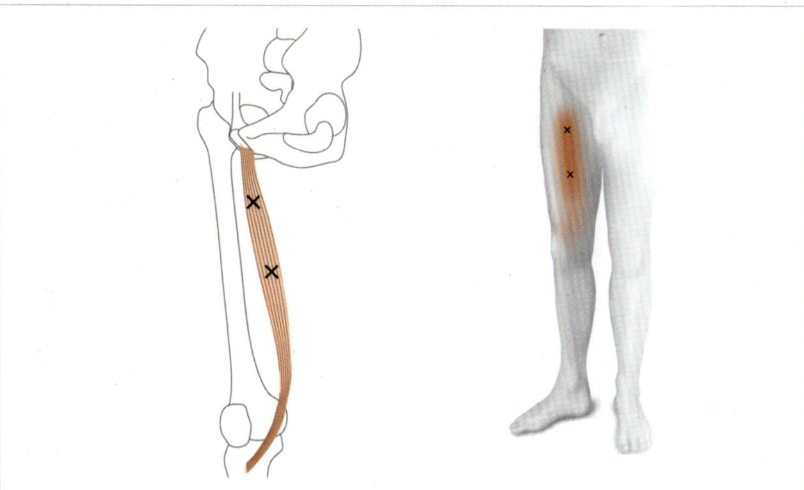

그림 7.272 박근 (Gracilis, 두덩정강근)

해부학 (▶ 그림 7.245, ▶ 그림 7.247)	기시부	• 치골결합 부근(치골가지 상부 접합부에서 치골가지 하부까지)
	정지부	• 경골 결절의 내측, 경골 근위 끝까지 거위발을 통해(봉공근 및 반건양근와 함께)
	신경지배	• 폐쇄신경, 전방가지(L2 – L4)
기능	고관절	• 내전 • 굴곡 • 관상면에서 고관절 안정화(한 다리 서기 자세)
	슬관절	• 굴곡 • 내회전(무릎을 구부린 상태) • 슬관절 내측 안정화(입각기)
연관통 (▶ 그림 7.272)	• 허벅지 안쪽의 국소 통증	
증상	통증	• 특히 활동과 부하에 따른 허벅지 안쪽의 국소 통증(드물게 휴식 통증)
	기능장애	• 입각기에서 무릎 관절의 내측 안정성 감소
유발 요인	과부하	• 급성: 가다 멈추는 스포츠(테니스, 배드민턴 등), 얼음 위에서 미끄러지기 • 만성 ∘ 다리를 꼬고 장시간 앉아 있기 ∘ 근력 운동, 승마 ∘ 고관절증 → 이차성 근막통증 유발
치료사를 위한 조언	• 내전근군에서 유일한 “이관절 근육” • 박근 위에 있는 대내전근과 종종 함께 치료된다(▶ 그림 7.266, ▶ 그림 7.268, ▶ 그림 7.269). • 박근을 확인하고 촉진하는 것은 고관절을 확실하게 외전시키고 무릎을 스트레칭시킨 상태에서 시행된다(▶ 그림 7.273). 이 위치를 취하면 박근의 근위부가 명확하게 나타나고(내전근 그룹에서 유일한 “이관절 근육”이기 때문에) 인접한 내전근 및 그 아래에 있는 내전근과 구별될 수 있다. • 도수치료에 적합한 환자 위치: 바로 누운 자세(▶ 그림 7.274, ▶ 그림 7.275) 또는 옆으로 누운 자세(▶ 그림 7.266)	
환자에 대한 권고사항	• 지속적이고 자극적 요인을 피한다. ∘ 앉을 때 다리 위치에 주의 ∘ 근력 운동을 적절하게 조정 • 유발점 자가-치료 • 무릎을 펴고 스트레칭(▶ 그림 7.276)	

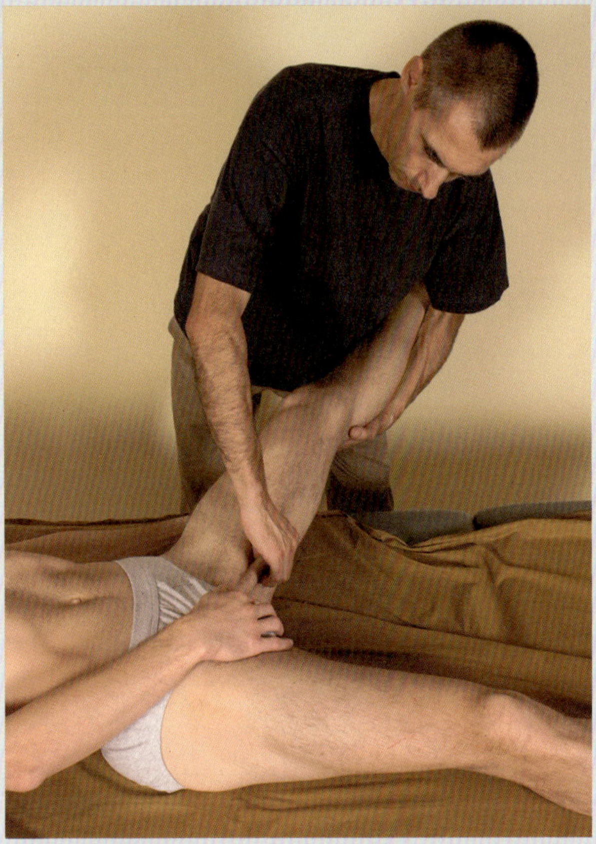

그림 7.273 고관절을 확실하게 외전시키고 슬관절을 신전시킨 상태에서 박근의 식별 및 촉진을 수행한다. 내전근군 중 두 개의 관절에 걸쳐 있는 유일한 근육이기 때문에 근위부에서 박근이 명확하게 눈에 띄게 되며 인접한 내전근 및 그 아래에 있는 내전근과 구별될 수 있다.

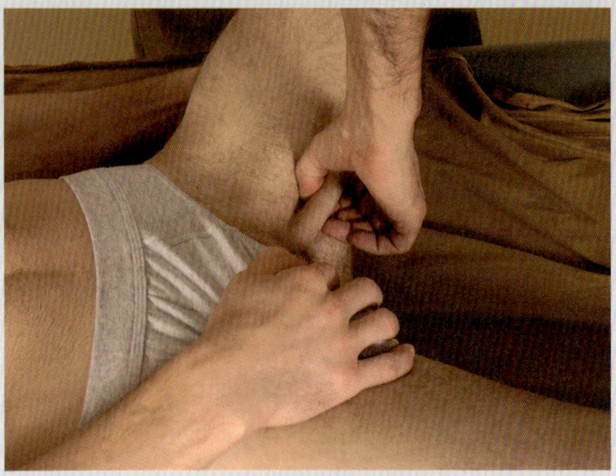

그림 7.274 집게 잡기를 사용한 박근의 도수 압박(기법 I) 및 유발점 영역 스트레칭(기법 II).

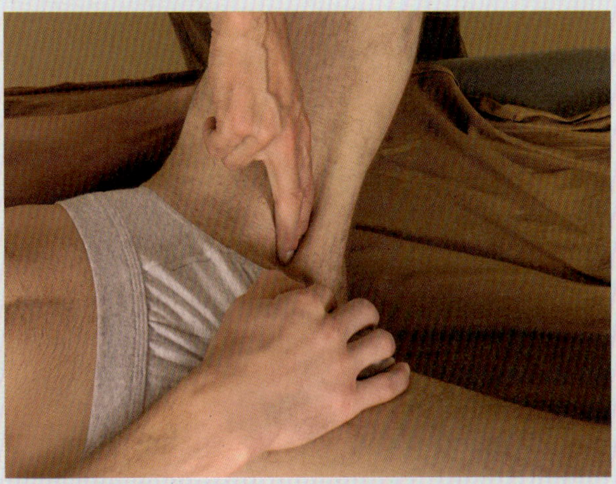

그림 7.275 장내전근과 박근 사이 및 박근과 그 아래에 놓인 대내전근 사이의 근막 분리 기법(기법 IV)

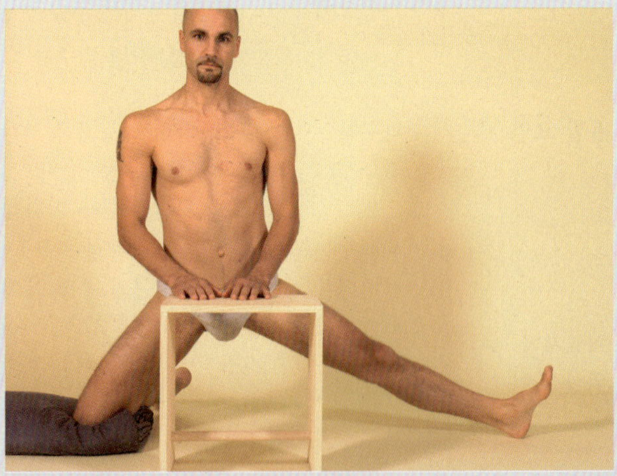

그림 7.276 셀프 스트레칭(기법 V): 박근은 내전근 그룹에서 유일한 이중 관절 근육이다. 박근 스트레칭은 슬관절의 신전과 함께 엉덩관절의 외전 및 신전을 통해 발생한다. 스트레칭 위치는 오른쪽의 짧은 단일 관절 내전근을 늘리고 동시에 왼쪽의 이관절 내전근(박근)을 늘린다.

7.6.7 대퇴사두근

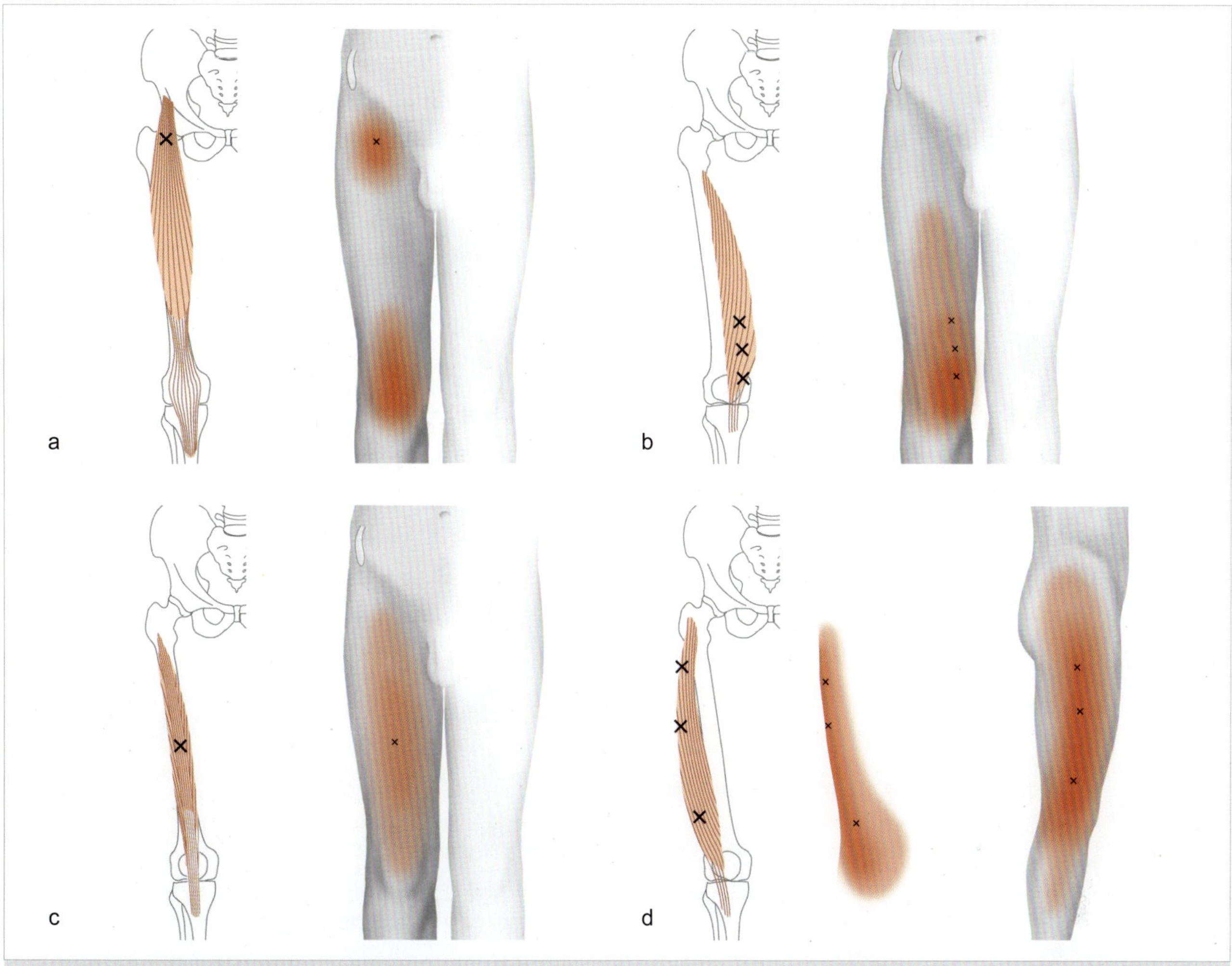

그림 7.277 대퇴사두근 (Quadriceps Muscle, 넙다리네갈래근)
a 대퇴직근 (Rectus femoris, 넙다리곧은근)
b 내측광근 (Vastus medialis, 안쪽넓은근)
c 중간광근 (Vastus intermedius, 중간넓은근)
d 외측광근 (Vastus lateralis, 가쪽넓은근)

해부학 (▶ 그림 7.244, ▶ 그림 7.245, ▶ 그림 7.247, ▶ 그림 7.248)	**• 대퇴직근**	
	기시부	• 두 개의 힘줄 ○ 하전장골극(직두) ○ 절구의 뒤쪽 가장자리, 후방 경계면(반전두)
	정지부	• 슬개 인대를 통해 경골 결절에 정지
	대퇴직근은 두 개의 관절에 걸쳐 있는 대퇴사두근의 유일한 근육이다.	
	• 내측광근	
	기시부	• 대퇴골 원위 2/3(조선의 내측선에 있음) • 전자간 선(말단 절반) • 대내전근 및 단내전근의 건 • 내측 근육 간 중격

해부학 (▶ 그림 7.244, ▶ 그림 7.245, ▶ 그림 7.247, ▶ 그림 7.248)	정지부	• 슬개 인대를 통해 경골 결절에 정지 • 내측 슬개지대 위로 경골 결절의 내측을 지나면서 경골 내과에 정지
	• 외측광근	
	기시부	• 대퇴골의 조선(외측 선) • 대전자(측면) • 전자간 선
	정지부	• 슬개 인대를 통해 경골 결절에 정지 • 외측 슬개지대 위로 경골 결절의 외측을 지나면서 경골 외과에 정지
	외측광근은 대퇴사두근의 개별 근육 중 가장 큰 근육이다.	
	• 중간광근	
	기시부	• 대퇴골 몸통(전측, 근위 2/3)
	정지부	• 슬개 인대를 통해 경골 결절에 정지
	중간광근은 대퇴사두근의 다른 근육으로 완전히 덮여 있다(▶ 그림 7.248).	
	• 대퇴사두근의 네 머리가 합쳐져 공통 힘줄을 형성하여 경골 결절에 정지된다. 슬개골은 이 힘줄에 큰 종자뼈로서 "내장"되어 있다. 슬개 인대는 근육 힘줄의 일부이다. • 내측광근과 외측광근의 일부 섬유는 측면에서 슬개골(각각 내측 및 외측 슬개지대)로 직접 뻗는다.	
	신경지배	• 대퇴 신경(L2 – L4)
기능	슬관절	• 신전 • 안정화: 굴곡 억제(서기, 보행) • 슬개골의 위치를 확보
	고관절	• 굴곡(대퇴직근만)
연관통 (▶ 그림 7.277)	• 허벅지 및 무릎 부위(사두근의 네 머리 모두)	

증상	통증	• 허벅지와 무릎, 일차적으로 활동 및 부하 시(휴식 통증은 드물게)
		  ◦ 무릎 전방 통증(주로 내측광근 및 대퇴직근의 유발점이 일차적으로 발생)
		  ◦ 슬개골 첨부증후군(점퍼 무릎): 대퇴사두근의 모든 머리의 유발점
		  ◦ 무릎 후방 통증(주로 외측광근의 유발점)
		  ◦ 슬관절 깊숙한 곳의 통증(주로 내측광근의 유발점이 일차적으로 발생)

	기능장애	• 무릎 "무너져 내림"(주로 내측광근에 있는 유발점)
		• "차단된" 슬개골(주로 외측광근의 유발점)
		• 힘 부족
		  ◦ 상승 단계(주로 중간광근 및 내측광근의 일차적 유발점)
		  ◦ 하강 단계(주로 대퇴직근 및 내측광근에서의 일차적 유발점)
		• 슬개골의 연골연화증
		  ◦ 대퇴사두근의 유발점에서 전달되는 통증은 슬개골 부위의 영양 장애를 유발하여 슬개골 연골연화증을 촉진할 수 있다.
		  ◦ 대퇴사두근 단축은 슬개골 연골연화증 형성(결함 부하)에 유리하다.
		• 제한된 슬관절 굴곡 ROM

유발 요인	과부하	• 급성: 비틀거림, 얼음 위에서 미끄러짐, 축구 선수
		• 만성
		  ◦ 자전거 타기, 무릎을 많이 굽혀 과도한 근력 운동
		  ◦ 컨디션이 좋지 않을 때 몇 시간 동안 내리막길 걷기(원심성 하중)
		  ◦ 정적인 신체 자세의 변화(예: 평발 및 외반슬은 종종 내측광근 과부하를 유발함)
		  ◦ 선행 요인과 영구적 요인으로서의 고관절증/슬관절증 (고관절, 슬관절에서의 골관절염)

	직접적 외상	• 운동 부상 시 허벅지 타격

유발 요인	주요 유발점	• 장요근 → 대퇴직근의 유발점 • 대퇴근막장근과 둔근 → 외측광근의 유발점
치료사를 위한 조언	• mTrP의 위치 및 치료 ○ 대퇴직근: 유발점은 주로 정지부의 근위부에 위치한다. 봉공근과 대퇴근막장근 사이에 접근한다. (▶ 그림 7.278, ▶ 그림 7.279). ○ 내측광근: 슬개골 바로 근처에서 중요한 유발점이 가끔 발견된다(▶ 그림 7.280). 횡방향으로 움직이는 섬유(내측광근)는 특별한 의미가 있다. 그들은 신전 효과가 거의 없다. 그들의 기능은 슬개골을 중심으로 구성된다. 이 근육 부분의 선택적 재활(기능 장애 연관 mTrP를 기능 훈련과 함께 치료) 슬개 대퇴 통증증후군에서 중요한 역할을 한다. ○ 외측광근: 유발점은 외측광근에서 가까운 곳 또는 종종 외측광근에서 놀랍도록 멀리 뒤쪽에 위치 (▶ 그림 7.282, ▶ 그림 7.284 **a**)하거나 슬개골에서 가깝게 위치한다(▶ 그림 7.284 **b**) ○ 중간광근: 대퇴사두근의 다른 부분으로 완전히 덮여 있기 때문에 간접 치료만 가능하다(▶ 그림 7.248, ▶ 그림 7.281); 유발점은 확산 압통에 의해 드러난다. ○ 인대성 유발점: 외측 및 내측 측부 인대 모두 인대성 유발점을 포함할 수 있다(▶ 그림 1.4). ○ 나무로 된 유발점 도구나 팔꿈치를 사용하여 치료사의 손가락에 대한 부담을 덜어준다(▶ 그림 7.282 **b**). • 근막 스트레칭(기법 III)은 대퇴사두근을 미리 스트레칭한 후에 더 효과적이다(▶ 그림 7.283 **a**). • 근막 분리가 중요하다. ○ 슬괵근군에(▶ 그림 7.284 **a**) ○ 내전근군에 ○ 장경인대에(외측광근 원위부에서, ▶ 그림 7.284 **b**) • 도수치료에 적합한 환자 위치: 바로 누운 자세(▶ 그림 7.278 – ▶ 그림 7.281, ▶ 그림 7.284 **a**), 옆으로 누운 자세(▶ 그림 7.282, ▶ 그림 7.283 **b**, ▶ 그림 7.284 **b**), 앉은 자세 또는 "발뒤꿈치에 앉은 자세"(▶ 그림 7.283 **a**) • 대퇴사두근에서 유발점의 지속적인 회복은 종종 햄스트링의 유발점 유발 긴장을 치료했을 경우에만 달성될 수도 있다. "대퇴사두근은 슬괵근 긴장이 풀릴 때까지 회복할 수 없다"(Travell과 Simons 1992). • 대퇴사두근의 일차적 역할은 굴곡을 억제하는 것이다. 즉, 대퇴사두근은 주로 동적-원심성 및 안정화 기능을 제공한다 → 따라서 대퇴사두근 훈련은 그에 따라 방식을 맞춰야 한다(닫힌 사슬 운동)	
환자에 대한 권고사항	• 지속적이고 자극적 요인을 피한다. ○ 대퇴사두근의 과도한 근력 훈련을 피한다; 훈련을 적절하게 조정 ○ 슬괵근 스트레칭 및 치료 • 유발점 자가-치료 • 근육 스트레칭, 예: 발뒤꿈치에 앉아 있거나(▶ 그림 7.283 **a**), 선 자세로 근육을 스트레칭하거나 (▶ 그림 7.285 **a**), 한쪽 무릎을 꿇고(▶ 그림 7.285 b) 스트레칭 • 무릎을 최대한 구부리고 대퇴사두근의 단관절두(내측광근, 외측광근 및 중간광근)를 스트레칭한다 (▶ 그림 7.283 **a**, ▶ 그림 7.285 **a**). • 양쪽 받침점(엉덩이와 무릎)에서 동시에 근육을 스트레칭하여 이관절 근육(대퇴직근)을 선택적으로 스트레칭한다(▶ 그림 7.285 **b**). • 기능적 훈련: 주로 동적 안정화 운동(예: "워블 보드" 또는 로커 밸런스 보드에서; ▶ 그림 5.22)	

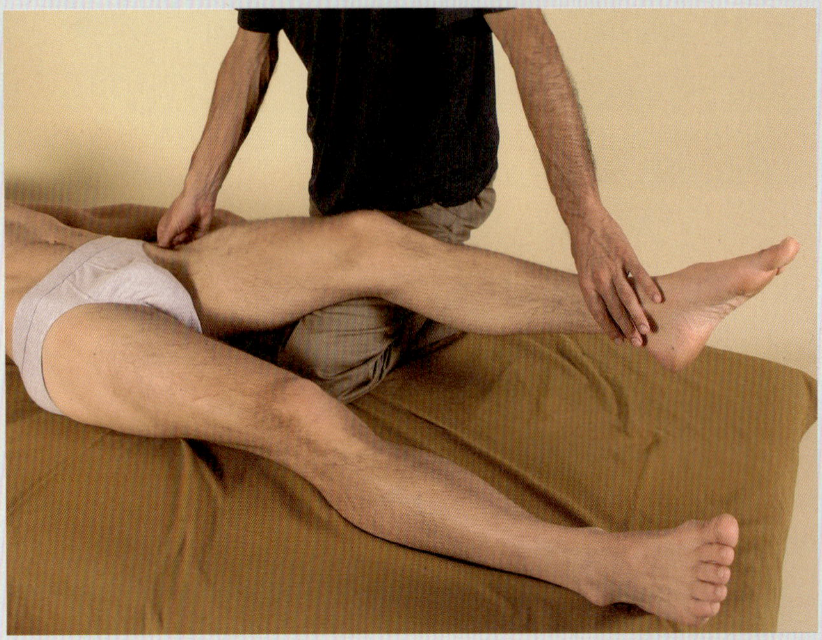

그림 7.278 대퇴직근: 유발점의 촉진 및 도수치료(기법 I 및 II)는 매우 일반적으로 근위 부위(전하장골극의 부착 부위 근처)에 위치한다. 봉공근과 대퇴근막장근 사이에서 대퇴직근(봉공근 아래에 있음)에 접근한다. 근육을 식별하려면 저항에 대항하여 대퇴사두근을 활성화한다. 치료사는 한 손으로 저항을 제공하는 반면 환자는 무릎으로 동시에 아래쪽으로 압력을 가하여 고관절 굴곡근(장요근, 대퇴근막장근, 봉공근)을 비활성화한다. 따라서 이 근육은 이완되고 대퇴사두근이 활성화되면 대퇴직근이 만져진다.

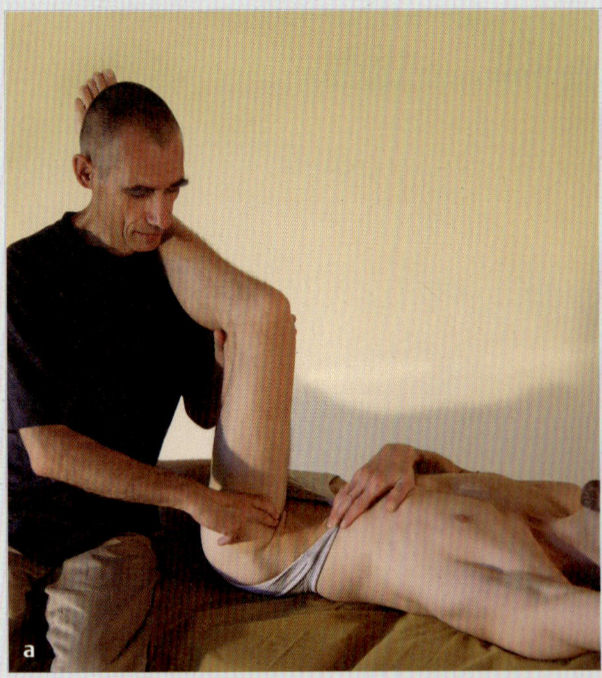

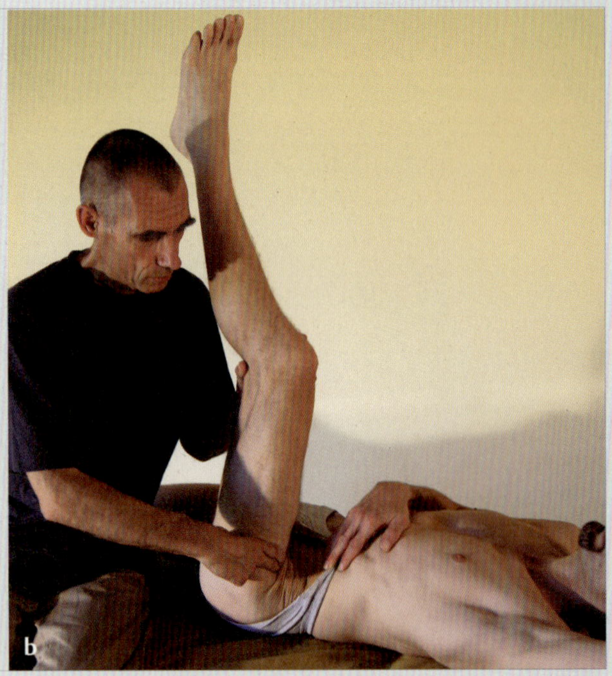

그림 7.279 대퇴직근: 근위부 부착 부위 근처에서 흔히 발견되는 유발점의 촉진 및 도수치료(기법 I 및 II)에 대한 변형 방법.

a ASIS(전상장골극)를 촉진하고 거기에서 아래로 내려가 AIIS(전하장골극), 봉공근과 대퇴근막장근 사이 깊은 곳을 촉진한다.

b 대퇴직근의 촉진 및 도수치료(기법 I 및 II): 촉진하는 손가락이 여전히 깊숙한 곳에 있는 상태에서 치료사는 AIIS에서 약간 먼쪽으로 손가락을 옮긴다. 치료사의 어깨에서 발을 들어올림으로써 환자는 무릎을 신전시켜 대퇴직근이 중력과 슬괵근의 저항에 대해 능동적으로 작용하게 한다. 따라서 대퇴직근을 활성화하여 생성되는 긴장의 변화를 느끼기 쉽다.

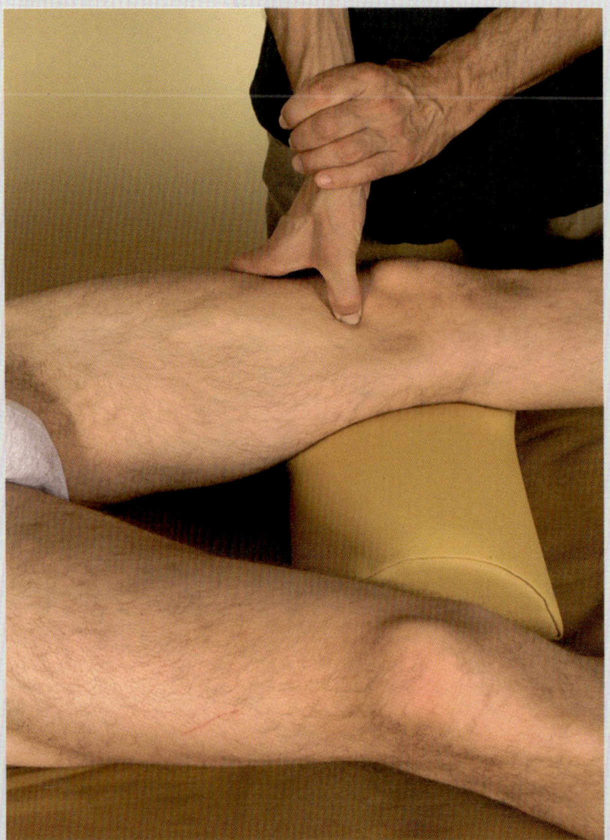

그림 7.280 내측광근: 도수 압박(기법 I) 및 유발점 영역 스트레칭(기법 II). 내측광근의 유발점은 일반적으로 슬개골 바로 근처에 있다.

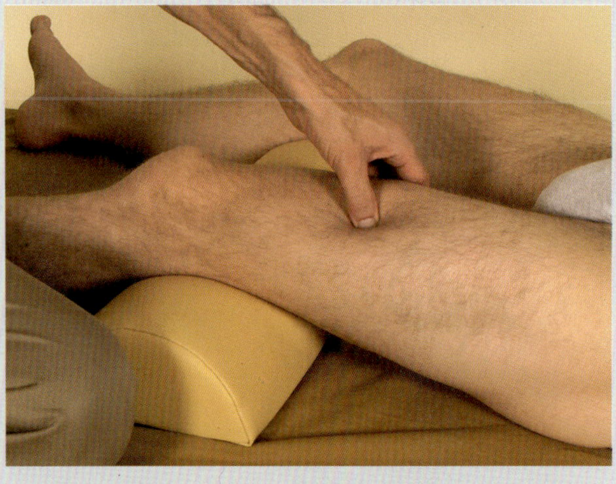

그림 7.281 중간광근: 도수 압박(기법 I) 및 유발점 영역 스트레칭(기법 II)은 중간광근 위를 덮고 있는 다른 대퇴사두근(그림의 대퇴직근)을 통해 수행된다.

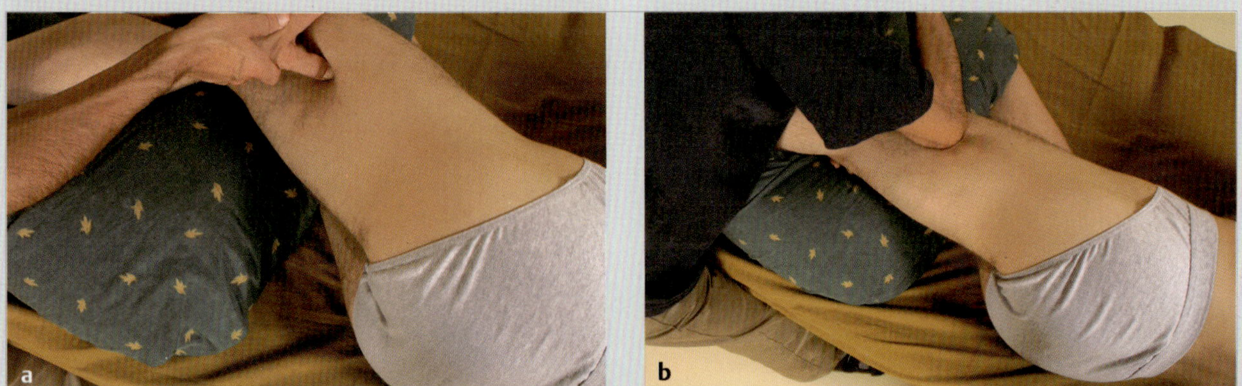

그림 7.282 외측광근: 도수 압박(기법 I) 및 유발점 영역 스트레칭(기법 II).

a 엄지의 압력을 이용한 도수치료

b 팔꿈치를 이용한 도수치료

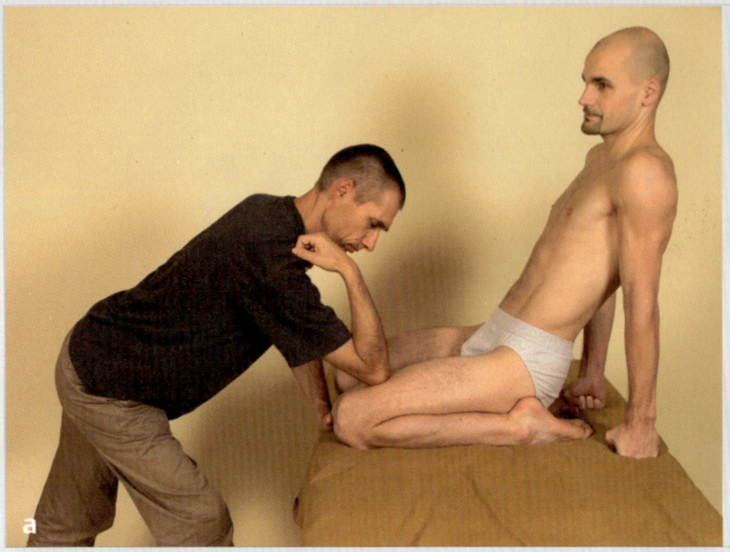
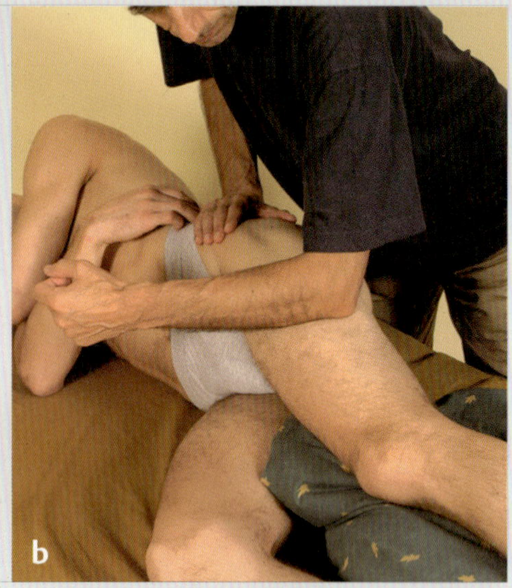

그림 7.283 근막 스트레칭(기법 III).
a 대퇴직근과 중간광근.
b 외측광근. 장경인대가 항상 동시에 치료되어야 한다.

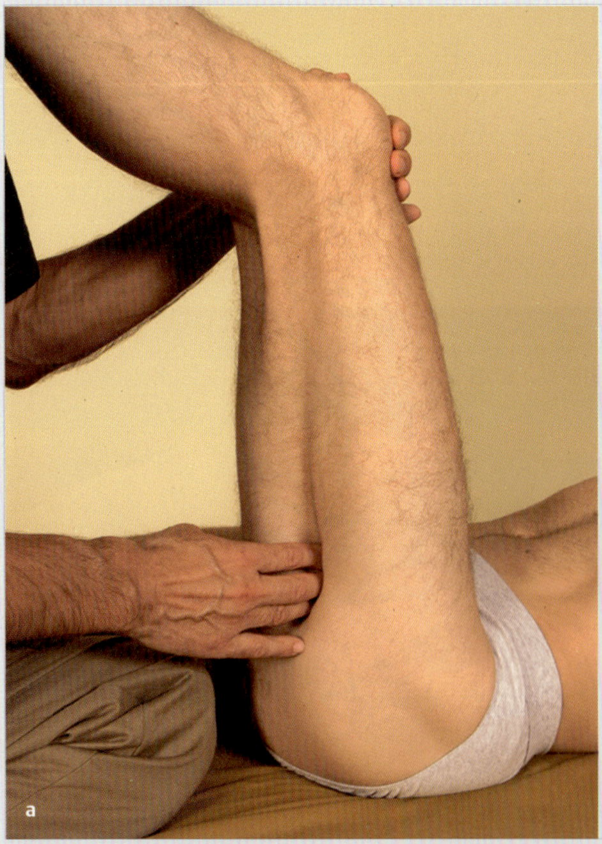
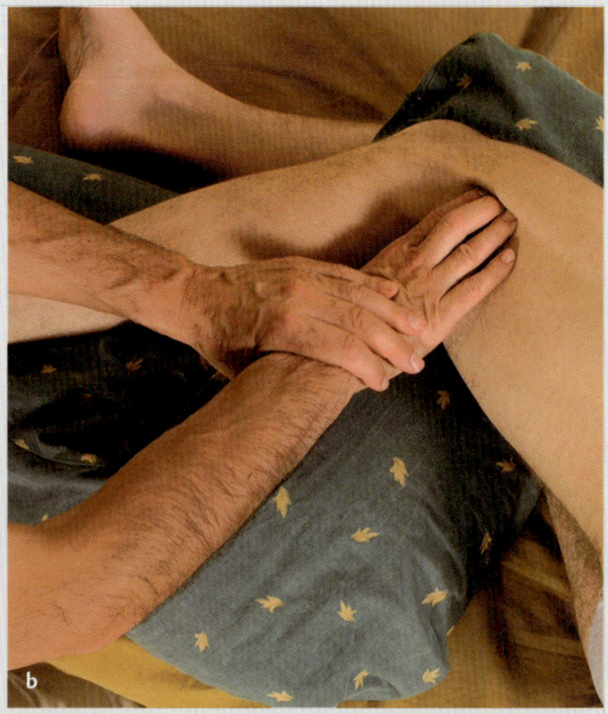

그림 7.284 근막 분리(기법 IV)
a 외측광근과 햄스트링 근육(대퇴이두근 장두) 사이의 근막 분리; 외측광근이 얼마나 후방 및 근위에 도달하는지 지켜볼 필요가 있다.
b 외측광근과 장경인대(오직 원위부만 가능) 사이의 근막 분리

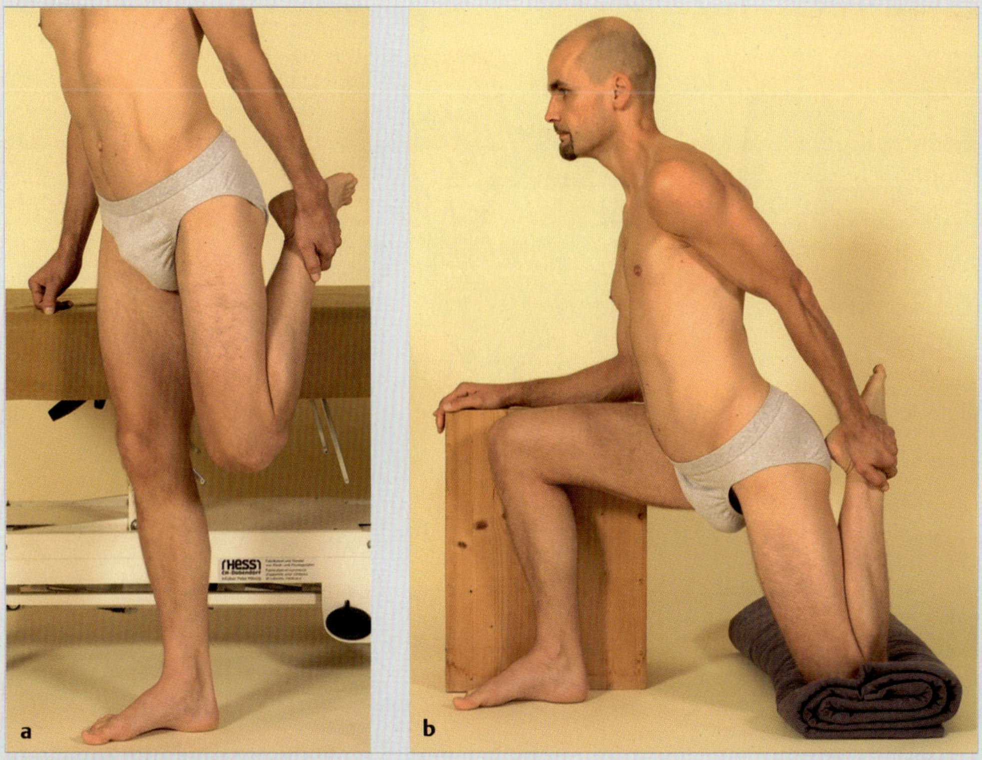

그림 7.285 셀프 스트레칭(기법 V)

a 대퇴사두근의 단관절두의 셀프 스트레칭

b 대퇴직근(이관절 근육)의 셀프 스트레칭: 두 개의 지점(고관절과 슬관절) 주위의 스트레칭

7.6.8 반건양근, 반막양근, 대퇴이두근

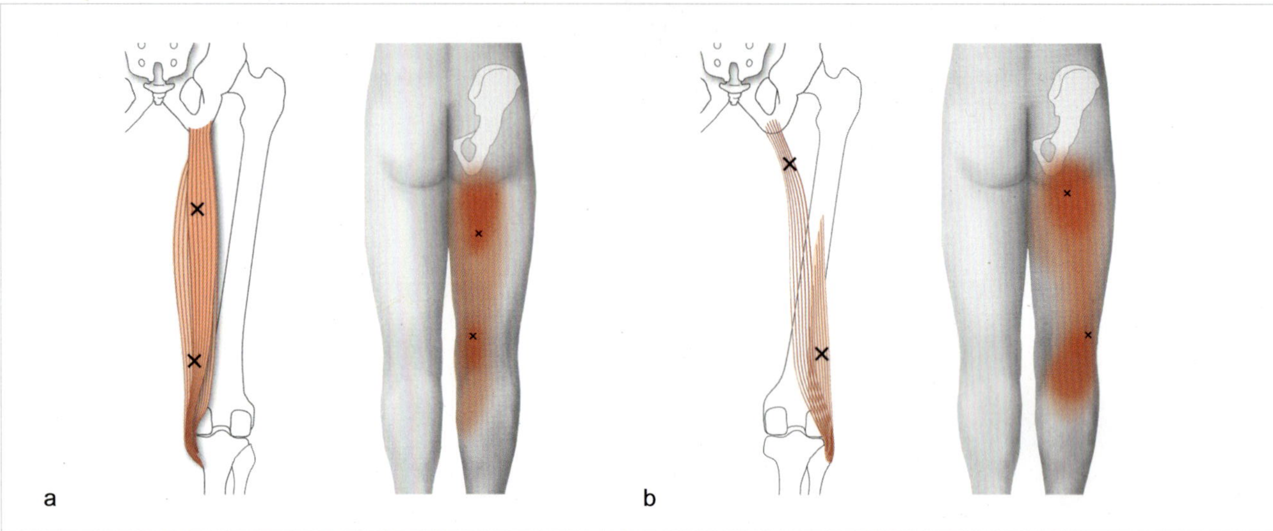

그림 7.286 슬괵근 (Hamstring Muscles, 넙다리뒤인대)
a 반건양근과 반막양근 (Semitendinosus and semimenbranosus, 반힘줄근, 반막모양근)
b 대퇴이두근 (장두와 단두)(Biceps femoris, 넙다리두갈래근)

해부학 (▶ 그림 7.244, ▶ 그림 7.246, ▶ 그림 7.247)	• **반건양근**	
	기시부	• 좌골결절 및 천골결절 인대(대퇴이두근의 장두와 공통 머리 공유)
	정지부	• 경골, 거위발을 통한 경골 결절의 내측
	근섬유는 주로 허벅지의 근위 절반에 위치한다.	
	• **반막양근**	
	기시부	• 좌골결절(반건양근의 일반적인 힘줄보다 더 깊음. 그리고 대퇴이두근의 장두)
	정지부	• 경골 측부 인대 아래에서 반막양근 힘줄이 세 부분으로 나뉘어진다. (1) 경골과의 내측면으로 확장 (2) 슬와의 섬유로 통과 (3) 관절낭의 후벽으로 방사
	근육 섬유는 주로 허벅지의 말단 절반에 위치한다.	
	• **대퇴이두근**	
	기시부	• 장두: 좌골결절 및 천골결절 인대(반건양근과 공통 머리를 공유함); 대퇴이두근(장두)의 콜라겐 섬유의 대부분은 좌골결절에 부착되지 않고 천골결절 인대로 방출된다. (▶ 그림 5.43, ▶ 그림 7.246 **b**; Stecco 2015, Vleeming 등 2007) • 단두: 대퇴골(조선 측면 선의 중간 1/3)
	정지부	• 단두와 장두가 결합되어 대퇴이두근을 형성한다. • 외측 비골두에 대부분의 힘줄이 정지한다. • 좁은 힘줄 미끄러짐은 경골의 외측면을 통과하여 다리의 깊은 근막까지 확장된다.
	슬괵근은 고관절과 슬관절에 걸쳐 있는 근육을 포함한다: 반건양근과 반막양근, 대퇴이두근의 장두. 대퇴이두근의 단두는 하나의 관절에만 걸쳐 있다.	
	신경지배	• 반건양근, 반막양근 및 대퇴이두근의 장두의 경우 경골 신경(L5-S2) • 대퇴이두근의 단두의 경우, 총비골 신경(L5-S2)

기능	고관절	• 신전 • 내전 + 내회전("반건양근, 반막양근"만 해당) • 내전 + 외회전(대퇴이두근의 장두만) • 안정화: 서 있거나 걸을 때 고관절 굴곡 억제
	슬관절	• 굴곡("반건양근, 반막양근"과 대퇴이두근의 장두, 단두 모두) • 내회전("반건양근, 반막양근"만 해당) • 외회전(대퇴이두근만, 장두와 단두 모두) • 안정화(대퇴이두근의 단두가 국소적인 안정자 역할을 함)
연관통 ▶ 그림 7.286)		• "반건양근, 반막양근" 그룹 ○ 종종 허벅지 뒤쪽의 둔부 주름 및 결절까지 근위로 방사 ○ 그러나 가끔은 슬와와 종아리의 중간 절반까지 원위로 방사된다. • 대퇴 이두근 ○ 통증은 슬와와 원위로 방사된다.
증상	통증	• 뒤쪽 허벅지 및 슬와 ○ 걷기 중 → 절뚝거리기 ○ 앉을 때(의자 가장자리가 유발점을 누름) ○ 의자에서 일어나기 ○ 허벅지 뒤쪽 근육의 "만성 긴장"
	기능장애	• 엉덩관절의 운동조절 감소 • 슬관절 신전 결손(대퇴이두근의 단두)
유발 요인	과부하	• 급성 ○ 테니스, 스쿼시, 육상(스프린트), 축구와 같은 "정지 후 이동(stio and go)" 스포츠 ○ 넘어지거나 얼음 위에서 미끄러짐 • 만성: 긴 하이킹, 부적절한 근력 훈련
	직접적 외상	• 체조 또는 무술에서 허벅지 타격
	선행적 요인과 지속적 요인	• 의자에 앉기 → 슬괵근 단축 → 앉을 때 허벅지 뒤쪽에 장시간 압력을 가하면 국소 허혈이 발생한다.
치료사를 위한 조언		• Lasègue 검사는 슬괵근 스트레칭으로 인한 유발점 자극으로 발생한 근육통과 신경 구조의 자극으로 인해 발생하는 통증(방사증후군의 징후)을 구별하기 위해 고안되었다. 구분은 ▶ 그림 참고. 9.21 **e** 및 **f**. • 반건양근: 근섬유(그리고 유발점)는 주로 허벅지의 근위 절반에 위치한다(▶ 그림 7.287). • 반막양근: 근섬유(그리고 유발점)는 주로 허벅지의 말단 절반에 위치한다. • 대퇴이두근의 단두: 대퇴골 뒤쪽 깊숙이 위치하는 장두의 내측(▶ 그림 7.288 **a**)과 외측(▶ 그림 7.288 **b**) 힘줄로 접근한다; 슬관절을 약간 굴곡시켜서 이완시키면 대퇴이두근 단두의 기시부의 깊은 영역에 도달할 수 있다. • 만성 과부하 시 좌골 결절에서의 정지부 건병증 발생 • "만성 긴장": 통증은 일반적으로 mTrP에 의해 발생한다(Dejung 1988 **a**). • 도수치료를 위한 적절한 환자 위치: 엎드린 자세(▶ 그림 7.287, ▶ 그림 7.288, ▶ 그림 7.289 **a**, ▶ 그림 7.290 **c**) 및 바로 누운 자세(▶ 그림 7.289 **b**, ▶ 그림 7.290 **a**, **b**, **d**) • 햄스트링 근육의 기능 장애는 대퇴사두근(→ 유발점)의 과부하를 유발할 수 있다: 후방 → 전방 문제. • 대퇴사두근의 유발점에 의해 유발되는 증상은 햄스트링 근육에서 기시할 수 있다. 유발점에 의해 발생된 단단한 띠로 인해 슬괵근이 짧아지는 경향은 대퇴사두근에 과부하를 가하여 근육의 잘못된 부하를 유발한다. 과부하는 대퇴사두근의 유발점을 활성화할 수 있지만, 다른 연관된 통증 패턴을 생성할 수도 있다. 대퇴사두근의 증상은 그 원인인 긴장된 슬괵근이 해결될 때까지 회복될 수 없다(Travell과 Simons 1992).

환자에 대한 권고사항	• 지속적이고 자극적 요인을 피한다. ○ 적절한 의자 높이를 사용하도록 주의하십시오; 발판 사용 고려 ○ 앞 가장자리가 날카로운 접이식 의자에 앉을 때는 주의한다. 적절한 경우 방석을 사용하라. ○ 근력 운동을 적절하게 조정 • 유발점 자가-치료(나무로 된 유발점 도구 또는 테니스 공 사용, ▶ 그림 7.311) • 다른 위치에서 규칙적인 스트레칭이 필요하다(▶ 그림 7.291).

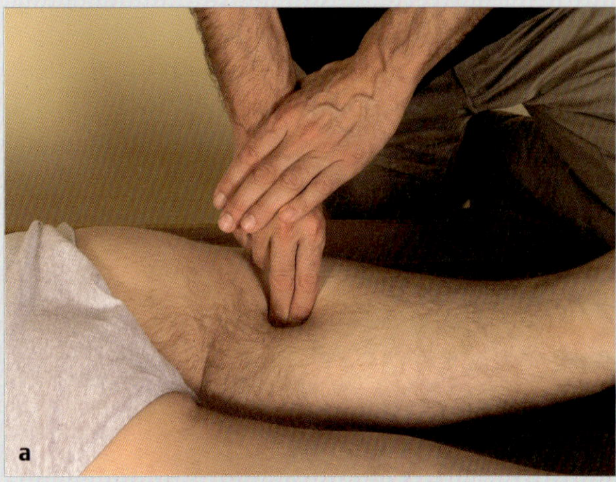

a

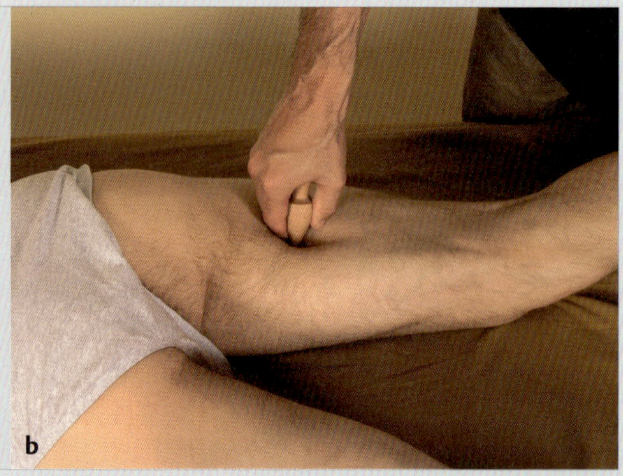

b

그림 7.287 반건양근과 반막양근.

a 햄스트링 근육 mTrP의 촉진 및 식별.

b 도수 압박(기법 I) 및 유발점 영역 스트레칭(기법 II). 나무로 된 유발점 도구를 사용하여 치료사의 손가락을 보호한다.

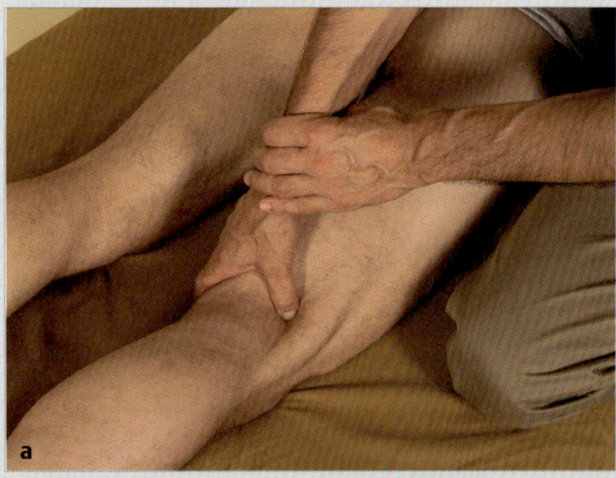

a

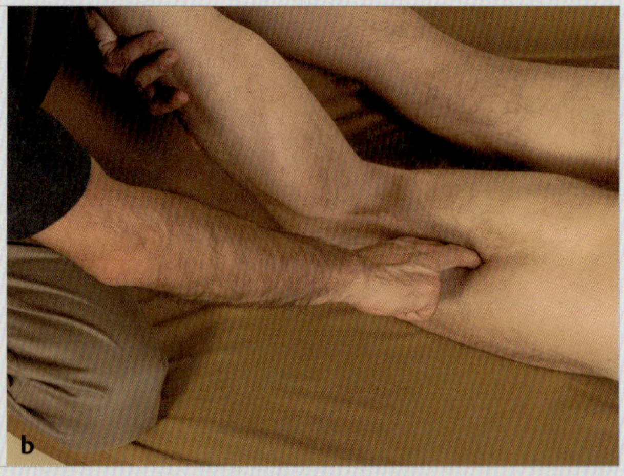

b

그림 7.288 대퇴이두근 단두. 도수 압박(기법 I)과 유발점 영역 스트레칭(기법 II).

a 대퇴이두근 장두의 표면 안쪽으로 접근한다.

b 외측 접근: 먼저 대퇴이두근 장두와 외측광근 사이에 근막 분리(기법 IV)를 사용한다. 손가락으로 쭉 찾아가며 대퇴골 표면의 뒤쪽을 깊숙이 촉진한 후 대퇴이두근 단두의 기시부까지 촉진한다.

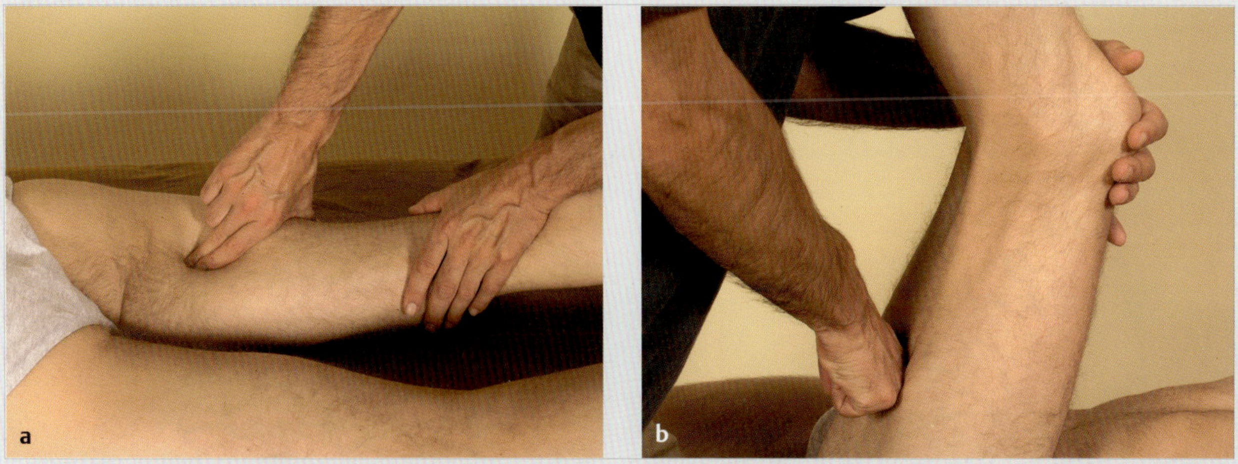

그림 7.289 근막 스트레칭(기법 III).
a 분리적인 근막 스트레칭 기법. 단단한 띠에 초점을 맞추어 치료한다. 활동적인 mTrP를 찾을 수 있을 것이다.
b 광범위한(요약) 근막 스트레칭 기법. 전체 슬괵근군을 스트레칭한 다음, 전체 슬괵근군을 손가락 관절의 광범위한 압력으로 치료한다. 중요: 치료사의 손은 매우 천천히 움직여야 한다.

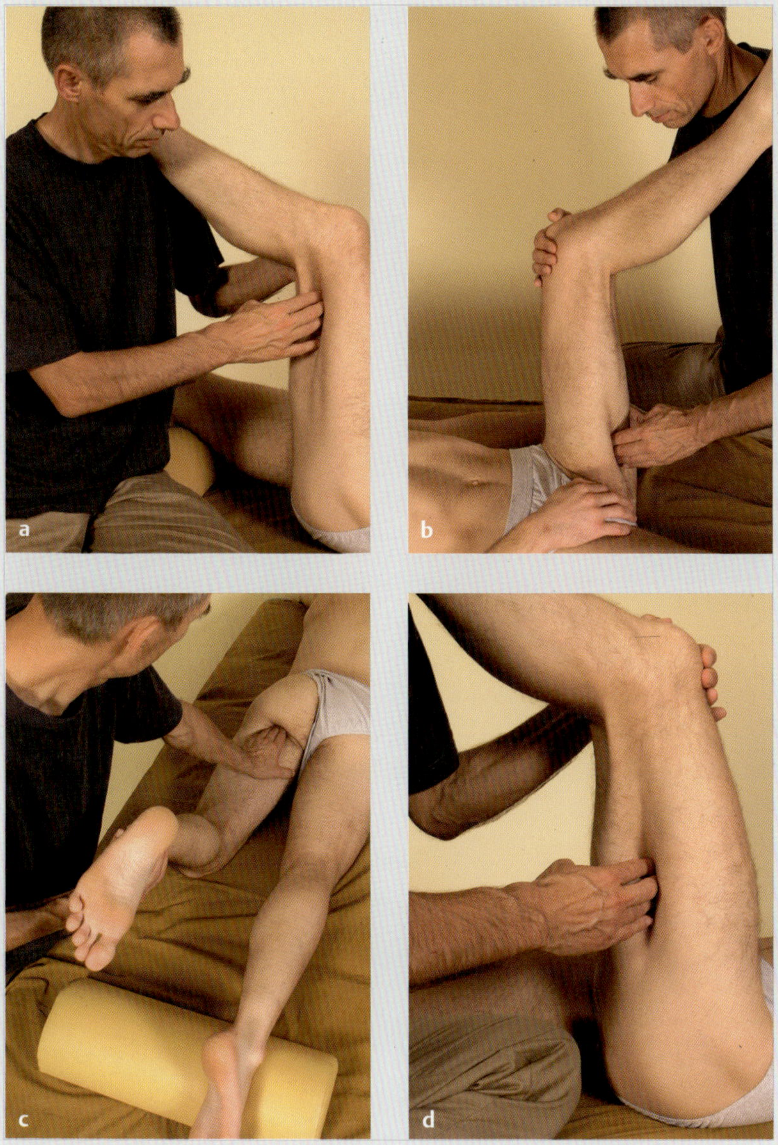

그림 7.290 근막 분리 기법(기법 IV)
a 대퇴이두근과 외측광근 사이의 근막 분리
b 반건양근과 반막양근 그룹과 대내전근 사이의 근막 분리
c 슬괵근과 대둔근 사이의 근막 분리
d 대퇴이두근과 외측광근 사이의 근막 분리

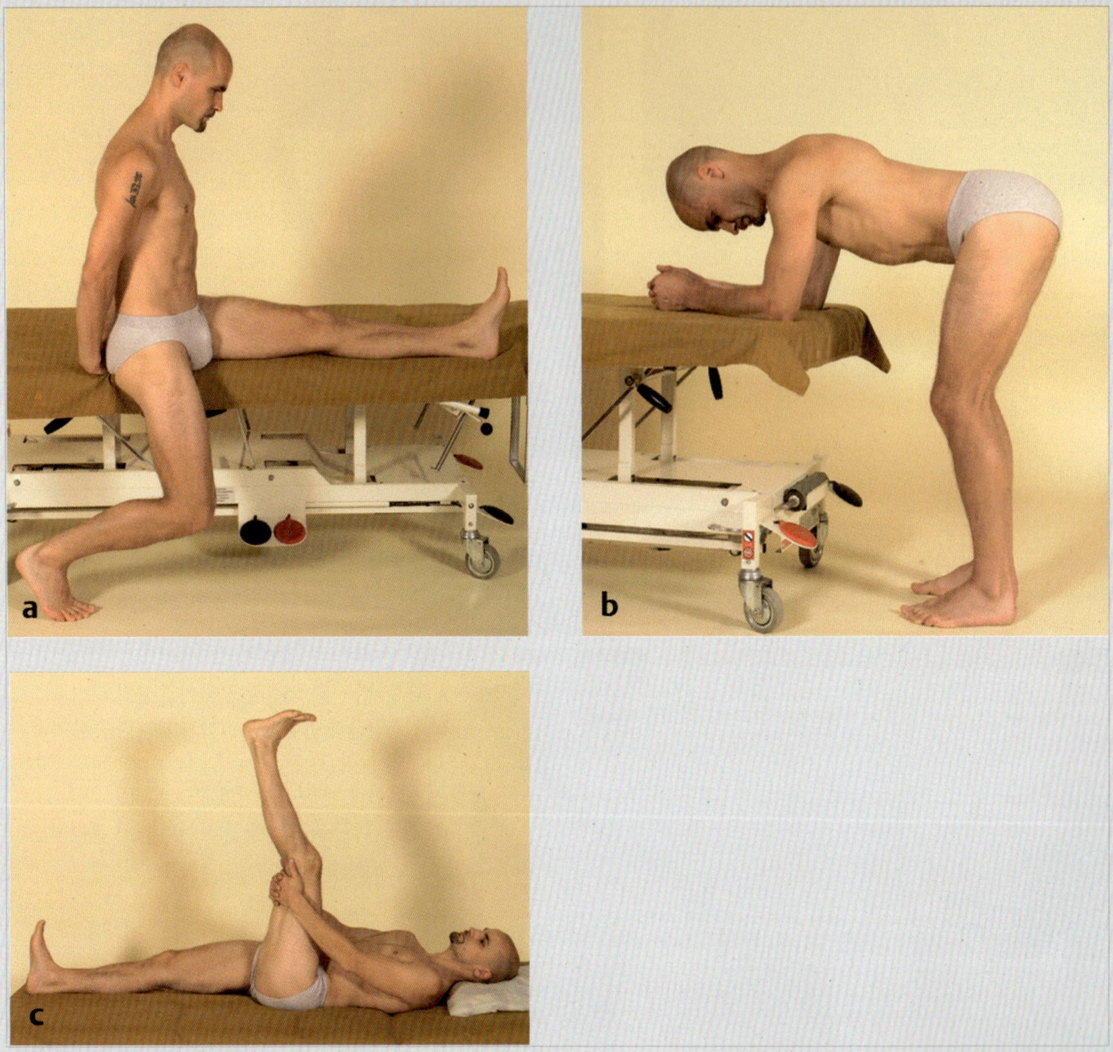

그림 7.291 슬괵근의 스트레칭(기법 V)
a 앉은 자세에서의 셀프 스트레칭
b 선 자세에서의 셀프 스트레칭
c 바로 누운 자세에서의 셀프 스트레칭

7.6.9 슬와근

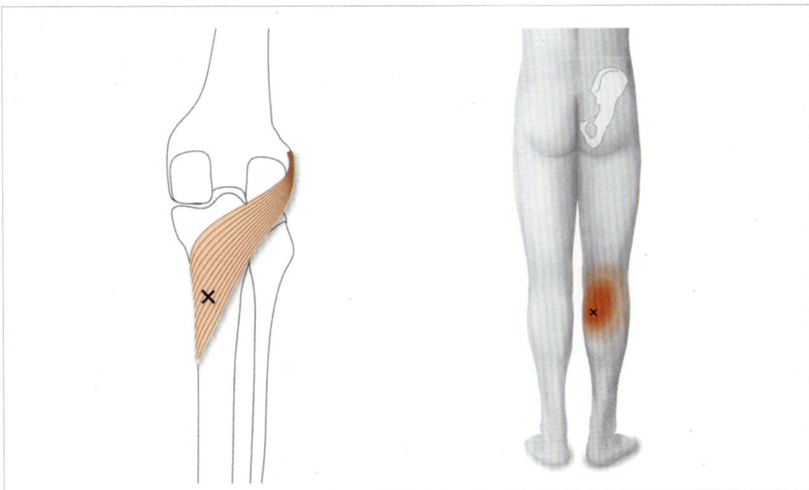

그림 7.292 슬와근 (Poplite, 오금근)

해부학 (▶ 그림 7.295, ▶ 그림 7.298 **b**)	기시부	• 대퇴 외측과(측부 인대 아래에서 나옴) • 섬유 ○ 슬관절의 관절낭에서 ○ 측면 반월판의 후방뿔에서 ○ 비골두에서(궁상슬와인대)
	정지부	• 후방 경골 표면(근위 1/4)
	신경지배	• 경골 신경(L5-S2)
기능	슬관절	• 하퇴 내측회전(고정 축: 대퇴) • 대퇴 외측회전(고정 축: 하퇴) • 굴곡(최소 효과) • 굴곡 시 측면 반월판을 후방으로 안내한다. • 무릎 관절 안정화(국소 안정자)
연관통 (▶ 그림 7.292)	슬와에 상대적으로 국한됨	
증상	통증	• 슬와부에서 • 걷기, 달리기, 내리막 걷기로 인한 통증 증가 • 야간 및 휴식 통증 드물게 발생
	기능장애	• 국소 안정자 결손 • 무릎의 신전 부족
유발 요인	과부하	• 급성 : ○ 중지 후 이동 스포츠 ○ 무릎 부상 - 넘어짐, 미끄러짐 - 뒤틀린 채 낙상(스키, 축구 등) - 후방 십자 인대의 부상과 함께 • 만성 ○ 내리막길 걷기 ○ 하이힐 신기 ○ 과도한 대퇴사두근 훈련 ○ 무릎 관절의 정적 및/또는 퇴행성 변화 → 잘못된 하중 → 이차 과부하(이차 근막 증후군)
	주요 유발점	• 다른 내전근에서

치료사를 위한 조언	• 무릎 수술 후 치료에 중요 • 무릎의 끝 범위 확장에 결함이 있을 때 치료(대퇴이두근의 단두와 함께) • 슬와는 직접 촉진하여 후경골의 정지 부위에서만 치료할 수 있다. 환자를 엎드린 자세로 눕힌 후 60°에서 90° 사이로 슬관절을 굴곡시킨다. 근위부 1/4 지점의 경골 뒤쪽 표면의 내측에서 촉진하면서 움직임 → 슬와의 정지 부위(▶ 그림 7.293 **a**); 치료사가 수동적으로 무릎을 외회전에 놓으면 슬와의 섬유가 긴장되어 촉진이 가능해지게 된다(▶ 그림 7.293 **b**). 근육 다른 부분의 촉진 및 치료: 섬유질 방향을 따라 비골두/외측 대퇴골로. 슬와근은 가장 깊은 근육층을 형성하며 정지부와 떨어져 있어서 다른 근육을 통해서만 촉진되고 치료될 수 있다(▶ 그림 7.294). 신경 혈관 다발을 주의하라! • 유발점 치료에 적합한 환자 위치: 엎드린 자세(▶ 그림 7.293, ▶ 그림 7.294); 옆으로 누운 자세; 무릎을 위로 올린 상태에서 바로 누운 자세(▶ 그림 7.319 b와 유사)
환자에 대한 권고사항	• 지속적이고 자극적 요인을 피한다. 　○ 외출 시에만 하이힐 착용 　○ 적합한 대퇴사두근 훈련 • 유발점 자가-치료 • 셀프 스트레칭(제한된 각도에서만 가능)

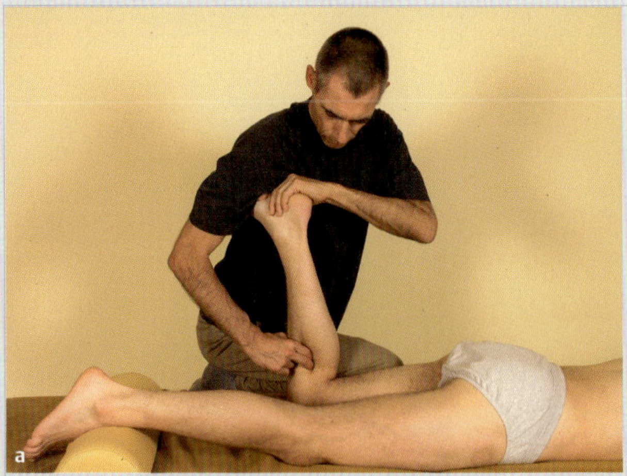

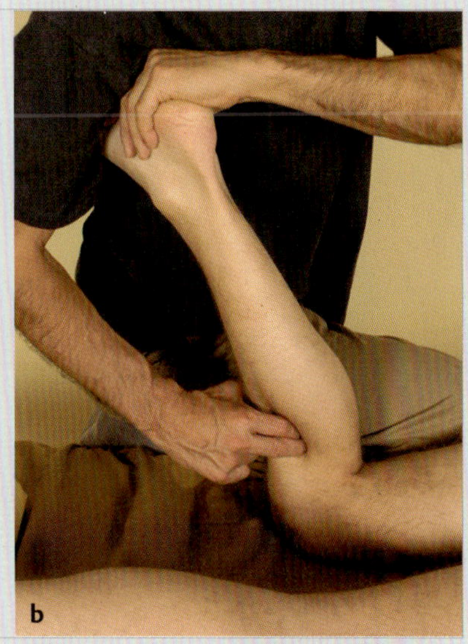

그림 7.293 슬와근의 촉진과 도수치료

a 슬와근을 직접 촉진하고 도수치료하는 것은 오직 경골 후면의 정지부(근위부 1/4 지점)에서만 가능하다.

b 치료사는 하퇴의 수동적인 외회전을 사용하여 슬와를 긴장 상태로 만든다. 이런 식으로 슬와근의 섬유는 만져지고 기법 I 또는 II를 사용하여 도수치료할 수 있다.

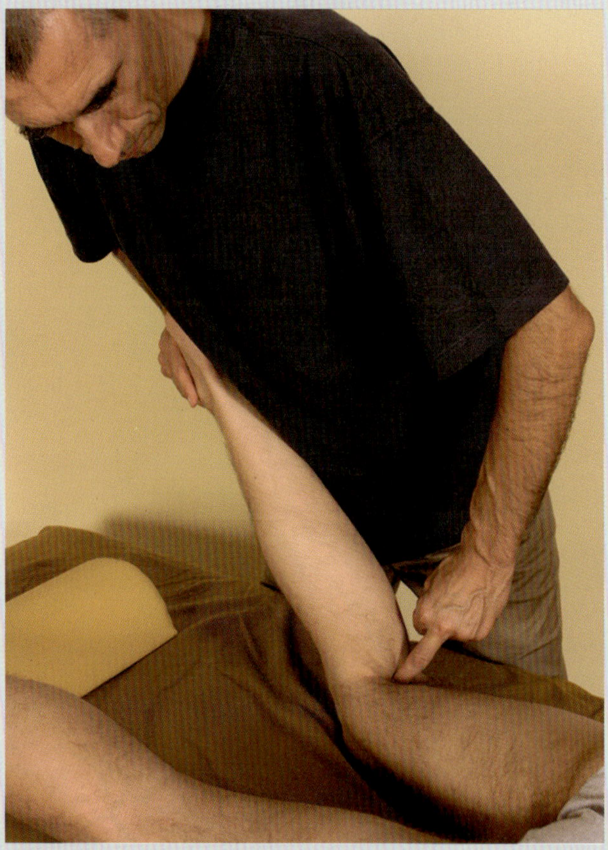

그림 7.294 슬와근의 도수 압박(기법 I), 유발점 영역 스트레칭(기법 II), 근막 스트레칭(기법 III)은 직접적으로 접근할 수 없기 때문에 그 위를 덮고 있는 근육을 통해 시행된다. 60~90° 정도의 슬관절을 굴곡시키면 비복근과 슬괵근이 이완된다. 수동적으로 외회전시키거나 하퇴를 능동적으로 내회전시키면, 깊은 촉진을 통해 슬와 섬유의 장력 변화를 느낄 수 있게 한다.

7.7 하퇴와 발

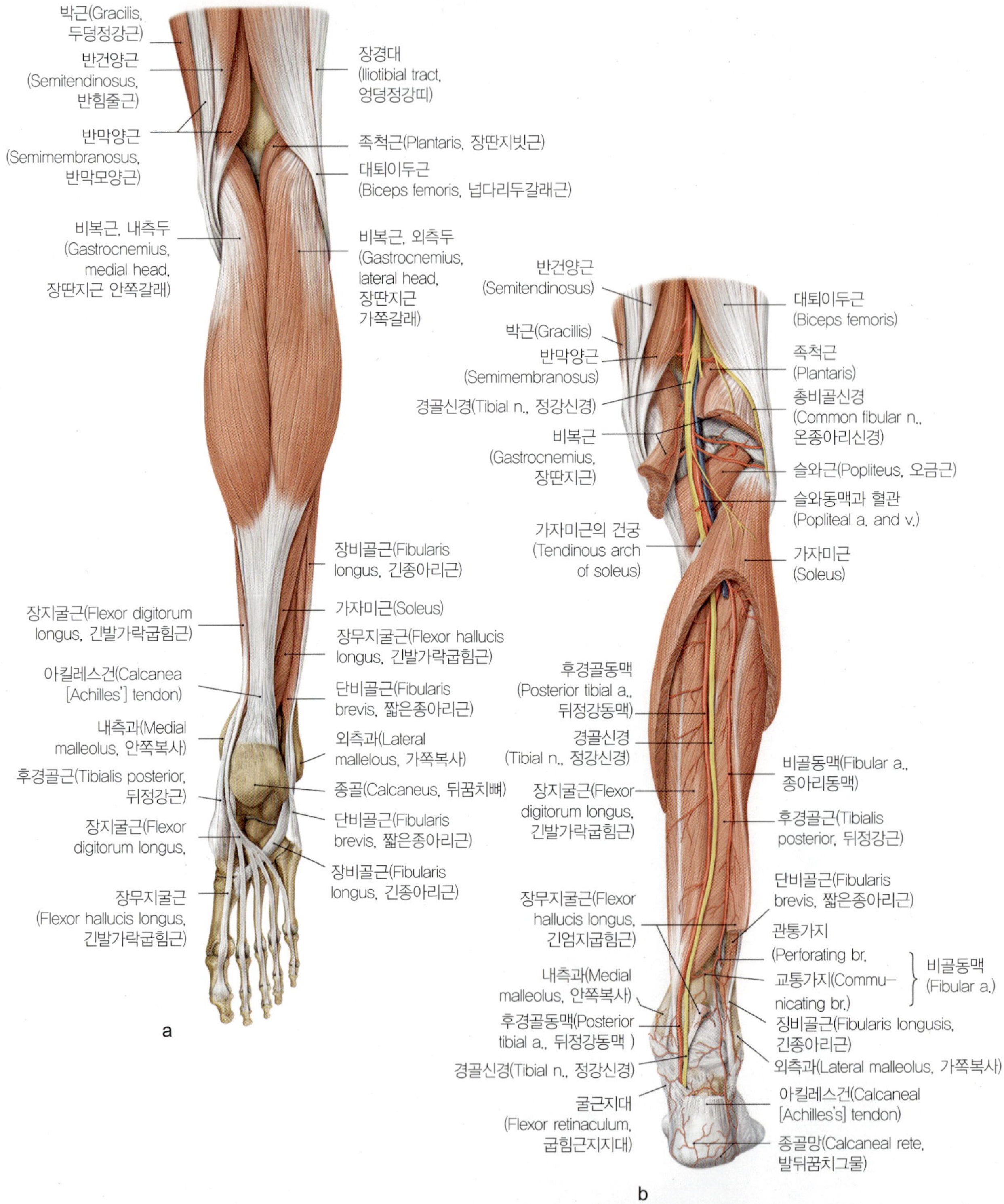

그림 7.295 하퇴의 근육: 후면.

a 표층.

b 심층.

From Schuenke M, Schulte E, Schumacher U. THIEME Atlas of Anatomy. General Anatomy and Musculoskeletal System. Illustrations by Voll M and Wesker K. Second Edition. New York: Thieme Medical Publishers; 2014

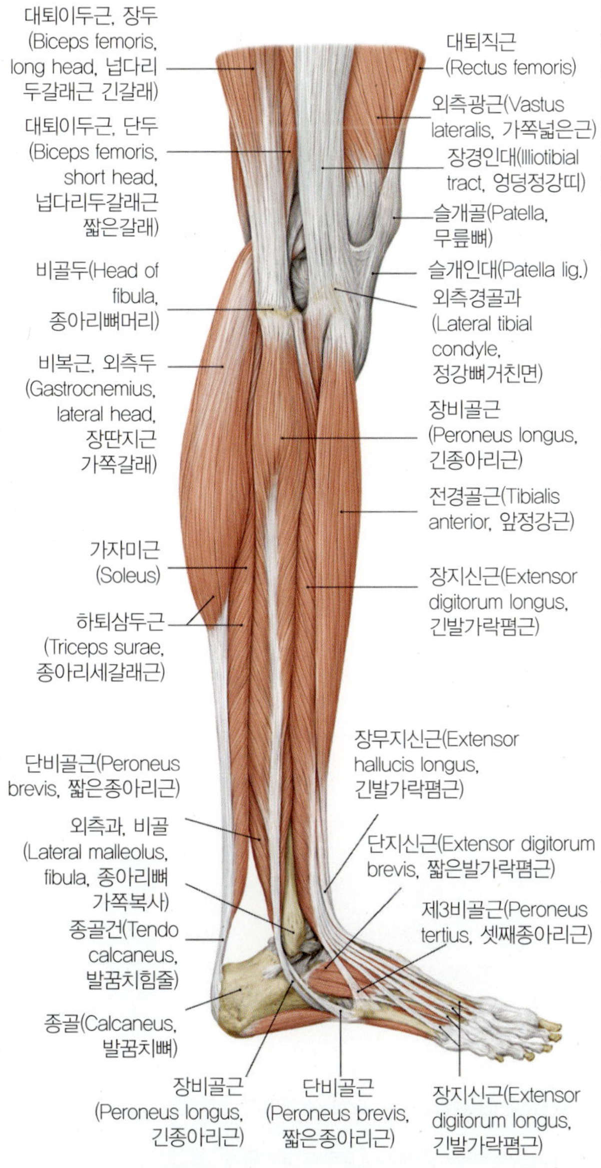

그림 7.296 하퇴의 근육: 측면.
From Schuenke M, Schulte E, Schumacher U. THIEME Atlas of Anatomy. General Anatomy and Musculoskeletal System. Illustrations by Voll M and Wesker K. Second Edition. New York: Thieme Medical Publishers; 2014

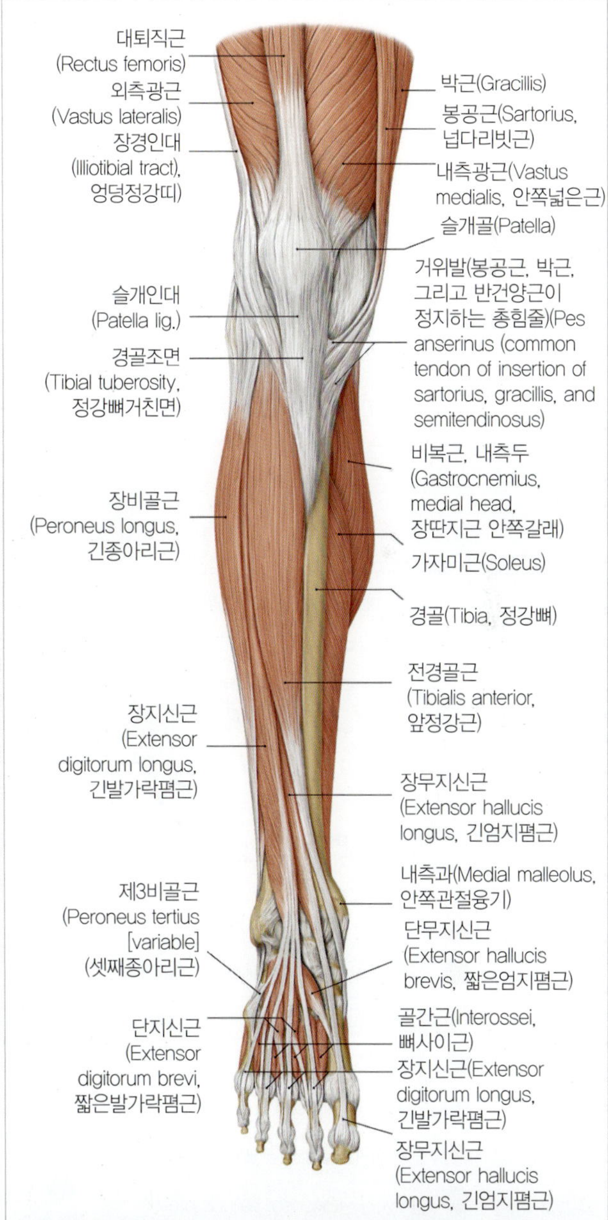

그림 7.297 하퇴의 근육: 전면.
From Schuenke M, Schulte E, Schumacher U. THIEME Atlas of Anatomy. General Anatomy and Musculoskeletal System. Illustrations by Voll M and Wesker K. Second Edition. New York: Thieme Medical Publishers; 2014

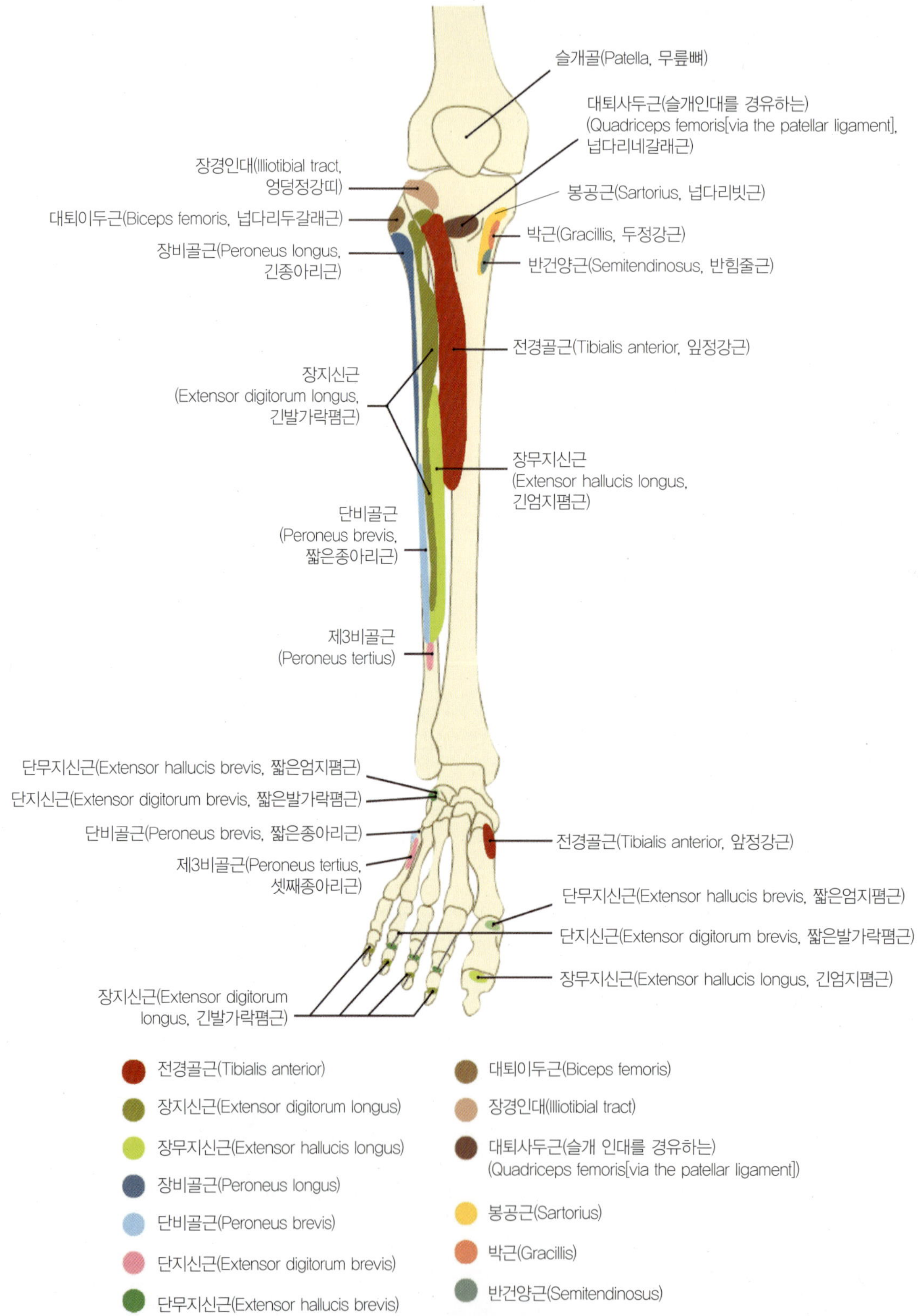

그림 7.298 하퇴와 발. 근육의 기시부와 정지부.
a 오른쪽 하퇴와 발: 전면.

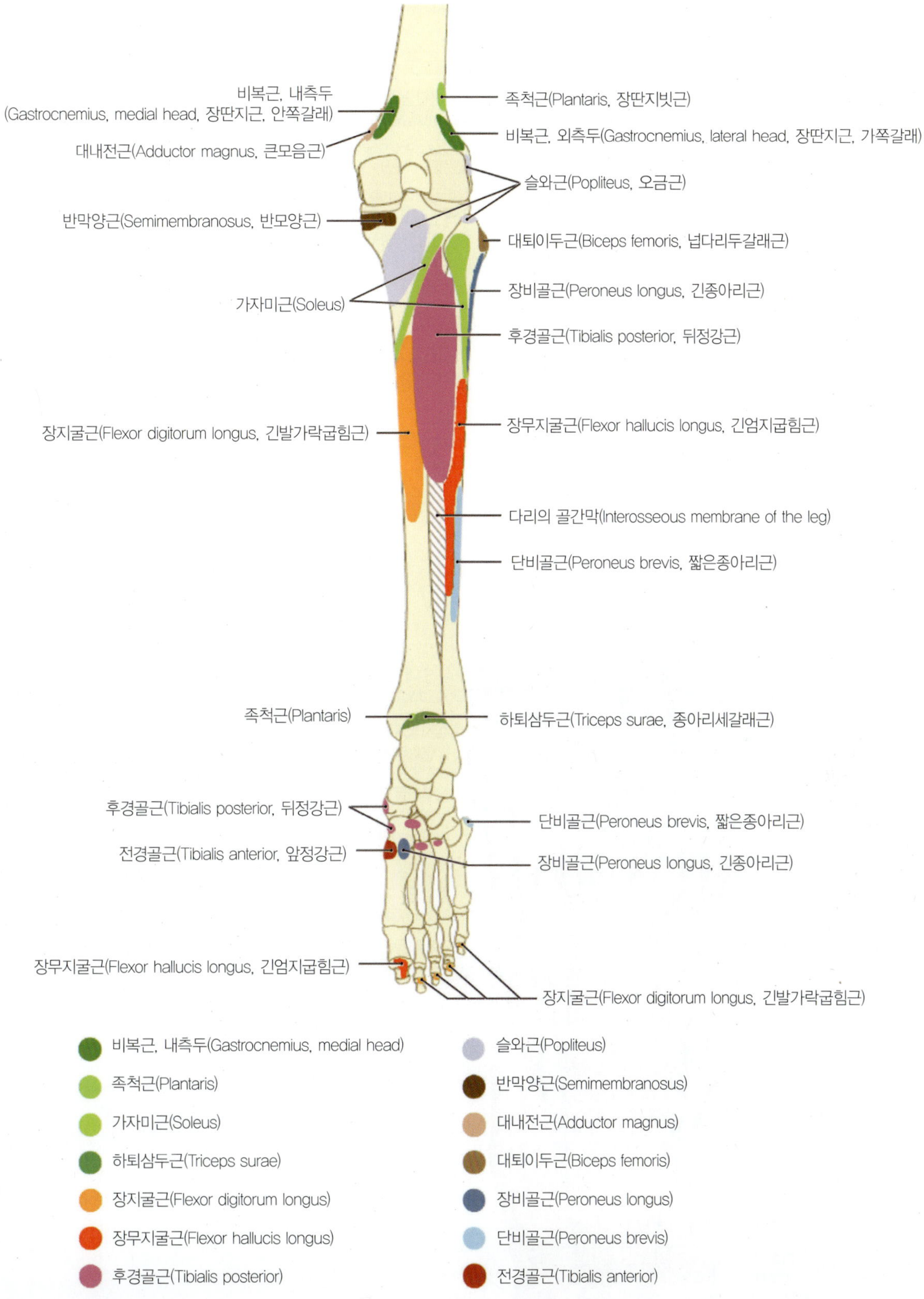

그림 7.298 *(계속)* 하퇴와 발. 근육의 기시부와 정지부.
b 오른쪽 하퇴와 발: 후면.

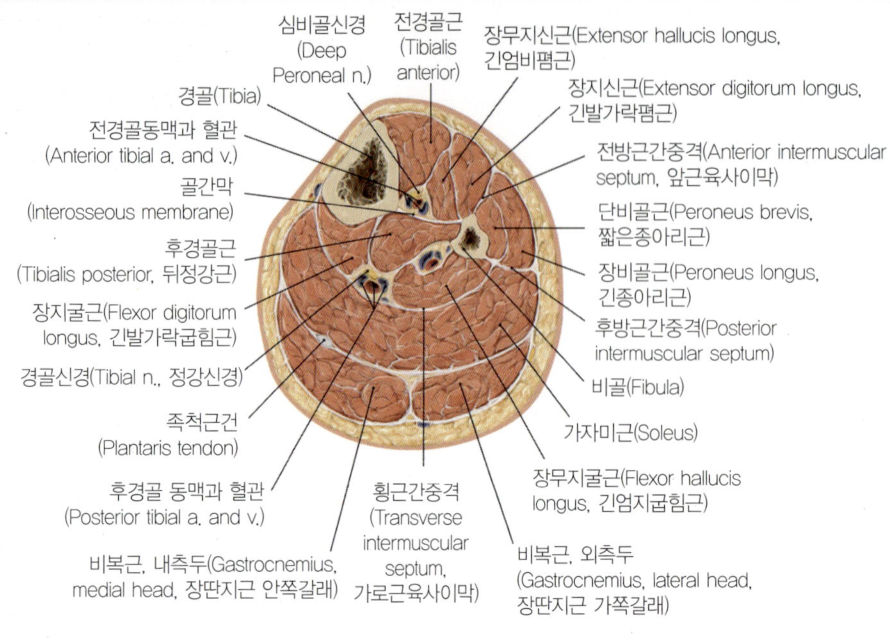

그림 7.299 오른쪽 하퇴의 단면: 상면.
From Schuenke M, Schulte E, Schumacher U. THIEME Atlas of Anatomy. General Anatomy and Musculoskeletal System. Illustrations by Voll M and Wesker K. Second Edition. New York: Thieme Medical Publishers; 2014

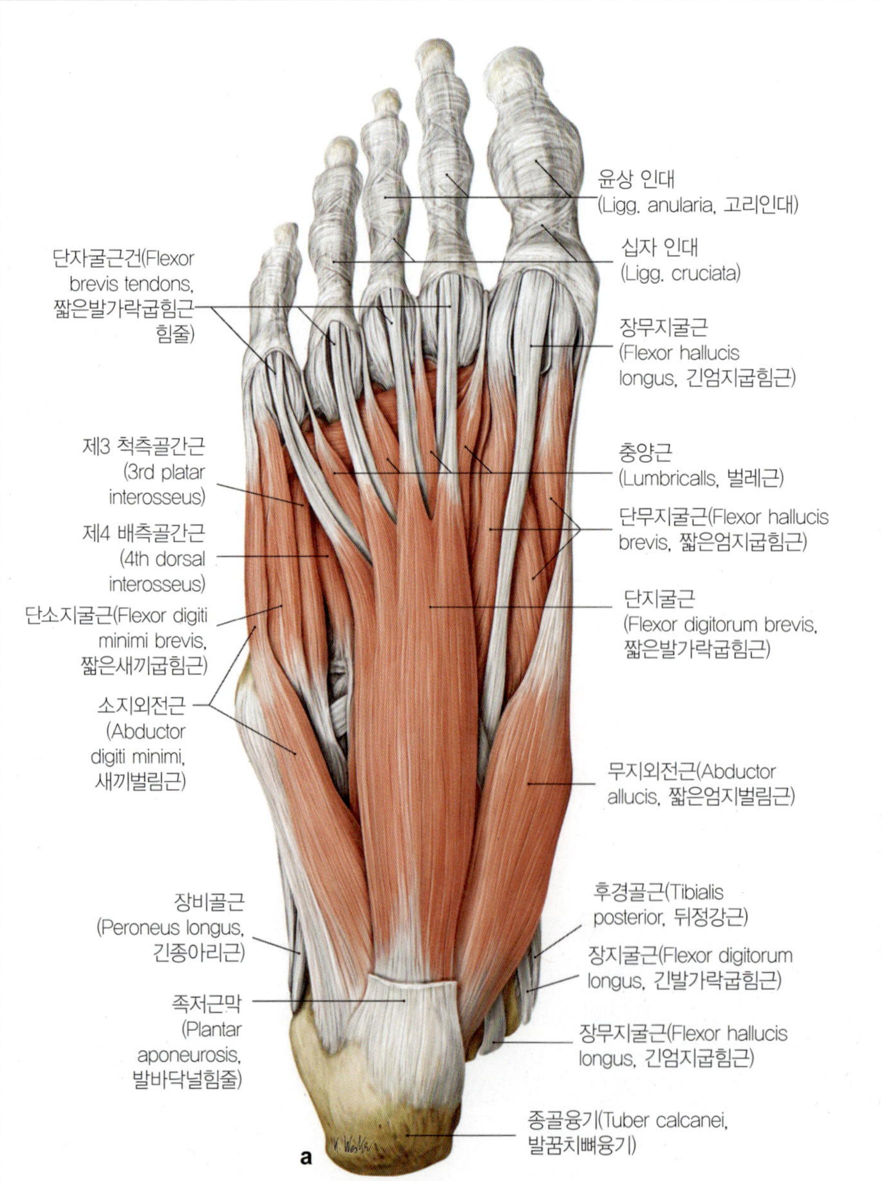

그림 7.300 오른쪽 발: 발바닥면.
a 표면부 근육층.

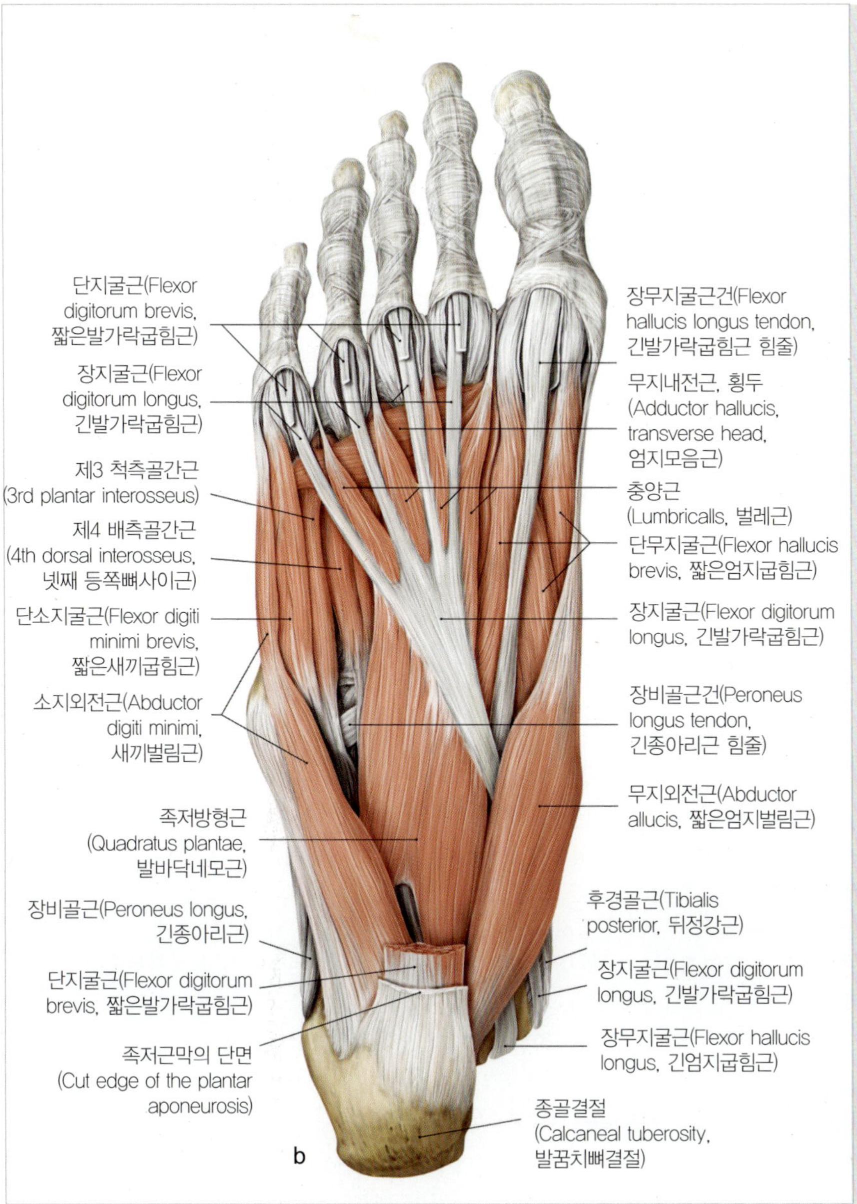

그림 7.300 (*계속*) 오른쪽 발: 발바닥면.
b 중간과 심부 근육층.
From Schuenke M, Schulte E, Schumacher U. THIEME Atlas of Anatomy. General Anatomy and Musculoskeletal System. Illustrations by Voll M and Wesker K. Second Edition. New York: Thieme Medical Publishers; 2014

7.7.1 비복근과 족척근

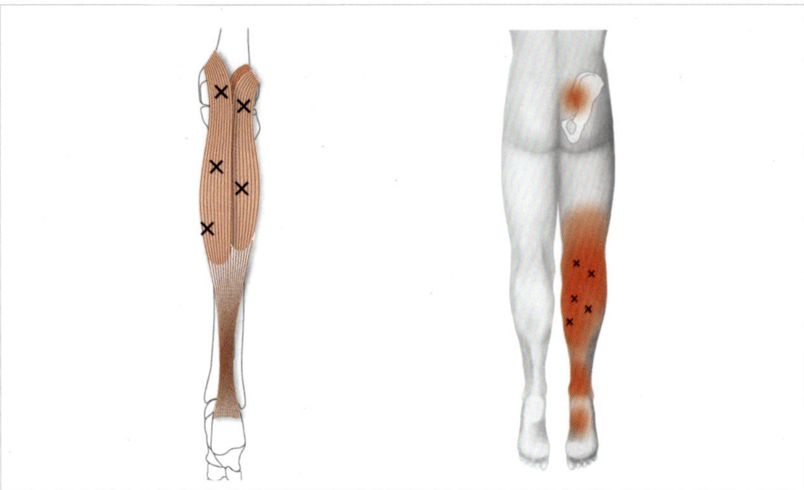

그림 7.301 비복근 (Gastrocnemius, 장딴지근)

해부학 (▶ 그림 7.295, ▶ 그림 7.296)	**• 비복근**	
	기시부	• 대퇴관절융기 ◦ 내측두: 대퇴 내측과 근위부 ◦ 외측두: 대퇴 외측과 근위부 • 무릎의 관절낭
	정지부	• 종골: 비복근 양측두의 건이 가자미근건의 말단에서 만난다. 더불어, 비복근 양측두의 건은 종골 결절에서 정지하는 아킬레스건을 형성한다. 아킬레스건 섬유들은 비복근으로부터 기시한다. ◦ 종골의 외측 2/3 지점에서 정지(가자미근섬유가 안쪽 1/3 지점에서 정지); ◦ 나선형으로 꼬여 있음: 비복근의 섬유는 외측으로 가장 멀리 떨어진 정지부에서 내측으로 가장 먼쪽에 위치해 있다.
	비복근은 여러 관절에 걸쳐서 분포하고 있다(슬관절, 족관절, 그리고 거골하관절)	
	• 족척근(장딴지빗근)	
	기시부	• 대퇴과의 외측(비복근 외측두의 근위부) • 슬관절의 관절낭
	정지부	• 종골: 건의 매우 긴 말단 부위는 비복근과 가자미근의 원위부로 이어진다. 이것은 아킬레스건의 내측연에 부착하고, 종골에 정지한다.
	족척근(비복근과 같이)은 여러 관절에 걸쳐서 분포하고 있다(슬관절, 족관절, 그리고 거골하관절); 족척근의 기능은 비복근의 기능과 동일하다. 족척근의 주요 기능은 굴곡되는 동안 후방에 위치한 경골의 혈관(외막과 더불어 슬와의 결합조직을 통해 부착되는)을 열어 주는 것이다.	
	신경지배	• 경골신경; 비복근(S1–S2); 족척근(L4–S1)
기능	족관절 (거골하관절)	• 족저굴곡 ◦ 전족부가 고정된 채 끝난 경우, 하퇴삼두근은 몸의 무게를 들어올리고, 발뒤꿈치를 올릴 수 있다. ◦ 빠르게 걷기, 자전거 타기, 계단 내려가기를 할 때 주로 빠르게 활동한다. ◦ 정상적인 속도로 걷거나 서 있을 때에는 거의 활동하지 않는다. ◦ 슬관절을 신전시켜야 최대의 힘이 발달할 수 있다.
	거골하관절 (거종주관절과 거골하관절)	• 내반
	슬관절	• 굴곡을 위한 보조

연관통 (▶ 그림 7.301)		• 슬와와 허벅지 뒤쪽을 향해 방사 • 아킬레스건과 발바닥을 향해 방사 • 통증은 일반적으로 국소적으로 유지된다(유발점은 참고된 통증 영역 내에 내장되어 있음) • 때때로 통증이 천장관절 부위까지 퍼진다.
증상	통증	• 종아리, 슬와 및 대퇴 뒤쪽 부위의 통증 • 종아리 좌상의 재발 • 부하에 따른 통증 증가(예: 오르막길을 걸을 때 또는 고르지 않은 땅을 걸을 때 슬와부 또는 종아리 통증 발생 → 절뚝거림)
	기능장애	• 밤에 종아리 경련(잠복성 통증유발점으로 인해 발생할 수도 있음) • 드물게 유발점이 쇠약 또는 제한된 ROM을 유발함
유발 요인	과부하	• 급성 　○ 스포츠: 육상 트랙 경기 또는 필드 경기(멀리 뛰기와 높이 뛰기), 발리볼 등등 　○ 하지 골절과 같은 사고 • 만성(더 흔함) 　○ 단축된 위치에서 지속적으로 부하가 발생하는 경우(예: 하이힐을 신었을 때) 　○ "거북목 자세"와 같이 습관적인 자세 　○ 부엌 싱크대가 너무 낮은 경우 　○ 스포츠: 에어로빅, 너무 높은 좌석에서 자전거 타기, 암벽 타기 등
	직접적 외상	• 축구 경기 중 종아리 근육을 찼을 때, 개에게 물렸을 때
	유발점	• 중둔근과 소둔근
	선행적 요인과 지속적 요인	• 사고 후 보행 석고 고정 후 비가동 • 근육의 과냉 상태(자동차 또는 사무실의 에어컨) • 허혈(예: 탄성 밴드의 압박으로 인해 너무 꽉 끼는 긴 양말의 윗부분이나 TV를 보기 위해 소파 팔에 다리를 대고 앉아 있는 종아리) • 비복근 단축(예: 좌석 높이가 적당하지 않아 앞발만 바닥에 닿아진 상태)
치료사를 위한 조언		• "비복근에서 유발점과 명백히 연관된 가장 흔한 증상은 야간성 종아리 경련이다"(Travell과 Simons 1992). • 쇠약/제한된 ROM(배측굴곡)은 일반적으로 비복근에 의해 발생하는 것이 아니다(가자미근의 유발점/단단한 띠가 원인일 수 있다). • 간혹, 비복근 건의 근위부에서 종자골이 발견된다(파벨라, fabella). 이러한 현상은 비복근 내측두의 건보다 비복근 외측두의 건에서 약 2배 더 자주 발생한다. 이 종자골의 약 1/3은 골화되어 있고, 나머지는 연골로 되어 있다. 증상은 나타나지 않는다. • 치료 중에 정맥류를 관찰하고 보호한다. • 유발점 치료에 적합한 환자의 자세는 엎드리거나(▶ 그림, 7.302, ▶ 그림 7.303, ▶ 그림 7.304 **a**), 측면(내측두와 외측두를 모두 치료하기 위해), 또는 선 자세(▶ 그림 7.304 **b**)가 적당하다. • 비복근을 약간 늘리면 단단한 띠와 유발점을 쉽게 찾을 수 있다(▶ 그림 7.302, ▶ 그림 7.303). • 손가락의 부담을 덜기 위해 나무로 만들어진 유발점 도구를 사용하는 것이 좋다(▶ 그림 7.303). • 근막 스트레칭(기법 III) 　○ 항상 원위부에서 근위부로 시행(정맥 판막 손상 방지) 　○ 치료하기 전에 근육을 쭉 펴라(▶ 그림 7.304 **b**)
환자에 대한 권고사항		• 지속적이고 자극적 요인을 피한다. 　○ 자전거 타기: 좌석을 적절한 수준으로 조정 　○ 보폭을 줄이기(너무 긴 경우) 　○ 일상 활동 중에는 하이힐 신지 않기 　○ 좌석 높이가 적합하지 않은 경우: 좌석 높이를 조정하거나 발판을 사용하기 • 유발점 자가-치료: "무릎을 꿇고 발뒤꿈치에 앉아" 테니스 공을 다리의 위쪽과 아래쪽에 끼운다. 종아리 근육을 통해 운동하기 위해 작은 움직임(가로로 체중 이동)을 사용한다. • 슬관절을 신전하고 스트레칭; 종아리 경련이 문제가 되는 경우, 주로 잠자리에 들기 전에 스트레칭할 것

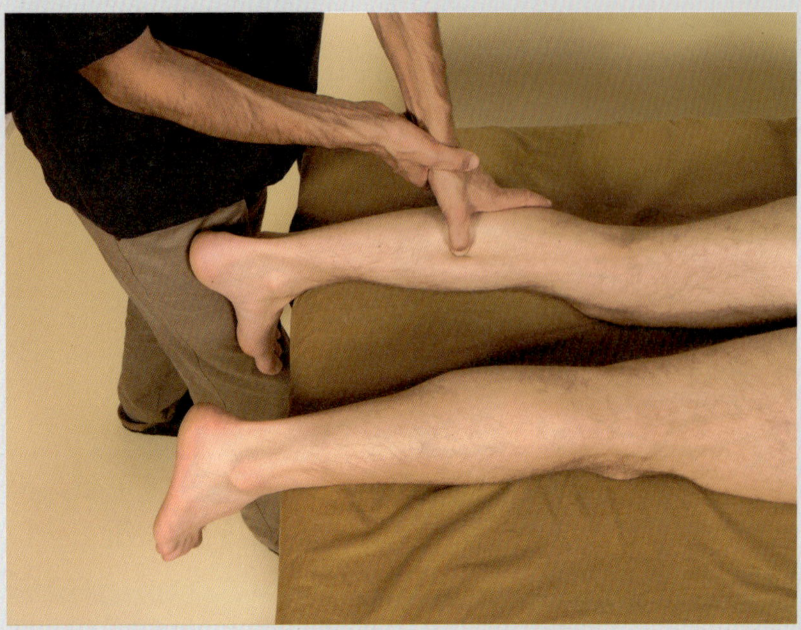

그림 7.302 비복근(내측두)의 도수 압박(기법 I)과 유발점 영역 스트레칭(기법 II). 가볍게 스트레칭(무릎의 신전과 족관절의 배측 굴곡)을 시행하는 것은 비복근의 단단한 띠와 유발점을 쉽게 찾고 치료할 수 있게 해준다.

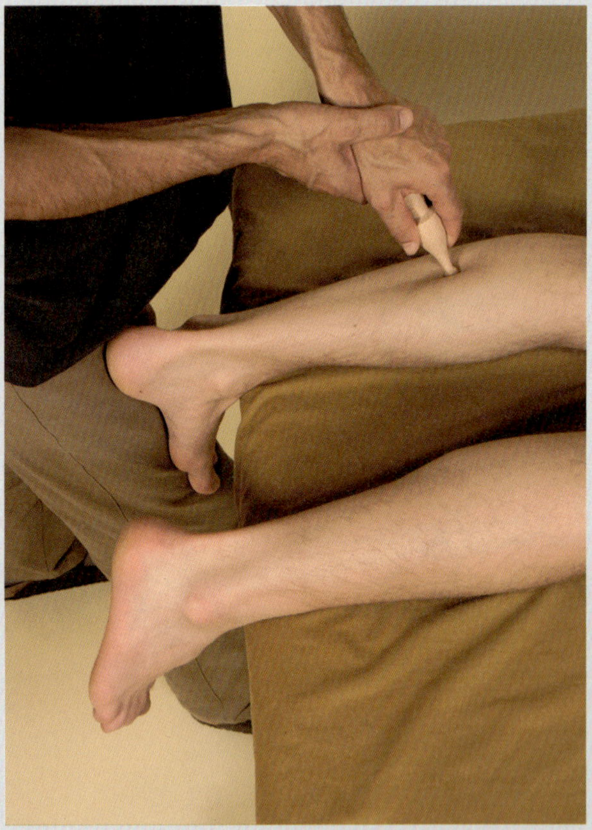

그림 7.303 비복근(외측두)의 도수 압박(기법 I)과 유발점 영역 스트레칭(기법 II). 나무로 된 유발점 도구를 사용하여 치료사의 손가락을 보호할 수 있다.

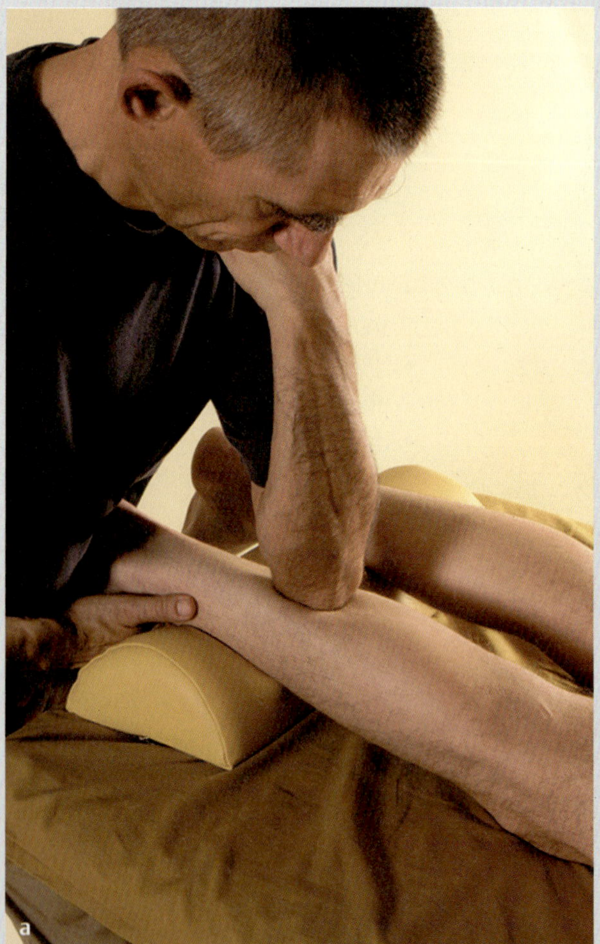

그림 7.304 근막 스트레칭(기법 III).

a 엎드린 자세: 정맥의 판막으로 인해 비복근과 가자미근을 치료할 때는 항상 심장 방향으로 진행한다.

계속 ▶

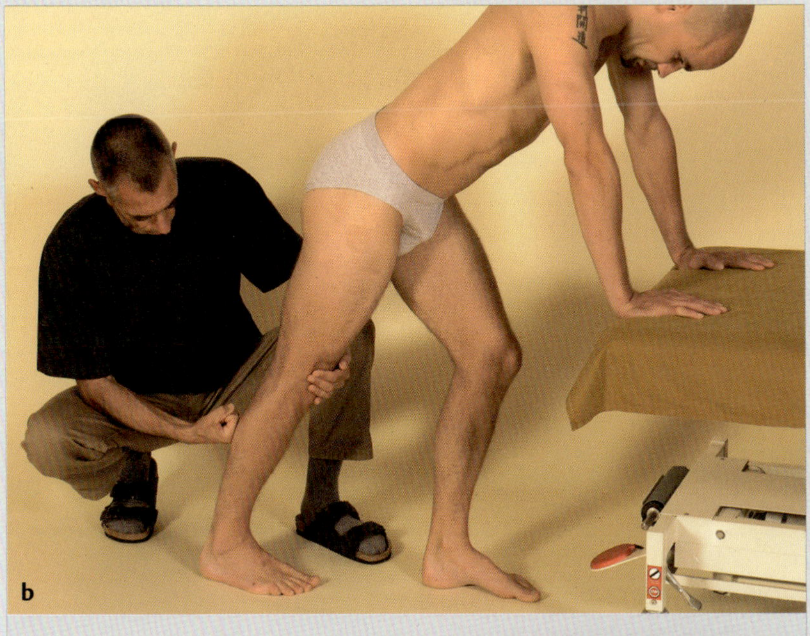

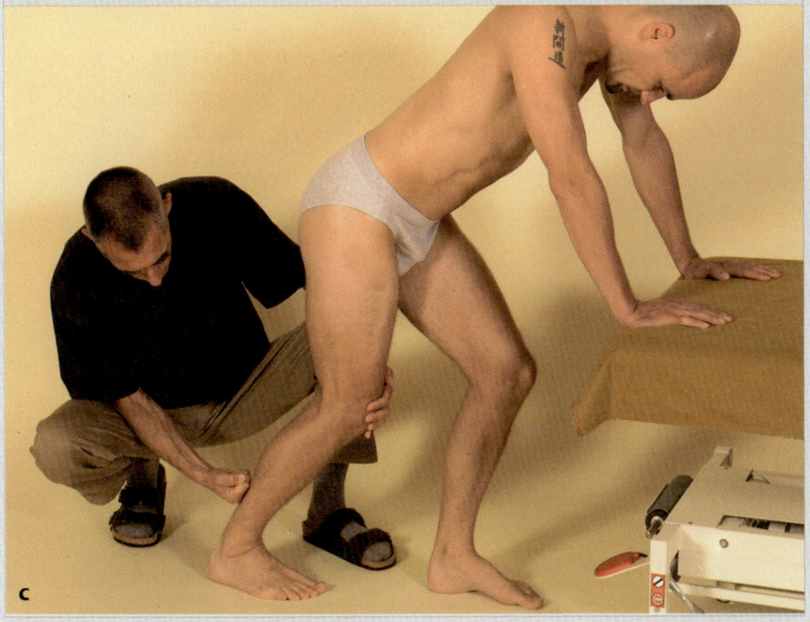

그림 7.304 (계속) 근막 스트레칭(기법 III).

b 런지 자세로 서기: 종아리 근육을 미리 스트레칭하여 강도를 높인다. 무릎을 신전하면 비복근이 늘어나 근막 스트레칭이 표층에 위치하는 비복근에 주로 활동하게 할 수 있다.

c 런지 자세로 서기: 종아리 근육을 미리 스트레칭하여 강도를 높인다. 이 위치에서 무릎이 약간 구부러지면 근막 스트레치가 가자미근에 도달한다(비복근을 감싸고 있는 표층을 통해).

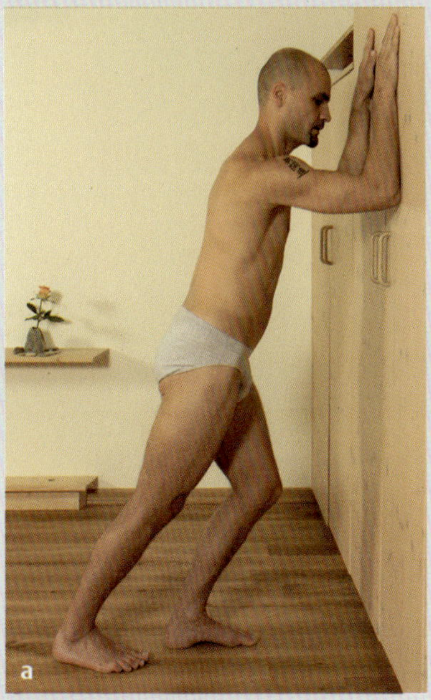

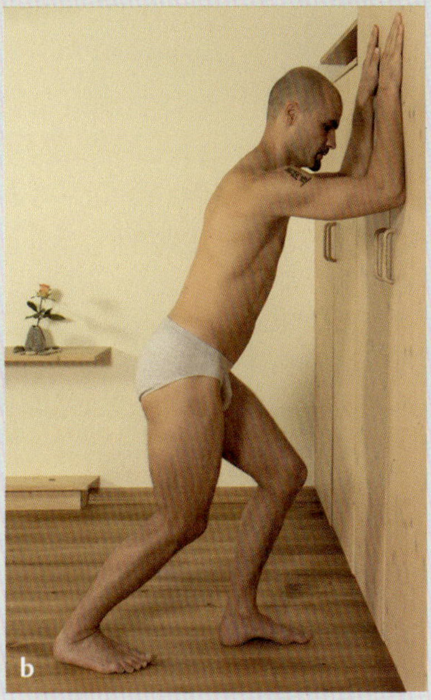

그림 7.305 종아리 근육의 자가-스트레칭 (기법 IV)

a 비복근. 런지 자세: 뒤쪽 발의 뒤꿈치는 바닥에 닿아 있는 반면 엉덩이는 앞으로 이동한다. 뒤쪽 다리의 무릎은 신전된 상태로 유지되어 비복근이 두 개의 받침점(족관절과 슬관절) 위로 동시에 늘어난다.

b 가자미근. 런지 자세: 뒤쪽 발의 뒤꿈치는 바닥에 닿아 있는 반면, 엉덩이는 앞으로 움직인다. 무릎을 구부리면 이 받침점에서 비복근이 이완되어 신장력이 밑에 있는 가자미근에 선택적으로 도달한다.

7.7.2 가자미근

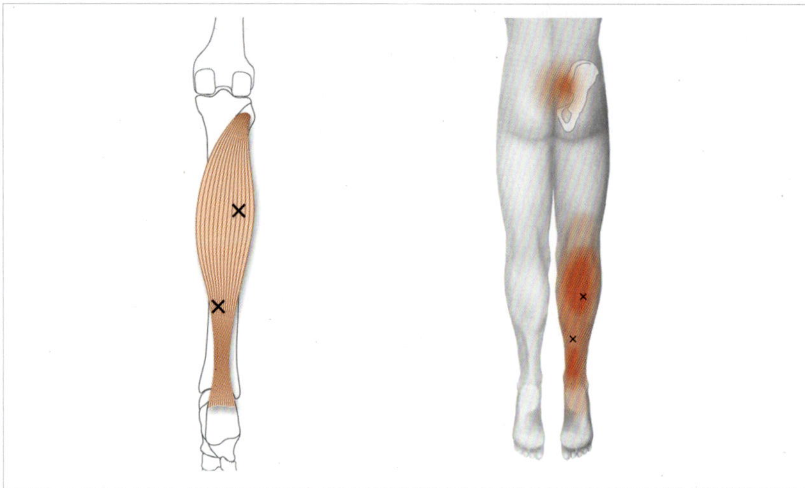

그림 7.306 가자미근 (Soleus)

해부학 (▶ 그림 7.295, ▶ 그림 7.296, ▶ 그림 7.299)	기시	• 비골두(후면) 및 비골의 후방 근위부 1/3 지점 • 경골(경골 중앙 가장자리의 중간 1/3 지점) • 가자미근의 건궁, 비골두와 경골 사이, 슬와의 원위부
	정지	• 종골: 가자미근의 건은 비복근 양측두의 건과 말단으로 연결된다. 더불어 이 건들은 종골 결절에 정지하여 아킬레스건을 형성한다. 아킬레스건 섬유들은 가자미근에서 시작하여 종골의 중간 1/3지점에서 정지한다.
	가자미근은 두 개의 관절(족관절과 거골하관절)에 걸쳐 분포한다. 가자미근은 비복근과 족척근과 함께 하퇴삼두근이라 불린다.	
	신경지배	• 경골신경(S1–S2)
기능	족관절	• 발바닥 굴곡 ○ 전족부가 고정되어 있을 경우, 하퇴삼두근이 몸의 무게를 이기고 발뒤꿈치를 들어 올릴 수 있다. ○ 빠른 속도로 걷기, 자전거 타기, 계단 오르내리기를 할 때 주로 활동한다. ○ 단순히 서 있을 때도 활동한다. ○ 슬관절 굴곡 상태에서도 최대한의 힘 발달이 가능하다.
	거골하관절	• 내반
	하지	• 정맥 펌프
연관통 (▶ 그림 7.306)	• 아킬레스건 • 발뒤꿈치 통증(배측과 저측) • 국소적 통증(유발점은 연관통 부위 내에 존재한다) • 천장관절의 근위부(가끔씩)	
증상	통증	• 아킬레스건 • 부하가 걸렸을 때 또는 야간에 발뒤꿈치 통증 발생(발뒤꿈치 통증은 주로 아마추어 러너[runner]들에게서 가장 많이 발생하는 증상임) • 종아리:국소적 통증
	기능장애	• 제한된 배측 굴곡 ROM • 유발점으로 인한 단단한 띠가 근육펌프 기능을 제한함 → 정맥혈을 심장으로 다시 밀어내는 자극 부족 → 발과 족관절 부위의 부종; 종아리와 발의 통증 확산 • 야간 종아리 경련은 없음
포착	경골신경	• 경골신경은 가자미근의 단단한 띠에 의해 수축될 수 있다(▶ 그림 8.48). 이로 인해 다음이 발생할 수 있다: ○ 종아리와 발근육의 쇠약 ○ 다리 뒤쪽과 발바닥의 미만성 이상 감각

유발 요인	과부하	• 급성 ○ 스포츠: 육상 트랙 경기 또는 필드 경기(멀리 뛰기와 높이 뛰기), 발리볼 등 ○ 하지 골절과 같은 사고 • 만성(더 흔함) ○ 선자세를 요구하는 작업 환경(예: 개인 서비스업, 간호사 등) ○ 단축된 위치에서 지속적으로 부하가 발생하는 경우(예: 하이힐을 신었을 때) ○ "거북목 자세"와 같이 습관적인 자세 ○ 부엌 싱크대가 너무 낮은 경우 ○ 스포츠: 에어로빅, 너무 낮은 좌석에서 자전거 타기 등등
	직접적 외상	• 축구 경기 중 종아리 근육을 차였을 때; 개에게 물렸을 때
	주요 유발점	• 중둔근과 소둔근
	선행적 요인과 지속적 요인	• 사고 후 보행 석고 고정 후 비가동 • 근육의 과냉 상태(자동차 또는 사무실의 에어컨) • 허혈(예: 탄성 밴드의 압박으로 인해 너무 꽉 끼는 긴 양말의 윗부분이나 TV를 보기 위해 소파 팔에 다리를 대고 앉아 있는 종아리) • 비복근 단축(예: 좌석 높이가 적당하지 않아 앞발만 바닥에 닿은 상태)
치료사를 위한 조언		• 통증-지연 유발점 또한 단단한 띠를 발생하고 다음을 유발시킬 수 있다: ○ 근육 펌프 기능 손상 → 부종, ○ 쇠약(발가락으로 걷기) 및/또는 배측 굴곡 ROM 제한, ○ 경골 신경의 포착을 유발한다. • 발뒤꿈치 통증은 아마추어 러너(runner)의 가장 흔한 증상 중 하나이다. • 아킬레스건 통증을 치료할 때 다음 사항에 유의하는 것이 중요하다: "가자미근의 유발점은 비복근과 후경골의 유발점과 더불어 뒷발 통증과 아킬레스건 통증의 가장 중요한 원인이 된다"(Dejung 2009). • 종아리 통증: 심부 정맥 혈전 정맥염은 감별 진단에 있다. ○ 심부 정맥 혈전 정맥염으로 인한 통증은 일반적으로 확산(점 모양이지 않거나 명확하게 억제하지 않음)되며 환부의 온기와 부종과 연관이 있다. 통증 방사는 없다. ○ 근막 종아리 통증: mTrP는 만져 볼 수있는 단단한 띠 안에 있으며 유발점 특정 통증은 점 모양이고, 압력 유발 지점이 명확하게 한정되어 있다. • 또한, 연관통이 종종 존재한다. • 종종 전경골근증후군과 함께 나타난다. • 도수치료에 적합한 환자 위치: 엎드린 자세(▶ 그림 7.307 – ▶ 그림 7.310), 옆으로 누운 자세 또는 선 자세(▶ 그림 7.304 **c**) • 족관절의 배측 굴곡과 동시에 슬관절 굴곡은 가자미근의 단단한 띠를 긴장 상태로 가져와 유발점을 식별하고 치료할 수 있다(▶ 그림 7.307). • 가자미의 유발점 치료 ○ 직접, 원위부(즉, 비복근의 원위부; ▶ 그림 7.308, ▶ 그림 7.310 **b**) 및 위에 있는 비복근의 외측 및 내측에 위치한 근육 부분(▶ 그림 7.307) ○ 이완된 비복근을 통해 간접적으로(→ 슬관절 굴곡)(▶ 그림 7.304 **a**, ▶ 그림 7.304 **c**) ○ 집게 잡기와 함께(▶ 그림 7.310) • 보조 장치(나무로 된 유발점 도구)는 치료사의 손가락에 대한 부담을 덜어준다(▶ 그림 7.309) • 근막 스트레칭(기법 III) ○ 정맥의 판막을 보호하기 위해 항상 원위부에서 근위부로 시행한다(▶ 그림 7.304). ○ 이완된 비복근을 통해 가자미근을 치료(▶ 그림 7.304 **a**, ▶ 그림 7.304 **c**, ▶ 그림 7.309)
환자에 대한 권고사항		• 지속적이고 자극적인 요인을 피한다. ○ 근로 조건을 평가할 것; 예: 주방의 작업면의 높이를 적절하게 조정한다. ○ 일상 활동에서 하이힐을 신지 말 것 ○ 좌석 높이가 적합하지 않은 경우: 좌석 높이를 조정하거나 발판을 사용한다.

환자에 대한 권고사항	• 유발점의 자가-치료("무릎을 꿇고 발뒤꿈치에 앉아" 테니스 공을 다리 위와 아래 사이에 끼우고 작은 움직임을 사용하여 [체중을 옆으로 이동하여] 종아리 근육을 통과한다; ▶ 그림 7.311). • 무릎을 구부린 채 스트레칭하기(▶ 그림 7.305) • 기능 훈련: 고르지 않은 표면에서 걷기, 균형 잡기(▶ 그림 7.336, ▶ 그림 5.22)

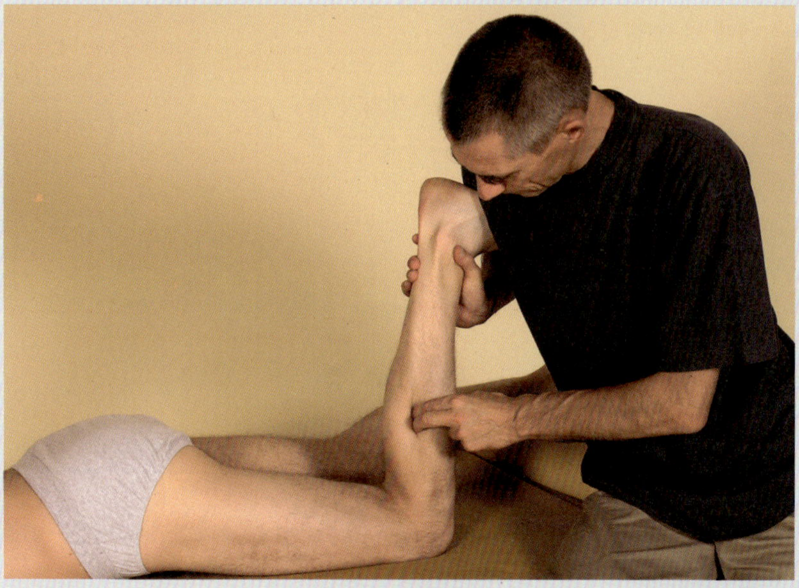

그림 7.307 가자미근의 기시부(비골 근위 1/3의 뒷면)의 도수 압박(기법 I) 및 유발점-영역 스트레칭(기법 II). 무릎을 굴곡시켜서 표면 위에 있는 비복근을 이완시킨다. 족관절의 배측 굴곡은 가자미근을 긴장 상태로 만들어 촉진과 치료가 가능하게 한다.

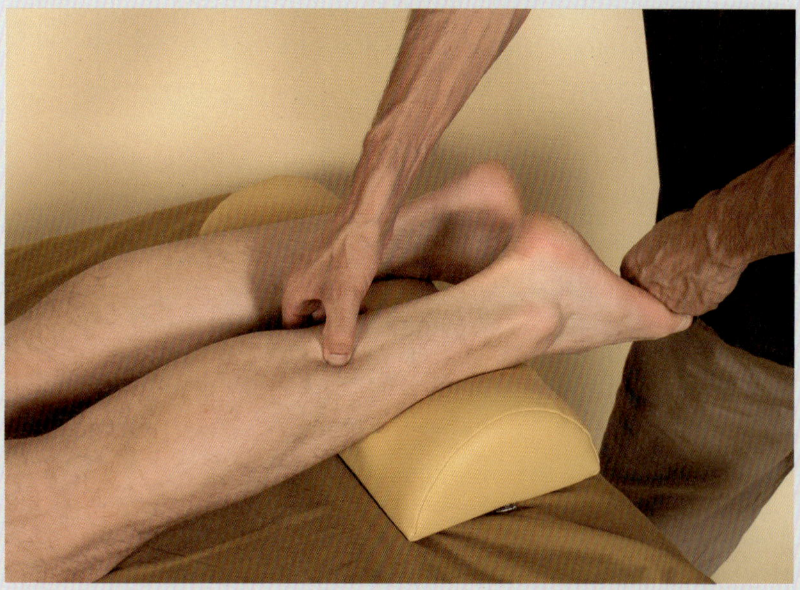

그림 7.308 비복근에 직접 접근할 수 있는 영역에서의 도수 압박(기법 I), 유발점 영역 스트레칭(기법 II) 및 가자미근의 선택적 근막 스트레칭(기법 III). 치료사는 발을 움직여서 유발점이 손가락 아래에서 앞뒤로 어떻게 움직이는지 느낄 수 있다(기법 IIb).

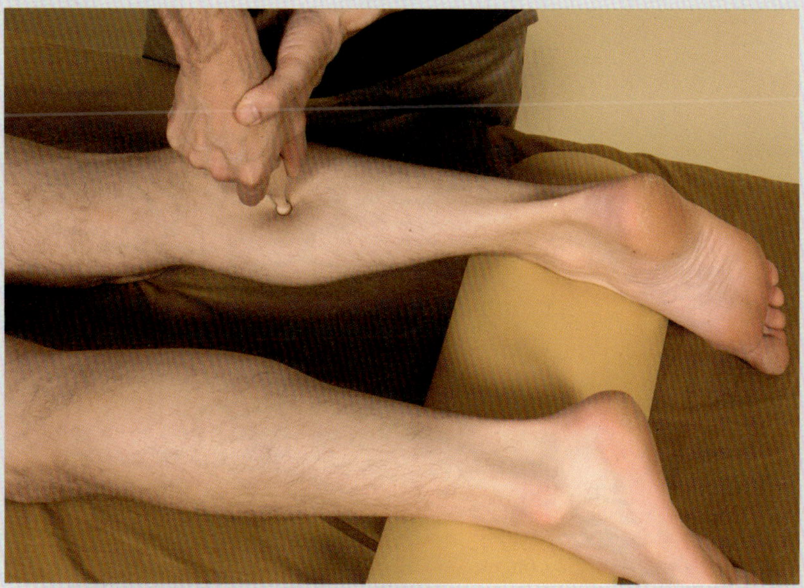

그림 7.309 직접 접근할 수 없는 부위에서 가자미근의 도수 압박(기법 I)과 유발점 영역 스트레칭(기법 II): 이완된 비복근을 통해 치료가 이루어진다(발을 올리기 위해 폿롤 사용 → 약간 슬관절 굴곡). 치료사의 손가락에 가해지는 부담을 덜어주기 위해 나무로 된 유발점 도구를 사용할 수 있다.

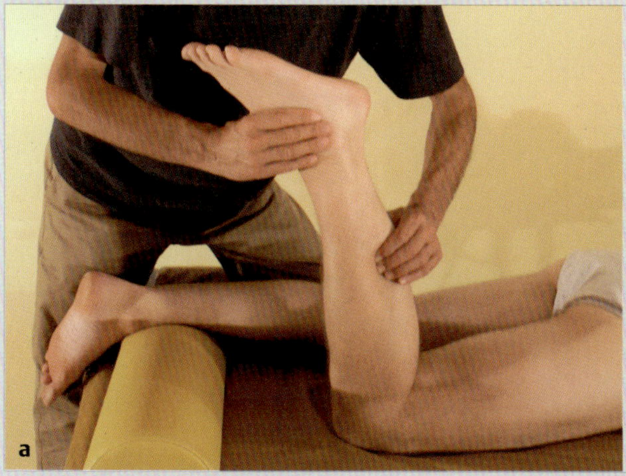

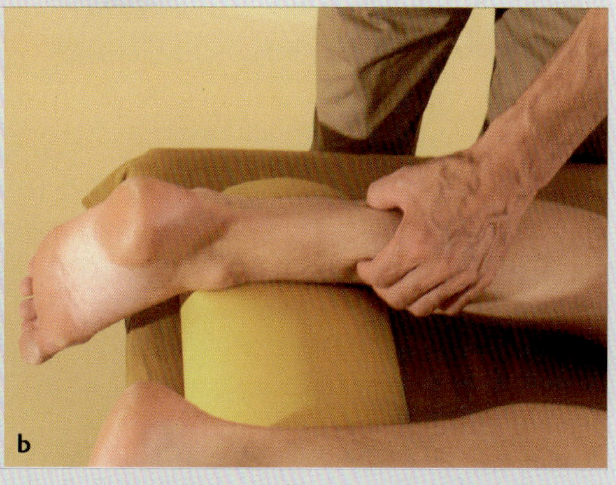

그림 7.310 집게 잡기를 동반한 치료

a 집게 잡기를 사용해 종아리 표층 근육(비복근과 가자미근)의 도수 압박(기법 I)과 유발점 영역 스트레칭(기법 II)

b 집게 잡기를 사용해 가자미근의 도수 압박(기법 I)과 유발점 영역 스트레칭(기법 II)

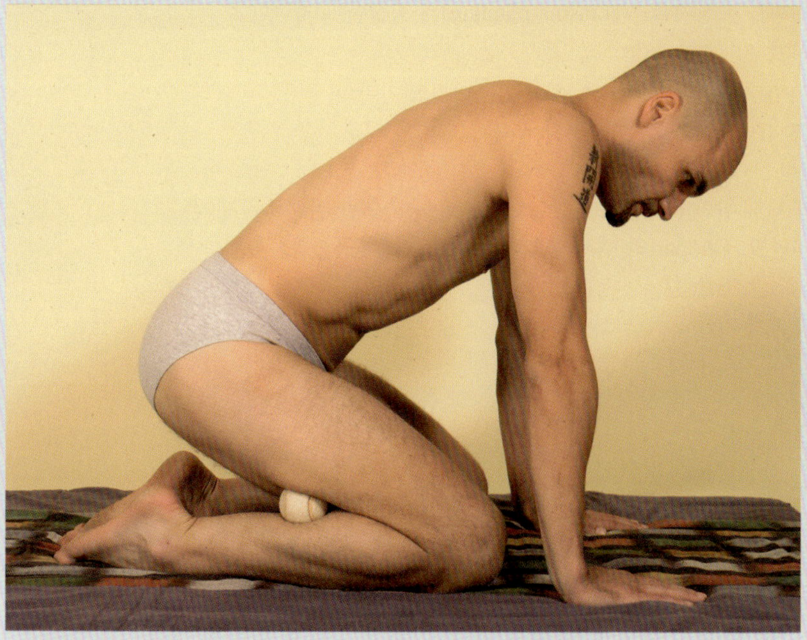

그림 7.311 발뒤꿈치 위에 앉아 있는 동안 테니스 공을 사용해 시행하는 종아리 뒷근육(비복근, 가자미근, 그리고 후경골근)과 슬괵근 유발점의 자가-치료

7.7.3 장지굴근과 장무지굴근

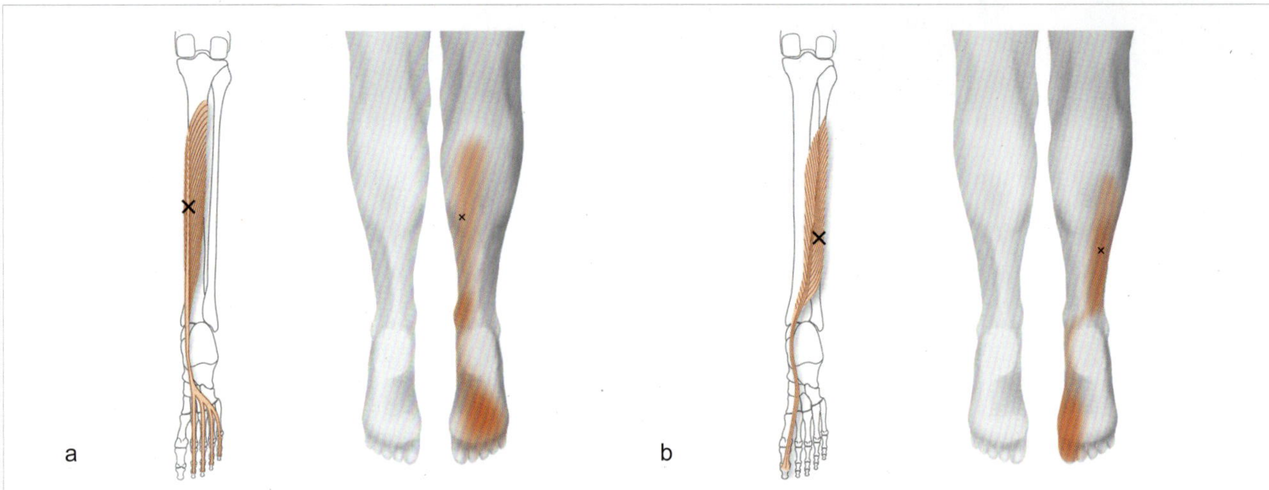

그림 7.312 장지굴근과 장무지굴근 (Flexor Digitorum Longus and Hallucis Longus, 긴발가락굽힘근과 긴엄지굽힘근)
a 장지굴근 (Flexor digitorum longus, 긴발가락굽힘근)
b 장무지굴근 (Flexor hallucis longus, 긴엄지굽힘근)

해부학 (▶ 그림 7.295, ▶ 그림 7.298 **b**, ▶ 그림 7.299)	• **장지굴근** (FDL)	
	기시	• 경골의 후면(중간 1/3 지점)
	정지	• 2–5번째 발가락의 말단 지골
	장지굴근의 힘줄은 아래쪽 다리의 뒤쪽 경골을 가로지르고(chiasma crurale) 힘줄 덮개로 둘러싸인 내측과 뒤쪽 말단으로 확장된다. 발바닥 표면 영역에서는 장무지굴근(chiasma plantare)을 가로지른다.	
	• **장무지굴근** (FHL)	
	기시	• 후방 비골(원위 2/3) • 골간막(비골과 접하는 영역)
	정지	• 무지 원위 지골 기저부
	경골 중간 영역 근처에서 힘줄은 후경골근, 장지굴근, 장무지굴근의 순서(전후)로 실행된다 ("Tom, Dick and Harry"). 발바닥에서 장무지굴근의 힘줄은 장지굴근(chiasma plantare)의 힘줄을 교차한다.	
	신경지배	• 경골 신경 (L5–S2)
기능	발가락	• MTP, PIP 및 DIP 관절(FDL)에서 2–5번째 발가락의 굴곡 • MTP 및 IP 관절(FHL)에서 무지 굴곡
	기능발, 거골하관절, 족관절	• 보조한다 : ◦ 발의 세로 아치(FDL과 FHL이 함께 작용하여 외반 편평족을 방지) ◦ 회외(앞발: Chopart의 [횡족근] 및 Lisfranc의 [족근중족] 관절) ◦ 내반(거골하 관절) ◦ 족저 굴곡(족관절) • 입각기에서 발, 거골하관절, 족관절의 안정화
연관통 (▶ 그림 7.312)	• 주로 세로 아치와 앞발 (FDL)에서 일차적으로 발생하는 발 통증 • 무지, 제1중족골 (FHL)의 통증	
증상	통증	• 발과 발가락 통증 • 주로 고르지 않은 지면에서 보행 시 통증 증가(추가 안정화 필요)
	기능장애	• 발가락 경련

<table>
<tr><td rowspan="1">유발 요인</td><td>과부하</td><td>• 급성: 스포츠(예: 육상[멀리뛰기, 높이뛰기], 배구 등)
• 만성
○ 젖은 모래 위에서 맨발로 이동(훈련이 잘 안된 경우)
○ 발레, 달리기 스포츠(특히 고르지 않은 표면)
○ 하퇴삼두근의 약화 → FDL과 FHL의 보상 과부하</td></tr>
<tr><td>치료사를 위한 조언</td><td colspan="2">• 활성 유발점은 다소 드물다.
• 장지굴근: 경골의 뒤쪽(중간 1/3)을 촉진하고 치료하며 내측에서 시행한다; 경골의 뒤쪽 표면에 대한 압력(▶ 그림 7.313).
• 장무지굴근: 비골의 뒤쪽 측면(원위 2/3)을 촉진하고 가쪽에서 치료한다. 그만큼 하퇴삼두근의 표면에 위치한 층은 비골의 뒤쪽 측면에 가능한 한 깊게 도달할 수 있도록 이완되어야 한다(수동 족저 굴곡) (▶ 그림 7.314)
• 유발점 치료에 적합한 환자 위치는 엎드린 자세(▶ 그림 7.313, ▶ 그림 7.314), 옆으로 누운 자세 또는 바로 누운 자세 자세(무릎을 올리고 발바닥이 치료 대에 닿은 상태 → 종아리가 자유롭고 이완됨(▶ 그림 7.319 b).</td></tr>
<tr><td>환자에 대한 권고사항</td><td colspan="2">• 지속적이고 자극적인 요인을 피한다.
○ 다양한 스포츠에 참여
○ 최적의 깔창이 있는 신발 착용
• 유발점 자가 치료
• 발가락을 미리 늘리면서 스트레칭(▶ 그림 7.315, ▶ 그림 7.316)
• 기능 훈련: 고르지 않은 표면에서 걷기, 맨발로 걷기, 균형 잡기(▶ 그림 7.336 – ▶ 그림 5.22)</td></tr>
</table>

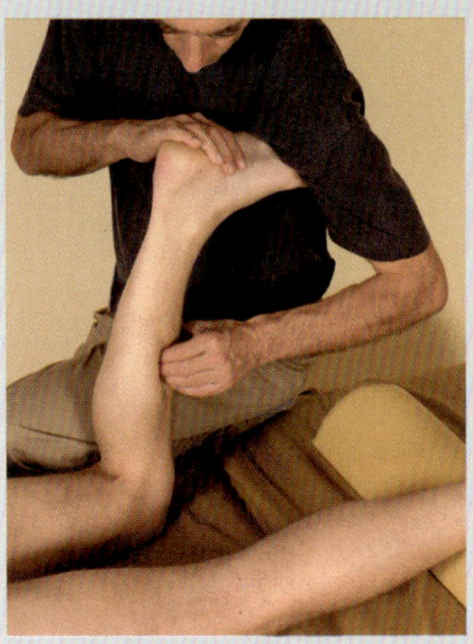

그림 7.313 장지굴근. 도수 압박(기법 I)과 유발점 영역 스트레칭(기법 II). 가자미근(족관절을 배측 굴곡할 때 발생하는 긴장감을 느끼는 것으로 확인됨)과 경골 사이에서 경골 뒤쪽으로 압력을 가하여 하퇴의 중간 1/3 지점 중앙으로 접근

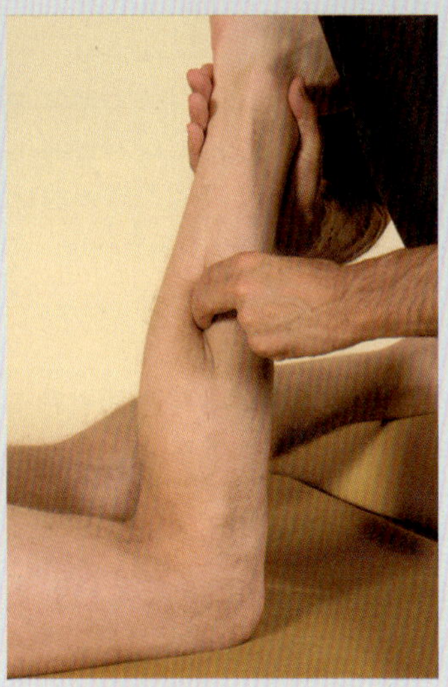

그림 7.314 장무지굴근. 도수 압박(기법 I)과 유발점 영역 스트레칭(기법 II). 비골의 뒤쪽 표면(원위 2/3)의 측면에서 접근한다.

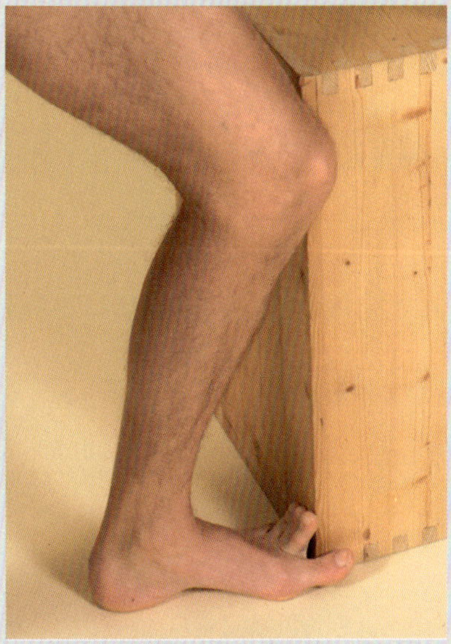

그림 7.315 장지굴근의 자가-스트레칭(기법 V). 먼저 수동적으로 2–5번째 발가락을 신전시킨다(상자, 문틀 등). 무릎이 앞으로 움직일 때 생성되는 족관절의 배측 굴곡은 여러 개의 지지대 위로 동시에 늘어나는 긴 발가락 굴곡근의 선택적 스트레칭을 유발한다.

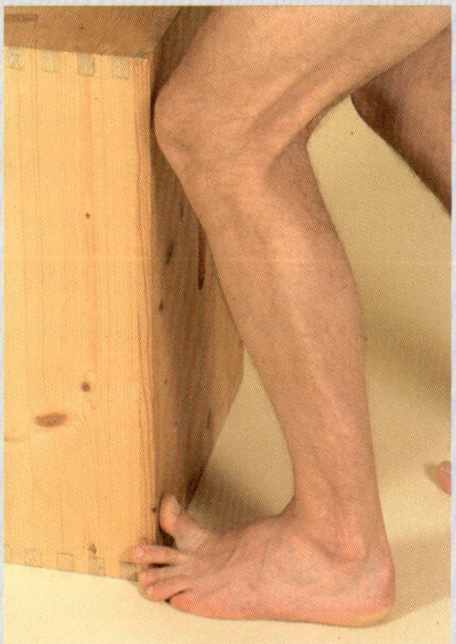

그림 7.316 장무지굴근의 자가-스트레칭(기법 V). 먼저 엄지 발가락을 상자, 문틀 등에 대고 수동적으로 편다. 무릎이 앞으로 움직일 때 생성되는 족관절의 배측 굴곡은 엄지 발가락의 긴 굴곡근의 선택적 스트레칭을 유발하며 동시에 여러 개의 지지대 위로 늘어난다.

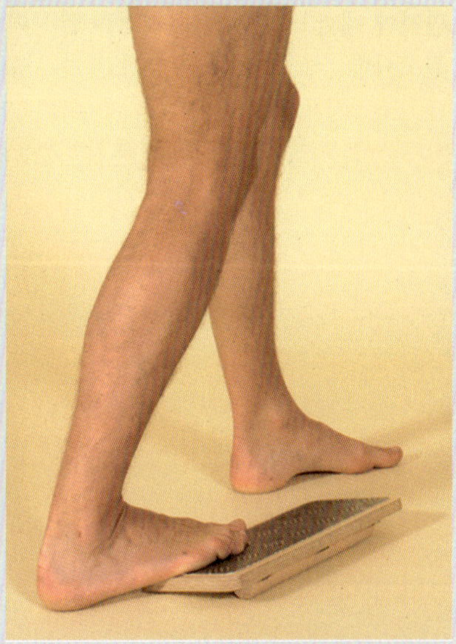

그림 7.317 배측 굴곡과 외번(발의 측면 가장자리 아래에 쐐기 배치)이 동시에 있는 후방 경골의 셀프 스트레칭(기법 V)

7.7.4 후경골근

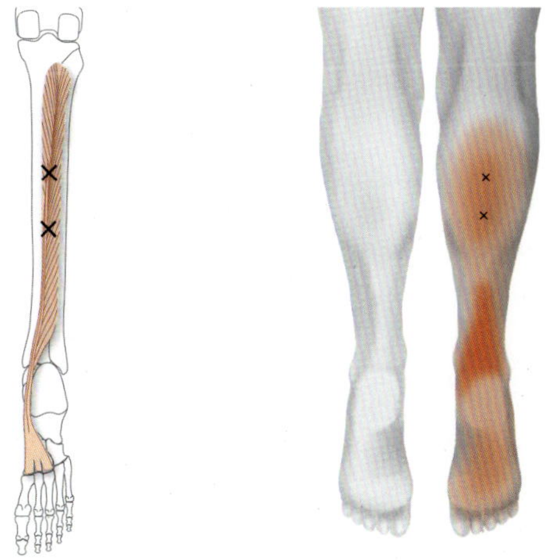

그림 7.318 후경골근 (Tibialis Posterior, 뒤정강근)

해부학 (▶ 그림 7.295, ▶ 그림 7.298 **b**, ▶ 그림 7.299)	기시	• 경골 및 비골의 후방 측면의 골간막 및 인접 표면(근위 2/3)
	정지	• 주상골, 1–3번째 설상골, 입방골 및 2–4번째 중족골의 기저부
		힘줄은 힘줄 덮개로 둘러싸인 내측과 뒤에 말단으로 통과한다.
	신경지배	• 경골신경(L5–S1)
기능	족관절	• 족저굴곡
	거골하관절	• 내반
	발	• 회외(앞발: Chopart의 [횡족근] 및 Lisfranc의 [족근중족] 관절) • 발의 세로 아치를 긴장시킨다.
	보행의 입각기와 서 있는 동안 발, 거골하 관절, 족관절의 안정화에 참여	
연관통 (▶ 그림 7.318)	• 아킬레스건 • 뒷발, 세로 아치, 앞발 • 국소 통증(종아리 깊은 곳)	
증상	통증	• 아킬레스건 통증 • 하퇴와 발의 근육 • 부하 가할 시 통증 증가(예: 고르지 않은 표면에서 보행 중)
유발 요인	과부하	• 급성: 예: 넘어지거나 하지 골절과 연관됨 • 만성 ○ 빨리 달리기; 장시간 조깅 ○ 고르지 않은 표면(예: 자갈이나 자갈 위)에서 걷거나 뛰기 → 추가 발 안정화 필요 ○ 잘못된 정하중(외반편평발, 평발)
치료사를 위한 조언	• 아킬레스건 통증에서 중요 • 촉진과 치료는 후경골근을 덮고 있는 근육을 통해서만 간접적으로 가능하고 접근할 수 있다. ○ 내측: 이완된 가자미근과 장지굴근 사이에서 깊숙이 가능한 한 멀리 접근한다(▶ 그림 7.319); ○ 후방: 비복근과 가자미근을 통해(가능한 한 이완됨; ▶ 그림 7.320, ▶ 그림 7.321). • 나무 유발점 도구를 사용하여 치료사의 손가락에 대한 부담을 덜어준다(▶ 그림 7.320). • 근막 스트레칭(기법 III): ○ 이완된 비복근과 가자미근을 통해 매우 깊게 촉진하고, 근육을 원위부에서 근위부(정맥의 판막을 보호하기 위해, ▶ 그림 7.321)를 통해 "플로잉"한다. ○ 정맥의 판막을 보호하기 위해 항상 말단에서 근위부로 치료를 실시해야 한다(하퇴 전체에 적용). • 깊은 정맥류가 보이지 않으니 주의할 것.	

치료사를 위한 조언	• 유발점 치료에 적합한 환자 위치는 엎드린 자세(▶ 그림 7.319 **a**, ▶ 그림 7.320, ▶ 그림 7.321), 무릎을 위로 올린 상태에서 바로 누운 자세(▶ 그림 7.319 **b**) 또는 옆으로 누운 자세이다. • 후경골근에 유발점이 있는 경우 골간막(후경골근의 기시 부위) 기능 장애가 종종 함께 발생한다 → 비골두를 움직여서 골간막을 가동화시킴
환자에 대한 권고사항	• 지속적이고 자극적인 요인을 피한다. 　○ 다양한 스포츠에 참여 　○ 깔창이 좋은 신발 착용 • 유발점 자가 치료(손을 사용하거나 발 뒤꿈치에 앉기; ▶ 그림 7.311) • 배측 굴곡과 동시에 외번을 사용하여 스트레칭 (발의 측면 가장자리 아래에 쐐기를 사용하여; ▶ 그림 7.317) • 기능 훈련: 세로 및 가로 아치, 발 및 다리 축 훈련, 걷기 고르지 않은 표면, 맨발로 움직이기, 균형 잡기(▶ 그림 7.336, ▶ 그림 5.22)

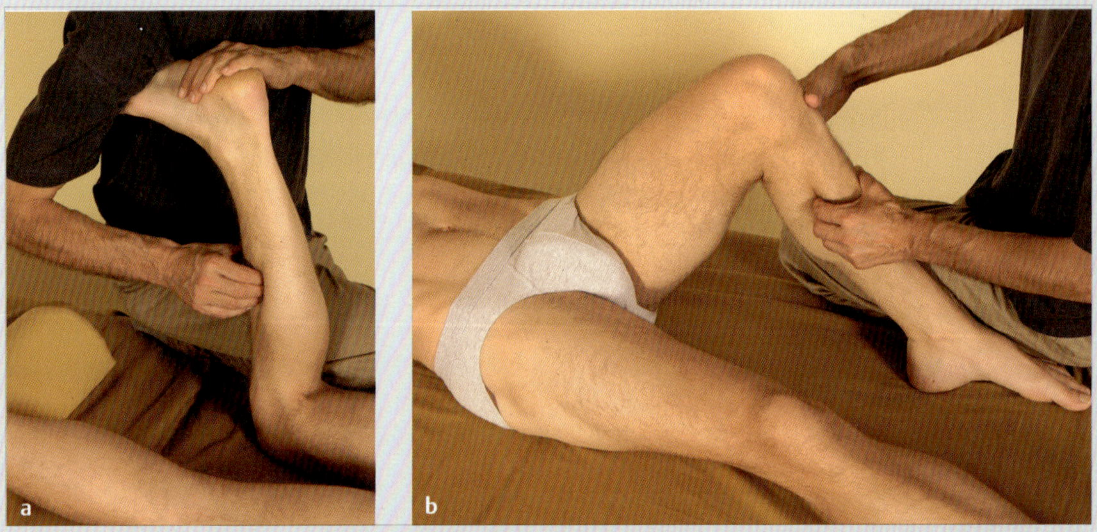

그림 7.319 하퇴 근위 2/3에서 내측에서 접근: 경골의 뒤쪽에 가능한 한 깊게 가자미근과 장지굴근 사이로 접근; 경골 뒤쪽을 손가락 압력으로 치료; 도수 압박(기법 I)과 유발점 영역 스트레칭(기법 II).

a 엎드린 자세에서의 도수치료

b 무릎을 구부린 채 바로 누운 자세에서의 도수치료

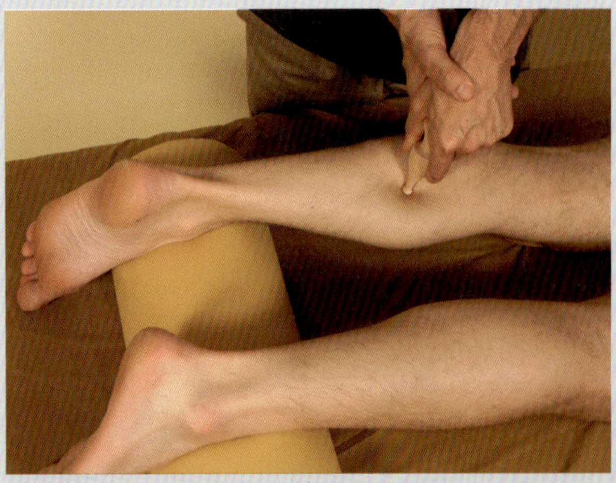

그림 7.320 후방 접근: 골간막을 향한 깊은 압력(비복근과 가자미근은 가능한 한 이완되어야 함) → 도수 압박(기법 I)과 유발점 영역 스트레칭(기법 II). 필요한 경우 나무 방아쇠를 사용하여 치료사의 손가락 부담을 덜어준다.

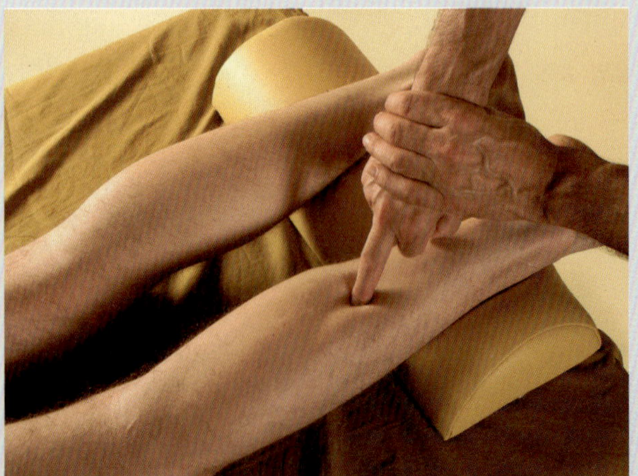

그림 7.321 근막 스트레칭(기법 III): 이완된 비복근과 가자미근을 원위부에서 근위부까지 깊게 "쟁기(눌러서 밀어내기)"한다.

7.7.5 전경골근

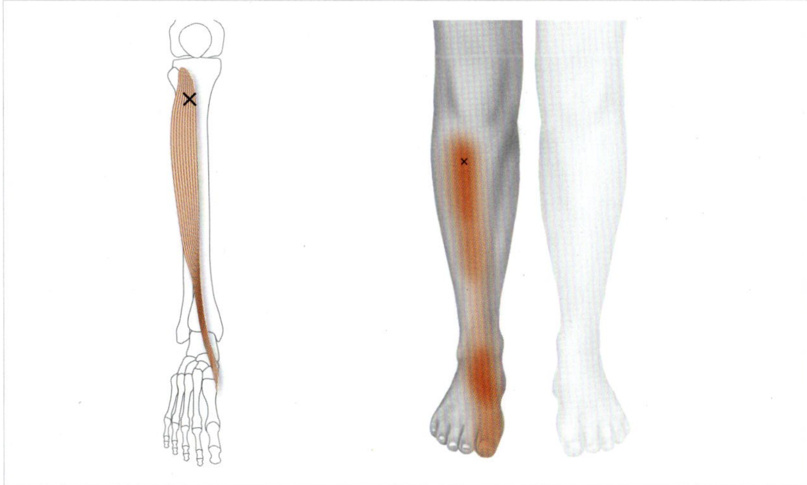

그림 7.322 전경골근 (Tibialis Anterior, 앞정강근)

해부학 (▶ 그림 7.295, ▶ 그림 7.296, ▶ 그림 7.298 **a**)	기시	• 경골(경골 외측과 및 외측 경골 표면의 근위 절반) • 골간막(전방)
	정지	• 내측 설상골과 제1중족골의 발바닥 표면
	신경지배	• 심비골 신경(L4 – L5)
기능	족관절	• 배측 굴곡 → 유각기에서 발의 떨어짐(foot drop) 방지 → 발뒤꿈치 닿기 직후 동적 원심성 활동(가장 높은 EMG 활동)
	거골하관절	• 내반(거골하 관절) • 회외(Chopart의 [횡족근] 및 Lisfranc의 [족근중족] 관절)
	전반적으로 서 있거나 보행의 입각기에서 발, 거골하 관절 및 족관절의 안정화에 참여한다.	
연관통 (▶ 그림 7.322)	• 발목(전방내측) • 발등 • 엄지 발가락(내측 및 발등) • 국소 경골앞 통증	
증상	통증	• 내측 뼈의 앞면, 발등쪽 및 엄지 발가락 • 경골앞 통증 • 야간 통증 없음
	기능장애	• 배측 굴곡의 약화 → 족관절의 약화로 인한 균형의 불확실성 → 넘어짐, 넘어지는 경향 증가
유발 요인	과부하	• 급성: 내측 및 외측 비틀림을 동반한 외상 • 만성 ○ 긴 자동차 여행: 가속 페달을 사용하려면 짧은 위치에서 장시간 작동해야 한다. ○ 장시간 내리막길 걷기, 뒤로 기대어 스키 타기, 기어가기 등 ○ 굽이 높은 신발이나 너무 딱딱한 신발 ○ 단단하고 짧아진 종아리 근육으로 인한 과부하
	직접적 외상	• 스포츠 활동 또는 사고
치료사를 위한 조언	• 발 신근의 약화와 불안정한 걸음걸이가 있는 경우 기능장애 구성 요소를 수정하여 통증 잠복 유발점을 치료해야 한다. • 하퇴 구획 증후군 주의: I, II, III 기법을 너무 강하게 적용하지 않아야 한다(▶ 그림 7.323 – ▶ 그림 7.325); 치료 강도가 강하면 혈종의 위험이 있다. 불리한 경우에는 구획 증후군이 발생할 수 있다.	

치료사를 위한 조언	• 후방 → 전방 문제가 일반적이다. 필요한 경우 긴장되고 짧아진 종아리 근육의 유발점을 치료하고 종아리 근육을 늘인다. • 전경골근의 표재성 근막과 경골 골막 사이의 근막 분리(기법 IV)(▶ 그림 7.325) • 유발점 치료에 적합한 환자 자세: 바로 누운 자세 자세(▶ 그림 7.323 – ▶ 그림 7.325), 옆으로 누운 자세 • 전경골근에는 종종 단단한 근막이 있어 도수치료를 방해할 수 있다.

환자에 대한 권고사항	• 지속적이고 자극적인 요인을 피한다.
	  ○ 가스 페달: 자동차 운전 시 크루즈 컨트롤 사용
	  ○ "쇼크 업소버"가 있는 등산화
	  ○ 종아리 근육 치료 및 스트레칭(▶ 그림 7.305)
	• 유발점 자가 치료
	• 스트레칭(뒤꿈치에 앉기, ▶ 그림 7.326)
	• 기능 훈련: 발뒤꿈치로 걷기, 한 발로 균형 잡기, "흔들림 판" 등으로 걷기(▶ 그림 7.336)

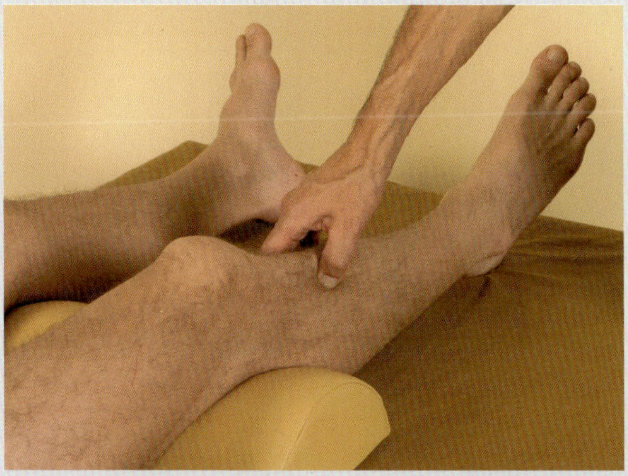

그림 7.323 도수 압박(기법 I)과 유발점 영역 스트레칭(기법 II). 혈종 발생(구획증후군의 위험)을 피하기 위해 치료 강도를 조절한다.

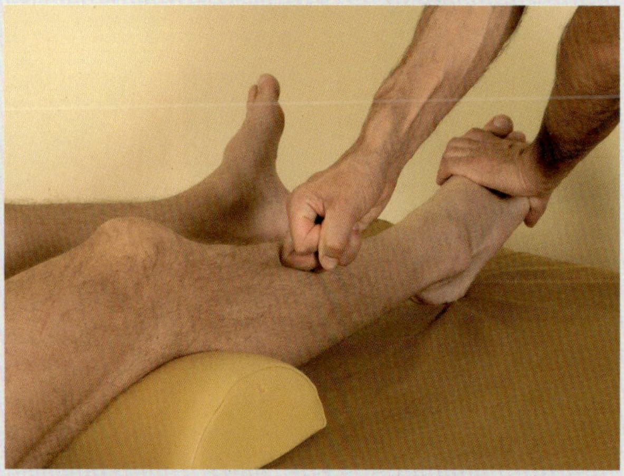

그림 7.324 근막 스트레칭(기법 III): 전경골근이 미리 스트레칭된 경우(수동 족저 굴곡) 근막 스트레칭 기법이 더 효율적이다.

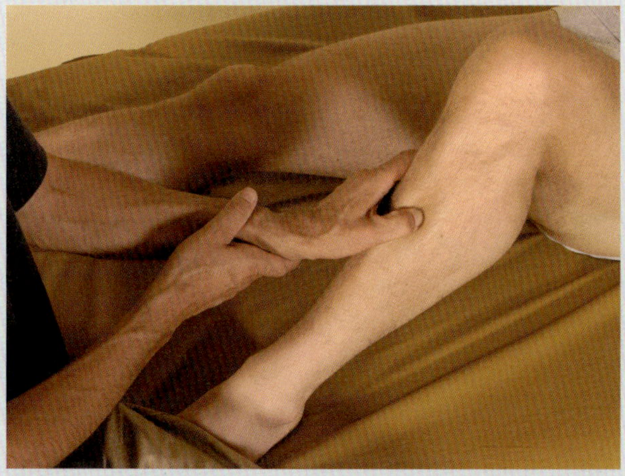

그림 7.325 전경골근과 경골 골막 사이의 근막 분리(기법 IV)

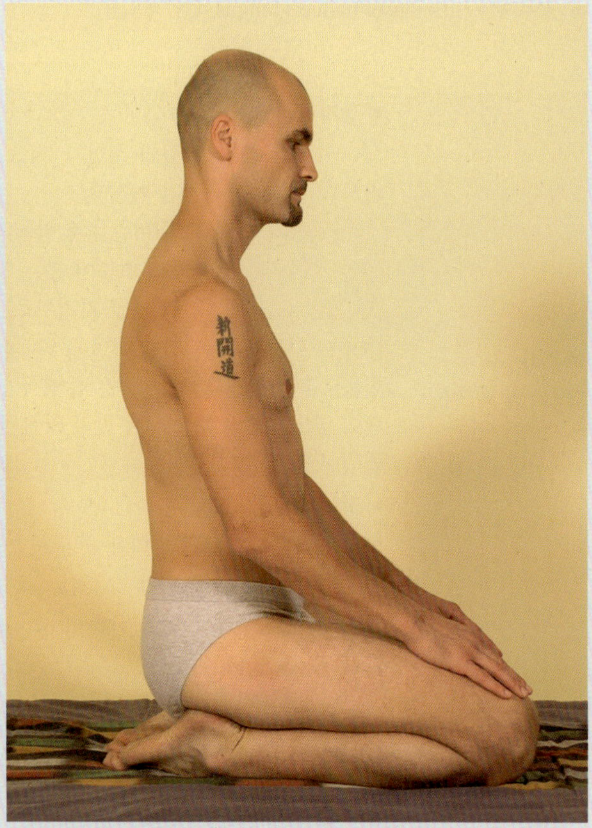

그림 7.326 "발 뒤꿈치에 앉아"서 시행하는 경골앞 근육(전경골근, 장지신근, 장무지신근) 셀프 스트레칭(기법 V)

7.7.6 장지신근과 장무지신근

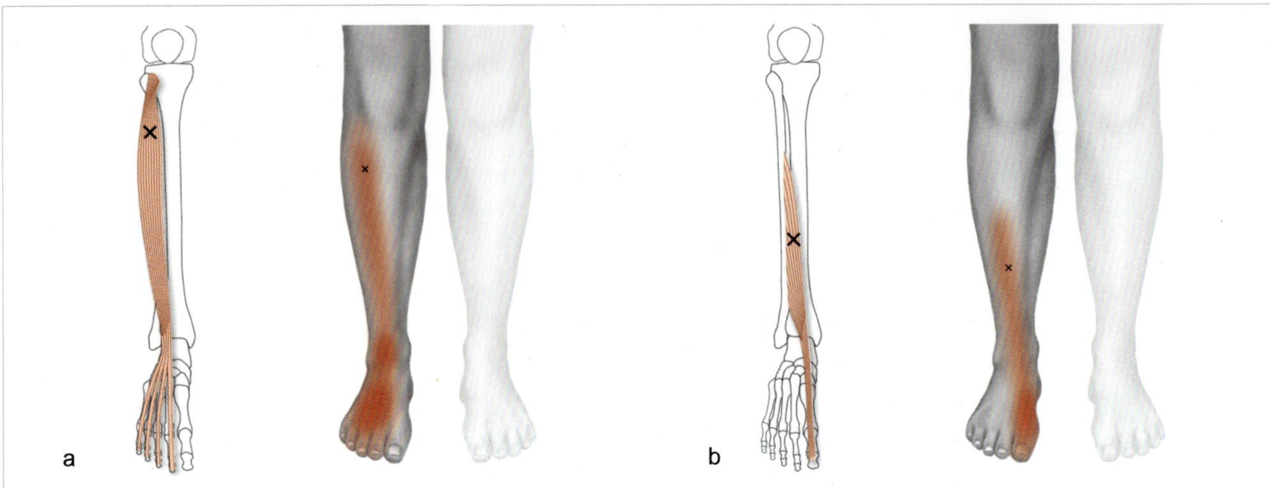

그림 7.327 장지신근과 장무지신근 (Extensor Digitorum Longus, Extensor Hallucis Longus, 긴발가락폄근과 긴엄지폄근)
a 장지신근 (Extensor digitorum longus, 긴발가락폄근)
b 장무지신근 (Extensor hallucis longus, 긴엄지폄근)

해부학 (▶ 그림 7.296, ▶ 그림 7.297, ▶ 그림 7.298 **a**)	• **장지신근** (EDL)	
	기시	• 경골과 측면 • 골간막(전방) • 비골(비골두와 비골 전면의 근위부 3/4)
	정지	• 4개의 힘줄이 붙는 정지부는 2–5번째 발가락의 신근으로 확장되어 2–5번째 발가락의 말단 지골 기저부로 정지된다.
	EDL의 근복은 경골 전방 측면에 위치한다. 발목 주변 근육에서 형성되는 힘줄은 2–5번째 발가락에 4개의 힘줄로 나뉘어진다. 이 힘줄은 활액막 안에 놓여 있는데 상부와 하부 신근 지지띠 아래에서 경골 앞쪽으로 뻗어 있으며 발등쪽으로 더 멀리 확장된다. 이 힘줄들은 발가락의 신근 확장을 형성하고 2–5 발가락의 원위 지골에 정지된다.	
	• **장무지신근** (EHL)	
	기시	• 내측 비골 축(중간 2/4 지점을 따라) • 골간막
	정지	• 엄지 발가락의 신근 확장 및 엄지 발가락의 원위 지골 기저부
	장무지신근은 전경골근과 장지신근 사이에 있으며 EHL은 주로 이 두 근육으로 덮여 있다.	
	신경지배	• 심비골 신경(L5 – S1)
기능	발가락	• MTP, PIP, DIP 관절(EDL)에서 2–5번째 발가락 신전 • MTP 및 IP 조인트(EHL)에서 무지 신전
	거골하관절 과 발	• 외반(거골하 관절) 및 회내(앞발) – 장지신근 • 내반(거골하 관절) 및 회외(앞발) – 장무지신근
	족관절 (거퇴관절)	• 배측 굴곡 → 유각기에서 발 떨어짐 방지 → 발뒤꿈치 닿기 직후 동적 원심성 활동(근전도에서 가장 높은 근육 활동) • 서 있거나 보행 입각기 단계에서 동적 안정화
	장지신근의 일부분은 협력적으로 작용하고(배측 굴곡), 다른 일부분은 전경골근, 장무지신근과 대립적으로 작용한다(외반/회외).	

<table>
<tr><td>연관통
(▶ 그림 7.327)</td><td colspan="2">• 발등, 2–5 번째 발가락; 족관절; 경골앞 (EDL)
• 무지, 발등, 제1중족골 (EHL)</td></tr>
<tr><td rowspan="2">증상</td><td>통증</td><td>• 발과 발목의 등쪽과 앞쪽에 지속적인 통증
• 주로 고르지 않은 지면에서 걸을 때 통증 증가(추가 안정화 필요)</td></tr>
<tr><td>기능장애</td><td>• 발과 발가락 신근의 약화 → "발 두드림" 보행
• 경골앞 근육의 야간 경련
• 망치 발가락과 발톱 발가락</td></tr>
<tr><td>포착</td><td>심비골신경</td><td>• 장지신근의 단단한 섬유 다발은 심비골신경을 압박할 수 있다(▶ 그림 8.46).
→ 신경차단으로 인한 모든 발과 발가락 신근의 약화 → 마제족(talipes equinus)</td></tr>
<tr><td rowspan="2">유발 요인</td><td>과부하</td><td>• 급성: 비틀거림, 넘어짐, 발가락 찌르기
• 만성
  ◦ 장거리 자동차 여행: 가스 페달(전경골근 파트 참고)
  ◦ 굽이 높은 신발이나 너무 딱딱한 신발
  ◦ 달리기 스포츠(특히 고르지 않은 표면), 장시간 내리막길 걷기
  ◦ 단단하고 짧아진 종아리 근육으로 인한 과부하</td></tr>
<tr><td>선행적 요인 과 지속적 요인</td><td>• 감기
• L4–L5 수준의 신경근병</td></tr>
<tr><td>치료사를 위한 조언</td><td colspan="2">• 발과 발가락 신근의 약화는 통증 잠복 유발점로 인해 발생할 수도 있다.
• 장지신근
  ◦ EDL의 근복은 전경골근의 측면과 장비골근의 전방에 위치한다.
  ◦ 촉진적 식별은 능동적 족저 굴곡(→ 전경골근을 비활성화)과 동시에 발가락 신전(→ EDL 긴장).
  ◦ 기법 I과 II로 치료하는 것은 간단하다(▶ 그림 7.328); EDL(▶ 그림 7.329)을 미리 스트레칭한 후 근막 스트레칭(기법 III)을 수행한다.
• 장무지신근: EHL이 주로 이 근육에 의해 덮여 있기 때문에 장지신근과 전경골근을 통해 치료를 시행한다.
• 유발점 치료에 적합한 환자 위치는 바로 누운 자세(▶ 그림 7.328, ▶ 그림 7.329) 또는 옆으로 누운 자세이다.
• 혈종 발생(구획 증후군의 위험)을 피하기 위해 치료 강도를 조절한다.</td></tr>
<tr><td>환자에 대한 권고사항</td><td colspan="2">• 지속적이고 자극적인 요인을 피한다.
  ◦ 자동차: 크루즈 컨트롤 사용
  ◦ 신발: 하이힐과 힐 패딩이 있는 신발은 피할 것
  ◦ 필요한 경우 하퇴 후부를 치료하고 스트레칭할 것
• 유발점 자가 치료
• 스트레칭(▶ 그림 7.326)
• 기능 훈련: 발 뒤꿈치로 걷기, 한 발로 균형 잡기, "흔들림 판" 등으로 걷기(▶ 그림 7.336)</td></tr>
</table>

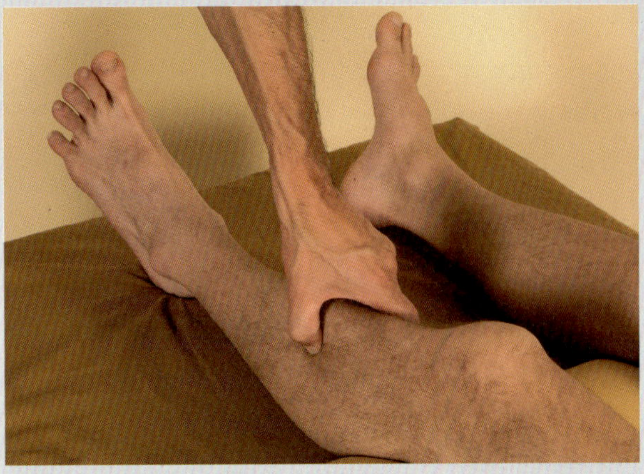

그림 7.328 장지신근 및 장무지신근의 유발점의 도수 압박(기법 I) 및 유발점 영역을 스트레칭(기법 II). 혈종 발생(구획 증후군의 위험)을 피하기 위해 치료 강도를 조절한다.

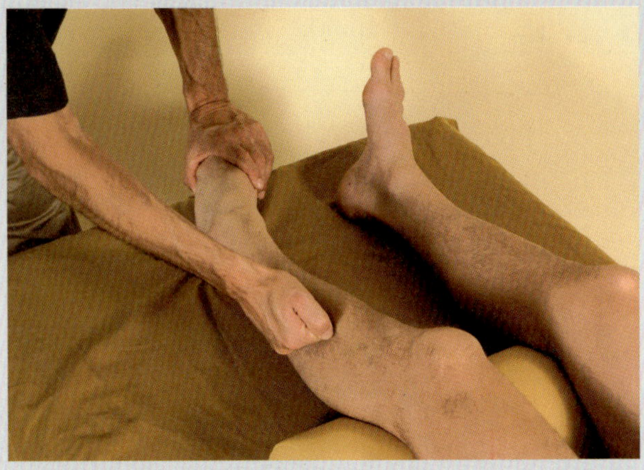

그림 7.329 근막 스트레칭(기법 III). 근막 스트레칭 기법은 장지신근을 미리 늘인 경우(수동적 족저 굴곡 및 발가락 굴곡) 더 효율적이다. 장지신근 전체 표면 근막의 광범위한(요약) 근막 스트레칭.

7.7.7 장비골근, 단비골근, 제3비골근

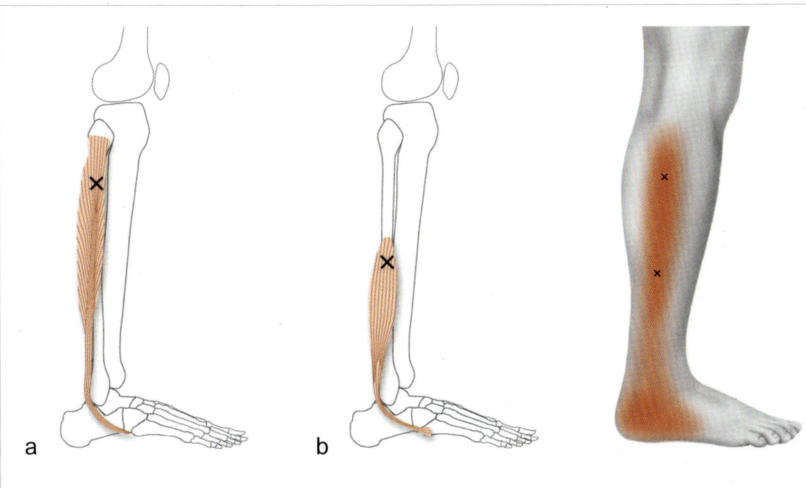

그림 7.330 장비골근, 단비골근 (Peroneus Longus, Peroneus Brevis, and Peroneus Tertius, 긴종아리근, 짧은종아리근, 셋째종아리근).
a 장비골근 (Peroneus longus, 긴종아리근).
b 단비골근 (Peroneus brevis, 짧은종아리근).

해부학 (▶ 그림 7.296, ▶ 그림 7.297, ▶ 그림 7.298 **a**)	• **장비골근**	
	기시	• 비골(비골두와 비골 측면의 근위 2/3)
	정지	• 제1중족골 및 내측 설상골
	장비골근건은 발의 아치 아래를 가로질러 전경골근건 반대편에 정지되어 "등자"를 형성한다.	
	• **단비골근**	
	기시	• 비골(비골 측면의 원위 2/3)
	정지	• 5번째 중족골
	하퇴 측면 근막 구획에는 장비골근과 단비골근, 그리고 표면 비골신경이 있다.	
	• **제3비골근**	
	기시	• 비골(비골 앞쪽 경계의 원위 절반과 다리 앞쪽 근육 사이의 중격)
	정지	• 4번째 및 5번째 중족골
	하퇴 앞쪽 근막 구획은 제3비골근, 전경골근 및 심비골 신경을 포함한다. 제3비골근은 장지신근(EDL)의 파생물이며 거의 평행하게 배열된다. 기능적인 관점에서 볼 때, 이것은 앞쪽 하퇴 근육에 속하며 발 신전근에도 속한다. 대부분 제3비골근은 장비골근으로 덮여 있다. 제3비골근의 유발점은 주로 앞가쪽 관절 통증과 외측 뒤꿈치 통증을 유발한다. 제3비골근은 인구의 약 8%밖에 없다.	
	신경지배	• 표재 비골 신경(L5 – S1): 장비골근과 단비골근 • 심비골 신경(L5 – S1): 제3비골근
기능	족관절	• 족저 굴곡(지지 효과)
	거골하관절	• 외반(강력한 효과)
	발	• 회외(Chopart와 Lisfranc의 관절) • 발의 가로 아치(발 중간 부위)는 장비골근건(전경골근과 함께)에 의해 긴장된다.
	서 있거나 보행 입각기 동안 발, 거골하 관절 및 족관절의 안정화에 참여한다.	
연관통 (▶ 그림 7.330)	• 하퇴의 가쪽 • 외측과 인접 부위	
증상	통증	• 외측과의 뒤쪽 및 근위 • 하퇴 외측과 족관절 부위의 통증과 압통 • 특히 고르지 않은 지면에서 보행 시 통증 증가

증상	기능장애	• 약화 →"불안정한 족관절" • 지연 반응 능력 → 반복된 내반 염좌 • 총비골 신경이 포착되었을 때 감각 이상
포착	총, 표면, 심비골 신경	• 근위부 부착에 있는 장비골근의 개구부는 총비골신경(비골두에서 약간 먼쪽)이 통과할 수 있도록 한다 → 총비골신경의 압박 가능(▶ 그림 8.46). 이 부위에서 멀리 떨어져 있는 장비골근의 단단한 띠는 표면 비골신경과 심비골신경을 압박할 수 있다. → 신경차단으로 인한 전방 및 외측 근막 구획의 근육 약화: 발과 발가락의 신근 및 비골근육 영향을 받는다. → 첫 번째 발가락과 두 번째 발가락 사이에서 발의 말단 등쪽에 대한 민감도가 감소했다.
유발 요인	과부하	• 급성 ○ 넘어지거나 떨어짐 ○ 내반 염좌(발목 측면 부상) ○ 석고 고정 후 • 만성 ○ 고르지 않은 표면에서 걷기/달리기 ○ 일상 생활에서 하이힐 신기
	주요 유발점	• 대퇴근막장근 또는 대둔근, 소둔근
	선행적 요인과 지속적 요인	• 감기 • 타이트한 신축성 있는 밴드가 있는 긴 무릎 양말 착용으로 인한 허혈 • L4 – L5 수준의 신경병증
치료사를 위한 조언	• 활성 유발점이 종종 존재한다. • 접근과 치료(▶ 그림 7.331, ▶ 그림 7.332)는 간단하고 만족스럽다. • 유발점 치료에 적합한 환자 위치는 옆으로 누운 자세(▶ 그림 7.331, ▶ 그림 7.332) 또는 바로 누운 자세 위치이다. • 장비골근의 단단한 띠는 비골두 원위부에서 총비골신경(그리고 천비골신경과 심비골신경)을 압박할 수 있다(▶ 그림 8.46). • 발목 염좌 후 외측과 부위에 통증이 지속되면 "바로 수술을 고려하지 말고 비골 근육에서 유발점을 찾으시오"(Dejung 2009).	
환자에 대한 권고사항	• 지속적이고 자극적인 요인을 피한다. 예: 일상 활동에서 하이힐을 신지 않는다. • 도수 자가 치료 • 스트레칭 • 비골 근육의 기민성 훈련(동적 안정화): 예: 로커 밸런스 보드 균형 조정(▶ 그림 7.336), 고르지 않은 표면 위 걷기, 맨발 걷기 • 경기 중 관절에 스트레스를 가할 때는 좋은 깔창과 측면 지지력이 좋은 신발을 신는다.	

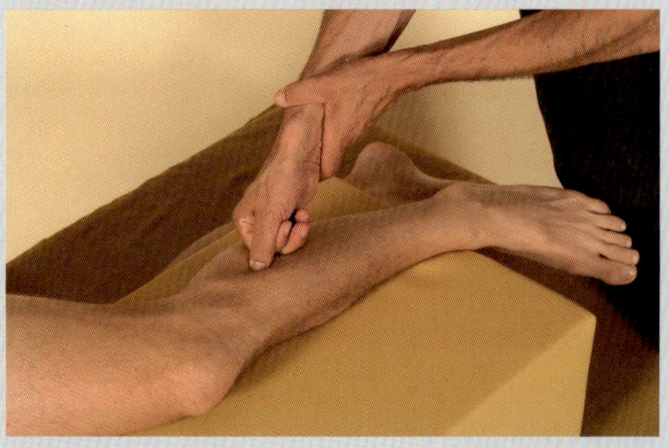

그림 7.331 장비골근: 엄지 압력을 사용하여 도수 압박(기법 I)과 유발점 영역을 스트레칭(기법 II).

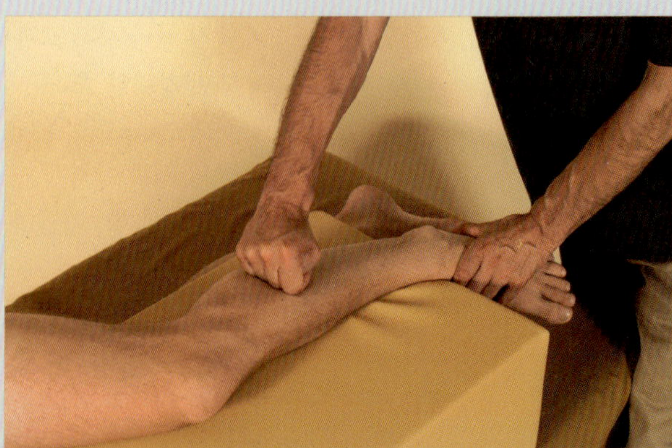

그림 7.332 장비골근과 단비골근: 근막 스트레칭(기법 III)은 비골 근육을 사전에 스트레칭(내반/회외)한 후 수행한다.

7.7.8 단지신근, 단무지신근

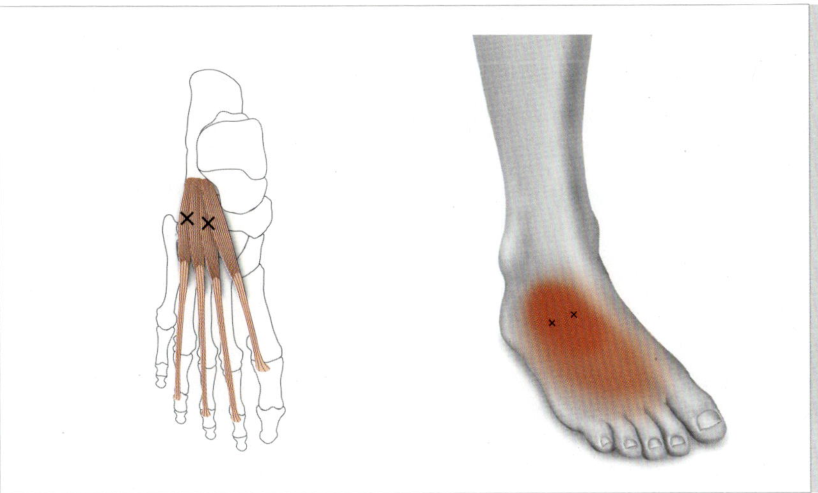

그림 7.333 단지신근과 단무지신근 (Extensor Digitorum Brevis, Extensor Hallucis Brevis, 짧은발가락폄근과 짧은엄지폄근)

해부학 (▶ 그림 7.296, ▶ 그림 7.297, ▶ 그림 7.298 **a**)	• **단지신근** (EDB)	
	기시	• 종골(후면)
	정지	• 두 번째, 세 번째, 네 번째 발가락의 신근이 확장되어 3개의 힘줄로 방사되고 중간 지골의 기저부에 정지된다.
	• **단무지신근** (EHB)	
	기시	• 종골(단지신근의 내측)
	정지	• 엄지 발가락의 신근으로 퍼져서 근위 지골 기저부에 정지
	신경지배	• 심비골 신경(L5 - S1)
기능	단지신근	• 2–4번째 발가락의 중족골 관절(MTP)과 근위(PIP) 및 원위 지간 관절(DIP)에서 신전
	단무지신근	• 무지의 MTP 관절에서 신전
	단지신근과 장지신근은 발가락의 신근 확장으로 퍼져 나가기 때문에 발가락에 대한 기능은 동일하다.	
연관통 (▶ 그림 7.333)	• 발의 국소적 통증(발의 중간 등)	
증상	통증	• 발 등쪽 • 휴식 시 둔한 통증 • 걷기에 따른 통증 증가
유발 요인	과부하	• 급성: 예: 발가락 부딪치기 • 만성: 예: 뒤로 기울어진 스키, 긴 발가락 신근의 약화
	직접적 외상	• 예: 무거운 물체가 발에 떨어질 때의 부상
	주요 유발점	• 전경골근, 장지신근, 비골근, 중둔근 및 소둔근, 대퇴근막장근
	선행적 요인과 지속적 요인	• 꽉 조이는 신발 → 발가락 움직임 억제 • 신발 끈이 너무 꽉 조여짐 → 허혈성 압박
치료사를 위한 조언	• 치료는 간단하다. • 유발점 치료에 적합한 환자 위치는 바로 누운 자세(▶ 그림 7.334, ▶ 그림 7.335) 또는 옆으로 누운 자세이다. • 족골의 움직임이 저조한 경우 족골을 움직인다.	
환자에 대한 권고사항	• 지속적이고 자극적인 요인을 피한다. ○ 자유로운 발가락 움직임을 위한 충분한 공간이 있는 좋은 신발; 신발 끈을 너무 꽉 조이지 말라. ○ 발에 무언가가 떨어질 위험이 있는 경우, 작업장에서 닫힌 신발을 착용하라. • 유발점 자가 치료 • 스트레칭 • 기능 훈련(▶ 그림 7.336)	

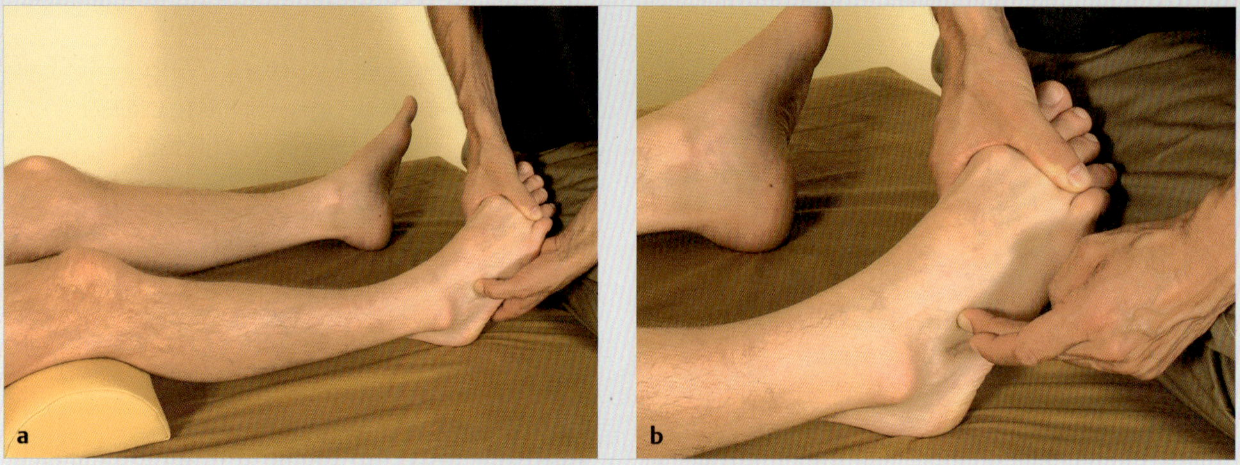

그림 7.334 다양한 손가락 자세를 사용한 짧은 발가락 신전근들의 도수 압박(기법 I)과 유발점 영역 스트레칭(기법 II).
a 엄지의 압박
b 중지를 사용한 압박과 검지를 통한 안정화

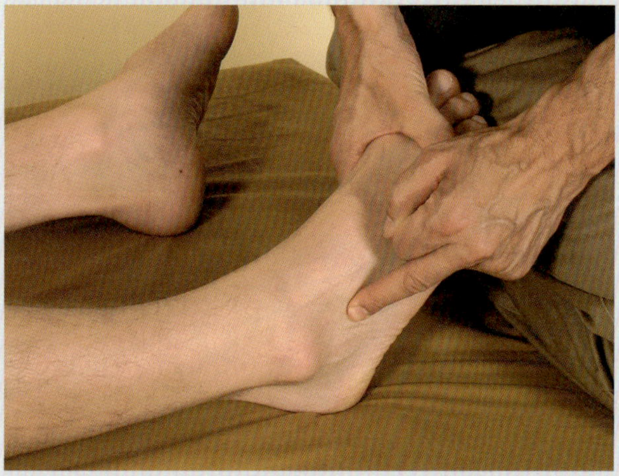

그림 7.335 짧은 발가락 신전근들의 근막 스트레칭(기법 III)

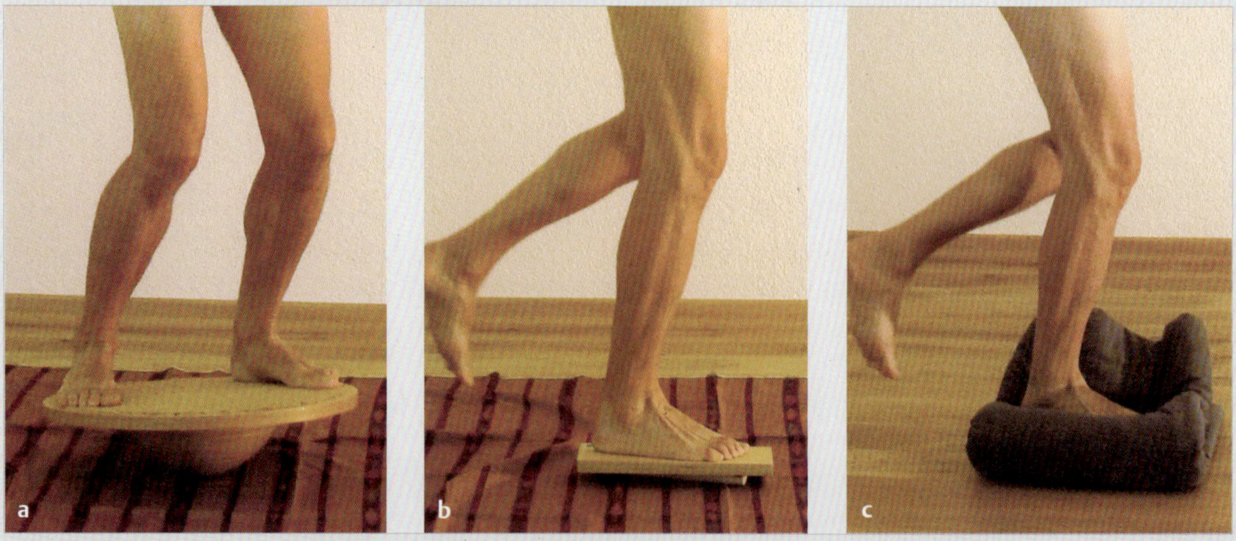

그림 7.336 불안정면에서의 모든 발가락과 발, 하퇴 근육의 기능적 훈련(기법 VI)
a "와블 보드"에서
b 라커 밸런스 보드에서
c 부드러운 담요 위에서

7.7.9 발바닥(표층) 근육: 단지굴근, 무지외전근, 소지외전근

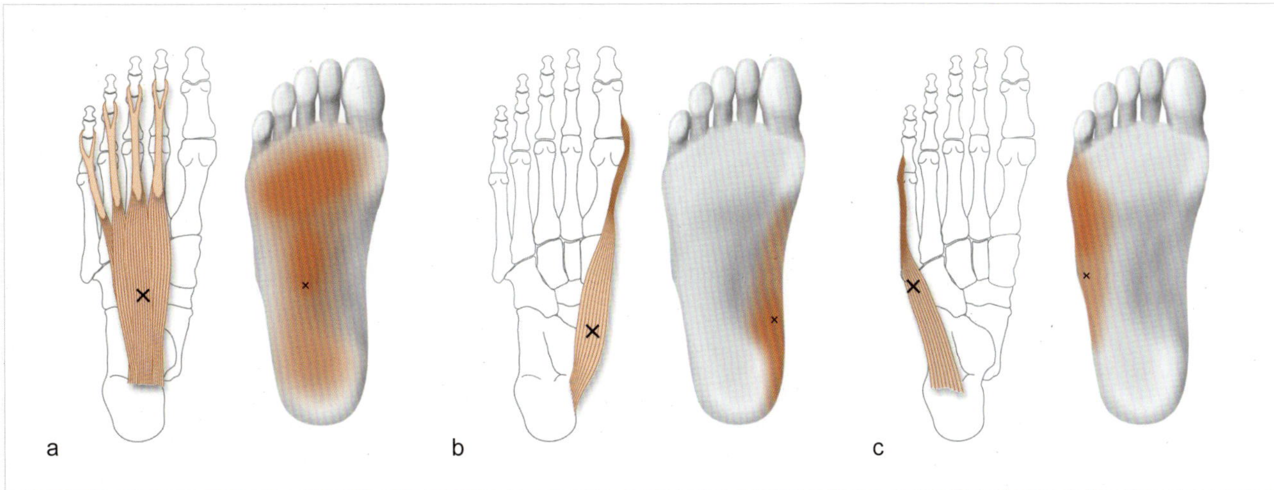

그림 7.337 바닥 근육–표층
a 단지굴근 (Flexor digitorum brevis, 짧은발가락굽힘근)
b 무지외전근 (Abductor hallucis, 엄지발가락벌림근)
c 소지외전근 (Abductor digiti minimi, 새끼손가락벌림근)

해부학 (▶ 그림 7.300 a)	• **단지굴근** (FDB)	
	기시	• 종골(종골 결절, 하방) • 족저 건막(근위부)
	정지	• 2–5번째 발가락의 중간 지골
	단지굴근건이 분할된다. 장지굴근의 건이 단지굴근의 건 사이의 틈을 통과하여 말단 지골에 정지된다.	
	• **무지외전근** (AbdH)	
	기시	• 종골(종골 결절, 내측 돌기) • 굴근 지지띠 • 발바닥 건막
	정지	• 무지 근위 지골 기저부 • 내측 종자뼈
	무지외전근은 발의 안쪽 가장자리의 뒤쪽 절반을 따라 피하로 놓여 있다.	
	• **소지외전근** (AbdDM)	
	기시	• 종골(종골 결절, 돌기)
	정지	• 소지의 근위 지골
	소지외전근은 피부 바로 아래 발의 측면 가장자리에 있다.	
	신경지배	• 경골신경 ○ FDB 및 AbdH의 내측 족저신경(L5 – S2) ○ AbdDM의 외측 족저신경(S2 – S3)
기능	단지굴근	• MTP, PIP 및 DIP 관절에서 2–5번째 발가락의 굴곡
	무지외전근	• 무지외전 • 보조 ○ 무지굴곡 ○ 발의 종방향 아치
	소지외전근	• 소지외전 • 보조 ○ 소지굴곡 ○ 발의 종 방향 아치

<table>
<tr><td>연관통
(▶ 그림 7.337)</td><td colspan="2">• 말단 중족골 부위의 발바닥(FDB)
• 뒤꿈치 안쪽, 발 안쪽 테두리(AbdH)
• 발의 측면 경계, 주로 원위(AbdDM)</td></tr>
<tr><td rowspan="2">증상</td><td>통증</td><td>• 발바닥, 안쪽 뒤꿈치 및 발의 측면 테두리
• 휴식 시 둔한 통증
• 부하 시 통증 증가</td></tr>
<tr><td>기능장애</td><td>• 통증을 피하기 위해 절뚝 거림
• 발가락 기형(외반 무지)</td></tr>
<tr><td rowspan="2">유발 요인</td><td>과부하</td><td>• 급성: 적절하게 훈련되지 않은 경우 최대 부하(스포츠: 육상, 배구 등)
• 만성
◦ 비만
◦ 발레, 달리기 스포츠
◦ 부적절한 신발
- 나무 신발/나막신 → 유각기 동안 발가락 굴곡을 사용하여 신발을 고정한다.
- 꽉 조이는 신발 → 발가락 움직임 억제
- 단단한 밑창 → 밀림 방지</td></tr>
<tr><td>직접적 외상</td><td>• 업무 중 사고: 예: 신발 밑창을 관통하는 못</td></tr>
<tr><td>치료사를 위한 조언</td><td colspan="2">• 단지굴근 :
◦ FDB는 발바닥 중앙을 지나 피부와 발바닥 건막의 중앙 부분으로 피부를 통해 덮여 있다. 따라서 촉진 및 치료에 쉽게 접근할 수 있다. 발가락을 수동적으로 신전시키면 FDB(발바닥 근육의 표면층)에 긴장이 가해져 선택적으로 촉진 및 치료에 사용할 수 있다(▶ 그림 7.338).
◦ 근막 스트레칭(기법 III)은 개별적으로 분리가 되는 단단한 띠(▶ 그림 7.339 a)에 대해 선택적으로 수행할 수 있고 또한 전체 FDB에 대해 더 광범위하게 적용될 수 있다(▶ 그림 7.339 b). 수동 발가락 신전을 통해 사전 스트레칭을 한다.
• 무지외전근: 피부 바로 아래 발의 내측면에 위치하여 촉진 및 치료에 쉽게 접근할 수 있다(▶ 그림 7.340).
• 소지외전근은 피부 바로 아래 발의 측면 가장자리에 있다. 유발점은 거의 없다.
• 유발점 치료에 적합한 환자 위치는 복와위(▶ 그림 7.337, ▶ 그림 7.338), 옆으로 누운 자세 또는 바로 누운 자세이다.(▶ 그림 7.340)
• 족골의 가동성이 저하된 경우 족골을 가동시킨다.</td></tr>
<tr><td>환자에 대한 권고사항</td><td colspan="2">• 지속적이고 자극적인 요인을 피한다.
◦ 공간이 충분하고 최적의 깔창이 있는 신발을 착용하고 가능하면 밑창이 울퉁불퉁하지 않도록 하라.
• 유발점 자가 치료(도수적으로, 유발점 나무 도구 또는 테니스 공 사용, ▶ 그림 7.347)
• 스트레칭
• 훈련: 민첩성 훈련(균형 잡기; ▶ 그림 7.336 ▶ 그림 7.349), 맨발로</td></tr>
</table>

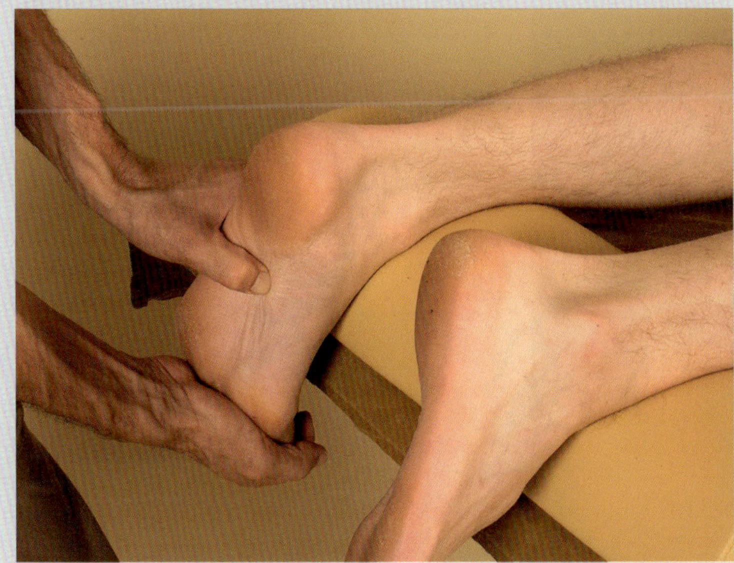

그림 7.338 단지굴근의 도수 압박(기법 I)과 유발점 영역 스트레칭(기법 II). 발가락을 수동적으로 신전시키면 표면에 위치한(피부 바로 아래) FDB가 장력을 받아 선택적 촉진 및 치료에 사용할 수 있다.

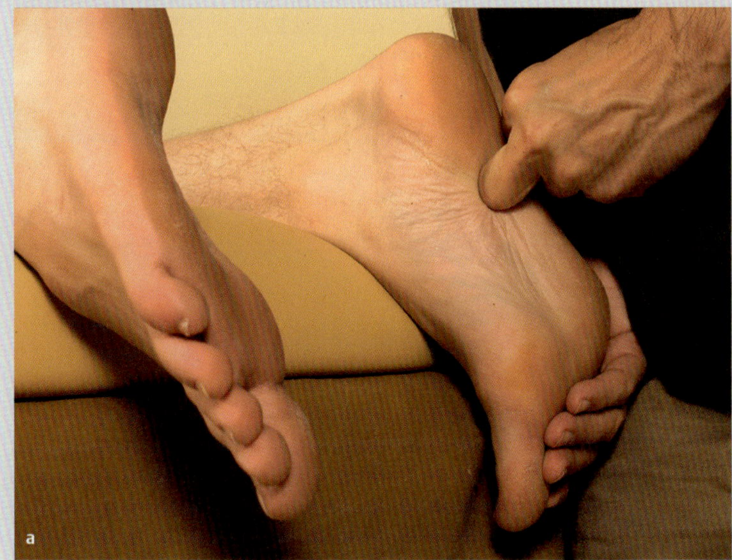

그림 7.339 미리 스트레칭된 위치에서 단지굴근의 근막 스트레칭(기법 III)

a 중지의 PIP 관절을 사용하여 단단한 띠의 선택적 근막 스트레칭.

계속 ▶

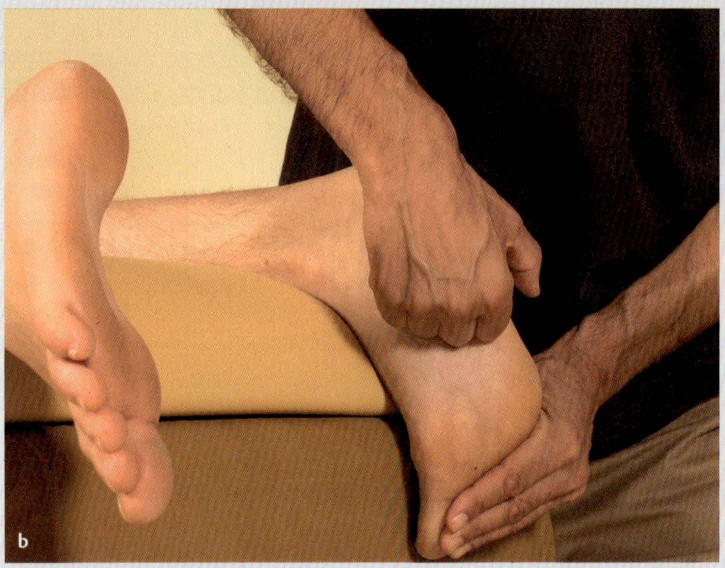

그림 7.339 *(계속)* 미리 스트레칭된 위치에서 단지굴근의 근막 스트레칭(기법 III)

b 주먹쥔 손을 사용하여 발바닥 근육 표면층의 광범위한 (요약) 근막 스트레칭

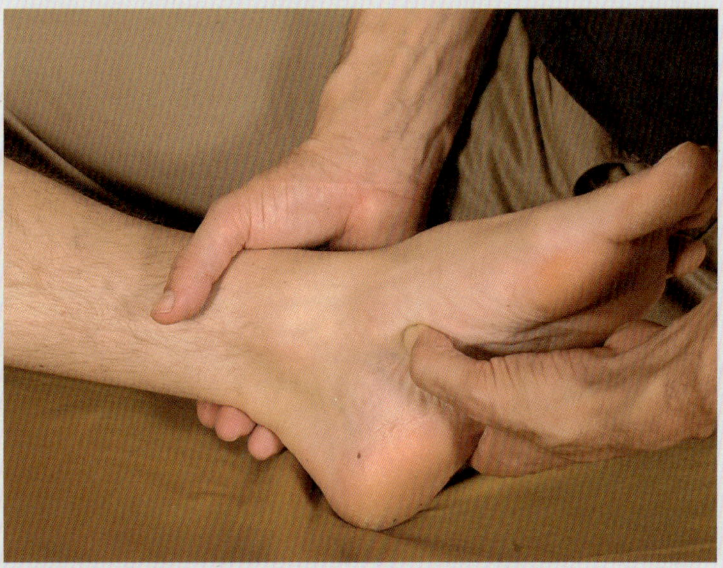

그림 7.340 무지외전근의 도수 압박(기법 I)과 유발점 영역 스트레칭(기법 II).

7.7.10 발바닥(심층) 근육: 족저방형근, 단무지굴근, 무지내전근, 충양근, 골간근

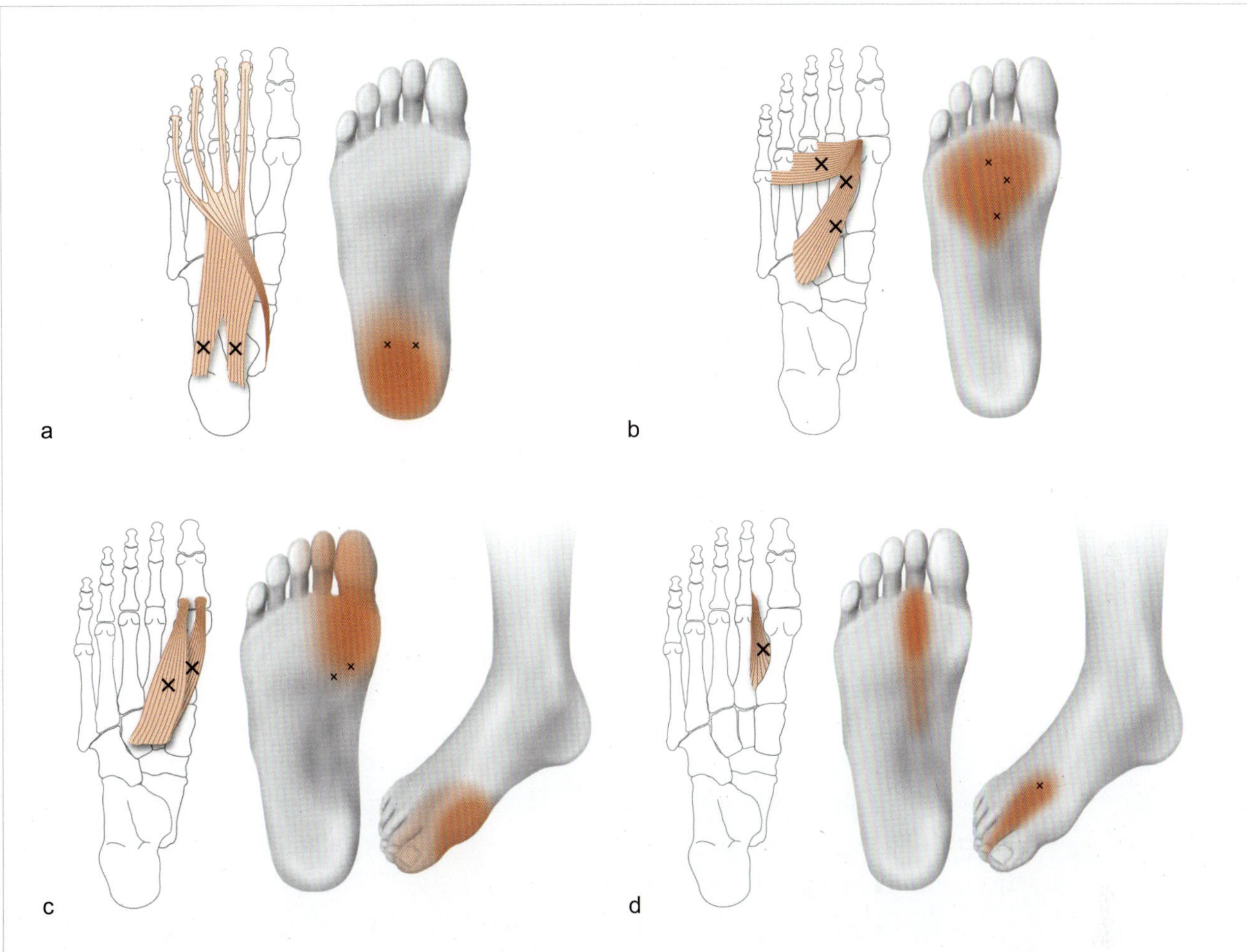

그림 7.341 발바닥 근육 – 심층.

a 족저방형근 (Quadratus plantae, 발바닥네모근).

b 무지내전근 (Adductor hallucis, 엄지모음근).

c 단무지굴근 (Flexor hallucis brevis, 짧은엄지굽힘근).

d 제1 배측골간근 (First dorsal interossepus, 첫째등쪽뼈사이근).

해부학 (▶ 그림 7.300 **b**)	**• 족저방형근**	
	기시	• 종골(발바닥 쪽, 두 개의 머리, 내측과 외측 경계에서) • 긴족측인대
	정지	• 긴발가락 굴근건의 외측 경계로 방사하여 2-5번째 발가락의 말단 지골까지 확장
	족저방형근 "긴 발가락 굴곡근의 발바닥 머리"와 유사하며 "보조발가락굽힘근"이라고도 한다.	
	기능	• 발가락 굴곡, 장지굴근의 효과를 강화
	• 단무지굴근	
	기시	• 내측 설상골, 장족척인대, 후경골근건
	정지	• 내측두(무지외전근과 합쳐짐) ◦ 내측 종자골 ◦ 무지 근위지골 기저부(내측면) • 측면두(무지내전근과 합쳐짐) ◦ 측면 종자골 ◦ 무지 근위지골 기저부(측면)
	기능	• 무지의 MTP 관절에서 굴곡 • 발의 아치를 조인다.
	• 무지내전근	
	기시	• 비스듬한 머리: 입방골, 중간 설상골, 두 번째 및 세 번째 중족골 기저부 • 가로 머리: 3-5번째 MCP 발가락 관절의 관절낭인대, 심부 횡중족골인대
	정지	• 양쪽 머리: 무지 근위지골의 측면 종자 및 기저부(측면)
	기능	• 무지내전 • 무지굴곡 보조 • 발의 가로 아치를 긴장시킨다.
	• 충양근	
	기시	• 장지굴근의 개별 힘줄의 내측면
	정지	• 2-5번째 발가락 근위 지골의 내측 경계 • 신근 확장(즉, 장지신근의 힘줄 끝에서)
	기능	• 2-5 번째 발가락의 MCP 관절 굴곡 • PIP 및 DIP 관절의 신전 • 4개의 외측 발가락 내전 • 가로 아치의 긴장을 보조
	• 골간근	
	기시	• 족저골간근: 3-5번째의 중족골 내측의 단일 머리 • 배측골간근: 모든 중족골의 마주 보는 표면과 긴 족측인대에서 나온 두 개의 머리
	정지	• 족저골간근: 3-5번째 발가락 근위 지골의 기저부(내측), 3-5번째 발가락의 신근 건막 • 배측골간근: 근위 지골의 기저부(측면) 및 2-4번째 발가락의 신근 건막
	기능	• 족저골간근: 세 번째, 네 번째 및 다섯 번째 발가락의 두 번째 발가락을 향한 내전 • 배측골간근: 두 번째, 세 번째, 네 번째 발가락의 외전
	신경지배	• 경골신경 ◦ 내측 족측신경(L5 - S1): 단무지굴근, 1 - 3번째 충양근 ◦ 외측 족측신경(S1 - S2): 족저방형근, 무지내전근, 제4충양근, 골간근
기능	발의 모든 내재근	• 짧은 발 근육은 하나의 단위로 작용한다. ◦ 발 안정성 지원(횡궁 및 종궁) ◦ 입각기에서 발의 동적 안정화

연관통 (▶ 그림 7.341)		• 족저방형근: 발뒤꿈치(발바닥 표면) → "종골 골극" 통증 • 단무지굴근: 첫 번째 중족골의 머리(내측 및 발바닥쪽) • 무지내전근: 발바닥 원위부 • 충양근: 국소적 • 골간근: 국소적

증상	통증	• 발바닥("종골 골극" 통증) 및 발가락 사이
		• 휴식 시 둔한 통증
		• 부하 및 이동으로 인한 통증 증가
		  ○ 서기, 걷기, 달리기
		  ○ 아치 지지대(유발점에 압력을 가할 수 있음)
		  ○ 통증의 질이 "무디거나" 또는 "뻑뻑함"
		• 통증을 피하기 위해 절뚝 거림
		• 통증으로 인한 보행 거리 제한

	기능장애	• Morton의 신경종인 발의 무감각 및 부종 • 발 기형(망치 발가락, 외반 무지)

유발 요인	과부하	• 급성: 예: 근육이 제대로 훈련되지 않았을 때 모래 위를 걷는 경우
		• 만성
		  ○ 발레
		  ○ 부적절한 신발
		    – 나무 신발/나막신 → 유각기 동안 신발을 고정하기 위해 발가락 굴곡을 사용해야 한다.
		    – 꽉 조이는 신발 → 발가락 움직임 억제
		    – 단단한 밑창 → 밀림 방지

	직접적 외상	• 직장에서 사고: 예: 신발 밑창을 관통하는 못
	선행적 요인과 지속적 요인	• 하중 조건이 변경된 발의 변형(편평발, 편평족, 요족, 망치 발가락, 무지외반증)은 종종 유발점을 형성한다.
치료사를 위한 조언		• 심층의 발바닥 근육은 개별적으로 구별할 수 없다. 따라서 여기서 유발점으로 인한 통증은 일반적으로 특정 근막 구조에 기인할 수 없다. • 심층의 치료는 발바닥 근막과 짧은 발 근육의 위에 있는 층을 통해 수행되므로 이완되어져 있어야 한다(▶ 그림 7.342 – ▶ 그림 7.345). • 유발점 나무 도구를 사용하여 치료사의 손가락에 대한 부담을 줄여야 한다(▶ 그림 7.343). • 모든 발 근육의 근막(기법 III)을 늘리는 것이 중요하다(▶ 그림 7.345). "이 작업은 변형을 완화하고 발 통증을 사라지게 한다. 이러한 유형의 치료는 하지 전체에 이완 효과가 있으며 때로는 전신적 이완 효과가 있다"(Dejung 2009). • 도수치료에 적합한 환자 위치는 엎드린 자세(▶ 그림 7.342, ▶ 그림 7.343, ▶ 그림 7.345), 바로 누운 자세(▶ 그림 7.344, ▶ 그림 7.346) 또는 옆으로 누운 자세이다. • 족골의 가동화 → 근육의 반사력에 영향을 미친다.

환자에 대한 권고사항		• 지속적이고 자극적인 요인을 피한다.
		  ○ 충분한 공간이 있는 신발을 착용한다.
		  ○ 하루 종일 딱딱한 밑창/나무 신발 또는 하이힐을 신지 말라.
		• 테니스 공 (▶ 그림 7.347), 도수적 또는 유발점 나무 도구를 사용한 유발점 자가 치료
		• 스트레칭 (▶ 그림 7.348; 참고 ▶ 그림 7.315, ▶ 그림 7.316)
		• 협응 훈련(맨발로 움직이기, 균형 잡기 등; ▶ 그림 7.336 – ▶ 그림 7.349)

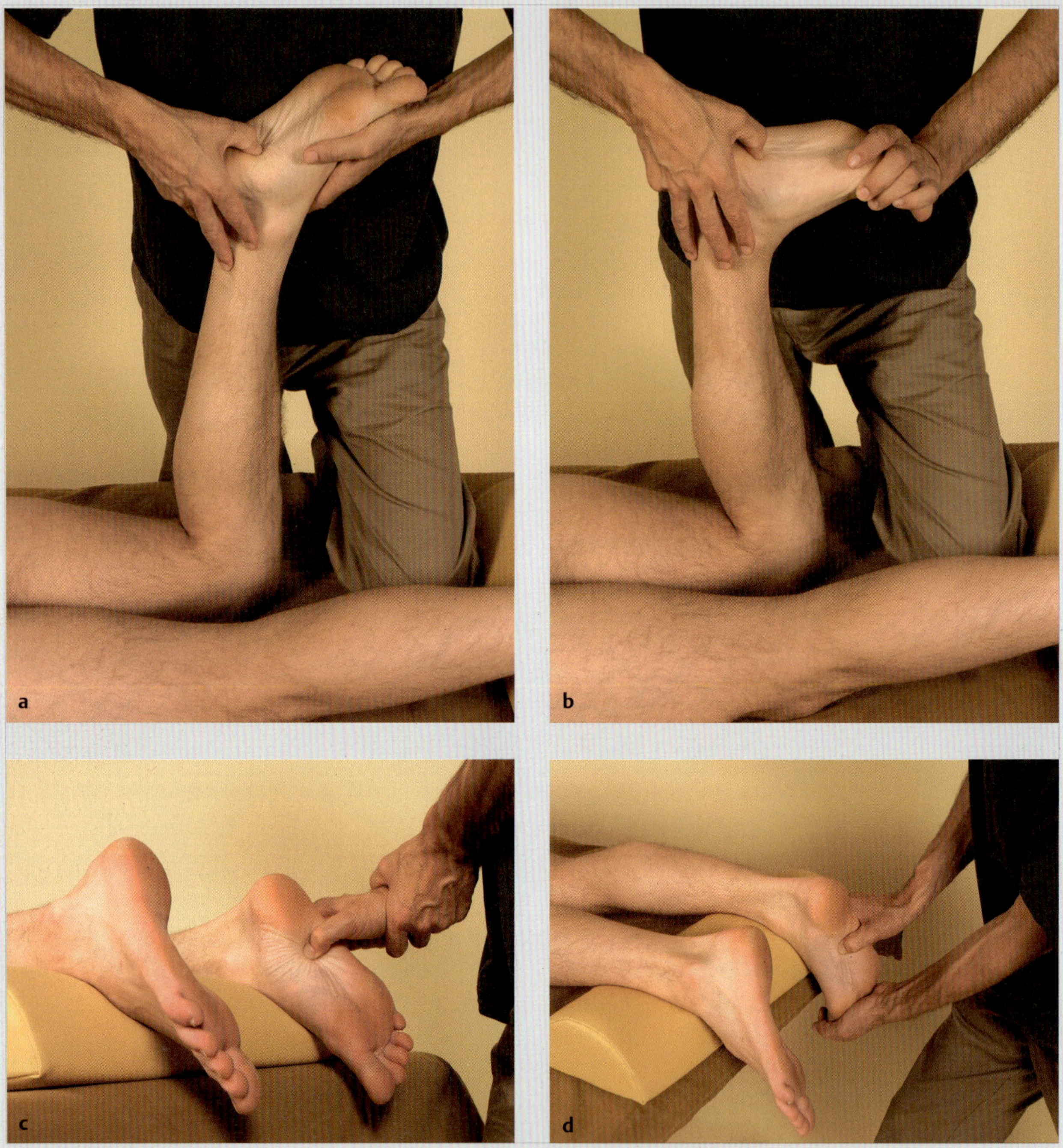

그림 7.342 족저방형근. 도수 압박(기법 I)과 유발점 영역 스트레칭(기법 II).

a 표면에 위치한 단지굴근의 이완을 통한 족저방형근의 도수치료가 동시에 치료될 수 있다.

b 발가락을 수동적으로 신전시키면 단지굴근과 족저방형근이 긴장 상태에 있게 된다. 치료 자극은 주로 표면에 위치한 FDB에 영향을 미치고 그 아래에 있는 족저방형근에도 영향을 미친다.

c a와 다른 위치에 있는 환자의 자세

d b와 다른 위치에 있는 환자의 자세

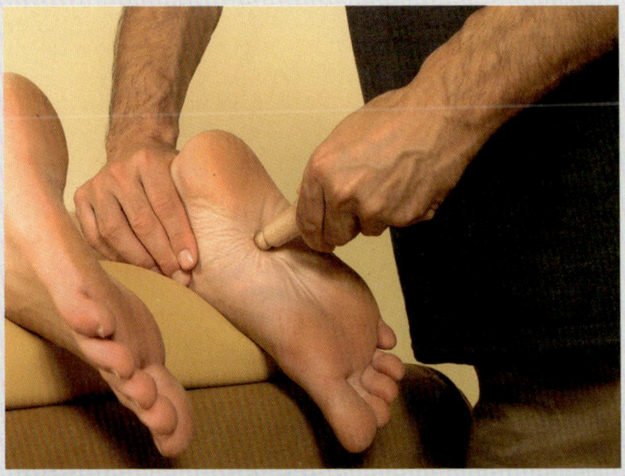

그림 7.343 유발점 나무도구를 사용하여 치료사의 손가락에 대한 부담을 덜어준다. 단지굴근을 통해 족저방형근(기법 I, II 및/또는 III)을 치료한다.

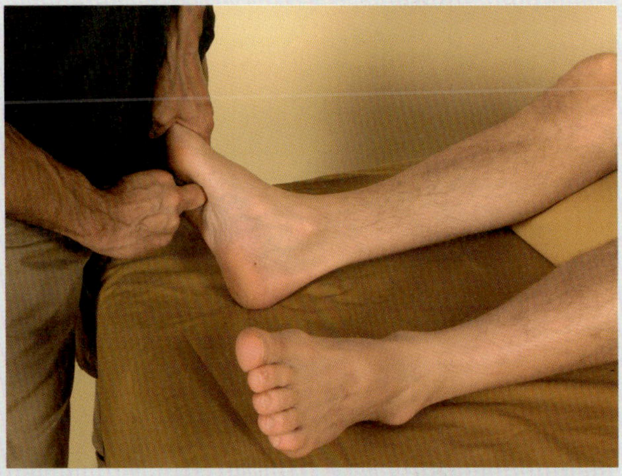

그림 7.344 발 앞쪽 근육: 도수 압박(기법 I)과 유발점 영역 스트레칭(기법 II). 표층(단지굴근) 및 심층(무지내전근, 단무지굴근, 충양근, 족저골간근, 배측골간근)은 촉진에 의해 개별 근육을 구별하지 않고 함께 치료된다.

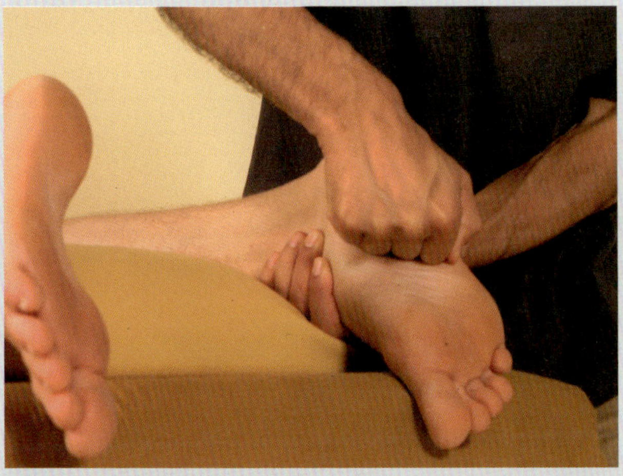

그림 7.345 족저방형근(그리고 단지굴근)의 근막 스트레칭(기법 III). 표면에 있는 발가락 굴곡근이 이완되면(▶ 그림 7.339처럼 미리 늘리지 않은) 발의 더 깊은 근육층에 도달할 수 있다.

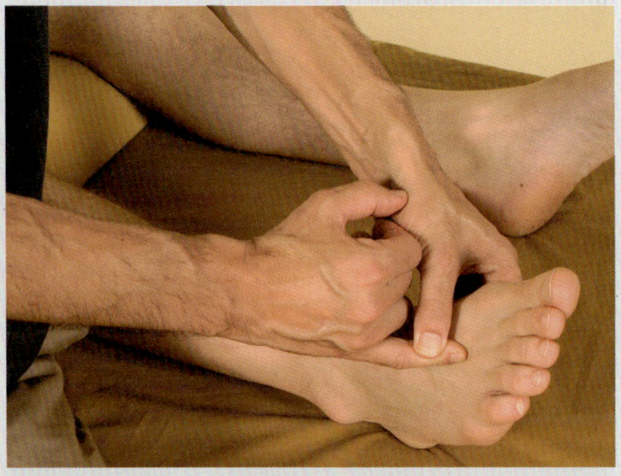

그림 7.346 골간근: 도수 압박(기법 I) 및 유발점 영역 스트레칭(기법 II). 발의 등쪽에서부터 중족골 사이의 공간으로 가능한 한 멀리 새끼손가락을 사용해 누른다. 골간근은 적어도 부분적으로나마 그 공간에서 직접 치료할 수 있다.

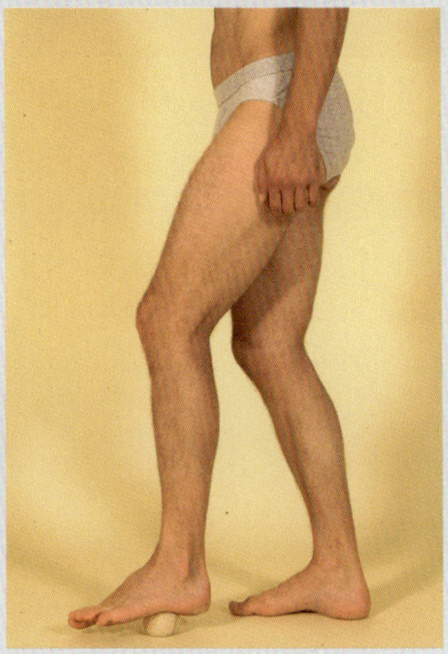

그림 7.347 테니스공을 사용한 발바닥 근육의 유발점 자가-치료

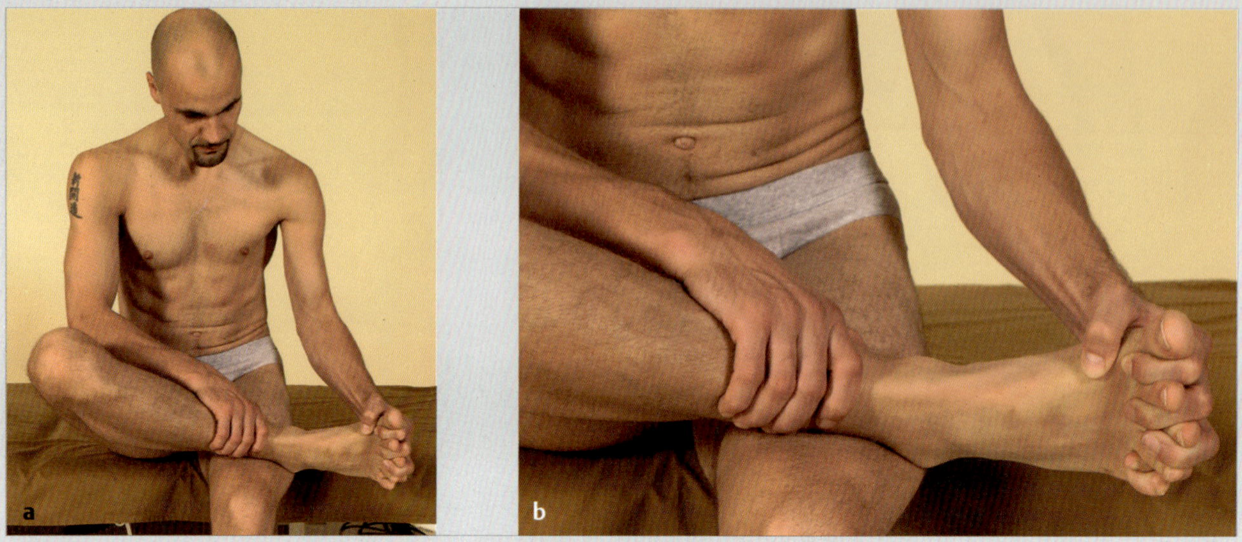

그림 7.348 발의 짧은 근육(무지내전근, 골간근, 충양근)의 자가-스트레칭(기법 V)
a 발의 짧은 근육의 셀프 스트레칭 - 개요
b 발의 짧은 근육의 셀프 스트레칭 - 상세

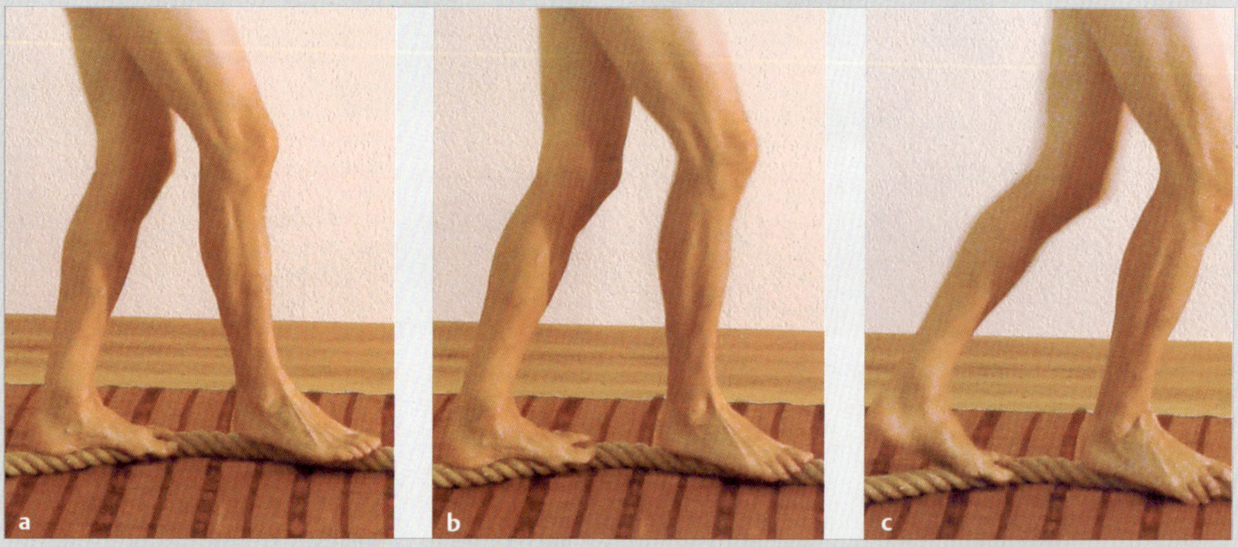

그림 7.349 기능적 훈련(기법 VI): 발의 민첩성을 증진시키기 위해 로프 위에서 걸으며 균형 유지하기
a 움직임 순서 - 1단계
b 움직임 순서 - 2단계
c 움직임 순서 - 3단계

7.8 상지

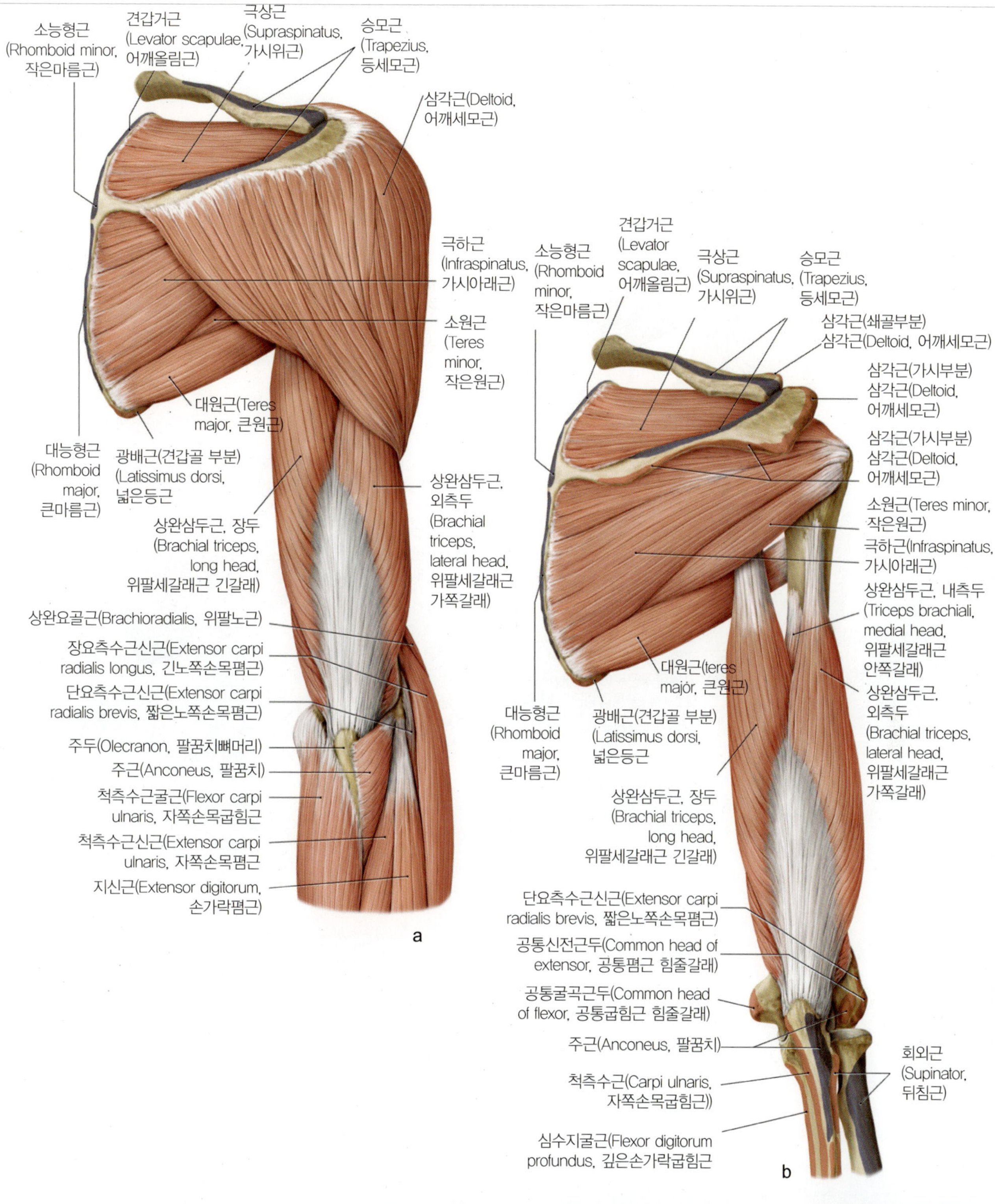

그림 7.350 상지 근육: 후면.
a 표층.
b 심층.
From Schuenke M, Schulte E, Schumacher U. THIEME Atlas of Anatomy. General Anatomy and Musculoskeletal System. Illustrations by Voll M and Wesker K. Second Edition. New York: Thieme Medical Publishers; 2014

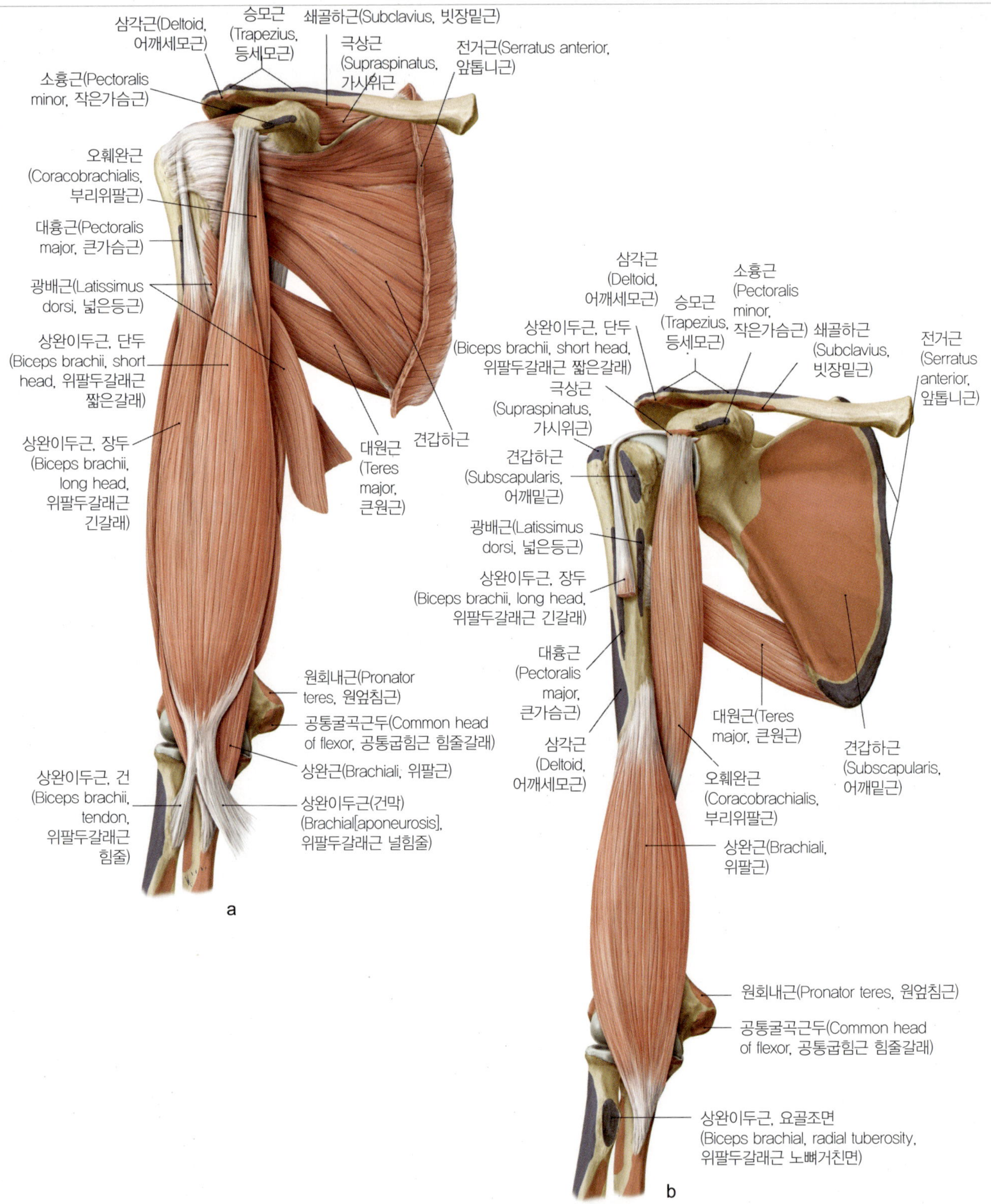

그림 7.351 상지 근육: 전면.
a 표층.
b 심층.
From Schuenke M, Schulte E, Schumacher U. THIEME Atlas of Anatomy. General Anatomy and Musculoskeletal System. Illustrations by Voll M and Wesker K. Second Edition. New York: Thieme Medical Publishers; 2014

7.8.1 상완삼두근, 주근

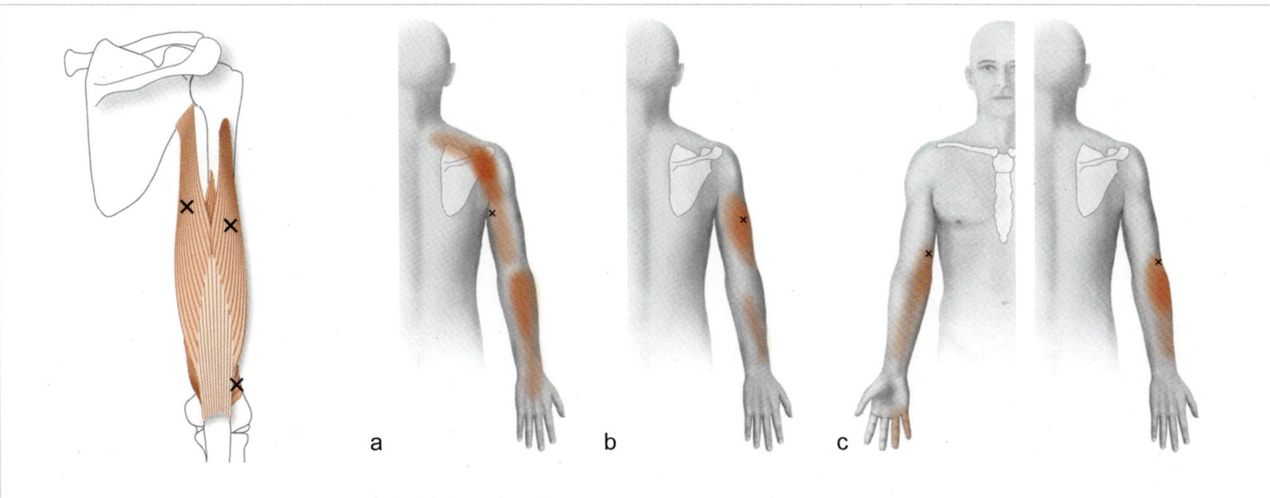

그림 7.352 상완삼두근 (Triceps Brachii, 위팔세갈래근)
a 상완삼두근 장두
b 상완삼두근 외측두
c 상완삼두근 내측두

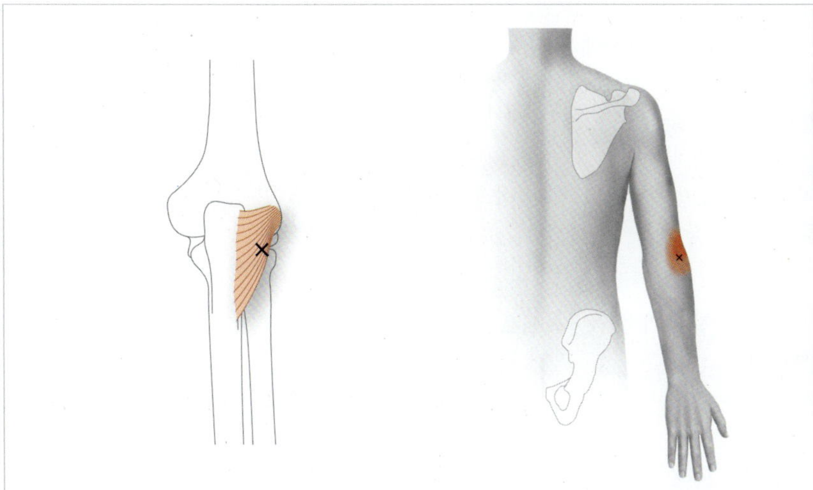

그림 7.353 주근 (Anconeus, 팔꿈치근)

해부학 (▶ 그림 7.350)	• **상완삼두근** (Triceps brachii)	
	기시	• 장두: 견갑골의 관절하 결절(2개 관절을 교차) • 외측두: 상완골의 후외측면, 요골신경구 위쪽의 근위부와 측면; 외측근간격막 • 내측두: 상완골 표면 후면 하부, 상완골의 원위부 요골신경구 2/3에 걸쳐 광범위하게; 내측근간격막 내측두는: • 상완골 원위부 내측에서 요골신경까지; • 대부분 장두와 외측두에 의해 덮여 있으며, 모두 표층에 분포한다; • 상완삼두근의 심층부를 형성하고, 삼두근의 내측두와 외측두는 주관절 근위부에서 직접 촉진이 가능하다.
	정지	• 주두(척골부): 장두, 내측두, 외측두 모두 하나의 건막으로 합쳐져 하나의 건으로 정지한다. • 관절낭 후면

해부학 (▶ 그림 7.350)	• **주근** (Anconeus)	
	기시	• 상완골의 외측상과 • 요측측부인대
	정지	• 주두 외측(척골)과 척골 후면 • 관절낭(후면)
	신경지배	• 요골신경(C6–C8)
기능	• 주관절의 신전(상완삼두근과 주근) • 추가로 견관절의 신전(장두) • 주관절의 관절낭의 긴장(주근)	
연관통 (▶ 그림 7.352, ▶ 그림 7.353)	• 장두: 어깨 후면, 전완 • 외측두: 상지의 국소부, 전완에서 4, 5번째 손가락 • 내측두: 외측(일반적으로)과 내측 상과, 주두 • 주근: 외측상과	
증상	통증	• 어깨 후면과 상지 통증은 정확하게 부위를 지정할 수 없음 • 외측상과 부위에 통증(내측과 외측상과의 만성 통증)
	기능장애	• 통증으로 인해 주관절의 굴곡과 신전 끝범위를 회피한다. • 장두에 유발점이 있으면 견관절 외전의 가동범위가 제한된다(팔을 귀까지 올릴수 없다; ▶ 그림 9.13).
포착	요골신경	• 외측두의 단단한 띠(Taut band)가 생겼을 경우 요골신경을 압박할 수 있다 → 전완 원위부 후면, 손목, 중지의 감각이상(단, 언급한 통증 패턴은 4, 5번째 손가락까지 확장됨)
유발 요인	과부하	• 급성기: 테니스 백핸드 동작에서 실수 • 만성기 ○ 과도한 훈련(푸쉬업, 골프, 스키투어, 크로스컨트리 스키 등) ○ 너무 긴 지팡이의 사용 ○ 팔꿈치나 전완을 받치지 않고 몸 앞쪽으로 오랜 시간 작업(예: 장시간 운전, 필기, 바느질, 타이핑 작업)을 하면 장두의 유발점이 발생할 수 있다.
	외상	• 사고
치료사를 위한 조언	• 외측상과 통증의 경우, 연관 유발점은 가장 일반적으로 내측두(원위부)(▶ 그림 7.356 **b**)와 주두(▶ 그림 7.358) 부위에서 나타난다. • 치료를 위한 적절한 환자 자세는 엎드린 자세(▶ 그림 7.354 ▶ 그림 7.358) 또는 옆으로 누운 자세 • 장두: ○ 상완삼두근의 장두는 소원근과 대원근 사이로 지나가고(외회전과 내회전에 대한 저항 검사 시 확인할 수 있다), 견갑골 관절와하에 정지한다. 주관절 능동 신전에 대한 길항근 저항 시 상완삼두근 장두를 확실하게 촉진할 수 있다(▶ 그림 7.354 **b**). ○ 집게 잡기를 이용한 치료(▶ 그림 7.354 **b**); 견관절 외전의 끝범위에 제한이 있을 때(▶ 그림 9.13), 소원근, 대원근, 상완삼두근 바깥쪽 측면(▶ 그림 7.354 **c**) 사이에 근막 분리 기법(기법 IV)을 적용하는 것이 중요하다. • 외측두: 집게 잡기를 이용한 치료(▶ 그림 7.355) • 내측두: 치료는 내측(▶ 그림 7.356 **a**)과 외측(▶ 그림 7.356 **b**) 양쪽에서 접근해 치료 가능 • 주의: 외측두와 내측두 근위부에 대한 도수치료나 건침치료(dry needling)를 이용해 치료할 때는 요골신경에 자극을 주거나 손상되지 않도록 주의가 필요하다! 요골신경은 촉진을 통해 쉽게 확인할 수 있다. 상완골 주위에 신경나선들이 있다. 신경 주행방향은 상완골과 평행한 방향으로 주행하는 상완삼두근의 단단한 띠 방향과 같지 않다.	
환자에 대한 권고사항	• 지속적인 자극 요인을 피한다. ○ 테니스: 좀 더 가벼운 라켓, 짧게 잡는 잡기, 개선된 기술을 사용한다. ○ 타이핑, 쓰기, 읽기, 뜨개질 등을 할 때 팔꿈치나 전완을 받쳐준다. • 근육 스트레칭(▶ 그림 7.359) • 자가-치료(장두와 외측두에 대한 집게 잡기; 내측두에 대한 손가락 압박 기법)	

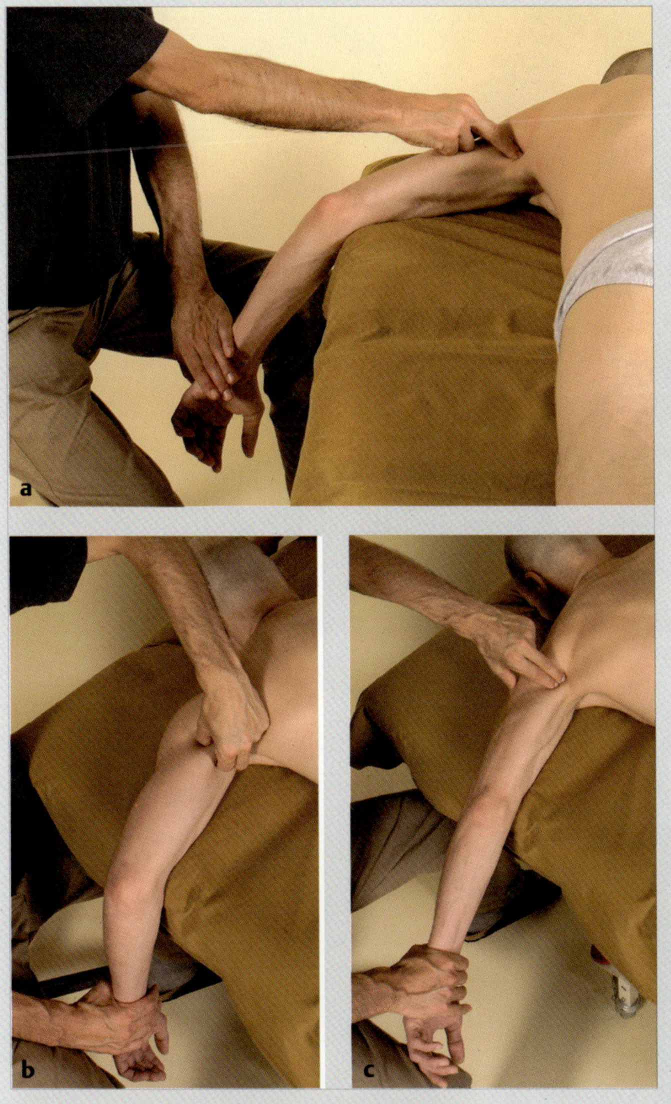

그림 7.354 상완삼두근의 장두.

a 상완삼두근 장두의 촉진: 장두건이 소원근과 대원근 사이를 지나간다(내회전 → 대원근; 외회전 → 소원근 저항을 이용해 확인 가능). 그리고 견갑골의 관절하 결절에 기시한다. 장두는 주관절의 신전에 대한 길항근 저항 시 확인이 가능하다.

b 집게 잡기를 이용해 장두에 적용하는 도수 압박(기법 I)과 유발점 영역 스트레칭(기법 II) 적용

c 장두와 소원근/대원근 사이에 적용하는 근막 분리 기법 (기법 IV) 적용

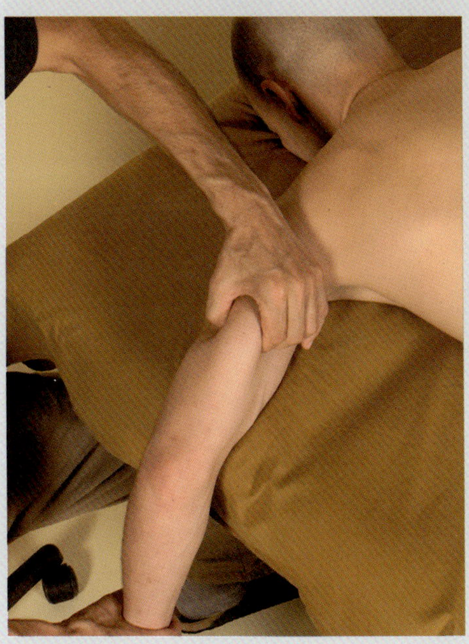

그림 7.355 상완삼두근 외측두: 집게 잡기를 이용한 외측두에 대한 도수 압박(기법 I)과 유발점 영역 스트레칭(기법 II) 적용.

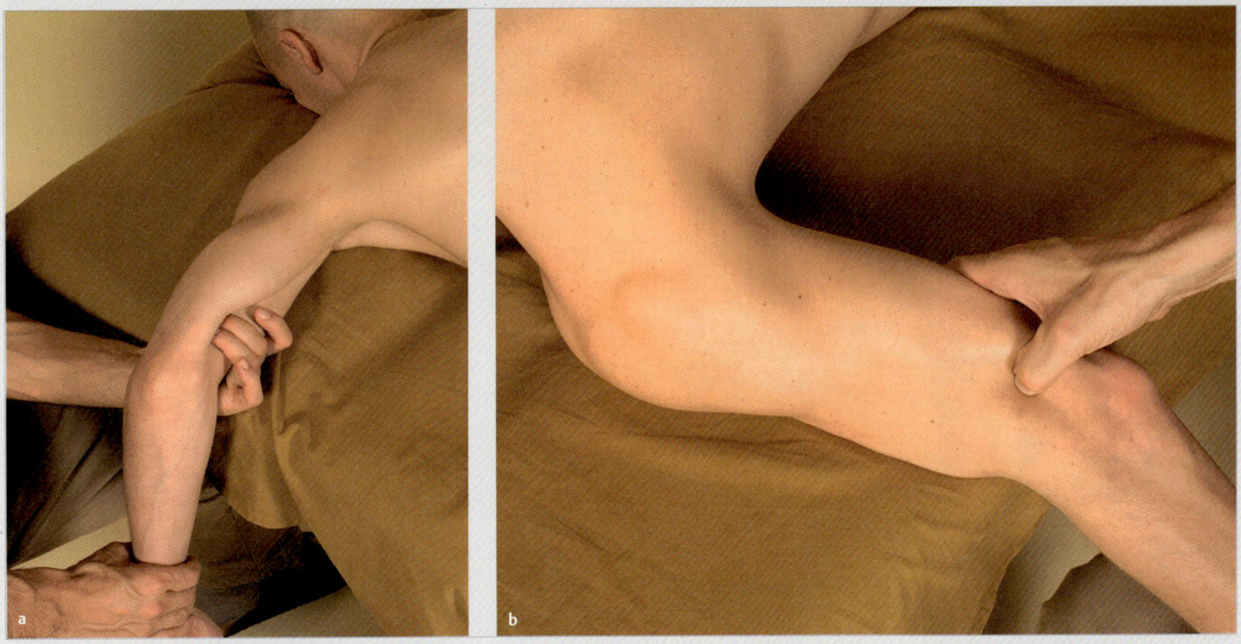

그림 7.356 상완삼두근의 내측두.
a 내측에서 내측두에 대한 도수 압박(기법 I)과 유발점 영역 스트레칭(기법 II) 적용.
b 외측면에서 내측두 원위부에 대한 도수 압박(기법 I)과 유발점 영역 스트레칭(기법 II) 적용. 이 부위의 유발점은 일반적으로 주관절 외측부 통증의 원인이기도 하다.

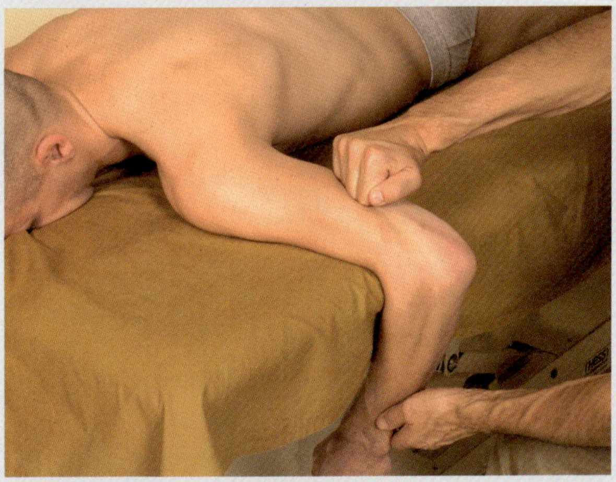

그림 7.357 상완삼두근: 근막 스트레칭(기법 III)

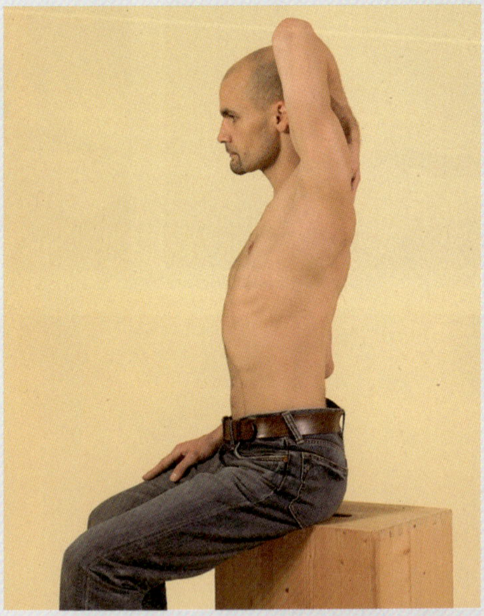

그림 7.359 상완삼두근(장두 포함)과 주근에 대한 셀프 스트레칭(기법 V)

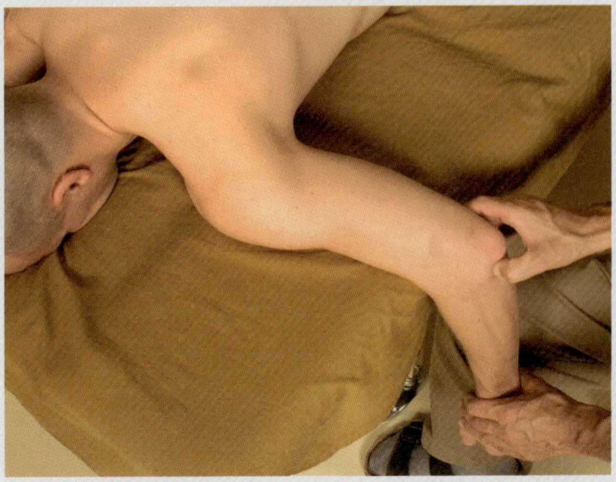

그림 7.358 주근: 주근의 유발점 영역(주관절 외측부 통증의 원인이기도 하다)에 대한 도수 압박(기법 I)과 유발점 영역 스트레칭(기법 II) 적용.

7.8.2 상완이두근

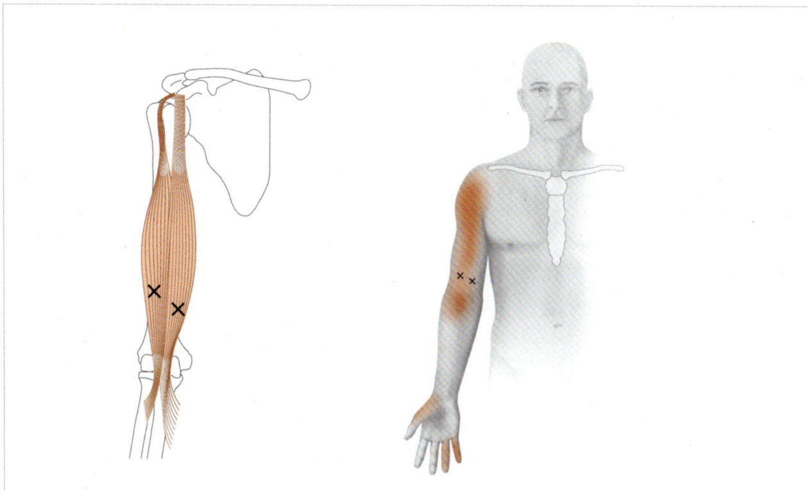

그림 7.360 상완이두근 (Biceps Brachii, 위팔두갈래근)

해부학 (▶ 그림 7.351 a)	기시	• 장두 ○ 견갑골의 관절상 결절 ○ 관절순 ○ 상완이두근 장두의 힘줄이 견관절을 지나간다. • 단두 ○ 견갑골의 오훼돌기(오훼완근과 함께)
	정지	• 요골(요골 조면) • 상완이두근은 상완이두근 건막(넓은 힘줄, 일명 상완이두근 건막)을 통해 척골의 전완근막으로 진행한다.
	신경지배	• 근피신경(C5–C7)
기능	주관절	• 굴곡(회외 상태에서) • 회외(주관절 굴곡과 함께 회외 동작 시)
	상완관절	• 굴곡 • ABD(팔을 외회전할 때) • 팔을 아래로 내린 채 무거운 역기를 들 때 상완골의 하방 활주를 방지한다. (극상근, 삼각근, 오훼완근과 함께). • 상완골두(장두)를 중앙에 유지 • 수평 내전(단두)
연관통 (▶ 그림 7.360)	• 삼각근 전면부 • 전주와(antecubital fossa)	
증상	통증	• 견관절 전면부 장두건 주위 표피층에서의 통증(관절 표면) • 허리 뒤쪽으로 양팔을 뻗어 잡아도 통증은 없다. • 극하근과 대조적으로 통증이 있는 팔을 바닥에 대고 수면이 가능하다.
	기능장애	• 장두건에서 염발음이 난다. • 드물게 주관절 굴곡 근력의 소실이 있다.
유발 요인	과부하	• 급성 ○ 갑자기 예상하지 못한 정지 반응; 예: 넘어질 때 난간을 움켜잡을 경우 ○ 테니스 서브할 때 강한 충격 • 만성 ○ 팔을 완전히 뻗거나 손을 회외시킨 상태로 무거운 물건을 들어올리기(무거운 중량)

유발 요인	과부하	○ 단축되고 구축된 상태에서 활동(바이올린 또는 기타 연주, 수화기를 오래 잡고 있는 경우 등) ○ 주관절 굴곡과 함께 회외 동작을 반복적으로 하는 경우(취미, 공예 등) ○ 주관절을 최대한 굴곡한 상태로 수면
치료사를 위한 조언	• 유발점 치료에 적합한 환자 자세는 바로 누운 자세(▶ 그림 7.361 – ▶그림 7.363), 옆으로 누운 자세, 앉은 자세이다. • 집게 잡기를 이용한 치료도 충분히 가능하다(▶ 그림 7.362); 이는 상완근 아래에 위치한 신경혈관다발을 약간은 분리할 수 있다(근막 분리 기법). • 주관절의 신전을 제한시키는 원인은 상완이두근(다관절)이 아니라 상완근(단관절) 때문에 발생한다. • 상완이두근 근위부의 건(장두)염은 일반적으로 상완이두근의 유발점으로 인한 연관통으로 인한 결과이다(Dejung 2009). • 대결절과 소결절 사이의 구는 상완이두근 장두건을 자극한다. • 상완이두근 장두의 건파열은 일반적으로 기능장애를 유발하지 않는다. • 남성의 경우, 근육 크기와 선명도에 대한 자부심을 과소평가해서는 안 된다.	
환자에 대한 권고사항	• 지속적인 자극 요인을 피한다. ○ 전완을 완전히 회외시키지 않은 상태에서 물건을 들어올리고 옮기는 방법에 대해 숙지한다. ○ 수면을 취할 때 주관절을 완전히 굴곡시키는 자세를 피한다(예: 벨크로 스트랩을 사용해 주관절을 고정하고 주관절 안쪽에 베개를 댄다). • 반대쪽 손을 이용해 유발점 자가치료 • 스트레칭(홈 프로그램; ▶ 그림 7.364)	

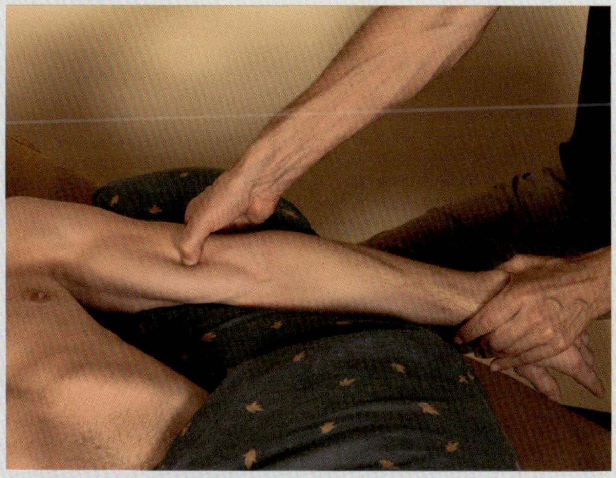

그림 7.361 단단한 띠 촉진, 상완이두근의 유발점 영역을 확인하는 것은 근육을 약간 늘렸을 때 가장 용이하다(주관절 신전과 전완 회내 자세). 근육을 약간 늘인 상태는 치료 방법으로도 적합하다: 도수 압박(기법 I)과 유발점 영역 스트레칭(기법 II) 적용

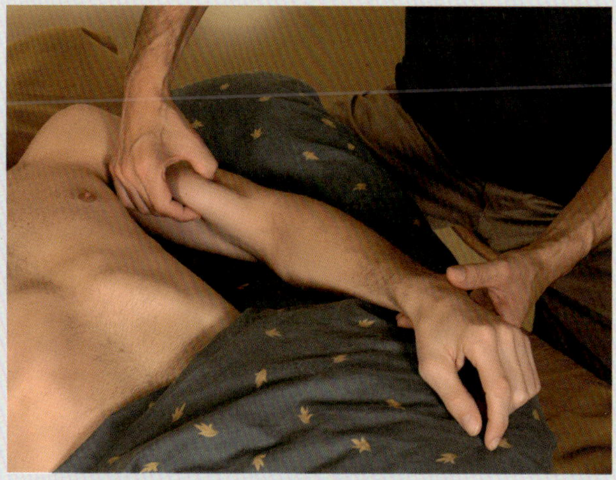

그림 7.362 집게 잡기를 이용한 도수 압박(기법 I)과 유발점 영역 스트레칭(기법 II) 적용

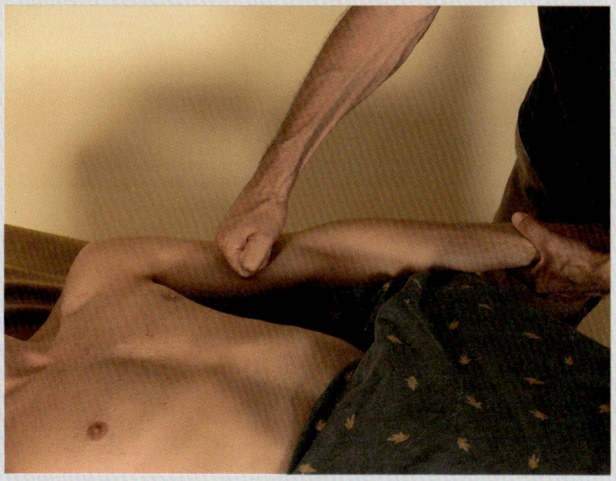

그림 7.363 근육을 약간 늘인 상태에서(주관절 신전과 전완 회내 자세) 상완이두근에 대한 근막 스트레칭(기법 III) 적용

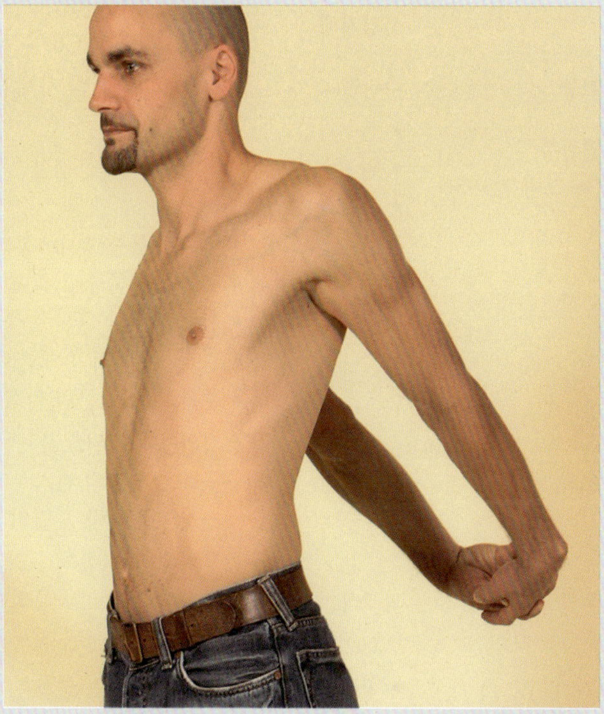

그림 7.364 견관절 신전, 주관절 신전, 전완 회내시키면서 하는 셀프 스트레칭(기법 V)

7.8.3 상완근

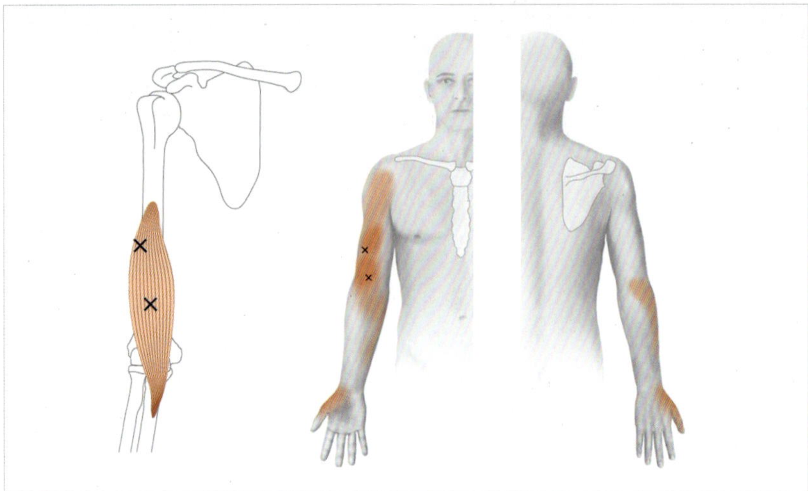

그림 7.365 상완근 (Brachialis, 위팔근)

해부학 (▶ 그림 7.351)	기시	• 상완골: 상완골의 전방 표면의 넓은 영역, 삼각근 결절 원위부(즉, 상완골 원위부 전체) • 팔의 내측과 외측 근간 격막(상완근과 상완 삼두근 사이)
	정지	• 척골: 척골의 척골결절과 오훼돌기 • 주관절의 관절낭을 지난다.
	신경지배	• 근피신경(C5–C7) • 요골신경(C5–C6)은 상완근의 원위부, 외측을 지배한다.
기능	주관절	• 굴곡(회내, 회외 자세와 상관없이)
연관통 (▶ 그림 7.365)	• 전주와 • 엄지손가락의 손바닥 부분(수근관절증과 같은)과 엄지손가락 갈퀴막공간 • 견관절 전면부	
증상	통증	• 주관절 통증(회내, 회외 자세와 상관없이) • 휴식기와 하중이 걸린 상태에서 엄지손가락의 통증 • 상지 전면과 견관절 통증(경련)
	기능장애	• 관절가동범위의 제한(주관절 신전 범위 감소) • 주관절 굴곡 근력 약화
포착	요골신경	• 상완근과 상완요골근이 요측터널을 형성하고, 요골신경(표재성 분지)이 지나간다. → 요골신경의 감각분지(표재성 분지)의 포착 → 엄지손가락 후면의 마비된 느낌과 이상소견
유발 요인	과부하	• 무거운 물건 들기 • 단축된 자세로 반복적인 동작(바이올린, 기타 연주, 나팔 불기 등) • 단축되고 구축된 자세의 지속: 전화 받기, 주관절 굴곡시킨 상태로 수면
치료사를 위한 조언	• 상완근은 주관절을 굴곡시키는 중요한 근육이다; 상완근의 유발점으로 인해 주관절 굴곡 근력 약화가 발생한다. • 다관절에 작용하는 상완이두근보다 단관절에 작용하는 상완근으로 인해 주관절 신전 제한이 발생한다. • 유발점 치료에 적합한 환자 자세는 바로 누운 자세(▶ 그림 7.366 –▶ 그림 7.368), 옆으로 누운 자세, 앉은 자세이다. • 상완근은 상완이두근 뒤쪽에 위치하고 있으며 외측(▶ 그림 7.366) 또는 내측(▶ 그림 7.367)으로 접근해 치료할 수 있다(주의: 신경혈관 다발 손상).	

환자에 대한 권고사항	• 지속적인 자극 요인을 피한다. ○ 전화를 사용할 때는 핸즈프리를 사용 ○ 쇼핑할 때 하나의 가방에 모두 담지 말고 두 개로 분산해서 담는다. ○ 수면자세: 주관절 안쪽에 베개를 대고 잔다. • 유발점 자가 치료 • 근육 스트레칭(▶ 그림 7.369)

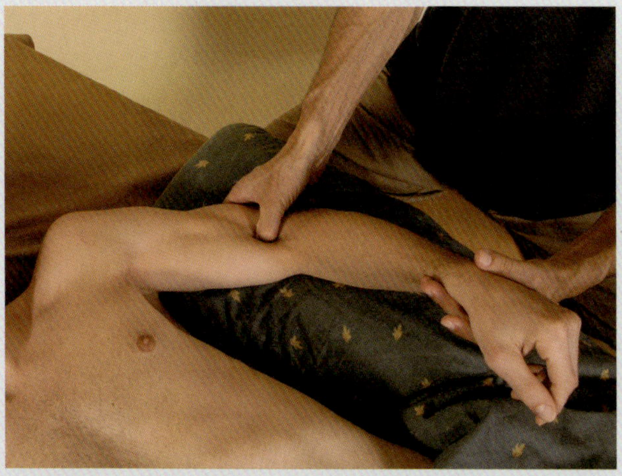

그림 7.366 도수 압박(기법 I)과 유발점 영역 스트레칭(기법 II) 적용. 외측으로 접근방법: 주관절 굴곡 자세는 상완이두근을 이완시켜 아래에 위치한 상완근 치료를 용이하게 한다.

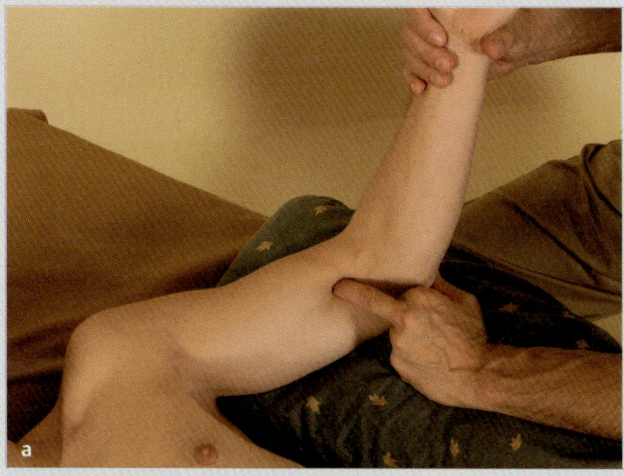

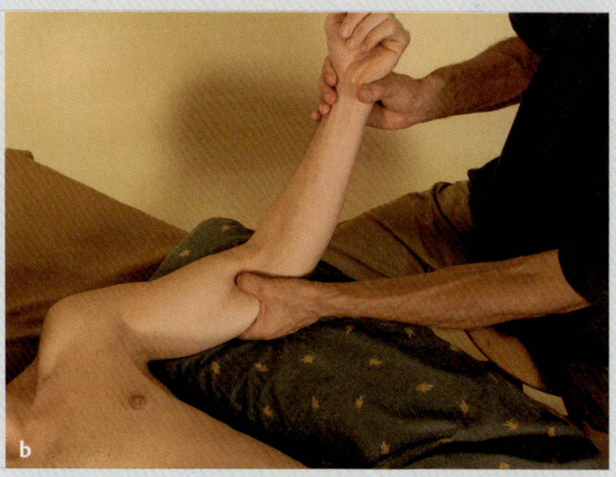

그림 7.367 도수 압박(기법 I)과 유발점 영역 스트레칭(기법 II) 적용. 중앙으로 접근방법: 주관절 굴곡 자세는 상완이두근을 이완시켜 아래에 위치한 상완근 치료를 용이하게 한다.

a 신경혈관 다발 촉진

b 도수치료(기법 I과 기법 II) 적용

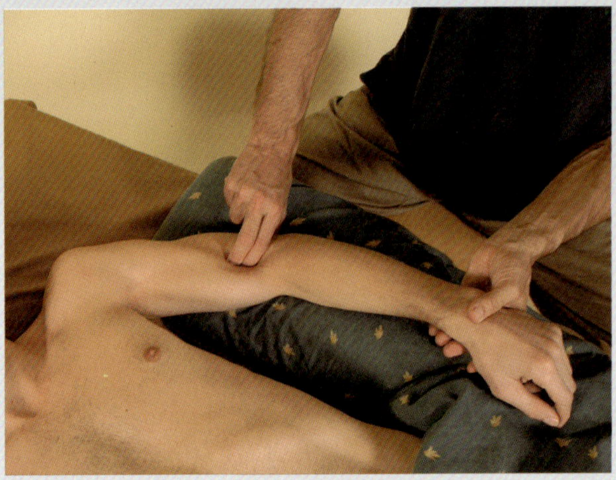

그림 7.368 상완이두근과 상완근에 대한 근막 분리(기법 IV) 적용

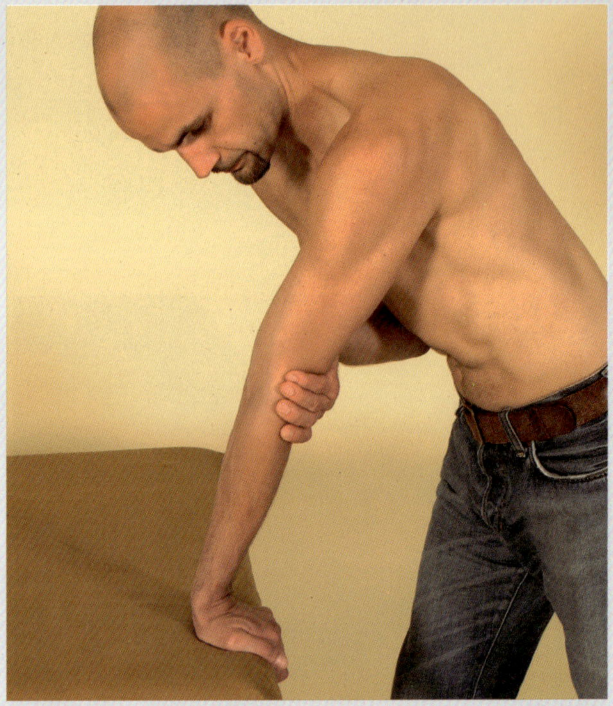

그림 7.369 상완근의 셀프 스트레칭(기법 V)은 주관절을 회외시킨 상태로 적용한다(상완이두근은 스트레칭되지 않는다).

7.9 전완과 손

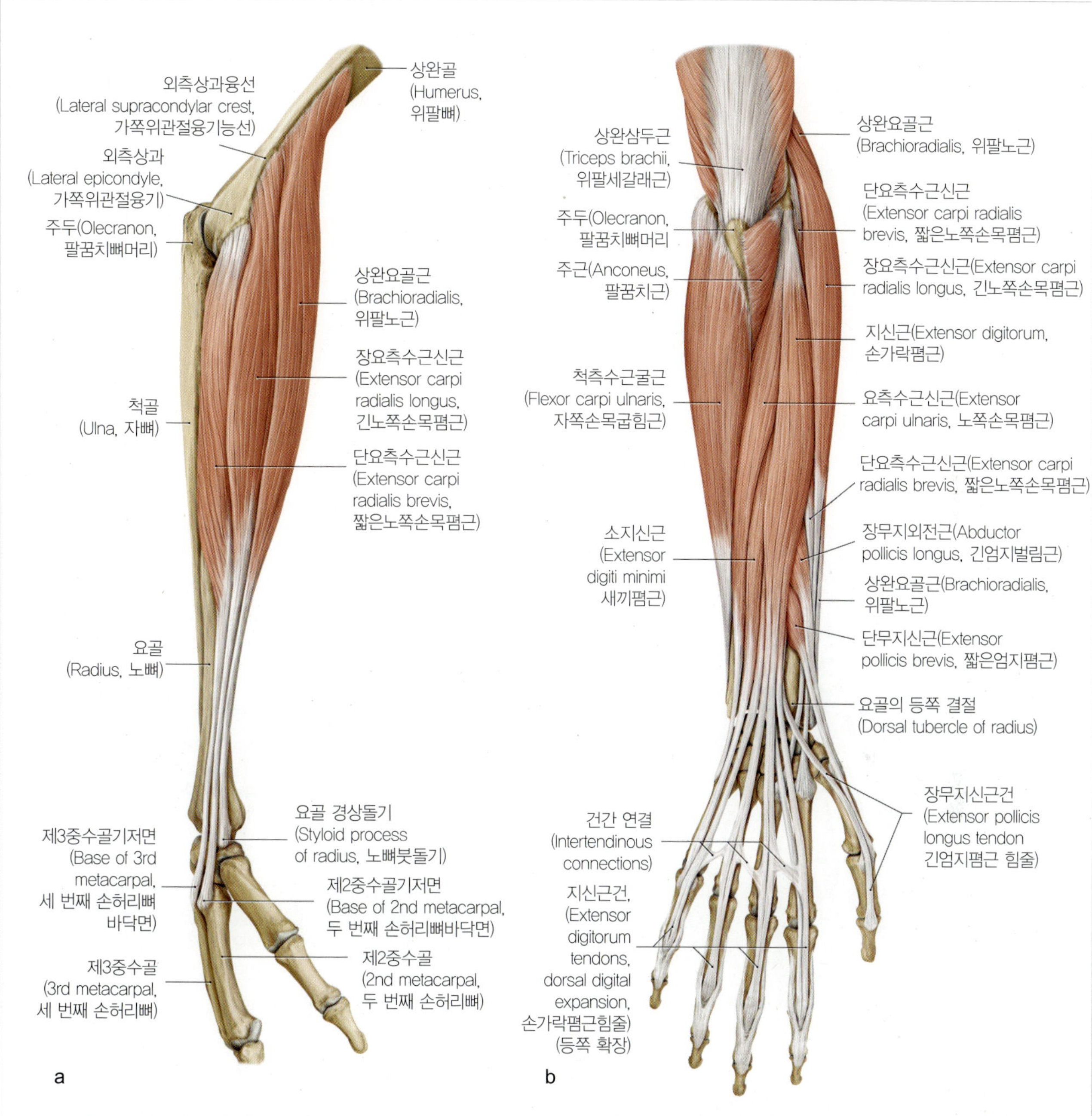

그림 7.370 전완의 근육. 신전근, 우측 전완.
a 표층: 후면.
b 표층: 측면.
From Schuenke M, Schulte E, Schumacher U. THIEME Atlas of Anatomy. General Anatomy and Musculoskeletal System. Illustrations by Voll M and Wesker K. Second Edition. New York: Thieme Medical Publishers; 2014

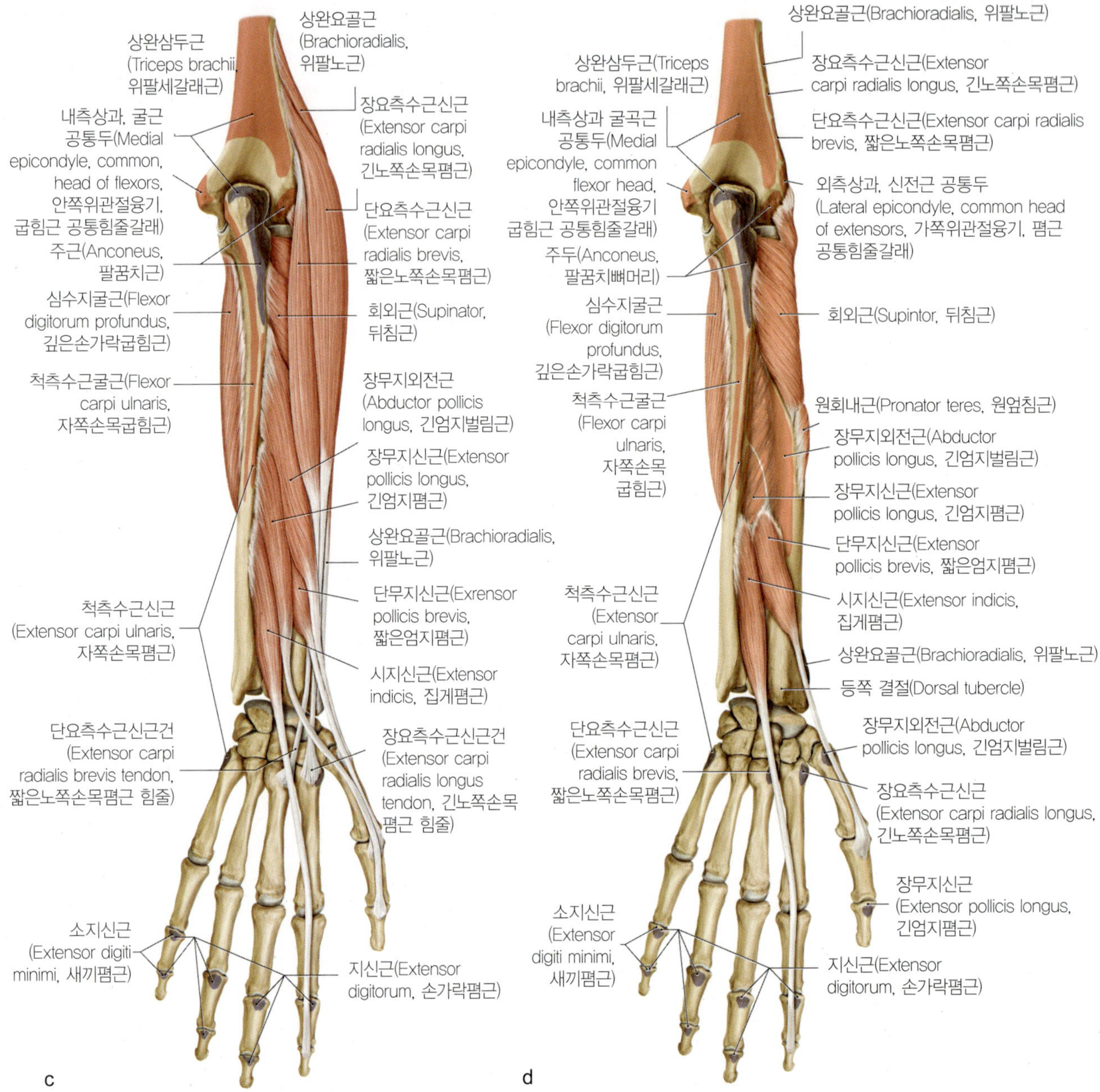

그림 7.370 *(계속)* 전완의 근육. 신전근, 우측 전완.

c 심층: 후면(표층 근육으로 인해 부분적으로 가려져 있음).

d 심층: 후면.

From Schuenke M, Schulte E, Schumacher U. THIEME Atlas of Anatomy. General Anatomy and Musculoskeletal System. Illustrations by Voll M and Wesker K. Second Edition. New York: Thieme Medical Publishers; 2014

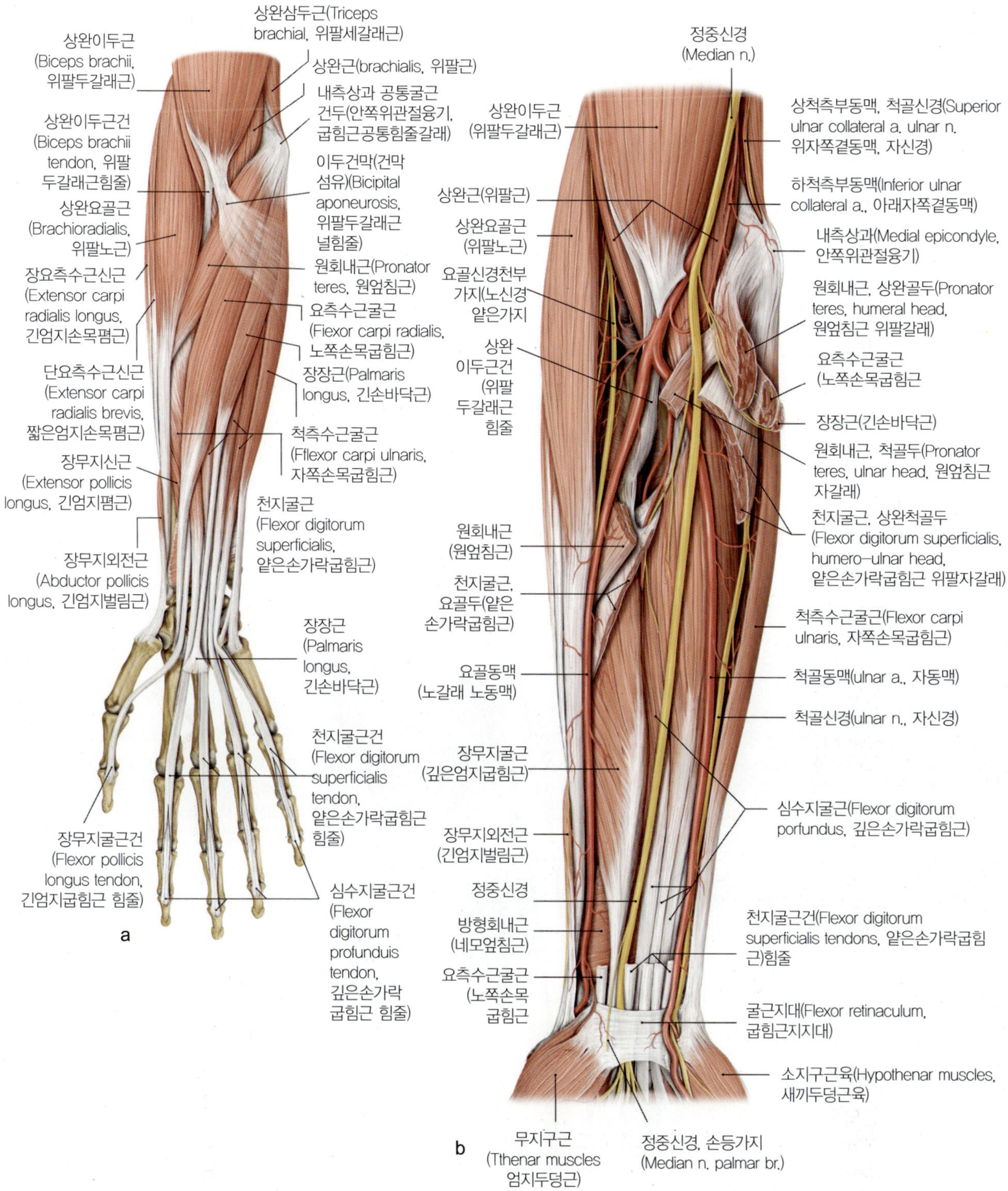

그림 7.371 전완의 근육. 굴곡근, 우측 전완: 전면.
a 표층부.
b 심층부.
From Schuenke M, Schulte E, Schumacher U. THIEME Atlas of Anatomy. General Anatomy and Musculoskeletal System. Illustrations by Voll M and Wesker K. Second Edition. New York: Thieme Medical Publishers; 2014

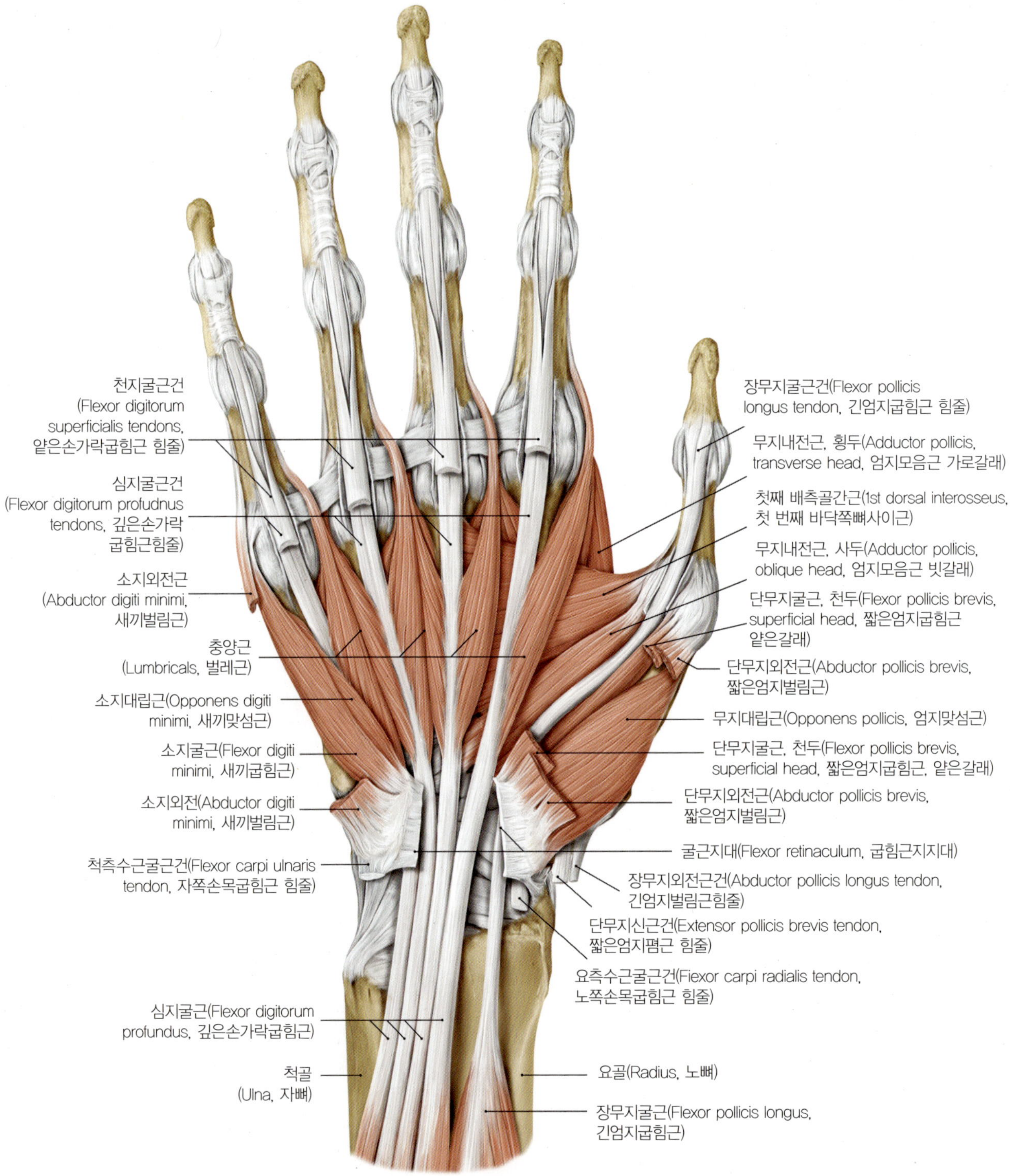

그림 7.372 우측 손의 근육, 손바닥면

From Schuenke M, Schulte E, Schumacher U. THIEME Atlas of Anatomy. General Anatomy and Musculoskeletal System. Illustrations by Voll M and Wesker K. Second Edition. New York: Thieme Medical Publishers; 2014

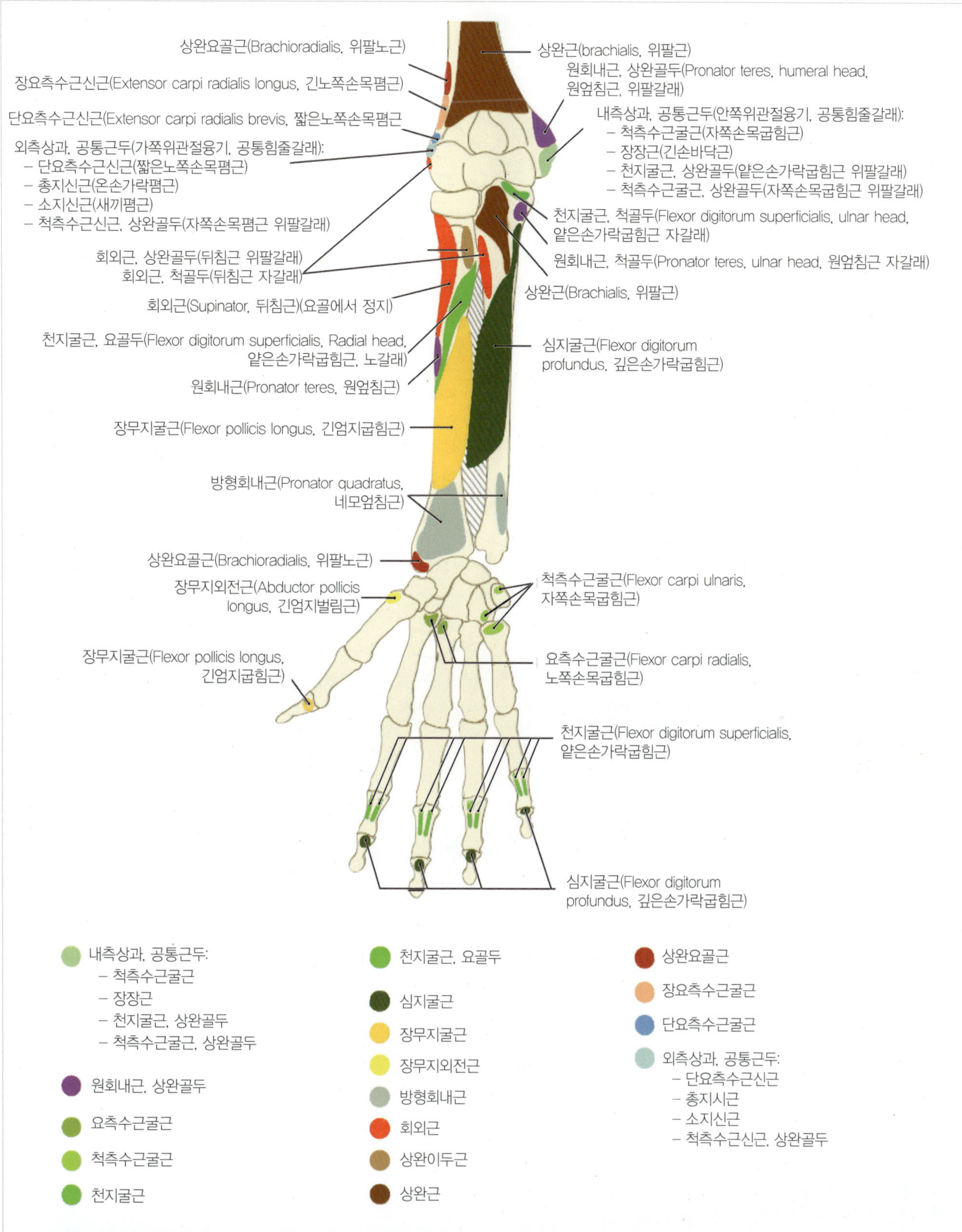

그림 7.373 전완과 손, 근육의 기시와 정지
a 우측 전완과 손: 전면

계속 ▶

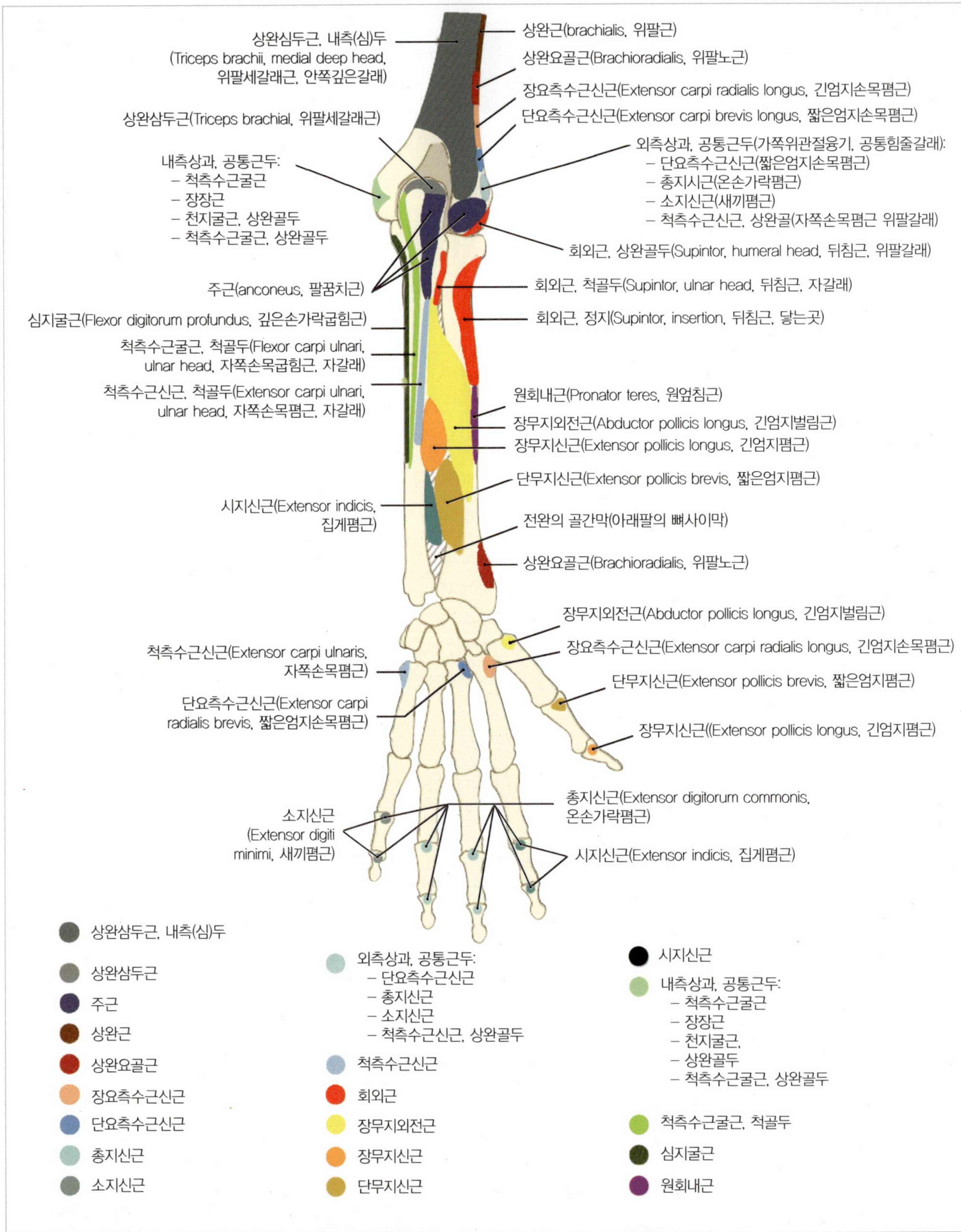

그림 7.373 (*계속*) 전완과 손, 근육의 기시와 정지
b 우측 전완과 손: 후면

7.9.1 상완요골근

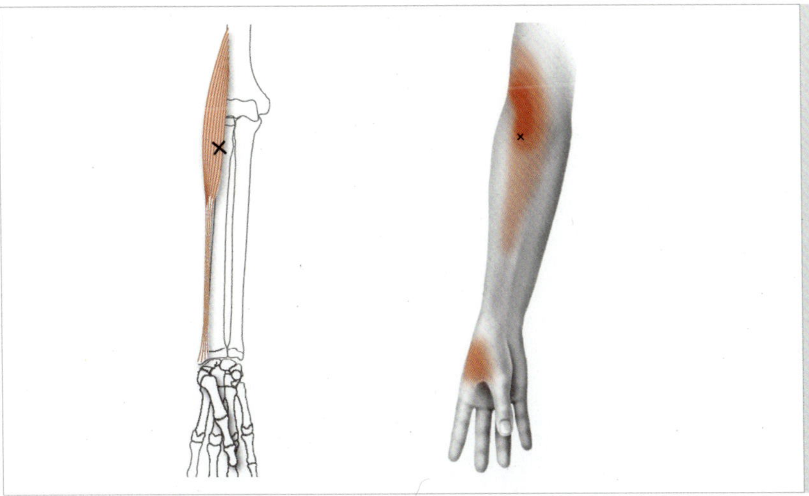

그림 7.374 상완요골근 (Brachioradialis, 위팔노근)

해부학 (▶ 그림 7.370, ▶ 그림 7.371)	기시	• 상완골 간부(상완골 능선) • 횡근육간격막(요골신경이 격막을 통과하는 상지 중간 부위 원위부)
	정지	• 요골(경상돌기)
	신경지배	• 요골신경(C5–C6)
기능	주관절	• 굴곡 • 회내/회외(회외 또는 회내 상태에서 중립위치로)
연관통 (▶ 그림 7.374)	• 외측상과 • 엄지손가락의 갈퀴막공간	
증상	통증	• 주로 외측상과 쪽에 호발하지만 테니스엘보의 원인은 아니다.
유발 요인	과부하	• 관절가동범위 제한(주관절 신전 범위 감소) 장시간 주관절을 굴곡하고 있는 경우(전화 통화) • 주관절을 굴곡시킨 상태에서 빠르게(변화) 신전하기(기타 연주 등)
	주요 유발점	• 회외 • 상완삼두근 정중두(외측 말단부보다 더 멀리)

치료사를 위한 조언	• 주관절 문제 중에서 상완요골근에서 유발점이 흔하게 발생하지만, 상완요골근이 외측상과 통증의 원인이 되는 경우는 드물다; 유발점은 보통 이차적인 원인이거나 방사된 경우이다.
	• 주관절에서 통증이 발생되는 부위는 회외근 작용에 영향을 받는 부위와 일치한다. 주요 유발점(trigger points)은 보통 회외근에서 찾을 수 있다.
	• 인접한 장요측수근신근(ECRL)과 구분하기와 촉진:
	  ○ 치료사가 주관절 굴곡에 대한 저항을 줄 때 상완요골근(ECRL 포함)이 긴장한다; 상완요골근은 요골의 원위부에 위치한 근육이다(▶ 그림 7.375 **a**).
	  ○ 손(손목)을 회전시키면 손등굴곡/요골측외전 범위에서 ECRL은 활성화하지만 상완요골근은 활성화되지 않는다. 옆에 있는 ECRL(▶ 그림 7.375 **b**)에 비해 상완요골근은 현저히 얇다.
	• 도수치료
	  ○ 기법 I과 II: 집게 잡기를 이용해 인접한 장요측수근신근에서 상완요골근은 분리가 가능하다(▶ 그림. 7.376).
	  ○ 근막 분리 기법을 이용한 장요측수근신근의 근막 분리(▶ 그림. 7.377).
	  ○ 유발점 치료에 적합한 환자 자세는 바로 누운 자세(▶ 그림 7.375–▶ 그림 7.377), 옆으로 누운 자세, 앉은 자세	

환자에 대한 권고사항	• 지속적인 자극 요인을 피한다.
	  ○ 전화를 사용 할 때는 핸즈프리를 사용
	  ○ 악기 연습할 때는 규칙적인 휴식시간을 갖는다.
	  ○ 수면자세: 주관절 안쪽에 베개를 대고 잔다.
	• 유발점 자가 치료
	• 근육 스트레칭	

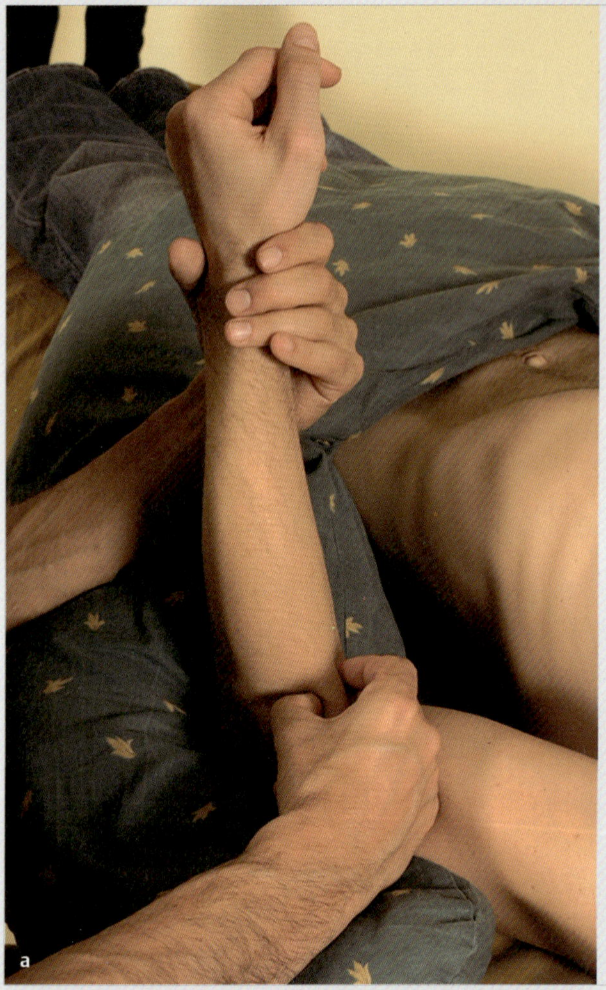

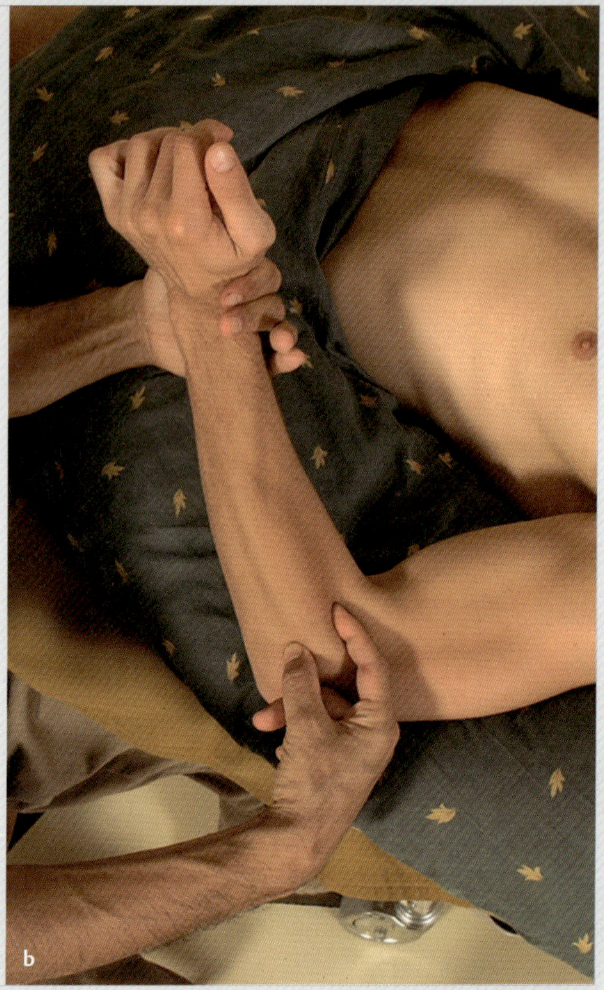

그림 7.375 상완요골근 촉진.
a 치료사는 주관절 굴곡에 대한 저항을 줄 때 상완요골근이 활성화된다.
b 장요측수근신근이 인접해 있어 이를 구분해야 한다(ECRL은 치료사의 오른손 엄지와 검지 사이에 있다): 손으로(손목을) 원을 그리면 ECRL의 근수축으로 변화가 있는 반면, 상완요골근은 손 움직임에 관여하지 않아 수축이 일어나지 않는다.

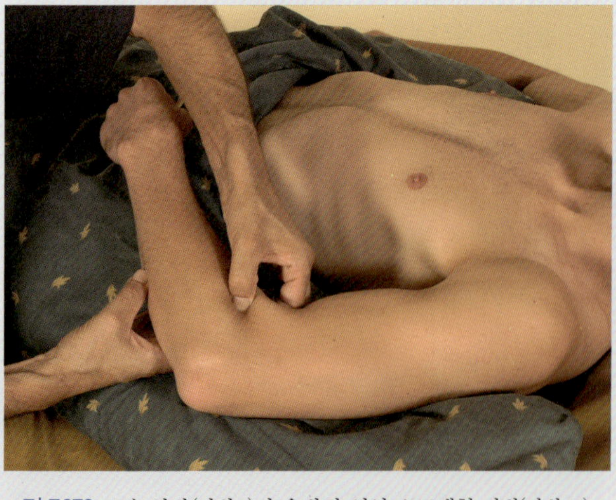

그림 7.376 도수 압박(기법 I)과 유발점 영역 스트레칭 기법(기법 II) 적용.

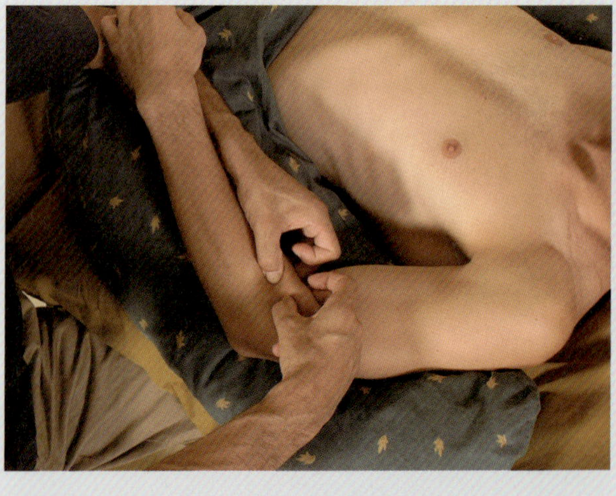

그림 7.377 상완요골근과 장요측수근신근에 대한 근막 분리기법(기법 IV) 적용.

7.9.2 손의 신전근: 장요측수근신근, 단요측수근신근, 척측수근신근

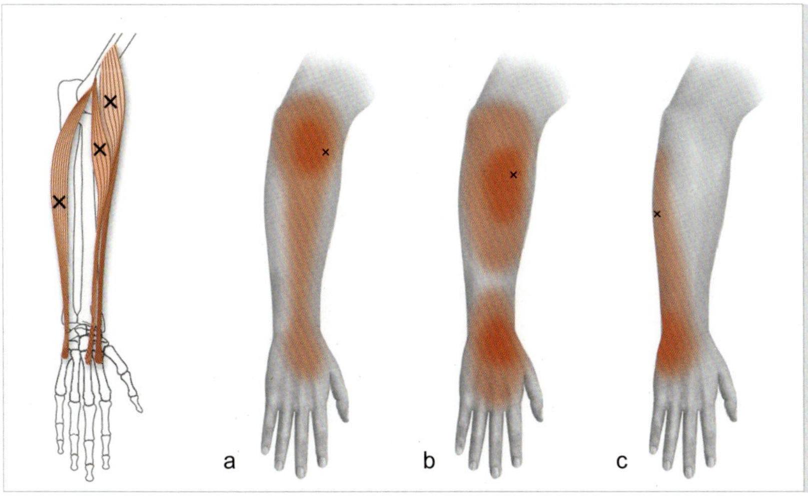

그림 7.378 손의 신전근.
a 장요측수근신근(Extensor carpi radialis longus, 긴노쪽손목폄근).
b 단요측수근신근(Extensor carpi radialis brevis, 짧은노쪽손목폄근).
c 척측수근신근(Extensor carpi ulnaris, 척골쪽 손목폄근).

해부학 (▶ 그림 7.370)	• **장요측수근신근** (ECRL)	
	기시	• 상완골(외측상과 융선) • 외측 근간중격
	정지	• 제2중수골 저부(손등쪽)
	• **단요측수근신근** (ECRB)	
	기시	• 상완골 외측상과(EDC, EDM, ECU와 함께) • 요골측부인대, 요골윤상인대 • 근간중격
	정지	• 제3중수골 저부(손등쪽)
	• **척측수근신근** (ECU)	
	기시	• 상완골두: 상완골의 외측상과(ECRB, EDC, EDM과 함께) • 척골두: 척골 근위부 뒤쪽
	정지	• 제5중수골 저부(손등쪽)
	신경지배	• 요골신경(C6–C8)
기능	손목관절	• 신전: ECRL, ECRB(ECRL보다 강한), ECU • 요골쪽 외전: ECRL(ECRB보다 강한), ECRB • 척골쪽 외전: ECU • 안정화: 손과 손가락 굴곡에 대한 균형을 맞춘다. • 주먹을 쥐기 위해서 손가락 굴곡근이 완전한 근력을 발생시켜야 하고 이를 위해 신전근 작용으로 약간의 배측굴곡이 일어나야 한다.
	주관절	• 굴곡 보조
연관통 (▶ 그림 7.378)	• ECRL: 외측상과, 엄지손가락(해부학적 코담배갑) • ECRB: 외측상과, 전완후면, 손등 • **ECU**: 손등, 척골쪽	
증상	통증	• 외측상과(ECRL, ECRB) • 손의 통증 • 손목 신전근이 활성화되는 동작(예: 악수, 쥐기 등)으로 통증 증가
	기능장애	• 쥐기와 유지하는 근력의 약화 • 운동조절 기능 상실(예: 음료수를 따를 때 컵이나 유리컵을 잡을 수 없게 됨)

포착	요골신경, 천지	• 특이적으로 요골신경은 때때로 원위부가 외측상과 근처에 있는 ECRB의 근막 아래를 지날 때 천지와 심지로 분리되지 않는 경우가 있다(▶ 그림 8.21). 요골신경의 천지에 근육 포착은 ECRB를 관통하여 상완요골근 아래 위치에서 정상적인 방향으로 회복하는 것으로, 엄지손가락과 손등 표면에 감각이 무뎌지고 얼얼한 느낌이 나타난다.
	요골신경, 심지	• 요골신경(운동신경)의 심지 압박은 ECRB 기시부에 형성된 근막 아래를 지날 때 발생한다(▶ 그림 8.20) → 신전근의 약화
유발 요인	과부하	• 급성: 손목염좌와 함께 발생 • 만성 ○ 손가락과 손의 굴곡근 작용 시 움직임에 맞춰 손의 신전근이 작용해야 하는 반복적인 강한 쥐기(부피가 큰 물체를 잡을 때 더 크게 작용함) ○ 다리미질 등의 집안일, 덤불 다듬기 같은 정원 일 등 ○ 스포츠: 테니스, 카누, 크로스컨트리, 스키, 프리스비 경기
	주된 유발점	• 극상근, 극하근 • 견갑하근 • 사각근 • 상완삼두근
치료사를 위한 조언	• 손목 신전근은 견고한 악수를 위해 필수적이다. 손가락과 손의 굴곡근 작용은 손목 굴곡을 유도한다. 생리학적인 주먹 쥐기는 손목을 약간 신전시켜 손가락 굴곡을 더 효율적으로 가능할 수 있게 한다. 손가락 굴곡근에 의한 능동적인 균형은 손과 손가락 굴곡근에 과부하가 걸리는 경우가 흔하다. • 집게 잡기를 사용하여 ECRL을 치료하는 것이 가장 용이하다; ECRL은 상완골의 외측상과에 직접 부착하지 않고, 상완골 원위부에서 약간 근위부에 부착한다; 따라서 ECRL은 외측상과에 방사형으로 위치하는 강한 근육 줄기로 이 위치에서 쉽게 확인이 되고 치료 부위가 된다(▶ 그림 7.379). • 하나의 힘줄(ECRB, EDC, ECU)로 외측상과에 기시하는 근육 중에서 ECRB가 가장 원위부에 위치한다. 보통 손가락을 사용한 압박 기법으로 치료한다(▶ 그림 7.380 **a**). ECRB는 ECRL에 덮여 있지만, 일반적으로 ECRL을 옆으로 밀어서 ECRB에 대한 근본적인 치료가 가능하다(▶ 그림 7.380 **b**). • ECU는 척골쪽에서 가장 원위부에 위치한 신전근 그룹으로; 손가락을 이용한 압박 기법으로 치료하기 용이하다(▶ 그림 7.381). • 부드럽게 근육을 늘리면 단단한 띠와 유발점 위치를 쉽게 찾을 수 있다(▶ 그림 7.380 **a**, ▶ 그림 7.381). • 근막 스트레칭(기법 III)은 해당 근육을 먼저 늘인 상태에서 적용했을 때 더 효과적이다(▶ 그림 7.382). • ECRL과 상완요골근(▶ 그림 7.377), ECRL과 ECRB 사이의(▶ 그림 7.383) 근막 분리 기법(기법 IV) 적용 • 유발점 치료에 적합한 환자 자세는 바로 누운 자세(▶ 그림 7.379, ▶ 그림 7.380, ▶ 그림 7.381, ▶ 그림 7.382, ▶ 그림 7.383), 옆으로 누운 자세, 앉은 자세이다.	
환자에 대한 권고사항	• 지속적인 자극 요인을 피한다. ○ 습관적으로 강하게 쥐는 악수 방법을 피한다. ○ 정원 관리를 단시간에 하지 않는다. • 유발점 자가치료 • 스트레칭(▶ 그림 7.384) • 근력과 협응능력 증진 운동을 동시에 한다(예: 바오딩 공[치공 또는 중국 스트레스 공; ▶ 그림 7.427], "파워볼 스트레스 볼" 등)	

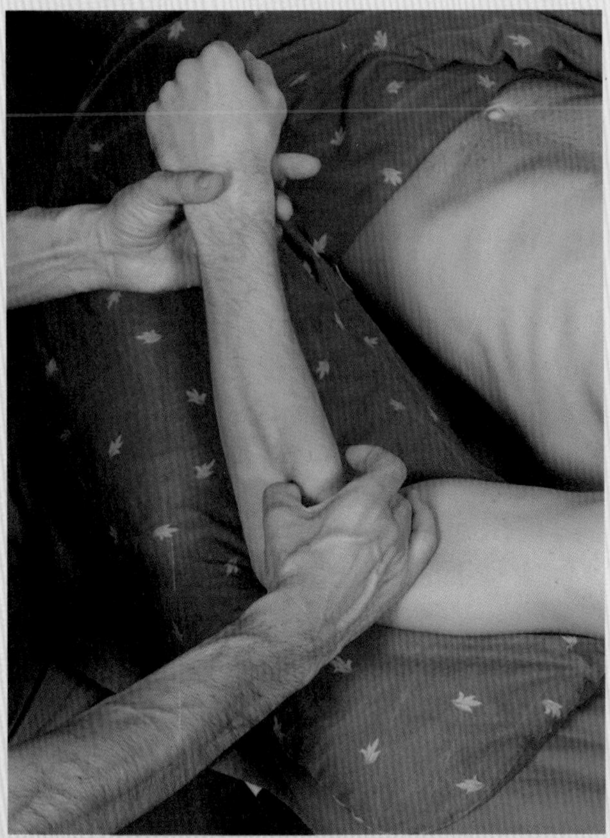

그림 7.379 요측수근신근(ECRL): 집게 잡기를 이용한 도수 압박 기법(기법 I)과 유발점 영역 스트레칭 기법(기법 II) 적용.

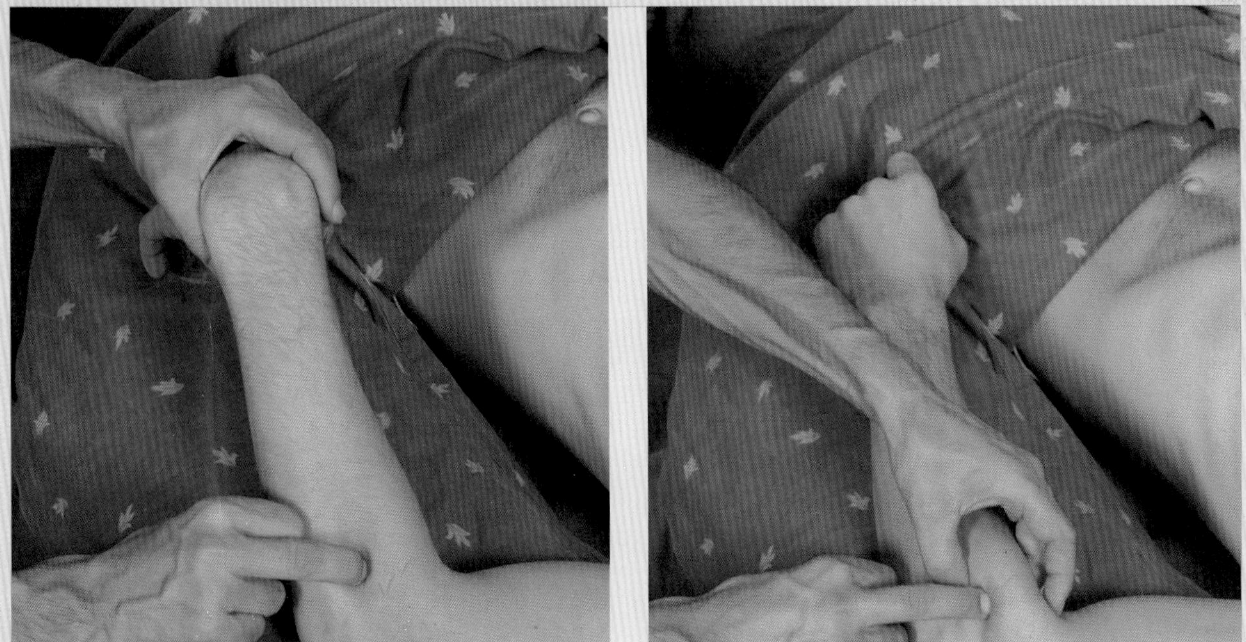

그림 7.380 단요측수근신근(ECRB).

a 손가락 압박 기법을 이용한 도수 압박 기법(기법 I)과 유발점 영역 스트레칭 기법(기법 II) 적용.

b ECRB 근위부는 ECRL에 덮여 있다. 일반적으로 ECRL을 옆으로 밀어서 ECRB에 대한 근본적인 치료가 가능하다; 동시에, ECRL과 ECRB 사이의 근막 분리 기법(기법 IV) 적용에 해당한다.

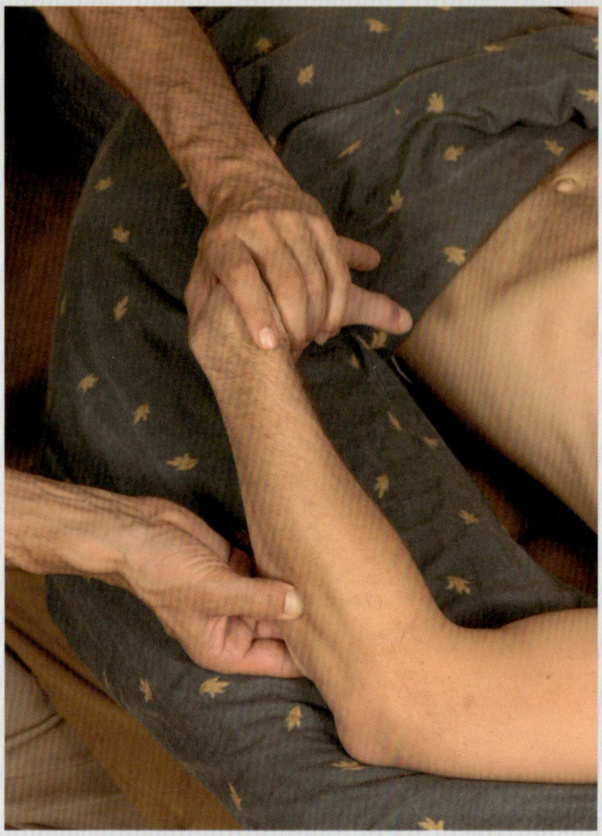

그림 7.381 척측수근신근(ECU): 손가락 압박 기법을 이용한 도수 압박 기법(기법 I)과 유발점 영역 스트레칭 기법(기법 II) 적용.

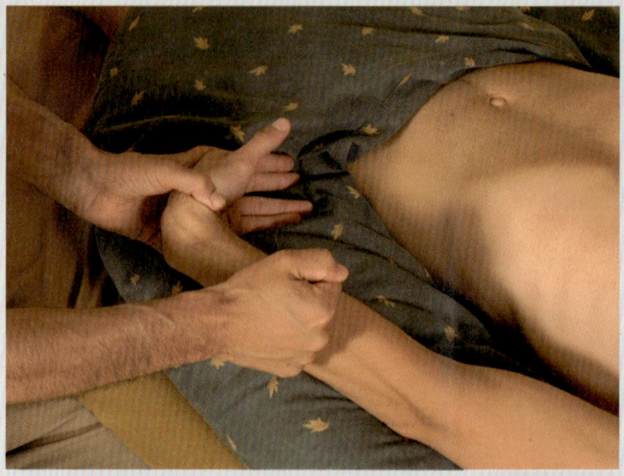

그림 7.382 손바닥 굴곡(손가락을 굴곡시키지 않고)을 통해 손의 신전근을 미리 스트레칭시키고 근막 스트레칭 기법(기법 III)을 적용하면 더 효과적이다.

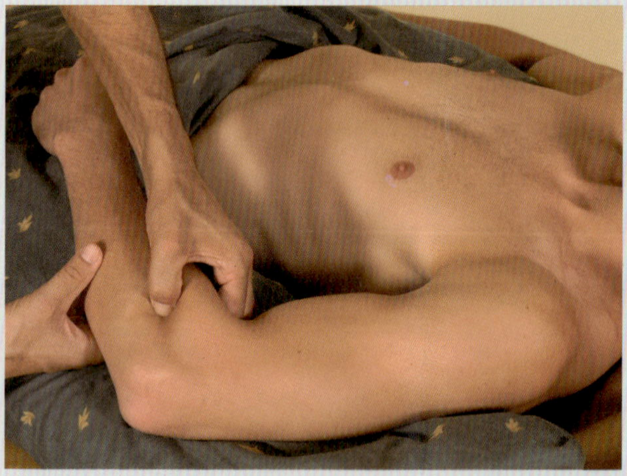

그림 7.383 ECRL과 ECRB에 적용하는 근막 분리 기법(기법 III).

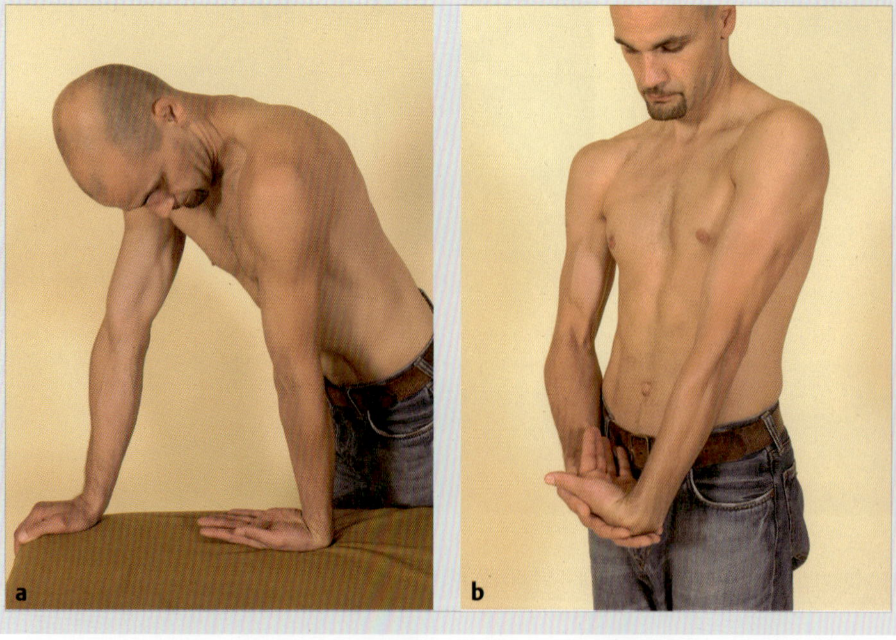

그림 7.384 셀프 스트레칭(기법 V)은 손의 신전근을 사용해 손바닥 굴곡(손가락 굴곡을 하지 않고)과 요골 편위(ECU의 경우) 또는 척골 편위(ECRL과 ECRB)시켜 적용.

a 손의 신전근에 셀프 적용–변화 1.

b 손의 신전근에 셀프 적용–변화 2.

7.9.3 손가락 굴곡근: 총지신근, 소지신근, 시지신근

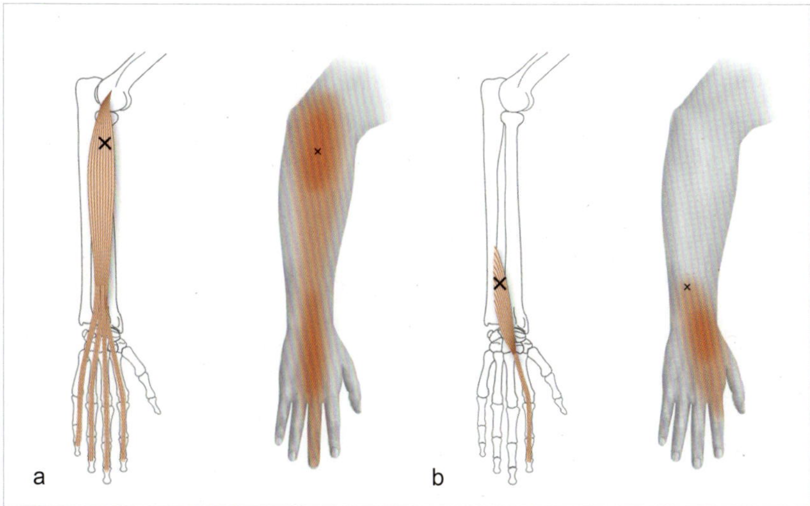

그림 7.385 손가락 굴곡근 (Finger Extensors, 손가락 굽힘근)

a 총지신근 (예: 가운데 손가락)(Extensor digitorum communis).

b 시지신근 (Extensor indicis, 집게손가락폄근).

해부학 (▶ 그림 7.370)	• **총지신근** (EDC)	
	기시	• 상완골의 외측상과(근간중격[intermuscular septum, 근사이막]과 전완근막 [antebrachial fascia, 아래팔근막]); 총굴곡근건으로 붙는다(ECRB, EDM, ECU과 공유)
	정지	• 신전근 연장선 • 중위지절골 밑면 • 2–5번째 손가락 원위부 손등면, 충양근(lumbricals, 벌레근)과 배측골간근(interossei, 등쪽뼈사이근) 건과 결합한다.
	• **소지신근** (EDM)	
	기시	• 상완골의 외측상과(근간중격과 전완근막); 총굴곡근건으로 붙는다(ECRB, EDM, ECU 과 공유).
	정지	• 소지의 신전근 연장선(EDC와 별개로)
	• **시지신근** (EI)	
	기시	• 척골(후면부 원위 1/4 지점) • 골간막(Interosseous membrane, 뼈사이막)
	정지	• 시지의 신전근 연장선(EDC와 별개로)
	신경지배	• 요골신경, 심지(C6 – C8)
기능	손가락관절	• 신전(특히, MCP 관절)
	손목관절	• 배측굴곡(ECRL, ECRB, ECU 보조) • 안정성: 굴곡근 작용에 따라 굴곡근 근력에 반작용근으로 균형을 맞춘다.
연관통 (▶ 그림 7.385)	• 전완의 손등 부위와 손과 손가락 손등쪽 • 팔꿈치 통증	
증상	통증	• 손, 손가락의 손등쪽, 전완부 통증 • 야간통 • MCP와 PIP 관절염증, 손가락 "관절염" • 악수할 때 통증 • 테니스 엘보우 문제의 일부분
	기능장애	• 손가락 각각의 뻣뻣함 • 쥐기 능력 저하와 잡기 근력 저하 • 운동조절 기능 상실(예: 음료수를 따를 때 컵이나 유리컵을 잡을 수 없게 됨)

유발 요인	과부하	• 일차 만성기 ○ 타자기 사용, 마우스(특히 시지신근)를 이용한 장시간 컴퓨터 작업, 오랜 시간 동안 쉬지 않고 피아노나 기타 연습 ○ 굴곡근 작용에 대한 균형 조절이 크게 요구되는 상황 – 공예가, 특히 손가락으로 무언가를 들어올릴 때: 석공(브릭스), 목수, 기계공 등 – 스포츠: 카약, 암벽등반, 레드볼("사이클 볼")
치료사를 위한 조언	• 손가락을 굴곡하는 동안에는 신전근의 보조 없이는 손목의 안정성이 확보되지 않는다. • 만약, 악수를 할 때 통증이 있으면 4번째, 5번째 손가락 신전근의 이상 유무를 확인해야 한다. • 총지신근(EDC) ○ EDC는 ECRB와 ECU 근위부 사이에 위치한다; 각 근육은 하나의 건으로 구성되어 있어 구별하기 어렵다; 외측상과 기시부에서 원위부쪽에서는 쉽게 구별이 가능하다(▶ 그림 7.386). ○ EDC를 긴장시킨 경우, 단단한 띠와 유발점의 구분이 용이해진다(▶ 그림 7.387). ○ 유발점은 보통 근육 근위부 1/3 부위에 위치해 있다. ○ 각각의 손가락 신전근은 등척성 저항을 이용해 구분할 수 있다(▶ 그림 7.388). • 신전근 표시: 3번째, 4번째, 5번째 손가락과 ECU(척골 후면과 골간막)는 EDC 아래에 위치해 있으며 이를 이용해 치료가 가능하다(▶ 그림 7.389). • 손가락 신전근 스트레칭 이전에 근막 스트레칭 기법(기법 III) 적용(▶ 그림 7.390). • 유발점 치료에 적합한 환자 자세는 바로 누운 자세(▶ 그림 7.386 – ▶ 그림 7.390), 옆으로 누운 자세 또는 앉은 자세이다. • 국소 경련 반응은 가운데 손가락 신전근에서 자주 발생될 수 있다.	
환자에 대한 권고사항	• 지속적인 자극요인을 피한다. ○ 휴식 시간 없이 오랫동안 악기 연주를 하지 않는다. ○ 작업 시 보조자와 함께한다. • 유발점 자가치료 • 스트레칭: 효과적이고 도움이 됨(▶ 그림 7.391) • 근력강화와 협응 훈련(예: 바오딩 공[기공 또는 중국 스트레스 공; ▶ 그림 7.427], "파워볼 스트레스 볼" 등)	

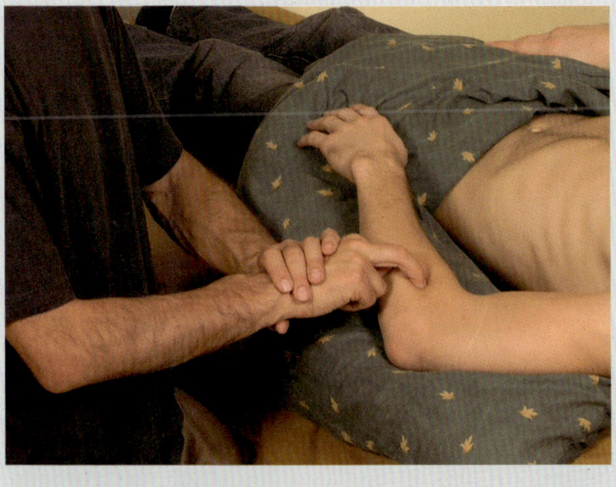

그림 7.386 총지신근에 대한 도수 압박 기법(기법 I)과 유발점 영역 스트레칭 기법(기법 II) 적용.

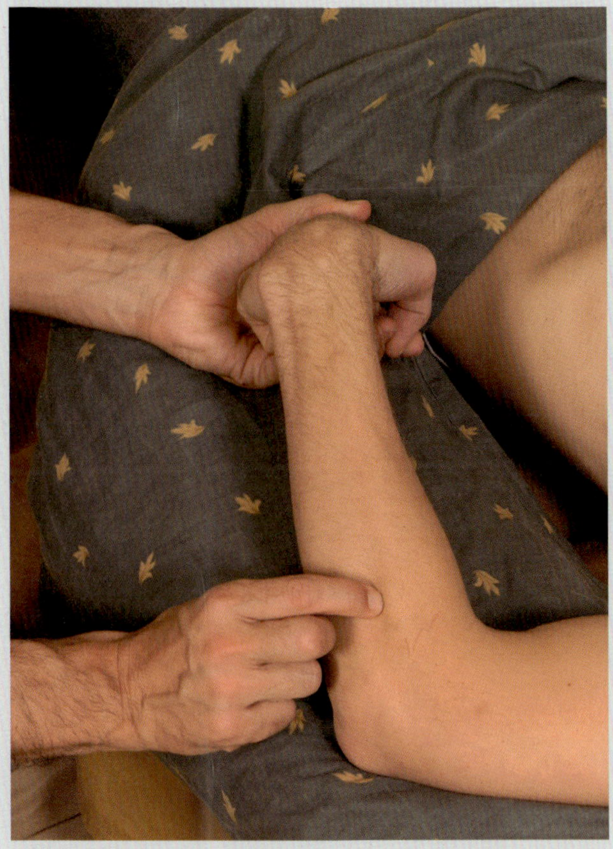

그림 7.387 촉진: 총지신근이 약간 늘어나면 단단한 띠를 구분하기 쉽다.

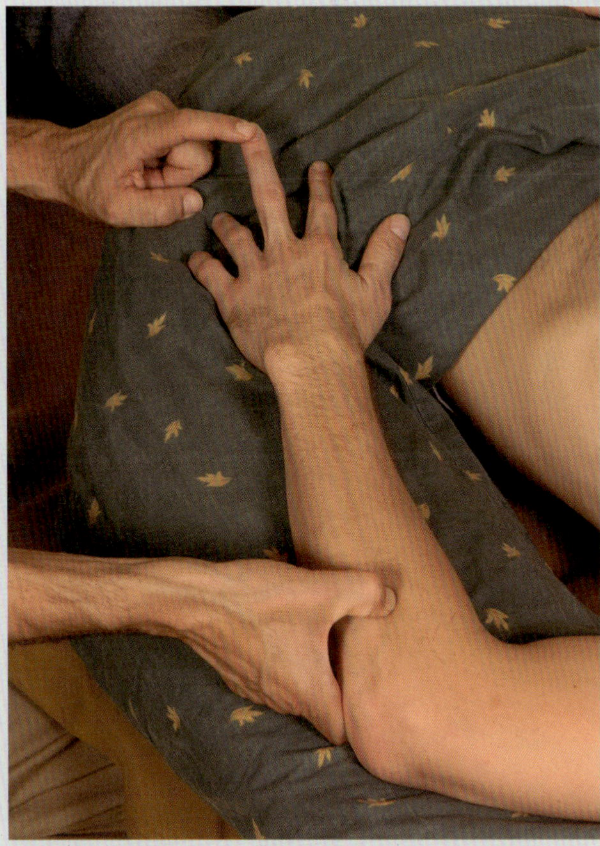

그림 7.388 저항 검사를 이용해 각각의 장지근을 구분할 수 있다(그림에 표시된 3번째 손가락 신전근).

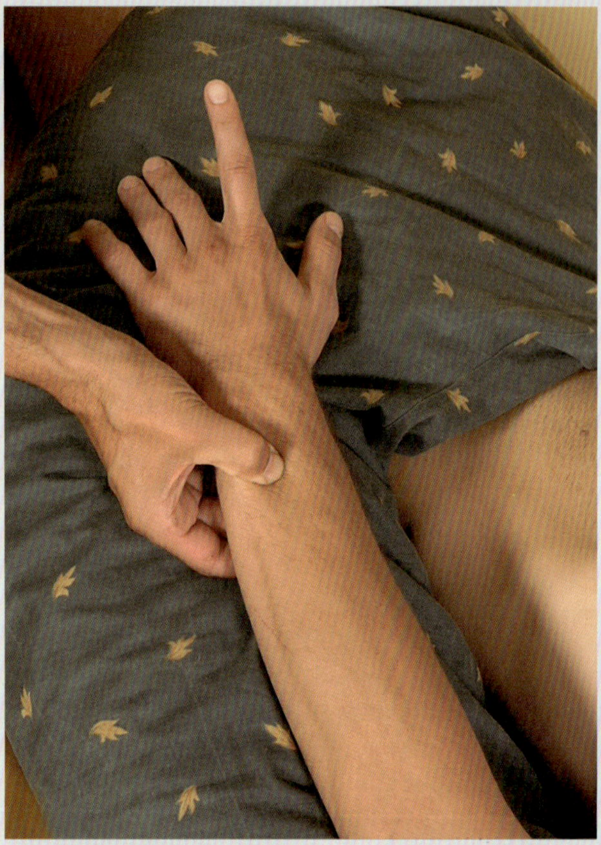

그림 7.389 시지신근은 3번째, 4번째, 5번째 손가락까지 EDC에 덮여 있으며 이곳을 통해 치료가 가능하다.

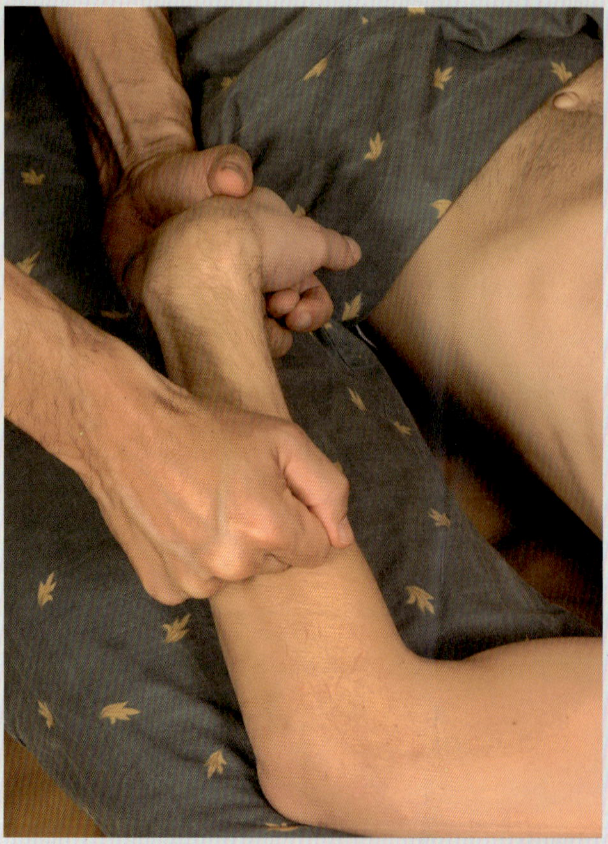

그림 7.390 총지신근을 스트레칭하면서 근막 스트레칭(기법 III) 적용.

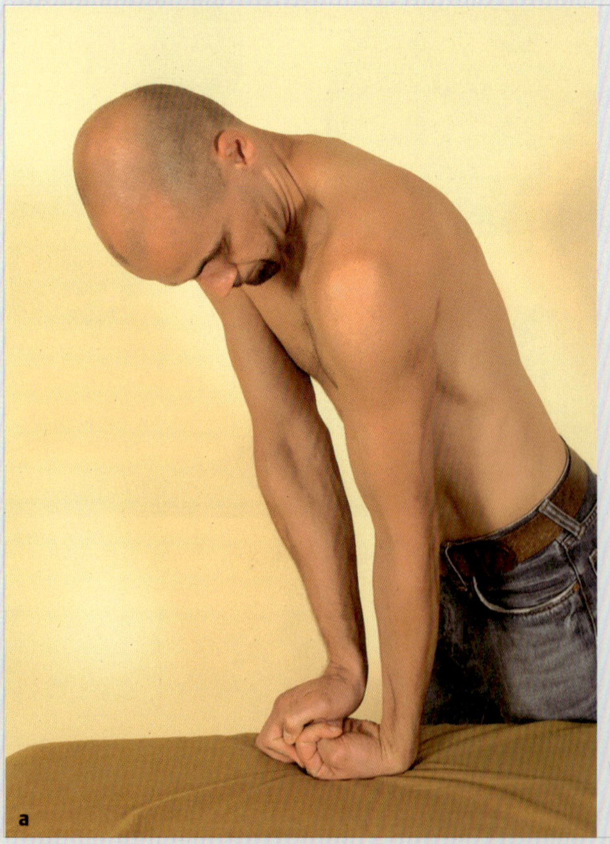

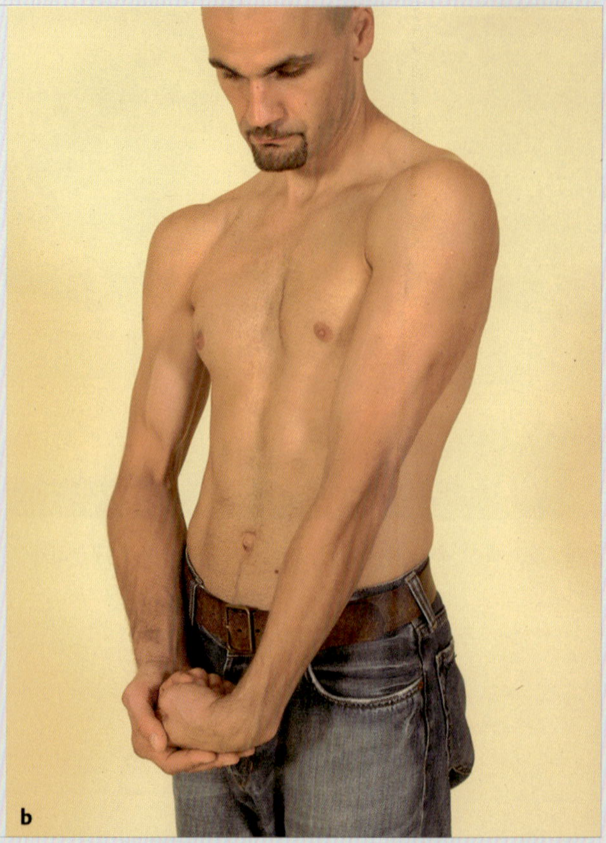

그림 7.391 손과 손가락 신전근에 대한 셀프 스트레칭(기법 V) 적용: 손목과 손가락은 굴곡시키고 주관절은 신전 상태 유지.

a 손가락 신전근의 셀프 스트레칭 – 변형 1.

b 손가락 신전근의 셀프 스트레칭 – 변형 2.

7.9.4 장무지외전근, 장무지신근과 단무지신근

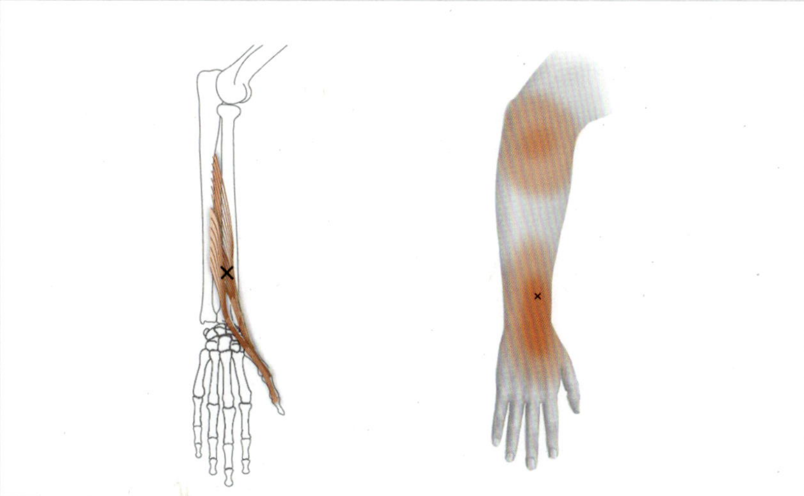

그림 7.392 장무지외전근 (Abductor Pollicis Longus, 긴엄지벌림근), 장무지신근 (Extensor Pollicis Longus, 긴엄지폄근)과 단무지신근 (Extensor Pollicis Brevis, 짧은엄지폄근).

해부학 (▶ 그림 7.370)	• **장무지외전근** (AbdPL)	
	기시	• 요골과 척골(후면 1/3) • 골간막(interosseous membrane)
	정지	• 제1 중수골 기저면(요골측)
	• **장무지신근** (EPL)	
	기시	• 척골(후면 1/3, 장무지외전근의 원위부) • 골간막
	정지	• 엄지손가락 원위부 기저면
	• **단무지신근** (EPB)	
	기시	• 요골(후면 원위부 1/3) • 골간막(장무지외전근의 원위부)
	정지	• 엄지손가락 근위부 기저면
	AbdPL과 EPB 건은 첫 번째 건 구획을 지난다. EPL의 건은 세 번째 건 구획에 있다. EPL와 EPB 건이 해부학적 코담배갑을 형성한다.	
	신경지배	• 요골신경, 심지(C6 – C8)
기능	손가락 관절	• MCP와 IP관절의 신전: EPL • 엄지손가락과 MCP관절의 안장관절 신전: EPB • 엄지손가락 안장관절의 내전: EPL • 엄지손가락 안장관절의 외전: AbdPL
	손목관절	• 요측편위: EPL, EPB, AbdPL • 배측굴곡: EPL
연관통 (▶ 그림 7.392)	• 연관통 ○ 엄지손가락 기저부와 손 뿌리 원위부까지 ○ 전완 근위부, 드물게 주관절 부위 • 상대적으로 국소부	
증상	통증	• 손 뿌리와 엄지손가락 기저부("수근관절증[rhizarthrosis]") • 전완, 드물게 주관절까지 • 국소통

<table>
<tr><td>증상</td><td>기능장애</td><td>• "서툰" 엄지손가락
• 쥐기능력 저하와 잡기근력 약화</td></tr>
<tr><td rowspan="2">유발 요인</td><td>과부하</td><td>급성: 엄지손가락 염좌(스키 부상)
만성: 공예가, 음악가(피아니스트 등)</td></tr>
<tr><td>성향/영구적 요인</td><td>• S/P 골절과 수술과정 → 유착 손가락 신전근의 표층부 곧게 뻗은 막과 장무지 근육들 밑부분의 비스듬히 움직이는 막 사이에 생긴 유착
• 부목이나 깁스로 손목을 고정시킨 후 → 유착</td></tr>
<tr><td>치료사를 위한 조언</td><td colspan="2">• 유착은 손목 고정 후, 수술 과정, 골절 이후에 자주 발생한다 → 엄지손가락 심부에 위치한 비스듬히 움직이는 긴 근육과 곧게 뻗은 손가락과 손목의 신전근 사이에 근막 분리(기법 IV) 적용이 중요하다.
• AbdPL, EPL, EPB 근복의 대부분은 EDC에 덮여 있으며 이를 이용해 치료가 가능하다(▶ 그림 7.393).
• 유발점 치료를 위한 적절한 환자 자세는 바로 누운자세(▶ 그림 7.393, ▶ 그림 7.394), 옆으로 누운 자세, 앉은 자세이다.
• 유발점에 대한 도수치료 외에 골간막에 대한 가동술도 필요하다.</td></tr>
<tr><td>환자에 대한 권고사항</td><td colspan="2">• 지속적이고 자극적인 요소를 피한다.
○ 휴식 없이 엄지손가락에 오랫동안 힘을 주는 일이나 여가활동을 피한다.
• 유발점의 자가 치료
• 협응능력과 근력강화 훈련(예: 바오딩 공[기공 또는 중국 스트레스 볼; ▶ 그림 7.427], "파워 스트레스 볼" 등)</td></tr>
</table>

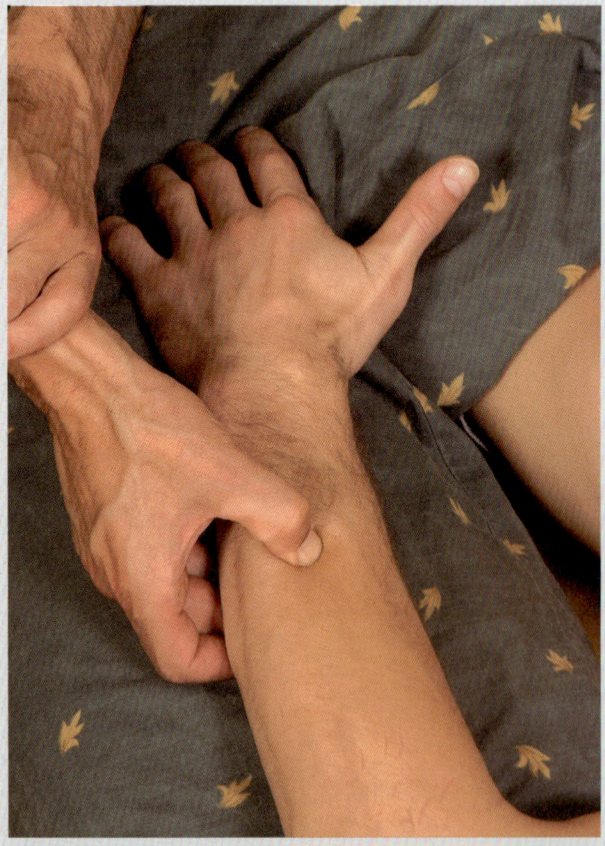

그림 7.393 장무지외전근, 장무지신근, 단무지신근에 대한 도수 압박(기법 I)과 유발점 영역 스트레칭(기법 II) 적용.

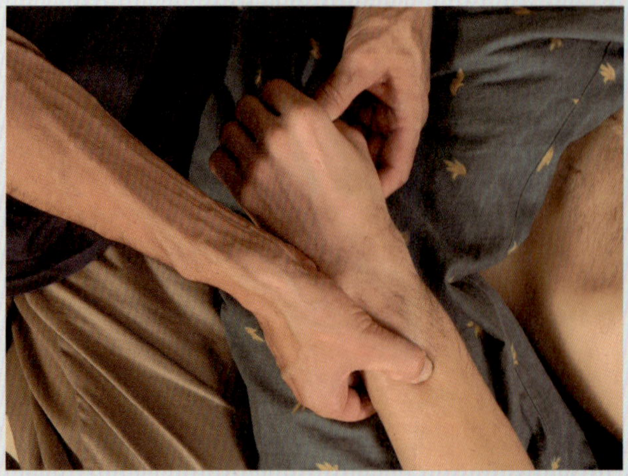

그림 7.394 장무지신근(사선으로 접근)과 총지신근(직접)에 대한 근막 분리(기법 IV).

7.9.5 회외근

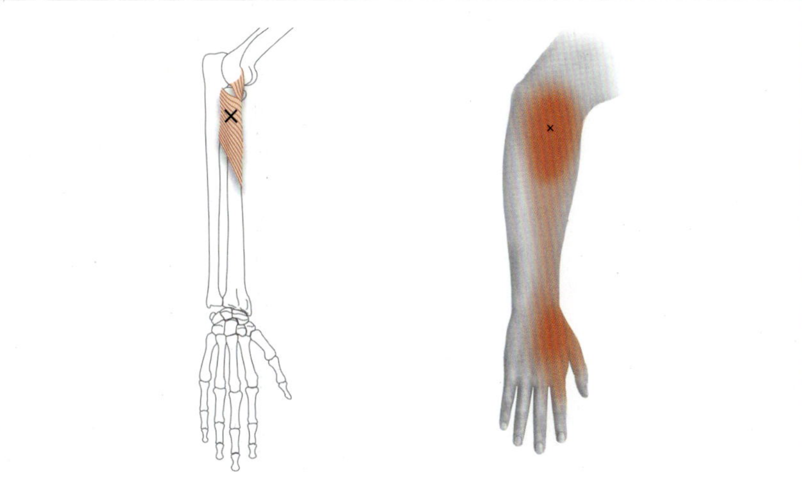

그림 7.395 회외근 (Supinator, 손뒤침근).

해부학 (▶ 그림 7.370 **c**와 **d**)	기시	• 상완골의 외측상과 • 척골(주두 근처) • 완척관절의 막 • 요골의 윤상인대(annular ligament) • 요골의 측부인대
	정지	• 요골(세 번째 근위부 후측면을 감싸고 있다: 상완근 원위부와 원회내근 근위부)
	신경지배	• 요골신경(C5 – C6)
기능	주관절 • 요척관절 • 상완요골관절	• 회외(주관절 굴곡과 별개로) • 안정화, 중심
연관통 (▶ 그림 7.395)	• 상완골의 외측상과 • 전완의 후면부 • 엄지손가락의 갈퀴막공간	
증상	통증	• 팔꿈치(주로 외측), 테니스 엘보우
	기능장애	• 근력 소실 • 회외근증후군(포착[entrapment]처럼 보이는)
포착	요골신경, 심지	• 척골과 상완골두의 회외근 사이를 통과하는 좁은 공간에서 요골신경 심지의 압박 (후로세 아케이드(arcade of Frohse)나 회외근 아치; ▶ 그림 8.19) → 신전근의 근력 소실이 동반된 회외근증후군(주관절 통증은 없다)
유발 요인	과부하	• 무리한 청소/다림질, 행주 짜기 • 스크류드라이버 사용 • 빡빡한 문 손잡이를 반복적으로 돌림 • 테니스: 주관절을 과도하게 뻗거나 공을 중앙에서 바깥쪽으로 치기
	주요 유발점	• 견관절 근육: 극상근, 극하근, 소원근, 견갑하근, 대원근, 전거근 • 목 근육: 사각근
치료사를 위한 조언	• 외측상과 통증을 자주 유발시키는 주요 근육 • 회외근 증후군: 요골신경 압박 ○ 증상: 손, 손가락, 엄지신전근의 약화 ○ 가장 중요한 징후: 중지 신전에 대한 저항 → 약화 ○ 원인부위 치료: 유발점을 통한 단단한 띠 이완	

치료사를 위한 조언	• 회외근에 대한 접근법: ○ 외측: – 요골두 원위부, 요골외측 3번째 근위부, 척측수근신근이나 지신근 표층부를 통해서(▶ 그림 7.396) – 주근을 지나 척골 근위 1/4 부위, 주두 원위부쪽(회외근의 척골두쪽, ▶ 그림 7.370 **c**와 **d**, ▶ 그림 7.373 **b**) – 요골두 근위부, 외측상과 부근, 척측수근신근이나 지신근 표층부를 통해서(회외근의 상완골두, ▶ 그림 7.370 **c**와 **d**, ▶ 그림 7.373 **b**) ○ 내측: 상완이두근 건 원위부 근방, 원회내근과 상완요골근 사이 심부, 요골 기시부 근처; 회외근에 대한 등척성 저항 시 확인이 가능하다 → 회외근 긴장도 변화를 명확히 느낄 수 있다(▶ 그림 7.397). • 유발점 치료에 적합한 환자 자세: 바로 누운 자세(▶ 그림 7.396, ▶ 그림 7.397), 옆으로 누운 자세 또는 앉은 자세
환자에 대한 권고사항	• 지속적이고 자극적인 요소를 피한다. ○ 테니스: 기술을 향상시키고 짧은 라켓을 사용한다. ○ 전동 드라이버 사용 • 유발점의 자가 치료는 간단하고 효과적이다: 유발점을 확인한 후(완쪽 팔 요골 외측 근위부 1/3지점 ▶ 그림 7.398), 손가락 압력을 일정하게 적용하는 동안(오른손으로) 기법 **IIb**(▶ 그림 7.398)에서와 같이 천천히 회내와 회외 동작을 반복해 유발점을 치료한다. • 기능적 훈련(예: 바오딩 공[기공 또는 중국 스트레스볼; ▶ 그림 7.427], "파워볼 스트레스 볼" 등)

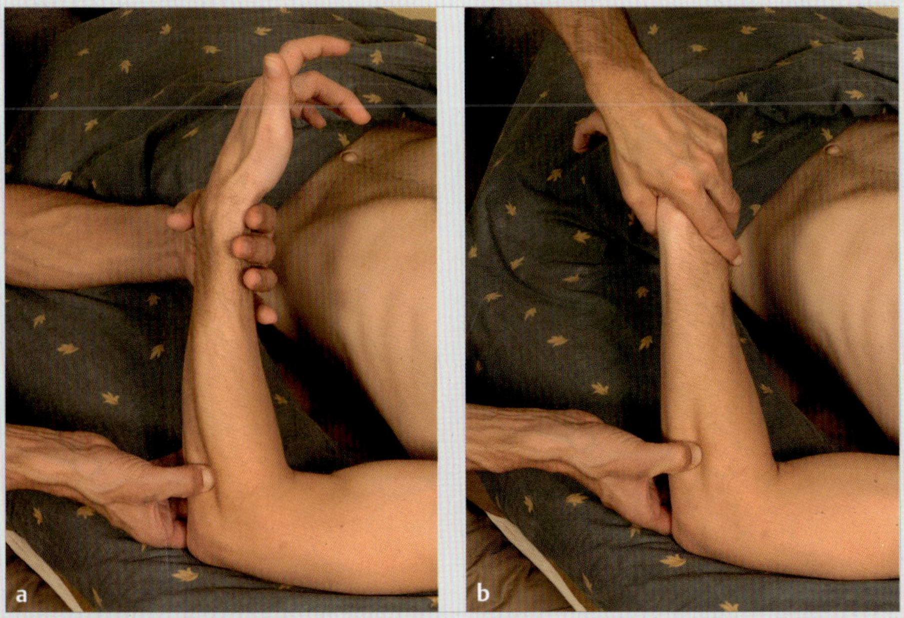

그림 7.398 회외근 치료를 위한 외측부에서의 접근법.

a 회외근은 요골 근위부를 감싸듯이 잡고 척측수근신근의 표층부 사이를 기법 I과/또는 II를 이용해 효율적으로 치료가 가능하다.

b 회내 방향 움직임(수동, 능동 보조 또는 능동)을 천천히 시행하면서 요골을 둘러싸고 있어 확인이 어려웠던 부위의 촉진이 가능하고, 유발점(기법 IIb) 치료가 가능하다. 동시에 회내 작용으로 인해 회외근이 스트레칭된다.

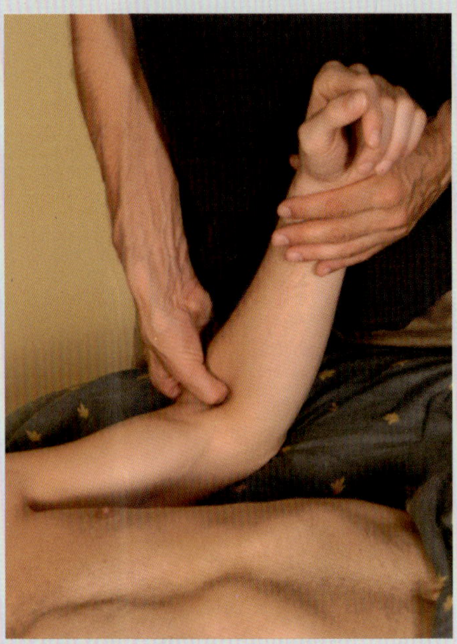

그림 7.397 회외근 치료를 위한 내측부에서의 접근법. 치료사는 원회내근 근위부와 상완이두근건 원위부 상완요골근 심부를 확인한다. 회외근의 길항근에 대한 등척성 저항에 대해 긴장이 있는 상태라면, 조직 내 심층부에 긴장의 변화를 느낄 수 있고, 치료 부위를 확인할 수 있다.

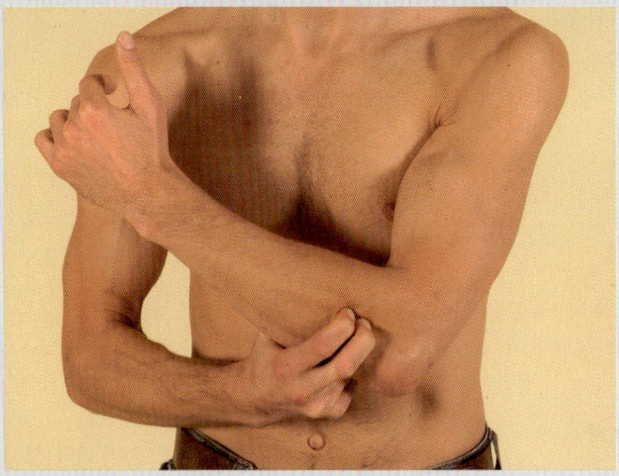

그림 7.398 회외근에 대한 자가 치료.

7.9.6 원회내근

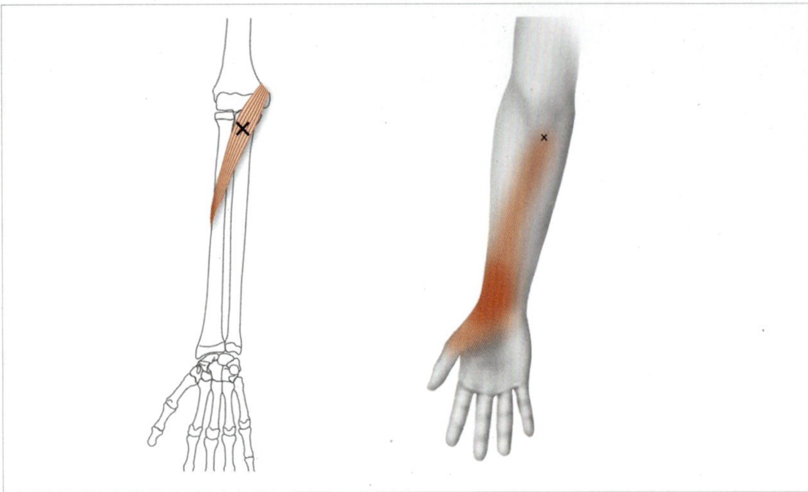

그림 7.399 원회내근(Pronator Teres, 원엎침근).

해부학 (▶ 그림 7.371)	기시	• 상완골두: 상완골의 내측상과 • 척골두: 척골의 오훼돌기
	정지	• 요골(전완의 중앙 1/3 지점, 회외근 원위부)
	정중신경은 원회내근 사이에서 두 가지로 나뉘어진다.	
	신경지배	• 정중신경(C6–C7) • 가끔 근막신경(C5–C7)이 지배하는 경우도 있다.
기능	팔꿉관절	• 회내(가장 강한 회내근인 방형회내근을 보조) • 굴곡 보조(약하게)
연관통 (▶ 그림 7.399)	• 손목, 요골/손바닥쪽 • 전완	
증상	통증	• 전완과 손목 부위 • 주관절 신전과 회외 동작을 동시에 하는 경우 통증이 증가한다(예: 등 뒤로 물건을 받을 때; 보상적 어깨 움직임 확인[통증을 피하기 위해])

	기능장애	• 요골쪽 손가락의 약화와 협응력 저하, 포착 확인
		• 손목터널증후군(CTS)의 진행/만성화 가능성이 높음
		  ○ 정중신경 포착 → 다발성 신경압박증후군
		  ○ 손목의 요골쪽 부위에서 연관통 → 손목 부위 유발점-치료로 변화가 가능하다.

포착	정중신경	• 척골과 요골두 사이에서 원회내근의 정중신경 압박(▶ 그림 8.10) → 원회내근증후군
		• 증상
		  ○ 요골쪽 손가락의 감각 이상
		  ○ 엄지와 손가락 굴곡근 약화와 협응력 저하; 시간이 경과하면서 위축이 생길 수 있다.

유발 요인	과부하	• 장기간 활성화(씻기, 샌딩작업, 등) • 근육의 격렬한 사용 • 주관절 골절이 동반되었을 때 • 장기간 고정 후 과부하 움직임

치료사를 위한 조언	• 원회내근은 요골부의 굴곡근 중에서 가장 원위부에 위치해 있다. 능동적인 회내 끝범위(주관절 굴곡 90°)에서 뚜렷한 둥근(원형) 형태 근복으로 상완이두근 건 원위부 첫 번째에서 쉽게 촉진된다(▶그림 7.400).
	• 찾기도 쉽고 치료하기도 용이하다(▶ 그림 7.400).
	• 정중신경의 포착
	  ○ 원회내근의 척골과 요골두 사이를 지나는 부위에서 정중신경 촉진이 가능하다(능동적으로 원회내근을 움직이는 동안 정중신경의 장력은 변화가 없다).
	  ○ 원회내근은 척골과 상완골두 부근에서 치료(▶ 그림 7.401)	

치료사를 위한 조언	• 손목터널증후군이 발생할 수 있다(증상 참고). • 유발점 치료에 적합한 환자 자세: 바로 누운 자세(▶그림 7.400, ▶ 그림 7.401), 옆으로 누운 자세 또는 앉은 자세
환자에 대한 권고사항	• 지속적이고 자극적인 요소를 피한다. ○ 짐을 옮길 때 도움 받기 ○ 보조 장비를 사용(전동 드라이버/드릴) • 유발점의 자가치료 • 스트레칭(주관절 신전과 회외를 동반한; ▶ 그림 7.402) • 기능적 훈련(예: 바오딩 공[기공 또는 중국 스트레스볼; ▶ 그림 7.427], "파워볼 스트레스 볼" 등)

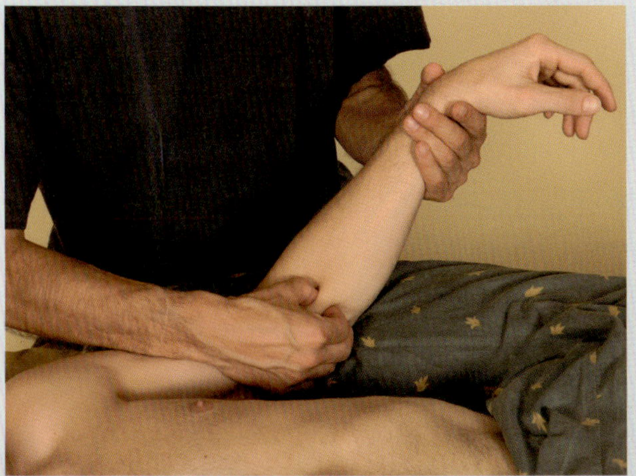

그림 7.400 원회내근에 대한 도수 압박(기법 I)과 유발점 영역 스트레칭(기법 II).

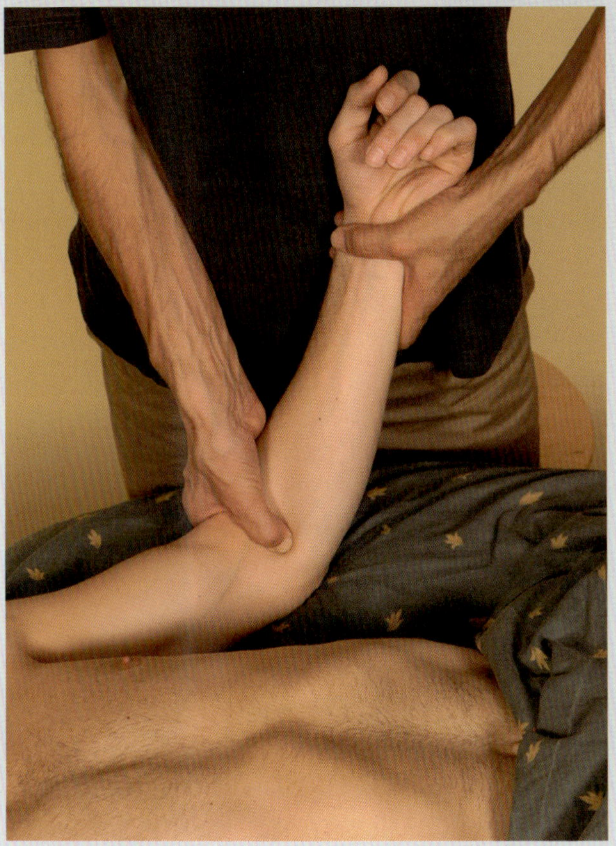

그림 7.401 원회내근이 척골두와 요골두 사이를 지나는 부위에서 정중신경 촉진이 가능하고, 척골두와 요골두 사이에서 원회내근에 대한 치료가 가능하다.

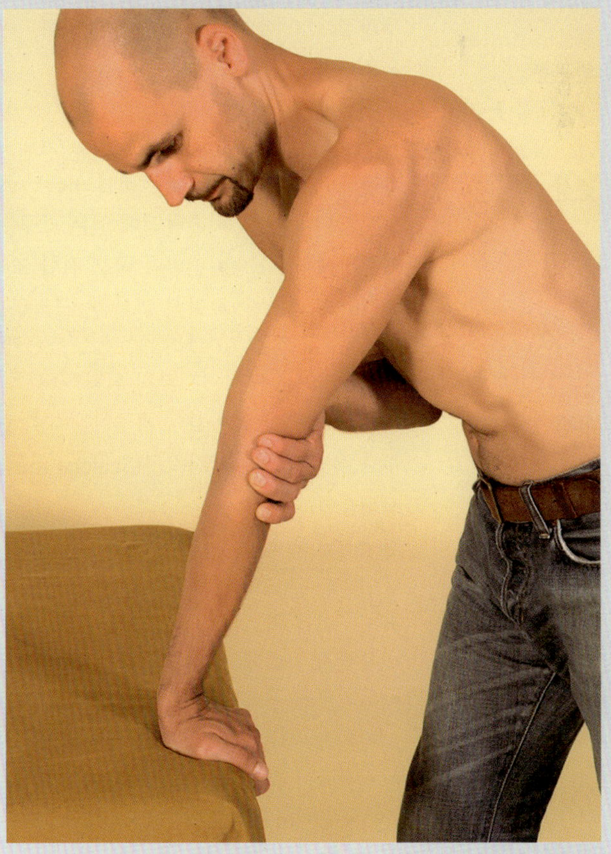

그림 7.402 셀프 스트레칭(기법 V).

7.9.7 장장근

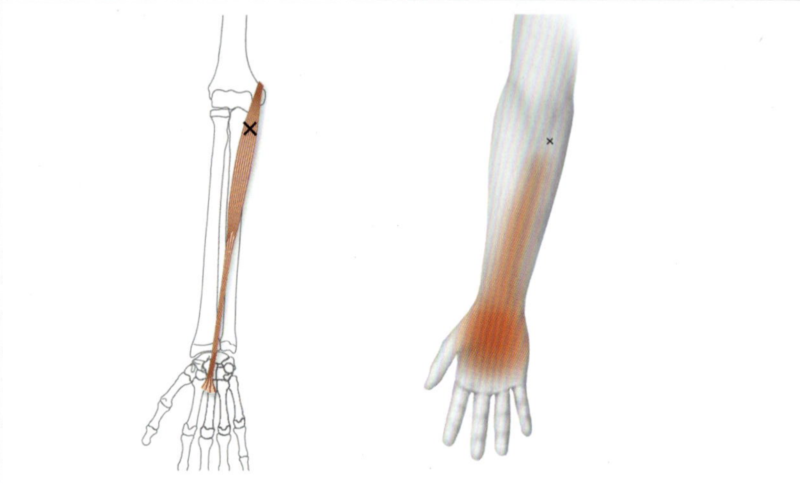

그림 7.403 장장근 (Palmaris Longus, 긴손바닥근)

<table>
<tr><td rowspan="4">해부학
(▶ 그림 7.371)</td><td>기시</td><td>상완골의 내측상과(PT, FCR, FCU, FDS와 함께)</td></tr>
<tr><td>정지</td><td>• 수장건막(palmar aponeurosis, 손바닥널힘줄)
• 굴근지대(flexor retinaculum)</td></tr>
<tr><td colspan="2">장수장근건 (PL)이 굴근지대 위를 지나간다. PL은 서양인의 10~20%는 없다.</td></tr>
<tr><td>신경지배</td><td>• 정중신경(C6 - T1)</td></tr>
<tr><td rowspan="3">기능</td><td>손</td><td>• 손바닥을 팽팽하게 한다(수장건막)</td></tr>
<tr><td>손목</td><td>• 손바닥 굴곡</td></tr>
<tr><td>주관절</td><td>• 굴곡(미미한 영향)</td></tr>
<tr><td>연관통
(▶ 그림 7.403)</td><td colspan="2">• 손바닥
• 전완 전면</td></tr>
<tr><td rowspan="2">증상</td><td>통증</td><td>• 손바닥과 전완 전면
• 표피, "핀과 바늘", 따끔따끔한 통증
• 손바닥에 있는 공구(스크류드라이버) 압력에 의한 통증 증가</td></tr>
<tr><td>기능장애</td><td>• 손바닥 국소 결합 조직의 결절</td></tr>
<tr><td rowspan="3">유발 요인</td><td>과부하</td><td>• 만성 과부하: 굴곡근을 사용하는 비정상적이거나/또는 반복적인 활동(가위질, 정원 관리, 물 호스 스프레이 건, 무거운 재료 절단, 목재 자르기, 트래킹 폴을 이용한 걷기 [노르딕 워킹] 등)
• 급성 과부하: 낙상, 손목염좌 등</td></tr>
<tr><td>주요 유발점</td><td>• 사각근(Scalene muscles), 상완삼두근(내측두)</td></tr>
<tr><td>선행요인/
영구적인 요소</td><td>• 듀피트렌 구축(아래 참고)</td></tr>
<tr><td>치료사를 위한 조언</td><td colspan="2">• 연관된 근육의 형태를 기억한다: 표층부 굴곡근의 개요(▶ 그림 7.404)
• 접근법과 치료는 단순하다(▶ 그림 7.405).
• 유발점 치료에 적합한 환자 자세: 바로 누운 자세(▶ 그림 7.405), 옆으로 누운 자세 또는 앉은 자세
• 듀피트렌 구축: 듀피트렌 구축 환자는 PL에서 유발점을 확인할 수 있다. 유발점을 치료하게 되면 통증을 완화하고 구축을 감소시킬 수 있으나 구축에 대한 근본적인 원인을 해결할 수는 없다.</td></tr>
<tr><td>환자에 대한 권고사항</td><td colspan="2">• 지속적이고 자극적인 요소를 피한다.
○ 과부하를 예방한다(예: 무거운 물건/금속을 휴식 없이 오랫동안 절단하지 않기)
○ 보조 장비 사용(예: 전동드릴)
• 도수 자가 치료
• 스트레칭(▶ 그림 7.406)
• 기능적 훈련(예: 바오딩 공[기공 또는 중국 스트레스볼; ▶ 그림 7.427], "파워볼 스트레스 볼" 등)</td></tr>
</table>

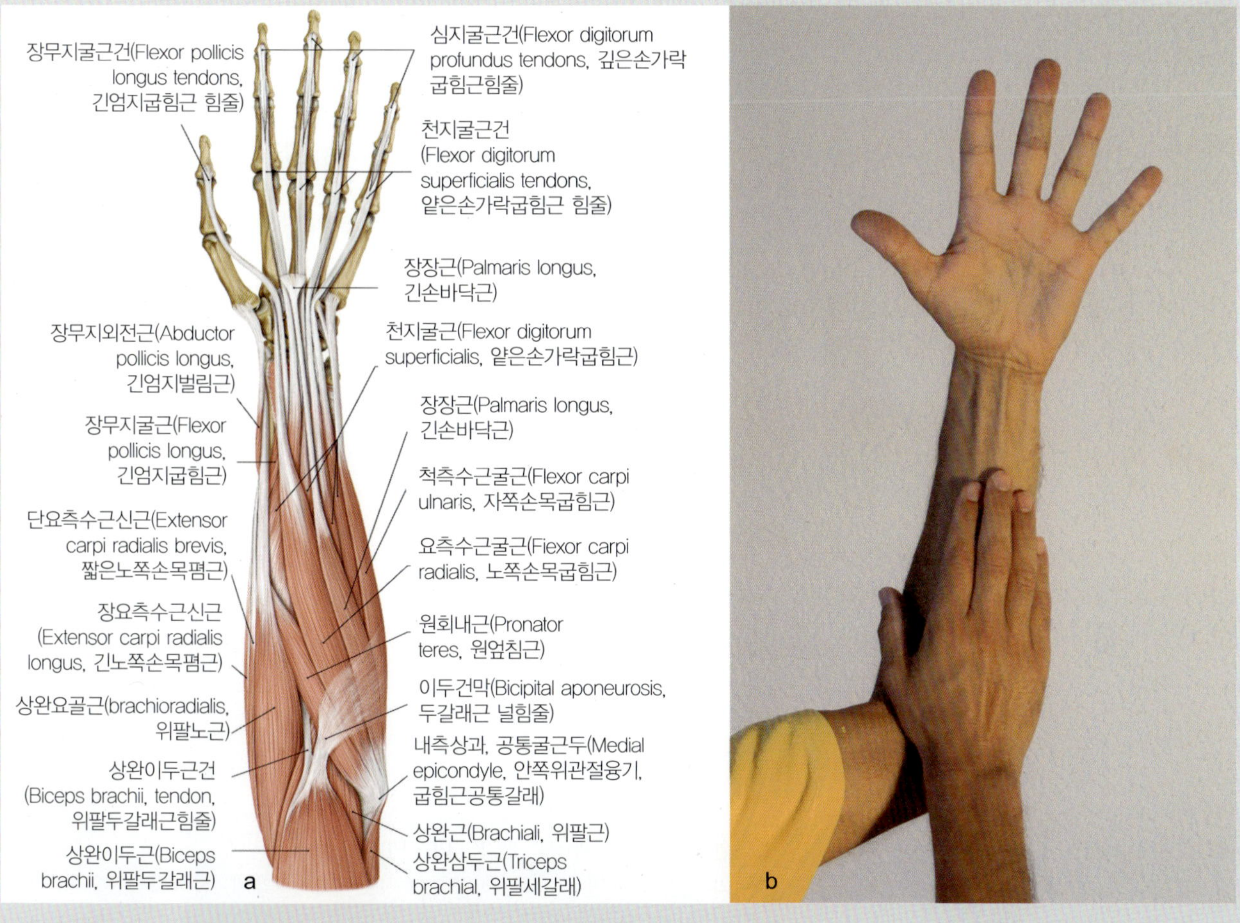

그림 7.404 손과 손가락 굴곡근. 표층부 굴곡근의 개요.

a Topography: 왼쪽 전완, 전면. From Schuenke M, Schulte E, Schumacher U. THIEME Atlas of Anatomy. General Anatomy and Musculoskeletal System. Illustrations by Voll M and Wesker K. Second Edition. New York: Thieme Medical Publishers; 2014

b 기시부인 내측상과에서부터 근육의 위치와 순서를 기억하는 방법: 손가락이 손바닥 방향을 향하게 하고 손목 쪽이 환자의 왼쪽 상완골의 내측상과 위에 손바닥을 얹으면, 엄지손가락은 원회내근, 검지는 요측수근굴근, 중지는 장장근, 약지는 천지굴근, 새끼손가락은 척측수근굴근의 주행방향이다.

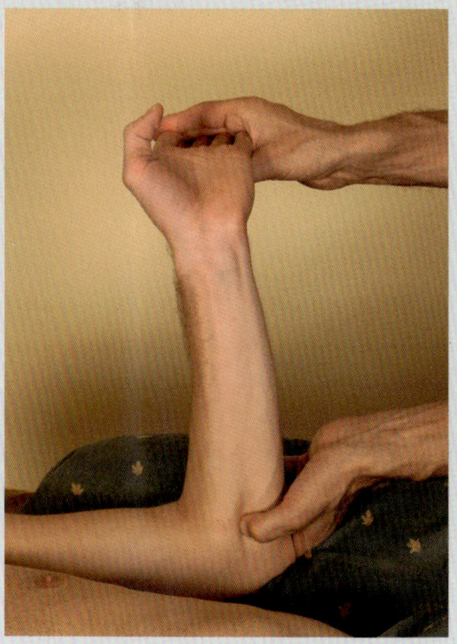

그림 7.405 도수 압박(기법 I)과 유발점 영역 스트레칭(기법 II) 적용.

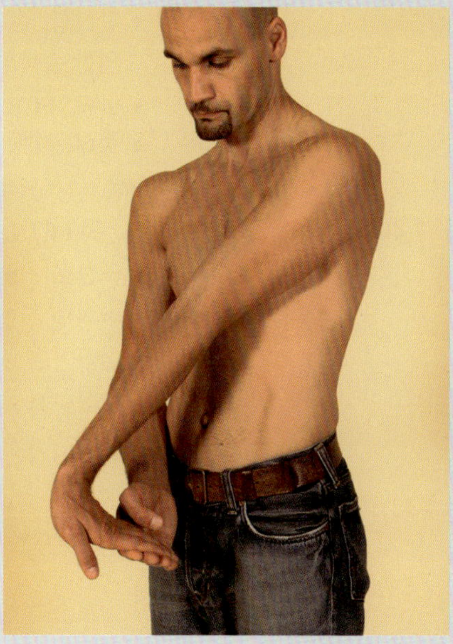

그림 7.406 장장근, 손가락과 손의 굴곡근에 대한 셀프 스트레칭(기법 V) 적용.

7.9.8 손의 굴곡근: 요측수근굴근, 척측수근굴근

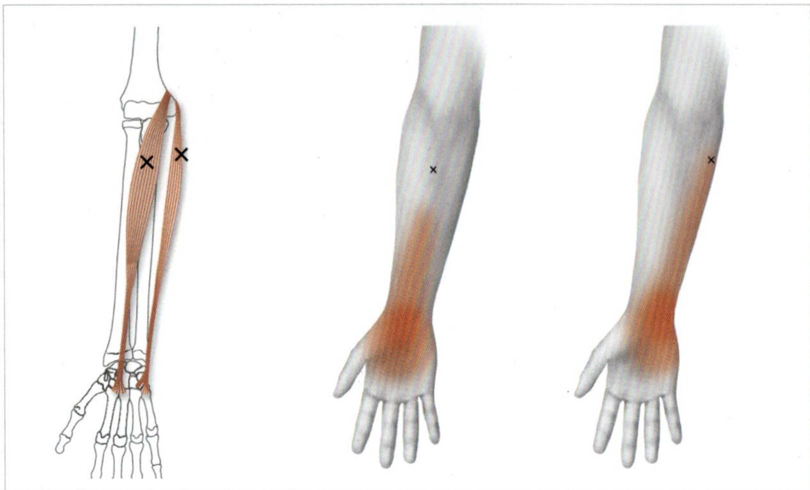

a b

그림 7.407 손의 굴곡근.
a 요측수근굴근 (Flexor carpi radialis, 노쪽손목굽힘근).
b 척측수근굴근 (Flexor carpi ulnaris , 자쪽손목굽힘근).

해부학 (▶ 그림 7.371)	• **요측수근굴근** (FCR)	
	기시	• 상완골의 내측상과에서부터, PT, FCR, PL, FCU, FDS가 하나의 굴곡근 건의 기시가 된다. • 근간 중격
	정지	• 2번째 중수골 기저부(손바닥쪽)
	• **척측수근굴근** (FCU)	
	기시	• 상완골두: 상완골의 내측상과(PT, FCR, PL, FDS와 함께) • 척골두: 주두와 척골의 후면부(장두, 척골 2/3 정도에 걸친 얇게–심수지굴근과 척측수근신근과 함께 건막에 부착)
	정지	• 두상골(유구골의 두상유구인대를 지나 5번째 중수골의 두상중수인대 위쪽에 정지한다)
	신경지배	• 정중신경(C5 – C8): FCR • 척골신경(C7 – T1): FCU
기능	손목	• 손바닥 굴곡: FCR, FCU(FCR보다 더 영향을 준다) • 요측 편위: FCR • 척측 편위: FCU • 안정화: 손가락 굴곡근의 온전한 작용을 위해서는 FCR과 FCU(손목 신전근과 함께)에 의한 손목의 동적 안정성이 필요하다.
	주관절	• 굴곡: FCR, FCU(미비하다) • 회내: FCR
방사통 (▶ 그림 7.407)	• 요골쪽 손목, 전완, 손바닥(FCR) • 척골쪽 손바닥, 손목(FCU)	
증상	통증	• 손목의 손바닥쪽; 요골측(FCR)과 척골측(FCU) • 전완의 전면부(FCR, FCU) • 굴곡근을 많이 사용해야 하는 경우(예: 두꺼운 소재를 가위로 절단)에 통증 증가
	기능장애	• 굴곡근을 사용해 힘든 작업을 할 때 근력 약화와 뻣뻣함
포착	척골신경	• 척골신경은 상완골과 척골두 사이의 FCU 아래 구개아치 아래로 지나간다(→ 주관절 터널 증후군). 이후, 심지굴근 표층과 심층 사이를 지나며 이때 단단한 띠로 인해 압박될 수 있다(▶ 그림 8.26).

포착	척골신경	• 증상 ○ 척골쪽 손가락 근육의 약화와 협응력 저하 ○ 척골쪽 손에서 감각 이상
유발 요인	과부하	• 만성 과부하: 굴곡근의 비정상적이거나/또는 반복적인 활동(예: 물건을 자르는 작업, 정원 관리, 워터호스 스프레이건 사용, 무거운 재료 자르기, 장작 패기 등). • 급성 과부하: 낙상, 손목염좌 등
	주요 유발점	• 사각근, 상완삼두근(내측두)
	선행요인/영구적인 요소	• 허혈성 압박: FCU는 컴퓨터 마우스를 사용하는 경우, 허혈성 압박과 장시간 사용으로 인해 과도한 스트레스를 받을 수 있다.
치료사를 위한 조언	• 접근법과 치료는 단순하다(▶ 그림 7.408 - ▶ 그림 7.410). • 치료에 적합한 환자 자세: 바로 누운 자세(▶ 그림 7.408 - ▶ 그림 7.410), 옆으로 누운 자세 또는 앉은 자세	
환자에 대한 권고사항	• 지속적이고 자극적인 요소를 피한다. ○ 과부하를 예방한다(예: 하루만에 진입로 전체를 물청소하지 않는다). ○ 보조 장비를 사용(예: 전동 스크류 드라이버) • 도수 자가 치료 • 스트레칭(▶ 그림 7.411) • 기능적 훈련(예: 바오딩 공[기공 또는 중국 스트레스볼; ▶ 그림 7.427], "파워볼 스트레스 볼" 등)	

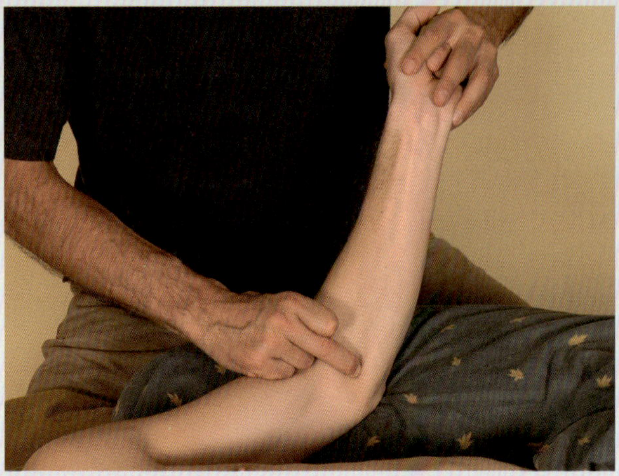

그림 7.408 요측수근굴근: 도수 압박(기법 I)과 유발점-부위 스트레칭(기법 II) 적용.

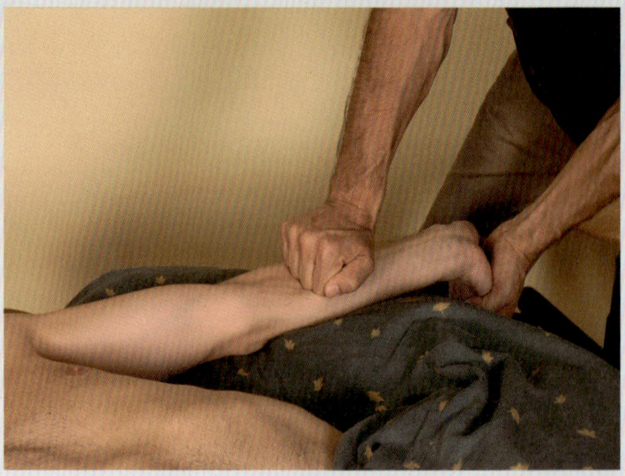

그림 7.409 손의 굴곡근에 대한 근막 스트레칭(기법 III) 적용.

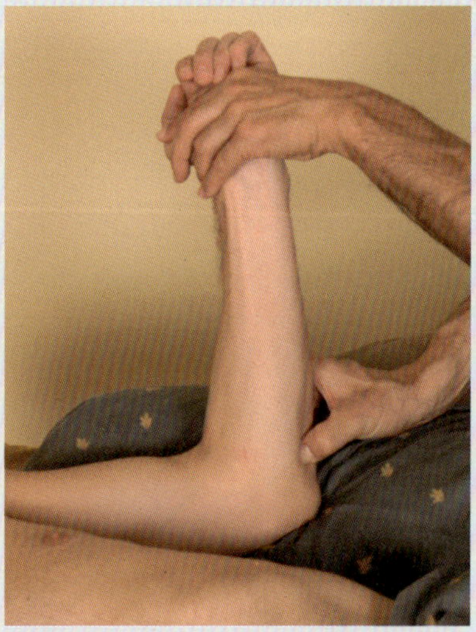

그림 7.410 척측수근굴근: 도수 압박(기법 I)과 유발점-부위 스트레칭(기법 II) 적용.

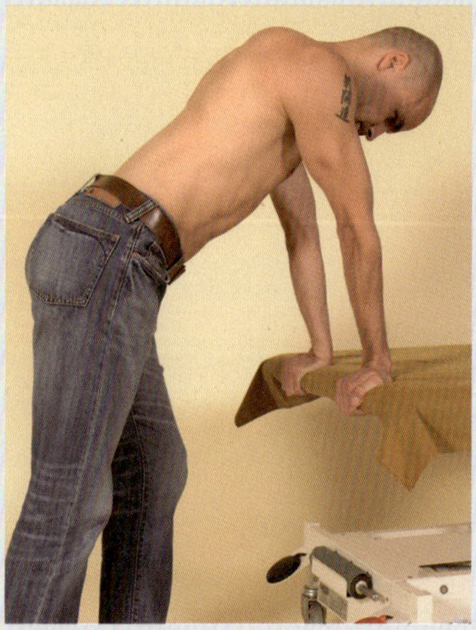

그림 7.411 셀프 스트레칭(기법 V): 손목을 손등굴곡(손가락 관절 신전을 하지 않은 상태)과 주관절 신전 상태에서 손의 굴곡근의 셀프 스트레칭 적용.

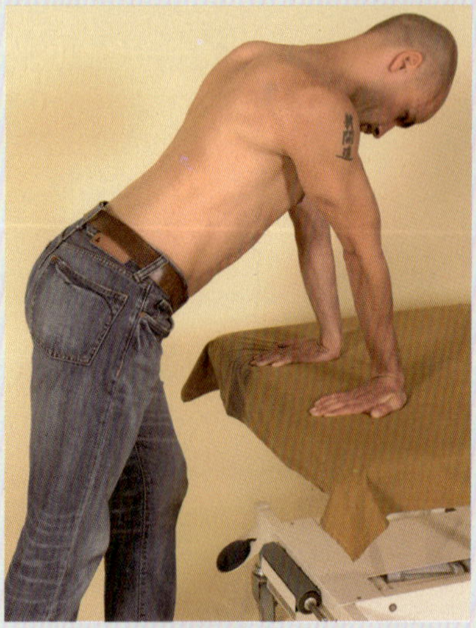

그림 7.412 손가락과 주관절을 신전시킨 상태에서 손목을 손등 굴곡시키고 셀프 스트레칭(기법 V) 적용.

7.9.9 손가락 굴곡근: 천지굴근, 심지굴근

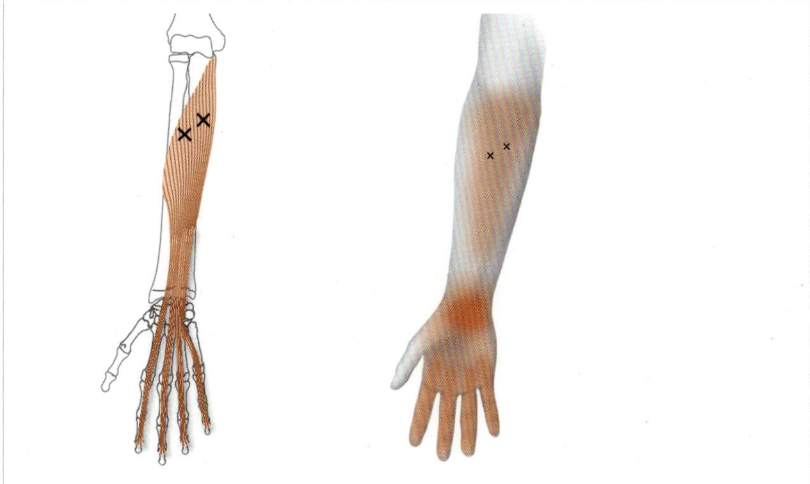

그림 7.413 손가락 굴곡근 (Flexor digitorum, 손가락굽힘근).

해부학 (▶ 그림 7.371, ▶ 그림 7.372)	• **천지굴근** (FDS)	
	기시	• 상완골두: 상완골의 내측상과와 근간중격 • 척골두: 척골의 오훼돌기 • 요골두: 요골(상완이두근과 원회내근 사이)
	정지	• 2–5번째 손가락 지골 중간 옆면
	• **심지굴근** (FDP)	
	기시	• 척골과 골간막(전면, 근위부 2/3)
	정지	• 2–5번째 손가락 원위부(손바닥쪽)
	천지굴근 건으로 나뉘어진다. 심지굴근 건은 지골 원위부의 기저면 표층부 건을 통해서 지나간다.	
	신경지배	• 정중신경(C6–T1): FDS와 FDP 절반(요골쪽) • 척골신경(C7–T1): FDP 절반(척골쪽)
기능	손가락	• 2–5번째 손가락의 PIP와 MCP관절의 신전(FDS와 FDP) • DIP관절 굴곡(FDP 단독으로)
	손목	• 굴곡
	주관절	• 굴곡(약하게)
연관통 (▶ 그림 7.413)	• 전완, 손목(손바닥쪽) • FDS와 FDP로 작용하는 손가락들	
증상	통증	• 손가락 통증 • 종종 MCP관절의 관절통으로 오해할 수 있다.
	기능장애	• 손가락의 뻣뻣함, 협응력 저하(뮤지션)

포착	척골신경	• 척골신경은 FDS와 FDP 사이를 통과하는 부위에서 압박될 수 있다(▶ 그림 8.26).
		• 증상
		  ◦ 손가락 근육의 근력 약화와 협응력 저하
		  ◦ 손의 척골쪽에서 감각 이상(▶ 그림 8.24)

	정중신경	• 정중신경은 원회내근과 FDS 사이의 섬유 띠로 인해 압박될 수 있다(▶ 그림 8.9).
		• 증상
		  ◦ 손가락 근육의 근력 약화와 협응력 저하
		  ◦ 요골쪽 손바닥의 감각 이상(▶ 그림 8.8)

유발 요인	과부하	• 만성 과부하: 굴곡근의 비정상적이거나/또는 반복적인 활동(예: 물건을 자르는 작업, 정원 관리, 무거운 재료 자르기, 암벽등반 등) • 급성 과부하: 낙상 등 • 최대 부하에 대한 기능적 방법에 대한 교육을 받지 못한 경우, 예: 옮기기(나사 풀기, 포장, 운반, 나사 박기, 포장 풀기, 물건 치우기), 정원 손질, 고압청소, 장작 패기, 크로스 컨트리 스키, 노르딕 워킹폴 사용 등
	주요 유발점	• 사각근
치료사를 위한 조언	• 손가락 굴곡근에 대한 완벽한 근력 회복(예: 주먹을 단단히 쥐는 것)은 손가락 신전근의 균형 잡힌 작용이 필요하다 → 필요한 경우 손가락과 손목 신전근의 협응이 필요하다. • FDS: 각 손가락의 굴곡에 대한 저항을 이용해 개별적으로 작용을 확인한다(▶ 그림 7.414 **b**). 치료 적용: ○ 근위부를 덮고 있는 표층부 요측수근굴근을 한쪽으로 밀어낸다(▶ 그림 7.414 **a**). ○ 장수장근과 척측수근굴근 사이에 있다. ○ 손 굴곡근의 표층부를 통해 가능하다. • FDP: 치료 적용: ○ 전면에서 접근: FDS를 통해서 ○ 외측면에서 접근: 척골의 외측면에서부터, FDS 아래(후면부로) 척측수근굴근을 통과한다.(▶ 그림 7.415; ▶ 그림 8.26). ○ 유발점에 대한 도수치료 외에: 골간막에 대한 관절가동술 적용 • 유발점 치료에 적합한 환자 자세: 바로 누운 자세(▶ 그림 7.414 – ▶ 그림 7.416), 옆으로 누운 자세 또는 앉은 자세	
환자에 대한 권고사항	• 지속적이고 자극적인 요소를 피한다. ○ 최대하중을 받지 않도록 한다. ○ 보조 장비와 재료 사용(전동 잔디 깎기) • 유발점의 자가 치료 • 스트레칭: 굴곡근 그룹에 대한 스트레칭은 간단하고 효과적이다(▶ 그림 7.406, ▶ 그림 7.412). • 기능적 훈련(예: 바오딩 볼[기공 또는 차이나 스트레스볼; ▶ 그림 7.427], "파워볼 스트레스 볼" 등)	

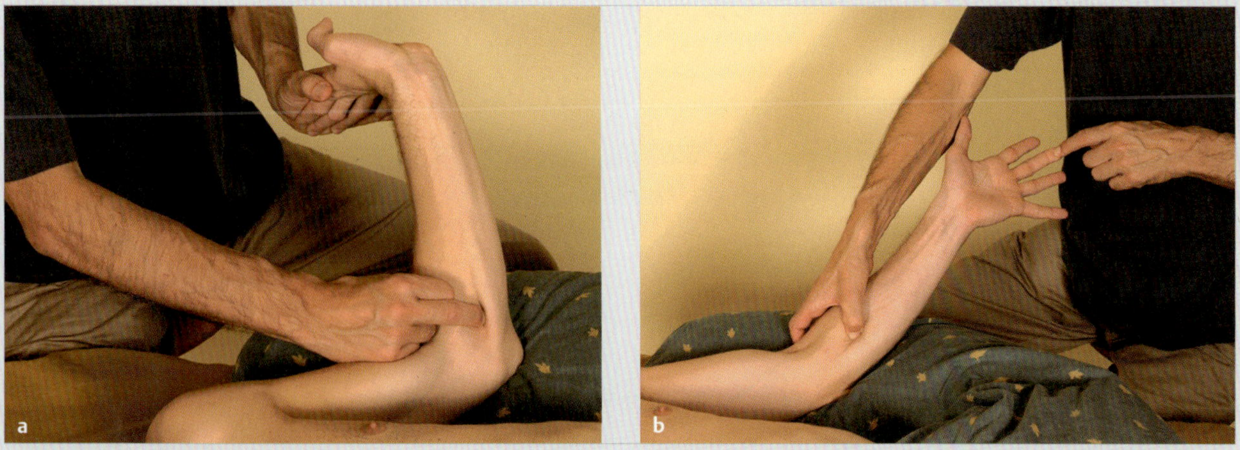

그림 7.414 천지굴근(FDS).

a 표층에 위치한 요측수근굴근(근위부 FDS 포함)을 옆으로 민 상태에서 도수 압박(기법 I)과 유발점 영역 스트레칭(기법 II)을 이용한 FDS 치료.

b 반대측 저항 검사(세 번째 손가락)를 통한 유발점 영향을 받는 FDS 확인; 장장근과 척측수근굴근 사이에 위치한 FDS에 대한 도수 압박(기법 I)과 유발점 영역 스트레칭(기법 II) 적용.

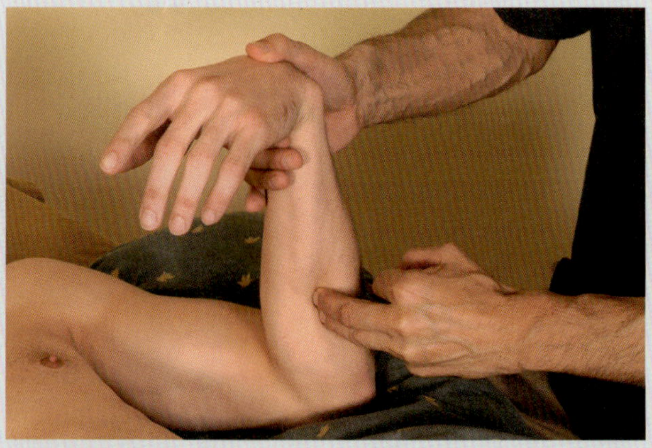

그림 7.415 심지굴근(FDP). 도수 압박(기법 I)과 유발점 영역 스트레칭(기법 II)을 이용한 FDS 치료를 위한 외측 접근법: 척골의 외측 모서리로부터, 표층부의 척측수근굴근(얇은 부위)을 약간 스칠 정도로 촉진해 보면 척골의 전면(FDS의 후면)에서 FDP 확인이 가능하다.

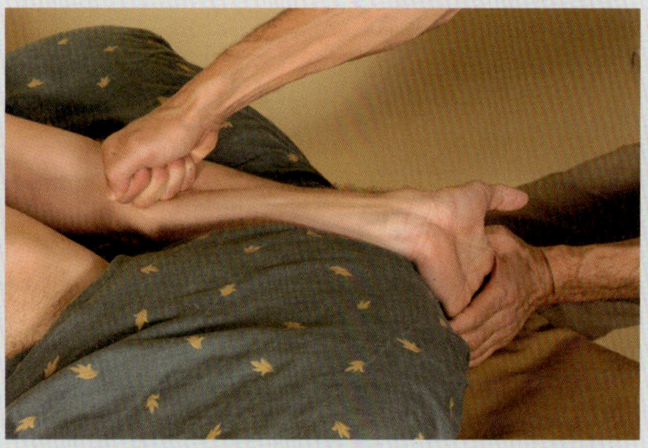

그림 7.416 손가락 굴곡근에 대한 근막 스트레칭(기법 III) 적용.

7.9.10 장무지굴근

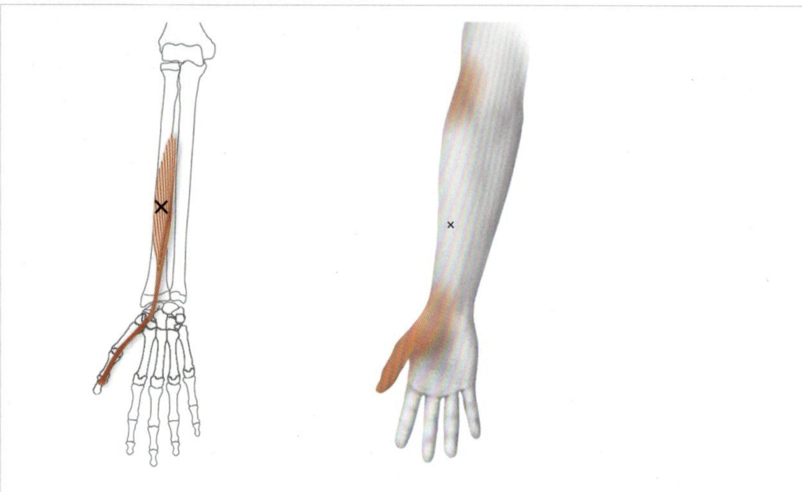

그림 7.417 장무지굴근 (Flexor Pollicis Longus, 긴엄지굽힘근).

해부학 (▶ 그림 7.371, ▶ 그림 7.372)	기시	• 요골(전면부 표층, 1/3지점) • 골간막(요골에 인접한 부위)
	정지	• 엄지손가락 말단부(손바닥 부위)
	신경지배	• 정중신경(C6 - C8)
기능	엄지	• 엄지손가락의 MCP와 IP관절의 굴곡 • 엄지손가락 안장관절의 맞섬과 내전
	손목	• 손바닥 굴곡 • 요골 편위
연관통 (▶ 그림 7.417)	• 엄지손가락: 손바닥 표면, 엄지손가락의 MCP	
증상	통증	• 엄지손가락의 수근관절증
	기능장애	• 약화 • 엄지손가락의 협응력 저하: 예를 들면, 엄지손가락과 집게손가락 사이에 작은 물건을 잡거나 쓰는 동작이 어렵다.
유발 요인	과부하	• 급성기: 스포츠(배구 등) • 만성기 ○ 잡초 제거, 강하게 회전시키는 동작, 당기기 또는 흔드는 동작 ○ 집게 잡기를 이용한 유발점 치료 ○ 글쓰기 ○ 휴대전화 작동, 버튼 누르기
치료사를 위한 조언	• 장무지 굴근건은 엄지손가락 MCP관절의 손바닥쪽에서 명확하게 확인할 수 있다. • FPL 근복은 요골 1/3지점 원회내근의 기시부의 원위쪽(골간막 인접 부위에; ▶ 그림 7.417)에서 촉진과 치료가 가능하다-요측수근굴근 외측과 내측에서도 가능하다(▶ 그림 7.418). • 유발점 치료에 적절한 환자 자세: 바로 누운 자세(▶ 그림 7.418), 옆으로 누운 자세 또는 앉은 자세 • 유발점에 대한 도수치료 외에: 골간막에 대한 관절가동술 적용(FPL 기시부) • 만약 수근골의 저운동성이 있는 경우: 수근골에 대한 관절가동술 시행	
환자에 대한 권고사항	• 지속적이고 자극적인 요소를 피한다. ○ 지속적인 과부하(유발점 치료를 할 때 오른손과 왼손을 번갈아 사용하는 경우 등) ○ 스포츠 경기 중 엄지손가락을 테이프로 고정하는 경우(배구 경기) • 도수치료를 이용한 유발점 치료 • 스트레칭(▶ 그림 7.425) • 기능적 훈련(예: 바오딩 공[기공 또는 중국 스트레스볼; ▶ 그림 7.427], "파워볼 스트레스 볼" 등)	

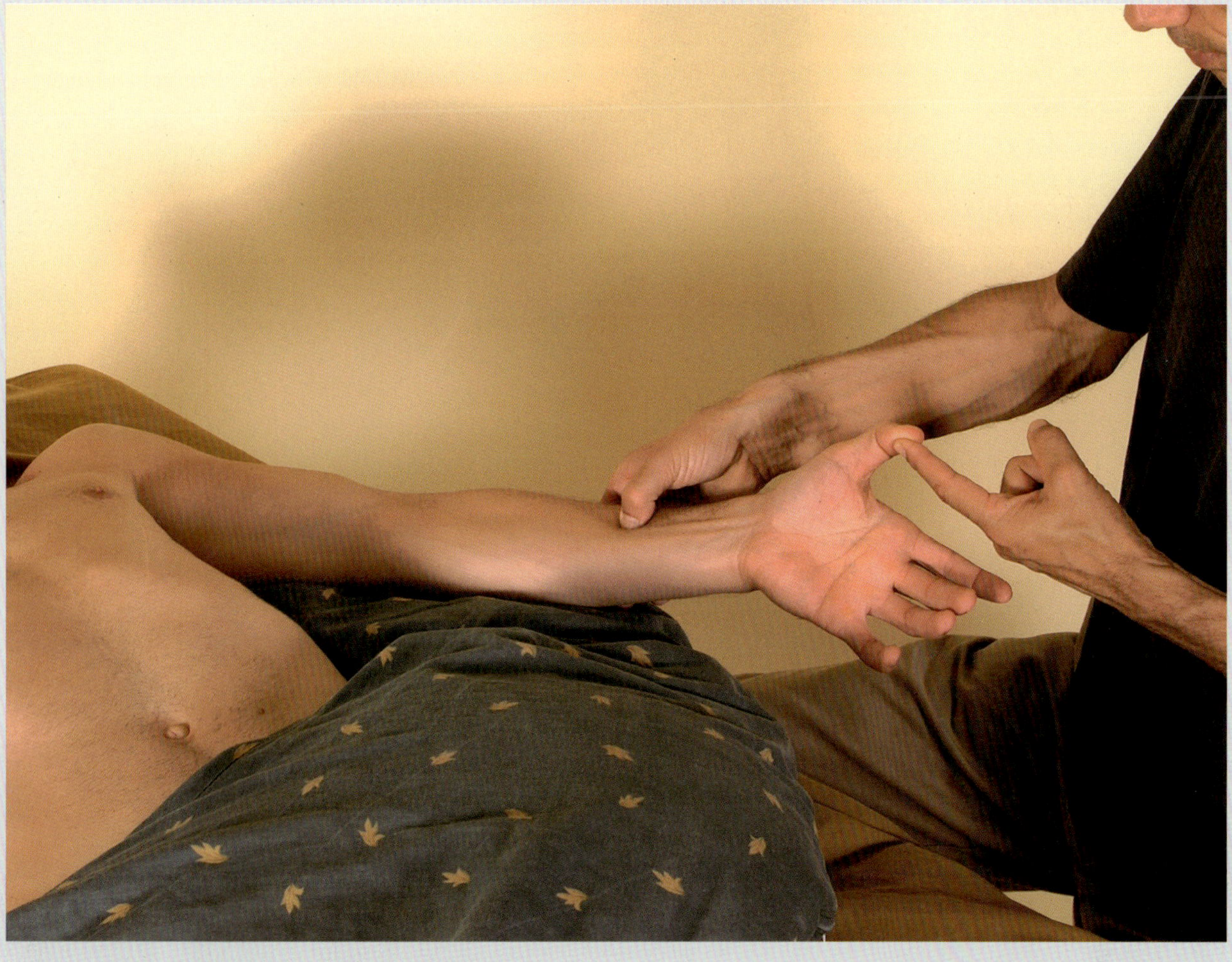

그림 7.418 요골 전면부에 인접한 골간막 1/3 중간지점에서 장무지굴근에 대한 도수 압박(기법 I)과 유발점 영역 스트레칭(기법 II) 적용.

7.9.11 방형회내근

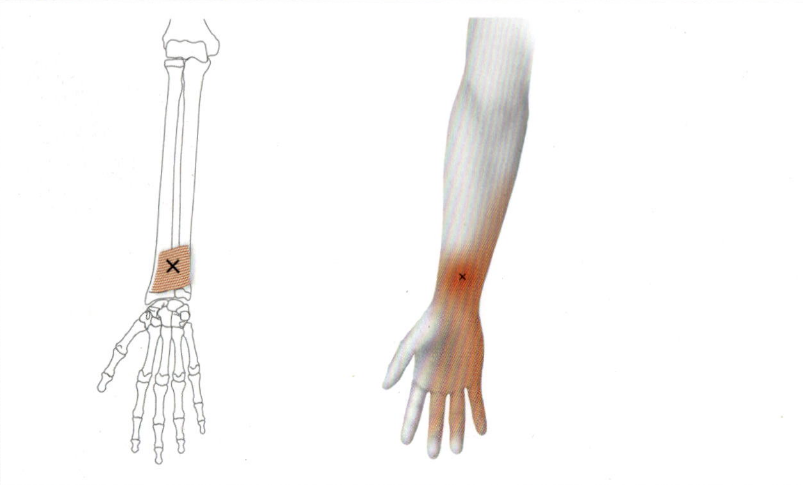

그림 7.419 방형회내근 (Pronator Quadratus, 네모엎침근).

해부학 (▶ 그림 7.371, ▶ 그림 7.373 a)	기시	• 척골(원위부 전면 1/4지점)
	정지	• 요골(원위부 전면 1/4지점)
	신경지배	• 정중신경(C6 – T1)
기능	주관절의 요골쪽	• 회내(주로 회내근) • 요골-척골관절 원위부 고정
연관통 (▶ 그림 7.419)	• 손목의 손바닥쪽 • 2-5번째 손가락의 손바닥쪽 • 전완의 척골쪽(원위부 2/3지점)	
증상	통증	• 전완, 손목관절(수근관터널증후군), 손, 2-5번째 손가락의 손바닥쪽
유발 요인	과부하	• 회내에 대한 저항
치료사를 위한 조언	• 방형회내근은 손과 손가락 굴곡근, 신경과 혈관보다 심부에 위치한다. 이와 같은 조직 심부에서 촉진하고 치료할 수 있다(▶ 그림 7.420). • 유발점 치료를 위한 적절한 환자 자세: 바로 누운 자세(▶ 그림 7.420), 옆으로 누운 자세 또는 앉은 자세	
환자에 대한 권고사항	• 지속적이고 자극적인 요소를 피한다. • 유발점 자가 치료 • 스트레칭 • 기능적 훈련(예: 바오딩 공[기공 또는 중국 스트레스볼; ▶ 그림 7.427], "파워볼 스트레스 볼" 등)	

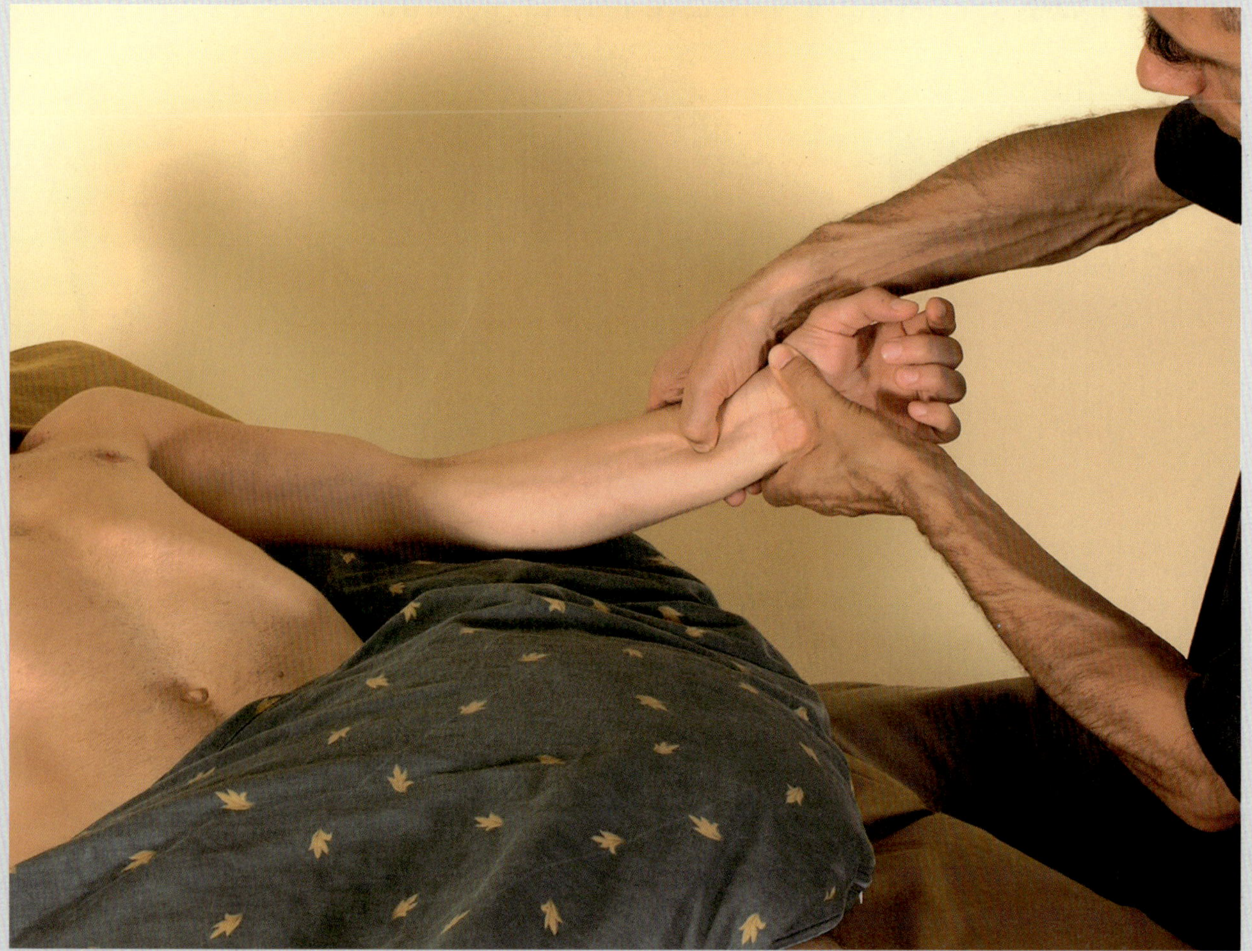

그림 7.420 요골 원위부 1/4 지점 전면부에서 방형회내근에 대한 도수 압박(기법 I)과 유발점 영역 스트레칭(기법 II) 적용

7.9.12 손바닥 근육: 단무지외전근, 무지내전근, 단무지굴근, 무지대립근

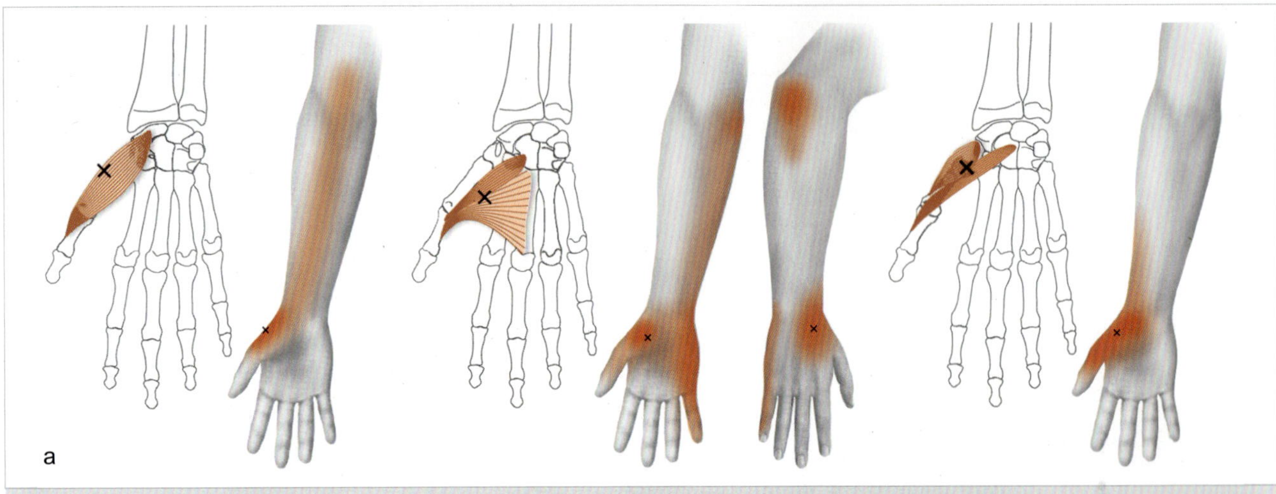

그림 7.421 손바닥근육.
a 단무지외전근 (Abductor pollicis brevis, 짧은엄지벌림근).
b 무지내전근 (Adductor pollicis, 엄지모음근).
c 단무지굴근과 무지대립근 (Flexor pollicis brevis and opponens pollicis, 짧은엄지굽힘근, 엄지맞섬근).

해부학 (▶ 그림 7.372)	• **단무지외전근**(AbdPB)	
	기시	• 주상골, 굴근건지대(flexor retinaculum, 굽힘근 지지띠)
	정지	• 엄지손가락 MCP 기저면(외측면과 요골 종자뼈위)
	• **무지내전근**(ADP)	
	기시	• 횡두: 3중수골(손바닥면, 근위부 2/3 지점) • 사두: 2, 3중수골, 유두골, 수근간인대
	정지	• 첫 번째 지골 근위부 기저면(엄지손가락 척골쪽 종자뼈 위)
	ADP는 장무지굴근건 아래에 위치한다.	
	• **단무지굴근**(FPB)	
	기시	• 천두: 굴근지대, 대능형골 • 심두: 유두골과 능형골
	정지	• 엄지손가락 MCP 기저면(요골쪽 종자골 위)
	• **무지대립근**(OP)	
	기시	• 대능형골, 굴근지대
	정지	• 첫 번째 중수골(가로로, 전체 길이에 따라)
	OP는 FPB의 천두와 심두 사이, FPL 건 위쪽에 위치한다.	
	신경지배	• 정중신경(C6 – C7): AbdPB, OP, FPB(천두) • 척골신경(C7 – T1): ADP, FPB(심두)
기능	엄지손가락 안장관절 (엄지손가락의 중수골관절)	• 외전 ○ 단무지외전근 • 내전 ○ 무지내전근 ○ 단무지굴근 ○ 무지대립근(보조)

기능	엄지손가락 안장관절(엄지손가락의 중수골관절)	• 맞섬 ○ 무지대립근 ○ 무지내전근(보조) ○ 단무지굴근(보조)
	엄지손가락의 기저관절(엄지손가락의 중수관절[MCP])	• 굴곡 ○ 단무지외전근 ○ 단무지내전근 ○ 단무지굴근 • 신전 ○ 단무지외전근
연관통 (▶ 그림 7.421)	• 엄지손가락 기저면(ADP, AbdPB, FPB, OP) • 손바닥, 손목의 요골쪽과 엄지손가락 전체(FPB, OP) • 손의 새끼손가락(ADP) • 전완(ADP, AbdPB, FPB, OP) • 팔꿈치, 내측(ADP, AbdPB)과 외측(ADP) 부위	
증상	통증	• 엄지손가락과 손바닥, 둔탁한 통증 • 전완과 팔꿈치 • 부하에 따른 통증 증가(집게 잡기 사용, 등) • 골절 후 지속적인 증상 발현(골절 완치 후 통증은 사라짐)
	기능장애	• 집게손가락과의 정교한 동작이 어려워짐(단추 끼우기, 바느질, 글쓰기, 그림 그리기) → "엄지손가락이 거칠다"는 불만과 알아보기 힘든 글씨체
유발 요인	과부하	• 급성기 ○ 추락사고 ○ 스키(스키폴 끈) ○ 배구 ○ 엄지손가락 골절과 연관 • 만성기 ○ "제초자무지"(손끝을 짧게 쥐다.) ○ 휴대폰 작동, 버튼 누름 ○ 유발점에 대한 도수치료! → 엄지손가락의 유발점
	선행요인/영구적인 요소	• 엄지손가락의 "방아쇠 수지"(장무지굴근건이 끊어지거나 고정되는 것을 특정되는 장애로, 장무지굴근건의 굵기와 연관이 있으며 단무지굴근 천두와 심두 사이를 지난다.) • 수지관절증 • 주요 유발점은 사각근, 회외근, 장요측수근신근이다.
치료사를 위한 조언	• 저항 검사를 이용해 개별 근육들을 확인한다(▶ 그림 7.422). ○ 치료사는 개별 근육에 대한 특정 동작에 대해 저항 검사를 시행한다(예: 무지대립근에 대한 저항 검사를 위해 반대작용에 대한 저항을 준다; ▶ 그림 7.422 **a**). ○ 엄지와 검지 손가락을 함께 누른다 → ADP(▶ 그림 7.422 **b**) ○ 엄지와 새끼손가락을 함께 누른다 → OP(▶ 그림 7.422 **c**) • ADP: 해당 근육과 유발점 위치를 확인하고 치료하기 용이하다. ○ 저항 검사를 사용하여 확인한다: 엄지와 검지를 함께 누른다(▶ 그림 7.422 **b**). ○ 집게 잡기를 이용해 치료한다(▶ 그림 7.423 **a, b**). ○ 유발점 치료는 반드시 자가 치료가 필요하다: 스트레칭(▶ 그림 7.425)과 집게 잡기(▶ 그림 7.426)를 이용한 유발점 치료 • FPB와 함께 OP를 치료: 두 개의 근육 섬유는 구분하기 어렵다(▶ 그림 7.424). • OP: 해당 근육과 유발점 위치를 확인하고 치료하기 용이하다. ○ 저항 검사를 이용해 확인한다: 환자가 엄지손가락을 대고 새끼손가락을 누르거나(▶ 그림 7.422 **c**) 치료사가 엄지손가락을 특정방향에 대해 저항을 준다(▶ 그림 7.422 **a**).	

치료사를 위한 조언	◦ 1번째 중수골의 요골과 손바닥쪽 전체 근육길이에 맞춰 손가락 압박기법을 이용해 치료한다(▶ 그림 7.424); 이는 동시에 FPB까지 치료가 된다. ◦ 유발점에 대한 자가 치료가 필요할 때가 있다: → 유발점-치료와 스트레칭! • AbdPB: 저항검사를 이용해 확인한 후 손가락 압박 기법을 이용해 치료 • 유발점 치료에 적합한 환자 자세: 바로 누운 자세, 옆으로 누운 자세나 앉은 자세 (▶ 그림 7.423, ▶ 그림 7.424)
환자에 대한 권고사항	• 지속적이고 자극적인 요소를 피한다. ◦ 최대 부하가 걸리지 않게 한다(하루만에 잡초제거 작업을 하지 않는다). ◦ 반복적인 정교한 작업 시 충분한 휴식을 취하고(최대 10분), 근육에 대한 스트레칭을 실시한다 (또는 "악수"). ◦ 보조 장비 사용(예: 유발점 나무 도구; ▶ 그림 7.84 **d**, ▶ 그림 7.178 b, ▶ 그림 7.184 **b**, ▶ 그림 7.226, ▶ 그림 7.230 **b**, ▶ 그림 7.251, ▶ 그림 7.302, ▶ 그림 7.306, ▶ 그림 7.342) • 유발점 자가치료는 중요하고 효과적이다(▶ 그림 7.426). • 스트레칭(▶ 그림 7.425) • 근력 강화와 기술 훈련(예: 바오딩 공[기공 또는 중국 스트레스볼; ▶ 그림 7.427], "파워볼 스트레스 볼" 등)

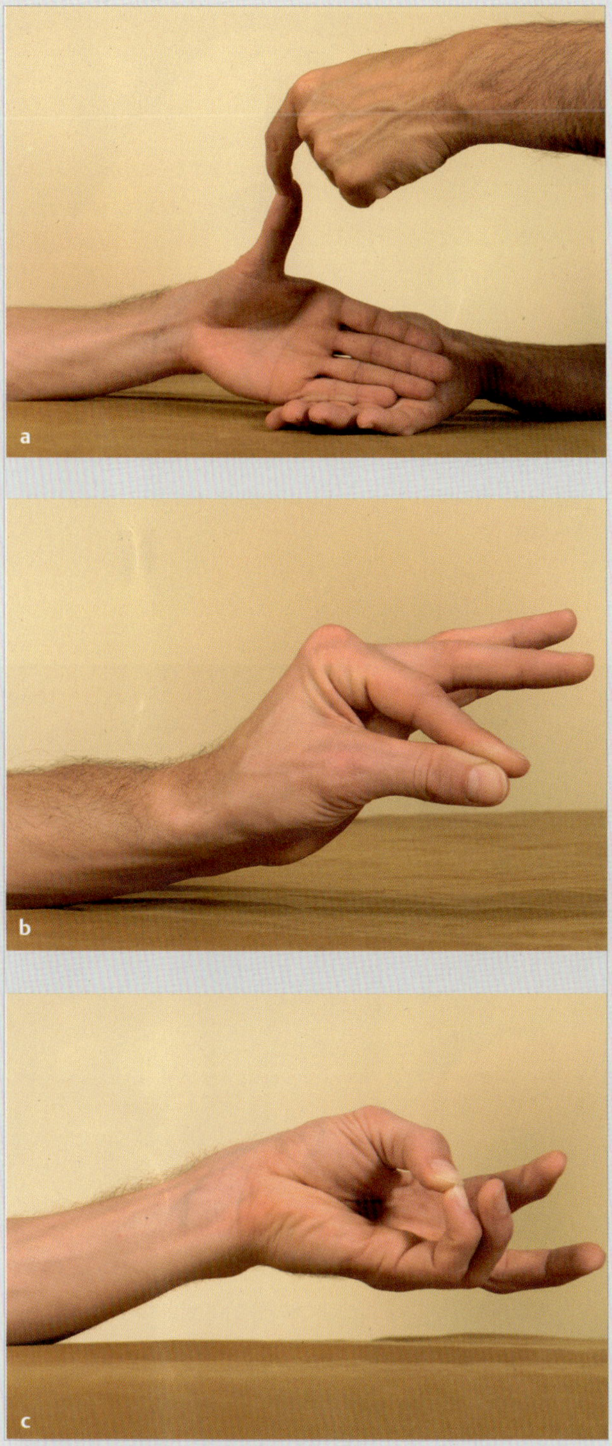

그림 7.422 손바닥 근육 – 개별 근육 구분.

a 치료사는 저항 검사를 이용해 개별 근육을 확인할 수 있다. (무지대립근에 대한 저항 검사이다).

b 엄지와 검지손가락으로 집게 잡기를 만들면 무지내전근이 활성화된다.

c 엄지손가락과 새끼손가락을 누르면 무지대립근이 활성화된다.

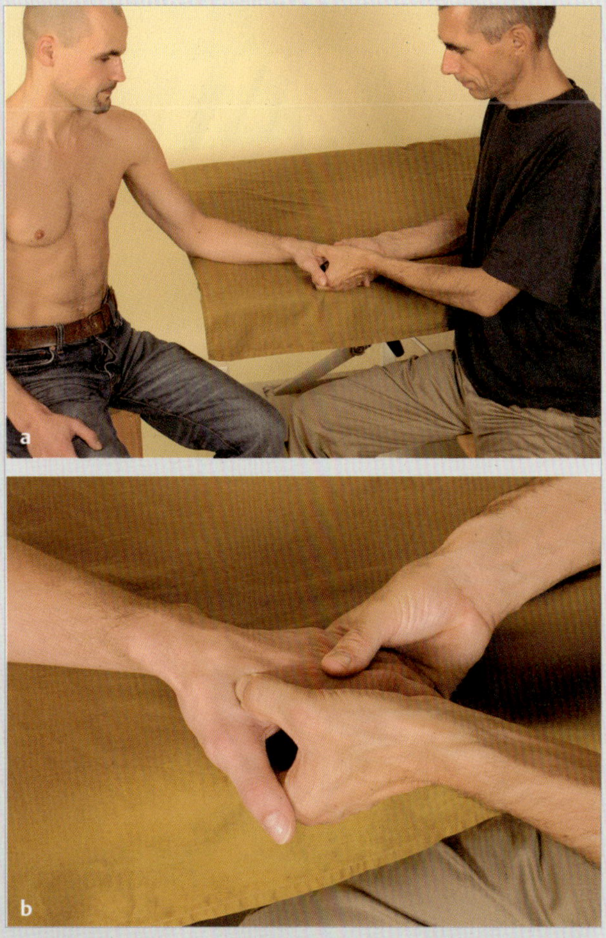

그림 7.423 무지내전근: ADP 치료를 위한 도수 압박(기법 I), 유발점 영역 스트레칭(기법 II), 근막 스트레칭(기법 III) 적용

a 개요.

b 상세.

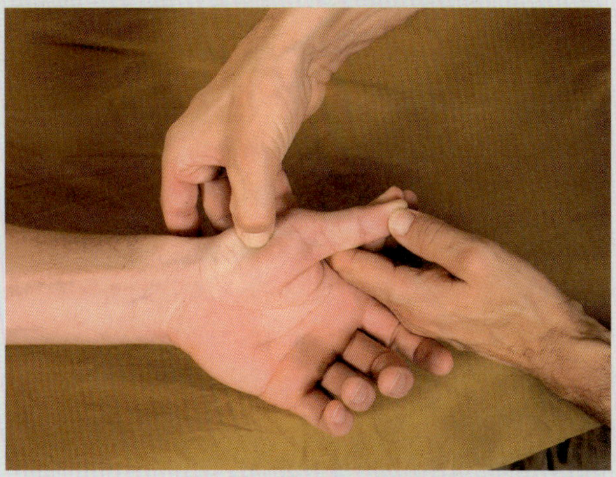

그림 7.424 무지대립근과 단무지굴근: 도수 압박(기법 I), 유발점 영역 스트레칭(기법 II), 근막 스트레칭(기법 III)을 이용한 FPB와 OP 치료 적용.

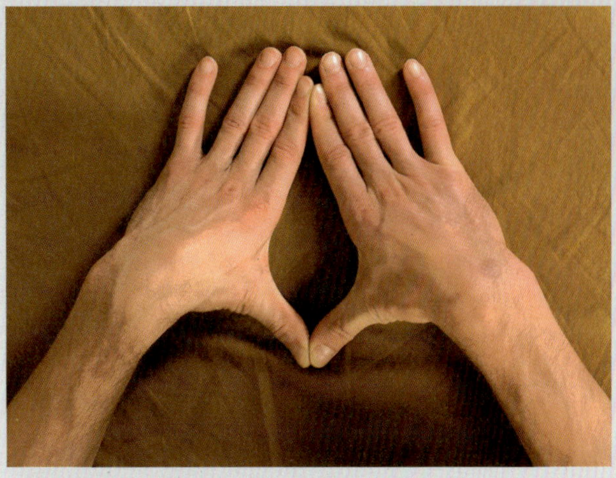

그림 7.425 무지내전근과 제1골간막에 대한 셀프 스트레칭 (양손을 동시에 가운데로 민다).

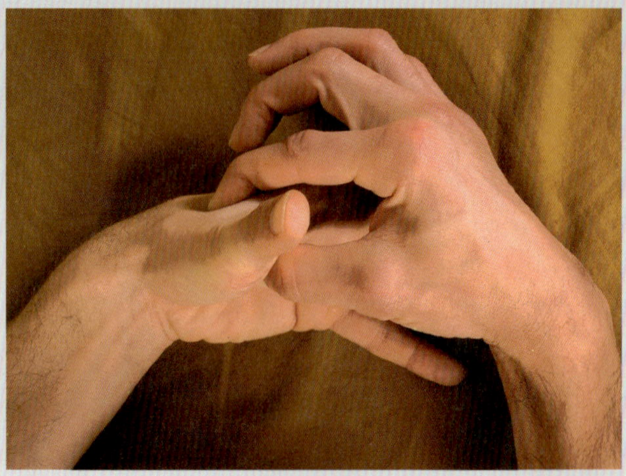

그림 7.426 반대손의 집게 잡기를 이용한 무지내전근(왼손)의 자가 치료.

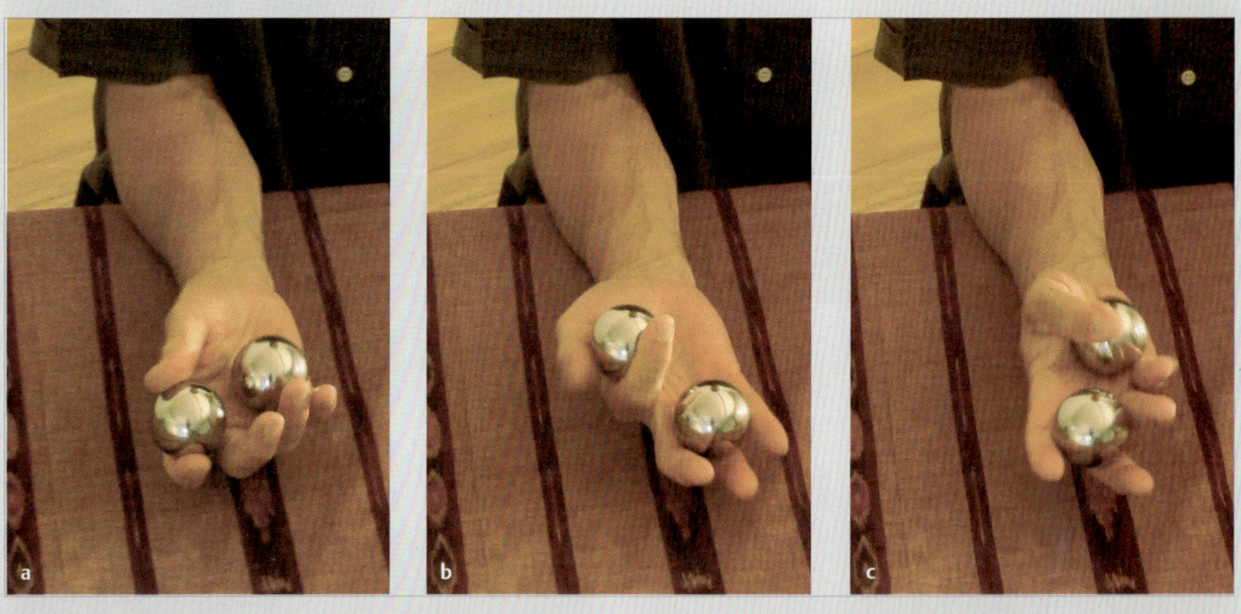

그림 7.427 손가락과 손의 모든 짧고 긴 근육의 근력 증진과 기술능력 향상 훈련.

a 무지내전근과 장·단지굴근, 소지굴근 활성화; 손목의 동적 안정성(손바닥 굴근과 손목 신전근에 의한)과 전완의 회내/회외 안정성(회내근과 회외근에 의한) 증진에 유용하다.

b 무지외전근, 장·단지굴근, 지신근, 손가락 사이근, 소지외전근 활성화; 손목(손바닥 굴곡근과 손목 신전근에 의한)과 전완의 회내/회외(회내근과 회외근에 의한)의 동적 안정성 증진에 유용하다.

c 무지대립근, 장·단무지굴근, 장·단지굴근, 지신근, 손바닥 굴근, 소지굴근 활성화; 손목(손바닥 굴근과 손목 신전근에 의한)과 전완의 회내/회외(회내근과 회외근에 의한)의 동적 안정성 증진에 유용하다.

7.9.13 소지구근: 소지외전근, 소지굴근, 소지대립근, 단장근

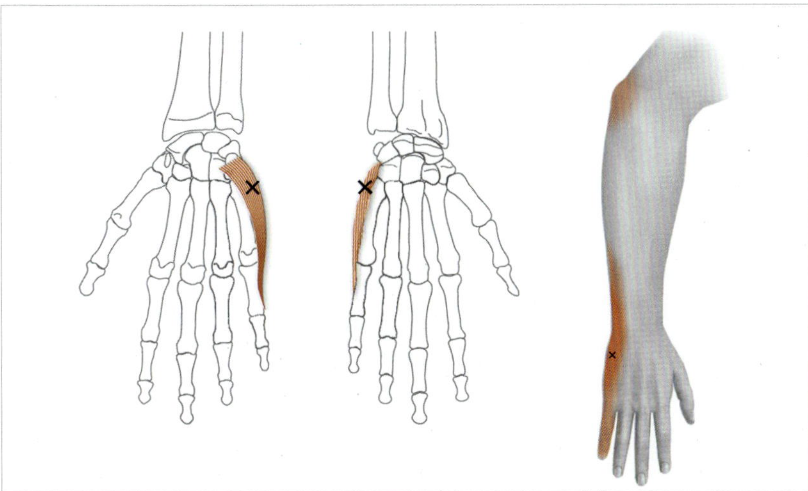

그림 7.428 소지구근 (소지굴근 [Flexor Digiti Minimi, 짧은새끼굽힘근], 소지외전근 [Abductor DigitiMinimi, 새끼벌림근])
.

해부학 (▶ 그림 7.372)	• **소지외전근** (AbdDM)	
	기시	• 두상골, 굴근지대, 척측수근굴근건
	정지	• 5번 근위지절 기저면(척골쪽), 새끼손가락 신전근 연장선
	기능	• 새끼손가락의 중수관절(MCP)의 외전과 굴곡 • 새끼손가락의 중부와 원위부관절(PIP와 DIP)의 신전
	• **소지굴근** (FDM)	
	기시	• 유구골(유구골의 갈고리 부위), 굴근지대
	정지	• 5번 근위지절 기저면
	기능	• 새끼손가락의 중수관절(MCP)의 굴곡
	• **소지대립근** (OPDM)	
	기시	• 유구골(유구골의 갈고리 부위)
	정지	• 5번 중수골(척골쪽 경계)
	기능	• 수근중수관절의 굴곡(5번 중수골이 손바닥을 향하게 한다) → 분명한 맞섬
	• **단장근** (PB)	
	기시	• 손바닥 건막(척골쪽 경계), 굴근지대
	정지	• 소지구 피부
	기능	• 손바닥 건막의 긴장유지(보호기능)
	신경지배	• 척골신경(C8 – T1): 모든 소지구 근육
기능	새끼손가락	• 굴곡 ○ 수근중수관절: 소지대립근(5번 중수골이 손바닥을 향하게 한다) → 분명한 맞섬 ○ 중수관절(MCP): 소지굴근, 소지외전근 • 신전(PIP와 DIP): 소지외전근 • 외전(MCP): 소지외전근
	수장건막	• 손바닥 건막의 긴장유지(보호기능): 단수장근
연관통 (▶ 그림 7.428)	• 새끼손가락 • 손의 새끼손가락쪽 • 전완(척골쪽)	

<table>
<tr><td>증상</td><td>통증</td><td>• 5번째 손가락, 손, 전완(척골쪽), 때때로 주관절까지</td></tr>
<tr><td>포착</td><td>척골신경, 심지</td><td>• 척골신경의 심지는 모든 골간근육, 3, 4번 충양근, 엄지내전근, 단무지굴근의 심두 이전에 소지대립근을 관통해 지나간다 → 신경이 압박될 수 있다(▶ 그림 8.25).
• 증상: 모든 골간근, 3, 4번 충양근, ADP, FPB 심두의 근력 약화</td></tr>
<tr><td rowspan="2">유발 요인</td><td>과부하</td><td>• 급성: 예: 낙상
• 만성: 예: 연주할 때 손가락 사이를 크게 벌리는 동작(피아노, 바이올린, 베림바우 등)</td></tr>
<tr><td>외상</td><td>• 직접 손상(예: 낙상, 가라데 내리치기)</td></tr>
<tr><td>치료사를 위한 조언</td><td colspan="2">• 새끼손가락에 있는 각각의 근육 작용에 해당하는 움직임 요소에 대한 저항검사를 시행해 각 근육을 확인한다(AbdDM [▶ 그림 7.429 a], FDM ▶ 그림 7.429 b]).
• 소지구 근육의 유발점은 흔치 않다: 위치를 확인하고 치료하기 용이하다(▶ 그림 7.430).
• 골간근, 3, 4번 충양근, 엄지내전근, 단무지굴근의 심두의 근력 약화는 척골신경 심지가 소지대립근 사이에서 압박이 원인일 수 있다.
• 유발점 치료를 위한 적절한 환자 자세: 바로 누운 자세, 옆으로 누운자세 또는 앉은 자세(▶ 그림 7.429, ▶ 그림 7.430)</td></tr>
<tr><td>환자에 대한 권고사항</td><td colspan="2">• 지속적이고 자극적인 요소를 피한다: 휴식 없이 장시간 연주를 하지 않는다.
• 유발점 자가치료
• 스트레칭
• 근력 및 기술 증진 훈련(예: 바오딩 공[기공 또는 중국 스트레스볼; ▶ 그림 7.427], “파워볼 스트레스볼” 등)</td></tr>
</table>

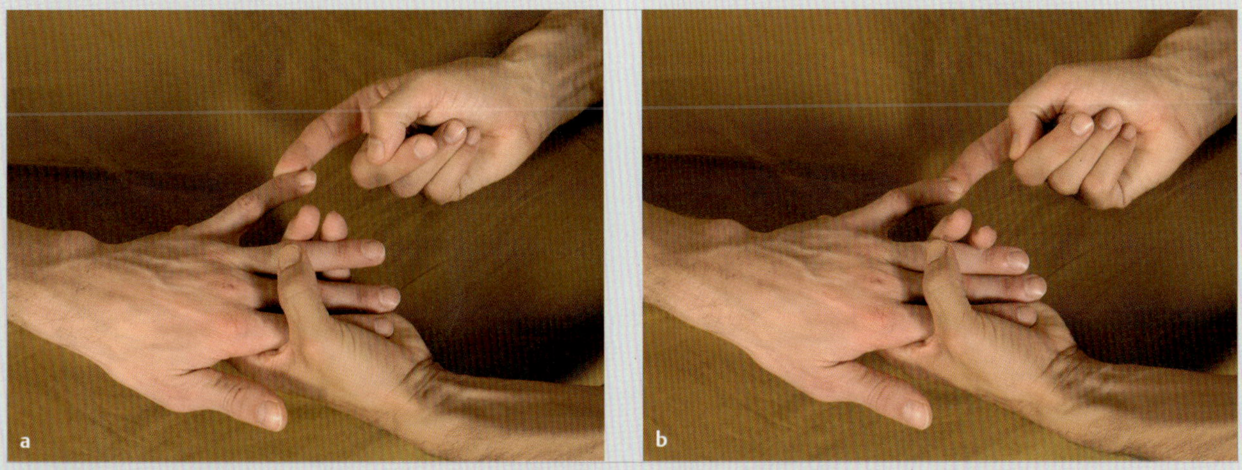

그림 7.429 소지구근.

a 소지외전근 확인: 척골 쪽에서 외전에 대한 저항을 새끼손가락에 적용; 치료사는 다른(왼쪽) 손의 집게손가락으로 소지구근의 활성화를 확인한다.

b 소지굴근 확인: 손바닥 쪽에서 굴곡에 대한 저항을 새끼손가락에 적용; 치료사는 다른 손(왼손)의 집게손가락으로 소지구근의 활성화를 확인한다.

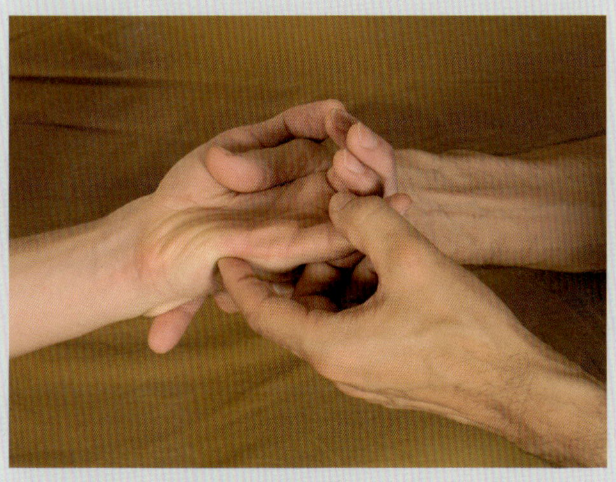

그림 7.430 소지내전근: 도수 압박(기법 I), 유발점 영역 스트레칭(기법 II), 근막 스트레칭(기법 III)을 이용한 치료 적용.

7.9.14 지간근: 충양근, 골간근

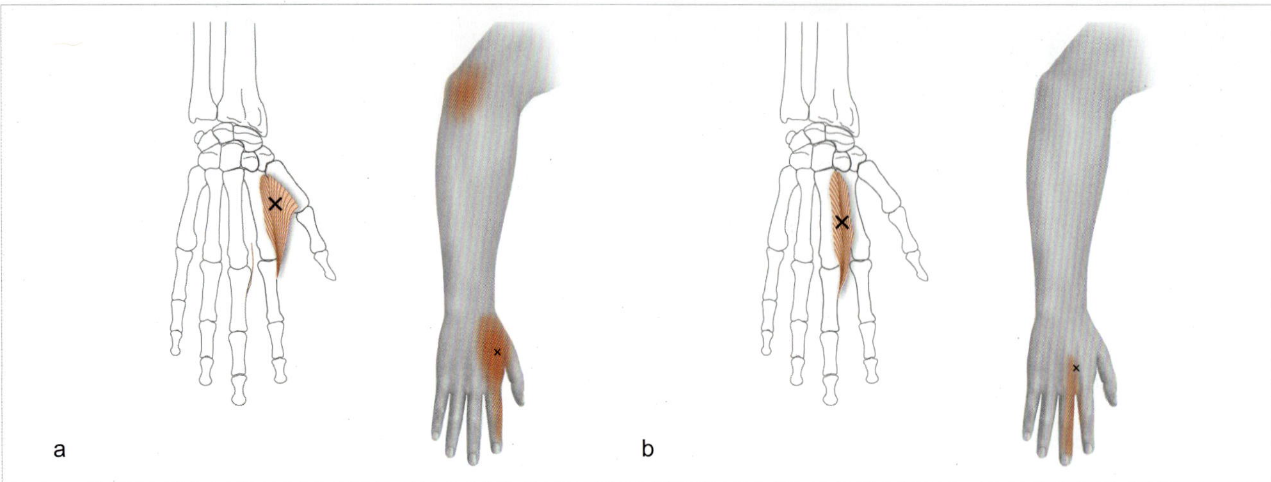

그림 7.431 지간근 (Interdigital Muscles, 손가락 사이근).
a 제1 손등 골간근 (1st dorsal interdigital, 첫째 등쪽뼈사이근).
b 제2 손등 골간근 (2nd dorsal interdigital, 둘째 등쪽뼈사이근).

해부학 (▶ 그림 7.372)	**• 충양근**	
	기시	• 심수지굴근 건(요골쪽)
	정지	• 2–5번째 손가락 신전근의 확장; 4개 충양근에 부착: ◦ I: 2번째 손가락 신전근 확장 ◦ II: 3번째 손가락 신전근 확장 ◦ III: 4번째 손가락 신전근 확장 ◦ IV: 5번째 손가락 신전근 확장
	• 손등골간근	
	기시	• 각각 2개의 머리가 있으며, 인접한 2개의 중수골(1–5번째) 외측에 기시한다. 이중 "물고기 가시 패턴" 형성
	정지	• 신전근 확장과 각각 손가락의 근위지절 기저면; 4개 등쪽 골간근에 부착: ◦ I: 2번째 근위지절 요골쪽(집게손가락) ◦ II: 3번째 근위지절 요골쪽(가운데손가락) ◦ III: 3번째 근위지절 척골쪽(가운데손가락) ◦ IV: 4번째 근위지절 척골쪽(약지손가락)
	• 손바닥골간근	
	기시	• 2, 4, 5번째 중수골; 3개 손바닥 골간근: ◦ I: 2번째 중수골 척골쪽(시지) ◦ II: 4번째 중수골 요골쪽(약지) ◦ III: 5번째 중수골의 요골쪽(소지)
	정지	• 각각의 손가락 근위지절 기저면(척골쪽), 신전근 연장선
	신경지배	• 정중신경(C8 – T1): 1, 2번째 충양근 • 척골신경(C8 – T1): 3, 4번째 충양근, 등쪽 골간근과 손바닥근
기능	중수지관절 (MCP)	• 굴곡 ◦ 충양근(2–5번째 손가락)

기능	중수지관절(MCP)	◦ 등쪽 골간근(2–4번째 손가락) ◦ 바닥쪽 골간근(2, 4, 5번째 손가락) • 외전 ◦ 등쪽 골간근(가운데손가락에서 2번째와 4번째 손가락을 벌릴 수 있게 한다) • 내전 ◦ 바닥쪽 골간근(2, 4, 5번째 손가락의 내전)
	근위부와 원위부 지절간관절(PIP와 DIP)	• 신전 ◦ 충양근(2–5번째 손가락) ◦ 등쪽 골간근(2–4번째 손가락) ◦ 바닥쪽 골간근(2, 4, 5번째 손가락)
연관통 (▶ 그림 7.431)		• 손바닥에서 DIP까지 • 손가락 옆쪽으로 근육이 지나간다.
증상	통증	• 해당 근육과 연관된 손바닥과 손가락 • 손가락 관절염
	기능장애	• 정교한 동작의 소실(버튼 누르기, 글쓰기, 움켜쥐기 등)
포착	손가락신경(정중신경과 척골신경 말단부 분절에서 연결)	• 골간근에 의한 손가락 신경 압박 • 증상: 손가락 한쪽 방향을 따라 피부의 감각이상
유발 요인	과부하	• 반복적인 집게 잡기 사용(글쓰기, 바느질, 그림 그리기, 기계공, 보디빌더, 정원가꾸기, 유발점 치료사 등)
	선행요인/영구적인 요소	• 헤버덴 결절, DIP 관절증이 원인으로 손가락의 말단부 관절에서 발생한다.(헤버덴 관절증). • 바우차드 관절증(PIP 관절) • 다발성 관절염
치료사를 위한 조언		• 첫 번째 등쪽 골간근은 빈번하게 영향을 주고 손바닥 연관통의 흔한 원인이다. 두 번째 중수골에서 요골쪽 방향으로 쉽게 확인이 가능하다(시지외전에 대한 긴장을 주면 치료하기가 용이해진다; ▶ 그림 7.432) • 다른 손가락 골간근은 도수로 구별할 수 없다. 부분적으로 손 등쪽에서 치료할 수 있다; 치료사는 가장 작은 손가락을 이용하여 손가락 사이 공간으로 접근할 수 있다(▶ 그림 7.433). • 손목과 중수골의 관절가동술을 이용해 손가락 사이에 대한 우회적 치료 • 유발점 치료에 적합한 환자 자세: 바로 누운 자세(▶ 그림 7.432), 옆으로 누운 자세 또는 앉은 자세(▶ 그림 7.433)
환자에 대한 권고사항		• 지속적이고 자극적인 요소를 피한다. ◦ 최대 부하가 걸리지 않게 한다(하루만에 잡초제거 작업을 하지 않는다). ◦ 반복적인 정교한 작업 시 충분한 휴식을 취하고(최대 10분), 근육에 대한 스트레칭을 실시한다.(또는 "악수") ◦ 보조 장비 사용(예: 유발점 나무도구, ▶ 그림 7.84 **d**, ▶ 그림 7.178 **b**, ▶ 그림 7.184 **b**, ▶ 그림 7.226, ▶ 그림 7.230 **b**, ▶ 그림 7.251, ▶ 그림 7.302, ▶ 그림 7.306, ▶ 그림 7.342) • 유발점에 대한 자가 치료 • 제1 손등 골간근에 대한 스트레칭(▶ 그림 7.425) • 근력 및 기술 증진 훈련(예: 바오딩 공[기공 또는 중국 스트레스볼; ▶ 그림 7.427], "파워볼 스트레스볼" 등)

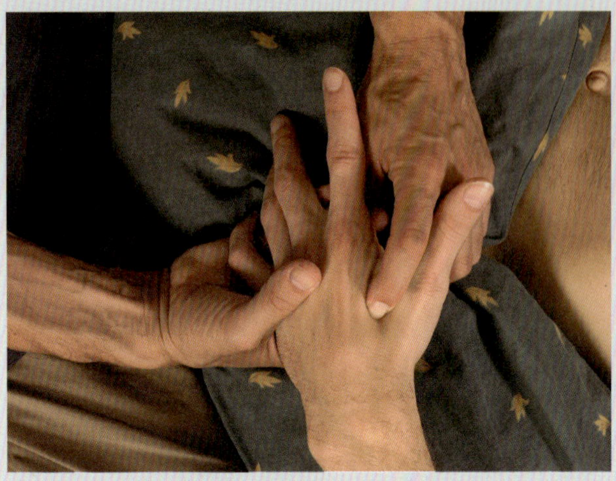

그림 7.432 손등골간근. 검지손가락을 외전시키는 작용을 하면 제2 중수골의 요골쪽에서 확인. 도수 압박(기법 I), 유발점 영역 스트레칭(기법 II), 근막 스트레칭(기법 III)을 이용한 치료 적용.

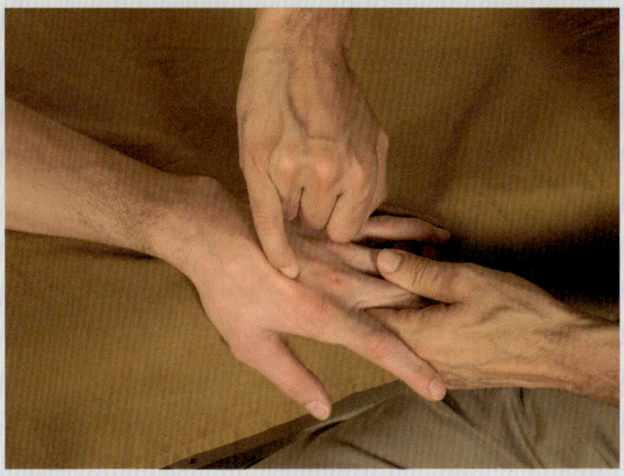

그림 7.433 제2 골간근. 도수 압박(기법 I), 유발점 영역 스트레칭(기법 II), 근막 스트레칭(기법 III)을 이용한 치료 적용.

8 신경근 포획증후군
Neuromuscular Entrapments

이 장의 목표는 근막 구성요소(myofascial components)가 신경역동학적인 기능장애(neurodynamic dysfunction)에서 중요한 역할을 하는 부분을 설명하고 신경근골격계 기능장애(neuromusculoskeletalsystem dysfunction)에서 신경학적 요소와 근육학적 요소 사이의 밀접한 상호작용에 대한 강조를 하는 데 있다. 신경역동학적 기능장애의 일부만 이 장에서 소개되어 있다 – 이 책에서는 복잡성을 가진 모든 신경역동학의 포괄적인 치료를 언급하지는 않았다. 이 주제에 대한 자세한 내용에 관해서는 해당 전문가가 제공하는 지속적인 교육과정과 전문적인 문헌을 참고하길 기대한다(Butler 1991, 2000, Mumenthaler 2003, Shacklock 2005).

신경과 그 주위조직 사이의 접촉하는 면을 "기계적 접촉면(mechanical interface)"이라고 한다(Butler 1991, Shacklock2005). 근육은 신경과 가장 큰 기계적 접촉면을 형성하고 있으며, 이러한 접촉 부위(contact sites)에서 문제가 발생할 수 있다. 단단한 띠(단단한 띠)가 신경 조직에 압박을 가하면 신경 압박 기능장애(neural compression dysfunction)이 발생할 수 있고; 이에 덧붙여 결합조직에서 유발점으로 인한 변화는 근육의 기계적 접촉면을 따라 신경이 활주하는 능력을 감소시켜 신경 활주 기능장애(neural sliding dysfunction)을 유발할 수 있다.

근막의 기능장애(단단한 띠와 결합 조직의 변화의 형태로)은 따라서 신경 구조의 민감화(sensitization of neural structures) 또는 실제적인 신경의 기능장애(그 후 근막의 문제를 증가시키거나 지속될 수 있다)을 유발할 수 있다. 포착 신경병증(entrapment neuropathies)의 이론적인 원칙(임상 측면, 병태 생리학, 병인학, 진단과 치료)은 6.1.3장에 기술되어 있다.

일반적인 원칙으로는, 근막 기능장애는 신경계를 직접적 또는 간접적으로 자극할 수 있는 점이 중요하다.

▶ **직접적(Direct)**

- 신경압박 기능장애(Neural compression dysfunction)
  - 단단한 띠(예: 유발점에 인한 근육의 단축)는 신경구조에 직접적인 압박을 가할 수 있다; 예를 들면, 전사각근과 중사각근 사이의 상완신경총의 압박(▶ 그림 8.3, 신경포착부위 1) 또는 상완골과 척골두(ulnar heads, 자뼈머리)의 척측수근굴근 사이에서의 척골신경의 압박(▶ 그림 8.26).
  - 근육의 표층 근막(superficial fascia)에 기능장애가 있다면, 신경의 말단 부분(terminal segment)에서 신경 섬유를 압박하여 신경의 기능 손상을 초래할 수 있다(▶ 그림 3.2). – 이는 근육의 문제를 영구적으로 만드는 요소가 될 수 있다.

- 신경활주 기능장애(Neural sliding dysfunction)
  - 때때로 유발점의 병태와 연관하여 발생하는 근막 구조의 결합 조직 변화는 신경 구조의 결합 조직을 침범하여 생리학적으로 요구되는 신경의 활주 능력을 손상시킬 수 있다(▶ 그림 6.7). 이러한 원인으로 인해 신경은 민감해질 수 있다.

▶ **간접적(Indirect)**

- 신경의 압박은 간접적으로도 발생할 수 있다. 예를 들면, 단축된 근육이 뼈 구조물(osseous structures)을 당기면 국소 해부학에 따라(depending on topography), 신경 섬유에 압력을 가해 압박을 초래한다. 예를 들면, 단축된 사각근으로 인한 갈비뼈와 쇄골 사이의 통로(costoclavicular passage)가 폐쇄됨에 따라 상완신경총에는 압박이 유발된다. 쇄골하근이 쇄골을 후방으로 당기는 동안 사각근은 제1늑골을 위쪽으로 당긴다(▶ 그림 8.3 포착 부위).

주요내용

다음은 신경섬유가 근육의 기능장애에 의하여 직접 또는 간접적으로 압박될 수 있는 부위다.

- 신경근(▶ 그림 8.1, ▶ 그림 8.2)
- 신경총(상완신경총, ▶ 그림 8.3; 요신경총 ▶ 그림 8.29)
- 말초신경의 경로를 따라(▶ 그림 8.2와 8.3)
- 종말신경 구역의 포착
  - 근육의 표층 근막을 통과하는 신경의 포착(▶ 그림 3.2)
  - 근육 내 종말신경구역 포착

신경 구조가 상이한 부위에서 동시에 기계적인 자극을 받게 되면(다발성 포착병증) 신경의 자극이 진전되고 촉진되며 강화된다.

상완신경총, 요천추신경총 및 말초신경의 포착 부위에 대한 패턴(set pattern)은 다음의 설명과 같다.

- 운동신경과 감각신경의 신경 분포(innervation)와 기원 분절(segmental origin) 그리고 경로(course) 그리고 근육 포착(muscular entrapment) 상태는 글과 그림으로 제시된다.
- 신경역동학 검사(neurodynamic tests, NDT)는 Butler(1991)와 Shacklock(2008)이 제시한 검사를 기반으로 설명하였다. 숙련된 치료사는 환자의 상태에 따라 NDT를 여러 가지 방법으로 변형하여 적용할 수 있다는 것을 알고 있으며, NDT는 일반적으로 수동적(치료사가 NDT를 시행하고 환자는 수동적)이거나 능동적(환자가 연관된 움직임을 실행)으로 시행할 수 있다.
  특정적인 통증유발 움직임(provocative movement)은 증상이 있는 부위에서 반드시 먼 곳에서 일어나야 한다. 예를 들면, 우측 주관절의 통증이 있는 경우, 경추의 측굴에 의해 실시되는 ULNT(상지 신경역동학 검사[upper limb neurodynamic test])는 치료사가 주관절의 증상이 변화되는지(신경원성 문제를 암시) 또는 그러하지 않은지(신경원성의 문제를 찾을 수 없음)에 대한 평가를 할 수 있도록 한다. NDT는 또한 발견(findings) → 치료 → 재평가 과정 전반에 걸쳐 진행 상황을 관찰(monitor)하기에 적합하다.
  환자가 능동적으로 NDT를 수행하게 되면 신경이 주변 조직과 연관하여 활주하는 능력이 향상되거나(slider), 또는 부드러운 신경의 신장(tensioner)을 제공함으로써 신경역동학을 보조하는 가정 운동(home exercises)을 증진시키는 기초가 된다. 합리적인 접근 방법은 근육의 포착 부위에 대한 선택적인 치료 후 신경가동술(nerve-mobilization)을 적용하는 것이 보다 더 적은 노력으로 보다 큰 효과를 나타낸다.
- 신경포착병증의 원인 치료법(causal therapy)은 원칙적으로 원인이 되는 근육을 치료함으로써 이루어진다(7장). 환자는 반드시 근육을 치료한 후 근육을 스트레칭시키고 신경역동학을 개선시키기 위한 운동을 병행해야 한다.
- 각각의 신경에 대한 각 부분에서 치료사를 위한 힌트와 일상생활에 적용하는 연습을 위한 임상정보가 포함되어 있다.

8.1 신경근의 압박

Nerve Root Compression

1996년 Gunn은 심부 척추 주위근육(deep paravertebral muscles)이 간접적으로 신경근을 압박할 수 있다고 가정했다. 유발점으로 인하여 다열근과 회전근이 긴장되고 단축되었다면, 이로 인하여 긴장이 지속적으로 발생하고 디스크와 추간공이 좁아지게 된다. 공간이 좁아지면 신경근을 압박할 수 있다(▶ 그림 8.1). 마찬가지로, 단축된 다열근과 회전근은 척추 전만증을 일으켜(▶ 그림 8.2) 추간공을 더욱 좁게 만든다. 따라서 상하지에 만성 통증이 있는 경우의 환자는 이러한 신경근 포착 부위(nerve root entrapment

치료	● 심부척추 주위근육의 치료 ○ 경추(▶ 그림 7.129) ○ 흉추와 요추(▶ 그림 7.178)
치료사를 위한 조언	● 치료 과정이 더디게 진행되는 경우: 신경근 포착증(영구적인 요인일 때)은 말초에서 조직의 치유과정을 방해할 수 있다. ● 치료 직후 즉각적인 증상의 개선은 기대하지 않는다; 증상의 변화가 나타나려면 시간이 필요하다.(수일–수주)

sites)를 완화(relieve)하기 위해 Gunn은 항상 해당되는 분절의 심부 척추 주위근육에 대한 치료를 추천했다(Gunn 1996).

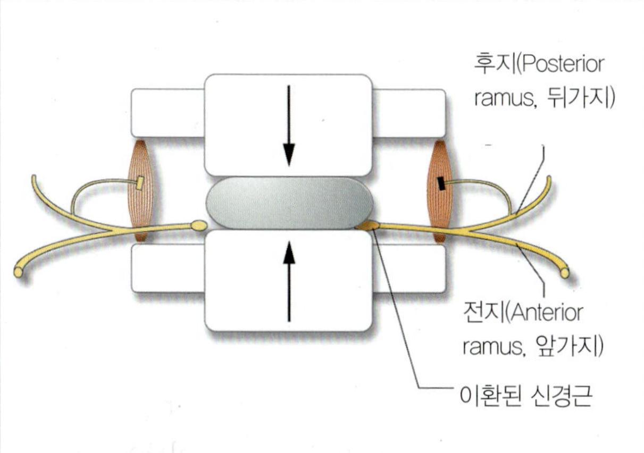

그림 8.1 신경근에서의 신경근의 포착: 등의 심부 근육(다열근 및 회전근)이 긴장되고 단축되면 디스크와 신경근이 압박될 수 있다(Gunn의 그림, 1996).

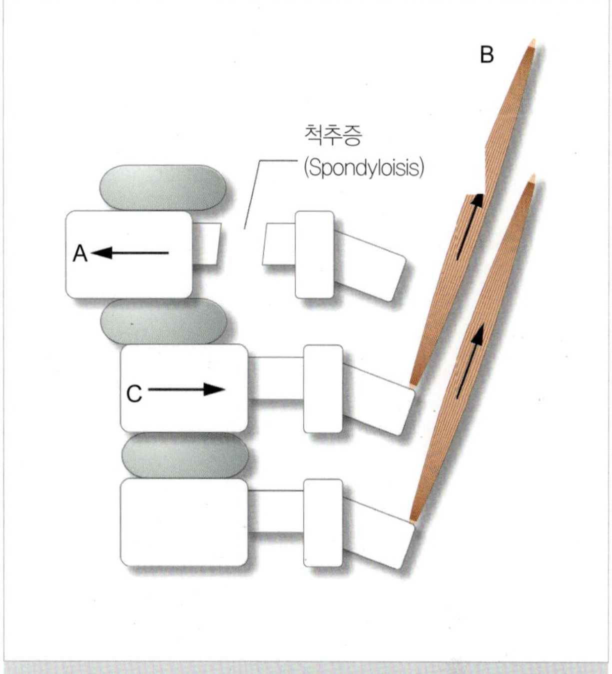

그림 8.2 단축된 근육으로 인한 척추전방전위증: 일반적으로 척추전방전위증은 전방 척추 변위와 함께 일어난 척추증의 결과로 추론된다(A). Gunn(1996)은 긴장되고 단축된 심부 척추근육(B) dl 아래 척추를 후방으로 당기고(C), 이로 인해 추간공의 협착이 유발된다고 가정하였다(Gunn의 그림, 1996).

8.2 상지

▶ 표 8.1은 말초신경이 지나가는 경로를 따라 근육에 의해 압박될 수 있는 위험이 있는 좁은 위치(narrow locations)에 대한 상지부에 대한 설명.

표 8.1 신경근 포착 증후들: 상지(개요)

신경학적 구조	근육포착
신경근 (C2–T1)	• 심부척추 주위근육(다열근과 경추의 회전근)
상완신경총 (C5–T1)	• 전, 중사각근 • 쇄골하근(쇄골부위) • 소흉근(신경근: 다열근과 경추의 회전근)
근피신경 (C5–C7)	•오훼완근 (상완신경총: 전, 중사각근, 쇄골하근, 소흉근) (신경근: 다열근과 경추의 회전근)
액와신경 (C5–C6)	• 견갑사각공간 ○ 소원근 ○ 대원근 ○ 상완삼두근, 장두(triceps brachii, 위팔세갈래근) ○ 상완골 (상완신경총: 전, 중사각근, 쇄골하근, 소흉근) (신경근: 다열근과 경추의 회전근)
요골신경 (C5–T1)	• 상완삼두근, 외측두 • 상완근 • 회외근 • 단요측수근신근 (상완신경총: 전, 중사각근, 쇄골하근, 소흉근) (신경근: 다열근과 경추의 회전근, 흉추의 위쪽 부분)
정중신경 (C6–T1)	• 원형회내근(척골과 상완골두 사이) • 표재지굴근(얕은손가락 굽힘근, flexor digitorum superficialis) • 골간근 (상완신경총: 전, 중사각근, 쇄골하근, 소흉근) (신경근: 다열근과 경추의 회전근, 흉추의 위쪽 부분)
척골신경 (C8–T1)	• 척측수근굴근(척골와 상완골두 사이) • 천지굴근, 심지굴근 • 소지대립근(opponens digiti minimi, 새끼대립근) • 골간근(interosseous muscles, 뼈사이근) (상완신경총: 전, 중사각근, 쇄골하근, 소흉근) (신경근: 다열근과 경추의 회전근, 흉추의 위쪽 부분)

8.2.1 상완신경총

기시	C5–T1 분절	
신경 지배	• 운동	• 상지의 모든 근육
	• 감각	• 상지 전체
포착	• C5–C7 신경근	• 하부경추의 심부척추주위근육
	상완신경총 (▶ 그림 8.3)	• **전, 중사각근** • 쇄골하근(늑쇄골 부위) • **소흉근**
신경역동 검사	모든 ULNTs는 상완신경총에 통증을 유발한다(▶ 그림 8.12, ▶ 그림 8.13, ▶ 그림 8.14, ▶ 그림 8.22, ▶ 그림 8.27).	
치료	• 하부경추의 심부척추주위근육 • **전, 중사각근** • **쇄골하근** • **소흉근**	
치료사를 위한 조언	• ULNT 양성은 항상 사각근, 쇄골하근 또는 소흉근에 의한 완신경총의 포착 가능성을 나타낸다. • 쇄골과 첫 번째 늑골 사이에 포착 부위를 형성하려면: 사각근이 첫 번째 갈비뼈를 위로 잡아당기는 동안, 쇄골하근은 쇄골을 아래쪽으로 잡아당겨서 늑쇄공간을 막는다. 또한, 견갑골(그리고 쇄골)을 아래로 이동시킴으로써 단축된 소흉근도 또한 늑쇄 통로를 닫을 수 있다. 따라서 이러한 명백한 골 포착은 실제로 근육에 의해 야기된다(결과적으로 치료 가능하다). • 상완신경총의 "압박시키는 것(constrictors)"(사각근,쇄골하근, 소흉근)를 치료하는 것은 흉곽 출구 증후군(TOS)의 치료에 중요한 역할을 한다. • 상완신경총의 포착은 특정 구조(및/또는 치료가 어려운 성인 어깨, 팔, 팔꿈치 또는 손 문제)에 적용될 수 없는 모호한 문제의 경우에는 원인으로 작용하며 영구적인 요인일 수 있다; 이러한 경우는 이러한 포획부위를 치료할 수 있다.	

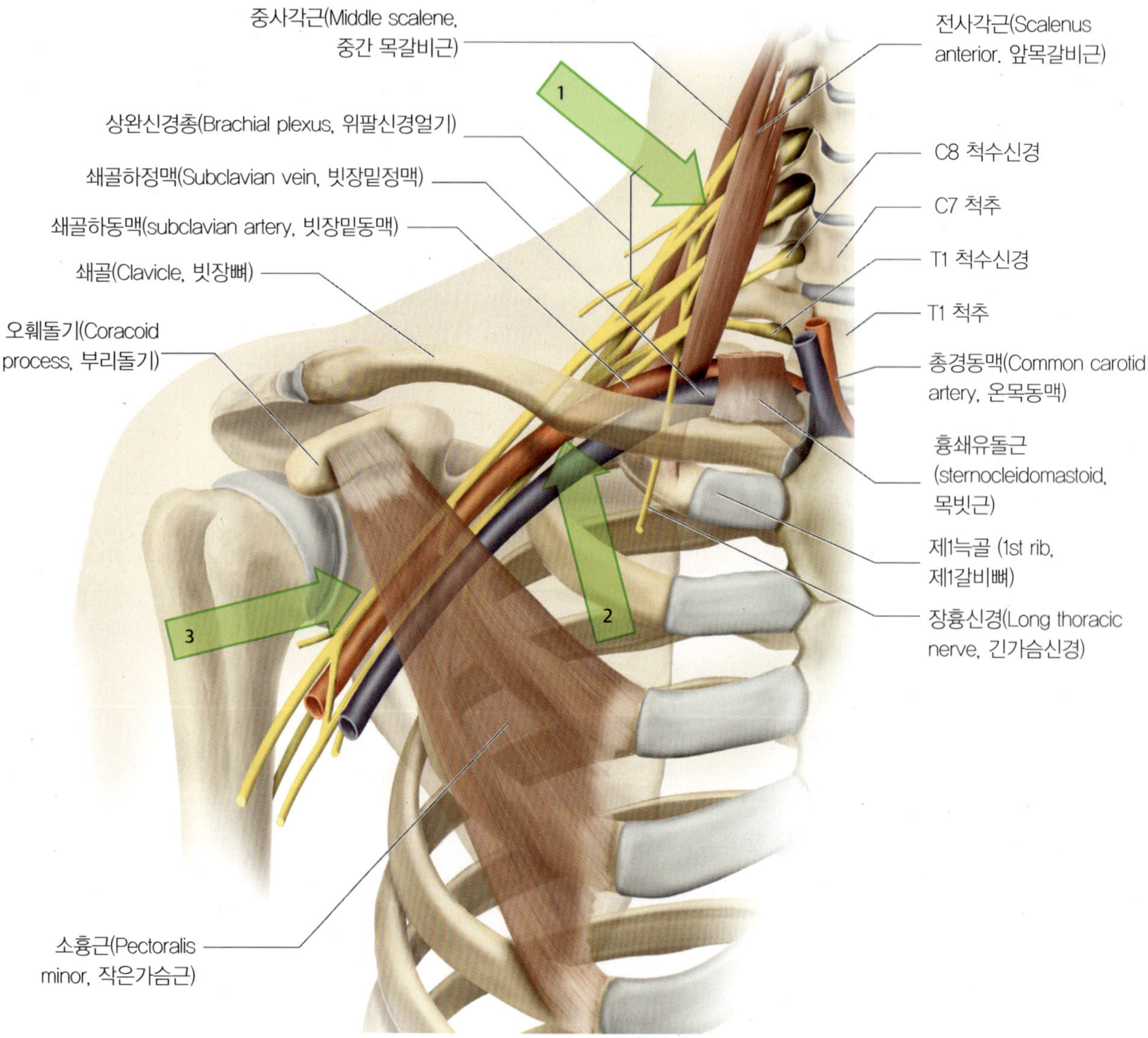

그림 8.3 상완신경총(오른쪽, 전면): 상완신경총이 주행하는 경로, 세 곳의 포착부위를 보여준다.
1) 근육: 전, 중사각근
2) 뼈: 늑쇄공간 (사각근, 쇄골하근, 소흉근)
3) 근육: 소흉근(Hochschild 2015)

8.2.2 근피신경

<table>
<tr><td>기시</td><td colspan="2">C5–C7 분절</td></tr>
<tr><td rowspan="2">신경지배</td><td>운동</td><td>• 오훼완근
• 상완이두근
• 상완근(또한 요골신경에 의해 일부 지배된다.)</td></tr>
<tr><td>감각</td><td>• 전완, 요골쪽(전완의 외측 피부신경; ▶ 그림 8.4)
• 관절 관절낭의 앞부분(관절가지[articular branches]를 통해)</td></tr>
<tr><td rowspan="3">포착</td><td>C5–C7 신경가지</td><td>• 하부경추의 심부척추주위근육</td></tr>
<tr><td>상완신경총</td><td>• 전, 중간사각근, 쇄골하근, 소흉근</td></tr>
<tr><td>근피신경</td><td>•오훼완근(▶ 그림 8.5)</td></tr>
<tr><td>신경역동 검사</td><td colspan="2">• 견갑대의 하강, 어깨관절의 외회전, 외전, 주관절 신전(매우 특이하지 않음)</td></tr>
<tr><td>치료</td><td colspan="2">• 하부경추의 부척추근
• 전, 중간 사각근
• 오훼완근</td></tr>
<tr><td>치료사를 위한 조언</td><td colspan="2">• 근피신경이 주관절의 관절낭을 신경 지배하는 것을 공유하기 때문에, 오훼완근에 의한 근피신경의 포착은 팔꿈치 통증의 원인이 될 수 있다.</td></tr>
</table>

8.2.3 액와신경

<table>
<tr><td>기시</td><td colspan="2">C5–C6 분절</td></tr>
<tr><td rowspan="2">신경지배</td><td>운동</td><td>• 삼각근
• 소원근</td></tr>
<tr><td>감각</td><td>• 어깨의 후외측 부분(팔의 상외측 피부신경, ▶ 그림 8.6)</td></tr>
<tr><td rowspan="3">포착</td><td>C5–C6 신경가지</td><td>• 하부경추의 심부척추주위근육</td></tr>
<tr><td>상완신경총</td><td>• 전, 중간사각근, 쇄골하근, 소흉근</td></tr>
<tr><td>액와신경</td><td>• 견갑사각공간(▶ 그림 8.7)
○ 소원근
○ 대원근
○ 상완삼두근, 장두
○ 상완골두</td></tr>
<tr><td>신경역동 검사</td><td colspan="2">• 액와신경역동 검사(ANT)
○ 견관절의 외전과 외회전(Butler 1991)
○ 경추의 반대측 측굴, 견갑대의 하강, 견관절의 내회전과 내전(Shacklock 2005)</td></tr>
<tr><td>치료</td><td colspan="2">• 하부경추의 심부척추 주위근육
• 전, 중간 사각근, 소흉근
• 소원근
• 소원근
• 상완삼두근, 장두</td></tr>
<tr><td>치료사를 위한 조언</td><td colspan="2">• 견관절의 부상과 탈구의 경우 외측 삼각근 부위의(▶그림 8.6) 민감도가 부족하여 액와신경 마비가 나타난다.
• Shacklock(2008)은 전문 문헌에 설명된 액와신경역동검사(ANT)를 그다지 구체적이지 않은 것으로 언급했다.</td></tr>
</table>

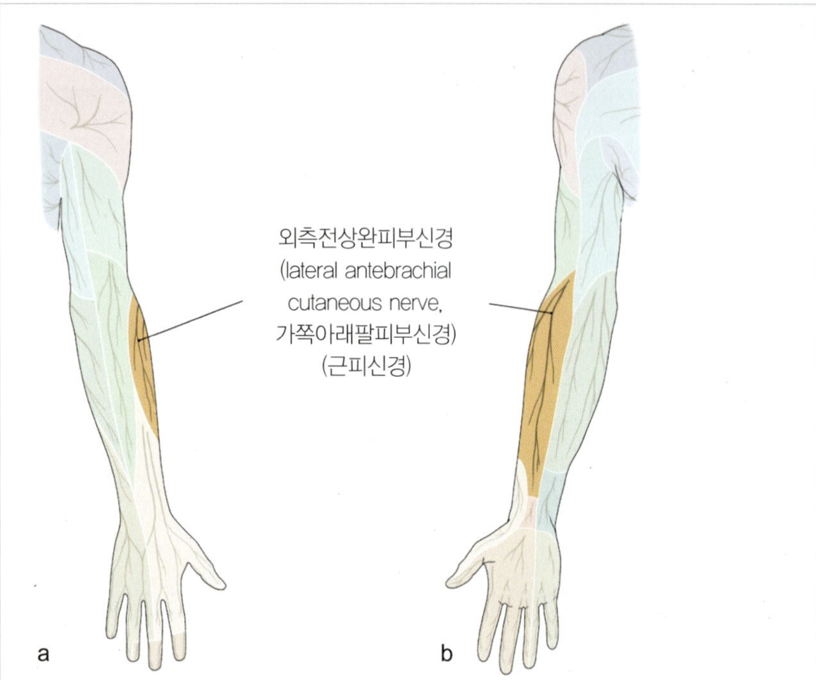

그림 8.4 근피신경: 감각 지배 부위(전완의 외측전완피신경(Lateral cutaneous nerve of forearm, 가쪽아래팔피부신경).
a 후면.
b 전면.

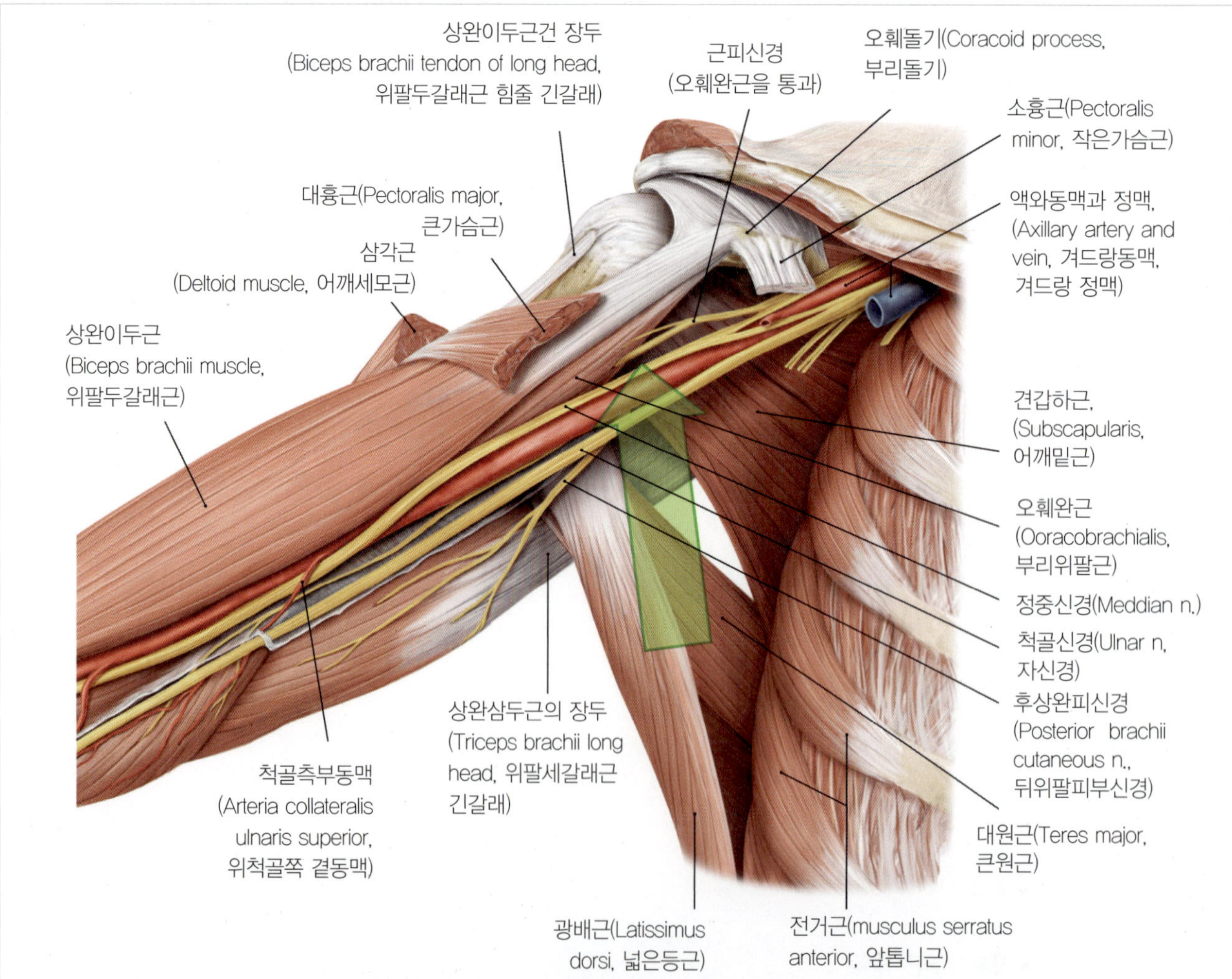

그림 8.5 근피신경: 오훼완근을 통과하는 경로 및 포착부위
From Schuenke M, Schulte E, Schumacher U. THIEME Atlas of Anatomy. General Anatomy and Musculoskeletal System. Illustrations by Voll M and Wesker K. Second Edition. New York: Thieme Medical Publishers; 2014

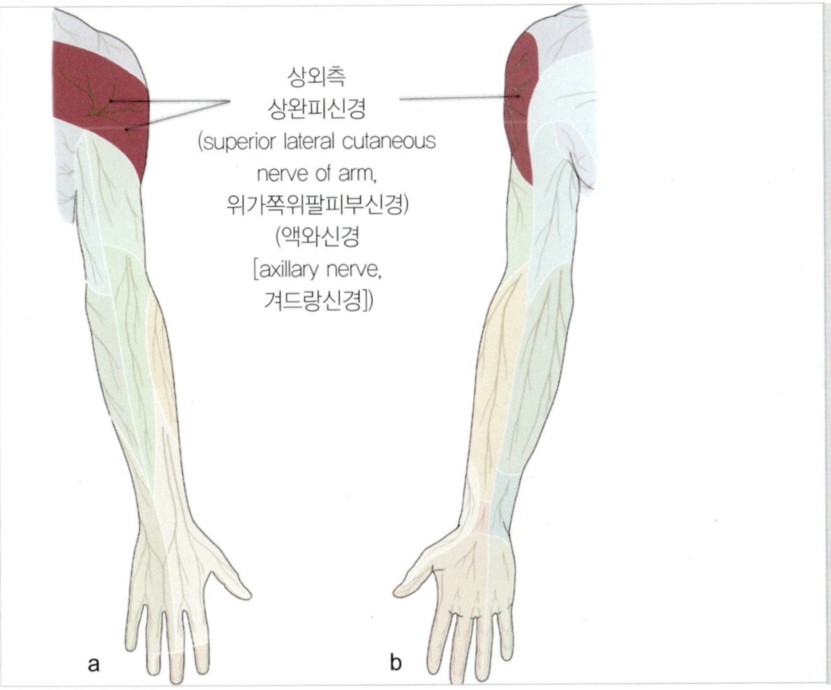

그림 8.6 액와신경: 감각 지배영역(상외측상완피신경[위가쪽위팔피부신경])

a 후면

b 전면

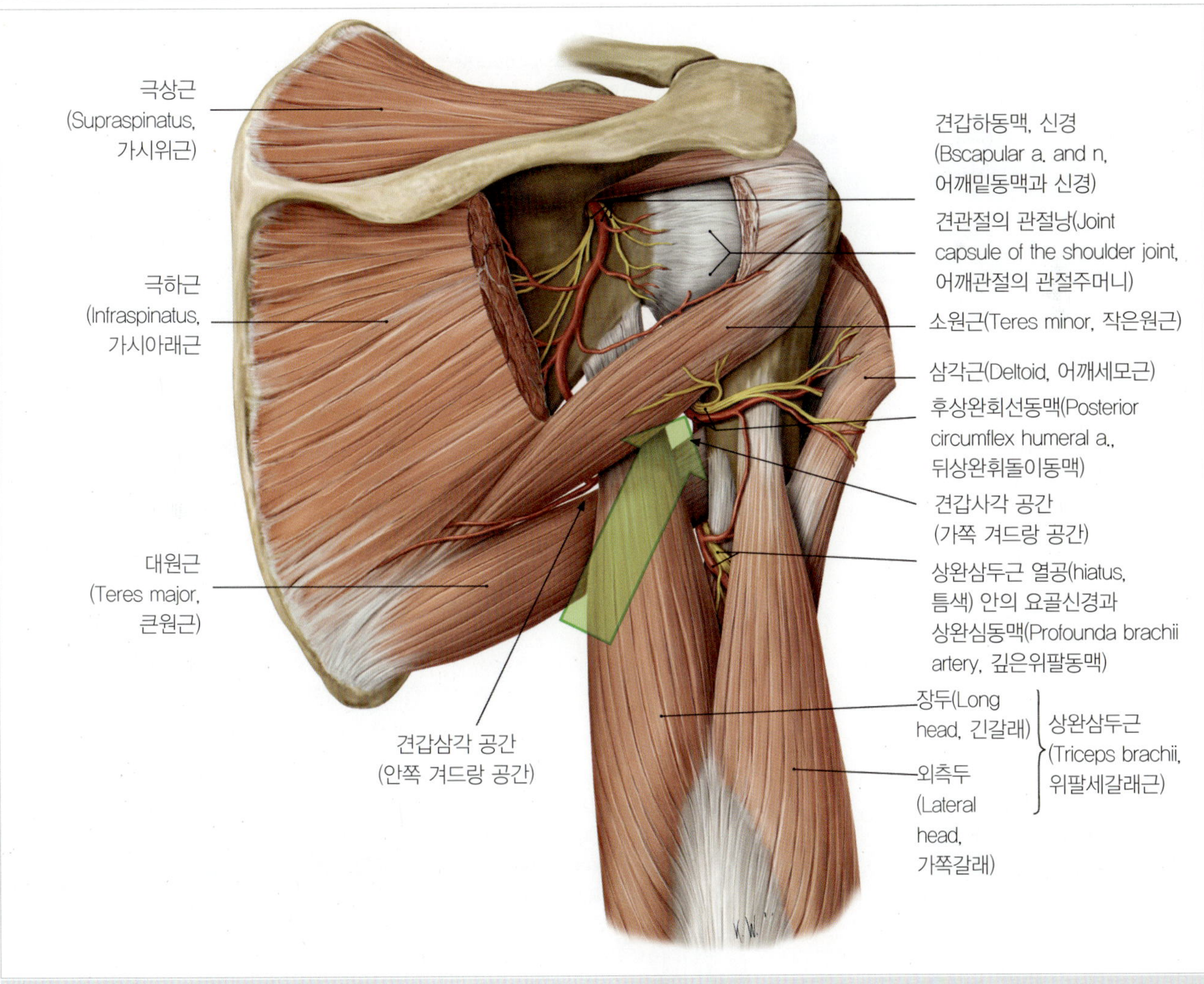

그림 8.7 액와신경: 견갑삼각 공간을 통과하는 경로 및 포착부위(소원근, 대원근, 상완삼두근의 긴갈래, 상완골)
From Schuenke M, Schulte E, Schumacher U. THIEME Atlas of Anatomy. General Anatomy and Musculoskeletal System. Illustrations by Voll M and Wesker K. Second Edition. New York: Thieme Medical Publishers; 2014

8.2.4 정중신경

기시	C6–T1 분절	
신경지배	운동	• 원형회내근 • 요측수근굴근 • 장장근 • 천지굴근 • 심지굴근(2번째, 3번째 손가락) • 장무지굴근 • 방형회내근(방형회내근) • 무지구(thenar muscles, 엄지두덩근) • 단무지외전근(짧은엄지외전근) • 무지대립근(엄지맞섬근) • 단무지굴근(짧은엄지굽힘근[얕은 머리]) • 손가락사이근 • 첫 번째, 두 번째 충양근(벌레근)
	감각(▶ 그림 8.8)	• 주관절과 손목의 관절 주머니(관절 가지) • 무지구(엄지두덩)(정중신경의 장지[손바닥 가지]) • 첫 번째–세 번째 손가락, 손바닥(총수장측지신경[온손바닥 손가락 신경]) • 첫 번째–세 번째 손가락의 손등면(수장측지신경에 적합) • 척골신경의 다양한 문합(척골신경과 소통하는 가지)
포착	C6–T1 신경근	• 하부경추의 심부척추주위근육
	상완신경총	• 전, 중사각근, 쇄골하근(갈비빗장 부위), 소흉근

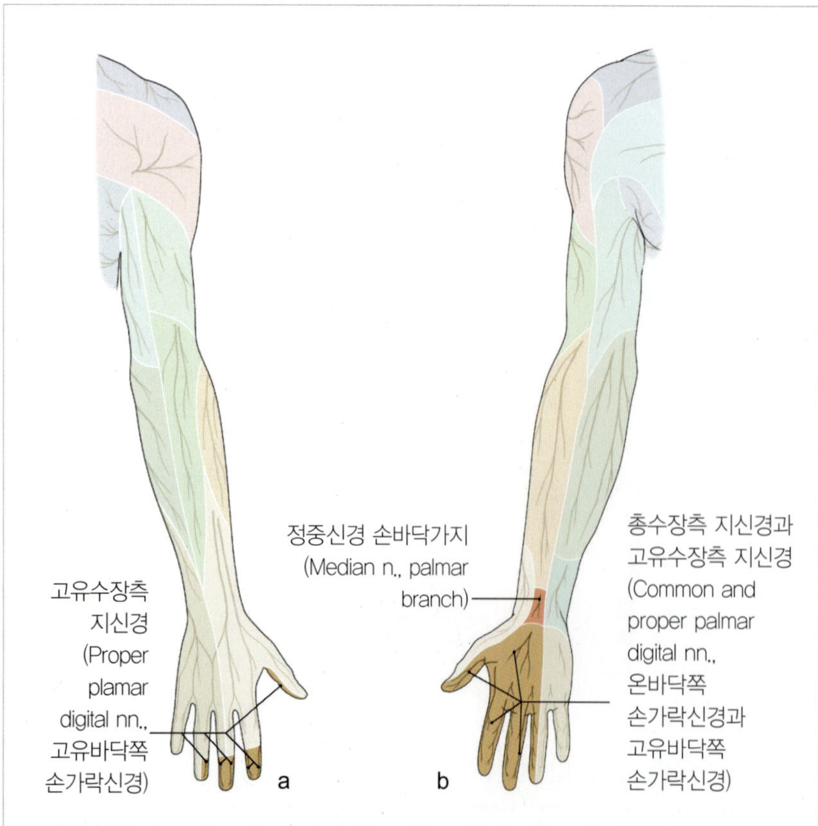

그림 8.8 정중신경: 감각 지배 영역
a 후면
b 전면
From Schuenke M, Schulte E, Schumacher U. THIEME Atlas of Anatomy. General Anatomy and Musculoskeletal System. Illustrations by Voll M and Wesker K. Second Edition. New York: Thieme Medical Publishers; 2014

<table>
<tr><td rowspan="1">포착</td><td>정중신경
(▶ 그림 8.9)</td><td>• 원형회내근: 원형회내근의 상완골두와 척골사이의 섬유성 아케이드(▶그림 8.10)–원형회내근 증후군; 원형회내근과 연관하여 정중신경 경로의 정상적인 변화를 참고하라.(▶ 그림 8.11)
• 천지굴근: 원형회내근과 FDS 사이의 섬유성 밴드(▶ 그림 8.10)
• 수근관(근육에 의한 포착 아님)
• 골간근</td></tr>
<tr><td>신경역동검사</td><td colspan="2">• 정중신경을 강조한 ULNT(상지 신경역동검사)
○ ULNT 1(▶ 그림 8.12, ▶ 그림 8.13)
○ ULNT 2(▶ 그림 8.14)
• 신경통증 유발 자세로부터 완화
○ 손가락과 손목 신전 이완(▶ 그림 8.14 e)
○ 회외 이완
○ 주관절 신전 이완
○ 외회전 이완
○ 외전 이완
○ 견관절 하강 이완
○ 경추의 외측 굽힘 완화(▶ 그림 8.14 f)</td></tr>
<tr><td>치료</td><td colspan="2">• 하부경추의 부척추근
• 전, 중사각근, 소흉근
• 원형회내근
• 천지굴근
• 가시사이근</td></tr>
<tr><td>치료사를 위한 조언</td><td colspan="2">• 원형회내근 증후군: 원형회내근의 두 머리 사이의 좁은 공간에 있는 정중신경이 갇히게 된 증상을 원형회내근 증후군(Pronator teres syndrome)이라고 한다.
• 수근관 증후군(CTS): 엄지, 검지 및 가운데 손가락에 감각 결함, 감각 이상(피부에 개미가 기어가는 느낌), 통증 및 마비 증상을 포함하여, 굴근지지대 영역의 결합 조직의 비후(즉, 비근육 포착에 의한)로 인한 손목의 신경 압박으로 인해 증상이 발생한다. 특히 야간에 영향을 받은 손에 저림과 통증을 경험하는 것이 일반적이다.
• 다발성 신경 압박 증후군(Multiple compression syndrome): 신경이 여러 부위에서 동시에 역학적으로 압박되면 자극의 가중(summation)이 발생할 수 있다. 비록 개별 자극이 미미하고 그 자체가 임상적으로 연관이 없는 경우에도 신경 기능 장애의 발달과 지속에 기여할 수 있다. 이를 생각하고, 원형회내근 증후군과 손목 터널 증후군의 조합을 인지하고 치료하는 것이 중요하다. 따라서, 정중신경을 다루는 데 있어서, 치료는 하나의 포착 부위(예: 원형회내근)를 불필요한 압박에만(또는 역학적 접촉면에 대해 활주하는 능력이 감소되는) 제한하지지 않아야 한다. 기계적 인터페이스와 연관된 가능한 모든 포착 부위를 포함하여 치료해야 한다. 여기에는 신경근 부위(심부척추 주위근육 치료), 상완신경총(사각근, 쇄골하근, 소흉근 치료), 원형회내근, 천지굴근이 포함된다.</td></tr>
</table>

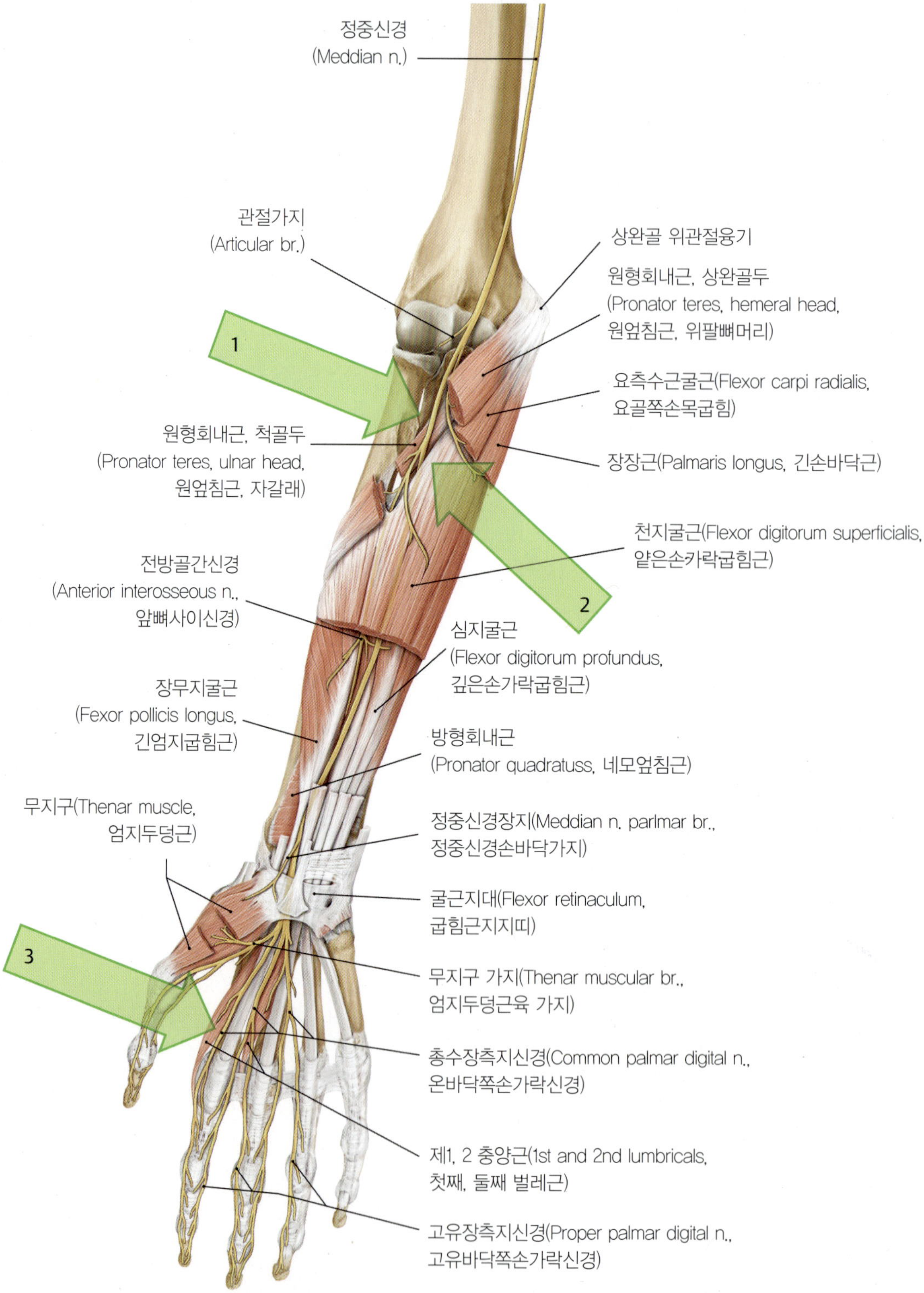

그림 8.9 정중신경(개요 - 오른쪽 전완, 앞면): 경로와 근육에 의한 포착 부위
1) 원형회내근(상완골와 척골머리 사이)
2) 천지굴근
3) 골간근
From Schuenke M, Schulte E, Schumacher U. THIEME Atlas of Anatomy. General Anatomy and Musculoskeletal System. Illustrations by Voll M and Wesker K. Second Edition. New York: Thieme Medical Publishers; 2014

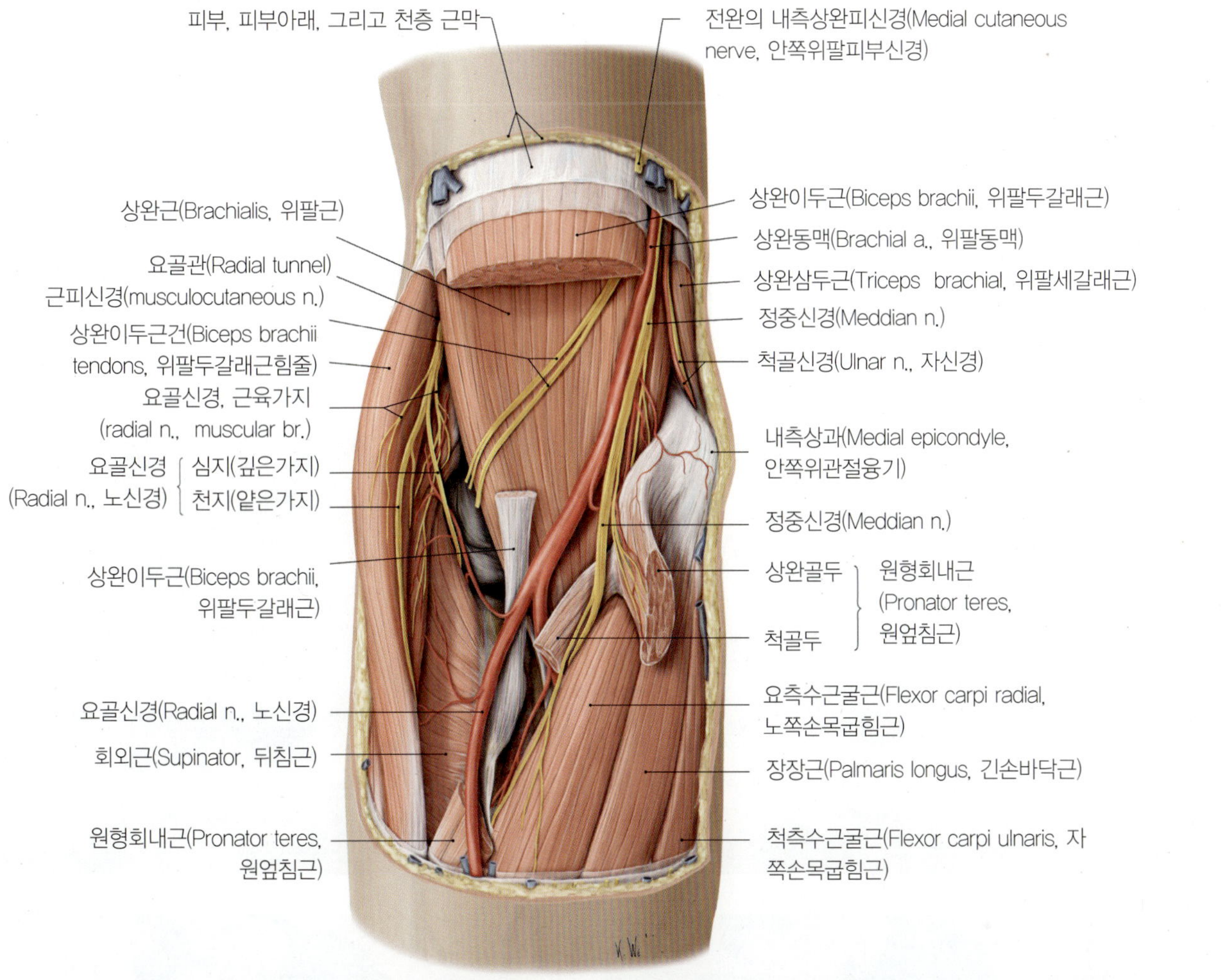

그림 8.10 정중신경(오른쪽 팔의 전주와(antecubital fossa)의 자세한 그림, 전면): 원형회내근의 상완골두와 척골두 사이의 정중신경의 경로, 그리고 원형회내근(척골두)와 천지굴근 사이. From Schuenke M, Schulte E, Schumacher U. THIEME Atlas of Anatomy. General Anatomy and Musculoskeletal System. Illustrations by Voll M and Wesker K. Second Edition. New York: Thieme Medical Publishers; 2014

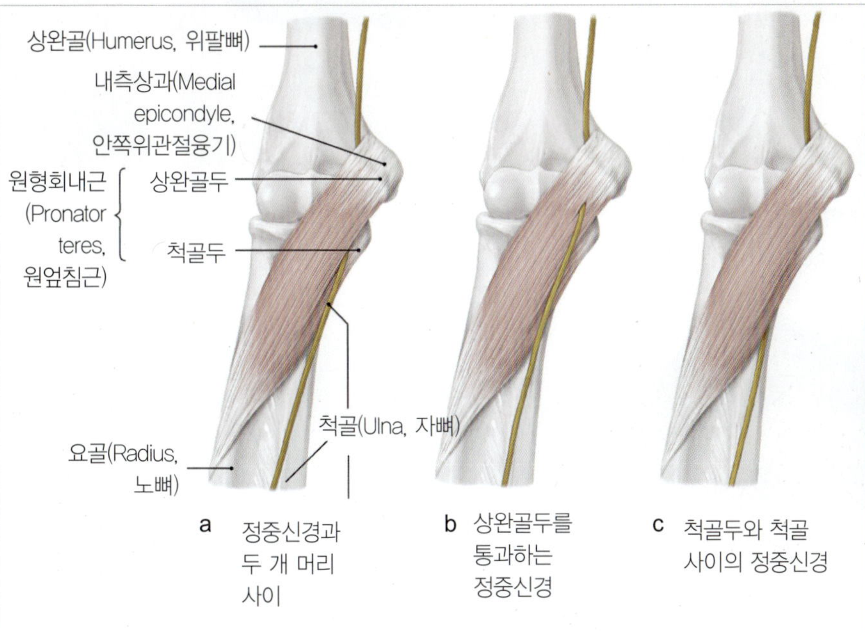

그림 8.11 원형회내근과 연관된 정중신경의 위치: 정상적인 해부학구조와 변형된 구조(from von Lanz and Wachsmuth).

a 정상 구조(사례의 95%): 정중신경은 원형회내근과 두 개의 머리 사이에서 작용한다.

b 변형(사례의 2%): 정중신경이 원형회내근의 상완골두를 통과한다.

c 변형(사례의 3%) 정중신경이 척골두와 척골 사이에서 작용한다.

From Schuenke M, Schulte E, Schumacher U. THIEME Atlas of Anatomy. General Anatomy and Musculoskeletal System. Illustrations by Voll M and Wesker K. Second Edition. New York: Thieme Medical Publishers; 2014

정중신경을 강조한 신경역동검사

기본검사(ULNT 1)

- 환자의 시작자세: 환자는 검사측의 반대측으로 경추를 측굴한 상태에서 바로 누운 자세. 치료사는 환자의 몸통과 팔사이에 선다(▶ 그림 8.12).
- 움직임 순서
  - ◦ 견갑대 하강(▶ 그림 8.12) – 치료사는 왼손을 주먹 쥐고 환자의 왼쪽 견갑대를 하강하고, 이 자세를 유지한다.
  - ◦ 견관절: 외전(▶ 그림 8.12 **b**) – 치료사는 골반을 이용하여 환자의 팔을 외전시킨다.
  - ◦ 손목과 손가락: 신전(▶ 그림 8.12 **b**)
  - ◦ 견관절: 외회전(▶ 그림 8.12 **c**)
  - ◦ 주관절: 신전(▶ 그림 8.12 **d**) – 신경계 구조물들에 대한 통증유발; 언어적인 신호만이 아니라 시선을 마주쳐(eye contact) 환자의 얼굴 표정과 같은 비언어적인 신호를 나타내는지 확인한다.
  - ◦ 경추: 측굴의 완화(▶ 그림 8.12 **e**) – 통증 유발 자세로부터의 이완, 근위부에서 시작하여 중간부위로 이완된다.

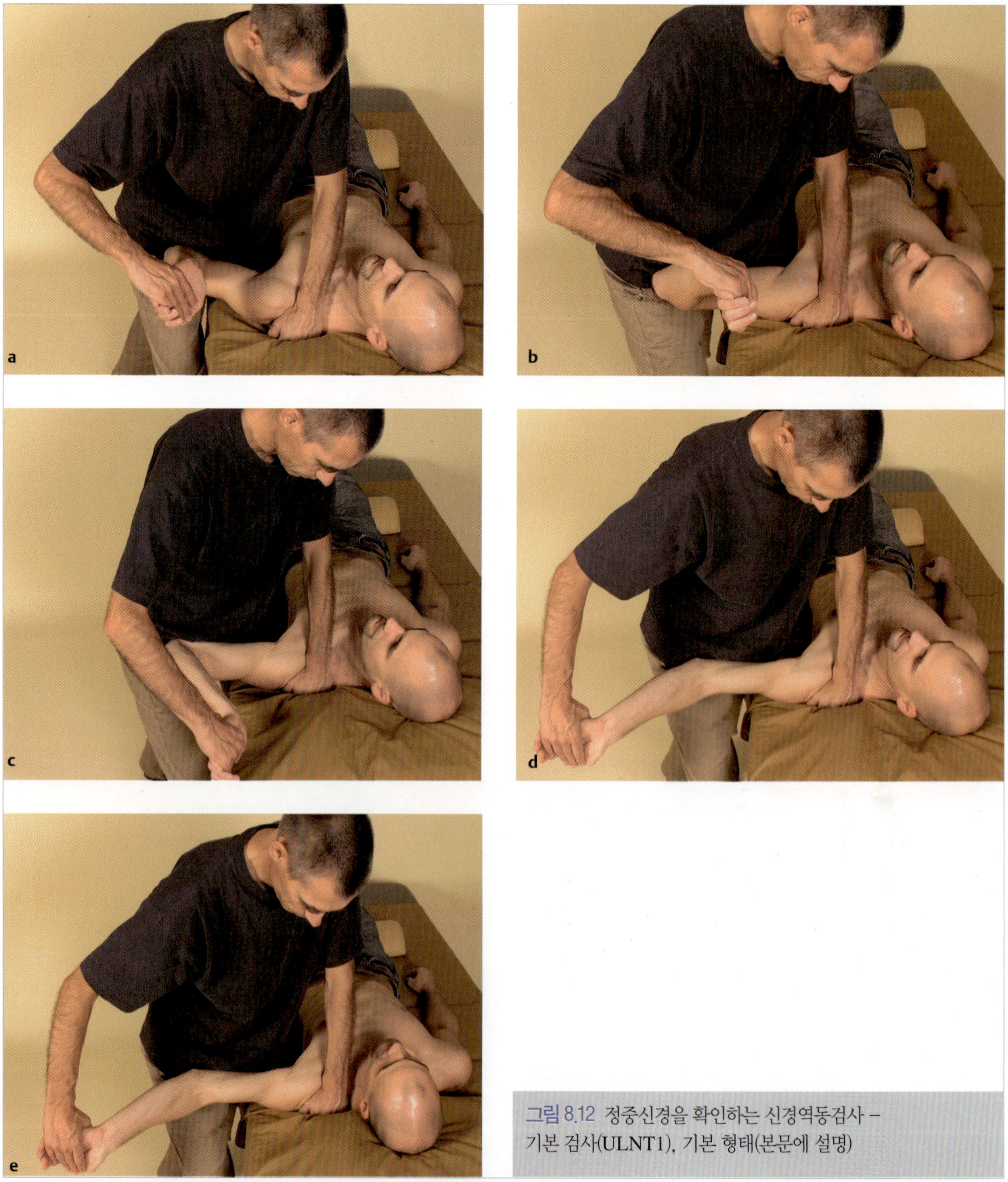

그림 8.12 정중신경을 확인하는 신경역동검사 – 기본 검사(ULNT1), 기본 형태(본문에 설명)

손의 위치를 변형한 기본검사(ULNT 1)

- 환자의 시작 자세: 환자는 검사측의 반대측으로 경추를 측굴하여 바로 누운 자세; 치료사는 환자 옆에 선다(▶ 그림 8.13a).
- 움직임 순서
  - 견갑대: 하강(▶ 그림 8.13 **a**) – 치료사는 환자의 견갑골이 고정된 상태에서, 왼손을 이용하여 환자의 견갑대를 하강시킨다.
  - 견관절: 외전(▶ 그림 8.13 **b**) – 치료사의 왼팔을 이용하여 환자의 상지를 외전한다.
  - 손목과 손가락: 신전(▶그림 8.13 **b**)
  - 전완:신전(▶ 그림 8.13 **b**)
  - 견관절: 외회전(▶ 그림 8.13 **b**)
  - 주관절: 신전(▶ 그림 8.13 **c**) – 신경 구조물들에 대한 통증 유발; 환자의 눈을 마주보며 치료사는 얼굴의 표정 변화와 같은 언어적인 신호 또는 비언어적인 신호를 나타내는지 확인한다.
  - 경추: 측굴의 완화(▶ 그림 8.13 **d**) – 통증 유발 자세로 부터의 이완, 근위부에서 시작하여 중간부위로 이완된다.

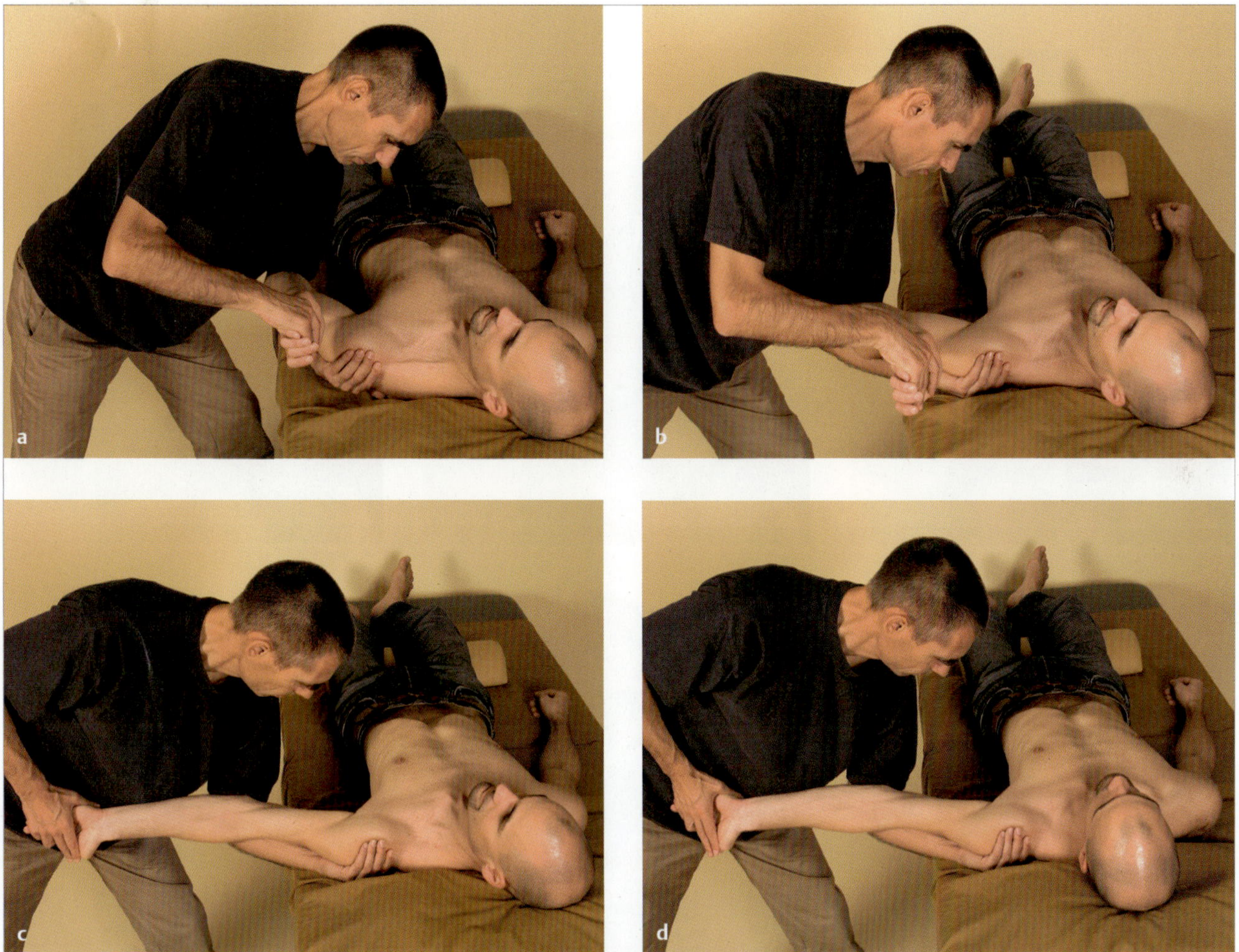

그림 8.13 정중신경을 확인하는 신경역동검사 – 손 위치의 변화에 따른 기본 검사(ULNT 1)(본문에 설명).

환자의 자세가 변형된 기본검사(ULNT 2a)와 검사의 움직임 순서

- 환자의 시작자세: 환자는 바로 누운 자세에서 경추를 반대쪽을 외측굴곡하고 치료사는 환자의 머리쪽에서 견관절에 접촉한 채 선다(▶ 그림 8.14 **a**).
- 검사의 움직임 순서
  - 견갑대: 하강(▶ 그림 8.14 **a**)– 치료사의 골반과 왼쪽 팔을 이용하여 치료사는 환자의 견갑대가 하강되도록 유도한다(▶ 그림 8.14 **b**).
  - 손목과 손: 신전(▶ 그림 8.14 **b**)
  - 전완: 회외(▶ 그림 8.14 **b**)
  - 견관절: 외회전(▶ 그림 8.14 **b**)
  - 주관절:신전(▶ 그림 8.14 **b**) 신경 구조물들에 통증이 유발되기 전까지 환자와 시선을 계속해서 유지한다(▶ 그림 8.14c).
  - 견관절: 외전(▶ 그림 8.14 **d**): 신경 구조물들에 대한 통증 유발; 환자의 눈을 마주보며 치료사는 얼굴의 표정 변화와 같은 언어적인 신호 또는 비언어적인 신호를 나타내는지 확인한다.
  - 경추: 측굴의 완화(▶ 그림 8.12 **d**)– 통증 유발 자세로부터의 이완, 근위부에서 시작하여 중간 부위로 이완된다.

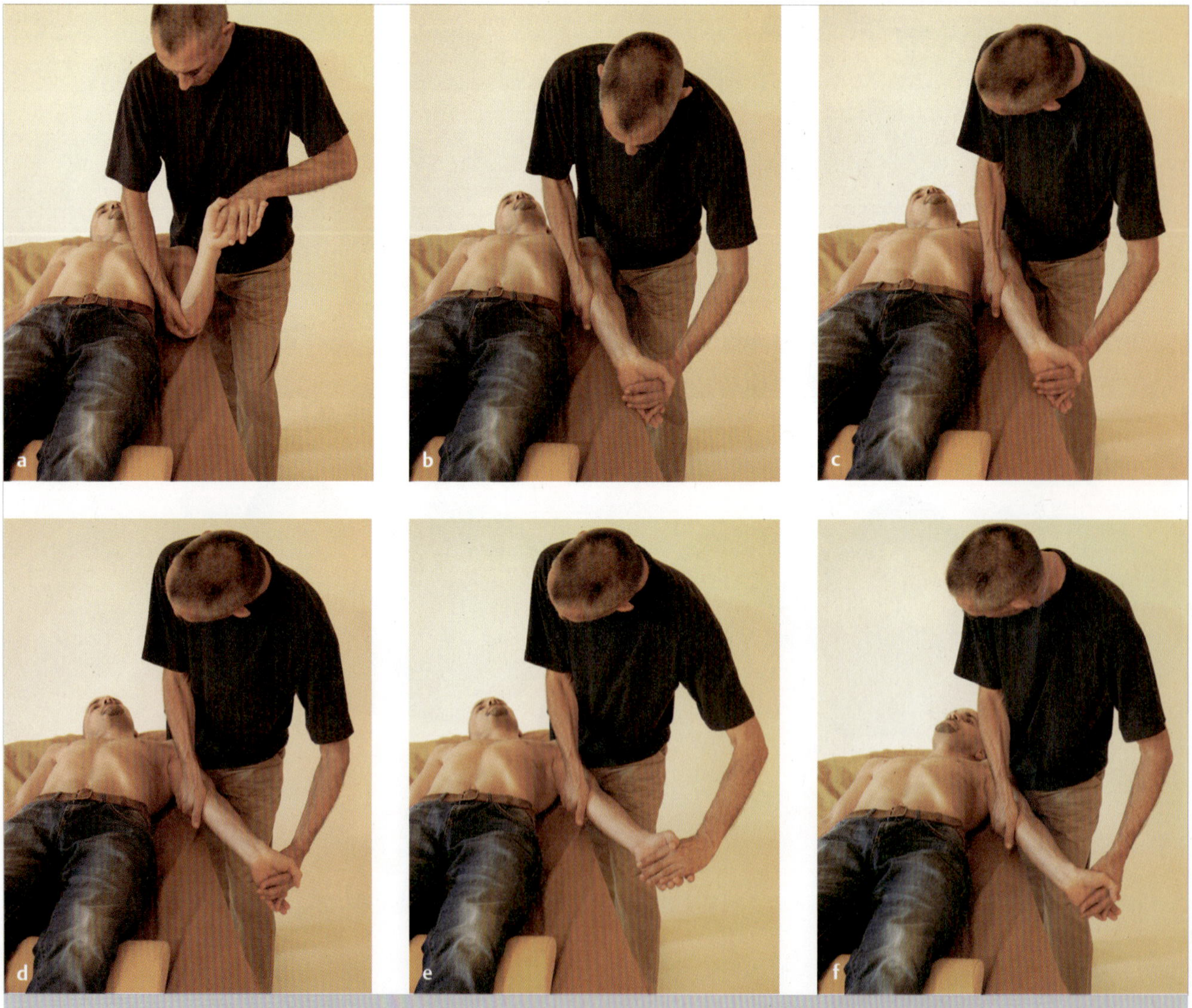

그림 8.14 정중신경을 확인하는 신경역동검사 – 환자 위치 변화(ULNT 2a) 및 움직임 순서(본문에 설명)를 사용한 기본 검사.

8.2.5 요골신경

<table>
<tr><td>기시</td><td colspan="2">C6–T1 분절</td></tr>
<tr><td rowspan="2">신경지배</td><td>운동</td><td>• 상완삼두근
• 주근(팔꿈치근)
• 상완요골근
• 상완근(근피신경에 의해 부분적으로 공급)
• 회외근
• 단요측수근신근, 장요측수근신근
• 척측수근신전근
• 손가락신전근
• 소지신근(extensor digiti minimi, 새끼손가락폄근)
• 시지신근(extensor indicis, 집게손가락폄근)
• 장무지신전근
• 단무지신전근
• 장무지외전근</td></tr>
<tr><td>감각(▶ 그림 8.15)</td><td>• 상완의 뒷면(팔의 후피신경[posterior cutaneous nerve, 뒤쪽 피부신경])
• 상완의 뒤외측면(팔의 하외피신경[inferior lateral cutaneous nerve, 아래가쪽 피부신경])
• 전완의 뒷면(전완의 뒤쪽 피부신경)
• 손등 부분(천지)
• 첫째–셋째 손가락의 등부분과 넷째 손가락의 반쪽(먼등쪽 가지)
• 어깨, 손경추와 네 개의 손허리손가락 관절의 관절 주머니(관절 가지)</td></tr>
<tr><td rowspan="5">포착</td><td>C5–T1신경근</td><td>• 하부경추의 심부척추주위근육</td></tr>
<tr><td>상완신경총</td><td>• 전, 중사각근, 쇄골하근, 소흉근</td></tr>
<tr><td>요골신경
(▶ 그림 8.16)</td><td>• 상완삼두근, 외측 갈래(▶ 그림 8.17, ▶ 그림 8.18)
• 팔의 외측 근육사이막(상완근; ▶ 그림 8.10, ▶ 그림 8.17)</td></tr>
<tr><td>요골신경,
심지(깊은가지)</td><td>• 단요측수근신근의 근막부위(▶ 그림 8.19)
• 회외근: 운동신경의 (심부)가지가 프로세아케이드를 통해 상완골두(회외근의 깊은 부위)와 척골두(회외근의 천부) 사이를 통과한다(▶ 그림 8.19, ▶ 그림 8.20).</td></tr>
<tr><td>요골신경,
천지(얕은가지)</td><td>• 단요측수근신근(ECRB): 때때로, 요골신경의 감각섬유는 ECRB의 먼 근막 부위까지 운동섬유에서 분지되지 않는다. 이 경우 감각(표면)가지는 ECRB를 통과한다(▶ 그림 8.21).</td></tr>
</table>

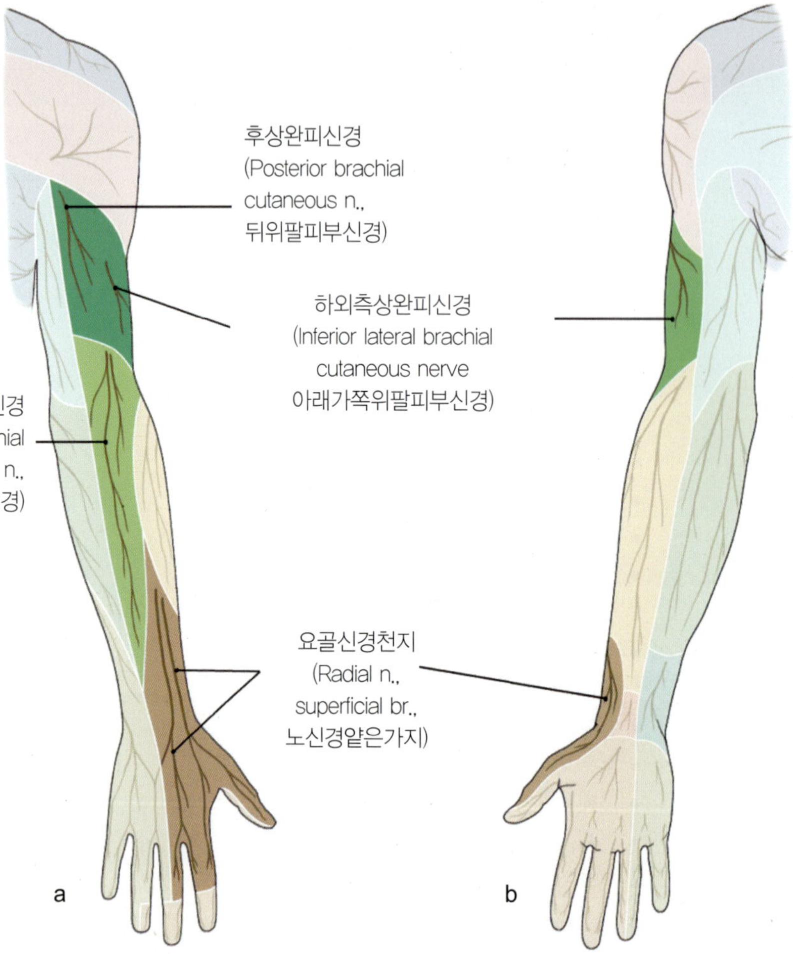

그림 8.15 요골신경: 감각지배영역.
a 후면.
b 전면.
From Schuenke M, Schulte E, Schumacher U. THIEME Atlas of Anatomy. General Anatomy and Musculoskeletal System. Illustrations by Voll M and Wesker K. Second Edition. New York: Thieme Medical Publishers; 2014

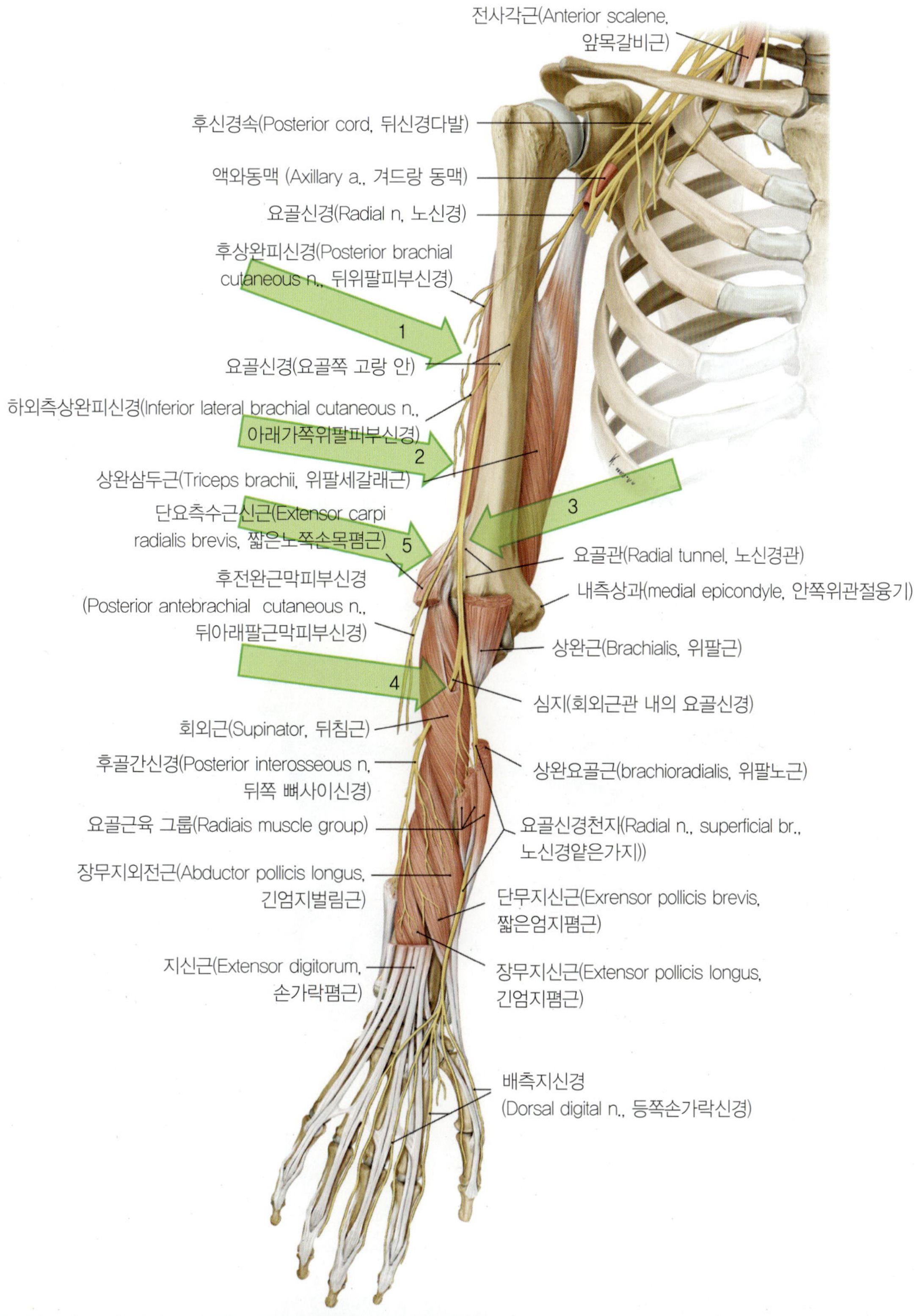

그림 8.16 요골신경(개요 – 오른쪽 팔, 전면; 회내된 상완): 경로 및 근육 포착 부위
1) 상완삼두근(외측갈래).
2) 팔의 외측 근육사이막(상완근).
3) 운동(깊은) 가지는 단요측수근신근의 정지 부위에서 근막 브리지를 통과한다.
4) 운동(깊은) 가지가 회외근을 관통한다.
5) 감각(얕은) 가지는 때때로 단요측수근신근을 관통한다.
From Schuenke M, Schulte E, Schumacher U. THIEME Atlas of Anatomy. General Anatomy and Musculoskeletal System. Illustrations by Voll M and Wesker K. Second Edition. New York: Thieme Medical Publishers; 2014

신경역동검사	• 요골신경을 강조한 ULNT(ULNT 2b; ▶ 그림 8.22) • 신경자극 위치에서 통증의 이완 ○ 손가락과 손목 굴곡 완화(▶ 그림 8.23 **a**) ○ 회외 완화 ○ 주관절 신전 완화 ○ 내회전 완화 ○ 외전 완화 ○ 견관절 하강 완화 ○ 경추측굴 완화(▶ 그림 8.23 **b**)
치료	• 하부경추의 부척추근 • 사각근, 쇄골하근, 소흉근 • **상완삼두근, 장두** • **상완근** • **단요측수근신근** • **회외근**
치료사를 위한 조언	• 요골신경은 팔의 모든 신전근을 지배한다. • 주관절의 깊은 부분은 요골신경으로부터 감각지배를 받지 않는다.

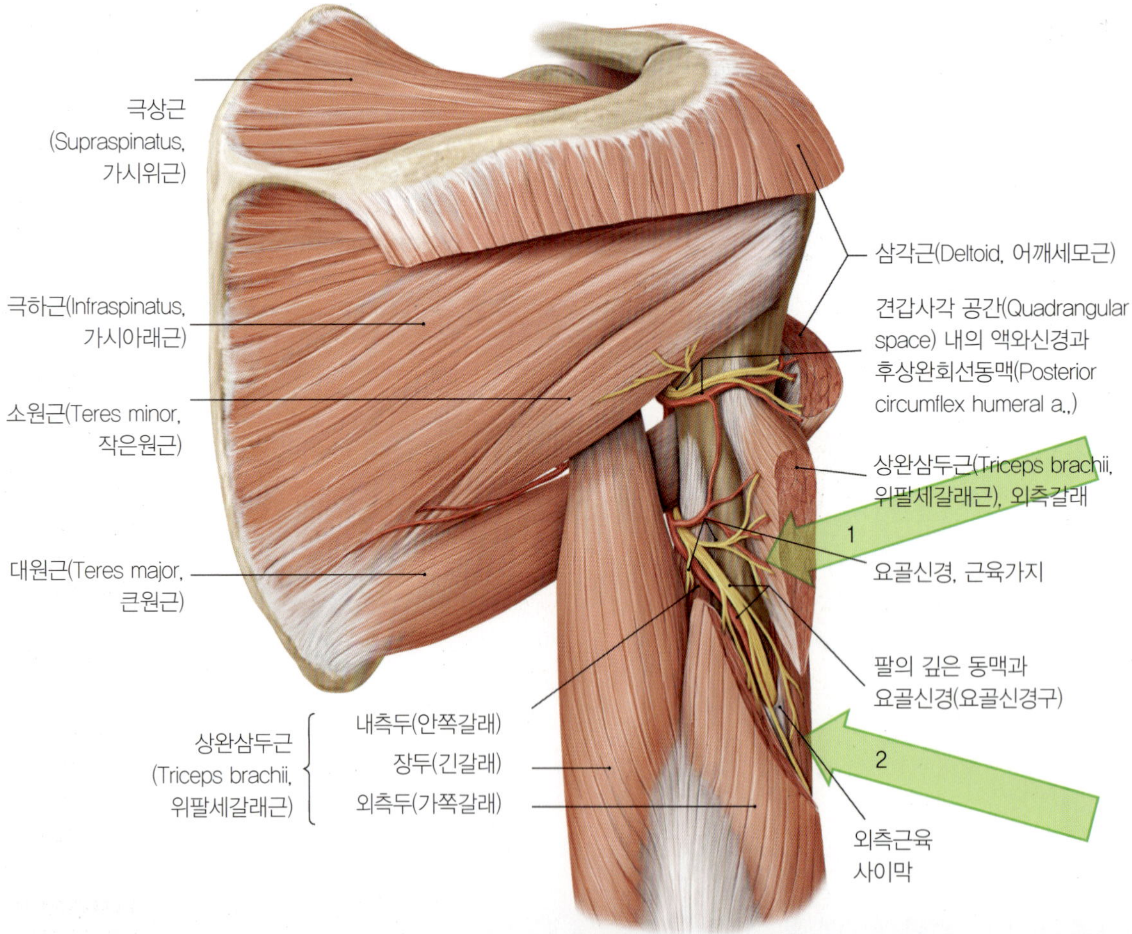

그림 8.17 요골신경(상세한 그림–오른쪽 어깨와 상완, 후면): 요골신경구(radial groove, 노쪽고랑)의 요골신경의 경로 및 포착 부위.
1) 상완삼두근의 외측갈래
2) 팔의 외측근육사이막(상완근)
From Schuenke M, Schulte E, Schumacher U. THIEME Atlas of Anatomy. General Anatomy and Musculoskeletal System. Illustrations by Voll M and Wesker K. Second Edition. New York: Thieme Medical Publishers; 2014

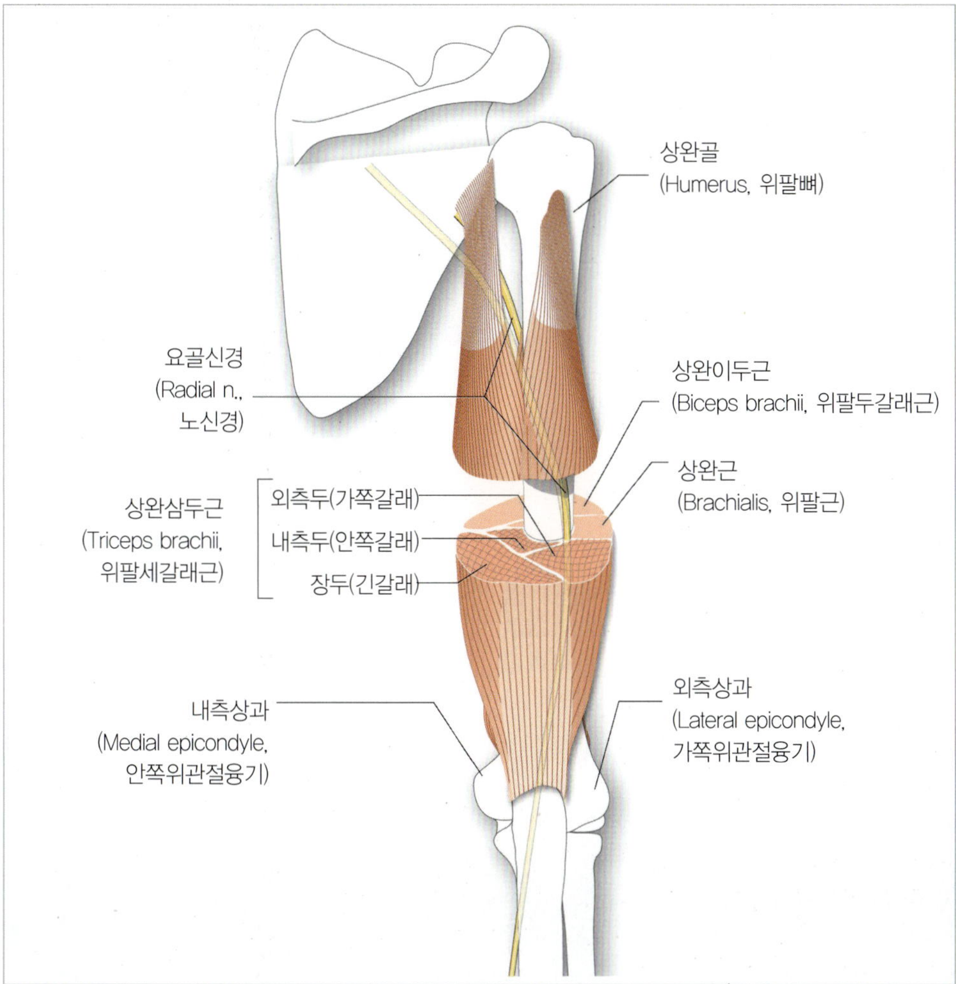

그림 8.18 요골신경(상세히–오른쪽 상완, 후면과 단면, 절단표면의 근위): 상완삼두근의 긴갈래와 상완골 사이의 요골신경의 위치

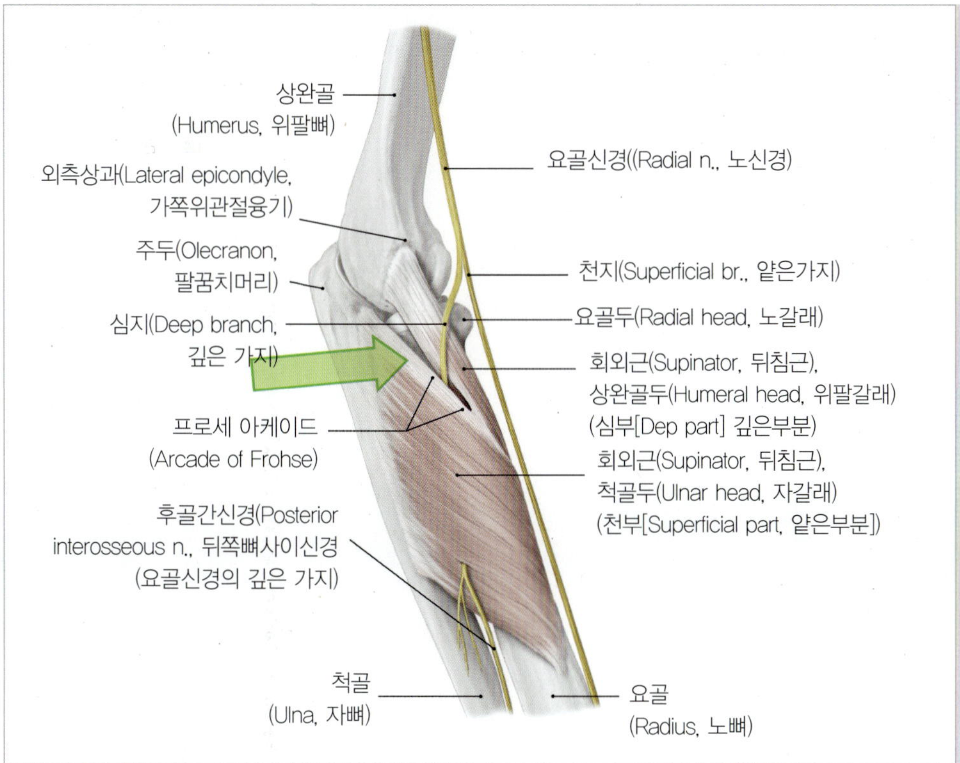

그림 8.19 요골신경(전완이 중립자세에서의 오른쪽 팔꿈치의 상세한 그림, 옆면). 주관절 부위에서 요골신경의 경로 및 포착 부위. 요골신경의 운동섬유(심지)는 요골수근신전근에 의해 형성된 섬유질 아치를 통과한 다음(▶ 그림 8.20), Froshes 아케이드를 통해 확장된다.(회외근의 상완골두와 척골두 사이 부위)
From Schuenke M, Schulte E, Schumacher U. THIEME Atlas of Anatomy. General Anatomy and Musculoskeletal System.
Illustrations by Voll M and Wesker K. Second Edition. New York: Thieme Medical Publishers; 2014

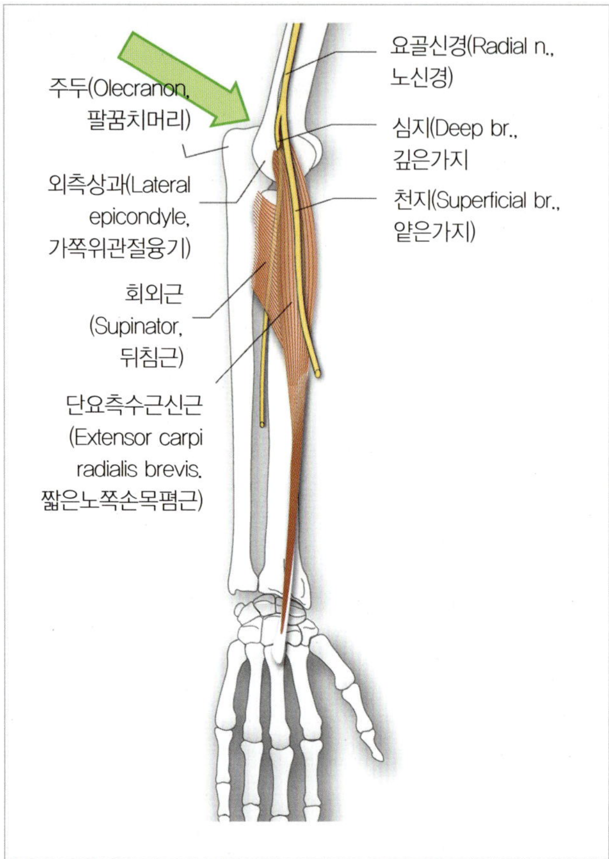

그림 8.20 요골신경(오른쪽 주관절의 상세한 그림, 옆면; 전완 중립자세).
주관절 부위에서 요골신경의 경로 및 포착영역. 감각 섬유(천지)는 일반적으로 단요측수근신근(Extensor carpi radialis brevis, 짧은노쪽손목폄근)의 근막 다리 전에 분지되어, 요골신경의 운동 섬유(심지)만이 단요측수근신근에 의해 형성된 섬유질 아치를 과한다. 부착 부위 (화살표: 잠재적 압박 부위). 그 후, 심지의 섬유는 회외근을 통과한다(▶ 그림 8.19).

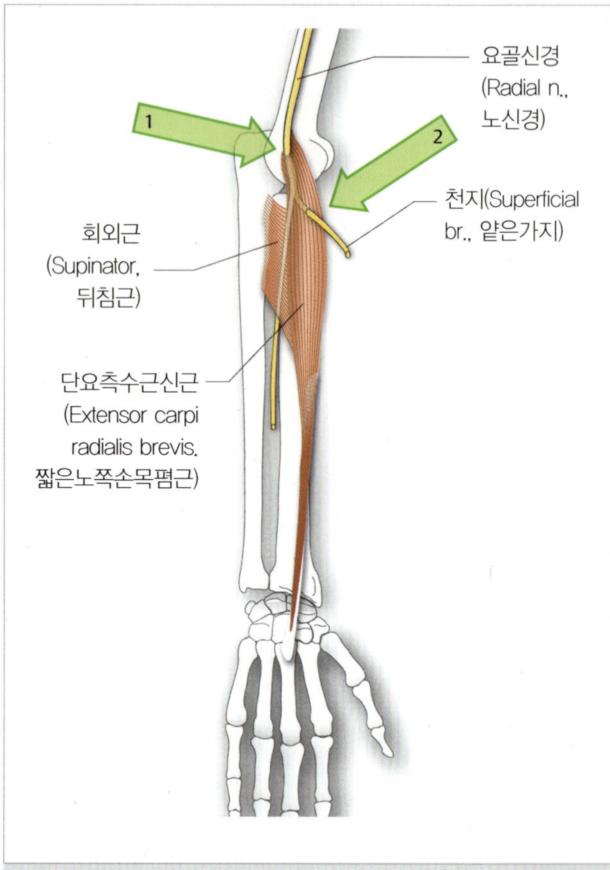

그림 8.21 요골신경(오른쪽 주관절의 상세한 그림, 옆면, 전완 중립자세).
주관절 부위에서 요골신경의 경로 및 포착부위 — 변형됨. 때때로, 천지는 단요측수근신근의 근막 다리(fascia bridge) 아래에서 교차할 때까지 분리되지 않으며 (1), 이 경우에는 단요측수근신근을 관통한다 (2).

요골신경을 강조한 신경역동검사

기본검사(ULNT 2b)

- 환자의 시작자세: 환자는 검사측의 반대측으로 경추를 측굴하여 바로 누운 자세(▶ 그림 8.22 **a**)
- 움직임 순서
  - 견갑대 하강(▶ 그림 8.22 **a**) – 치료사는 골반을 이용하여 환자의 왼쪽 견갑대를 하강하고, 이 자세를 유지한다.
  - 주관절: 신전(▶ 그림 8.22 **b**)
  - 견관절: 내회전(▶ 그림 8.22 **b**)
  - 전완: 회내(▶ 그림 8.22 **b**)
  - 손가락: 굴곡(▶ 그림 8.22 **b**)
  - 손목: 장측굴곡(▶ 그림 8.22 **b**)
  - 견관절: 외전(▶ 그림 8.22 **c**) – 하강과 내회전을 유지한 채 치료사는 신경구조들(neural structures)에 대한 통증유발검사를 수행한다. 환자와 눈을 맞추면서 얼굴 표정과 같은 비언어적인 신호와 언어적 신호를 신호를 나타내는지 확인한다.

신경 통증유발 자세로부터의 이완

- 이완을 유발할 수 있다.
  - 원위부, 예를 들면, 손목의 굴곡을 이완(release)한 자세로(▶ 그림 8.23 **a**), 회내, 또는 주관절 신전을 시행한다.
  - 원위부, 예를 들면, 반대측으로의 경추 측굴을 이완한 자세에서(▶ 그림 8.23 **b**) 또는 견관절의 하강을 이완한 자세에서 시행한다.

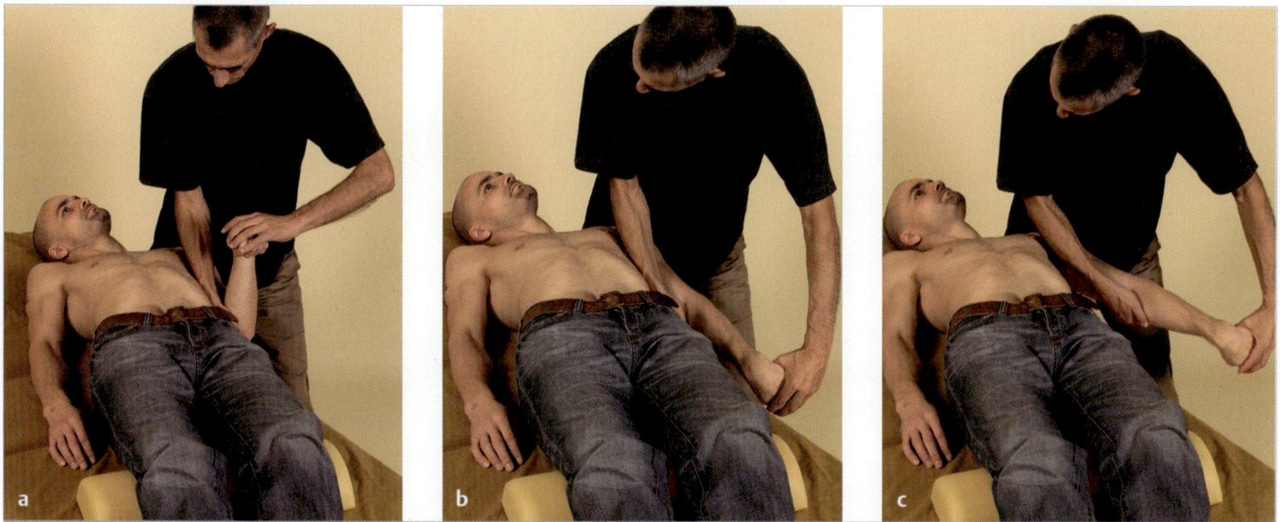

그림 8.22 요골신경을 확인하는 신경 역학적 검사 – 기본 검사(ULNT 2b)

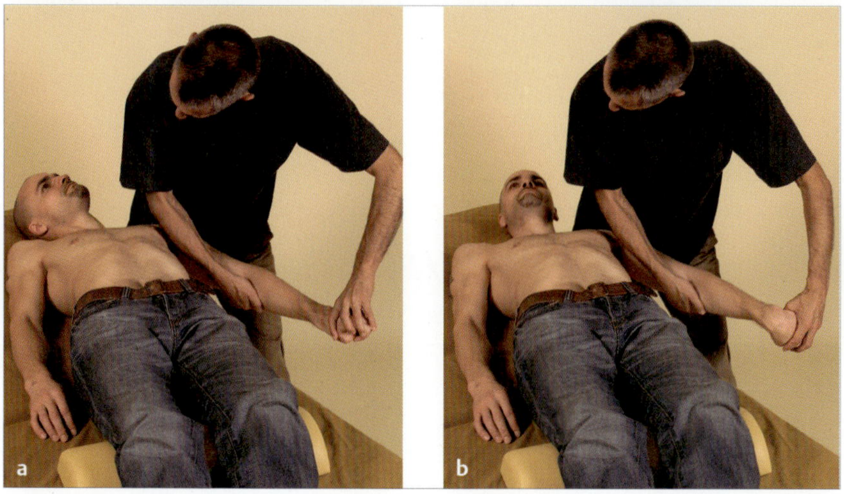

그림 8.23 요골신경을 확인하는 신경 역학적 검사(ULNT 2b): 손가락과 손경추 굴곡(a)을 이완시키거나 경추의 외측 굽힘(b)을 이완시키면 신경통증 유발 위치에서 벗어날 수 있다.

8.2.6 척골신경

기시	C6-T1 분절	
신경지배	운동	• 척측수근굴근 • 심지굴근(4번째, 5번째 손가락) • 소지구 근육(새끼두덩근육) ○ 소외전근(Abductor digiti minimi, 새끼외전근) ○ 소지굴곡근(Flextor digiti minimi, 새끼굽힘근) ○ 소지대립근(Opponens digiti minimi, 새끼맞섬근) ○ 단수장근(Palmaris brevis, 짧은손바닥근) •골간근 ○ 장측골간근(Palmer interossei, 바닥쪽뼈사이근) ○ 배측골간근(Dorsal interossei, 등쪽뼈사이근) ○ 3번째, 4번째 충양근 • 무지근 • 무지내전근 • 단무지굴근(심두)
	감각(▶ 그림 8.24)	• 수근골(척골신경의 손바닥가지) • 소지구, 제4, 5지의 손바닥쪽(고유장측지신경과 총장측지신경(온바다쪽손가락신경, common palmar digital nerves) • 손등쪽, 새끼손가락쪽(척골신경의 후지) • 4번째, 5번째 손가락의 뒷면(척골신경의 끝가지: 배측지신경) • 정중신경과의 다양한 문합(정중신경과의 연결가지) • 팔꿈치, 손, 손허리손가락 관절의 관절주머니(관절가지로)
포착	C8-T1신경근	• 하부경추의 심부척추주위근육
	상완신경총	• 전, 중사각근, 쇄골하근, 소흉근
	척골신경(▶ 그림 8.25)	• **척측수근굴근**(▶ 그림 8.25, ▶ 그림 8.26) • **천지굴근, 심지굴근**(▶ 그림 8.25, ▶ 그림 8.26) • **소지대립근**(▶ 그림 8.25) • **골간근**(▶ 그림 8.25)

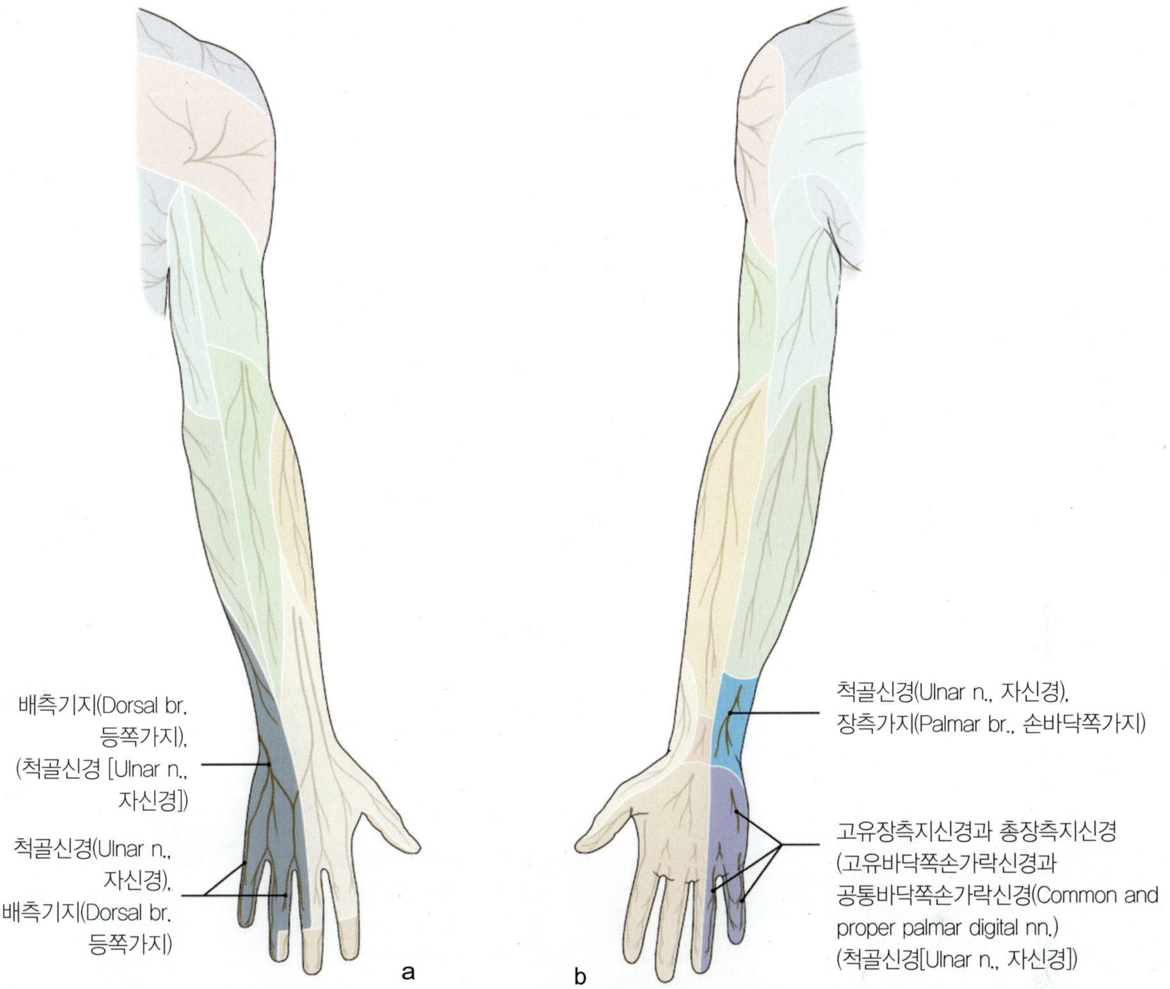

그림 8.24 척골신경: 감각지배영역.

a 후면.

b 전면.

From Schuenke M, Schulte E, Schumacher U. THIEME Atlas of Anatomy. General Anatomy and Musculoskeletal System. Illustrations by Voll M and Wesker K. Second Edition. New York: Thieme Medical Publishers; 2014

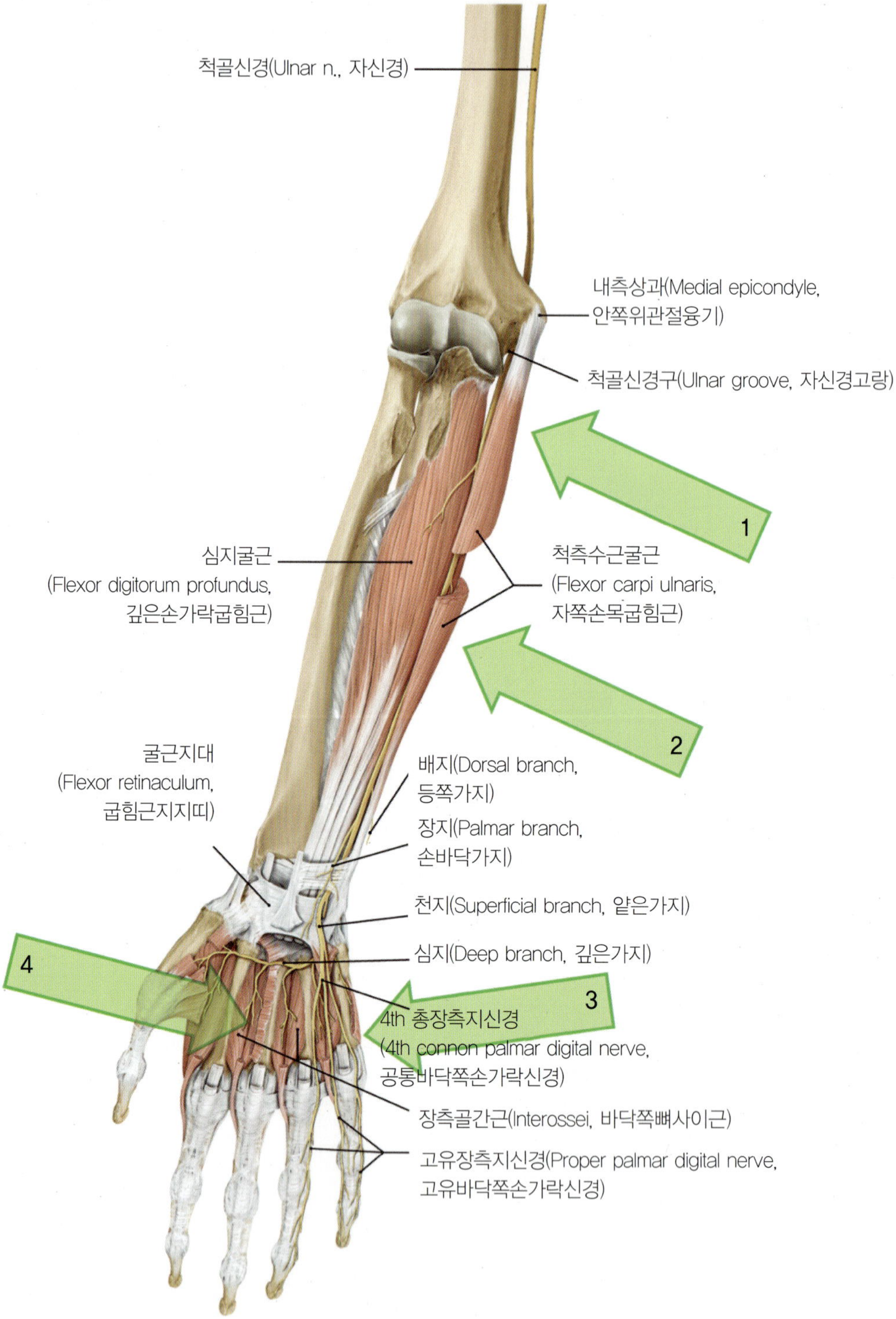

그림 8.25 척골신경(오른쪽 전완의 개요, 앞면): 경로 및 근육 포착 부위.
1) 척측수근굴근(상완골과 척골두 사이).
2) 천지굴근, 심지굴근.
3) 소지대립근(opponens digiti minimi, 새끼손가락맞섬근).
4) 골간근.
From Schuenke M, Schulte E, Schumacher U. THIEME Atlas of Anatomy. General Anatomy and Musculoskeletal System. Illustrations by Voll M and Wesker K. Second Edition. New York: Thieme Medical Publishers; 2014

신경역동검사	• 척골신경을 강조한 ULNT(ULNT 3; ▶ 그림 8.27) • 신경자극 위치에서 이완(▶ 그림 8.28 **a**): ○ 경추의 측굴 완화(▶ 그림 8.28) ○ 견갑대하강 이완 ○ 외전 완화 ○ 외회전 완화(▶ 그림 8.28 **c**) ○ 주관절 굴곡 이완 ○ 회내 이완 ○ 손가락, 손목 신전 이완(▶ 그림 8.28 **d**)
치료	• 하부경추의 척추주위근 •사각근, 쇄골하근, 소흉근 • **척측수근굴근** • **천지굴근** • **심지굴근** • **소지대립근** • **골간근**
치료사를 위한 조언	• 주관절터널증후군은 주관절의 부위에서 척골신경이 주관절 터널을 지나가기에 압박이 될 수 있다. 주관절 터널증후군은 류마티스 관절염(RA의 초기 징후일 수 있음)과 연관된 주관절 부위의 골절, 지속적으로 주관절로 체중을 지지하는 것, 부종으로 인한 압력 증가 또는 근막 변화에 따른 이차적 원인으로 발생할 수 있다. 척측수근굴근의 척골두 그리고/또는 상완골두로 구성된 상완척골 아케이드는 주관절 터널의 일부를 구성한다(▶ 그림 8.26). 이 부위의 결합 조직의 변화와 함께, 척골수근굴근의 척골 및/또는 상완골두의 근육의 단단한 띠(taut band)는 압박 문제(또는 활주 기능의 문제)를 일으켜 척골 신경 자극(주관절 터널증후군)을 유발할 수 있다. • 척골 신경의 심부(운동)가지는 모든 골간근, 3번째와 4번째 충양근, 무지내전근, 단무지굴근의 심두(deep head, 깊은갈래)에 부착되기 전에 소지대립근(opponens digiti minimi)를 통과한다 – 신경의 압박은 이 위치에서 발생한다. 증상: 척골신경이 지배하는 위에서 언급한 모든 근육의 약화.

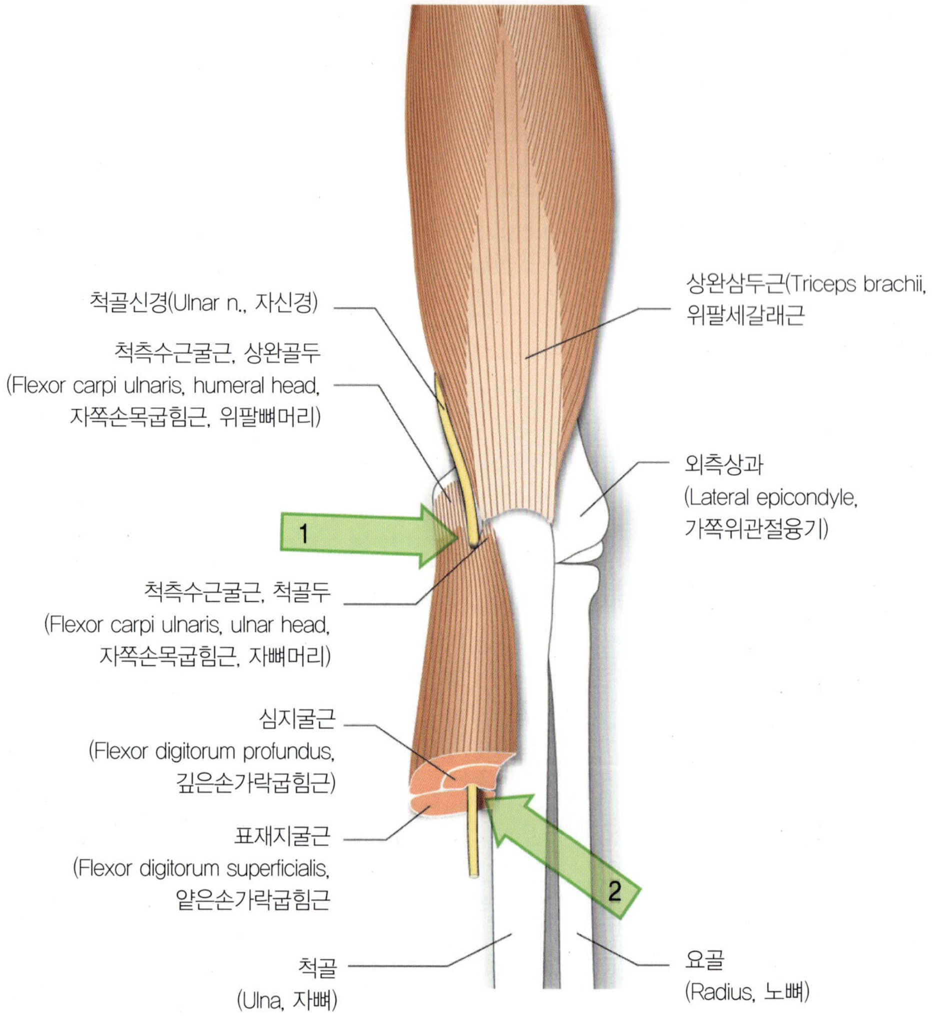

그림 8.26 척골신경(오른쪽 팔꿈치의 상세, 후면): 척측수근굴근의 척골두와 상완골두 사이의 척골신경의 경로(1)와 천지굴근과 심지굴근 사이(2).

척골신경을 확인하는 신경역동검사

기본검사 (ULNT 3)

- 환자의 시작 자세: 환자는 검사측 반대측으로 경추를 측굴하여 바로 누운 자세(▶ 그림 8.27 **a**).
- 움직임 순서
  - 손목/손가락: 신전(▶ 그림 8.27 **a**).
  - 전완: 회내(▶ 그림 8.27 **a**).
  - 견갑대: 하강(▶ 그림 8.27 **a**).
  - 견관절: 외전(▶ 그림 8.27 **b**).
  - 견관절: 외회전(▶ 그림 8.27 **c**, 그림 8.57 **d**).
  - 주관절: 굴곡(▶ 그림 8.27 **e**).

신경 통증유발 자세로부터의 이완

신경의 통증 유발 자세로 부터의 이완은(▶ 그림 8.28 **a**), 경추의 외측굴곡(▶ 그림 8.28 **b**)과 견관절 외회전(▶ 그림 8.28 **c**), 수근관절의 배측굴곡(▶ 그림 8.28 **d**)의 각도를 줄여주거나 견갑대의 하강을 이완함으로써 신경 통증 유발 자세를 완화할 수 있다.

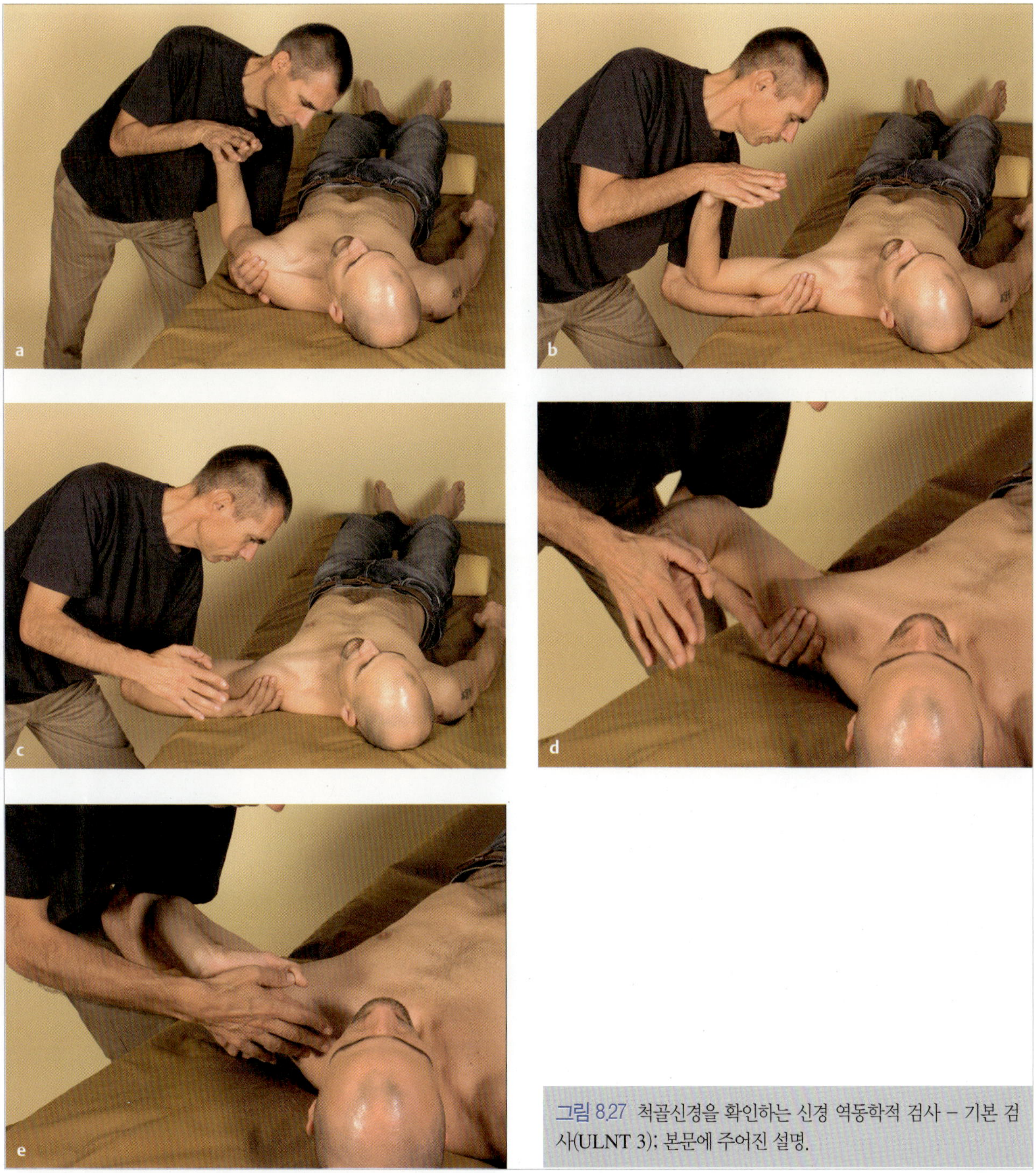

그림 8.27 척골신경을 확인하는 신경 역동학적 검사 – 기본 검사(ULNT 3): 본문에 주어진 설명.

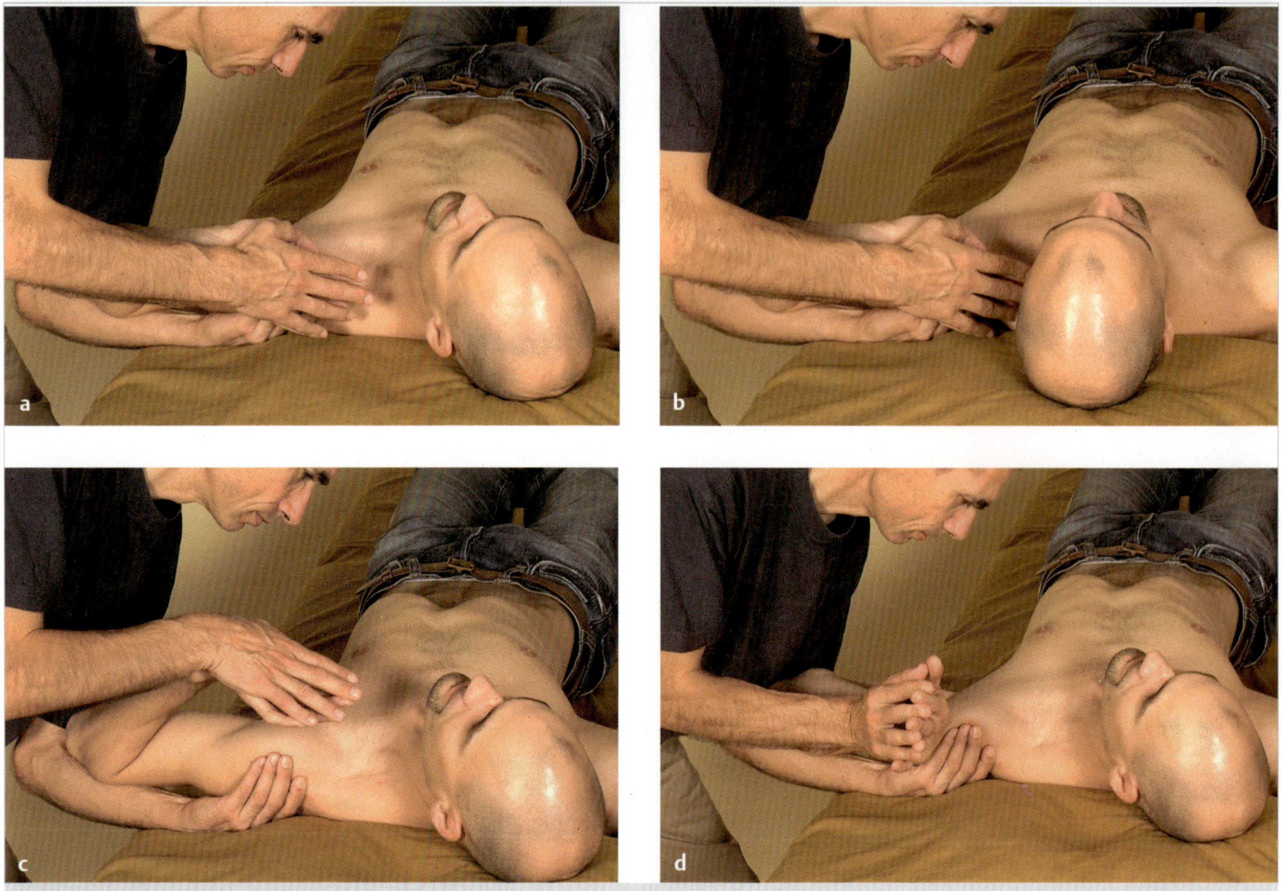

그림 8.28 척골신경(ULNT 3)을 확인하는 신경 역동학적 검사 – 신경통증유발 자세에서 이완.
a 자극 위치.
b 경추의 측면 굴곡을 풀어서 이완한다.
c 견관절의 외회전을 풀어서 이완한다.
d 손목의 배측 굴곡을 풀어서 이완한다.

8.3. 하지

▶ 표 8.2는 말초신경이 종종 근육에 의해 압박될 수 있는 위험성이 있는 좁은 위치를 통과하는 하지의 부위에 대한 개요를 설명하고 있다.

표 8.2 신경근 포착: 하지(개요)

신경 구조	근육 포착
신경 가지 (L1–L4)	• 다열근과 회전근
요신경총 (L1–L4)	• 대요근 (신경근: 요추의 다열근과 회전근)
장골하복신경 (L1)	• 대요근 (신경근: 요추의 다열근과 회전근)
장골서혜신경 (L1)	• 대요근 (신경근: 요추의 다열근과 회전근)
음부대퇴신경 (L1–L2)	• 대요근
외측대퇴피부신경 (L2–L3)	• 대요근 • 봉공근 • 대퇴근막장근 (신경근: 요추의 다열근과 회전근)
대퇴신경 (L1–L4)	• 장요근 (요신경총: 대요근) (신경근: 요추의 다열근과 회전근)
폐쇄신경 (L2–L4)	• 내폐쇄근과 외폐쇄근 (요신경총: 대요근) (신경근: 요추의 다열근과 회전근)
요천추신경총 (허리좌골신경줄기 L4)	• 대요근 (신경근: 요추의 다열근과 회전근)
좌골신경 (L4–S3)	• 이상근 • 대퇴이두근(장두) (요천추신경총: 대요근) (신경근: 요추의 다열근과 회전근)
경골신경 (L4–S3)	• 가자미근 • 무지외전근 (좌골신경: 이상근, 대퇴이두근[장두]) (요천추신경총: 대요근) (신경근: 요추의 다열근과 회전근)
비골신경 (L4–S2)	• 장비골근(→ 총비골신경과 천비골신경/심비골신경) • 장지신경(→ 심비골신경) (좌골신경: 이상근, 대퇴이두근[장두]) (요천추신경총: 대요근) (신경근: 요추의 다열근과 회전근)

하지 (LOWER EXTREMITY)

8.3.1 요신경총과 요천추신경총

기시	T12–S3 분절	
정지	운동	하지의 모든 근육
	감각	하지 전체
포착	T12, L1–S3 신경근	요추의 심부척추 주위 근육
	요신경총(L1–L5)	**대요근**(▶ 그림 8.29)
신경역동검사	• PKB 검사(슬관절 굴곡): L1 - L4. 대퇴신경을 강조하는 검사(▶ 그림 8.32) • SLR 검사(뻗은 다리 올리기): L4 - S3. 좌골신경을 강조하는 검사(▶ 그림 8.41) • 슬럼프 검사: L4 - S3 좌골신경을 강조하는 검사(▶ 그림 8.44)	
치료	• 요추의 심부척추주위근육 • **대요근**	
치료사를 위한 조언	• 양성 PKB 검사(▶ 그림 8.32)는 신경근(L1 - L4) 및/또는 요신경총이 포착될 가능성이 있음을 나타낸다. 심부척추 주위 근육 및/또는 대요근이 연관되었을 수 있다. • SLR 검사 양성(▶ 그림 8.41, ▶ 그림 8.42) 또는 슬럼프 검사는 심부척주 부위 및/또는 대요근에 의해 신경근 근처 및/또는 요천추신경총(L4)의 상에 포착될 가능성이 있음을 나타낸다.	

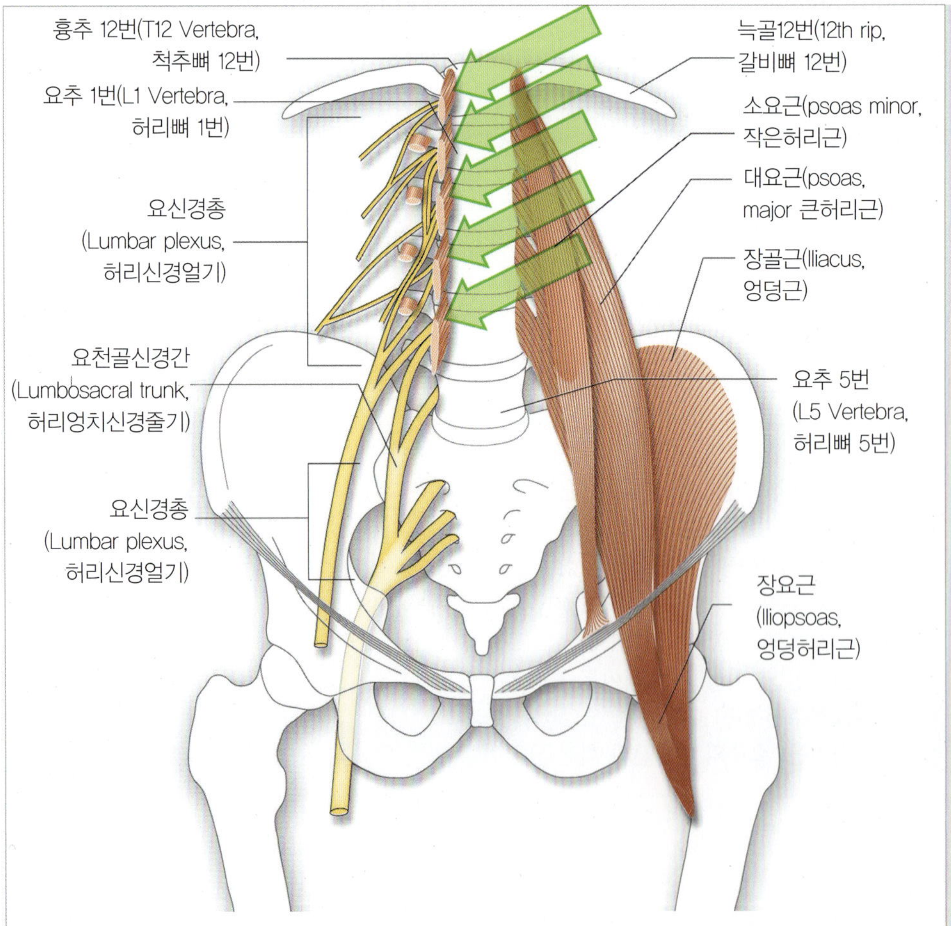

그림 8.29 요추 및 요천추신경총(전면): 대요근 부위(T12 - L5)의 포착 부위(화살표 부위).

8.3.2 대퇴신경

기시	L1–L4 분절	
정지	운동	• 장요근 • 치골근 • 봉공근 • 대퇴사두근
	감각(▶ 그림 8.30)	• 대퇴, 전내측면(전피지) • 무릎의 내측면(복재신경) • 하지, 내측면(복재신경) • 내측상과(복재신경) • 발의 내측면(복재신경)
포착	신경근(L1–L4)	• 요추의 심부척추주위근육
	요신경총	• 대요근
	대퇴신경(▶ 그림 8.31)	• **장요근**
신경역동검사	PKB 검사, 대퇴 슬럼프 검사(▶ 그림 8.32)	
치료	• 요추의 심부척추주위근육 • **대요근** • **장요근**	
치료사를 위한 조언	• 대요근과 장요근의 완전한 치료는(하지에 방사통이 유무와 상관없고 고관절 굴곡근과 대퇴사두근의 약화와 관계없이 치료한다) 요통의 치료에 도움을 준다. 이것은 아마도 근막통증증후군(활성 mTrPs)이 치료 될 뿐만 아니라, 신경의 구성 요소들에도 좋은 영향을 미칠 수 있기 때문이다(아마도 포착의 완화 때문일 수 있다). 또한 요근(psoas muscle)에서 나타나는 기능장애에 연관된 TrPs의 비활성화는 요추의 안정성을 동시에 향상시킬 수 있다. • 엎드린 자세에서 슬관절 굴곡 검사(PKB 검사)는 엎드린 자세뿐만 아니라 옆으로 누운 자세에서도 수행할 수 있다. 검사 시작 자세와 관계없이 시행하는 것을 대퇴 슬럼프 검사라고 한다. • 신경통증 유발자세가 완화 된 후에도 통증이 지속되면 원인은 근육(대퇴사두근 또는 장요근) 때문일 수 있다.	

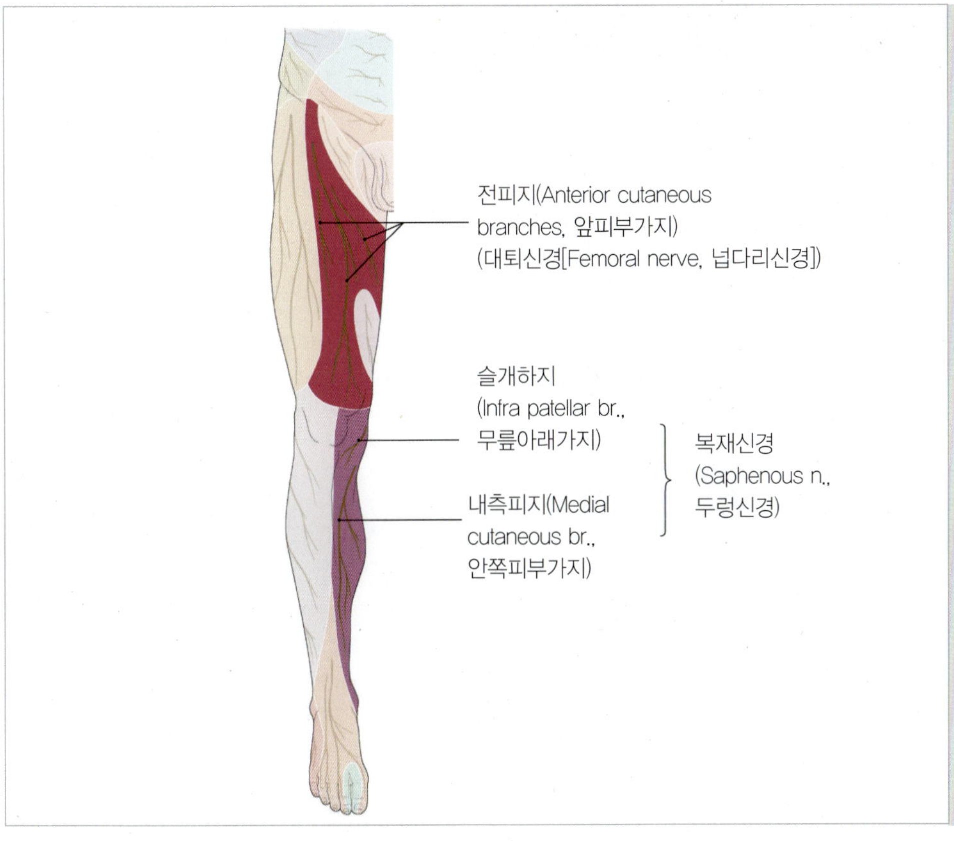

그림 8.30 대퇴 신경: 감각신경 분포 영역(전피지와 복재신경 (오른쪽 다리, 전면).
From Schuenke M, Schulte E, Schumacher U. THIEME Atlas of Anatomy. General Anatomy and Musculoskeletal System. Illustrations by Voll M and Wesker K. Second Edition. New York: Thieme Medical Publishers; 2014

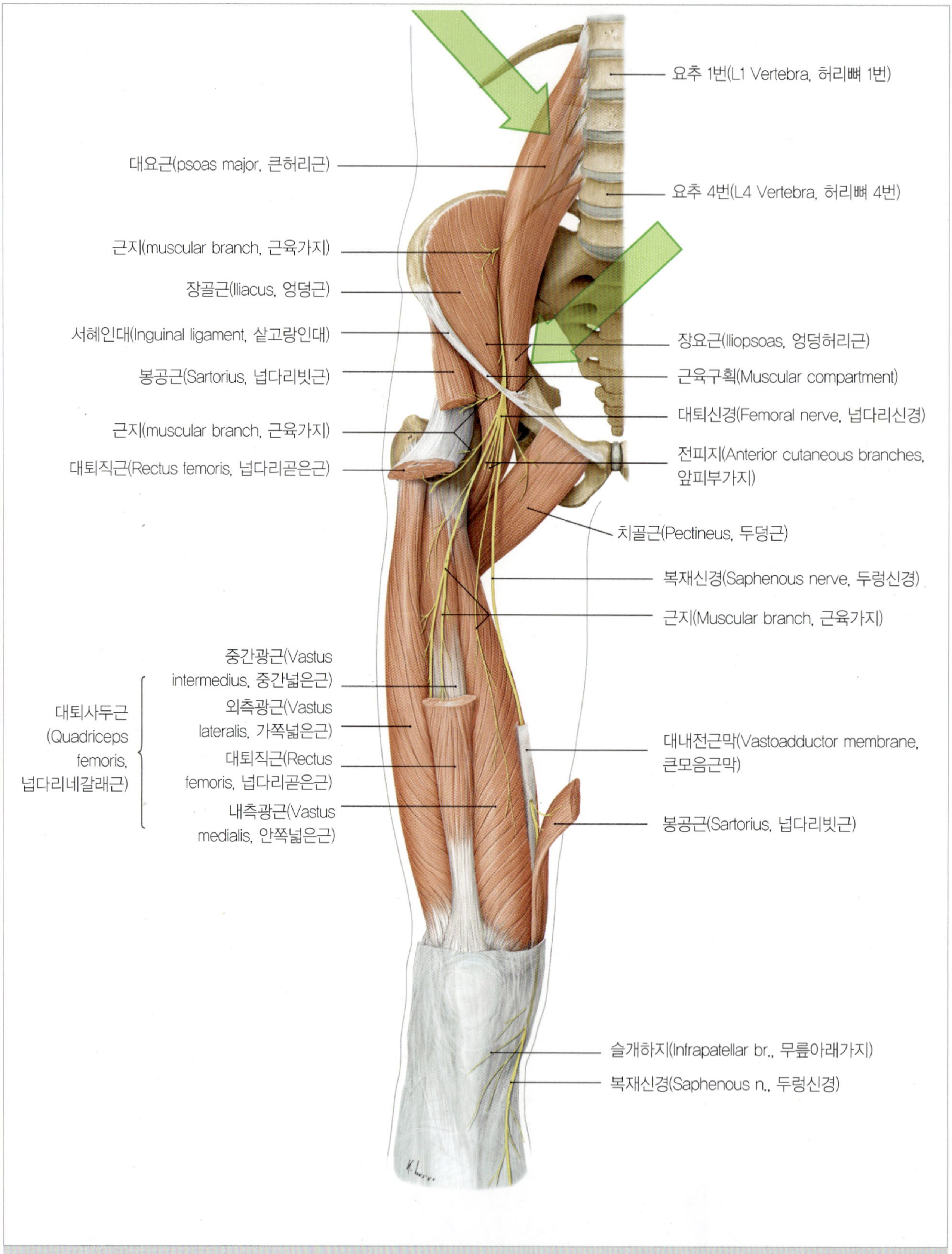

그림 8.31 대퇴 신경: 대퇴 신경의 경로와 장요근에 의한 포착부위(화살표 방향)(오른쪽 사타구니와 허벅지, 전면).
From Schuenke M, Schulte E, Schumacher U. THIEME Atlas of Anatomy. General Anatomy and Musculoskeletal System. Illustrations by Voll M and Wesker K. Second Edition. New York: Thieme Medical Publishers; 2014

대퇴신경을 확인하는 역동검사

엎드린 자세에서 무릎 굽힘 검사 (기본검사)

- PKB 검사를 위한 시작자세: 환자는 할 수 있을 때까지 치료대에 머리가 굴곡될 수 있도록 침대 가장자리에서 머리를 떨어뜨린다.
- 신경조직에 의한 통증 유발: 슬관절 굴곡(▶ 그림 8.32 **a**)은 신경근(L1–L4)과 요신경총을 자극하며, 대퇴신경을 두드러지게 하여 자극한다.
- 경추의 신전에 의해 신경조직에 의한 통증유발이 이완된다(▶ 그림 8.32 **b**).

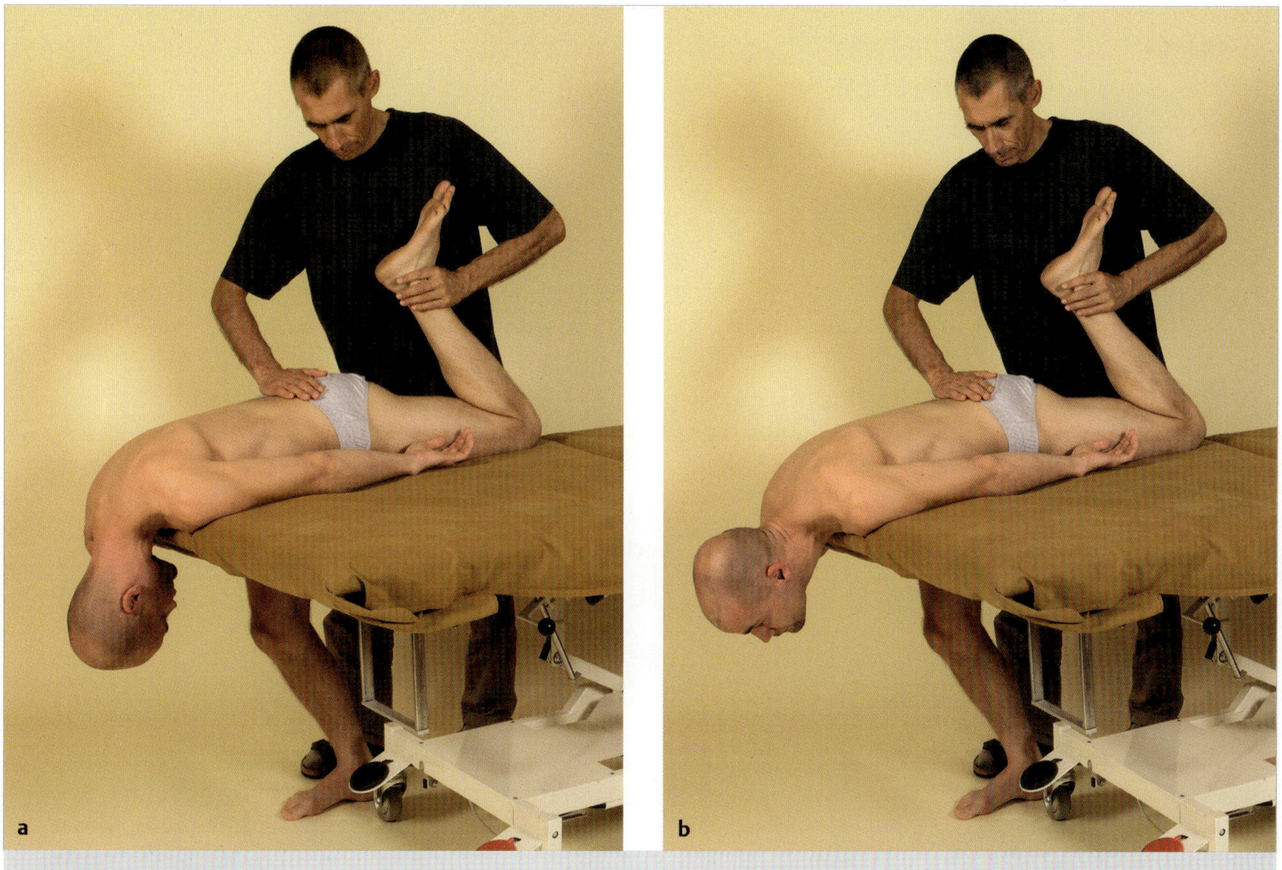

그림 8.32 엎드린 자세에서 무릎 굽힘 검사(PKB): 대퇴신경을 확인하는 신경역동성 검사 –기본 검사
a 통증유발 자세
b 이완 자세(경추 신전)

8.3.3 외측대퇴피신경

기시	L2–L3 분절	
정지	감각(▶ 그림 8.33)	• 허벅지, 옆면
포착	신경근(L2–L3)	• 요추의 심부척추주위근육
	요신경총	• 대요근
	외측대퇴피신경(▶ 그림 8.35)	• **장요근** • **봉공근** • **대퇴근막장근**(근막장근 기능부전)
신경역동검사	• 고관절신전(비특정)	
치료	• 요추의 심부척추주위근육 • 대요근 • **장요근** • **봉공근** • **대퇴근막장근**	
치료사를 위한 조언	• 외측대퇴피신경(허벅지의 외측피부신경이라고도 함)은 서혜인대의 위, 아래, 또는 통과하여 골반을 지나간다. 대부분의 경우, 장요근이 동반된 근육 구획(muscular compartment)을 통과한 다음, 서혜인대를 통과하여 80° 각도로 회전하여 근막의 조직에 들어가 허벅지 옆쪽에 도달하기 전에 봉공근 위에 닿는다(▶ 그림 8.35 **a**). ○ 예외적인 경우로 외측대퇴피신경이 봉공근을 관통하여 이 근육의 단단한 띠에 의해 압박될 수도 있다. ○ "서혜인대 아래 골반의 출구 지점(exit point)은 때때로 기계적인 병변 부위가 될 수 있다. 이 지점에서 신경이 약 80° 구부러지고 특히 고관절 신전에 의해 늘어나기 때문이다"(Schünke 등 2007). ○ 대퇴근막 기능부전(fascia lata dysfunction)은 외측대퇴피신경을 자극할 수 있다 → 허벅지 전외측 부위의 감각 이상/무감각. 외측대퇴피신경이 포착되면, 허벅지 외측 통증 및 감각이상이 발생할 수 있다. • 외측 대퇴피신경은 감각 섬유만을 전달한다.	

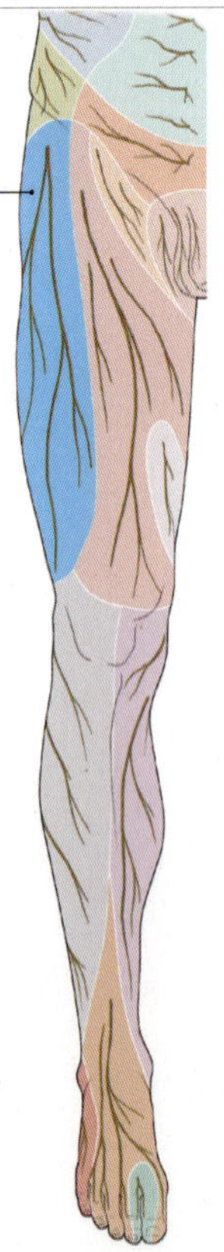

그림 8.33 외측대퇴피신경: 감각 지배 영역(오른쪽 다리, 전면)
From Schuenke M, Schulte E, Schumacher U. THIEME Atlas of Anatomy. General Anatomy and Musculoskeletal System. Illustrations by Voll M and Wesker K. Second Edition. New York: Thieme Medical Publishers; 2014

8.3.4 장골하복신경, 장골서혜신경, 음부대퇴신경

기시	T12–L2 분절	
정지	운동	• 복횡근(장골하복신경, 장골서혜신경) • 내복사근(장골하복신경, 장골서혜신경) • 고환(남성; 음부대퇴신경의 가지)
	감각(▶ 그림 8.34)	• 사타구니(장골하복신경, 장골서혜신경) • 생식기 부위(장골서혜신경, 음부대퇴신경의 생식기 가지)
포착	신경근(L2–L3)	• 요추의 심부척추주위근육
	요신경총	• 대요근
	장골하복신경 장골서혜신경 음부대퇴신경	• **대요근**(▶ 그림 8.35)
신경역동검사	• 비특정	
치료	• 요추의 심부척추 주위근육 • **대요근**	
치료사를 위한 조언	• 하복부의 "설명할 수 없는" 증상(복통, 월경 증상, "만성 방광 감염", 성욕 문제 등)은 8장에서 논의된 신경 포착에 대한 완화와 연관이 있을 수 있는 근육인 대요근의 치료 후 때때로 자발적으로 해결된다.	

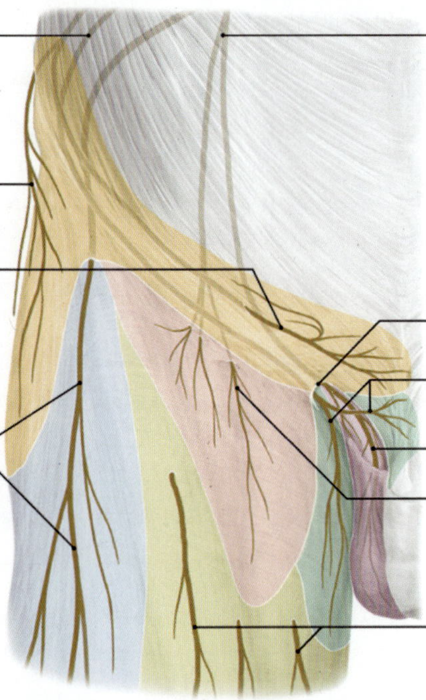

그림 8.34 장골하복신경, 장골서혜신경, 음부대퇴신경: 감각지배영역(오른쪽 사타구니, 전면)
From Schuenke M, Schulte E, Schumacher U. THIEME Atlas of Anatomy. General Anatomy and Musculoskeletal System. Illustrations by Voll M and Wesker K. Second Edition. New York: Thieme Medical Publishers; 2014

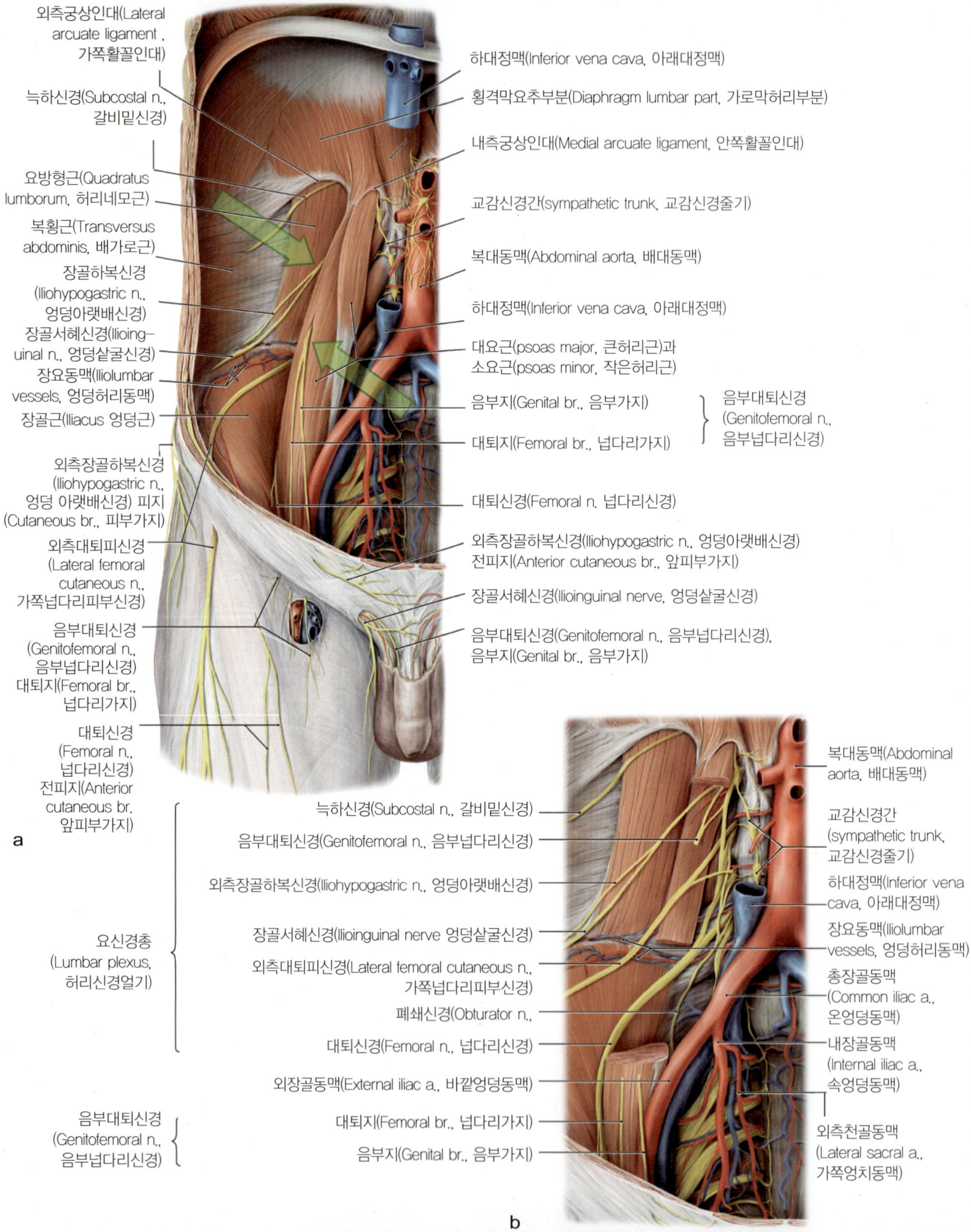

그림 8.35 장골하복신경, 장골서혜신경, 음부대퇴신경, 외측대퇴피신경, 대퇴신경과 요신경총: 장골하복신경, 장골서혜신경, 음부대퇴신경의 경로, 대요근에 의한 근육 포착 영역을 보여준다. (화살표 방향)

a 전방 제거 후 몸통 후벽(우측)의 전방 표면의 신경 경로 시각화 및 몸통의 측면 벽(전면).

b 대요근의 표면층을 제거한 후 시각화.

From Schuenke M, Schulte E, Schumacher U. THIEME Atlas of Anatomy. General Anatomy and Musculoskeletal System. Illustrations by Voll M and Wesker K. Second Edition. New York: Thieme Medical Publishers; 2014

8.3.5 폐쇄신경

기시	L2–L4 분절	
정지	운동	• 외폐쇄근 • 내전근 ○ 장내전근, 단내전근, 박근, 치골근(앞가지) ○ 대내전근(후지)
	감각(▶ 그림 8.36)	• 허벅지 내측하방(피부 가지)
포착	신경근(L2–L4)	• 요추의 심부척추주위근육
	요신경총	• 대요근
	폐쇄신경	• **내폐쇄근**(▶ 그림 8.37 **b**) • **외폐쇄근**(▶ 그림 8.37 **a**)
신경역동검사	• 고관절 외전과 결합한 슬럼프 검사(▶ 그림 8.44)	
치료	• 요추의 심부척추주위근육 • 대요근 • **내폐쇄근** • **외폐쇄근**	
치료사를 위한 조언	• 폐쇄 신경과 동맥은 폐쇄관을 통해 내폐쇄근, 폐쇄막, 외폐쇄근을 관통한다. → 폐쇄 신경 포착 가능 → 내전근 및 외폐쇄근의 약화 • 폐쇄관에서 폐쇄관 동맥이 막히면 대퇴골두(femoral head)로의 관류가 감소할 수 있으며, 대퇴골두인대의 동맥(폐쇄관 맥에서)에서 부분적으로 공급된다 → 고관절증을 촉진한다.	

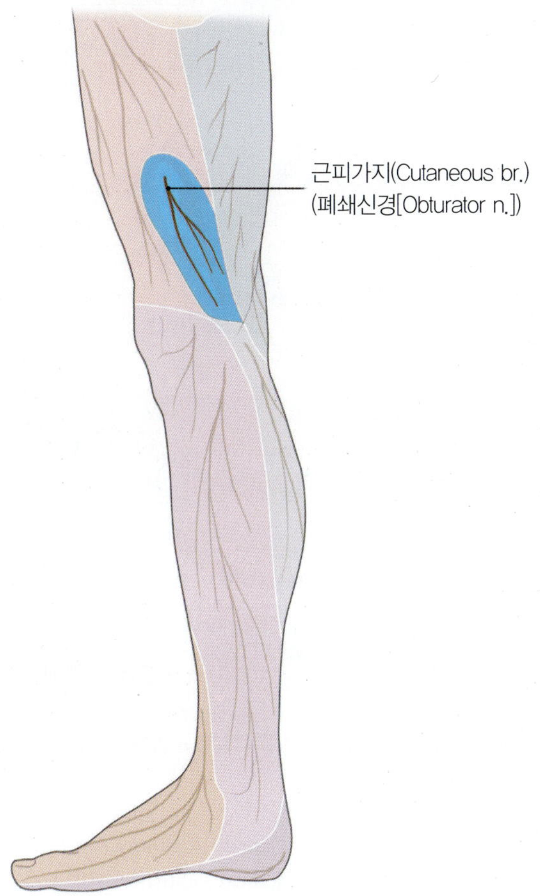

그림 8.36 폐쇄신경: 감각지배 영역(오른쪽 다리, 내측면)
근피가지(폐쇄신경)
From Schuenke M, Schulte E, Schumacher U. THIEME Atlas of Anatomy. General Anatomy and Musculoskeletal System. Illustrations by Voll M and Wesker K. Second Edition. New York: Thieme Medical Publishers; 2014

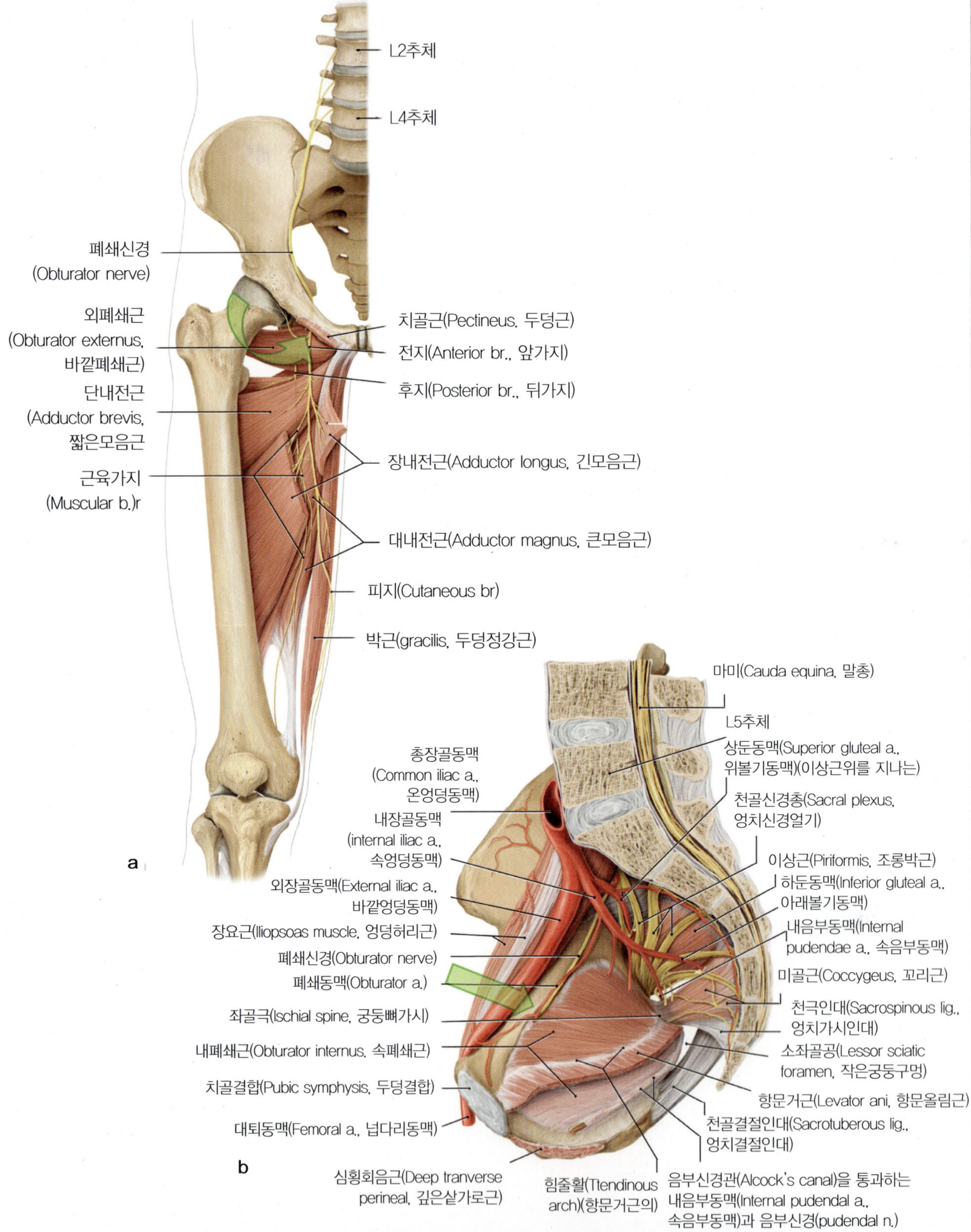

그림 8.37 폐쇄신경: 폐쇄신경이 내폐쇄근, 폐쇄 막 및 외폐쇄근을 통과하는(폐쇄동맥과 함께) 포착 부위(화살표 방향) 및 폐쇄신경의 경로.
a 대퇴부: 전면
b 우측골반: 내측
From Schuenke M, Schulte E, Schumacher U. THIEME Atlas of Anatomy. General Anatomy and Musculoskeletal System. Illustrations by Voll M and Wesker K. Second Edition. New York: Thieme Medical Publishers; 2014

8.3.6 좌골신경

<table>
<tr><td>기시</td><td colspan="2">L4–S3 분절</td></tr>
<tr><td rowspan="2">정지</td><td>운동</td><td>• 반건형근
• 반막근
• 대퇴이두근, 장두, 단두(종아리 부분)
• 대내전근(안쪽 부분)
• 하지의 모든 근육(경골신경과 비골신경을 통하여)</td></tr>
<tr><td>감각(▶ 그림 8.38)</td><td>• 무릎, 복부 측면(외측비복피신경)
• 하지, 복부 측면(외측비복피신경)
• 하지, 뒷면(내측장딴지피부신경, 비복신경교통가지, 비복신경)
• 외측 상과(외측족배피신경)
• 발등(내측족배피신경)
• 발바닥면(고유척측지신경)</td></tr>
<tr><td rowspan="3">포착</td><td>신경근(L4–L5)</td><td>• 요추의 심부척추주위근육</td></tr>
<tr><td>요천추신경총(L4–L5분절)</td><td>• 대요근(▶ 그림 8.39 b)</td></tr>
<tr><td>좌골신경
(▶ 그림 8.39 ▶ 그림 8.40)</td><td>• 이상근
• 대퇴이두근(긴갈래)</td></tr>
<tr><td>신경역동검사</td><td colspan="2">• SLR 검사(▶ 그림 8.41, ▶ 그림 8.42, ▶ 그림 8.43)
• 슬럼프 검사(▶ 그림 8.44)</td></tr>
<tr><td>치료</td><td colspan="2">• 요추의 심부척추주위근육
• 대요근
• 이상근
• 대퇴이두근(긴갈래)</td></tr>
<tr><td>치료사를 위한 조언</td><td colspan="2">• 고관절 내전은 좌골신경이 좌골결절의 외측으로 주행하기 때문에 SLR 검사에 명확하게 민감한 반응을 보인다.
• 기본 SLR 검사(▶ 그림 8.41)가 양성이면 치료사는 통증이 신경 구조의 유발에 의한 것인지 근육 구조에 의한 것인지에 대한 판단을 내려야 한다(▶ 그림 8.42).
○ SLR에 의해 유발된 신경 구조: L4 - S3 신경근, 요천추신경총, 좌골신경
○ SLR에 의해 유발된 근육 구조: 슬건근
– 경추 신전이 통증을 감소시키고(▶ 그림 8.42 d) 경추굴곡(▶ 그림 8.42 c)이 통증을 증가하는 경우라면, 신경이 원인일 것이다.
– 신경통증 유발 자세(▶ 그림 8.42 d)를 이완한 후에도 통증이 지속된다면 이는 근육이(슬건근) 원인일 것이다.
• 기본 SLR 검사를 더욱 차별화하면 경골신경(▶ 그림 8.43 a에서와 같이 발등 굽힘을 추가함으로써)과 일반 경골신경(발바닥 굽힘 및 발의 회내를 추가함으로써)의 선택적 자극이 가능하다 ▶ 그림 8.43 b).
• 슬럼프검사가 SLR보다 더 민감하다는 경험의 관찰은 Massey(1985)의 연구에 의해 확인되었다. 심부 요추에 통증이 있는 50명의 환자를 대상으로 한 연구에서 슬럼프 검사가 환자의 증상을 재현하는 데 가장 민감했다.
• 이상근은 원위부 2/3(대둔근을 통해)에서만 치료할 수 있고, 근위부 1/3은 질 또는 직장 치료를 통해서만 접근할 수 있다: ▶ 그림 7.243).</td></tr>
</table>

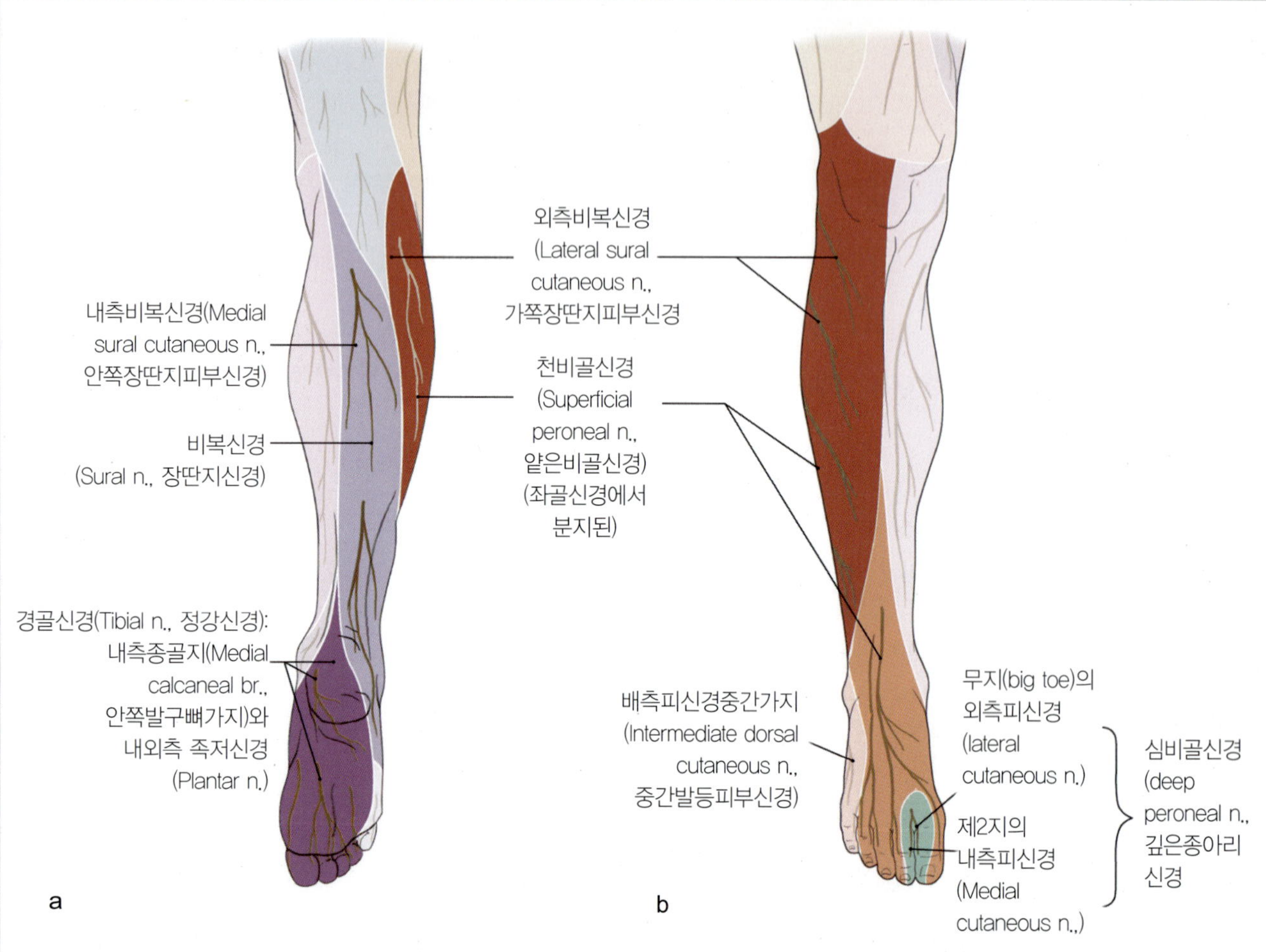

그림 8.38 좌골신경: 감각지배 영역

a 오른쪽 다리: 후면

b 오른쪽 다리: 전면

From Schuenke M, Schulte E, Schumacher U. THIEME Atlas of Anatomy. General Anatomy and Musculoskeletal System. Illustrations by Voll M and Wesker K. Second Edition. New York: Thieme Medical Publishers; 2014

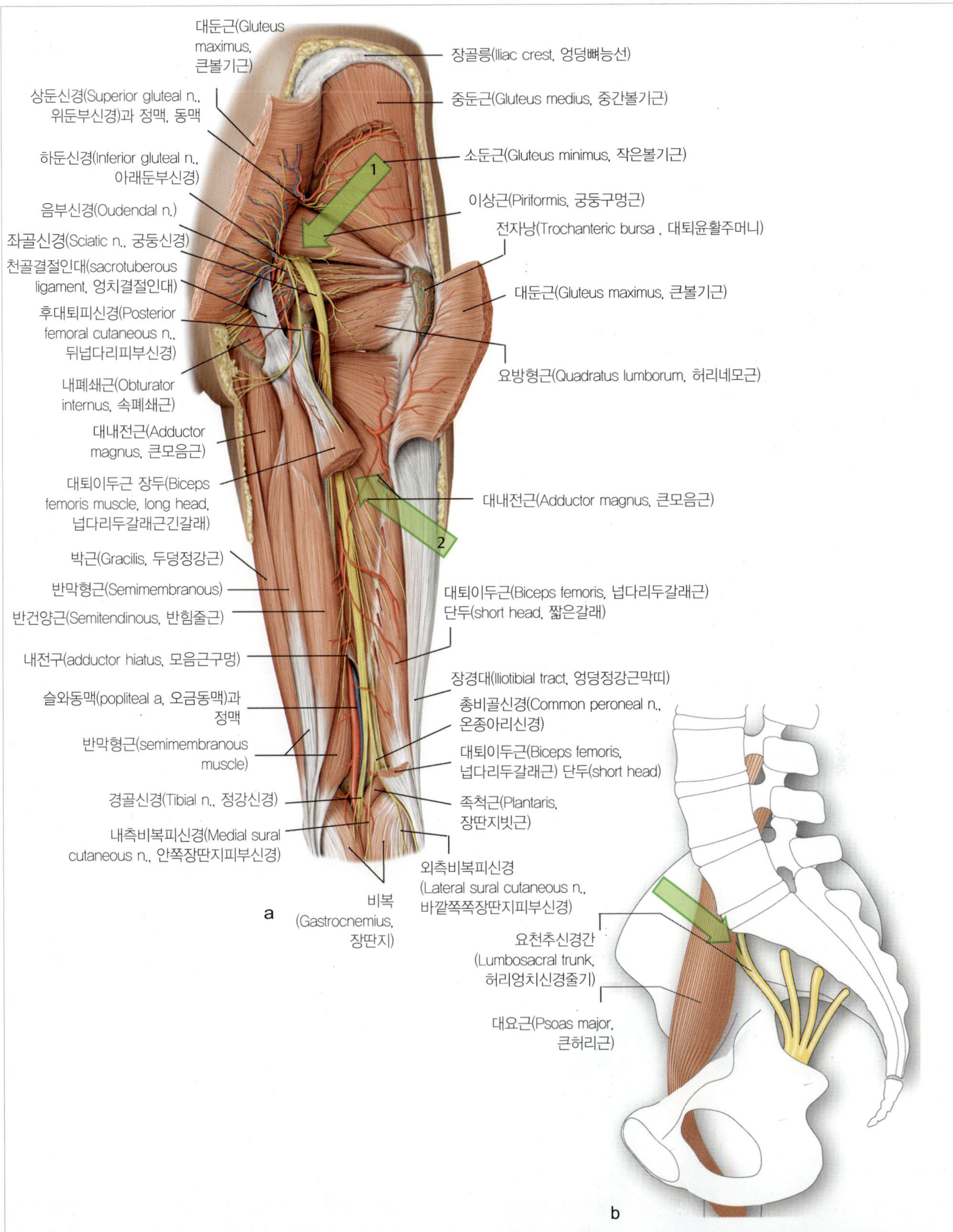

그림 8.39 좌골신경: 이상근 (1)과 대퇴이두근의 긴갈래 (2)에 의한 근육 포착 부위와(화살표 방향) 좌골신경 경로
a 후면
b 대요근의 압력에 의해 요천추신경간(lumbosacral trunk)이 크게 함몰될 수 있음을 보여주는 골반 내부의 모습
From Schuenke M, Schulte E, Schumacher U. THIEME Atlas of Anatomy. General Anatomy and Musculoskeletal System. Illustrations by Voll M and Wesker K. Second Edition. New York: Thieme Medical Publishers; 2014

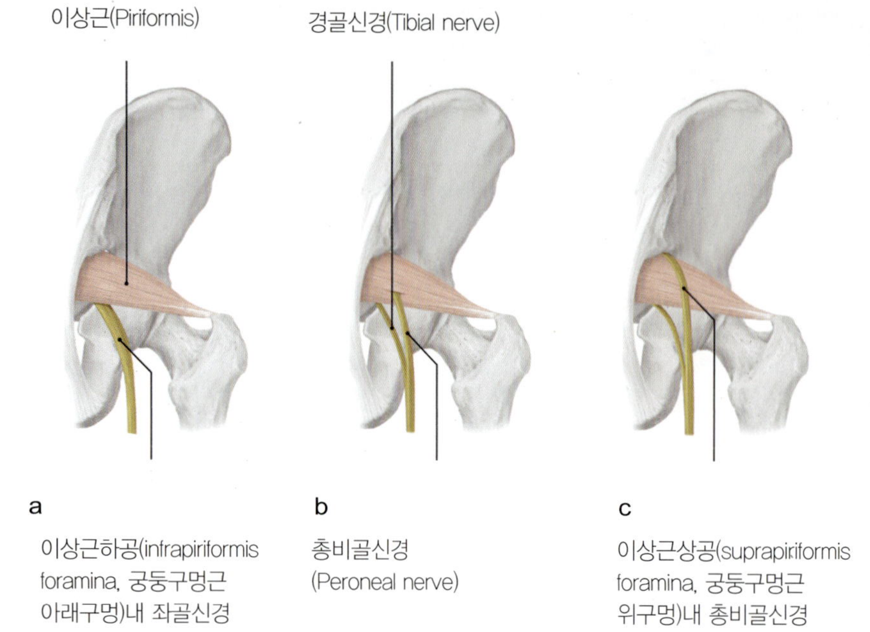

그림 8.40 좌골신경: 이상근과 연관된 좌골신경경로의 변형 (from Rauber/Kopsch).

a 정상경로: 좌골신경은 하부 골반에서 이상근 아래 부위를 통해 분지된다(약 85 %의 경우).

b 좌골신경의 분류: 일반적인 총비골신경(비골) 신경 구성 요소(그리고 종종 허벅지의 뒤피부신경도 포함)의 신경 섬유가 이상근을 통과하여 압박될 수 있다(모든 경우의 10~15%)).

c 좌골신경의 상세한 분류: 드물게 좌골신경 중에서 비골신경 부분이 골반의 아래 부위에서 이상근 위의 이상근위구멍(suprapiriform foramen)을 통해 분지된다. (모든 경우의 약 0.5%).

From Schuenke M, Schulte E, Schumacher U. THIEME Atlas of Anatomy. General Anatomy and Musculoskeletal System. Illustrations by Voll M and Wesker K. Second Edition. New York: Thieme Medical Publishers; 2014

좌골신경을 확인하는 역동검사

하지직거상검사(SLR)

- 좌골신경을 강조한 기본 SLR 검사
- 지배적인 문제가 신경적인 문제인지 근육의 문제인지에 대한 감별: 절차에 대한 시연
  - ○ 환자의 시작자세: 환자는 머리를 치료대에 놓고 바로 누운 자세(▶ 그림 8.42 **a**).
  - ○ 준비자세: 환자는 능동적으로 경추를 굴곡(▶ 그림 8.42 **b**)
  - ○ 통증유발: 슬관절이 신전된 상태에서 고관절 굴곡(▶ 그림 8.42 **c**)은 신경의 통증을 유발하고(좌골신경을 확인하는 신경근 L4–S3 그리고 요천추신경총) 그리고/또는 근육(슬건근)에 의한 통증을 유발한다.
  - ○ 경추의 신전에 의한 신경 통증 유발의 완화(▶ 그림 8.42 **d**), 슬건근의 스트레칭에 의한 통증은 변함이 없다.
    - 경추의 움직임에 따라 통증의 변화가 있다면 신경 구성 조직의 문제가 더 우세할 확률이 높다.
    - 경추의 움직임과 관계없이 통증의 변화가 없다면 근막의 문제일 가능성이 높다.

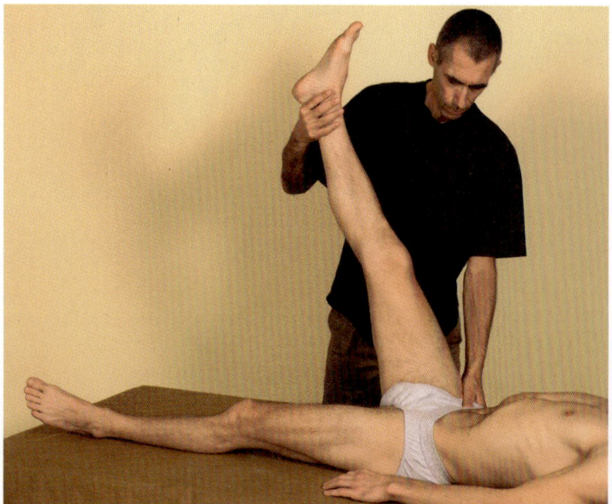

그림 8.41 SLR 검사: 좌골신경을 확인하는 신경 역동 검사 –기본 검사.

- 경골신경(▶ 그림 8.43 **a**와 같이 발의 배측굴곡을 추가)과 비골신경(▶ 그림 8.43 **b**와 같이 족저굴곡을 결합하여)을 강조하는 SLR 검사의 변형방법.

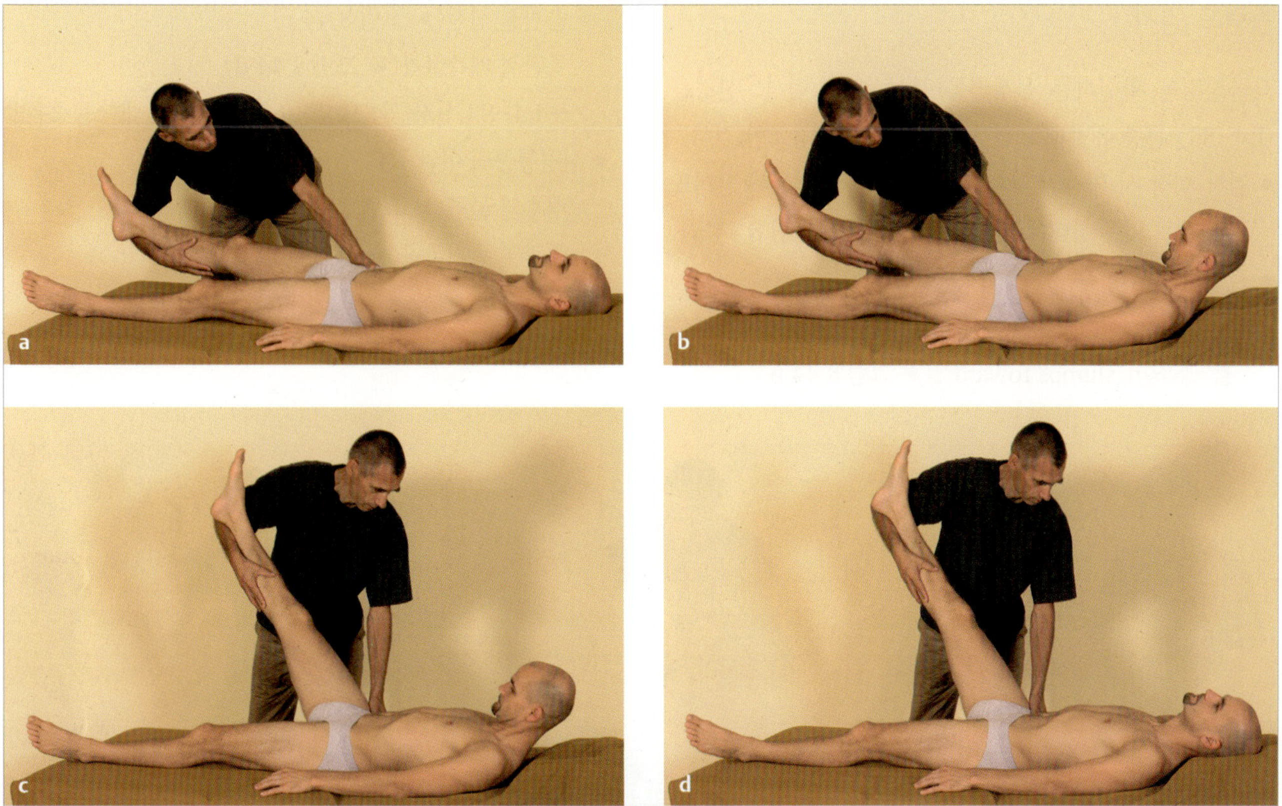

그림 8.42 SLR 검사: 신경과 근육 문제의 구별. 경추의 움직임에 따라 통증이 변하면 신경 구성 요소가 지배적일 것이다. 경추 운동 중에 통증이 변하지 않으면 문제가 근막으로 인한 것일 수 있다.

a 초기 환자 자세
b 능동적인 경추 굴곡(환자에 의해서)
c 수동적인 고관절 굴곡(치료사에 의해서)
d 경추굴곡의 완화(환자에 의해서)

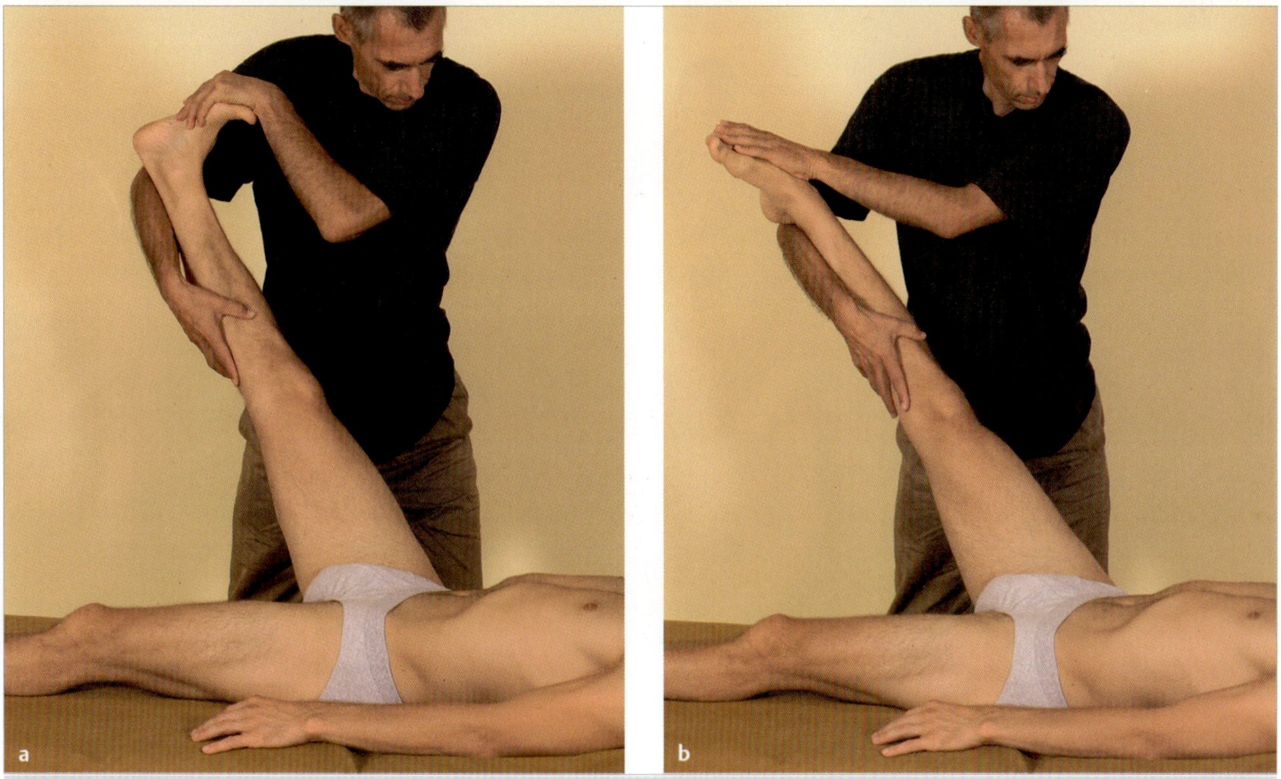

그림 8.43 SLR 검사: 신경과 비신경조직의 감별진단을 위한 검사의 변형.

a 배측 굴곡을 추가하여 경골신경을 확인한다.
b 족저 굴곡을 추가하여 일반적인 비골신경을 확인한다.

슬럼프 검사

좌골신경을 확인하는 신경역동 검사–기본 검사: 신경근 (L4–S3) 통증 유발과 요신경총, 좌골신경을 강조한 검사.

- 검사 시작 시 환자의 자세: 환자는 발을 바닥에서 떨어뜨린 자세로 앉은 상태에서 팔을 뒷짐진다(▶ 그림 8.44 **a**).
- 검사 움직임의 순서
  - ○ 환자는 앞으로 구부정하게 구부림(요추와 흉추와 경추를 굴곡함("slumps foward")(▶ 그림 8.44 **b**)
  - ○ 슬관절 신전(▶ 그림 8.44 **c**)
  - ○ 족관절 배측굴곡(▶ 그림 8.44 **d**)

  → L4–S3 신경근과 요신경총, 좌골신경에 대한 통증유발
- 신경통증의 이완
  - ○ 경추의 굴곡(▶ 그림 8.44 **e**)
  - ○ 족관절 족저굴곡(▶ 그림 8.44 **f**)

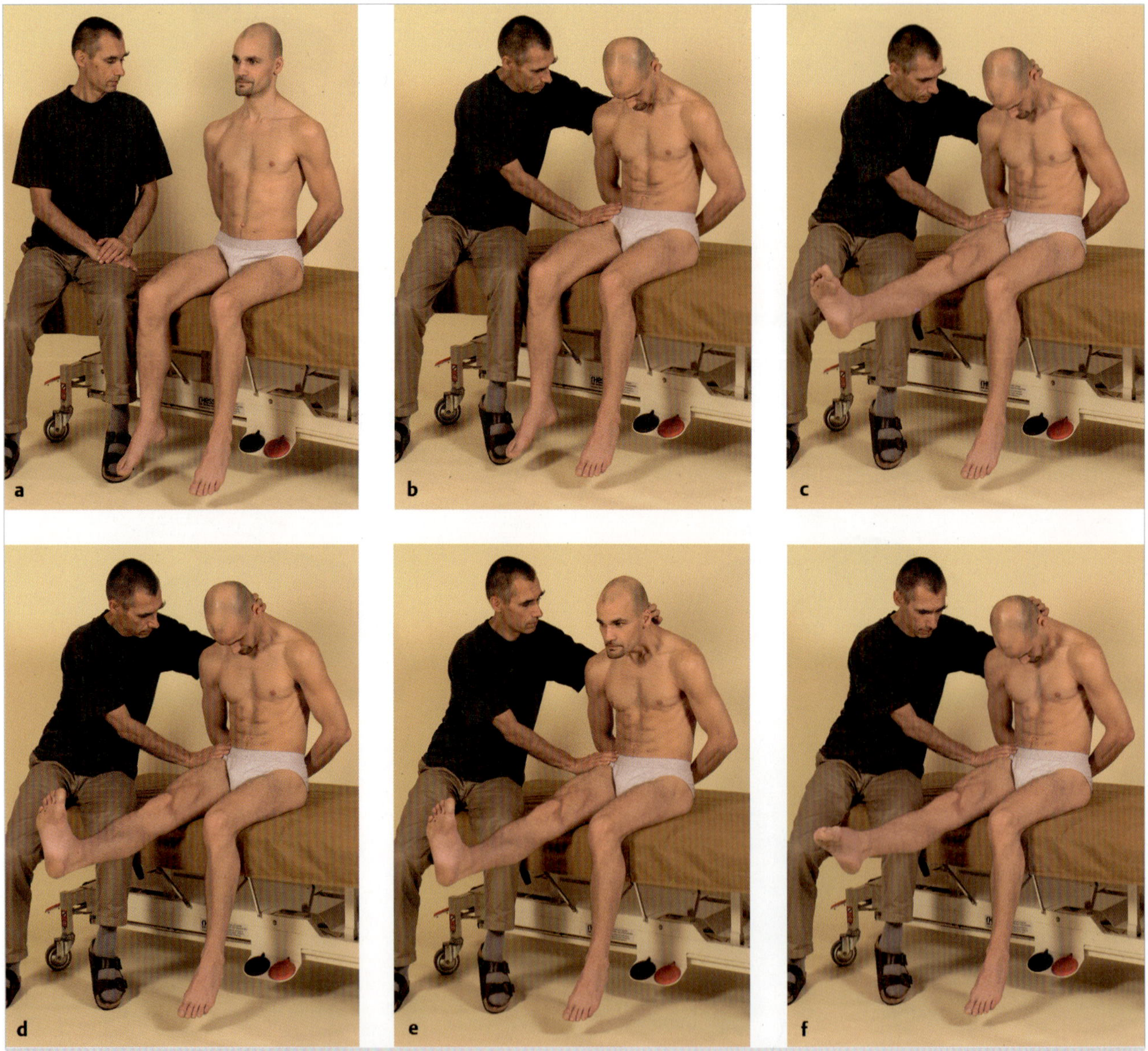

그림 8.44 슬럼프 검사: 좌골신경을 확인하는 신경역동 검사 – 기본 검사(본문에 설명).

8.3.7 비골신경

<table>
<tr><td>기시</td><td colspan="2">L4–S2 분절</td></tr>
<tr><td rowspan="2">정지</td><td>운동</td><td>• 대퇴이두근(단두)(총비골신경)
• 전경골 근육군(pretibial muscle group)
○ 전경골근(심비골신경)
○ 장지신근(심비골신경)
○ 장무지신전근(심비골신경)
• 짧은 발가락 신전근들
○ 단지신근(심비골신경)
○ 단무지신근(심비골신경)
• 다리의 측면 근육들
○ 장비골근(천비골신경)
○ 단비골근(천비골신경)</td></tr>
<tr><td>감각
(▶ 그림 8.45)</td><td>• 무릎, 복부 측면(총비골신경으로부터 외측비복피신경)
• 하지, 복부 측면(외측장딴지피부신경, 장딴지신경교통가지 천비골신경)
• 발등(천비골신경으로부터 안쪽 등쪽피부신경)
• 첫 번째 갈퀴막 공간(등쪽), 엄지 발가락과 두 번째 발가락 사이
(심비골신경으로부터 엄지 발가락의 외측 발가락피부신경과 안쪽 발가락피부신경에서 두 번째 발가락까지)</td></tr>
<tr><td rowspan="7">포착</td><td>신경근(L4–S2)</td><td>• 요추의 심부척추주위근육</td></tr>
<tr><td>요천추신경총
(L4–L5분절)</td><td>• 대요근</td></tr>
<tr><td>좌골신경</td><td>• 이상근
• 대퇴이두근(장두)</td></tr>
<tr><td>총비골신경
(종아리뼈)</td><td>• 장비골근: 근위부 부착 부위 장비골근에 틈(gap)이 있으면 총비골신경(비골두에서 약간 먼 쪽)이 통과할 수 있으며, 비골두에 직접적으로 인접한 장비골근의 단단한 띠가 총비골신경의 압박을 유발할 수 있다(▶ 그림 8.46, 화살표 1).
→ 신경압박으로 인한 전방 및 측면 근막 구획(fascial compartments)의 근력의 약화: 발과 발가락 신전근과 비복근이 영향을 받음 → 다리 아래쪽과 발등쪽의 감각 장애(▶ 그림 8.45).</td></tr>
<tr><td>천비골신경
(종아리뼈)</td><td>• 장비골근: 비골신경의 포착 부위에서 멀리 위치해 있는 장비골근의 단단한 띠는 천비골신경(및/또는 심비골신경)의 압박을 유발할 수 있다(▶ 그림 8.46, 화살표 2). 근육 긴장으로 인해 신경을 둘러싼 결합 조직 구조의 기능 장애가 발생하기 때문에 신경이 비골에 눌리거나 꽉 조여질 수 있다.
→ 신경압박으로 인한 하지 외측부와 발등의 감각 장애(▶ 그림 8.45)</td></tr>
<tr><td rowspan="2">심비골신경
(종아리뼈)</td><td>• 장비골근: 총비골신경의 포착 부위에서 멀리 위치해 있는 장비골근의 단단한 띠는 심비골신경(및/또는 천비골신경; ▶ 그림 8.46, 화살표 3)을 압박할 수 있다. 근육의 긴장이 신경을 둘러싼 결합 조직 구조의 기능 장애를 유발하기 때문에 신경이 비골에 눌리거나 꽉 조여질 수 있다.</td></tr>
<tr><td>• 장지신경: 장지신경의 단단한 띠는 종아리뼈에 대해 심비골신경을 압박할 수 있다. (▶ 그림 8.46, 화살표 4) → 신경증으로 인한 발과 발가락 신전근의 약화.</td></tr>
<tr><td>신경역동검사</td><td colspan="2">• 발바닥굽힘과 회내를 동반한 SLR 검사(변형된 SLR ▶ 그림 8.43 b)
• 슬럼프 검사(▶ 그림 8.44)</td></tr>
</table>

치료	• 요추의 심부척추주위근육 • 대요근 • 이상근 • 대퇴이두근(장두) **• 장비골근** **• 장지신근**
치료사를 위한 조언	• 심비골신경 포착의 기본 징후: 엄지 발가락과 두 번째 발가락 사이의 갈퀴막공간 마비(▶ 그림 8.45). • 발 신전근의 약화(→ 낙상 위험 증가, 특히 노년기)는 신경근 포착(일반 경골신경 및 심비골신경)으로 인해 발생할 수 있다. • 반복적인 족관절(회외) 손상은 대개 경골신경(및 천비골신경)의 포착 병리와 연관을 나타낸다. • ▶ 그림 8.42에 자세히 설명된 절차는 신경 원인과 근육 원인(전경골근, 장지신근, 장무지신전근)을 구별하는 데 도움이 된다.

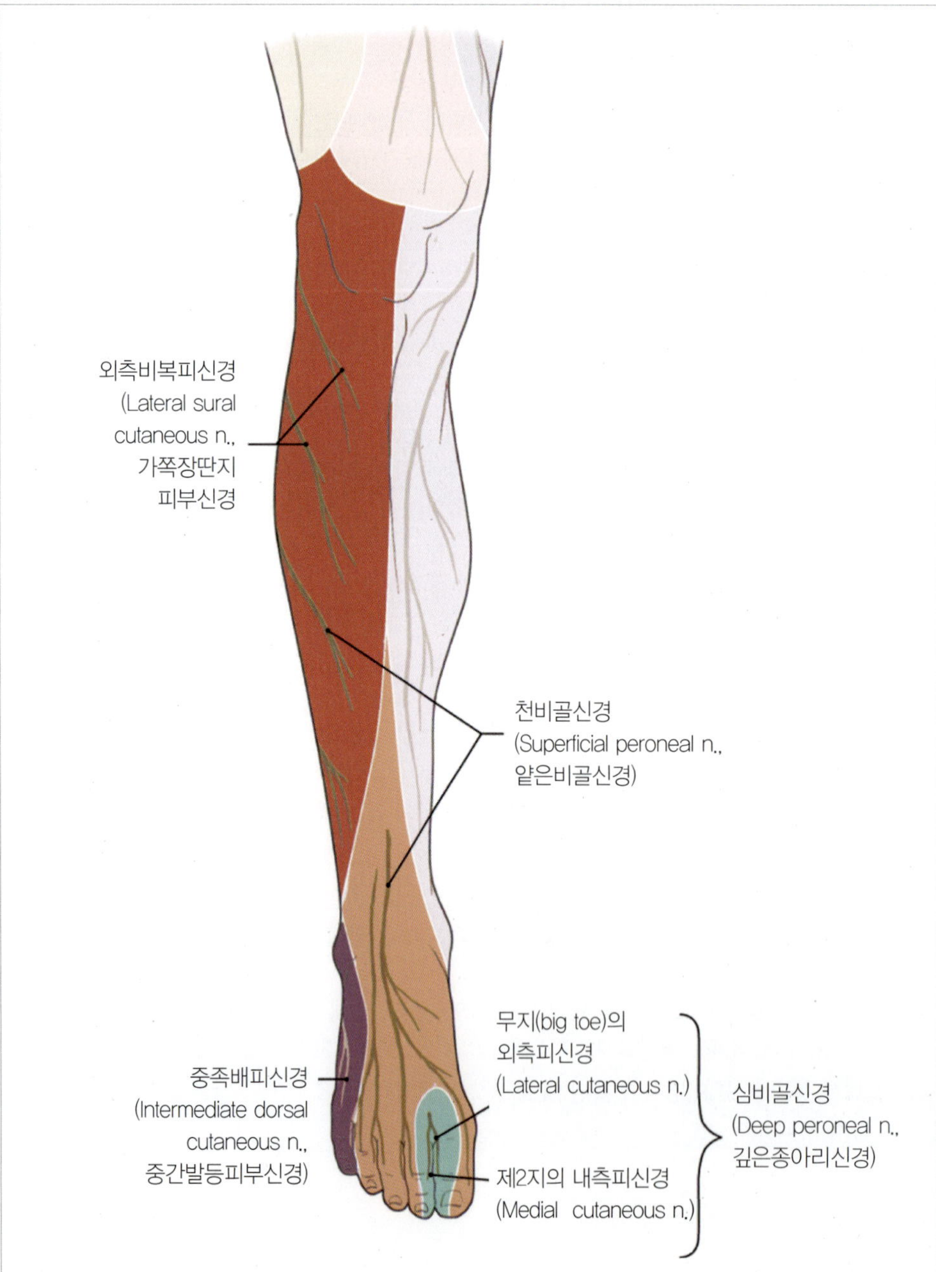

그림 8.45 경골신경: 감각지배 영역(오른발, 전면)
From Schuenke M, Schulte E, Schumacher U. THIEME Atlas of Anatomy. General Anatomy and Musculoskeletal System. Illustrations by Voll M and Wesker K. Second Edition. New York: Thieme Medical Publishers; 2014

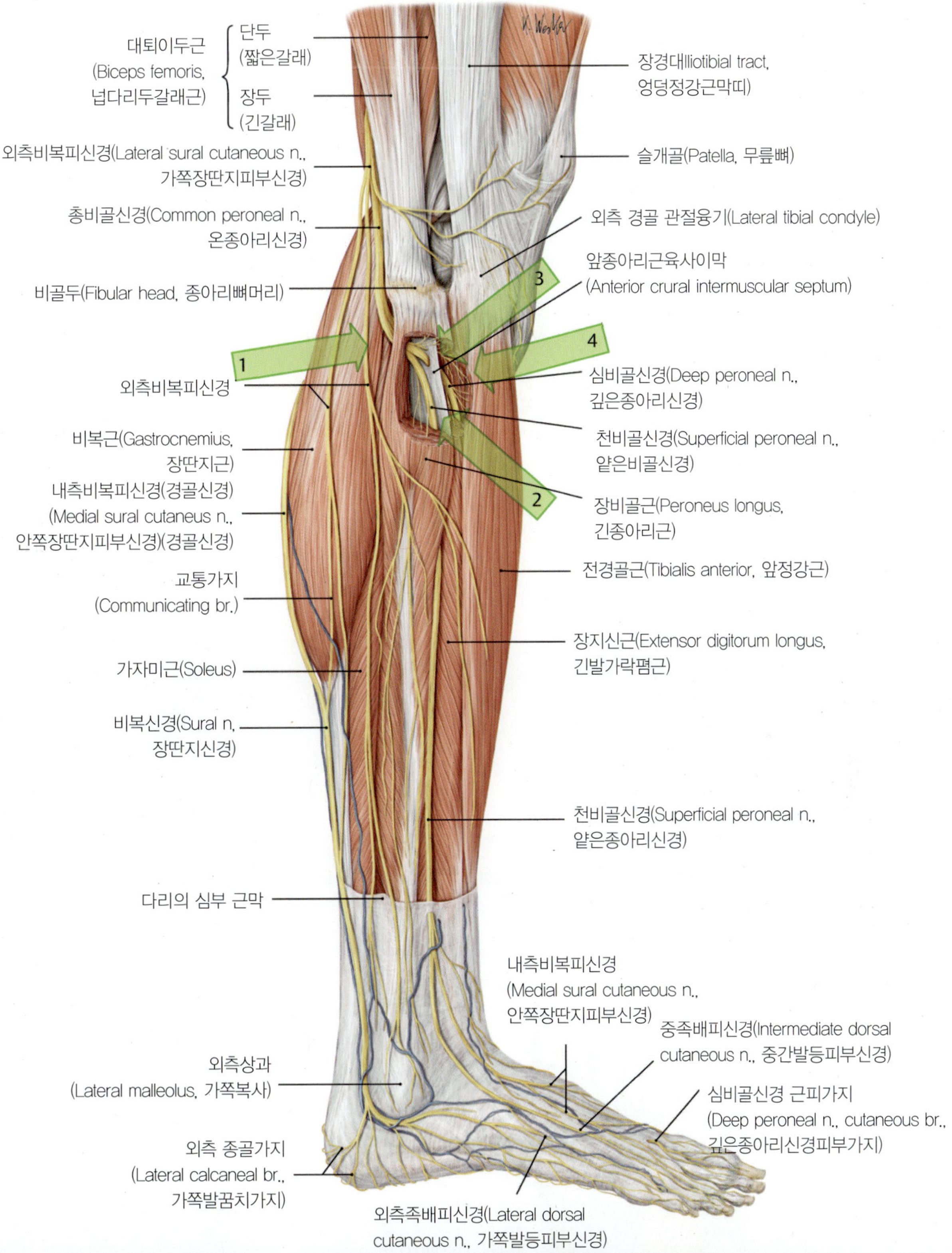

그림 8.46 비골신경(오른발, 옆면): 종아리(종아리뼈) 신경의 주행 경로 및 근육 포착 부위(화살표).

1) 총비골신경(common peroneal nerve, 온종아리신경): 비골두 원위부에서 근위부 부착점 근처의 장비골근(peroneus longus muscle, 긴종아리근)을 통과하는 총비골신경
2) 장비골근을 지나는 천비골신경(superficial peroneal nerve, 얕은비골신경)
3) 장비골근을 지나는 심비골신경(deep peroneal nerve, 깊은종아리신경)
4) 장무지신전근을 지나는 심비골신경

From Schuenke M, Schulte E, Schumacher U. THIEME Atlas of Anatomy. General Anatomy and Musculoskeletal System. Illustrations by Voll M and Wesker K. Second Edition. New York: Thieme Medical Publishers; 2014

8.3.8 경골신경

기시	L4–S3 분절	
정지	운동	• 슬와근 • 하지의 후면부 근육들 ○ 비복근과 족척근 ○ 가자미근 ○ 후경골근 ○ 장지굴근 ○ 장무지굴근 • 발바닥의 모든 근육(내측 및 외측 족저 신경)
	감각 (▶ 그림 8.47)	• 아래다리, 후방(내측 피부 신경, 신경, ▶ 그림 8.38 **a**) • 외측 상과(측면 등쪽 피부신경) • 발바닥면(고유저측지신경; ▶ 그림 8.47)
포착	신경근(L4–S2)	• 요추의 심부척추주위근육
	요천추신경총 (L4–L5분절)	• 대요근
	좌골신경	• 이상근 • 대퇴이두근(장두)
	경골신경	• **가자미근** • **무지외전근**(내측과 외측 족저신경)
신경역동검사	• SLR(▶ 그림 8.43 **a**) • 슬럼프 검사(▶ 그림 8.44)	
치료	• 요추의 심부척추주위근육 • 대요근 • 이상근 • 대퇴이두근(장두) • **가자미근** • **무지외전근**	
치료사를 위한 조언	• 가자미근의 힘줄 아치에 있는 포착 부위는 경골신경뿐만 아니라 후방경골 동맥과 후방경골정맥에도 영향을 미친다. → 하퇴 및 발의 관류 장애 및 부종.	

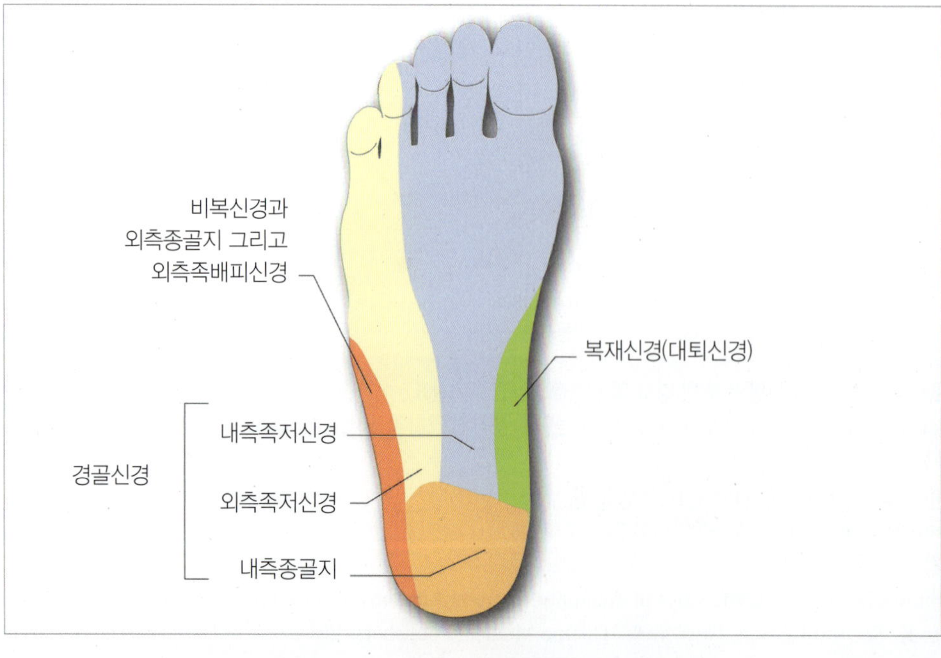

그림 8.47 경골신경: 감각 신경 분포 영역(오른쪽 발바닥면)

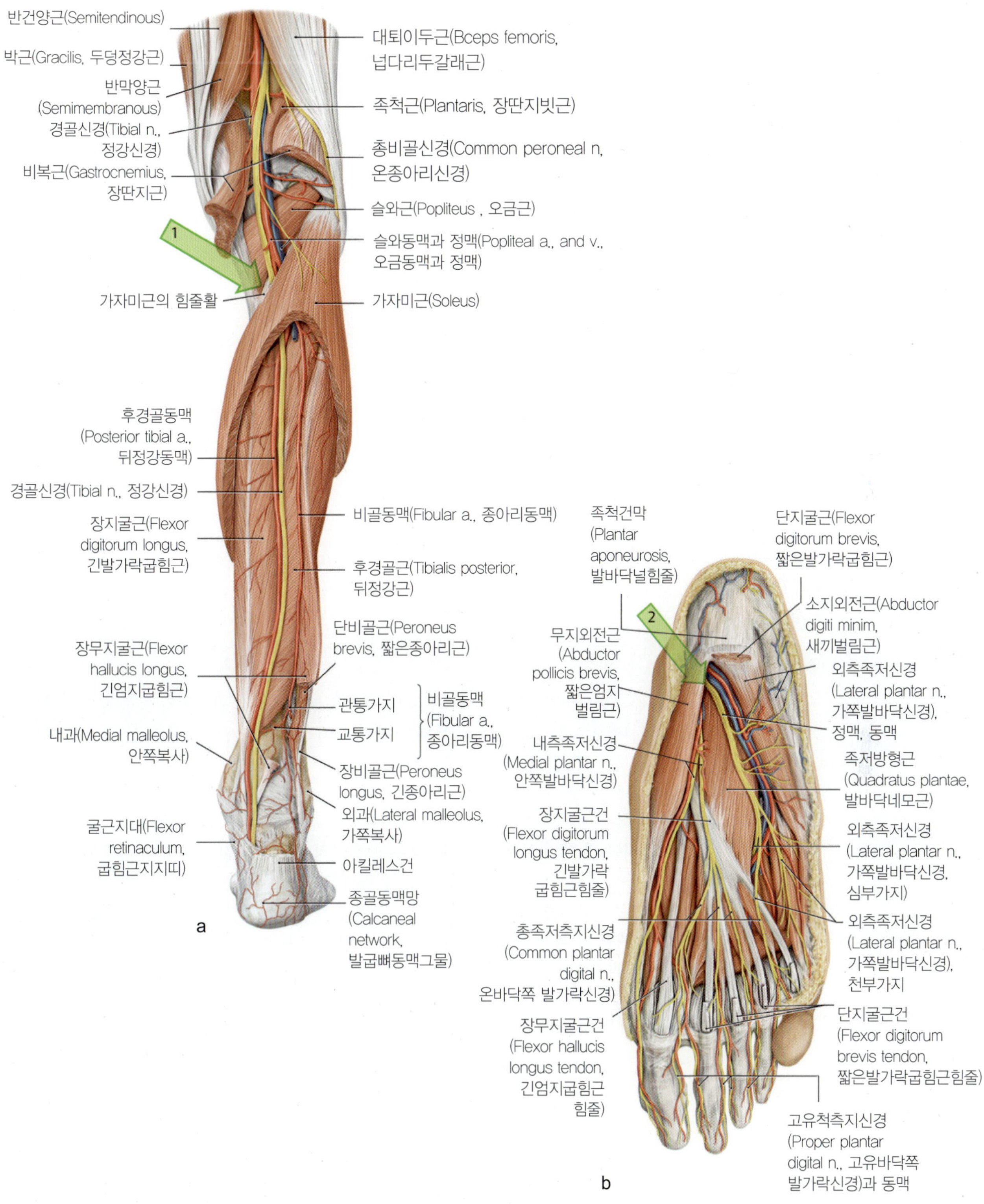

그림 8.48 경골신경: 경골신경이 주행하는 경로와 가자미근(1)과 무지외전근(2)을 통과하는 근육 포획 부위(화살표).

a 오른쪽 아래 다리: 후면.

b 오른발: 발바닥면.

From Schuenke M, Schulte E, Schumacher U. THIEME Atlas of Anatomy. General Anatomy and Musculoskeletal System. Illustrations by Voll M and Wesker K. Second Edition. New York: Thieme Medical Publishers; 2014

8.4 그 외의 다른 포착증후군

8.4.1 대후두신경/제2 경추신경의 후지

기시	C2 분절	
정지	운동	• 두반극근 • 두판상근 • 두최장근
	감각(▶ 그림 8.49)	• 두피(정점까지의 후두부)
포착	C2 신경근	• 상부경추의 심부척추주위근육(후두하근)
	대후두신경	대후두신경(▶ 그림 8.50)은 다음을 관통한다(Travell과 Simons 1999): • **두반극근**(사례의 90 %) • 상승모근(사례의 45 %) • 하두사근(사례의 7~8%)
신경역동검사	• 수동경추굴곡검사(PNF, ▶ 그림 8.51)	
치료	• **두반극근** • 하두사근 • 상승모근	
치료사를 위한 조언	• 대후두신경은 제2경추신경의 후지에서 기시한다. • 제2경추신경의 후지는 전,후가지를 갖고 있으며, 주로 감각 섬유를 운반한다. ○ 전 운동 가지는 두반극근을 통과하며, 이 근육뿐만 아니라 두판상근 및 두최장근에도 신경이 분포되어 있다. ○ 후지는(훨씬 더 큰) 순수한 감각신경이다. 후지는 두반극근을 관통하고 상승모근의 힘줄 부착 부위를 통과한 후 대후두신경으로 분지되어 후두 두피로 올라가 머리의 꼭대기까지 올라간다(Voss와 Herrlinger 1986). • 경추를 수동적으로 굴곡하는 경우(▶ 그림 8.51) ○ 상부 흉추, 경추 또는 두부에서 환자의 증상을 유발한 증상은 신경 또는 근막이 원인일 수 있다. (두반극근, 경추반가시근 및 기타 두부, 경추 및 흉추 신전근의 스트레칭 유발로 인해 발생). ○ 요추 부위에 환자의 증상이 재현된 경우는 신경적인 문제일 가능성이 높다. 이 경우 수동 경추 굴곡의 효과가 경추 및 상부 흉추에만 국한되지 않기 때문에 대후두신경과는 연관이 없다. 수동적인 경추 굴곡은 또한 척수와 요추 부위 및 좌골 신경의 일부에 있는 수막의 움직임을 유발한다. 이러한 부위에 존재하는 자극은 증상에 따라 나타날 수 있다. • 두반극근과 상승모근(하두사근)에서 근육의 유발점을 치료하면 근막과 신경 구성 요소(대후두신경이 포착됨)에 유리하게 영향을 미친다.	

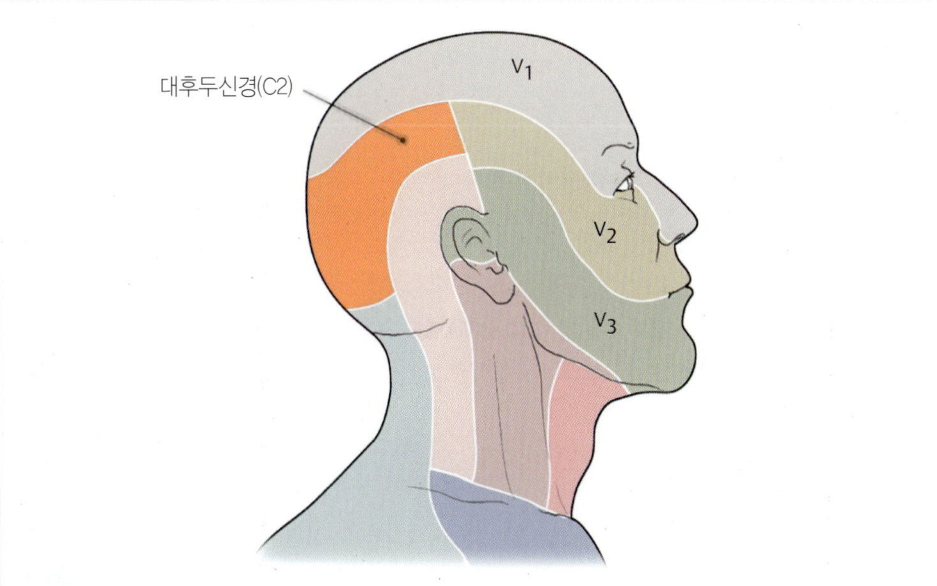

그림 8.49 대후두신경/제2 경추신경의 후지: 감각 지배 영역
From Schuenke M, Schulte E, Schumacher U. THIEME Atlas of Anatomy. General Anatomy and Musculoskeletal System.
Illustrations by Voll M and Wesker K. Second Edition. New York: Thieme Medical Publishers; 2014

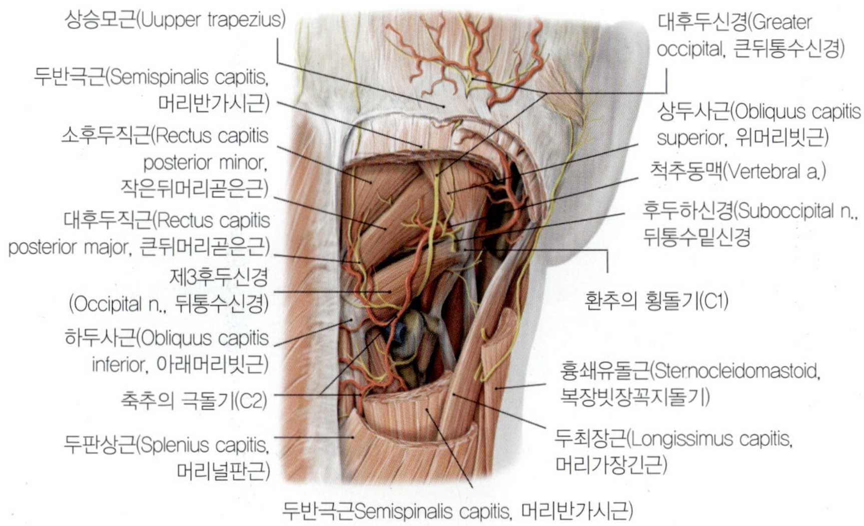

그림 8.50 대후두신경/ 제2 경추신경의 후지: 두반극근과 상승모근을 관통하는 포착 부위)
From Schuenke M, Schulte E, Schumacher U. THIEME Atlas of Anatomy. General Anatomy and Musculoskeletal System. Illustrations by Voll M and Wesker K. Second Edition. New York: Thieme Medical Publishers; 2014

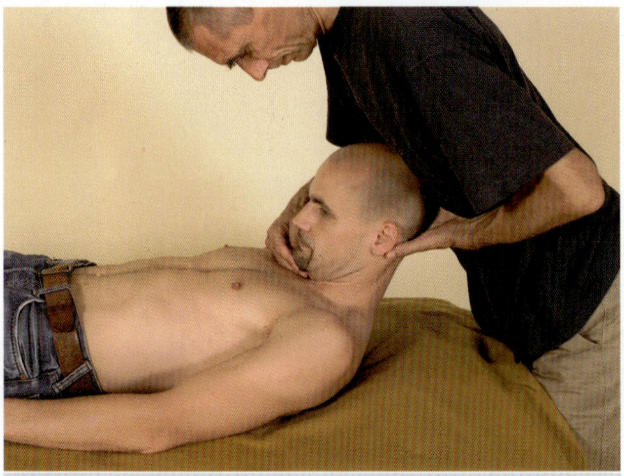

그림 8.51 수동경추굽힘: 제2 경추신경의 후지를 확인하는 신경역동검사

8.4.2 척추신경의 후지

기시	C1–C5 분절	
정지	운동	• 등근육
	감각	• 뒤쪽(머리와 경추, 등, 엉덩이의 뒤쪽 피부)
포착	C1–S5 신경근	• 심부 등근육(다열근, 회전근)
	척추신경의 후지	• **등 근육의 모든 층**(깊은층, 중간 및 표면 층)
신경역동검사	• 표면 등 근육에 대한 민감성검사 → 감각저하 및 감각장애는 포착의 징후이고, 환자는 "멀리에서 온 것처럼" 또는 "안개를 통과하는 것처럼" 또는 단순히 무감각한 자극을 느낀다.	
치료	• 심부의 등 근육 ○ 두반극근, 다열근, 회전근 ○ 최장근, 엉덩갈비근 ○ 두판상근 • 중간부위의 등근육 ○ 상후거근(serratus posterior superior muscle, 위뒤톱니근) ○ 하후거근(serratus posterior inferior muscle, 아래뒤톱니근) • 표면부위의 등 근육 ○ 능형근 ○ 상승모근 ○ 중간승모근 ○ 하승모근 ○ 광배근 ○ 등요추근막	
치료사를 위한 조언	• 척추 신경의 후지 피부 분지는 후두부와 경추의 피부, 등, 둔부의 감각 신경을 지배한다(▶ 그림 8.52). 표재성 조직(피부)에 도달하기 위해 이 피부 신경은 등의 심부 및 표재성 근육의 모든 층을 관통한다. (▶ 그림 8.53). ○ 포착(단단한 띠와 만성적으로 긴장된 등 근육으로 인해 발생)은 감각 이상(환자가 "털로 뒤덮인 것 같은" 또는 "솜같은" 느낌으로 묘사하거나 "안개를 통과하는 것처럼" 느껴짐)을 유발하며, 이는 "nostalgia paresthetica"이라고도 한다. ○ 이런 식으로 등의 특정 부위의 표재성 민감도가 변하면 이 부위의 등 근육 심층이 긴장한 것이다. ○ 이러한 등의 감각 저하 현상은 환자의 신체적 소견을 평가하는 데 사용할 수 있다. 근육의 유발점은 종종 환자가 가장 적게 느낄 수 있는 수준의 긴장된 근육과 신체의 같은 쪽에 존재한다. (예: 왼쪽 T4 수준). • 기능 장애가 있는 등 근육(단단한 띠)은 후지(▶ 그림 8.53)의 포착을 유발한다. 동시에 근육의 기능 장애는 이러한 포착에 의해 지속될 수 있다 → 악순환 (척추기립근의 심부층을 치료하여 해소할 수 있다). • 제1경추 신경의 후지는 순수한 운동 신경으로 경추의 깊은 근육(후두하신경)을 자극한다. • 제2경추 신경의 후지는 주로 감각 신경이다. 이것의 앞쪽 운동 분지는 두반극근, 두판상근, 두최장근을 지배하는 반면, 뒤쪽의 상당히 큰 분지는 후두 신경이 후두 부위를 감각신경으로 지배하게 한다(8.4.1장). • 심부 및 표재성 등 근육의 유발점 치료는 근막 및 신경 구성 요소 모두에 유리하게 영향을 미친다.	

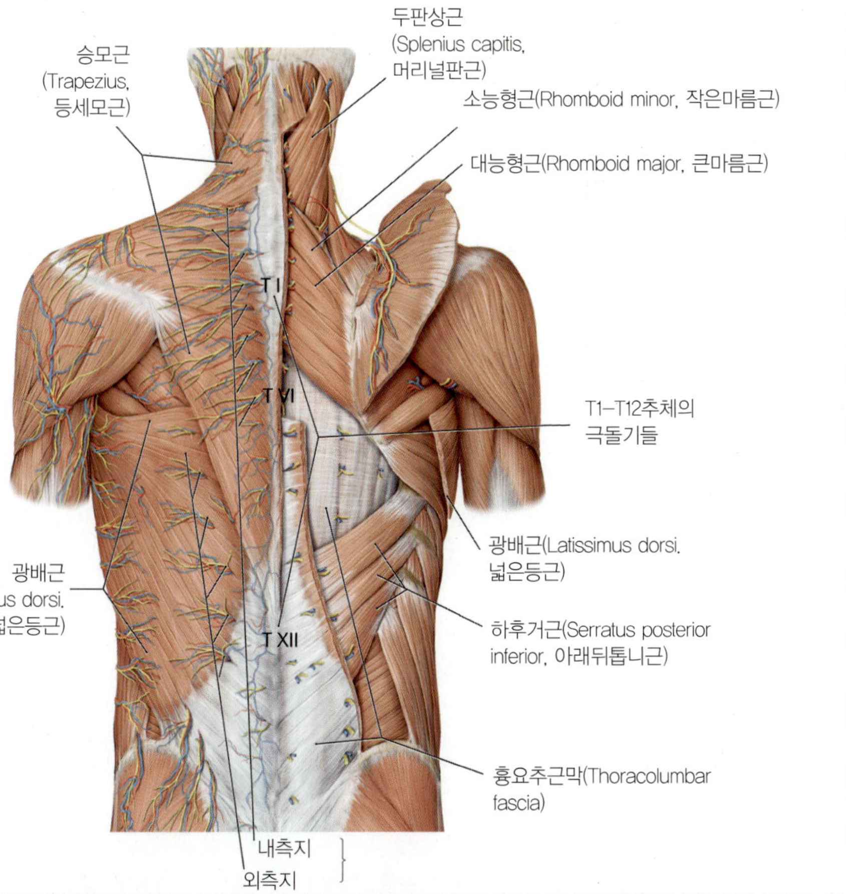

그림 8.52 척추 신경의 후지(후면): 등 피부의 감각 신경 분포. 척추 신경의 후지의 뒤쪽 피부 가지가 심부층과 표면층 등 근육의 모든 층을 관통한다. 포착은 등 피부의 감각저하와 감각장애를 유발한다.

Schuenke M, Schulte E, Schumacher U. THIEME Atlas of Anatomy. General Anatomy and Musculoskeletal System. Illustrations by Voll M and Wesker K. Second Edition. New York: Thieme Medical Publishers; 2014

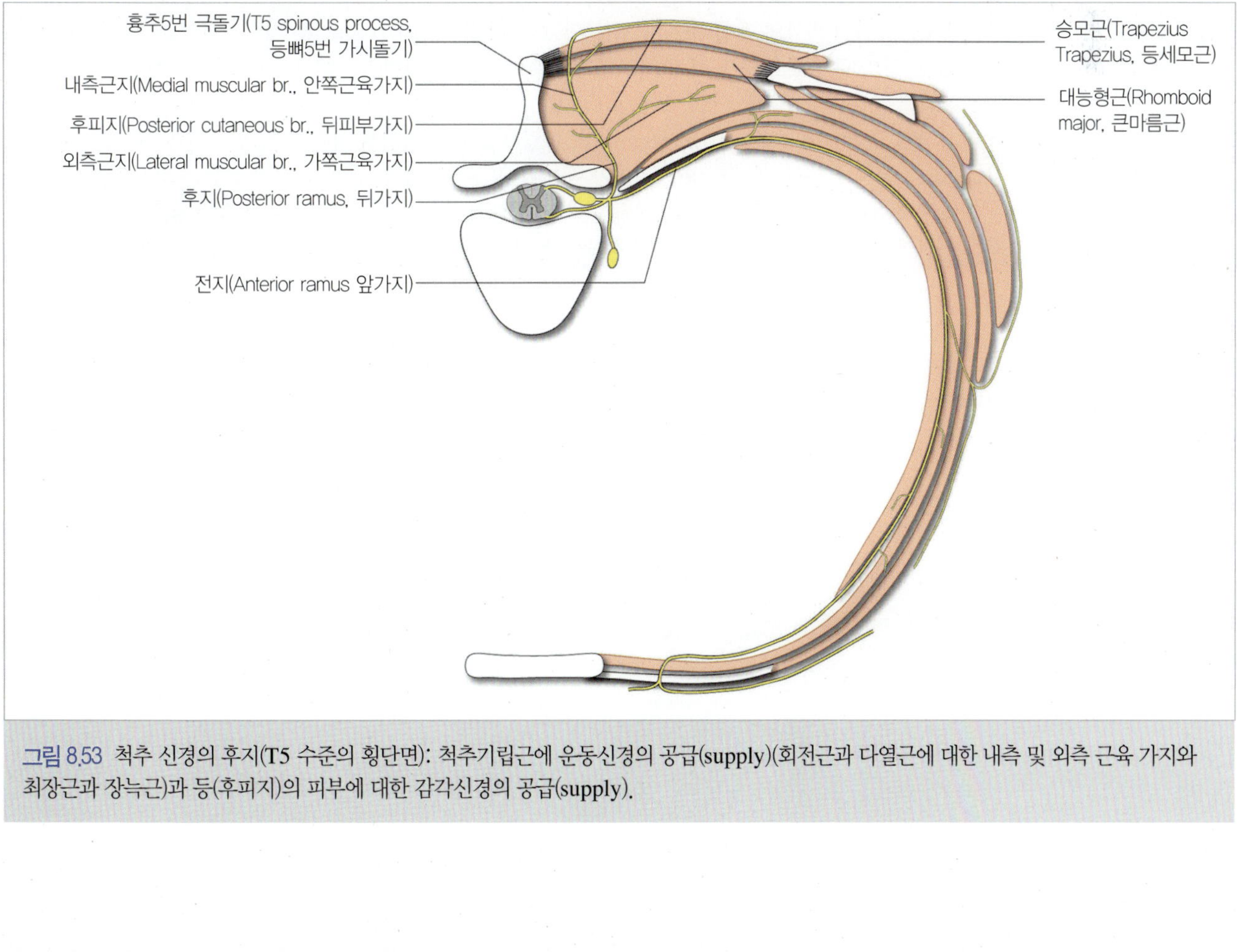

그림 8.53 척추 신경의 후지(T5 수준의 횡단면): 척추기립근에 운동신경의 공급(supply)(회전근과 다열근에 대한 내측 및 외측 근육 가지와 최장근과 장늑근)과 등(후피지)의 피부에 대한 감각신경의 공급(supply).

8.4.3 종말신경구역의 포착 (원위부 작은 포착)

말초신경(신경외막 및 신경다발막 그림 6.6)에 있는 결합조직의 양은 신경분절이 원위부에 위치할수록 감소한다. 이로 인하여 가장 말단 부위의 신경은 특히나 외부의 압력에 민감하다(▶ 그림 6.8). 말초신경의 가장 원위부는 결과적으로 포착 병리가 발달하기 쉬운 취약한 부위이며 이러한 말단 부위의 작은 포착(terminal mini-entrapments)은 아래의 두 곳에서 발생할 수 있다.

- 신경이 근육의 표면근막을 통과하는 곳에서의 포착 (아래 내용을 참조)
- 신경의 말단 분절의 근육내 포착

근육의 표층근막에 의한 포착

원인	• 유발점 문제는 근육의 표층근막(근외막)에도 영향을 줄 수 있는 결합 조직의 변화와도 연관이 있다: 근육 근막이 기능장애를 일으킨다. • 근육 표층근막의 저항이 증가하면 신경이 근육의 표층근막을 통과하는 신경 말단 부분에 포착될 수 있다. 이런 문제로 인하여 신경과 근육의 최적 기능도 제한된다.
효과	• 운동, 감각 및 자율 신경 섬유가 영향을 받을 수 있다. ○ 근력, 협응력, 운동 경제성이 감소한다. ○ 감수성 변화(감각 이상)가 발생할 수 있다. ○ 혈관 운동 섬유의 자극은 근육의 관류를 변화시켜 재생 능력을 저하시킬 수 있다. • 동맥 및 정맥 혈관은 일반적으로 신경과 함께 표층근막을 관통하기 때문이다(삼각 천공; ▶ 그림 3.2) 근육의 관류 및 재생 능력도 손상될 수 있다.
발생	• 모든 근육에서 발생할 수 있다.
치료	• 영향을 받은 근육의 표층근막을 근막 스트레칭 기법으로 치료한다. 기법 III: 근막 스트레칭 참고
치료사를 위한 조언	• 자율 신경 섬유(또는 혈관)의 이러한 원위부위 포착은 근육의 재생 능력을 지속적으로 감소시킬 수 있다. 이러한 포착이 지속되는 경우라면, 수동적인 유발점 치료 또는 적극적인 재활(근력 훈련) 프로그램의 긍정적인 효과를 방해하거나 줄일 수 있다. • 일반적으로 유발점 치료와 결합 조직 기법(근막 스트레칭 [기법 III] 사용)은 지속적인 효과를 나타낼 수 있다. 또한 근막 구성 요소와 동시에 처리되기 때문에 이러한 신경(및 혈관) 구성 요소도 항상 좋은 영향을 받는다. • 관통 삼징후 구역(perforating triad region)(▶ 그림 3.2)에서 이러한 작은 포착의 문제가 해결된다면, 신경근골격 문제에 대한 가능한 영구 인자가 제거된다; 운동, 감각 및 자율 신경 섬유는 자극을 덜 받는다(또는 전혀 자극되지 않음). 이를 통해 근육이 최상의 운동 및 감각 신경 분포 및 관류를 갖기 위한 최적의 전제 조건이 충족되며, 다시 완벽하게 기능할 수 있다.

종말신경구역의 근육 내 포착

원인	• 증가된 근육 내 압력과 단단한 띠는 근육 내에 위치한 말단 신경 분절(운동, 감각 및 자율 섬유)을 압박할 수 있다.
효과	• 운동, 감각 및 자율 신경 섬유가 영향을 받을 수 있기 때문에 다음과 같은 가능성이 있다. ○ 수용체 기관과 반응기 기관으로서의 근육 기능이 손상되어 감각 운동 상호 작용이 방해되어 근육의 힘, 조정 능력 및 운동 경제성이 저하된다. ○ 혈관 운동 기능장애의 결과로 근육의 관류와 재생 능력이 감소한다. • 운동종판의 기능 장애: 운동종판의 기능 장애에 대한 보조 인자로 기여함으로써, 이러한 운동 말단부 포착은 근육의 유발점의 개발 및 영속에 중요한 요인이 될 수 있다(종말판 가설[endplate hypothesis]. • 신경 구조와 함께, 말단 혈관은 증가된 근육 내 압력 또는 단단한 띠로 인해 압박될 수 있으며, 이에 따라 미세 순환(모세혈관망 "경계 영역")에서 국소 관류가 감소한다. 근육 내의 신경 및 혈관 포착은 아마도 근육의 유발점의 발달에 중요한 요소일 것이다.
발생	• 압박된 근육에서 여러 번 발생할 수 있다.
치료	• 단단한 띠를 유발하는 유발점의 치료(도수 기법 I 및 II; 5.1.3장)
치료사를 위한 조언	• 근육의 감각 운동 기능뿐만 아니라 재생 능력도 이러한 말단부 포착(혈관뿐만 아니라 자율 신경 및 혈관 운동 신경 섬유 포함)의 결과로 지속적으로 약화될 수 있다. 포착이 지속되는 한 유발점 도수치료 또는 적극적인 재활(근력 훈련) 프로그램의 긍정적인 효과를 방해하거나 줄이게 될 수 있다. • 유발점 치료(기법 I 및 II)의 지속적인 효과는 근막 구성 요소와 동시에 치료되기 때문에, 이러한 근육 내 신경 구성 요소도 항상 좋은 영향을 받을 수 있다. • 말단부 "작은 포착"은 근막의 문제에서 중요한 영구적인 인자일 것이다. 유발점 요법으로 인과적(causally treated)으로 치료할 수 있다.

9 임상적 양상
Clinical Aspects

"먼저 자주하는 것."

(Beat Dejung)

일상적인 치료에서 문제를 빠르고 확실하게 파악, 분석, 평가 및 치료할 수 있는 것이 중요하다.

병력을 파악하고 환자의 말을 경청할 때 경험 많은 치료사는 종종 전체 상황을 "한 눈에" 파악할 수 있다. 이것은 환자에게 무엇을 해야 하는지(그리고 무엇을 하지 말아야 하는지) 즉시 결정하기 쉽다. 불행히도, 대부분의 치료사는 이 능력으로 시작하지 않는다; 따라서 근막 문제를 빠르고 효율적으로 평가할 수 있도록 아래에 도움이 제공된다. 병력(4.2.1장) 외에도, 간단한 선별 검사가 문제를 효율적으로 평가하는 데 도움이 된다. 지각적인 "사각 지대"를 피하기 위해 치료사에게는 체크리스트(통증 가이드)를 참고하여 특정 근육이 간과되지 않는지 확인하는 방법도 도움이 될 수 있다. 이를 염두에 두고 일반적으로 발생하는 임상 증상에 대한 선별 검사 및 통증 가이드가 아래에 제공된다.

9.1 선별 검사
Screening Tests

"가능한 한 간단하게, 그러나 더 간단하게는 하지 마라."

(Albert Einstein)

선별 검사는 근막 연관 통증 및 기능장애를 간단하고 효과적으로 진단할 수 있다. 이것은 신체적 소견의 일부를 형성하며 능동관절가동범위(AROM) 검사, 스트레칭 방법 및 저항 검사 수행으로 구성된다. 이러한 개요 검사들은 100% 신뢰할 수는 없다. 그러나 간단한 병력과 결합하면 근막 요인이 문제를 유발(또는 원인)하는지 여부와 시험적인 치료를 받아야 하는지 여부를 명확하게(대부분의 경우 10~15분 이내) 확인할 수 있다. 상대적으로 높은 정확도는 가우시안(정규) 분포와 연관이 있다: 신경근골격계의 가장 일반적인 문제의 약 85%는 선별 검사를 사용하여 확인할 수 있으며, 이것은 가능한 한 최소한의 노력으로 최대한의 성과를 달성한다는 경제원칙과 일치한다(▶ 그림 9.1). 나머지 15%는 선별 검사의 결함을 통해 떨어진다; 이러한 경우에는 보다 정교하고 복잡한 검사가 필요하다(구조-특이성 감별을 위한 추가 임상 검사 및 촉진 진단); 필요한 경우 추가 진단 작업이 필요할 수 있다.

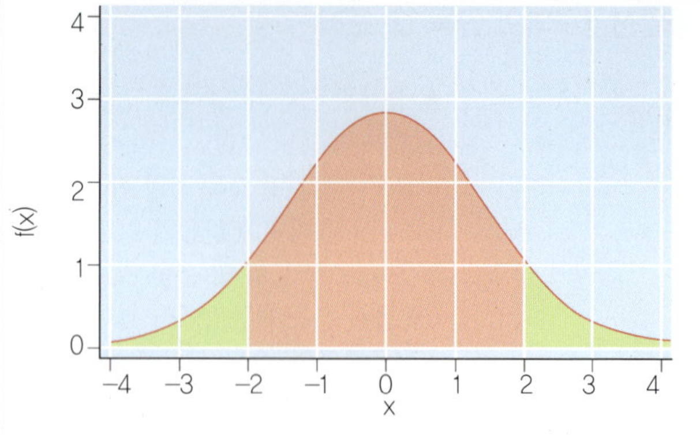

그림 9.1 가우스 종 곡선(Gaussian bell curve) — 가우스(정규) 분포.
간단한 병력과 선별 검사는 가능한 최소한의 시간과 노력(빨간색 = 85%)으로 가장 일반적으로 발생하는 신경근골격 문제(확률 분포 기반)를 결정하는 데 도움이 된다. 나머지 15%(녹색)는 추가적인 특정(즉, 까다로운) 진단 평가가 필요하다.

참고

먼저 자주하는 것! 간단한 선별 검사, 수행 방법:

- 능동관절가동범위 검사,
- 신장검사, 그리고
- 저항 통증유발검사.

이들은 가장 일반적인 형태의 신경근골격 문제를 찾아내고 근막 문제를 진단하는 데 사용된다. 이러한 간단한 선별 검사로 충분하지 않은 경우, 더 복잡한 검사와 추가 진단 작업이 필요하다.

해부학적 조건으로 인해, 선별 검사는 신체의 모든 부분에서 똑같이 효과적이진 않다.

- 예를 들면, 흉곽(thorax)의 제한된 운동성 때문에 흉추 부위에서는 근육의 충분한 신장 유발이 종종 불가능하다.
- 대퇴사두근(quadriceps, 넙다리네갈래근)에서 개별 근육-내측광근(vastus medialis, 안쪽넓은근), 중간광근(vastus intermedius, 중간넓은근), 외측광근(vastus

표 9.1 어떤 검사 방법이 어떤 신체 부위에 적합할까?

신체 부위	검사 방법
경추	**능동관절가동범위 검사 + 신장**
흉추	**촉진**; 능동관절가동범위 검사 + 신장
요추	**능동관절가동범위 검사 + 신장**
견관절	**능동관절가동범위 검사 + 신장; 등척성 긴장 검사**
주관절	**능동관절가동범위 검사 + 신장; 등척성 긴장 검사; 촉진**
전완	**촉진**; 능동관절가동범위 검사 + 신장; 등척성 긴장 검사
손	**촉진**; 능동관절가동범위 검사 + 신장; 등척성 긴장 검사
고관절과 서혜부	**능동관절가동범위 검사 + 신장**; 촉진
슬관절	**촉진**; 능동관절가동범위 검사 + 신장
하퇴	**촉진**; 능동관절가동범위 검사 + 신장
발	**촉진**; 능동관절가동범위 검사 + 신장
턱관절	**촉진**; 능동관절가동범위 검사

lateralis, 가쪽 넓은근) – 은 신장 검사로 구분할 수는 없다.

이러한 경우 촉진 진단(그리고 통증 가이드)이 제일 앞에 온다. ▶ 표 9.1은 어떤 검사 방법이 어떤 신체 부위에 적합한지에 대한 개요이다.

모든 치료사는 개인의 훈련과 경험을 바탕으로 현재의 전문적인 환경에 맞게 개별 선택 및 검사 방법들의 순서를 설정하는 것이 바람직하다. 여기에 제시된 선별 검사는 근막 문제를 확인하기 위해 최소한 수행해야 하는 검사를 나타낸다. 대부분의 검사 방법은 잘 알려져 있다. 아마도 새로운 것은 수집된 정보의 해석이다. 선별 검사가 항상 정확히 동일한 방식으로 수행되는 경우라면, 정보를 해석하기가 더 쉽다. 반복을 통해 치료사는 "정상"에 대한 실질적인 경험을 얻으므로 정상과의 편차를 더 쉽게 찾아 낼 수 있다. 다음과 연관하여 잠재적인 결과를 확인해야 한다:

- 몸의 반대편,
- 이전 치료 세션의 결과(예: 1주 전)
- 생리적 기준.

▶ **절차.** 다음 절차는 자체 임상적으로 입증되었다:

- **능동관절가동범위 검사:** 일반적으로 현명한 접근 방식은 능동적인 움직임을 양적으로(가동범위) 그리고 질적으로(흐름, 조화 및 움직임의 용이함) 검사하여 시작한다.
  - **끝-범위 통증:** 능동적으로 수행된 움직임의 끝범위에서 통증이 발생하는 경우(제한된 관절가동범위가 있거나 없거나), 능동적으로 수축된 근육군 또는 수동적으로 신장된 근육의 유발점은 통증의 원인이 될 수 있다. 어떤 근육군(능동 수축인지 수동 신장인지)이 통증과 연관이 있는지 구별하기 위해 영향을 받는 움직임 구성 요소는 수동적으로 검사된다(아래 본문 및 순서도 참고 ▶ 그림 9.2).

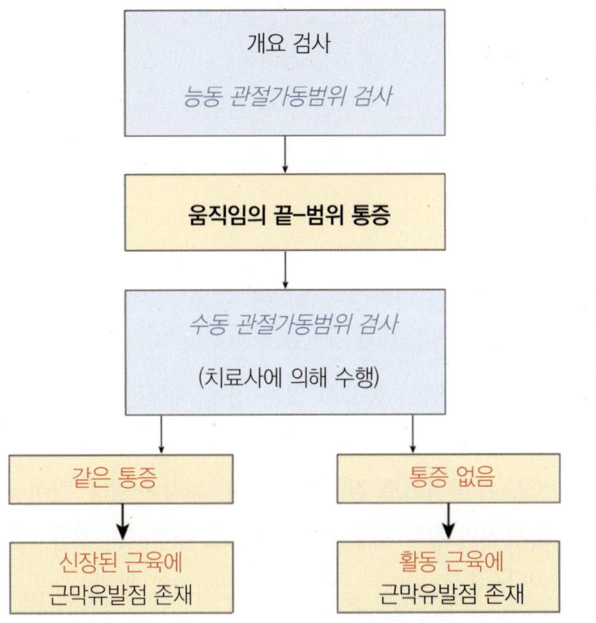

그림 9.2 선별 검사: 능동 움직임으로 인한 끝-범위 통증. 흐름도 형태의 분석 과정

◦ **움직임/운동 조절 기능장애의 과정 동안 통증:** 능동적으로 수행되는 움직임 동안에 통증 또는 운동 조절 기능장애(불일치 움직임, 회피 움직임 등)가 발생한다면 동일한 움직임 구성 요소를 수동적으로 재검사해야 한다.
  - 수동관절가동범위 검사(중간-범위 통증) 중에 동일한 통증이나 기능장애가 발생하면, 높은 수준의 확실성으로, 문제가 근막으로 인한 것이 아니다.
  - 수동관절가동범위 검사(중간-범위 통증) 중에 통증이나 기능장애가 발생하지 않으면 문제는 근막 요인에 의해 거의 확실하게 발생한다(전체 또는 일부). 근막유발점은 능동적인 움직임 동안 수축하는 근육에서 찾아야 한다.
◦ **통증 없음:** 움직임 동안이나 움직임의 끝에서 통증이 발생하지 않으면 활동 근육이나 수동적으로 신장된 근육에 활동성 유발점이 없을 것이다. 그러나 이러한 경우 항상 모든 움직임 구성 요소에 대한 수동 운동성 검사를 따를 것을 권한다(아래 참고).

- **수동관절가동범위 검사:**
  ◦ 수동적으로 수행된 움직임이 끝범위에서 통증이 있다면, 신장된 근육의 유발점이 일반적으로 통증의 원인이 된다(임상정보: 경추 소견 참고).
  ◦ 능동 동작 검사 중에 양성 소견(즉, 통증)을 나타내는 모든 움직임 구성 요소는 수동적으로 검사되어야 한다(즉, 치료사가 움직임을 수행함).
    - 수동 검사 중 움직임 구성 요소가 끝 범위에서 다시 통증이 있다면, 활동성 유발점은 신장된 근육군에 있을 것이다.
    - 수동 검사 중 움직임 구성 요소가 끝범위에서 더 이상 통증을 나타내지 않으면, 활동성 유발점은 이전에 움직임을 수행한 근육군에 있을 수 있다.
  ◦ 능동 움직임이 통증이 없는 경우(제한된 관절가동범위가 명백한지 여부와 관계없이) 모든 움직임 구성 요소를 수동적으로 검사해야 한다. 환자는 종종 관절 가동범위의 전체 범위를 적극적으로 수행하는 것을 피하거나(예: 습관으로 또는 통증을 피하기 위해) 능동 근육 부족이 있다. 두 시나리오 모두 길항근이 최대로 신장되지 않는다. 따라서 근막유발점의 통증유발은 방해를 받는다; 능동 검사 중에는 통증이 발생하지 않으므로 활동성 근막유발점의 징후가 없다. 관절가동범위를 수동적으로 검사하는 것은(능동 검사 후) 능동 근육 부족을 인지하고 신장된 근육에서 근막유발점의 통증유발을 가능하게 한다. 관절가동범위를 최대한 수행하는 것이 중요하다(신장 통증유발은 완전히 신장된 끝 위치에서만 발생한다).
  ◦ 수동관절가동범위를 검사할 때 움직임중(끝-범위는 아님) 통증이나 기능장애가 발생하면 근막 요인이 이러한 장애를 유발하지 않았을 것이다.
  ◦ 수동 및 능동관절가동범위가 동시에 통증이 없는 경우 근막 구조는 본질적으로 추가 검사가 필요하지 않다. 그러나 선별검사가 절대적으로 신뢰할 수 있는 것은 아니라는 점을 분명히 알아야 한다. 특정 근육에 활동성 근막유발점이 존재하는지 확실히 확인하려면 근육을 촉진으로 검사해야 한다 – 근육의 촉진 검사는 항상 근막 문제의 진단을 배제하기 위해 필요하다.
- **저항 검사:** 등척성 저항 검사는 능동적으로 수축하는 근육에서 유발점을 유발할 수 있는 또 다른 가능성을 제공하여 유발점으로 인한 근막 통증과 근육 약화를 모두 진단한다.

선별 검사에서는 근육의 능동적 활동 능력(능동관절가동범위 및 저항에 대한 모든 구성 요소 검사)을 검사하고 그 이후에만 수동 관절가동범위 검사를 수행하는 것이 좋다. 이러한 단서들을 종합하면 종종 어떤 근육 또는 근육군이 당면한 문제의 주된 원인인지 파악할 수 있다(예: 견갑하근(subscapularis, 어깨밑근): 능동 및 수동 외회전의 제한된 관절가동범위, 통증이 있는 신장 검사 그리고/또는 저항 검사 중 통증 및 약화).

제시된 모든 선별 검사는 비특이적이며 기본적으로 대부분의 임상 검사에 해당된다. 이는 근육(및 근막유발점)의 통증유발이 배제적이지 않다는 것을 의미한다: 다른 구조(특히 관절, 신경 및 혈관 구조)도 통증이 유발될 수 있다. 선별 검사에서 양성 소견을 항상 확인하고 전체 맥락 내에서 해석해야 한다(병력 및 기타 소견 포함). 구조-특이성 감별을 위한 추가 검사(예: 신경역동학적 통증유발 검사)를 수행하는 것이 종종 가능하다(이치에 맞는다). 그러나 이것은 종종 가능하지 않거나 검사가 진단적으로 충분히 결정적이지 않을 수 있다(예: 고관절을 굴곡, 수평 내전 및 내회전으로 수동관절가동범위를 검사하는 것은 대퇴비구[femoroacetabular] 충돌 및 폐쇄근[obturator externus muscle, 바깥폐쇄근]에 대한 통증유발 검사 역할을 한다). 종종 이러한 경우에 촉진으로 근육을 검사하고 활동성 근막유발점(존재하는 경우)을 시험 치료로 치료하는 것이 가장 간단하고 진단적으로 가장 결정적이다. 후속 재평가는 문제가 근막 요인으로 인한 것인지 그리고 선택적 치료가 긍정적인 영향을 미쳤는지 가장 확실하게 보여준다.

선별 검사는 치료사에게 신속하게 치료 초점을 맞출 뿐만 아니라 후속 매개 변수를 얻는 데 매우 유용하다. 선별 검사를 통해 통증과 기능(및 기능장애)을 쉽게 기록할 수 있으므로(유발점) 치료 전후의 환자 상태를 비교할 수 있다. 또한 치료적 중재가 어떤 영향을 미쳤는지 즉시 확인할 수 있다. 이 후속 검사는 치료의 질 보증에 상당히 기여한다.

주요내용

- 능동적으로 수행된 움직임이 끝-범위에서 제한되고 통증이 있는 경우 활동 근육이나 신장된 구조가 통증 또는 제한된 관절가동범위를 유발할 수 있다.
- 수동적으로 수행된 움직임이 끝-범위에서 통증이 있는 경우 일반적으로 신장된 근육의 유발점이 통증의 원인이다.
- 수동 움직임 검사에 통증이 없지만 능동 움직임이 통증을 유발하는 경우, 문제의 움직임을 유발하는 수축 근육에서 유발점을 찾아야 한다.
- 등척성 저항 검사로 통증이 발생하는 경우 근막유발점은 일반적으로 활동 근육에 있다.
- 등척성 저항 검사 중에 검사한 근육 군의 약화가 발생하면 검사한 근육의 근막유발점이 일반적으로 약화의 원인이 된다.

주요내용

- 능동관절가동범위 검사의 결과가 모든 움직임에 대해 통증이 없는 경우 수동관절가동범위 검사가 항상 뒤따라야 한다(끝-범위 움직임에서 신장 통증유발).
- 활동성 근막유발점이 특정 근육에 존재하는지 완전히 확인하려면 촉진을 사용하여 검사해야 한다. 근막 문제의 배제 진단에는 항상 근육의 도수 촉진 검사가 필요하다; 선별 검사는 배제 진단을 내리기에는 너무 비특이적이고 불확실하다.

9.1.1 경추

Cervical Spine

- 경추의 기능적 검사 동안 6개의 움직임 요소가 언제나 검사된다(▶ 그림 9.3):
  - 굴곡(▶ 그림 9.3 **a**)
  - 신전(▶ 그림 9.3 **b**)
  - 오른쪽(▶ 그림 9.3 **c**) 및 왼쪽(▶ 그림 9.3 **d**) 회전
  - 오른쪽(▶ 그림 9.3 **e**) 및 왼쪽(▶ 그림 9.3 **f**) 측굴
- 능동관절가동범위를 먼저 검사해야 한다(▶ 그림 9.3):
  - 능동 기능 검사 중에 움직임 구성요소가 증상을 유발하거나 관절가동범위가 질적 그리고/또는 양적으로 제한되는 경우 영향을 받는 움직임 구성 요소에 대한 수동 검사가 필요하다. 능동으로 수행된 움직임이 끝-범위에서 통증이 있는 경우 활동 근육군 또는 수동적으로 신장된 근육의 유발점이 통증의 원인일 수 있다. 따라서 연관 움직임 요소의 수동관절가동범위가 뒤따라 검사된다(아래 및 ▶ 그림 9.5 참고).
  - 경추 움직임 중에 끝-범위 통증이 발생하지 않고 통증이 발생하면(흔하지 않음) 움직임을 유발하는 근육(특히 원심성 활동)의 유발점이 통증의 원인일 수 있거나 근육이 아닌 원인이 있을 수 있다.
  - 능동 기능 검사 중에 움직임 구성요소가 증상을 유발하지 않거나 관절가동범위가 질적으로나 양적으로 제한되지 않은 경우 모든 움직임 구성 요소에 대한 수동 검사를 수행해야 한다(아래 설명 참고).
- 수동관절가동범위 검사(▶ 그림 9.4)
  - 능동관절가동범위 검사에서 양성 소견(즉, 통증)을 나타내는 움직임 구성 요소는 수동적으로 검사해야 한다(즉, 치료사가 움직임을 수행한다; ▶ 그림 9.4).
    - 수동 검사 중 움직임 구성 요소가 끝-범위에서 다시 통증이 있다면 활동성 유발점은 아마도 신장된 근육군에 있을 것이다.
    - 수동 검사 중 움직임 구성 요소가 더 이상 끝-범위 통증을 나타내지 않으면, 활동성 유발점은 이전에 움직임을 수행한 근육군에 있을 수 있다.
  - 경추의 능동관절가동범위가 통증이 없고 관절가동범위가 질적 또는 양적으로 제한되지 않더라도 6개의 경추 움직임 구성 요소 모두 뒤따라서 수동적으로 검사해야

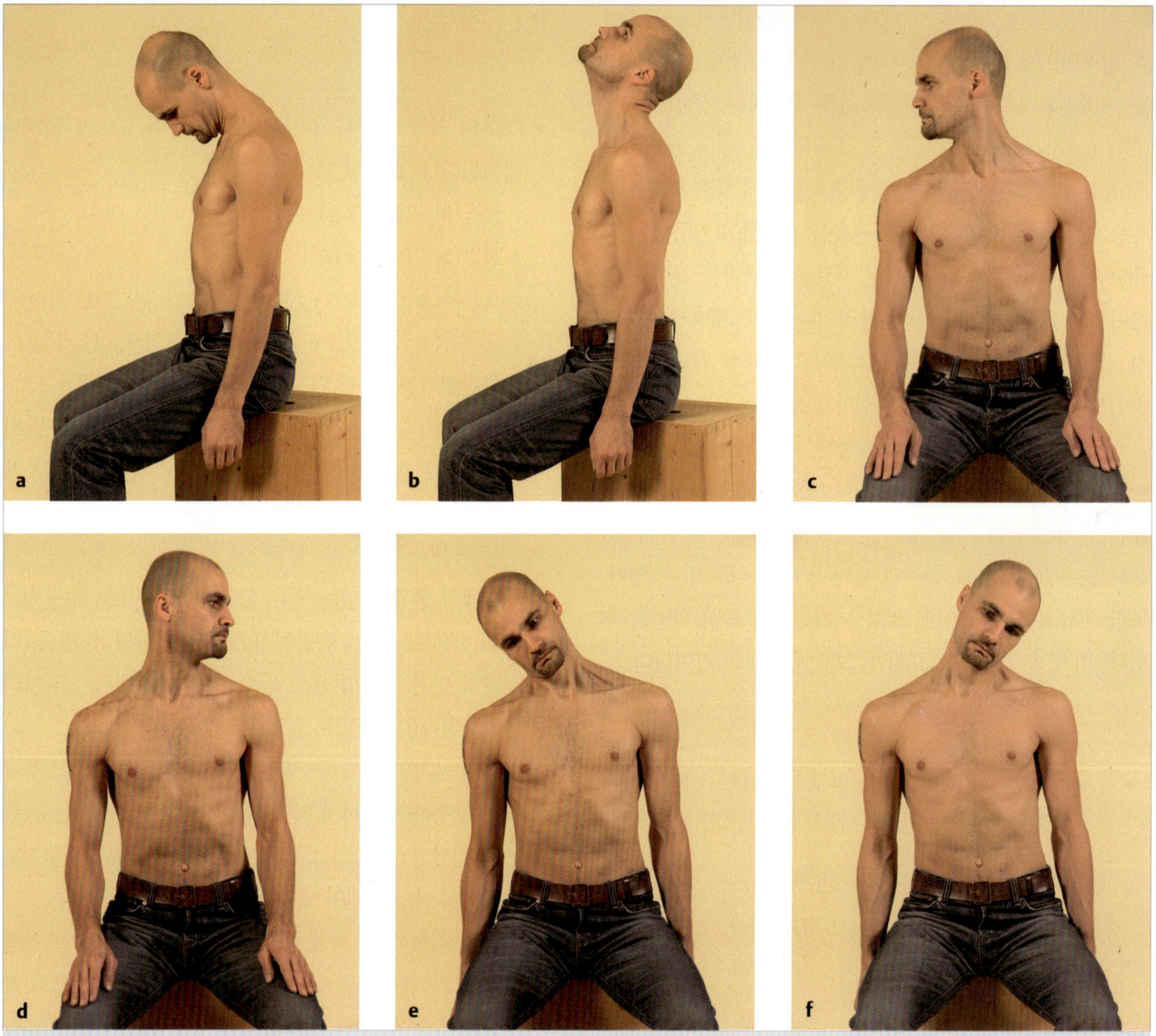

그림 9.3 선별 검사, 경추. 적어도 6개의 움직임 요소가 언제나 능동적으로 검사된다(▶ 표 9.2에 설명).
a 굴곡.
b 신전.
c 오른쪽 회전.
d 왼쪽 회전.
e 오른쪽 외굴.
f 왼쪽 외굴.

표 9.2 선별 검사, 경추: 소견의 해석

끝-범위 통증	활동 근육(통증 쪽에)	수동적으로 신장된 근육(통증 쪽에)
굴곡 (▶ 그림 9.3 **a**)	• 목의 전방 척추 근육	• 두반극근과 경반극근 • 다열근과 회선근 • 대후두직근과 소후두직근 • 두최장근과 경최장근
신전 (▶ 그림 9.3 **b**)	• 목의 후방 척추 근육	• 전사각근과 중사각근 • 흉쇄유돌근 • 설골상근과 설골하근 • 목의 전방 척추 근육
통증이 없는 쪽으로 회전	• 흉쇄유돌근 • 전사각근과 중사각근 • 척추횡단 시스템과 평행으로 가는 모든 근육 ○ 다열근과 회선근 ○ 소능형근 ○ 상후거근 • 상승모근	• 척추횡단 시스템의 모든 근육 ○ 두판상근과 경판상근 ○ 하두사근 • 견갑거근 • 후사각근과 중사각근
통증 쪽으로 회전	• 척추횡단 시스템의 모든 근육 ○ 두판상근과 경판상근 ○ 하두사근 • 후사각근과 중사각근	• 흉쇄유돌근 • 상승모근 • 척추횡단 시스템과 평행으로 가는 모든 근육 ○ 다열근과 회선근 ○ 소능형근 ○ 상후거근 • 견갑거근 • 전사각근과 중사각근
통증 쪽으로 측굴	• 사각근 • 흉쇄유돌근 • 견갑거근	• 없음
통증이 없는 쪽으로 측굴	• 없음	• 중사각근 • 상승모근 • 견갑거근

한다. 환자는 종종 관절가동범위의 전체 범위를 적극적으로 수행하는 것을 피하거나(예: 습관으로 또는 통증을 피하기 위해) 능동 근육 부족이 있을 수 있다(이는 경추 회전 중에 가장 흔하게 나타남). 두 시나리오 모두 길항근이 최대로 신장되지 않는다. 따라서 근막유발점의 통증유발이 방해를 받고 통증이 없다. 능동관절가동범위 검사 중에 통증이 발생하지 않으므로 활동성 근막유발점이 나타나지 않는다. 따라서 관절가동범위를 수동적으로 검사(능동검사 후)하면 능동 근육 부족을 인지하고 신장된 근육에서 근막유발점을 유발할 수 있다.

• 능동 및 수동관절가동범위 모두 통증이 없는 경우 근막 문제가 없는 것으로 추정되며 적어도 당분간은 근막 구조에 대한 추가 검사를 수행할 필요가 없다. 그러나: 특정 근육에 활동성 근막유발점이 존재하는지 완전히 확인하려면 선별 검사를 절대적으로 신뢰할 수 없기 때문에 근육을 촉진으로 검사해야 한다.

치료사를 위한 조언

• 외굴이 신장된 쪽에 환자의 임상적 통증을 유발하는 경우 유발점은 상승모근(upper trapezius, 위등세모근), 견갑거근(levator scapulae, 어깨올림근) 또는 중사각근(middle scalene, 가운데목갈비근)에 존재한다고 가정

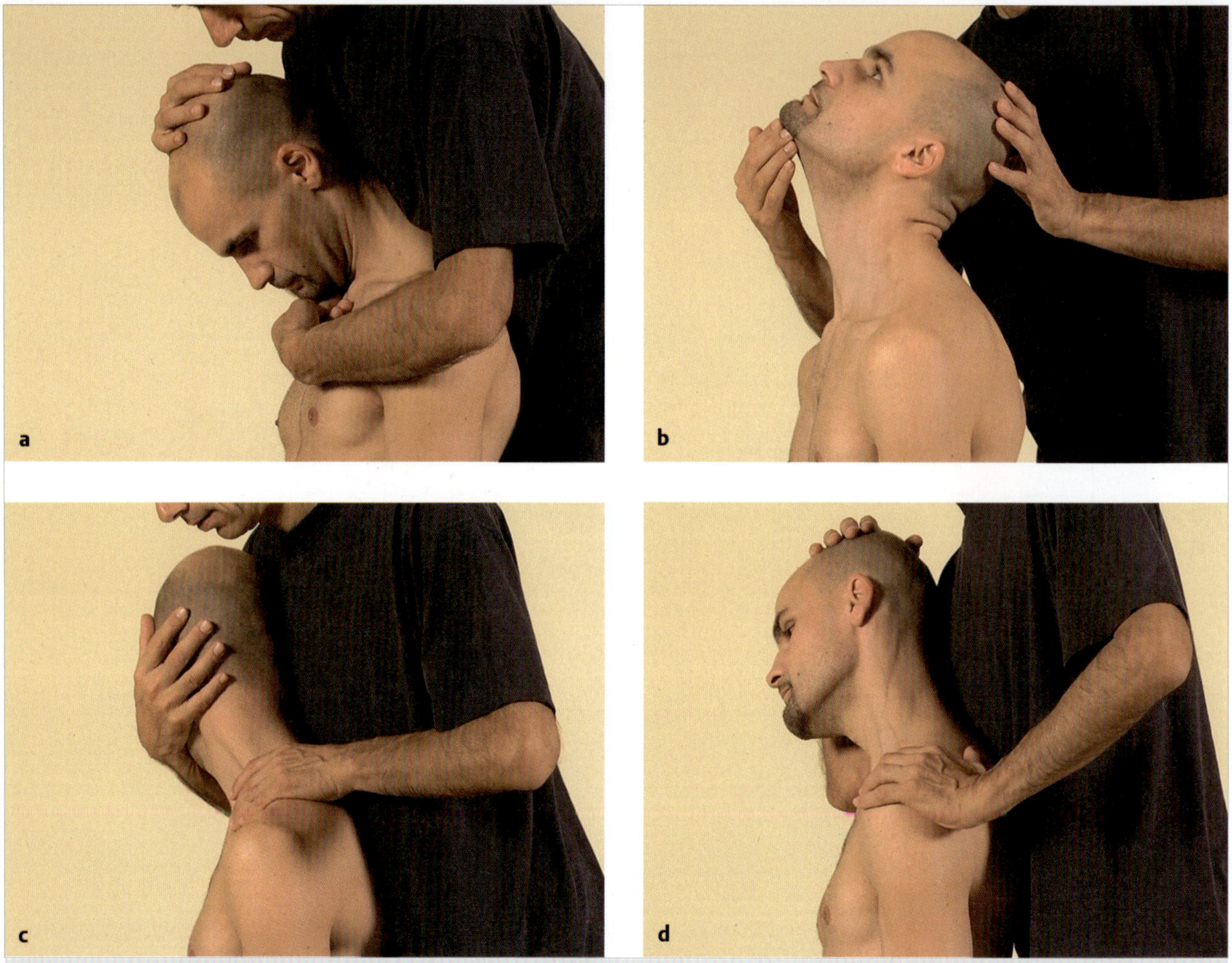

그림 9.4 선별 검사, 경추. 특정 움직임 구성 요소에서 끝-범위 통증이 발생하면, 이 움직임은 수동 검사를 통해 끝-범위 통증이 발생하는지 확인하기 위해 수동적으로(즉, 치료사에 의해) 수행된다(▶ 표 9.2에 설명).

a 굴곡.

b 신전.

c 회전.

d 측굴.

할 수 있다(▶ 그림 9.6 **a**). 이 근육군 중 어느 것이 연관되어 있는지 검사하려면 경추의 측면으로 구부러진 위치를 유지하면서 어깨를 들어올려 상승모근과 견갑거근이 느슨해지게 한다(▶ 그림 9.6 **b**).

- ○ 통증이 지속되면 중사각근에 활동성 유발점이 있을 가능성이 매우 높다.
- ○ 통증이 완화되면 상승모근과 견갑거근에서 유발점을 찾아야 한다.

- 경추의 굴곡 및 측굴과 결합된 반대쪽으로의 회전이 반대편에 임상적 통증을 유발한다면, 신장된 판상근(splenius muscles, 널판근)과 견갑거근이 통증의 원인이 될 수 있다(▶ 그림 9.7 **a**). 둘 사이의 감별은 견갑거근의 신장 통증유발을 배제적으로 역전시키는 어깨의 거상으로 할 수 있다(▶ 그림 9.7 **b**) :

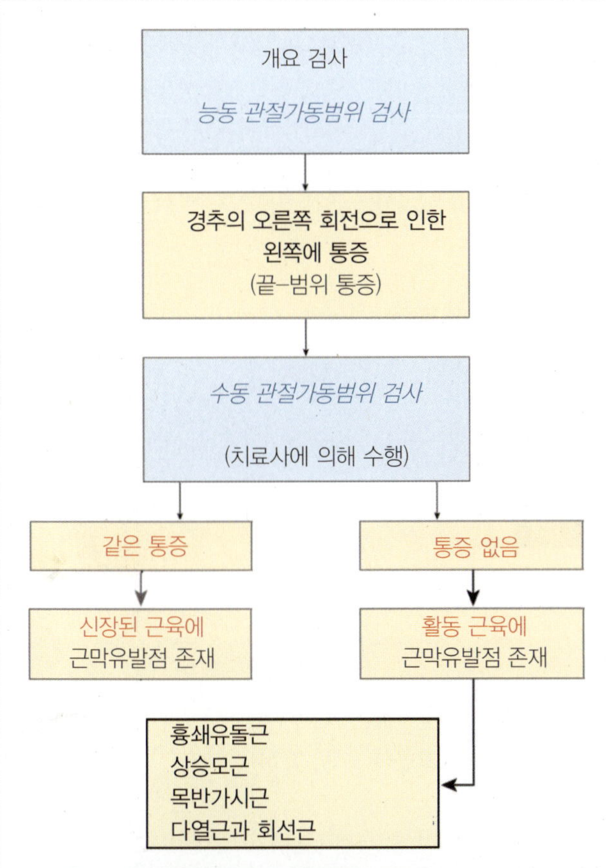

그림 9.5 경추 소견. 경추의 오른쪽 회전과 연관된 왼쪽에 끝-범위 통증; 수동관절가동범위 검사는 통증이 없음. 흐름도 형태의 분석 과정(임상정보 설명 참고: 경추 소견).

  - ○ 어깨를 올렸을 때 통증이 변하지 않으면 판상근의 유발점에 의한 것이다.
  - ○ 어깨를 들어올려 통증이 완화된다면 견갑거근에 활동성 유발점이 있을 수 있다.
- 특정 신장 방법은 개별 근육과 근육군을 선택적으로 검사할 수 있다. 예를 들면:
  - ○ 상부 경추의 후방 근육: 경추 회전과 결합된 경추 굴곡/경사(▶ 그림 9.8 **a**)
  - ○ 견갑거근: 어깨 하강과 결합된 경추 회전, 반대쪽 측굴, 경추 굴곡(▶ 그림 9.8 **b**)
  - ○ 흉쇄유돌근(sternocleidomastoid, 목빗근): 경사 및 후방 병진이 결합된 반대쪽으로 측굴 및 환측으로 경추 회전(▶ 그림 9.8 **c**)
- 두통: 경추에 대한 선별 검사를 수행하면 근육 탄성 부족으로 인해 관절가동범위가 제한되는 경우가 자주 발생하지만 두통은 재현되지 않는다. 이러한 단축된 근육의 촉진은 일반적으로 근막유발점을 나타내며, 이로부터 알려진 두통이 유발될 수 있다; 경험에 따르면 단축된 근육에서 이러한 활동성 근막유발점을 치료하면 두통이 현저히 감소한다.

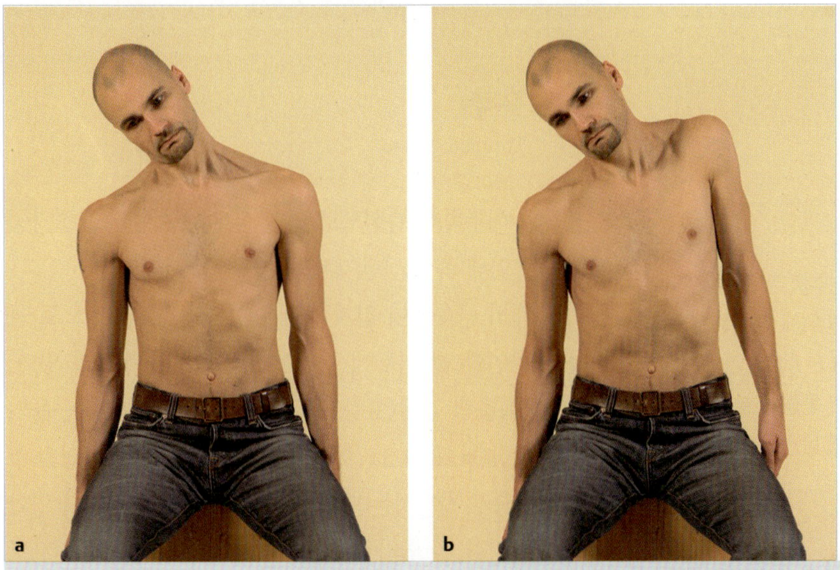

그림 9.6 선별 검사, 경추 -오른쪽 측굴과 연관된 왼쪽 신장 통증: 환자의 왼쪽 어깨의 거상은 상승모근/견갑거근 또는 중사각근이 원인인지 감별하는 데 도움이 될 수 있다(▶ 표 9.2에 설명).

a 초기 환자 자세.

b 끝 자세.

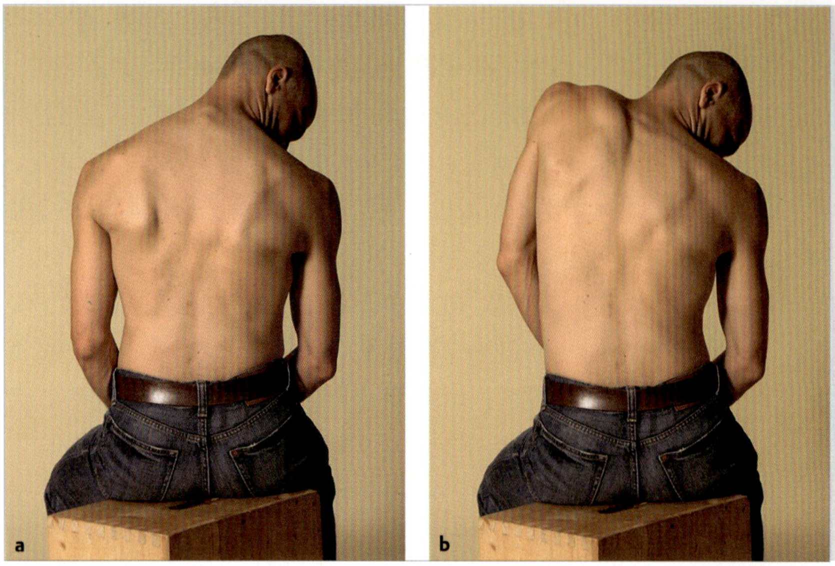

그림 9.7 선별 검사, 경추 – 통증 유발.
a 오른쪽으로 경추의 회전, 굴곡 및 측굴로 인한 왼쪽에 통증 유발(신장 통증)은 판상근이나 견갑거근의 신장으로 발생할 수 있다.
b 판상근 또는 견갑거근이 원인인지는 어깨 거상을 통해 감별할 수 있다.

표 9.3 선별 검사, 흉추: 촉진

위치/층 깊이	섬유 방향	근육
표층 (첫 번째 층)	• 수평 • 대각선: V 모양 (하내측으로부터 상외측으로)	• 중승모근(▶ 그림 7.69) • 하승모근(▶ 그림 7.74)
중간층 (두 번째 층)	• 대각선: A 모양 (하외측으로부터 상내측으로)	• 능형근(▶ 그림 7.65)
중간층 (세 번째 층)	• 대각선: A 모양 (하외측으로부터 상내측으로)	• 상후거근(▶ 그림 7.202)
심층 (네 번째 층)	• 척주와 평행하게	• 흉최장근(▶ 그림 7.177 **b**) • 흉장늑근(▶ 그림 7.177 **a**)

임상정보

경추 소견

경추가 오른쪽으로 회전하면서 발생하는 왼쪽에 끝-범위 통증 — 흐름도 형태의 분석 과정.

환자는 왼쪽에 목 통증과 두통을 호소한다. 경추의 개요 검사(선별 검사)의 결과는 오른쪽으로 회전하면 끝-범위에서 왼쪽에 환자의 임상적 통증이 유발된다는 것을 보여준다. 치료사가 오른쪽으로 경추 회전 움직임을 수동으로 검사하면 통증이 발생하지 않는다. 임상 추론 과정은 어떤 근육이 왼쪽에 통증을 유발할 수 있는지에 대한 의문을 제기한다. 이러한 근육은 근막유발점을 포함할 가능성이 가장 높으므로 촉진되어야 한다.

분석과 의사 결정 과정은 흐름도의 형태로 잘 표현될 수 있다(▶ 그림 9.5): 이 경우 근막유발점은 경추를 능동적으로 회전시키는 왼쪽 근육(흉쇄유돌근, 상승모근, 경반극근[semispinalis cervicis, 목반가시근], 다열근[multifidus, 뭇갈래근] 및 회전근[rotatores, 돌림근])에 있을 가능성이 있음을 보여준다.

9.1.2 흉추

Thoracic Spine

- 흉곽의 해부학적 특성으로 인한 흉추의 제한된 관절가동범위로 인해 촉진 진단이 더욱 중요해진다.
- 여러 개의 근육층이 겹쳐질 때(예: 후흉추), 촉진으로 근육을 확인할 때 염두에 두어야 할 두 가지 정보가 있다. (1) 근육층의 깊이(표층, 중간층 또는 심층), (2) 근육의 섬유 방향(▶ 표 9.3). 이러한 방법으로, 근막유발점의 주요 증상으로 작용하는 단단한 띠를 특정 근육에 가장 명확하게 지정할 수 있다. 단단한 띠는 섬유방향의 수직으로 촉진하면 가장 쉽게 느낄 수 있다.
- 반대쪽 측굴과 결합된 흉추 회전의 통증이 있는 제한은 근막유발점이 늑간근(및 복사근)에 존재함을 암시한다.
- 통증이 없는 쪽으로 측굴과 회전이 결합되었을 때 흉추

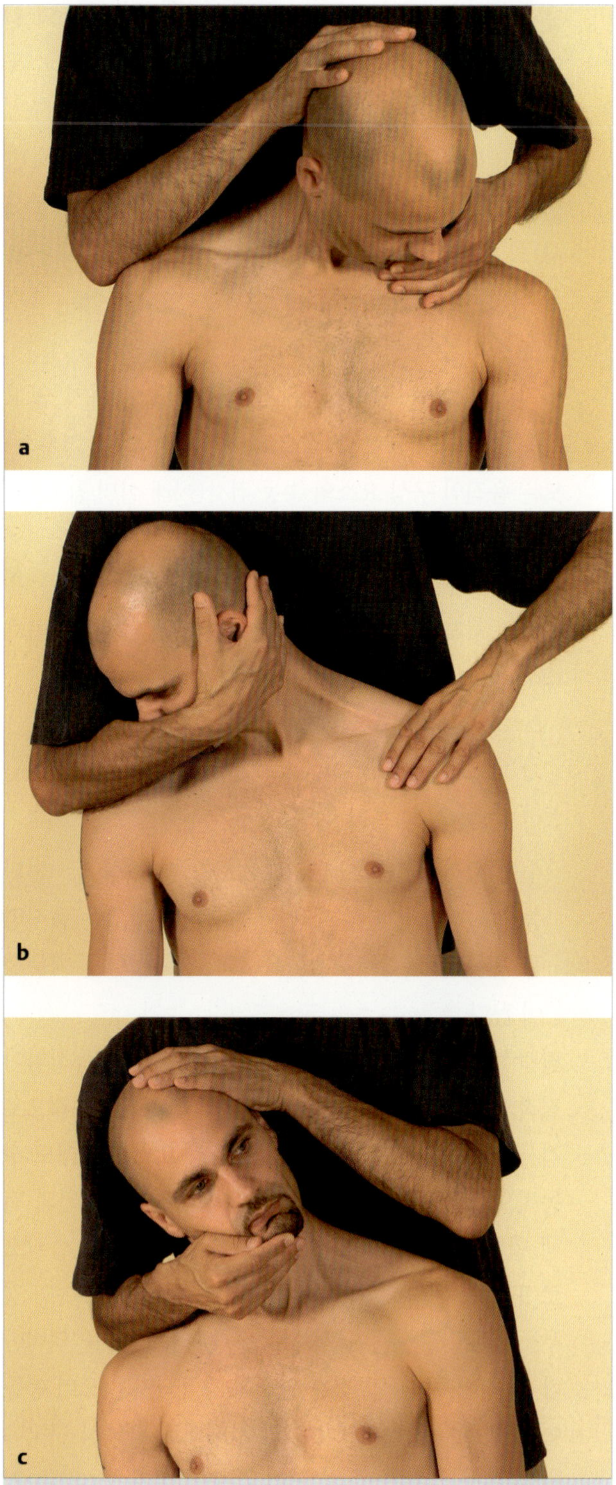

그림 9.8 선별 검사, 경추 – 개별 근육/근육 군의 검사 및 확인을 위한 특정 신장 방법.

a 경추의 심부 목 신전근(왼쪽): 기울이기, 경추의 굴곡 및 회전.

b 견갑거근(왼쪽): 측굴, 반대쪽으로 회전 및 굴곡과 동시에 어깨 하강.

c 흉쇄유돌근(왼쪽): 반대쪽으로 측굴, 같은쪽으로 회전 및 기울이기와 후방 전이.

굴곡의 통증이 있는 제한은 장늑근(iliocostalis, 엉덩갈비근)과 흉최장근(longissimus thoracis, 등가장긴근)의 유발점의 징후가 될 수 있다.

- 능형근(rhomboid, 마름모근)과 밑에 있는 상후거근(serratus posterior superior, 위뒤톱니근)의 섬유가 같은 방향으로 흐르기 때문에 구별하기가 어렵다. 다음은 구별에 도움이 될 수 있다:
  - 연관통 양상: 팔로의 통증 그리고/또는 감각 이상의 방사는 일반적으로 상후거근의 유발점에 의해 발생하는 반면 능형근의 유발점은 대개 국소 통증만을 유발한다.
  - 환자의 임상적 통증을 유발하는 엎드린 자세에서(▶ 그림 7.65, ▶ 그림 7.202) 치료한다면 치료사는 환자가 환측으로 반 엎드린 자세로(▶ 그림 7.84) 환자의 견갑골 사이를 검사할 수 있다. 도수 기법은 손을 흉곽에 근섬유 방향으로 배치하여 능형근을 신장(견갑골에 추가로 압력을 가하여 통증 유발)하는 반면, 이 경우 상후거근은 통증이 유발되지 않는다. 이 위치에서 엎드린 자세와 동일한 통증이 유발되면 능형근의 유발점 때문이다.
- 관절 및 근막 원인의 구별: 흉곽에서 유발점을 확인하고 치료할 때, 압력은 근육을 자극할 뿐만 아니라 동시에 밑에 있는 늑골과 각 척추 분절을 약하게 가동하고 자극하는 데 사용된다. 이 기법의 변형을 사용하면 통증의 원인으로 갈비뼈(또는 추간 관절) 기능장애와 근육의 유발점을 구별할 수 있다: 유발점에 가압하여(한 손가락 사용) 이 환자의 임상적 통증을 재현하는 경우, 밑에 있는 갈비뼈 또는 척추분절은 차후에 손바닥 기법(손꿈치 또는 손바닥 사용)을 사용하여 적어도 같은 방향으로 집중적으로 가동되어야 한다.
  - 유발점 가압 기법을 사용할 때만 통증이 발생하면 통증은 근막이다.
  - 유발점 가압과 손바닥 기법에서 같은 통증이 발생하는 경우, 원인은 관절(갈비뼈 또는 추간관절 가동으로 인한 늑추관절[costovertebral, 갈비척추관절] 또는 (추간관절 자극) 또는 근막(늑간 근육 또는 다열근 및 회전근의 신장 유발)일 수 있다.

9.1.3 견관절
Shoulder

- 다음의 검사들은, 견관절에 대해 최소한 언제나 수행되어야 한다:
  - ○ 능동관절가동범위 검사(▶ 그림 9.9)
    - 굴곡(▶ 그림 9.9 **a, b, c**)
    - 외전(▶ 그림 9.9 **d, e, f**)
    - 외회전, 수평면에서(▶ 그림 9.9 **g, h**)
    - 외회전 및 내회전, 수평면에서(▶ 그림 9.9 **i, j, k**)
    - 수평 외전(▶ 그림 9.9 **l, m**)
    - 수평 내전(▶ 그림 9.9 **n**)
    - 허리 뒤로 손을 가져가서 엄지 손가락을 척추 위로 최대한 밀어 올리기(▶ 그림 9.9 **o**).
    - 손을 목 뒤로 가져와 검지 손가락을 가능한 한 척추 아래로 밀기(▶ 그림 9.9 **p**)
  - ○ 저항 검사(▶ 그림 9.10)
    - 등척성 저항에 대한 외회전(▶ 그림 9.10 **a**)
    - 등척성 저항에 대한 내회전(▶ 그림 9.10 **b**)
    - 등척성 저항에 대한 굴곡(▶ 그림 9.10 **c**)
    - 등척성 저항에 대한 신전(▶ 그림 9.10 **d**)
    - 등척성 저항에 대한 외전(▶ 그림 9.10 **e**)
    - 등척성 저항에 대한 외전 + 외회전(▶ 그림 9.10 **f**)
    - 등척성 저항에 대한 내전 + 내회전(▶ 그림 9.10 **g**)
  - ○ 수동관절가동범위 검사 – 능동관절가동범위 검사와 저항 검사의 결과에 따른 신장 통증유발(▶ 그림 9.11)
    - 끝–범위 외회전(▶ 그림 9.11 **a**)
    - 끝–범위 굴곡/외전(▶ 그림 9.11 **b**)
    - 굴곡 + 끝–범위 외회전(▶ 그림 9.11 **c**)
    - 수평 외전 + 외회전(▶ 그림 9.11 **d**)
    - 수평 내전(▶ 그림 9.11 **e**)
    - 견관절의 끝 범위 굴곡 + 주관절 굴곡(▶ 그림 9.11 **f**)
  - ○ 견갑골 위치 검사(▶ 그림 9.12)
    - 열린 사슬(자유로운 팔; ▶ 그림 9.12 **a–f**)
    - 닫힌 사슬(벽에 지지된 팔; ▶ 그림 9.12)
- 먼저 **능동 관절가동범위**를 검사한다(▶ 그림 9.9):
  - ○ 움직임의 끝–범위에서 통증이 있는 경우, 활동 근육 그룹 또는 수동적으로 신장된 근육의 유발점이 통증의 원인일 수 있다 → 영향을 받는 움직임 구성 요소의 수동 검사(아래 참고)
  - ○ 끝–범위 통증의 발생 없이 견관절 움직임 중 통증이 발생하면 움직임을 유발하는 근육(특히, 원심성 활동에서)의 유발점이 통증의 원인일 수 있거나 원인이 근육이 아닐 수 있다(통증호 → 충돌 → 영향을 받는 움직임 요소의 수동 검사 참고[아래 참고]).
  - ○ 움직임 중이나 끝–범위에서 통증이 발생하지 않고 운동성이 양적 또는 질적으로 제한되지 않는 경우 → 모든 움직임 구성 요소의 수동 검사(아래 설명 참고).
- **수동 관절가동범위** 검사(▶ 그림 9.11):
  - ○ 능동관절가동범위 검사 중에 양성 소견(즉, 통증)을 나타내는 동일한 움직임 구성 요소를 수동적으로 검사해야 한다(즉, 치료사에 의해).
    - 수동 검사 중 움직임 구성 요소가 끝–범위에서 다시 통증이 있다면 신장된 근육군에 활동성 유발점이 있을 가능성이 높다.
    - 수동 검사 중 움직임 구성 요소가 더 이상 끝–범위 통증을 나타내지 않는 경우, 활동성 유발점은 움직임을 능동적으로 수행한 근육군의 근육에 있을 가능성이 높다.
  - ○ 견관절의 능동관절가동범위가 통증이 없고 움직임이 질적으로나 양적으로 제한되지 않더라도, 능동적으로 검사된 기능검사의 모든 움직임 구성 요소는 그래도 수동적으로 검사되어야 한다. 환자가 관절가동범위의 전체 범위를 능동적으로 수행하지 않는 경우(예: 습관으로 또는 통증을 피하기 위해) 또는 능동 근육 부족인 경우, 이것은 길항근이 최대로 신장되지 않음을 의미한다. 따라서 근막유발점은 완전히 자극되지 않으며 통증이 발생하지 않는다. 이로 인해 때때로 활동성 근막유발점은 능동관절가동범위 검사 중에 문제가 발생하지 않는다. 따라서 수동관절가동범위 검사(능동 검사 후)는 능동 근육 부족의 인지와 신장된 근육에서 근막유발점의 자극을 가능하게 한다.
  - ○ 능동 및 수동관절가동범위 모두 통증이 없는 경우 근막 문제가 없는 것으로 추정되며 적어도 당분간은 근막 구조에 대한 추가 검사를 수행할 필요가 없다.

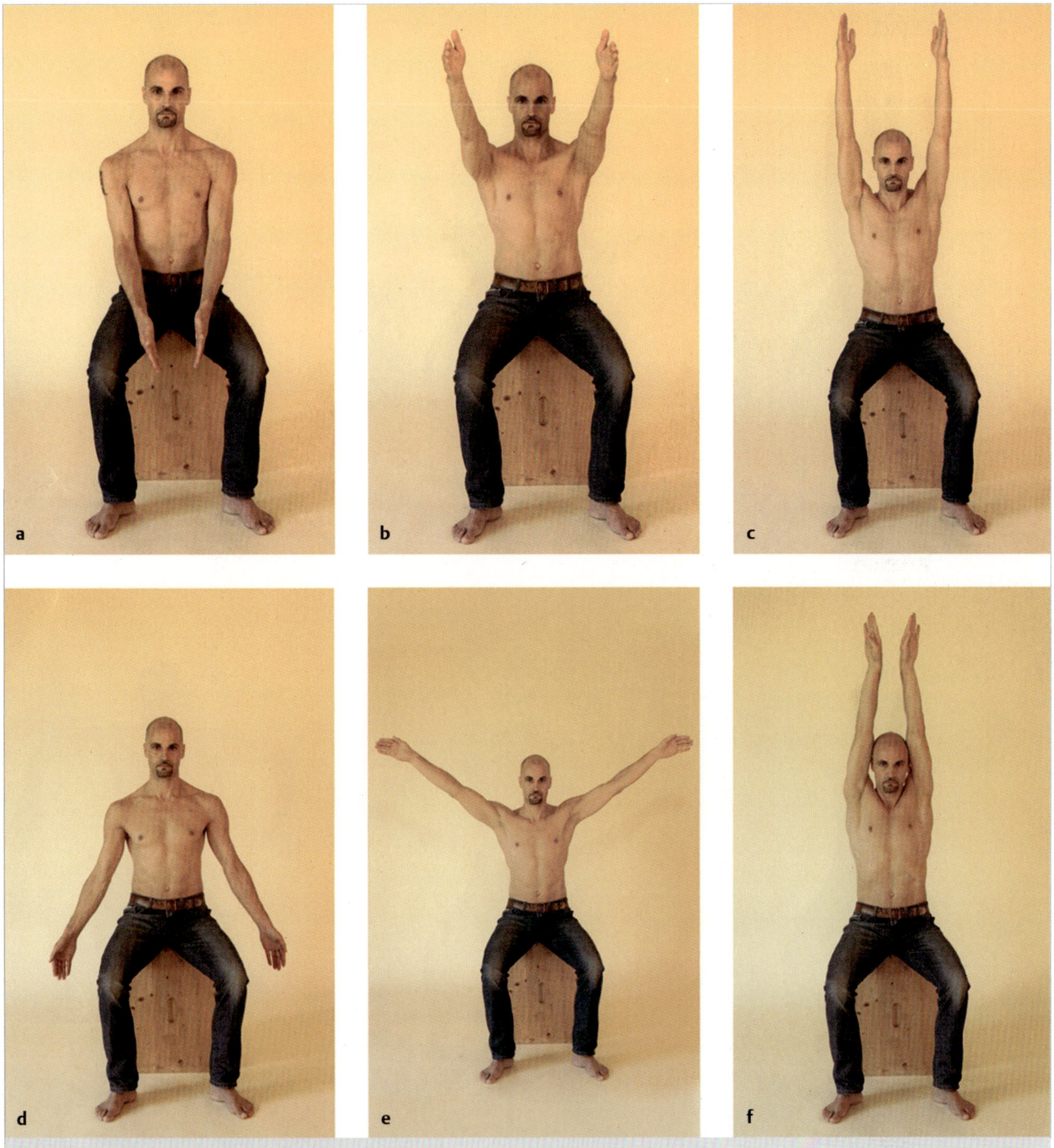

그림 9.9 선별 검사, 견관절. 최소한 다음과 같은 움직임 구성 요소는 능동 검사를 통해 언제나 검사해야 한다(▶ 표 9.4에 설명).
a 굴곡: 초기 환자 자세.
b 굴곡: 움직임 경로.
c 굴곡: 끝 자세.
d 외전: 초기 환자 자세.
e 외전: 움직임 경로.
f 외전: 끝 자세.

계속 ▶

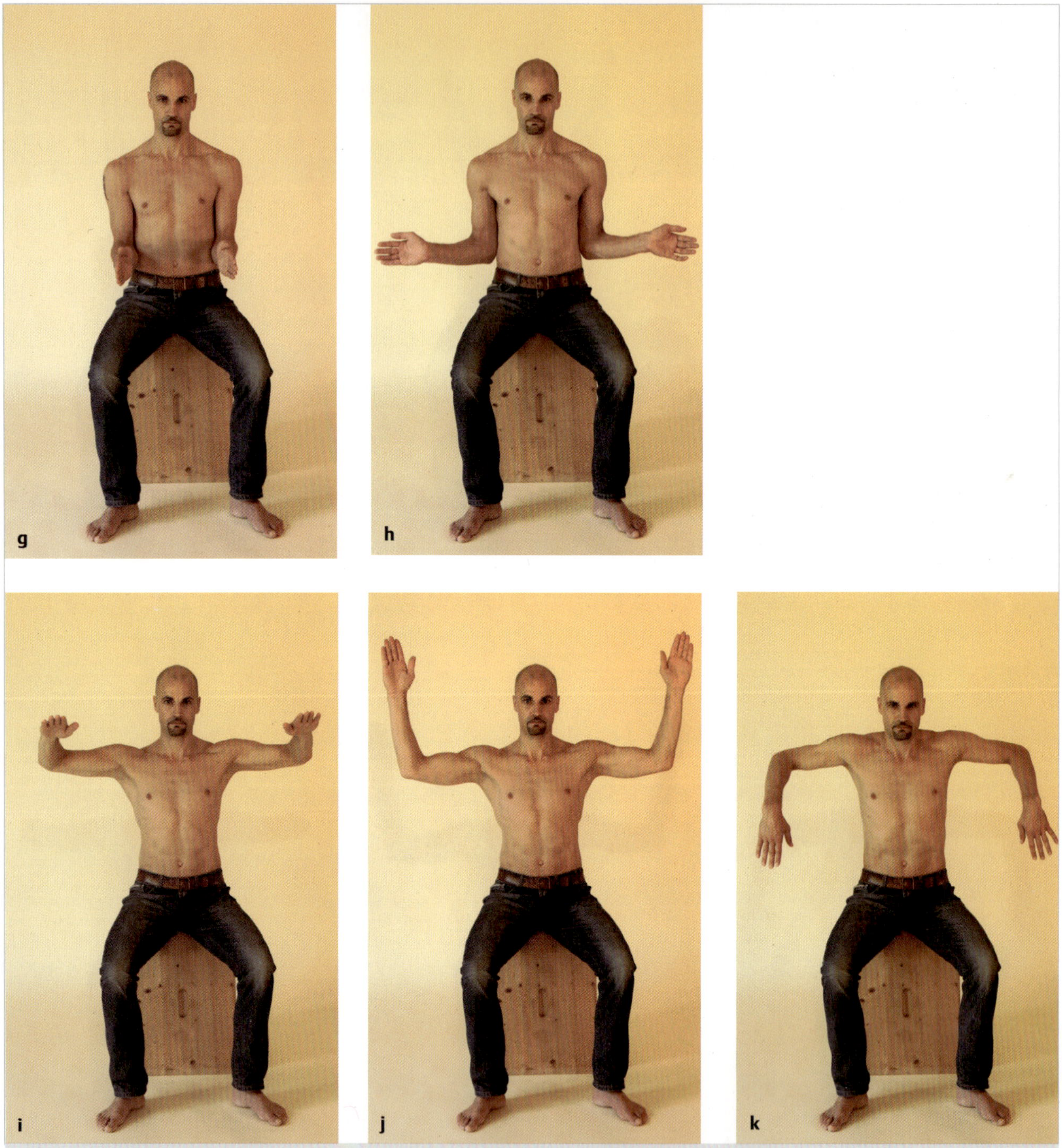

그림 9.9 *(계속)*. 선별 검사, 견관절. 최소한 다음과 같은 움직임 구성 요소는 능동 검사를 통해 언제나 검사해야 한다(▶ 표 9.4에 설명).

g 회전(상완골 수평면): 초기 환자 자세.

h 외회전(상완골 수평면): 끝 자세.

i 회전(상완골 시상면): 초기 환자 자세.

j 외회전(상완골 시상면): 끝 자세.

k 내회전(상완골 시상면): 끝 자세.

계속 ▶

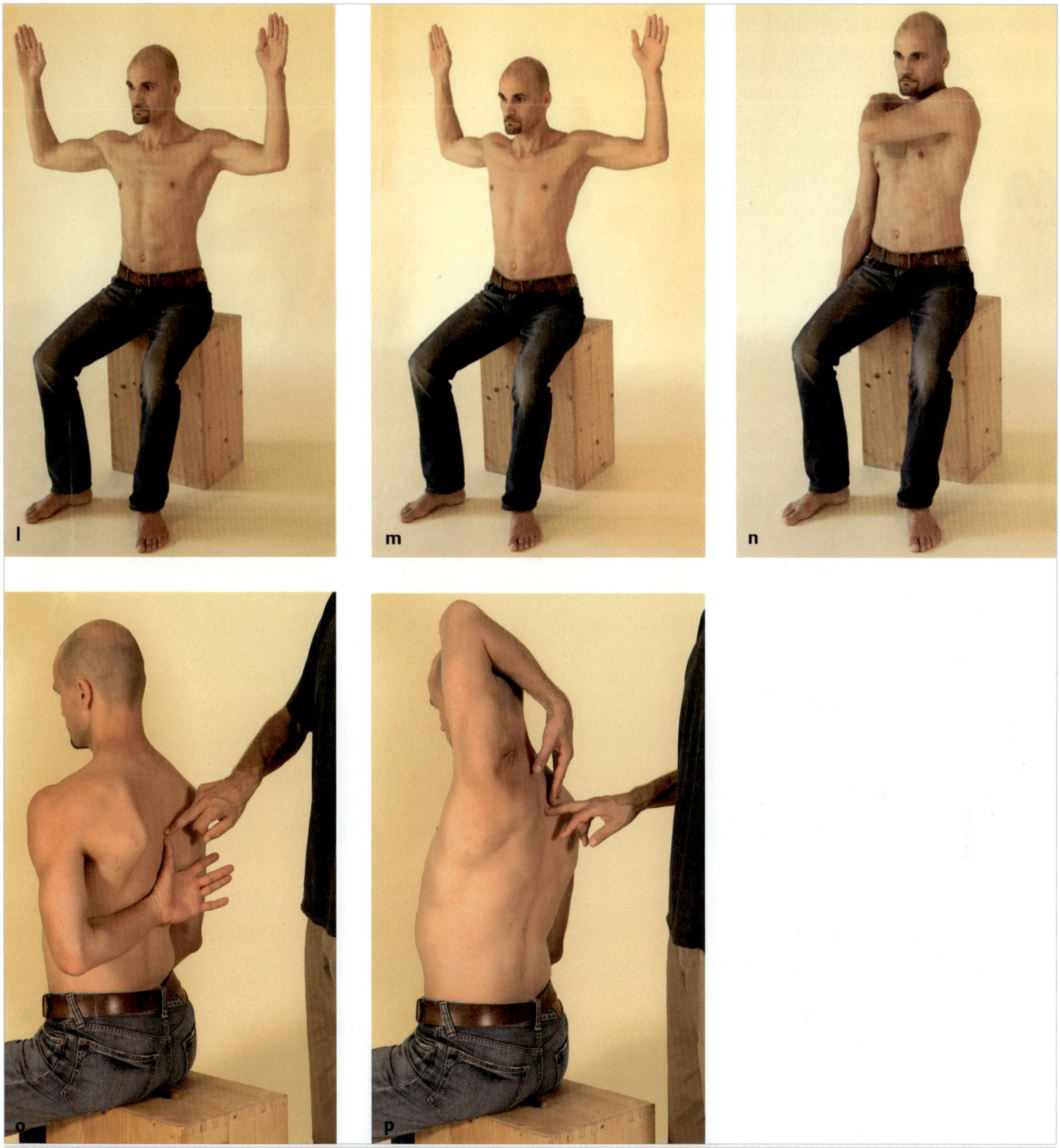

그림 9.9 (*계속*). 선별 검사, 견관절. 최소한 다음과 같은 움직임 구성 요소는 능동 검사를 통해 언제나 검사해야 한다(▶ 표 9.4에 설명).

l 수평 외전: 초기 환자 자세.

m 수평 외전: 끝 자세.

n 수평 내전.

o 허리 뒤로 손을 가져간다.

p 손을 목 뒤로 가져와 검지손가락을 가능한 한 척추 아래쪽으로 민다.

표 9.4 견관절 선별 검사: 소견의 해석 — 관절가동범위 검사

끝-범위 통증	활동 근육	신장된 근육
굴곡 (▶ 그림 9.9 **c**)	• 삼각근(전방과 외측부) • 극상근 • 극하근 • 대흉근(쇄골부) • 견갑골 안정화근 ○ 전거근 ○ 하승모근 ○ 중승모근 ○ 상승모근	• 대흉근(흉늑골부와 복부) • 견갑하근(외측 섬유) • 대원근 • 광배근 • 극하근(외측 섬유) • 소원근 • 삼각근(후방부) • 상완삼두근(장두) • 전거근(하부 섬유)
외전 (▶ 그림 9.9 **f**)	• 삼각근(외측부) • 극상근 • 극하근 • 견갑골 안정화근 ○ 전거근 ○ 하승모근 ○ 중승모근 ○ 상승모근	• 견갑하근(외측 섬유) • 대원근 • 광배근 • 극하근(외측 섬유) • 소원근 • 대흉근(흉늑골부와 복부) • 삼각근(후방부) • 상완삼두근(장두) • 전거근(하부 섬유)
외회전 (▶ 그림 9.9 **h**)	• 극하근(주로 횡섬유) • 소원근	• 견갑하근 • 대원근 • 광배근 • 대흉근
외회전 (외전 90°에서) (▶ 그림 9.9 **j**)	• 극하근(주로 사선섬유) • 소원근 • 극상근 • 삼각근(후방과 중부) • 견갑골 안정화근	• 견갑하근(주로 사선섬유) • 대원근 • 삼각근(전방부) • 대흉근(쇄골부)
내회전 (외전 90°에서) (▶ 그림 9.9 **k**)	• 견갑하근(주로 사선섬유) • 대원근 • 삼각근(전방과 외측부)	• 극하근(주로 사선섬유) • 소원근
수평 외전 (▶ 그림 9.9 **m**)	• 극하근(주로 횡섬유) • 소원근 • 삼각근(주로 후방부) • 견갑골 안정화근 • 중승모근(견갑골 후인과 함께) • 능형근(견갑골 후인과 함께)	• 삼각근(전방부) • 오훼완근 • 대흉근(쇄골부) • 소흉근(견갑골 후인과 함께) • 전거근(견갑골 후인과 함께)
수평 내전 (▶ 그림 9.9 **n**)	• 삼각근(전방부) • 오훼완근 • 대흉근(쇄골부) • 견갑골 안정화근 • 소흉근(견갑골 후인과 함께) • 전거근(견갑골 후인과 함께)	• 극하근(주로 횡섬유) • 소원근 • 삼각근(후방부) • 중승모근(견갑골 전인과 함께) • 능형근(견갑골 전인과 함께)
손을 허리 뒤로 해서 가능한 위로 가져가기 (▶ 그림 9.9 **o**)	• 상완견갑(Humeroscapular): 내회전근 ○ 견갑하근 ○ 대원근 ○ 광배근	• 상완견갑 ○ 극상근 ○ 극하근 ○ 소원근 ○ 삼각근(전방부) ○ 오훼완근

표 9.4 *(계속)* 견관절 선별 검사: 소견의 해석 — 관절가동범위 검사

끝-범위 통증	활동 근육	신장된 근육
손을 허리 뒤로 해서 가능한 위로 가져가기 (▶ 그림 9.9 **o**)	• 견갑대 근육 ○ 소흉근 ○ 중승모근 ○ 능형근	• 견갑대 근육(후인으로) ○ 소흉근 ○ 쇄골하근 ○ 전거근 • 흉곽상완(Thoracohumeral) ○ 대흉근(쇄골부)
손을 목 뒤로 해서 가능한 아래로 가져가기 (▶ 그림 9.9 **p**)	• 삼각근(전방과 외측부) • 극상근 • 극하근 • 견갑골 안정화근	• 견갑하근 • 대원근 • 광배근 • 대흉근(흉늑골과 복부) • 상완삼두근, 장두 • 삼각근(후방부) • 극하근(외측 섬유) • 소원근 • 전거근(하부 섬유)

표 9.5 견관절 선별 검사: 소견의 해석 — 저항 검사

부하/근력 부족으로 인한 통증	활동 근육
외회전근에 대한 등척성 저항 (▶ 그림 9.10 **a**)	• 극하근(주로 횡섬유) • 소원근 • 견갑골 안정화근
내회전근에 대한 등척성 저항 (▶ 그림 9.10 **b**)	• 견갑하근 • 대원근 • 대흉근 • 광배근 • 견갑골 안정화근
굴곡에 대한 등척성 저항 (견관절과 주관절) (▶ 그림 9.10 **c**)	• 상완이두근, 장두 • 삼각근(전방부) • 견갑골 안정화근
신전에 대한 등척성 저항 (견관절과 주관절) (▶ 그림 9.10 **d**)	• 상완삼두근, 장두 • 삼각근(후방부) • 견갑골 안정화근
외전에 대한 등척성 저항 (외전 90°에서) (▶ 그림 9.10 **e**)	• 극상근 • 삼각근(외측부) • 견갑골 안정화근
외회전과 외전에 대한 등척성 저항 (외전 90°에서) (▶ 그림 9.10 **f**)	• 극상근 • 극하근(사선 섬유) • 소원근 • 견갑골 안정화근
내회전과 내전에 대한 등척성 저항 (외전 90°에서) (▶ 그림 9.10 **g**)	• 견갑하근(주로 사선 섬유) • 대원근 • 대흉근 • 광배근 • (견갑골 안정화근)

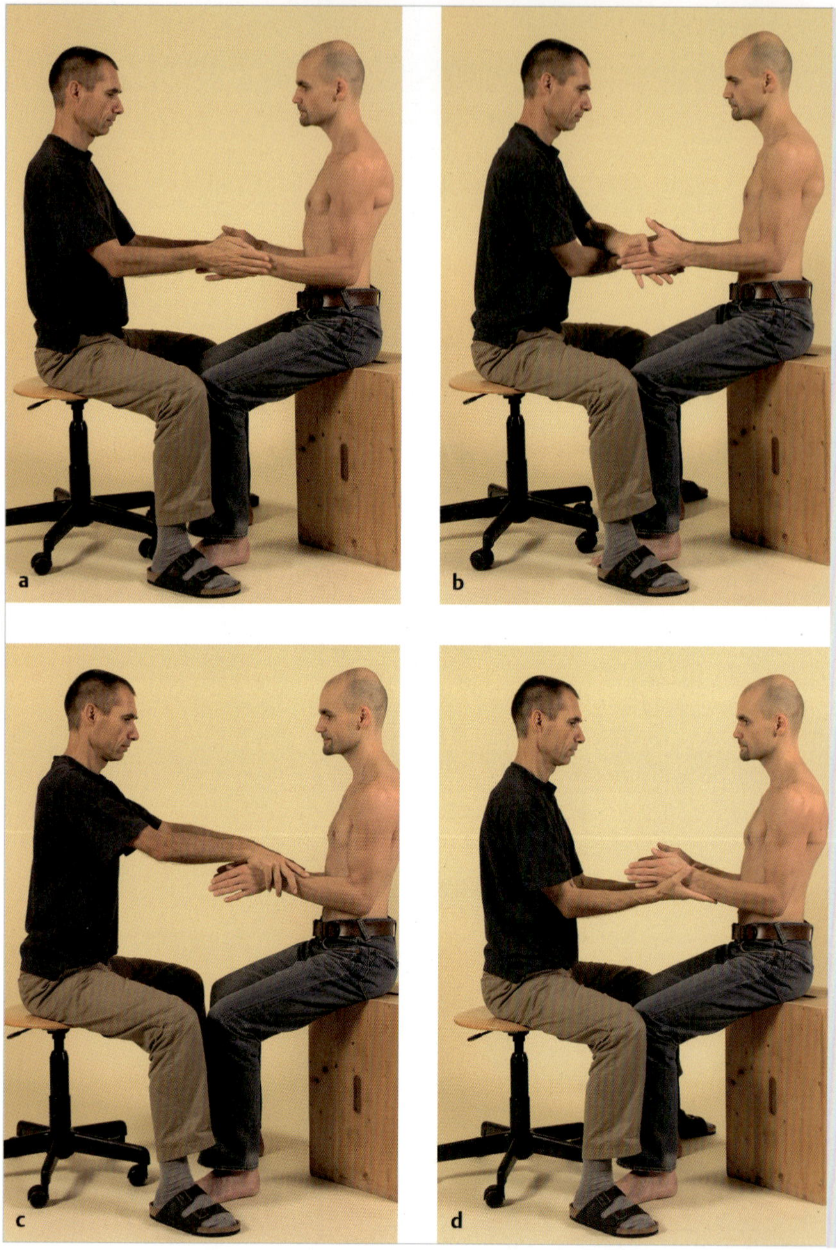

그림 9.10 선별 검사, 견관절 – 개별 근육/근육군의 선택적 부하 통증유발을 위한 저항 검사(▶ 표 9.5에 설명).
a 외회전근에 대한 등척성 저항.
b 내회전근에 대한 등척성 저항.
c 견관절과 주관절의 굴곡근에 대한 등척성 저항.
d 견관절과 주관절의 신전근에 대한 등척성 저항.

계속 ▶

특정 근육에서 활동성 근막유발점이 있는지 완전히 확인하기 위해서는 선별 검사를 절대적으로 신뢰할 수 없기 때문에 근육을 촉진으로 검사해야 한다. 이러한 경우 선별 검사에서 신뢰할 수 없는 자극을 받은 것으로 경험에 의해 입증된 근육의 촉진 검사부터 시작하는 것이 추천된다(▶ 표 9.5).

- **저항 검사**(▶ 그림 9.10)는 다음을 가능하게 한다;
  - 통증 유발을 통한 수축 근육에 유발점 확인;
  - 종종 유발점으로 인해 발생하는 근육 약화의 확인.
- **견갑골 위치 검사**(▶ 그림 9.12)는 견갑골 안정화근과 견갑상완 리듬의 기능장애를 인지할 수 있다.
  - 견갑골 안정화근 및 견갑상완 리듬의 기능 장애를 확인하기 위한 열린-사슬 검사(팔이 자유로움)
  - 견갑골 안정화근의 기능장애를 확인하기 위한 지지기능

주요내용

능동 관절가동범위가 통증이 없다면, 수동 관절가동범위는 항상 나중에 검사되어야 한다.

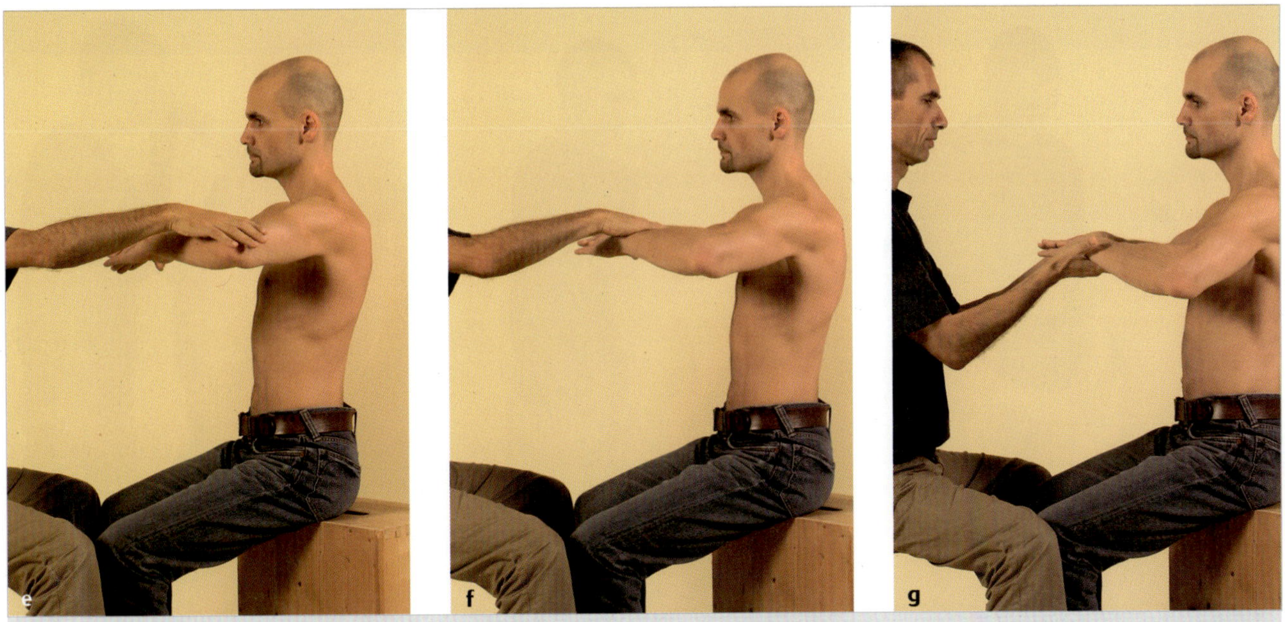

그림 9.10 *(계속)*. 선별 검사, 견관절 – 개별 근육/근육군의 선택적 부하 통증유발을 위한 저항 검사(▶ 표 9.5에 설명).
e 외전근에 대한 등척성 저항.
f 외전근 및 외회전근에 대한 등척성 저항.
g 외전근 및 내회전근에 대한 등척성 저항.

치료사를 위한 조언

- 항상 양쪽 관절가동범위를 검사한다 → 좌우 비교가 가능하다.
- 특정 신장 방법으로 개별 근육 및 근육군을 선택적으로 검사가 가능하다; 예:
  - 견갑하근(▶ 그림 9.11 **a, c,** 그리고 **d**)
  - 극하근(횡섬유)과 삼각근 뒤쪽 부분(▶ 그림 9.11 **e**)
  - 상완삼두근 , 장두(▶ 그림 9.11 **f**)
- 다음 견관절 근육은 일반적으로 선별 검사를 사용하여 확실하게 확인할 수 있다.
  - 극상근(supraspinatus, 가시위근)
  - 극하근(infraspinatus, 가시아래근)
  - 소원근(teres minor, 작은원근)
  - 견갑하근(subscapularis, 아래밑근)
  - 대원근(teres major, 큰원근)
  - 대흉근(pectoralis major, 큰가슴근)
  - 상완삼두근, 장두(Triceps brachii, long head, 위팔세갈래근긴갈래)
- 경험으로 볼 때, 단지 선별 검사를 통해서 불확실하게 통증이 유발될 수 있는 많은 견관절 근육이 있다. 선별 검사에서 끝-범위의 움직임이나 저항 검사에 의해 통증이 유발되지 않더라도 유발점은 다음 근육에 존재할 수 있다.
  - 전거근(serratus anterior, 앞톱니근)
  - 상후거근(serratus posterior superior, 위뒤톱니근)
  - 소흉근(pectoralis minor, 작은가슴근)
  - 광배근(latissimus dorsi, 넓은등근)
  - 하승모근(lower trapezius, 아래등세모근)
  - 중부 승모근(middle trapezius, 가운데 등세모근)
  - 능형근(romboid muscles, 마름모근)
  - 쇄골하근(subclavius, 빗장밑근)
- 통증 호: 60~110° 사이에서 능동 외전 시(▶ 그림 9.9 **e**) 발생하는 통증은 견봉하 충돌을 나타낼 수 있다.
- 상완과 귀의 접촉(▶ 그림 9.13): 상완으로 귀를 접촉할 수 없는 경우, 이는 대원근, 상완삼두근(장두) 또는 견갑하근에 단축 또는 근막 유착 가능성의 징후이다.
- 신경 역동학적 검사는 근육과 신경 문제를 구별하는 데 도움이 된다(ULNT 참고).
- 저항 검사는 통증을 유발할 뿐만 아니라 또한 동시에 근력을 측정한다: 유발점으로 인한 근 약화를 진단할 수 있다.
- 저항 검사는 항상 양쪽으로 수행되어야 한다.
  → 좌우 비교 가능.

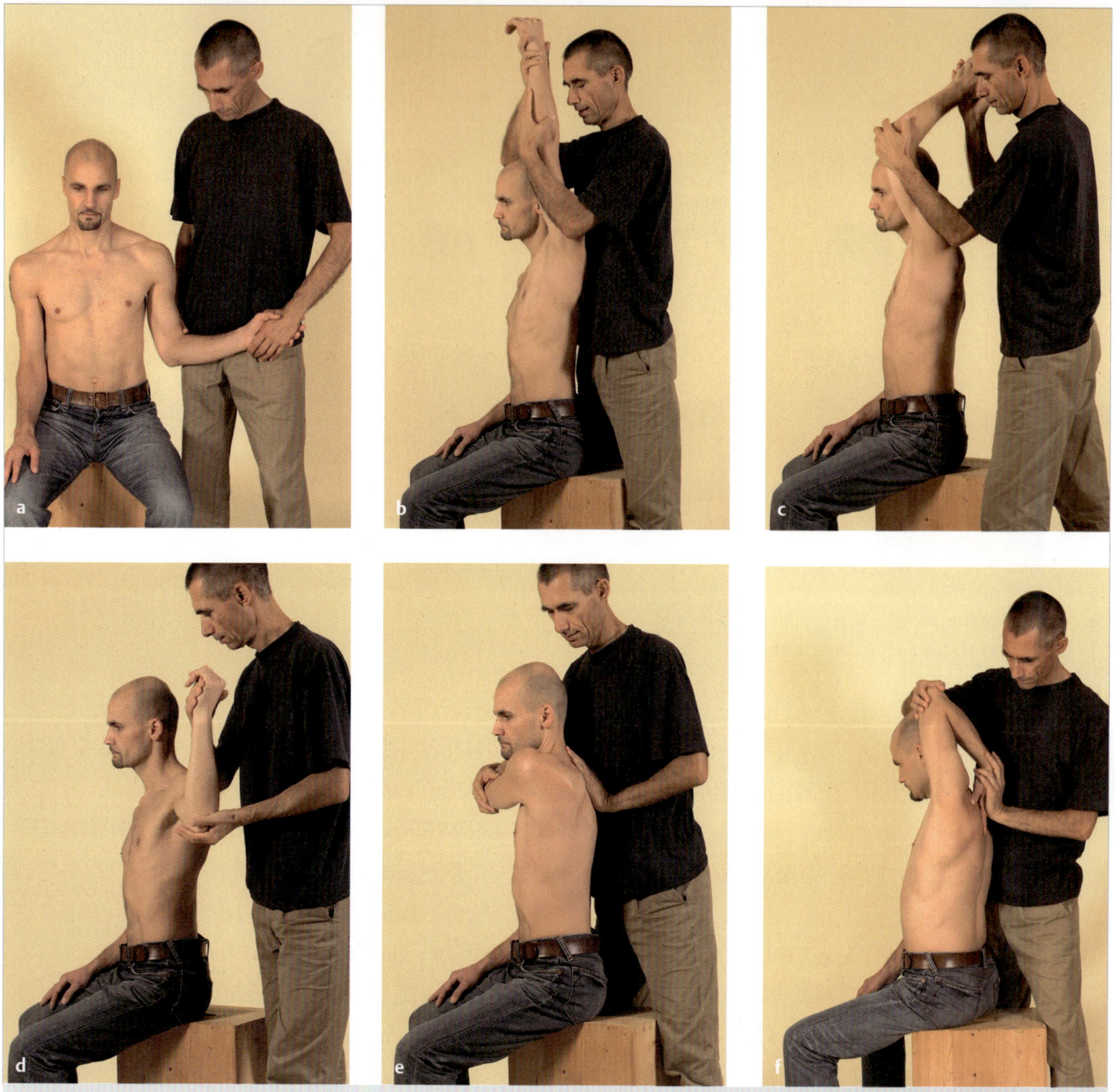

그림 9.11 선별 검사, 견관절 – 수동 검사를 통한 신장 통증 유발. 특정 움직임 요소에서 끝-범위 통증이 발생하는 경우, 이 움직임을 수동적으로(즉, 치료사에 의해) 수행하여 수동 검사(즉, 근육이 신장될 때; ▶ 표 9.4 참고)에서도 끝-범위 통증이 발생하는지 확인해야 한다.

a 끝-범위 외회전: 내회전근(견갑하근 [주로 횡 섬유] 및 대원근)의 신장 통증 유발.

b 끝-범위 굴곡/외전(신장되는 근육; ▶ 표 9.4에 설명).

c 끝-범위 굴곡/외전 + 끝-범위 외회전: 추가 외회전(끝-범위 굴곡/외전 위치에서)은 선택적으로 대원근과 견갑하근(주로 측면 섬유)의 통증을 유발한다.

d 수평 외전 + 끝-범위 외회전: 견갑하근(중간 섬유) 및 대흉근(흉늑골 부분)의 신장 통증 유발.

e 끝-범위 수평 내전: 극하근(횡 섬유)과 삼각근의 뒤쪽 부분의 신장 통증 유발.

f 견관절의 끝-범위 굴곡 + 주관절 굴곡: 상완삼두근의 장두의 선택적 신장 통증 유발.

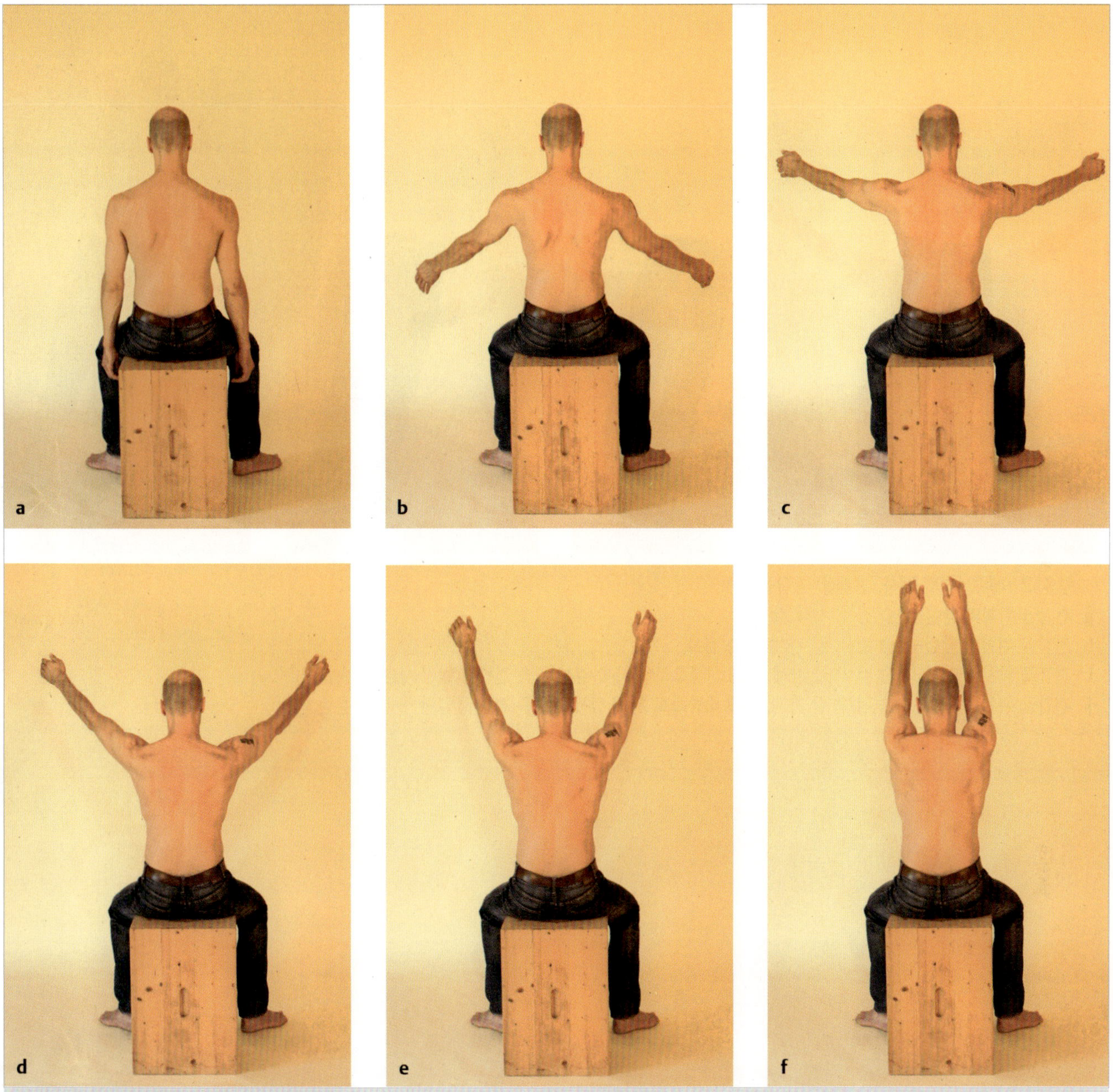

그림 9.12 선별 검사, 견관절: 견갑골 위치.
a 견갑골 위치의 열린–사슬 검사: 시작 자세.
b 견갑골 위치의 열린–사슬 검사: 움직임 경로 – 견갑면에서 40° 굴곡.
c 견갑골 위치의 열린–사슬 검사: 움직임 경로 – 견갑면에서 100° 굴곡.
d 견갑골 위치의 열린–사슬 검사: 움직임 경로 – 견갑면에서 140° 굴곡.
e 견갑골 위치의 열린–사슬 검사: 움직임 경로 – 견갑면에서 160° 굴곡.
f 견갑골 위치의 열린–사슬 검사: 끝 자세.

계속 ▶

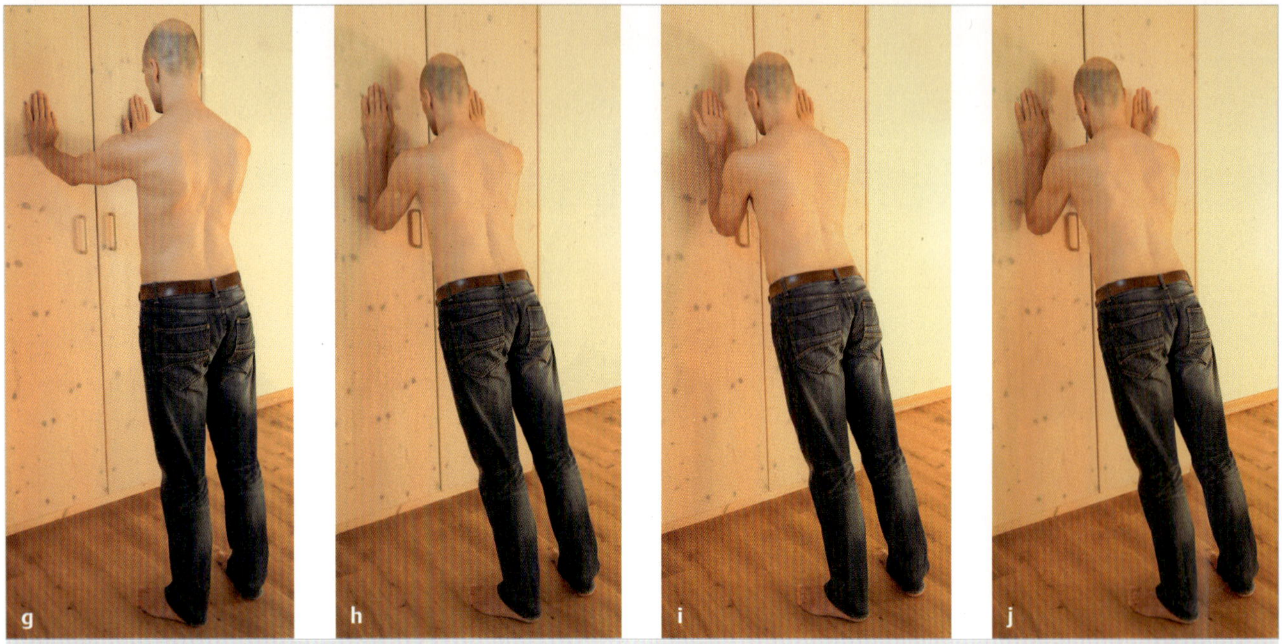

그림 9.12 *(계속)*. 선별 검사, 견관절: 견갑골 위치.
g 견갑골 위치의 닫힌-사슬 검사: 시작 자세.
h 견갑골 위치의 닫힌-사슬 검사: 끝 자세, 양측 검사.
i 견갑골 위치의 닫힌-사슬 검사: 끝 자세, 최대 하중으로 오른쪽 검사(왼쪽 견관절 열린 사슬, 왼손 회외).
j 견갑골 위치의 닫힌-사슬 검사: 끝 자세, 최대 하중으로 왼쪽 검사(오른쪽 견관절 열린 사슬, 오른손 회외).

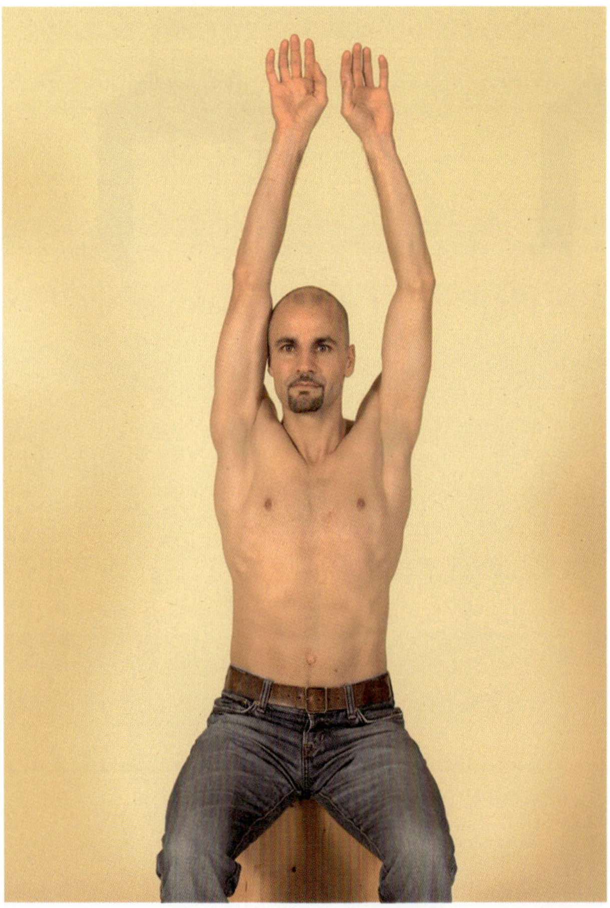

그림 9.13 선별 검사, 견관절 – 귀에 상완을 접촉하기. 환자가 상완으로 귀를 접촉할 수 없는 경우, 이는 종종 단축 및 근막 유착으로 야기된 유발점으로 발생한다; 대원근, 상완삼두근(장두), 견갑하근 및 극하근(측면 섬유) 및 소원근이 연관될 수 있다.

9.1.4 주관절
Elbow

- 주관절 검사의 근막 관점에서 적어도 다음 부분은 언제나 포함되어야 한다:
  - **능동관절가동범위 검사**
    - 굴곡(▶ 그림 9.14 **a**)
    - 신전(▶ 그림 9.14 **b**)
    - 회외(supination, 뒤침)(▶ 그림 9.14 **c**)
    - 회내(pronation, 엎침)(▶ 그림 9.14 **d**)
  - **신장 통증유발**
    - 주관절 신전근(▶ 그림 9.15 **a**)
    - 주관절 굴곡근(▶ 그림 9.15 **b**)
    - 회내근(▶ 그림 9.15 **c**)
    - 회외근(▶ 그림 9.15 **d**)
    - 손바닥과 손가락의 굴곡근(▶ 그림 9.18 **a**와 **b**)
    - 손목과 손가락의 신전근(▶ 그림 9.18 **c**와 **d**)
  - **저항 검사**
    - 주관절 굴곡근(▶ 그림 9.16 **a**)
    - 주관절 신전근(▶ 그림 9.16 **b**)
    - 손목과 손가락의 신전근(▶ 그림 9.16 **c**)
    - 손바닥 및 손가락 굴곡근(▶ 그림 9.16 **d**)
    - 회내(▶ 그림 9.16 **e**)
    - 회외(▶ 그림 9.16 **f**)
- 많은 주관절 문제가 견관절 근육 그리고/또는 손바닥 굴곡근/손목 신전근에 근막유발점과 연관이 있다.
  - 특정 저항 검사는 원인이 되는 견관절의 외회전근인지 외측 상과에서 기시하는 손목 신전근인지 감별하는 데 도움이 된다(▶ 그림 9.17 **b**와 **c**).
  - 특정 저항 검사는 원인이 되는 견관절의 내회전근인지 내측 상과에서 기시하는 손바닥 굴곡근인지 감별하는 데 도움이 된다(▶ 그림 9.17 **b**와 **c**).
- 손바닥 및 손가락 굴곡근(▶ 그림 9.17 **d**와 **e**, ▶ 그림 9.18 **a**와 **b**)과 손목 및 손가락 신전근(▶ 그림 9.17 **a** 와 **b**, ▶ 그림 9.18 **c**와 **d**)의 근육군에 대한 저항 검사 및 선택적 신장 방법은 어느 근육군이 근막유발점을 포함하고 있는지에 대한 요약 정보를 제공한다.
- 활동성 근막유발점을 포함하는 개별 근육에 대한 감별 평가는 이전에 확인된 근육군의 개별 근육을 후속적으로 촉진하여 수행된다. 주관절 부위에 개별 근육 촉진은 시간이 오래 걸리지 않으며, 개별 근육의 분리된 관절가동범위 및 저항 검사와 비교할 때 더 나은 타당성과 신뢰성이 있다.

치료사를 위한 조언

- 주관절 소견에 추가하여 다음 사항들도 신장에 의해 자극이 되는지 확인해야 한다:
  - 손바닥 굴곡근(▶ 그림 9.18 **a**)과 손가락 굴곡근 (▶ 그림 9.18 **b**)
  - 손목 신전근(▶ 그림 9.18 **c**)과 손가락 신전근 (▶ 그림 9.18 **d**)
- 관절가동범위 검사 및 신장 방법을 통해 근육군을 확인한 후 해당 근육군을 촉진에 의해 선택적으로 검사해야 한다. 주관절 부위의 개별 근육을 자세히 확인하기 위한 촉진은 많은 시간이 걸리지 않으며 관절가동범위와 신장 검사와 비교할 때 더 나은 타당성과 신뢰성을 제공한다.
- 견관절이나 주관절 근육이 문제의 원인인지에 대한 감별:
  - 저항 통증유발에 의한 견관절의 외회전과 손목 신전근, 손가락 신전근의 동시 검사(▶ 그림 9.17 **a**와 **b**에 손 방법 참고)
    - 이러한 저항 검사(그리고 신장 검사)가 음성이면, 견관절의 외회전근이나 주관절에 신전근군의 근육이 영향을 받지 않는다고 매우 확실하게 말할 수 있다(배제의 효율적인 진단).
    - 소견이 양성이면 견관절의 외회전근에 선택적 부하 통증유발을 제공하기 위해 방법이 변경된다(▶ 그림 9.17 **c**). 동일한 통증이 유발되면 활동성 근막유발점은 견관절의 외회전근에서 찾을 수 있다: 통증이 사라지면 근막 유발점은 손목과 손가락의 신전근에 존재하고 → 촉진을 진행한다.
  - 저항 통증유발에 의한 견관절의 내회전근과 손바닥, 손가락 굴곡근의 동시 검사(▶ 그림 9.17 **d**와 **e**에 손 방법 참고)
    - 이러한 저항 검사(그리고 신장 검사)가 음성이면, 견관절의 내회전근이나 주관절에 굴곡근군의 근육이 영향을 받지 않는다고 매우 확실하게 말할 수 있다

(배제의 효율적인 진단).

- 소견이 양성이면 견관절의 내회전근에 선택적 부하 통증유발을 제공하기 위해 방법이 변경된다(▶ 그림 9.17 **f**). 동일한 통증이 유발되면 활동성 근막유발점은 견관절의 내회전근에서 찾을 수 있다: 통증이 사라지면 근막유발점은 손바닥과 손가락의 굴곡근에 존재하고 → 촉진을 진행한다.

- 주관절 부위의 개별 근육의 감별 확인을 위한 촉진은 시간이 많이 걸리지 않으며 움직임 및 신장 검사에 비해 타당성과 신뢰성이 향상되었다.

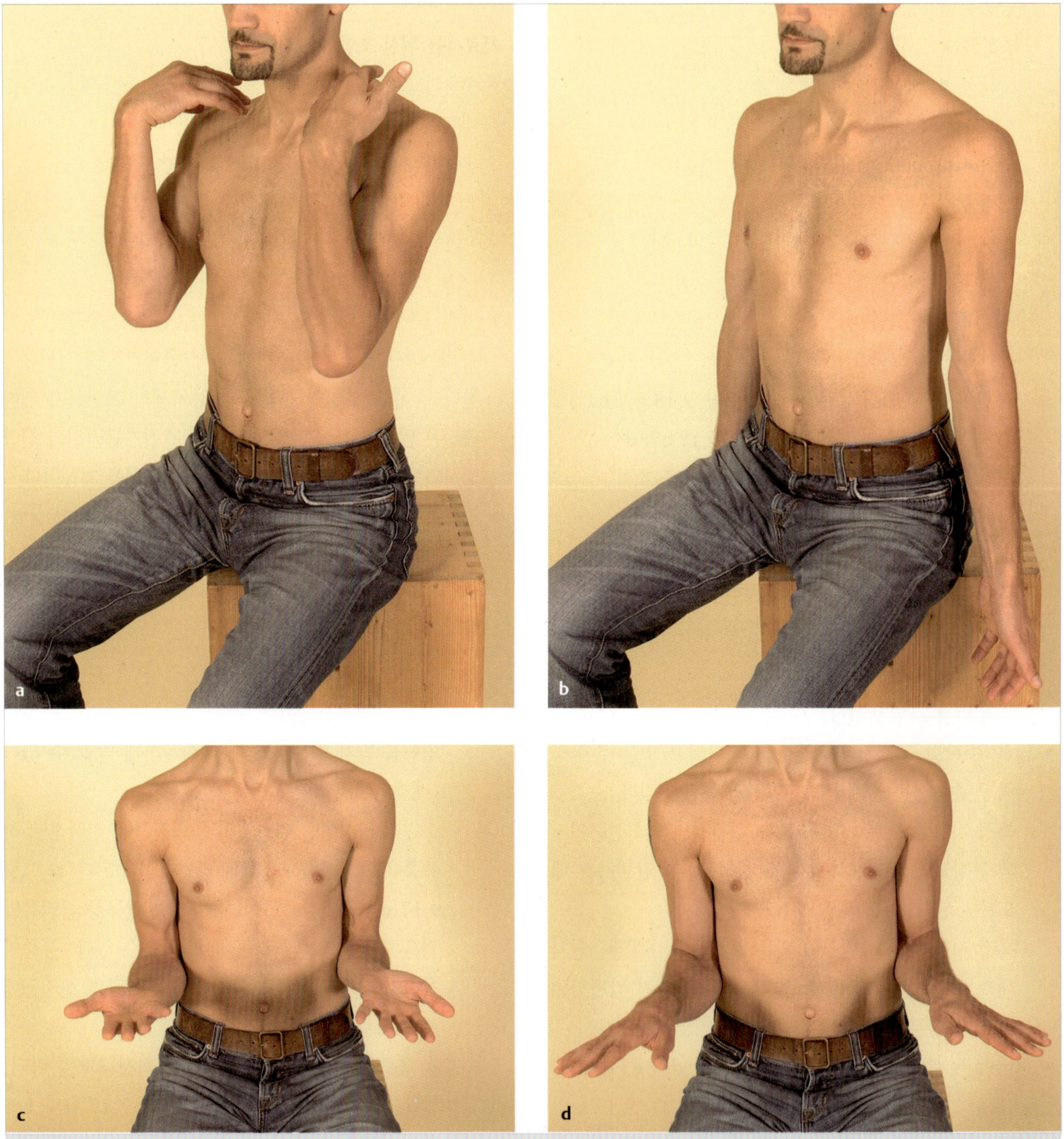

그림 9.14 선별 검사, 주관절 – 능동관절가동범위 검사. 다음 움직임 구성 요소는 최소한 언제나 검사해야 한다(▶ 표 9.6에 설명).
a 굴곡.
b 신전.
c 회외.
d 회내.

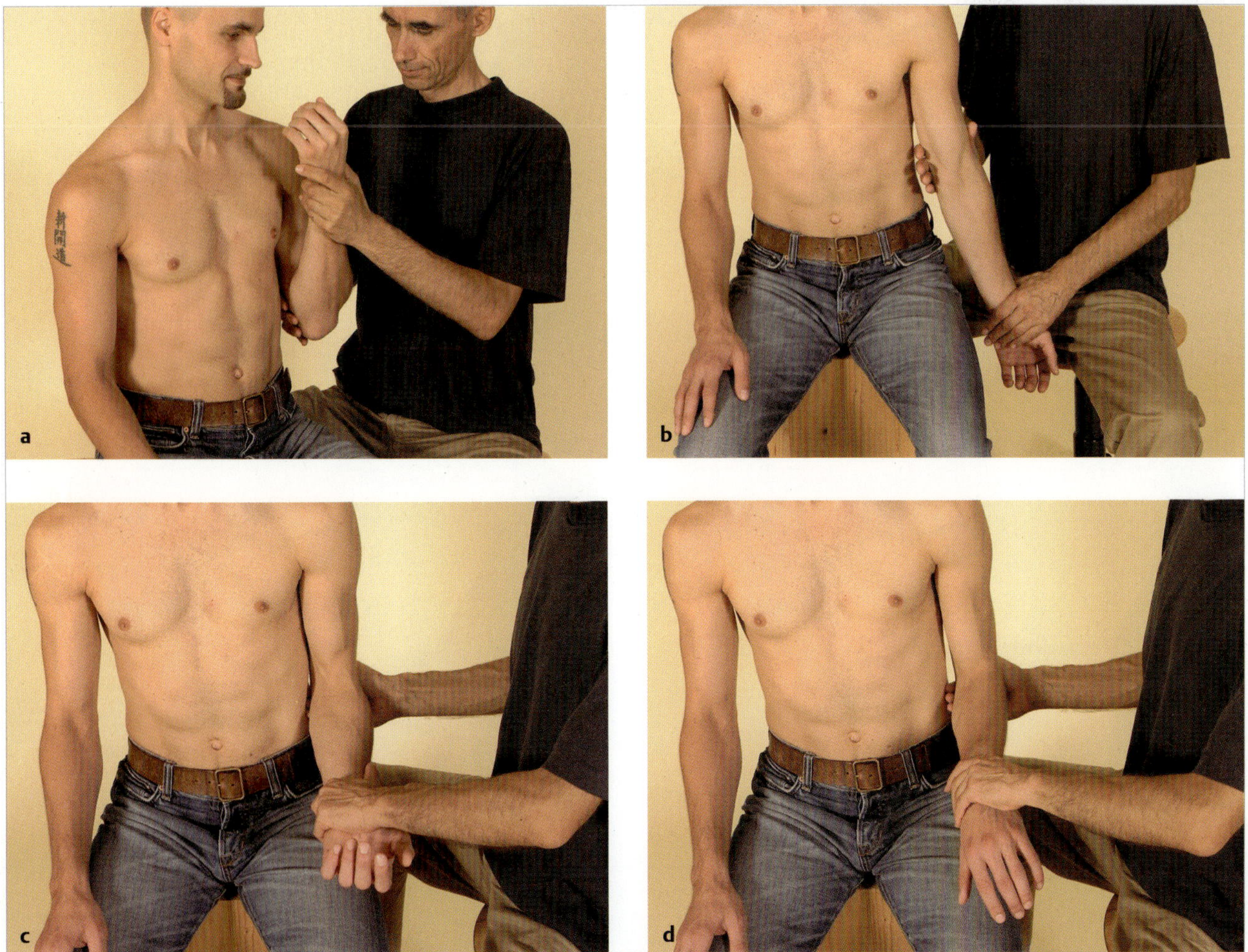

그림 9.15 선별 검사, 주관절 – 신장 통증유발에 대한 수동관절가동범위 검사(▶ 표 9.6에 설명).
a 주관절 신전근.
b 주관절 굴곡근.
c 회내근.
d 회외근

표 9.6 주관절에 대한 선별 검사: 소견의 해석 – 관절가동범위 검사

끝–범위 통증	활동 근육	신장된 근육
굴곡 (▶ 그림 9.14 **a**)	• 상완이두근 • 상완근 • 상완요골근	• 상완삼두근(외측과 내측두) (장두 검사하기, 참고 ▶ 그림 9.11 **f**) • 주근(anconeus, 팔꿈치근)
신전 (▶ 그림 9.14 **b**)	• 상완삼두근 • 주근	• 상완이두근 • 상완근 • 상완요골근
회외 (▶ 그림 9.14 **c**)	• 회외근	• 원회내근 • 방형회내근(pronator quadratus, 네모엎침근)
회내 (▶ 그림 9.14 d)	• 원회내근 • 방형회내근	• 회외근 • 상완이두근(주관절 신전된 상태)

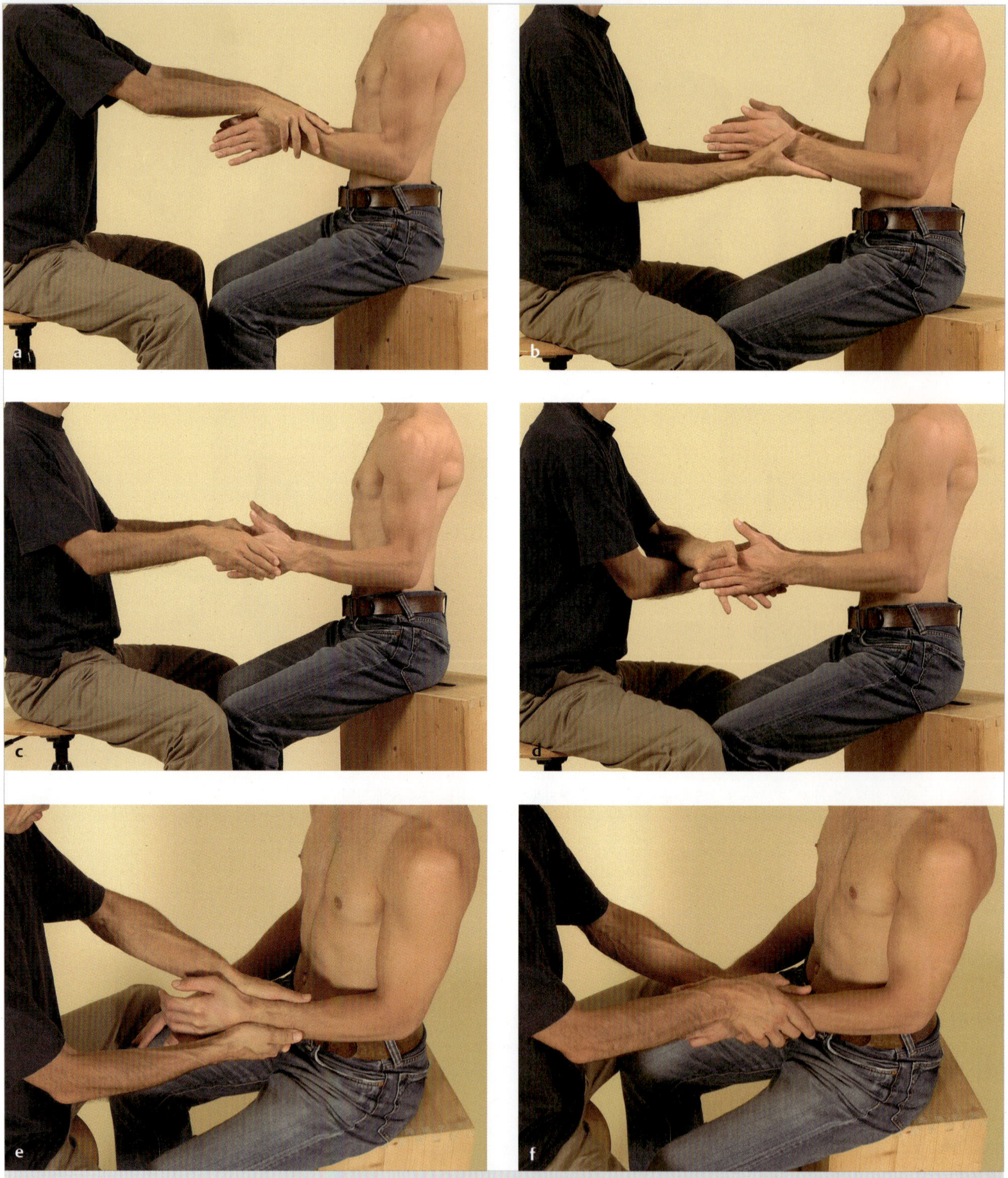

그림 9.16 선별 검사, 주관절 – 개별 근육군의 선택적 부하 통증유발을 위한 저항 검사(▶ 표 9.7에 설명).

a 주관절 굴곡근에 대한 등척성 저항.

b 주관절 신전근에 대한 등척성 저항.

c 손목과 손가락의 신전근에 대한 등척성 저항.

d 손과 손가락의 손바닥 굴곡근에 대한 등척성 저항.

e 회내근에 대한 등척성 저항.

f 회외근에 대한 등척성 저항.

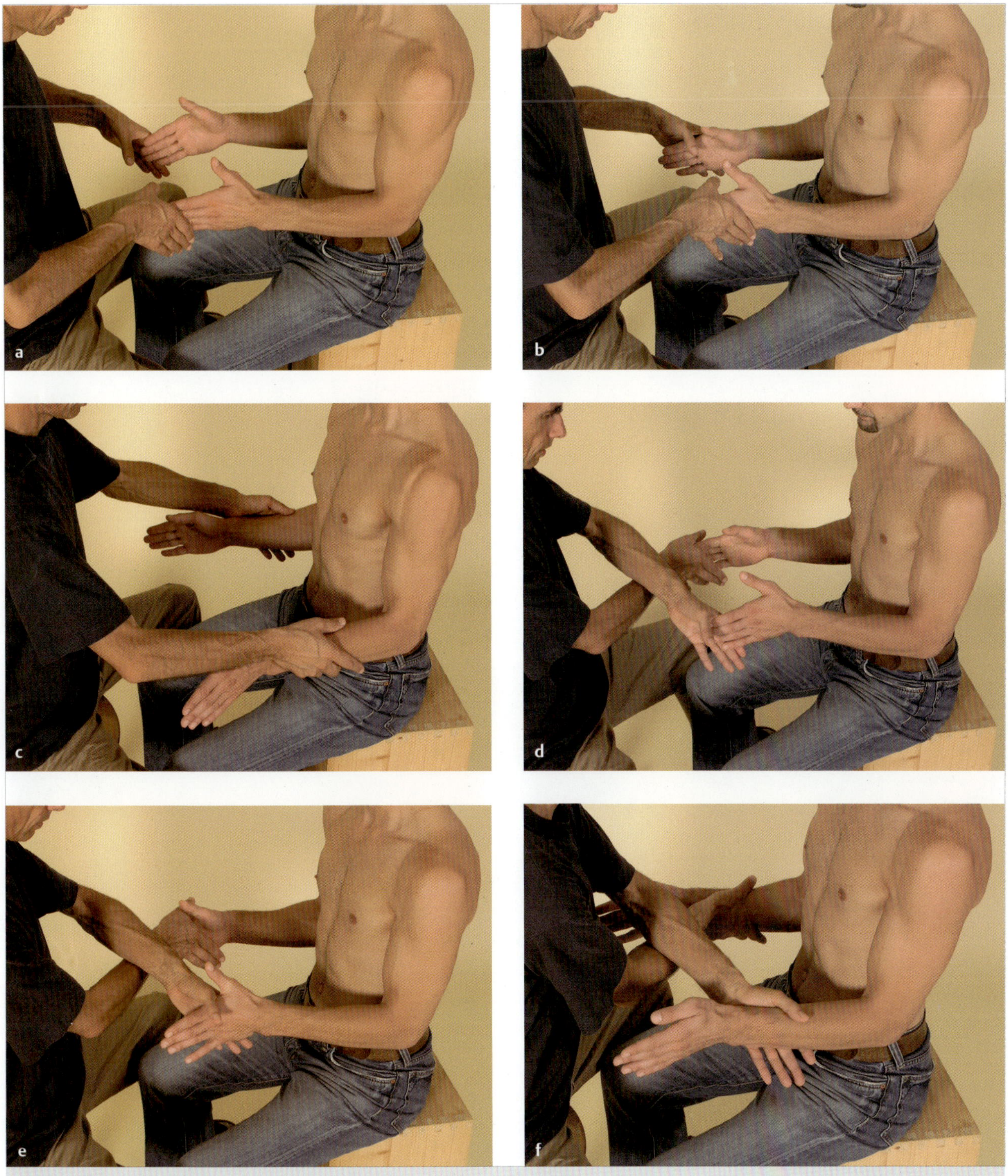

그림 9.17 선별 검사, 주관절 – 견관절/손목/손가락 근육의 감별(▶ 표 9.7에 설명).

a 견관절의 외회전근과 함께 손가락과 손목 신전근의 저항 통증 유발.

b 견관절의 외회전근과 함께 손목 신전근의 저항 통증 유발.

c 견관절의 외회전근의 선택적 저항 통증 유발.

d 견관절의 내회전근과 함께 손가락 및 손목 굴곡근의 저항 통증 유발.

e 견관절의 내회전근과 함께 손목 굴곡근의 저항 통증 유발.

f 견관절의 내회전근의 선택적 저항 통증 유발.

표 9.7 주관절 선별 검사: 저항 검사 – 소견의 해석

부하/근력 부족으로 인한 통증	활동 근육
주관절 굴곡근에 대한 등척성 저항 (▶ 그림 9.16 **a**)	• 상완이두근 • 상완근 • 상완요골근
주관절 신전근에 대한 등척성 저항 (▶ 그림 9.16 **b**)	• 상완삼두근 • 주근
회내근에 대한 등척성 저항 (▶ 그림 9.16 **e**)	• 원회내근 • 방형회내근
회외근에 대한 등척성 저항 (▶ 그림 9.16 **f**)	• 회외근 • 상완이두근
손목과 손가락 신전근에 대한 등척성 저항 (▶ 그림 9.16 **c**)	• 장요측수근신근 • 단요측수근신근 • 지신근 • 척측수근신근
손바닥과 손가락 굴곡근에 대한 등척성 저항 (▶ 그림 9.16 **d**)	• 요측수근굴근 • 장장근 • 천지굴근 • 심지굴근 • 척측수근굴근

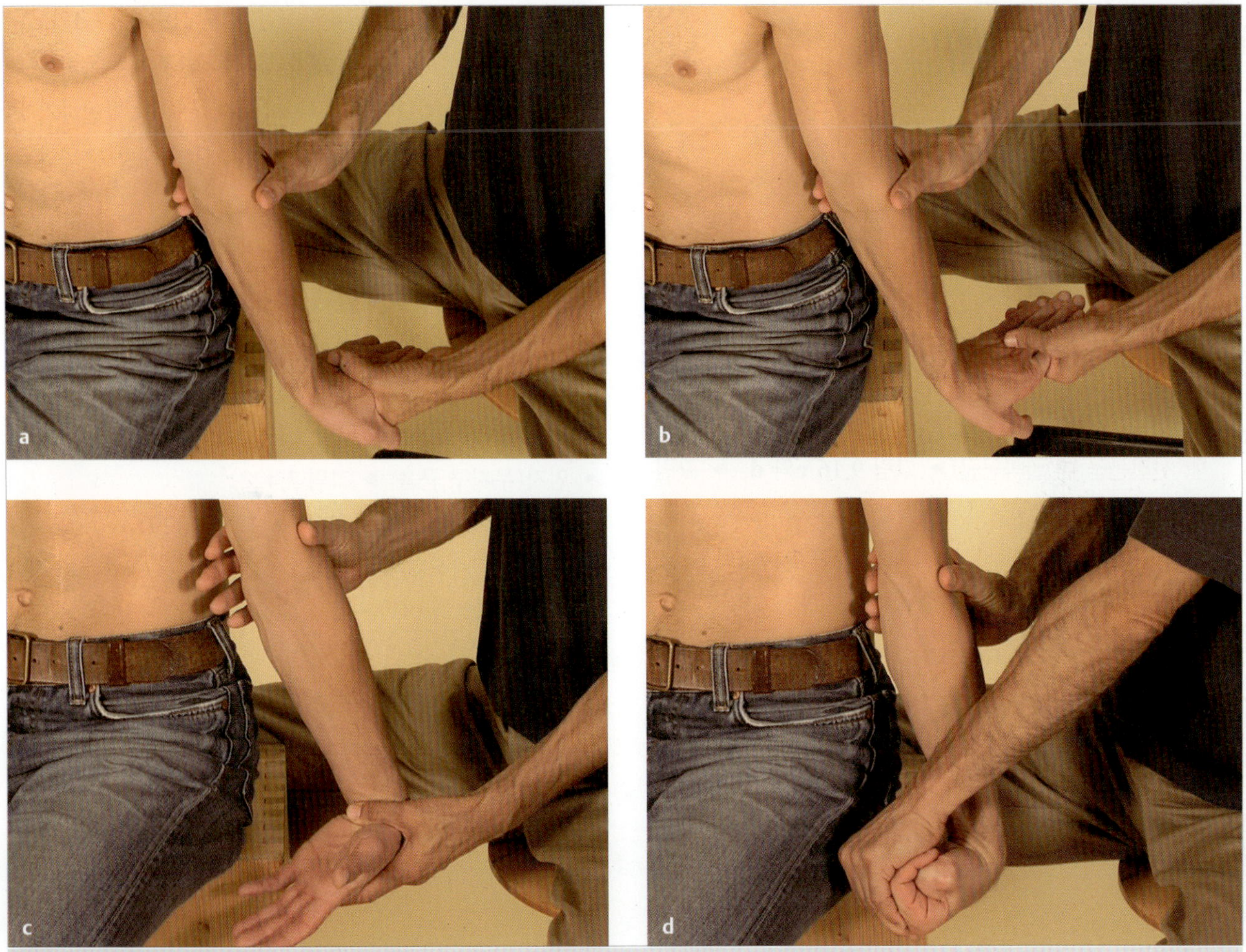

그림 9.18 선별 검사, 전완 – 신장 통증유발에 의한 전체 근육군 확인.

a 손목 굴곡근: 주관절과 손목 신전(손가락 신전 없이).

b 손가락의 굴곡근: 주관절, 손목 및 손가락의 신전.

c 손목 신전근: 주관절 신전 및 손목 굴곡(손가락 굴곡 없이).

d 손가락 신전근: 주관절 신전 및 손목과 손가락의 굴곡.

9.1.5 전완과 손
Forearm and Hand

- 전완과 손 부위, 전체 근육군 선별 과정 검사:
  - **신장 방법**
    - 굴곡근군 대 신전근군(▶ 그림 9.18 **a**와 **c**); 아래 참고
    - 손목 굴곡근군 대 손가락 굴곡근(▶ 그림 9.18 **a**와 **b**)
    - 손목 신전근 대 손가락 신전근(▶ 그림 9.18 **c**와 **d**)
  - **저항 검사**
    - 신전근군 대 굴곡근군(▶ 그림 9.16 **c**와 **d**, ▶ 그림 9.17 **a**와 **d**)
    - 손가락 신전근 대 손목 신전근(▶ 그림 9.17 **a**와 **b**)
    - 손가락 굴곡근 대 손목 굴곡근(▶ 그림 9.17 **d**와 **e**)
- 이러한 초기 확인 검사 후 치료사는 연관된 손목의 근육과 손가락의 길고 짧은 근육의 개별 근육을 확인하기 위해 **촉진**을 사용한다. 전완과 손 부위의 개별 근육의 촉진(그리고 필요한 경우 압력 통증유발)은 근막유발점을 안전하게 진단할 수 있으며 시간이 많이 걸리지 않는다(해당 손가락 근육에 대한 자세한 내용은 7.9장 참고).
- **손가락 근육을 개별적으로 더 쉽게 확인하기 위하여** 적용하는 저항은 종종 임상 통증 양상의 재현이 동반된다.
- 긴 손가락 근육들(▶ 그림 9.19)
- 엄지(무지구 근육; ▶ 그림 7.422)
  - 새끼손가락(소지구 근육, ▶ 그림 7.429)
  - 손가락 사이 근육(▶ 그림 7.432)

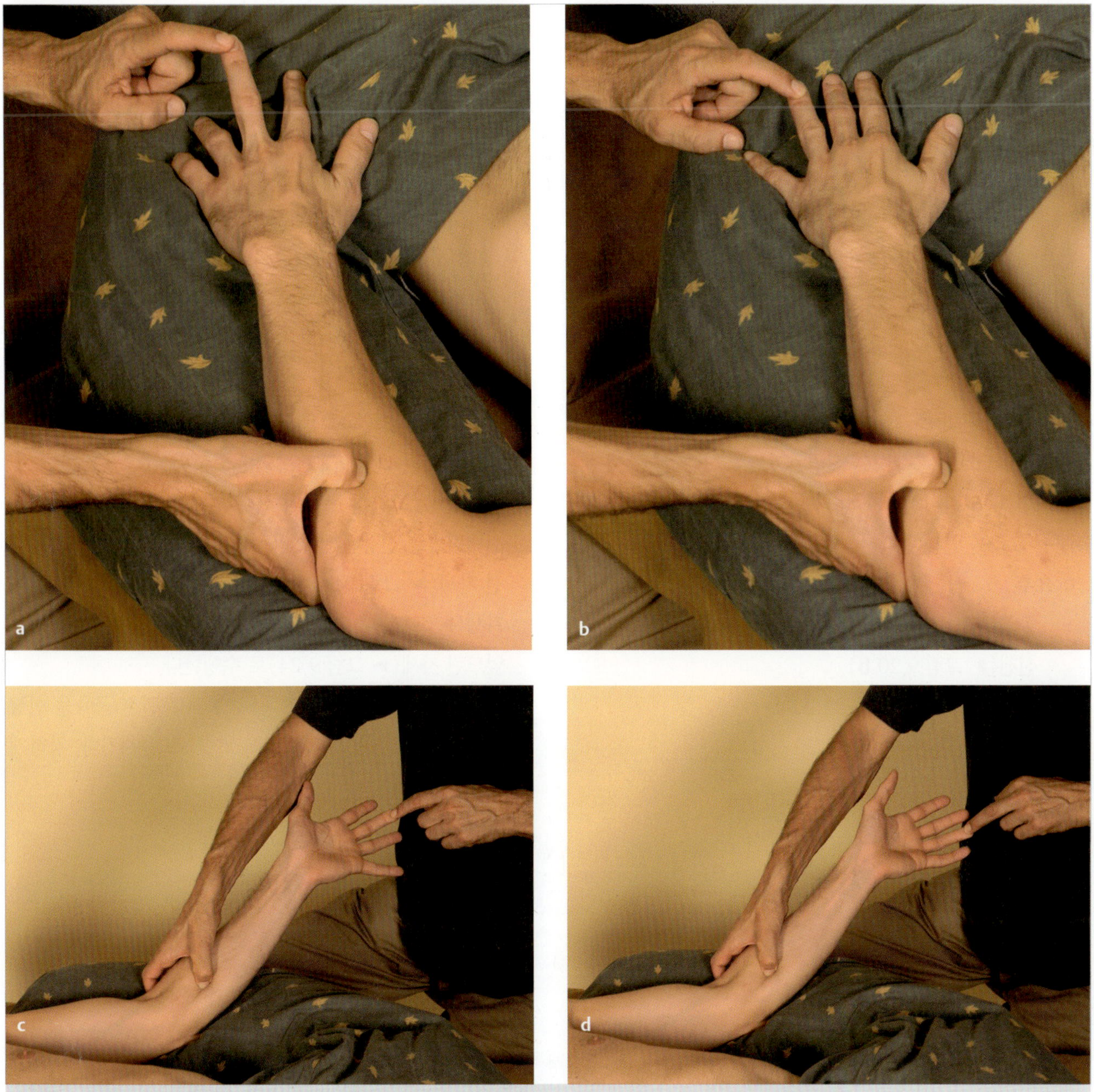

그림 9.19 선별 검사, 전완 – 촉진 및 손가락 저항 제공에 의한 개별 근육 확인.
a 중지의 지신근(extensor digitorum, 손가락폄근).
b 약지의 지신근
c 중지의 지굴근(flexor digitorum, 손가락굽힘근)
d 약지의 지굴근

9.1.6 요추, 골반 그리고 고관절 부위

Lumbar, Pevis, and Hip Region

- 요추, 골반 그리고 고관절 부위가 함께 기능적 단위를 형성한다. 종종 "요통", "고관절 통증" 및 "서혜부(groin, 사타구니) 통증" 등으로 표현되는 문제는 요추, 천장관절 그리고/또는 고관절의 근막, 관절 그리고/또는 신경 구조의 자극으로 인해 발생할 수 있다. 따라서 초기 평가에서는 요추, 천장관절 및 고관절 부위의 검사가 하나의 임상 검사로서 함께 요약된다.
- 가장 흔한 근막 소견의 획득(그리고 여러 가지 일반적인 관절 그리고/또는 신경원성 원인과 감별하기 위해)에는, 요골반 및 고관절 영역에서 다음과 같은 최소한의 움직임 구성 요소를 언제나 검사해야 한다:
  - ○ **요추**
    - 굴곡(▶ 그림 9.20 **a**)
    - 신전(▶ 그림 9.20 **b**)
    - 양쪽으로 측굴(▶ 그림 9.20 **c**)
    - 양쪽으로 회전(▶ 그림 9.20 **c, d**)
  - ○ **천장관절**
    - 선 자세 굴곡 검사(▶ 그림 9.20 **a**)
    - 척추 검사(▶ 그림 9.20 **f**)
  - ○ **고관절**
    - 굴곡(▶ 그림 9.20 **f** [능동, 오른쪽] 및 ▶ 그림. 9.21 **a** [수동, 오른쪽 고관절])
    - 신전(▶ 그림 9.20 **b** 및 ▶ 그림 9.21 **a** [왼쪽 고관절])
    - 외회전(▶ 그림 9.21 **b**, ▶ 그림 9.24 **b**)
    - 내회전(▶ 그림 9.21 **c**, ▶ 그림 9.24 **a**)
    - 외전(▶ 그림 9.21 **d**와 **h**)
    - 내전(▶ 그림 9.21 **g** [오른쪽 고관절])
- 요골반 및 고관절 부위의 선별 검사에서, 개별 근육군은 선택적으로 신장된다. 실용적인 이유로 일차 임상 시험은 선 자세(▶ 그림 9.20, ▶ 표 9.8), 두 번째는 바로 누운 자세(▶ 그림 9.21, ▶ 그림 9.22, ▶ 표 9.8), 마지막은 엎드린 자세(▶ 그림 9.24)로 수행한다.
  - ○ **선 자세 평가**(▶ 표 9.8)는 몸통과 고관절 근육을 신장할 뿐만 아니라 하중 스트레스에도 노출시킨다. 강하게

표 9.8 선별 검사, 요골반과 고관절 부위: 선 자세에서 관절가동범위 검사 — 소견의 해석(오른쪽에 통증이 있다고 가정)

요통	활동 근육	끝-범위 통증 → 신장된 근육
요추/고관절의 굴곡 (▶ 그림 9.20 **a**)	• 척추기립근(동적-원심성) • 대둔근(동적-원심성) • 슬괵근(동적-원심성) • 요방형근 → 굴곡 중 움직임 통증은 동적-원심성 작용 근육에 의해 유발될 수 있다. → 동시에 천장관절을 검사한다: 기립 굴곡 검사	• 척추기립근 • 요방형근 • 대둔근 • 슬괵근
요추/고관절의 신전 (▶ 그림 9.20 **b**)	• 복직근(동적-원심성) • 장요근(동적-원심성) • 대퇴근막장근(전방부) → 또한 척추후관절의 자극이 후방 통증을 유발할 수 있다.	• 복직근 • 장요근 • 대퇴근막장근(전방부)
통증 쪽으로 측굴 **→ 동측 통증**	• 반대쪽 요방형근 • 반대쪽 몸통의 외측 근육 → 통증 방사는 일반적으로 측면을 바꾸지 않기 때문에 이 근육들은 거의 문제의 원인이 되지 않는다. → 척추후관절의 자극이 후방 통증을 유발할 수 있다.	→ 통증 쪽에 요방형근은 신장되지 않지만, 압박이 될 수 있으며 유발점을 유발할 수 있다.

표 9.8 *(계속)* 선별 검사, 요골반과 고관절 부위: 선 자세에서 관절가동범위 검사—소견의 해석(오른쪽에 통증이 있다고 가정)

요통	활동 근육	끝-범위 통증 → 신장된 근육
통증 없는 쪽으로 측굴 → 반대측 통증 (▶ 그림 9.20 **c**)	• 요방형근(동적-원심성) • 몸통의 외측근들(동적-원심성)	• 요방형근 • 몸통의 외측근들 • 대퇴근막장근 • 중둔근과 소둔근(외측부) • 요근 • 척추기립근
통증 쪽으로 회전 (▶ 그림 9.20 **d**)	• 복부의 내복사근 • 내늑간근 • 하후거근	• 복부의 외복사근 • 외늑간근 • 다열근과 회선근
통증 없는 쪽으로 회전	• 복부의 외복사근 • 외늑간근 • 다열근과 회선근	• 복부의 내복사근 • 내늑간근 • 하후거근
통증 쪽으로 신전+회전 움직임의 결합 (▶ 그림 9.20 **e**)	• 복직근(동적-원심성) • 복부의 내 · 외 복사근(동적-원심성) • 장요근 • 대퇴근막장근(전방부) → 또한 척추후관절/천장관절의 자극이 후방 통증을 유발할 수 있다.	• 복부의 외복사근
통증 없는 쪽으로 신전+회전 움직임의 결합	• 복직근(동적-원심성) • 복부의 내 · 외 복사근(동적-원심성) • 장요근 • 대퇴근막장근(전방부)	• 복부의 내복사근
척추검사 (▶ 그림 9.20 **f**)	• 고관절 외전근(왼쪽) • 중둔근과 소둔근 • 대퇴근막장근(후방부) • 고관절 굴곡근(오른쪽) • 대퇴근막장근(전방부) • 장요근 • 봉공근(Sartorius, 넙다리빗근) → 천장관절 기능장애 검사 → 균형검사(한 다리로 서기)	• 대둔근(오른쪽)

활성화되면, 유발점은 활동적인 작업을 수행하는 몸통과 고관절 근육에 통증을 유발할 수 있다. 그러나 경험에 따르면 통증을 담당하는 유발점은 일반적으로 신장된 근육에서 발생한다.

  ○ 바로 누운 자세 및 엎드린 자세의 검사는 특히 고관절 근육에 초점을 둔다(▶ 표 9.8).

• "통증을 유발하는 유발점이 몸통 전체에서 발견되지만 통증은 주로 요천추 부위에서 발생하는 현상에 대해서 여기에서 다시 한 번 특별한 주의를 기울여야 한다"(Dejung 2009).

치료사를 위한 조언

• 특정 신장 방법은 개별 근육 및 근육군을 선택적으로 검사할 수 있다; 예를 들면:
  ○ 장요근(iliopsoas, 엉덩허리근): 요추와 고관절의 신전이 요통을 유발하는 경우(▶ 그림 9.20 **b**), 몸통 앞쪽 근육들(주로 복직근[rectus abdominis, 배곧은근]) 또는 고관절 굴곡근(주로 장요근)에 유발점이 있을 수 있다. 이 근육들을 감별하기 위해 환자는 바닥에서 통증이 있는 쪽의 뒤꿈치를 들어올린다(▶ 그림 9.20 **g**). 그만큼 동반되는 고관절 굴곡은 고관절 굴곡근(고관절

신전에 의해 신장된)을 이완하지만, 복직근의 상태는 변하지 않는다.

- 고관절 굴곡근이 이완되었을 때 요통이 지속되면 유발점이 복근에 있다고 추정될 수 있다.
- 뒤꿈치를 올릴 경우 요통이 완화되었다면(예: 신장된 고관절 굴곡근 이완에 의해), 장요근의 유발점이 요통을 유발할 수 있다.

○ 장골근(iliacus, 엉덩근)으로부터 요근(psoas, 허리근)을 감별하려면: 요추와 고관절을 신전하는 것에 더하여 요추를 반대쪽 외측으로 굴곡한다(▶ 그림 9.20 **h**).

○ 요근(psoas, 허리근)으로부터 장골근(iliacus, 엉덩근)을 감별하려면: 요추와 고관절을 신전하는 것에 더하여 회전 점(pivot point)을 이동하여 고관절을 외전한다(▶ 그림 9.20 **i**).

이러한 방법으로 고관절은 가이드 도르래(guide pulley) 역할을 한다: 기시(origin, 이는곳)와 정지(insertion, 닿는곳) 사이의 거리가 증가하여(오른쪽) 장골근(이미 이전 신전에 의해 신장됨)의 추가 신장 통증 유발을 생성한다.

• 요추와 고관절 굴곡(▶ 그림 9.20 **a**) 중 앞으로 구부리기 또는 구부정한 자세일 때 발생하는(중간–범위 통증) 움직임에 따른 통증은 동적–원심성 근 활동(기립근, 대둔근, 슬괵근) 또는 흉요근막의 긴장에 의해 발생할 수 있다(굽힘 중 근육–근막 주기 참고. ▶ 그림 2.29).

• 특정 신장 방법은 개별 근육 및 근육군을 선택적으로 검사할 수 있다; 예를 들면:

○ 짧은 외회전근(내폐쇄근[obturator internus, 속폐쇄근], 쌍자근[gemelli, 쌍둥이근])과 함께 이상근(piriformis, 궁둥구멍근): 외회전 및 수평 내전이 결합된 고관절 굴곡으로 인한 신장 통증 유발(고관절을 60° 이상 굴곡한 상태로 회전에 연관한 심부 외회전근/이상근]의 역동작의 결과로서; ▶ 그림 9.21 **i**)

○ 외폐쇄근(및 대퇴방형근[quadratus femoris, 넙다리네모근]): 수평내전과 내회전이 결합된 고관절의 굴곡에 의한 신장 통증유발(▶ 그림 9.21 **j**).

이 방법은 또한 대퇴비구 충돌의 임상진단을 위한 통증유발 검사로 사용되기 때문에 명확한 구조–특이성 검사가 아니다. 통증유발 방법 중 발생하는 통증(중간–범위 통증)은 관절–특이성 문제(대퇴비구 충돌)를 나타낼 가능성이 더 높고 끝–범위 통증은 근막 문제(서혜부 통증 → 외폐쇄근의 근막유발점; 둔부[buttock, 엉덩이] 통증 → 대퇴방형근의 근막유발점)를 나타낼 가능성이 더 높다.

○ 토마스 잡기(thomas grip)를 사용하여 한 손에는 장요근과 대퇴근막장근(tensor fasciae latae, 넙다리근막긴장근)이, 다른 한 손에는 대퇴사두근(quadriceps, 넙다리네갈래근)의 대퇴직근(rectus femoris, 넙다리곧은근)을 잡는다(▶ 그림 9.22).

○ 장요근과 대퇴근막장근(▶ 그림 9.23)

• 고관절의 회전 움직임 검사

그림 9.20 선별 검사, 요골반 및 고관절 부위 – 서 있는 자세에서 움직임 검사(▶ 표 9.8의 소견 해석 참고).
a 요추와 고관절의 굴곡, 천장관절의 기립 굴곡 검사.
b 요추와 고관절의 신전.
c 요추의 측굴
d 요추 및 흉추의 회전.
e 신전 + 회전 움직임의 결합.
f 천장관절 척추 검사(한쪽 다리로 서서 능동 오른쪽 고관절 굴곡, 왼쪽 고관절 안정화근[외전근]의 근력 및 균형을 동시에 검사).
g 몸통 앞쪽 근육의 감별–고관절 굴곡근: 오른쪽 뒤꿈치를 들어 올리는 것과 결합된 요추/고관절의 신전은 오른쪽 고관절 굴곡근의 신장 통증 유발을 제거한다.
h 요근의 감별: 반대쪽으로 요추의 측굴과 함께 요추/고관절의 신전은 오른쪽 요근이 선택적으로 장력을 받게 된다.
i 장골근의 감별: 회전 점(pivot point)의 이동으로(가이드 도르래로 작용) 고관절의 외전과 결합된 요추/고관절의 신전은(오른쪽) 장골근에 추가 장력을 가져온다.

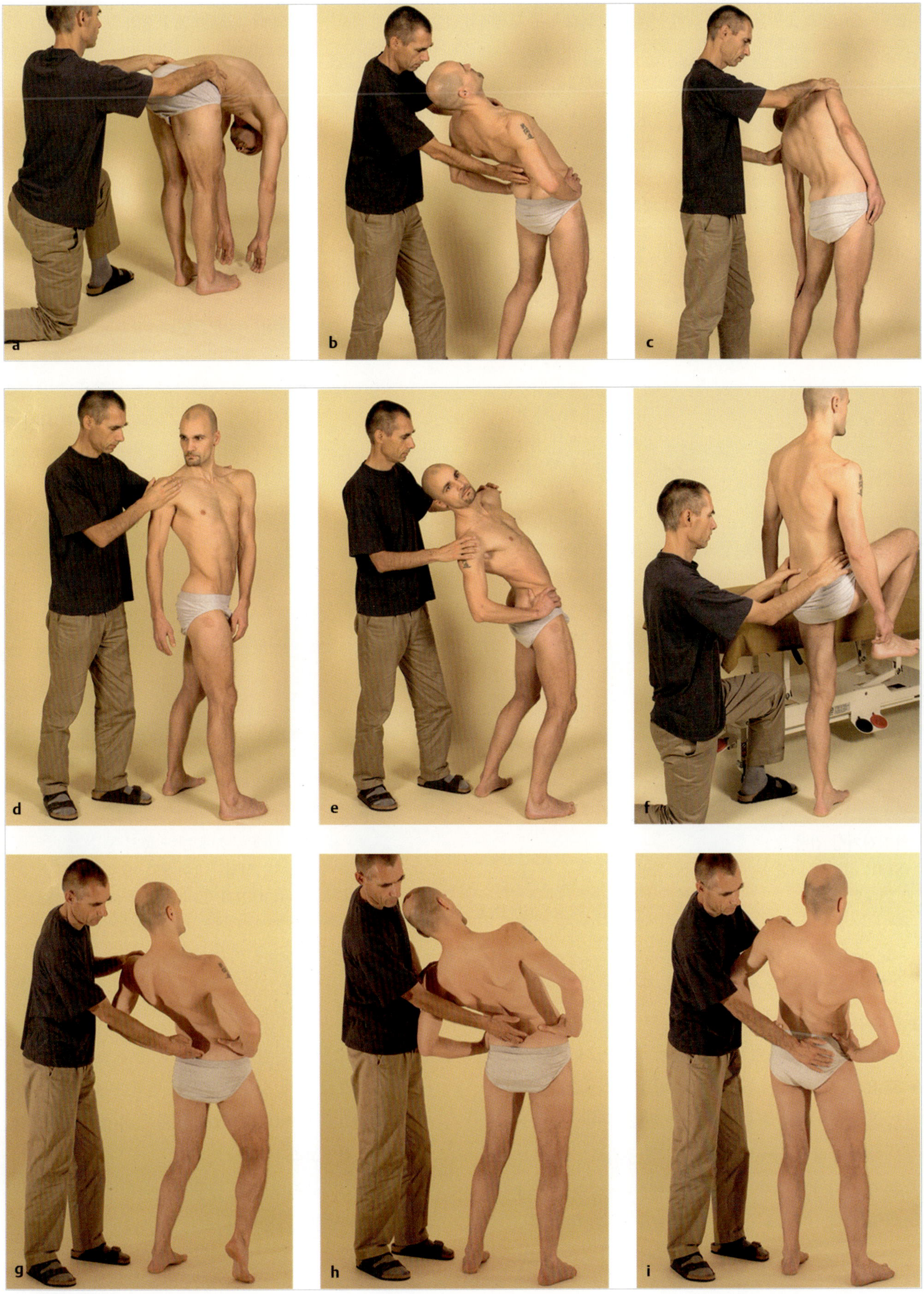
a
b
c
d
e
f
g
h
i

표 9.9 요골반과 고관절 부위에 대한 선별 검사: 바로 누운 자세에서 관절가동범위 검사 – 소견의 해석(오른쪽에 통증이 있다고 가정)

통증	끝–범위 통증 → 신장된 근육	특이 사항
고관절 굴곡 (▶ 그림 9.21 **a**, 오른쪽 고관절)	• 대둔근 • 중둔근과 소둔근(후방부)	
고관절 신전 (▶ 그림 9.21 **a**, ▶ 그림 9.22; 각각, 왼쪽 고관절에 대하여)	• 장요근 • 대퇴근막장근(전방부)	
고관절의 외회전(90° 굴곡 상태에서) (▶ 그림 9.21 **b**, 오른쪽 고관절)	• 이상근 • 내폐쇄근 • 쌍자근	
고관절의 내회전(90° 굴곡 상태에서) (▶ 그림 9.21 **c**, 오른쪽 고관절)	• 외폐쇄근 • 대퇴방형근	
고관절 외전 (▶ 그림 9.21 **d**, 오른쪽 고관절)	• 장내전근 • 단내전근 • 대내전근 • 치골근(pectineus, 두덩근) • 박근(gracilis, 두덩정강근)	
고관절 내전 (▶ 그림 9.21 **g**, 오른쪽 고관절)	• 대퇴근막장근 • 중둔근과 소둔근	
고관절의 수평 내전 (▶ 그림 9.21 **g**, 왼쪽 고관절)	• 중둔근과 소둔근 • 이상근 • 내폐쇄근 • 쌍자근 • 대퇴방형근	
패트릭 검사(Patrick test) (4자 자세; ▶ 그림 9.21 **h**)	• 장내전근 • 단내전근 • 치골근 • 대내전근	• 천장관절과 고관절의 동시 통증 유발 → 천장관절, 고관절 그리고 근육에 대한 결합 검사
하지직거상 검사 (SLR; 감별에 대한 부분, 참고 ▶ 그림 9.21 **e**와 **h**)	• 슬괵근 ○ 반건상근 ○ 반막상근 ○ 대퇴이두근(장두)	• 신경 구조에 대한 동시 통증 유발 검사: 신경근(L4–S3), 요천추신경총(L4–S3), 그리고 좌골신경(L4–S3)

- ○ 90° 고관절 굴곡 시: 바로 누운 자세(▶ 그림 9.21 **b**와 **c**)
- ○ 고관절 신전 시: 엎드린 자세(▶ 그림 9.24 **a**와 **b**)
- SLR(하지 직거상): 근육 또는 신경원성 요소가 통증 유발의 원인이 되는지를 결정하기 위해, 근육 구성 요소는 변화되지 않은 상태로 신경 구조에 추가로 스트레스 또는 이완시키는 추가 움직임이 수행된다. 경추 굴곡(▶ 그림 9.21 **f**; 또한 ▶ 그림 8.42 참고) – 또는 배측 굴곡과 발가락 신전(▶ 그림 8.43)은 신경 구조를 추가적인 장력 하중에 노출시킨다:
  - ○ 이러한 추가 움직임(슬괵근에서 멀리 떨어진 곳에서 수행된)으로 인해 경험한 통증이 변화하면 문제는 신경 요인 때문일 것이다(슬럼프 검사를 수행하여 이러한 결과를 확인하라 ▶ 그림 8.44).
  - ○ 이러한 추가 움직임으로 통증이 변하지 않으면 그 문제는 근막 문제일 가능성이 크다.

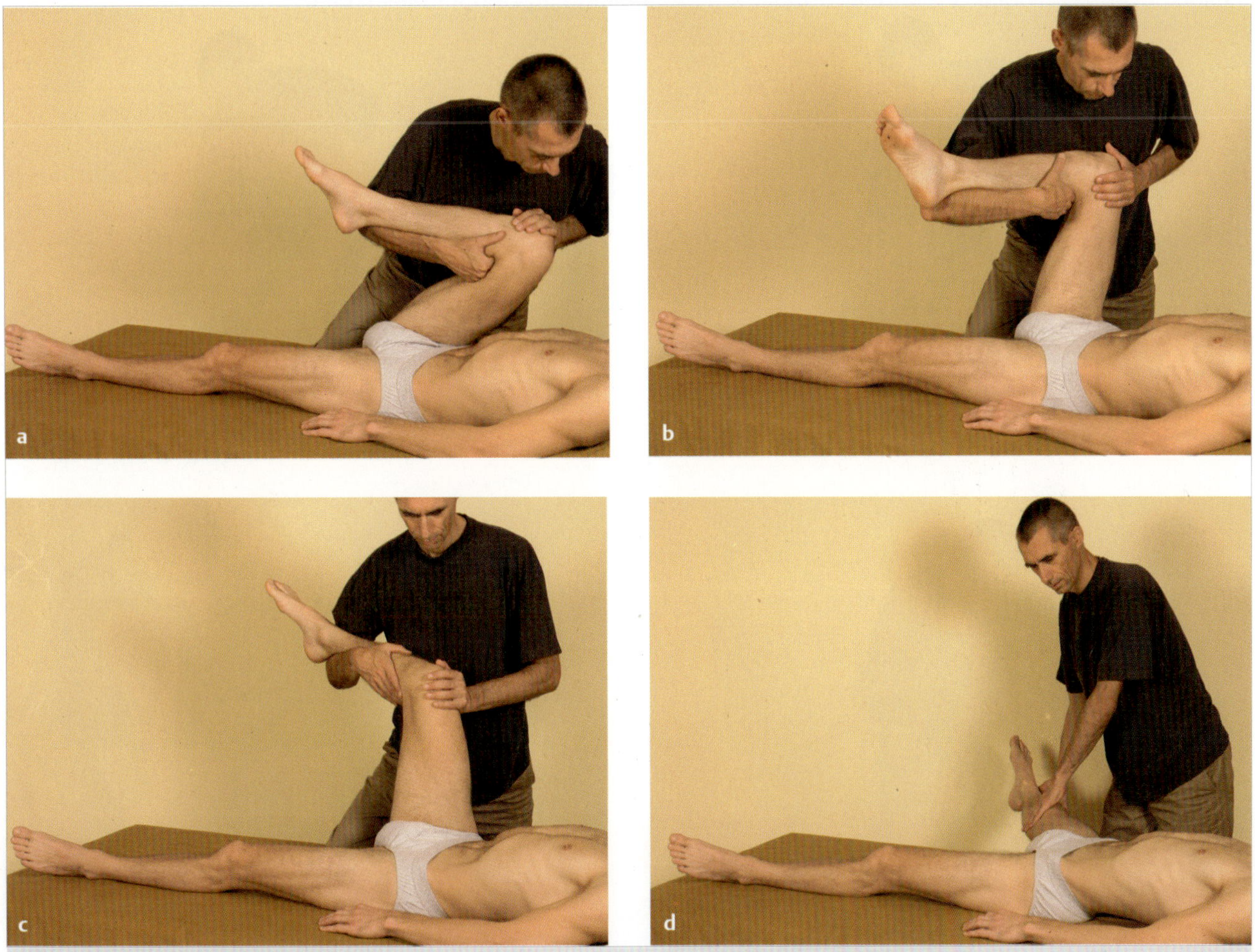

그림 9.21 선별 검사, 요골반 및 고관절 부위 – 바로 누운 자세에서 움직임 검사(▶ 표 9.9의 소견 해석 참고).
a (오른쪽) 고관절의 굴곡 – (왼쪽) 고관절의 신전.
b 고관절의 외회전(90° 굴곡한 상태로).
c 고관절의 내회전(90° 굴곡한 상태로).
d 고관절의 외전.

계속 ▶

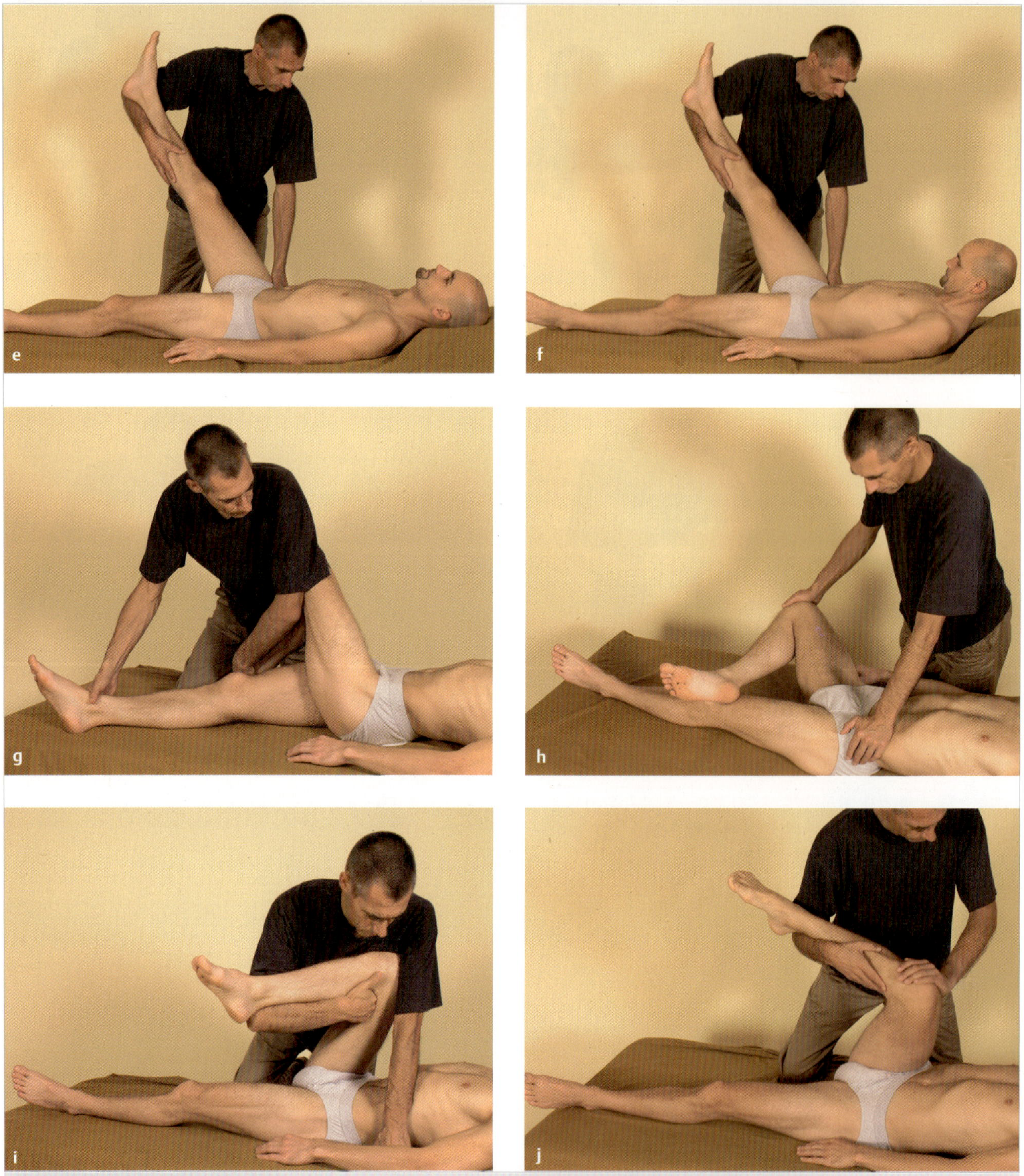

그림 9.21 (*계속*) 선별 검사, 요골반 및 고관절 부위 – 바로 누운 자세에서 움직임 검사(▶ 표 9.8의 소견 해석 참고).
e SLR(하지직거상): 슬괵근의 길이를 검사한다.
f SLR(하지직거상): 근육 문제와 신경 문제의 감별(설명 참고).
g (오른쪽) 고관절의 내전 – (왼쪽) 고관절의 수평 내전.
h "4자 자세 검사"(패트릭 검사).
i 고관절의 외회전 및 수평 내전과 결합된 고관절의 굴곡: 고관절의 심부 외회전근(이상근, 내폐쇄근 및 쌍자근)의 선택적 신장 통증 유발.
j 고관절의 내회전과 결합된 고관절의 굴곡: 외폐쇄근의 선택적 신장 통증 유발.

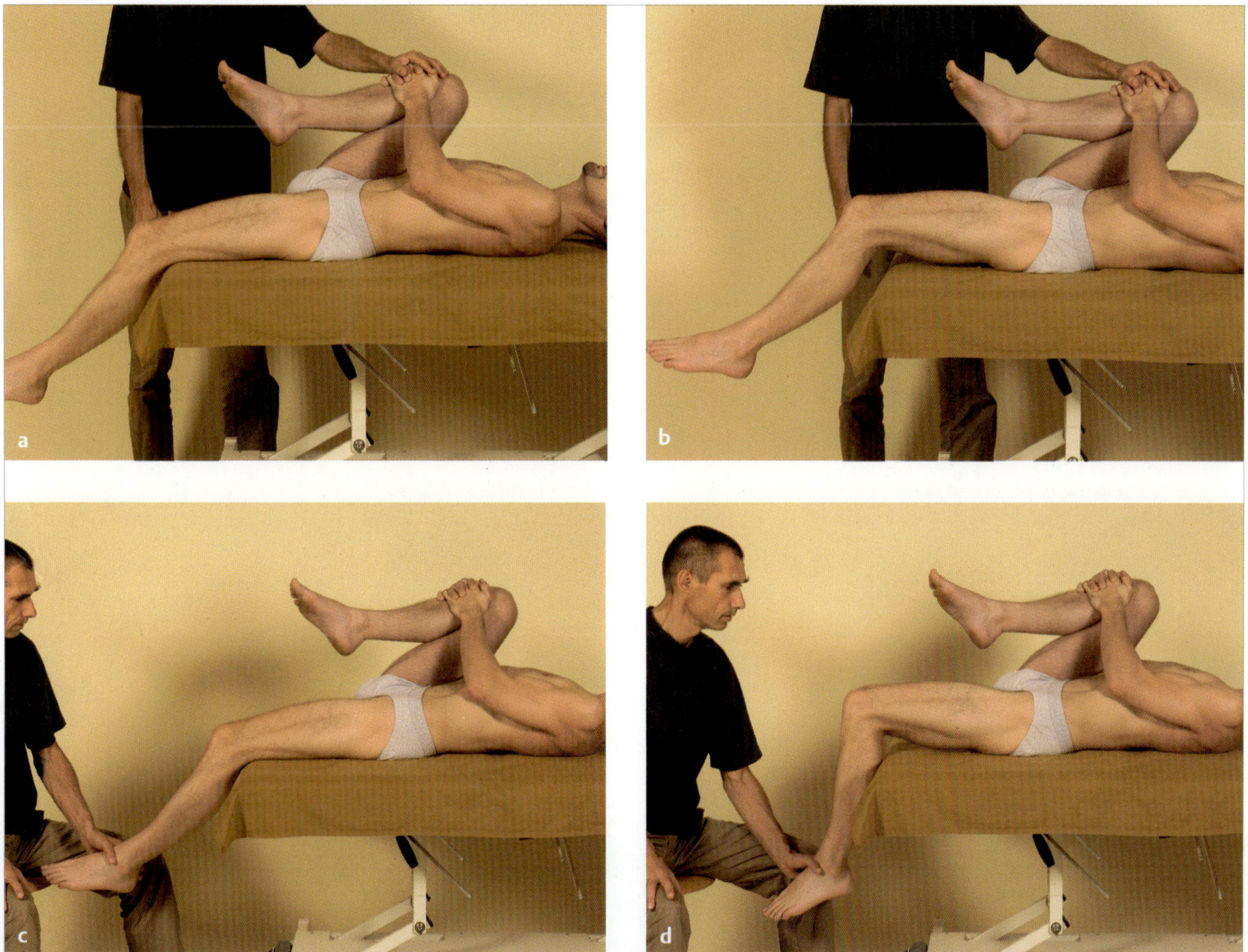

그림 9.22 선별 검사, 요골반 및 고관절 부위 – 한 손으로는 대퇴근막장근을 다른 손으로는 대퇴사두근을 잡고(Thomas 잡기) 장요근의 길이와 고관절 신전 검사. 고관절은 10~15°의 신전 허용을 보여야 한다. 고관절(오른쪽)의 굴곡은 요추 전만을 역전시키고 골반을 안정화한다. 이 방법 도중에 왼쪽 대퇴가 치료대에 남아 있으면, 이는 고관절에서 10~15°의 신전 허용을 의미한다.

a 고관절(왼쪽)에서 10~15°의 신전 허용은 정상이다; 슬관절(왼쪽)의 50° 굴곡은 대퇴사두근(왼쪽)의 단축을 암시한다.

b 여기에서는 대퇴가 치료대에서 떨어지기 때문에 고관절(왼쪽)의 신전 허용이 제한된다. 고관절 신전 부족은 장요근, 대퇴근막장근 그리고/또는 대퇴직근(대퇴사두근군의 "두 관절" 근육)의 근육 단축으로 인해 발생할 수 있다.

c 치료사가 수동적으로(왼쪽) 슬관절 굴곡을 감소시켜 대퇴를 밑에 있는 치료대 표면에 다시 접촉시킬 수 있다면 (대퇴사두근의) 대퇴직근이 실제로 단축된 것이다. 대신에 대퇴의 위치(따라서 고관절의 신전 부족)가 변하지 않으면 장요근 또는 대퇴근막장근이 단축되었다는 것을 암시한다.

d (왼쪽) 슬관절 굴곡(치료사에 의해 수동적으로)을 증가시켜 왼쪽 대퇴가 치료대에서 더 멀리 올라간다면, 이는 또한 (대퇴사두근의)대퇴직근이 단축된 것을 나타낸다. 대퇴직근이 충분히 길면, 90°의 슬관절 굴곡이 가능하며 대퇴는 밑에 있는 치료대 표면과 계속 접촉한다.

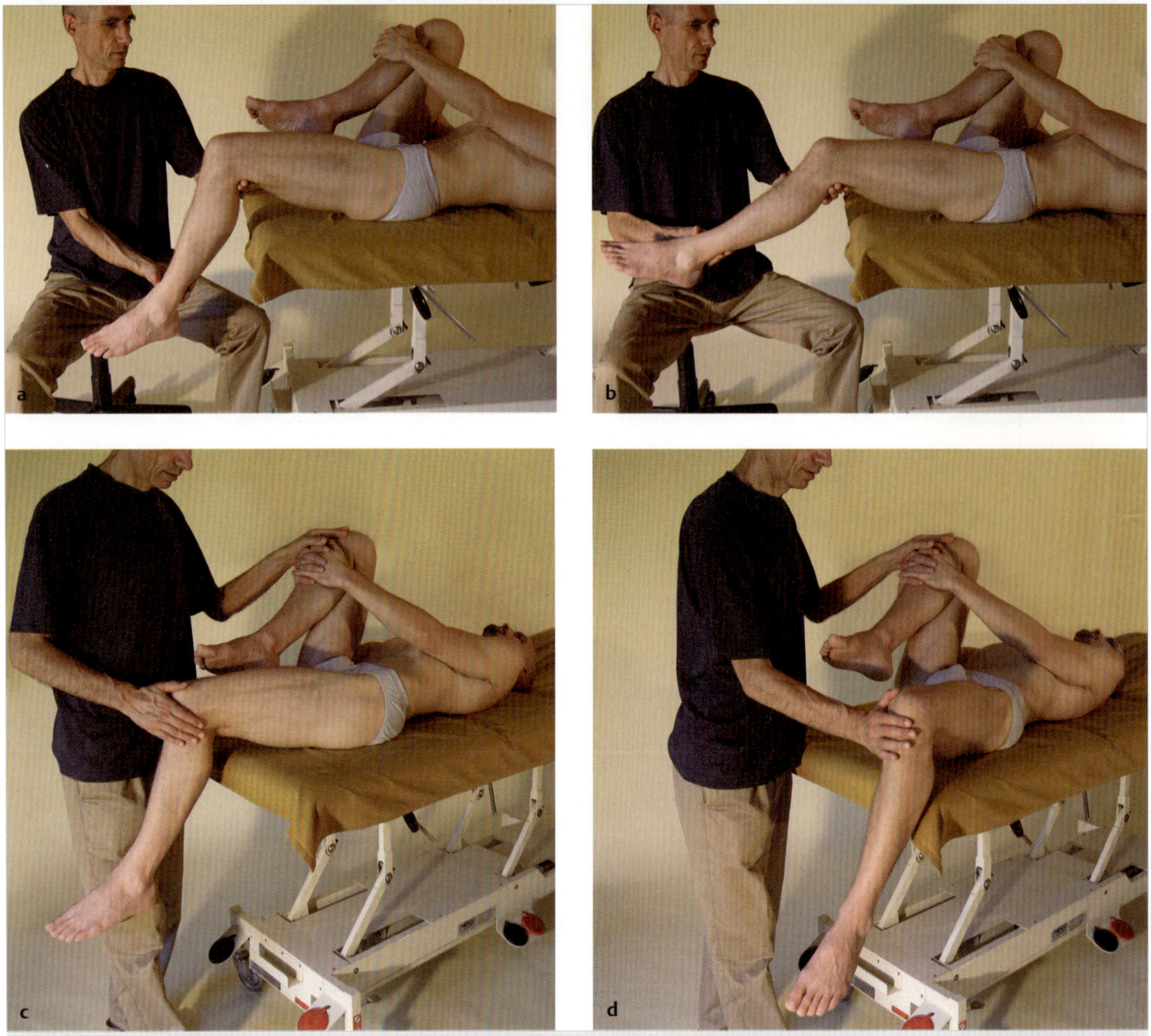

그림 9.23 선별 검사, 요골반 및 고관절 부위 - 고관절 신전 부족의 원인 결정. 선별 검사 결과 고관절 신전 부족이 나타나고 토마스 잡기로 제한된 관절가동범위의 원인으로 대퇴직근이 원인으로 배제된 경우, 장요근 또는 대퇴근막장근의 단축(예: 단단한 띠 및 근막유발점)이 원인일 수 있다.

a (왼쪽) 고관절의 신전 검사: (오른쪽)고관절의 굴곡은 요추 전만을 역전시키고 골반을 안정화한다. 이 동작으로 인해 (왼쪽) 대퇴와 치료대의 접촉이 떨어진다면 이는 왼쪽 고관절의 신전 부족을 나타낸다(Thomas 잡기).

b 대퇴직근(왼쪽): 대퇴직근이 제한된 관절가동범위(Thomas 잡기)의 원인인지 확인하기 위해 치료사는 수동적으로 환자의 왼쪽 하퇴를 위로 이동하여 수동적으로 슬관절을 신전한다. 고관절의 신전 부족이 변하지 않으면 대퇴직근은 제한된 관절가동범위에 대한 원인이 아니다(고관절의 신전 부족이 해결되었다면 대퇴직근이 원인일 것이다; ▶ 그림 9.22 참고).

c 대퇴근막장근(왼쪽): 고관절을 최대한 신전한 상태에서 치료사는 환자의 왼쪽 다리를 안쪽으로 수동적으로 움직여 고관절을 내전한다. 대퇴근막장근의 단축 또는 대퇴근막장근에 근막유발점의 징후는 다음을 포함한다: 회피 움직임은 약간의 추가 고관절 굴곡을 초래한다; 치료사가 환자의 다리를 내측으로 움직일 때 고관절 내전이 제한됨; 이 방법 동안에 환자의 임상적 통증 발생.

d 장요근(왼쪽): 고관절을 최대한 신전한 상태에서 치료사는 환자의 왼쪽 다리를 수동적으로 외측으로 움직여 고관절 외전을 일으킨다. 장요근의 단축(또는 근막유발점)의 징후는 다음과 같다: 회피 움직임은 약간의 추가 고관절 굴곡을 초래한다; 치료사가 환자의 다리를 외측으로 움직일 때 고관절 외전이 제한됨; 이 방법 동안에 환자의 임상적 통증이 증가한다(장골근과 요근을 감별하려면 → ▶ 그림 9.20h 및 i).

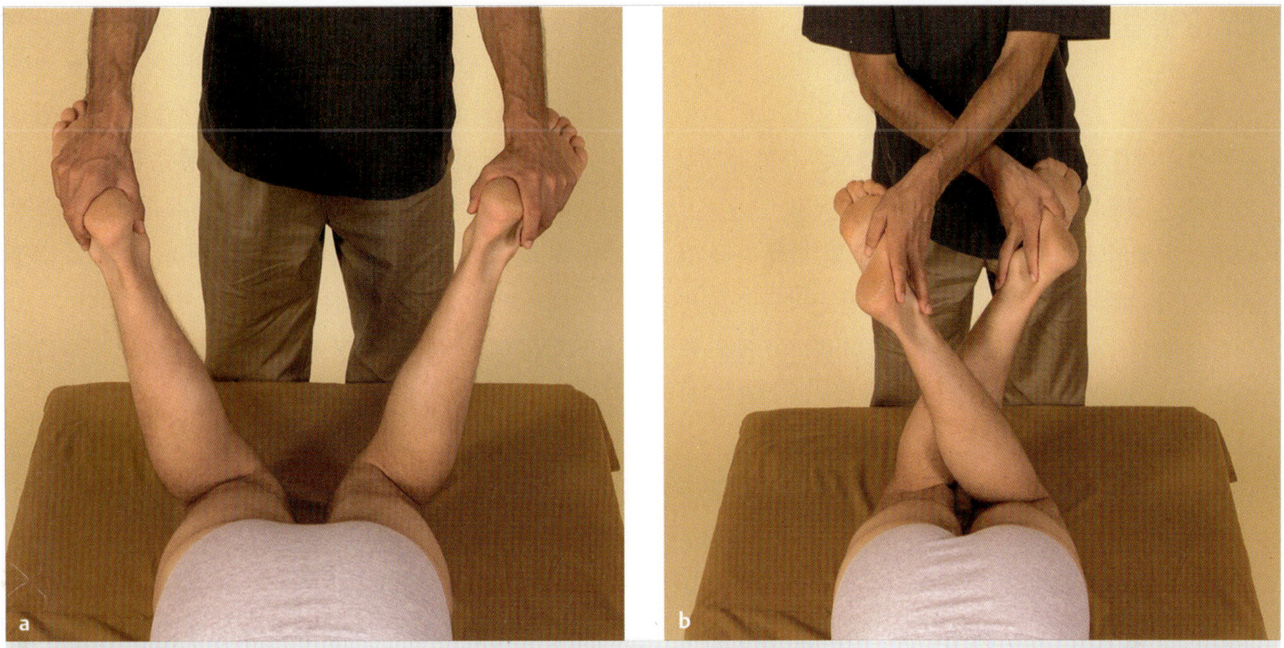

그림 9.24 선별 검사, 고관절 – 엎드린 자세에서 관절가동범위 검사.
a 고관절의 내회전.
b 고관절의 외회전.

9.1.7 슬관절

Knee

- 슬관절 문제를 다룰 때, **병력**과 **통증 양상**은 근막 문제의 가장 좋은 징후를 제공한다(슬관절 통증 참고).
- 슬관절 부위의 **선별 검사**(움직임, 신장 및 부하 자극 검사 포함)는 해부학적 특성으로 인해 특정 근막 구조를 명확하고 확실하게 진단할 수 있을 만큼 정확하지 않은 경우가 있다. 신체적 소견을 기록할 때, 최소한 다음 구성요소를 검사해야 한다.
  - ○ **능동 관절가동범위**(내회전 및 외회전뿐만 아니라 굴곡 및 신전)
  - ○ **수동 관절가동범위**(내회전 및 외회전(▶ 그림 9.25 **c**와 **d**)뿐만 아니라 굴곡 및 신전(▶ 그림 9.25 **a**와 **b**)
  - ○ **신장 통증 유발**
    - 대퇴사두근(단관절 근육군, ▶ 그림 9.25 **a**)
    - 대퇴사두근(대퇴직근, 그림 9.26 및 9.22 **d**)
    - 슬괵근(▶ 그림 9.21 **e**)
    - 비복근(Gastrocnemius, 장딴지근)(▶ 그림 7.305)
    - 슬와근(Popliteus muscle, 오금근)(▶ 그림 9.25 **c**)
    - 내전근(Adductor muscles, 모음근)(▶ 그림 9.21 **d**와 **h**)
  - ○ 능동적 구조(무릎 구부리기, 쪼그리고 앉기, 한쪽 다리로 서기, 한 발로 뛰기, 발가락 및 발뒤꿈치 걷기[▶ 그림 9.27 **a**와 **b**]) 그리고 수동적 구조(내측 및 외측 안정성, 전방 및 후방 전위 검사)의 **하중 통증 유발**
  - ○ 검사 결과는 때때로 치료사가 슬관절 문제에 대한 특정 구조를 정할 수 있게 한다. 어쨌든 이것들은 치료 과정에서 따라야 할 가치 있는 매개 변수 역할을 한다.
- **촉진**은 슬관절에서 가장 중요한 부분을 차지한다(7.6장):
  - ○ 대퇴사두근을 다룰 때 하중 및 신장 통증유발 검사는 문제가 외측광근, 내측광근 또는 중간광근의 유발점으로 인한 것인지 판단하는 데 도움이 되지 않는 다.
  - ○ 슬괵근을 평가할 때 감별 검사(예: 내회전 또는 외회전과 연관된 대퇴 후방 근육의 신장 통증유발)는 반건상근(semitendinosus, 반힘줄모양근), 반막상근(semimembranosus, 반막모양근) 및 대퇴이두근의 장두(long head of the biceps femoris, 넙다리두갈래근의 긴갈래) 사이를 구별할 만큼 정확하지 않다.

비록 촉진은 시간이 많이 걸리지만, 이 경우 근막 문제 확인에 가장 신뢰할 수 있는 기여를 제공한다.

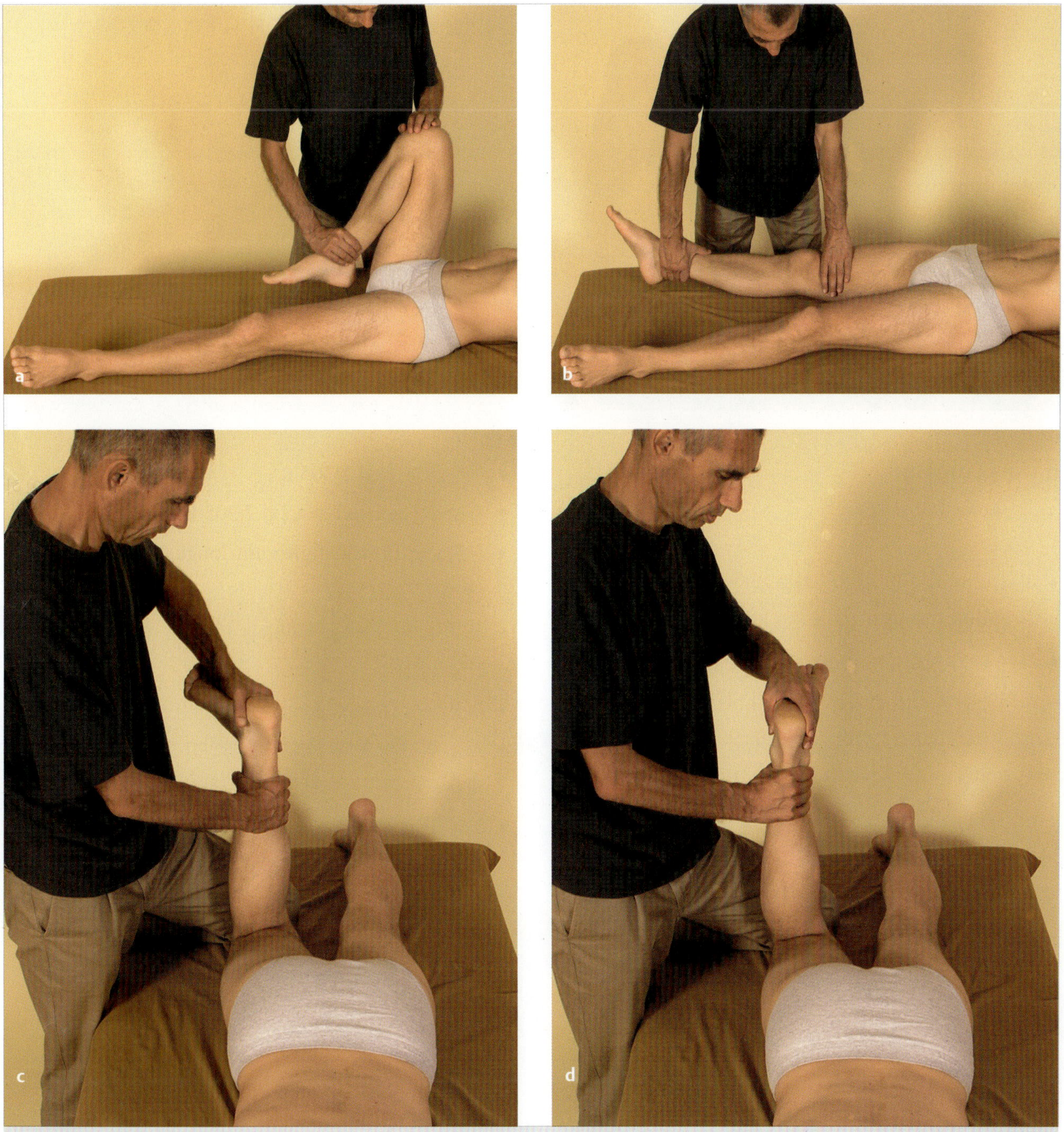

그림 9.25 슬관절의 선별 검사 – 수동관절가동범위 검사.
a 굴곡.
b 신전.
c 외회전.
d 내회전.

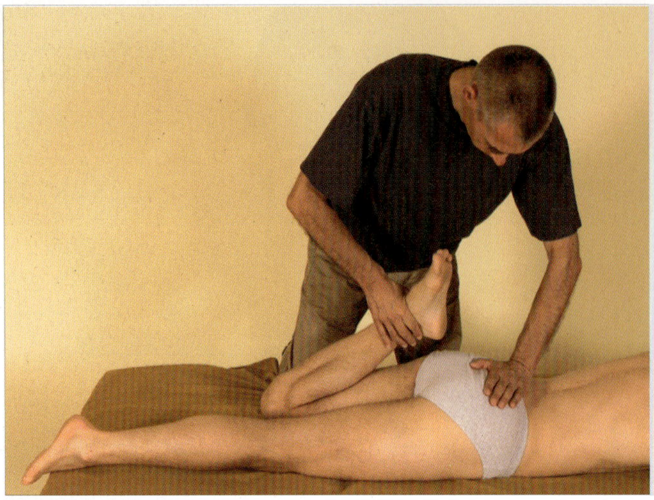

그림 9.26 슬관절의 선별 검사. 대퇴사두근의 신장 통증유발 검사.

9.1.8 하퇴와 발
Lower Leg and Foot

- 하퇴 및 발의 선별 방법은 **기능 검사**를 통해 전체 근육군을 검사한다(▶ 표 9.10, ▶ 그림 9.27 **a–d**).
- 그런 다음 치료사는 **촉진**(7.7)을 사용하여 영향을 받은 하퇴와 발의 개별 근육을 확인한다. 하퇴 및 발 부위의 개별 근육의 촉진(및 압력 통증유발)은 근막유발점을 정확하게 진단할 수 있으며 상대적으로 시간이 적게 걸린다.

치료사를 위한 조언

특정 신장 검사를 사용하여 결과를 보완한다.

- 비복근(▶ 그림 7.305 **a**)
- 가자미근(soleus)(▶ 그림 7.305 **b**)
- 장지굴근(Flexor digitorum longus, 긴발가락굽힘근)(▶ 그림 7.315)
- 장무지굴근(Flexor hallucis longus, 긴엄지굽힘근)(▶ 그림 7.316)
- 후경골근(Tibialis posterior, 뒤정강근)(▶ 그림 7.317)
- 기능 검사를 통해 근육군을 확인한 후 촉진을 사용하여 해당 근육군을 선택적으로 검사한다.
- 하퇴 및 발 부위의 개별 근육의 상세한 확인을 위한 촉진은 시간이 많이 걸리지 않으며 움직임 및 신장 검사에 비해 타당성과 신뢰성이 향상되었음을 보여준다.

표 9.10 하퇴와 발에 대한 선별 검사

통증	활동 근육 – 근력 검사	신장된 근육
발가락 걷기 (▶ 그림 9.27 **a**)	• 하퇴의 굴곡근군 ○ 비복근 ○ 가자미근 ○ 장지굴근 ○ 장무지굴근 ○ 후경골근 • 발의 굴곡근군 ○ 단지굴근 ○ 족저방형근 ○ 단무지굴근 ○ 무지외전근 ○ 충양근	• 전경골근 • 제삼비골근
발뒤꿈치 걷기 (▶ 그림 9.27 **b**)	• 전경골근 • 장지신근 • 제삼비골근 • 장무지신근 • 단지신근 • 단무지신근	• 하퇴의 굴곡근군 ○ 비복근 ○ 가자미근 ○ 장지굴근 ○ 장무지굴근 ○ 후경골근 • 발의 굴곡근군 ○ 단지굴근 ○ 족저방형근 ○ 단무지굴근 ○ 무지외전근 ○ 충양근
발의 바깥쪽으로 서기 (▶ 그림 9.27 **c**)	• 내번근(회외근) ○ 하퇴삼두근(비복근과 가자미근) ○ 장지굴근과 장무지굴근 ○ 후경골근 ○ 전경골근 ○ 장무지신근	• 외번근(회내근) ○ 장비골근과 단비골근 ○ 제삼비골근 ○ 장지신근
발의 안쪽으로 서기 (▶ 그림 9.27 **d**)	• 외번근(회내근) ○ 장비골근과 단비골근 ○ 제삼비골근 ○ 장지신근과 단지신근	• 내번근(회외근) ○ 하퇴삼두근(주로, 가자미근) ○ 후경골근 ○ 장지굴근과 장무지굴근

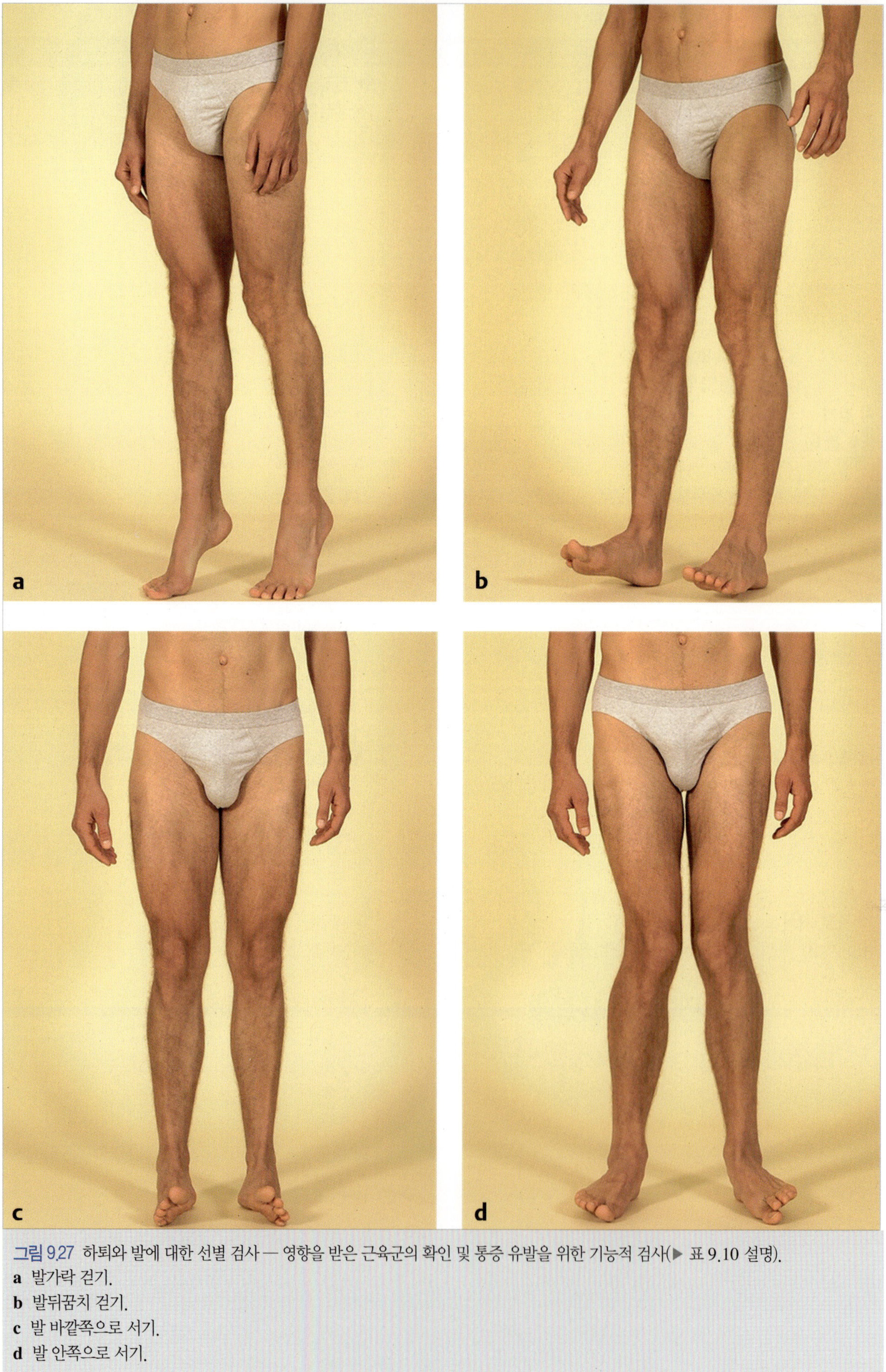

그림 9.27 하퇴와 발에 대한 선별 검사 — 영향을 받은 근육군의 확인 및 통증 유발을 위한 기능적 검사(▶ 표 9.10 설명).
a 발가락 걷기.
b 발뒤꿈치 걷기.
c 발 바깥쪽으로 서기.
d 발 안쪽으로 서기.

9.1.9 턱관절

Jaw

- 선별 검사를 통해 전체 근육군을 검사한다:
  - **능동 관절가동범위** 검사(▶ 표 9.11, ▶ 그림 9.28)
  - **수동 관절가동범위** 검사
  - **저항 검사**(개폐, 외측 돌출 및 내측 돌출, 돌출 및 후퇴에 대한 저항)
- 그 후 치료사는 **촉진**을 사용하여 측두하악관절 부위의 개별 근육에서 통증유발점을 확인한다. 촉진 및 압력 통증 유발을 통한 근막 소견의 진단은 짧은 시간으로 가장 타당한 결과를 제공한다(7.3장).

치료사를 위한 조언

- 능동 및 수동 관절가동범위를 검사할 때 치료사는 움직임을 양적, 질적으로 항상 확인해야 한다(부드럽게, 방해받지 않는 움직임, 대칭인지, 깨지는 소리[cracking sounds] 및 염발음[crepitation]과 같은 관절 소리).
- 제한된 입 열림(개구장애, trismus) → 주로 교근(masseter, 깨물근)과 측두근(temporalis, 관자근)에 유발점
- 제한된 입 열림 없이 턱 문제 → 기능장애-연관 유발점은 외측익돌근(lateral pterygoid, 가쪽 날개근)에 있을 가능성이 있다.
- 근본적으로 측두하악관절 기능 장애는 흔하지 않다. 기능장애-연관 장애가 있는 모든 환자의 단지 4.1%가 주로 관절 문제를 가지고 있다(Jäger 등 1987).

표 9.11 턱에 대한 선별 검사

끝-범위 통증	활동 근육(통증 쪽에)	수동적으로 신장된 근육(통증 쪽에)
열기 (▶ 그림 9.28 **a와 b**)	• 설골상근(suprahyoid) ○ 악이복근(digastric) ○ 악설골근(mylohyoid) ○ 이설골근(geniohyoid) • 설골하근(설골을 고정하고) ○ 흉골설골근(sternohyoid) ○ 갑상설골근(thyrohyoid) ○ 외측익돌근(하부)	• 교근 • 측두근 • 내측익돌근(medial pterygoid) • 외측익돌근(상부)
다물기/씹기	• 교근 • 측두근(주로 전방 섬유) • 내측익돌근 • 외측익돌근(상부)	
외측돌출 (▶ 그림 9.28 **c**)	• 악이복근(지지하며)	• 내측익돌근 • 외측익돌근(하부)
내측돌출 (▶ 그림 9.28 **d**)	• 내측익돌근 • 외측익돌근(하부)	
전방돌출 (▶ 그림 9.28 **e**)	• 교근 • 내측익돌근 • 외측익돌근(하부)	• 측두근(횡섬유) • 악이복근
후방이동	• 측두근(횡섬유) • 악이복근	• 교근 • 내측익돌근 • 외측익돌근(하부)

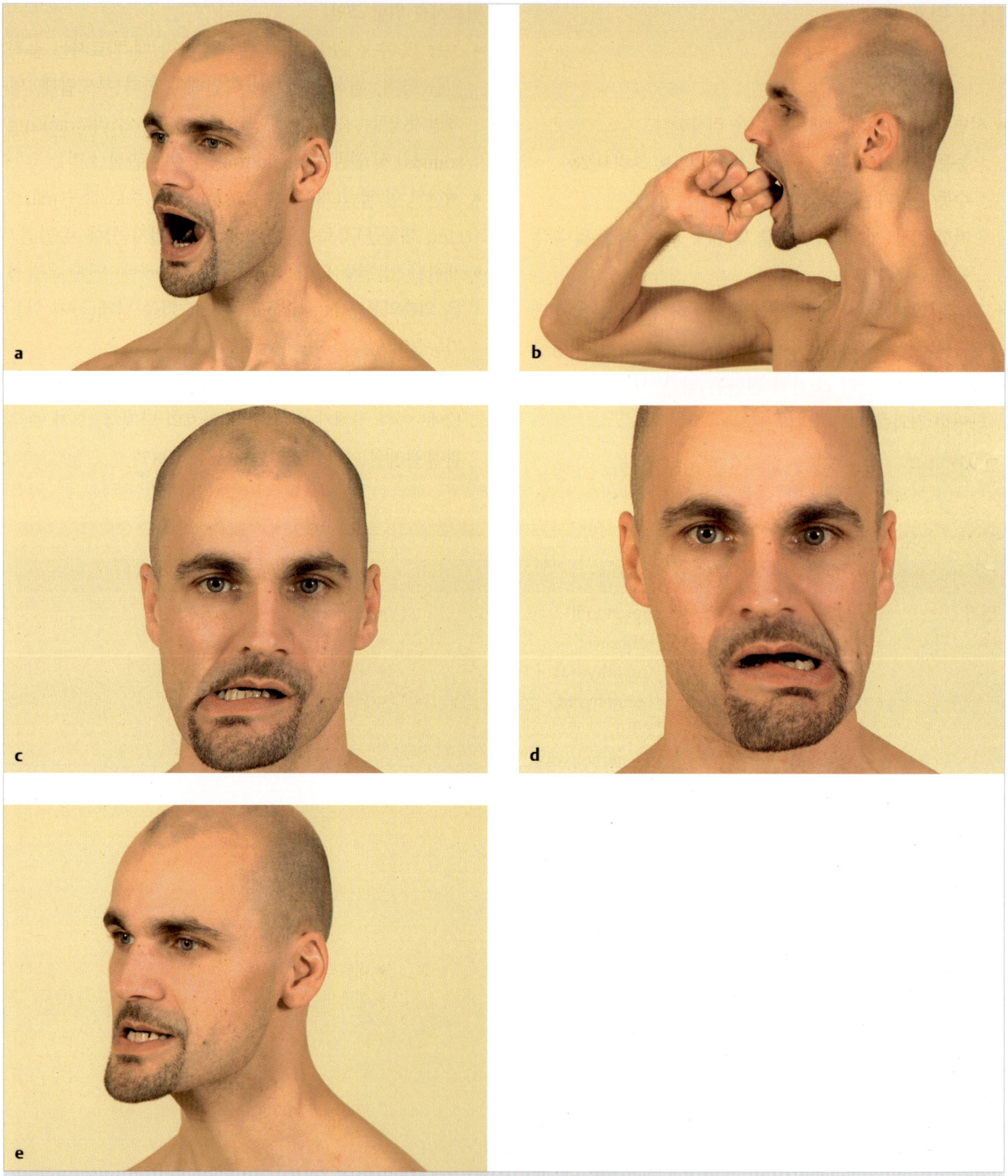

그림 9.28 턱관절의 선별 검사 – 관절가동범위와 움직임의 질을 검사한다(▶ 표 9.11에 설명).

a 입 벌리기.

b "두–손가락" 검사.

c 외측 돌출(오른쪽 측두하악 관절).

d 내측 돌출(오른쪽 측두하악 관절).

e 돌출.

9.2 통증 가이드
Pain Guides

통증 가이드는, 그들의 연관통 부위 때문에, 특정 임상적 특징에 대한 책임(또는 책임의 공유)으로서 문제가 되는 근육들의 조합이다.

한 근육의 연관통 부위는 종종 다른 것의 연관통에 의해 (통증 패턴의 합성) 겹쳐지기 때문에, 임상적인 통증 영역의 위치는 통증의 원인이 되는 근육의 위치(유발점도 마찬가지)를 단순하거나 명확하게 들어나지 않는다. 원인근육을 식별하기 위해서는, 4.2장(기본사항)과 9.1장(실습 측면)에 소개된 병력, 임상 소견(압박 및 저항 자극, 촉진), 그리고 시험치료로 구성된 선별 검사 절차의 사용이 필요하다. 통증 가이드는 이 과정에서 유용한 가이드가 될 수 있다. 오직 환자의 임상적 통증 패턴에 대한 설명만을 바탕으로 치료사는 통증의 가능한 원인으로 고려되는 근육의 초기 선택을 얻을 수 있다("근육 선택 1"; ▶ 그림 4.13; 그림 5.32).

이것이 요리책의 레시피로서 잘못 사용된다면 통증 가이드 목록의 모든 요점을 놓칠 것이다(어깨 통증의 모든 경우에, 특정한 근육(예를 들면, 극하근같은)을 항상 치료해야만 한다는 것처럼). 통증 가이드의 근육 목록은 오히려 병력에 대한 지지로서("근육 선택 1" 군에서 근육을 선택하는 데 도움을 주는 것) 그리고 치료사가 치료가 막혔을 때 체크리스트로 여겨야 한다. 이런 경우에, 통증 가이드는 간과한 부분이 없는지 확인하는 데 도움이 되고 특정 근육을 철저히 조사하는 자극제가 될 수 있다.

가장 일반적으로 발생하는 임상 특징의 통증 가이드(9.3장)는 해당 임상 특징에 일반적으로 연관될 수 있는 모든 근육을 엮어서 그림과 표 형식으로 명확하게 제시하고 있다. 유발점 사슬 그리고/또는 기능장애과 연관된 근육유발점이 만성 통증 문제들에 중요한 역할을 하기 때문에, 통증 가이드 또한 경험에 기초하여, 일차적으로 나타내고 기능장애-연관 근육유발점이 일반적으로 발견된다.

통증 가이드	• 목 통증과 두통	▶ 그림 9.29
	• 두개하악 기능장애(Craniomandibular dysfunction, CMD)	▶ 그림 9.30
	• 어깨 통증	▶ 그림 9.36
	• 견갑간 그리고 견갑하 통증	▶ 그림 9.39
	• 흉곽 통증: 후방	▶ 그림 9.40
	• 흉곽 통증: 전방	▶ 그림 9.41
	• 협심증(angina pectoris)과 유사한 통증	▶ 그림 9.42
	• 팔꿈치 통증	▶ 그림 9.43
	• 전완과 손 통증	▶ 그림 9.44
	• 요통, 다리 방사통이 있는 경우와 없는 경우	▶ 그림 9.45
	• 고관절과 서혜부 통증	▶ 그림 9.46
	• 무릎 통증	▶ 그림 9.47
	• 아킬레스건 통증(Achillodynia)	▶ 그림 9.48
	• 하퇴와 발 통증	▶ 그림 9.49

9.3 임상적 발현
Clinical Presentation

일반적인 임상적 발현은 목 통증과 두통, 어깨 문제, 요통 등이 있다. 다음의 제목을 활용한다.

- 병력
- 소견
- 감별진단
- 치료, 그리고
- 치료사를 위한 조언

다음 부문은 치료사가 이와 같은 질병 패턴을 다룰 때 인식해야 할 사항을 요약하여, 가능한 문제의 근막을 인식하고 선택적으로 치료할 수 있게끔 한다. 이를 통해 초보자는 구조적이고 목표 지향적, 효율적 접근을 할 수 있고, 경험 많은 치료사에게는 요약된 편집이 체크리스트 역할을 할 수 있다. 이 개요서는 포괄적인 임상적 그림을 나타내거나 완벽하게 하기 위한 목적이나 주장은 없다; 그래서, 결과적으로 불완전하고 개략적이다.

9.3.1 후방과 전방 목 통증과 두통

병력	• 4가지 개방성 질문: ○ 어디가 아프세요?(국소 그리고 방사통) ○ 아픔이 언제 시작했나요? ○ 통증을 감소시키는 무엇이 있나요? 악화시키는 무엇이 있나요? ○ 통증의 원인은 무엇인가요?(환자의 관점에서) • 통증 가이드 ○ 두통(▶ 그림 9.29, ▶ 표 9.12) ○ 목 통증(▶ 그림 9.29, ▶ 표 9.13)
소견	• 선별 검사 ○ 경추 ○ 흉추 ○ 어깨 ○ 턱 • 추가 검사(개개인의 상황과 과정에 따라 다름)
감별 진단	• 근막 연관 통증과 기능장애 • 경추 디스크 탈출(보통 C 5/6 또는 C6/7 수준) → 특별한 구획의 팔 방사통과 경추의 움직임과 함께 통증(특히 경추의 동측 외측굴곡과 신전 시[스펄링 검사]), 보통 신경학적 증상들(약화, 감각장애, 반사 소실)이 동반된다. 경추 디스크 탈출의 완벽한 재생(restitutio ad integrum, 근본적 상태의 회복)은 보통 보존적인 치료로 달성할 수 있다(Dejung 2009). 진행되는 마비는 수술의 적응증이고, 지속적인 방사통의 경우 침습적 치료 방법도 고려해야 한다. • 관절성 두통(척추증[spondylarthroses]) • 신경성 두통 • 라임 병(보렐리아증, borreliosis) • 염증성 류마티스성 질환, 예: 다발성 관절염(축추[axis, 중쇠뼈]의 치돌기가 불안정한지를 결정하기 위해 중립과 능동적 굴곡 자세에서의 경추 외측 x-ray 촬영); 류마티스성 다발성 근육통(polymyalgia rheumatica) • 공간 점유성(Space-occupying) 과정(종양, 혈종, 등) • 혈관성 목 통증/두통(예: 뇌에 공급하는 동맥의 동맥류) • 측두(호톤[horton's]) 동맥류(높은 적혈구 침강 속도(erythrocyte sedimentation rate, ESR) • 추간판염(discitis, 척추원반염) • 다발성 골수종(multiple myeloma)(비정상적인 전기영동[electrophoresis]) • 진단 평가를 위해 추가적인 전문가 소개(섬광조영술 병변, MRI)가 필요한 기본적 경고 징후(붉은 깃발): ○ 심한 맥동성 두통의 첫 번째 발생 ○ 현저한 증상 진행 ○ 국소 신경학적 징후 ○ 두개 내압, 수막증(meningismus) 징후 ○ 발열 및 의식 장애
치료	• 치료사의 경험, 신체적 소견, 병력에 기초한 임상 추론 과정으로 연관된 구조의 치료 시도 • 재평가 → 같은 행동 과정을 지속하거나 치료의 변화가 요구됨(추가 검사를 통한 추가 평가 가능) • 영구적인 요인을 인식하고 치료 요법에 이를 통합한다. ○ 자세: 앉은 자세에서의 머리 위치(▶ 그림 4.8)와 서 있는 자세; 어깨 외전 증후군 등 ○ 업무 스트레스 요인: 컴퓨터, 컴퓨터 화면, 키보드 등의 위치 ○ 여가 활동: 뜨개질, 바이올린 연주, 자전거 타기 → 머리 자세 등 ○ 안경: 안경이 부자연스러운 머리 위치를 만든다면 → 독서 안경 고려 ○ 여성의 경우: 통증이 호르몬주기나 피임약과 연관이 있을 수 있음을 명심하라. ○ 심한 피로가 동반되는 경우: 페리틴(ferritin) 수치(철분 결핍) 확인 고려 ○ 충분한 물을 마셔라. ○ 일반적인 체력 수준 유지: 육체 근로자(예: 정기적으로 신체 활동을 하는 근로자)는 일반적으로 앉아서 일하는 근로자보다 두통이 적다. • 기능적 근력 훈련: 국소적 안정화 및 협응 훈련을 먼저 수행해야 한다.

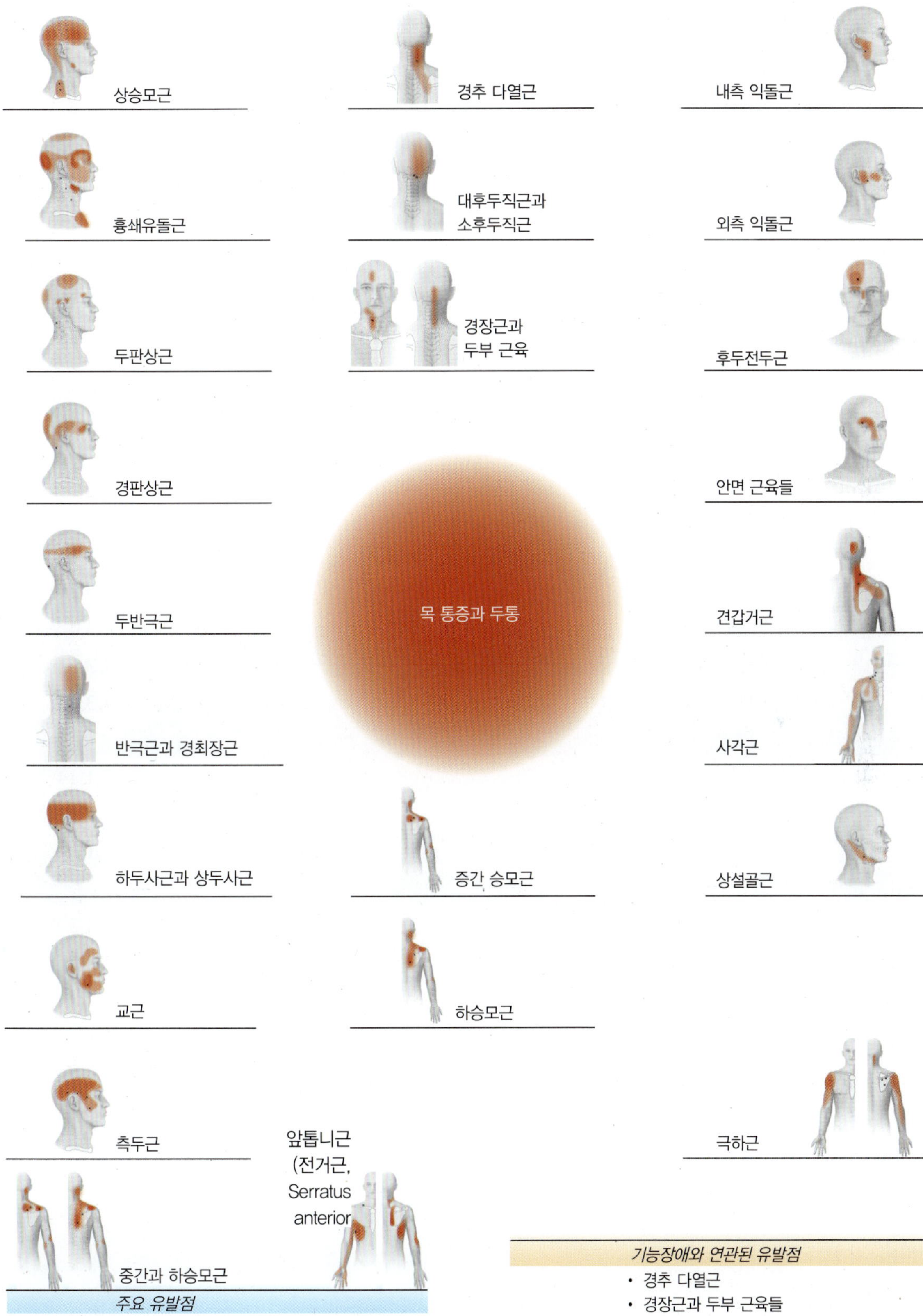

그림 9.29 목 통증과 두통

표 9.12 통증 가이드: 두통

빈도	근육	장
매우 흔한	**상승모근**	7.2.1장
매우 흔한	**흉쇄유돌근**	7.2.3장
흔한	**두판상근과 경판상근**	7.2.6장
흔한	**두반극근과 경반극근**	7.2.7장
흔한	**하두사근**	7.2.8장
흔한	**교근**	7.3.1장
흔한	**측두근**	7.3.2장
흔한	**후두전두근**	7.3.8장
가끔	**견갑거근**	7.2.2장
가끔	**사각근**	7.2.4장
가끔	**경장근과 두부 근육**	7.2.5장
가끔	**두최장근**	7.2.7장
가끔	**다열근과 회전근(경추)**	7.2.7장
가끔	**대후두직근과 소후두직근**	7.2.8장
가끔	**상두사근**	7.2.8장
가끔	**내측 익돌근**	7.3.3장
가끔	**외측 익돌근**	7.3.4장
가끔	**설골상근**	7.3.5장
가끔	**안면근육들**	7.3.7장
주요 유발점은 아래에서 흔히 찾는다.		
	하승모근	7.1.14장
	중부 승모근	7.1.13장
	전거근	7.1.11장
기능장애와 연관된 유발점		
	경장근과 두부근육	7.2.5장
	다열근과 회전근(경추)	7.2.7장

표 9.13 통증 가이드: 목 통증

빈도	근육	장
매우 흔한	**견갑거근**	7.2.2장
매우 흔한	**두판상근과 경판상근**	7.2.6장
흔한	**두반극근과 경반극근**	7.2.7장
흔한	**다열근(경추)**	7.2.7장
흔한	**중부 승모근**	7.1.13장
흔한	**하승모근**	7.1.14장
흔한	**상승모근**	7.2.1장
가끔	**흉쇄유돌근**	7.2.3장
가끔	**사각근**	7.2.4장
가끔	**경장근과 두부근육**	7.2.5장
가끔	**두최장근**	7.2.7장
가끔	**후두하근(대후두직근과 소후두직근, 하두사근과 상두사근)**	7.2.8장
가끔	**극하근**	7.1.3장
주요 유발점은 아래에서 흔히 찾는다.		
	하승모근	7.1.14장
	중부 승모근	7.1.13장
	전거근	7.1.11장
기능장애와 연관된 유발점		
	경장근과 두부근육	7.2.5장
	다열근과 회전근(경추)	7.2.7장

치료사를 위한 조언

- 목 통증과 두통은 가끔 흉부의 근막 문제의 결과로 발생한다.
  - 하승모근의 유발점은 자주 목 주위로 방사된다; 게다가, 전거근의 위쪽 부분(slips)이 종종 통증의 원인으로 간과된다(Dejung 2009).
  - 견갑골 안정화가 충분하지 않을 경우(주로 전거근과 하승모근의 기능장애 연관 유발점), 견갑골이 흉곽에 충분히 고정되지(anchored) 않아서 보상적으로 흉곽 대신에 경추에 부착되어 있는 경우 → 상승모근과 견갑거근의 과활성화로 유발점을 초래한다.
- 목 통증
  - "경추 통증증후군의 거의 대부분은 일차적으로 근육에 원인이 있다."(Dejung 2009)
  - 경추 관절 기능장애는 종종 자발적으로 해결되거나 목 근육의 유발점을 전에 치료 받았다면, 간단하고 효과적으로 가동술이 적용되어질 수 있다.
  - 만성 목 통증은 종종 복합적인 접근이 요구된다(통증과 기능장애 유발점의 치료, 자세 훈련, 목 근육 훈련, 인체공학적 상담; Weber-Geiger 2015의 사례 보고를 참고하라).
- 두통
  - 단일 원인은 약 10% 정도이다.
  - 약 90%가 복합적 요인을 가지고 있다.
    - 유전적, 역학적, 생화학적, 혈관, 신경, 근막, 정신적 요인이 모두 원인이 될 수 있다.
    - 다양한 형태의 두통(긴장성 두통, 편두통, 다발성 두통 등)은 같은 임상적 문제에 다른 표현일 수 있음을 고려해야 한다(두통 연속체; Thal 2004).

치료사를 위한 조언	– 근막 기법을 사용하여 통증과 기능장애를 야기하는 근육 유발점의 치료를 포함하는 복합적 치료적 접근이 종종 적합하다; 필요하다면 관절과 신경의 특별한 도수치료; 신체 인식 기법; 자세 훈련; 지구력 훈련 형태의 신체 활동; 각각에 의해 결정되는 이완 기법; 문제에 대한 정보 제공; 스트레스 관리 등등. ○ 근육 유발점 치료는 일반적으로 두통을 유의하게 완화시킨다. ○ 두통은 종종 경추, 흉추, 어깨, 턱의 선별검사로 직접적으로 재현할 수 없다. 여기에서 활성화된 근육 유발점은 보통 경추와 턱의 제한된 ROM을 일으키는 근육들에 위치한다. 이들 근육의 촉진/유발은 환자의 두통을 발생시킬 수 있고 이들의 활성 근육 유발점을 치료하면 보통 긍정적인 결과를 얻을 수 있다. ○ 두통 환자의 약 50%는 또한 두개하악 기능장애(Craniomandibular Dysfunction, CMD)로 고통받는다; 따라서 CMD는 치료에 포함되어야 한다. • "긴장성 두통", "편두통", 채찍질손상으로 인한 문제는 종종 활성화된 근육 유발점의 치료가 긍정적으로 반응한다(Fernandez-de-las-Penas 등 2008). ○ 경추 부위의 유발점 치료는 급성 채찍질손상 후 첫 3주 동안은 금기이다. ○ 채찍질손상 만성 단계에서는, 유발점 치료가 종종 선택되는 치료이다. • 유병률: *European Journal of Pain*에 따르면, 유럽 인구의 19%가 두통을 호소한다(Breivik 등 2006). 긴장성 두통, 편두통, 경추성 두통을 명확하게 구분하는 것은 빈번하게 불가능하다. 그 이유는 두통의 다양한 유형의 많은 임상 증상들이 동일하고(Sjaastad와 Bovim 1991, Watson과 Trott 1993), 많은 환자들이 동시에 다양한 유형의 두통으로 고통받기 때문이다(Jull 등 1997, Marcus 1992, Pollmann 등 1996, in von Piekartz 2014). 그럼에도 불구하고, 긴장성 두통이 가장 빈번하게 발생하고(60%), 그 다음 편두통이 20% 발생한다(Sjaastad와 Bovim 1991, Sjaastad 1992, Stovner 등 2007). 경추성 두통은 2.5~4.1% 정도이다. 특히, 긴장성 두통은 근육 치료(근막 유발점 치료 등)에 의한 치료적 접근이 가능하다(Wiedemeier와 Ernst 2013). • 후두하근의 일차적 유발점은 종종 중부 그리고/또는 하승모근을 포함하는 유발점 사슬에 위치한다 – 전거근. • 소근육 안정화의 기능장애 연관 유발점 치료. 만약 경추의 소근육 안정화 근육(전방: 경장근과 두부 근육과 두부 직근; 후방: 후두하근육과 다열근과 회전근)이 적절하게 안정화를 제공해 주지 않으면, 대근육이 경추 안정화를 위해 대신하여 보상하려고 한다(이들 대근육들은 흉쇄유돌근, 상승모근, 사각근을 포함한다). 이 때문에, 이들 근육은 과부하가 걸리고 빈번하게 두통과 연관된 유발점이 발생하게 된다. 전방과 후방 모두 심부 목 안정화 근육은 이러한 통증 연관 유발점 치료와 병행하여 치료하여야 한다. 두통을 다룰 때, 통증–잠복(pain-latent) 유발점 또한 치료해야 한다. 그 이유는, 이들은 기능 장애와 연관이 있을 수 있고 잘 협응된 소근육들의 안정화 협응을 방해할 수 있기 때문이다. • 현기증: 심부, 짧은 목 근육들은 다수의 고유수용체와 삼차 핵에 신경 연결과 함께 고밀도의 수용체를 자랑 한다. 그들은 근육의 안정된 긴장도를 조절하고, 혈압 조절에 중요한 역할을 한다. 동시에, 이들 "목 수용체 영역"은 몸통과 연관된 공간에서 머리의 자세에 대한 정보를 얻고, 뇌의 눈 근육 중심에 신경학적으로 연결된다. 따라서 후두하 근육은 본질적으로 감각 기관이고, 공간과 평형의 지남력에 대한 책임을 공유한다 → 심부 목 신전근의 유발점은 현기증과 불안정한 보행을 야기할 수 있다. 게다가, 상승모근과 흉쇄유돌근의 매우 빈번한 유발점 또한 현기증의 원인이 될 수 있다.

9.3.2 두개하악 기능장애 (Craniomandibualr dysfunction, CMD)

병력	• 4가지 시작 질문: ○ 어디가 아프세요?(국소 그리고 방사통) ○ 언제부터 아프기 시작했나요? ○ 어떻게 하면 통증이 완화되나요? 어떻게 하면 통증이 증가하나요? ○ 통증의 원인이 무엇인가요?(환자의 관점에서) • 통증 가이드 ○ 두개하악 기능장애(▶ 그림 9.30, ▶ 표 9.14)
소견	• 시진 ○ 말하는 동안 입이 움직이나요? ○ 교근, 측두근의 비대(hypertrophy) 또는 위축(hypotrophy) ○ 이상기능(구강 습관): 껌 씹기; 손톱을 물어뜯는 손톱 상태 ○ 치아 – 잘 닦인 치아 면(이를 갈고, 부수고, 악 무는 것) – 치경의 결함(부정교합, 이갈이) – 잇몸 손상(교합기능장애) – 치아 정출(elongation)(인접한 치아에서 개별 치아가 명확하게 튀어나옴) – 교차교합(물기를 할 때, 상악이 하악 뒤쪽으로 들어온다) ○ 혀와 뺨에서 치아의 느낌(impression) ○ 전반적인 신체 상태 및 자세 평가 • ROM 검사 ○ 턱의 선별 검사 – 능동적인 입 벌림(움직임의 양과 질적인 면에 유의한다: 편위나 통증 없이 최소 손가락 너비 두 개를 넣는 것을 노력 없이 할 수 있다; 균열음(cracking)과 염발음 같은 관절 소음 확인) – 물기(부하와 함께 통증) – 외측방(laterotrusion)–내측방(mediotrusion)(최소 각 10mm) – 돌출(protrusion)–후방 운동(retrusion) ○ 경추의 선별 검사 • 촉진 ○ 측두하악 관절(휴식 자세와 움직이는 자세 동안) ○ 저작 근육들과 설골 상하 근육들의 촉진 검사 • 추가적인 검사(개개인의 상황과 과정에 따라 다름)
감별 진단	• 근막으로 연결된 통증과 기능 장애 • 감염성 치아(하나 또는 여러 개 치아의 치수염) • 치아 뿌리 문제 • 만성 부비동염 • 치통(odontalgia) • 비정형 치통(치통의 환상통) • 삼차 신경통 • 침샘 질환(염증, 결석, 종양) • 귀, 코, 목 부위의 종양(선암종) • 측두하악 관절의 염증성 질환(희귀) • 턱 또는 측두하악 관절의 골절(희귀)
치료	• 병력, 신체 소견, 치료사의 경험에 기초한 임상 추론 과정과 연관된 실험적 치료 • 재평가 → 같은 치료를 지속하거나 치료 방법의 변경이 필요할 수 있다(가능하다면 추가 검사와 추가평가 가능). • CMD를 포함한 치료의 목표는 통증 완화와 기능 회복이다. • 물리 치료(가정 훈련 포함)는 CMD 환자에게 효과적이다(Fink 등 2007, Knust 등 2007, Schindler와 Hellmann 2015).

치료	• 치료의 중요한 구성 요소 ○ 환자 정보 ○ 영구적 요인 인식과 이를 치료법에 통합한다. – 저작 근육들의 정형화된 부하 패턴의 파괴: "턱 운동"은 간단하고 종종 놀랍도록 효과적인 방법임이 입증되었다(▶ 표 7.1, ▶ 그림 7.157). – 저작 근육들의 과긴장도 감소. 이는 다양한 방법을 사용하여 수행될 수 있고(턱 운동, 이완 운동, 근육과 관절의 도수치료, 생체되먹임 기법 등등), 유발점 도수치료는 시간과 노력을 최소한으로 들이는 매우 효과적인 것으로 입증되었다. – 이상기능: 종종 환자들이 의식하지 못하는 이상기능들을 인식시키는 것은 중요하고(이 갈기, 치아가 함께 눌리기, 혀 위치) 구강 습관(껌 씹기, 손톱 깨물기)과 이들 패턴을 피하고 없애는 것을 배운다. 자기 관철, 지각 훈련과 운동 및 다양한 이완 운동은 이와 연관하여 도움이 된다. 턱(치아와 접촉 없음)과 혀(압박 없음)의 정확하고 이완된 자세를 얻는 것도 이와 동시에 중요하다. 환자가 기억하기 위해서 다양한 위치(주방, 차, 직장 등등)에 컬러풀한 스티커를 붙이는 것도 종종 도움이 된다: 현재 치아와 턱, 혀의 위치는 어떤가요? – 스트레스 관리 – 자세: 앉은 자세와 선 자세에서 머리 위치를 체크(▶ 그림 4.8)하고 이를 치료 계획과 통합한다. 지속적인 성공을 위해, 자세 훈련은 CMD 환자에게 매우 중요한 측면이다(Komiyama 등 1999, Wright 등 2000). – 몸 전체의 위치를 참고한다(다리 축, 다리 길이 차이 등등; ▶ 그림 9.34). ○ 경추와 어깨 근육들을 치료에 통합한다. ○ 근육 유발점의 자가 치료 ○ 가정 프로그램: 스트레칭과 기능적 훈련 "턱 운동"의 자가 운동 프로그램으로 고려되어질 수 있다(▶ 표 7.1, ▶ 그림 7.157). 자가 운동 프로그램은 매우 효과적이다(Bartrow 2011, Nikolakis 등 2001, 2002). 저작을 하는 근육들은 개개의 운동 단위의 근섬유–근섬유 다발이 독특한 혼합을 가지고 있으며, 매우 좁은 공간에서 다양한 방향으로 당기게끔 가득 차 있다(McMillan과 Hannam 1991, Stalberg와 Eriksson 1987). 기능적으로, 이는 매우 다양한 국소적인 힘의 벡터가 개개의 저작 근육 내에서 생성될 수 있음을 의미한다. 더욱이, 저작 근육들은 차별적으로 활성화되는 능력을 가지고 있다. 그러므로, 개개의 저작근은 영역적으로 다른 강도의 활성화 패턴을 가질 수 있다(또한 운동 피질에 포함되는 저작근의 표현이 차지하는 평균 이상의 크기를 보라; ▶ 그림 9.31). 이 원리는 큰(활성화) 근육 내에 몇몇의 작은 "미니–근육(mini-muscles)"의 협력 개념으로 단순화하고 설명되어질 수 있다(Hellmann와 Schindler 2015). 저작 근육들은 일반적인 근육으로써 "배우는 능력(ability to lerarn)(Peck 등 2010)"이 매우 우수하게 보여지므로, 짧은 기간의 훈련일지라도, 그들의 기능적 특성을 오랜 기간 동안 수정시킬 수 있다(Hellmann과 Schindler 2015). • 경험에 따르면 유발점의 도수치료가 가정 프로그램(턱 운동)과 결합할 때 매우 효과적이었다. 대부분의 경우에, 환자는 단기간에 긍정적인 치료 결과를 얻을 수 있다. 이는 추측컨대, 이 두 가지 방법 모두 높은 수용체 밀도와 함께 근막 수용체 영역으로부터 감각 자극 흐름을 조절하여, 변화된 운동 출력을 발생시킨다는 사실과 연관이 있을 것이다(감소된 근긴장도와 움직임 패턴의 재구성과 함께). 턱 영역의 강력한 피질적 표현–감각과 운동 피질 영역 모두 평균보다 현저하게 크다(▶ 그림 9.31) – 은 차별화된 감각운동 재활이 필요하고 가능하게 만든다. • 학문 간의 협력 ○ 교합 기능장애(잘못 조정된 크라운, 부정교합 등)의 경우 치과의사의 치료가 필요할 것이다. 약 20년 전까지만 해도 근관절병은 거의 치과의사(치아교정, 마우스 가드)에 의해 치료되었다. 근관절병적 통증은 보통 국소 근골격계 기능 장애에 의해 유발되고 지속되며, 교합 결함에 의한 역할은 현재 논란의 여지가 있는 것으로 판단되고 있다. 많은 전문가들은 교합 기능 장애가 중요한 영향을 미친다고 고려하지만(Jäger 1997; Weisskircher, verbal communication 2010) 다른 전문가들은 이는 이차적인 원인이라고 생각한다(Palla 2003, Schindler와 Hellmann 2015). ○ CMD에서, 특히 이갈이(bruxism)의 경우, 치과의사는 종종 마우스 가드(미시간 스플린트(a Michigan splint) 또는 NTI 스플린트(NTI-nociceptive trigeminal inhibition 유해수용성 삼차신경 억제)를 처방한다. 구강 스플린트는 이갈이의 부정적인 결과를 줄이는 데 도움이 된다(치아 파괴, TMJ와 저작근의 과부하). (Ekberg 등 2003, Ekberg and Nilner 2006; Friction 등 2010, Hellmann과 Schindler 2015, Schindler 등 2013, Stapelmann and Türp 2008, Wright 등 1995). 그러나 이갈이 자체와 그 원인은 이 방법(또는 물리치료)에 의해서 교정되지 않는다. 다음 내용은 활동 메커니즘으로서 가정된 CMD 치료에 구강 스플린트의 영향에 대한 현재 가설들이다(Schindler 등 2014).

	– 근육 기능 패턴과 관절 부하의 일시적인 재구성; – 유해수용과 피드백 감소에 의한 근 활성도 억제; – 짧은 기간 치료적 중재 후 오랫동안 지속된 신경근 "훈련 효과"
치료	○ 심리치료는 환자가 자발석이라는 가성하에, 정신역학적으로 농기가 부여된 지속적인 긴장 상태 (만성 스트레스, 불안, 삶에 대한 암울한 전망 등)의 경우에 필요하고 도움이 될 수 있다. ○ 투약: 근관절병적 통증의 치료는 다른 근골격계 장애의 치료와 동일한 일반적인 약리학적 원리가 적용된다. 항-염증 약물로 치료하는 것의 결정은 그 상태가 활성화인지(염증성) 비활성화인지(비염증성)인지에 따라 달라진다.
치료사를 위한 조언	• TMJ와 저작근에서 발생되는 통증과 기능적 제한은 빈번하게 머리, 측두하악 관절, 얼굴, 목 통증의 원인이 된다; CMD 환자의 70~80%는 동시에 두통으로 고통받는다(Okeson 1996, Smolenski 등 2011). • TMJ와 저작근들 주위 영역의 장애(구강악계 stomatognathic system 등)는 "저작 계통의 근관절병리 myoarthropathy of the masticatory system" 또는 "두개하악 기능장애(CMD)"의 명칭에 포함된다. • 징후 ○ 기본 징후: – 제한된 ROM 또는 하부 턱 가동성의 장애(즉, 측두하악 관절) – 저작 근육의 통증 또는 압통 그리고/또는 저작 근육으로부터 전달되는 통증 – 측두하악 관절 통증 그리고/또는 물기 움직임 중에 소리 ○ 가능한 동반 증상 – 목 통증: CMD 환자는 종종 목과 어깨 근육들의 통증 그리고/또는 긴장으로 인해 고통받는다. – 두통: CMD 환자(그리고 이갈이 환자)는 보통 CMD(또는 이갈이)와는 별개로 두통을 호소한다. 긴장성 두통이 CMD의 치료 동안 빈번하게 개선되는 경우가 많다. – 안면 통증: 근관절병적 통증은 안면 통증의 가장 일반적인 원인이다. – 치통 – 귀의 통증(earache), 귀의 소음(이명, tinnitus) – 어지러움(dizziness) – 눈물, 콧물 – 얼굴, 입, 인후 부위의 저림(numbness) • 유병률: 저작계의 근관절병은 흔하다. 증상이 있는 유병률이 약 30%이고, 반면에 근관절병의 대부분은 통증이 없다(Palla 2003). 근관절병적 통증은 남성의 3~10%, 여성의 6~15%, 아이들과 청소년(7~17세)에서 1~4% 정도 발생한다(Palla 2003). • 구강악계(치아-입-턱) ○ 구강악계 내에서 3개의 구획이 함께 밀접하게 기능한다(▶ 그림 9.32). – 치과 구성요소(치아, 의치) – 골격 구성요소(턱뼈 및 관절) – 감각운동 구성요소(근육들: 감각과 운동 측면) ○ 건강한 개인의 경우 이들 구성요소들이 조화롭게 작동한다. ○ 가능한 문제의 원인 – 저작 근육 – 측두하악 관절 – 부정교합, 잘 맞지 않는 의치 – 저작 근육, TMJ, 부정교합, 또는 병리학적 기계수용기의 병적인 결합 – 감각 입력의 변화는 종종 중요한 역할을 한다; 병리학적 기계수용기는 아마도 근육(근막 기계수용기), TMJ, 그리고/또는 치아(치아주위 수용기) 때문일 수 있다. – 뇌의 통증조절 영역 중앙에 위치함(병리학적 유해수용기) – 뇌의 운동 영역의 중앙 → 병리학적 원심성 ○ 한 구획의 장애(disturbances)는 다른 곳에 영향을 미친다. – TMJ를 포함한 병리학적 변화는 저작 근육들의 변화를 의미하며, 이는 진행의 조정을 일으킬 수 있고, 잘못된 근육의 부하 또는 과부하를 일으킬 수 있다. – 비생리학적 근육 활동, 예: 입을 열지 않고 말하기, 또는 이갈기와 같은 이상기능과 연관되어, 결과적으로 잘못된 관절 부하와 TMJ의 관절병을 야기할 수 있다. – 따라서 "물기"의 상태는 유발 요소로서 작용할 수 있고 관절과 근육 사이의 수정된 상호작용에 의해 변화될 수 있다(Irnich 2013).

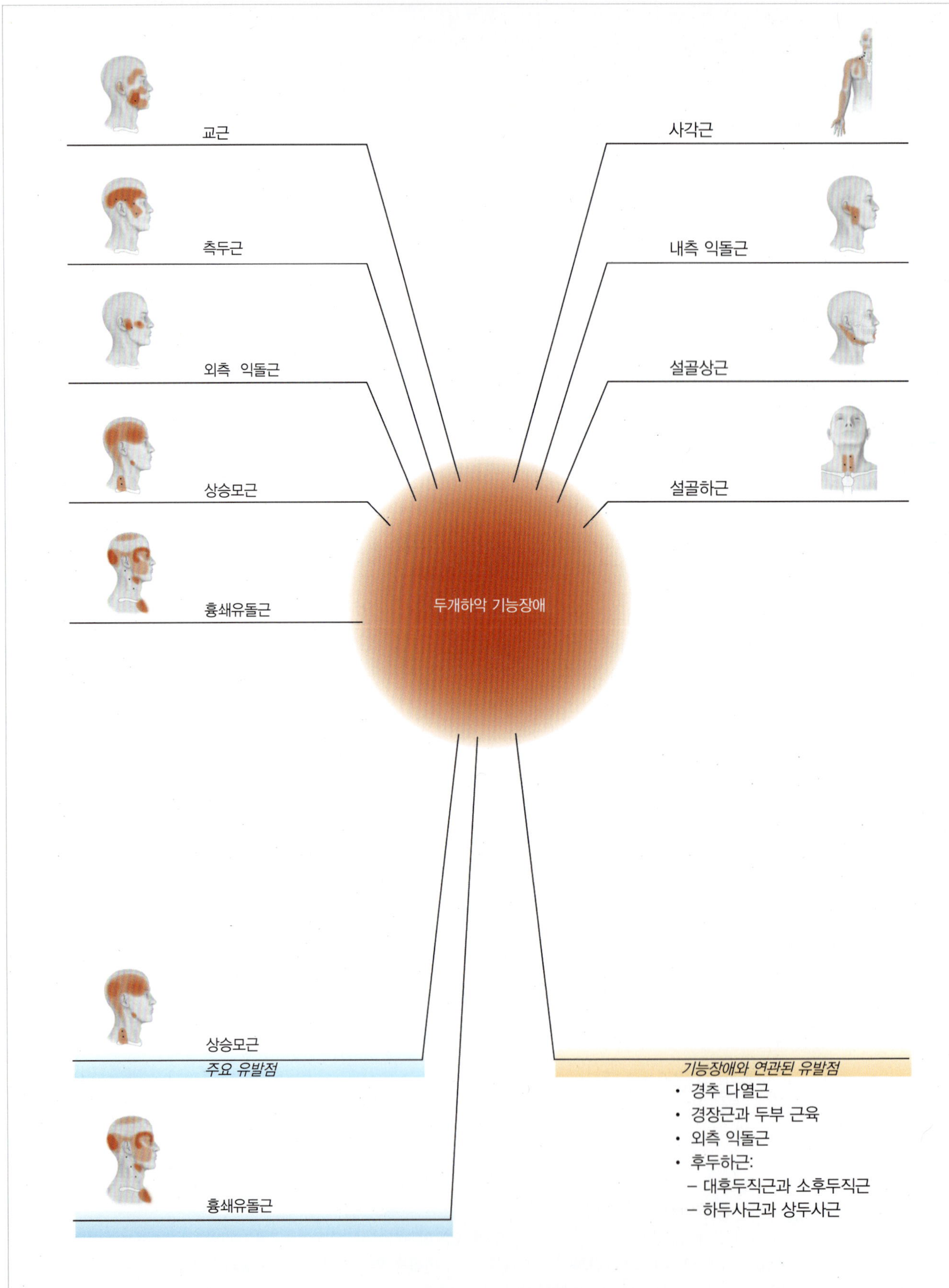

그림 9.30 두개하악 기능장애

표 9.14 통증 가이드: 두개하악 기능장애

빈도	근육	
매우 흔한	**교근**	7.3.1장
	측두근	7.3.2장
	외측 익돌근	7.3.4장
흔한	**상승모근**	7.2.1장
	흉쇄유돌근	7.2.3장
가끔	**사각근**	7.2.4장
	내측 익돌근	7.3.3장
	설골상근	7.3.5장
	설골하근	7.3.6장
주요 유발점은 아래에서 흔히 찾는다.		
	상승모근	7.2.1장
	흉쇄유돌근	7.2.3장
기능장애와 연관된 유발점		
	외측 익돌근(상두)	7.3.4장
	경장근과 두부 근육	7.2.5장
	다열근과 회전근(경추)	7.2.7장
	후두하근(대후두직근과 소후두직근, 하두사근과 상두사근)	7.2.8장

*발병률은 진단의 어려움 때문에 달라질 수 있다.

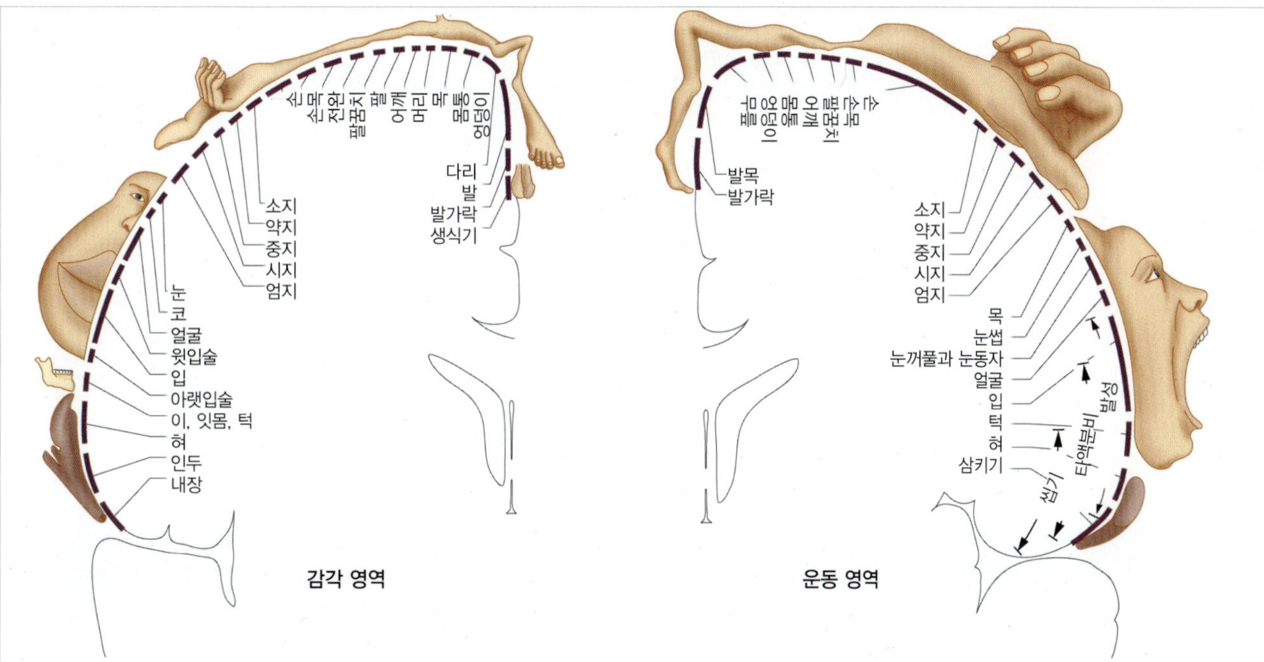

그림 9.31 피질 호문클루스–피질적 표현– 일차적 피질 영역에서 나타나는 것처럼, 턱과 입 부위는 감각(후중앙 이랑)과 운동(전중앙 이랑) 두 분야에서 모두 크기와 구분이 평균 이상이다.

치료사를 위한 조언 *(계속)*	○ 구강악계의 상태와 구획에 대한 전반적인 상태를 치료사가 파악하는 것이 중요하다. • 치과 구성요소의 장애 징후 ○ 잘 닦인 치아 면(이를 갈고, 부수고, 악 무는 것) ○ 치경의 결함(부정교합, 이갈이) ○ 잇몸 손상(교합기능장애) ○ 부정교합(예: 교차교합, 치아 정출, 십자치아 정출, 또는 앞니 사이에 접촉이 없이 가늘고 긴 개방교합) • 골격 구성요소의 장애 징후 – 입을 열고 닫을 때 균열음(cracking)과 염발음 – 입을 열고 닫을 때 아래 턱의 편위 – 통증이 있거나 없는 제한된 ROM • 근육 구성요소의 장애 징후 – 단단한 띠(taut bands)와 유발점이 있는 긴장된 저작 근육 – 편측성 근육 비대 또는 위축(주로 교근과 측두근) – 입을 열고 닫을 때 아래 턱의 편위 – 통증이 있거나 없는 제한된 ROM – 혀 측면의 자국(impressions) • 통증의 원인 ○ 통증의 원인은 주로 저작계의 근건병적(tendomyopathic) 변화이다(Palla 2003). ○ 퇴행성 염증 변화, 역학적으로 TMJ 자극(예: 추간판병증, discopathy), 또는 부정교합이 문제의 원인이 되는 경우는 적다(Jäger 1997, Palla 2003). ○ 추간판병증 – 추간판병증/추간판의 위치와 통증 사이에는 직접적인 상관관계가 없다(Schiffmann 등 1992). – 대부분의 디스크병증, 즉, 디스크 변위와 골관절염(비염증성 관절염)은 통증이 없다(Palla 2003). – 추간판병증은 소리(균열음과 염발음) 그리고/또는 하악 움직임의 장애나 변형에 의해 나타나며, 통증으로는 나타나지 않는다(Palla 2003). 관절음은 종종 증상이 없고 자연적으로 다시 사라진다. ○ 관절성 통증 – CMD에서 주요한 관절문제는 드물고 사례의 5% 미만에서 CMD 통증의 원인이 된다(Jäger 1997). – 관절성 CMD 통증은 – 근육성 통증과 대조적으로 – 명확하게 국소화될 수 있다. 주요한 관절 증상을 가진 환자는 한 손가락을 사용하여 통증 부위 또는 관절을 정확하게 가리키고, 주로 근육이 원인인 환자는 손 전체를 사용하여 통증 부위를 표현한다. • 근관절병증(또는 CMD)의 원인은 대부분 설명할 수 없기 때문에, 다양한 원인과 위험 요인이 논의되고 있다(Palla 2003). ○ 원인 요소는 다음처럼 구성되어질 수 있다(Gürtler 2014): – 구조적 요인: 뼈(변형, 골절), 관절 연관(관절염, 디스크 탈구) 또는 교합 특성(치아 표면의 부정교합 또는 부조화[incongruity]) – 기능적 요인: 이상기능적 또는 비경제적인 신체 자세 – 심리적 요인: 불안, 정신적 압박, 정서적 외상, 부적절한 스트레스 관리, 삶에 대한 암울한 전망 ○ 다음은 근관절병적 통증의 만성화에 중요한 역할을 한다: – 저작계 근육 구조들의 만성적 과부하 – 분절과 분절위 수준에서 신경가소성 변화, 즉, 이차 유해수용성 뉴런의 민감화와 분절 수준의 기능적 뉴런의 재구성(Palla 2003) ○ 위험 요인: – 이상기능(바람직하지 못한 구강 습관): 치아를 악물거나 갈기(이갈이); 입술, 손톱, 물체(파이브같은) 깨물기; 뺨 씹기; 윗니와 아랫니를 오랫동안 붙이고 유지하기, 또는 입 움직임 없이 말하기; 아래 턱의 틱과 같은 움직임, 비정상적인 자세나 위치로 하악을 유지하고 있는 것 등등 – 이들 모두가 저작 근육들의 과활성화와 연관되어 있고 과부하 및 유발점 형성을 초래할 수 있다. 깨어 있는 동안 수행된 이상기능은 수면중의 이상기능보다 더 근관절병적 통증과 높은 상관관계를 나타낸다(Palla 2003).

치료사를 위한 조언 *(계속)*

- 교합 장애: 교합장애(위턱과 아래턱의 치아 접촉)는 이상기능을 야기하고, 부정교합이 근관절병적 통증을 유발한다는 개념이 널리 알려져 있다(Jäger 1997, Weisskircher 2010 [verbal communication]). 그러나, 이러한 지각은 선도적인 전문가들에 의해 의문이 제기되고 있는데, 그 이유는 교합 장애에 의해 활성화된 운동 반사는 매우 짧은 기간이기에, 과부하의 원인이 될 수 없기 때문이다(Palla 2003).
- 스트레스: 스트레스 인자들의 영향하에, 저작 근육은 전신에서 증가된 긴장도를 보이는 첫 번째 근육 그룹이다.
- 변연계와의 긴밀한 연결의 결과로서, 정서적 요인(불안, 정서적 외상, 등)은 입 주면의 "괄약근(sphincter)"에 장기간의 긴장도를 야기할 수 있다(구륜근[orbicularis oris, 입둘레근])
- 정신역학적 요인(삶에 대한 암울한 전망, 정서적 외상, 심리사회적 상황, 등)은 오래 지속되는 근육 긴장을 유발할 수 있다. 현저한 심리사회적 장애가 있는 만성 CMD 문제는 표준적인 치료에 추가하여 심리치료적 중재가 필요하다(Schindler and Hellmann 2015).

• 우울증: 감소된 내인성 그리고 하행성 통증 억제는 통증-만성화 과정을 촉진한다.

• 얼굴 낙상, 스포츠 손상, 자동차 사고, 등의 외상 후 MAP.
- 턱/저작 근육의 과부하 또는 과신장(채찍질 외상)
- 턱과 저작 근육의 직접적 외상(contusion)
- 턱 골절
- 입의 수술적 중재 후(예: 사랑니 수술)

• 몇몇의 특별한 질문 – 병력에서의 표준적인 4가지 열린 질문에 추가하여 – 은 여기에서 도움이 될 수 있다, 예:
  ◦ 평소에 껌을 씹습니까?
  ◦ 새 의치가 있습니까?
  ◦ 귀에서 소리가 들립니까?
  ◦ 깨어났을 때 씹는 근육이 긴장합니까?
  ◦ 치아를 자주 악 뭅니까?
  ◦ 향정신성 약물을 복용하고 있습니까?
  ◦ 스트레스를 받고 있습니까?
  ◦ 오랫동안 다소 우울 했습니까?

• 근육관절병적 통증의 결과:
  ◦ 감작(sensitization): 지속적인 통증은 근육 유해수용기의 감작(말초감작)을 유발하고 중추 감작의 결과로서 만성화와 방사통을 강화한다.
  ◦ 감각운동 변화: 근육성 통증을 운동 반응을 유발한다.
  - 통증이 있는 근육은 반사적으로 제한된다. 따라서 MAP 환자는 건강한 대상자들과 건강한 쪽과 비교하였을 때 통증이 있는 쪽의 최대 닫기 힘(closing force)이 감소된다.
  - 움직임 패턴의 변화는 턱 근육들과 측두하악 관절의 잘못된 부하를 유발한다.
  변화된 움직임 패턴이 발생한다:
  - 통증을 피하기 위해
  - 통증이 생기면서 제한된 근육의 결과로서
  - 단단한 띠(그리고 유발점)의 결과로써
  - 근막 수용체 영역 측면의 변화된 감각 입력의 결과로서

• 근육 평형:
  ◦ 저작근의 활성화는 능동적으로 맞균형을 이루어야 한다; TMJ의 능동 움직임은(씹기, 물기, 말하기, 입열기, 닫기) HWS 안정화근 동시 활성화에 의해 경추의 잠재적으로 진행되는 움직임을 멈추게 한다. (▶ 그림 9.33)
  ◦ 문제는 일반적으로 하나의 근육뿐만 아니라, 전체 근육 사슬에 영향을 미친다(협력근 그리고 길항근).
  ◦ 4개의 근육 그룹이 함께 작용한다(▶ 그림 9.33).
  - 저작 근육(교근, 측두근, 외측 익돌근, 내측 익돌근)
  - 설골상근(이복근[digastric, 두힘살근], 경돌설골근[stylohyoid, 붓목뿔근], 악설골근[mylohyoid, 턱목뿔근], 이설골근[geniohyoid, 턱끝목뿔근])

치료사를 위한 조언 *(계속)*

- 설골하근(흉골설골근[sternohyoid, 복장목뿔근], 흉갑상근[sternothyroid, 복장방패근], 갑상설골근 [thyrohyoid, 방패목뿔근]), 견갑설골근(omohyoid, 어깨목뿔근)
- 목 안정화 근육(후방: 후두하근과 경추기립근; 전방: 경장근과 두부근육)

  ○ 통증과 연관된 유발점 뿐만 아니라, 기능장애와 연관된 유발점도 CMD의 영속 인자가 될 수 있다; 이것들은 또한 인식되고 치료에 포함되어야 한다.

- 신체의 정역학(예: 다리길이 차이) 또는 자세(전방 머리 자세)의 변화는 CMD를 유발하거나 영속 인자가 될 수 있다(▶ 그림 9.34, ▶ 그림 9.35).
- CMD 그리고 경추:
  - ○ 두개골, 하악골, 견갑대, 경추 – 함께, 기능적 단위로 형성된다.
  - ○ 경추 기능장애는 근육과 신경적 연결을 통해 TMJ와 저작근(그리고 반대 또한 같음, vice versa)의 긴장에 영향을 준다(von Heymann과 Smolenski 2011).
  - ○ 예를 들면, 경추의 자세와 긴장의 변화는 교합, TMJ에 대한 압박, 저작근과 설근과 경추 근육의 긴장도에 영향을 미친다(▶ 그림 9.35). 만성 목 통증이 있는 사람들은 목 통증이 없는 사람들과 비교하여 저작 근육들에 잠복 유발점이 있고 입을 여는 것이 감소한다(De-la-Llave-Rincon 등 2012).

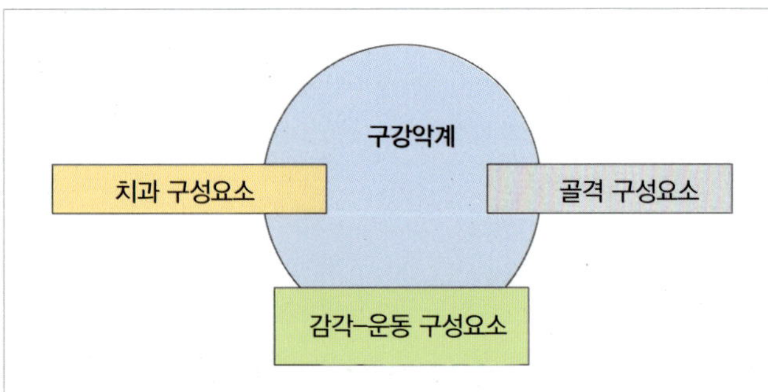

그림 9.32 구강악계(치아–입–턱 계)
치과, 골격, 감각운동 구성효소의 협력. 통증이 없고, 완벽히 기능적인 것은 모든 다른 구성요소들이 조화롭게 상호작용하는 특성을 가지고 있다.

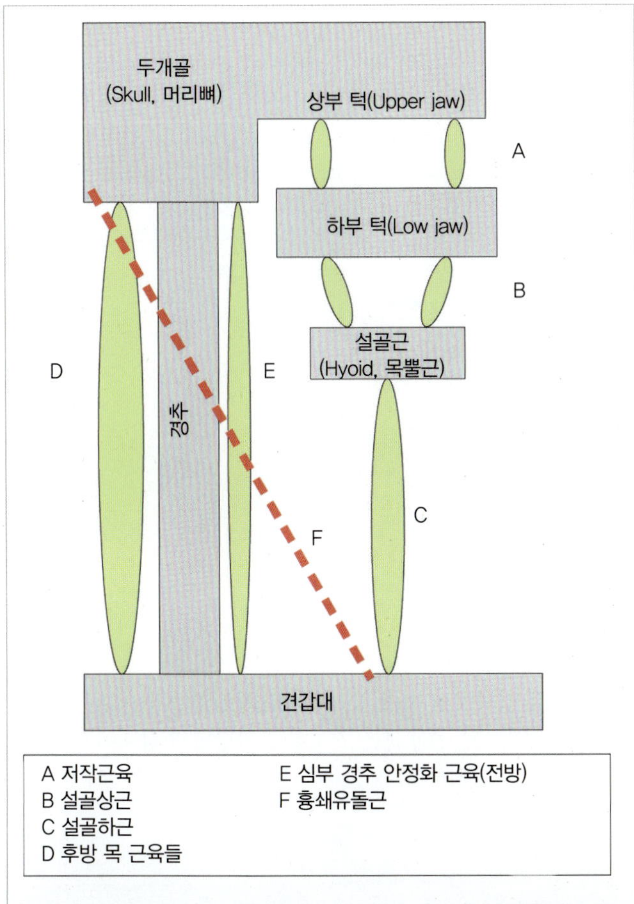

그림 9.33 근육 평형 – 상설골근과 하설골근, 목의 전방과 후방 근육과 함께 저작근의 기능적인 연결(Brodie와 Thompson 1942에 의해 수정됨)

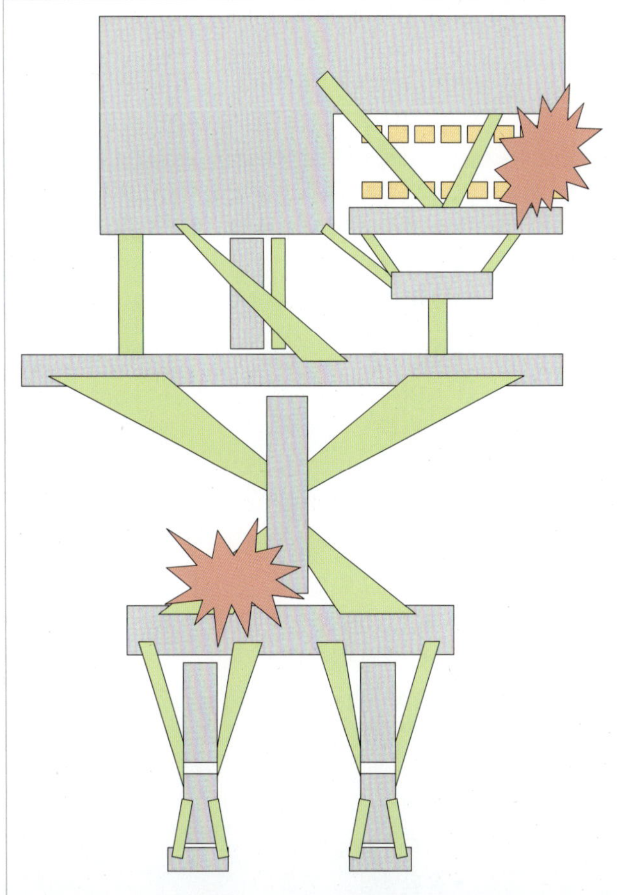

그림 9.34 CMD에 신체의 전체 정역학이 미치는 영향(Brodie와 Thompson 1942에 의해 수정됨)

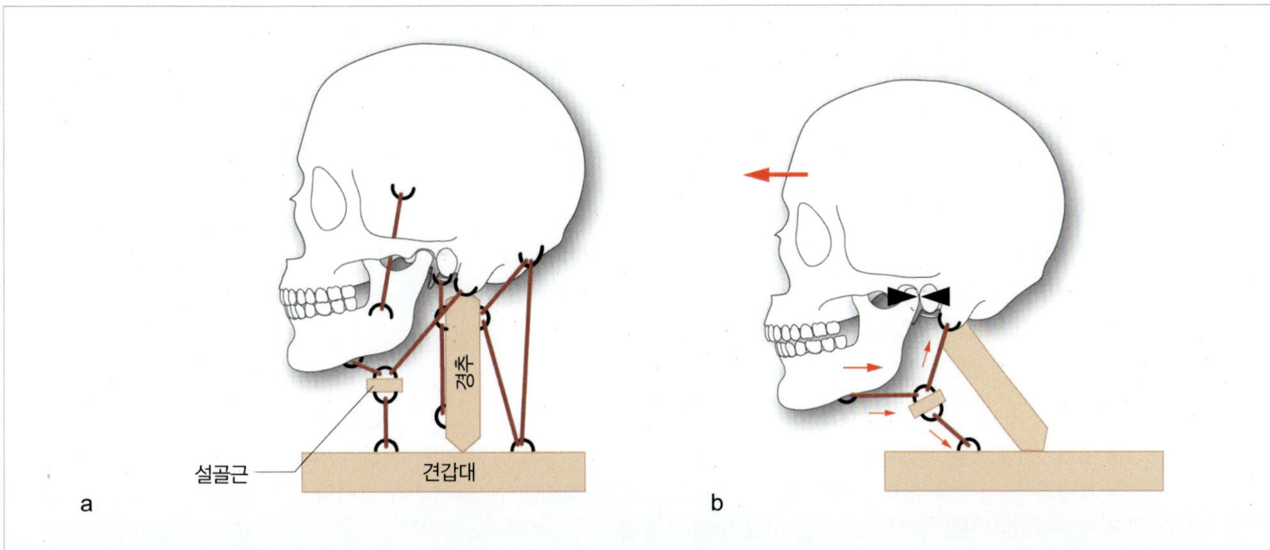

그림 9.35 CMD – 경추와 머리 위치의 상호의존성(Hochschild 2005에서 수정됨).

a 생리학적 상태

b 머리의 전방으로의 습관적 병진은 경추 상부의 신전과 연관이 있다. 이는 설골상근에 장력 스트레스를 가져오고, 차례로, 하악을 후방으로 당긴다. 이 때문에, TMJ와 저작근들은 불리하게 부하가 걸린다. 교합 간섭이 동시에 발생할 수 있고, 또는 존재하던 상태가 더 커질 수도 있다.

9.3.3 어깨 통증 (Shoulder pain)

병력	• 4가지 시작 질문: ○ 어디가 아프세요?(국소 그리고 방사통) ○ 언제부터 아프기 시작했나요? ○ 어떻게 하면 통증이 완화되나요? 어떻게 하면 통증이 증가하나요? ○ 통증의 원인이 무엇인가요?(환자의 관점에서) • 통증 가이드 ○ 어깨 통증(▶ 그림 9.36, ▶ 표 9.15)
소견	• 선별 검사 ○ 어깨 ○ 경추 ○ 흉추 ○ 만약 필요하다면 신경가동술 ULNT(8.1장, 8.2장) • 추가적인 검사(개개인의 상황과 과정에 따라 다름)
감별진단	• 근막적으로 연관된 통증과 기능장애 • 회전근 자극, 병변, 또는 파열(→ 거짓마비, pseudoparalysis) • AC 관절 골관절염 • "충돌증후군": 충돌증후군은 단순히 기능 장애 상태에 대한 설명일 뿐이며, 더 이상 의학적 감별진단의 차별화된 명명법을 단독으로 사용되지 않는다. 엄밀히 말하면 충돌증후군은 견봉하 윤활낭염의 상태이지만, 다른 많은 원인과도 연관이 있을 수 있다. 유발점에 영향을 받는 기능 장애 근육은 또한 견봉하 충돌증후군을 야기할 수 있다. • 석회윤활낭염 • 윤활낭염 • "동결견"(신축성[retractile], [유착성, adhesive] 관절낭염) • 어깨 탈구 • 불안정성, 습관성 탈구 경향 • 상완골 또는 쇄골의 골절 • 관절와 상완관절 골관절염(omarthrosis)(일반적으로 외상 후) • 감염성 관절염 • 예외적으로, 염증성 류마티스 질환(예: 류마티스 관절염, 척추관절병증 등)은 AC 관절에서 발생할 수 있다. • 신경성 어깨근 위축증(다양한 근육의 마비를 일으키는 신경염) • 대상 포진 • 라임 병(보렐리아증) • C4/5 경추 디스크 탈출(일반적으로 어깨 통증을 유발하지 않는다.) • 퇴행성 추간공 협착(일반적으로 어깨 통증을 유발하지 않는다.) • 내부(계통) 질환 ○ 담석산통(biliary colic)은 우측 어깨로 방사될 수 있다. ○ 관상동맥 질환은 어깨 통증을 유발할 수 있다. • 악성 상구 폐질환(malignant superior sulcus lung tumor)
치료	• 병력, 신체 소견, 치료사의 경험에 기초한 임상 추론 과정을 통한 연관 구조의 치료 시도 • 재평가 → 동일한 치료를 계속하거나 치료의 변화가 필요할 수 있다(추가 검사와 추가 평가가 더 필요하다). • 영구적인 요인을 인식하고 이를 치료 방법에 통합 ○ 자세: 앉기와 서기에서 견갑골 위치(외측화 그리고/또는 거상) 그리고 흉추 위치(임상정보 참고). 흉추 후만의 증가, 심각한 편평허리 등의 경우, 경제적으로 흉곽에 견갑골을 안정화시키기는 불가능하다 → 견갑골 안정화(그리고 그 후 전체 원위부 운동 사슬에도)에 잘못된 부하 그리고 과부하 → 어깨 그리고 팔의 근육에 유발점

치료	○ 바람직하지 않은(일) 스트레스 요인 → 일과 동작 순서의 적절성(경제적으로 체중 들어올리기 등), 그리고 기술(테니스, 골프, 뮤지션, 수영 선수 등) → 단조로운 작업(예: 컴퓨터 작업, 바이올린 플루트 같은 악기 연주 등)을 할 때 이완된 자세, 정기적인 휴식 기간(→ 가정 프로그램: 스트레칭, 기능적 훈련) ○ 제한된 견흉 관절의 가동성 • 스트레칭/이완 • 기능적 강화 훈련: 견갑골 안정화 훈련, 협응 훈련; 직장에서의 비활동을 처리하기 위한 레크리에이션 활동(수영, 걷기 등)
치료사를 위한 조언	• 만성 어깨 문제에서, 증상은 근막 구조로부터 주로 비롯된다. 이는 광범위한 상완견갑골 주위 관절병증(periarthropathia humeroscapularis, PHS)뿐만 아니라 충돌 증후군과 함께 발생되는 증상(아래를 참고) 또는 흔하지 않게 발생되는 퇴행성 변화(상완관절 골관절염 omarthrosis 등)가 해당된다(Irnich 2013). • 여러 근육의 상호작용은 보통 방해받게 된다; 유발점은 거의 항상 여러 근육들에 위치한다 → 복합적이고 복잡한 통증 패턴. • 근막 통증 그리고 기능장애는 이들로부터의 결과일 뿐만 아니라 빈번하게 관절 기능장애 및 연관 퇴행성 변화의 원인에도 유의하게 기여한다(Dejung 2009, Irnich 2013). • 어깨에서 함께 작동하는 5개의 접속기가 있다. ○ 관절와상완 관절 ○ 견쇄 관절 ○ 흉쇄 관절 ○ 견봉하 활주 공간 ○ 견흉관절 활주 공간 • 좋은 어깨 기능은 이들 모든 관절 파트너와 모든 이동 및 안정화하기 위한 구조들의 조화로운 상호작용을 필요로 한다. 어깨 부위의 문제를 다룰 때에는 임상 추론 과정에서 모든 구성 요소를 고려해야 한다. • 협응된, 다양한 근육들의 동시 활성화는 생리학적 동작 순서와 부하에 필수적이다. 상대적으로 작은 소켓을 가진 관절와상완 관절은 특히 근육 간의 협응 장애에 민감하다. 짧아지거나, 약해지거나, 최적의 타이밍으로 활성화되지 않은 모든 근육은 전제적인 동작 순서(예: 견갑 상완 리듬 장애)에 불리한 영향을 미치고 그러므로 다른 어깨 근육들에 유발점을 형성하고(Irnich 2013) 이차적으로 관절 문제를 일으킬 수 있다. • 한편으로, 근육은 어깨 관절의 매우 광범위한 가동성을 담당한다. 반면에, 그들은 동시에 어깨 움직임 조절을 담당하며 안정성을 제공한다. 이들의 이런 다른 과제(움직임 그리고 제한된 움직임)는 다른 근육 그룹에 의해 수행되어진다. ○ 관절 가까이에 위치한 짧은 근육(회전근개)은 "능동성"으로, 동적 인대, 관절 안정화, 상완골두의 중심화(국소 안정화근)의 기능적 역할을 수행한다. ○ 지렛점(fulcrum)으로부터 멀리 떨어진 더 긴 근육들은 "이동자(movers)"로서 역할을 한다(전체적인 운동화근). • 근육의 다양한 요구 사항은 어깨 관절의 움직임과 안정화가 모두 포함되기 때문에, 근육은 다양한 어깨 문제의 원인이 될 수 있다(Veeger와 van der Helm 2007). • 근막 어깨 통증의 원인: ○ 다음과 같은 인한 일차 근육–원인 어깨 문제: – 만성 과부하(예: 이미 짧아지고 수축된 자세로 지속적인 활동, 일에 의한 원인: 컴퓨터로 작업하는 자세, 치과의사로서, 미용사로서 등; 반복적 움직임, 수영과 같은 스포츠 활동) – 최대 부하가 발생하는 급성 과부하(주로 훈련이 잘 안 된 경우): 테니스, 골프, 유럽 핸드볼, 배구, 스쿼시 등 낙상으로 인한 사고 – 외상성 과스트레칭(예: 낙상으로부터) ○ 어깨에 통증이 있는 젊은 환자들에서, 근육 연관 통증이 두드러진다(Dejung 2009). 이들에 대한 근막 통증 치료는 좋은 예후를 보인다(일차 근막 증후군을 참고). 이 연령대에서는 수술을 서두르지 않는 것이 중요하다. 완전히 명백하지 않는 경우, 수술을 고려하기 전에 전 손상으로 인한 남아 있는 근육 손상을 찾는 것(만약 찾으면 치료한다)이 중요하다(Dejung 2009).

치료사를 위한 조언	○ 이차적으로 발생하는 근막 통증 그리고 기능장애: 50세 이후 퇴행성 통증이 증가한다. 그러므로, 삶의 후반기에 어깨 부위에 발생하는 통증의 우세는 퇴행성 변화와 연관이 있다. 그러나, 근육 소견은 종종 이차적으로 발생한다. 이 경우 근막 치료는 일시적인 성공만을 보여줄 것이다. 개방 수술 또는 관절경 수술 후(예: 쇄골 성형술, 외측 쇄골 절제술), 유발점의 치료, 능동적 기능적 수술 후 관리 프로그램을 함께 사용하는 것이다. 재활에서 가장 중요한 조치이다(Dejung 2009). • 어깨 통증의 진단 ○ 근막으로 인한 어깨 통증은 보통 진단하기 쉽다. 통증은 일반적으로 재현될 수 있고 선택적 스트레치에 의해 문제가 있는 근육을 확인할 수 있다(선별-검사 참고). 단단한 띠의 촉진적 진단과 능동적 유발점은 일반적으로 문제가 되지 않는다(견갑하근과 전거근에 위치한 견갑하근 유발점은 제외). ○ 경우에 따라, 선별검사로 문제가 있는 근육 또는 근육 그룹을 식별할 수 없지만 병력과 전체적인 임상적 특징(clinical picture)은 문제의 근막 구성요소의 명확한 근거를 제공한다. 병력적 임상상은 과거 관절과 신경에 적용된 치료 시도가 실패한 데서 제공받을 수 있다. 이 경우, 선별 검사를 통해 찾기 어려운 것으로 알려진 근육 그룹에 촉진 검사를 수행(만약 필요하다면, 치료한다)하는 것이 좋다. 이들 근육들은 다음과 같이 구성된다: 전거근, 하승모근, 광배근, 후상거근, 소흉근. ○ 견갑골의 위치에 특히 주의를 기울여야 한다: 견갑골 안정화의 기능장애(기능장애와 연관된 유발점으로 인한 지연된 활성화 또는 근력 저하)는 견갑골을 안정화(자유로운 움직임[열린사슬] 그리고 지지된 상태[닫힌 사슬]에서)시키기 불충분한 능력으로 가시화되거나 견갑상완 리듬(자유로운 움직임[열린 사슬] 기능에서)이 변화된다. 이는 기능적 사슬에서 더 먼 곳에 위치한 어깨 근육에 지속적인 잘못된 부하의 원인이 될 수 있으며(예: 극하근), 임상적 통증 패턴을 발생시키는 유발점이 위치할 수 있다.

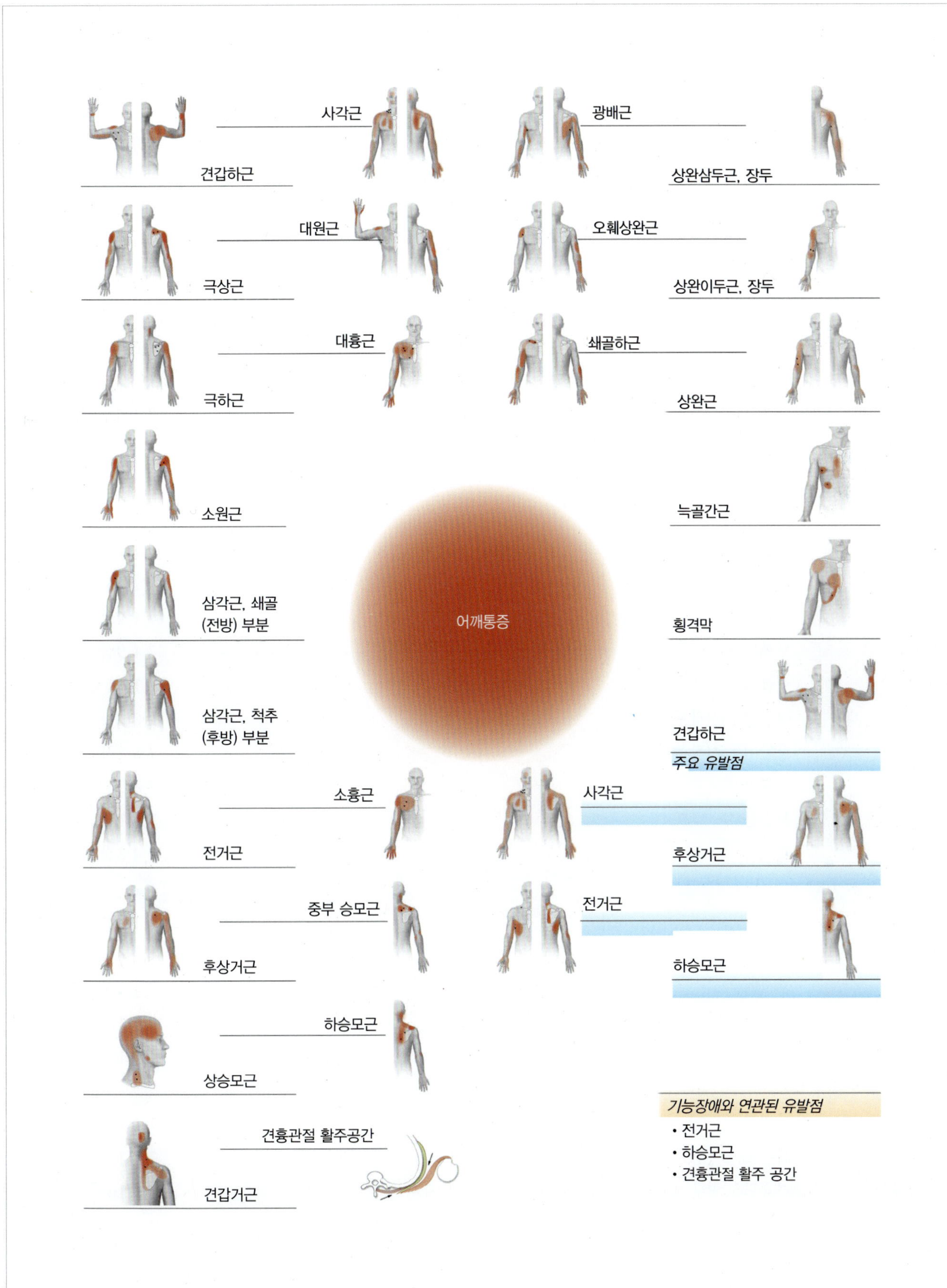
견갑하근
사각근
광배근
상완삼두근, 장두
극상근
대원근
오훼상완근
상완이두근, 장두
극하근
대흉근
쇄골하근
상완근
소원근
늑골간근
삼각근, 쇄골
(전방) 부분
어깨통증
횡격막
삼각근, 척추
(후방) 부분
견갑하근
주요 유발점
전거근
소흉근
사각근
후상거근
후상거근
중부 승모근
전거근
하승모근
상승모근
하승모근
견갑거근
견흉관절 활주공간
기능장애와 연관된 유발점
• 전거근
• 하승모근
• 견흉관절 활주 공간

그림 9.36 어깨 통증

표 9.15 통증 가이드: 어깨 통증

빈도	근육	
매우 흔한	**견갑하근**	7.1.5장
매우 흔한	**극상근**	7.1.2장
매우 흔한	**극하근**	7.1.3장
매우 흔한	**소원근**	7.1.4장
매우 흔한	**삼각근**	7.1.1장
매우 흔한	**전거근**	7.1.11장
매우 흔한	**후상거근**	7.4.5장
흔한	**상승모근**	7.2.1장
흔한	**견갑거근**	7.2.2장
흔한	**사각근**	7.2.4장
흔한	**대원근**	7.1.6장
흔한	**대흉근**	7.1.8장
흔한	**소흉근**	7.1.10장
흔한	**중부 승모근**	7.1.13장
흔한	**하승모근**	7.1.14장
흔한	**견흉관절 활주 공간**	7.1.16장
가끔	**광배근**	7.1.7장
가끔	**오훼완근**	7.1.9장
가끔	**쇄골하근**	7.1.15장
가끔	**상완삼두근(장두)**	7.8.1장
가끔	**상완이두근(장두)**	7.8.2장
가끔	**상완근**	7.8.3장
가끔	**늑간근**	7.4.7장
가끔	**횡격막**	7.4.8장
주요 유발점은 아래에서 흔히 찾는다.		
	견갑하근	7.1.5장
	사각근	7.2.4장
	후상거근	7.4.5장
	전거근	7.1.11장
	하승모근	7.1.14장
기능장애와 연관된 유발점		
	전거근	7.1.11장
	하승모근	7.1.14장
	견흉관절 활주 공간	7.1.16장

치료사를 위한 조언

- 끝범위에서의 통증: 만약, 어깨의 선별검사 동안 통증이 끝 자세에서 발생한다면, 이 통증은 근육이 원인일 가능성이 높다(▶ 그림 9.37). 원인 인자는 이 움직임에 의해 수동으로 늘어나는 근육 또는 활성화되는 근육의 유발점일 수 있다; 이들 사이를 구별하기 위해, 선별검사(임상정보)를 참고하라. 예외: 견쇄 관절 골관절염은 최대 외전, 최대 수평 내전, 가능한 최대 허리 위로 멀리 손을 움직일 때 통증을 유발할 수 있다. 관절와 가장자리의 손상에서, 통증은 움직임의 마지막 단계에서 발생할 가능성이 높다(Dejung 2009).
- 통증호(painful arc): 외전 움직임 반경에서 중간 범위에서의 통증(중간 범위 통증이란, 보통 외전 70~110°)은 일반적으로 견봉하 충돌 증후군, 관절내 장애, 또는 상완골두 중심에 문제가 있음을 의미한다(▶ 그림 9.37, ▶ 표 9.38).
- 견봉하 충돌증후군: 어깨 외전 동안 상완골두와 "어깨의 지붕"(견봉, 오훼견봉 인대) 사이의 회전근개 건과 활액낭의 활주공간의 좁아짐
  - 임상적 징후
    - 통증호(▶ 그림 9.37, ▶ 그림 9.38)
    - 움직임 동안 주된 통증(외전, 외회전)
    - 극상근에 부하 유발과 함께 증가된 통증(▶ 그림 9.10 **e**)
  - 충돌증후군의 전형적인 중간 범위에서의 통증 원인은 견봉하 공간에서의 어떤 다툼에 의해서이다; 이는 다음으로 인해 발생할 수 있다:
    1. 구조적 요인
       - 갈고리 모양의 견봉
       - 견봉의 골증식, 또는 AC 관절의 골관절증
       - AC 관절염과 삼각근하 활액낭염과 연관된 구조적 변화
       - 회전근개의 극상근 부분의 부분 파열 또는 완전파열
       - "통증호" 구역에서 움직임 동안 견봉하의 역학적 좁아짐과 자극의 결과로 인한 극상근 건의 염증성 종창(swelling)(예: 큰 건의 석회화로부터 또는 상완골두의 기능적 중심이 좋지 않은 것에 대한 결과)
    2. 기능적 요인:
       - 어깨 근육의 긴장과 짧아짐 또는 기능장애로 인해 상완골두의 중심이 좋지 않아, 이 결과로 견봉하 공간에서 충돌이 일어난다. 외전 동안, 내전근(동시 수축)은 상완골두가 "어깨 지붕"(주로 견봉과 오훼견봉 인대)에 대해 위로 올라가지 않도록 유지하는 역학을 하는 것보다는, 오히려 어깨 소켓의 중앙에서 유지하는 역할을 한다. 충돌증후군은 상완골두를 아래쪽으로 활주하게끔 안내하는 근육들(주로 견갑하근, 대원근, 소원근, 극하근의 외측 섬유, 극상근으로 상완골두의 머리쪽 활주를 방해한다)이 기능장애가 있거나 상완골두를 위로 당기는 근육들이 과활성화될 때 발생한다.
       - 충돌증후군의 문제가 있을 때, 활성화된 유발점은 가장 대부분 극상근, 극하근, 그리고/또는 견갑하근에 위치한다(Hidalgo-Lozano 등 2010).
       - 극상근: 극상근에 위치한 유발점은 근육을 반사적으로 약화시킨다. 따라서, 능동 외전 동안 상완골두의 상방 활주 움직임을 제한하기 위한 극상근의 효과가 감소한다. 동시에, 보상적으로, 삼각근(외전 동안)이 더욱 활성화된다, 그러므로 상완골두의 상방 활주가 강화된다(기능적 충돌증후군).
       - 견갑하근과 대원근: 하방으로 감소된 상완골두의 활주(그리고 상방으로 증가된 활주의 결과 → 기능적 충돌증후군) – 이는 하방활주의 역할을 하는 근육들의 유발점에 의해 발생될 수 있다(견갑하근과 대원근).
       - 흉곽에 견갑골의 잘못된 고정(anchoring) 그리고 변화된 견갑상완 리듬은 어깨 충돌증후군을 발달시키고 지속시키는 보조 인자로 작용할 수 있다.
  - 충돌 증상을 악화시키거나 호전되지 않게 유지하는 데 기여하고 지속시키는 근육 요인들:
    - 상완골두의 하방 움직임을 안내하는 근육의 기능장애 → 견갑하근과 대원근의 기능장애를 유발하는 유발점은 비활성화되어야 한다(소원근과 극하근의 외측섬유도 마찬가지이다).
    - 견갑거근의 단단한 띠(그리고 소원근의~)는 근육의 약간의 단축을 야기하고 그로 인해 견갑골이 회전하여 관절강이 아래 방향으로 내려오게 된다 → 외전 첫 시작 위치가 올바르지 않아, 충돌 지점에 더 일찍 그리고 더 자주 도달하게 된다 → 극상근 건과 견봉하 활액낭의 자극은 아래쪽으로 내려오는 것을 허용하지 않게 된다.
    - 견갑골 안정화의 기능장애: 만약 견갑골이 흉곽에 적절하게 고정되지 않으면 운동 사슬에 더욱 멀리 떨어진 근육들의 잘못된 조절과 부하가 발생할 것이다(▶ 그림 2.5, ▶ 그림 5.48) → 기능적 충돌증후군
    - 극상근의 감소된 관혈류(perfusion)(유발점과 단단한 띠의 결과)가 근육 자체에 대한 영양 공급 부족을 유발하여 극상근으로부터 공급되는 극상근 건의 영향과 재생 가능성을 감소시킨다.

	○ 치료 – 급성기: 국소 마취제와 혼합된 견봉하 스테로이드 주사(1:9비율). 이는 염증성 자극과 중간 범위 통증으로부터 즉각적이고 종종 오래 지속되는 완화를 가져온다. – 아급성기: 긴장되고 짧아진 근육을 이완시키고(유발점 치료) 상완골두를 중심으로 보내는 근육의 기능을 개선하기 위한 물리치료(기능적 훈련과 함께 기능장애와 연관된 유발점의 치료) – 치료 저항: 만약 보존적인 접근이 성공적이지 않다면, 수술적 중재를 고려해야만 한다(예: 견봉 부분 절제술과 오훼견봉 인대 절제술의 관절경 수술)(Dejung 2009). • 극상근 건 또는 회전근개 건막의 일부분에 있는 칼슘: 극상근 건(그리고 전체 회전근개)에 가해지는 강한 부하력과 이들 구조의 나쁜 관혈류 사이의 상이함은 만성 자극과 칼슘 침작의 결과를 가져올 수 있다. ○ 극상근 건의 안정된 칼슘은 수년간 통증이 없을 수 있다. ○ 헐거워지고 관절 공간(또는 삼각근하 활액낭)에 도달한 칼슘은 이 위치에서 용해되기 시작하여(불명확한 ill-defined 칼슘), 매우 심한 통증과 연관된 뚜렷한 활액 자극을 일으킨다(석회 활액낭염). 스테로이드 견봉하 주사는 급성 염증 단계를 빠르게 감소시키는 역할을 한다. 시간이 지남에 따라 석회 활액낭염은 스스로 치유될 수 있다 – 칼슘 결석은 몇 주 또는 몇 달 내에 용해될 수 있다. 칼슘 덩어리가 여러 개 있는 경우와 석회성 활액낭염이 반복되는 경우는 수술로 통증을 유발하는 칼슘을 제거해야 할 수도 있다 (Dejung 2009). • 회전근개의 파열 ○ 회전근개 극상근 부분의 파열 시 굴곡과 외전의 거짓 마비(pseudoparalysis)(단지 급성기에만 흔하다); 기능적으로, 삼각근은 종종 거짓 마비를 보상할 수 있다. ○ 회전근개의 극하근과 소원근 부분이 파열되었을 때 외회전의 거짓 마비 → 회피하는 움직임은 근육 과부하를 유발한다(협력근에서 그리고 보상을 요청받는 근육들에서) → 연령과 기능장애에 따라, 특히 가능한 외과적 중재가 고려될 때에는 추가적인 검사 및 어깨 전문가의 평가가 필요할 수 있다(특히, 외상 후 젊은 환자의 경우).
치료사를 위한 조언	• 불안정성: 전방 견갑골 구조의 안정성과 과민성(습관성 어깨 탈구)을 검사하기 위해 전방 불안 검사(관절낭 및 인대 구조에 유발)에 사용되는 조작은 견갑하근을 동시에 늘린다. 그러므로 불안 검사 동안 경험하는 통증은 일반적으로 관절낭이나 인대에 의해 발생하지 않는다 – 견갑하근의 유발점이 주로 원인이 된다. 따라서, 어깨 탈구의 수술적 재건은 견갑하근의 근막 문제를 배제하기 위한 선택적 검사 후에만 고려되어야 한다(그리고, 만약 존재한다면, 이를 해결하기 위한 유발점 치료)(Dejung 2009). • 동결견 ○ 실제 동결견의 원인 – 좁은 의미로 유착성 관절낭염으로 이해한다 – 잘 알려져 있지 않고 효과적인 치료법이 없다(약, 관절, 신경, 근육 특이적, 능동 재활 모두); 치료 없이 1~1년 반 이내에 해결된다. 이는 비교적 드물다(5% 미만). ○ 제한된 어깨 가동성으로 "동결견"이라 지정된 대부분의 경우(우선, 능동과 수동 외회전의 제한, 그다음 외전 및 굴곡 제한)는 근막 문제의 결과이다: 견갑하근의 유발점은 단단한 띠와 관절낭 결합조직의 수축(retraction)을 유발한다. 이러한 형태의: "동결견"은 도수치료적 치료에 매우 영향을 받기 쉽다: 이는 근막 기법(유발점 치료)과 관절 – 특이적 기법(관절낭의 스트레칭)을 조합하여 수행하는 것이 적절하다; 일관된 기준으로 기능적 훈련(관절와 상완 관절 안정화와 협응)과 가정 프로그램(규칙적으로 내회전근 스트레칭; ▶ 그림 7.30)을 수행하는 것은 중요하다 – 그리고 종종 치료 성공의 결정적인 요소가 되기도 한다. • 이두근 장두 건의 장애 ○ 만약 회전근개가 파열되면, 관절 내를 지나는 이 건은 견봉과 직접적으로 접촉할 수 있다. 그러므로 이두근 장두의 건은 마모되어 결국 파열될 수 있다. 그러면, 상완이두근의 장두의 원위 부분이 함께 당겨져, 전주와(antecubital fossa)의 근위부에 볼 모양의 돌출부를 형성하게 된다. 그러나 팔꿈치의 굴곡 근력은 이두근 건의 파열로 인해 유의하게 손상되지 않는다(상완근이 일차적인 팔꿈치 굴곡근이다); 치료가 필요하지는 않게 된다(Dejung 2009). ○ 매우 드물게, 이두근 건이 대결절과 소결절 사이의 결절간구에서 탈구될 수 있지만, 여기 또한, 치료가 보통 필요하지 않다(Dejung 2009). • 만성 어깨 통증의 경우 – 원론적인 원인이 무엇이든 간에(골절, 염증, 과부하, 과신장, 오랜 고정으로 인한 등등) – 근막 관점에서, 3가지의 특별한 구조를 (재)검사하는 것이 좋다. 그리고 만약 필요하다면 치료한다.

치료사를 위한 조언	○ 견갑하근 – 만성 통증은 환자에게 진통성 자세를 유발하게 된다; 어깨 통증에서 이 진통성 자세 패턴은 내회전과 내전을 포함한다. 그러므로 빈번하게, 만성 어깨 통증은 과부하의 결과를 가져오고 그로 인해 견갑하근(그리고 대흉근)에 유발점을 형성하게 된다. 이러한 근막 소견(종종 통증이 있는 상황 동안만 발생함)은 일차 통증 원인(골절 치료, 염증의 침강)의 경감 후에도 빈번하게 지속된다. 그리고 통증의 만성화를 일으킨다(오히려 해결된 일차 통증원인보다도). – 동시에, 견갑하근은 국소 안정화로 그리고 상완골두의 회전적 미끄러짐 움직임의 안내자로서 결정적인 역할을 한다. 따라서 견갑하근의 기능장애 연관 유발점은 어깨 관절의 움직임의 경제성을 지속적으로 방해할 수 있고, 그러므로 지속적인 요인으로 기능할 수 있다(만성화). ○ 견갑골 안정화: 만약 견갑골이 흉곽에 잘 고정되지 않으면, 운동 사슬의 원위부에 위치한, 관절와상완 관절을 연결하는 근육들이 경제적으로 작동하지 못한다. 만성적인 잘못된 부하와 과부하는 결과적으로 유발점을 형성하고 영구적으로 이것들을 비활성화 할 수 없게 된다. 지속적인 개선을 위한 전제조건은 견갑골 안정화 즉, 주로 전거근, 하승모근. 소흉근들의 기능장애 연관 유발점의 비활성화이다. ○ 사각근: 전방과 중간 사각근 사이의 통로는 신경혈관 다발의 잠재적 장벽이다(▶ 그림 8.3). 이 부위의 신경근 포획은 신경 구조의 성능과 회복 능력을 지속적으로 방해할 수 있다 – 그리고 그 후 근육 구조에도 – 그러므로 영구적이고 만성적인 요인으로 기능한다(6.1.3장, 8.2.1장). • 치료사는 전체 몸통, 특히 허리와 골반의 자세적 위치와 긴장 상태를 관찰해야만 한다. 견갑대는 단지 좋은 기초로서 지지되는 경우에만 적절하게 기능하고 휴식할 수 있다. • 어깨 수술 후, 근막 비정상의 치료는 재활 프로그램의 한 부분이다. 대부분의 경우, 이 치료는 확실한 통증 완화를 제공하고 전체 기능을 재개할 수 있는 유일한 방법이다(Dejung 2009).

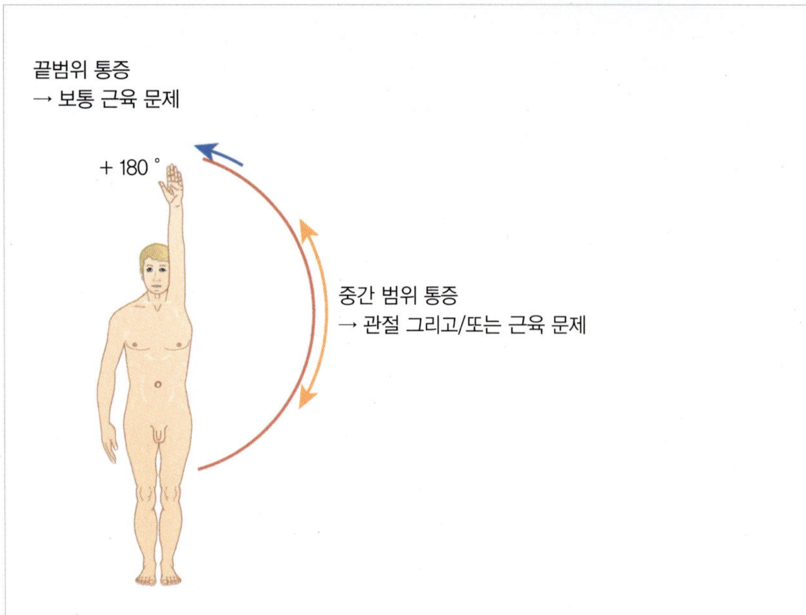

그림 9.37 통증호/중간범위 통증–끝범위 통증. 70~110° 사이의 통증호(중간 범위 통증)는 관절 그리고/또는 근육 문제의 징후이다. 외전 끝범위에서의 통증은 높은 확률로 통증의 원인이 근육임을 암시한다.

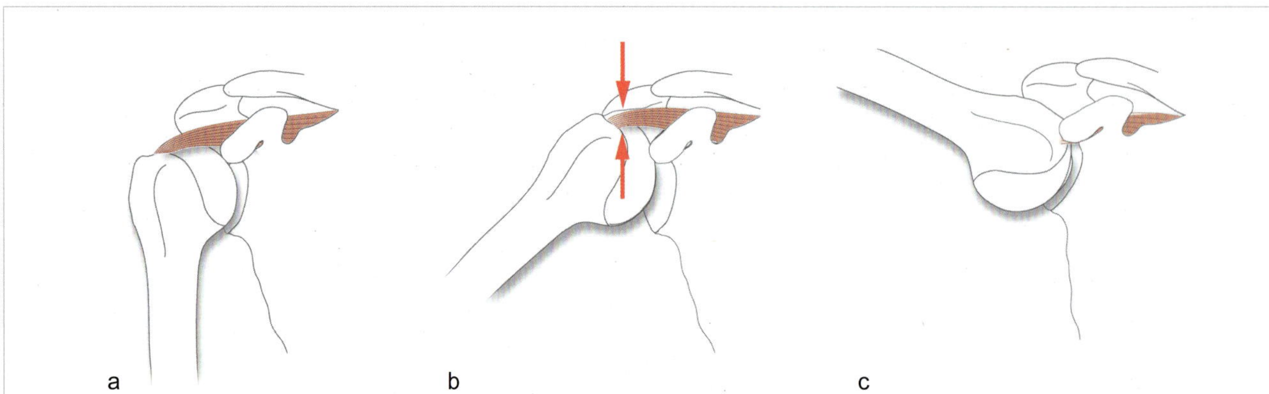

그림 9.38 극상근 건의 충돌 – 통증호.

a 시작 자세: 무통증

b 외전: 통증호/중간–범위의 통증. 외전 70~110° 사이에서, 상완골 대결절과 (견봉과 오훼견봉 인대) "어깨의 지붕" 사이의 공간에서의 부딪침이 생긴다. 그러므로, 극상근 건이 압박받게 된다. 역학적인 자극의 결과로 지속적인 통증이 나타난다.

c 외전: 끝범위에서는 무통증이다. 외전이 110°가 넘어가면, 대결절이 하방으로 내려가게 되고, 견봉/오훼견봉 인대와 대결절 사이의 공간이 넓어지게 된다. 그러므로 극상근 건은 더 이상 눌리거나 문제가 생기지 않는다 – 결과적으로, 통증이 없어진다.

9.3.4 견갑 사이 그리고 견갑하 통증 (Infrascapular and subscapular pain)

병력	• 4가지 시작 질문: ○ 어디가 아프세요?(국소 그리고 방사통) ○ 언제부터 아프기 시작했나요? ○ 어떻게 하면 통증이 완화되나요? 어떻게 하면 통증이 증가하나요? ○ 통증의 원인이 무엇인가요?(환자의 관점에서) • 통증 가이드 ○ 견갑 사이 그리고 견갑하 통증(▶ 그림 9.39, ▶ 표 9.16)
소견	• 선별검사 ○ 경추 ○ 흉추 ○ 어깨 • 추가적인 검사(개별 상황과 과정에 따라 다름)
감별진단	• 근막적으로 연관된 통증과 기능장애 • 내과적 의학 진단들: ○ 폐렴 ○ 폐색전증(pulmonary embolism) ○ 대동맥류와 연관된 대동맥 박리(갑작스런 심각한 견갑 사이 통증) ○ 협심증(angina pectoris) ○ 심장막염(pericarditis) ○ 담낭질환(gall bladder disease)으로부터의 통증 ○ 췌장염(pancreatitis) ○ 종양(흉막과 종격) • 횡격막 탈장(diaphragmatic hernia) • 역류성 식도염(reflux esophagitis) • 척추 골절 • 늑골 골절 • 늑골척추 관절 기능장애("블록된 늑골", blocked rib) • 흉추 디스크 탈출(흔하지 않음)
치료	• 병력, 신체 소견, 치료사의 경험에 기초한 임상 추론 과정을 통한 연관 구조의 치료 시도 • 재평가 → 동일한 치료를 계속하거나 치료의 변화가 필요할 수 있다(추가 검사와 추가 평가가 더 필요하다). • 영구적인 요인을 인식하고 이를 치료 방법에 통합 ○ 자세: – 앉아 있고 서 있는 동안 머리의 위치(▶ 그림 4.8) – 흉곽의 위치 – 흉곽에서 견갑골의 위치, 임상정보를 보라. – 골반과 요추(흉추와 흉곽의 바닥역할)의 정적 위치 ○ 일 스트레스: 컴퓨터 스크린, 키보드 마우스의 위치 등등 ○ 레저 시간의 활동(뜨개질, 바이올린 켜기 등등) • 기능적인 강화 훈련: 견갑골 안정화의 점진적 훈련 프로그램(닫힌 사슬, 열린 사슬 모두에서; ▶ 그림 7.63), 협응 훈련

치료사를 위한 조언	• 사각근의 유발점은 매우 빈번하게 견갑 사이 그리고 견갑하 구역으로 방사된다 → 견갑 사이 그리고 견갑하 구역에 위치한 국소 근육들(중부 승모근, 하승모근, 능형근, 후상거근, 장늑근, 흉최장근)의 유발점은 종종 위성 유발점이다. 일차적인 유발점은 주로 사각근에 위치한다. • 전거근의 유발점은 종종 견갑골 안정화 기능장애의 원인이 된다. 따라서, 그들은 또한 견갑골 사이 통증에 대한 현저한 영구적 보조인자가 될 수 있다. 이러한 경우, 견갑골 사이의 문제는 전거근의 기능장애와 연관된 유발점이 비활성화된 경우에만 개선될 수 있다. • 다양한 근육 층이 견갑 사이 공간에서 서로 겹쳐져 있으며, 유발점 문제가 있는 근육을 결정하는 것이 항상 쉬운 것은 아니다. 일반적으로 두 가지 정보를 통해 지정한 근육에 유발점이 있는지를 알아볼 수 있다: 단단한 띠가 있는 근육 섬유의 방향감(orientation); 근육 층의 깊이의 두 가지이다. 그러나, 이 구역에서 유발점의 치료 효과는 치료사가 절대적으로 확실하게 특정한 근육과 유발점의 상호 관계(affiliation)를 알고 있는지의 여부에 달려 있지는 않다. • 명백한 근골격계 원인이 없는 흉추의 통증을 가진 모든 환자는 물리치료를 받기 전에 의료적 확인을 해야 한다(감별진단을 참고하라). • 늑골 기능장애: 9.3.5장을 참고하라.

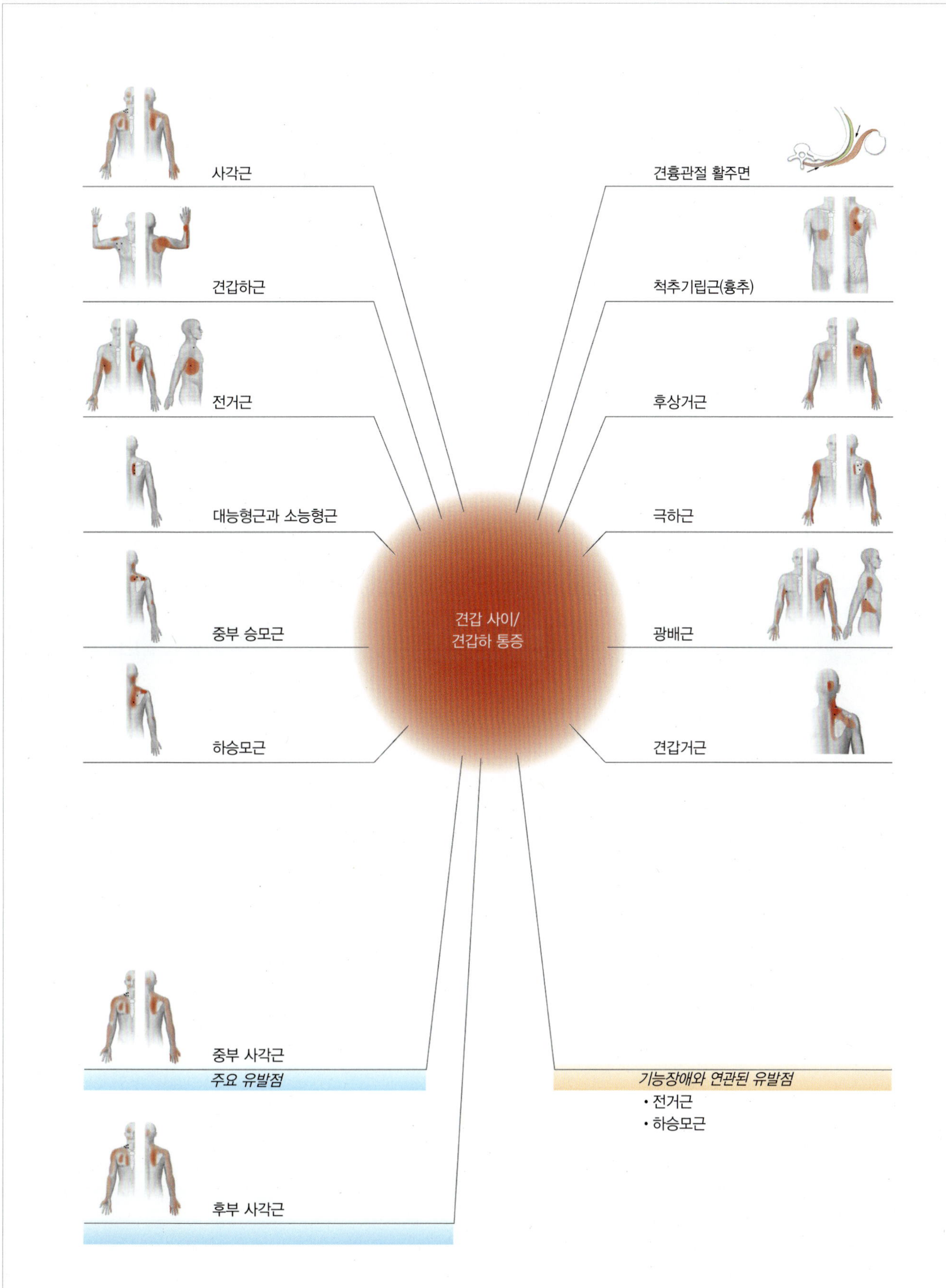

그림 9.39 견갑 사이 그리고 견갑하 통증

표 9.16 통증 가이드: 견갑 사이 그리고 견갑하 통증

빈도	근육	
매우 흔한	**사각근(특히, 내측과 후부 사각근)**	7.2.4장
흔한	**견갑하근**	7.1.5장
흔한	**전거근**	7.1.11장
흔한	**대능형근과 소능형근**	7.1.12장
흔한	**중부 승모근**	7.1.13장
흔한	**하승모근**	7.1.14장
흔한	**견흉관절 활주 공간**	7.1.16장
흔한	**견갑거근**	7.2.2장
흔한	**척추 기립근(흉추)**	7.4.1장
흔한	**후상거근**	7.4.5장
가끔	**극하근**	7.1.3장
가끔	**광배근**	7.1.7장
주요 유발점은 아래에서 흔히 찾는다.		
	내측 사각근	7.2.4장
	후부 사각근	7.2.4장
기능장애와 연관된 유발점		
	전거근	7.1.11장
	하승모근	7.1.14장

9.3.5 흉부 통증 (thoracic pain)

<table>
<tr><td>병력</td><td>• 4가지 시작 질문:
○ 어디가 아프세요?(국소 그리고 방사통)
○ 언제부터 아프기 시작했나요?
○ 어떻게 하면 통증이 완화되나요? 어떻게 하면 통증이 증가하나요?
○ 통증의 원인이 무엇인가요?(환자의 관점에서)
• 통증 가이드
○ 후부 흉부 통증(▶ 그림 9.40, ▶ 표 9.17)
○ 견갑 사이 그리고 견갑하 통증(▶ 그림 9.39, ▶ 표 9.16, 9.3.4장)
○ 전방 흉부 통증(▶ 그림 9.41, ▶ 표 9.18)
○ 협심증과 유사한 통증(▶ 그림 9.42, ▶ 표 9.19)</td></tr>
<tr><td>소견</td><td>• 선별 검사
○ 경추
○ 흉추
○ 어깨
• 추가적인 검사(개별 상황과 과정에 따라 다름)</td></tr>
<tr><td>감별진단</td><td>• 근막적으로 연관된 통증과 기능장애
• 내과적 의학 진단들
○ 협심증(angina pectoris)
○ 심장막염(pericarditis)
○ 폐색전증(pulmonary embolism)
○ 폐렴, 흉막염
○ 대동맥류와 연관된 대동맥 박리(갑작스런 심각한 견갑 사이 통증)
○ 췌장염(pancreatitis)
○ 종양(흉막, 종격, 폐도 가능하다)
• 대상 포진(띠 헤르페스, shingles, girdle rose)
• 횡격막 탈장
• 역류성 식도염(reflux esophagitis)
• 척추 골절
• 늑골 골절
• 늑골척추 관절 기능장애("블록된 늑골", blocked rib)
• 흉쇄 관절의 관절학적 변화
• 흉추 디스크 탈출(드물다).</td></tr>
<tr><td>치료</td><td>• 병력, 신체 소견, 치료사의 경험에 기초한 임상 추론 과정을 통한 연관 구조의 치료 시도
• 재평가 → 동일한 치료를 계속하거나 치료의 변화가 필요할 수 있다(추가 검사와 추가 평가가 더 필요하다).
• 영구적인 요인을 인식하고 이를 치료 방법에 통합
○ 자세:
– 앉아 있고 서 있는 동안 머리의 위치(▶ 그림 4.8)
– 흉곽의 위치(증가된 흉추 후만, 과신전 자세, 척추측후만증(kyphoscoliosis 등등)
– 흉곽에서 견갑골의 위치
– 골반과 요추(흉추와 흉곽의 바닥 역할)의 정적 위치
○ 흉부 통증을 일으키는 근육의 과부하
– 일 스트레스: 컴퓨터 스크린, 키보드 마우스의 위치 등등
– 레저 시간의 활동(뜨게질, 바이올린 켜기 등등)
– 비정상적인 호흡 패턴("높은 흉식 호흡")과 기도 질환(만성 기관지염, 기관지 천식)
○ 내장체성의 반사 연결 부위에 흉부 통증을 유발하는 근육의 반사적 과부하
– 폐 그리고 기도 질환
– 심장 문제
– 위장 장애</td></tr>
</table>

치료	• 흉부와 흉추 부위에 지속적인 문제가 있을 때, 전신(척주, 골반, 사지)의 정적 자세 정렬의 상태에 대한 기능 검사를 수행하여, 다른 원인과 보상 장애를 묵시하지 않아야 한다. • 기능적인 강화 훈련: 견갑골 안정화의 점진적 훈련 프로그램(닫힌 사슬, 열린 사슬 모두에서; ▶ 그림 7.63), 협응 훈련

치료사를 위한 조언	• 명확한 근골격계 원인이 없이 흉통이 있는 모든 환자는 물리치료를 받기 전에 의료적 승인을 받아야 한다. (감별진단을 참고하라).
	• "대부분의 흉부 통증은 근육에서 발생한다"(Dejung 2009).
	  ○ 후부 흉부 통증(▶ 그림 9.40, ▶ 표 9.17; 9.3.4장을 참고하라)
	  ○ 견갑 사이 그리고 견갑하 통증(9.3.4장, ▶ 그림 9.39, ▶ 표 9.16)
	  ○ 전방 흉부 통증(▶ 그림 9.41, ▶ 표 9.18)
	  ○ 협심증과 유사한 통증: 흉부 통증, 흉골 후방 팽팽함(tight) 또는 압박 느낌과 좌우 어깨와 팔로 방사되는 통증은 관상동맥 통증의 적응증일 수 있다. 이들 경우에는 심장 전문의나 가정의의 철저한 의학적 평가가 항상 필수이다. 만약 관상동맥의 통증 원인이 배제되면, 통증은 거의 확실하게 근막에 기인한다(▶ 그림 9.42, ▶ 표 9.18).
	  ○ 흉곽 출구증후군(TOS): 사각근 쇄골하근, 소흉근에 의한 상완신경총의 포획(▶ 그림 8.3)
	• 다양한 근육 층이 견갑 사이 공간에서 서로 겹쳐져 있으며, 유발점 문제가 있는 근육을 결정하는 것이 항상 쉬운 것은 아니다. 일반적으로 두 가지 정보를 통해 지정한 근육에 유발점이 있는지를 알아볼 수 있다: 단단한 띠가 있는 근육 섬유의 방향감(orientation); 근육 층의 깊이의 두 가지이다. 그러나, 이 구역에서 유발점의 치료 효과는 치료사가 절대적으로 확실하게 특정한 근육과 유발점의 상호 관계(affiliation)를 알고 있는지의 여부에 달려 있지는 않다.
	• 늑골척추 관절 기능장애("블록된 늑골")
	  ○ 늑골 이동을 위해 사용되는 도수 기법으로, 늑골 가동성의 도수치료 검사는 항상 근막 구조도 유발시킨다. 전방에서 늑골 가동성 검사를 할 때, 흉부와 늑간 근육이 연관된다. 후방에서 접근하면, 광배근, 중부 승모근, 능형근, 후상거근과 후하거근, 최장근, 장늑근, 늑간근이 연관된다. 1번 늑골을 자극할 때에는 사각근이 연관된다.
	  ○ 관절 또는 근막 문제가 우세한지를 확인하기 위해 다양한 도수 기법들이 사용된다.
	    – 늑골의 움직임 유발을 위해 넓은-기저의 도수 기법을 사용한다(치료사는 엄지두덩이, 전체 엄지, 새끼두덩이를 사용한다).
	    – 통증이 있는 검사 결과는 늑골척추 관절의 기능장애 또는 근막 구성요소의 존재 가능성을 나타낸다. (늑간근들의 스트레칭).
	    – 통증 없는 검사 결과는 관절 문제는 없음을 제안한다.
	    – 그럼에도 불구하고, 근막문제는 여전히 존재할 수 있다.
	    – 지점 압박 기법을 사용한 유발 검사(엄지의 원위 지절): 통증이 있는 검사 결과는 대부분 근막 구조의 직접적인 유발에 의한 원인일 것이다.
	• 관절낭의 기계적 수용기 자극에 의해, 척추 관절에 적용된 도수 기법은 주위 근육의 긴장도 감소를 유도한다(Dvorak 등 1997). 관절-특이적 도수에 의해 발생되는, 이와 같은 근육의 반사적 영향이 지속가능한 기초로서 효과적이지 않다면, 영향을 받은 유발점은 직접적인 도수치료를 받아야 한다. 이러한 근육은 일반적으로 다열근, 회전근육들, 장늑근, 최장근, 늑간근, 후상거근과 후하거근, 사각근, 전거근을 포함한다.

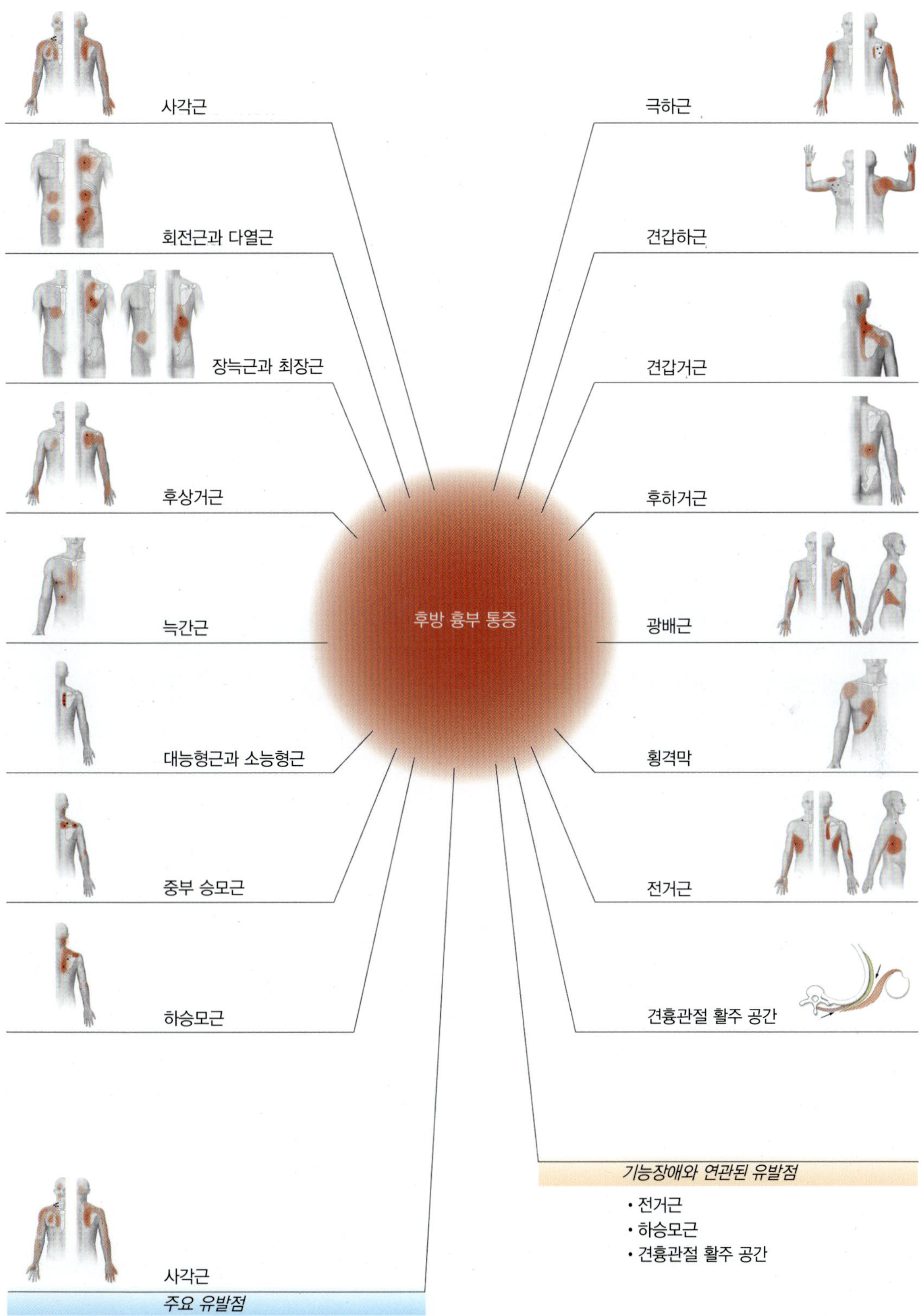

그림 9.40 후방 흉부 통증

표 9.17 통증 가이드: 후방 흉부 통증

빈도	근육	
흔한	**사각근**	7.2.4장
흔한	**회전근과 다열근(흉부)**	7.4.1장
흔한	**최장근과 늑간근(흉부)**	7.4.1장
흔한	**후상거근**	7.4.5장
흔한	**늑간근**	7.4.7장
흔한	**대능형근과 소능형근**	7.1.12장
흔한	**중부 승모근**	7.1.13장
흔한	**하승모근**	7.1.14장
가끔	**극하근**	7.1.3장
가끔	**극하근**	7.1.5장
가끔	**견갑거근**	7.2.2장
가끔	**후하거근**	7.4.6장
가끔	**광배근**	7.1.7장
가끔	**횡격막**	7.4.8장
가끔	**전거근**	7.1.11장
가끔	**견흉관절 활주 공간**	7.1.16장
주요 유발점은 아래에서 흔히 찾는다.		
	사각근	7.2.4장
기능장애와 연관된 유발점		
	전거근	7.1.11장
	하승모근	7.1.14장
	견흉관절 활주 공간	7.1.16장

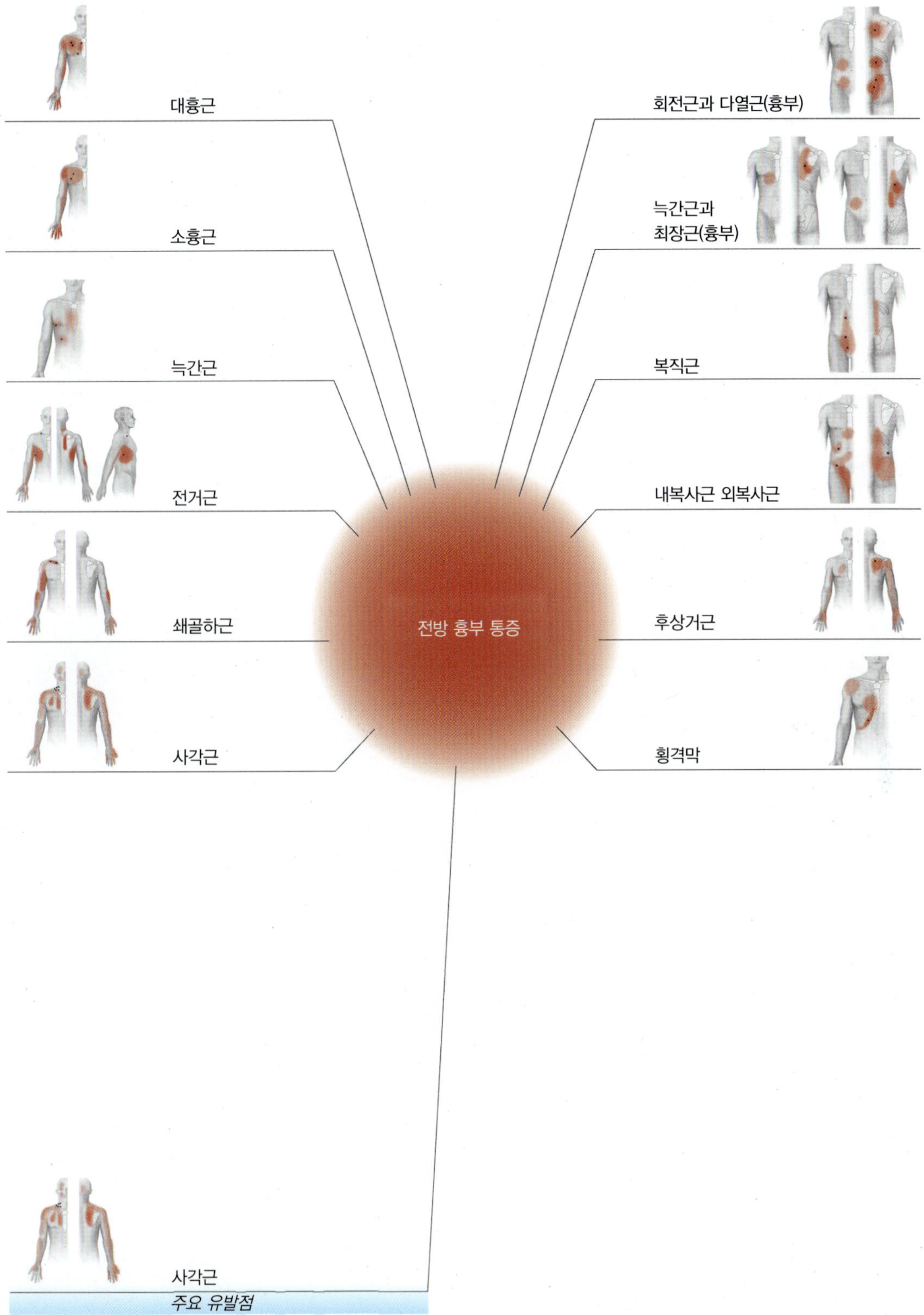

그림 9.41 전방 흉부 통증

표 9.18 통증 가이드: 흉부 통증, 전방

빈도	근육	
흔한	**대흉근**	7.1.8장
흔한	**소흉근**	7.1.10장
흔한	**늑간근**	7.4.7장
가끔	**전거근**	7.1.11장
가끔	**쇄골하근**	7.1.15장
가끔	**사각근**	7.2.4장
가끔	**회전근과 다열근(흉부)**	7.4.1장
가끔	**최장근과 장늑근(흉부)**	7.4.1장
가끔	**복직근**	7.4.3장
가끔	**외복사근과 내복사근**	7.4.3장
가끔	**후상거근**	7.4.5장
가끔	**횡격막**	7.4.8장
주요 유발점은 아래에서 흔히 찾는다.		
	사각근	7.2.4장

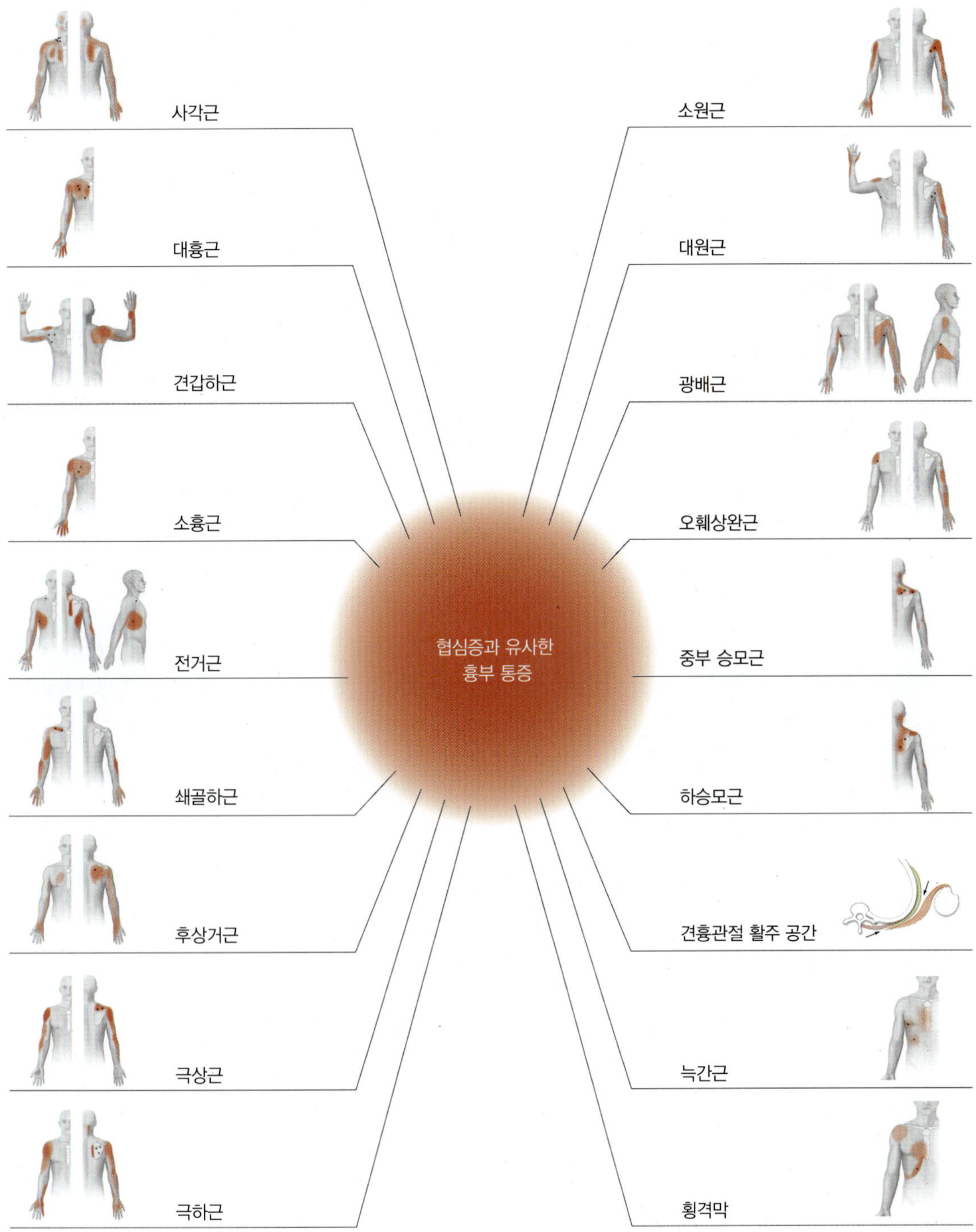

그림 9.42 협심증과 유사한 흉부 통증

표 9.19 통증 가이드: 협심증과 유사한 흉부 통증

빈도	근육	
매우 흔한	**사각근**	7.2.4장
매우 흔한	**대흉근**	7.1.8장
흔한	**견갑하근**	7.1.5장
흔한	**소흉근**	7.1.10장
흔한	**전거근**	7.1.11장
흔한	**쇄골하근**	7.1.15장
흔한	**후상거근**	7.4.5장
가끔	**극상근**	7.1.2장
가끔	**극하근**	7.1.3장
가끔	**소원근**	7.1.4장
가끔	**대원근**	7.1.6장
가끔	**광배근**	7.1.7장
가끔	**오훼상완근**	7.1.9장
가끔	**중부 승모근**	7.1.13장
가끔	**하승모근**	7.1.14장
가끔	**견흉관절 활주 공간**	7.1.16장
가끔	**늑간 근육**	7.4.7장
가끔	**횡격막**	7.4.8장

9.3.6 주관절 통증 (Elbow pain)

병력	• 4가지 시작 질문:
	  ○ 어디가 아프세요?(국소 그리고 방사통)
	  ○ 언제부터 아프기 시작했나요?
	  ○ 어떻게 하면 통증이 완화되나요? 어떻게 하면 통증이 증가하나요?
	  ○ 통증의 원인이 무엇인가요?(환자의 관점에서)
	• 통증 가이드
	  ○ 주관절 통증(▶ 그림 9.43, ▶ 표 9.20)

소견	• 선별검사(screening tests)
	  ○ 경추(cervical spine, 목뼈)
	  ○ 흉추(thoracic spine, 등뼈)
	  ○ 견관절(shoulder, 어깨)
	  ○ 주관절
	  ○ 전완(forearm, 아래팔)/손
	• 추가 검사(각각에 상황이나 과정에 따라)

감별진단	• 근막과 연관된 통증과 기능이상
	  ○ 상과통증(epicondylalgia, 위관절융기통증)
	    – 요골측(외측) 상과 통증(radial[lateral] epicondylalgia, 노측[외측] 위관절융기 통증)("테니스 팔꿈치 [tennis elbow]")
	    – 척골측(내측) 상과 통증(ulnar[medial] epicondylalgia, 자측[내측] 위관절융기 통증)("골퍼 팔꿈치 [golfer's elbow]")
	  ○ 정지부 건염(insertion tendinopathies)
	• 주두 점액낭염(olecranon bursitis, 팔꿈치머리 활액주머니염)(주두 점액낭의 염증)
	• 관절염(arthritis)(주관절의 염증성 상태는 드물다)
	• 골관절염(osteoarthrosis)
	  ○ 외상이후
	  ○ 퇴행성(흔하지 않음)
	• 요골(radius, 노뼈)/요골두(radial head, 노갈래) 골절
	• 연골종증(chondromatosis)(주관절에 부분적으로 골화된 연골의 집중적 형성을 수반하는 질환): 임상적 증상은 주관절 안쪽으로 칼로 찌르는 통증과 주관절의 부기(swelling)를 수반한다.
	• 추벽 증후군(plica syndrome)(점막 주름(추벽)이 조직 구조들에 의해 집히거나 밀려나는 질환): 일반적 증상은 요골두 부위 또는 주관절 외측 틈 후면에서의 압통이다.

치료	• 과거력, 신체적 소견, 치료사의 경험을 바탕으로 임상적 추론과정을 통한 연관 구조들의 실험적 치료
	• 재평가 → 동일한 치료과정을 지속하거나 필요에 따라 치료 방법을 바꿀 수 있다(추가 검사를 통해 추가적인 평가가 가능).
	• 상태를 지속시키는 요인들을 인식하고 이를 치료 요법에 통합
	  ○ 견갑골 안정화 부족
	    – 자세 연관: 앉은 자세와 서 있는 자세에서 흉부와 어깨의 위치 확인(예: "편평등[flat back]"은 효율적인 견갑골의 안정화를 방해한다).
	    – 견갑골 안정화 근육의 잠재성 유발점(TrPs)은 기능장애와 연관이 있으며 최적의 견갑골 안정화를 방해한다.
	  ○ 과부하: 어깨와 팔 근육의 편측 부하 → 과부하 방지, 보상(compensation) 가능(가능하면 양손을 사용, 가끔씩 스트레칭 운동 등)
	    – 업무 스트레스, 예를 들면,
	      – 반복적인 활동(청소, 벽돌 쌓기, 쉬지 않고 몇 시간 동안 악기 연주, 컴퓨터 작업[마우스 사용] 등)
	      – 제대로 훈련되지 않은 상태에서의 최대 부하 활동(예: 새 거주지로 이사하는 데 필요한 활동들) 등
	      – 근육이 짧아진 자세에서 지속적인 활성화(예: 컴퓨터 작업을 하는 동안에 극하근[infraspinatus, 가시아래근]과 소원근[teres minor, 작은원근] 등)

<table>
<tr><td>치료</td><td>
• 여가 활동: 골프, 테니스, 뜨개질, 등산, 제초 및 울타리 다듬기와 같은 정원 작업 등
• 자가치료(예: ▶ 그림 7.398)
• 스트레칭(▶ 그림 7.384, ▶ 그림 7.391, ▶ 그림 7.406, ▶ 그림 7.411, ▶ 그림 7.412)
• 기능적 근력 훈련: 손가락과 손 근육 훈련(▶ 그림 7.427), 견갑대 안정화 근육 훈련(▶ 그림 7.63)
</td></tr>
<tr><td>치료사를 위한 조언</td><td>
• 상과 통증: 외측 상과 부위에 통증은 종종 "상과염(epicondylitis, 위관절융기염)"(염증의 주요 특징이 없는 경우에도) 또는 "상과병증(epicondylopathy)"로 설명된다.
• "외측 상과통(과부하)의 상황만 알 뿐 실제 원인을 알지 못하는 경우에도, '치료 저항성 환자들(therapy-resistant patients)'에서 차별화된 신전근에 근막 유발점(mTrPs) 치료가 얼마나 자주 증상을 호전시키며 심지어 증상을 사라지게 하는지 놀랍다"(Irnich 2013).
• "외측 상과통 치료에서 압통에 민감한 부위에 스테로이드 주사를 투여하는 것만으로는 충분하지 않으며 대개 재발한다. 수술 치료(외측 상과의 신경차단, 부분적 건 이완)조차도 재발된다. 외측 상과통증 치료에 가장 유망한 치료법은 원인이 되는 근육 유발점의 비활성화이다"(Dejung 2009).
• 팔꿈치 부위에 능동적 근막 유발점은 국소적으로 야기될 수 있다(예: 외상 또는 외상 없는 최근의 과부하 이후). 하지만 종종 경추와 어깨 부위에 기능장애와도 연관이 있다; 이들 기능장애는 국소적이거나 전신을 포함하는 잘못된 자세의 결과일 수 있다.
• 다른 근육들에서 여러 근막 유발점들이 일반적으로 영향을 받는다(▶ 표 9.20); 능동적 근막 유발점은 가장 일반적으로 회외근(supinator, 손뒤침근), 상완삼두근(triceps brachii, 위팔세갈래근)(내측두[medial head, 안쪽갈래], 원외부[distolateral]; ▶ 그림 7.356 b)과 장요측수근신근(extensor carpi radialis longus, 긴노쪽손목폄근) 과 단요측수근신근(extensor carpi radialis brevis)에서 찾을 수 있다.
• 신전근 그룹(7.9.1에서 7.9.5장)의 근육은 손 및 손가락 굴근 그룹을 구성하는 근육들보다 팔꿈치 및 전완 문제의 원인이 될 가능성이 훨씬 높다. 신근 그룹의 근육들은 주먹을 쥐는 기능적 능력을 보장하기 위해 수지굴근들(finger flexors, 손가락 굽힘근)의 활동에 대한 균형을 잡아줘야만 한다(손목이 약간 배측 굴곡). 따라서 손이 움켜쥐는 활동을 할때마다 수지굴근이 활성화될 뿐만 아니라 손가락과 손목 신전근들도 항상 활성화된다. 신근 그룹의 근육 크기는 굴근 그룹의 크기보다 작기 때문에 손목과 손가락 신전근들은 일반적으로 더 빨리 과부하가 걸린다(→ 근막 유발점)
• 유발점 사슬(Trigger point chains) : 팔꿈치 통증의 원인이 되는 원발성 유발점은 대개 사각근(scalene muscles, 목갈비근육), 견갑하근(subscapularis, 어깨밑근), 또는 하승모근(trapezius, 등세모근)에서 시작되는 유발점 사슬에 위치한다.
• 견갑골 안정화근
  ○ 견갑골 안정화 근육의 유발점과 연관된 기능장애를 치료해라. 잠복성 통증 근막 유발점 조차도 기능장애(견갑골 안정화 결핍, 변형된 견갑상완 리듬(Scapulohumeral rhythm), 변형된 전체 운동사슬의 근육 활성화 패턴)의 원인이 될 수 있다. 따라서 이들은 만성 팔꿈치(또는 손/손목과 전완) 문제들을 유발하거나 영구화할 수 있다.
  ○ 부족한 견갑골 안정화는 전체적인 문제를 야기할 수도 있다:
    – 유발점 사슬: 어깨 근육의 과부하 → 주관절에 연관통을 동반하는 어깨 근육에 근막 유발점 형성 (예: 극상근[supraspinatus, 가시위근], 극하근[infraspinatus, 가시아래근], 견갑하근) → 팔꿈치 부위에 위성 유발점(satellite TrPs) 발생(예: 장요측 수근신근[extensor carpi radialis longus, 긴노쪽손목폄근], 단요측 수근신근[extensor carpi radialis brevis, 짧은노쪽손목폄근], 회외근, 완요골근 [brachioradialis, 위팔노근])
    – 운동(기능적) 사슬: 견갑상완 리듬의 변형 또는 임상적으로 너무 원위부에서 나타나는 근육의 활성화 패턴은 모든 팔의 근육(어깨와 팔꿈치, 손의 근육들)에 잘못된 부하를 만들 수 있다.
• 부착 건병증(insertion tendinopathy): 근막 유발점으로 인해 팽팽해진 띠(taut band)와 근단축은 근육의 정지부에 만성적인 잘못된 부하 또는 과부하를 야기한다(특히, 상완골의 외측상과). 근막 유발점을 치료하면 단단한 띠가 이완되고 느슨해져서 정지부 주위에 긴장이 완화된다. 이는 근육 정지부 문제 해결을 위한 필요조건이다(Gautschi 2012b); 임상정보 참고.
• 신경 병증성 통증(작열통[burning pain], 감각저하[hypesthesias], 이상감각[dysesthesias], 감각이상[paresthesias])이 발생하는 신경 압박 증후군은(nerve compression syndrome) 빈번하게 근인대성 장애(musculoligamentous disturbance)의 결과로 이차적으로 흔히 발생한다.
  ○ 근피신경(musculocutaneous nerve)
  ○ 정중신경(median nerve)
  ○ 척골신경(ulnar nerve, 자신경)
  ○ 요골신경(radial nerve, 노신경)
</td></tr>
</table>

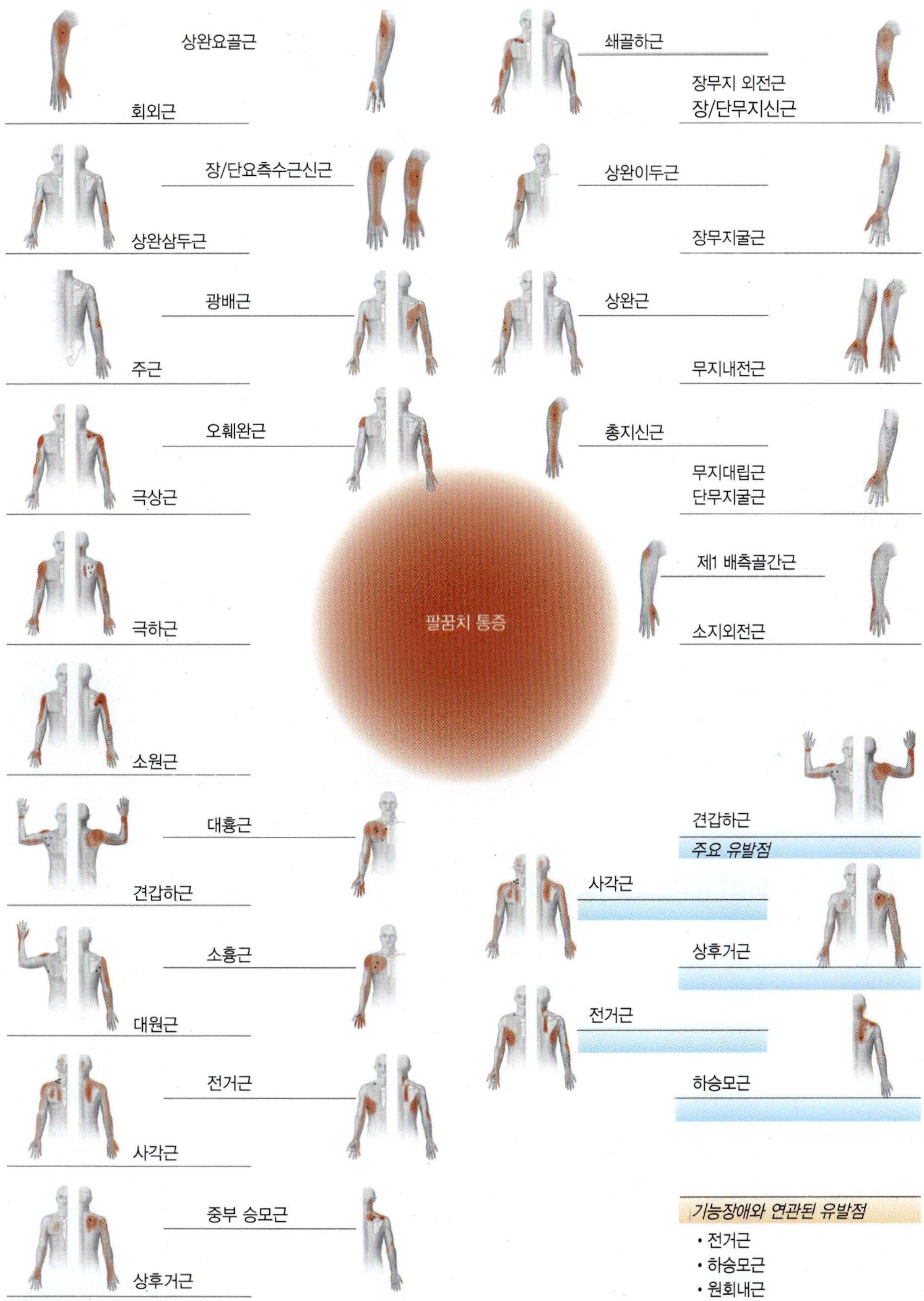
상완요골근
회외근
쇄골하근
장무지 외전근
장/단무지신근
장/단요측수근신근
상완삼두근
상완이두근
장무지굴근
광배근
주근
상완근
무지내전근
오훼완근
극상근
총지신근
무지대립근
단무지굴근
제1 배측골간근
소지외전근
극하근
팔꿈치 통증
소원근
대흉근
견갑하근
견갑하근
주요 유발점
사각근
소흉근
대원근
상후거근
전거근
전거근
사각근
하승모근
중부 승모근
상후거근
기능장애와 연관된 유발점
• 전거근
• 하승모근
• 원회내근

그림 9.43 팔꿈치 통증

표 9.20 통증 가이드: 주관절 통증

빈도	근육	
매우 흔함	**회외근**	7.9.5장
매우 흔함	**상완삼두근, 내측두(원위)**	7.8.1장
흔함	**주근**	7.8.1장
흔함	**극상근**	7.1.2장
흔함	**극하근**	7.1.3장
흔함	**소원근**	7.1.4장
흔함	**견갑하근**	7.1.5장
흔함	**대원근**	7.1.6장
흔함	**사각근**	7.2.4장
흔함	**상후거근**	7.4.5장
흔함	**상완요골근**	7.9.1장
흔함	**장/단요측수근신근**	7.9.2장
가끔	**광배근**	7.1.7장
가끔	**오훼완근**	7.1.9장
가끔	**대흉근**	7.1.8장
가끔	**소흉근**	7.1.10장
가끔	**전거근**	7.1.11장
가끔	**중부승모근**	7.1.13장
가끔	**쇄골하근**	7.1.15장
가끔	**상완이두근**	7.8.2장
가끔	**상완근**	7.8.3장
가끔	**총지신근**	7.9.3장
가끔	**장무지 외전근, 장/단무지신근**	7.9.4장
가끔	**장무지굴근**	7.9.10장
가끔	**무지내전근**	7.9.12장
가끔	**무지대립근** **단무지굴근**	7.9.12장
가끔	**소지외전근**	7.9.13장
가끔	**제1배측골간근**	7.9.14장
주요 유발점은 아래에서 흔히 찾는다.		
	견갑하근	7.1.5장
	사각근	7.2.4장
	상후거근	7.4.5장
	전거근	7.1.11장
	하승모근	7.1.14장
기능장애와 연관된 유발점		
	전거근	7.1.11장
	하승모근	7.1.14장
	원회내근	7.9.6장

9.3.7 전완과 손 통증 (Forearm and hand pain)

병력	• 4가지 시작 질문:
	  ○ 어디가 아프세요?(국소 그리고 방사통)
	  ○ 언제부터 아프기 시작했나요?
	  ○ 어떻게 하면 통증이 완화되나요? 어떻게 하면 통증이 증가하나요?
	  ○ 통증의 원인이 무엇인가요?(환자의 관점에서)
	• 통증 가이드
	  ○ 전완/손 통증(▶ 그림 9.44, ▶ 표 9.21)

소견	• 선별검사(screening tests)
	  ○ 경추(cervical spine, 목뼈)
	  ○ 흉추(thoracic spine, 등뼈)
	  ○ 견관절(shoulder, 어깨)
	  ○ 주관절
	  ○ 전완(forearm, 아래팔)/손
	• 추가 검사(각각에 상황이나 과정에 따라)

감별진단	• 근막과 연관된 통증과 기능이상
	"팔의 대부분의 급성 및 만성 통증은 주로 근육에서 시작된다. 이러한 통증은 업무 또는 여가 활동시 과부하로 인해 발생한다"(Dejung 2009).
	  ○ 반복된 긴장성 손상(1년 내내 동일한 활동을 지속적으로 수행하면서 나타나는 과부하)
	  ○ 급성 과부하와 과신장(overstretch)
	  ○ 전완과 손 근육에 직접적인 손상
	• 손가락과 손목에 골관절염(osteoarthrosis, OA)
	  ○ 수근관절증(rhizarthrosis)(엄지 안장관절(saddle joint)에 골관절염)
	  ○ 부샤르 결절(Bouchard's nodes)(손가락의 근위 지절간관절(PIP joint)에 골관절염
	  ○ 헤베르덴 결절(Heberden's nodes)(손가락의 원위 지절간관절(DIP joint)에 골관절염
	  ○ 손목의 골관절염
	• 건초(tendon sheath) 자극
	  ○ 건초에 염증(건초염[tenosynovitis, 힘줄윤활막염])
	  ○ 건초에 협착(constriction)
	• 신경 압박증후군, 예를들면,
	  ○ 수근관증후군(Carpal tunnel syndrome(CTS), 손목굴증후군)
	  ○ 가이온 터널증후군(Guyon's canal syndrome)("사이클리스트 손목[cyclist's wrist]": 척골(ulnar, 자뼈)측 손목 부위(가이온 터널에 근막 구획에서 척골신경[ulnar nerve, 자신경] 압박)
	  ○ 신경근 포착(neuromuscular entrapments)
	    – 신경근(nerve root) 압박(8.1장)
	    – 말초신경(peripheral nerve) 포착(8.2장)
	    – 다양한 신경 압박
	• 경추 추간판 탈출(cervical disc herniation) → 경추의 움직임(특히 신전과 외측굴곡)에 의해 유발되는 팔 통증, 팔과 손가락으로 나타나는 분절적 방사통과 동반되는 신경학적 증상들(약화, 상응 분절에 감각 장애[sensory disturbance], 반사 상실).
	• 관절 손상(탈구[dislocation], 골절[fracture])
	• 인대와 건 손상(파열[rupture], 열상[tear])
	• 골절(예: 중수골[metacarpal, 손허리뼈] 골절)
	• 염증성 류마티스 질환(inflammatory rheumatoid diseases)(류마티스관절염[rheumatoid arthritis])
	• 통풍(gout)(요산염 관절병증[urate arthropathy])
	• 슈덱 병(Sudeck's disease)/복합부위통증증후군 1형(CRPS type I)
	• 다발신경병증(polyneuropathy, 여러 신경병증)

감별진단	• 뒤퓌트랑 구축(Dupuytren's contracture)(손바닥 부위의 결합 조직 경화[hardening] 및 결절[nodule] 형성) • 신경절(ganglion) • 방아쇠 손가락(trigger finger) • 뼈(골염[ostitis])와 골막(periosteum)[periostitis, 골막염])에 염증 • 월상골연화증(lunatomalacia, 반달뼈연화증)(월상골[lunate, 반달뼈])의 연성(softening) • 손의 관류 장애(perfusion disturbance)와 혈전증(thromboses) • 종양(tumors[양성(benign]과 악성[malignant]) • 손의 피부와 손톱 질환(예: 손톱바닥[nail bed] 염증) • 환상통증(phantom pain)

치료	• 과거력, 신체적 소견, 치료사의 경험을 바탕으로 임상적 추론 과정을 통한 연관 구조들의 실험적 치료
	• 재평가 → 동일한 치료과정을 지속하거나 필요에 따라 치료 방법을 바꿀 수 있다(추가 검사를 통해 추가적인 평가가 가능).
	• 유발점 치료법을 이용한 손가락의 다관절증(polyarthrosis)을 치료 시 좋은 결과들이 입증되어 왔다(특히 원위 지절간에서[헤베르덴 결절] → 골간근(interosseous muscle, 뼈사이근)과 수근관절증(→ 무지내전근[adductor pollicis, 엄지모음근], 장무지굴근(flexor pollicis longus, 긴엄지굽힘근); 상완근(brachialis, 위팔근), 사각근(scalene, 목갈비근)(Irnich 2013).
	• 지속 요인들을 인식하고 이를 치료 요법에 통합
	  ○ 근육: 잘못된 부하와 과부하
	    – 업무 스트레스: 휴식 없이 몇 시간 동안 컴퓨터 작업 및 마우스 사용을 하면, 종종 시지신근(extensor indicis, 집게폄근)과 총지신근(extensor digitorum communis)에 과부하가 걸린다; 팔뚝 접촉면의 허혈성 압박의 결과로 척측수근굴근(flexor carpi ulnaris, 자쪽손목굽힘근)이 종종 영향을 받는다; 어깨를 내밀고 안 좋은 자세로 앉아 있는 것은 효율적인 견갑골의 안정화를 방해한다 → 어깨 근육의 과부하(전완과 손에 연관통[referred pain])
	      → 유발점 사슬; 운동사슬에 과정에 비효율적 근육 활성화 패턴으로 전완과 손 근육에 근막 유발점이 형성된다.
	      → 편측 부하 패턴을 멈춘다; (정적) 부하 단계와 움직임/이완 단계를 교대로 수행
	    – 악기(전문 음악가) 청소 작업 또는 계속되는 연습 등으로 영향을 받는 것은 오직 국소적인 근육(손가락의 내재근과 외재근)뿐만 아니라 견갑골 안정화 근육도 영향을 받는다.
	      → 국소 부위와 견갑대 부위 모두 치료하고 적극적으로 훈련한다.
	    – 여가 활동들(등산, 제초 및 울타리 다듬기 등의 정원일 등)
	    – 자세에 주의: 앉아 있을 때나 서있을 때 견갑골 위치
	    – 견갑골 안정화 근육들 역시 기능장애와 연관된 유발점을 치료(팔꿈치 통증 참고)
	  ○ 만성적인 전완과 손의 문제들에서 신경 압박 부위들은 종종 함께 작용된다; 신경 포착 치료에서 근막 구성 요소는 문제의 인과적 치료를 가능케 하므로 우선시된다(아래와 8.1과 8.2장 참고).
	• 수근골(carpal bones, 손목뼈) 가동성
	  ○ 수근골들이 가동성이 저하되었다면
	  ○ 손의 내재근들을 직접 치료할 수 없을 때 반사적으로 영향을 미친다(골간 근육[interosseous]과 충양근[lumbricals, 벌레근])
	• 골간막(interosseous membrane, 뼈사이막) 가동화/요골두(radial head, 노갈래) 가동화
	• 자가치료(예: ▶ 그림 7.426)
	• 신장(stretching)(예: ▶ 그림 7.384, ▶ 그림 7.391, ▶ 그림 7.406, ▶ 그림 7.425)
	• 기능적 근력 훈련: 손가락과 손 근육 훈련(▶ 그림 7.427) 과 견갑대 안정화근 훈련(▶ 그림 7.63)

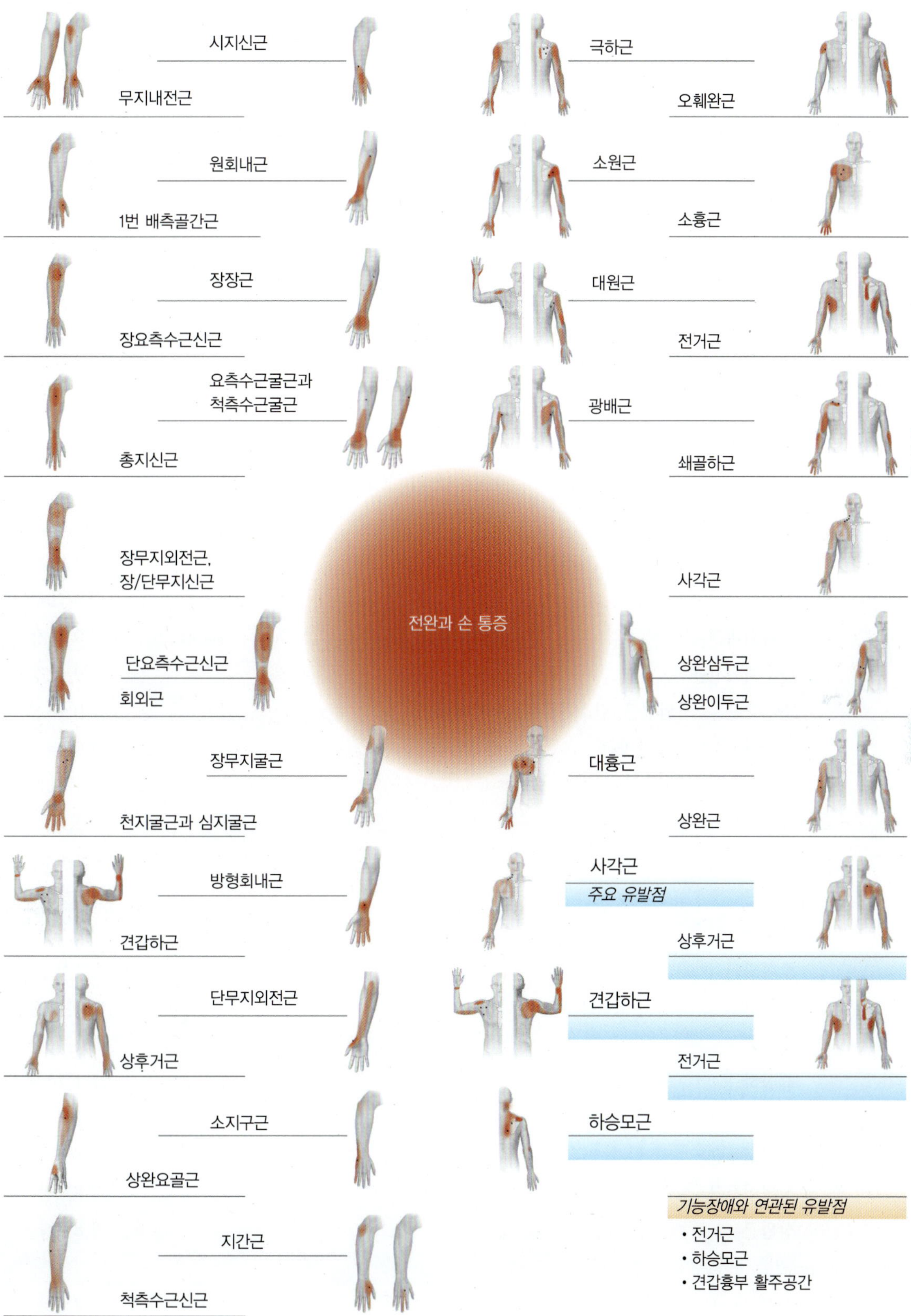

그림 9.44 전완과 손 통증

임상적 발현

표 9.21 통증 가이드: 전완과 손 통증

빈도	근육	
매우 흔함	**단무지내전근**	7.9.12장
매우 흔함	**제1번 배측골간근**	7.9.14장
흔함	**장요측수근신근**	7.9.2장
흔함	**단요측수근신근**	7.9.2장
흔함	**총지신근**	7.9.3장
흔함	**장무지외전근, 장/단무지 신근**	7.9.4장
흔함	**회외근**	7.9.5장
흔함	**천지굴근과 심지굴근**	7.9.9장
흔함	**견갑하근**	7.1.5장
흔함	**상후거근**	7.4.5장
가끔	**상완요골근**	7.9.1장
가끔	**척측수근신근**	7.9.2장
가끔	**시지신근**	7.9.3장
가끔	**원회내근**	7.9.6장
가끔	**장장근**	7.9.7장
가끔	**요측 수근굴근와 척측 수근굴근**	7.9.8장
가끔	**장무지굴근**	7.9.10장
가끔	**방형회내근**	7.9.11장
가끔	**단무지외전근**	7.9.12장
가끔	**소지구근: 소지외전근, 단소지굴근, 소지대립근**	7.9.13장
가끔	**지간근: 골간근과 충양근**	7.9.14장
가끔	**극하근**	7.1.3장
가끔	**소원근**	7.1.4장
가끔	**대원근**	7.1.6장
가끔	**광배근**	7.1.7장
가끔	**대흉근**	7.1.8장
가끔	**오훼완근**	7.1.9장
가끔	**소흉근**	7.1.10장
가끔	**전거근**	7.1.11장
가끔	**쇄골하근**	7.1.15장
가끔	**사각근**	7.2.4장
가끔	**상완삼두근**	7.8.1장
가끔	**상완이두근**	7.8.2장
가끔	**상완근**	7.8.3장
주요 유발점은 아래에서 흔히 찾는다.		
	사각근	7.2.4장
	상후거근	7.4.5장
	견갑하근	7.1.5장
	전거근	7.1.11장
	하승모근	7.1.14장

표 9-21 *(계속)* 통증 가이드: 전완과 손 통증

기능장애와 연관된 유발점		
	전거근	7.1.11장
	하승모근	7.1.14장
	견갑흉부 활주공간	7.1.16장

치료사를 위한 조언	• 수근관절증: 엄지의 안장관절 주변부 통증이 일반적이다. X-ray에서 이상이 반드시 통증의 원인을 설명하는 것은 아니다. 일련의 모든 근육으로부터의 통증은 엄지에 안장관절 주변으로 방사된다(무지내전근, 무지대립근, 장/단무지외전근, 장/단무지굴근, 장/단무지신근, 회외근, 단요측수근신근, 시지신근, 상완요골근, 상완근). 연관된 유발점 치료를 하면 대부분 통증은 가라앉는다. 엄지 손가락을 움직이는 근육의 반복적인 과부하 또는 단축은 수근관절증으로 진행을 촉진할 수 있다(Irnich 2013).
	• 수근관증후군(carpal tunnel syndrome, CTS, 손목굴증후군): 손목의 손바닥면 측으로 방사되는 근육의 유발점은 수근관증후군에 원인이 될 수 있다. 왜냐하면 근막 유발점은 연관통증 발생 부위에 영양-자율신경 실조증(trophic-autonomic dysfunction)을 야기할 수 있기 때문이다. CTS의 보존적 치료 및 수술 후 잔류증상(residual symptoms)이 있는 경우 다음에 나오는 근육들은 근막 유발점에 대해 검사하고 필요한 경우 치료해야만 한다: 목과 견갑대(shoulder girdle, 어깨띠)(사각근, 쇄골하근, 소흉근, 전거건, 견갑하근), 상완(오훼완근, 상완근), 전완과 손(상완요골근, 요측 신전근, 장장근, 요측 수근굴근, 원회내근, 무지대립근, 대내전근, 무지내전근(Irnich 2013). 또한 잠재적으로 정중신경(median nerve)을(단단한 띠를 통해) 압박할 수 있거나, 신경 움직임의 기능장애를 야기할 수 있는(결합 조직의 유착 또는 단단한 띠에 의해) 모든 근육이 수근관증후군의 원인 또는 유발 요소가 될 수 있다; 이들 근육들은 전방과 중앙 사각근과 원회내근을 포함한다. 적절한 시기에 문제를 인식하였다면, 언급된 근막 요인들을 선택적으로 치료에 사용할 수 있다.
	• 뒤퓌트랑 구축(Dupuytren's contracture): 근막 유발점은 일반적으로 뒤퓌트랑 구축과 함께 이차적으로 장장근에서 발생한다(Travell과 Simons 1999). 증상이 경미한 경우, 장장근에 근막 유발점과 손바닥에 결합 조직의 변화를 치료하면 증상을 완화시킬 수 있다. 하지만 이러한 치료법은 임상상의 근본적인 원인에 영향을 미치지는 못한다.
	• 포착(entrapment): 신경 압박 부위는 종종 전완과 손의 만성적인 문제들에서 영향을 미친다. 유발점에 의해 나타나는 근육의 단단한 띠와 결합 조직에 변화는 매우 자주 신경의 움직임을 방해하는 신경 조직에 자극을 유발하거나 그에 기여한다. 이러한 경우 근막 구조의 치료가 문제의 원인을 해결하는 것이기 때문에 우선시 된다.
	  ○ 신경근 압박(nerve root compression)(8.1장, ▶ 그림 8.1)
	  ○ 말초신경의 포착(entrapment of peripheral nerve)(8.2장)
	    – 사각근증후군(scalene syndrome)(8.2.1장 ▶ 그림 8.3)
	    – 늑쇄골압박증후군(costoclavicular compression syndrome, 갈비빗장압박증후군)(8.2.1장, ▶ 그림 8.3)
	    – 소흉근 압박증후군(pectoralis minor compression syndrome, 작은가슴근압박증후군)(8.2.1장, ▶ 그림 8.3)
	    – 원회내근증후군(pronator teres syndrome, 원엎침근증후군)(8.2.4장, ▶ 그림 8.10)
	    – 회외근증후군(supinator syndrome, 손뒤침근증후군)(8.2.5장, ▶ 그림 8.19)
	    – 주관절 터널증후군(cubital tunnel syndrome, 팔꿉굴증후군)(8.2.6장, ▶ 그림 8.26)
	  ○ 다발성 신경 압박(multiple nerve compression)
	• 주동근(agonist)과 길항근(antagonist)의 치료: 팔꿈치, 전완, 손 부위는 전신에 대한 특징을 명확히 보여준다: 만약 급성 통증이 빨라 가라앉지 않는다면, 주로 손상된 근육의 협력근(synergist)과 길항근에서 반사성 비정상 부하와 긴장이 생긴다. 이로 인해 이차성 유발점이 협력근과 길항근에서 발생한다; 이러한 유발점은 일차적 통증성 병변과 촉진(palpation)으로 구별될 수 없다. 만성적인 문제들에서 성공적인 치료를 위해서 종종 주동근/협력근 및 길항근이 치료되어야만 한다(Dejung 2009); 이러한 경우 유발점 도수치료는 전방과 후방, 내부와 외부로 수행되어야 한다(예: 손가락의 굴곡근과 신전근).
	• 견갑골 안정화 근육들: 견갑골을 안정화시키는 근육의 기능장애와 연관된 유발점도 치료해야 한다; 팔꿈치 통증 참고.

9.3.8 허리통증(비특이성 허리통증) (Low back pain(nonspecific lower back pain)

병력	• 4가지 시작 질문: ○ 어디가 아프세요?(국소 그리고 방사통) ○ 언제부터 아프기 시작했나요? ○ 어떻게 하면 통증이 완화되나요? 어떻게 하면 통증이 증가하나요? ○ 통증의 원인이 무엇인가요?(환자의 관점에서) • 통증 가이드 ○ 다리의 방사통을 동반 또는 동반하지 않는 요천추 통증(lumbosacral pain, 허리엉치통증)(▶ 그림 9.45, ▶ 표 9.22)
소견	• 선별검사(screening tests) ○ 요골반(lumbopelvis)과 고관절(hip, 엉덩관절) • 추가 검사(각각에 상황이나 과정에 따라) ○ 신경학적 검사(감각, 근력, 반사) ○ 신경가동(neurodynamics) – 하지직거상(straight leg raise(SLR))(▶ 그림 8.4.1, ▶ 그림 8.42) – 슬럼프 검사(slump test)(▶ 그림 8.44) – 엎드린 자세 무릎 굴곡(prone knee bend, PKB))(▶ 그림 8.32)
감별진단	• 근막과 연관된 통증과 기능이상 • 후관절(facet joint, 돌기사이관절)(후관절증후군[facet syndrome]) 또는 천장관절 기능장애. • 요추 추간판 탈출(lumbar disc herniation)(L4/5와 L5/S1에서 가장 흔함); 신경근증후군(radicular syndrome) ○ 분절 별 패턴으로 다리로 퍼지는 통증 ○ 해당되는 피부분절에서 명확하게 나타나는 감각 장애 ○ 해당되는 신경 분절에 의해 자극된 근육의 근력 감소 ○ 해당 분절에 있는 근육에 반사 소실 또는 감소 • 척추골절(외상에 의해, 예: 골다공증(osteoporosis)과 함께) • 불안정: 척추분리증(spondylolysis), 척추전방전위증(spondylolisthesis) • 협착증 ○ 척추협착(좁은 척추관[spinal canal]) ○ 추간공 협착증(foraminal stenosis, 척추사이구멍협착증) • 활액낭(synovial cyst) • 척주(vertebral column)의 퇴행성 변화(골연골증(Osteochondrosis), 쇼이에르만 병(Scheuermann disease), 척추관절염(spondyloarthritis)) – 활성화 징후 없음, 통증 없음 • 고관절 질환(골관절염, 대퇴골두(femoral head) 괴사[necrosis] 등) • 척주의 염증성 질환(강직성 척추염[ankylosing spondylitis], 감염성 척추염[infectious spondylitis]) • 척주의 만곡(curvature) 변화(척추측만증[scoliosis, 척주옆굽음증]) – 일반적으로 통증이 없음 (예외: 50대 이후 진행성 척추측만증 환자) • 섬유근통증후군(fibromyalgia syndrome) • 내과 진단: ○ 늑막염(pleurisy[pleuritis], 가슴막염) ○ 십이지장 궤양(식이의존성 통증[diet-dependent pain]) ○ 담석산통(biliary colic, 쓸개급통증) ○ 신장결석(kidney stones, 콩팥돌)과 요관결석(ureteral stones) ○ 신우신염(pyelonephritis, 깔대기 콩팥염) ○ 췌장염(pancreatitis) ○ 대상포진(대상포진[shingles]), 또는 "장미 테두리(girdle rose)" ○ 라임병(lyme disease[보렐리아증, borreliosis]) ○ 대동맥박리(aortic dissection) ○ 부인과 질환들(gynecological diseases) ○ 종양(tumors)(척추의 원발종양과 더 일반적으로는 전이에 의한 종양) ○ 심신장애(psychosomatic disorders)(전환 증후군[conversion syndrome])

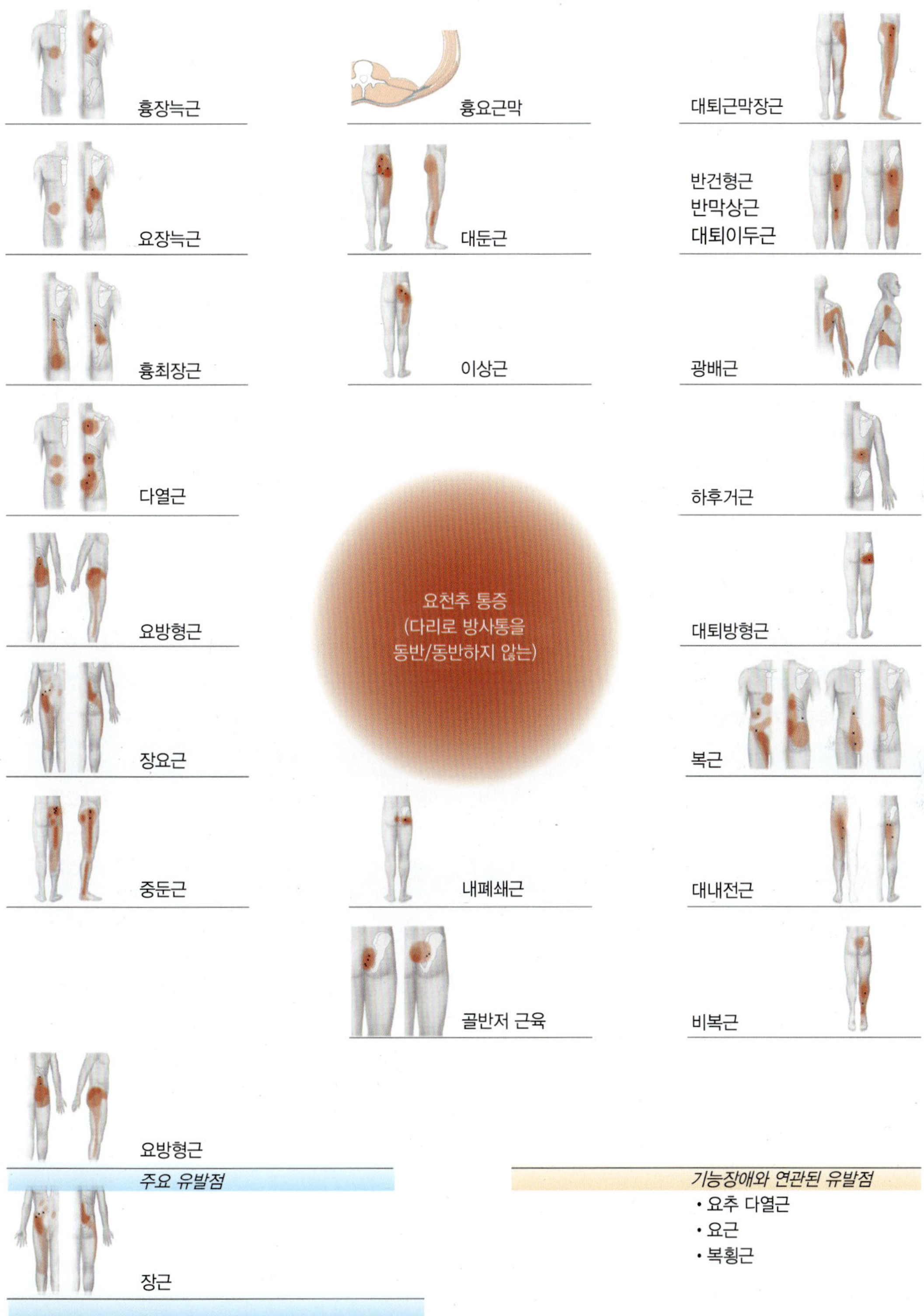
흉장늑근
흉요근막
대퇴근막장근
요장늑근
대둔근
반건형근
반막상근
대퇴이두근
흉최장근
이상근
광배근
다열근
하후거근
요천추 통증
(다리로 방사통을
동반/동반하지 않는)
요방형근
대퇴방형근
장요근
복근
중둔근
내폐쇄근
대내전근
골반저 근육
비복근
요방형근
주요 유발점
장근
기능장애와 연관된 유발점
• 요추 다열근
• 요근
• 복횡근

그림 9.45 요천추 통증

표 9.22 통증 가이드: 요천추 통증(다리로 방사통을 동반/동반하지 않는)

빈도	근육	
매우 흔함	**장늑근(등과 허리)**	7.4.1장
매우 흔함	**흉최장근**	7.4.1장
매우 흔함	**다열근과 회선근(허리)**	7.4.1장
매우 흔함	**요방형근**	7.4.2장
매우 흔함	**장요근**	7.4.4장
매우 흔함	**중둔근과 소둔근**	7.5.2장
흔함	**복근**	7.4.3장
흔함	**흉요근막**	7.4.9장
흔함	**대둔근**	7.5.1장
가끔	**이상근**	7.5.3장
가끔	**내폐쇄근과 쌍자근**	7.5.4장
가끔	**골반저 근육들**	7.5.7장
가끔	**대퇴근막장근**	7.6.1장
가끔	**반건형근, 반막상근, 대퇴이두근**	7.6.8장
가끔	**광배근**	7.1.7장
가끔	**하후거근**	7.4.6장
가끔	**대퇴방형근**	7.5.6장
가끔	**대내전근**	7.6.5장
가끔	**비복근, 가자미근**	7.7.2장
주요 유발점은 아래에서 흔히 찾는다.		
	요방형근	7.4.2장
	장골근	7.4.4장
기능장애와 연관된 유발점		
	요근	7.4.4장
	다열근과 회선근(요추)	7.4.1장
	복횡근	7.4.3장

치료	• 과거력, 신체적 소견, 치료사의 경험을 바탕으로 임상적 추론 과정을 통한 연관 구조들의 실험적 치료
	• 재평가 → 동일한 치료과정을 지속하거나 변화를 줄 필요가 있을 수 있다(추가 검사를 통해 추가적인 평가가 가능).
	• 상태를 지속시키는 요인들을 인식하고 이것을 치료 요법에 통합
	  ○ 체간, 특히 심부 체간의 안정화할 수 없거나 제한 – 안정화 근육(복횡근과 다열근) → 근막 유발점과 연관된 기능장애 치료, 안정화 운동, 운동조절(motor control) 향상(Blaser-Sziede 등 2013)
	  ○ 운동결핍 → 활동적 재활, 훈련, 스포츠 활동
	  ○ 비효율적 자세(앉기와 서기)와 움직임(굽힘)으로 인한 편측 부하 → 재미있는 스포츠 활동
	• 기능적 근력 훈련: 국소 안정화 이후 전체 안정화 및 가동성 훈련; 협응 훈련

치료사를 위한 조언	• 요천추와 고관절 부위: 다양한 구조적 및 기능적 상호 연결로 인해 요추, 천장관절(sacroiliac joint, 엉치엉덩관절) 및 고관절 영역이 기능적 단위를 형성한다. 이 때문에 이들은 "요골반과 고관절 부위"로 분류되어 하나의 단위로 함께 검사되어야 한다.
	• 요천추 부위 통증은 보행시스템(locomotor system) 이상에서 가장 흔한 장애이다.
	  ○ 약 15%는 특이성 요통이다(감별진단 참고)
	  ○ 약 85%는 단순히 "비특이성 요통"이라고 한다. 즉, 거의 대부분의 환자들에서 허리 통증의 원인을 알 수 없다(Nachemson 1992). 이런 "비특이성" 요통 사례의 대부분은 근막 유발점으로 인해 발생한다(Travell과 Rinzler 1952, Travell과 Simons 1999, Dejung 2009).
	• 기능장애
	  ○ 감각운동(Sensorimotor): 근골격계 통증과 근육 억제 및 협응 장애는 뚜렷한 연관성이 있다(Hides와 Stokes 등 1994, Hides와 Richardson 등 1995, Luomajoki 2010, Richardson 등 1998, Wadsworth와 Bullock-Saxton 1997).
	    – 운동(motor): 요통 환자들에서 국소 근육 시스템 기능 장애는 국소 안정화 근육(다열근, 회선근, 복횡근)의 지연된 활동 형태(Hodges와 Richardson 1996, Leinonen 2001)와 다열근의 감소된 활동(진폭[amplitude])의 형태(Sihvonen 1991)를 모두 보인다. 요통을 가진 환자들에서 척추 자세 조절이 손상되면 앉은 자세의 안정성 저하로 표현된다(Radebold 등 2001).
	    – 감각(sensory)/고유수용성 감각(proprioceptive): 만성 요통 환자들에서 운동 인식(Kinetic perception)과 고유수용감각 분화(proprioceptive differentiation)는 확실히 감소한다(Gill 과 Callaghan 1998). 고유 수용성 감각 결핍은 근육에 수용체(근방추[muscle spindles], 근막 기계적 수용체(fascial mechanoreceptors]) 기능 장애로 발생한다고 짐작할 수 있다(Brumagne 등 2000). 만성적 유발점 병리의 발달과 근막의 연관된 결합 조직의 변화는 근막의 기계적 수용체 기능에 부정적 영향을 미칠것으로 예상된다. 흉요근막(thoracolumbar fascia, 등허리근막)은 이와 연관하여 특별한 의미를 가질 수 있다(Tesarz 등 2008).
	  ○ 활동성 유발점뿐만 아니라 잠복성(통증과 연관하여) 유발점은 국소 안정화 기능 장애를 유발할 수 있다. 따라서 국소 안정화근(복횡근, 다열근, 및 회전근, 요근)의 기능장애 연관 유발점은 만성 요통의 경우 항상 치료해야 한다. 요골반과 고관절 부위에 국소 안정화 근들이 활발하게 적시에 효율적으로 반응하지 않는 한 재발될 가능성이 있다(Hodges와 Richardson 1996).
	  ○ "팽창 가능한 구조물(inflatable structure)"로서, 체간은 자체 안정성에 크게 기여한다. 횡격막(diaphragm, 가로막)과 골반저 근육에 더하여 체간 근육들(특히 복횡근, 다열근, 회선근과 요근)의 전반적인 긴장도가 이 "볼록한 배(belly balloon)"의 긴장을 결정한다. 체간의 "완전한 긴장 상태"는 척추의 안정화를 결정하는 요소이며, 등 근육에 가해지는 부하를 완화한다. 근막 유발점은 체간 벽 근육들이 충분하지 못한 긴장도를 갖도록 만들 수 있다.
	  ○ 만성적인 요통을 가진 환자들은 건강한 사람과 비교하여 흉요근막의 전단면(shear plane) 움직임이 20%가량 감소된다(Langevin 등 2011) → 흉요근막은 진단 검사와 치료에 반드시 포함되어야 한다.
	• 진단
	  ○ 임상적 진단 검사: 이것은 기본적으로 중요하다; 선별검사 참고
	  ○ 진단 방법: 영상 진단법(방사선 영상[radiographic imaging], CT, MRI)은 반드시 복합적인 임상적 증상과 연관되어 관찰되어야 한다. 따로 떨어져 고려된다면, 허리 통증의 원인에 대해 신뢰할 수 있는 정보를 제공할 수 없다. CT 또는 MRI 영상으로 무증상자들을 검사한 결과 디스크 돌출이 52%(Jensen 등 1994)에서

76%(Boos 등 1995)로 나타났다; 무증상 디스크 탈출의 발생률은 24~28%이다(Boden 등 1990, Jensen 등 1994, Boos 등 1995, Wiesel 등 1989). Schmorl의 결절은 19%, 섬유륜(anulus fibrosus, 섬유테) 외측부 열상(tear)은 14%로 발견되었다: MRI 검사에서 무증상 피험자의 38%가 하나 이상의 디스크에서 이상이 드러났으며, 오직 36%만이 추간원반(intervertebral disc, 추간원반)의 병리학적 변화를 보이지 않았다(Jensen 등 1994). 또한 통증이 없는 피험자의 8%는 후관절 골관절증, 7%는 척추분리증, 7% 척추관협착증, 7% 추간공 협착증이 있었다(Jensen 등 1994). 영상 검사를 사용하여 환자의 척추를 검사하면 구조별 결과를 얻을 수 있다. 그러나 이러한 소견이 환자의 임상적 통증을 어느정도까지 유발하고 있는지는 확실하지 않다. 그 이유는 검사를 받은 무증상자의 2/3가 비정상적 소견을 가지고 있기 때문이다. 많은 경우에서 통증과 병리적인 추간원판(intervertebral disc, 척추사이원반) 이상이 동시에 발생하는 것은 우연에 의해서이다. 오직 임상적 결과들과 영상 기술에서 얻은 결과물들이 일치할 경우에만 시각화된 구조적 변화를 통증의 원인으로 신뢰할 수 있다. 더 최근의 연구(Kalichman 등 2010)와 체계적 문헌고찰(systematic reviews)(Brinjikji 등 2015)에서는 척주와 추간판의 퇴행성 변화가 정상적인 노화 과정의 일부이며 종종 임상 증상과 연관이 없음을 확인했다.

- ○ 요통의 진단시 방사선소견에서의 변화는 임상적 증상의 맥락에서 해석되어야 한다(Hirtz 2015).

- 근막요통(myofascial back pain)
  - ○ 유발점을 이용한 급성 및 만성 비특이성 허리통증 치료는 대부분의 사례에서 유망했다(병력에 따른 기간과 무관)(Dejung 1999, Gunn 등 1980
  - ○ 여러 근육들이 자주 통증 발생에 영향을 미친다; 임상적 통증 패턴은 서로 다른 근육에 위치한 여러 근막 유발점의 연관통(referred pain) 부위가 겹쳐질 때 종종 발생한다(복합 통증 패턴; ▶ 그림 5.39, ▶ 그림 5.40, ▶ 그림 5.41).
  - ○ 거의 모든 체간 하부 근육들의 유발점은 요천골 부위로 방사되는 통증을 유발할 수 있다(통증 가이드 참고: ▶ 그림 9.45).

치료사를 위한 조언

  - ○ 외측 체간 근육들의(외복사근[external abdominal oblique, 배바깥빗근] 및 내복사근[internal abdominal obliques, 배속빗근]) 유발점은 주로 급성 요통(lumbago)과 같은 허리 통증의 원인이다(Dejung 1995).
  - ○ 만성 요통(다리로 방사통을 포함/포함하지 않는)에서 원발성 유발점은 종종 요방형근(quadratus lumborum, 허리네모근) 및/또는 장요근(iliopsoas, 엉덩허리근)에 위치한다; 유발점 사슬 참고.
  - ○ 보상성 척추측만증(scoliosis, 척주옆굽음증)이 반드시 추간판탈출증의 징후는 아니다; 유발점으로 인해 야기된 외측 체간 근육의 긴장(외복사근 및 내복사근과 요방형근)은 측면 변위(lateral shift)로 이어질 수 있다(Dejung 2009).
  - ○ 기침이나 재채기로 인해 요천추 부위 또는 엉덩이로 방사되는 통증은 종종 추간판 탈출증의 확실한 징후로 간주되며 체간벽의 근육들의(외복사근 및 내복사근과 요방형근) 근막 유발점에 의해 야기될 수 있다.
  - ○ 기능장애와 연관된 근막 유발점 치료. 심부 안정화 근육의(다열근, 회선근, 복횡근과 대요근) 기능장애는 통증 잠복성 근막 유발점에 의해 야기 또는 지속될 수 있다(▶ 그림 5.47, ▶ 그림 5.48). 근막 유발점이 기능장애를 야기할 수 있는 가능성 또한 제거해야 한다(위의 기능이상 참고).
  - ○ 만성 허리 문제의 경우, 장기적으로 유용한 조치로는 환자의 능동적 참여가 포함될 수 있다.

- 추간판 탈출증
  - ○ 진단
    - – 추간판 탈출증은 영상 검사(CT, MRI)시 무증상자 중에 거의 30%에서 발견되며(Jensen 등 1994), 약 75%에서 추간판 돌출(protrusion)이 발견되었다(Boos 등 1995). 따라서 추간판 탈출 또는 돌출된 많은 사람이 통증 없이 살고 있으며 MRI로 발견된 추간판 탈출이 언제나 환자들이 호소하는 통증의 원인은 아니다. 오직 환자의 임상상(clinical picture)이 알려진 신경근(nerve root) 압박을 동반하는 추간판 탈출의 임상적 패턴에 부합할 때(상응하는 분절의 통증과/또는 신경근성 감각장애, 근력 감소, 반사작용 감소) 문제의 원인이 추간판성(discogenic)이라 할 수 있다.
    - – 마비 또는 방광(bladder)/직장(rectum) 장애 증상과 연관이 없거나 또는 진행성 증상이 나타나지 않는다면 MRI로 좌골신경통(sciatica, 궁둥신경통)의 모든 사례를 조사할 필요는 없다. 증상이 없는 추간판 탈출의 높은 비율은 MRI 검사의 진단적 가치에 의문을 제기하게 한다.

치료사를 위한 조언

- 신경근 차단은 결론에 이르지 못하는 사례의 경우 또는 여러 신경근들이 압박되었을 때 도움이 되는 수술이다. 신경근 차단은 "의심스러운" 신경근을 마취(anesthetize)할 수 있으므로 통증 발생과 연관한 이해를 돕는다.

- 치료: 수술적 과정
  - 수술에 대한 절대적 적응증: 수술에 대한 명백한 적응증은 추간판 탈출로 인한 급성 방광 또는 장(bowel) 기능장애와 심각한 신경 기능장애(malfunction)(마비[paralysis]) 징후를 포함한다.
  - 상대적인 수술 적응증: 만약 수술적 중재에 대한 절대적 적응증 징후가 없다면 추간판 탈출증의 수술적 복원은 개개의 사례에 따라 고려되어야 할 선택적 사항이 된다.
- 치료: 보존적 치료
  - 수술에 대한 응급한 징후(방광/장 장애와 높은 등급에 불완전마비[paresis])가 배제되면 보존적 치료는 높은 성공률을 가진(90%) 선택이 된다.
  - 추간판 탈출증 환자의 보존적(비수술적) 치료와 수술적 치료의 중장기적 예후는 동일하게 좋다. 500명 이상의 추간판 탈출 환자를 대상으로 한 대규모 무작위 임상 연구에서 수술과 비수술적(보존적) 치료 집단 사이에 2년간 현저한 차이가 없음을 보여주었다(Weinstein 등 2006). 이 연구는 1982년에 수행된 연구 결과와 동일하며, 임상 결과 측면에서 추간판 탈출증의 보존적 치료와 수술적 치료가 4~10년 후 거의 비슷하다는 것을 입증했다(Weber 1982). 따라서 많은 경우에 추간판 탈출증에 대한 수술적 치료는"조급한 중재"일 수 있다.
  - 신경근 차단: 연구에 따르면, 요추 신경근 차단(신경근으로 스테로이드의 형광 투시 유도 투여(fluoroscopy-guided administration))은 수술적 치료에 적응증을 가진 환자들의 60%에서 빠르게 증상을 해결하였으며, 그들이 수술을 피할 수 있도록 했다(Narozny 등 2001). 신경근 차단의 치료 효과는 전향적(prospective) 무작위 이중맹검 연구(randomized double-blinded study)(Riew 등 2000)에서 확인되었으며, 따라서 요추에 신경 차단이 보존적 치료를 지지하는 경증의 신경근병에 대한 효과적인 치료법임을 입증했다. 천골 마취(sacral block)에서는 스테로이드와 혼합된 국소 마취제가 천골(sacral, 엉치뼈)에 경막외 공간(epidural space)을 통해 천골관(scaral canal, 엉치뼈관)의 천골열공(sacral hiatus, 엉치뼈틈새)을 통해 주입된다; 용액은 흉요추 접합부(thoracolumbar junction, 등허리 접합부)까지 올라갈 수 있다. 이는 추간판 탈출증과 연관된 급성 요추 신경근 증후군(radicular syndrome)과 요추의 협착증(stenosis)(또는 신경공 협착증[foraminal stenosis])에서 발생하는 것과 같은 자극성 및 염증성 상태를 진정시킨다(Grob 과 Dvorak 1998). 능숙한 손에서 수행되면 요추 또는 천추 신경근 차단을 수행하는 데 따른 합병증은 극히 드물다. 그러나 경부 신경근 차단으로 인한 심각한 부작용(사지마비[quadriplegia])의 위험이 상대적으로 높다는 점에 유의해야만 한다(Scanlon 등 2007).
- "가관절 통증(pseudoarticular pain)": 피부 분절과 일치하지 않는 방사통은 비신경뿌리성(non-radicualr) 요인을 가진다: 대부분의 경우 이것은 둔근(중둔근, 소둔근 또는 대둔근) 또는 대퇴근막장근(tensor fasciae latae, 넙다리근막 긴장근)의 근막 유발점으로부터의 퍼지는 근막 통증을 나타낸다.
- 협착증
  - 척추 협착증: 추간판의 퇴행성 변화는 척추관의 협착과 요추 부위의(가성의[pseudo]) 척추전방전위증(spondylolisthesis)을 유발할 수 있다. 퇴행성 변화의 결과로 골극(osteophytes, 뼈곁돌기)(척추뼈 뼈곁돌기(spondylophytes)이 발생할 수 있으며, 디스크 돌출 또는 황색인대(ligamenta flava) 비대증(hypertrophied)을 유발할 수 있다. 소수의 환자들의 척추관은 선천적으로 좁다. 신경 구조가 압박되면 일반적으로 다리 통증이 발생하고 수년에 걸쳐 점차적으로 증가한다: 신경학적 증상이 발생하는 데 수년이 걸리기도 한다. 요추의 신전을 통해 이러한 증상들이 유발되거나 악화되는 것이 특징이다. 환자가 짧은 거리를 걸을 경우(척추 [또는 신경성] 간헐적 파행(intermittent claudication) 요천골 통증과 다리의 앞과 뒤쪽에 당기는 통증을 호소한다. 상체가 앞으로 구부러진 자세로 앉거나 서 있으면 통증이 완화된다(굴곡 시 척추관이 넓어진다). 악화 단계에서 환자는 앞으로 구부린 자세로 걷는다; 오르막 길을 걷는 것은 통증을 줄인다; 내리막 길을 걸으면 통증이 증가한다. 자전거를 타는 것이 걷는 것보다 낫다. 다리로 퍼지는 통증을 다룰 때, 일반적으로 둔부 또는 장요근에서 퍼지는 유발점에 의해 유발되는 근막 통증과 신경성 통증을 구별하는 것은 어렵다; 묘사가 흔히 겹침(Dejung 2009). 의심이 되는 경우, 근막 원인을 배제하기 위해 선택적 유발점 치료의 진단 시험(diagnostic trial)이 필요하다. 척추 협착증의 경우 천골 차단은 몇 개월 동안의 증상으로부터 자유로워지는 현저한 개선을 가져올 수 있다. 이러한 방식으로 수술이 지연되거나, 많은 경우에서 수술을 하지 않게 되었다(특히 허약하고(infirm) 여러 병을 가진 환자)(Grob 과 Dvorak 1998).

	○ 신경공협착증(foraminal stenosis, 척추사이구멍 협착증): 골증식체는 – 종종 추간판의 협착(일반적으로 연령(age) 연관)과 함께 – 추간공(intervertebral foramina)의 협착을 유발하여 신경 구조가 점차 압박될 수 있다. 근막 통증의 감별진단 역시 간단하지 않다. 통증 측으로 요추를 외측 굴곡 시(척추 신경공(neural foramina)이 좁아짐) 통증이나 신경학적 증상이 유발된다면, 이는 외측함요협착증(lateral recess stenosis)의 징후로 해석될 수 있다(Dejung 2009). • 요추 불안정성: 요추의 불안정성은 허리 통증을 유발할 수 있다. ○ 구조적 불안정성 – 구조적 불안정성의 잠재적 원인은 척추분리증(spondylolysis)(척추전방전위증[spondylolisthesis]을 동반), 추간판의 퇴행성 협착으로 인한 가성척추전방전위증(pseudospondylolisthesis, 거짓척추전방전위증), 이전 척추후궁절제술(laminectomy) 등이 있다(Dejung 2009). – 척추분리증은 일반적으로 통증을 동반하지 않으며 우연히 발견된다. 그러나 요추에 외상이 생기면 척추분리증은 지속적인 통증의 보조인자가 된다. 요추의 불안정성에 통증 원인은 알려져있지 않다. 타당성 있는 가설로 척추에 불안정성이 있을 때 척추 주변 근육들(다열근과 회선근)의 유발점의 활성화로 인해 통증이 발생한다는 것이다(Dejung 2009). – Gunn(1996)은 척추전방전위증에서 척추의 이동이 하부 척추가 등쪽 내재근(intrinsic back muscle)의 긴장 또는 단축에 의해 뒤로 당겨지기 때문이라고 지적했다(▶ 그림 8.2); 이런 상태에서 필요한 치료는 깊이 위치한 짧은 등쪽 근육들에 유발점을 풀어주는 것이다. – 통증이 있는 불안정성에 대한 보존적 치료가 성공하지 못하면 척추유합술(spinal fusion)(척추고정술[spondylosyndesis])이 수행된다. 불안정성의 정도를 진단하기 위해 종종 시험 외부 고정장치가 사용된다. 척추유합술은 통증유발점 치료와 집중 훈련 프로그램이 모두 실패한 경우에만 고려되어야 한다(Dejung 2009). ○ 기능적 불안정성 – 인접한 두 척추 분절이 서로 연관하여 움직임이 증가하고 그들에 대한 가동술(mobilization)이 통증을 야기한다면, 이는 종종 국소적 기능적 불안정성의 징후로 간주된다(국소 운동조절 상실). 이 통증은 회선근과 다열근에서 통증을 유발하는 유발점의 표시로 해석될 수 있으며, 선택적 치료는 이러한 유발점의 비활성화로 구성된다. – 기능적 불안정성(국소 운동조절 상실)은 주로 기능장애 연관 유발점에 의해 발생하거나 지속되며, 이러한 유발점을 치료하면 불안정성을 바로 잡는 데 크게 도움이 된다. 국소 근육을 효율적으로 안정화시키고자 할 때 첫 번째 단계는 근막 유발점의 교란(distrubance) 가능성을 비활성화시키는 것이다. 이는 능동적 안정화 훈련 프로그램이 최적의 효과를 얻을 수 있도록 한다. • 천장관절(sacroiliac joint, SIJ), 엉치엉덩관절): 천장관절 기능장애는 원발성(primary occurrence)(일반적으로 헛디디거나 넘어진 후)일 수 있으며, 이는 간단한 관절별 도수치료로 접근할 수 있다. 만약 2~3회의 관절 가동술 치료 후 효과가 지속되지 않는다면, 천장관절의 기능장애는 이차성 발생(secondary occurrence)일 수 있다. 천장관절을 지나가는 근육들(이상근, 둔근, 장요근)의 긴장 또는 단축은 천장관절의 위치에 영향을 미치며, 천장관절의 기능장애에 지속 요인이 될 수 있다. 이러한 경우 인과적 치료(causal treatment)는 근막 유발점의 치료로 구성된다. • 추간 관절 기능장애(후관절[facet joint] 또는 추간관절[zygapophysial joint, 돌기사이관절]): 이러한 작은 척추 관절의 "고정(blockages)"은 일반적으로 관절 – 기계적 성질의 것이 아니다. 대부분은 근육의 긴장으로 인한 이동성 감소와 연관이 있다(▶ 그림 3.1). 척추 주변 심부 등 근육(다열근, 회선근)의 활성화된 통증유발점은 운동성 감소와 통증에 원인이 된다(Dejung 2009, Gunn 1996, Lewit 2007). 추간판을 움직이기 위한 관절 도수교정(manipulation)은 관절낭의 기계수용기를 자극하여 주변 근육들의 긴장 저하를 유도한다(Dvorak 등 1997). 근육에 대한 이러한 반사적 효과가 일시적이라면 그 문제는 반복적으로 재발할 것이다. 선택적 유발점 치료는 지속적으로 근육을 이완시키며 대개 기능장애와 통증을 영구적으로 제거할 수 있다(Dejung 2009). 과정들을 연결하는 것은 대부분 성공적이다. 경험상, 기능장애 근육들을 먼저 치료한 후에 필요한 경우 기능장애 후관절을 가동(mobilize)(또는 도수교정[manipulate])하는 것이 치료에 의미가 있는 것으로 증명되었다(Grob, oral communication 2010). • 척추의 퇴행성 변화들
치료사를 위한 조언	

치료사를 위한 조언

- ○ 척주의 구조 및 형태의 변화들(골연골증[osteochondrosis, 뼈연골증], 척추뼈뼈곁돌기[spondylophytes], 척추관절염[spondyloarthritis], 척추증[spondylosis, 척추굳음증], 탈출 추간판[herniated disc], Schmorl의 결절[Schmorl's node], 측만증[scoliosis], 과다전만증[hyperlordosis, 과다앞굽음증], 과다후만증[hyperkyphosis, 과척주뒤굽음증], 신전된 자세, 천골화[sacralization, 엉치뼈되기] 등)는 통증과 큰 연관성이 없다(Boden 등 1990, Carragee 등 2005, Hussar 과 Guller 1956, Jackson 등 1989, Jensen 등 1994, Magora와 Schwartz 1980, Oesch 1994, Papadopulos 1981, Scharf 등 1984, Tini 1977, Torgerson과 Dotter 1976, Wiesel 등 1984). MRI로 결정된 퇴행성 척추 변화와 요통이나 장애의 향후 증상 사이에는 아무런 상관 관계가 없다(Carragee 등 2005).
- ○ 퇴행성 형태 변화(척추뼈뼈곁돌기, 좁은 추간판 등)는 척추와 추간공 협착증의 발달에 기여할 수 있다.
- ○ 척주의 모양에 변화가 있거나 척주의 퇴행성 변화가 있으면 안정화 근육이 충분히 활성되지 못하고 근육이 더 이상 효율적으로 작용하지 않는다. 이 때문에 근막 유발점이 발달하거나 잠복성 유발점이 활성화되어 통증이 나타날 수 있다. 근막 유발점의 선택적 치료는 일반적으로 통증을 감소시키며, 그에 상응하는 기능적 등근육 훈련은 효과적으로 재발을 예방한다(Dejung 2009).
- ○ 후관절 증후군: 알려진 원인이 없는 허리 통증에서, 종종 작은 추간 관절이 통증의 원인으로 가정된다. 추간관절의 관절증 변화(arthrotic change) – 다른 관절증 관절과 마찬가지로 – 병세가 심한 단계에서 고통스러울 수 있다. 병세가 심하지 않은 단계에 관절증은 대개 임상적으로 조용하며, 통증을 유발하는 경우는 매우 드물다. 추간관절에 고장식염수(hypertonic saline)를 주입하면 요추부와 다리로 방사되는 통증을 촉발할 수 있음이 입증되었다(Mooney와 Robertson 1976). 방사선 영상의 유도하에 국소 마취제를 주사하면 통증을 완화시킬 수 있다; 증가된 효과는 주입된 액체의 양에 비례한다는 것이 입증되었다(Oesch 1944). 통증 감소가 주변 조직으로의 국소 마취제의 흐름과 연관이 있고, 많은 경우 심부 등 근육의 근막 유발점은 척추 부위에 만성 통증의 원인이 될 수 있다고 가정하는 것이 합리적이다(Dejung 2009).
- 미골통(Coccydynia): 활성 유발점들은 일반적으로 대둔근, 깊은 고관절 회전근(이상근[piriformis], 속폐쇄근(obturator internus), 쌍자근[gemelli muscle, 쌍둥이근])과 골반저 근육들에 위치한다.
- 자세 정렬: 발의 안정성 변화(예: 편평한 발아치), 다리 길이의 현저한 차이, 골반 또는 척추의 두드러진 비대칭 등은 전체 자세 근육(특히 척추 주위)에 영향을 미치며 지속적인 근막 문제의 요인이 될 수 있다(→ 이차성 근막 증후군). 이러한 자세 정렬의 변화들은 반드시 인식되어야 하고(치료에 저항이 있는 경우) 진료를 받아야 한다.
- 동반이환(comorbidities): 다음을 동반하는 환자
  - ○ 호흡기 질환(respiratory disease)
  - ○ 요실금(incontinence)
  - ○ 위(stomach)와 장(bowel) 문제는 허리 통증의 위험이 현저히 증가한다. 천식(Asthma)(Hurwitz와 Morgenstern 1999), 만성 폐쇄성 폐질환(Gorman 등 2002), 요실금(Smith 등 2007), 위장 및 장 장애(Smith 등 2002, Smith 등 2006, 2009) → 호흡기 질환, 요실금, 위/장 질환에 관한 질문은 허리통증 문진에 포함되어야 한다.
- 만성적 허리통증 환자는 다원적 발생(multifactorial genesis)인 경우가 많다. 요천추 통증의 가장 빈번한 원인인 활성 근막 유발점에서 발생하는 방사통을 간과해서는 안 된다(Dejung 2009).

9.3.9 고관절과 서혜부 통증 (Hip and groin pain)

병력	• 4가지 시작 질문:
	  ○ 어디가 아프세요?(국소 그리고 방사통)
	  ○ 언제부터 아프기 시작했나요?
	  ○ 어떻게 하면 통증이 완화되나요? 어떻게 하면 통증이 증가하나요?
	  ○ 통증의 원인이 무엇인가요?(환자의 관점에서)
	• 통증 가이드
	  ○ 고관절 통증(▶ 그림 9.46, ▶ 표 9.23)
	  ○ 서혜부 통증(▶ 그림 9.46, ▶ 표 9.24)
	• 선별검사(screening tests)
	  ○ 요골반(lumbopelvis)과 고관절(hip, 엉덩관절)
	• 추가 검사(각각에 상황이나 과정에 따라)

소견	• 선별검사(screening tests) ○ 요골반(lumbopelvis)과 고관절(hip, 엉덩관절) • 추가 검사(각각에 상황이나 과정에 따라)
감별진단	• 근막과 연관된 통증과 기능이상 • 고관절증(coxarthrosis, 엉덩관절증)(45세 미만 환자: 주로 이차 관절증) • 선천성 고관절 이형성(dysplasia) → 이차 고관절증 • 청소년 골단분리(epiphysiolysis, 뼈끝분리)(10~20세 사이) → 이차 고관절증 • 특발성(Idiopathic) 청소년 대퇴골두(femoral head) 괴사(necrosis)(소아 대퇴골두 무혈성 괴사증[Legg-Calve-Perthes disaese]) 또는 성인의 골괴사(osteonecrosis, 뼈괴사) → 이차성 고관절증 • 화농성 고관절염(purulent coxitis) • 골절(대퇴골 경부골절(fracture of the femoral neck), 전자관통 골절(pertrochanteric fracture, 넙다리 전자부 골절), 치골지 골절(fracture of the pubic ramus, 두덩뼈가지 골절) • 고관절 순(labral) 충돌(impingement)(서혜부 통증) • 고관절의 대퇴관골구 충돌 증후군(femoroacetabular impingement) • 서혜부 및 대퇴 탈장(inguinal and femoral hernias, 샅굴 및 넙다리 탈장) • 길모어 서혜부(gilmore‘s groin)(스포츠 탈장 또는 운동선수 치골통증[sports hernia or athletic pubalgia]) • 장골치골(iliopectineal, 엉덩허리근볼기주머니) 윤활낭염(bursitis, 주머니염) • 림프절(lymph node) 또는 점액낭(bursal) 종창(swelling) • 충수염(appendicitis, 막창자꼬리염)(서혜부 통증) • 동맥 협착증(arterial stenosis), 골반 동맥류(pelvic artery aneurysm)(서혜부 통증) • 종양

치료	• 병력, 신체적 소견, 치료사의 경험을 바탕으로 한 임상적 추론 과정을 통해 연관 구조에 대한 실험적 치료
	• 재평가 → 동일한 치료를 지속하거나 치료의 변경이 필요할 수 있다(추가 조사를 통한 추가 평가 가능)
	• 지속시키는 요소를 인식하고 이를 치료법에 통합
	  ○ 편측 부하(일 또는 스포츠 활동 시에 지속적인 선 자세) 또는 체중 감소
	  ○ 최대 부하를 피함(스포츠)
	  ○ 발소리 흡수(충격 흡수) 밑창이 있는 신발 착용
	  ○ 손상(예: 서혜부 당김)이 치유되도록 허용
	• 고관절과 서혜부 근육들의 신장/이완
	• 기능적 훈련: 제한된 부하로 많은 움직임; 협응 훈련(다리 축[leg axis] 훈련, 다리 움직임 제어, 고관절 안정성)

치료사를 위한 조언	• 근막 문제로 인한 고관절과 서혜부 통증은 매우 흔히 발생한다. 활성 근막 유발점은 서혜부, 고관절, 골반 부위의 근육들뿐만 아니라 요추 부위(요방형근[quadratus lumborum, 허리네모근])에서도 국소적으로 발견될 수 있으며, 그곳을 치료해야 한다(▶ 그림 9.46, ▶ 표 9.23, ▶ 표 9.24). • 서혜부 통증 ○ "대부분의 서혜부 통증은 근육에서 발생한다"(Dejung 2009); 이 문제는 과부하(overload) 또는 과신장(overstretching)으로 인해 발생한다. ○ "만성" 서혜부 당김은 일반적으로 근막 유발점의 활성화로 인한 통증이다(Dejung 1988a). ○ 대개 장근(iliacus, 엉덩근), 요근(psoas, 허리근)(소전자 부위 및 심부 복부의 유발점), 장내전근(adductor longus)과 같은 여러 근육들이 흔히 영향을 받는다. ○ 많은 서혜부 근육들이 거의 평행하게 위치하기 때문에 영향을 받는 구조를 감별하기 위한 신장 검사(stretch testing)는 다른 신체 부위들에서보다는 큰 도움이 되지 않는다 → 촉진 진단. ○ 이 부위에 치료를 진행할 때 대퇴신경(femoral nerve, 넙다리신경)과 대퇴동맥(femoral artery, 넙다리동맥)을 보호하는 것은 중요하다(▶ 그림 7.195 **b**; ▶ 그림 7.261; ▶ 그림 7.265). ○ 서혜부 근막 유발점을 치료한 후에도 개선이 없는 경우, 외측 둔부 근육들 또는 요방형근 근막 유발점이 종종 서혜부 통증에 효과를 보인다(Dejung 2009). ○ 장골서혜신경(ilio-inguinal nerve, 엉덩샅굴신경) 및 음부대퇴신경(genitofemoral nerves, 음부넙다리신경)의 포착(entrapment)은 일반적으로 근육에 의해 나타나며 서혜부 통증을 유발할 수 있다. • 활성화된 서혜부와 고관절 통증을 동반하는 고관절증(고관절의 골관절염[osteoarthrosis]) ○ 고관절증의 병인은 일반적으로 변형된 관절 형상(geometry)의 결과로 증가된 하중 상태에 근거한다(선천성 고관절 이형성(congenital hip dysplasia), 골단분리(epiphysiolysis, 뼈끝분리), 외상 후 관절증(post-traumatic arthrosis), 대퇴골두 괴사(necrosis of the femoral head). ○ 진단 징후는 통증, 제한된 고관절 움직임(특히 내회전 및 굴곡), 방사선의학으로 확인 가능한 변화들(좁아진 연골부위, 활성화된 골증식체 형성)이다. 방사선 소견의 범위는 임상 소견과 일치하지 않는 경우가 많다: 방사선 소견이 최소인 환자가 심한 통증 및 기능장애(ROM 제한, 보행거리 감소 등)를 겪을 수 있는 반면, 확연한 방사선 소견을 가진 고관절증 환자가 최소한의 증상을 보인다. ○ 다음을 구별하는 것은 중요하다: – 고관절증 활성화 단계: 이 단계에서의 통증은 손상된 조직의 입자(파편)의 식균작용(phagocytosis) 후 발생하는 윤활막(synovial membrane)의 반응성 염증으로 인해 발생한다 → 이 염증 단계(약물로 치료해야 함) 중에 발생하는 일시적인(만성적이지 않은) 통증 기간과 이어지는 긴 통증 없는 상태; – 고관절증의 진정 단계: 통증은 일반적으로 근육과 연관되어 있다. 질환측 고관절 주변 근육들은 단단한 띠와 근막 유발점들이 매우 심하게 산재되어 있다. 근막 유발점은 더 이상 충분히 유연하지 못한 단축된 상태에서 만성적인(잘못된) 근육의 부하로 인해 발생한다(Travell과 Simons 1999) → 만성적인 고관절과 서혜부 통증. ○ 악순환: 변형된 관절 형상 → 잘못된 근육 부하 → 허혈성(ischemic) 부위가 근육에 발생 → 근막 유발점 형성 → 부하 시 통증 → 진통성(antalgic) 자세와 회피(evasive) 움직임 → 잘못된 부하가 커지면 더 많은 근막 유발점과 단단한 띠 형성 → 감소된 움직임 → 비대칭적 관절 부하는 관절증 진행을 가속화시킴 (Dejung 2009). ○ 변형된 보행 패턴은 흔한 고관절 관절증의 징후이다. 장근(iliacus)과 대퇴근막장근(tensor fasciae latae)을 보호하기 위해 다리는 체간을 회전시키면서 다리를 전방으로 이동한다 → 복사근의 과부하 → 서혜부 통증. ○ 고관절증(coxarthrosis)와 함께 발생하는 근막 통증 및 기능장애는 이차적이다; 이차성 근막 증후군 참고. 유발점(trigger point) 치료가 문제의 원인을 직접 치료할 수는 없지만, 근막 구조의 증상 치료는 여전히 많은 경우에 필요하다. 대부분의 경우에서 환자의 삶의 질(quality)을 크게 향상시키고, 관절증의 진행 속도를 늦출 수 있다. 여러 경우에서 고관절 전치환술(total hip replacement, THR)은 몇 개월에서 몇 년 씩 미뤄질 수 있다(Dejung 2009). 근육 구성 요소를 먼저 치료하고 가장 유리한 방법으로 준비한다면 고관절 전치환술의 결과는 더 좋을 것이다. ○ 관절 치환술 이후에도 서혜부, 고관절, 대퇴부 통증이 지속된다면, 근막 구조(즉 근막 유발점)에서 먼저 발생했던 이차적 문제를 치료해야 한다. 선별적 치료에도 불구하고 통증이 여전히 재발한다면 보철물의

치료사를 위한 조언	느슨함이(prosthetic loosening) 생긴 것이다. 분명한 진단은 일반적으로 방사선학적으로 그리고 섬광조영술(scintigraphically)로 이루어질 수 있다. 보철물이 느슨해진 경우에도 통증은 대개 근육의 원인(이차성 근막 증후군)이 있다. 이는 일반적으로 과부화된 회전근에서 발생한다(Dejung 2009). ○ 수술 후 고관절의 외전근의 약화가 종종 나타난다(Trendelenburg 또는 Duchenne 보행). 이것은 생체역학적 조건의 변화(보철물의 가파른 대퇴골 경부로 인해 외전근에 불리한 응력 중심간 거리(lever arm)뿐만 아니라 기능장애와 연관된 근막 유발점의 활동으로 인해 발생하는 경우가 많다. 외전근과 내전근 모두를 검사하고 치료해야 한다. 외전근들은 외전근 자신과 내전근(및 장요근)의 근막 유발점이 비활성화된 후에만 다시 훈련할 수 있다. 이는 짧아진 내전근(근막 유발점과/또는 단단한 띠)이 상호 신경 분포(reciprocal innervation)를 통해 외전근의 약화에 영향을 줄 수있기 때문이다(Irnich 2013). • 대퇴관골구 충돌(femoroacetabular impingement): 대퇴관골구 충돌을 진단하기 위해 자주 사용되는 임상검사(고관절의 굴곡[flexion], 수평 내전[horizontal adduction], 내회전[internal rotation], 수동 가동범위 검사)는 비특이적 검사이다; 즉, 어떤 특정 구조에 유발되는지 명확한 결정을 내릴 수 없다. 통증은 대퇴관골구 충돌증후군(비구순[labrum]의 자극)과 근막 유발점(외폐쇄근[obturator externus]의 신장 또는 치골근[pectineus, 두덩근] 또는 장요근[iliopsoas, 엉덩허리근]의 압박)에 의해 발생할 수 있다. 검사 동작 중 발생하는 통증(중기[mid phase] 통증)(▶ 그림 7.237)은 주로 관절 문제(대퇴관골구 충돌)을 나타낸다. 움직임 끝에서만 발생하는 통증(말기[end-phase] 통증)은 근막 문제(외폐쇄근, 치골근 또는 장요근에 근막 유발점)를 나타낸다. 명확성을 확보하기 위해 외폐쇄근(또는 치골근 또는 장요근)에서 근막 유발점을 찾고 시험 치료(treatment trial)를 수행해야 한다. 후속 재평가는 문제가 근막 치료에 적합한지를 보여줄 것이다.

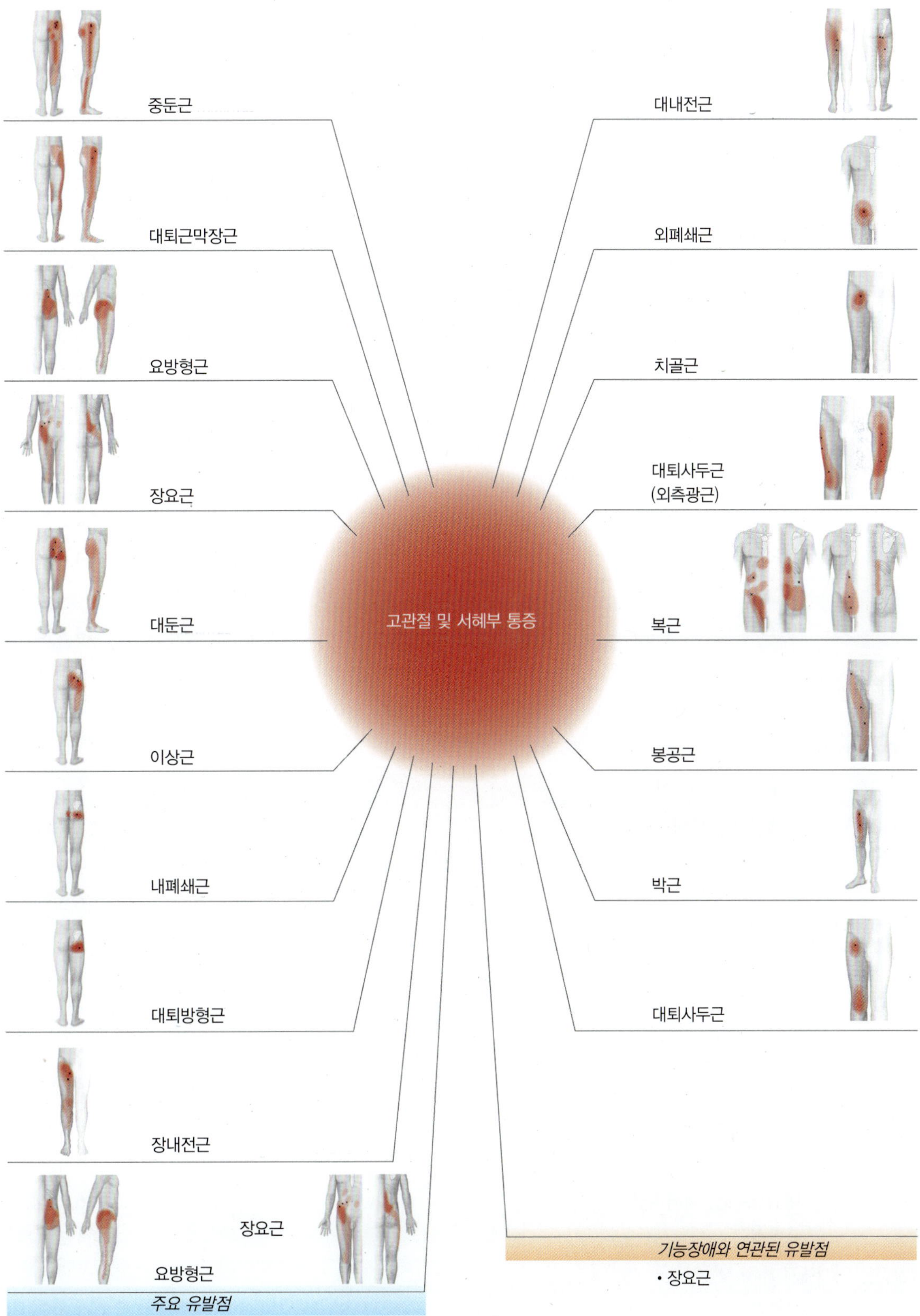

그림 9.46 고관절 및 서혜부 통증

표 9.23 통증 가이드: 고관절 통증

빈도	근육	
매우 흔함	**중둔근과 소둔근**	7.5.2장
매우 흔함	**대퇴근막장근**	7.6.1장
흔함	**요방형근**	7.4.2장
흔함	**장요근**	7.4.4장
흔함	**대둔근**	7.5.1장
흔함	**이상근**	7.5.3장
흔함	**내폐쇄근과 쌍자근**	7.5.4장
흔함	**대퇴방형근**	7.5.6장
흔함	**장내전근과 단내전근**	7.6.4장
흔함	**대내전근**	7.6.5장
가끔	**외폐쇄근**	7.5.5장
가끔	**치골근**	7.6.3장
가끔	**대퇴사두근, 외측광근**	7.6.7장
주요 유발점은 아래에서 흔히 찾는다.		
	요방형근	7.4.2장
	장요근	7.4.4장
기능장애와 연관된 유발점		
	장요근	7.4.4장

표 9.24 통증 가이드: 서혜부 통증

빈도	근육	
매우 흔함	**장내전근과 단내전근**	7.6.4장
흔함	**장요근**	7.4.4장
흔함	**치골근**	7.6.3장
흔함	**대내전근**	7.6.5장
가끔	**복근**	7.4.3장
가끔	**외폐쇄근**	7.5.5장
가끔	**대퇴방형근**	7.5.6장
가끔	**대퇴근막장근**	7.6.1장
가끔	**봉공근**	7.6.2장
가끔	**박근**	7.6.6장
가끔	**대퇴사두근, 대퇴직근**	7.6.7장
드문	**요방형근**	7.4.2장
주요 유발점은 아래에서 흔히 찾는다.		
	장요근	7.4.4장

9.3.10 무릎 통증 (Knee pain)

병력	• 4가지 시작 질문: ○ 어디가 아프세요?(국소 그리고 방사통) ○ 언제부터 아프기 시작했나요? ○ 어떻게 하면 통증이 완화되나요? 어떻게 하면 통증이 증가하나요? ○ 통증의 원인이 무엇인가요?(환자의 관점에서) • 통증 가이드 ○ 무릎 통증(▶ 그림 9.47, ▶ 표 9.25)
소견	• 선별검사(screening tests) ○ 무릎 ○ 요골반과 고관절 ○ 하퇴(lower leg)와 발 • 추가 검사(각각에 상황이나 과정에 따라)
감별진단	• 근막과 연관된 통증과 기능이상 • 인대 손상 • 반월상 연골(meniscal) 병변(관절경 검사[arthroscopy])으로 벽내 반월상 연골 병변을 확인할 수 없다; MRI로만 확인할 수 있다) • 관절 변성(흔히 사고로 결과) • 슬개골(patella, 무릎뼈) 아탈구(subluxation) • 고관절 통증은 무릎 통증의 형태로 표현될 수 있다.
치료	• 병력, 신체적 소견, 치료사의 경험을 바탕으로 한 임상적 추론 과정을 통해 연관 구조에 대한 실험적 치료 • 재평가 → 동일한 치료를 지속하거나 치료의 변경이 필요할 수 있다(추가 조사를 통한 추가 평가 가능) • 지속시키는 요소를 인식하고 이를 치료법에 통합 ○ 자세: 습관적 비대칭 부하; 과신전한 무릎으로 서기 등 ○ 스포츠 연관 과부하: 가다, 서다를 반복하는 스포츠(stop-and-go sports) ○ 직업 연관 과부하(타일 붙이는 일 등) ○ 자세 정렬: 발 구조, 다리 축, 고관절 움직임 조절(고관절 안정성) • 신장(stretching)과 기능적 근력(functional strength) 훈련: 협응력 훈련(예: 불안한 바닥에서: 한쪽 다리 서기, "흔들리는 발판(wobble board)" 등; ▶ 그림 5.22)
치료사를 위한 조언	• 근막 무릎 통증은 다음과 같은 형태로 나타난다. ○ 전방 무릎 통증 ○ 내측 무릎 통증 ○ 외측 무릎 통증 ○ 후방 무릎 통증 ○ 슬개골 후면 통증(슬개대퇴 통증증후군[patellofemoral pain syndrome]) ○ 슬개골첨 증후군(patellar apex syndrome, 무릎꼭지통증증후군) • 전방 무릎 통증: "대부분의 전방 무릎 통증은 근육에 의해 발생한다"(Dejung 2009). • 슬개대퇴 통증 증후군: 내측사선광근(vastus medialis oblique)은 특히 중요한 기능을 한다. 횡방향의 섬유들은 신전근의 효과가 거의 없다; 이들의 기능은 슬개골을 중심으로 구성된다. 근육에 이 부분의 재활은 슬개대퇴 통증 증후군에서 중요한 역할을 한다. • 촉진 진단: 무릎 통증을 치료할 때 선별검사들은 종종 진단적으로 충분할 정도로 결정적이지 않다. 왜냐하면 신장(stretching)과 부하 방식은 근육 구조들을 자극하는 데 충분히 특이적(specific)이지 않기 때문이다 → 촉진 진단에 전념. • 도수 유발점 요법을 이용한 무릎 통증 치료는 지루한 경우가 많다. ○ 근막 유발점들은 대개 많은 수로 존재한다. ○ 근육들은 종종 부피가 크고(voluminous), 통증유발점은 조직 깊숙이 "숨겨져" 있다. ○ 일상생활(및 스포츠 활동)에서 건강하지 못한 근육에 지속적인 부하는 치료를 지연시킬 수 있다.

임상적 발현

치료사를 위한 조언	○ 후방 국소 안정화근들의 기능장애와 연관된 유발점을 간과해서는 안 된다(대퇴이두근[biceps femoris, 넙다리 두갈래근] 단두[short head, 짧은갈래] 및 슬와근[popliteus, 오금근]). • 테이핑은 부하 및 활성화 패턴을 변화시킬 수 있으며, 활성 근막 유발점에 가장 많은 영향을 받는 대퇴사두근 부분을 일시적으로 완화하는 데 도움이 될 수 있다. • 퇴행성 변화를 다룰 때, 무릎 통증은 종종 이차적으로 발생하는 근육의 유발점으로 인해 발생한다; 이차성 근막 증후군(secondary myofascial syndrome). 필요한 경우 통증 완화를 위해 증상 치료를 수행할 수 있다. • 무릎 신전에 제한된다면(흔히 매우 이산적[discrete)]일 수 있음), 후방 근육 구조(주로 국소 안정화근육, 즉 대퇴이두근의 단두와 슬와근)에 치료는 효과가 매우 좋다. • 대부분의 고령 관절염 환자들에서 유발점 치료는 정맥류(varicose vein)로 인해 종종 복잡해진다(금기증과 연관)(Dejung 2009).

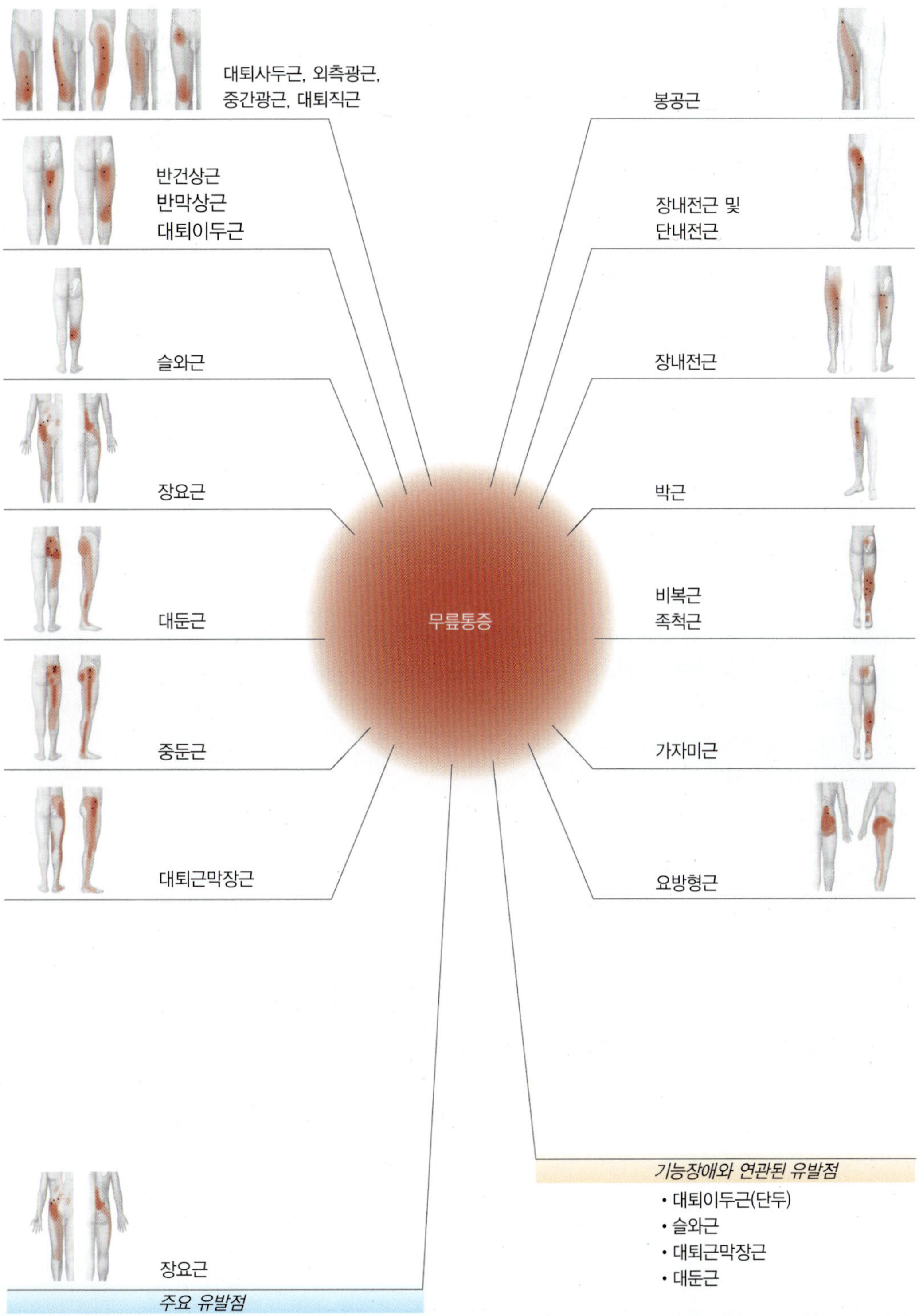
대퇴사두근, 외측광근,
중간광근, 대퇴직근
반건상근
반막상근
대퇴이두근
슬와근
장요근
대둔근
중둔근
대퇴근막장근
봉공근
장내전근 및
단내전근
장내전근
박근
비복근
족척근
가자미근
요방형근
무릎통증
장요근
주요 유발점
기능장애와 연관된 유발점
• 대퇴이두근(단두)
• 슬와근
• 대퇴근막장근
• 대둔근

그림 9.47 무릎 통증

표 9.25 통증 가이드: 무릎 통증

빈도	근육	
매우 흔함	**대퇴사두근(내측광근, 외측광근, 중간광근, 대퇴직근)**	7.6.7장
흔함	**반건상근과 반막상근, 대퇴이두근**	7.6.8장
흔함	**슬와근**	7.6.9장
가끔	**장요근**	7.4.4장
가끔	**대둔근**	7.5.1장
가끔	**중둔근과 소둔근**	7.5.2장
가끔	**대퇴근막장근**	7.6.1장
가끔	**봉공근**	7.6.2장
가끔	**장내전근, 단내전근**	7.6.4장
가끔	**대내전근**	7.6.5장
가끔	**박근**	7.6.6장
가끔	**비복근과 족척근**	7.7.1장
가끔	**가자미근**	7.7.2장
드문	**요방형근**	7.4.2장
주요 유발점은 아래에서 흔히 찾는다.		
	장요근	7.4.4장
기능장애와 연관된 유발점		
	대퇴이두근(단두[short head])	7.6.8장
	슬와근	7.6.9장
	대퇴근막장근(장경대[iliotibial, 엉덩정강근막띠] 기능장애 → 대퇴 [thigh, 넙다리]의 긴장 증가)	7.6.1장
	대둔근(장경대 기능장애 → 대퇴 근막의 긴장 증가)	7.5.1장

9.3.11 아킬레스건 통증 (Achillodynia)

병력	• 4가지 시작 질문:
	  ○ 어디가 아프세요?(국소 그리고 방사통))
	  ○ 언제부터 아프기 시작했나요?
	  ○ 어떻게 하면 통증이 완화되나요? 어떻게 하면 통증이 증가하나요?
	  ○ 통증의 원인이 무엇인가요?(환자의 관점에서)
	• 통증 가이드
	  ○ 아킬레스건 통증(Achillodynia)(▶ 그림 9.48, ▶ 표 9.26)

소견	• 선별검사(screening tests) ○ 하퇴(lower leg)와 발(foot) • 추가 검사(각각에 상황이나 과정에 따라)
감별진단	• 근막과 연관된 통증과 기능이상 • 아킬레스건의 건초염(tenosynovitis, 힘줄윤활막염) • 부분 또는 완전 아킬레스 파열 • S1 요추신경근 증후군(S1 lumboradicular syndrome)

치료	• 병력, 신체적 소견, 치료사의 경험을 바탕으로 한 임상적 추론 과정을 통해 연관 구조에 대한 실험적 치료
	• 재평가 → 동일한 치료를 지속하거나 치료의 변경이 필요할 수 있다(추가 조사를 통한 추가 평가 가능)
	• 지속시키는 요소를 인식하고 이를 치료법에 통합
	  ○ 자세: 선 자세에서의 습관적 패턴(증가된 전족부[forefoot] 접촉 압력[contact pressure])(습관으로 인해 또는 직장에서 서서 일하는 동안 너무 낮은 작업면의 결과로서)
	  ○ 스포츠 연관 과부하: 달리기 선수, 배구 선수, 야구 선수 등
	• 자가 치료(▶ 그림 7.311)
	• 신장(stretching)(▶ 그림 7.305, ▶ 그림 7.315에서 ▶ 그림 7.317)과 기능적 근력 훈련: 협응(coordination) 훈련(▶ 그림 5.22) 심각도에 적응(1–3단계, 아래 참고).

치료사를 위한 조언	• "아킬레스건 통증은 달리기 선수들에서 가장 흔한 통증의 원인 중 하나이다. 근본적인 원인은 언제나 과부하와 활성화된 유발점이며, 통증은 아킬레스건과 종종 발 뒤꿈치로 퍼진다"(Dejung 2009).
	• 활성 근막 유발점은 주로 다음 근육에 위치한다(Grosjean과 Dejung 1990).
	  ○ 가자미근(soleus)
	  ○ 비복근(gastrocnemius, 장딴지근)
	  ○ 후경골근(tibialis posterior, 뒤정강근)
	  ○ 장무지굴근(flexor hallucis longus, 긴엄지 굽힘근)과 장지굴근(flexor digitorum longus, 긴발가락 굽힘근)과/또는 제삼비골근(peroneus tertius, 셋째 종아리근)
	• 감별을 위한 3단계가 있다:
	  ○ 1단계: 비복근, 가자미근 및 후경골근의 근막 유발점으로 인한 연관통: 건에 압통(tender)이 없다 → 다음을 통해 활성 근막 유발점을 치료:
	    – 유발점 도수치료
	    – 단순 자입법(Dry needling)(비복근과 가자미근)
	  ○ 2단계: 건에 부종(edematous)과 압통이 있다 → 다음을 통해 활성 근막 유발점을 치료:
	    – 도수 통증유발점 치료
	    – 단순 자입법: 종아리 근육 내 단순 자입법(비복근과 가자미근)과 아킬레스건 위로 표층 단순 자입법 (<1mm 깊이)
	    – 필요한 경우, 근육 치료 후 건주변 조직에 스테로이드 주사(이것은 주사 효과를 유의미하게 유지시킨다: Dejung 2009); 건 주변에 스테로이드 주사 전에 치료사는 초음파(sonographically)를 이용하여 불명확한 부분 파열을 배제해야 한다(Dejung 2009).
	  ○ 3단계: 부분 파열(촉진, 초음파, MRI를 통해 진단) → 다음을 통해 활성 근막 유발점을 치료:
	    – 유발점 도수치료
	    – 단순 자입법: 종아리 근육 내 단순 자입법(비복근과 가자미근)과 아킬레스건 위로 표층 단순 자입법 (<1mm 깊이)
	    – 주변 건 조직에 스테로이드 주사를 하지 않는다.
	• 아킬레스건 파열: 3분의 1의 경우에서 이전에 아킬레스건 통증이 있었다; 3분의 2는 단일 외상이다.

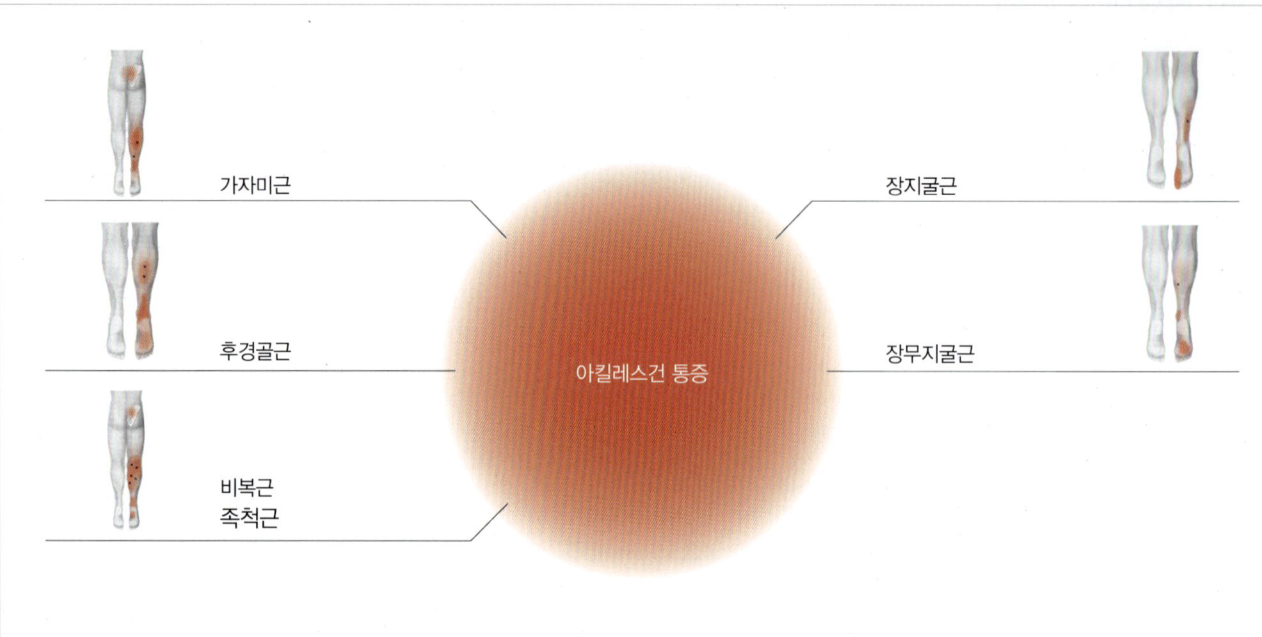

그림 9.48 아킬레스건 통증

표 9.26 통증 가이드: 아킬레스건 통증

빈도	근육	
매우 흔함	**가자미근**	7.7.2장
매우 흔함	**후경골근**	7.7.4장
흔함	**비복근, 족척근**	7.7.1장
가끔	**장무지 굴근 및 장지굴근**	7.7.3장

9.3.12 하퇴 및 발 통증 (Lower leg and foot pain)

병력	• 4가지 시작 질문: ○ 어디가 아프세요?(국소 그리고 방사통) ○ 언제부터 아프기 시작했나요? ○ 어떻게 하면 통증이 완화되나요? 어떻게 하면 통증이 증가하나요? ○ 통증의 원인이 무엇인가요?(환자의 관점에서) • 통증 가이드 ○ 하퇴 통증(▶ 그림 9.49, ▶ 표 9.27) ○ 발 통증(▶ 그림 9.49, ▶ 표 9.28)
소견	• 선별검사(screening tests) ○ 하퇴(lower leg)와 발(foot) • 추가 검사(각각에 상황이나 과정에 따라)
감별진단	• 하퇴 ○ 근막 연관 통증과 기능장애 ○ 구획증후군(compartment syndrome): 빠르게 증가하는 근육량과 근육의 성장을 따라가지 못하는 근막 사이에 차이가 발생한다. 진단은 구획압력 측정을 통해 이루어진다. 치료는 팽팽한 근막의 외과적 분할이다(근막절개술[fasciotomy]). 경골앞 근육(전경골근[tibialis anterior, 앞정강근]), 지신근(extensor digitorum, 발가락 폄근), 장무지신근(extensor hallucis longus, 긴엄지발가락 폄근)의 구획증후군이 가장 흔히 나타난다. ○ 정맥 혈전증: 단단한 띠가 없는 긴장성 비국소적 압통(non-point tenderness), 부종(국소적으로 특히 발목 부위), 간헐적인 국소 과열 부위의 확장. 진단은 초음파(도플러 초음파 검사[Doppler sonography]), 방사선 조영제를 사용한 정맥 조영술(venography), 또는 CT를 통해 이루어진다. ○ 동맥관류(arterial perfusion) 방해(동맥경화성 질환[arterial occlusive disease]/간헐적 파행(intermittent claudication) ○ 요추신경근 통증 ○ 다발신경병증(polyneuropathy) ○ 골수염(myelitis), 근위축측삭경화증(amyotrophic lateral sclerosis, ALS), 루게릭병(Lou Gehrig's disease) • 발 ○ 근막적으로 연관된 통증과 기능장애 ○ 정적 발과 발가락 변형 ○ 족근관증후군(tarsal tunnel syndrome, 발목굴증후군): 외반족(pes valgus), 염증 과정(예: 류마티스성 염증 질환[류마티스 관절염]의 건초염(tenosynovitis, 힘줄윤활막염)[건의 염증]), 또는 발목 부위의 퇴행성 변화(예: 외상 후)의 결과로 족근관(tarsal canal)(내측 복사[medial malleolus] 후방 및 원위) 내 경골신경의 압박 또는 자극(6개의 구조물이 굴근지대[flexor retinaculum, 굽힘근지지띠])으로 덮인 족근관을 통과한다; 전방에서 후방으로의 구조물들은 다음과 같다: 후경골근(tibialis posterior, 뒤정강근), 장지굴근(flexor digitorum longus, 긴발가락굽힘근), 후경골동맥(posterior tibial artery, 뒤정강동맥), 후경골정맥(posterior tibial vein, 뒤정강정맥), 경골신경(tibial nerve, 정강신경), 장무지굴근(flexor hallucis longus, 긴엄지발가락굽힘근)(연상기억법[mnemonic device]: "Tom, Dick And Very Nervous Harry".) 족근관 증후군의 임상적 징후들은 부하에 따른 발 통증과 종종 "면(cotton) 위를 걷는 것" 같은 느낌이다. 족근관 주변 부위는 매우 부드럽다; 경골신경을 두드리면 신경 경로를 따라 원위와 근위로 전격통(lightening pain)이 방사된다(티넬징후[Tinel's sign]). EMG에서는 종종 병리학적 소견을 보이지 않는다. 종축 아치(longitudinal arch)를 올리는 정형외과용 보조기는 증상을 완화한다. 이러한 보조기가 성공적이지 않을 경우, 굴근지대를 분할하는 외과적 경골신경 감압이 권장된다; 이 방법은 일반적으로 좋은 결과가 나타난다(Dejung 2009). ○ 다발신경병증(Polyneuropathy)

치료	• 병력, 신체적 소견, 치료사의 경험을 바탕으로 한 임상적 추론 과정을 통해 연관 구조에 대한 실험적 치료 • 재평가 → 동일한 치료를 지속하거나 치료의 변경이 필요할 수 있다(추가 조사를 통한 추가 평가 가능). • 지속시키는 요소를 인식하고 이를 치료법에 통합 • 발의 내재근을 반사적으로 풀어주기 위한 족근골의 가동술(mobilization), 왜냐하면 직접적인 도수치료에 모두 적합한 것이 아니기 때문이다. • 신장 및 기능적 근력 훈련: 협응 훈련(예: 불안정한 발판에서: 한쪽 다리로 서기, "흔들리는 발판" 등; ▶ 그림 5.22)
치료사를 위한 조언	• 외측복사 부위에 지속적인 통증이 있는 경우에도 속아서(대개 소용없는) 수술을 하지 않도록 한다. 하퇴에 유발점을 찾는 것이 더 낫다: 이들을 자극하면 발목 외측으로 방사되는 통증이 발생한다"(Dejung 2009) → 통증 가이드(▶ 그림 9.49). • 대퇴와 하퇴에 원발성 근육 통증은 일반적으로 습관적으로 유발되는 과부하에 의해서 야기된다(Dejung 2009). • 종아리에 야간 경련(nocturnal cramp)은 비복근(gastrocnemius, 장딴지근)의 근막 유발점을 치료하고 잠자리에 들기 전에 종아리 근육을 신장시켜 주면 종종 개선된다. • 발의 근육통은 종종 불안정한 정적 상태로 인해 발생한다(Dejung 2009). 발 변형에 대한 수술을 받기 전에(편평해진 종축 아치, 편평족[splayfoot], 망치 발가락[hammer toe] 변형 등) 근막 유발점에 대한 도수치료를 수행하고 보조기 사용을 위한 정형외과적 평가를 수행해야 한다(Dejung 2009). • 족근골(tarsal bone, 발목뼈)을 연결하는 인대성 구조물들의 통증유발점은 때때로 발 통증을 유발한다. • 발 뒤꿈치 골극(spur, 돌기): 발의 족저근(plantar muscle, 발바닥근)(그리고 자주 긴장되고 짧아지는 후방 하퇴근)을 치료하면 종종 발뒤꿈치 골극으로 나타나는 통증을 없앨 수 있다. 경험상 환자가 단지굴근(flexor digitorum brevis, 짧은 발가락 굽힘근) 및 족저방형근(quadratus plantae, 발바닥네모근)을 손으로 또는 통증유발점 도구(▶ 그림 7.347)를 통해 치료하는 법을 배우고, 하퇴삼두근(triceps surae, 종아리세갈래근) 신장을 규칙적으로 하는 법을 익힐 때 더 자주 성공한다.

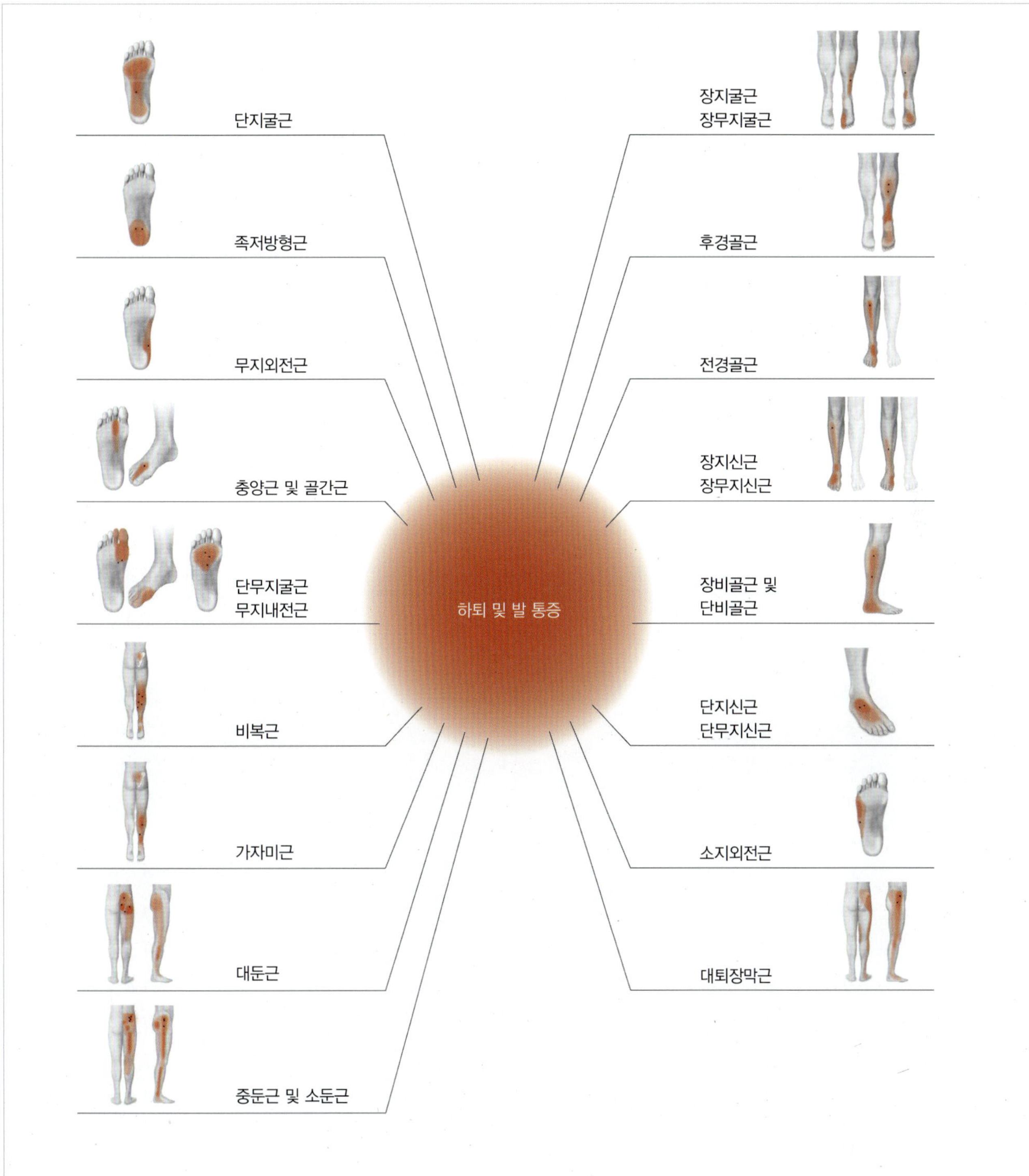

그림 9.49 하퇴 및 발 통증

표 9.27 통증 가이드: 하퇴 통증

빈도	근육	
매우 흔함	**비복근**	7.7.1장
매우 흔함	**가자미근**	7.7.2장
흔함	**후경골근**	7.7.4장
흔함	**전경골근**	7.7.5장
흔함	**장지신근 및 장무지신근**	7.7.6장
흔함	**장비골근 및 단비골근**	7.7.7장
가끔	**장무지굴근 및 장지굴근**	7.7.3장
가끔	**대둔근**	7.5.1장
가끔	**중둔근 및 소둔근**	7.5.2장
가끔	**대퇴근막장근**	7.6.1장

표 9.28 통증 가이드: 발 통증

빈도	근육	
매우 흔함	**단지굴근**	7.7.9장
매우 흔함	**족저방형근**	7.7.10장
흔함	**무지외전근**	7.7.9장
흔함	**충양근 및 골간근**	7.7.10장
흔함	**단무지굴근, 무지내전근**	7.7.10장
가끔	**비복근**	7.7.1장
가끔	**가자미근**	7.7.2장
가끔	**장무지굴근 및 장지굴근**	7.7.3장
가끔	**후경골근**	7.7.4장
가끔	**전경골근**	7.7.5장
가끔	**장지신근 및 장무지신근**	7.7.6장
가끔	**장비골근 및 단비골근**	7.7.7장
가끔	**단지신근 및 단무지신근**	7.7.8장
가끔	**소지외전근**	7.7.9장

부록
(Appendix)

10 참고문헌(Bibliography)

[1] Abd Jalil N, Awang MS, Omar M. Scalene myofascial pain syndrome mimicking cervical disc prolapse: a report of two cases. Malays J Med Sci. 2010; 17(1):60-66

[2] A.aitati G, Costantini R, Fabrizio A, Lapenna D, Tafuri E, Giamberardino MA. Effects of treatment of peripheral pain generators in fibro-myalgia patients. Eur J Pain. 2011; 15(1):61-69

[3] Aguilera FJ, Martín DP, Masanet RA, Botella AC, Soler LB, Morell FB. Immediate effect of ultrasound and ischemic compression techniques for the treatment of trapezius latent myofascial trigger points in healthy subjects: a randomized controlled study. J Manipulative Physiol Ther. 2009; 32(7):515-520

[4] Alburquerque-Sendín F, Camargo PR, Vieira A, Salvini TF. Bilateral myofascial trigger points and pressure pain thresholds in the shoulder muscles in patients with unilateral shoulder impingement syndrome: a blinded, controlled study. Clin J Pain. 2013; 29 (6):478-486

[5] Alexander RM, Vernon A. Mechanics of hopping by kangaroos (Macropodidae). J Zool. 1975; 177(2):265-303

[6] Alonso-Blanco C, de-la-Llave-Rincn AI, Fernández-de-las-Pes C. Muscle trigger point therapy in tension-type headache. Expert Rev Neurother. 2012a; 12(3):315-322

[7] Alonso-Blanco C, Fernández-de-Las-Peas C, de-la-Llave-Rincn AI, Zarco-Moreno P, Galán-Del-R.o F, Svensson P. Characteristics of referred muscle pain to the head from active trigger points in women with myofascial temporomandibular pain and fibromyalgia syndrome. J Headache Pain. 2012b; 13(8):625-637

[8] Al-Shenqiti AM, Oldham JA. Test-retest reliability of myofascial trigger point detection in patients with rotator cu. tendonitis. Clin Rehabil. 2005; 19(5):482-487

[9] Anderson RU, Wise D, Sawyer T, Chan CA. Sexual dysfunction in men with chronic prostatitis/chronic pelvic pain syndrome: Improvement after trigger point release and paradoxical relaxation training. J Urol. 2006; 176(4 Pt 1):1534-1538

[10] Anderson RU, Sawyer T, Wise D, Morey A, Nathanson BH. Painful myofascial trigger points and pain sites in men with chronic prostatitis/chronic pelvic pain syndrome. J Urol. 2009; 182 (6):2753-2758

[11] Anderson R, Wise D, Sawyer T, Nathanson BH. Safety and effectiveness of an internal pelvic myofascial trigger point wand for urologic chronic pelvic pain syndrome. Clin J Pain. 2011; 27(9):764-768

[12] Arampatzis A, Karamanidis K, Albracht K. Adaptational responses of the human Achilles tendon by modulation of the applied cyclic strain magnitude. J Exp Biol. 2007; 210(Pt 15):2743-2753

[13] Arampatzis A, Peper A, Bierbaum S, Albracht K. Plasticity of human Achilles tendon mechanical and morphological properties in response to cyclic strain. J Biomech. 2010; 43(16):3073-3079

[14] Ardic F, Gokharman D, Atsu S, Guner S, Yilmaz M, Yorgancioglu R. The comprehensive evaluation of temporomandibular disorders seen in rheumatoid arthritis. Aust Dent J. 2006; 51(1):23-28

[15] Arendt-Nielsen L, Mense S, Graven-Nielsen T. Messung von Muskelschmerz und Hyperalgesie. Experimentelle und klinische Befunde. Schmerz. 2003; 17(6):445-449

[16] Arendt-Nielsen L, Graven-Nielsen T. Muscle pain: sensory implications and interaction with motor control. Clin J Pain. 2008; 24(4):291-298

[17] Arendt-Nielsen L, Castaldo M. MTPs are a peripheral source of nociception. Pain Med. 2015; 16(4):625-627

[18] Audette J, Shah JP. The anatomy and physiology of the muscles. In: Irnich D, ed. Myofascial trigger points. Comprehensive diagnosis and treatment. Edinburgh: Churchill Livingstone; 2013:17-27

[19] Audette JF, Wang F, Smith H. Bilateral activation of motor unit potentials with unilateral needle stimulation of active myofascial trigger points. Am J Phys Med Rehabil. 2004; 83(5):368-374, quiz 375-377, 389

[20] Ay S, Evcik D, Tur BS. Comparison of injection methods in myofascial pain syndrome: a randomized controlled trial. Clin Rheumatol. 2010; 29(1):19-23

[21] Azad SC, Zieglgänsberger W. Was wissen wir er die Chronifizierung von Schmerz? Schmerz. 2003; 17(6):441-444

[22] Baldry P. Superficial versus deep dry needling. Acupunct Med. 2002; 20(2-3):78-81

[23] Baldry PE. Acupuncture, Triggerpoints and Musculoskeletal Pain. Edinburgh: Churchill Livingstone; 2004

[24] Ballyns JJ, Shah JP, Hammond J, Gebreab T, Gerber LH, Sikdar S. Objective sonographic measures for characterizing myofascial trigger points associated with cervical pain. J Ultrasound Med. 2011; 30 (10):1331-1340

[25] Banks S, Jacobs D, Gevirtz R, Hubbard D. Effects of Autogenic Relaxation Training on Electromyographic Activity in Active Myofascial Trigger Points. J Musculoskeletal Pain. 1998; 6(4):23-32

[26] Barbero M, Bertoli P, Cescon C, Macmillan F, Coutts F, Gatti R. Intrarater reliability of an experienced physiotherapist in locating myofascial trigger points in upper trapezius muscle. J Manual Manip Ther. 2012; 20(4):171-177

[27] Barker PJ, Guggenheimer KT, Grkovic I, et al. Effects of tensioning the lumbar fasciae on segmental stiffness during flexion and extension: Young Investigator Award winner. Spine. 2006; 31(4):397-405

[28] Bartrow K. Physiotherapie am Kiefergelenk. Stuttgart: Thieme; 2011

[29] Basbaum AI, Fields HL. Endogenous pain control systems: brainstem spinal pathways and endorphin circuitry. Annu Rev Neurosci. 1984; 7:309-338

[30] Basbaum AI, Fields HL. Central Nervous System Mechanisms of Pain Modulation. In: Wall PD, Melzack R, eds. Textbook of Pain. 3rd ed. Chapter 12. Edinburgh: Churchill Livingstone; 1994

[31] Basmajian JV, Deluca CJ. Muscles alive. 5th edn. Baltimore: Williams & Wilkins; 1985

[32] Bauer J. Prinzip Menschlichkeit. Warum wir von Natur aus kooperieren. Hamburg: Ho.mann und Campe; 2007

[33] Bendtsen L, Fernández-de-la-Pes C. The role of muscles in tension-type headache. Curr Pain Headache Rep. 2011; 15(6):451-458

[34] Bennett R. Myofascial pain syndromes and their evaluation. Best Pract Res Clin Rheumatol. 2007; 21(3):427-445

[35] Bergmark A. Stability of the lumbar spine. A study in mechanical engineering. Acta Orthop Scand Suppl. 1989; 230 Suppl.:1-54

[36] Bertram AM, Laube W. Sensomotorische Koordination: Gleichgewichtstraining auf dem Kreisel. Stuttgart: Thieme; 2008

[37] Bianchi C, Meichtry A, Tänzer L, Ritter U, Ernst MJ. Ist die manuelle Untersuchung von aktiven myofaszialen Triggerpunkten bei Spannung-skopfschmerzpatienten zuverl.ssig? Manuelle Therapie. 2015; 19:31-37

[38] Billeter R, Hoppeler H. Grundlagen der Muskelkontraktion. Schweiz Z Med Traumatol. 1994; 2(2):6-20

[39] Blaser-Sziede R, Hilfiker R, Heynen S, Meichtry A. Triggerpunkttherapie und Bewegungskontrolle bei Rkenschmerzen. Eine Fallserie. Manuelle Medizin. 2013; 51(5):395-401

[40] Bocker B, Smolenski U, Callies R.. Reproduzierbarkeit der Druckalgometrie bei Gesunden. Phys Med Rehab Kuror. 1995; 5(2):58,59

[41] Boden SD, Davis DO, Dina TS, Patronas NJ, Wiesel SW. Abnormal magnetic-resonance scans of the lumbar spine in asymptomatic subjects. A prospective investigation. J Bone Joint Surg Am. 1990; 72(3):403-408

[42] Bodes-Pardo G, Pecos-Martín D, Gallego-Izquierdo T, Salom-Moreno J, Fernändez-de-Las-Pes C, Ortega-Santiago R. Manual treatment for cervicogenic headache and active trigger point in the sternocleidomastoid muscle: a pilot randomized clinical trial. J Manipulative Physiol Ther. 2013; 36(7):403-411

[43] Bogduk N. Klinische Anatomie von Lendenwirbels.ule und Sakrum. Berlin: Springer; 2000

[44] Bni U.. Manuelle Medizin und Schmerz: Schmerzanalyse am Bewegungsorgan als Basis einer rationalen Differenzialtherapie. TMJ The Medical Journal. 2006; 5 + 6:1-4

[45] Bni U, Gautschi R. Schmerz aus Muskeln und anderen tiefen somatischen Geweben. Manuelle Medizin. 2014; 52(3):190-202

[46] Bni U, Lauper M, Locher H. Manuelle Medizin 2. Diagnostische und therapeutische Techniken praktisch anwenden. Stuttgart: Thieme; 2012

[47] Bni U, Lauper M, Locher H. Manuelle Medizin 1. Beschwerden am Bewegungsorgan verstehen und behandeln. 2. erarbeitete Aufl. Stuttgart: Thieme; 2015

[48] Boos N, Rieder R, Schade V, Spratt KF, Semmer N, Aebi M. 1995 Volvo Award in clinical sciences. The diagnostic accuracy of magnetic resonance imaging, work perception, and psychosocial factors in identifying symptomatic disc herniations. Spine. 1995; 20(24):2613-2625

[49] Boos N, Hodler J. What help and what confusion can imaging provide? Baillieres Clin Rheumatol. 1998; 12(1):115-139

[50] Borg-Stein J, Wilkins A. Soft tissue determinants of low back pain. Curr Pain Headache Rep. 2006; 10(5):339-344

[51] Borg-Stein J, Iaccarino MA. Myofascial pain syndrome treatments. Phys Med Rehabil Clin N Am. 2014; 25(2):357-374

[52] Bowsher D. The Physiology of Stimulation-Produced Analgesia. J Brit Acupunct Society. 1992; 9(2):58-62

[53] Brand P. Clinical Mechanics of the Hand. St. Louis: Mosby; 1985

[54] Breig A. Adverse Mechanical Tension in the Central Nervous System. Stockholm: Almqvist and Wiksell; 1978

[55] Breivik H, Collett B, Ventafridda V, Cohen R, Gallacher D. Survey of chronic pain in Europe: prevalence, impact on daily life, and treatment. Eur J Pain. 2006; 10(4):287-333

[56] Brinjikji W, Luetmer PH, Comstock B, et al. Systematic literature review of imaging features of spinal degeneration in asymptomatic populations. AJNR Am J Neuroradiol. 2015; 36(4):811-816

[57] Brodie AG, Thompson JR. Factors in the position of the mandible. J Am Dent Assoc. 1942; 29(7):925-941

[58] Brokmeier A. Sinn und Unsinn des Muskeldehnens und der postisometrischen Relaxation. KG-intern. 1999; 1:S.:20-27

[59] Brokmeier A. Physiotherapie bei Muskelverkzungen. KG-intern. 2001; 2:14-18

[60] Bron C. Myofascial Trigger Points in Shoulder Pain. Prevalece, Diagnosis and Treatment. PhD thesis, Radboud University Nijmegen Medical Centre (Scientific Institute for Quality of Healthcare (IQ healthcare). Groningen 2011

[61] Bron C, Dommerholt J, Stegenga B, Wensing M, Oostendorp RA. High prevalence of shoulder girdle muscles with myofascial trigger points in patients with shoulder pain. BMC Musculoskelet Disord. 2011; 12:139

[62] Bron C, Dommerholt JD. Etiology of myofascial trigger points. Curr Pain Headache Rep. 2012; 16(5):439-444

[63] Bron C, Franssen J, Wensing M, Oostendorp RA. Interrater reliability of palpation of myofascial trigger points in three shoulder muscles. J Manual Manip Ther. 2007; 15(4):203-215

[64] Bron C, de Gast A, Dommerholt J, Stegenga B, Wensing M, Oostendorp RA. Treatment of myofascial trigger points in patients with chronic shoulder pain: a randomized, controlled trial. BMC Med. 2011; 9(1):8

[65] Brkle W, Suckfl M, Fleckenstein W, Weiss C, Mler W. Gewebe-pO2-Messung in der verspannten Rkenmuskulatur (m. erector spinae). Z Rheumatol. 1990; 49(4):208-216

[66] Bre L. Reflektorische Atemtherapie. Stuttgart: Thieme; 1983

[67] Brumagne S, Cordo P, Lysens R, Verschueren S, Swinnen S. The role of paraspinal muscle spindles in lumbosacral position sense in individuals with and without low back pain. Spine. 2000; 25(8):989-994

[68] Buchmann J. Myofasziale Triggerpunkte. Pathophysiologie, Klinik und Therapie. Manuelle Medizin. 2013; 51:123-130

[69] Buchmann J, Arens U, Harke G, Smolenski U. Manualmedizinische Differenzialdiagnose der Kopf-und Gesichtsschmerzsyndrome. Phys Rehab Kur. 2007; 17(6):334-347

[70] Buchmann J, Arens U, Harke G, et al. Differenzialdiagnostik manualmedizinischer Syndrome der oberen Thoraxapertur ("Schulter-Arm-Schmerz"). Manuelle Med. 2009; 47(6):403-417

[71] Buchmann J, Smolenski U, Arens U, et al. Kopf-und Gesichtsschmerzsyndrome. Manualmedizinische Differenzialdiagnose unter Einbeziehung osteopathischer Anschauungen-Teil I. Manuelle Med. 2008; 46(2):82-92

[72] Buchmann J, Wende K, Ihracky D, Kundt G, Habler F. Gezielte manualmedizinische Untersuchung der Kopfgelenke vor, w.hrend und nach einer Intubationsnarkose mit vollständiger neuromuskul.rer Blockade. Manuelle Med. 1998; 36(1):32-36

[73] Burnstock G. Purinergic P2 receptors as targets for novel analgesics. Pharmacol Ther. 2006; 110(3):433-454

[74] Buskila D, Neumann L, Hazanov I, Carmi R. Familial aggregation in the fibromyalgia syndrome. Semin Arthritis Rheum. 1996; 26(3):605-611

[75] Butler DS. Mobilisation oft he Nervous System. Edinburgh: Churchill Livingstone; 1991

[76] Butler DS. The Sensitive Nervous System. Adelaide: NOIgroup Publications; 2000

[77] Butler DS. The Neurodynamic Techniques. A definitive guide from the NOIgroup team. Adelaide: Noigroup Publications; 2005

[78] Butler DS, Moseley GL. Schmerzen verstehen. Heidelberg: Springer; 2005

[79] Cagnie B, Castelein B, Pollie F, Steelant L, Verhoeyen H, Cools A. Evidence for the Use of Ischemic Compression and Dry Needling in the Management of Trigger Points of the Upper Trapezius in Patients with Neck Pain: A Systematic Review. Am J Phys Med Rehabil. 2015; 94(7):573-583-; [Epub ahead of print]

[80] Cagnie B, Dewitte V, Coppieters I, Van Oosterwijck J, Cools A, Danneels L. Effect of ischemic compression on trigger points in the neck and shoulder muscles in office workers: a cohort study. J Manipulative Physiol Ther. 2013; 36(8):482-489

[81] Calandre EP, Hidalgo J, Garc.a-Leiva JM, Rico-Villademoros F. Trigger point evaluation in migraine patients: an indication of peripheral sensitization linked to migraine predisposition? Eur J Neurol. 2006; 13(3):244-249

[82] Canadian FMS Guidelines 2012. Fitzcharles MA, Ste-Marie PA, Goldenberg DL, et al. National Fibromyalgia Guideline Advisory Panel. 2012 Canadian Guidelines for the diagnosis and management of fibromyalgia syndrome: executive summary. Pain Res Manag. 2013; 18(3):119-126

[83] Capra F. The Web of Life: A New Scientific Understanding of Living Systems. New York: Anchor; 1997

[84] Carano A, Siciliani G. Effects of continuous and intermittent forces on human fibroblasts in vitro. Eur J Orthod. 1996; 18(1):19-26

[85] Carragee EJ, Alamin TF, Miller JL, Carragee JM. Discographic, MRI and psychosocial determinants of low back pain disability and remission: a prospective study in subjects with benign persistent back pain. Spine J. 2005; 5(1):24-35

[86] Castaldo M, Ge HY, Chiarotto A, Villafane JH, Arendt-Nielsen L. Myofascial trigger points in patients with whiplash-associated disorders and mechanical neck pain. Pain Med. 2014; 15(5):842-849

[87] Ceccherelli F, Rigoni MT, Gagliardi G, Ruzzante L. Comparison of superficial and deep acupuncture in the treatment of lumbar myofascial pain: a double-blind randomized controlled study. Clin J Pain. 2002; 18(3):149-153

[88] Celik D, Kaya Mutlu E. The relationship between latent trigger points and depression levels in healthy subjects. Clin Rheumatol. 2012; 31 (6):907-911

[89] Celik D, Mutlu EK. Clinical implication of latent myofascial trigger point. Curr Pain Headache Rep. 2013; 17(8):353

[90] Chaitow L. Muskel-Energie-Techniken in der Osteopathie und Manuellen Medizin. Stuttgart: Haug; 2004

[91] Chaitow L. Chronic Pelvic Pain: Pelvic Floor Problems, Sacro-Iliac Dysfunction and the Trigger Point Connection. J Bodyw Mov Ther. 2007; 11:327-339

[92] Chen CK, Nizar AJ. Myofascial pain syndrome in chronic back pain patients. Korean J Pain. 2011; 24(2):100-104

[93] Christ B. Anatomische Besonderheiten des Halses. Manuelle Medizin. 1993; 31:67-68

[94] Christensen ST, Veland IR, Schwab A, Cammer M, Satir P. Analysis of primary cilia in directional cell migration in fibroblasts. Methods Enzymol. 2013; 525:45-58

[95] Clauw DJ. Fibromyalgia: a clinical review. JAMA. 2014; 311 (15):1547-1555

[96] Clewley D, Flynn TW, Koppenhaver S. Trigger point dry needling as an adjunct treatment for a patient with adhesive capsulitis of the shoulder. J Orthop Sports Phys Ther. 2014; 44(2):92-101

[97] Comerford MJ, Mottram SL. Movement and stability dysfunction-contemporary developments. Man Ther. 2001; 6(1):15-26

[98] Conradi S, Smolenski UC. Testgekriterien manualmedizinischer Tests bei Low-back-pain-Patienten. Eine Literaturrecherche Manuelle Medizin. 2005; 43(4):227-234

[99] Coppieters MW, Nee RJ. Neurodynamics: Movement for neuropathic pain states. In: Schleip R, Findley T, Chaitow L, Huijing P, eds. Fascia: The Tensional Network of the Human Body: The Science and Clinical Applications in Manual and Movement Therapy. Edinburgh: Churchill Livingstone; 2012:425-432

[100] Cter L, Kendall S, Gerdle B, Henriksson C, Henriksson KG, Bengtsson A. Chronic widespread musculoskeletal paina comparison of those who meet criteria for fibromyalgia and those who do not. Eur J Pain. 2008; 12(5):600-610

[101] Coupp. C, Torelli P, Fuglsang-Frederiksen A, Andersen KV, Jensen R. Myofascial trigger points are very prevalent in patients with chronic tension-type headache: a double-blinded controlled study. Clin J Pain. 2007; 23(1):23-27

[102] Coveney B, Trott P, Grimmer K, Bell A, Hall R, Shacklock M. The upper Limb Tension Test in a Group of Subjects With a Clinical Presentation of Carpal Tunnel Syndrome. In: Proceedings of the Manipulative Physiotherapists' Association of Australia, Melbourne 1997; 31-33

[103] Cummings TM, White AR. Needling therapies in the management of myofascial trigger point pain: a systematic review. Arch Phys Med Rehabil. 2001; 82(7):986-992

[104] Cummings M, Baldry P. Regional myofascial pain: diagnosis and management. Best Pract Res Clin Rheumatol. 2007; 21(2):367-387

[105] Danneskiold-Samse B, Christiansen E, Lund B, Andersen RB. Regional muscle tension and pain ("fibrositis"). Effect of massage on myoglobin in plasma. Scand J Rehabil Med. 1983; 15(1):17-20

[106] Danneskiold-Samse B, Christiansen E, Bach Andersen R. Myofascial pain and the role of myoglobin. Scand J Rheumatol. 1986; 15(2):174-178

[107] Dawson TJ, Taylor CR. Energetic cost of locomotion in kangaroos. Nature. 1973; 246:313-314

[108] Decoster LC, Cleland J, Altieri C, Russell P. The effects of hamstring stretching on range of motion: a systematic literature review. J Orthop Sports Phys Ther. 2005; 35(6):377-387

[109] Dejung B. Iliosacralgelenksblockierungen–eine Verlaufsstudie. Manuelle Medizin. 1985; 23:109-115

[110] Dejung B. Die Verspannung des M. iliacus als Ursache lumbosacraler Schmerzen. Manuelle Medizin. 1987; 25:73-81

[111] Dejung B. Die Verspannung des M. serratus anterior als Ursache interscapul.rer Schmerzen. Manuelle Medizin. 1987; 25:97-102

[112] Dejung B. Die Behandlung "chronischer Zerrungen". Schweiz Z Sportmed. 1988a; 36(4):161-168

[113] Dejung B. Triggerpunkt-und Bindegewebsbehandlung - neue Wege in Physiotherapie und Rehabilitationsmedizin. Physiotherpeut. 1988b; 6:3-8

[114] Dejung B. Die Problematik des Bauchmuskeltrainings. Physiotherapeut. 1991:1-4

[115] Dejung B.. Muskul.r bedingter Schmerz. Diagnose und Therapie. Gazette M.dicale/Der informierte Arzt. 1991:12-17

[116] Dejung B. Chronische Kopfschmerzen - häufig ein muskul.res Problem. Physiotherapie. 1992; 12:20-27

[117] Dejung B. Zehn Jahre manuelle Triggerpunktbehandlung in der Schweiz. Physiotherapie. 1994:1.

[118] Dejung B. Manuelle Triggerpunktbehandlung bei chronischer Lumbosakralgie. Schweiz Med Wochenschr. 1994; 30:82.

[119] Dejung B.. Die Behandlung des akuten Hexenschusses. Gazette Médicale/Der Informierte Arzt. 1995:9.

[120] Dejung B.. Die Therapie muskulär verursachter Leistenschmerzen. Physiotherapie. 1996:9.

[121] Dejung B. Die Muskulatur als Ursache von Fußschmerzen. In: Meyer RP, Hrsg. Fußchirurgie in der Praxis. Heidelberg: Springer; 1996

[122] Dejung B. Triggerpunkttherapie. In: Dvorak J, et al., eds. Manuelle Medizin. Stuttgart: Thieme; 1997

[123] Dejung B. Nichtoperative Behandlung der lateralen Epicondylodynie. In: Meyer RP, Kappeler U, Hrsg. Ellenbogenchirurgie in der Praxis. Heidelberg: Springer; 1998

[124] Dejung B. Die Behandlung unspezifischer chronischer Rkenschmerzen mit manueller Triggerpunkt-Therapie. Manuelle Medizin. 1999; 37:124-131

[125] Dejung B. Triggerpunkt-Therapie: Die Behandlung akuter und chronischer Schmerzen im Bewegungsapparat mit manueller Triggerpunkt-Therapie und Dry Needling. 3.üerarbeitete und erweiterte Auflage. Bern: Hans Huber; 2009

[126] Dejung B, Hofer HO. Myofasziale Triggerpunkttherapie. In: Fischer L, Hrsg. Lehrbuch Integrative Schmerztherapie. Heidelberg: Haug; 2011

[127] Dejung B, Keller U. Die Bedeutung muskul.rer Triggerpunkte bei Schmerzen nach indirektem HWS-Trauma. Erkrankungen des Bewegungsapparates. 1994; 2:29-31

[128] Dejung B, Strub M. Die Behandlung der lateralen Epicondylodynie. Physiotherapie. 1994; 2:4-7

[129] Dejung B, Sandel BJ. Triggerpunkte im M. gluteus medius - eine häufige Ursache von Lumbosakralgie und ischialgieformen Schmerzen. Manuelle Medizin. 1995; 33:74.

[130] De-la-Llave-Rincon AI, Alonso-Blanco C, Gil-Crujera A, Ambite-Quesada S, Svensson P, Fernández-de-Las-Peas C. Myofascial trigger points in the masticatory muscles in patients with and without chronic mechanical neck pain. J Manipulative Physiol Ther. 2012; 35 (9):678-684

[131] de Morree J. Dynamik des menschlichen Bindegewebes. Funktion, Sch.digung und Wiederherstellung. Mchen: Urban & Fischer; 2001

[132] Desai MJ, Bean MC, Heckman TW, Jayaseelan D, Moats N, Nava A. Treatment of myofascial pain. Pain Manag. 2013; 3(1):67-79

[133] De Stefano R, Selvi E, Villanova M, et al. Image analysis quantification of substance P immunoreactivity in the trapezius muscle of patients with fibromyalgia and myofascial pain syndrome. J Rheumatol. 2000; 27(12):2906-2910

[134] Devor M. The Pathophysiology of Damaged Peripheral Nerves. In: Wall PD, Melzack R, eds. Textbook of Pain. Edinburgh: Churchill Livingstone; 1995

[135] Dilorenzo L, Traballesi M, Morelli D, et al. Hemiparetic Shoulder Pain Syndrome Treated with Deep Dry Needling During Early Rehabilitation: A prospective, Open-Label, Randomized Investigation. J Musculoskeletal Pain. 2004; 12(2):25-34

[136] Doggweiler-Wiygul R. Urologic myofascial pain syndromes. Curr Pain Headache Rep. 2004; 8(6):445-451

[137] Dken M. Was muss ein Manualtherapeut er die Physiologie des Bindegewebes und die Entwicklung einer Bewegungseinschräkung wissen? Manuelle Medizin. 2002; 40:169-176

[138] Dommerholt J, Grli C. The Knee. In: Whyte-Ferguson L, Gerwin R, eds. Clinical Mastery of Myofascial Pain. Baltimore, Lippincott: Williams & Wilkins; 2004

[139] Dommerholt J, Mayoral del Moral O, Grli C. Trigger Point Dry Needling. J Manual Manipulative Therapy. 2006a; 14(4):70-87

[140] Dommerholt J, Bron C, Franssen J. Myofascial Trigger Points: An Evidence-Informed Review. J Manual Manipulative Therapy. 2006b; 14 (4):203-221

[141] Dommerholt J, Huijbregts P. Myofascial trigger points. Pathophysiology and evidence-informed diagnosis and management. Boston: Jones and Bartlett; 2011

[142] Dommerholt J, Fernandez-de-las-Penas C. Trigger point dry needling. An evidence and clinical-based approach. Edinburgh: Churchill Livingstone; 2013

[143] Dommerholt J, Grieve R, Layton M, Hooks T. An evidence-informed review of the current myofascial pain literature-January 2015. J Bodyw Mov Ther. 2015; 19(1):126-137

[144] Dommerholt J, Gerwin RD. A critical evaluation of Quintner et al: missing the point. J Bodyw Mov Ther. 2015; 19(2):193-204

[145] Dorsher PT. Acupuncture Points and Trigger Points: Anatomic and Clinical Correlations. Med Acupunct. 2006; 17(3):20-23

[146] Dorsher PT. Trigger points and myofascial pain: acupuncture points and the meridian system. In: Irnich D, ed. Myofascial trigger points. Comprehensive diagnosis and treatment. Edinburgh: Churchill Livingstone; 2013:41-48

[147] Dwyer A, Aprill C, Bogduk N. Cervical zygapophyseal joint pain patterns. I: A study in normal volunteers. Spine. 1990; 15(6):453-457

[148] Drewes AM. Wechselwirkung zwischen viszeralem Schmerz und anderen Strukturen. In: van den Berg F, Hrsg. Angewandte Physiologie. Bd. 4: Schmerzen verstehen und beeinflussen. 2. erweiterte Aufl. Stuttgart: Thieme; 2008

[149] Drewes AM, et al. Schmerz mit Ursprung im viszeralen System. In: van den Berg F, Hrsg. Angewandte Physiologie. Bd. 4: Schmerzen verstehen und beeinflussen. 2. erweiterte Aufl. Stuttgart: Thieme; 2008

[150] Dvorak J, Dvorak V, Schneider W, et al. Manuelle Medizin, Therapie. Stuttgart: Thieme; 1997

[151] Ebelt-Paprotny G, Preis R, eds. Leitfaden Physiotherapie. 5. erweiterte Aufl. Mchen: Urban & Fischer; 2008

[152] Edwards J. The importance of postural habits in perpetuating myofascial trigger point pain. Acupunct Med. 2005; 23(2):77-82

[153] Egle UT, Nickel R, Petrak F. Somatoforme Stung. In: Strauss B, Hohagen F, Caspar F, Hrsg. Lehrbuch Psychotherapie. Hogrefe: Götingen; 2007:553-580

[154] Egle UT, Ecker-Egle ML, Ralf Nickel R. Fibromyalgie-Syndrom - eine Stressverarbeitungsstung. Schweizer Arch Neurologie Psychiatrie. 2011; 162(8):326-337

[155] Ehrly AM. Messungen des Gewebesauersto.druckes im isch.mischen Muskelgewebe von Patienten mit arteriellen Verschlußkrankheiten mittels Mikro-Platin-Stichelektroden. In: Ehrly AM, Hrsg. Messung des Gewebesauersto.druckes bei Patienten. Baden-Baden: Witzstrock; 1981;36-45

[156] Ekberg E, Vallon D, Nilner M. The effcacy of appliance therapy in patients with temporomandibular disorders of mainly myogenous origin. A randomized, controlled, short-term trial. J Orofac Pain. 2003; 17(2):133-139

[157] Ekberg EC, Nilner M. Treatment outcome of short-and long-term appliance therapy in patients with TMD of myogenous origin and tension-type headache. J Oral Rehabil. 2006; 33(10):713-721

[158] Engler AJ, Sen S, Sweeney HL, Discher DE. Matrix elasticity directs stem cell lineage specification. Cell. 2006; 126(4):677-689

[159] Ervilha UF, Farina D, Arendt-Nielsen L, Graven-Nielsen T.

Experimental muscle pain changes motor control strategies in dynamic contractions. Exp Brain Res. 2005; 164(2):215-224

[160] Ettlin T. Schleudertrauma. In: Mense S, Pongratz D, Hrsg. Chronischer Muskelschmerz. Grundlagen, Klinik, Diagnose, Therapie. Darmstadt: Steinkopf; 2003:125-144

[161] Ettlin T, Schuster C, Stoffel R, Brerlin A, Kischka U. A distinct pattern of myofascial findings in patients after whiplash injury. Arch Phys Med Rehabil. 2008; 89(7):1290-1293

[162] Evjenth O, Hamberg J. Autostretching. Ein vollständiges Handbuch er das Dehnen der Muskeln. Alfta: Alfta Rehab Flag; 1990

[163] Facco E, Ceccherelli F. Myofascial pain mimicking radicular syndromes. Acta Neurochir Suppl (Wien). 2005; 92:147-150

[164] Farasyn A. Referred muscle pain is primarily peripheral in origin: the "barrier-dam" theory. Med Hypotheses. 2007; 68(1):144-150

[165] Fassbender HG, Wegner K. Morphologie und Pathogenese des Weichteilrheumatismus. Z Rheumaforsch. 1973; 32(9):355-374

[166] Feigl-Reitinger A, et al. Der chronische Rkenschmerz: Histomorphologische Veränderungen der Muskulatur entlang der Wirbel-s. ule als Substrat der Myogelose. In: Feigl-Reitinger A, et al., eds. Myogelose und Triggerpunkte. Wien: Facultas; 1998

[167] Ferguson LW, Gerwin R, eds. Clinical Mastery in the Treatment of Myofascial Pain. Philadelphia: Lippincott Williams & Wilkins; 2005

[168] Fernández-Carnero J, Fernández-de-Las-Peas C, de la Llave-Rincn AI, Ge HY, Arendt-Nielsen L. Prevalence of and referred pain from myofascial trigger points in the forearm muscles in patients with lateral epicondylalgia. Clin J Pain. 2007; 23(4):353-360

[169] Fernández-Carnero J, Fernández-de-las-Peas C, de la Llave-Rincn AI, Ge HY, Arendt-Nielsen L. Bilateral myofascial trigger points in the forearm muscles in patients with chronic unilateral lateral epicondylalgia: a blinded, controlled study. Clin J Pain. 2008; 24(9):802-807

[170] Fernández-Carnero J, La Touche R, Ortega-Santiago R, et al. Short-term effects of dry needling of active myofascial trigger points in the masseter muscle in patients with temporomandibular disorders. J Orofac Pain. 2010; 24(1):106-112

[171] Fernández-de-las-Pes C, Alonso-Blanco C, Cuadrado ML, Gerwin RD, Pareja JA. Trigger points in the suboccipital muscles and forward head posture in tension-type headache. Headache. 2006c; 46 (3):454-460

[172] Fernandez-de-las-Penas C, Alonso-Blanco C, Fernandez-Carnero J, Miangolarra-Page C. The Immediate Effect of Ischemic Compression Technique and Transverse Friction Massage on Tenderness of Active and Latent Myofascial Trigger Points: A Pilot Study. J Bodywork Movement Ther. 2006a; 10:3-9

[173] Fernández-de-Las-Peas C, Alonso-Blanco C, Cuadrado ML, Gerwin RD, Pareja JA. Myofascial trigger points and their relationship to headache clinical parameters in chronic tension-type headache. Headache. 2006b; 46(8):1264-1272

[174] Fernández-de-Las-Peas C, Cuadrado ML, Pareja JA. Myofascial trigger points, neck mobility and forward head posture in unilateral migraine. Cephalalgia. 2006d; 26(9):1061-1070

[175] Fernández-de-las-Pes C, Alonso-Blanco C, Miangolarra JC. Myofascial trigger points in subjects presenting with mechanical neck pain: a blinded, controlled study. Man Ther. 2007; 12(1):29-33

[176] Fernández-de-Las-Peas C, Ge HY, Arendt-Nielsen L, Cuadrado ML, Pareja JA. The local and referred pain from myofascial trigger points in the temporalis muscle contributes to pain profile in chronic tension-type headache. Clin J Pain. 2007; 23(9):786-792

[177] Fernández-de-las-Pes C, Cleland JA, Cuadrado ML, Pareja JA. Predictor variables for identifying patients with chronic tension-type headache who are likely to achieve short-term success with muscle trigger point therapy. Cephalalgia. 2008; 28(3):264-275

[178] Fernández-de-Las-Peas C. Interaction between Trigger Points and Joint Hypomobility: A Clinical Perspective. J Manual Manip Ther. 2009; 17(2):74-77

[179] Fernández-de-las-Pes C, Madeleine P, Caminero AB, Cuadrado ML, Arendt-Nielsen L, Pareja JA. Generalized neck-shoulder hyperalgesia in chronic tension-type headache and unilateral migraine assessed by pressure pain sensitivity topographical maps of the trapezius muscle. Cephalalgia. 2010; 30(1):77-86

[180] Fernández-de-las-Penas C. Caminero AB, Madeleine P, Guillem-Mesado A, Ge HY, Arendt-Nielsen L, Pareja JA. Multiple active myofascial trigger points and pressure pain sensitivity maps in the temporalis muscle are related in chronic tension type headache. Clin J Pain. 2009b; 25(6):506-512

[181] Fernández-de-Las-Peas C, Ge HY, Alonso-Blanco C, González-Iglesias J, Arendt-Nielsen L. Referred pain areas of active myofascial trigger points in head, neck, and shoulder muscles, in chronic tension type headache. J Bodyw Mov Ther. 2010; 14(4):391-396

[182] Fernandez-de-las-Penas C. Clinical evidence of generalised mechanical hypersensitivity in local musculoskeletal pain syndromes and headaches. Aalborg: Center for Sensory-Motor Interaction (SMI), Department of Health Science and Technology, Aalborg University; 2012

[183] Fernández-de-las-Pes C, Grli C, Ortega-Santiago R, et al. Referred pain from myofascial trigger points in head, neck, shoulder, and arm muscles reproduces pain symptoms in blue-collar (manual) and white-collar (office) workers. Clin J Pain. 2012; 28(6):511-518

[184] Fernández-de-las-Pes C, Dommerholt J. Myofascial trigger points: peripheral or central phenomenon? Curr Rheumatol Rep. 2014; 16 (1):395

[185] Ferrante FM, Bearn L, Rothrock R, King L. Evidence against trigger point injection technique for the treatment of cervicothoracic myofascial pain with botulinum toxin type A. Anesthesiology. 2005; 103(2):377-383

[186] Fick R. Handbuch der Anatomie und Mechanik der Gelenke unter Berksichtigung der bewegenden Muskeln. Spezielle Gelenk-und Muskelmechanik; Bd. 3. Jena: Gustav Fischer; 1911

[187] Findley TW, Schleip R, eds. Fascia research-basic science and implications for conventional and complementary health care. Mchen: Elsevier; 2007

[188] Fink M, Ismail F, Hessling K, Fischer M, Stiesch-Scholz M, Demling A. Einsatz der physikalischen Therapie bei der Behandlung der kraniomandibul.ren Dysfunktion. Eine prospektive, randomisierte klinische Studie. Manuelle Medizin. 2007; 45:255-260

[189] Fischer AA, Chang CH. Temperature and pressure threshold measurements in trigger points. Thermology. 1986; 1:212-215

[190] Fishbain DA, Goldberg M, Meagher BR, Steele R, Rosomo. H. Male and female chronic pain patients categorized by DSM-III psychiatric diagnostic criteria. Pain. 1986; 26(2):181-197

[191] Fischer AA. Pressure algometry over normal muscles. Standard values, validity and reproducibility of pressure threshold. Pain. 1987; 30(1):115-126

[192] Fischer AA. Pressure Threshold Measurement for Diagnosis of Myofascial Pain and Evaluation of Treatment Results. Clin J Pain. 1987; 2:207

[193] Fitzcharles MA, Shir Y, Ablin JN, et al. Classification and clinical diagnosis of fibromyalgia syndrome: recommendations of recent evidence-based interdisciplinary guidelines. Evid Based Complement Alternat Med.; 2013:528952:; Epub 2013

[194] FitzGerald MP, Anderson RU, Potts J, et al. Urological Pelvic Pain Collaborative Research Network. Randomized multicenter feasibility trial of myofascial physical therapy for the treatment of urological chronic pelvic pain syndromes. J Urol. 2009; 182 (2):570-580

[195] Fleckenstein J, Zaps D, Rger LJ, et al. Discrepancy between prevalence and perceived effectiveness of treatment methods in myofascial pain syndrome: results of a cross-sectional, nationwide survey. BMC Musculoskelet Disord. 2010; 11:32

[196] Flitney FW, Hirst DG. Cross-bridge detachment and sarcomere 'give' during stretch of active frog's muscle. J Physiol. 1978; 276:449-465

[197] Fogelman Y, Kent J. Efficacy of dry needling for treatment of myofascial pain syndrome. J. Back Musculoskelet Rehabil. 2014:(ePub ahead of print)

[198] France S, Bown J, Nowosilskyj M, Mott M, Rand S, Walters J. Evidence for the use of dry needling and physiotherapy in the management of cervicogenic or tension-type headache: a systematic review. Cephalalgia. 2014; 34(12):994-1003

[199] Freeman MD, Nystrom A, Centeno C. Chronic whiplash and central sensitization; an evaluation of the role of a myofascial trigger points in pain modulation. J Brachial Plex Peripher Nerve Inj. 2009; 4:2

[200] Freiwald J. Dehnen kann nutzen und schaden. In: Dehnen Keil C, ed. Ein Thema-ffüPerspektiven. Vol 10. Physiotherapie; 2007:28-31

[201] Freiwald J. Optimales Dehnen. Sport-Prävention-Rehabilitation. 2. Aufl. Balingen: Spitta; 2013

[202] Freiwald J, Engelhardt M, Konrad P, J.ger M, Dehnen Gnewuch A. Neuere Forschungsergebnisse und deren praktische Umsetzung. Manuelle Medizin. 1999; 1:3-10

[203] Friction JR. Myofascial Pain Syndrome: Characteristics and Epidemiology. Adv Pain Res. 1990; 17:107-128

[204] Fricton J, Look JO, Wright E, et al. Systematic review and meta-analysis of randomized controlled trials evaluating intraoral orthopedic appliances for temporomandibular disorders. J Orofac Pain. 2010; 24 (3):237-254

[205] Frisch H. Programmierte Untersuchung des Bewegungsapparates. Heidelberg: Springer; 2001

[206] Fryer G, Hodgson L. The Effect of Manual Pressure Release on Myofascial Trigger Points in the Upper Trapezius Muscle. J Bodywork Movement Ther. 2005; 9:248-254

[207] Fukunaga T, Kawakami Y, Kubo K, Kanehisa H. Muscle and tendon interaction during human movements. Exerc Sport Sci Rev. 2002; 30(3):106-110

[208] Furlan AD, van Tulder M, Cherkin D, et al. Acupuncture and dry-needling for low back pain: an updated systematic review within the framework of the cochrane collaboration. Spine. 2005; 30 (8):944-963

[209] Gadamer HG. Wahrheit und Methode. Grundzge einer philosophi-schen Hermeneutik. 7. Auflage. Tingen: Mohr Siebeck; 2010

[210] Ga H, Choi JH, Park CH, Yoon HJ. Acupuncture needling versus lidocaine injection of trigger points in myofascial pain syndrome in elderly patients - a randomised trial. J Altern Complement Med. 2007; 13(6):617-624

[211] Garfin SR, Tipton CM, Mubarak SJ, Woo SL, Hargens AR, Akeson WH. Role of fascia in maintenance of muscle tension and pressure. J Appl Physiol. 1981; 51(2):317-320

[212] Gautschi R. Triggerpunkt-Therapie. In: van den Berg F, Hrsg. Angewandte Physiologie. Bd. 5: Komplementäre Therapien verstehen und integrieren. Stuttgart: Thieme; 2005:512-544

[213] Gautschi R. (gelesen und kommentiert). Latente myofasziale

Triggerpunkte: Ihre Wirkungen auf Muskelaktivität und Bewegungseffizienz. Manuelle Therapie. 2007; 11:32-34

[214] Gautschi R. Myofasziale Triggerpunkt-Therapie. Ein Fall fr vier - Fallbeispiel Schulterschmerz. physiopraxis. 2007; 3:27

[215] Gautschi R. Myofasziales Schmerzsyndrom. Physiopraxis Refresher 04.07. Suppl der Zeitschrift Physiopraxis. 2007; 11-12:3-19

[216] Gautschi R. Myofasziale Triggerpunkt-Therapie. In: van den Berg F, Hrsg. Angewandte Physiologie. Bd. 4: Schmerzen verstehen und beeinflussen. 2. erweiterte Aufl. Stuttgart: Thieme; 2008a:310-366

[217] Gautschi R. Triggerpunkt-Therapie. In: Ebelt-Paprotny G, Preis R, Hrsg. Leitfaden Physiotherapie. 5. erweiterte Aufl. Mchen: Urban & Fischer; 2008b:264-271

[218] Gautschi R. Triggerpunkt-Therapie. Physiopraxis Refresher 01.08. Suppl der Zeitschrift Physiopraxis. 2008c; 03:3-19

[219] Gautschi R. Triggerpunkt-Therapie bei chronischen Schmerzen. Physiotherapie Med. 2008d; 3:13-23

[220] Gautschi R. 25 Jahre Manuelle Triggerpunkt-Therapie. Manuelle Therapie. 2008e; 12:189-192

[221] Gautschi R. Stressmanagement mit Rhythmusarbeit. Physioactiv. 2008f; 2:24-26

[222] Gautschi R. Behandlungskonzept myofasziale Triggerpunkt-Therapie. In: Irnich D, Hrsg. Leitfaden Triggerpunkte. Mchen: Urban & Fischer; 2009:218-231

[223] Gautschi R. Triggerpunkt-Therapie IMTT. Konzepte stellen sich vor. pt_Zeitschrift fr Physiotherapeuten. 2010a; 5:29-31

[224] Gautschi R. Myofaziale Schmerzen und Funktionsstungen. Klinik und Diagnostik von Triggerpunkten. pt_Zeitschrift fr Physiotherapeuten. 2010b; 5:59-62

[225] Gautschi R.. The Swiss Approach to Triggerpoint Therapy. Physioactive. 2010c; 3:35-37

[226] Gautschi R. Myofaziale Schmerzen und Funktionsstungen. Pathophysiologische Grundlagen. pt_Zeitschrift fr Physiotherapeuten. 2011a; 1:33-37

[227] Gautschi R. Triggerpunkt-Therapie. Behandlung myofazialer Schmerzen und Funktionsstungen. pt_Zeitschrift fr Physiotherapeuten. 2011b; 1:59-63

[228] Gautschi R.. Triggerpunkt-induzierte Funktionsstungen der Motorik. Bedeutung myofaszialer Triggerpunkte in der aktiven Rehabilitation. Physiotherapie Med. 2011c; 2:11-19

[229] Gautschi R. Trigger Points as a Fascia-Related Desorder. In: Schleip R, Findley T, Chaitow L, Huijing P, eds. Fascia: The Tensional Network of the Human Body: The Science and Clinical Applications in Manual and Movement Therapy. Edinburgh: Churchill Livingstone; 2012:233-243

[230] Gautschi R. Auf den Punkt gebracht: Triggerpunkt-Therapie bei lateralen Ellbogenschmerzen. Manuelle Therapie. 2012b; 16:67-72

[231] Gautschi R. Treatment plan for myofascial trigger point therapy. In: Irnich D, ed. Myofascial trigger points. Comprehensive diagnosis and treatment. Edinburgh: Churchill Livingstone; 2013a:149-158

[232] Gautschi R.. Schulterschmerz. Workflow Therapeut. Ars Medici, Med & Move. 2013:12-13

[233] Gautschi R.. Mit Schmerz gegen Schmerz. Warum eine schmerzhafte Behandlung sinnvoll sein kann. physiopraxis. 2013; 11-12:38-41

[234] Gautschi R. Triggerpunkte als fasziale Stung. In: Schleip, et al., Hrsg. Lehrbuch Faszien. Grundlagen, Forschung, Behandlung. Mchen: Elsevier; 2014;174-181

[235] Gautschi R, Bhni U. Das myofasziale Schmerzsyndrom. .tiologie und therapeutischer Ansatz. Manuelle Medizin. 2014; 52(3):203-213

[236] Ge HY, Fernández-de-las-Pes C, Arendt-Nielsen L. Sympathetic facilitation of hyperalgesia evoked from myofascial tender and trigger points in patients with unilateral shoulder pain. Clin Neurophysiol. 2006; 117(7):1545-1550

[237] Ge HY, Fernández-de-Las-Peas C, Madeleine P, Arendt-Nielsen L. Topographical mapping and mechanical pain sensitivity of myofascial trigger points in the infraspinatus muscle. Eur J Pain. 2008; 12 (7):859-865

[238] Ge HY, Arendt-Nielsen L. Latent myofascial trigger points. Curr Pain Headache Rep. 2011; 15(5):386-392

[239] Ge HY, Fernández-de-Las-Pes C, Yue SW. Myofascial trigger points: spontaneous electrical activity and its consequences for pain induction and propagation. Chin Med. 2011; 6:13

[240] Ge HY, Arendt-Nielsen L, Madeleine P. Accelerated muscle fatigability of latent myofascial trigger points in humans. Pain Med. 2012; 13(7):957-964

[241] Ge HY, Monterde S, Graven-Nielsen T, Arendt-Nielsen L. Latent myofascial trigger points are associated with an increased intramuscular electromyographic activity during synergistic muscle activation. J Pain. 2014; 15(2):181-187

[242] Gelb M. Kperdynamik. Eine Einfrung in die Alexander-Technik. Frankfurt: Ullstein; 1989

[243] Gelberman RH, Szabo RM, Williamson RV, Hargens AR, Yaru NC, Minteer-Convery MA. Tissue pressure threshold for peripheral nerve viability. Clin Orthop Relat Res. 1983(178):285-291

[244] Gerber LH, Sikdar S, Armstrong K, Diao G, Heimur J, Kopecky J, Turo D, Otto P, Gebreab T, Shah J. A systematic comparison between subjects with no pain and pain associated with active myofascial trigger points. PM R. 2013; 5 11:931-938

[245] Gerber LH, Shah J, Rosenberger W, et al. Dry Needling Alters Trigger Points in the Upper Trapezius Muscle and Reduces Pain

in Subjects With Chronic Myofascial Pain. American Academy of Physical Medicine and Rehabilitation 2015; DOI: http://dx.doi.org/10.1016/j. pmrj.2015.01.020

[246] German FMS. Guidelines 2012. FMS-Leitlinie 2012. Definition, Pathophysiologie, Diagnostik und Therapie des Fibromyalgiesyndroms. Interdisziplinäre Leitlinie. Deutsche Interdisziplinäre Vereinigung fr Schmerztherapie (DIVS); aktueller Stand 04/2012; http://www. uniduesseldorf.de/AWMF/ll/041-004.htm

[247] Gerwin RD. A Study of 96 Subjects Examined Both for Fibromyalgia and Myofascial Pain. J Musculoskeletal Pain. 1995; 3 Suppl. 1:121

[248] Gerwin RD, Shannon S, Hong CZ, Hubbard D, Gevirtz R. Interrater reliability in myofascial trigger point examination. Pain. 1997; 69(1- 2):65-73

[249] Gerwin RD, Dommerholt J, Shah JP. An expansion of Simons' integrated hypothesis of trigger point formation. Curr Pain Headache Rep. 2004; 8(6):468-475

[250] Gerwin R. Myofascial Pain Syndrome: Here We Are, Where Must We Go? J Musculoskeletal Pain. 2010; 18(4):329-347

[251] Gerwin RD. Diagnosing fibromyalgia and myofascial pain syndrome: a guide. J Fam Pract. 2013; 62(12) Suppl 1:S19-S25

[252] Gerwin RD. Diagnosis of myofascial pain syndrome. Phys Med Rehabil Clin N Am. 2014; 25(2):341-355

[253] Giamberardino MA, Tafuri E, Savini A, et al. Contribution of myofascial trigger points to migraine symptoms. J Pain. 2007; 8 (11):869-878

[254] Gi.ord L. Schmerzphysiologie. In: van den Berg F, ed. Angewandte Physiologie. Bd. 2: Organsysteme verstehen und beeinflussen. Stuttgart: Thieme; 2000

[255] Gibbons SGT. Assessment und Rehabilitation der stabilisierenden Funktion des M. psoas major. Manuelle Therapie. 2007; 11:177-187

[256] Gill KP, Callaghan MJ. The measurement of lumbar proprioception in individuals with and without low back pain. Spine. 1998; 23 (3):371-377

[257] Gillies AR, Smith LR, Lieber RL, Varghese S. Method for decellularizing skeletal muscle without detergents or proteolytic enzymes. Tissue Eng Part C Methods. 2011; 17(4):383-389

[258] Gillies AR, Lieber RL. Structure and function of the skeletal muscle extracellular matrix. Muscle Nerve. 2011; 44(3):318-331

[259] Gisler T. Stretching – ein Auslaufmodell?: Einflussnahme auf Muskeltonus, Muskellänge und artikul.re Strukturen. Schweizerische Zeitschrift fr Sportmedizin und Sporttraumatologie. 2007; 55(4):S.:139-148

[260] Glaser V. Das Gamma-Nervenfaser-System (GNS) als psychosomatisches Bindeglied. Der Mechanismus der bewussten Korrektur vegetativer Dystonien (1965). In: Heyer-Grote L, ed. Atemschulung als Element der Psychotherapie. Darmstadt: Wissenschaftliche Buchge-sellschaft; 1970

[261] Glaser V. Eutonie. Das Verhaltensmuster des menschlichen Wohlbe-findens. Lehr-und Übungsbuch fr Psychotonik-Glaser. Heidelberg: Haug; 1993

[262] Gleitz M, Hornig K. [Trigger pointsDiagnosis and treatment concepts with special reference to extracorporeal shockwaves]. Orthopade. 2012; 41(2):113-125

[263] Gomez-Jauregui V. Controversial Origins of Tensegrity. Symposium of the International Association for Shell and Spatial Structures. Editorial Universitat Politècnica de València 2009; 1642-1652. http:// hdl.handle.net/10251/6781

[264] Gonz.lez-Iglesias J, Cleland JA, del Rosario Gutierrez-Vega M, Fernández-de-las-Pes C. Multimodal management of lateral epicondylalgia in rock climbers: a prospective case series. J Manipulative Physiol Ther. 2011; 34(9):635-642

[265] Good M. Five Hundred Cases of Myalgia in the British Army. Ann Rheum Dis. 1942; 3(2):118-138

[266] Good MG. The Role of Skeletal Muscles in the Pathogenesis of Diseases. Acta Med Scand. 1950; 138(4):285-292

[267] Gore DR, Sepic SB, Gardner GM. Roentgenographic findings of the cervical spine in asymptomatic people. Spine. 1986; 11(6):521-524

[268] Gorman RB, McKenzie DK, Pride NB, Tolman JF, Gandevia SC. Diaphragm length during tidal breathing in patients with chronic obstructive pulmonary disease. Am J Respir Crit Care Med. 2002; 166(11):1461-1469

[269] Graboski CL, Gray DS, Burnham RS. Botulinum toxin A versus bupivacaine trigger point injections for the treatment of myofascial pain syndrome: a randomised double blind crossover study. Pain. 2005; 118(1-2):170-175

[270] Gracovetsky S. Is the lumbodorsal fascia necessary? J Bodyw Mov Ther. 2008; 12(3):194-197

[271] Graven-Nielsen T, McArdle A, Phoenix J, et al. In vivo model of muscle pain: quantification of intramuscular chemical, electrical, and pressure changes associated with saline-induced muscle pain in humans. Pain. 1997; 69(1-2):137-143

[272] Graven-Nielsen T, Jansson Y, Segerdahl M, et al. Experimental pain by ischaemic contractions compared with pain by intramuscular infusions of adenosine and hypertonic saline. Eur J Pain. 2003; 7 (1):93-102

[273] Graven-Nielsen T, Mense S, Arendt-Nielsen L. Painful and non-painful pressure sensations from human skeletal muscle. Exp Brain Res. 2004; 159(3):273-283

[274] Graven-Nielsen T. Fundamentals of muscle pain, referred pain, and deep tissue hyperalgesia. Scand J Rheumatol Suppl. 2006; 122:1-43

[275] Grawe K. Neuropsychotherapie. Gtingen: Hogrefe; 2004

[276] Grieve R, Clark J, Pearson E, Bullock S, Boyer C, Jarrett A. The immediate effect of soleus trigger point pressure release on restricted ankle joint dorsiflexion: A pilot randomised controlled trial. J Bodyw Mov Ther. 2011; 15(1):42-49

[277] Grieve R, Cranston A, Henderson A, John R, Malone G, Mayall C. The immediate effect of triceps surae myofascial trigger point therapy on restricted active ankle joint dorsiflexion in recreational runners: a crossover randomised controlled trial. J Bodyw Mov Ther. 2013; 17 (4):453-461

[278] Gri.ths R, et al. Guide to Assessing Psychosocial Yellow Flags in Acute Low Back Pain: Risk Factors for Long-Term Disability and Work Loss. http://www.nzgg.org.nz/guidelines/0072/acc1038_col. pdf; 1997; Stand 23. 11. 2009

[279] Grob D, Dvorak J. Sakralblock: Indikation und Wirksamkeit. Praxis (Bern 1994). 1998; 87(9):305-308

[280] Grli C. Klinik und Pathophysiologie von myofaszialen Triggerpunkten. Physiotherapie. 1997; 1:17-26

[281] Grli C, Dommerholt J. Myofasziale Triggerpunkte: Pathologie und Behandlungsmlichkeiten. Manuelle Medizin. 1997; 6:295-303

[282] Grli C, Dejung B. Nichtmedikamente Therapie myofaszialer Schmerzen. Schmerz. 2003; 17(6):475-480

[283] Grosjean B, Dejung B. [Achillodynia-an unsolvable problem?]. Schweiz Z Sportmed. 1990; 38(1):17-24

[284] Groll C. Schmerzgedächtnis. Physiopraxis Refresher 3.07. Suppl. der Zeitschrift physiopraxis 07-07.07. Stuttgart: Thieme; 2007

[285] Gunn CC, Milbrandt WE, Little AS, Mason KE. Dry needling of muscle motor points for chronic low-back pain: a randomized clinical trial with long-term follow-up. Spine. 1980; 5(3):279-291

[286] Gunn CC. The Gunn Approach to the Treatment of Chronic Pain. Intramuscular Stimulation for Myofascial Pain of Radiculopathic Origin. 2nd ed. New York: Churchill Livingstone; 1996

[287] Gupta A, Silman AJ, Ray D, et al. The role of psychosocial factors in predicting the onset of chronic widespread pain: results from a prospective population-based study. Rheumatology (Oxford). 2007; 46(4):666-671

[288] Gtler A.. Fall fr 4: Kopf-und Wangenschmerzen. physiopraxis. 2011; 7-8:S.30-36

[289] Gtler A.. Physiotherapie bei craniomandibul.rer Dysfunktion. Physioactiv. 2014; 3:17-23

[290] Gutstein M. Diagnosis and Treatment of Muscular Rheumatism. Br J Phys Med. 1938; 1:302-321

[291] Gutstein M. Common Rheumatism and Physiotherapy. Br J Phys Med. 1940; 3:46-50

[292] Habring M, Locher H, Bni U, von Heymann W. Die kpereigene Schmerzhemmung. Ständig vorhanden, aber klinisch immer noch zu wenig beachtet. Manuelle Medizin. 2012; 50:175-185

[293] Haddad DS, Brioschi ML, Arita ES. Thermographic and clinical correlation of myofascial trigger points in the masticatory muscles. Dentomaxillofac Radiol. 2012; 41(8):621-629

[294] Hagbarth KE, H.gglund JV, Nordin M, Wallin EU. Thixotropic behaviour of human finger flexor muscles with accompanying changes in spindle and reflex responses to stretch. J Physiol. 1985; 368:323-342

[295] H.gg G. Ny forklaringsmodell for muskelskador vid statisk belastnin i skuldra och nacke. [Swedish; New Explanation for Muscle Damage as a Result of Static Loads in the Neck and Shoulder]. Arbete Manniska Miljo. 1988; 4:260-262

[296] H.gg GM. Static Work Load and Occupational Myalgia-A New Explaination Model. In: Anderson P, Hobart D, Dano. J, eds. Electromyographical Kinesiology. Amsterdam: Elsevier Science: 1991;141-144

[297] H.gg GM. The Cinderella Hypothesis. In: Johansson H, et al., eds. Chronic Work-Related Myalgia. Gävle, Sweden: Gävle University Press; 2003:127-132

[298] Hains G, Descarreaux M, Hains F. Chronic shoulder pain of myofascial origin: a randomized clinical trial using ischemic compression therapy. J Manipulative Physiol Ther. 2010a; 33(5):362-369

[299] Hains G, Descarreaux M, Lamy AM, Hains F. A randomized controlled (intervention) trial of ischemic compression therapy for chronic carpal tunnel syndrome. J Can Chiropr Assoc. 2010b; 54(3):155-163

[300] Hains G, Hains F. Patellofemoral Pain Syndrome Managed by Ischemic Compression to the Trigger Points Located in the Peri-Patellar and Retro-Patellar Areas: A Randomized Clinical Trial. Clin Chiropr. 2010; 13:201-209

[301] Haldeman S. North American Spine Society: failure of the pathology model to predict back pain. Spine. 1990; 15(7):718-724

[302] Haldeman S, Dagenais S. Cervicogenic headaches: a critical review. Spine J. 2001; 1(1):31-46

[303] Hall TM, Elvey RL. Nerve trunk pain: physical diagnosis and treatment. Man Ther. 1999; 4(2):63-73

[304] Hamilton C. Segmentale Stabilisation. Fisioactive. 2002; 11:17-26

[305] Hamilton C. Schleudertrauma. Physiopraxis Refresher 01/06. Supplement der Zeitschrift Physiopraxis. 2006; 11-12:3-15

[306] Hanten WP, Olson SL, Butts NL, Nowicki AL. Effectiveness of a home program of ischemic pressure followed by sustained stretch for treatment of myofascial trigger points. Phys Ther. 2000; 80 (10):997-1003

[307] Harkness EF, Macfarlane GJ, Nahit E, Silman AJ, McBeth J. Mechanical injury and psychosocial factors in the work place predict the onset of widespread body pain: a two-year prospective study among cohorts of newly employed workers. Arthritis Rheum. 2004; 50 (5):1655-1664

[308] Hasenbring M. Attentional Control of Pain and the Process of

Chronification. Chapter 38. Prog Brain Res 2000; 129:525-534

[309] Häuser W, Schmutzer G, Br.hler E, Glaesmer H. A cluster within the continuum of biopsychosocial distress can be labeled "fibromyalgia syndrome"– evidence from a representative German population survey. J Rheumatol. 2009; 36(12):2806-2812

[310] Heine H. Anatomische Struktur der Akupunkturpunkte. Dtsch Z Akup. 1987; 31:26-30

[311] Heine H. Zur Morphologie der Akupunkturpunkte. Dtsch Z Akupunktur. 1987; 30(3):75-79

[312] Heinke B, Sandkler J. Signal transduction pathways of group I metabotropic glutamate receptor-induced long-term depression at sensory spinal synapses. Pain. 2005; 118(1-2):145-154

[313] Heitkamp HSJ, G.rtner-Tschacher N, Schtker-Kiger T. Inter-tester-Reliabilit.t der Palpation myofaszialer Triggerpunkte im M. vastus medialis obliquus. Manuelle Therapie. 2014; 18(5):227-235

[314] Hellmann D, Schindler HJ. Schienentherapie in der Behandlung von Myoarthropathien des Kauorgans. Manuelle Therapie. 2015; 19 (3):117-120

[315] Hengeveld E. Biopsychosoziales Modell. In: van den Berg F, Hrsg. Angewandte Physiologie. Bd. 4: Schmerzen verstehen und beeinflussen. 2. erweiterte Aufl. Stuttgart: Thieme; 2008:47-60

[316] Henry R, Cahill CM, Wood G, et al. Myofascial pain in patients waitlisted for total knee arthroplasty. Pain Res Manag. 2012; 17 (5):321-327

[317] Hestbaek L, Leboeuf-Yde C. Are chiropractic tests for the lumbo-pelvic spine reliable and valid? A systematic critical literature review. J Manipulative Physiol Ther. 2000; 23(4):258-275

[318] Hidalgo-Lozano A, Fernández-de-las-Pes C, Alonso-Blanco C, Ge HY, Arendt-Nielsen L, Arroyo-Morales M. Muscle trigger points and pressure pain hyperalgesia in the shoulder muscles in patients with unilateral shoulder impingement: a blinded, controlled study. Exp Brain Res. 2010; 202(4):915-925

[319] Hidalgo-Lozano A, Fernández-de-las-Pes C, Calder-Soto C, Domingo-Camara A, Madeleine P, Arroyo-Morales M. Elite swimmers with and without unilateral shoulder pain: mechanical hyperalgesia and active/latent muscle trigger points in neck-shoulder muscles. Scand J Med Sci Sports. 2013; 23(1):66-73

[320] Hides JA, Stokes MJ, Saide M, Jull GA, Cooper DH. Evidence of lumbar multifidus muscle wasting ipsilateral to symptoms in patients with acute/subacute low back pain. Spine. 1994; 19(2):165-172

[321] Hides JA, Richardson CA, Jull GA. Magnetic resonance imaging and ultrasonography of the lumbar multifidus muscle. Comparison of two different modalities. Spine. 1995; 20(1):54-58

[322] Higgs J, Jones MA, Loftus S, et al. Clinical Reasoning in the Health Professions. 3rd ed. Oxford: Butterworth Heinemann; 2008

[323] Hill AV. The heat of shortening and the dynamic constants of muscle. Proc R Soc Series B. 1938; 126(843):136-195

[324] Hill DK. Tension due to interaction between the sliding filaments in resting striated muscle. The effect of stimulation. J Physiol. 1968; 199(3):637-684

[325] Hirtz F. Forschung kompakt. Systematischer Literaturreview zu bildgebenden Darstellungen spinaler Degenerationen in asymptomatischen Populationen. Brinjikji W, Luetmer PH, Comstock B, et al. AJNR Am J Neuroradiol 2015; 36: 811-816. Man Ther 2015;19:106-110

[326] Hochschild J. Funktionelle Anatomie - Therapierelevante Details. Bd. 1 und 2. Stuttgart: Thieme; 2002 u. 2005

[327] Hochschild J. Strukturen und Funktionen begreifen. Funktionelle Anatomie-Therapierelevante Details. Grundlagen zur Wirbels. ule, HWS und Sch.del, BWS und Brustkorb, Obere Extremit.t. Bd. 1. 4. Aufl. Stuttgart: Thieme; 2015

[328] Hochschild J. Functional Anatomy for Physical Therapists. New York: Thieme Publishers; 2016

[329] Hocking MJL. Trigger points and central modulation- a new hypothesis. J Musculoskeletal Pain. 2010; 18(2):186-203

[330] Hocking MJL. Exploring the central modulation hypothesis: do ancient memory mechanisms underlie the pathophysiology of trigger points? Curr Pain Headache Rep. 2013; 17(7):347

[331] Hodges PW, Richardson CA. Inefficient muscular stabilisation of the lumbar spine associated with low back pain. Spine. 1996; 21 (22):2640-2650

[332] Hodges PW, Tucker K. Moving differently in pain: a new theory to explain the adaptation to pain. Pain. 2011; 152(3) Suppl:S90-S98

[333] Hof AL, Geelen BA, Van den Berg J. Calf muscle moment, work and efficiency in level walking; role of series elasticity. J Biomech. 1983; 16(7):523-537

[334] Hofer HO. Die myofasziale Triggerpunkt-Therapie. Eine e.ziente nichtmedikamente Behandlung von Muskelschmerzen. Schweizerische Polyarthritiker-Vereinigung, SPV/ASP info 2007; 3 (103,27):8-13

[335] Hoheisel U, Mense S, Simons DG, Yu X-M. Appearance of new receptive fields in rat dorsal horn neurons following noxious stimulation of skeletal muscle: a model for referral of muscle pain? Neurosci Lett. 1993; 153(1):9-12

[336] Hoheisel U, Koch K, Mense S. Functional reorganization in the rat dorsal horn during an experimental myositis. Pain. 1994; 59 (1):111-118

[337] Hoheisel U, Reinl J, Unger T, Mense S. Acidic pH and capsaicin activate mechanosensitive group IV muscle receptors in the rat. Pain. 2004; 110(1-2):149-157

[338] Hoheisel U, Unger T, Mense S. Excitatory and modulatory effects of inflammatory cytokines and neurotrophins on mechanosensitive group IV muscle afferents in the rat. Pain. 2005; 114(1-2):168-176

[339] Hoheisel U, Unger T, Mense S. Sensitization of rat dorsal horn neurons by NGF-induced subthreshold potentials and low-frequency activation. A study employing intracellular recordings in vivo. Brain Res. 2007; 1169:34-43

[340] Holey E, Cook E. Therapeutic Massage. London: Philadelphia-Saunders; 1998

[341] Holleran K, Pope M, Haugh L, Absher R. The response of the flexion-relaxation phenomenon in the low back to loading. Iowa Orthop J. 1995; 15:24-28

[342] Hromada J. On the nerve supply of the connective tissue of some peripheral nervous system components. Acta Anat (Basel). 1963; 55:343-351

[343] Hong CZ. Lidocaine injection versus dry needling to myofascial trigger point. The importance of the local twitch response. Am J Phys Med Rehabil. 1994; 73(4):256-263

[344] Hong CZ, Torigoe Y. Electrophysiological Characteristics of Localized Twitch Responses in Responsive Taut Bands of Rabbit Skeletal Muscle Fibres. J Musculoskeletal Pain. 1994; 2(2):17-43

[345] Hong CZ, Simons DG. Pathophysiologic and electrophysiologic mechanisms of myofascial trigger points. Arch Phys Med Rehabil. 1998; 79(7):863-872

[346] Hong CZ. Current research on myofascial trigger points: Pathophysiological studies. J Musculoskeletal Pain. 1999; 7(1-2):121-129

[347] Horowits R. Passive force generation and titin isoforms in mammalian skeletal muscle. Biophys J. 1992; 61(2):392-398

[348] Hou CR, Tsai LC, Cheng KF, Chung KC, Hong CZ. Immediate effects of various physical therapeutic modalities on cervical myofascial pain and trigger-point sensitivity. Arch Phys Med Rehabil. 2002; 83 (10):1406-1414

[349] Howald H. Morphologische und funktionelle Veränderungen der Muskelfasern durch Training. Schweiz Z Sportmed. 1984; 32 (1):5-14

[350] Howell JN, Chleboun G, Conatser R. Muscle stiffness, strength loss, swelling and soreness following exercise-induced injury in humans. J Physiol. 1993; 464:183-196

[351] Hoyle JA, Marras WS, Sheedy JE, Hart DE. Effects of postural and visual stressors on myofascial trigger point development and motor unit rotation during computer work. J Electromyogr Kinesiol. 2011; 21(1):41-48

[352] Hsieh CY, Hong CZ, Adams AH, et al. Interexaminer reliability of the palpation of trigger points in the trunk and lower limb muscles. Arch Phys Med Rehabil. 2000; 81(3):258-264

[353] Hsieh CY, Adams AH, Tobis JT, et al. Effectivness of Four Conservative Treatments for Subacute Low Back Pain. Spine. 2002; 27(11):1142- 1148

[354] Hsieh YL, Kao MJ, Kuan TS, Chen SM, Chen JT, Hong CZ. Dry needling to a key myofascial trigger point may reduce the irritability of satellite MTrPs. Am J Phys Med Rehabil. 2007; 86(5):397-403

[355] Huang QM, Ye G, Zhao ZY, Lv JJ, Tang L. Myoelectrical activity and muscle morphology in a rat model of myofascial trigger points induced by blunt trauma to the vastus medialis. Acupunct Med. 2013; 31(1):65-73

[356] Hubbard DR, Berko. GM. Myofascial trigger points show spontaneous needle EMG activity. Spine. 1993; 18(13):1803-1807

[357] Hubbard DR. Chronic and Recurrent Muscle Pain: Pathophysiology and Treatment, and Review of Pharmacologic Studies. J Musculoskeletal Pain. 1996; 4(1-2):123-144

[358] Huguenin LK. Myofascial Trigger Points: The Current Evidence. Phys Ther Sport. 2004; 5(1):2-12

[359] Huijing PA, Baan GC. Extramuscular myofascial force transmission within the rat anterior tibial compartment: proximo-distal differences in muscle force. Acta Physiol Scand. 2001; 173(3):297-311

[360] Huijing PA. Muscular force transmission necessitates a multilevel integrative approach to the analysis of function of skeletal muscle. Exerc Sport Sci Rev. 2003; 31(4):167-175

[361] Huijing PA. Myofascial force transmission: An introduction. In: Schleip, et al., eds. Fascia: The Tensional Network of the Human Body: The science and clinical applications in manual and movement therapy. Edinburgh: Churchill Livingstone; 2012; 117-122

[362] Hurwitz EL, Morgenstern H. Cross-sectional associations of asthma, hay fever, and other allergies with major depression and low-back pain among adults aged 20-39 years in the United States. Am J Epidemiol. 1999; 150(10):1107-1116

[363] Hussar AE, Guller EJ. Correlation of pain and roentgenographic findings of spondylolosis of the cervical and lumbar spine. Am J Med Sci. 1956; 11:518-527

[364] Hher G. Der Traum vom stressfreien Leben. In: Stress - Neurobiologie der Angst. Spektrum der Wissenschaft 1999; Dossier 3

[365] Hher G. Biologie der Angst. Wie aus Stress Gefle werden. Götingen: Vandenhoeck; 2005

[366] Hwang M, Kang YK, Shin JY, Kim DH. Referred pain pattern of the abductor pollicis longus muscle. Am J Phys Med Rehabil. 2005; 84 (8):593-597

[367] Hwang M, Kang YK, Kim DH. Referred pain pattern of the pronator quadratus muscle. Pain. 2005; 116(3):238-242

[368] Ibarra JM, Ge HY, Wang C, Martínez Vizcaíno V, Graven-Nielsen T, Arendt-Nielsen L. Latent myofascial trigger points are

associated with an increased antagonistic muscle activity during agonist muscle contraction. J Pain. 2011; 12(12):1282-1288

[369] Iglesias-González JJ, Muz-García MT, Rodrigues-de-Souza DP, Alburquerque-Sendín F, Fernández-de-Las-Peas C. Myofascial trigger points, pain, disability, and sleep quality in patients with chronic nonspecific low back pain. Pain Med. 2013; 14(12):1964-1970

[370] Ikeda H, Stark J, Fischer H, et al. Synaptic amplifier of inflammatory pain in the spinal dorsal horn. Science. 2006; 312(5780):1659-1662

[371] IMTT. Kursskript Triggerpunkt-Therapie Modul 1. IMTT; 2008

[372] Irnich D. Myofascial trigger points. Comprehensive diagnosis and treatment. Edinburgh: Churchill Livingstone; 2013

[373] Ironson G, Field T, Scafidi F, et al. Massage therapy is associated with enhancement of the immune system's cytotoxic capacity. Int J Neurosci. 1996; 84(1-4):205-217

[374] Ishikawa M, Komi PV, Grey MJ, Lepola V, Bruggemann GP. Muscle-tendon interaction and elastic energy usage in human walking. J Appl Physiol (1985). 2005; 99(2):603-608

[375] Issberner U, Reeh PW, Steen KH. Pain due to tissue acidosis: a mechanism for inflammatory and ischemic myalgia? Neurosci Lett. 1996; 208(3):191-194

[376] Itoh K, Katsumi Y, Kitakoji H. Trigger point acupuncture treatment of chronic low back pain in elderly patients-a blinded RCT. Acupunct Med. 2004; 22(4):170-177

[377] Itoh K, Katsumi Y, Hirota S, Kitakoji H. Randomised trial of trigger point acupuncture compared with other acupuncture for treatment of chronic neck pain. Complement Ther Med. 2007; 15(3):172-179

[378] Itoh K, Asai S, Ohyabu H, Imai K, Kitakoji H. Effects of trigger point acupuncture treatment on temporomandibular disorders: a preliminary randomized clinical trial. J Acupunct Meridian Stud. 2012; 5 (2):57-62

[379] Ivanichev GA. [Schmerzhafte Muskelh.rten. Myogener Triggerpunkt]. (Russisch) Kazan: Russian Kazan University Press; 1990

[380] Ivanichev GA. [Die elektromyographische Charakteristik muskul. rer Triggerpunkte]. (Russisch). Vertebronevrologia. 1992; 2:33-37

[381] Ivanichev GA. [Myofaszialer Schmerz]. (Russisch) Kazan: Russian Kazan University Press; 2007

[382] Jackson RP, Cain JE , Jr, Jacobs RR, Cooper BR, McManus GE. The neuroradiographic diagnosis of lumbar herniated nucleus pulposus: II. A comparison of computed tomography (CT), myelography, CT-myelography, and magnetic resonance imaging. Spine. 1989; 14 (12):1362-1367

[383] Jaeger B, Skootsky SA. Double-Blind Controlled Study of Different Myofascial Trigger Point Injection Techniques. Pain. 1987; 45 Suppl:292

[384] Jahr S, Taufman I, Destanis P, et al. Vergleichende Darstellung der Palpation myofaszialer Triggerpunkte im Schultergtelbereich zu anderen klinischen Untersuchungsmethoden. Phys Med Rehab Kuror. 2007; 17 3:149-155

[385] Jan-Wehrle S, et al. Die Behandlung von akuten Verletzungen der Halswirbels.ule (Therapie und Qualit.tsmanagement). Physiotherapie. 2000; 8:18-24

[386] J.ger K, Borner A, Graber G. Epidemiologische Untersuchungen ber die Atiologiefaktoren dysfunktioneller Erkrankungen im stomatognathen System. Schweiz Monatsschr Zahnmed. 1987; 97 (11):1351-1356

[387] J.ger K. Stressbedingte Kaufunktionsstungen. Konsequenzen fr den zahn.rztlichen Praxisalltag. Berlin: Quintessenz; 1997

[388] Jänig W. Sympathisches Nervensystem und Schmerz. In: van den Berg F. Angewandte Physiologie: Schmerzen verstehen und beeinflussen. 2. erweiterte Aufl. Stuttgart: Thieme; 2008

[389] Jänig W, Baron R. Pathophysiologie des Schmerzes. In: Fischer L, Peuker ET, Hrsg. Lehrbuch Integrative Schmerztherapie. Stuttgart: Haug; 2011

[390] Jarrell J. Myofascial dysfunction in the pelvis. Curr Pain Headache Rep. 2004; 8(6):452-456

[391] J.rvholm U, Styf J, Suurkula M, Herberts P. Intramuscular pressure and muscle blood flow in supraspinatus. Eur J Appl Physiol Occup Physiol. 1988; 58(3):219-224

[392] Jaspers RT, Yucesoy CA, Huijing PA. Roles of fascia in molecular biology of adaptation of muscle size. In: Schleip et al., eds. Fascia: The Tensional Network of the Human Body: The science and clinical applications in manual and movement therapy. Edinburgh: Churchill Livingstone; 2012:497-502

[393] Jayaseelan DJ, Moats N, Ricardo CR. Rehabilitation of proximal hamstring tendinopathy utilizing eccentric training, lumbopelvic stabilization, and trigger point dry needling: 2 case reports. J Orthop Sports Phys Ther. 2014; 44(3):198-205

[394] Jeanmonod D, Magnin M, Morel A. Low-threshold calcium spike bursts in the human thalamus. Common physiopathology for sensory, motor and limbic positive symptoms. Brain. 1996; 119(Pt 2):363-375

[395] Jensen MC, Brant-Zawadzki MN, Obuchowski N, Modic MT, Malkasian D, Ross JS. Magnetic resonance imaging of the lumbar spine in people without back pain. N Engl J Med. 1994; 331(2):69-73

[396] Johns RJ, Wright V. Relative importance of various tissues in joint stiffness. J Appl Physiol. 1962; 17(5):824-828

[397] Jones DB, Nolte H, Scholbers JG, Turner E, Veltel D. Biochemical signal transduction of mechanical strain in osteoblast-like cells. Biomaterials. 1991; 12(2):101-110

[398] Jones LH. Strain-Counterstrain. Osteopathische Behandlung der Tenderpoints. Mchen: Urban & Fischer/Elsevier; 2005

[399] Jones MA, Jensen G, Edwards I. Clinical Reasoning in Physiotherapy. In: Higgs J, Jones M, eds. Clinical Reasoning

in the Health Professions. 3rd ed. Oxford: Urban & Fischer/ Elsevier; 2008

[400] Jull G, Zito G, Trott P, Potter H, Shirley D. Inter-examiner reliability to detect painful upper cervical joint dysfunction. Aust J Physiother. 1997; 43(2):125-129

[401] Kalichman L, Kim DH, Li L, Guermazi A, Hunter DJ. Computed tomography-evaluated features of spinal degeneration: prevalence, intercorrelation, and association with self-reported low back pain. Spine J. 2010; 10(3):200-208

[402] Kamanli A, Kaya A, Ardicoglu O, Ozgocmen S, Zengin FO, Bayik Y. Comparison of lidocaine injection, botulinum toxin injection, and dry needling to trigger points in myofascial pain syndrome. Rheumatol Int. 2005; 25(8):604-611

[403] Kannan P. Management of myofascial pain of upper trapezius: a three group comparison study. Glob J Health Sci. 2012; 4(5):46-52

[404] Kapandji IA. Funktionelle Anatomie der Gelenke. Stuttgart: Thieme; 2006

[405] Karjalainen K, Malmivaara A, van Tulder M, et al. Multidisciplinary rehabilitation for fibromyalgia and musculoskeletal pain in working age adults. Cochrane Database Syst Rev. 2000(2):CD001984

[406] Kawakami Y, Muraoka T, Ito S, Kanehisa H, Fukunaga T. In vivo muscle fibre behaviour during counter-movement exercise in humans reveals a significant role for tendon elasticity. J Physiol. 2002; 540(Pt 2):635-646

[407] Keel P, et al. Chronifizierung von Rkenschmerzen. Basel: Eular; 1996

[408] Keil C. Dehnen. Ein Thema - fünf Perspektiven. Physiotherapie. 2007; 5(10):28-31

[409] Kelikian and Sarrafian. Sarrafian's Anatomy of the Foot and Ankle: Descriptive, Topographic, Functional. Philadelphia: Lippincott, Williams & Wilkins; 2011

[410] Kellgren JH. Observations on referred pain arising from muscle. Clin Sci. 1938; 3:175-190

[411] Kellgren JH. A preliminary account of referred pains arising from muscle. BMJ. 1938; 1:325-327

[412] Kellgren JH. On the distribution of pain arising from deep somatic structures with charts of segmental pain areas. Clin Sci. 1939; 4:35-46

[413] Kelly M. The treatment of fibrositis and allied disorders by local anesthesia. Med J Aust. 1941; 1:294-298

[414] Kelly M. The nature of fibrositis. I. The myalgic lesion and its secondary effects: a reflex theory. Ann Rheum Dis. 1945; 5:1-7

[415] Kelly M. The nature of fibrositis. II. A study of the causation of the myalgic lesion (rheumatic, traumatic, infective). Ann Rheum Dis. 1946; 5:69-77

[416] Kelly M. The relief of facial pain by procaine (Novocaine) injections. J Am Geriatr Soc. 1963; 11:586-596

[417] Kietrys DM, Palombaro KM, Azzaretto E, et al. Effectiveness of dry needling for upper-quarter myofascial pain: a systematic review and meta-analysis. J Orthop Sports Phys Ther. 2013; 43(9):620-634

[418] Kim SA, Oh KY, Choi WH, Kim IK. Ischemic compression after trigger point injection affect the treatment of myofascial trigger points. Ann Rehabil Med. 2013; 37(4):541-546

[419] Kivim.ki M, Leino-Arjas P, Virtanen M, et al. Work stress and incidence of newly diagnosed fibromyalgia: prospective cohort study. J Psychosom Res. 2004; 57(5):417-422

[420] Klemme B, Siegmann G. Clinical Reasoning. Therapeutische Denkprozesse lernen. Stuttgart: Thieme; 2006

[421] Klien S. (gelesen und kommentiert). Referred Pain Pattern of the Pronator Quadratus Muscle. Schmerzprojektionsmuster des M. pronator quadratus. Manuelle Therapie. 2006; 10(2):93-94

[422] Klingler W, Schleip R, Zorn A. European Fascia Research Project Report. Structural Integration-Journal of the Rolf Institute. 2004; 32(3):1-10

[423] Knust M, von Piekartz HJM, Zalpour C. Wirkung von Manueller Therapie im Vergleich zu einem multimodalen Physiotherapieprogramm bei Patientinnen mit kraniomandibul. rer Dysfunktion. Physioscience. 2007; 3(3):109-116

[424] Kobayashi Y, Sekiguchi M, Konno S, Kikuchi S. Increased intramuscular pressure in lumbar paraspinal muscles and low back pain: model development and expression of substance P in the dorsal root ganglion. Spine. 2010; 35(15):1423-1428

[425] Komiyama O, Kawara M, Arai M, Asano T, Kobayashi K. Posture correction as part of behavioural therapy in treatment of myofascial pain with limited opening. J Oral Rehabil. 1999; 26(5):428-435

[426] Konermann J, Schsler G, Weddige-Diedrichs A. Schmerzbewältigung bei Patienten mit Fibromyalgie-Syndrom: Mlichkeiten und Grenzen einer Kurzzeit-Einzeltherapie. In: Schsler G, Leibing E, Hrsg. Coping. Gtingen: Hogrefe; 1995

[427] Koppenhaver SL, Walker MJ, Su J, et al. Changes in lumbar multifidus muscle function and nociceptive sensitivity in low back pain patient responders versus non-responders after dry needling treatment. Man Ther. 2015; 20(6):769-776

[428] Kostopoulos D, Nelson AJ, Ingber RS, Larkin RW. Reduction of Spontaneous Electrical Activity and Pain Perception of Trigger Points in the Upper Trapezius Muscle through Trigger Point Compression and Passive Stretching. JMP. 2008; 16(4):266-278

[429] Kovacs FM, Abraira V, Pozo F, et al. Local and remote sustained trigger point therapy for exacerbations of chronic low back pain. A randomized, double-blind, controlled, multicenter trial. Spine. 1997; 22(7):786-797

[430] Kovanen V, Suominen H, Heikkinen E. Collagen of slow twitch

and fast twitch muscle fibres in different types of rat skeletal muscle. Eur J Appl Physiol Occup Physiol. 1984; 52(2):235-242

[431] Kraft W.. Dehnen, aber richtig! Stretching auf dem neuesten Stand. physiopraxis. 2003; 1(6):32-35

[432] Kruger L. Cutaneous Sensory System. In: Adelman G, ed. Encyclopedia of Neuroscience 1. Boston: Birkh.user; 1987:293

[433] Kuan TS, Hong CZ, Chen JT, Chen SM, Chien CH. The spinal cord connections of the myofascial trigger spots. Eur J Pain. 2007; 11(6):624-634

[434] Labeit S, Kolmerer B. Titins: giant proteins in charge of muscle ultra-structure and elasticity. Science. 1995; 270(5234):293-296

[435] Lakie M, Walsh EG, Wright GW. Resonance at the wrist demonstrated by the use of a torque motor: an instrumental analysis of muscle tone in man. J Physiol. 1984; 353:265-285

[436] Lancaster GI, Febbraio MA. Skeletal muscle: not simply an organ for locomotion and energy storage. J Physiol. 2009; 587(3):509-510

[437] Lange M. Die Muskelh.rten (Myogelosen). Mchen: Lehmann; 1931

[438] Langevin HM, Yandow JA. Relationship of acupuncture points and meridians to connective tissue planes. Anat Rec. 2002; 269(6):257-265

[439] Langevin HM, Churchill DL, Wu J, et al. Evidence of connective tissue involvement in acupuncture. FASEB J. 2002; 16(8):872-874

[440] Langevin HM, Storch KN, Cipolla MJ, White SL, Buttolph TR, Taatjes DJ. Fibroblast spreading induced by connective tissue stretch involves intracellular redistribution of alpha-and beta-actin. Histochem Cell Biol. 2006; 125(5):487-495

[441] Langevin HM. Potential Role of Fascia in Chronic Musculoskeletal Pain. In: Audette, JF, Bailey A, eds. Integrative Pain Medicine: The Science and Practice of Complementary and Alternative Medicine in Pain Management. Totowa: Humana Press; 2008;123 -132

[442] Langevin HM, Huijing PA. Communicating about fascia: history, pitfalls, and recommendations. Int J Ther Massage Bodywork. 2009; 2 (4):3-8

[443] Langevin HM, Fox JR, Koptiuch C, et al. Reduced thoracolumbar fascia shear strain in human chronic low back pain. In: BMC Musculoskeletal Disord 2011; (12): 203-214

[444] Lännergren J. The effect of low-level activation on the mechanical properties of isolated frog muscle fibers. J Gen Physiol. 1971; 58 (2):145-162

[445] Laube W. Biophysikalisch passiver und neurophysiologisch aktiver Muskeltonus? Manuelle Therapie. 2014; 18(2):74-78

[446] Lawson SN, Crepps BA, Perl ER. Relationship of substance P to afferent characteristics of dorsal root ganglion neurones in guineapig. J Physiol. 1997; 505(Pt 1):177-191

[447] Le Bars D, Villanueva L. Electrophysiological evidence for the activation of descending inhibitory controls by nociceptive afferent pathways. Prog Brain Res. 1988; 77:275-299

[448] LeBars D, Villanueva L, Bouhassira D, et al. Di.use Noxious Inhibitory Controls (DNIC) in Animals and Man. J Patho Physio Exp Therap. 1992; 4:53-65

[449] Leffler AS, Kosek E, Hansson P. Injection of hypertonic saline into musculus infraspinatus resulted in referred pain and sensory disturbances in the ipsilateral upper arm. Eur J Pain. 2000; 4(1):73-82

[450] Leinonen V, Kankaanpää M, Luukkonen M, Hänninen O, Airaksinen O, Taimela S. Disc herniation-related back pain impairs feed-forward control of paraspinal muscles. Spine. 2001; 26(16):E367-E372

[451] Le Pera D, Graven-Nielsen T, Valeriani M, et al. Inhibition of motor system excitability at cortical and spinal level by tonic muscle pain. Clin Neurophysiol. 2001; 112(9):1633-1641

[452] Letchuman R, Deusinger RH. Comparison of sacrospinalis myoelectric activity and pain levels in patients undergoing static and inter-mittent lumbar traction. Spine. 1993; 18(10):1361-1365

[453] Levin SM. The Tensegrity-Truss as a Model for Spine Mechanics: Biotensegrity. J Mech Med Biol. 2002; 2(03n04):375-388

[454] Levin SM, Martin DC. Biotensegrity. The mechanics of fascia. In: Schleip et al. Fascia: The Tensional Network of the Human Body: The science and clinical applications in manual and movement therapy. Edinburgh: Churchill Livingstone; 2012:137-142

[455] Lew PC, Lewis J, Story I. Inter-therapist reliability in locating latent myofascial trigger points using palpation. Man Ther. 1997; 2(2):87-90

[456] Lewit K. The needle effect in the relief of myofascial pain. Pain. 1979; 6(1):83-90

[457] Lewit K. Manuelle Medizin bei Funktionsstungen des Bewegungsapparates. Mchen: Urban & Fischer; 2006

[458] Lewit K. Das wissenschaftliche Konzept der manuellen Therapie. Punkt fr Punkt. Manuelle Medizin. 2007; 45:309-313

[459] Li LT, Ge HY, Yue SW, Arendt-Nielsen L. Nociceptive and non-nociceptive hypersensitivity at latent myofascial trigger points. Clin J Pain. 2009; 25(2):132-137

[460] Licht G, Mler-Ehrenberg H, Mathis J, Berg G, Greitemann G. Untersuchung myofaszialer Triggerpunkte ist zuverl.ssig. Intertester-Reliabilit.t an insgesamt 304 Muskeln erprt. Manuelle Medizin. 2007; 45(6):402-408

[461] Lichtwark GA, Bougoulias K, Wilson AM. Muscle fascicle and series elastic element length changes along the length of the human gastrocnemius during walking and running. J Biomech. 2007; 40 (1):157-164

[462] Lieber RL. Skeletal Muscle. Structure, Function & Plasticity. 2nd ed. Baltimore: Lippincott Williams & Wilkins; 2002

[463] Lindel K. Muskeldehnung. Grundlagen-Differenzialdiagnostik -Therapeutische Dehnungen-Eigendehnungen. Heidelberg: Springer; 2006

[464] Lindsay M, Robertson C. Fascia. Clinical Applications for Health and Human Performance. New York: Delmar; 2008

[465] Linke WA. Stretching molecular springs: elasticity of titin filaments in vertebrate striated muscle. Histol Histopathol. 2000; 15(3):799-811

[466] Locher H, Bni U, Habring M, von Weymann W. Rezeptive Felder und Neuroplastizit.t. Wie werden Indikation und Differenzialindikation fr manuelle und andere Therapiemassnahmen beeinflusst? Manuelle Medizin. 2013; 51(3):194-202

[467] Locher H. Manuelle Medizin und moderne Schmerztherapie. Manuelle Medizin. 2015; 53(6):419-423

[468] Loram ID, Maganaris CN, Lakie M. The passive, human calf muscles in relation to standing: the non-linear decrease from short range to long range stiffness. J Physiol. 2007; 584(Pt 2):661-675

[469] Lucas K, Polus B, Rich P. Latent Myofascial Trigger Points and Temporal Recruitment Patterns of the Shoulder Girdle. Proceedings of the Third Conference of the International Shoulder Group, September 4-5, 2000, Newcastle-upon-Tyne, UK; 2001

[470] Lucas K, Karen R, Polus B, et al. Latent Myofascial Trigger Points: Their Effects on Muscle Activation and Movement Efficiency. J Bodyw Mov Ther. 2004; 8(3):160-166

[471] Lucas K, Karen R, Polus B, et al. How Common are Latent Myofascial Trigger Points in the Scapular Positioning Muscles? J Musculoskeletal Pain. 2008; 16(4):279-286

[472] Lucas KR. The impact of latent trigger points on regional muscle function. Curr Pain Headache Rep. 2008; 12(5):344-349

[473] Lucas KR, Rich PA, Polus BI. Muscle activation patterns in the scapular positioning muscles during loaded scapular plane elevation: the effects of Latent Myofascial Trigger Points. Clin Biomech (Bristol, Avon). 2010; 25(8):765-770

[474] Lucas N, Macaskill P, Irwig L, Moran R, Bogduk N. Reliability of physical examination for diagnosis of myofascial trigger points: a systematic review of the literature. Clin J Pain. 2009; 25(1):80-89

[475] Ludewig PM, Cook TM. Alterations in shoulder kinematics and associated muscle activity in people with symptoms of shoulder impingement. Phys Ther. 2000; 80(3):276-291

[476] Lund JP, Donga R, Widmer CG, Stohler CS. The pain-adaptation model: a discussion of the relationship between chronic musculoskeletal pain and motor activity. Can J Physiol Pharmacol. 1991; 69(5):683-694

[477] Lundborg G. Nerve Injury and Repair. Edingburgh: Churchill Livingstone; 1988

[478] Lundborg G, Dahlin LB. The pathophysiology of nerve compression. Hand Clin. 1992; 8(2):215-227

[479] Lundborg G, Dahlin LB. Anatomy, function, and pathophysiology of peripheral nerves and nerve compression. Hand Clin. 1996; 12 (2):185-193

[480] Lundborg G, Rydevik B. Effects of stretching the tibial nerve of the rabbit. A preliminary study of the intraneural circulation and the barrier function of the perineurium. J Bone Joint Surg Br. 1973; 55 (2):390-401

[481] Luomajoki H. Movement Control Impairment as a Subgroup of Non-specific Low Back Pain. Evaluation of Movement Control Test Battery as a Practical Tool in the Diagnosis of Movement Control Impairment and Treatment of this Dysfunction. Kuopio: Eastern Finland University Library; 2010

[482] Mackey AL, Donnelly AE, Turpeenniemi-Hujanen T, Roper HP. Skeletal muscle collagen content in humans after high-force eccentric contractions. J Appl Physiol (1985). 2004; 97(1):197-203

[483] Magid A, Law DJ. Myofibrils bear most of the resting tension in frog skeletal muscle. Science. 1985; 230(4731):1280-1282

[484] Magnusson SP, Langberg H, Kjaer M. The pathogenesis of tendinopathy: balancing the response to loading. Nat Rev Rheumatol. 2010; 6 (5):262-268

[485] Magora A, Schwartz A. Relation between the low back pain syndrome and x-ray findings. 3. Spina bifida occulta. Scand J Rehabil Med. 1980; 12(1):9-15

[486] Malliaropoulos N, Papalexandris S. Papaladaet al. The Role of Stretching in Rehabilitation of Hamstring Injuries. MSSE. 2004; 36 (5):756-759

[487] Marchand F, Perretti M, McMahon SB. Role of the immune system in chronic pain. Nat Rev Neurosci. 2005; 6(7):521-532

[488] Marcus DA. Migraine and tension-type headaches: the questionable validity of current classification systems. Clin J Pain. 1992; 8(1):28-36, discussion 37-38

[489] Marhauer S.. Clinical Reasoning in der Physiotherapie. physiopraxis. 2003; 7:18-21

[490] Maruyama K. Connectin, an elastic protein of striated muscle. Biophys Chem. 1994; 50(1-2):73-85

[491] Maruyama K. Connectin/titin, giant elastic protein of muscle. FASEB J. 1997; 11(5):341-345

[492] Masi AT. Review of the Epidemiology and Criteria of Fibromyalgia and Myofascial Pain Syndrome: Concepts of Illness in Populations as Applied to Dysfunctional Syndromes. In: Jacobsen B, Danneskiold-Samsoe B, Lund B, eds. Musculoskeletal Pain, Myofascial Pain and the Fibromyalgia Syndrome. Binghampton: Haworth Press; 1993

[493] Masi AT, Hannon JC. Human resting muscle tone (HRMT): narrative introduction and modern concepts. J Bodyw Mov Ther. 2008; 12 (4):320-332

[494] Massey AE. Movement of Pain Sensitive Structures in the Neural Canal. In: Grieve GP, Hrsg. Modern Manual Therapy of the Vertebral Column. Edinburgh: Churchill Livingstone; 1985

[495] Mayoral del Moral O, Martin Correa MT, del Alamo M, et al. Effectiveness of Pulsed Ultrasound in the Treatment of Latent and Active Myofascial Triggerpoints. J Musculoskeletal Pain. 2004; 12 Suppl 9:64

[496] Mayoral O, Salvat I, Martín MT, et al. Efficacy of myofascial trigger point dry needling in the prevention of pain after total knee arthroplasty: a randomized, double-blinded, placebo-controlled trial. Evid Based Complement Alternat Med. 2013; 2013:694941

[497] McEwen BS. Protective and damaging effects of stress mediators. N Engl J Med. 1998; 338(3):171-179

[498] McKay WP, Chilibeck PD, Chad KE, Daku BL. Resting mechanomyography after aerobic exercise. Can J Appl Physiol. 2004; 29(6):743-757

[499] McKay WP, Chilibeck PD, Daku BL, Lett B. Quantifying the mechanical work of resting quadriceps muscle tone. Eur J Appl Physiol. 2010; 108(4):641-648

[500] McLean SA, Williams DA, Stein PK, et al. Cerebrospinal fluid corticotropin-releasing factor concentration is associated with pain but not fatigue symptoms in patients with fibromyalgia. Neuropsychopharmacology. 2006; 31(12):2776-2782

[501] McMahon SB, et al. Wall and Melzack's textbook of pain. 6th ed. Philadelphia: Saunders; 2013

[502] McMillan AS, Hannam AG. Motor-unit territory in the human masseter muscle. Arch Oral Biol. 1991; 36(6):435-441

[503] McNulty WH, Gevirtz RN, Hubbard DR, Berko. GM. Needle electromyographic evaluation of trigger point response to a psychological stressor. Psychophysiology. 1994; 31(3):313-316

[504] McPartland JM. Expression of the endocannabinoid system in fibroblasts and myofascial tissues. J Bodyw Mov Ther. 2008; 12 (2):169-182

[505] Meert GF. Das Becken aus osteopathischer Sicht. Funktionelle Zusammenhänge nach dem Tensegrity-Modell. Mchen: Urban & Fischer; 2006

[506] Mejuto-Vázquez MJ, Salom-Moreno J, Ortega-Santiago R, Truyols-Dománguez S, Fernández-de-Las-Peas C. Short-term changes in neck pain, widespread pressure pain sensitivity, and cervical range of motion after the application of trigger point dry needling in patients with acute mechanical neck pain: a randomized clinical trial. J Orthop Sports Phys Ther. 2014; 44(4):252-260

[507] Melin B, Lundberg U. A Psychobiological Approach to Work-Stress and Musculoskeletal Disorders. J Psychophysiol. 1997

[508] Melzack R, Stillwell DM, Fox EJ. Trigger points and acupuncture points for pain: correlations and implications. Pain. 1977; 3(1):3-23

[509] Melzack R. Myofascial trigger points: relation to acupuncture and mechanisms of pain. Arch Phys Med Rehabil. 1981; 62(3):114-117

[510] Melzack R. Folk Medicine and the Sensory Modulation of Pain. In: Wall PD, Melzack R, eds. Textbook of Pain. Edinburgh: Churchill Livingstone; 1989

[511] Melzack R, Wall PD. The Challenge of Pain. 2nd ed, chapter 9 and 11 (reprinted). London: Penguin; 1991

[512] Mense S. Nociception from skeletal muscle in relation to clinical muscle pain. Pain. 1993; 54(3):241-289

[513] Mense S. Referral of Muscle Pain: New Aspects. APS Journal. 1994; 3 (1):1-9

[514] Mense S. Neue Entwicklungen im Verständnis von Triggerpunkten. Manuelle Medizin. 1999; 3:115-120

[515] Mense S. Neurobiologie des Muskelschmerzes. Dtsch Z Sportmed. 2000; 6:190-195

[516] Mense S. Was ist das Besondere am Muskelschmerz? Schmerz. 2003a; 17(6):459-463

[517] Mense S. Neurobiologische Grundlagen der Chronifizierung von Muskelschmaerz. In: Mense S, Pongratz D. Hrsg. Chronischer Muskelschmerz. Grundlagen, Klinik, Diagnose, Therapie. Darmstadt: Steinkopf; 2003b:1-21

[518] Mense S. Mechanismen der Chronifizierung von Muskelschmerz. Orthopade. 2004a; 33(5):525-532

[519] Mense S. Funktionelle Neuroanatomie und Schmerzreize. Aufnahme, Weiterleitung und Verarbeitung. Schmerz. 2004b; 18 (3):225-237

[520] Mense S. Muskeltonus und Muskelschmerz. Manuelle Medizin. 2005; 43:156-161

[521] Mense S. Ein wissenschaftliches Interview. Manuelle Medizin. 2007a; 45:282-285

[522] Mense S. Sensorische Nervenendigungen, Mechanorezeptoren. In: Benningho. A, Drenckhahn D, Hrsg. Anatomie. Bd. 2. 16. Aufl. Müchen: Urban & Fischer; 2007b

[523] Mense S. Aktuelles zum Rkenschmerz. physiopraxis. 2008a; 1:30-33

[524] Mense S. Muskelschmerz: Mechanismen und klinische Bedeutung. Dtsch Arztebl. 2008b; 105(12):214-219

[525] Mense S. How do muscle lesions such as latent and active trigger points influence central nociceptive neurons? J Musculoskeletal Pain. 2010; 18(4):348-353

[526] Mense S. Unterschiede zwischen myofazialen Triggerpunkten und "tender points". Schmerz. 2011; 25(1):93-103, quiz 104

[527] Mense S. Basic Mechanisms of Muscle Pain. In: McMahon SB, et al., eds. Wall and Melzack's textbook of pain; 6th ed. Philadelphia: Saunders; 2013:620-628

[528] Mense S. Wie entsteht der Muskeltonus? Manuelle Therapie.

2014; 18(2):63-68

[529] Mense S, Simons DG, Russell IJ. (2001a). Muscle Pain: Understanding Its Nature, Diagnosis and Treatment. Philadelphia: Williams & Wilkins; 2001

[530] Mense S, Hoheisel U. Sticksto.monoxid-Mangel im Rkenmark. Schmerz. 2001b; 15:19-25

[531] Mense S, Simons DG. Myofasziales Syndrom und Triggerpunkte. In: Mense S, Pongratz D, eds. Chronischer Muskelschmerz. Grundlagen, Klinik, Diagnose, Therapie. Darmstadt: Steinkopf; 2003

[532] Mense S, Simons DG, Hoheisel U, Quenzer B. Lesions of rat skeletal muscle after local block of acetylcholinesterase and neuromuscular stimulation. J Appl Physiol (1985). 2003; 94(6):2494-2501

[533] Mense S, Pongratz D. (2003a). Chronischer Muskelschmerz. Grundlagen, Klinik, Diagnose, Therapie. Darmstadt: Steinkopf; 2003

[534] Mense S, Pongratz D. Neue Einsichten in die Besonderheiten des Muskelschmerzes. Schmerz. 2003b; 17(6):397-398

[535] Mense S, Gerwin RD. (2010a). Muscle Pain: Understanding the Mechanisms. Heidelberg: Springer; 2010

[536] Mense S, Gerwin RD. (2010b). Muscle Pain: Diagnosis and Treatment. Heidelberg: Springer; 2010

[537] Mett C. Hypo-und Hypermobilit.t-Ursachen und Auswirkungen im Bindegewebe. Manuelle Therapie. 2015; 19(4):159-165

[538] Meyer GA, Lieber RL. Elucidation of extracellular matrix mechanics from muscle fibers and fiber bundles. J Biomech. 2011; 44 (4):771-773

[539] Millan MJ. The induction of pain: an integrative review. Prog Neurobiol. 1999; 57(1):1-164

[540] Mitchell JH, Schmidt RF. Cardiovascular Reflex Control by Afferent Fibres from Skeletal Muscle Receptors. In: Sheperd JT, et al., eds. Handbook of Physiology-The Cardiovascular System, section 2, no. III, 1977: 623-658. Reprint in: Oschman JL, ed. Energy Medicine: The Scientific Basis. Edinburgh: Churchill Livingstone/Harcourt Brace; 2000

[541] Moccia D, Nackashi AA, Schilling R, Ward PJ. Fascial bundles of the infraspinatus fascia: anatomy, function, and clinical considerations. J Anat. 2015; •••:[Epub ahead of print]

[542] Moghtaderi A, Izadi S. Double crush syndrome: an analysis of age, gender and body mass index. Clin Neurol Neurosurg. 2008; 110 (1):25-29

[543] Molander C, Ygge J, Dalsgaard C-J. Substance P-, somatostatin-and calcitonin generelated peptide-like immunoreactivity and fluoride resistant acid phosphatase-activity in relation to retrogradely labeled cutaneous, muscular and visceral primary sensory neurons in the rat. Neurosci Lett. 1987; 74(1):37-42

[544] Mooney V, Robertson J. The facet syndrome. Clin Orthop Relat Res. 1976(115):149-156

[545] Moore KL, Agur AMR, Dalley AF. Essential Clinical Anatomy. Philadelphia: Lippincott, Williams & Wilkins; 2014

[546] Moraska AF, Hickner RC, Kohrt WM, Brewer A. Changes in blood flow and cellular metabolism at a myofascial trigger point with trigger point release (ischemic compression): a proof-of-principle pilot study. Arch Phys Med Rehabil. 2013; 94(1):196-200

[547] Morgan G, Wilbourn AJ. Cervical radiculopathy and coexisting distal entrapment neuropathies: double-crush syndromes? Neurology. 1998; 50(1):78-83

[548] Mler DG, Schleip R. Fascial fitness. Suggestions for a fascia-oriented training approach in sports and movement therapies. In: Schleip, et al., eds. Fascia: The Tensional Network of the Human Body: The science and clinical applications in manual and movement therapy. Edinburgh: Churchill Livingstone; 2012:465-475

[549] Mler G. Diagnostik des Rkenschmerzes-wo liegen die Probleme? Schmerz. 2001; 15(6):435-441

[550] Mler W, Lautenschl.ger J. [Generalized tendomyopathy. I: Clinical aspects, follow-up and differential diagnosis]. Z Rheumatol. 1990; 49(1):11-21

[551] Müller-Wohlfahrt HW, Ueblacker P, Hänsel L. Muskelverletzungen im Sport. 2. vollständig erarbeitete und erweiterte Auflage. Stutt-gart: Thieme; 2014

[552] Mumenthaler M. Neurologie. Stuttgart: Thieme; 1997

[553] Mumenthaler M, et al. L.sionen peripherer Nerven und radikul. rer Syndrome. Stuttgart: Thieme; 2003

[554] Muñoz-Muñoz S, Muñoz-Garc.a MT, Alburquerque-Sendín F, Arroyo-Morales M, Fernández-de-las-Peas C. Myofascial trigger points, pain, disability, and sleep quality in individuals with mechanical neck pain. J Manipulative Physiol Ther. 2012; 35(8):608-613

[555] Myburgh C, Larsen AH, Hartvigsen J. A systematic, critical review of manual palpation for identifying myofascial trigger points: evidence and clinical significance. Arch Phys Med Rehabil. 2008; 89 (6):1169-1176

[556] Myburgh C, Lauridsen HH, Larsen AH, Hartvigsen J. Standardized manual palpation of myofascial trigger points in relation to neck/ shoulder pain; the influence of clinical experience on inter-exam-iner reproducibility. Man Ther. 2011; 16(2):136-140

[557] Myers TW. Anatomy Trains. Myofasziale Meridiane. Mchen: Urban & Fischer; 2014

[558] Nachemson AL. Advances in low-back pain. Clin Orthop Relat Res. 1985(200):266-278

[559] Nachemson AL. Newest knowledge of low back pain. A critical look. Clin Orthop Relat Res. 1992(279):8-20

[560] Nagata CB, Tsujii Y. Myotherapy-A New Approach to the

Treatment of Muscle Pain Syndromes. Manual & Manipulative Therapy. 1997; 5 (2):87-90

[561] Nagrale AV, Glynn P, Joshi A, Ramteke G. The efficacy of an integrated neuromuscular inhibition technique on upper trapezius trigger points in subjects with non-specific neck pain: a randomized controlled trial. J Manual Manip Ther. 2010; 18(1):37-43

[562] Nakamura YN, Iwamoto H, Yamaguchi T, et al. Three-dimensional reconstruction of intramuscular collagen networks of bovine muscle: A demonstration by an immunohistochemical/confocal laser-scanning micro-scopic method. Anim Sci J. 2007; 78(4):445-447

[563] Narozny M, Zanetti M, Boos N. Therapeutic efficacy of selective nerve root blocks in the treatment of lumbar radicular leg pain. Swiss Med Wkly. 2001; 131(5-6):75-80

[564] Netter FH. Atlas der Anatomie des Menschen. 2. erarbeitete und erweiterte Aufl. Basel: Novartis; 2000

[565] Neuberger A, Slack HGB. The metabolism of collagen from liver, bone, skin and tendon in the normal rat. Biochem J. 1953; 53 (1):47-52

[566] Nice DA, Riddle DL, Lamb RL, Mayhew TP, Rucker K. Intertester reliability of judgments of the presence of trigger points in patients with low back pain. Arch Phys Med Rehabil. 1992; 73 (10):893-898

[567] Nicholl BI, Macfarlane GJ, Davies KA, Morriss R, Dickens C, McBeth J. Premorbid psychosocial factors are associated with poor health-related quality of life in subjects with new onset of chronic wide-spread painresults from the EPIFUND study. Pain. 2009; 141(1- 2):119-126

[568] Nickel R, Egle UT. Stungsspezifische Gruppenpsychotherapie bei Patienten mit somatoformen Schmerzen. Z Gruppendyn Gruppen-psychother. 2002; 38:212-230

[569] Niddam DM, Chan RC, Lee SH, Yeh TC, Hsieh JC. Central modulation of pain evoked from myofascial trigger point. Clin J Pain. 2007; 23 (5):440-448

[570] Niel-Asher S. The Concise Book of Trigger Points. Berkeley: Lotus Publishing; 2008

[571] Nijs J, Daenen L, Cras P, Struyf F, Roussel N, Oostendorp RA. Nociception affects motor output: a review on sensory-motor interaction with focus on clinical implications. Clin J Pain. 2012; 28(2):175-181

[572] Nicolakis P, Erdogmus B, Kopf A, Nicolakis M, Piehslinger E, Fialka-Moser V. Effectiveness of exercise therapy in patients with myofascial pain dysfunction syndrome. J Oral Rehabil. 2002; 29(4):362-368

[573] Nikolakis P, Erdogmus B, Kopf A, Schmid-Schwap M, Ebenbichler G, Fialka-Moser V. Effektivit.t von Heilgymnastik in der Behandlung der Kiefergelenkdysfunktion: Langzeitergebnisse. Phys Med Rehab Kuror. 2001; 11(2):51-55

[574] Njoo KH, Van der Does E. The occurrence and inter-rater reliability of myofascial trigger points in the quadratus lumborum and gluteus medius: a prospective study in non-specific low back pain patients and controls in general practice. Pain. 1994; 58(3):317-323

[575] Nordin M, Hiebert R, Pietrek M, Alexander M, Crane M, Lewis S. Association of comorbidity and outcome in episodes of nonspecific low back pain in occupational populations. J Occup Environ Med. 2002; 44(7):677-684

[576] Oesch P, et al. Assessments in der muskuloskelettalen Rehabilitation. Bern: Hans Huber; 2007

[577] Offenbaecher M, Bondy B, de Jonge S, et al. Possible association of fibromyalgia with a polymorphism in the serotonin transporter gene regulatory region. Arthritis Rheum. 1999; 42 (11):2482-2488

[578] Ogata K, Naito M. Blood flow of peripheral nerve effects of dissection, stretching and compression. J Hand Surg [Br]. 1986; 11(1):10-14

[579] Ojala T, Arokoski JPA, Partanen J. The effect of small doses of botulinum toxin a on neck-shoulder myofascial pain syndrome: a double-blind, randomized, and controlled crossover trial. Clin J Pain. 2006; 22(1):90-96

[580] Okeson JP. Orofacial pain. Guidelines for assessment, diagnosis and management. Chicago: Quintessence; 1996

[581] Olesen J. Clinical and pathophysiological observations in migraine and tension-type headache explained by integration of vascular, supraspinal and myofascial inputs. Pain. 1991; 46(2):125-132

[582] Oliveira-Campelo NM, de Melo CA, Alburquerque-Sendín F, Machado JP. Short-and medium-term effects of manual therapy on cervical active range of motion and pressure pain sensitivity in latent myofascial pain of the upper trapezius muscle: a randomized controlled trial. J Manipulative Physiol Ther. 2013; 36(5):300-309

[583] Olsen S, Aagaard P, Kadi F, et al. Creatine supplementation augments the increase in satellite cell and myonuclei number in human skeletal muscle induced by strength training. J Physiol. 2006; 573(Pt 2):525-534-Erratum in: J Physiol. 2006; 575: 971

[584] Olson TT. ADAM-Anatomie-Atlas. In: Lippert H, Hrsg. Bad Wishofen: Mediscript; 1999

[585] Oomens CW, van Campen DH, Grootenboer HJ. A mixture approach to the mechanics of skin. J Biomech. 1987; 20(9):877-885

[586] Palla S. Myoarthropatischer Schmerz des Kausystems. In: Mense S, Pongratz D. Hrsg. Chronischer Muskelschmerz. Grundlagen, Klinik, Diagnose, Therapie. Darmstadt: Steinkopf; 2003;145-166

[587] Panjabi MM. A hypothesis of chronic back pain: ligament

subfailure injuries lead to muscle control dysfunction. Eur Spine J. 2006; 15 (5):668-676

[588] Paoletti S. Faszien. Anatomie, Strukturen, Techniken, spezielle Osteopathie. Mchen: Urban & Fischer/Elsevier; 2001

[589] Papadopulos JS. Schmerzlosigkeit bei Gelenksch.den erheblichen Grades. Orthop Praxis. 1981; 1:24-30

[590] Parkhurst TM, Burnett CN. Injury and proprioception in the lower back. J Orthop Sports Phys Ther. 1994; 19(5):282-295

[591] Partanen JV, Ojala TA, Arokoski JP. Myofascial syndrome and pain: A neurophysiological approach. Pathophysiology. 2010; 17 (1):19-28

[592] Patijn J. Studien zur Reproduzierbarkeit und Validit.t diagnostischer Verfahren in der manuellen Medizin. Manuelle Medizin. 2002; 40 (6):339-351

[593] Paz IA, Kerppers II, Fr.z AR. Effects of ischemic compression of trigger points in painful episodes of patients with chronic shoulder pain. Systematic Review. Man Therapy Posturology & Rehabilitation J. 2014; 12(1):87-92

[594] Pellegrino MJ, Waylonis GW, Sommer A. Familial occurrence of primary fibromyalgia. Arch Phys Med Rehabil. 1989; 70(1):61-63

[595] Perleth M, Antes G, eds. Evidenz-basierte Medizin. Mchen: MMV Medizin Verlag; 1998

[596] Peterson Kendall F, et al. Muskeln. Funktionen und Tests. Mchen: Urban & Fischer; 2001

[597] Pipelzadeh MH, Naylor IL. The in vitro enhancement of rat myofibroblast contractility by alterations to the pH of the physiological solution. Eur J Pharmacol. 1998; 357(2-3):257-259

[598] Platzer W. Taschenatlas der Anatomie. Bewegungsapparat. Bd 1. Stuttgart: Thieme; 2005

[599] Plmann W, Keidel M, Pfaffenrath V. [Headache and the cervical spine. A critical review]. Nervenarzt. 1996; 67(10):821-836

[600] Ptinen P, Gleditsch J, Pothmann R. Triggerpunkte und Triggermechanismen. Stuttgart: Hippokrates; 2001

[601] Pksen B, ed. Schlselwerke des Konstruktivismus. 2. Aufl. Quintner JL, Bove GM, Cohen MI. A critical evaluation of the trigger point phenomenon. Rheumatology (Oxford) 2015; 54(3): 392-399. Wiesbaden: VS Verlag fr Sozialwissenschaften; 2015

[602] Pousson M, P.rot C, Goubel F. Stiffness changes and fibre type transitions in rat soleus muscle produced by jumping training. Pflugers Arch. 1991; 419(2):127-130

[603] Prado LG, Makarenko I, Andresen C, Krer M, Opitz CA, Linke WA. Isoform diversity of giant proteins in relation to passive and active contractile properties of rabbit skeletal muscles. J Gen Physiol. 2005; 126(5):461-480

[604] Prateepavanich P, Aromdee E, Chaudakshetrin P, et al. Modifications of the American College of Rheumatology 2010 Preliminary Diagnostic Criteria for Fibromyalgia Syndrome and Measurement of Symptom Severity as a Screening Tool for its Diagnosis [ACR 2010 FMS-STD]: Lessons Learned from the Process of Translation and Validation into a Thai Version. J Musculoskeletal Pain. 2014; 22(1):7-12

[605] Proske U, Morgan DL. Do cross-bridges contribute to the tension during stretch of passive muscle? J Muscle Res Cell Motil. 1999; 20 (5-6):433-442

[606] Purslow PP. The structure and functional significance of variations in the connective tissue within muscle. Comp Biochem Physiol A Mol Integr Physiol. 2002; 133(4):947-966

[607] Purslow PP. Intramuscular connective tissue and its role in meat quality. Meat Sci. 2005; 70(3):435-447

[608] Purslow PP, Delage JP. General anatomy oft he muscle fasciae. In: Schleip et al. Fascia: The Tensional Network of the Human Body: The science and clinical applications in manual and movement therapy. Edinburgh: Churchill Livingstone; 2012:5-10

[609] Qerama E, Fuglsang-Frederiksen A, Kasch H, Bach FW, Jensen TS. A double-blind, controlled study of botulinum toxin A in chronic myofascial pain. Neurology. 2006; 67(2):241-245

[610] Quintner JL, Bove GM, Cohen ML. A critical evaluation of the trigger point phenomenon. Rheumatology (Oxford). 2015; 54 (3):392-399

[611] Rachlin ES, Rachlin IS. Myofascial Pain and Fibromyalgia, Trigger Point Management. 2nd ed. St. Louis: Mosby; 2002

[612] Rack PMH, Westbury DR. The short range stiffness of active mammalian muscle and its effect on mechanical properties. J Physiol. 1974; 240(2):331-350

[613] Radebold A, Cholewicki J, Polzhofer GK, Greene HS. Impaired postural control of the lumbar spine is associated with delayed muscle response times in patients with chronic idiopathic low back pain. Spine. 2001; 26(7):724-730

[614] Radhakrishnan K, Litchy WJ, O'Fallon WM, Kurland LT. Epidemiology of cervical radiculopathy. A population-based study from Rochester, Minnesota, 1976 through 1990. Brain. 1994; 117(Pt 2):325-335

[615] Rall JA. Energetic aspects of skeletal muscle contraction: implications of fiber types. Exerc Sport Sci Rev. 1985; 13:33-74

[616] Rauber A, Kopsch F. Anatomie des Menschen. Bd. 1-4. Stuttgart: Thieme; Bd. 1: 2. Aufl. 1997; Bd. 2 und 3: 1987; Bd. 4: 1988

[617] Reich W. Die Entdeckung des Orgons. I. Die Funktion des Orgasmus. Frankfurt a.M.: Fischer; 1972

[618] Reich W. Die Entdeckung des Orgons. II. Der Krebs. Frankfurt a.M: Fischer; 1976

[619] Reilich P, Grli C, Dommerholt J. Myofasziale Schmerzen und Triggerpunkte. Diagnostik und evidenzbasierte Therapie. Die Top-30-Muskeln. Mchen: Elsevier, Urban & Fischer; 2012

[620] Reinl J, Hoheisel U, Unger T, Mense S. Adenosine triphosphate as a stimulant for nociceptive and non-nociceptive muscle group IV receptors in the rat. Neurosci Lett. 2003; 338(1):25-28

[621] Reitinger A, et al. Morphologische Untersuchungen an Triggerpunkten. Manuelle Medizin. 1996; 34:256-262

[622] Ren K, Zhuo M, Willis WD. Multiplicity and Plasticity of Descending Modulation of Nociception: Implications for Persistent Pain. Progr Brain Res Manag. 2000; 16:387-400

[623] Reynolds MD. Myofascial trigger points in persistent posttraumatic shoulder pain. South Med J. 1984; 77(10):1277-1280

[624] Richardson C, et al. The Place of Physical Therapy in Rehabilitation of the Back: The Rehabilitation of Active Stabilization in Prevention and Treatment of Low Back Pain. 12th World Congress of the International Federation of Physical Medicine and Rehabilitation, Sydney, Australia 1995

[625] Richardson CA, et al. Therapeutic Exercise for Spinal Stabilization in Low Back Pain. 2nd ed. Edinburgh: Churchill Livingstone; 2004

[626] Richardson C, Jodges P, Hides J. Therapeutic Exercises for Spinal Segmental Stabilization in Low Back Pain: Scientific Basis and Clinical Approach. Edinburgh: Churchill Livingstone; 1998

[627] Richter P, Hebgen E. Triggerpunkte und Muskelfunktionsketten in der Osteopathie und Manuellen Therapie. Stuttgart: Hippokrates; 2006

[628] Riedel W, Schlapp U, Leck S, Netter P, Neeck G. Blunted ACTH and cortisol responses to systemic injection of corticotropin-releasing hormone (CRH) in fibromyalgia: role of somatostatin and CRH-binding protein. Ann N Y Acad Sci. 2002; 966:483-490

[629] Riew KD, Yin Y, Gilula L, et al. The effect of nerve-root injections on the need for operative treatment of lumbar radicular pain. A prospective, randomized, controlled, double-blind study. J Bone Joint Surg Am. 2000; 82-A(11):1589-1593

[630] Roach NT, Venkadesan M, Rainbow MJ, Lieberman DE. Elastic energy storage in the shoulder and the evolution of high-speed throwing in Homo. Nature. 2013; 498(7455):483-486

[631] Roberts TJ, Azizi E. Flexible mechanisms: the diverse roles of biological springs in vertebrate movement. J Exp Biol. 2011; 214(Pt 3):353-361

[632] Rocha CA, Sanchez TG. Myofascial trigger points: another way of modulating tinnitus. Prog Brain Res. 2007; 166:209-214

[633] Rohen JW, Yokochi C, Ljen-Drecoll E. Anatomie des Menschen. Fotografischer Atlas. Stuttgart: Schattauer; 2006

[634] Rolf IP. Rolfing. The Integration of Human Structures. London: Harper & Row; 1987.

[635] Rosomo. HL, Fishbain DA, Goldberg N, et al. Myofascial Findings with Patients with "Chronic Intractable Benign Pain" of the Back and Neck. Pain Management 1989; 3:114-118

[636] Ruhmann W. The Earliest Book on Rheumatism. Br J Rheumatism. 1940; 11:140-162

[637] Ruiz-Sáez M, Fernández-de-las-Pes C, Blanco CR, Martínez-Segura R, García-Len R. Changes in pressure pain sensitivity in latent myofascial trigger points in the upper trapezius muscle after a cervical spine manipulation in pain-free subjects. J Manipulative Physiol Ther. 2007; 30(8):578-583

[638] Sachse J. Differentialdiagnostik der reversibel hypomobilen artikulären Dysfunktion. Manuelle Medizin. 1998; 36:176

[639] Sackett DL. Was ist Evidenz-basierte Medizin? In: Perleth M, Antes G, Hrsg. Evidenz-basierte Medizin. Mchen: MMV Medizin Verlag; 1998:9-12

[640] Sakada S. Mechanoreceptors in fascia, periosteum and periodontal ligament. Bull Tokyo Med Dent Univ. 1974; 21(0) Suppl:11-13

[641] Salom-Moreno J, Sánchez-Mila Z, Ortega-Santiago R, Palacios-Cea M, Truyol-Domínguez S, Fernández-de-las-Pes C. Changes in spasticity, widespread pressure pain sensitivity, and baropodometry after the application of dry needling in patients who have had a stroke: a randomized controlled trial. J Manipulative Physiol Ther. 2014; 37(8):569-579

[642] Salomons GS, Wyss M. Creatine and Creatine Kinase in Health and Disease. Subcellular Biochemistry. Vol. 46; Heidelberg: Springer; 2007

[643] Sandkler J, Chen JG, Cheng G, Randi. M. Low-frequency stimulation of afferent Adelta-fibers induces long-term depression at primary afferent synapses with substantia gelatinosa neurons in the rat. J Neurosci. 1997; 17(16):6483-6491

[644] Sari H, Akarirmak U, Uludag M. Active myofascial trigger points might be more frequent in patients with cervical radiculopathy. Eur J Phys Rehabil Med. 2012; 48(2):237-244

[645] Satir P, Pedersen LB, Christensen ST. The primary cilium at a glance. J Cell Sci. 2010; 123(Pt 4):499-503

[646] Sato A, Schmidt RF. Somatosympathetic reflexes: afferent fibers, central pathways, discharge characteristics. Physiol Rev. 1973; 53 (4):916-947

[647] Sawicki GS, Lewis CL, Ferris DP. It pays to have a spring in your step. Exerc Sport Sci Rev. 2009; 37(3):130-138

[648] Scanlon GC, Moeller-Bertram T, Romanowsky SM, Wallace MS. Cervical transforaminal epidural steroid injections: more dangerous than we think? Spine. 2007; 32(11):1249-1256

[649] Scharf HD, et al. Diskrepanz zwischen klinischen und rtgenologischen Befunden an der Lendenwirbels.ule Jugendlicher. Orthop Praxis. 1984; 8:666-671

[650] Schedlowski M, Tewes U. Psychoneuroimmunologie. Heidelberg/ Berlin/Oxford: Spektrum Akademischer Verlag; 1996

[651] Schi.man EL, Anderson GC, Fricton JR, Lindgren BR. The relationship between level of mandibular pain and dysfunction and stage of temporomandibular joint internal derangement. J Dent Res. 1992; 71 (11):1812-1815

[652] Schindler HJ, Tp JC, Sommer C, Kares H, Nilges P, Hugger A. [Therapy of masticatory muscle pain: recommendations for clinical management]. Schmerz. 2007; 21(2):102-115

[653] Schindler HJ, Tp JC, Nilges P, Hugger A. [Clinical management of masticatory muscle pain: an update of the recommendations]. Schmerz. 2013; 27(3):243-252

[654] Schindler HJ, Hugger A, Kordaß B, Tp JC. Splint therapy for temporomandibular disorders: basic principles. Grundlagen der Schienentherapie bei Myoarthropathien des Kausystems. J Cranio Mand Func. 2014; 6(3):207-230

[655] Schindler HJ, Hellmann D. Diagnostik und Therapie von schmerzhaften Myoarthropathien. Manuelle Therapie. 2015; 19(3):111-116

[656] Schlattner U, Tokarska-Schlattner M, Wallimann T. Metabolite Channeling: Creatine Kinase Microcompartments. In: Lennarz WJ, Lane MD, eds. The Encyclopedia of Biological Chemistry. pp. 80-85. Waltham, MA, USA: Academic Press & Elsevier Inc 3: 2nd ed; 2013:80-85

[657] Schleip R.. Faszien und Nervensystem. Osteopathische Medizin. 2003:1.

[658] Schleip R. Die Bedeutung der Faszien in der manuellen Therapie. Deutsche Zeitschrift fr Osteopathie. 2004; 1:10-16

[659] Schleip R, Klingler W, Lehmann-Horn F. Active Contraction of the Thoracolumbar Fascia-Indications of a New Factor in Low Back Pain with Implications for Manual Therapy. In: Vleeming A, Mooney V, Hodges P, eds. Proceedings of the 5th Interdisciplinary World Congress on Low Back and Pelvic Pain. Melbourn, 2004: 319-321

[660] Schleip R, Klingler W, Lehmann-Horn F. Active fascial contractility: Fascia may be able to contract in a smooth muscle-like manner and thereby influence musculoskeletal dynamics. Med Hypotheses. 2005; 65(2):273-277

[661] Schleip R. Active Fascial Contractility. Implications for Musculoskeletal Mechanics. Dissertation University Ulm 2006

[662] Schleip R, Naylor IL, Ursu D, et al. Passive muscle stiffness may be influenced by active contractility of intramuscular connective tissue. Med Hypotheses. 2006a; 66(1):66-71

[663] Schleip R, et al. Fascia Is Able to Contract in a Smooth Muscle-Like Manner and Thereby Influence Musculoskeletal Mechanics. In: Liebsch D, ed. Proceedings of the 5th World Congress of Biomechanics. Mchen 2006b; 51-54

[664] Schleip R, Klingler W. Fascial strain hardening correlates with matrix hydration changes. In: Findley TW, Schleip R, eds. Fascia Research-basic science and implications to conventional and complementary health care. Mchen: Elsevier; 2007:51

[665] Schleip R. Rkenschmerzen. Faszien im Zentrum der Aufmerksamkeit. MMA Medical Tribune; 2009:13

[666] Schleip R, Duerselen L, Vleeming A, et al. (Schleip et al. 2012a) Strain hardening of fascia: static stretching of dense fibrous connective tissues can induce a temporary stiffness increase accompanied by enhanced matrix hydration. J Bodyw Mov Ther. 2012; 16(1):94-100

[667] Schleip R, Findley T, Chaitow L, Huijing P. (Schleip et al. 2012b) Fascia: The Tensional Network of the Human Body: The science and clinical applications in manual and movement therapy. Edinburgh: Churchill Livingstone; 2012

[668] Schmid AB, Brunner F, Luomajoki H, et al. Reliability of clinical tests to evaluate nerve function and mechanosensitivity of the upper limb peripheral nervous system. BMC Musculoskelet Disord. 2009; 10:11

[669] Schmid AB, Coppieters MW. The double crush syndrome revisited-a Delphi study to reveal current expert views on mechanisms under-lying dual nerve disorders. Man Ther. 2011; 16(6):557-562

[670] Schmidt RF, Thews G. Anatomie, Physiologie, Pathophysiologie des Menschen. Stuttgart: Wissenschaftliche Verlagsgesellschaft; 1999

[671] Schmitt JL. Atemheilkunst. Bern: Humata; 2003

[672] Schokker RP, Hansson TL, Ansink BJ. The result of treatment of the masticatory system of chronic headache patients. J Craniomandib Disord. 1990; 4(2):126-130

[673] Schke M. Funktionelle Anatomie-Topographie und Funktion des Bewegungssystems. Stuttgart: Thieme; 2000

[674] Schke M, Schulte E, Schumacher U. Prometheus-LernAtlas der Anatomie. Allgemeine Anatomie und Bewegungssystem. 2. erarbeitete Aufl. Stuttgart: Thieme; 2007

[675] Schke M, Schulte E, Schumacher U. Prometheus-LernAtlas der Anatomie. Hals und innere Organe. 2. erarbeitete Aufl. Stuttgart: Thieme; 2009

[676] Schke M, Schulte E, Schumacher U. Prometheus-Lernatlas der Anatomie. Kopf, Hals und Neuroanatomie. 2. erarbeitete und erweiterte Aufl. Stuttgart: Thieme; 2009

[677] Schuenke MD, Vleeming A, Van Hoof T, Willard FH. A description of the lumbar interfascial triangle and its relation with the lateral raphe: anatomical constituents of load transfer through the lateral margin of the thoracolumbar fascia. J Anat. 2012; 221(6):568-576

[678] Schultz AB, Haderspeck-Grib K, Sinkora G, Warwick DN. Quantitative studies of the flexion-relaxation phenomenon in the back muscles. J Orthop Res. 1985; 3(2):189-197

[679] Schwind P. Faszien-und Membrantechnik. Mnchen: Urban & Fischer; 2003

[680] Sciotti VM, Mittak VL, DiMarco L, et al. Clinical precision of myofascial trigger point location in the trapezius muscle. Pain. 2001; 93 (3):259-266

[681] Seddon HJ. Three Types of Nerve Injury. Brain. 1943; 66(4):237-

288

[682] Selvaratnam P, Cook S, Matyas T. Transmission of Mechanical Stimulation to the Median Nerve at the Wrist during the Upper Limb Tension Test. In: Proceedings of the Manipulative Physiotherapists' Association of Australia, Melbourne 1997; 182-188

[683] Sergienko S, Kalichman L. Myofascial origin of shoulder pain: a literature review. J Bodyw Mov Ther. 2015; 19(1):91-101

[684] Shacklock M. Neurodynamics Physiotherapy. 1995; 81:9-16

[685] Shacklock M. Von neuraler Spannung zu klinischer Neurodynamik. Neues System zur Anwendung neuraler Test- und Behandlungstechniken. Manuelle Therapie. 2006; 10:22-33

[686] Shacklock M. Clinical Neurodynamics: A New System of Neuromusculoskeletal Treatment. Amsterdam: Elsevier Health Sciences; 2005

[687] Shah JP, Phillips TM, Dano. JV, Gerber LH. An in vivo microanalytical technique for measuring the local biochemical milieu of human skeletal muscle. J Appl Physiol (1985). 2005; 99(5):1977-1984

[688] Shah JP, Gilliams EA. Uncovering the biochemical milieu of myofascial trigger points using in vivo microdialysis: an application of muscle pain concepts to myofascial pain syndrome. J Bodyw Mov Ther. 2008; 12(4):371-384

[689] Shah JP, Dano. JV, Desai MJ, et al. Biochemicals associated with pain and inflammation are elevated in sites near to and remote from active myofascial trigger points. Arch Phys Med Rehabil. 2008a; 89 (1):16-23

[690] Shah JP, Gilliams EA. Uncovering the biochemical milieu of myofascial trigger points using in vivo microdialysis: an application of muscle pain concepts to myofascial pain syndrome. J Bodyw Mov Ther. 2008b; 12(4):371-384

[691] Shankar H, Reddy S. Two-and three-dimensional ultrasound imaging to facilitate detection and targeting of taut bands in myofascial pain syndrome. Pain Med. 2012; 13(7):971-975

[692] Shankar H, Cummings C. Ultrasound imaging of embedded shrapnel facilitates diagnosis and management of myofascial pain syndrome. Pain Pract. 2013; 13(5):405-408

[693] Sharan D, Manjula M, Urmi D, Ajeesh P. Effect of yoga on the Myofascial Pain Syndrome of neck. Int J Yoga. 2014; 7(1):54-59

[694] Shirado O, Ito T, Kaneda K, Strax TE. Flexion-relaxation phenomenon in the back muscles. A comparative study between healthy subjects and patients with chronic low back pain. Am J Phys Med Rehabil. 1995; 74(2):139-144

[695] Shmushkevich Y, Kalichman L. Myofascial pain in lateral epicondylalgia: a review. J Bodyw Mov Ther. 2013; 17(4):434-439

[696] Sihvonen T, Partanen J, Hänninen O, Soimakallio S. Electric behavior of low back muscles during lumbar pelvic rhythm in low back pain patients and healthy controls. Arch Phys Med Rehabil. 1991; 72 (13):1080-1087

[697] Sikdar S, Shah JP, Gilliams E, Gebreab T, Gerber LH. Assessment of myofascial trigger points (MTrPs): a new application of ultrasound imaging and vibration sonoelastography. Conf Proc IEEE Eng Med Biol Soc. 2008; 2008:5585-5588

[698] Sikdar S, Shah JP, Gebreab T, et al. Novel applications of ultrasound technology to visualize and characterize myofascial trigger points and surrounding soft tissue. Arch Phys Med Rehabil. 2009; 90 (11):1829-1838

[699] Sikdar S, Ortiz R, Gebreab T, Gerber LH, Shah JP. Understanding the vascular environment of myofascial trigger points using ultrasonic imaging and computational modeling. Conf Proc IEEE Eng Med Biol Soc. 2010; 2010:5302-5305

[700] Silbernagl S, Despopulos A. Taschenatlas der Physiologie. Stuttgart: Thieme; 1991, 2012

[701] Sim J, Wright CC. The kappa statistic in reliability studies: use, inter-pretation, and sample size requirements. Phys Ther. 2005; 85 (3):257-268

[702] Simons DG, Stolov WC. Microscopic features and transient contraction of palpable bands in canine muscle. Am J Phys Med. 1976; 55 (2):65-88

[703] Simons DG, Travell JG. Myofascial origins of low back pain. 1. Principles of diagnosis and treatment. Postgrad Med. 1983; 73(2):66-, 68-70, 73 passim

[704] Simons DG. Myofascial pain syndromes: where are we? Where are we going? Arch Phys Med Rehabil. 1988; 69(3 Pt 1):207-212

[705] Simons DG, Hong CZ, Simons LS. Nature of Myofascial Trigger Points, Active Loci. J Musculoskeletal Pain. 1995; 3 Suppl 1:62

[706] Simons DG. Clinical and Etiological Update of Myofascial Pain from Trigger Points. J Musculoskeletal Pain. 1996; 4:93-121

[707] Simons DG. Triggerpunkte und Myogelose. Manuelle Medizin. 1997; 6:290-294

[708] Simons DG, Travell JG, Simons LS. The Trigger Point Manual. Vol 1. 2nd ed. Baltimore, USA: Williams and Wilkins; 1999

[709] Simons DG. Understanding Effective Treatments of Myofascial Trigger Points. J Bodywork Movement Ther. 2002; 6(2):81-88

[710] Simons DG, Mense S. Diagnose und Therapie myofaszialer Triggerpunkte. Schmerz. 2003; 17(6):419-424

[711] Simons DG. New views of myofascial trigger points: etiology and diagnosis. Arch Phys Med Rehabil. 2008; 89(1):157-159

[712] Sinz H. Problemanalyse und Therapieans.tze. In: van den Berg F, ed. Angewandte Physiologie: Therapie, Training, Tests. Stuttgart: Thieme; 2001

[713] Sjaastad O, Bovim G, Stovner LJ. Laterality of pain and other migraine criteria in common migraine. A comparison with cervicogenic headache. Funct Neurol. 1992; 7(4):289-294

[714] Sjaastad O, Bakketeig LS. Prevalence of cervicogenic headache: V.g. study of headache epidemiology. Acta Neurol Scand. 2008a; 117 (3):173-180

[715] Sjaastad O, Bakketeig LS. Migraine without aura: comparison with cervicogenic headache. V.g. study of headache epidemiology. Acta Neurol Scand. 2008b; 117(6):377-383

[716] Sjaastad O, Bovim G. Cervicogenic headache. The differentiation from common migraine. An overview. Funct Neurol. 1991; 6 (2):93-100

[717] Skootsky SA, Jaeger B, Oye RK. Prevalence of myofascial pain in general internal medicine practice. West J Med. 1989; 151(2):157-160

[718] Slomka G. Faszien in Bewegung. Bedeutung der Faszien in Training und Alltag. Aachen: Meyer & Meyer; 2014

[719] Sluka KA, Deacon M, Stibal A, Strissel S, Terpstra A. Spinal blockade of opioid receptors prevents the analgesia produced by TENS in arthritic rats. J Pharmacol Exp Ther. 1999; 289(2):840-846

[720] Smith MD, Russell A, Hodges PW. Disorders of breathing and continence have a stronger association with back pain than obesity and physical activity. Aust J Physiother. 2006; 52(1):11-16

[721] Smith MD, Coppieters MW, Hodges PW. Postural response of the pelvic floor and abdominal muscles in women with and without incontinence. Neurourol Urodyn. 2007; 26(3):377-385

[722] Smith MD, Russell A, Hodges PW. How common is back pain in women with gastrointestinal problems? Clin J Pain. 2008; 24 (3):199-203

[723] Smith MD, Russell A, Hodges PW. Do incontinence, breathing difficulties, and gastrointestinal symptoms increase the risk of future back pain? J Pain. 2009; 10(8):876-886

[724] Smolenski UC, Bocker R, Best N. Diagnostisches und therapeutisches Konzept bei CMD aus manualmedizinischer Sicht. Phys Med Rehab Kuror. 2011; 21:93-98

[725] Sola AE, Rodenberger ML, Gettys BB. Incidence of hypersensitive areas in posterior shoulder muscles; a survey of two hundred young adults. Am J Phys Med. 1955; 34(6):585-590

[726] Sommer C, H.user W, Burgmer M, et al. Arbeitsgemeinschaft der Wissenschaftlichen Medizinischen Fachgesellschaften. .tiologie und Pathophysiologie des Fibromyalgiesyndroms. Schmerz. 2012; 26 (3):259-267

[727] Spies JM, Westland KW, Bonner JG, Pollard JD. Intraneural activated T cells cause focal breakdown of the blood-nerve barrier. Brain. 1995; 118(Pt 4):857-868

[728] Speck C. Treatment of Post-Operative Shoulder Disorders by Physical Therapists with and without Additional Manual Trigger Point Education: A Randomised Controlled Trial. Klinische Studie im Rahmen der Ausbildung zum MSc, Akademie Physiotherapie Thim van der Laan; 2011

[729] Srbely JZ, Dickey JP. Randomized controlled study of the antinociceptive effect of ultrasound on trigger point sensitivity: novel applications in myofascial therapy? Clin Rehabil. 2007; 21(5):411-417

[730] Srbely JZ, Dickey JP, Lowerison M, Edwards AM, Nolet PS, Wong LL. Stimulation of myofascial trigger points with ultrasound induces segmental antinociceptive effects: a randomized controlled study. Pain. 2008; 139(2):260-266

[731] Srbely JZ, Dickey JP, Bent LR, Lee D, Lowerison M. Capsaicin-induced central sensitization evokes segmental increases in trigger point sensitivity in humans. J Pain. 2010a; 11(7):636-643

[732] Srbely JZ, Dickey JP, Lee D, Lowerison M. Dry needle stimulation of myofascial trigger points evokes segmental anti-nociceptive effects. J Rehabil Med. 2010b; 42(5):463-468

[733] St.lberg E, Eriksson PO. A scanning electromyographic study of the topography of human masseter single motor units. Arch Oral Biol. 1987; 32(11):793-797

[734] Stapelmann H, Tp JC. The NTI-tss device for the therapy of bruxism, temporomandibular disorders, and headachewhere do we stand? A qualitative systematic review of the literature. BMC Oral Health. 2008; 8:22

[735] Staubesand J. Die Perforanten-Trias: Ein funktionelles System. Vasomed. 1994; 6:447-450

[736] Staubesand J, Li Y. Zum Feinbau der Fascia cruris mit besonderer Berksichtigung epi-und intrafaszialer Nerven. Manuelle Medizin. 1996; 34:196-200

[737] Stecco A, Gesi M, Stecco C, Stern R. Fascial components of the myofascial pain syndrome. Curr Pain Headache Rep. 2013; 17(8):352

[738] Stecco C. Functional Atlas of the Human Fascial System. Edinburgh: Churchill Livingstone, Elsevier; 2015

[739] Steindler A, Luck JV. Differential Diagnosis of Pain Low in the Back (allocation of the source of pain by the procaine hydrochloride method). J Am Med Assoc. 1938; 110(2):106-113

[740] Steindler A. The Interpretation of Sciatic Radiation and the Syndrome of Low-Back Pain. Bone and Joint Surgery (America). 1940; 22:28-34

[741] Stelzenmler W, Wiesner J. Therapie von Kiefergelenkschmerzen. Ein Behandlungskonzept fr Zahn.rzte, Kieferorthop.den und Physiotherapeuten. 2., üerarbeitete u. erweitere Aufl. Stuttgart: Thieme; 2010

[742] Stieger A. Therapiemaßnahmen myofaszialer Triggerpunkte. Eine Literaturarbeit zur Effektivität und Evidenz von Behandlungsmöglichkeiten des myofaszialen Schmerzsyndroms. Z Physiother. 2008; 3:276-293

[743] Stochkendahl MJ, Christensen HW, Hartvigsen J, et al. Manuelle Untersuchung der Wirbels.ule. Ein systematischer, kritischer Review zur Reproduzierbarkeit. Manuelle Medizin. 2007; 45:301-308

[744] Stockman R. The Causes, Pathology, and Treatment of Chronic Rheumatism. Edinburgh Med J. 1904; 15(3):107-116

[745] Stovner LJ, Hagen K. Prevalence, burden, and cost of headache disorders. Curr Opin Neurol. 2006; 19(3):281-285

[746] Stovner Lj, Hagen K, Jensen R, et al. The global burden of headache: a documentation of headache prevalence and disability worldwide. Cephalalgia. 2007; 27(3):193-210

[747] Strauss H. .ber die sogenannten "Rheumatische Muskelschwiele". Klin Wochenschr. 1898; 35:89-91, 121-123

[748] Sunderland S. A classification of peripheral nerve injuries producing loss of function. Brain. 1951; 74(4):491-516

[749] Sunderland S. The nerve lesion in the carpal tunnel syndrome. J Neurol Neurosurg Psychiatry. 1976; 39(7):615-626

[750] Sunderland S. Nerve and Nerve Injury. Edinburgh: Churchill Livingstone; 1978

[751] Sunderland S. Nerve injuries an their repair. A critical appraisal. Edinburgh: Curchill Livingston; 1991

[752] Svensson P, Minoshima S, Beydoun A, Morrow TJ, Casey KL. Cerebral processing of acute skin and muscle pain in humans. J Neurophysiol. 1997; 78(1):450-460

[753] Takamoto K, Sakai S, Hori E, et al. Compression on trigger points in the leg muscle increases parasympathetic nervous activity based on heart rate variability. J Physiol Sci. 2009; 59(3):191-197

[754] Takamoto K, Bito I, Urakawa S, et al. Effects of compression at myofascial trigger points in patients with acute low back pain: A randomized controlled trial. Eur J Pain. 2015; 19(8):1186-1196

[755] Tali D, Menahem I, Vered E, Kalichman L. Upper cervical mobility, posture and myofascial trigger points in subjects with episodic migraine: Casecontrol study. J Bodyw Mov Ther. 2014; 18(4):569-575

[756] Tanno H. Flgel außer Kontrolle. Skapulastabilit.t erkennen und behandeln. physiopraxis. 2011; 1:26-29

[757] Tanno-Rast H. Praxisbuch Myofasziale Triggerpunkte. Diagnostik, Therapie, Wirkung. Mchen: Elsevier; 2014

[758] Tekin L, Akarsu S, Durmu. O, Cakar E, Dinçer U, Kıralp MZ. The effect of dry needling in the treatment of myofascial pain syndrome: a randomized double-blinded placebo-controlled trial. Clin Rheumatol. 2013; 32(3):309-315

[759] Tesarz J, Tachuchi T, Mense S. Die Fascia thoracolumbalis als potentielle Ursache fr Rckenschmerzen. Manuelle Medizin. 2008; 46:259

[760] Thal S.. Zervikogene Kopfschmerzen erkennen und behandeln. physiopraxis. 2004; 4:20-25

[761] Thilmann AF, Fellows SJ, Garms E. The mechanism of spastic muscle hypertonus. Variation in reflex gain over the time course of spasticity. Brain. 1991; 114 Pt 1A:233-244

[762] Timmermans F.. Aktueller Stand der .berlegungen zum myofaszialen Schmerzsyndrom. physioscience. 2006; 2:25-32

[763] Timmermans F.. Myofascial Pain: An Update. Myofaszialer Schmerz: Ein Update. physioscience. 2014; 10:106-114

[764] Tini PG, Wieser C, Zinn WM. The transitional vertebra of the lumbosacral spine: its radiological classification, incidence, prevalence, and clinical significance. Rheumatol Rehabil. 1977; 16 (3):180-185

[765] Tirrell TF, Cook MS, Carr JA, Lin E, Ward SR, Lieber RL. Human skeletal muscle biochemical diversity. J Exp Biol. 2012; 215(Pt 15):2551-2559

[766] Tittel K. Beschreibende und funktionelle Anatomie des Menschen. Mchen: Urban & Fischer; 2003

[767] Torgerson WR, Dotter WE. Comparative roentgenographic study of the asymptomatic and symptomatic lumbar spine. J Bone Joint Surg Am. 1976; 58(6):850-853

[768] Tough EA, White AR, Richards S, Campbell J. Variability of criteria used to diagnose myofascial trigger point pain syndrome-evidence from a review of the literature. Clin J Pain. 2007; 23(3):278-286

[769] Travell J, Rinzler S, Herman M. Pain and Disability of the Shoulder and Arm: Treatment by Intramuscular Infiltration with Procain Hydrochlorid. JAMA. 1942; 120:417-422

[770] Travell J, Bigelow NH. Referred somatic pain does not follow a simple "segmental" pattern. Fed Proc. 1946; 5(1 Pt 2):106

[771] Travell J, Rinzler SH. The myofascial genesis of pain. Postgrad Med. 1952; 11(5):425-434

[772] Travell JG. Office Hours: Day and Night. The Autobiography of Janet Travell. M.D. New York: World Publishing; 1968

[773] Travell JG, Simons DG. Myofascial Pain and Dysfunction. The Trigger Point Manual. Vol 1. Baltimore, USA: Williams and Wilkins; 1983

[774] Travell JG, Simons DG. Myofascial Pain and Dysfunction. The Trigger Point Manual. Vol 1. Upper Half of Body. 2nd ed. Baltimore: Williams and Wilkins; 1999

[775] Travell JG, Simons DG. Myofascial Pain and Dysfunction. The Trigger Point Manual. Vol 2. The Lower Extremities. Baltimore: Williams and Wilkins; 1992

[776] Treaster D, Marras WS, Burr D, Sheedy JE, Hart D. Myofascial trigger point development from visual and postural stressors during computer work. J Electromyogr Kinesiol. 2006; 16(2):115-124

[777] Trotter JA, Purslow PP. Functional morphology of the endomysium in series fibered muscles. J Morphol. 1992; 212(2):109-122

[778] Tsai CT, Hsieh LF, Kuan TS, Kao MJ, Chou LW, Hong CZ. Remote effects of dry needling on the irritability of the myofascial trigger point in the upper trapezius muscle. Am J Phys Med Rehabil. 2010; 89(2):133-140

[779] Tucker K, Butler J, Graven-Nielsen T, Riek S, Hodges P. Motor unit recruitment strategies are altered during deep-tissue pain. J Neurosci. 2009; 29(35):10820-10826

[780] Turk DC, Okifuji A, Sinclair JD, Starz TW. Differential responses by psychosocial subgroups of fibromyalgia syndrome patients to an interdisciplinary treatment. Arthritis Care Res. 1998; 11(5):397-404

[781] Turo D, Otto P, Shah JP, et al. Ultrasonic characterization of the upper trapezius muscle in patients with chronic neck pain. Ultrason Imaging. 2013; 35(2):173-187

[782] Unverzagt C, Berglund K, Thomas JJ. Dry Needling for myofascial trigger point pain. A clinical commentary. Int J Sports Phys Ther. 2015; 10(3):402-418

[783] Upton ARM, McComas AJ. The double crush in nerve entrapment syndromes. Lancet. 1973; 2(7825):359-362

[784] Valerius KP, et al. Das Muskelbuch. Anatomie-Untersuchung-Bewegung. 3. vollständig erarbeitete Aufl. Marburg: KVM; 2007

[785] van Dam B, Pruimboom L. Fibromyalgie. In: van den Berg F. Ange-wandte Physiologie: Schmerzen verstehen und beeinflussen. 2. erweiterte Aufl. Stuttgart: Thieme; 2008

[786] van Dam B, Pruimboom L. Ern.hrung. In: van den Berg F. Ange-wandte Physiologie: Schmerzen verstehen und beeinflussen. 2. erweiterte Aufl. Stuttgart: Thieme; 2008

[787] van den Berg F. Angewandte Physiologie: Therapie, Training, Tests. Stuttgart: Thieme; 2001

[788] van den Berg F. Massage als Therapie fr die Behandlung von Schmerzen. In: van den Berg F. Angewandte Physiologie: Schmerzen verstehen und beeinflussen. 2. erweiterte Aufl. Stuttgart: Thieme; 2008

[789] van den Berg F, Ed. Angewandte Physiologie: Schmerzen verstehen und beeinflussen. 2. erweiterte Aufl. Stuttgart: Thieme; 2008

[790] van den Berg F. Angewandte Physiologie: Das Bindegewebe des Bewegungsapparates verstehen und beeinflussen. 3. erarbeitete Auflage. Stuttgart: Thieme; 2011

[791] van der Wur. P, Hagmeijer RHM, Meyne W. Clinical tests of the sacroiliac joint. Part 1. Reliability. Man Ther. 2000; 5:30-36

[792] van Wingerden BAM. Connective Tissue in Rehabilitation. Vaduz: Scipro; 1995

[793] Vázquez-Delgado E, Cascos-Romero J, Gay-Escoda C. Myofascial pain syndrome associated with trigger points: a literature review. (I): Epidemiology, clinical treatment and etiopathogeny. Med Oral Patol Oral Cir Bucal. 2009; 14(10):e494-e498

[794] Vázquez-Delgado E, Cascos-Romero J, Gay-Escoda C. Myofascial pain associated to trigger points: a literature review. Part 2: differential diagnosis and treatment. Med Oral Patol Oral Cir Bucal. 2010; 15(4): e639-e643

[795] Veeger HE, van der Helm FC. Shoulder function: the perfect compromise between mobility and stability. J Biomech. 2007; 40(10):2119-2129

[796] Vierck JL, Icenoggle DL, Bucci L, Dodson MV. The effects of ergogenic compounds on myogenic satellite cells. Med Sci Sports Exerc. 2003; 35(5):769-776

[797] Viidik A. Simultaneous mechanical and light microscopic studies of collagen fibers. Z Anat Entwicklungsgesch. 1972; 136(2):204-212

[798] Vleeming A, Mooney V, Stoeckart R. Movement, Stability and Lumbopelvic Pain. Integration of Research and Therapy. 2nd ed. Edinburgh: Churchill Livingstone; 2007

[799] von Heymann W, Bni U, Locher H. Grundlagenforschung tri.t Manualmedizin. Man Med. 2005; 43(6):385-394

[800] von Heymann W, Smolenski UC. Die kraniomandibul.re Dysfunktion (CMD). Manuelle Medizin. 2011; 49(5):347-360

[801] von Lanz T, Wachsmuth W. Praktische Anatomie. Bd. I/III: Arm. 2. Aufl. Berlin: Springer; 1959

[802] von Piekartz H. Kiefer, Gesichts-und Zervikalregion. Neuromusku-loskeletale Untersuchung, Therapie und Management. Stuttgart: Thieme; 2005

[803] von Piekartz H. Zervikogene Kopfschmerzen: Klassifikationen sinnvoll einsetzen. Manuelle Therapie. 2014; 18:159-165

[804] von Piekartz HJM. Kiefer, Gesichts-und Zervikalregion. Neuromus-kuloskeletale Untersuchung, Therapie und Management. 2., erweiterte Aufl. Stuttgart: Thieme; 2015

[805] von Stpnagel C, Reilich P, Straube A, et al. Myofascial trigger points in children with tension-type headache: a new diagnostic and therapeutic option. J Child Neurol. 2009; 24(4):406-409

[806] Voss H. Tabelle der abosluten und relativen Muskelspindelzahlen der menschlichen Skelettmuskulatur. Anat Anz. 1971; 129(5):562-572

[807] Voss H, Herrlinger R. Taschenbuch der Anatomie. Bd. 1: Bewegungssystem. Stuttgart: Fischer; 1985

[808] Voss H, Herrlinger R. Taschenbuch der Anatomie. Bd. 3: Nervensystem, Sinnessystem, Hautsystem, Inkretsystem. Stuttgart: Fischer; 1986

[809] Vulfsons S, Ratmansky M, Kalichman L. Trigger point needling: techniques and outcome. Curr Pain Headache Rep. 2012; 16(5):407-412

[810] Wadsworth DJS, Bullock-Saxton JE. Recruitment patterns of the scapular rotator muscles in freestyle swimmers with subacromial impingement. Int J Sports Med. 1997; 18(8):618-624

[811] Wall PD, Woolf CJ. Muscle but not cutaneous C-afferent input produces prolonged increases in the excitability of the flexion reflex in the rat. J Physiol. 1984; 356:443-458

[812] Wall PD. Future trends in pain research. Philos Trans R Soc Lond B Biol Sci. 1985; 308(1136):393-405

[813] Wallimann T, Wyss M, Brdiczka D, Nicolay K, Eppenberger HM. Intracellular compartmentation, structure and function of creatine kinase isoenzymes in tissues with high and fluctuating energy demands: the 'phosphocreatine circuit' for cellular energy homeostasis. Review. Biochem J. 1992; 281(Pt 1):21-40

[814] Wallimann T, Tokarska-Schlattner M, Neumann D, et al. The phosphocreatine circuit: molecular and cellular physiology of creatine kinases, sensitivity to free radicals and enhancement by creatine supplementation. In: Saks VA, ed. Molecular Systems Bioenergetics: Energy for Life, Basic Principles, Organization and Dynamics of Cellular Energetics. Weinheim: Wiley-VCH; 2007:195-264

[815] Wallimann T, Tokarska-Schlattner M, Schlattner U. The creatine kinase system and pleiotropic effects of creatine. Amino Acids. 2011; 40 (5):1271-1296

[816] Wallimann T. Kreatin-warum, wann und fr wen? Schweiz Zeitschr fr Ernährungsmedizin. 2008; 5:29-40

[817] Wallimann T. Positive Wirkung von Kreatin im Alter und fr Rehabilitation. Schweiz Zeitschrift fr Ern.hrungsmedizin (SZE). 2014; 14 (1):31-33

[818] Walsh EG. Muscles, masses and motion. The physiology of normality, hypotonicity, spasticity and rigidity. London: MacKeith; 1992

[819] Wang C, Ge HY, Ibarra JM, Yue SW, Madeleine P, Arendt-Nielsen L. Spatial pain propagation over time following painful glutamate activation of latent myofascial trigger points in humans. J Pain. 2012; 13 (6):537-545

[820] Warren CG, Lehmann JF, Koblanski JN. Elongation of rat tail tendon: effect of load and temperature. Arch Phys Med Rehabil. 1971; 52 (10):465-474, passim

[821] Watson DH, Trott PH. Cervical headache: an investigation of natural head posture and upper cervical flexor muscle performance. Cephalalgia. 1993; 13(4):272-284, discussion 232

[822] Weber H. Lumbar disc herniation. A controlled, prospective study with ten years of observation. Spine. 1983; 8(2):131-140

[823] Weber-Geiger K. Einfluss von Triggerpunkttherapie und Training auf Bewegungskontrolle, Schmerz und Behinderung bei chronischen Nackenschmerzen. Manuelle Therapie. 2015; 19:81-89

[824] Weeks VD, Travell J. How to Give Painless Injections. AMA Scientific Exhibits; New York: Grune; 1957

[825] Weineck J. Optimales Training. Leistungsphysiologische Trainingslehre unter besonderer Berksichtigung des Kinder-und Jugendtrainings. Balingen: Spitta; 2007

[826] Weinstein JN, Tosteson TD, Lurie JD, et al. Surgical vs nonoperative treatment for lumbar disk herniation: the Spine Patient Outcomes Research Trial (SPORT): a randomized trial. JAMA. 2006; 296 (20):2441-2450

[827] Weiss JM. Pelvic floor myofascial trigger points: manual therapy for interstitial cystitis and the urgency-frequency syndrome. J Urol. 2001; 166(6):2226-2231

[828] Weiss T, Schaible HG. Strukturen der Nozizeption und der Schmerz-verarbeitung. In: van den Berg F. Angewandte Physiologie: Schmerzen verstehen und beeinflussen. 2. erweiterte Aufl. Stuttgart: Thieme; 2008

[829] Weisskircher HW. Myofasziale Triggerpunkte und ihre abnormen Phänomene-ein Therapiefeld auch fr Zahn.rzte. ZM Zahn.rztliche Mitteilungen der Bundes.rztekammer. 1997; 87:28-31

[830] Weissmann RD. .berlegungen zur Biomechanik in der myofaszialen Triggerpunkttherapie. Physiotherapie. 2000; 10:13

[831] Weppler CH, Magnusson SP. Increasing muscle extensibility: a matter of increasing length or modifying sensation? Phys Ther. 2010; 90 (3):438-449

[832] White KP, Nielson WR, Harth M, Ostbye T, Speechley M. Chronic widespread musculoskeletal pain with or without fibromyalgia: psychological distress in a representative community adult sample. J Rheumatol. 2002; 29(3):588-594

[833] Whitehead NP, Gregory JE, Morgan DL, Proske U. Passive mechanical properties of the medial gastrocnemius muscle of the cat. J Physiol. 2001; 536(Pt 3):893-903

[834] Wicki I. Double Crush Syndrome-Beziehung zwischen zervikalen Nervenwurzelproblemen und Karpaltunnelsyndrom. Manuelle Therapie. 2001; 5:147-155

[835] Wiedemeier P, Ernst MJ. Manuelle Triggerpunktbehandlung gegen Kopfschmerzen. Eine systematische Literatursicht. Manuelle Medizin. 2013; 51(5):374-380

[836] Wiesel SW, Tsourmas N, Feffer HL, Citrin CM, Patronas N. A study of computer-assisted tomography. I. The incidence of positive CAT scans in an asymptomatic group of patients. Spine. 1984; 9(6):549-551

[837] Wiesner R. .bungen in der Physiotherapie. Stuttgart: Thieme; 2009

[838] Wilber K. The Holographic Paradigm and other Paradoxes. Boulder: Shambhala; 1982

[839] Willard F. Basic Mechanisms of Pain. In: Audette JF, Bailey A, eds. Integrative Pain Medicine: The Science and Practice of Complementary and Alternative Medicine in Pain Management. Chapter 2. Totowa: Humana Press; 2008

[840] Winters TM, Takahashi M, Lieber RL, Ward SR. Nonlinear scaling of passive tension in skeletal muscle. Workshop on Multi-Scale Muscle Mechanics 2009; 38

[841] Wolfe F, Smythe HA, Yunus MB, et al. The American College of Rheumatology 1990 Criteria for the Classification of Fibromyalgia. Report of the Multicenter Criteria Committee. Arthritis Rheum. 1990; 33 (2):160-172

[842] Wolfe F. The relation between tender points and fibromyalgia

symptom variables: evidence that fibromyalgia is not a discrete disorder in the clinic. Ann Rheum Dis. 1997; 56(4):268-271

[843] Wolfe F, Simons DG, Fricton J, et al. The fibromyalgia and myofascial pain syndromes: a preliminary study of tender points and trigger points in persons with fibromyalgia, myofascial pain syndrome and no disease. J Rheumatol. 1992; 19(6):944-951

[844] Wolfe F. Stop using the American College of Rheumatology criteria in the clinic. J Rheumatol. 2003; 30(8):1671-1672

[845] Wolfe F, Clauw DJ, Fitzcharles MA, et al. The American College of Rheumatology preliminary diagnostic criteria for fibromyalgia and measurement of symptom severity. Arthritis Care Res (Hoboken). 2010; 62(5):600-610

[846] Wol. W, et al. Anatomie-Duale Reihe. Stuttgart: Thieme; 2007

[847] Woolf CJ. The Dorsal Horn: State-Dependent Sensory Processing and the Generation of Pain. In: Wall PD, Melzack R, eds. Textbook of Pain. Edinburgh: Churchill Livingstone; 1994

[848] Woolf CJ. Central sensitization: uncovering the relation between pain and plasticity. Anesthesiology. 2007; 106(4):864-867

[849] Wright E, Anderson G, Schulte J. A randomized clinical trial of intraoral soft splints and palliative treatment for masticatory muscle pain. J Orofac Pain. 1995; 9(2):192-199

[850] Wright EF, Domenech MA, Fischer JR , Jr. Usefulness of posture training for patients with temporomandibular disorders. J Am Dent Assoc. 2000; 131(2):202-210

[851] Xu YM, Ge HY, Arendt-Nielsen L. Sustained nociceptive mechanical stimulation of latent myofascial trigger point induces central sensitization in healthy subjects. J Pain. 2010; 11(12):1348-1355

[852] Yates J. Physician's Guide to Therapeutic Massage: Its Physiologic Effects and Treatment Applications. 2nd ed. Vancouver: Massage Therapists' Association of British Columbia; 1999

[853] Yayama T, Kobayashi S, Nakanishi Y, et al. Effects of graded mechanical compressionofrabbit sciatic nerveonnerve bloodflow and electrophysiological properties. J Clin Neurosci. 2010; 17(4):501-505

[854] Young JE, Klosko JS, Weishaar ME. Schema therapy. A practioner's guide. New York: Guilford Press; 2003

[855] Yunus MB. Fibromyalgia syndrome: a need for uniform classification. J Rheumatol. 1983; 10(6):841-844

[856] Zahnd F. Stretching-Suche nach Erkl.rungen. Physiotherapie in Sport und Orthop.die (theoretische Grundlagen). Manuelle Therapie. 2005; 9:71-78

[857] Zahnd F. Trainingsmaßnahmen bei schmerzhaften Funktionsstungen der LWS. Manuelle Therapie. 2005; 9(4):161-170

[858] Zhang Y, Ge HY, Yue SW, Kimura Y, Arendt-Nielsen L. Attenuated skin blood flow response to nociceptive stimulation of latent myofascial trigger points. Arch Phys Med Rehabil. 2009; 90(2):325-332

[859] Zheng L, Huang Y, Song W, et al. Fluid shear stress regulates metalloproteinase-1 and 2 in human periodontal ligament cells: involvement of extracellular signal-regulated kinase (ERK) and P38 signaling pathways. J Biomech. 2012; 45(14):2368-2375

[860] Ziaeifar M, Arab AM, Karimi N, Nourbakhsh MR. The effect of dry needling on pain, pressure pain threshold and disability in patients with a myofascial trigger point in the upper trapezius muscle. J Bodyw Mov Ther. 2014; 18(2):298-305

[861] Zieglgänsberger W, Herz A. Changes of cutaneous receptive fields of spino-cervical-tract neurones and other dorsal horn neurones by microelectrophoretically administered amino acids. Exp Brain Res. 1971; 13(2):111-126

[862] Zieglgänsberger W, Bayerl H. The mechanism of inhibition of neuronal activity by opiates in the spinal cord of cat. Brain Res. 1976; 115 (1):111-128

[863] Zieglgänsberger W, Berthele A, Tle TR. Understanding neuropathic pain. CNS Spectr. 2005; 10(4):298-308

[864] Zusman M, Moog M. Neurologisch begrdete Mechanismen der Schmerzlinderung durch Physiotherapie. In: van den Berg F, ed. Angewandte Physiologie: Schmerzen verstehen und beeinflussen. 2. erweiterte Aufl. Stuttgart: Thieme; 2008

11. 용어집

▶ **섬유근육통증후군(Fibromyalgia Syndrome**, FMS). 섬유근육 증후군(FMS)에서 발생하는 통증은 유발점으로 인한 근막 통증과 완전히 다른 임상 양상을 나타낸다. FMS와 근막통증은 병인과 임상적 모두에서 차이가 있다.

섬유근육통증후군은 현재까지 이질적인 병인이 있는 증상의 복합결과물(신체적 및/또는 정신적 부복, 만성 피로, 수면 장애, 비회복적 수면과 특정 구조적 설명이 없는 추가 증상과 결합된 광범위한 만성 통증으로 구성됨)으로 이해된다. 세로토닌 부족이 중요한 역할을 하는 것으로 알려졌다. 이 중추 작용 신경전달물질의 균형에 장애가 발생하면 통증 억제가 감소되어 광범위한 전신 통증이 발생한다(Canadian FMS Guidelines 2012, Dejung 2009, Egle 등 2011, 독일 FMS 지침 2012, Travell과 Simons 1999, Van Dam과 Pruimboom 2008).

FMS의 진단은 임상적이다. 다음과 같은 증상이 존재한다.

- 만성적인 광범위한 통증(허리 위아래뿐만 아니라 몸의 좌우 모두에서 동시적인 통증과 척추 통증)
- 다음과 같은 일련의 신체적 증상
  - 육체적 및/또는 정신적 쇠약, 만성 피로
  - 수면 장애, 비회복 수면
  - 위 및 장 증상(과민성 대장 증후군), 월경통 및 배뇨 장애, 심장 및 호흡기 질환, 현기증, 긴장성 두통, 불안, 우울증 및 만성 스트레스와 같은 추가 증상
- 위에 나열된 증상에 대한 구체적인 구조적인 설명이 없음

근막통증과 섬유근육통증 사이의 감별 진단을 돕기 위해 ▶ 표 4.1과 "압통점" 표제의 아래 표 11.1을 포함한 4.3.5장을 참고한다.

▶ **국소연축반응(Local Twitch Response**, **LTR**). mTrP가 위치한 근섬유 다발의 매우 빠른 수축이다. LTR은 mTrP의 기계적 자극에 대한 반응으로 발생할 수 있다. LTR은 건식 니들링에 의해서 자주 발생되지만 도수 자극으로는 안정적으로 유도할 수 없다.

LTR 시연은 임상적 유발점 진단에서 확인 기준이다.

▶ **근육-근육계.** 이 책에서 "근육(muscle)"이라는 용어는 그리고 "근육(muscular)"은 근막 기관을 지정하는 데 사용된다.

근육은 근육을 연결하는 "움직임의 연축 지점"을 안정화하고 움직일 수 있는 기능적 단위로 이해할 수 있고, 움직임을 방지하거나 수행할 수 있다. 이 연축 지점은 종종 실제 관절이지만, 흉견갑 활주 공간과 같이 비관절일 수도 있다. 근육은 "기시"와 "정지"이라고 불리는 근육의 정지 지점을 연결한다. 이것은 수축성 구조(미오신과 액틴필라멘트가 있는 근복)와 비수축성 구조(근내막, 근속막, 근외막)뿐만 아니라 근육 내 결합 조직의 이음매 없는 연결구조인 "건"으로 구성된다. Hill의 근육 모델 참고 (▶ 그림 5.11).

즉, 이 책에서 근육은 기시에서 정지점까지 전체 구조를 나타낸다. 신경 자극에 의해 자극을 받을 때 활발하게 수축할 수 있는 수축 영역(근복)은 근막 구조(건, 근외막, 근다발막, 근내막)의 연속체 내에 포함된다. 근막 기관 및 기능 단위로 보이는 근육은 수축 및 비수축(근막) 요소를 포함한다.

▶ **근경화증(Myogelosis**). 근육 속에 위치한 경화되고 압통이 있는 국소영역으로 명확하게 구분된다. mTrP와 동의어이다(정밀한 의미에서 유발점 복합체와 동의어).

Reitinger 등(1996)의 조직병리학적 연구에 따르면, "근경화증"과 "근막유발점"이라는 이름은 유발점복합체를 언급할 때 근육의 동일한 병리학적 변화를 나타낸다. "근경화증"이라는 용어는 근육 수축에 대한 오래된 가설에 기반을 두고 있으며, 이는 액틴-미오신 수축 기전이 발견되기 전에 널리 퍼진 용어이다(Travell과 Simons 1999). 이는 근육 단백질의 국소 응고("젤화[gelling]")로 인해 근경화로 지정된 근육의 단단한 영역이 발생한다는 믿음을 반영한다. 이 개념은 이제 유용하지 않기 때문에 현재 문헌에서는 "근경화증"이라는 용어는 더 이상 사용되지 않아야 한다. "근막유발점"("유발점 복합체") 용어가 바람직하다.

▶ **근막 증후군(Myofascial Syndrome**, **MFS**). 활성 mTrP는 일련의 다양한 증상을 유발할 수 있으며, 가장 흔한 증상은 통증이다. 하지만 다른 감각 증상(저림 또는 무감각 느낌)과 운동 시스템의 기능 장애(제한된 가동성, 근육 약화 및 협응 장애) 및 자율 신경계의 자극(혈관 운동 장애, 발한 및 수면 장애)도 마찬가지로 활동성 mTrP의 결과로

나타날 수 있다.

활동성 mTrP와 연관 근막 장애로 인한 모든 증상을 더하여 근막 증후군(MFS)이라고 한다. MFS의 주요 특징은 통증, 기능 장애 및 자율신경 반응이다.

일차(직접)와 이차(간접) 근막 증후군을 구별하고, 급성과 만성 근막 증후군을 구별하는 것이 유용필요하다.

근막 증후군의 형태학적 상관관계는 mTrP와 근막 장애이다.

"근막통증증후군", "근막 통증 및 기능장애증후군" 및 "근막기능장애증후군"이라는 용어는 종종 동의어로 사용된다.

▶ 급성 근막 증후군(Acute Myofascial Syndrome). 급성 근골격계 과부하와 과신장 또는 부상으로 인해 mTrP가 발달되고 활성화된다. 진단과 치료는 대개 간단하고 문제가 없다(Travell과 Simons 1999).

▶ 만성 근막 증후군(Chronic Myofascial Syndrome). 여러 활성 mTrP와 근막 장애는 일반적으로 만성 근막 증후군과 연관이 있다. 1차 mTrP의 활동은 협동근과 길항근에서 2차 TrP의 발달과 1차 mTrP의 연관통 영역에서 위성 TrP의 발달이 잘 발생한다. 이러한 방식으로 전체 유발점 체인이 발달될 수 있다.

만성 근막 문제의 경우, 일반적으로 치료 프로그램에서 반응성 결합 조직 변화를 표적으로 삼는 것이 필요하다.

영구적인 요인을 인식하고 치료 계획에 통합해야 한다.

▶ 일차 근막 증후군(Primary Myofascial Syndrome). 이 경우 mTrP의 발생 원인은 근육 자체에 있기 때문에 유발점 치료 계획 내에서 인과적인 치료가 가능하다. 자극적이고 지속적인 요인을 인식하고 치료 계획에 통합할 수 있다면, 통증과 기능 장애의 장기적인 제거에 대한 예후는 좋다.

직접 MFS 라고도 한다.

▶ 이차 근막 증후군(Secondary Myofascial Syndrome). 이 경우에 근막 통증은 이차적이고, 관절, 신경, 내장, 심인성 또는 염증 과정 등의 다른 비근육 장애의 결과로 발생한다.

이차 MFS의 경우 원인을 유발점 치료로 치료할 수 없다. 주요 문제를 해결하는 것이 바람직하다. 원인을 치료하는 것이 가장 중요하다. 원인의 치료가 불가능하거나 바람직하지 않을 경우(임상정보 참고), 필요한 경우에 통증 완화를 위해 유발점 치료를 증상 치료에 사용할 수 있다.

이를 간접 MFS라고도 한다.

▶ **근막통증증후군(Myofascial Pain Syndrome, MPS)**. 근막통증증후군은 주요 증상이 통증이다. 근막통증증후군의 형태학적 관계성은 mTrP와 근막 장애이다.

일반적으로 "근막 증후군"과 "근막통증 및 기능장애증후군"과 동의어로 사용된다.

▶ **근막통증 및 기능장애증후군(MPDS)**. 근막 증후군은 통증과 기능 장애의 형태로 나타난다. 근막통증과 기능장애 후군의 형태학적 연관성은 mTrP과 근막 장애이다.

일반적으로 "근막 증후군" 및 "근막 통증증후군"과 동의어로 사용된다.

▶ **근막기능장애증후군(Myofascial Dysfunction Syndrome, MDS)**. 주요 증상이 기능 장애의 형태로 표현되는 근막 증후군. 근막 기능 장애 증후군의 형태학적 상관 관계는 mTrP와 근막 장애이다.

일반적으로 "근막 증후군" 및 "근막 통증 및 기능 장애 증후군"과 동의어로 사용된다.

▶ **통증 지침(Pain Guides)**. 통증 지침에는 특정 임상 특성(두통, 어깨 통증 등)과 연관될 수 있는 모든 근육이 나열되어 있다. 근막 통증은 특정하고 다소 명확하게 인접한 신체 부위로 일반적으로 방사된다(연관통이라고 함).

종종 여러 근육이 신체의 동일한 영역으로 방사되어 서로 다른 근육의 연관통 영역이 겹쳐진다. 일반적으로 현재 임상적 통증 위치를 기준으로 어떤 근육이 통증을 유발하는지 명확하게 추론할 수 없다. 통증 지침에는 특정 임상 통증 사진의 원인이 될 수 있는 모든 근육이 나열되어 있다(9.2장).

▶ **통증 패턴**

▶ 방사통증패턴. "연관통증"(방사, 전파된 통증)과 동의어이다.

▶ 임상적 통증패턴. 환자가 일상생활(통증의 국소화, 질 및 강도와 연관하여)에서 발생하는 통증.

▶ 복합통증패턴(Complex Pain Patterns). 다양한 근육(합성통증패턴)에서 TrP 활동의 결과로 발생하는 통증으로, 이차 TrP 및/또는 위성 TrP와 기능장애 연관 TrP가 있는 추가적인 유발점 체인이 동시에 포함된다.

▶ 합성통증패턴(Composite Pain Pattern). 활성 mTrP이 다른 근육에 있다. 이러한 개별적으로 유도된 연관통증 패턴은 가중되어 결과적으로 임상적 통증패턴을 형성한다(▶ 그림 5.39, ▶ 그림 5.40, ▶ 그림 5.41).

▶ **지속 요인(Perpetuating Factors)**. 문제를 계속해서 반복하거나 문제 해결을 지속적으로 방해하는 요인을 지속 요인이라고 한다(2.3.3장).

▶ **연관 통증(Referred Pain)**. 연관 통증은 전달, 전파, 방사되는 통증을 말한다.

TrP의 활성으로 유발된 통증은 대부분 TrP 자체의 국소 영역에서 느껴지지 않고 멀리 떨어져 발생한다. 방사 통증의 패턴은 TrP의 반복된 유발로 재현이 가능하다. 방사통의 분포 영역은 방사성 분절 신경 분포 패턴(피부분절)이나 말초 신경에 의해 신경 분포된 영역과 일치하지 않는다.
방사통에는 신경학적 원인이 없다.

연관 통증은 변경된 통증 처리의 표현이므로 중추 통증 기전을 나타낸다.

▶ **휴식 시 근긴장도(Resting Muscle Tone)** : "휴식(또는 기준선)" 근긴장도이라는 용어의 사용은 전문 문헌에서는 부합하지 않는다. 이 책에서 "휴식 긴장도(resting tone)"이라는 용어는 수동(점탄성)긴장도와 능동 긴장도(근육 신경 분포로부터)가 결합되는 근육의 긴장도를 나타낸다. 따라서 안정근육 긴장도는 불안에서 발생하는 것처럼 수동 근긴장도 증가 및/또는 능동 근긴장도 증가의 결과로 증가될 수 있다.

▶ 수동(생물물리학적 또는 점탄성) 근긴장도. 압박이나 수동적 움직임에 대한 비신경지배 근육의 저항을 말한다(EMG상 변화 없음); 다음 사항에 의해서 결정된다(Laube 2014, Mense 2014) :

- 근육의 역학적 활동이 없음; EMG 활동 없음
- 근절(액틴, 미오신, 티틴)의 물질적, 구조적 특성
- 비-힘-교차결합 생성의 특성과 수
- 근육섬유의 대사 상태(가소제로서의 ATP)
- 근섬유의 구성
- 요변성(Thixotropy)
- 사이질의 대사 환경
- 결합 조직 특성(근속막, 근다발막, 근외막)
- 근육-건 복합체의 물질적 특성
- 생체 내 변형 상태 (수동 신장 곡선)
- 우상 근육 구조
- 세포 내 및 세포외액 공간의 충전 정도
- 관류 및 산소 공급 상태
- 온도
- 수축 피로

▶ 능동(신경생리학적) 근육 긴장도. 신경지배에 의해 생성될 수 있는 신경생리학적 근긴장도를 의미한다 (EMG가 활성화 됨); 신경지배로 인한 근육의 수축장력을 말한다(Laube 2014, Mense 2014).

▶ **선별 검사(Screening Tests)**. 초기 개요 검사에서 선별 검사를 통해 mTrP가 신경근골격계 문제를 야기하는 주도적인 역할을 하는지 여부에 대해 더 크거나 더 적은 확률로 최소한의 시간과 노력으로 검사를 수행할 수 있다. 동시에 활성 mTrP가 가장 많이 위치할 수 있는 근육 그룹에 대한 정보를 제공하고(4.2.2장 및 9.1장) 객관적인 후속 매개변수를 찾을 수 있다.

▶ **압통점(Tender Point)**. 기준에 따라 섬유근육통증증후군의 진단에 사용할 수 있는 압통 지점을 말한다. 이 주제는 현재 논란의 대상이다. 압통점은 통증의 지표로 생각할 수 있다(2012 FMS Guidelines, Wolfe 1997).

표 11.1에서는 mTrPs와 압통점의 임상적 특성을 정리, 비교 및 대조를 나타내고 있다(Irnich 2013 및 Mense 2011

기준).

▶ **전파 현상(Transmitted Phenomena)**. TrP에 의해 유발되고, 일반적으로 그들과 더 먼 거리에서 발생하는 감각(통증, 감각 이상), 운동(근약화, 협응 손상) 및 자율운동–자율신경(혈관 확장, 혈관 수축, 발한, 메스꺼움, 현기증)증상의 발생 . 연관 통증은 전파 현상의 가장 일반적으로 발생하는 형태이다.

▶ **근막 통증유발점(Trigger Point, TrP)**. 과민한 방식의 기계적 자극(압력, 신장 또는 니들링)에 반응하는 조직 내 흥분성이 증가된 중심을 말한다. 활성 TrP에서 이러한 자극은 이전에 환자가 보고한 것과 동일한 증상을 유발한다. 여기에는 통증, 감각 이상, 근약화, 협응장애 및 자율 현상이 포함된다.

촉발되는 증상은 국소적일 수 있지만 통증은 대개 도발 부위에서 멀리 떨어진 신체 부위로 방사된다(연관통증 또는 전파 통증 현상).

- 과민성 조직의 구조에 따라 TrP는 근막과 건, 인대, 피부 또는 골막과 구별될 수 있다(▶ 표 1.1).
- 활동 수준에 따라 활동성 또는 잠복성으로 간주된다.
- TrP는 출현 시기와 유형에 따라 일차 TrP와 연관 TrP(보조 및 위성)로 발생한다.

▶ 활성 유발점. 휴식 중 및/또는 생리적 부하 또는 움직임 중에도 특징적인 통증 패턴을 나타내는 조직의 과민성 부위를 말한다. 압력, 신장 또는 니들링을 통해 활성 TrP를 기계적으로 자극하면 환자가 이전에 경험한 통증 패턴(국소 또는 방사)이 재현된다.

활성 TrP는 잠복 TrP와 감별되어야 한다(▶ 표 11.1 참고).

▶ 연관 유발점(Associated Trigger Point). 2차 및 위성 TrP는 "연관 TrP"라는 용어로 결합된다. 연관 TrP는 다른 근육의 유발점 활동의 결과로 발생한다(▶ 그림 5.44).

▶ 기능 장애 연관 트리거 포인트(Dysfunction –Relevant Trigger Point). 기능 장애의 형태로 장애 가능성을 보여주는 TrP를 말한다. 기능 장애는 운동 장애(3.1.2장) 또는 영양 장애(3.1.3장)로 표현되어 나타날 수 있다.

임상적 통증 패턴 측면에서 활성인 모든 TrP는 동시에 기능 장애를 유발한다. 따라서 임상적으로 통증과 연관된 모든 TrP(모든 활성 TrP를 의미)도 기능 장애와 연관 있다.

또한 잠복 TrP(임상 통증 패턴과 연관)는 기능 장애를 유발할 수 있으므로 기능 장애와 연관될 수 있다.

▶ 잠복성 트리거 포인트(Latent Trigger Point). 휴식 중 및/또는 생리적 부하 또는 움직임 중에 자발적으로 통증이 없는 조직의 과민성 부위를 말한다. 잠복 TrP는 임상적으로 문제가 없다. 일반적으로 방사성 통증인 통증은 촉진(압력 자극)에 의해 유발될 때까지 나타나지 않는다. 그러나 환자가 일상생활에서 익숙한 통증이 아니다. 잠복성 TrP는 활성 TrP의 모든 임상적 특징을 나타낼 수 있다. 단, 잠복성 TrP의 경우 현재 증상의 재현이 불가능하다.

잠복 TrP는 활성 TrP와 구별되어야 한다(▶ 표 11.1 참고).

그럼에도 불구하고 통증–잠복 TrP(임상 통증 패턴과 연관 없음)는 근육의 기능 장애를 유발할 수 있으므로 기능 장애와도 연관이 있다. 이러한 TrP는 통증 잠재 기능 장애 연관 TrP라고 할 수 있다 (▶ 그림 5.47).

▶ 근막 유발점(mTrP). 근육이나 근막에 있는 TrP이다.

- **임상적 정의.** 공간적으로 제한된 부위는 과민한 방식으로 기계적 자극(압력, 신장 또는 니들링)에 반응하는 근육 또는 근막의 민감성을 증가시킨다. 이 자극은 통증, 감각 이상, 근약화, 협응 장애 또는 자율신경 현상을 유발할 수 있다.

  유발되는 증상은 국소적일 수 있지만 통증은 대개 자극 부위에서 멀리 떨어진 신체 부위로 방사된다(연관통 또는 전파된 통증).
- **병태생리학적 정의.** 제한된 근육 구획에서 국소적으로 한정된 산소 결핍(저산소증)영역으로 인해 미오신과 액틴 필라멘트가 이러한 근육 영역에서 서로 분리되지 못해 강직 복합체를 형성한다. 근육 섬유의 제한된 영역에 있는 이러한 지속적인 경직 복합체는 근막유발점의 병태생리학적 기질이다.
- 더 넓고 좁은 의미의 근막유발점

표 11.1 활성 mTrP와 잠복 mTrP 및 압통점의 임상적 특성(Irnich 2013)

결과	활동성 mTrP (근막 증후군)	잠복성 mTrP	압통점 (섬유근육통증증후군)
촉지할 수 있는 두께	흔하다	가능하다	거의 드물다
근육의 단단한 띠	있다	있다	없다
지속적인 통증	있다	없다	가능하다
압통	있다	있다	있다
압통 지점 • 작고/국소적 • 명확히 제한됨	있다	있다	없다
압통 지점 • 광범위/확산 • 명확히 제한되지 않음	없다	없다	있다
가동범위 제한	흔하다	가능하다	거의 드물다
연관통	흔하다	가능하다	없다
알려진 임상 증상의 재현	있다	없다	가능하다

- ○ 좁은 의미에서 mTrP는 수축 결절(강직 복합체)로 구성되어 있지만, 결절처럼 느껴지지는 않는다. (작기 때문에).
- ○ 넓은 의미에서 mTrP는 여러 수축 마디와 결합 조직 변화 영역으로 구성된 유발점 복합체로 구성되며 일반적으로 결절로 만져진다(▶ 그림 2.36). mTrP(유발점 복합체)는 이전에 근경화증(myogelosis)으로 알려졌다.

- 근막 TrP는 힘줄, 인대, 골막 및 피하 조직에 있는 것과 같은 비근육 TrP와 구별되어야 한다.

▶ 일차(초기) 유발점(Primary (Initial) Trigger Point). 급성 또는 만성 과부하, 외상성 과부하 또는 영향을 받은 근육의 직접적인 외상으로 인해 발생하는 TrP이다.

일차 TrP는 신체의 다른 근육에서 발생하는 유발점 활동의 결과로 발생하지 않는다(▶ 그림 5.44).

▶ 위성 트리거 포인트(Satellite Trigger Point). 일차 TrP의 연관된 통증 영역 내에서 발생하는 TrP를 말한다.

위성 TrP는 다른 근육의 TrP 활동에 의해 발생하므로 연관 TrP의 예시이다. 이차 TrP와 구별되어야 한다. (▶ 그림 5.44).

▶ 이차 유발점. 일차 TrP를 포함하는 근육에 대한 협동근 및/또는 길항근의 근육에서 2차적으로 발달한 TrP를 말한다. 이차 TrP는 과부하의 결과로 발달하는데, 이는 근육이 일차 TrP에 의해 영향을 받는 근육을 협동근으로 작용하기 위해 과도한 일을 하거나, 대항근으로서 증가된 저항력에 대항하여 작용해야 하기 때문이다.

이차 TrP는 다른 근육의 유발점 활동에 의해 발생하므로 연관 TrP의 예시이다. 위성 유발점과 구별되어야 한다 (▶ 그림 5.44).

12 근육 약어

근막 검사를 시행한 결과는 서면으로 문서화해야 한다. 근육 이름을 항상 완전히 작성해야하는 경우에는 번거롭고 치료에 불필요한 시간이 걸리게 된다. 약어를 사용하면 시간이 절약된다. 다음 표는 가능한 근육 약어에 대한 제안을 제공한다. 이러한 약어는 공식적이거나 표준이 아니며 개인적인 용도로 사용자 정의할 수 있다. 이는 메모 작성 시간을 절약하는 데 유용한 방법이다.

근육	약어
소지외전근(Abductor digiti minimi)	AbdDM
무지외전근(Abductor hallucis)	AbdH
단무지외전근(Abductor pollicis brevis)	AbdPB
장무지외전근(Abductor pollicis longus)	AbdPL
장/단/대내전근(Adductor longus/brevis/magnus)	Add long/brev/mag
무지내전근(Adductor pollicis)	ADP
주근(Anconeus)	Ancon
상완이두근 장두/단두(Biceps brachii, long head/short head)	Bic br, lg hd/sh hd
대퇴이두근 장두/단두(Biceps femoris, long head/short head)	Bic fem, lg hd/sh hd
상완근(Brachialis)	Br
완요골근(Brachioradialis)	Br rad
오훼완근(Coracobrachialis)	Cor br
삼각근(Deltoid)	Delt
횡경막(Diaphragm)	Diaph
악이복근 전복–후복(Digastric, anterior belly/posterior belly)	Digas, ant/post
단요측수근신근(Extensor carpi radialis brevis)	ECRB
장요측수근신근(Extensor carpi radialis longus)	ECRL
자측수근신근(Extensor carpi ulnaris)	ECU
소지신근(Extensor digiti minimi)	EDM
단지신근(Extensor digitorum brevis)	EDB
총지신근(Extensor digitorum communis)	EDC
장지신근(Extensor digitorum longus)	EDL
단무지신근(Extensor hallucis brevis)	EHB
장무지신근(Extensor hallucis longus)	EHL
지신근(Extensor indicis)	EI
복사근(외복사근)[External oblique(Obliquus externus abdominis)]	Ext oblq
단무지신근(Extensor pollicis brevis)	EPB
장무지신근(Extensor pollicis longus)	EPL
요측수근굴근(Flexor carpi radialis)	FCR
자측수근굴근(Flexor carpi ulnaris)	FCU
소지굴근(Flexor digiti minimi)	FDM
단지굴근(Flexor digitorum brevis)	FDB

(계속)

근육	약어
장지굴근(Flexor digitorum longus)	FDL
심지굴근(Flexor digitorum profundus)	FDP
천지굴근(Flexor digitorum superficialis)	FDS
단무지굴근(Flexor hallucis brevis)	FHB
장무지굴근(Flexor hallucis longus)	FHL
단무지굴근(Flexor pollicis brevis)	FPB
장무지굴근(Flexor pollicis longus)	FPL
비복근, 내측두/외측두(Gastrocnemius, medial head/lateral head)	Gastroc, med/lat
이설골근(Geniohyoid)	Geniohy
대둔근(Gluteus maximus)	Glut max
중둔근과 소둔근(Gluteus medius/minimus)	Glut med/min
박근(Gracilis)	Grac
요/흉/경장늑근(Iliocostalis, lumborum/thoracis/cervicis)	Iliocost, lu/th/cerv
장요근(Iliopsoas)	IP
설골하근: 흉골설골근, 흉골갑상근, 갑상설골근, 견갑설골근 (Infrahyoid muscles: sternohyoid, sternothyroid, thyrohyoid, omohyoid)	Infrhy mm.
극하근(Infraspinatus)	ISP
늑간근(Intercostal muscles)	Intercost mm.
내복사근(Internal oblique (Obliquus internus abdominis)]	Int oblq
골간근(Interosseous muscles)	Inteross
광배근(Latissimus dorsi)	LD
견갑거근(Levator scapulae)	LS
두/흉/경최장근(Longissimus capitis/thoracis/cervicis)	Longiss cap/th/cerv
경장근과 두장근(longus colli/capitis)	Long col/cap
충양근 Lumbrical muscles)	Lumbr mm.
교근(Masseter)	Mass
다열근(Multifidus muscles)	Multif mm.
악설골근(Mylohyoid)	Mylohy
상/하두사근(Obliquus capitis inferior/superior)	Oblq cap inf/sup
외폐쇄근(Obturator externus)	Obt ext
상/하쌍자근(Obturator internus/gemelli)	Obt int/gem
후두전두근(Occipitofrontalis)	Occ front
견갑설골근(Omohyoid)	Omohy
소지대립근(Opponens digiti minimi)	OPDM
무지대립근(Opponens pollicis)	OP
안륜근(Orbicularis oculi)	Orb oc
단장근(Palmaris brevis)	PB
장장근(Palmaris longus)	PL
치골근(Pectineus)	Pect

(계속)

근육	약어
대흉근(Pectoralis major)	PM
소흉근(Pectoralis minor)	pm
골반저근(Pelvic floor muscles)	Pelv fl mm.
장/단비골근(Peroneus longus/brevis)	Peron long/brev
이상근(Piriformis)	Pir
광경근(Platysma)	Platys
슬와근(Popliteus)	Pop
방형회내근(Pronator quadratus)	Pron quad
원회내근(Pronator teres)	PT
내/외익돌근(Pterygoid, lateral/medial)	Pter, lat/med
대퇴방형근(Quadratus femoris)	Quad fem
요방형근(Quadratus lumborum)	QL
족저방형근(Quadratus plantae)	Quad plant
복직근(Rectus abdominis)	Rect Ab
대/소후두직근(Rectus capitis posterior major/minor)	Rect cap post maj/min
대퇴직근(Rectus femoris)	RF
대/소능형근(Rhomboid major/minor)	Rhomb maj/min
회전근(Rotatores muscles)	Rot mm.
봉공근(Sartorius)	Sart
전/중/후사각근(Scalene, anterior/middle/posterior)	Scal, ant/mid/post
흉견갑 활주 공간(Scapulothoracic gliding space)	Scap-th glid sp
반막양근(Semimembranosus)	SM
반가시근(Semispinalis)	Semisp
반건양근(Semitendinosus)	ST
전거근(Serratus anterior)	SA
하후거근(Serratus posterior inferior)	Ser post inf
상후거근(Serratus posterior superior)	Ser post sup
가자미근(Soleus)	Sol
두/경판상근(Splenius capitis/cervicis)	Splen cap/cerv
흉쇄유돌근(Sternocleidomastoid)	SCM
경돌설골근(Stylohyoid)	Stylohy
쇄골하근(Subclavius)	Subclav
견갑하근(Subscapularis)	SSC
회외근(Supinator)	Sup
극상근(Supraspinatus)	SSP
관자근(Temporalis)	Temp
대퇴근막긴장근(Tensor fasciae latae)	TFL
대원근(Teres major)	TM

(계속)

근육	약어
소원근(Teres minor)	tm
흉요근막(Thoracolumbar fascia)	TLF
전경골근(Tibialis anterior)	Tib ant
후경골근(Tibialis posterior)	Tib post
상/중/하승모근(Trapezius, upper/middle/lower)	Trap, up/mid/low
상완삼두근 장두/내측두/외측두(Triceps brachii, long/medial/lateral head)	Tricep br, long/med/lat
중간광근(Vastus intermedius)	Vast inter
외측광근(Vastus lateralis)	Vast lat
내측광근(Vastus medialis)	Vast med
관골근(Zygomaticus)	Zygom

13 약어 목록

A.	동맥(Artery)
ABD	외전(Abduction)
AC	견봉쇄골(Acromioclavicular)
ACh	아세틸콜린(Acetylcholine)
ACR	미국 영상의학전문의학회(American College of Radiology)
ADD	내전(Adduction)
ADL	일상생활동작(Activities of daily living)
ADP	아데노신이인산(Adenosine diphosphate)
AIGS	비정상적인 충동 발생 부위(Abnormal impulse generating sites)
approx.	거의(Approximately)
AROM	능동관절가동범위(Active range of motion)
ATP	아데노신삼인산(Adenosine triphosphate)
BK	브라디키닌(Bradykinin)
Br.	가지(Branch)
C	경추(Cervical)
Ca^{2+}	칼슘이온(Calcium ion)
CC	수축성 요소(Contractile component)
CMD	두개하악 기능장애(Craniomandibular dysfunction)
CNS	중추신경계(Central nervous system)
CO_2	이산화탄소(Carbon dioxide)
COLD	만성폐쇄성폐질환(Chronic obstructive lung disease)
CRPS	복합부위통증증후군(CRPS Complex regional pain syndrome)
CT	컴퓨터단층촬영(Computerized tomography)
CTM	결합조직 마사지(Connective tissue massage)
CTS	수근관증후군(Carpal tunnel syndrome)
CWP	만성확산통증(Chronic widespread pain)
DASH	상지 기능장애평가(Disability of Arm, Shoulder, and Hand (disability scale)]
DIP	원위지절관절(Distal interphalangeal joint)
DOAC	직접 경구항응고제(Direct oral anticoagulants)
ECM	세포외기질(Extracellular matrix)
e.g.	예를 들어[for example (exempli gratia)]
EMG	근전도(Electromyography)
EPP	종말판전위(Endplate potential)
EPSP	흥분성 연접후전위(Excitatory postsynaptic potential)
ER	외회전(External rotation)
et al	등(And others)
etc.	기타[and so on (et cetera)]
EXT	신전(Extension)

FAI	대퇴관골 충돌(Femoroacetabular impingement)
Fig.	그림(Figure)
FIMM	국제도수의학연맹(Federation International of Manual Medicine)
FLEX	굴곡(Flexion)
FMS	섬유근육통증증후군(Fibromyalgia syndrome)
H+	수소이온(Hydrogen ion)
Hg	수은 (Mercury)
ICD	국제질병사인분류(International Statistical Classification of Diseases and Related Health Problems)
ICF	국제기능장애건강분류(International Classification of Functioning, Disability and Health
i.e.	즉 that is (id est)]
IL	인터류킨(Interleukin)
IMS	국제근막통증학회(International Myopain Society)
IMTT	근막유발점치료 관심그룹(Interessengemeinschaft Myofasziale Triggerpunkt-Therapie (Interest Group for Myofascial Trigger Point Therapy)]
INR	국제표준화비율(International Normalized Ratio)
IPSP	억제성 연접이후전위(Inhibitory postsynaptic potential)
IR	내회전(Internal rotation)
κ-value	카파값(Kappa value)
LBP	요통(Low back pain)
Lig.	인대(Ligament)
LTR	국소연축반응(Local twitch response)
LTrP	잠복성 유발점(Latent trigger point)
M.	근육(Muscle)
MAP	저작계의 근관절병증(Myoarthropathy of the masticatory system)
MCP	중수지절관절(Metacarpophalangeal joint)
MEPP	미세종말판전위(Miniature endplate potential)
MFS	근막 증후군(Myofascial syndrome)
MPS	근막통증증후군(Myofascial pain syndrome)
Mm.	근육들(Muscles)
MRI	자기공명영상(Magnetic resonance imaging)
MTP	중족지절관절(Metatarsopophalangeal joint)
mTrP	근막유발점(Myofascial trigger point)
MyST	근막 자가-치료(Myofascial self-therapy)
N.	신경(Nerve)
Na+	나트륨 이온(Sodium ion)
NDT	신경역동학검사(Neurodynamic test)
NGF	신경성장요인(Nerve growth factor)
Nn.	신경들(Nerves)
NOAC	신경구항응고제(New oral anticoagulants)
NRS	숫자등급척도(Numeric rating scale)

O_2	산소(Oxygen)
P	통증(Pain)
p.	페이지(Page)
PEC	평행탄력요소(Parallel elastic component)
PG	프로스타글란딘(Prostaglandin)
PIP	근위지절관절(Proximal interphalangeal joint)
PKB	앙와위 슬관절 굴곡(Prone knee bend)
pO 2	산소부분압(Partial pressure of oxygen)
PROM	수동관절가동범위(Passive range of motion)
PT-INR	프로트롬빈 시간-국제표준화비율(Prothrombin time international normalized ratio)
R.	가지(Ramus)
RCT	무작위대조연구(Randomized controlled trial)
RF	수용영역(Receptive field)
ROM	관절가동범위(Range of motion)
SAMM	스위스 도수의학회 Schweizerischen Ärztegesellschaft für Manuelle Medizin (Swiss Medical Society for Manual Medicine)]
SEC	직렬탄성요소(Series elastic component)
SIJ	엉치관절(Sacroiliac joint)
SLR	하지직거상(Straight leg raise)
SP	물질 P(Substance P(pain)]
S.R	근형질세망(Sarcoplasmic reticulum)
S/P	상태게시물(Status post)
TMJ	관자하악관절(Temporomandibular joint)
TNF	종양괴사요인(Tumor necrosis factor)
TOS	흉곽탈출증후군(Thoracic outlet syndrome)
TrP	유발점(Trigger point)
ULNT	상지신경역동학검사(Upper Limb Neurodynamic Test)
V.	정맥(Vein)
VAS	시각적상사척도(Visual Analog Scale)
vs.	대(versus)
WDR	광역동적범위(Wide dynamic range)
WPI	전신통증지수(Widespread Pain Index)
&	그리고(and)

14 임상정보 목차(노란색으로 강조 표시된 글상자)

주제/제목	주요 단어
전방 무릎 통증	잠복 mTrPs로 인한 제한된 가동범위
근력강화 치료	mTrPs로 인한 근육 약화
가까워진 위치에서 등척성 근육활동의 불리한 길이-장력 관계	머리 위치, 견갑골 위치, 견부통
mTrPs-유발점 복합체	촉진되거나 촉진되지 않은 mTrPs
자극 가중	자극 가중에 대한 근막 기관의 기여
신데렐라 가설	저부하 작업은 과부하를 일으킬 수 있다
요방형근에서의 일차 mTrP	위성 유발점과, 유발점 체인의 형성
재생에 대한 근육 조직의 불충분한 능력	위성 유발점의 발달
복합부위통증증후군(CRPS)	치료적 접근법
종지건병증	형성과 치료
통증패턴	말초-유해성 통증패턴을 지닌 기계적-유해성 통증 기전; 중추통증기전
시진	머리의 전방 전위와 익상견갑골
능동과 수동 가동범위 검사	어깨의 내회전과 외회전 시 통증
저항 검사	통증, 근육약화
보조도구와 재료	마사지크림, 유발점 나무 도구, 위생장갑, 냉팩
근막 재형성	치료 대책
신장	정적 신장과 동적 신장
기능적 훈련	내반 발목 염좌
발목 염좌	동원; mTrPs와 연관된 기능장애의 중요성
만성요통	연관통-상황의 인지적 감정적 재구성
일차 유발점에 대한 연구	• 고관절통증 • 주관절 통증
근막 자가-치료	• 예 A) 요통이 있는 자동차 정비사 • 예 B) 요통, 둔부통, 하지통이 있는 트럭 운전사 • 예 C) 견부통, 경추통, 두통이 있는 비서 • 예 D) 경견증후군이 있는 치과의사 • 예 E) 하지와 발에 통증이 있는 치과의사 • 예 F) 턱 통증이 있는 주부
이차 mTrPs와 위성 mTrPs	견관절과 주관절
채찍질손상	지속요인으로서의 mTrPs와 연관된 기능장애
요통	지속요인으로서의 mTrPs와 연관된 기능장애
고관절 골관절염	이차 근막 증후군, 증상학적 치료
편마비	유발점 치료, 절차
냉	포착성 신경병증
경추 결과	경추 회전 시 말기 통증, 흐름도

찾아보기

ㅇ

ㅈ

Videos

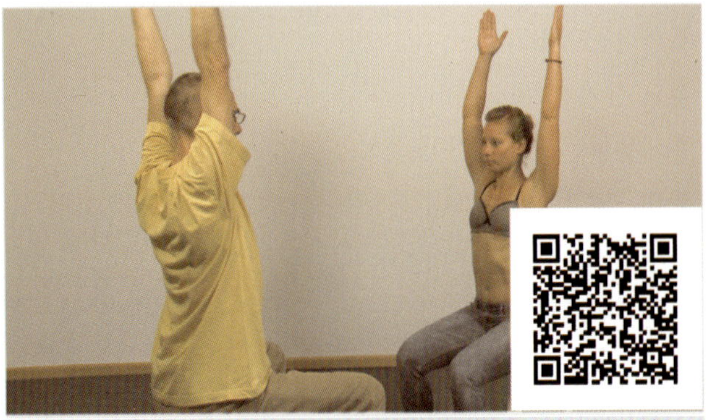

영상 1: 견관절의 선별검사: 검사 개요

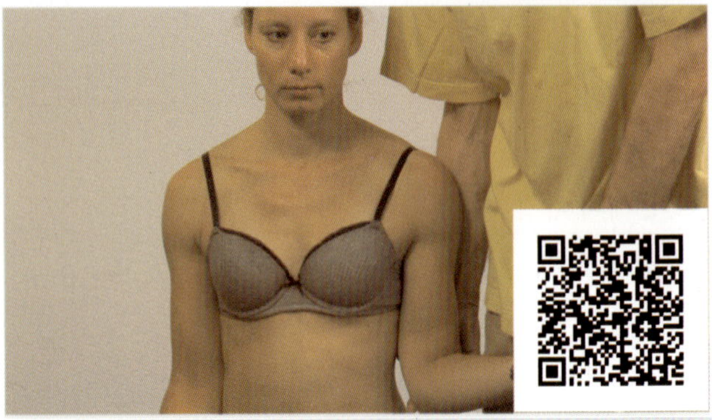

영상 2: 견관절의 선별검사: 내/외회전근의 검사를 적용한 능동/수동 구조물의 감별

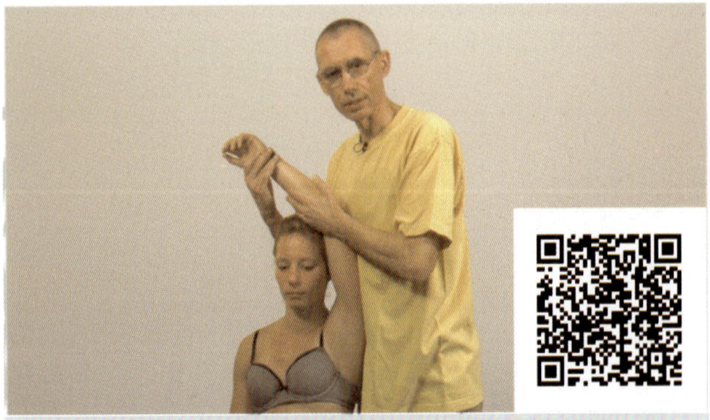

영상 3: 견관절의 선별검사: 가동범위 끝부분 통증을 동반한 외전의 감별

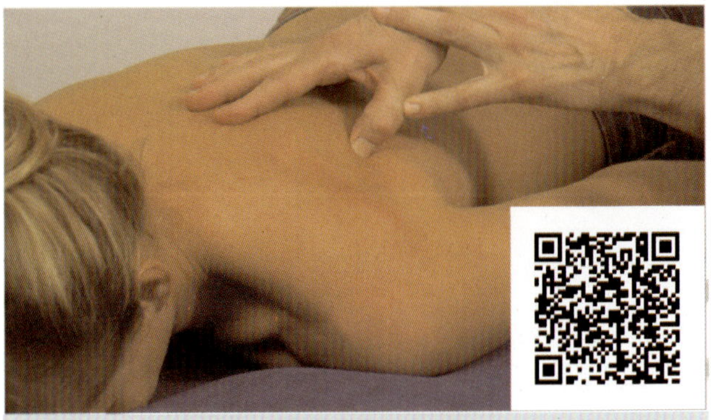

영상 4: 극하근의 예를 든 편평촉진을 사용한 촉진

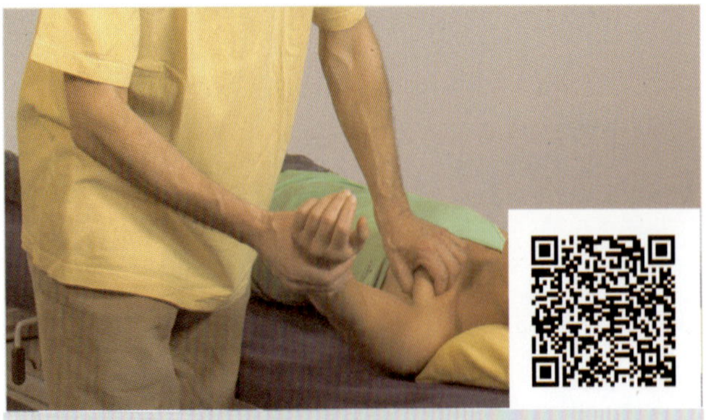

영상 5: 대흉근의 예를 든 집게촉진을 사용한 촉진

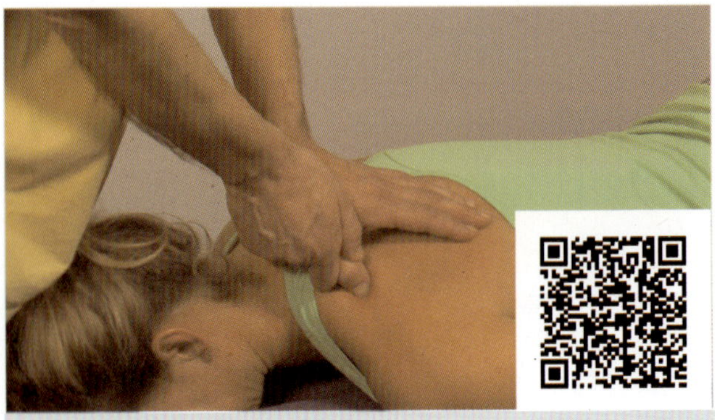

영상 6: 극상근의 예를 든 통증유발진단

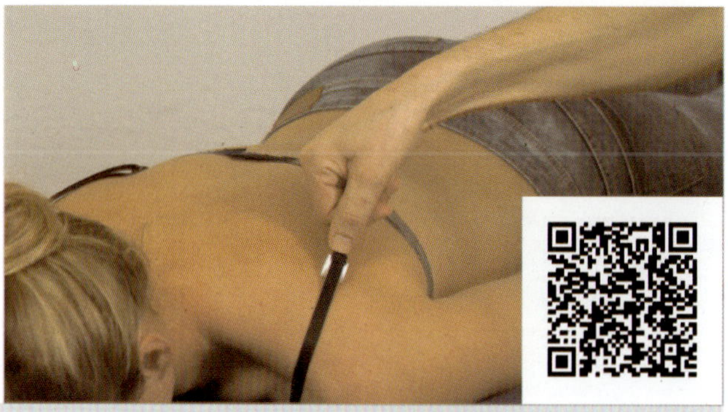

영상 7: 단순한 모델을 사용한 도수기법 I, II, III 단계

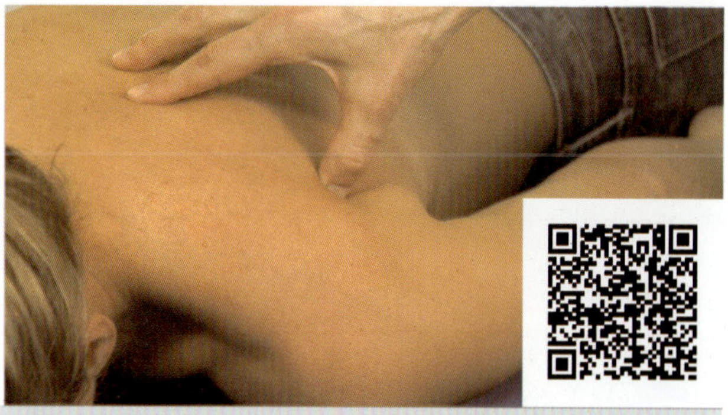

영상 8: 극하근의 예를 든 도수기법 I, II, III, IV 단계의 기본 원칙

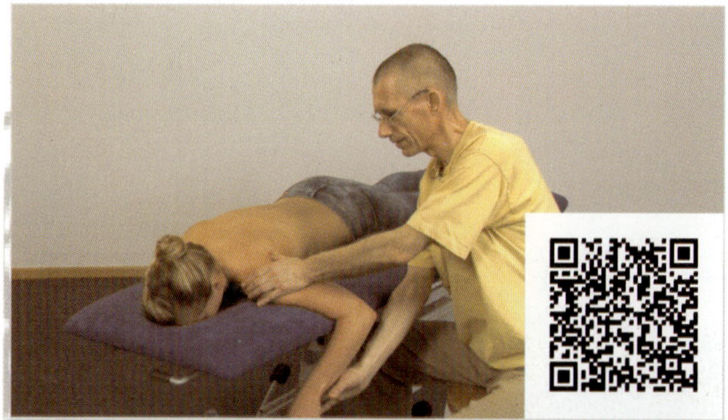

영상 9: 극하근의 예를 든 도수기법 IIa와 IIb, Ia와 Ib, IVa와 IVb의 감별

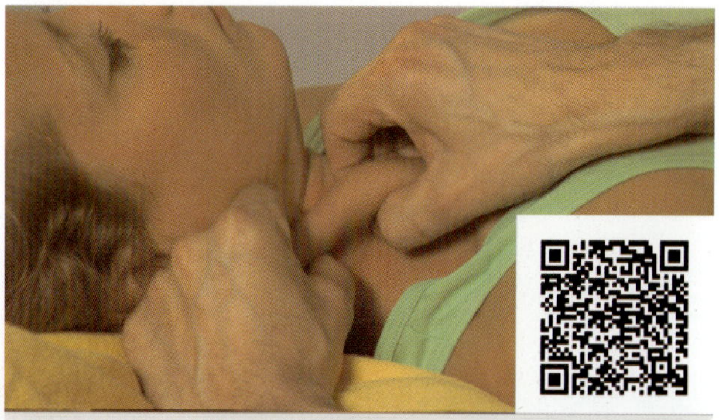

영상 10: 흉쇄유돌근의 예를 든 "집게잡기(pincer grip)"와 "피어싱 잡기(piercing grip)"

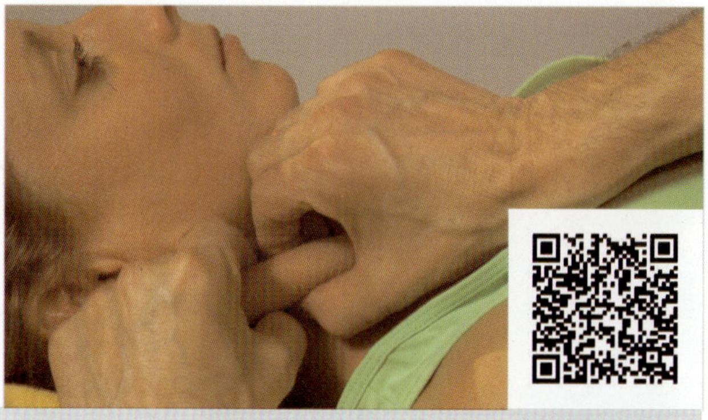

영상 11: 흉쇄유돌근의 예를 든"움켜쥠(Grip as squeezing toothpaste from a tube)"

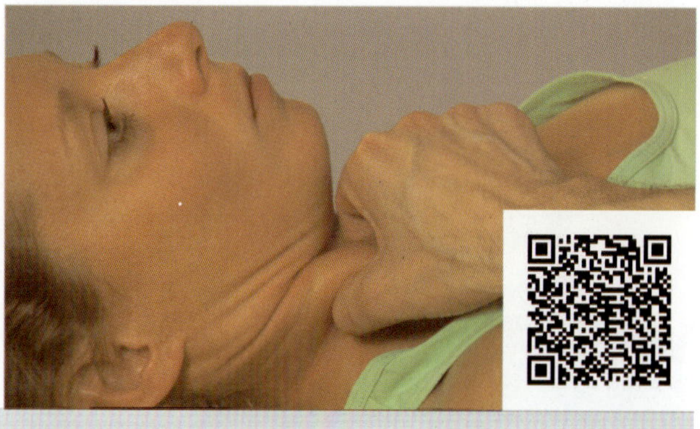

영상 12: 흉쇄유돌근의 예를 든 "열쇠잡기(Ignition key grip)"

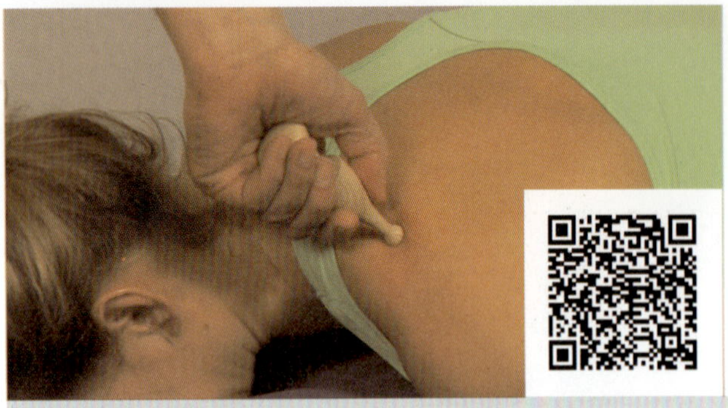

영상 13: 도수기법을 사용하는 물리치료사를 위한 조언

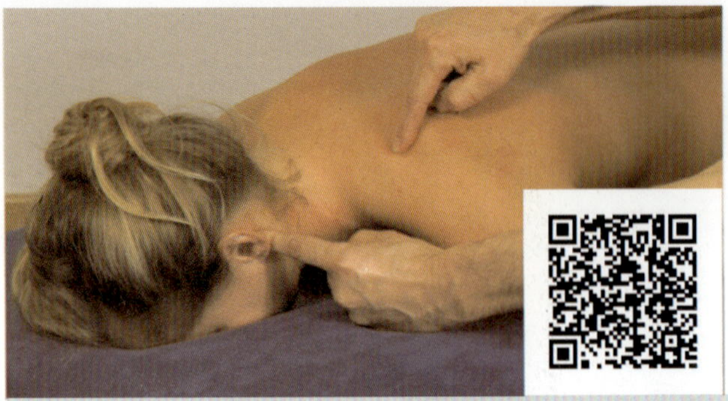

영상 14: 견갑거근: 촉진과 치료

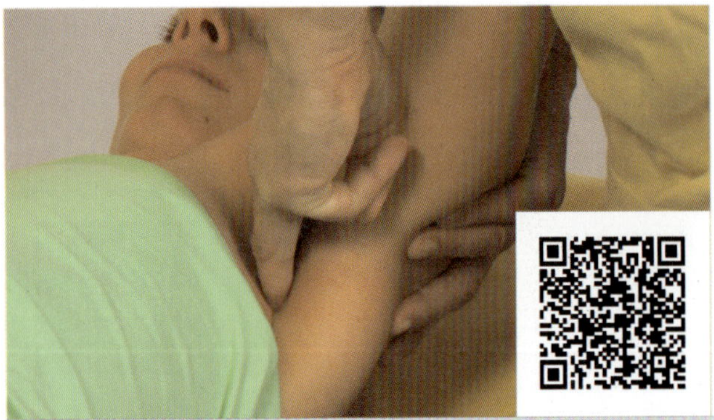

영상 15: 견갑하근: 외측에서 접근과 치료

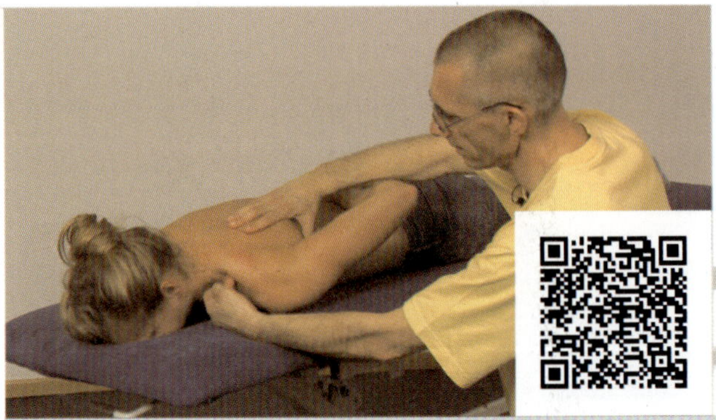

영상 16: 극상근: 직접 치료

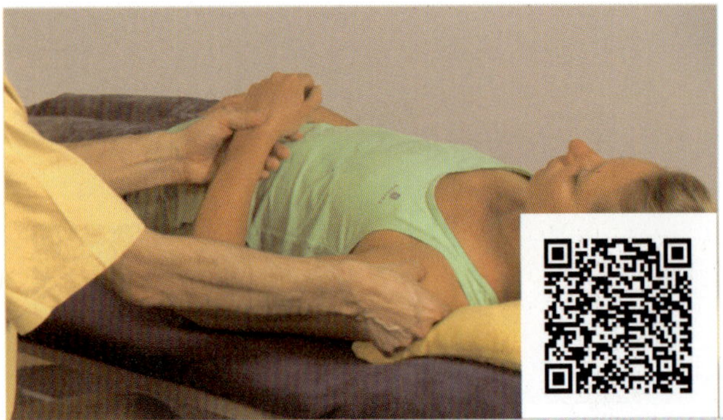

영상 17: 극상근: 정지부위의 치료

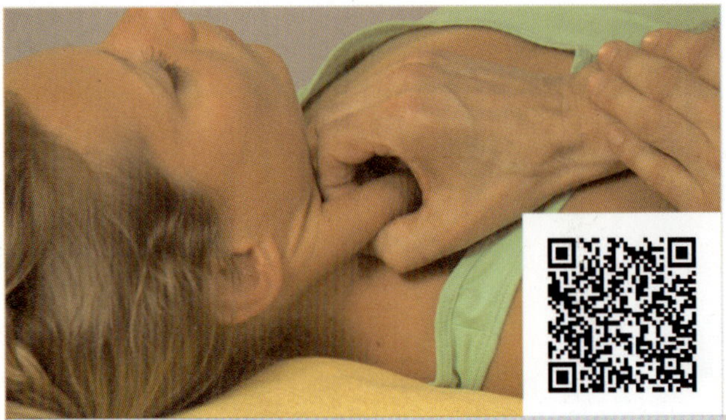

영상 18: 흉쇄유돌근: 치료순서의 예